L. C. Junqueira   J. Carneiro

# Histologie

Zytologie, Histologie
und mikroskopische Anatomie des Menschen

*Unter Berücksichtigung der Histophysiologie*

Übersetzt, überarbeitet und ergänzt von
Theodor H. Schiebler und Friedhelm Schneider

Dritte, erweiterte und völlig überarbeitete Auflage

Mit 568 zum Teil farbigen Abbildungen und 20 Tabellen

Springer-Verlag
Berlin Heidelberg New York
London Paris Tokyo
Hong Kong Barcelona
Budapest

Professor Dr. med. Dr. h. c. Theodor Heinrich Schiebler
Anatomisches Institut der Universität Würzburg
Koellikerstraße 6, W-8700 Würzburg

Professor Dr. rer. nat. Friedhelm Schneider
Institut für Physiologische Chemie
Lahnberge, W-3550 Marburg/Lahn

*Titel der Originalausgabe: Histologia Basica – L. C. Junqueira\*, J. Carneiro\*,*
© *1971 Editôra Guanabara Koogan S. A., Rio de Janeiro, Brasilien*

*Titel der amerikanischen Ausgabe: Basic Histology – L. C. Junqueira\*, J. Carneiro\**
© *Lange Medical Publications, Los Altos/California 94022, USA*

\* Universität São Paulo, Brasilien.

ISBN 3-540-53733-3 Springer-Verlag Berlin Heidelberg New York

ISBN 3-540-25589-3 2. Auflage Springer-Verlag Berlin Heidelberg New York Tokyo

CIP-Kurztitelaufnahme der Deutschen Bibliothek.
Schiebler, Theodor H.: Histologie : Lehrbuch der Cytologie, Histologie und mikroskopischen
Anatomie des Menschen ; unter Berücksichtigung der Histophysiologie ; nach der amerikani-
schen Ausgabe von L. C. Junqueira und J. Carneiro / übers., überarb. und erg. von T. H. Schieb-
ler und Fr. Schneider. – 3., erw. und völlig überarb. Aufl. – Berlin ; Heidelberg ; New York ;
London ; Paris ; Tokyo ; Barcelona : Springer 1991
ISBN 3-540-53733-3 (Berlin …)
NE: Schneider, Friedhelm:

Die Wiedergabe von Gebrauchsnamen, Handelsnamen, Warenbezeichnungen usw. in diesem
Werk berechtigt auch ohne besondere Kennzeichnung nicht zu der Annahme, daß solche Namen im Sinne der Warenzeichen- und Markenschutz-Gesetzgebung als frei zu betrachten wären und daher von jedermann benutzt werden dürfen.

Produkthaftung: Für Angaben über Dosierungsanweisungen und Applikationsformen kann
vom Verlag keine Gewähr übernommen werden. Derartige Angaben müssen vom jeweiligen
Anwender im Einzelfall anhand anderer Literaturstellen auf ihre Richtigkeit überprüft werden.

Einbandgestaltung: W. Eisenschink, Heddesheim

Datenkonvertierung, Druck- und Bindearbeiten: Appl, Wemding
24/3140-5432 – Gedruckt auf säurefreiem Papier

# Vorwort zur dritten Auflage

Seit Erscheinen der 1. und 2. Auflage der deutschsprachigen Version dieses international weit verbreiteten **Lehrbuchs der Histologie** hat sich die Forschung auf allen Gebieten der Mikromorphologie stürmisch weiterentwickelt. Viele neue Erkenntnisse sind hinzugekommen. Dadurch wurde eine völlige Neubearbeitung der **Histologie** erforderlich. Hierbei kam es darauf an, einerseits das Basiswissen noch prägnanter darzustellen und andererseits, soweit wie möglich, bis an die Erkenntnisfront vorzustoßen. Bei der Bearbeitung zeigte sich immer wieder, daß viele der neuen Erkenntnisse dem Verständnis und der Klärung von Zusammenhängen dienen und es häufig möglich wurde, Unwesentliches von Wesentlichem zu trennen. Es zeigte sich auch, daß der Trend in der Entwicklung der Mikromorphologie ungebrochen auf das Erfassen molekularer Zusammenhänge gerichtet ist. Dies wurde in den Texten voll berücksichtigt.

Das Herausfinden aller neu erkannten Tatbestände und ihrer Wichtigkeit wird für den einzelnen Autor immer schwieriger. Deswegen haben wir zahlreiche Kollegen und Freunde gebeten, die Kapitel und Abschnitte, die sich mit ihren Spezialgebieten beschäftigen, mitzulesen, einer Kritik zu unterziehen und zu verbessern. Ihnen allen danken wir herzlich. Herr Dr. M. Fischer, Mainz, hat praktisch die gesamten histophysiologischen Darlegungen überprüft und verbessert; ihm gilt unser besonderer Dank. Ferner haben mitgewirkt (in alphabetischer Reihenfolge) Dr. E. Asan (Würzburg), Prof. V. Becker (Erlangen), Prof. M. Davidoff (Sofia), Dr. R. Gebhard (Düsseldorf), Prof. Z. Halata (Hamburg), Prof. A. F. Holstein (Hamburg), Prof. Ch. Klessen (Tübingen), Prof. P. Kaufmann (Aachen), Prof. G. W. Kreutzberg (München), Prof. P. Kugler (Würzburg), Dr. L. Landmann (Basel), Dr. J. P. Martin (Oberkochen), Herr F. Meinl (München), Prof. Sp. Nikolov (Varna), Prof. R. Pabst (Hannover), Dr. B. M. Riederer (Lausanne), Dr. G. Rune (Berlin), Prof. W. Schmidt (Innsbruck), Dr. H. Schulle (Oberkochen), Prof. W. Schulze (Hamburg), Dr. B. Steininger (Hannover), Prof. A. Wree (Würzburg). Nicht unerwähnt bleiben dürfen schließlich die zahlreichen Studierenden, die produktive und stimulierende Anregungen gaben und damit ihr Interesse an der Histologie gezeigt haben. Ihnen ist vor allem zu verdanken, daß es zur Aufnahme farbiger Abbildungen gekommen ist. Die Erstellung der neuen Auflage wurde wieder vom Springer-Verlag großzügig gefördert. Insbesondere danken wir Frau M. Kalow als verantwortliche Planerin. Herr. Prof. D. Götze stand uns in schwierigen Situationen mit ermutigender Selbstverständlichkeit zur Seite. Auf der Seite der Herstellung hat uns die Zusammenarbeit mit Herrn H. Matthies, der uns zum Freund geworden ist, sowie Frau I. Haas und dann vor allem Frau K. Schwegler und als Copy-Editor Frau Prodehl sowie mit allen Mitarbeitern der Druckerei Appl große Freude gemacht. Sie war immer harmonisch und produktiv. Schließlich gilt unser Dank Frau U. Schuhmann und mit besonderer Herzlichkeit Frau U. Schiebler-Wellstein, die die gesamten Schreibarbeiten bis zu den produktionsfertigen Disketten ausgeführt haben. Eine fürwahr gewaltige Arbeit.

Wir hoffen, daß auch die 3. Auflage unseren Studierenden dienlich ist und bitten, wie auch bei den vergangenen Auflagen, um kritische Stellungnahmen.

Würzburg und Marburg,                    T. H. Schiebler, Würzburg
September 1991                           Fr. Schneider, Marburg

# Vorwort zur ersten Auflage

Als vor längerer Zeit Marianne Kalow vom Springer-Verlag einem von uns (sch) die englische Version (Basic Histology) der ursprünglich in portugiesischer Sprache erschienenen Histologia Basica (2. Auflage 1971) von Junqueira und Carneiro mit der Frage vorlegte, ob sich eine Übertragung dieses Werkes ins Deutsche lohnen würde, war sofort klar, daß dieses Buch sehr wohl die Anforderungen, die Studierende der Medizin und Zahnmedizin des deutschen Sprachbereichs an ein derartiges Werk haben, erfüllen kann, aber auch, daß eine Übersetzung im eigentlichen Sinne nicht der richtige Weg ist. Zwar sind die Inhalte der Mikroanatomie unabhängig von Sprache und Nation, aber doch wird der Weg, den Stoff darzustellen und ihn sich zu erarbeiten, vom sprachlichen Ausdruck und von der in der Sprache verwurzelten Denkweise bestimmt. Aus diesem Grunde mußte das Buch unter Verwendung des Konzeptes, das ihm weltweite Anerkennung verschaffte, neu geschrieben und durch Ergänzungen den speziellen Bedürfnissen der Studierenden deutscher Zunge angepaßt werden. Für die Studierenden der Medizin in der Bundesrepublik Deutschland und Westberlin wurde die neueste Fassung des Gegenstandskatalogs und der Approbationsordnung für Ärzte berücksichtigt. Bei den Abbildungen wurde von histologischen Präparaten ausgegangen, die in den mikroskopisch-anatomischen Kursen aller Anatomischen Institute verwendet werden. Damit ist das Buch Atlas und Lehrbuch zugleich.

Das vorliegende Lehrbuch der Histologie versucht klarzumachen, daß die Mikromorphologie der Gegenwart dort angesiedelt ist, wo die medizinischen Wissenschaften ihre tiefsten Wurzeln haben, und wo sich alle Fächer begegnen, nämlich im molekularen Bereich. Von hieraus sind alle basalen Lebensvorgänge und letztlich auch deren Störungen zu verstehen. In diesem Buch wird Struktur nicht als etwas Unverrückbares aufgefaßt, sondern als Vorgang. Es bedarf zahlreicher Umstände, insbesondere der dauernden Zuführung von Energie, damit Strukturen existent werden und bleiben. Der gedankliche Ansatz der Medizin der Gegenwart, der den Studierenden der Medizin und Zahnmedizin von der ersten Stunde des Studiums an als ein Leitfaden für seine gesamte berufliche Tätigkeit immer gegenwärtig sein soll, ist eine fächerübergreifende, integrative Denkweise. Aus diesem Grunde wurde die deutsche Version dieses Lehrbuches gemeinsam von Anatom (sch) und Physiologen (p) erstellt. Klinische Hinweise schaffen Verbindung zur praktischen Medizin.

Es mag für den Studierenden, der dieses Buch zur Hand nimmt, anregend sein, daß sich zu gleicher Zeit viele Studierende der Medizin in aller Welt anhand dieses Buches die Grundlagen in der Mikromorphologie erarbeiten, denn inzwischen liegt das Buch in englischer, italienischer, portugiesischer, holländischer und indonesischer Version vor und wird in Kürze in französischer, griechischer, japanischer und serbo-kroatischer Sprache erscheinen. Es ist also ein Buch internationaler Kooperation, das den Studierenden eine breiteste internationale Verständigungsmöglichkeit in Belangen ihres Medizinstudiums gibt.

Bei der Erstellung dieses Buches haben wir viel Hilfe erhalten. Vor allem danken wir unseren Ehefrauen und Mitarbeitern, die die Belastungen, die die Erarbeitung eines solchen umfassenden Werkes mit sich bringt, geduldig und hilfsbereit getragen haben. Im Anatomischen Institut der Universität Würzburg haben im Speziellen durch Mitlesen und Anregungen beigetragen Prof. Dr. P. Kugler, Prof. Dr. R. Hildebrand, Dr. W. Neiss. Ferner haben uns zahlreiche Fachkollegen durch ihren Rat unterstützt; stellvertretend seien erwähnt Frau Prof. B. Krisch, Kiel, Frau Prof. B. Maurer-Schultze, Würzburg, Herr Prof. Dr. D. Grube, Hannover und Herr Prof. W. Schmidt, Innsbruck, sowie durch die Bereitstellung von 2 Abbildungen Frau Dr. C. Schulze, Hamburg. Alle neuaufgenommenen Zeichnungen hat Dr. P. Gass angefertigt und die photographischen Arbeiten wurden von Frau H. Hack, beide Mitarbeiter der Würzburger Anatomie, in bewährter Weise durchgeführt. Interessant war auch die Herstellung des Buches auf der Basis neuer Technologien. Frl. S. Wirth hat im Anatomischen Institut die Textverarbeitung in enger Kooperation mit Verlag und Druckerei vorgenommen. Wir danken ferner besonders Frau M. Kalow und Herrn Prof. Dr. H. J. Clemens sowie den Herren H. Matthies und T. Narr vom Springer-Verlag sowie Herrn R. Braun von der Druckerei Appl für die freundschaftliche Zusammenarbeit in unübertrefflicher Atmosphäre.

Zum Abschluß wenden wir uns an unsere Leser, insbesondere an die Studierenden der Medizin und Zahnmedizin mit der Bitte, uns Ihre Meinung über das vorliegende Buch mitzuteilen und um sachliche Hinweise. Es ist unser Wunsch, diesem Buch die Dynamik zu geben, die der Stoff, den es behandelt, aufweist.

September 1984

T. H. Schiebler, Würzburg
U. Peiper, Hamburg

# Inhaltsübersicht

# Inhaltsverzeichnis

# Einführung

Die **Histologie** ist die Lehre von Geweben. Die **mikroskopische Anatomie** beschäftigt sich mit dem Feinbau der Organe und mit den Wirkungsgefügen des Organismus. Gemeinsame Grundlage ist die **Zytologie**, die Lehre von den Zellen. Zahlreiche Gewebefunktionen sind an morphologisch nachweisbare Strukturen gebunden und werden erst durch sie verständlich. Verbindung zwischen Histologie und Physiologie stellt die **Histophysiologie** her.

Alle genannten Gebiete behandelt dieses Buch. Der Untersuchung zugängig sind Zellen und Gewebe sowie der Feinbau der Organe und Wirkungsgefüge nur dann, wenn vergrößernde Instrumente, Mikroskope, verwendet werden, denn das bloße unbewaffnete menschliche Auge reicht in der Regel nicht aus, Einzelheiten der lebendigen Materie zu erkennen. Die Entdeckungsgeschichte der hier behandelten Teilgebiete der Medizin beginnt im 17. Jahrhundert und ist u. a. an die Namen *van Leeuwenhoek* (1632–1723), *Malpighi* (1628–1694) und *Grew* (1641–1711) geknüpft. Insbesondere war es Antonie van Leeuwenhoek, der die Vergrößerungen seiner selbst geschliffenen Linsen benutzte, um in die bisher unbekannte Welt der kleinen Teile zu blicken. Immerhin gelang es ihm, mit seinen sehr einfachen Instrumenten die Blutkörperchen, und einem seiner Schüler, die Spermien zu entdecken. Doch insgesamt war der Fortschritt auf dem Gebiet der Mikroskopie zunächst gering und blieb bis zum Ende des 18. Jahrhunderts ganz im Schatten der älteren Schwester, der makroskopischen Anatomie. Dann aber, mit Beginn des 19. Jahrhunderts, wandelte sich die Szene vollständig. Von entscheidender Bedeutung, damals wie heute, ist für den Fortschritt auf den zur Rede stehenden Gebieten das Zusammenwirken von wissenschaftlicher Erkenntnis und technischem Fortschritt. Beides befruchtet sich gegenseitig. Während einerseits neue Einsichten häufig erst durch die Weiterentwicklung der Geräte möglich ist, stimulieren andererseits neue Fragestellungen die Ausarbeitung neuer Technologien. Das Instrumentar in der Histologie heute reicht vom einfachen Lichtmikroskop bis zum Hochspannungselektronenmikroskop und zu komplizierten computergestützten Bildanalysensystemen. Für histologische Untersuchungen ist außer den Instrumenten eine angemessene Vorbereitung des Untersuchungsgutes von größter Wichtigkeit, denn nur in den seltensten Fällen kann lebendes Gewebe unmittelbar untersucht werden. Unbehandeltes Gewebe unterliegt nämlich einem Selbstzerfall (Autolyse), sobald es den Zusammenhang mit dem lebenden Organismus verloren hat oder nach dessen Tod. Deswegen beschäftigen sich die ersten Kapitel dieses Buches auch eingehend mit den Grundlagen der histologischen Präparationstechnik.

Die **moderne Gewebelehre** beginnt mit *Bichat,* der 1801 in Paris sein berühmtes Buch „Anatomie général" veröffentlichte. Bichat erkannte als erster die Bedeutung der Gewebe für Bau und Funktion der Organe und fand, daß Beziehungen zwischen Gewebeveränderungen und Erkrankungen bestehen. Den mehr theoretischen Erörterungen Bichats folgte bald (1838, 1839) – ermöglicht durch die technischen Fortschritte im Mikroskopbau – als eine der bedeutendsten wissenschaftlichen Leistungen der Biologie des vergangenen Jahrhunderts die Entdeckung der *Zelle als Baueinheit* aller Pflanzen und Tiere durch *Schleiden* (Botaniker, 1804–1881) und *Schwann* (Zoologe, 1810–1882). Der Begriff „Zelle" allerdings stammt von *Robert Hooke,* der 1665 beobachtete, daß pflanzliches Gewebe aus winzigen „Kästchen", von ihm als cells (Zellen) bezeichnet, aufgebaut ist.

In Weiterentwicklung des Prinzips der zelligen Organisation der Lebewesen wurde bald erkannt, daß Zellen sich selbst erhaltende Funktionseinheiten sind. Als Begründer der **Zellphysiologie** gilt *Albert von Koelliker* (Anatom, 1817–1905), der in der ersten Auflage seines Handbuchs der Gewebelehre (1852) schrieb: „Die Zelle muß als anatomische und physiolo-

gische Einheit als wirklich organische Grundform festgehalten werden, die sich durch eigene Tätigkeit erhält und weiterbildet". Erweitert wurde dies durch *Rudolf Virchow* (Pathologe, 1821–1902), der herausfand, daß Krankheiten auf Störungen im Zellgeschehen zurückgehen. Rudolf Virchow entwickelte die **Zellularpathologie**. Er formulierte: „Die Zelle ist wirklich das letzte Formelement aller lebendigen Erscheinungen, sowohl im Gesunden als auch im Kranken, von welcher alle Tätigkeiten des Lebens ausgehen" und weiter „omnis cellula e cellula". Dann wieder Koelliker: „Auch die Zwischensubstanz aller Art, mögen sie nun geformte Teilchen enthalten oder nicht, haben ihr Recht und erst aus der Ermittlung der Leistungen aller Bestandteile des Körpers und ihrer mannigfaltigen Wechselwirkungen wird am Ende eine volle Erkenntnis der Lebensvorgänge und ihrer Störungen entstehen". Von hier aus entfalteten sich, getragen von der Arbeit vieler Gelehrter, die Zellen- und Gewebelehre sowie die mikroskopische Anatomie zu eigenständigen Forschungs- und Lehrgebieten. Sie gehören heute zu den wissenschaftlichen Grundlagen der Medizin und haben für die ärztliche Praxis größte Bedeutung, denn die Diagnose vieler Erkrankungen ist nur durch die histologische Untersuchung von Gewebeproben möglich.

Für das Verständnis der heutigen Zytologie, Histologie und mikroskopischen Anatomie ist ihre Denkweise von großer Bedeutung. Im 19. Jahrhundert galt es als gesichert, daß alle Lebenserscheinungen an festgelegte Strukturen gebunden sind. Diese sehr statische Anschauung wurde jedoch mit Beginn des 20. Jahrhunderts in dem Maße unhaltbar, in dem sich das methodische Spektrum erweiterte, z. B. durch Erfindung der Gewebekultur oder durch Entwicklung indirekter Methoden zur Gewebeuntersuchung, z. B. der Polarisationsmikroskopie. Dabei zeigte sich, daß auch mikroskopisch erkennbare Strukturen einem dauernden Umbau unterworfen sind. Entwickelt wurde die jetzt gültige Vorstellung einer *dynamischen Bauweise der lebendigen Materie*.

Diese Hypothese basiert auf der Vorstellung, daß sich alle Teile der Zellen und Gewebe nie in einem stationären, sondern immer in einem höchst dynamischen, einem dauernden Wechsel unterworfenen, äußerst labilen Zustand befinden. Dies gilt auch für alle im Licht- und Elektronenmikroskop sichtbaren Strukturen. Intravital erfordert ihre Aufrechterhaltung dauernde Energiezufuhr. Von sich aus nämlich sind alle Teile eines biologischen Systems dispers, d. h. auseinanderstrebend. Brechen etwa die Energiesysteme eines Organismus zusammen, bricht alles zusammen. Gesichert ist aber auch, daß größere Einheiten (z. B. Membranen) erhalten bleiben, obgleich ihre Bausteine laufend ausgetauscht werden. Ermöglicht wird dies dadurch, daß jeder Umbau geregelt erfolgt. Ein lebender Organismus mit allen seinen Teilen bildet nämlich ein kybernetisches, d. h. ein sich selbst regulierendes System. Auf der Basis dieser Erkenntnis bezeichnet *Bertalanffy* das Lebendige als in einem *„Fließgleichgewicht"*, d. h. in einem Gleichgewicht befindlich, das im Fluß der Veränderungen aufrechterhalten bleibt. Intravital sind Strukturen daher nie unverrückbar, sondern ein Vorgang.

Von dieser Vorstellung aus ergeben sich enge Verknüpfungen zwischen Struktur und Funktion. Zwar ist es heute noch nicht in jedem Einzelfall möglich, die gegenseitige Bedingtheit von Struktur und Funktion zu erkennen, aber dennoch lassen sich im kleinsten Raum Struktur und Funktion nicht mehr trennen: *„Funktion ist Geschehen im Molekulargefüge, d. h. Strukturwandel"* (*Bargmann*, Anatom 1906–1978).

Im ersten Drittel des vergangenen Jahrhunderts begann sich die Medizin unter dem Eindruck vieler neuer Erkenntnisse in zahlreiche Teilgebiete aufzugliedern. Dies betraf auch die Fächer der medizinischen Grundlagenwissenschaften. Zunächst trennten sich Anatomie und Physiologie, und in den zwanziger Jahren dieses Jahrhunderts wurde die physiologische Chemie ein eigenes Arbeitsgebiet. Das Vordringen bis zur molekularen Ebene führt jedoch nun wieder die Medizin zusammen. An dieser Konvergenzbewegung nehmen Zytologie, Histologie und mikroskopische Anatomie in vollem Umfang teil. Auf der Basis gesicherten Wissens der Einzeldisziplinen kommt es darauf an, vorhandene Verknüpfungen sichtbar zu machen und ein Gerüstwerk zu bauen, in das sich neue, weiterführende Erkenntnisse einfügen lassen. Letztes Ziel der Medizin bleibt es, Verständnis für die Entstehung von Störungen (Erkrankungen) zu bekommen.

# Methoden

# 1 Mikroskopische Technik

Das Ziel aller histologischen Untersuchungen ist es, zu Aussagen über den Feinbau von Zellen, Geweben und Organen zu kommen. Hierzu bedarf es vergrößernder Instrumente und einer angepaßten Vorbereitung des Untersuchungsgutes. Im folgenden werden deshalb kurz die Prinzipien der wichtigsten in der Routine gebrauchten Instrumente geschildert, nämlich von Licht- und Elektronenmikroskopen, und anschließend die der gebräuchlichsten Verfahren der histologischen Präparation. Die Vorbereitung der Präparate muß dabei so erfolgen, daß die seitens der Instrumente gestellten Bedingungen für Gewebeuntersuchungen erfüllt werden.

**Maßeinheiten.** Zum Verständnis des Folgenden spielt die Kenntnis der wichtigsten Maßeinheiten, die in der Mikroskopie verwendet werden, eine Rolle. Sie sind in Tabelle 1.1 zusammengestellt. Berücksichtigt sind hierbei nur die ab 1983 gültigen Bezeichnungen. Erwähnt sei jedoch, daß vor 1983 außerdem noch als kleinstes Maß die Ångström-Einheiten ($\text{Å} = 10^{-10}$ m, 0,1 nm) benutzt wurden. Statt von Mikrometer ($\mu$m) wurde früher von Mikron ($\mu$) gesprochen; in beiden Fällen handelt es sich um $10^{-6}$ m.

**Tabelle 1.1.** Maßeinheiten für die Licht- und Elektronenmikroskopie

| Einheit | Symbol | Wert |
|---------|--------|------|
| Mikrometer | $\mu$m | 0,001 mm, $10^{-6}$ m |
| Nanometer | nm | 0,001 $\mu$m, $10^{-6}$ mm, $10^{-9}$ m |

## 1.1 Instrumente

### 1.1.1 Lichtmikroskope

Lichtmikroskope werden im biomedizinischen Bereich in der Regel zur Untersuchung gefärbter und ungefärbter Präparate im Durchlicht verwendet; deswegen müssen die Präparate durchstrahlbar sein. Dies ist nur möglich, wenn das Untersuchungsobjekt in sehr dünner Schicht, in der Regel als Schnitt *(Schnittdicke 5–7 $\mu$m)* oder als Ausstrich vorliegt.

Jedes Lichtmikroskop besteht aus mechanischen und optischen Teilen. Die mechanischen Teile sind in Abb. 1.1 dargestellt. Die Optik setzt sich im Prinzip aus den folgenden 4 Linsensystemen zusammen:

– **Kollektor,**
– **Kondensor,**
– **Objektiv,**
– **Okular.**

Der **Kollektor** ist das 1. optische System nach der Lichtquelle. Er ist zusammen mit dem Kondensor für das Beleuchtungsprinzip nach Köhler unbedingt notwendig.

**Hinweis.** Das Köhler-Beleuchtungsprinzip optimiert die vollständige Ausleuchtung des Präparates. Es sieht vor, daß die Lichtquelle, z.B. die Wendel einer Glühlampe, durch ein sammelndes System, den Kollektor, in die Kondensorblende, die in der unteren Brennebene des Kondensors liegt, abgebildet wird.

Der **Kondensor** dient der Beleuchtung des zu untersuchenden Objektes. Er sammelt das Licht und leitet es (durch das Objekt) zum Objektiv.

**Hinweis.** Oft wird die Bedeutung des Kondensors unterschätzt, weil er nicht der Vergrößerung dient. Seine optischen Eigenschaften beeinflussen aber die Qualität des entstehenden Bildes erheblich.

Das **Objektiv** mit seinen Linsen erzeugt ein vergrößertes Bild des Objektes im Zwischenbild.

Das **Okular** vergrößert durch seine Linsen das Bild weiter und projiziert es auf die Netzhaut des Beobachters, einen Bildschirm oder eine photographische Platte. Die Gesamtvergrößerung ergibt sich durch Multiplikation der Vergrößerungsfaktoren von Objektiv und Okular und ggf. Tubus-, Projektions- oder Kameraoptik.

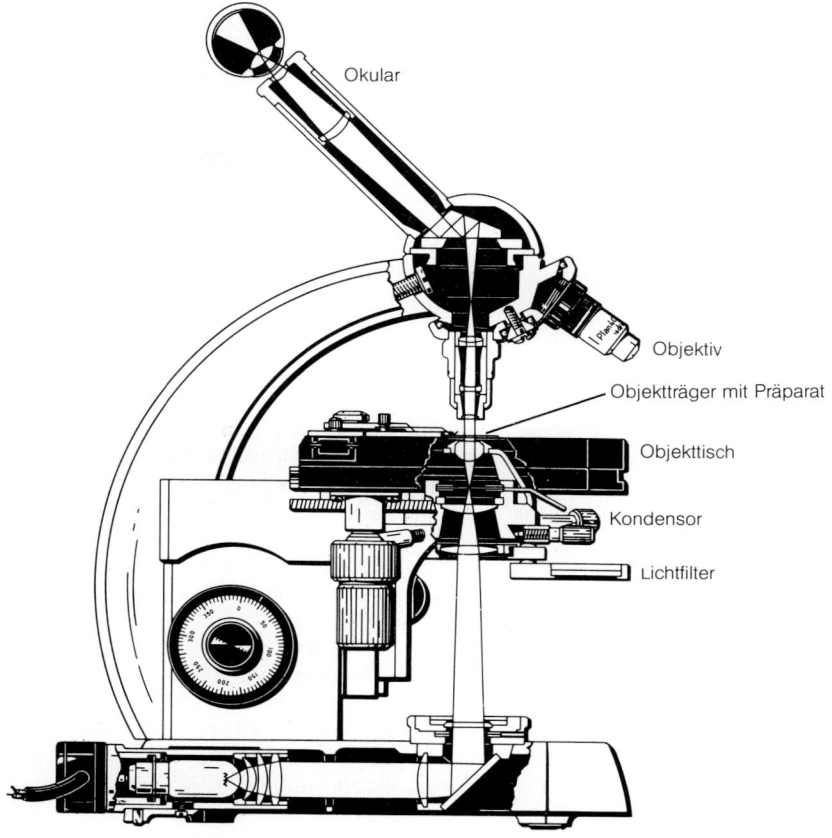

Okular

Objektiv

Objektträger mit Präparat

Objekttisch

Kondensor

Lichtfilter

Spiegel

**Abb. 1.1.** Schematische Zeichnung eines monokularen Lichtmikroskops. Zu erkennen sind die wichtigsten Bestandteile des Mikroskops und der Strahlengang des Lichtes von einer im Fuß des Mikroskops eingebauten Lichtquelle bis zum Auge des Beobachters. (Freundlichst überlassen von der Firma Carl Zeiss, Oberkochen)

## Auflösung und Vergrößerung

Kritisch für die Bildqualität ist die **Auflösung**. Dies ist der *kleinste auflösbare Abstand zwischen 2 Objektpunkten*, der eine getrennte Wahrnehmung dieser Punkte erlaubt. Die Auflösung der besten Lichtmikroskope liegt bei etwa 0,2 µm. Sie hängt nicht nur von der Qualität des Objektivs ab, sondern auch von der Wellenlänge des verwendeten Lichtes und der numerischen Apertur des Objektivs.
Die **numerische Apertur** (NA, Abb. 1.2) ist das Produkt aus dem Brechungsindex $(n)$[1] des Mediums zwischen Objekt und Frontlinse des Ob-

jektivs und dem Sinus des halben Öffnungswinkels des Objektivs $(\alpha)$: $NA = n \cdot \sin \alpha$. Die Apertur des Objektivs beeinflußt die Bildqualität wesentlich; je größer die numerische Apertur ist, um so detaillierter ist das Bild.
Der auflösbare Abstand (R) läßt sich wie folgt definieren

$$R = \frac{K \cdot \lambda}{NA}$$

K ist eine Konstante und $\lambda$ die Wellenlänge des verwendeten Lichtes.
Die Gleichung sagt aus, daß die Auflösung der verwendeten Wellenlänge direkt, der NA des jeweiligen Objektivs aber umgekehrt proportional ist. Zur Berechnung der Auflösung eines Lichtmikroskops wird bei der Verwendung von weißem Licht in der Regel von einer Wel-

---

1 Der Brechungsindex ist ein Maß der optischen Dichte eines Objektes

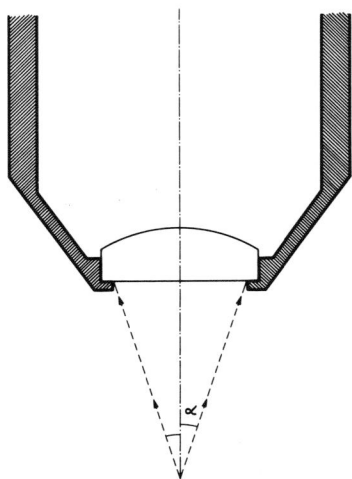

**Abb. 1.2.** Längsschnitt durch ein Objektiv. Dargestellt sind die Apertur der Objektivlinse und die eintretenden Lichtstrahlen. Der halbe Öffnungswinkel ($\alpha$) dient zur Berechnung der NA

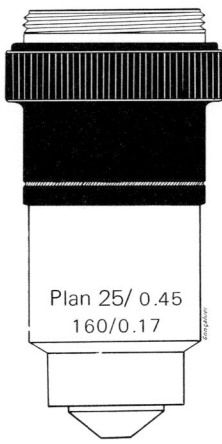

Plan 25/ 0.45
160/0.17

**Abb. 1.3.** Zeichnung eines Objektivs. Die Beschriftung gibt an, daß es sich *(1. Zeile)* um ein Planachromat mit 25 facher Vergrößerung und einer NA = 0,45 handelt und daß das Objektiv *(2. Zeile)* für eine Tubuslänge von 160 mm und für 0,17 mm dicke Deckgläser korrigiert ist

lenlänge von 0,55 µm ausgegangen. Dies entspricht einer gelblich-grünlichen Farbe, für die das menschliche Auge besonders empfindlich ist.

**Hinweis**. An Objektiven sind meist verschiedene Zahlen eingraviert (Abb. 1.3). Die 1. Zahl (oben links) gibt die Vergrößerung an; rechts davon steht die numerische Apertur. Die 2. Zeile enthält Zahlen (in mm), die angeben, für welche Tubuslänge (links) und für welche Deckglasdicke (rechts) das Objektiv korrigiert ist. Die Einhaltung der Deckglasdicke ist besonders für Trockenobjektive wichtig, sie sollte auch bei hochaperturigen Ölimmersionen eingehalten werden.

Die **Gesamtvergrößerung** eines Mikroskops sollte in vernünftiger Beziehung zur Auflösung stehen. Das Zwischenbild, das das Objektiv im Mikroskoptubus entwirft, hat eine vergleichsweise geringe Vergrößerung. Der Nachvergrößerung dienen dann die Okulare und evtl. Tubus- oder Kameraoptik. Insgesamt hat eine starke Gesamtvergrößerung nur dann Wert, wenn gleichzeitig eine hohe Auflösung besteht. Hohe Vergrößerungen geringer Auflösung führen zu verschwommenen Bildern, die für histologische Untersuchungen geringen Wert haben. Es gilt die Faustregel, daß die Gesamtvergrößerung zwischen dem 500- und 1.000 fachen der Apertur des verwendeten Objektivs liegen soll. Dann kann das Auge des Beobachters alle vom Objektiv aufgelösten Strukturdetails im Präparat erkennen.

**Objektebene, Fokus**

Trotz der geringen Dicke histologischer Präparate (durchschnittlich 5–10 µm, s. unten) ist es bei hoher Vergrößerung nicht möglich, in der Gesamtschichtdicke alle Strukturen gleichzeitig scharf zu sehen. Dies hängt damit zusammen, daß *Mikroskope bei hoher Vergrößerung eine geringe Schärfentiefe* haben. Die Dicke der Schicht eines Präparates, die scharf abgebildet wird, ist um so geringer, je größer die Apertur des Objektivs und die Vergrößerung der Optikkomponenten sind. Um alle Strukturen, die in der gesamten Dicke eines Präparates vorkommen, untersuchen zu können, muß daher die Schärfenebene im Präparat durch Heben und Senken des Objektivs oder des Objekttisches verändert werden.

**Objektive und Okulare**

Objektive und Okulare bestehen aus Linsen*systemen*, die so zusammengesetzt sind, daß die Linsen untereinander ihre individuellen Fehler (Aberrationen) korrigieren. Es gibt heute Systeme, die in dieser Hinsicht nahezu perfekt sind.
Fehler spielen bei Mikroskopoptiken v. a. eine Rolle als
– **chromatische Aberration** und
– **sphärische Aberration**.

**Chromatische Aberration**. Hierbei handelt es sich um Farbfehler, die durch unvermeidliche Dispersion des Linsenmaterials zustande kommen. Normalerweise wird kurzwelliges blaues Licht stärker gebrochen als langwelliges rotes; dadurch ist die Brennweite einer Linse für kurzwelliges Licht kürzer als für langwelliges. Die Folge ist, daß auf der Netzhaut des Beobachters verschieden große Bilder des Objektes mit unterschiedlicher Fokuslage entstehen. Zur Korrektur werden mehrere Linsen aus verschiedenen Glassorten, also unterschiedlicher Dispersion, für das Linsensystem eines Objektivs verwendet. Farbfehlerkorrigierte Systeme heißen *Achromate* bzw. *Apochromate*.

**Sphärische Aberration**. Hierbei wird die Bildqualität dadurch beeinflußt, daß die randnahen Strahlen einer sphärischen Linse vergleichsweise stärker gebrochen werden als achsennahe Strahlen, die dadurch eine kürzere Brennweite haben. Bei guten Objektiven ist dieser Fehler für die angegebene Deckglasdicke beseitigt.

## 1.1.2 Phasenkontrastmikroskop

Mit einem Lichtmikroskop bisher geschilderter Bauweise ist es nahezu unmöglich, in einem ungefärbten Präparat Details zu unterscheiden. Die meisten Zell- und Gewebestrukturen haben nämlich keine Helligkeitsunterschiede. Die Phasenkontrastmikroskopie benutzt nun die Tatsache, daß das Licht seine Geschwindigkeit ändert, wenn es durch Medien mit unterschiedlichem Brechungsindex hindurchtritt. An der Grenze zwischen benachbarten Gebieten unterschiedlicher Brechung entstehen Phasenunterschiede. Diese werden mittels eines speziellen optischen Systems in Intensitätsunterschiede des Lichtes (Helligkeitsunterschiede) transformiert, so daß dadurch ein Bild entsteht. Auf diese Weise ist es auch in ungefärbten Zellen und Geweben möglich, Zellkerne, Mitochondrien, Sekretgranula und andere *Strukturen unterschiedlicher Brechungsindices sichtbar* zu machen (Abb. 1.4). Besonders eignet sich die Phasenkontrastmikroskopie für die Untersuchung unfixierter Gewebe oder lebender Zellen. Sie wird v. a. bei der Beobachtung von Gewebekulturen (s. unten) eingesetzt.

## 1.1.3 Polarisationsmikroskop

Die Polarisationsmikroskopie ist eine optische Methode, die *Aussagen über die Ordnung von Molekülverbänden* zuläßt. Sie gestattet es, zwischen Substanzen zu unterscheiden, die Licht in allen Schwingungsebenen mit gleicher Geschwindigkeit hindurchtreten lassen, und solchen, die einen Lichtstrahl in 2 Strahlen zerlegen, deren Schwingungsebenen senkrecht zueinander stehen. Die Aufteilung des Lichts in 2 Strahlen verschiedener Schwingungsebenen bezeichnet man als Doppelbrechung. Das

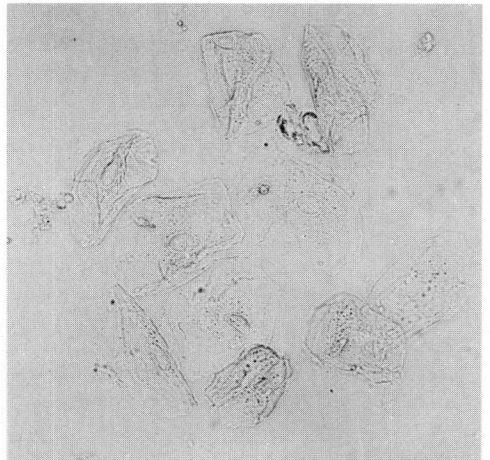

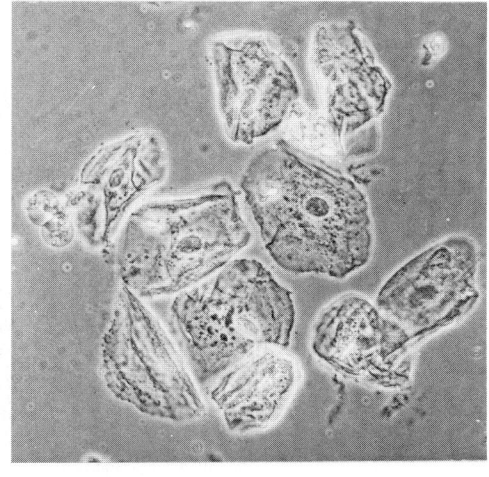

a                                    b

**Abb. 1.4 a, b.** Abgeschilferte Zellen der Mundschleimhaut. Ungefärbte Frischpräparate. **a** Die Mikrophotographie wurde mit einem Standardlichtmikroskop, **b** die mit einem Phasenkontrastmikroskop aufgenommen. Vergr. 300fach

Licht, das nur in einer Ebene schwingt, ist polarisiertes Licht. Substanzen oder Strukturen, die keinen Einfluß auf einen Lichtstrahl nehmen, nennt man **isotrop** oder **einfachbrechend**, solche, die einen Lichtstrahl zerlegen bzw. die Schwingungsebene eines Lichtstrahls drehen, **doppelbrechend** oder **anisotrop**.

Die Untersuchung der Präparate im Polarisationsmikroskop erfolgt in der Regel mit zueinander gekreuzten Polarisationsfiltern. Erreicht wird dies dadurch, daß sich im Strahlengang des einfallenden Lichtes ein **Polarisator** befindet, d. h. ein optisches System, das das Licht in einen ordentlichen und einen außerordentlichen Strahl zerlegt. Der ordentliche (Haupt-) Strahl wird bei Kristallpolarisatoren durch totale Reflexion, bei Polarisationsfolien durch vollständige Absorption beseitigt. Hindurchgelassen wird nur der außerordentliche Strahl. Als Polarisator eignen sich doppelbrechende Folien. Sie enthalten organische Farbstoffe, die so angeordnet sind, daß das Licht einer Komponente total absorbiert wird. Früher wurden zu diesem Zweck Kristalle verwendet, z.B. doppelbrechender Kalkspat (trigonales Kalziumkarbonat).

Trifft nun das linear-polarisierte Licht im Präparat auf eine anisotrope Struktur, so wird die Schwingungsebene des eintretenden Lichtes in 2 Komponenten aufgespalten und diese werden phasenverschoben. In Abhängigkeit von der Phasenverschiebung kann ein Teil des Lichtes eine nachgeschaltete 2. Polarisationsfolie – **Analysator** – passieren. Die Durchlaßrichtungen von Polarisator und Analysator stehen im Mikroskop senkrecht zueinander. Befindet sich im Objekt eine doppelbrechende, anisotrope, d. h. eine die Schwingungsebene des polarisierten Lichtstrahls beeinflussende Substanz, leuchtet diese auf. Der übliche Untersuchungsgang besteht darin, das Objekt so lange zu drehen, bis es in maximaler Helligkeit erscheint.

Die Doppelbrechung geht auf die periodische Anordnung von Atomen oder Molekülen in den entsprechenden Substanzen zurück. Die Doppelbrechung kann quantitativ gemessen werden und ermöglicht spezifische Aussagen über anisotrope Materialien.

Vor Entwicklung der Elektronenmikroskope war die Polarisationsmikroskopie das einzige Verfahren, mit dem am histologischen Schnitt der molekulare Bau von Zellen und Geweben untersucht werden konnte. Auch heute ist sie eine wichtige Ergänzung zur Elektronenmikroskopie.

### 1.1.4 Fluoreszenzmikroskopie, Ultraviolettmikroskopie

Bei den bisher geschilderten Mikroskopen wird mit sichtbarem Licht gearbeitet (Wellenlänge 0,4–0,8 µm). Oben wurde erwähnt, daß die Auflösung u. a. eine Funktion der Wellenlänge der verwendeten Strahlung ist. Dies bedeutet, daß die Auflösung um so besser wird, je kürzer die Wellenlänge der ins Präparat fallenden Strahlen ist. Allerdings ist das menschliche Auge dann nicht mehr in der Lage, die entstehenden Bilder wahrzunehmen. Dazu sind Hilfsmittel erforderlich, wie z. B. photographische Platten oder Filme. In der Praxis der Mikroskopie hat sich aber gezeigt, daß der Vorteil der Verwendung kurzwelliger Strahlen weniger in der Steigerung der Auflösung liegt, als vielmehr darin, daß es auf diesem Wege möglich ist, *bestimmte Strukturen bzw. Substanzen selektiv darzustellen.*

**Fluoreszenzmikroskopie.** In zahlreichen Geweben gibt es Substanzen (Strukturen), die, wenn sie mit energiereichen (kurzwelligen) Strahlen (Wellenlängen z. B. 0,3–0,4 µm) angeregt werden, energiearme, also langwelligere Strahlung emittieren. Dieses Phänomen wird als Fluoreszenz bezeichnet. Sie bewirkt also ein durch Strahlung angeregtes Leuchten eines Stoffes. Soweit die Objekte selbst fluoreszenzfähige Stoffe enthalten, wird von primärer Fluoreszenz gesprochen. Man kann aber auch nicht-fluoreszierende Stoffe „fluorchromieren". Sie können dann ebenfalls im Fluoreszenzmikroskop wahrgenommen werden (Sekundärfluoreszenz). Viele der Fluorochrome lagern sich spezifisch nur an spezielle Substanzen an, so daß eine gezielte Markierung möglich ist. Deswegen wird die Fluoreszenzmikroskopie heute v. a. im Rahmen histochemischer Untersuchungen eingesetzt (S. 33). Die Fluoreszenzmikroskopie ist sehr empfindlich.

Als Lichtquelle werden im Fluoreszenzmikroskop Quecksilberdampflampen verwendet, die die Anregungsstrahlung in ausreichender Intensität und Wellenlänge liefern. Ein *Erregerfilter* filtert aus dem Lampenlicht den Wellenlängenbereich aus, mit dem das Objekt optimal zur Fluoreszenz angeregt wird. Alles andere Licht wird zurückgehalten. Schließlich wird vor dem Okular noch ein *Sperrfilter* benötigt. Dieser unterdrückt überschüssiges Erregerlicht und läßt nur das längerwellige Fluoreszenzlicht hindurch.

**Ultraviolettmikroskopie.** Hierbei handelt es sich um ein Spezialverfahren, das große Be-

deutung für die *Chromosomenforschung* hat.
Bei 0,26 µm haben nämlich Nukleinsäuren, die
Bestandteile des genetischen Materials, ihr
Absorptionsmaximum. Sie kommen deswegen
bei Verwendung von Ultraviolett-(UV)Licht
ohne Färbung zur Darstellung. Weitere Vor-
teile der UV-Mikroskopie für die Untersuchung von Nukleinsäuren ist die hohe Empfindlichkeit des Verfahrens und daß aus der
Höhe der Absorption die Konzentration der
nachgewiesenen Substanz errechnet werden
kann, also ein *quantitatives Verfahren* vorliegt.
Nachteilig sind die hohen Kosten, die dadurch
entstehen, daß Quarzoptik erforderlich ist, da
normales Glas kurzwelliges UV-Licht absorbiert.

### 1.1.5 Elektronenmikroskope

Die Elektronenmikroskopie basiert auf der
Wechselwirkung von Elektronen mit Atomen
des Untersuchungsguts und der Tatsache, daß
im **Hochvakuum** (unter $10^{-3}$ mbar bzw. hPa)
Elektronen durch Hochspannung stark beschleunigt und durch elektromagnetische
(oder elektrostatische) Felder („Linsen") ähnlich fokussiert werden können wie Lichtstrahlen durch Glaslinsen.

**Hinweis.** Die ersten brauchbaren Transmissionselektronenmikroskope standen um 1935 zur Verfügung, nachdem gegen 1930 die technischen Voraussetzungen geschaffen waren (B. v. Borries, E. Ruska,
Berlin). Heute haben Elektronenmikroskope ein
weites Anwendungsgebiet, z. B. in Biologie, Medizin,
Kristallographie und Materialkunde.

Eingesetzt wird die Elektronenmikroskopie
überall dort, wo es um
– **hohe Ortsauflösung**,
– **große Schärfentiefe** und
– **Mikroelementanalyse** (s. S. 12)
geht.
Die *hohe Ortsauflösung* kommt dadurch zustande, daß die Elektronenstrahlen im Elektronenmikroskop sehr kurze Wellenlängen haben (z. B. 0,005 nm), die *große Schärfentiefe*
durch die sehr kleine Apertur (0,1–0,001) der
Elektronenoptik. Die theoretisch mögliche
sehr hohe Auflösung (bis zu 0,15 nm) wird jedoch dadurch begrenzt, daß elektronenopti-
sche Systeme („Linsen", s. oben) weniger feh-
lerfrei gebaut werden können als optische, und
daß infolgedessen nur sehr kleine Aperturen
zulässig sind, sowie durch die erforderliche
Kontrastierung mit feinverteilten Metallparti-

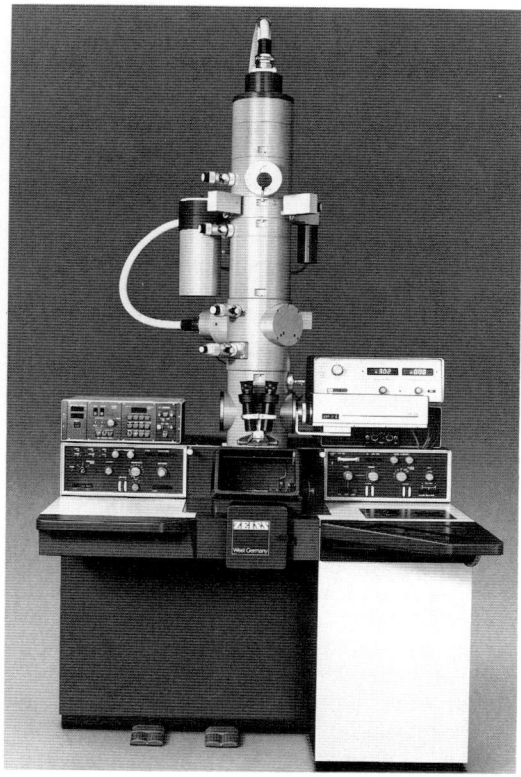

**Abb. 1.5.**  Zeiss Elektronenmikroskop EM 902.
(Freundlichst überlassen von der Firma Carl Zeiss,
Oberkochen)

keln, die sich auf der Oberfläche der Strukturen niederschlagen, und durch Strahlenschädi-
gung der Probe. Letztere entsteht dadurch, daß
schwache Bindungen unter der Strahleneinwir-
kung aufbrechen und chemische Reaktionen
ausgelöst werden. Letzteres ist der wesentliche
Grund dafür, daß eine direkte Abbildung einzelner Moleküle bis heute nicht gelungen ist.

**Hinweis.** In besonderen Fällen gelingt es durch Küh-
lung der Probenhalter auf die Temperatur des flüssigen Stickstoffs und bei Verwendung von supraleiten-
den, mit flüssigem Helium gekühlten Linsen sowie
durch Reduzierung und Verteilung der Strahlendosis
auf eine größere Zahl periodisch angeordneter Moleküle mit Hilfe mathematischer Verarbeitung des
Bildsignals, die Gestalt von Makromolekülen mit einer effektiven Auflösung zwischen 1 und 2 nm zu re-
konstruieren.

Für die elektronenmikroskopische Untersuchung histologischer Schnitte reichen i.allg.

Auflösungen *zwischen 0,5 und 1,5 nm* aus. Dies ermöglicht Vergrößerungen, die bis zu 200 mal höher sind als die von Lichtmikroskopen. Prinzipiell lassen sich unterscheiden

- **Transmissionselektronenmikroskope (TEM)** zur Abbildung des Probeninneren,
- **Scanning-(Raster-)elektronenmikroskope (SEM)** zur Abbildung des Probenäußeren (Oberflächen),
- **Hochspannungs(high voltage)elektronenmikroskope (HVEM)**,
- **analytische Elektronenmikroskope (AEM)**.

### Transmissionselektronenmikroskop

Alle Elektronenmikroskope (Abb. 1.5) verwenden heute als Elektronenquelle eine geheizte Kathode aus Wolframdraht, in Sonderfällen auch geheizte oder kalte Spitzenkathoden, die in einem Strahlenerzeuger im Kopf des Mikroskops untergebracht sind (Abb. 1.6). Die von der Kathode emittierten Elektronen werden stark beschleunigt, indem an eine unter der Kathode gelegene Anode eine Beschleunigungsspannung (in der Regel zwischen 60–120 kV) gelegt wird. Die Anode hat die Form einer Metallplatte mit einem kleinen Loch in der Mitte. Durch dieses treten die beschleunigten Elektronen hindurch und bilden einen schlanken Elektronenstrahl. Dieser wird zunächst durch 2–3 elektromagnetische Kondensorlinsen auf die Objektebene, in der sich das Präparat befindet, fokussiert. Dann entwirft eine Objektivlinse ein Bild des Objektes, das dann weiter durch 1–3 Projektionslinsen vergrößert und schließlich auf einem fluoreszierenden Schirm sichtbar gemacht oder photographiert werden kann.

**Hinweis.** Zwischen Elektronenmikroskopie und Lichtmikroskopie bestehen charakteristische Unterschiede, z. B.
- Im *Elektronenmikroskop* erfolgen alle Untersuchungen stets im Hochvakuum, im *Lichtmikro-*

➤

**Abb. 1.6.** Strahlengang im Transmissionselektronenmikroskop. Die Elektronen werden von einer im Mikroskopkopf befindlichen Kathode emittiert und durch eine darunter befindliche Anode beschleunigt. Der Ultradünnschnitt befindet sich unmittelbar oberhalb der elektromagnetischen Objektivlinse. Das durch Projektionslinsen weiter vergrößerte Bild wird auf einen Fluoreszenzschirm projiziert und kann dort direkt oder unter Verwendung einer vergrößernden Einblicklupe beobachtet werden

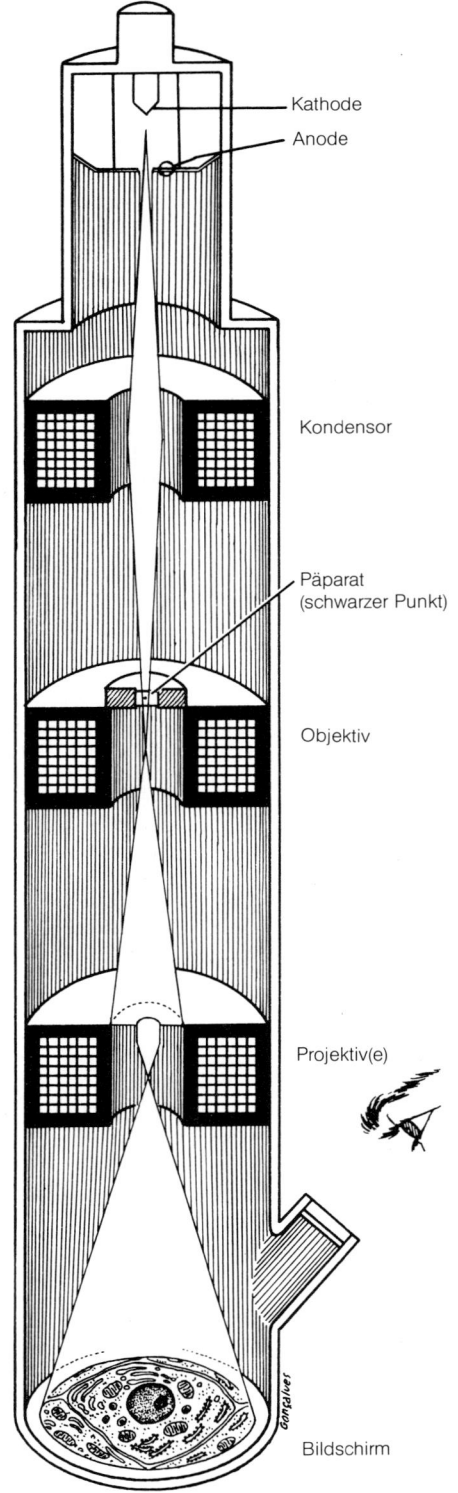

Kathode
Anode

Kondensor

Päparat (schwarzer Punkt)

Objektiv

Projektiv(e)

Bildschirm

*skop* in der üblichen Umgebung. Dies hat zur Folge, daß im Elektronenmikroskop nur nicht (mehr) lebendes Material angesehen werden kann, in der Regel nach chemischer Fixierung, Entwässerung und Einbettung in Kunststoff. Es gibt jedoch neue Entwicklungen, die es ermöglichen, auch im Elektronenmikroskop tiefgefrorene Schnitte zu untersuchen (Kryoschnitte) und damit auf jede chemische Vorbehandlung, sogar auf Entwässerung und Einbettung der Gewebe, zu verzichten.

- In der klassischen *Elektronenmikroskopie* betragen die Schnittdicken üblicherweise 40–100 nm, in der *Lichtmikroskopie* um 5 µm. Seit neuestem stehen Elektronenmikroskope zur Verfügung, die auch bei Spannungen um 100 kV die Untersuchung von Schnitten bis zu einer Dicke von über 1 µm zulassen. Andererseits gibt es für die Lichtmikroskopie die Möglichkeit, die Schnittdicken auf 1 µm zu senken (Semidünnschnitte).
- In der *TEM* werden stärkere Vergrößerungen durch Veränderung der Stärke der magnetischen Felder der Projektionslinsen erreicht, in der *Lichtmikroskopie* durch Wechseln der Objektive.
- Im *TEM* verwendet man zur Abbildung im wesentlichen den Streuabsorptionskontrast. Im üblichen *Lichtmikroskop* erfolgt die Darstellung der Strukturen durch Anfärbung; die Farben kommen durch Lichtabsorption zustande. Der Streuabsorptionskontrast im Elektronenmikroskop entsteht durch Ausblendung der elastisch gestreuten Elektronen durch die Aperturblende der Objektivlinse. Diese elastische Streuung von Elektronen erfolgt hauptsächlich durch schwere Elemente. Deswegen werden zur Steigerung des Kontrastes und damit zur Verbesserung der Bildqualität die Strukturen mit Schwermetallen (z.B. Uran, Blei) kontrastiert. Für Auflösung und Kontrast des Bildes spielt im klassischen TEM die Aperturblende der Objektivlinse (Durchmesser in der Regel 10–100 µm) eine entscheidende Rolle.

## Hochspannungselektronenmikroskop, analytisches Elektronenmikroskop

Zur Verbesserung der Auflösung und zur Untersuchung dickerer Schnitte wurden auch Hochspannungstransmissionselektronenmikroskope eingesetzt (Spannungen bis zu 3.000.000 V). Eine solche Spannung verleiht den Elektronen genügend kinetische Energie, um intakte Zellen oder Objekte mit einer Dicke von 1–5 µm durchdringen zu können. Hierdurch wird es möglich, Einblick in den dreidimensionalen Aufbau einer Zelle zu gewinnen.

**Hinweis.** Durch Einbau eines abbildenden Energiefilters (Elektronenmonochromator) gelingt es neuerdings, auch schon bei wesentlich kleineren Beschleunigungsspannungen (100 kV) die genannten Schnittdicken zu durchdringen.

Die *analytische Elektronenmikroskopie* ermöglicht es, die Verteilung der verschiedenen Elemente im Präparat darzustellen (Mikroelementanalyse). Für diesen Abbildungsmodus werden die Strahlelektronen verwendet, die im Präparat elementspezifische Energieverluste erlitten haben (unelastische Streuung). Die Ausfilterung dieser Elektronen mit charakteristischen Energieverlusten geschieht mittels eines integrierten, abbildenden Energiespektrometers. Die Abb. 1.5 stellt ein solches TEM zur hochaufgelösten und großflächigen Abbildung von Elementverteilungsbildern dar. Diese Geräte mit integriertem „Monochromator" ermöglichen auch eine deutliche Kontrastverbesserung bei der normalen Abbildung. Durch die Ausrüstung mit einem Steuerungscomputer lassen sich Bilder und Spektren aufzeichnen, verarbeiten und auswerten.

## Scanning-(Raster-)elektronenmikroskope (SEM)

SEM dienen der *Abbildung von Oberflächen*. Sie sind seit 1965 im Gebrauch. Im SEM wird der Elektronenstrahl mit 3 Kondensorlinsen sehr fein gebündelt (z.B. auf 5 nm Durchmesser) und durch ein Ablenksystem zeilenförmig über das Objekt geführt (dieses muß elektrisch leitend sein, was normalerweise durch Bedampfen oder Bestäuben mit einer dünnen Metallschicht, z.B. AuPd, gewährleistet wird).

Die vom Elektronenstrahl getroffenen Punkte der Objektoberfläche emittieren niederenergetische Sekundärelektronen, die mittels eines Kollektors detektiert werden. Mit diesem Sekundärelektronensignal wird die Helligkeit einer Fernsehröhre moduliert, die synchron zum Primärelektronenstrahl auf der Probenoberfläche läuft. Die erhaltenen Bilder sind außerordentlich plastisch und ermöglichen eine dreidimensionale Analyse von Oberflächen. Ein Beispiel für SEM-Bilder zeigt Abb. 23.23. Es handelt sich um die Oberfläche von Oozyten vor und nach der Befruchtung sowie um die Anfangsstadien der Morulabildung.

## 1.2 Gewebevorbehandlung

Ideal wäre es, auf jede Gewebevorbehandlung zu verzichten und alle histologischen Untersu-

chungen an lebenden oder überlebenden Zellen, Geweben und Organen durchzuführen. Dies ist jedoch in der Elektronenmikroskopie überhaupt nicht (s. oben), in der Lichtmikroskopie nur begrenzt möglich. Einerseits sind nämlich die seitens der Mikroskope notwendigen *geringen Schichtdicken* einzuhalten (s. S. 5) – Voraussetzungen, die von Geweben nur selten erfüllt werden (s. unten) –, andererseits muß lebendes Gewebe dauernd in einem geeigneten Milieu gehalten werden, um *Selbstzerfall (Autolyse) zu verhindern*. Dennoch gibt es Fragestellungen, die nur durch die Untersuchung lebender Gewebe gelöst werden können; hierzu werden dann Gewebekulturen (s. unten) verwendet. Überwiegend jedoch erfolgen histologische Untersuchungen an Geweben, deren Lebensprozeß unterbrochen wurde. Dies erfolgt durch **Fixierung** (dies bedeutet Konservierung und Härtung, s. unten). Hierbei besteht die Gefahr von Strukturveränderungen (Artefakten). Der Vorteil ist jedoch, daß Dauerpräparate angefertigt werden können, die längere und wiederholte Beobachtungen aller Einzelheiten (z. B. von Zellorganellen) möglich machen. Letztlich hat in der Histologie jedes Verfahren Vor- und Nachteile, so daß große Methodenvielfalt erforderlich ist, um Rückschlüsse auf intravitale Verhältnisse ziehen zu können, dem Ziel jeder histologischen Untersuchung.

## 1.2.1 Untersuchung lebender Zellen und Gewebe

Im einfachsten Fall ist das Untersuchungsobjekt von sich aus so dünn, daß es direkt mikroskopiert werden kann. Im Organismus der Säugetiere und des Menschen gibt es nur wenige Gewebe, die diese Voraussetzungen erfüllen, z. B. seröse Häute (u. a. Mesenterien, Pleura). Diese können auf einem Objektträger ausgespannt und untersucht werden, ohne den Zusammenhang mit dem Organismus zu verlieren. Dadurch können sie, wenn die richtige Temperatur, Feuchtigkeit usw. eingehalten werden, über längere Zeit unter physiologischen oder experimentellen Bedingungen beobachtet werden.
Eine andere Möglichkeit ist, frischgewonnene überlebende Einzelzellen in einer geeigneten Flüssigkeit (Salzlösungen, Serum) zu suspendieren und sie in Suspension unter dem Mikroskop zu untersuchen. Die Überlebenszeit derartiger Zellen ist jedoch in der Regel kurz, selbst wenn für ein entsprechendes Milieu gesorgt ist.

Vor allem werden jedoch zur Untersuchung lebender Zellen und Gewebe **Kulturen** verwendet. Sie entstehen aus Zellen, Gewebe- oder Organstückchen, die einem lebenden Organismus entnommen wurden und dann extrakorporal in einer Lösung gehalten werden. Das Kulturmedium muß alle zur Aufrechterhaltung des Lebens erforderlichen Nährstoffe und Gase enthalten. Früher wurden v. a. Blutplasma und Extrakte aus embryonalem Gewebe als Nährlösung verwendet. Die Zusammensetzung der Flüssigkeit war jedoch kompliziert und schwer zu kontrollieren. Heute werden vollsynthetische Medien genau definierter Zusammensetzung meist unter Zugabe von Hormonen und Wachstumsfaktoren benutzt. Die Medien müssen in bestimmten Zeitabständen gewechselt werden, da die Nährstoffe von den Kulturen verbraucht werden und sich toxische Stoffwechselprodukte ansammeln. Strenge Asepsis ist während der Gewebeentnahme und Kultivierung erforderlich. Das Wachstum der Kulturen erfolgt in der Regel auf Unterlagen (z. B. Glasplatten, Metallnetzen), die eine mikroskopische Beobachtung ermöglichen. Definitionsgemäß unterscheidet man
– **Gewebe-** oder **Organkulturen**, und
– **Zellkulturen**.
**Gewebe-** oder **Organkulturen** gehen von intravital entnommenen Organanlagen, Organen oder Teilen davon aus. Es kommt darauf an, daß in der Kultur Differenzierung, Architektur und Funktion der jeweiligen Gewebe oder Organe erhalten bleiben. Da Organ- oder Gewebekulturen in der Regel von verhältnismäßig dicken Explantaten ausgehen, ist eine direkte mikroskopische Untersuchung meist nur am Rand der Kulturen möglich, wo sich meist ein zarter Schleier von auswachsenden Zellen bildet. Zur Kultivierung eignen sich nicht alle Organe in gleicher Weise; bevorzugt werden embryonale Organe verwendet.
**Zellkulturen.** Bei der Herstellung von Zellkulturen kommt es zunächst darauf an, Zellen aus dem Gewebeverband zu isolieren. Dies geschieht durch mechanische und enzymatische Behandlung der Gewebe. Als Enzyme werden meist Proteasen (z. B. Kollagenase, Trypsin) oder Hyaluronidase verwendet, die die Zellen durch enzymatischen Abbau der interzellulären Kittsubstanz aus dem Gewebeverband lösen. Anschließend werden die Zellen durch Einwirkung schwacher Scherkräfte (Schütteln, Pipettieren u. a.) voneinander getrennt.

Schwierig wird es, wenn ein Gewebe verschiedene *Zellarten* enthält und diese *isoliert gezüchtet* werden sollen. Hierzu müssen zunächst die Zellarten voneinander getrennt werden. Dies erfolgt z.B. durch fraktionierte Zentrifugation oder durch Zentrifugation in einen Gradienten. Nach der Isolierung werden die Zellen dann in ein geeignetes Kulturmedium gebracht und wachsen dort ggf. aus. Eine andere Methode besteht darin, *Subkulturen* mit nur einem Zelltyp aus einer Primärkultur zu gewinnen. Dies ist z.B. möglich, wenn ein Zelltyp in einer Primärkultur eine besonders hohe Zellteilungsrate hat und selektioniert werden kann. Eine Zellpopulation, die sich von einer Einzelzelle durch Zellteilungen ableitet, wird als **Klon**, diese Subkultur als *klonierte Zellkultur* bezeichnet.

Die mikroskopische Beurteilung kultivierter Zellen wird erleichtert, wenn diese in nur einer Schicht auf der Oberfläche einer Glasplatte ausgewachsen sind (**Monolayer**, Abb. 1.7).

Bei der Beurteilung von Gewebekulturen ist zu beachten, daß jede Kultur den Zusammenhang mit dem Organismus verloren hat und auch nicht mehr dessen regelnden Einflüssen unterliegt. Deshalb sehen Zellen in der Kultur

in der Regel verändert, häufig entdifferenziert aus. Auf der anderen Seite können durch Zugabe von Stoffen zu den Kulturmedien die Faktoren experimentell untersucht werden, die Zellen beeinflussen.

**Praktische Anwendung.** Zell- und Gewebekulturen werden u.a. in der virologischen und zytogenetischen Diagnostik verwendet. In der *Virologie* sind Kulturen erforderlich, weil sich Viren nur im Innern von Zellen vermehren. In der *Zytogenetik* kommt es u.a. darauf an, Anomalien der Chromosomen zu entdecken, da hieraus Rückschlüsse auf genetisch bedingte Erkrankungen gezogen werden können. Zu diesem Zweck werden Hautfibroblasten, Blutlymphozyten oder Zellen aus dem Fruchtwasser von Schwangeren kurze Zeit kultiviert und deren Zellteilungen und Chromosomen untersucht.

**Künstliche Befruchtung.** Es ist möglich, operativ gewonnene menschliche Eizellen kurze Zeit unter Kulturbedingungen am Leben zu erhalten, zu befruchten und zur Teilung zu bringen. Anschließend kann der Keim in die Schleimhaut der mütterlichen Gebärmutter eingepflanzt werden.

## 1.2.2 Untersuchung fixierter Gewebe

Fixierung schließt 2 Vorgänge ein, nämlich **Konservierung** und **Härtung**. Bei der Konservierung werden alle Lebensvorgänge unterbrochen, so daß – im Idealfall – in einem konservierten (fixierten) Gewebe ein *Momentbild des Lebendigen* vorliegt. Eine Härtung des Gewebes ist erforderlich, um die Anfertigung dünner Schnitte zu ermöglichen, die für Gewebeuntersuchungen sowohl im Licht- als auch im Elektronenmikroskop nötig sind (s. oben). Nach der Fixierung bleiben die Gewebe unverändert; dadurch ist jede weitere Nachbehandlung zeitunabhängig. Nachbehandlungen (z.B. Färben oder Imprägnieren) werden durchgeführt, um in Zellen und Geweben auch sehr feine Strukturen mikroskopisch unterscheidbar zu machen. Die mikroskopische Untersuchung lebender Gewebe stößt in der Regel wegen der meist gleichen optischen Dichte der feineren Zell- und Gewebebestandteile auf Schwierigkeiten (s. oben). Ein weiterer großer Vorteil der Verwendung fixierter Gewebe ist die Möglichkeit, sie zu Dauerpräparaten aufzuarbeiten.

### Fixierung

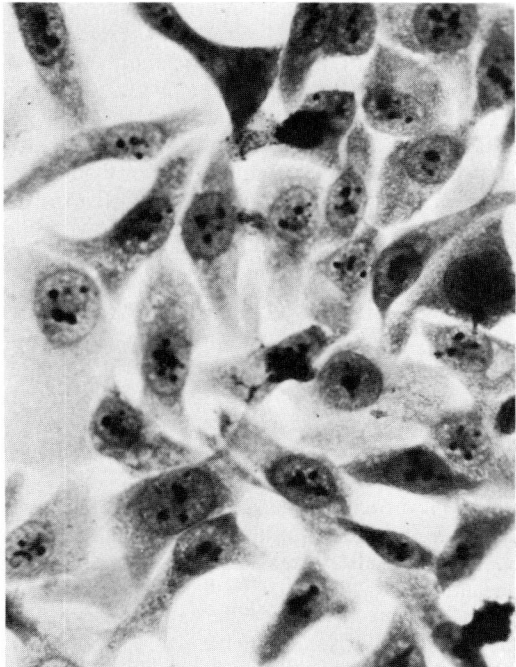

**Abb. 1.7.** Mikrophotographie einer Gewebekultur von Hühnerfibroblasten. Giemsa-Färbung. Vergr. 340fach (Freundlichst überlassen von Yoneda S.)

Von allen Maßnahmen, die im Rahmen der Gewebevorbehandlung zur Herstellung histo-

logischer Präparate unternommen werden, ist die Konservierung der eigentlich kritische Punkt. Hierbei kann es leicht zu **Artefakten**, d.h. zur Entstehung von Erscheinungen kommen, die intravital nicht vorhanden sind. Jede Fixierung ist ein chemischer oder physikochemischer Eingriff in die Zell- und Gewebestruktur.

Unterschieden werden
– **Immersionsfixierung**,
– **Perfusionsfixierung**,
– **Fixierung durch Kälte**.

**Hinweis.** Bei der Immersions- und Perfusionsfixierung werden zur Konservierung geeignete Chemikalien verwendet; man spricht deswegen auch von *chemischer Fixierung*.

**Immersionsfixierung**. Zur Immersionsfixierung werden Gewebestückchen, die dem Organismus möglichst intravital (bei örtlicher Betäubung oder in Narkose) oder möglichst bald nach dem Tode entnommen sein sollen, in eine Fixierungslösung gelegt.

**Perfusionsfixierung**. Bei der Perfusionsfixierung werden die zur Untersuchung anstehenden Organe auf dem Gefäßweg mit einem Fixierungsmittel durchspült. Dann erfolgt die Gewebeentnahme. In der Regel schließt sich eine Nachfixierung durch Immersion an.

**Kältefixierung** erfolgt durch plötzliches Einfrieren kleiner Gewebestückchen (Kantenlänge 1–2 mm) bei weniger als $-150°C$, z.B. in stickstoffgekühltem flüssigem Propan. Diese tiefen Temperaturen sind erforderlich, um zu verhindern, daß im Gewebe Eiskristalle entstehen, die Strukturen zerstören.

**Klinischer Hinweis.** Die Entnahme von Gewebestückchen von Patienten (in Narkose oder Lokalanästhesie) zur histologischen Diagnostik wird als *Biopsie* bezeichnet.

**Fixierungsmittel.** Zur Immersions- und Perfusionsfixierung eignen sich alle Chemikalien, die Gewebe konservieren und dabei Zell- und Gewebestrukturen möglichst lebensnah erhalten. Unterscheiden lassen sich
– **Lipoidextraktoren** und
– **Proteinkoagulatoren**.
**Lipoidextraktoren** sind z.B. Alkohol, Äther, Aceton. Sie führen außerdem zur Eiweißfällung und Dehydratation. Lipoidextraktoren wirken sehr schnell, erhalten jedoch viele Strukturen weniger gut.
**Proteinkoagulatoren** erhalten in der Regel Strukturen besser als Lipoidextraktoren. Jedoch sind nicht alle Proteinkoagulatoren

gleichwertig. Weniger gut sind Fixanzien, bei denen es zu einer Präzipitation von Eiweiß kommt, z.B. Quecksilberchlorid, Pikrinsäure. Die besten Fixierungsmittel sind **Formalin** und **Glutaraldehyd**, die zu einer Koagulation durch Vernetzung, aber nicht zu einer groben Präzipitation der Eiweiße führen. Für lichtmikroskopische Untersuchungen hat sich 10%iges Formalin in einer 1%igen $CaCl_2$-Lösung bewährt.

**Hinweis.** Bei handelsüblichem Formalin handelt es sich um eine gesättigte Lösung von 37 Vol% Formaldehydgas in Wasser. Eine 10%ige Formaldehydlösung (Verdünnung 1:10 des handelsüblichen Formalins) ist daher eigentlich 3,7%ig.

Für die Fixierung von *elektronenmikroskopisch* zu untersuchenden Geweben werden meist 2- bis 6%ige Lösungen von *gepuffertem Glutaraldehyd* (pH 7,2) benutzt. Meist erfolgt eine *Nachfixierung in gepufferter Osmiumsäure*.

**Hinweis.** Eine gute Fixierung von Geweben für elektronenmikroskopische Untersuchungen ist besonders wichtig, da wegen der hohen Auflösung Gewebebeschädigungen sehr leicht zu erkennen sind.

Alle Fixierungsmittel haben erwünschte und unerwünschte Effekte. Um bei einem Minimum von unerwünschten Effekten möglichst viele erwünschte zu haben, werden häufig Fixierungsgemische verwendet. Eine der besonders häufig für die *Lichtmikroskopie* benutzten Fixierungsflüssigkeiten wurde von Bouin angegeben (*Bouin* Gemisch), das Pikrinsäure, Formalin, Eisessig und Wasser enthält. Weitere gebräuchliche lichtmikroskopische Fixierungsmittel sind das *Gemisch von Zenker* (Kaliumbichromat, Sublimat, Eisessig) und SUSA (Sublimat, Eisessig, Formalin).

Die *chemischen Vorgänge*, die sich bei der Fixierung abspielen, sind komplex und in vielen Einzelheiten unklar. Bekannt ist jedoch, daß Formalin und Glutaraldehyd mit den Amino($NH_2$)gruppen der Gewebeproteine reagieren. Beim Glutaraldehyd wird der Fixierungseffekt dadurch verstärkt, daß es sich um einen Dialdehyd handelt, der stabile Brückenbindungen zwischen verschiedenen Eiweißmolekülen schafft.

**Einbetten und Schneiden**

Zur mikroskopischen Untersuchung muß das Gewebe in dünne Schnitte zerlegt werden. Das

Problem ist, daß in der Regel Gewebeblöcke unmittelbar nach der Fixierung nicht schneidbar sind; meist ist ihre Konsistenz ungeeignet. Aus diesem Grund wird das fixierte Gewebe mit Substanzen durchtränkt (eingebettet), die eine Schnittanfertigung zulassen.

Für die *Lichtmikroskopie* sind *Schnittdicken von 5–10 μm* besonders geeignet. Als Einbettmittel hat sich v. a. **Paraffin** bewährt, aber auch Gelatine oder Celloidin werden benutzt.

Die *Elektronenmikroskopie* erfordert sehr viel dünnere Schnitte (etwa 40–100 nm). Hierfür ist Paraffin zu weich. Statt dessen werden **Kunststoffe** verwendet, heute meistens Epoxidharze, z. B. Epon® oder Araldit.

**Einbetten.** Zur Paraffineinbettung muß das Gewebe einer längeren Behandlung unterzogen werden. Diese ist notwendig, weil Paraffin nicht wasserlöslich ist. Folgende Schritte sind erforderlich (Tabelle 1.2):

– *Entwässern.* Zunächst wird aus dem Gewebeblock das Fixierungsmittel mit Leitungswasser herausgewaschen. Es folgt eine Entwässerung, in der Regel in einer (aufsteigenden) Alkoholreihe: Das Gewebe wird schrittweise von 70- in 100%igen *Äthylalkohol* gebracht.

– *Intermedien.* Paraffin ist in Alkohol nicht löslich. Deswegen wird der Alkohol durch Methylbenzoat und anschließend Benzol ausgewaschen, die das Gewebe auch gleichzeitig aufhellen.

– *Einbetten.* Anschließend kommt das Gewebe in einem Thermostaten in flüssiges *Paraffin* (Schmelzpunkt 58–60°C). Dabei werden alle Lösungsmittel durch Paraffin ersetzt und alle Spalten damit durchtränkt. Eingebettet wird schließlich bei Raumtemperatur.

**Hinweis.** In histologischen Routinelaboratorien wird die Einbettung nicht mehr per Hand, sondern durch Automaten vorgenommen, z. B. *Autotechnicon.*

Für die **Einbettung elektronenmikroskopischer Präparate** werden nach der Entwässerung durch Alkohol oder Aceton als Intermedien Lösungsmittel für Kunststoffe verwendet, z. B. Propylenoxid. Anschließend wird das Gewebe in Kunstharzlösungen gebracht, die unter Zugabe eines Polymerisators erhärten.

**Schneiden.** Das Schneiden der Gewebeblöcke erfolgt mit Präzisionsschneidegeräten, **Mikrotomen** (Abb. 1.8), die nach dem Prinzip eines Feinhobels arbeiten. Geräte zur Herstellung von Schnitten für elektronenmikroskopische Untersuchungen werden als **Ultramikrotome** bezeichnet. Der Vorschub erfolgt in allen Mikrotomen meist mechanisch, in manchen Ultramikrotomen thermisch. Für die Anfertigung von Schnitten für die Lichtmikroskopie genügen *Stahlmesser*, Ultramikrotome arbeiten überwiegend mit *Diamantmessern*; prinzipiell sind aber auch Glasmesser geeignet. Im Sprachgebrauch werden unterschieden:

– **Ultradünnschnitte** (Schnittdicke 0,03–0,1 μm),
– **Semidünnschnitte** (0,5–2 μm),
– **lichtmikroskopisch verwendbare Schnitte** (5–20 μm).

**Nach dem Schneiden** werden die für lichtmikroskopische Untersuchungen vorgesehenen

**Tabelle 1.2**. Gewebevorbehandlung und Paraffineinbettung

| Gewebevorbehandlung | Zweck | Dauer (abhängig von der Größe des Gewebestückchens) |
| --- | --- | --- |
| 1. Fixierung in einfachen oder zusammengesetzten Fixierungsmitteln (z. B. Formalin, Lösungen nach Bouin oder Zenker) | Konservierung und Festigung des Gewebes unter Erhaltung seiner Struktur | 12–24 h (abhängig auch vom Fixans) |
| 2. Entwässerung in einer aufsteigenden Alkoholreihe (schrittweise ansteigend von 70–100% Äthylalkohol) | Entwässerung | 6–24 h |
| 3. Aufhellen in Methylbenzoat und Benzol | Ersatz von Alkohol durch Paraffinlösungsmittel | 1–6 h |
| 4. Einbettung in geschmolzenem Paraffin bei 58–60°C | Paraffindurchtränkung aller Spalträume; dadurch wird das Gewebe unbeschädigt schneidbar | 0,5–6 h |

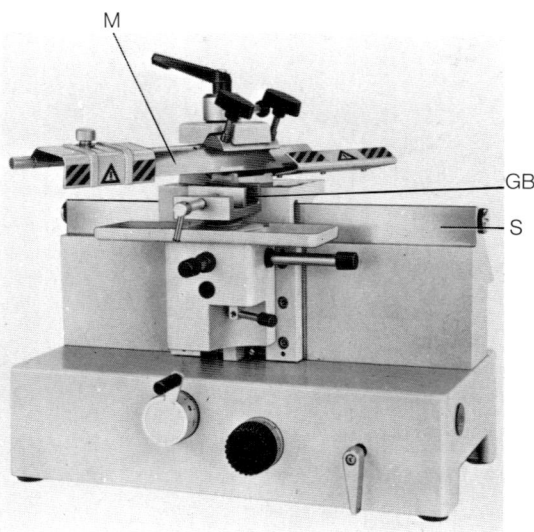

**Abb. 1.8.** Mikrotom für Paraffinschnitte. Bei dem hier abgebildeten Schlittenmikrotom Leitz 1208 ist der Gewebeblock fest montiert *(GB)*, das Messer *(M)* aber beweglich. Das Messer befindet sich in einer Halterung, die auf einer Gleitschiene *(S)* mit der Hand hin und her bewegt werden kann. Der Gewebeblock wird, nachdem das Messer in die Ausgangsposition (nach links) gebracht ist, durch die Spindel um die gewünschte Schnittdicke gehoben. Bei der anschließenden Messerbewegung wird von dem Gewebeblock eine dünne Paraffinscheibe mit Gewebe, der histologische Schnitt, abgehobelt. (Freundlichst überlassen von Ernst Leitz GmbH, Wetzlar)

Schnitte auf **Objektträger** aufgezogen. Die üblichen Objektträger bestehen aus Glas, ihr Format beträgt 2,5 × 7,5 cm, ihre Dicke 1 mm. Damit die Paraffinschnitte beim Färben nicht abschwimmen, werden die Objektträger mit einem dünnen Eiweißfilm überschichtet. Für elektronenmikroskopische Untersuchungen sind Glasobjektträger ungeeignet (zu dick, undurchdringlich für Elektronen). Statt dessen werden feine **Netzchen** (in der Regel aus Kupfer, Nickel oder Gold) verwendet. Die Netze haben so schmale Maschen, daß die Schnitte sie überdecken. Vielfach werden die Netze aber auch mit einer dünnen Folie überschichtet, auf die die elektronenmikroskopischen Schnitte gelegt werden.

#### Kältetechniken

Bei der Behandlung der Gewebe mit Chemikalien besteht die Gefahr, daß Substanzen in Lösung gehen oder denaturieren und dabei ihre biologische Aktivität verlieren (S. 23). Das bekannteste Beispiel ist die Löslichkeit von Fett in Alkohol und Intermedien. Zum *Nachweis von Fett* wird deswegen Gewebe nach der Fixierung und kurzem Spülen in Wasser bei Temperaturen zwischen − 70 bis − 80°C eingefroren (z.B. durch Kohlensäureschnee) und auf speziellen **Gefriermikrotomen** geschnitten, auf denen das Gewebe unter dauernder Zuführung von Kälte diese niedrige Temperatur hält. In vielen Fällen, insbesondere wenn *leichtlösliche Substanzen* oder *Enzyme* (S. 33) nachgewiesen werden sollen, muß jede Behandlung der Gewebe mit Chemikalien vermieden werden. Dann wird frisch entnommenes Gewebe bei Temperaturen von weniger als − 150°C schlagartig eingefroren. Das Schneiden erfolgt dann in **Kryostaten** (Abb. 1.9). Hierbei handelt es sich um Instrumente, in denen in einer kleinen, durch Glasscheiben einsehbaren Kühlkammer ein von außen zu bedienendes Mikrotom untergebracht ist. Der entscheidende Vorteil bei Anfertigung von Schnitten in Kryostaten besteht darin, daß Schnitte, solange sie in der Kühlkammer bleiben, nicht auftauen. Zur Nachbehandlung werden Kryostatschnitte, bevor sie einem Substanznachweis unterzogen werden, häufig gefriergetrocknet.

**Klinische Anwendung.** Häufig ist es in der Krankenhauspraxis erforderlich, z.B. während Operationen sehr schnell eine histologische Diagnose zu stellen. Hierfür eignet sich die Schnittherstellung in Kryostaten besonders gut, weil eine längere Vorbehandlung des Gewebes entfällt.

#### Färbung

**Lichtmikroskopie.** Die meisten Zellen und Gewebe sind farblos. Ihre lichtmikroskopische Untersuchung ist deswegen und wegen der in der Regel gleichen optischen Dichte aller Strukturen schwierig. Aus diesem Grunde wurde die histologische Färbung erfunden. Sie dient dazu, Zell- und Gewebebestandteile mikroskopisch erkennbar und voneinander unterscheidbar zu machen. In einem gefärbten histologischen Präparat sollen unterschiedliche Zell- und Gewebebestandteile verschieden, gleichartige aber überall gleich gefärbt sein. Die Farbe selbst ist ohne Belang. Erreicht wird dieses Ziel durch Anfärbung von Schnitten mit mehreren Farbstoffen, die entweder gleichzeitig *(simultan, mehrere Farbstoffe in einer Lösung)* oder aufeinanderfolgend *(sukzedan)* auf das Präparat einwirken. Es gibt keine Färbung,

G

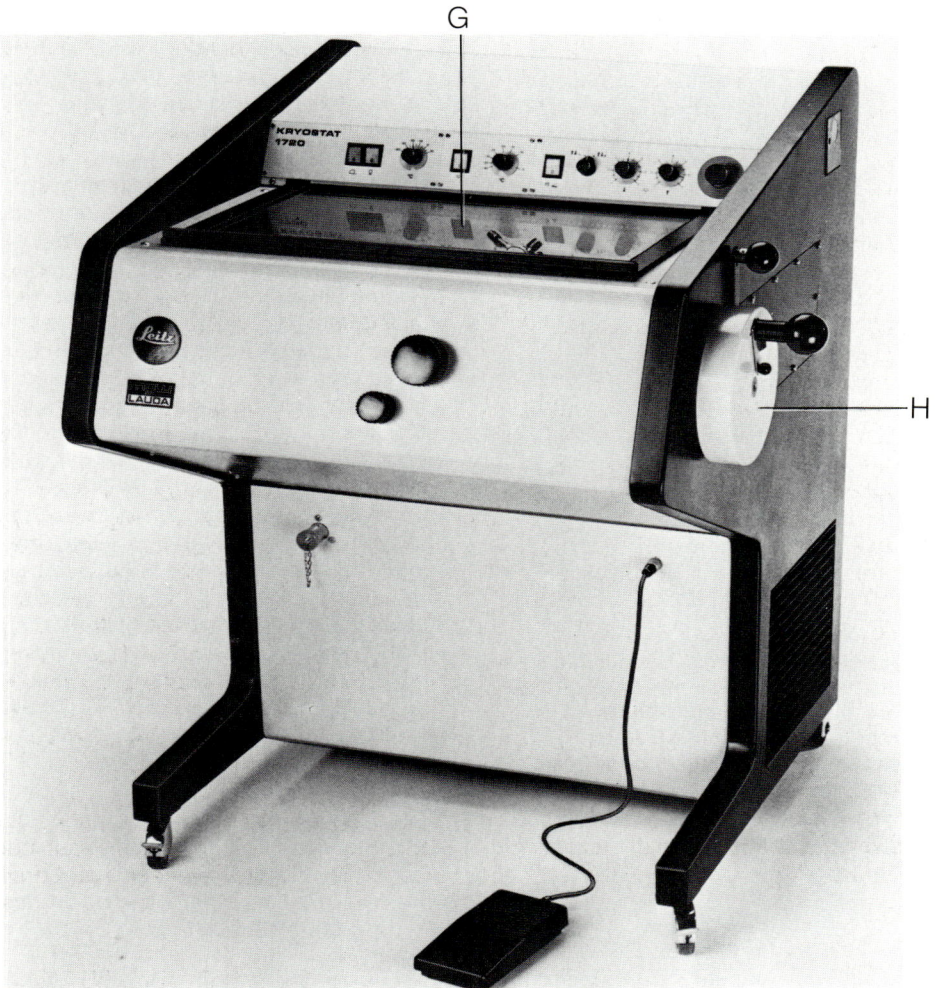

H

**Abb. 1.9.** Kryostat. In einer von oben durch eine Glasscheibe *(G)* einsehbaren Kältekammer befindet sich ein Mikrotom, das nach außen mit einem Handrad *(H)* betrieben wird. (Freundlichst überlassen von Ernst Leitz GmbH, Wetzlar)

die *alle* Zell- und Gewebestrukturen gleichzeitig darstellt.

Das Ergebnis der Färbung ergibt sich aus den physikochemischen Eigenschaften der Gewebestrukturen und denen der Farbstofflösungen. Die *chemische Theorie der Färbung* von Paul Ehrlich nahm eine salzartige Bindung der Farbstoffe an die jeweilige Struktur an. Es werden *azidophile, basophile* und *neutrophile* Strukturen unterschieden, je nachdem, ob ein saurer oder basischer Farbstoff oder beide zugleich gebunden werden. *Saure Farbstoffe* sind Elektronenakzeptoren, ihre Farbmoleküle sind negativ geladen. Sie binden an azidophile

Strukturen, d.h. an Gewebeanteile, die bei dem pH des Färbebades positiv geladen sind. Hierzu gehören z.B. die Zytoplasmaproteine. Umgekehrt sind die Moleküle *basischer Farbstoffe* als Elektronendonatoren positiv geladen und binden an pH-abhängig negativ geladene, also basophile Strukturen, z.B. Nukleinsäuren oder saure Glykosaminoglykane. Neutrophil sind gleichzeitig positiv und negativ geladene Strukturen, die saure und basische Farbstoffe etwa gleich stark binden. Bei den Färbungen spielen aber auch *andere Umstände*, z.B. die Lipidlöslichkeit, die Teilchengröße des Farbstoffes und die Strukturdichte des Gewebes,

eine wichtige Rolle, denn nicht in jedem Fall färben die oben genannten Farbstoffe alle geeignet erscheinenden Strukturen an. Histologische Färbungen sind weitgehend empirisch, sie geben in der Regel keinen Einblick in die chemische Natur der gefärbten Struktur. Viele Einzelheiten über den Mechanismus der Färbungen von Zell- und Gewebestrukturen sind noch unbekannt. *Basische Farbstoffe*, die in der Histologie verwendet werden, sind z. B. Methylenblau, Toluidinblau, Hämatoxylin- und Karminlacke. Einige basische Farbstoffe, z. B. Toluidinblau, haben unter bestimmten Bedingungen die Fähigkeit, ihre Farbe zu wechseln, sie sind metachromatisch. Der Farbwechsel selbst wird als **Metachromasie** bezeichnet. *Saure Farbstoffe* sind u. a. Eosin, Azokarmin, Anilinblau, Säurefuchsin, Pikrinsäure.

*Färbemethoden.* Insgesamt gibt es eine nicht übersehbare Anzahl von Färbevorschriften, die jeweils auf spezielle Zwecke ausgerichtet sind. Die bekannteste Färbung ist die mit **Hämatoxylin-Eosin (HE)**. Hierbei werden alle basophilen Zell- und Gewebestrukturen (z. B. Chromatin der Zellkerne, manche Zytoplasmabestandteile, Teile der Knorpelgrundsubstanz) blau angefärbt, alle azidophilen Bestandteile (z. B. Zytoplasma, die meisten Interzellularsubstanzen) rot. Andere Methoden benutzen die Erfahrung, daß einzelne Gewebeteile nach Vorbehandlung (Beizung) mit Schwermetallsalzen oder Phosphorwolfram- bzw. Phosphormolybdänsäure mit bestimmten Farbstoffen intensiv dargestellt werden, z. B. Bindegewebefasern bei der *Azokarmin-Anilinblau-***(Azan-)Färbung** blau. Weitere viel benutzte Färbungen sind die nach **van Gieson** (mit Hämatoxylin-Säurefuchsin-Pikrinsäure) oder nach **Masson-Goldner** (mit Eisenhämatoxylin-Azophloxin-Lichtgrün). Die Darstellung von Gewebestrukturen kann außer durch Färben auch durch Imprägnation mit Metallen, z. B. Silber oder Gold, erfolgen. **Imprägnationsmethoden** sind insbesondere für Untersuchungen des Nervensystems geeignet (S. 246). Tabelle 1.3 faßt einige der gebräuchlichsten Routinefärbungen und Imprägnationstechniken zusammen.

*Vor- und Nachbehandlung. Bevor* die auf Objektträgern montierten histologischen Schnitte gefärbt werden können, muß in der Regel das Einbettmittel, das in alle Gewebespalten eingedrungen ist, entfernt werden, insbesondere Paraffin. Dies geschieht dadurch, daß die Objektträger mit den Paraffinschnitten in Xylol gebracht werden. Anschließend werden die Schnitte, bevor sie in wäßrige Farblösungen kommen, in einer absteigenden Alkoholreihe (100 – bis 50 %) ausgewaschen.

*Nach der Färbung* werden die Schnitte i. allg. wieder mit Alkohol entwässert, in Xylol aufgehellt und mit Harz (Kanadabalsam oder Ersatzstoffen, die den gleichen Brechungsindex

**Tabelle 1.3.** Beispiele für histologische Routinefärbungen

| Färbung | Bestandteile der Farblösungen | Zellkern | Zyto-plasma | Kollagen-fasern | Elastische Fasern | Retikulä-re Fasern |
|---|---|---|---|---|---|---|
| HE | Hämatoxylin, Eosin | Blau | Rot | Rot | Verschieden | |
| Azan | Azokarmin Orange G Anilinblau | Rot | Rötlich | Blau | Orange | Blau |
| Nach van Gieson | Eisenhämatoxylin Pikrinsäure Fuchsinsäure | Schwarz-braun | Gelb-braun | Rot | Gelb | |
| Trichromfärbung nach Masson-Goldner | Eisenhämatoxylin Azophloxin Lichtgrün | Schwarz | Rot | Grün | | Grün |
| Elastikafärbung nach Weigert | Resorcinfuchsin, Hämatoxylin, Pikrinsäure nach Ponceau, Eisessig | Grau | Gelb | Rot | Schwarz | |
| Silberimprägnation für retikuläre Fasern | Silbersalzlösung | | | Dunkel-braun | | Schwarz |

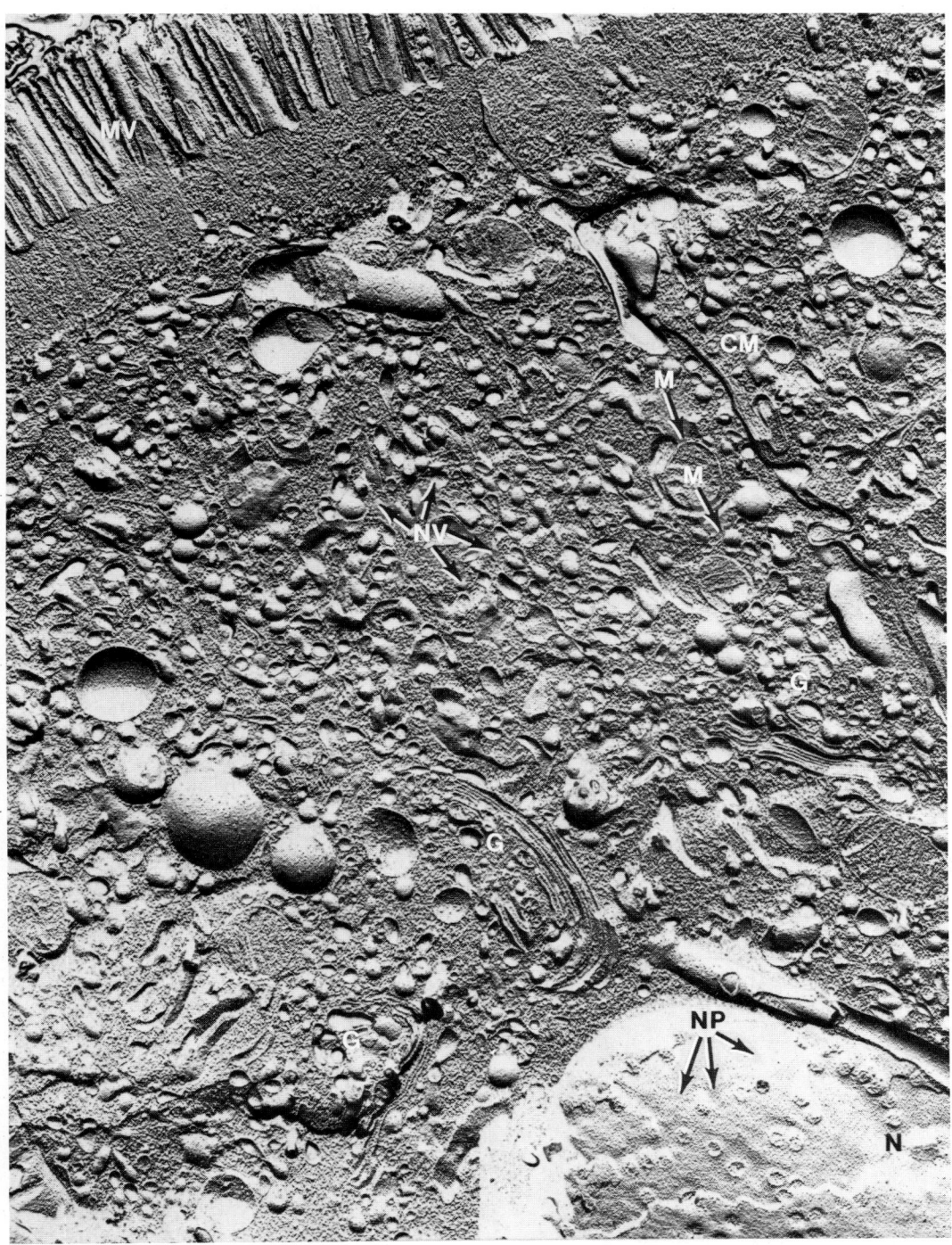

**Abb. 1.10.** Elektronenmikroskopische Aufnahme eines Oberflächenabdrucks einer gebrochenen Epithelzelle vom Dünndarm einer Maus nach Gefrierätzung. Wie bei einem Ultradünnschnitt sind, obgleich das Material weder eingebettet noch geschnitten ist, die verschiedensten Zellorganellen zu erkennen: *MV* Mikrovilli, *CM* Zellmembranen, *M* Mitochondrien, *G* Golgi-Apparat, *N* Zellkern, *NV* Dense-core-Vesikel. Außerdem sind Kernporen *(NP)* zu sehen. Vergr. 24.000fach. (Freundlichst überlassen von Staehelin L. S.)

wie Glas haben müssen) sowie einem dünnen **Deckglas** eingedeckt. Sofern die Alkoholbehandlung den Färbungen schadet, können wasserlösliche Eindeckmittel verwendet werden.

**Elektronenmikroskopie.** Für die Elektronenmikroskopie sind in der Regel lichtmikroskopische Färbungen nicht verwendbar. In der Elektronenmikroskopie kommt es nicht auf Lichtabsorption (durch Farbstoffe) an, sondern auf *Kontrasterhöhung* (s. oben). Dies wird z. T. bei Verwendung von Osmiumsäure als Fixans erreicht. Zusätzlich ist es möglich, elektronenmikroskopische Schnitte durch Uranylacetat und Bleizitrat zu kontrastieren.

### 1.2.3 Gefrierbruch und Gefrierätzung

Hierbei handelt es sich um Verfahren zur *Darstellung von Oberflächen*, insbesondere von Membranen und mit diesen verknüpfte Strukturen. Ihre Anwendung ist auf die Elektronenmikroskopie beschränkt. Untersucht werden durch Bruch erzeugte, in der Regel neu geschaffene, nicht natürlich vorhandene Oberflächen. Benutzt werden können unfixierte oder fixierte, nicht eingebettete Gewebe, aber auch Suspensionen von Zellen oder Zellfraktionen. Leider sind auch diese Techniken nicht frei von Artefakten.

Für das **Gefrierbrechen** werden kleine Gewebestückchen (ca. 1 mm$^3$) auf Goldplättchen (Präparatehalter) montiert und sehr schnell bei sehr tiefen Temperaturen (ca. $-160°C$) eingefroren und dann in flüssigem Stickstoff ($-196°C$) aufbewahrt. Das Gefrierbrechen selbst erfolgt im Vakuum ($10^{-6}$ Torr) auf einem auf $-100°C$ vorgekühlten Tisch. Durch Anstoßen mit einem ebenfalls $-100°C$ kalten Messer wird die Gewebeprobe gebrochen (nicht geschnitten). Die Bruchfläche wird dann mit einer feinkörnigen Schicht aus Schwermetall (Platin-Kohle-Gemisch oder Wolfram) im Winkel von 45°C bedampft (Schrägbedampfung). Dabei bildet sich an der Oberfläche des Präparates eine feine Schwermetallschicht (ca. 2,5 nm dick), die wie eine Matrize alle Einzelheiten der Oberfläche wiedergibt. Diese Schwermetallschicht wird als „*Abdruck*" bezeichnet. Zur Stabilisierung der sehr dünnen Abdrucke wird zusätzlich senkrecht von oben eine ca. 23 nm dicke Schicht aus reinem Kohlenstoff aufgedampft.

Anschließend wird das Präparat aus dem Vakuum herausgenommen und der Abdruck chemisch vom Gewebe getrennt, das dabei zerstört (verdaut) wird. Dann wird der Abdruck gereinigt, auf einen Präparateträger (z. B. Kupfernetz) gebracht und wie ein übliches elektronenmikroskopisches Präparat untersucht.

Bei der **Gefrierätzung** läßt man etwas Zeit zwischen dem Bruch des Gewebes und der Schrägbedampfung verstreichen. Dabei sublimiert das an der Oberfläche befindliche Eis und es entstehen Einsenkungen zwischen den verschiedensten Strukturen, die sich dadurch herausheben. Der Vorgang der Sublimation des Oberflächeneises wird als „*Ätzen*" bezeichnet. Anschließend wird dann die Bedampfung durchgeführt, wie sie oben geschildert wurde. Die Gefrierätzung ist also ein Teilschritt bei der Herstellung von Oberflächenabdrucken. Sie verbessert die Ergebnisse wesentlich. Die Abb. 1.10 zeigt den Abdruck einer gefriergebrochenen Dünndarmzelle. Zu erkennen sind die von der üblichen TEM her bekannten Zellorganellen und Kernporen.

## 1.3 Interpretation von Gewebeschnitten

Die Interpretation histologischer Präparate wirft zahlreiche Probleme auf. Hierzu gehört, daß alle intravital vorhandenen Strukturen durch die Vorbehandlung der Gewebe beeinflußt werden. Besonders groß ist die Gefahr der *Gewebeschrumpfung* durch Fixierung und Entwässerung. Sehr häufig entstehen Spalträume in oder zwischen Zellen oder im Interzellularraum. Deswegen ist stets zu prüfen, ob beobachtete Strukturen natürlich vorhanden oder artifiziell entstanden sind.

Weitere Probleme entstehen durch das Schneiden der Gewebe und dadurch, daß im Mikroskop nur zweidimensionale Bilder entstehen, obgleich alle Strukturen dreidimensional sind. Die Abb. 1.11 deutet an, welche *Schnittbilder* von einem schlauchförmigen Gebilde entstehen können. Im histologischen Präparat sind nur selten (eindeutige) Quer- oder Längsschnitte durch eine Struktur zu erwarten. Es überwiegen Schrägschnitte in den verschiedensten Ebenen. Die Schnittfiguren, die dann entstehen, sind sehr vielgestaltig. Gleiches gilt für Zellverbände, die schräg oder tangential geschnitten wurden (Abb. 5.2).

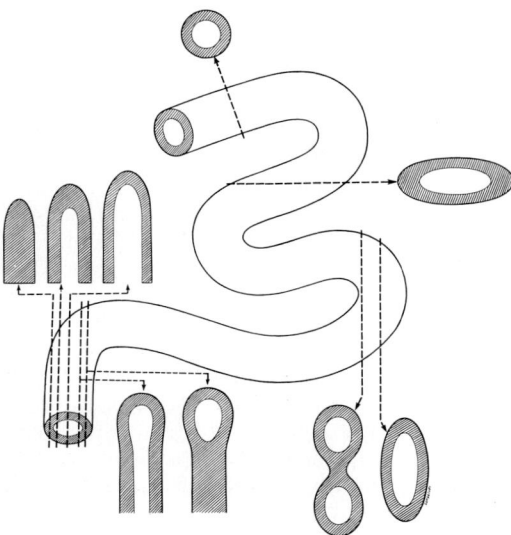

**Abb. 1.11.**   Schnittfiguren einer schlauchförmigen Struktur. Die *gestrichelten* Linien geben die Schnittrichtung an. Die *Pfeile* weisen auf die Schnittfiguren, die im Mikroskop zu erkennen wären

Abhilfe kann durch die Anfertigung von **Serienschnitten** getroffen werden. Dann ist es möglich, durch Untersuchung mehrerer unmittelbar aufeinanderfolgender Schnitte ein plastisches Bild (evtl. durch Rekonstruktion) von der betreffenden Struktur zu bekommen. Auf

diese Weise gelingt es auch, Einblick in die *Architektur eines Organs* zu gewinnen.

Eine weitere Schwierigkeit bei der Untersuchung lichtmikroskopischer Präparate ist, daß nie gleichzeitig in einem Schnitt alle Bestandteile einer Zelle oder eines Gewebes dargestellt sind. Aus diesem Grunde müssen, bevor Aussagen über die Strukturen eines Gewebes gemacht werden, zahlreiche Färbungen durchgeführt und beurteilt werden.

Häufig können histologische Sachverhalte nicht allein durch qualitative Beobachtungen ermittelt werden. Sie bedürfen der Ergänzung durch *quantitative Befunde*. Im einfachsten Fall genügt es, Anteile zu zählen und Schnittflächen zu messen. Komplizierter wird es, wenn Aussagen über Flächenanteile erforderlich sind. Es ist aber auch möglich, räumliche Oberflächen oder Volumenanteile von Strukturen am Zell- oder Organvolumen aus der Anschnittfläche zu berechnen. Das Teilgebiet der Morphologie, das sich mit diesen Problemen beschäftigt, wird als **Stereologie** bezeichnet. Die zur Berechnung erforderlichen Formeln sind aus der geometrischen Statistik abgeleitet. Für die praktische Durchführung derartiger quantitativer Untersuchungen stehen heute auch halb- und vollautomatische Bildanalysegeräte zur Verfügung, die sowohl in der Lichtmikroskopie als auch in der Elektronenmikroskopie eingesetzt werden können.

# 2 Zyto- und Histochemie

Die Zyto- und Histochemie hat zum Ziel, den chemischen Aufbau der einzelnen Zell- und Gewebestrukturen am Ort ihres Vorkommens zu ermitteln und Beziehungen zwischen Struktur und den sich dort abspielenden molekularen Vorgängen herzustellen. Zyto- und Histochemie vereinigen daher morphologische, funktionelle und biochemische Aspekte; sie ist analytische Morphologie.

Die Methoden der Zyto- und Histochemie unterscheiden sich sowohl von denen der klassischen Histologie (Kap. 1) als auch von denen der Biochemie, weisen aber wesentliche Merkmale von beiden auf. Wie in der klassischen Histologie müssen bei der Zyto- und Histochemie die zu untersuchenden Strukturen ortsgetreu erhalten bleiben; nur dann kann der zugehörige Substanz- bzw. Aktivitätsnachweis mit größter lokalisatorischer Genauigkeit erfolgen. Die Substanz- oder Aktivitätsnachweise selbst werden jedoch – wie in der Biochemie – auf der Basis chemischer Reaktionen oder physikalischer Verfahren durchgeführt. Zu berücksichtigen ist dabei, daß in den Zellen und Geweben die nachzuweisenden Substanzen nie isoliert oder rein vorkommen, sondern immer Teile der Komplexität der lebendigen Materie sind. Dies beeinflußt häufig die Anwendung zyto- und histochemischer Methoden. Unersetzlich sind zyto- und histochemische Verfahren insbesondere dann, wenn es gilt, Substanzen in einem heterogenen Gewebeverband spezifisch und ortsgetreu darzustellen.

## 2.1 Kriterien bei Anwendung zyto- und histochemischer Methoden

Bei Anwendung zyto- und histochemischer Methoden sind folgende Kriterien zu beachten:

– Die Vorbehandlung von Zellen und Geweben darf die Lokalisation der nachzuweisenden Substanz nicht verändern; nur dann ist ihr ortsgetreuer Nachweis möglich.
Diese Forderung ist leicht für Makromoleküle zu erfüllen, die Bestandteile einer größeren Zell- oder Gewebestruktur sind (z. B. DNA oder höhermolekulare Proteine), aber schwer für diffusible oder leicht lösliche Substanzen (z. B. Ionen, Fett, Glykogen, zytoplasmatische Enzyme). Insgesamt muß sich die Vorbehandlung der Gewebe nach dem Verhalten der nachzuweisenden Substanz, der anzuwendenden Nachweismethode und nach der Fragestellung richten. Sollen Substanzen erfaßt werden, die gegenüber chemischen Fixanzien, z. B. Aldehyden, empfindlich sind, verbietet sich deren Benutzung oder ist nur mit Einschränkungen angebracht. Solche Substanzen werden am besten in nativen Kryostatschnitten nachgewiesen.
Andere Substanzen wieder überstehen die Fixation relativ gut und lassen sich daher auch in fixiertem Material zufriedenstellend erfassen. In der Regel ist für den Nachweis dieser Substanzgruppen Formaldehyd für lichtmikroskopische Untersuchungen geeignet. Diffusionsschutz kann auch dadurch gewährt werden, daß auf Objektträgern aufgezogene Präparate mit semipermeablen Membranen überdeckt werden.
– Die Vorbehandlung der Gewebe darf die nachzuweisenden Substanzen bzw. reaktiven Gruppen nicht denaturieren oder blockieren.
– Bei der Reaktion soll sofort ein Endprodukt entstehen und praktisch unlöslich sein; nur dadurch können Lokalisationsfehler vermieden werden.
– Für lichtmikroskopische Untersuchungen muß das Reaktionsprodukt lichtabsorbierend (gefärbt), für elektronenmikroskopische Untersuchungen elektronenstreuend sein.

– Die angewandte Methode muß für die nachzuweisende Substanz oder chemische Gruppe spezifisch sein. Deshalb dürfen an der Reaktion beteiligte Reagenzien nicht an unspezifischen Orten in Zellen und Geweben gebunden oder adsorbiert werden.

– Es ist wünschenswert, daß sich die Menge des Reaktionsproduktes proportional zur Konzentration der zu analysierenden Substanz verhält; in diesen Fällen sind quantitative Aussagen möglich.

Zur Quantifizierung zyto- und histochemischer Befunde eignen sich Apparaturen, die aus einer Kombination von Mikroskop, Densitometer bzw. Spektralphotometer und Computer bestehen. Verwendet wird in der Regel monochromatisches Licht einer Wellenlänge im Absorptionsmaximum des (farbigen) Reaktionsproduktes oder der (ungefärbten) Substanz. Dann wird ein ausgewählter Zell- oder Gewebebezirk (Meßfeld) mit einem fokussierten Lichtstrahl Punkt für Punkt abgetastet und die Lichtabsorption in diesem Meßfeld photometrisch bzw. densitometrisch ermittelt. Der Computer errechnet dann z.B. Lichtabsorption oder Dichtewerte pro Flächeneinheit. Durch Kombination mit einer Fernseheinheit können dann gleichzeitig das Ergebnis und das untersuchte Präparat mit dem Meßfeld auf einen Bildschirm projiziert werden. Durch zusätzliche Einrichtungen ist es möglich, Reaktionsabläufe quantitativ zu erfassen (kinetische Messungen).

**Hinweis.** Die Ergebnisse quantitativ zyto- und histochemischer Untersuchungen eignen sich besonders dazu, histochemische und biochemische Ergebnisse zueinander in Beziehung zu setzen.

## 2.2 Beispiele für zyto- und histochemische Nachweise

### 2.2.1 Ionen

Eine zyto- und histochemische Darstellung freier Ionen mit ausreichender lokalisatorischer Genauigkeit gelingt nicht, wohl aber von gebundenen.

*Eisen.* Nachgewiesen werden können v.a. Verbindungen mit zweiwertigem Eisen. Intrazellulär kommt aber überwiegend dreiwertiges Eisen vor (Ausnahme: Hämoglobin und Myoglobin). Deswegen wird durch Behandlung der

Schnitte mit Ammoniumsulfid das dreiwertige zu zweiwertigem Eisen (Eisensulfid) reduziert. In einem folgenden Schritt wird dieses dann durch Kaliumhexacyanoferrat (III) (in saurem Milieu) in leuchtend blaues Turnbull-Blau überführt (Turnbull-Blau-Reaktion). Die Reaktion ist u.a. in Zellen positiv, die Hämoglobin abbauen, und außerdem dort, wo es zu krankhaft vermehrten Eisenablagerungen im Gewebe gekommen ist.

*Phosphat.* Phosphat liegt im Körper v.a. an Kalzium gebunden vor. Es kommt in großer Menge im Knochengewebe als Hydroxylapatit vor. Sein Nachweis erfolgt mit Silbernitrat. Das bei dieser Reaktion gebildete Silberphosphat wird anschließend durch Hydrochinon zu elementarem Silber reduziert, das im Präparat als schwarzer Niederschlag erscheint. Mit dieser Methode können z.B. Ossifikationsprozesse (S. 208) untersucht werden.

### 2.2.2 Kohlenhydrate

Kohlenhydrate sind im Organismus wie alle Baustoffe (Kohlenhydrate, Fette, Proteine) weit verbreitet. Sie kommen als Mono-, Oligo- und Polysaccharide vor. Mono- und Oligosaccharide sind wegen ihrer großen Wasserlöslichkeit histochemisch nicht direkt erfaßbar, allenfalls indirekt, wenn sie Enzymen als Substrate dienen. Viele Polysaccharide, auch als **Glykane** bezeichnet, sind dagegen nahezu wasserunlöslich und dadurch im histologischen Präparat erhalten und darstellbar.

Vom Aufbau her lassen sich unterscheiden
– Homoglykane und
– Heteroglykane.

*Homoglykane.* Homoglykane setzen sich aus gleichartigen Monosacchariden zusammen. Histochemisch darstellbar ist aus dieser Gruppe v.a. höhermolekulares Glykogen. Glykogen besteht aus Glukoseresten, die $\alpha$-glykosidisch untereinander verbunden sind und lange, stark verzweigte Ketten bilden. Glykogen ist ein wichtiges Energiesubstrat.

**Klinischer Hinweis.** Es gibt Glykogenspeicherkrankheiten, bei denen in der Leber, Niere oder im Muskel vermehrt Glykogen auftritt, z.B. durch Mangel an glykogenabbauenden Enzymen in den Zellen.

*Heteroglykane.* Heteroglykane dagegen bestehen aus verschiedenen Monosaccharidbausteinen (z.B. aminierten Monosacchariden = Aminozuckern, Uronsäuren). Sie werden un-

ter dem Sammelbegriff Glykosaminoglykane, früher Mukopolysaccharide, zusammengefaßt. Aus diesen Gruppen sind einem histochemischen Nachweis zugänglich

- Hyaluronsäure (aufgebaut aus Glukuronsäure und N-Acetylglukosamin; Vorkommen z.B. im Bindegewebe, in der Nabelschnur),
- Chondroitin-4- bzw. Chondroitin-6-Sulfat (zusammengesetzt aus Glukuronsäure und N-Acetylgalaktosamin-4- bzw. N-Acetylgalaktosamin-6-Sulfat; Vorkommen im Knorpel, in der Haut) und
- Heparin (zusammengesetzt aus Glukosamin-N-Sulfat und Schwefelsäureestern der Iduronsäure; Vorkommen in Mastzellen).

**Glykoproteine, Proteoglykane und Glykolipide.** Oligo- und Polysaccharide können kovalent mit Proteinen zu
- Glykoproteinen (niedriger bis hoher Kohlenhydratanteil sehr variabler Struktur), zu
- Proteoglykanen (Kohlenhydratanteil besteht aus Glykosaminoglykanen) oder

mit Lipiden zu
- Glykolipiden verbunden sein.

*Glykoproteine* sind eine weitverbreitete und lebenswichtige Stoffklasse. Zu ihnen gehören zahlreiche Enzyme, Hormone, Serumproteine, einschl. Gerinnungsfaktoren und Immunoglobuline, ferner die löslichen Blutgruppensubstanzen und schleimige Sekrete mancher Epithelzellen. Einige Glykoproteine sind frei von sauren Kohlenhydratanteilen (neutrale Glykoproteine), andere weisen Karboxylgruppen auf (Neuraminsäure); auch Aminozucker können Bestandteile der Zuckeranteile von Glykoproteinen sein.

In *Proteoglykanen* besteht der Kohlenhydratanteil aus Glykosaminoglykanen (z.B. Chondroitinsulfat, Heparansulfat, Keratansulfat). Sie sind Bestandteil des Bindegewebes (Interzellularsubstanz, S. 169, Kap. 7 und Kap. 9).

*Glykolipide* (Ganglioside, Sphingomyelin) schließlich sind Verbindungen von Oligosacchariden – meist komplex gebaut – mit Lipiden und kommen v.a. in Membranen vor, ohne daß

wir bisher genaue Kenntnisse ihrer funktionellen Bedeutung besitzen.

Die wichtigsten histochemischen Reaktionen zum Nachweis von kohlenhydratreichen Strukturen sind
- **PAS** (*periodic-acid*-Schiff, Perjodsäure-Schiff-Reaktion), *für Bechertellusahrte*
- **Alcianblaufärbung,**
- **Methoden zur Differenzierung von Mukosubstanzen** und
- **Lektinmethoden.**

**Perjodsäure-Schiff-Reaktion**

Die PAS-Reaktion (Abb. 2.1) beruht darauf, daß Perjodsäure ($HIO_4$) oxidierend auf 1,2-Diole-CH(OH)-CH(OH)- wirkt. Bei dieser Reaktion entstehen Dialdehyde, die anschließend mit dem Schiff-Reagens nachgewiesen werden können. Beim Schiff-Reagens handelt es sich um basisches Fuchsin, das durch Natriumbisulfit in Leukofuchsin umgewandelt ist. Verbindet sich Leukofuchsin mit Dialdehyden, entsteht ein rotes Produkt.

**Hinweis.** Die PAS-Reaktion ist für 1,2-Diole spezifisch, aber nicht eigentlich für Kohlenhydrate, denn 1,2-Diole kommen auch an anderer Stelle vor, z.B. in Lipiden. Deswegen muß jeweils durch Hilfsreaktionen geklärt werden, worauf der positive Reaktionsausfall zurückzuführen ist. Im Fall des Glykogens muß das Präparat vor Ausführung der PAS-Reaktion mit einem glykogenolytischen Enzym (z.B. Speichelamylase) behandelt werden. Nur solche Strukturen, die sich intensiv mit der PAS-Reaktion färben, aber nach Vorbehandlung mit Amylase ungefärbt bleiben, sind als glykogenhaltig anzusehen.

PAS-positiv reagieren aber auch neutrale Glykoproteine und viele Proteoglykane. Diese Substanzen sind nicht durch Vorbehandlung der Schnitte mit glykogenolytischen Enzymen verdaubar; sie reagieren also auch noch nach der Enzymbehandlung PAS-positiv (im Gegensatz zu Glykogen). Eine weitere Differenzierung kohlenhydrathaltiger Strukturen ist durch Verwendung zusätzlicher spezifischer Enzyme möglich.

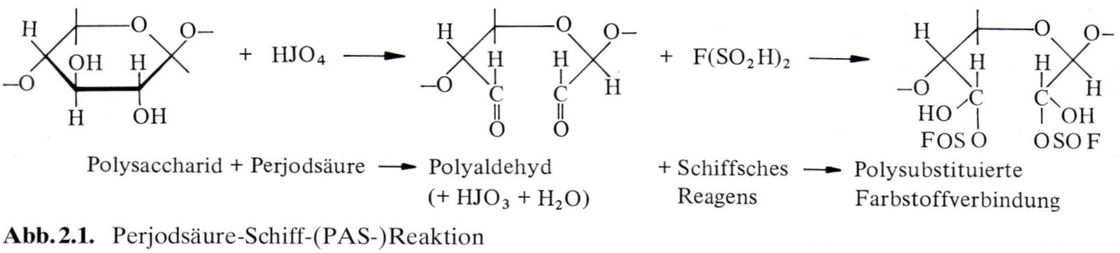

Polysaccharid + Perjodsäure → Polyaldehyd (+ $HJO_3$ + $H_2O$)    + Schiffsches Reagens → Polysubstituierte Farbstoffverbindung

**Abb. 2.1.** Perjodsäure-Schiff-(PAS-)Reaktion

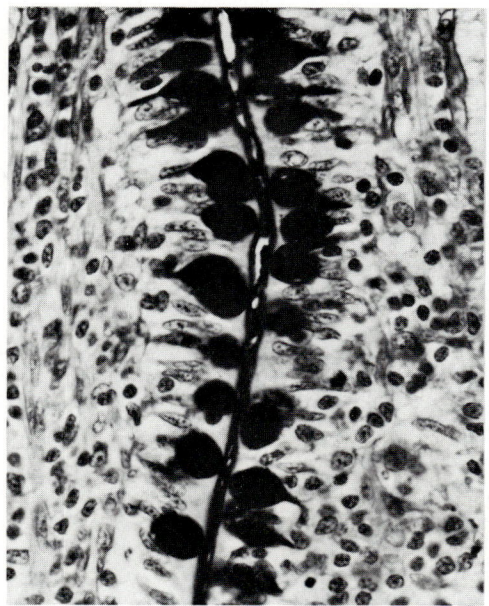

**Abb. 2.2.** Schnitt durch eine Dünndarmzotte. Alcianblaufärbung. Der Schleim ist reich an Glykosaminoglykanen und wird in den Becherzellen intensiv angefärbt. Vergr. 400fach

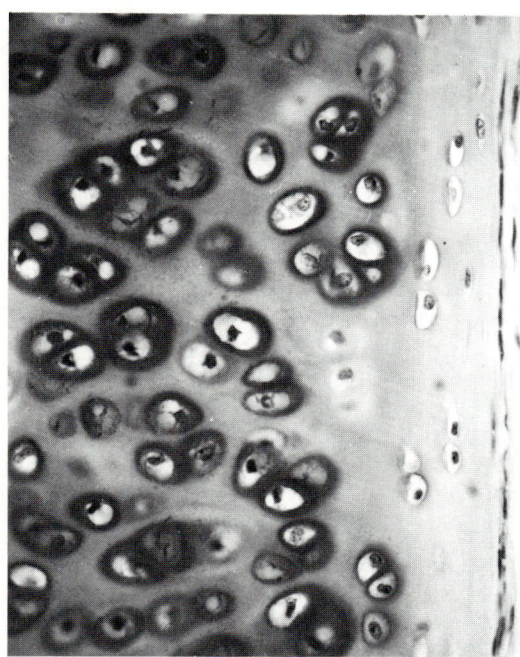

**Abb. 2.3.** Schnitt durch hyalinen Knorpel. PAS-Alcianblau-Färbung. Die Umgebung der Knorpelzellen enthält viel saure Proteoglykane, die sich mit Alcianblau kräftig anfärben. Die übrige Grundsubstanz besteht v. a. aus neutralen Glykoproteinen, die mit der PAS-Reaktion rot dargestellt werden

## Alcianblaufärbung

Die Darstellung von Strukturen, die Proteoglykane und Glykoproteine mit Sulfat- und Karboxylgruppen (saure Proteoglykane) enthalten, ist auch durch Anfärbung mit Alcianblau bei niedrigem pH-Wert möglich (pH 2,5; Abb. 2.2).

**Hinweis**. Zur gleichzeitigen Darstellung von neutralen Glykoproteinen und sauren Proteoglykanen ist eine Kombination der PAS-Reaktion mit der Alcianblaufärbung möglich (Abb. 2.3).

## Methoden zur Unterscheidung von Mukosubstanzen

Hierbei handelt es sich v. a. um Ausschlußverfahren, insbesondere von sauren Mukosubstanzen durch enzymatische Verdauungsversuche. So werden z. B. durch Vorbehandlung von Schnitten mit testikulärer Hyaluronidase u. a. Hyaluronsäure, Chondroitinsulfat A und B hydrolisiert oder durch Neuraminidase Sialinsäure abgespalten und entfallen damit für den Nachweis.
Auch ist eine Unterscheidung zwischen sulfat- und karboxylreichen Strukturen in Schnitten möglich. Wird z. B. der pH-Wert einer Alcian-

blaulösung auf 1,0 herabgesetzt, wird die Dissoziation der Karboxylgruppen unterdrückt, so daß nur noch Sulfatreste als negativ geladene Gruppen für die Alcianblaufärbung zur Verfügung stehen.

## Lektinmethoden

Lektine sind Proteine, die spezifisch Zellstrukturen mit bestimmten Zuckerresten erkennen und binden können. Deswegen sind Lektine wertvolle Hilfsmittel zur Erfassung von Zuckerstrukturen an Zelloberflächen oder auch im Zytoplasma (Abb. 2.4). Verwendet werden für histochemische Techniken v. a. pflanzliche Lektine, z. B. von der in Südamerika vorkommenden Schwertbohne (Canavalia ensiformis), die in ihrem Samen bis zu 3 % des Lektins Concanavalin A enthält. Vor ihrem Einsatz werden die Lektine mit Substanzen markiert, die sich nach Bindung des Lektins an eine Zuckerstruktur nachweisen lassen, z. B kann die Markierung mit Meerrettichperoxidase (horseradish peroxidase: HRP) oder mit dem spä-

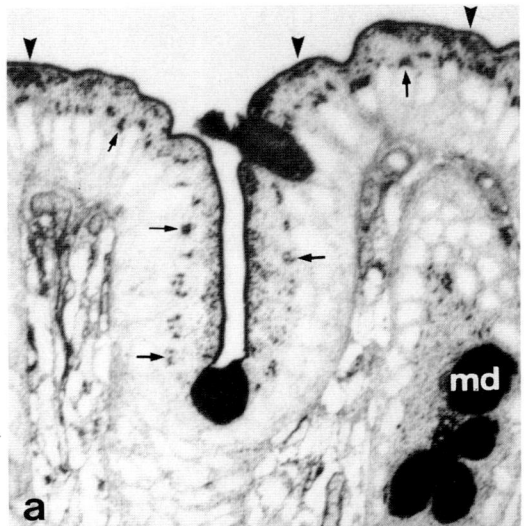

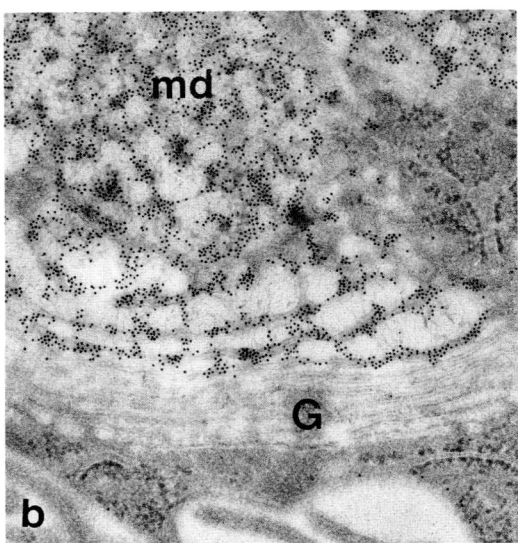

**Abb. 2.4. a, b** Darstellung von Sialinsäureresten mit einer Lektin-Gold-Technik in der Dickdarmschleimhaut der Ratte. **a** Lichtmikroskopisch färben sich Golgi-Apparate *(Pfeile)*, der Bürstensaum und zytoplasmatische Vesikel *(Pfeilköpfe)*, der Becherzellenschleim *(md)* und das Stroma an. **b** Elektro-

nenmikroskopisch sind Goldpartikel über den Transzisternen des Golgi-Apparates *(G)* und den Schleimtröpfchen *(md)* der Becherzellen vorhanden und zeigen die Anwesenheit von Sialinsäure an. (Aufnahme freundlichst überlassen von Roth J., Basel)

ter fluoreszenzmikroskopisch nachweisbaren Fluoreszeinthiocyanat (FITC) erfolgen.

Die Verwendung von Lektinen ist auch elektronenmikroskopisch möglich. Für diese Zwecke werden die Lektine mit Schwermetallionen markiert. Besonders geeignet ist Gold.

## 2.2.3 Lipide

Natürlich vorkommende Fette und fettartige Substanzen werden als Lipide bezeichnet. Sie sind ganz oder teilweise in apolaren Lösungsmitteln (z. B. Alkohol) aus dem Gewebe extrahierbar. Aus diesem Grund sind bei der Gewebevorbehandlung nur alkoholfreie Medien zu verwenden: Zur Fixierung ist Formolkalzium besonders geeignet, die Schnittherstellung erfolgt mit einem Gefriermikrotom oder im Kryostat.

**Hinweis**. Im Gewebe liegen Lipide in sehr unterschiedlicher Form vor (s. Lehrbücher der physiologischen Chemie). Die Hauptgruppen sind
– Fettsäuren und deren Derivate, z. B. Prostaglandine und Leukotriene
  • Terpene, z. B. Retinal, Tokopherol
  • Steroide, z. B. Cholesterin, Steroidhormone, Vitamin D, Gallensäuren

– Zusammengesetzte Lipide
  • Acylglycerine
  • Glycerolphosphatide, z. B. Lecithin
  • Sphingolipide, z. B. Sphingomyelin, Zerebroside
  • Cholesterinester.

Für einen allgemeinen Lipidnachweis in histologischen Schnitten sind am besten Farbstoffe geeignet, die sich in Fett besser lösen als in der Farbstofflösung. Am gebräuchlichsten sind
– Scharlachrot und
– Sudan (Sudan IV, Sudanschwarz).

Zur Ausführung der Färbung werden fixierte Gefrierschnitte in eine gesättigte Farbstofflösung gebracht. Der Farbstoff wird dann aus dem Alkohol von den lipidhaltigen Strukturen, z. B. Fetttropfen, aufgenommen, die je nach dem benutzten Farbstoff rot oder schwarz erscheinen (Abb. 2.5.).

Weitere Methoden stehen für den Nachweis von Cholesterin und seinen Estern, Phospholipiden [Osmiumtetroxyd-$\alpha$-Naphthylamin-(OTAN-)Methode] und Glykolipiden (PAS-Reaktion) zur Verfügung.

**Klinischer Hinweis**. Fettnachweise spielen in der histopathologischen Diagnostik zahlreicher Erkrankungen eine Rolle, z. B. von Stoffwechselstörungen, bei denen es zu erhöhten intrazellulären Fettansammlungen kommt.

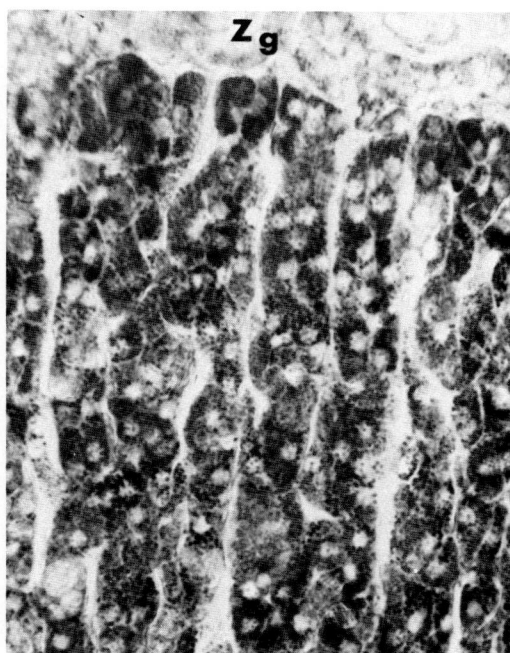

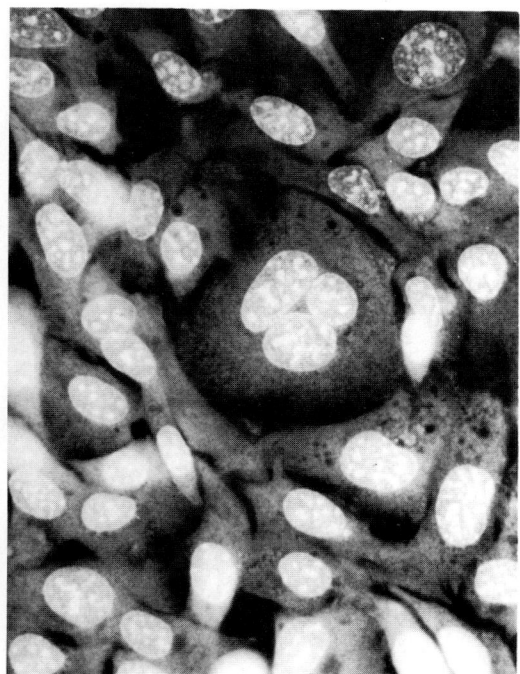

**Abb. 2.5.** Schnitt durch die Nebenniere eines Meerschweinchens. Färbung mit Sudanschwarz B. Dargestellt sind intrazelluläre Fetttropfen v. a. in den Zellen der Zona fasciculata. Wenig Fett enthalten die Zellen der Zona glomerulosa *(Zg)*. Vergr. 250fach

**Abb. 2.6.** Gewebekultur einer embryonalen Hamsterniere nach Behandlung mit Simianvirus 40. Färbung mit Acridinorange. Fluoreszenzmikroskopische Aufnahme. Die DNA-haltigen Zellkerne zeigen im Präparat Grünfluoreszenz (im Photo *hell*). Das RNA-haltige Zytoplasma hat im Präparat rötlich-orange Farbe (im Photo *grau*). In der *Bildmitte* liegt eine Riesenzelle. Verkl. von 750fach. (Freundlichst überlassen von Geraldes A. und Costa J. M. V.)

### 2.2.4 Nukleinsäuren

#### Desoxyribonukleinsäure

Desoxyribonukleinsäure (desoxyribonucleic acid: DNA) ist Träger der genetischen Information. Sie ist ein wesentlicher Bestandteil des Chromatins der Zellkerne. DNA besteht aus verschiedenen Basen, Zucker (2-Desoxyribose) und Phosphat. Diese bilden zusammen Desoxyribonukleotide, die über Phosphodiesterbindungen zu Nukleinsäureketten polymerisiert sind.

Der histochemische Nachweis der DNA erfolgt durch die **Feulgen-Reaktion** [Nachweis nach Feulgen u. Rossenbeck (1924)]. Hierbei wird DNA durch Salzsäure hydrolysiert: Purinbasen werden vom Zucker getrennt, und es entstehen an der Desoxyribose freie Aldehydgruppen. Diese reagieren dann mit dem Schiff-Reagens (s. oben) unter Bildung eines unlöslichen roten Reaktionsproduktes. Die Feulgen-Reaktion eignet sich auch für quanti-

tative Bestimmungen der DNA-Konzentration in angefärbten Gewebestrukturen. Benutzt werden hierzu histophotometrische Methoden (s. oben).

Eine weitere oft gebrauchte Möglichkeit ist die Darstellung der DNA mit Fluoreszenzfarbstoffen. Bei Verwendung von Acridinorange erscheint der DNA-Farbkomplex im Fluoreszenzmikroskop gelb-grün, RNA rötlich-orange (Abb. 2.6).

#### Ribonukleinsäure

Ribonukleinsäure (ribonucleic acid: RNA) unterscheidet sich von der DNA in der Basenzusammensetzung und dadurch, daß statt Desoxyribose Ribose den Zuckeranteil bildet. Sie spielt bei der Weitergabe der genetischen Information (Transkription, S. 80) eine entscheidende Rolle. Ihr histochemischer Nachweis be-

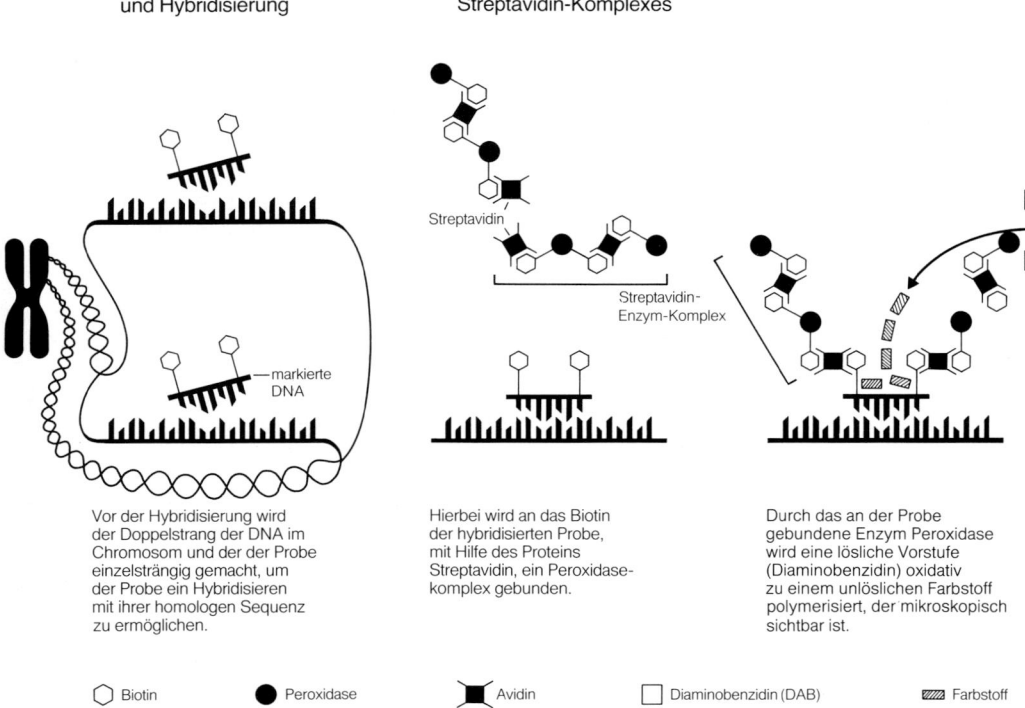

1. Denaturierung
und Hybridisierung

2. Anbringen des Enzym-
Streptavidin-Komplexes

3. Visualisierung

Streptavidin

Streptavidin-
Enzym-Komplex

markierte
DNA

Vor der Hybridisierung wird
der Doppelstrang der DNA im
Chromosom und der der Probe
einzelsträngig gemacht, um
der Probe ein Hybridisieren
mit ihrer homologen Sequenz
zu ermöglichen.

Hierbei wird an das Biotin
der hybridisierten Probe,
mit Hilfe des Proteins
Streptavidin, ein Peroxidase-
komplex gebunden.

Durch das an der Probe
gebundene Enzym Peroxidase
wird eine lösliche Vorstufe
(Diaminobenzidin) oxidativ
zu einem unlöslichen Farbstoff
polymerisiert, der mikroskopisch
sichtbar ist.

○ Biotin    ● Peroxidase    ✖ Avidin    ☐ Diaminobenzidin (DAB)    ▨ Farbstoff

**Abb. 2.7.** Schematische Darstellung des Prinzips der In-situ-Hybridisierung (in Anlehnung an Scherthau H, Zankle H, Kioschis P: Leitz Mitteilungen 1989)

ruht auf der großen Affinität der sauren Gruppen der RNA zu basischen Farbstoffen (Basophilie). So färben sich RNA-haltige Strukturen u. a. intensiv mit Toluidinblau oder Methylenblau. Jedoch ist dieser Nachweis nicht spezifisch, da viele Zellen und Gewebe auch andere basophile Strukturen enthalten, z. B. saure Mukosubstanzen, DNA. Aus diesem Grunde müssen zum Spezifitätsnachweis Kontrollreaktionen durchgeführt werden, z. B. durch Behandlung der Schnitte vor Ausführung der Färbung mit Ribonuklease, einem RNA-abbauenden Enzym. Nur solche Strukturen, die ihre Basophilie nach Behandlung mit Ribonuklease verlieren, enthalten RNA.

**In-situ-Hybridisierung**

Die In-situ-Hybridisierung ist eine Methode, mit der spezifische Nukleinsäuresequenzen, wie sie in der DNA bzw. RNA vorkommen, in histologischen Präparaten oder Ausstrichen sichtbar gemacht und lokalisatorisch erfaßt werden können. Ihr Prinzip (Abb. 2.7) beruht darauf, daß in situ vorhandene Nukleotidsequenzen der DNA bzw. RNA sich mit gentechnisch gewonnenen komplementären Sequenzen (cDNA, cRNA) verbinden, die mit einem Isotop oder einem nachweisbaren Enzym bzw. Protein markiert sind und dem Präparat zugesetzt werden. Voraussetzung ist, daß die nachzuweisenden Nukleotidsequenzen frei zugänglich sind. Bei Arbeit mit der DNA wird dies durch Denaturierung des DNA-Doppelstranges erreicht.

Angewandt werden kann diese Methode z. B. zur Lokalisation spezieller Gene auf Chromosomen oder zum Nachweis spezifischer mRNA. Dies ermöglicht dann Aussagen, z. B. über den Zeitpunkt und die Bedingungen, unter denen eine Zelle beginnt, bestimmte Proteine herzustellen oder wie sie deren Synthesesrate über eine Veränderung der Genexpression reguliert. Außerdem kann ermittelt werden, ob immunhistochemisch in einer Zelle nachgewiesene Proteine dort auch tatsächlich synthetisiert werden können, oder ob sie etwa von auswärts importiert wurden.

Für den Erfolg der Anwendung dieser Metho-

de ist v.a. eine gute Strukturerhaltung bei der Fixierung, das Vermeiden von Dislokationen der nachzuweisenden Substanz sowie die Reinheit der cDNA bzw. cRNA wichtig. Diese Methode ist noch relativ neu und wird gegenwärtig weiterentwickelt.

## 2.2.5 Proteine

Proteine kommen im Organismus ubiquitär vor. Sie haben verschiedenste Strukturen und Funktionen (s. Lehrbücher der Biochemie). Ihr histochemischer Nachweis kann erfolgen mit
- immunhistochemischen Methoden oder mit
- Agenzien, die mit charakteristischen Gruppen von Proteinen bzw. von bestimmten Aminosäuren reagieren und zu Farbprodukten führen.

**Hinweis**. Ein besonderes Problem ist, daß jede Vorbehandlung des Gewebes (z.B. die Fixierung) die Struktur von Proteinen der Zellen und Gewebe erheblich beeinflußt, ja weitgehend verändert.

### Immunhistochemische Methoden

Die Immunhistochemie gehört heute zu den erfolgreichsten Methoden in der Medizin. Sie dient dem spezifischen Nachweis von Proteinen. Ausgegangen ist die Immunhistochemie von der Beobachtung, daß der Organismus in der Lage ist, gegen körperfremde Proteine (Antigene) Antikörper zu bilden, und daß Antigene spezifisch durch Antikörper in einer Antigen-Antikörper-Reaktion gebunden werden (Einzelheiten S. 349). Dies wird in der Immunhistochemie dadurch ausgenutzt, daß der zu untersuchende Gewebeschnitt mit einer Lösung überschichtet wird, die einen Antikörper gegen das im Schnitt vorhandene, nachzuweisende Protein enthält. Der Antikörper stammt aus dem Serum eines Tieres, das vorher mit der im histologischen Präparat nachzuweisenden Substanz immunisiert („geimpft") wurde; dort hat diese Substanz als Antigen gewirkt. Der bei der Antigen-Antikörper-Reaktion im Gewebeschnitt neu entstandene Komplex wird dann mit verschiedenen Nachweismethoden (s. unten) sichtbar gemacht.

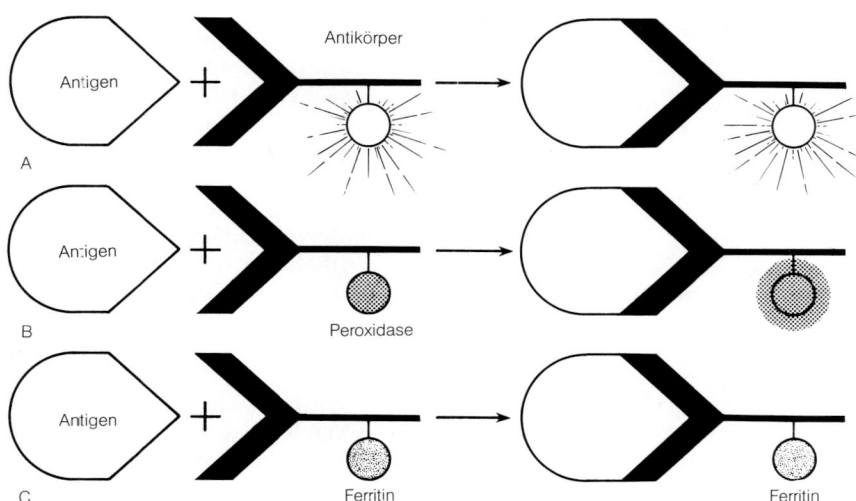

**Abb. 2.8 A–C.** Schematische Darstellung einer Antigen-Antikörper-Reaktion mit unterschiedlich markierten Antikörpern. **A** An den Antikörper ist eine fluoreszierende Komponente gebunden. Nach der Antigen-Antikörper-Reaktion kann der Immunkomplex fluoreszenzmikroskopisch nachgewiesen werden. **B** Der Antikörper ist mit Peroxidase markiert. Nach der Antigen-Antikörper-Reaktion wird eine histochemische Peroxidasereaktion durchgeführt, und es entsteht am Ort des Immunkomplexes ein licht- und elektronenmikroskopisch nachweisbares Reaktionsprodukt. **C** An den Antikörper ist Ferritin gebunden. Nach der Antigen-Antikörper-Reaktion ist eine elektronenmikroskopische Untersuchung möglich, da das Eisen des Ferritins elektronendicht ist

**Hinweis**. Immunhistochemische Methoden sind um so spezifischer, je reiner der Antikörper ist. Die höchste Spezifität wird mit sog. monoklonalen Antikörpern erreicht. Heute sind zahlreiche spezifische Antikörper im Handel zu erwerben.

### Nachweismethoden

Unterschieden werden
– direkte und
– indirekte Methoden.

**Hinweis**. Beide Verfahren können an fixiertem Gewebe durchgeführt werden.

*Direkte Methoden* (Abb. 2.8). Hierbei werden Gewebeschnitte in der oben geschilderten Weise mit einem in Lösung befindlichen, markierten Antikörper gegen das zu untersuchende Gewebeantigen überschichtet. Nach kurzer Einwirkung wird der nichtgebundene Antikörperüberschuß ausgewaschen, damit anschließend die durch Bindung von Antigen und Antikörper entstandenen Antigen-Antikörper-Komplexe im Gewebe mit Methoden nachgewiesen werden können, die für die Sichtbarmachung der Substanz geeignet sind, mit der der Antikörper vorher markiert wurde. Folgende Markierungen werden am häufigsten verwendet:
– mit einer fluoreszierenden Verbindung: Sobald die Antigen-Antikörper-Reaktion stattgefunden hat, kann der markierte Komplex fluoreszenzmikroskopisch erkannt werden (Abb. 2.8 a);
– mit einem Enzym: Das zu diesem Zweck am häufigsten verwendete Enzym ist die Peroxidase. Nachdem der markierte Antikörper von dem nachzuweisenden Protein gebunden ist, wird die Peroxidase enzymhistochemisch am Schnitt nachgewiesen. Das Reaktionsprodukt kann licht- und elektronenmikroskopisch erkannt werden (Abb. 2.8 b).
– mit einer elektronendichten Verbindung: Das Ziel ist, die markierte Antigen-Antikör-

per-Verbindung elektronenmikroskopisch zu erfassen. Zur Markierung der Antikörper wird Ferritin, ein eisenreiches Protein, oder kolloidales Gold verwendet (Abb. 2.8 c).

*Indirekte Methoden* (Abb. 2.9 und 2.10). Zunächst wird das Präparat mit einer Lösung überschichtet, die einen nicht markierten Antikörper gegen das Gewebeantigen enthält. Nach Abspülen des Schnittes erfolgt eine erneute Überschichtung, jetzt jedoch mit einer Lösung, in der sich ein markierter Antikörper befindet. Dieser 2. Antikörper ist ein Antiantikörper, der spezifisch gegen den im Antigen-Antikörper-Komplex im Gewebe gebundenen 1. Antikörper gerichtet ist. Die Antiantikörper stammen immer aus dem Serum eines anderen Tieres (z. B. einer Ziege) als die 1. Antikörper (z. B. eines Kaninchens). Indirekte Methoden dienen dazu, die Empfindlichkeit des Nachweises zu steigern. Werden z. B. mit der direkten Methode von einem Antigen 4 markierte Antikörper gebunden, können es bei einem Antigen-Antiantikörper-Komplex 20 markierte Antiantikörper sein. Die Markierung des Antiantikörpers und die mikroskopische Untersuchung der Gewebeschnitte erfolgt nach den gleichen Prinzipien wie bei der direkten Methode (s. oben).

Eine weitere Steigerung der Nachweisempfindlichkeit wird dadurch erreicht, daß die Prä-

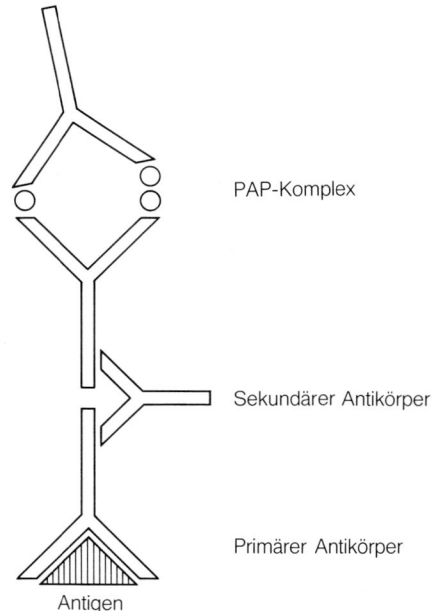

PAP-Komplex

Sekundärer Antikörper

Primärer Antikörper

Antigen

**Abb. 2.10.** Prinzip der Peroxidase-Antiperoxidase-Methode (PAP)

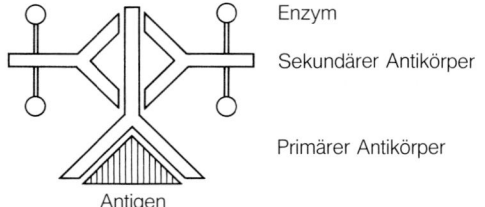

Enzym

Sekundärer Antikörper

Primärer Antikörper

Antigen

**Abb. 2.9.** Prinzip indirekter immunhistochemischer Methoden

parate aufeinanderfolgend mit 3 Antikörpern überschichtet werden. Der 1. und 2. Antikörper sind unmarkiert, der 3. Antikörper dagegen, der von der gleichen Tierart stammen muß wie der 1. Antikörper – sonst würde er von dem 2. Antikörper nicht erkannt werden –, ist mit einem anschließend nachweisbaren Enzym, z. B. mit Peroxidase oder alkalischer Phosphatase, versehen.

**Hinweise.** Im Fall einer Markierung mit Peroxidase handelt es sich bei dem 3. Antikörper um einen **P**eroxidase-**Anti**peroxidase (**PAP**-)Komplex, der aus 2 Antikörpern gegen Peroxidase und 3 Peroxidasemolekülen besteht (Abb. 2.10). Die mit diesem Komplex durchgeführte Nachweismethode wird als PAP-Technik bezeichnet und ist heute eines der gebräuchlichsten Verfahren (Abb. 2.11). Eine weitere Verstärkung der Nachweisreaktion kann durch Anlagerung von Metall, z. B. Silber, an das definitive Reaktionsprodukt erzielt werden.

## Reaktionen mit einzelnen Gruppen

Hierbei handelt es sich um Reaktionen mit kovalenten Bindungen. Zu unterscheiden sind Proteinnachweise,
– bei denen bereits die Verbindung zwischen einer Aminosäure bzw. einer reaktionsbereiten Gruppe im Eiweißmolekül und dem Reagens zu einem farbigen Niederschlag führt, und solchen
– mit Zwischenreaktionen.

*Nachweise ohne Zwischenreaktion.* Dargestellt werden können z. B. Tyrosin (mit der Reaktion nach Millon, mit Quecksilbernitrat), Tryptophan (z. B. mit p-Dimethylaminobenzaldehyd, Abb. 2.12), oder Arginin (Sakaguchi-Reaktion mit $\alpha$-Naphthol und Hypochlorit in alkalischer Lösung). Die Sakaguchi-Reaktion eignet sich zur Untersuchung der Verteilung von basischen Proteinen im Zellkern, da die dort vorkommenden Histone argininreich sind.

*Nachweise mit Zwischenreaktionen.* Dabei wird zunächst eine dem Nachweis unzugängliche Gruppe des Eiweißmoleküls so umgewandelt, daß eine neue reaktionsbreite Gruppe entsteht. Beispiele sind die Nachweise für $\alpha$-Aminogruppen und insbesondere die Nachweise für Disulfid(-S-S-)- sowie SH-Gruppen im Cystin bzw. Cystein. Beim Nachweis von $\alpha$-Aminogruppen erfolgt zunächst eine Oxidation mit Ninhydrin; dabei entstehen Aldehydgruppen, die dann mit Schiff-Reagens (s. oben) dargestellt werden. Für den Nachweis von SH- und -S-S-Gruppen stehen mehrere Methoden zur Verfügung, von denen einige mit einer Reduktion der -S-S-Gruppen beginnen und dann

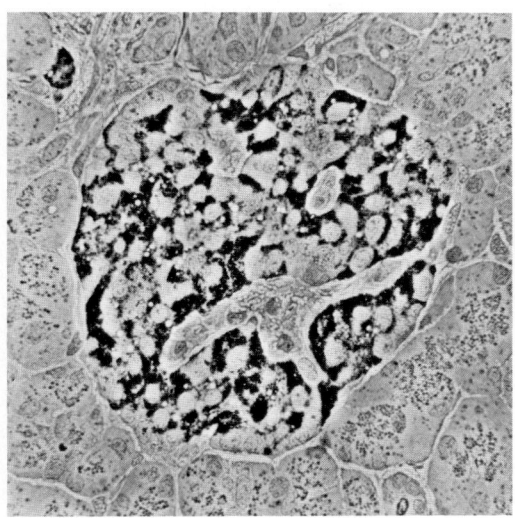

**Abb. 2.11.** Immunhistochemischer Nachweis von Insulin (dunkles Reaktionsprodukt) in einer Langerhans-Insel des Menschen. Peroxidase-Antiperoxidase-Technik. Semidünnschnitt. Phasenkontrastmikroskopie. Vergr. 400fach. (Freundlichst überlassen von Grube D.)

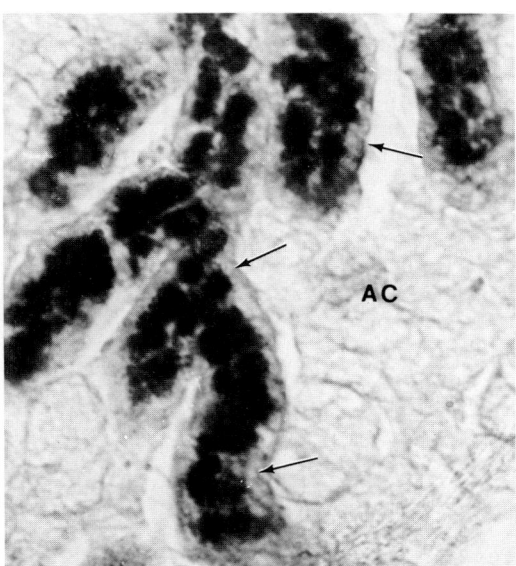

**Abb. 2.12.** Schnitt durch eine Glandula submandibularis. Nachweis von tryptophanreichem Protein mit p-Dimethylaminobenzaldehyd. Dargestellt sind die Sekretgranula *(Pfeile)* in den tubulären Abschnitten der Drüse. Die Endstücke *(AC)* reagieren nicht. (Freundlichst überlassen von Bruschi L. C.)

eine Kupplung der SH-Gruppen mit farbstoffbildenden Reagenzien folgt. Eine praktische Anwendung dieser Reaktionen ist ein histochemischer Nachweis von Insulin (S. 528) oder Neurophysin (S. 379).

## 2.2.6 Biogene Amine, formolinduzierte Fluoreszenz

Amine sind Abkömmlinge des Ammoniaks. Sie entstehen im Organismus durch Dekarboxylierung von Aminosäuren; sie werden als *biogene Amine* bezeichnet. Zu ihnen zählen viele biologisch aktive Substanzen, z. B. Dopamin, Noradrenalin, Adrenalin (gemeinsam als Katecholamine bezeichnet, da sie die Struktur des Brenzkatechins enthalten) und 5-Hydroxytryptamin (Serotonin). Adrenalin und Noradrenalin sind Hormone des Nebennierenmarks (S. 410). Dopamin, Noradrenalin und Serotonin kommen u. a. in Nervenendigungen vor, wo sie als Transmitter wirken (S. 262). Ihr histochemischer Nachweis beruht auf der Beobachtung, daß Phenyläthylamine, Indolalkylamine und entsprechende Aminosäuren in Gegenwart von relativ trockenem Formaldehyddampf bei 60–80°C fluoreszierende Verbindungen bilden **(formolinduzierte Fluoreszenz).** Ihre Untersuchung erfolgt dann im Fluoreszenzmikroskop, wo sie bis zu einem gewissen Grade aufgrund ihrer Fluoreszenzfarbe voneinander unterschieden werden können. Aber nicht nur verschiedene biogene Amine selbst lassen sich auf diese Weise darstellen, sondern auch einige ihrer Vorläufer. – Alle Substanzen mit formolinduzierter Fluoreszenz sind leicht wasserlöslich, deswegen gelingt ihr Nachweis nur nach Kältefixierung des Gewebes (S. 15) in gefriergetrockneten Präparaten.

**Hinweis.** Ergänzt werden diese Methoden durch immunhistochemische Verfahren für die aufgeführten Substanzen, gegen die Antikörper zur Verfügung stehen, z. B. Dopamin, Noradrenalin, Serotonin.

## 2.2.7 Enzyme

### Allgemeines

Enzyme sind Biokatalysatoren, die den Ablauf chemischer Reaktionen in Zellen und Geweben beschleunigen. Sie sind für einen geregelten Stoffwechsel unverzichtbar. Enzyme sind mit Ausnahme der Ribozyme (katalytisch wirksame RNA) immer Proteine. Viele von ihnen enthalten niedermolekulare Komponenten (Kofaktoren, prosthetische Gruppen), die für die katalytische Funktion essentiell sind. Ihre Wirksamkeit ist an ein aktives Zentrum im Molekül gebunden, das spezifisch ein Substrat in einer spezifischen Reaktion umsetzt.

Enzyme werden häufig durch die Endung „-ase" zum Substrat benannt, das sie umsetzen. Es lassen sich 6 Klassen von Enzymen unterscheiden: *1. Oxidoreduktasen, 2. Transferasen, 3. Hydrolasen, 4. Lyasen, 5. Isomerasen und 6. Ligasen.* Die Enzyme jeder Klasse lassen sich in Unterklassen und Unterunterklassen gliedern. Histochemisch können heute etwa 100 Enzyme in Gewebeschnitten dargestellt werden.

Durch Anwendung enzymhistochemischer Methoden wird es möglich, auch am histologischen Schnitt *Einblick in Stoffwechselvorgänge* der ehemals lebenden Zellen und Gewebe zu bekommen.

Außerdem können enzymhistochemische Methoden zum Erkennen bestimmter Zellstrukturen verwendet werden, da manche Zellorganellen mit für sie charakteristischen Enzymen ausgestattet sind; die hierzu geeigneten Enzyme werden dann als **Markerenzyme** bezeichnet, z. B. die saure Phosphatase für Lysosomen (S. 61), die Sukzinatdehydrogenase für Mitochondrien oder Glukose-6-Phosphatase für das endoplasmatische Retikulum.

### Nachweismethoden

Grundsätzlich lassen sich unterscheiden
– Verfahren, mit denen der Substratumsatz erfaßt wird, und
– immunhistochemische Verfahren.

Für beide Verfahren gelten die auf S. 23 zusammengestellten Kriterien für die Anwendung histochemischer Methoden.

### *Methoden mit Darstellung des Substratumsatzes*

Hierbei wird die Aktivität der Enzyme erfaßt, da der von den Enzymen bewirkte Substratumsatz nachgewiesen wird.

**Hinweise.** Substrate sind Verbindungen, die von den jeweiligen Enzymen umgesetzt, d. h. gespalten, verbunden oder chemisch verändert werden. Für histochemische Enzymnachweise werden z. T. natürliche, meist aber künstliche Substrate verwendet.

*Saure Phosphatase*  (Präzipitationsreaktion mit Metallkationen)

1. Spaltungs– und Fällungsreaktion

$$
\begin{array}{l}
CH_2-OH \\
| \\
CH-O-P{=}O \\
| \\
CH_2-OH
\end{array}
\begin{array}{c}
ONa \\
\\
ONa
\end{array}
\xrightarrow[H_2O + Pb^{2+}]{Enzym}
\begin{array}{l}
CH_2-OH \\
| \\
CH-OH \\
| \\
CH_2-OH
\end{array}
+ \; Pb_3(PO_4)_2 \downarrow
$$

2–Glycerophosphat,          Glycerin      Bleiphosphat
    Na–Salz                                    (weiß)

2. Umwandlungsreaktion (neues Medium)

$$Pb_3(PO_4)_2 \; + \; 3\,S^{2-} \longrightarrow 3\,PbS \downarrow$$

Bleiphosphat      Sulfid-              Bleisulfid
  (weiß)          anionen      (braun–schwarz)

**Abb. 2.13.**  Reaktionsschema zum Nachweis der sauren Phosphatase; Präzipitationsreaktion mit Metallkationen. [Aus: Lojda Z, Gossrau R, Schiebler TH (1979) Enzymhistohemistry. Springer, Berlin Heidelberg New York]

Zur Durchführung der Reaktionen spielt die Vorbehandlung des Gewebes eine besondere Rolle, da es darauf ankommt, Aktivitätsverluste der Enzyme einzuschränken und ihre Ortsständigkeit zu erhalten.

Die histochemische Darstellung von Enzymen ist nach 4 Prinzipien möglich:
– Fällungsreaktionen,
– sukzedane Azokupplung,
– Synthesereaktionen,
– Substratfilmverfahren.

Fällungsreaktionen haben praktisch die größte Bedeutung. Sie weisen folgende Varianten auf: Präzipitationsreaktionen mit Metallkationen, simultane Azokupplung, Indigogenmethoden, Tetrazoliummethoden.

– Präzipitationsreaktionen mit Metallkationen. Die Reaktion besteht aus mehreren Schritten, die in verschiedenen Medien durchgeführt werden (Abb. 2.13–2.15, Nachweis der sauren Phosphatase):

a) Spaltung des Substrates (Primär- oder Spaltungsreaktion). Häufig werden natürliche Substrate verwendet.

b) Fällungsreaktion (Sekundärreaktion). Spaltungs- und Fällungsreaktionen laufen in demselben Medium ab. Zur Fällung des durch die Enzymtätigkeit entstandenen Spaltproduktes werden der Lösung $Ca^{2+}$-, $Pb^{2+}$-, $Cu^{2+}$- oder $Ba^{2+}$-Ionen zugegeben. Das Präzipitat ist in der Regel mit üblichen Lichtmikroskopen nicht oder nur schlecht sichtbar; erkennbar ist es im Phasenkontrast- oder Polarisationsmikroskop.

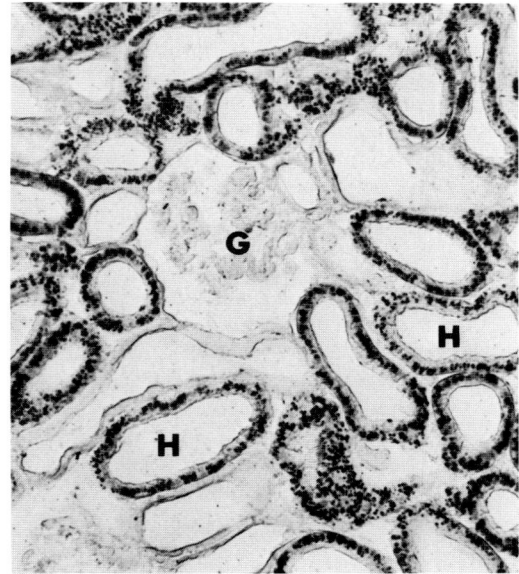

**Abb. 2.14.**  Schnitt durch eine Rattenniere. Nachweis der sauren Phosphatase mit der Bleisalzmethode. Die Lysosomen in den gewundenen Abschnitten der Hauptstücke *(H)* erscheinen als intensiv reagierende, dunkle Granula (*G* Glomerulus). Vergr. 400fach

c) Visualisations-, Tertiär- oder Umwandlungsreaktionen. Um ein farbiges, lichtmikroskopisch leicht erkennbares Reaktionsprodukt zu erhalten, müssen der Fällungsreaktion eine oder mehrere Reaktionen angeschlossen werden.

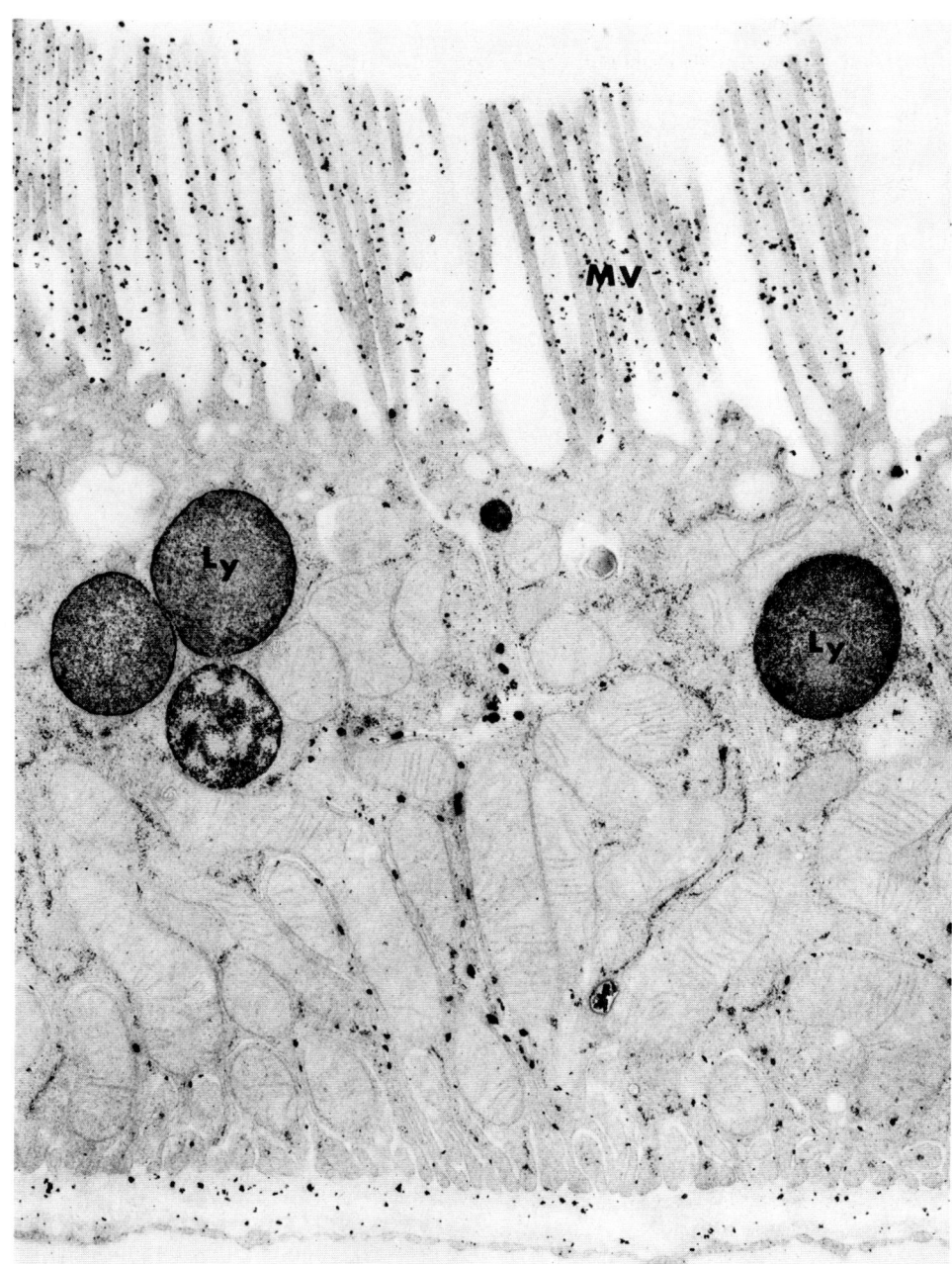

**Abb. 2.15.** Elektronenmikroskopischer Nachweis der sauren und alkalischen Phosphatase in einer Hauptstückzelle einer Hamsterniere. Perfusionsfixierung. Kryostatschnitt. Bleisalzverfahren. Das Reaktionsprodukt in den Lysosomen *(Ly)* weist auf saure Phosphatase, das im Bürstensaum *(MV* Mikrovilli) und in den basolateralen Membranen auf alkalische Phosphatase hin. Vergr. 20.000fach. (Freundlichst überlassen von Kugler P.)

*Alkalische Phosphatase* (Simultane Azokupplung)

1. Primärreaktion (Enzymspaltungsreaktion)

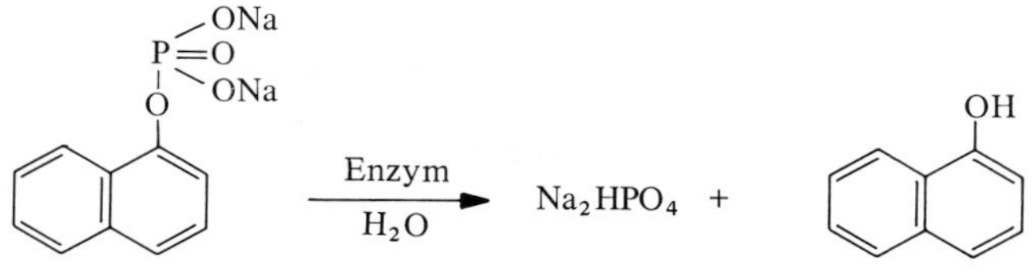

1−Naphthylphosphat,            Dinatrium−          1−Naphthol
    Na−Salz             hydrogenphosphat

2. Sekundärreaktion (Kupplungsreaktion)

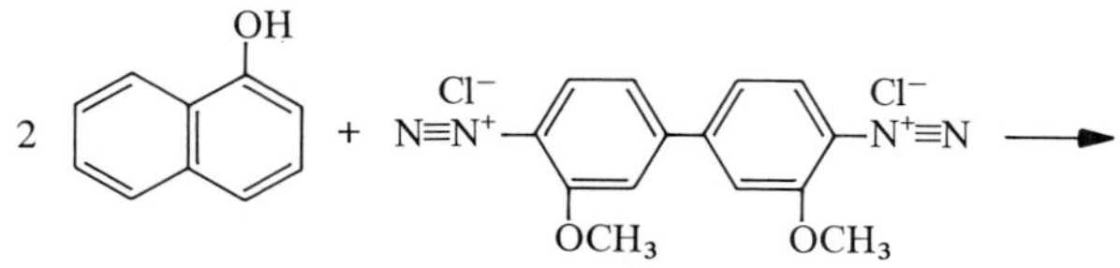

1−Naphthol                Fast Blue B

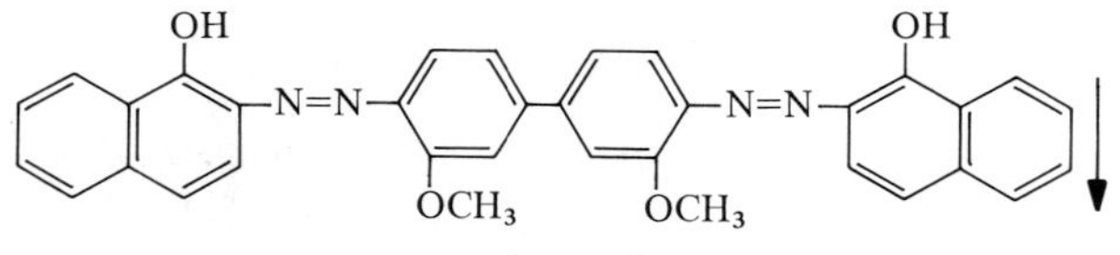

Azofarbstoff

**Abb. 2.16.** Reaktionsschema zum Nachweis der alkalischen Phosphatase; simultane Azokupplung. [Aus: Lojda Z, Gossrau R, Schiebler TH (1979) Enzymehistochemistry. Springer, Berlin Heidelberg New York]

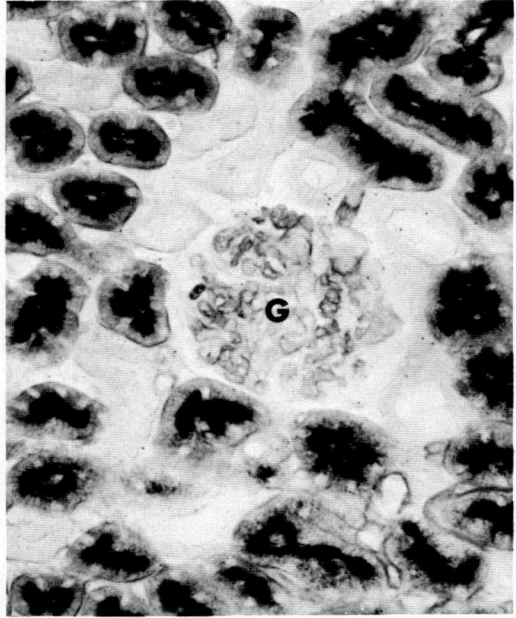

**Abb. 2.17** Nachweis der alkalischen Phosphatase im Bürstensaum des Nierenhauptstücks einer Ratte (*G* Glomerulus). Gefriergetrockneter Kryostatschnitt. Simultane Azokupplung. Vergr. 250fach. (Freundlichst überlassen von Kugler P.)

– *Simultane Azokupplung.* Hierbei handelt es sich um 2-Schritt-Reaktionen unter Verwendung von nur einem Inkubationsmedium (Abb. 2.16 und 2.17, Nachweis der alkalischen Phosphatase):

a) Spaltung des Substrates (Primär- oder Enzymspaltungsreaktion). Als Substrate dienen Naphtholderivate (v. a. 1- oder 2-Naphthol- und Naphthol-AS-Verbindungen). Durch die Aktivität des Enzyms wird Naphthol bzw. Naphthol-AS (primäres Reaktionsprodukt) gebildet.

b) Kupplungs- und Fällungsreaktion (Sekundärreaktion). Mit dem primären Reaktionsprodukt reagiert ein als Kupplungsreagens angebotenes Diazoniumsalz, wodurch ein wasserunlöslicher (aber etwas fettlöslicher) Azofarbstoff entsteht. Nach diesem Prinzip der simultanen Azokupplung können Phosphatasen, Glykosidasen, Esterasen und Peptidasen dargestellt werden.

– *Indigogenmethoden.* Hierbei handelt es sich um Reaktionen, die in 2 Schritten, aber mit einem Inkubationsmedium ablaufen (Abb. 2.18 und 2.19, Nachweis der sauren β-Galaktosidase):

*Unspezifische Esterase* (Indigogen-Methode)

1. Primärreaktion (Enzymspaltungsreaktion)    2. Sekundärreaktion (Fällungsreaktion)

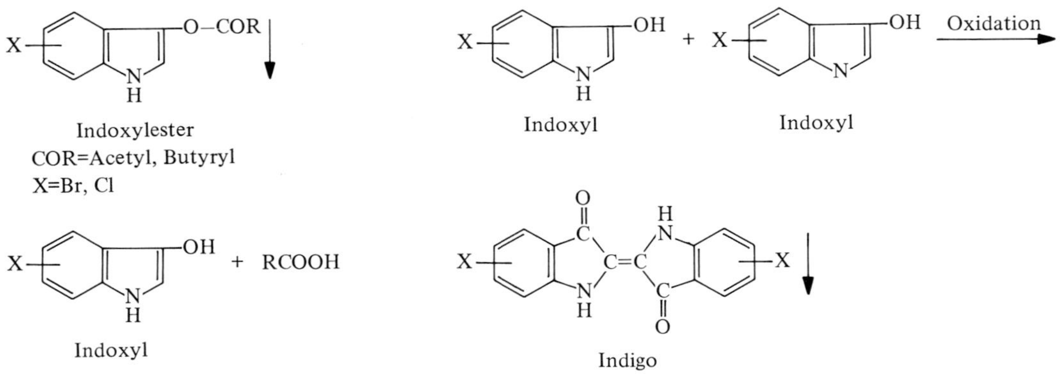

Indoxylester
COR=Acetyl, Butyryl
X=Br, Cl

Indoxyl    Indoxyl

Indoxyl  + RCOOH

Indoxyl

Indigo

**Abb. 2.18.** Reaktionsschema zum Nachweis der unspezifischen Esterase; Indigogenmethode. [Aus Lojoda Z, Gossrau R, Schiebler TH (1979) Enzymehistochemistry. Springer, Berlin Heidelberg New York]

a) Spaltung des Substrates (Primär- oder Enzymspaltungsreaktion). Als Substrate werden Indoxyl- oder Indolylaminderivate verwendet. Durch die Tätigkeit des Enzyms entstehen Indoxyl bzw. Indolylamin.

b) Fällungsreaktion (Sekundärreaktion). Das vom Enzym freigesetzte Indoxyl bzw. Indolylamin wird zu blauem Indigo oxidiert, das am Ort seiner Entstehung als unlöslicher blauer Farbstoff ausfällt. Damit die Reaktion schnell genug abläuft, wird dem Medium ein Oxidationsmittel [z. B. Kaliumhexacyanoferrat (III), Phenazinmethosulfat, Tetrazoliumsalz] zugesetzt.

Mit Indigogenmethoden können unspezifische Esterasen, Cholinesterase, Glykosidasen, Phosphatasen und Peptidasen nachgewiesen werden.

– *Tetrazoliummethoden.* Die Reaktion umfaßt mehrere Schritte, die alle unter Verwendung eines Mediums ablaufen (Abb. 2.20 und 2.21, Nachweis der Laktatdehydrogenase):

a) Substratoxidation bei gleichzeitiger Reduktion des Koenzyms (Kosubstrats) zu NADH (NADPH). Verwendet werden natürliche Substrate.

b) Tetrazoliumsalzreduktion. Mit Hilfe des Enzyms NADH-Dehydrogenase wird ein wasserlösliches, dem Inkubationsmedium zugegebenes Tetrazoliumsalz zu einem wasserunlöslichen und in Abhängigkeit vom gewählten Tetrazoliumsalz unterschiedlich lipidlöslichen Formazan reduziert. Dabei

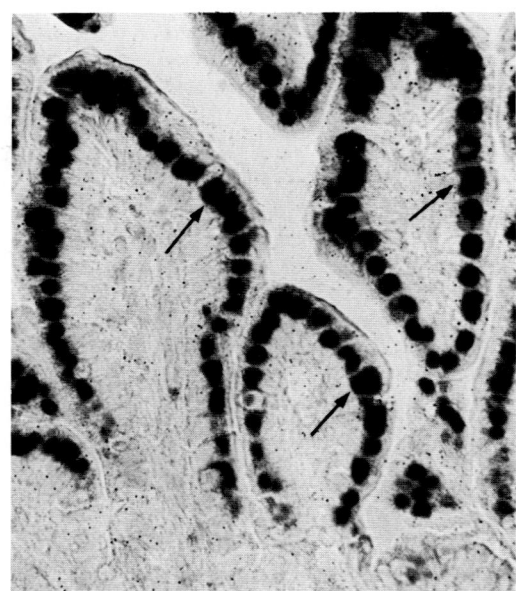

**Abb. 2.19.** Nachweis von saurer $\beta$-D-Galaktosidase in den Riesenlysosomen *(Pfeile)* im Dünndarmepithel eines Rattensäuglings. Indigogenmethode. Vergr. 400 fach. (Freundlichst überlassen von Kugler P.)

wird der Wasserstoff (Elektronen) mit Hilfe des Flavins der NADH-Dehydrogenase auf das Tetrazoliumsalz übertragen.

Mit Tetrazoliummethoden können Dehydrogenasen und Monoaminooxidasen nachgewiesen werden.

*Lactat–Dehydrogenase* (LDH;Tetrazoliummethode)

1. Substratoxydation

$$CH_3-CHOH-COONa \xrightarrow[NAD^+]{LDH}$$

Natrium—Lactat

$$CH_3-CO-COONa + H^+ + NADH$$

Natrium—Pyruvat

2. Tetrazoliumsalz–Reduktion

$$R_1-C\begin{array}{c} {}^{\diagup N-N-R_2} \\ {}^{\diagdown N-N-R_3} \\ {}^+ \\ Cl^- \end{array} \xrightarrow[NADH\ (PMS)]{NADH-Dehydrogenase}$$

Tetrazoliumchlorid

$$R_1-C\begin{array}{c} H \\ {}^{\diagup N-N-R_2} \\ {}^{\diagdown N=N-R_3} \end{array}\!\!\downarrow + H^+ + Cl^- + NAD^+$$

Formazan

$R_1$, $R_2$ and $R_3$ = Substituenten

**Abb. 2.20.** Reaktionsschema zum Nachweis der Laktatdehydrogenase *(LDH)*; Tetrazoliummethode. Hierbei werden die bei der enzymatischen Substratoxidation gewonnenen Elektronen (Wasserstoff) durch die NADH-Dehydrogenase, ein Flavoprotein, direkt oder z.B. über PMS (Phenazinmethosulfat) auf Tetrazoliumsalz übertragen, das zu farbigem Formazan reduziert wird und ausfällt

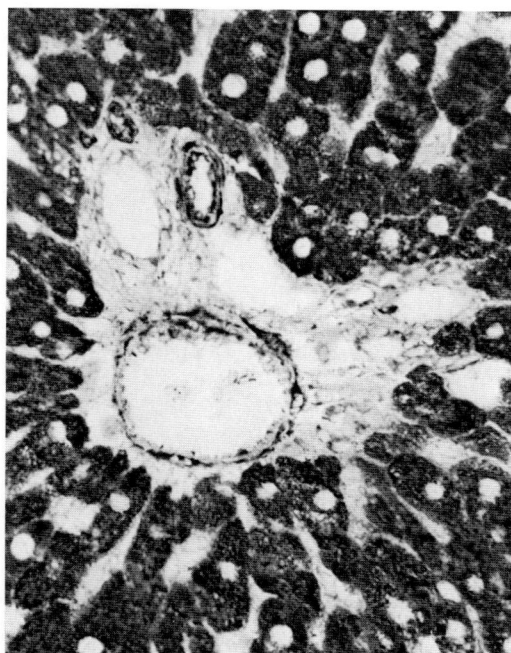

**Abb. 2.21.** Nachweis der Laktatdehydrogenase in der Leber; Tetrazoliummethode. Positiv reagieren das Zytoplasma der Leberzellen und die glatten Muskelzellen in Gefäßwänden. Vergr. 400fach. (Freundlichst überlassen von Kugler P.)

***Immunhistochemische Methoden
zum Enzymnachweis***

Mit dieser Methodik wird das Enzym als spezifisches Protein erfaßt. Prinzipiell unterscheiden sich diese Verfahren nicht von denen zum immunhistochemischen Nachweis anderer Proteine.

Immunhistochemische Verfahren geben keine Auskunft über die Aktivität von Enzymen. Diesbezüglich sind sie den Enzymnachweisen, die auf Enzymaktivitäten beruhen, unterlegen. Im übrigen ergänzen sich aber die Enzymnachweise, die Aktivitätsnachweise sind, und die immunhistochemisch arbeitenden, da nur ein Teil der Enzyme mit beiden Verfahren erfaßt werden kann. Viele Enzyme sind nur mit einer der Methoden darstellbar.

## 2.2.8  Autoradiographie

Bei der Autoradiographie wird die Eigenschaft von Radioisotopen ausgenutzt, Elektronen zu emittieren, die in einer geeigneten Photoemulsion als Silberkörner oder Spuren von Silberkörnern sichtbar gemacht werden können. Die autoradiographische Methode dient dazu, Stoff**umsätze** ortsgetreu zu untersuchen sowie sonst nicht erkennbare Strukturen darzustellen. So werden z.B. radioaktiv markierte Geschlechtshormone von Steroidrezeptoren gebunden und dadurch mikroskopisch sichtbar. Die Autoradiographie ist eine Methode, die wie kaum ein anderes Verfahren in der Histologie Einblick in Stoffwechselvorgänge von Zellinhaltsstoffen und Strukturen gibt.

Für autoradiographische Untersuchungen werden in der Regel radioaktiv markierte Substanzen verwendet, die auch üblicherweise am Stoffwechsel des Organismus teilnehmen. Solche mit radioaktiven Isotopen markierte Substanzen sind heute käuflich zu erwerben. Durch den photographischen Nachweis der Markierung kann der Verbleib der Substanzen im Organismus, ihre jeweilige Lokalisation, ihre Teilnahme an Stoffwechselprozessen und die Geschwindigkeit, mit der sie im Stoffwech-

sel umgesetzt werden, ermittelt werden. Zur Markierung wird besonders häufig radioaktiver Wasserstoff (z. B. $^3$H, Tritium, zur Markierung von Thymidin, einem DNA Vorläufer, als $^3$H-Thymidin) oder radioaktiver Kohlenstoff ($^{14}$C) benutzt.

**Hinweis.** Die radioaktiv markierten Substanzen werden dem Versuchstier in geeigneter Konzentration appliziert. Nach einer Wartezeit von Minuten oder auch Stunden, während der die injizierten Substanzen am zellulären Stoffwechsel teilnehmen, werden nach entsprechender Präparation histologische Schnitte von den zu untersuchenden Geweben hergestellt und mit einer speziellen Photoemulsion überschichtet. Dies geschieht z. B. dadurch, daß die Objektträger mit den Schnitten in einen Glasbehälter (Küvette) getaucht werden, der die geschmolzene Photoemulsion (ein Gemisch aus Gelatine und Silberbromid) enthält. Bei einem anderen Verfahren werden die Schnitte mit einer vorgefertigten käuflichen 5 μm dicken Filmschicht bedeckt (Strippingfilm-Methode). Nach Trocknen der Emulsion werden die Präparate in einem lichtdichten Behälter in einem Kühlschrank aufbewahrt (Expositionszeit). Während dieser Zeit, die Tage bis Monate dauern kann, emittieren die zur Markierung verwendeten Isotope Elektronen. Diese gelangen u. a. in die Photoemulsion und reduzieren dort alle Silberbromidkristalle, die sie treffen, zu „entwickelbaren" Silberbromidkristallen. Nach der Exposition wird die Emulsion (in festem Kontakt mit dem Schnitt) pho-

tographisch entwickelt, dadurch werden die entwickelbaren Silberbromidkristalle als schwarze Silberkörner sichtbar und das überschüssige Silberbromid wird entfernt. Anschließend werden die Präparate wie üblich gefärbt, eingedeckt und mikroskopiert.

Überall dort, wo in dem Präparat Radioisotope vorkommen, erscheinen über den (angefärbten) Strukturen schwarze Silbergranula (Abb. 2.22). Diese können gezählt werden. Da die Menge der Silberkörner der Strahlung proportional ist, kann die jeweils vorhandene Radioaktivität im Schnitt bestimmt werden.

Autoradiographische Verfahren sind daher für *quantitative Untersuchungen*, z. B. von Stoffumsätzen, geeignet. Lichtmikroskopisch können markierte Strukturen ermittelt werden, die ca 1 μm voneinander entfernt liegen.

Auch mit dem *Elektronenmikroskop* sind autoradiographische Untersuchungen möglich. Die „Silberkörner" erscheinen dann gewöhnlich als schwarze Knäuel oder Stücke von Silberfäden (Abb. 2.23). Die Auflösung ist etwa 5- bis 10 mal besser als im Lichtmikroskop.

Ein besonderes *Anwendungsgebiet* der Autoradiographie ist die Untersuchung der DNA-Synthese (mit radioaktiv markiertem Thymidin, Abb. 2.23) und damit der Zellproliferation (S. 86). Sehr häufig werden autoradiographische Methoden auch bei Untersuchungen des Zellstoffwechsels von Kohlenhydraten (z. B. der Sulfatierung von Glykosaminoglykanen im Golgi-Apparat, S. 60), Proteinen und Fettsäuren eingesetzt. Sehr aktuell ist die Rezeptorautoradiographie.

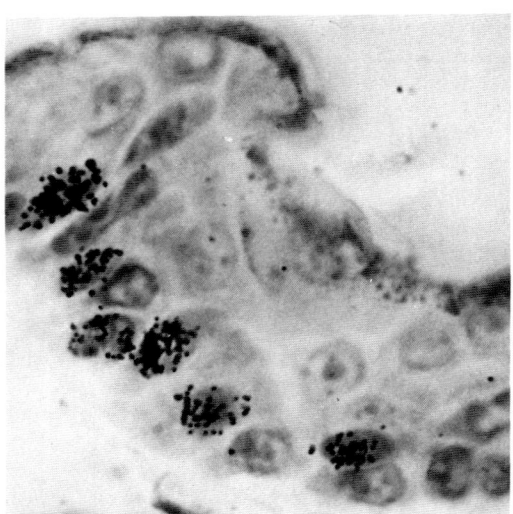

**Abb. 2.22.** Autoradiogramm der Epidermis einer Maus 1 h nach Gabe von $^3$H-Thymidin. Diejenigen Zellkerne der proliferierenden Zellen in der Basalschicht, die sich zur Zeit der $^3$H-Thymidininjektion in der S-Phase befanden, sind markiert, d. h. mit Silberkörnern bedeckt. (Freundlichst überlassen von Maurer-Schultze B.)

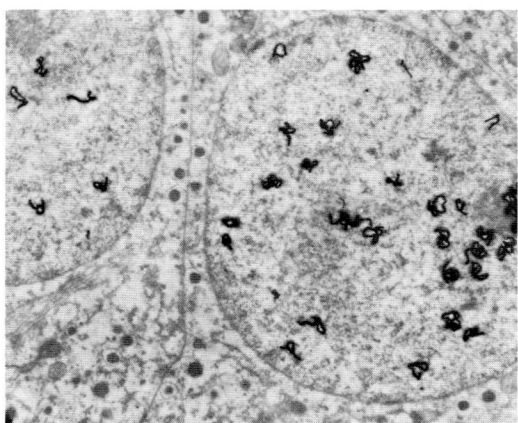

**Abb. 2.23.** Elektronenmikroskopisches Autoradiogramm der Milz einer Maus 1 h nach Gabe von $^3$H-Thymidin. Die Silberkörner über den markiertern Zellkernen erscheinen als Knäuel von Silberfäden.

# Zytologie

# 3 Zelle

Die Zelle ist die kleinste selbständig lebensfähige Einheit eines belebten Organismus. Sie kann sich teilen und ist damit zur Selbstreduplikation befähigt. Der menschliche Körper soll über etwa $10^{13}$ Zellen verfügen. Ein Produkt der Zellen sind die Interzellularsubstanzen; sie sind ein wichtiger Bestandteil aller Gewebe des tierischen und menschlichen Organismus.

## 3.1 Form, Größe, Bau und Gruppenbildung

**Zellformen.** Die äußere Gestalt der Zellen schwankt erheblich. Zwischen Kugelform und Spindelform mit stark verzweigten Fortsätzen sind alle Zwischenformen vorhanden. In der Regel ist die äußere Gestalt für die jeweilige Zellart charakteristisch; sie kann deswegen zur Diagnose herangezogen werden. Allerdings können Zellen ihre Form ändern, da Umgebung und Funktion starken Einfluß haben. Die jeweils als typisch beschriebene Zellform trifft in der Regel nur für das Aussehen der Zelle im Gewebeverband zu.

Für viele Zellarten ist zur Aufrechterhaltung eines ausreichenden Stoffaustausches eine Vergrößerung der Oberfläche erforderlich. Dies kann u.a. durch Ausbildung von Fortsätzen oder durch starke Faltungen der Oberfläche erreicht werden. Grundsätzlich muß nicht die gesamte Oberfläche einer Zelle gleichartig sein. Sehr oft bestehen Unterschiede, z.B. Faltung an der einen Seite, glatte Oberfläche an einer anderen (z.B. bei der Darmepithelzelle, S. 498). Dies steht häufig mit einer auch funktionell polaren Struktur der Zelle in Zusammenhang.

**Zellgröße.** Auch die Zellgrößen variieren stark. Zu den kleinsten Zellen des menschlichen Organismus gehören bestimmte Gliazellen (Durchmesser um 5 µm, S. 280) oder die Spermien (kleinster Durchmesser des Spermienkopfes 3–5 µm). Die größte Zelle des menschlichen Organismus ist die Eizelle. Ihr Durchmesser liegt zwischen 100 und 120 µm. Das größte Volumen haben dagegen die großen Vorderhornzellen (S. 698). Als eine typische Zelle mittlerer Größe gilt die Leberzelle mit einem Durchmesser von 30 – 50 µm.

**Hinweis.** Oft ist die Bestimmung einer Zellgröße schwierig, insbesondere bei spindelförmigen Zellen oder bei Zellen mit langen Fortsätzen (Länge von Nervenzellfortsätzen bis zu 1 m).

Insgesamt ist die jeweilige Größe zelltypisch und kann diagnostisch verwendet werden. Ferner steht die Größe zur Funktion der Zelle in Beziehung.

**Bauplan.** Schematisch gesehen gliedern sich die Zellen der Wirbeltiere einschließlich des Menschen in Zellkern **(Nukleus)** und Zelleib **(Zytoplasma)**. Diese Gliederung hat aus praktisch diagnostischen Gründen ihr Recht und es ist auch möglich, besonders färberisch-lichtmikroskopisch den überwiegend basophilen Zellkern von dem meist azidophilen Zytoplasma zu unterscheiden.

Biologisch gesehen ist jedoch der Zellkern lediglich eines der verschiedenen Kompartimente (Stoffwechselräume) der Zelle, nämlich dasjenige, das das genetische Material enthält.

In der belebten Natur werden aber auch (niedere) Organismen angetroffen, bei denen das genetische Material nicht in einem eigenen Kompartiment untergebracht ist (Bakterien, Blaualgen). Unter allgemein-biologischem Gesichtspunkt werden diese Organismen (ohne Kern) als *Prokaryonten* bezeichnet. *Eukaryonten* sind dagegen Lebewesen, deren Zellen überwiegend über einen Zellkern verfügen.

Weitere Kompartimente einer Zelle sind die **Zellorganellen**, die für das Zelleben nicht weniger wichtig sind als der Zellkern. Jedes Kompartiment hat mehr oder weniger spezielle Aufgaben zu erfüllen. Alle Kompartimente zu-

sammen sowie das Grundplasma (Hyaloplasma, s. unten) und die zytoplasmatischen Einschlüsse (s. unten) bilden das **Protoplasma**.
Gegenüber der Umgebung wird jede Zelle durch eine selektiv-permeable Membran, das **Plasmalemm**, abgegrenzt. Aber auch jedes Kompartiment verfügt über eine begrenzende Membran, die der Oberflächenmembran ähnlich gebaut ist. Alle Membranen zusammen werden als **Zytomembranen** bezeichnet. Sie sind u. a. für einen geregelten Stoffwechsel und Stoffaustausch von größter Wichtigkeit.
**Zellgruppen**. Zellen stehen stoffwechselmäßig nicht nur mit dem sie umgebenden Interzellularraum, sondern auch untereinander im Austausch. Dabei können sich – metabolisch gesehen – Zellen zu Zellgruppen vereinen, insbesondere dann, wenn feine interzelluläre Kanäle (S. 104, Gap junctions) Zellen verbinden, durch die Ionen und kleine Moleküle ausgetauscht werden können.

## 3.2 Differenzierung

Während der Evolution vom Einzeller zum Vielzeller, sowie während der Phylogenese (stammesgeschichtliche Entwicklung) und Ontogenese (Individualentwicklung) verändern sich die Zellen schrittweise und spezialisieren sich. Eine undifferenzierte (primitive) Zelle ist in der Lage, zahlreiche Funktionen gleichzeitig auszuführen, von denen jede jedoch nur eine geringe Effektivität hat. Während der Entwicklung kommt es dann – bei Aufrechterhaltung basaler, für das Leben jeder Zelle wichtiger Leistungen – zu einer Spezialisierung der Zellfunktion. Dies ist eng mit strukturellen Veränderungen verknüpft, denn strukturelle und funktionelle Entfaltung bedingen sich gegenseitig. Dieser Vorgang, d. h. strukturelle und funktionelle Entfaltung verbunden mit Spezialisierung, wird als *Zelldifferenzierung* bezeichnet. Der Gewinn besteht darin, daß spezialisierte Zellen ihre Aufgaben mit viel größerer Wirksamkeit erfüllen können, als weniger differenzierte, für zahlreiche Aktivitäten zuständige Zellen. Ein Verband aus Gruppen verschieden differenzierter Zellen hat insgesamt eine größere Effektivität als ein Verband aus undifferenzierten Zellen. – In Tabelle 3.1 sind einige Beispiele für die Zuordnung von speziellen Aufgaben zu speziellen Zellen zusammengestellt.

Jedoch ist auch in einem hochdifferenzierten Organismus (z. B. Mensch) nicht jede Zellart darauf beschränkt, nur *eine* Aufgabe zu erfüllen. Meistens können Zellen mehrere Funktionen ausüben. So transportieren z. B. die Zellen des proximalen Tubulus der Niere nicht nur Ionen, sondern reabsorbieren auch Stoffwechselprodukte aus dem Harn, oder Dünndarmzellen sind in der Lage, Verdauungsenzyme zu bilden und (abgebaute) Nahrungsbausteine aufzunehmen. Häufig stehen die verschiedenen Funktionen, die eine Zelle ausübt, zueinander in Beziehung.

## 3.3 Zytoplasma

Zum Zytoplasma gehören als oberflächliche Begrenzung der Zelle die **Zellmembran** (Zytolemm, Plasmalemm) sowie eingebettet in eine **Matrix** (Hyaloplasma) Zellorganellen und -einschlüsse (Abb. 3.1). Die Zellmembran ist selektiv-permeabel und trennt das Zellinnere von der Umgebung. Ihre Unversehrtheit ist Voraussetzung für den Bestand der Zelle.

**Tabelle 3.1.** Beispiele für Funktionen spezieller Zellen

| Funktion | Zelle(n) |
| --- | --- |
| Kontraktion | Muskelzelle |
| Erregungsleitung | Nervenzelle |
| Synthese und Abgabe von Enzymen | Exokrine Drüsenzelle der Bauchspeicheldrüse |
| Synthese und Abgabe von Schleimsubstanzen | Muköse Drüsenzelle |
| Synthese und Abgabe von Steroiden | Spezielle Zellen der Nebenniere, des Hodens und Ovars |
| Ionentransport | Zellen des Nierenhauptstücks und der Ausführungsgänge von Speicheldrüsen |
| Intrazelluläre Verdauung | Makrophagen und einige weiße Blutzellen |
| Umformung physikalischer und chemischer Reize in nervöse Erregung | Sinneszelle |
| Absorption von Stoffwechselprodukten | Zellen in Darm und Niere |

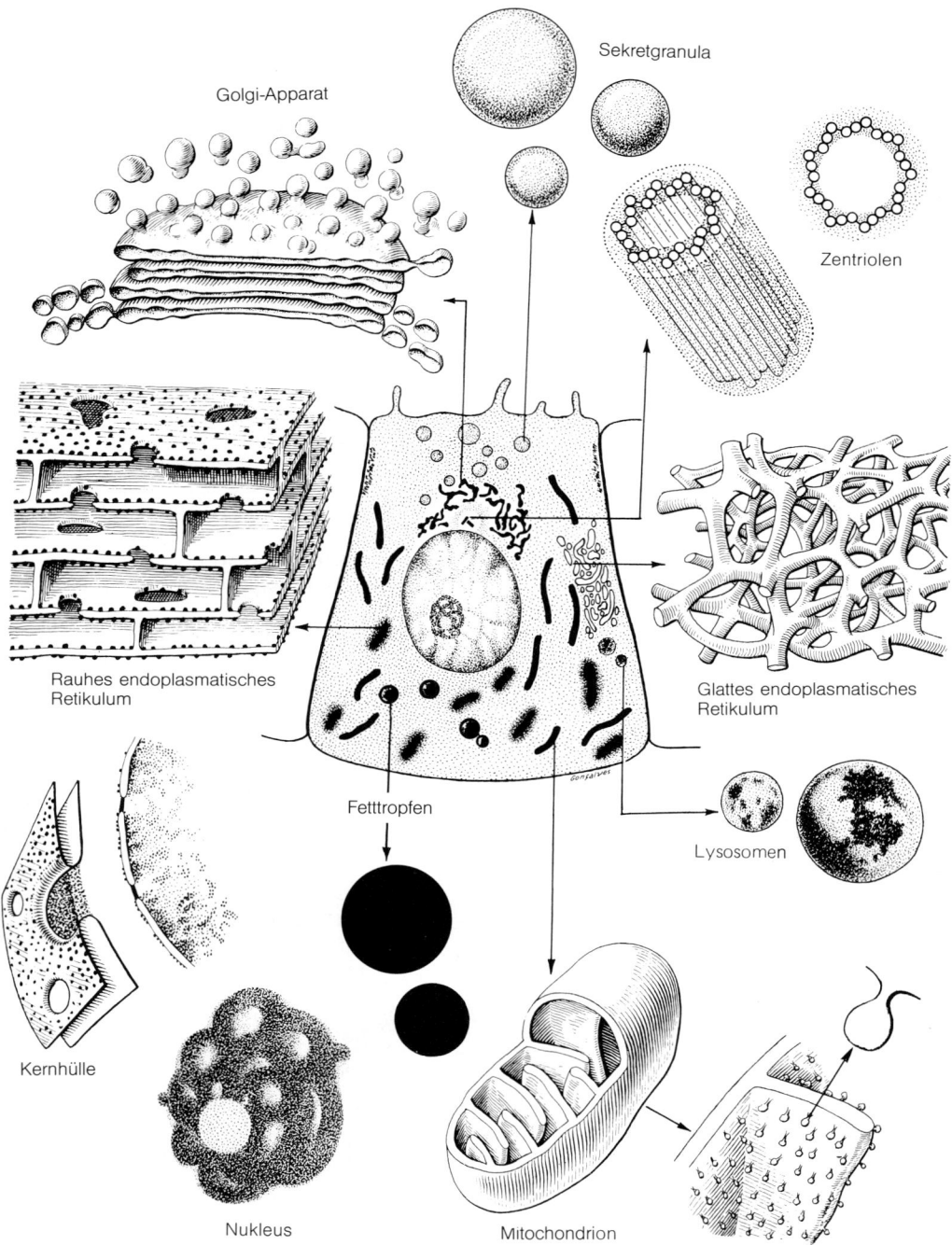

**Abb. 3.1.** Schema einer Zelle *(Bildmitte)* und verschiedener Zellorganellen und -einschlüsse (elektronenmikroskopische Vergrößerung). [Neu gezeichnet und reproduziert mit Erlaubnis von Bloom W, Fawcett DW (1968) Textbook of histology, 9th edn. Saunders, Philadelphia]

Bei **Zellorganellen** handelt es sich um Gebilde, die jeweils spezielle Stoffwechselaufgaben zu erfüllen haben und ihrerseits durch Membranen gegenüber ihrer intrazellulären Umgebung abgegrenzt sind. Im biochemischen Sinne handelt es sich bei den Zellorganellen um Stoffwechselräume, **Kompartimente**, die für die jeweilige Aufgabe mit spezifischen Enzymen ausgestattet sind. Histochemische Methoden erlauben es, einzelne der organellenspezifischen Enzyme **(Leitenzyme)** in einem Gewebeschnitt zu erfassen und dadurch auch morphologisch zu Aussage über die Stoffwechselsituation einer Zelle und deren Veränderung zu kommen. Zellorganellen sind
– **Mitochondrien,**
– **endoplasmatisches Retikulum,**
– **Golgi-Apparat,**
– **Ribosomen** und **Polyribosomen,**
– **Lysosomen,**
– **Peroxisomen,**
– **Zentriolen.**
Sie sind in allen Eukaryonten vorhanden.
**Zelleinschlüsse** sind Strukturen, die nicht in jeder Zelle vorkommen, teilweise keine Membran besitzen und nicht in jedem Fall am Zellstoffwechsel teilnehmen. Die Gruppe dieser Strukturen ist heterogen, und es ist vielfach schwierig, Zelleinschlüsse einem bestimmten Zellgeschehen zuzuordnen. Auch ist noch vieles ungeklärt. Um einen Überblick zu ermöglichen, hat es sich bewährt, die Zelleinschlüsse in

– **metaplasmatische Strukturen** und
– **paraplasmatische Einschlüsse**
zu gliedern.
**Metaplasmatische Strukturen** sind Differenzierungsprodukte der Zellen, die zu den Eigenschaften und Leistungen der jeweiligen Zelle in Beziehung stehen (z.B. die Myofibrillen zur Kontraktion der Muskelzellen). Besonderer Erwähnung bedarf das Zytoskelett (S.65). Hierbei handelt es sich um ein ganzes System intrazellulärer Filamente, die ein dynamisches, stützend wirkendes Netzwerk bilden.

**Paraplasmatische Einschlüsse.** Zu den paraplasmatischen Einschlüssen gehören Stoffwechselprodukte der Zelle, wie Reserve- oder Speicherstoffe, Stoffwechselschlacken, phagozytiertes Material oder Sekretstoffe.

## 3.3.1  Zellmembran, Zytolemm, Plasmalemm

Alle Zellen werden an ihrer Oberfläche von einer Grenzmembran, dem Zytolemm (Plasmalemm), umgeben. Die Dicke dieser Membran beträgt 7,5–10 nm. Dies bedeutet, daß Zellmembranen nur elektronenmikroskopisch zu erkennen sind (Abb. 3.2). Nach der üblichen Fixierung mit Osmiumsäure erscheinen Zellmembranen – und die meisten Zytomembra-

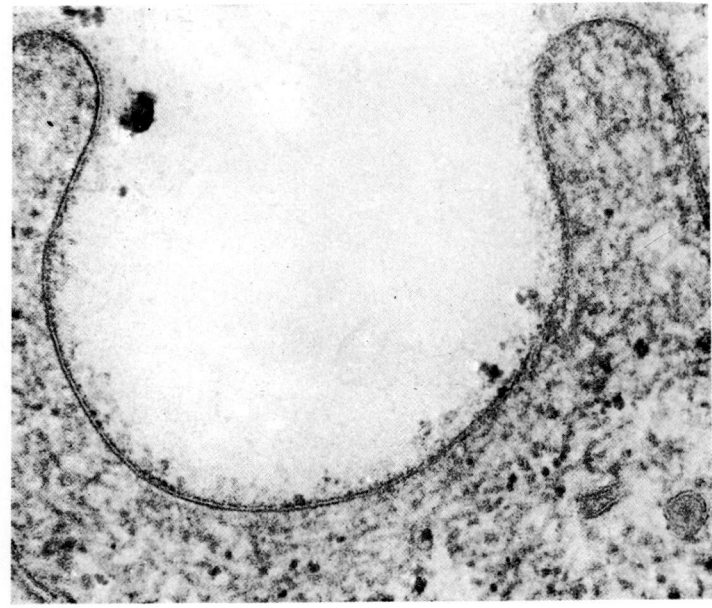

**Abb. 3.2.** Elektronenmikroskopische Aufnahme des Plasmalemms. Die Dreischichtung des Plasmalemms ist deutlich zu erkennen: die äußere und innere Schicht erscheinen als *dunkle* Linien, die durch eine *helle* Schicht getrennt sind. An der Oberfläche der Membran findet sich filamentös-granuläres Material der Glykocalix. Vergr. 100.000fach

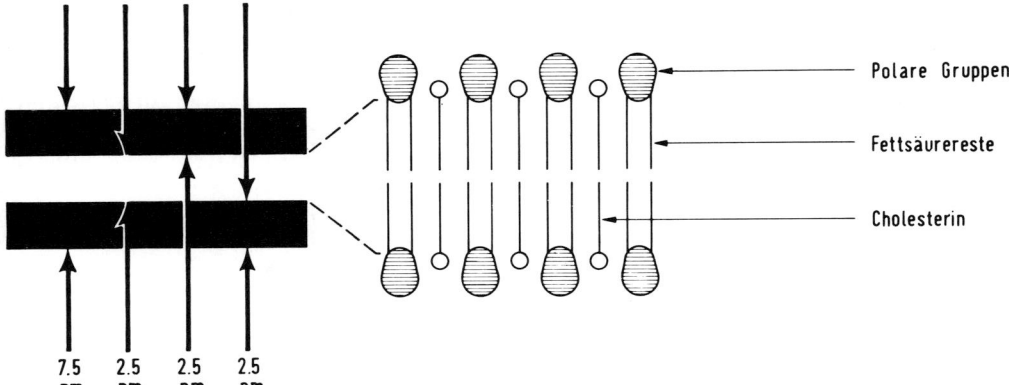

**Abb. 3.3.** Ultrastruktur *(links)* und Molekularstruktur *(rechts)* einer Zellmembran. Die *schwarzen Balken* entsprechen den beiden elektronendichten Schichten einer Zellmembran nach Osmiumfixie-nen – im Elektronenmikroskop dreischichtig. rung; in den hydrophilen Abschnitten der Lipidmoleküle ist es bei der Fixierung zu Osmiumablagerungen gekommen

nen – im Elektronenmikroskop dreischichtig. Es können eine *äußere Lamelle* (*B-Seite*, etwa 2,5 nm dick), eine *dem Zellinnern zugewandte Lamelle* (*A-Seite*, etwa 2,5 nm dick) sowie ein dazwischen gelegener, etwa 2,5–3 nm breiter Bereich unterschieden werden (Abb. 3.3). Praktisch alle biologischen Membranen sind in ihrem Aufbau asymmetrisch.

**Bau**

Aufgebaut sind die Membranen im wesentlichen aus
– **Lipiden** (Phospholipiden, Cholesterin, Glykolipiden) und
– **Proteinen** (Abb. 3.4).

Das Verhältnis von Lipiden zu Proteinen be-

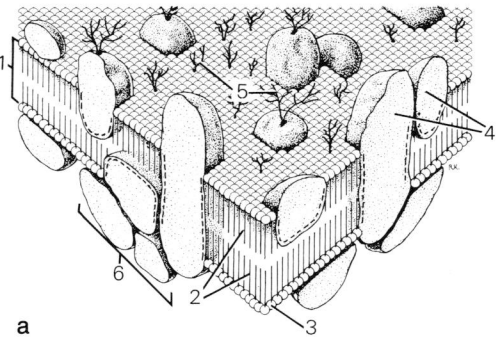

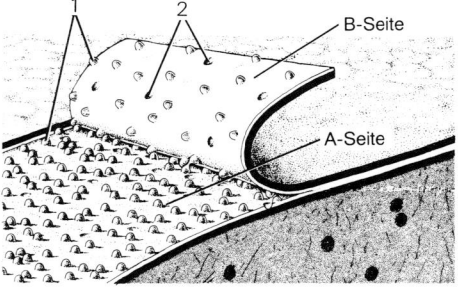

a                                                                            b

**Abb. 3.4. a** Ultrastruktur einer Zellmembran. Die Membran besteht aus einer bimolekularen Lipidschicht *(1)* mit eingelagerten Proteinmolekülen *(4)*. Die hydrophoben Anteile der Lipide sind durch gerade Striche *(2)*, die hydrophilen durch Kügelchen *(3)* symbolisiert. Einige Proteine gehen durch beide Lipidschichten hindurch, andere reichen nur teilweise in die Membran hinein. Die *gestrichelten* Abschnitte der Membranproteine entsprechen Gebieten mit hydrophoben Aminosäuren, die mit den Lipiden in Wechselwirkung treten; dadurch sind die Proteine in der Membran verankert. Lipide und Proteine der Membran haben Kohlenhydratseitenketten *(5)*, die einen Oberflächensaum (Glykocalix) bilden. An der inneren Membranoberfläche treten zytoplasmatische Proteine *(6)* an die in der Lipid-

schicht verankerten Proteine heran. **b** Die Zellmembran ist durch Gefrierbruch gespalten. Einige der Membranproteine *(1)* bleiben an der inneren Membranschicht haften, andere sind an der äußeren Schicht befestigt. Für jedes Protein, das die innere Schicht überragt, findet sich an der gegenüberliegenden Schicht ein Loch *(2)*. Die Spaltung der Oberflächenmembran ist in gefrorenem Gewebe möglich, weil die hydrophoben Bindungen zwischen den beiden Membranschichten lockerer sind als die festen und stabilen Bindungen zwischen den einzelnen Lipiden in hydrophilen Membranabschnitten. [Modifiziert und wiedergegeben mit Erlaubnis von Krstić RV (1979) Ultrastructure of the mammalian cell. Springer, Berlin Heidelberg New York]

trägt durchschnittlich 2:1, schwankt jedoch zwischen den verschiedenen Zellarten erheblich (4:1 bis 1:4).

Ferner kommen in der Oberflächenmembran von Zellen

– **Kohlenhydrate** vor, die trotz ihrer geringen Menge (weniger als 10%) große funktionelle Bedeutung haben (s. Glykocalix, S.51). Die Kohlenhydrate bestehen aus den Oligosaccharidseitenketten der Glykoproteine, Glykolipide und Proteoglykane der Plasmamembran.

**Hinweis.** Prinzipiell gleicht der Aufbau der im Innern der Zelle vorkommenden Membranen, die u.a. die Zellorganellen und z.T. Zelleinschlüsse umgeben, dem der Zellmembran. Im einzelnen bestehen jedoch zwischen den verschiedenen Membranen sowohl strukturelle als auch funktionelle Unterschiede, z.B. hinsichtlich der Lipidzusammensetzung und der verschiedenen Proteine.

**Phospholipide.** Unter den Lipiden der Zytomembran überwiegen bei weitem die Phospholipide. Diese bilden einen bimolekularen Film, der bei 37°C flüssig ist und dadurch in sich Verschiebungen und Bewegungen der Moleküle zuläßt, aber doch als Ganzes eine hohe Stabilität besitzt. Die Schichtbildung kommt durch den amphipathischen Charakter der Phospholipide (s. unten) zustande, d.h. die Phospholipide der Zellmembranen bestehen aus einem *hydrophilen* und einem *hydrophoben* Teil. Der hydrophile kopfartige Teil verfügt über polare, elektrisch geladene Gruppen, der hydrophobe Teil ist apolar und setzt sich aus langen Fettsäureketten zusammen. Die Membranbildung kommt dadurch zustande, daß sich die Phospholipide in 2 Schichten anordnen. In beiden Schichten sind die hydrophilen Molekülteile nach außen gerichtet – in der äußeren Schicht zur Zellumgebung, in der inneren zur Zellinnenseite –, die hydrophoben Teile weisen dagegen aufeinander zu (Abb.3.3).

**Hinweis.** Das elektronenmikroskopische Bild der Dreischichtung der Zellmembran entsteht dadurch, daß es bei der Fixierung von Gewebe mit Osmiumsäure zu massiven Osmiumeinlagerungen in die jeweils hydrophilen Anteile der Lipiddoppelschichten kommt.

Für das Verständnis der Dynamik der Zellmembran, z.B. bei Formveränderungen der Zellen (S.145, Wanderzellen), bei Einbau neuer Membranteile, die aus dem Innern der Zelle zugeführt werden, oder bei Abschnürungen von Membranteilen zur Bildung von Transportbläschen u.a., ist es wichtig, daß Lipidmoleküle in wäßriger Lösung von sich aus Doppelmembranen bilden und diese sich bei Verletzungen automatisch versiegeln. Ferner ist von Bedeutung, daß die Phospholipide innerhalb der Membran seitlich verschieblich sind **(laterale Diffusion)** und daß sie (prinzipiell) zwischen den Schichten ausgetauscht werden können **(flip-flop).**

**Cholesterin.** Außer Phospholipiden verfügen beide Schichten über (wenig) Cholesterin, ein neutrales Lipid, das eine Verfestigung und eine Reduktion der Fluidität der Membranen bewirkt.

**Glykolipide.** In die äußere, der Zellumgebung zugewandten Lamelle sind regelmäßig Glykolipide eingelagert, deren Oligosaccharidseitenketten nach außen gewandt sind und die die Zelloberfläche überragen. Diese Oligosaccharide bilden zusammen mit den Oligosacchariden von Membranproteinen (s. unten) eine jede Zellmembran bedeckende, von Zellart zu Zellart unterschiedlich dicke mantelartige Oberflächenschicht (**Glykocalix,** s. unten).

**Proteine.** Die Membranproteine lassen sich nach ihrem Einbau in die bimolekulare Lipidschicht der Zellmembran in 2 Gruppen unterteilen, und zwar in

– die **integralen Proteine** und
– die **peripheren Proteine** (Abb. 3.4).

Beide sind globulär und haben hydrophile und hydrophobe Anteile. Die hydrophilen Anteile ragen über die Membran hinaus, die hydrophoben liegen innerhalb der Membran und treten seitlich eng mit den Fettsäureketten benachbarter Phospholipide in Wechselwirkung.

Die **integralen Proteine** reichen durch die ganze Membran hindurch. Sie liegen bevorzugt in Form einer einfachen $\alpha$-Helix vor, wobei langkettige Polypeptidketten die Doppelschicht mehrfach durchqueren können. Die integralen Proteine sind fester in der Membran verankert als die leichter extrahierbaren peripheren Proteine.

Die **peripheren Proteine** liegen entweder an der äußeren (Ektoproteine) oder an der inneren Lamelle (Endoproteine). Ihre Verankerung in der Membran erfolgt durch kovalent gebundene Fettsäurereste oder durch starke nichtkovalente Wechselwirkung mit transmembranösen Proteinen.

**Glykoproteine.** In der Regel überwiegen sie gegenüber Glykolipiden, wie überhaupt ein großer Teil der Membranproteine Glykoproteine sind. Glykoproteine besitzen Kohlenhydratseitenketten, die in die äußere Umgebung der Zelle ragen (Abb.3.4 und 3.7). Ein Teil der Glykoproteine sind *Enzyme,* andere

wirken als *Transportproteine* (S.119), weitere
gehören zu den *Rezeptorproteinen* (S.95).
**Zytophysiologie.** Funktionell wichtig ist, daß
häufig Transportproteine, die in der Regel integrale Proteine sind, und Enzymproteine eng
benachbart liegen (z. B. in den Membranen der
Mikrovilli der resorbierenden Darmepithelzellen, S. 498). Ferner ist erwähnenswert, daß **integrale Proteine feine Kanälchen** bilden können,
durch die ein Austausch von wasserlöslichen
Substanzen, z. B. Ionen, zwischen Zellumgebung und Zellinnerem erfolgen kann.
Die **integralen Proteine sind nicht fest an ihrem Platz verankert**, sie können sich vielmehr
gleitend in der Zellmembran bewegen. In
Abb. 3.5 ist ein Experiment wiedergegeben,
mit dem der Fluß von integrierten Proteinen in
der Zellmembran nachgewiesen werden kann;
es handelt sich um Vorgänge bei der Fusionierung von Zellen (Zellmembranen). Unter Umständen können sich integrale Proteine in einem umschriebenen Gebiet der Zellmembran
sammeln und es kann dort örtlich zur Bildung
kleinerer Gruppen **(„patching")** oder einer
Proteinkappe **(Kappenbildung)** kommen. Dies
spielt u. a. bei den Rezeptorproteinen, die in
der Regel in umschriebenen Gebieten in der
Zellmembran vorkommen, eine wichtige Rolle.
Offenbar erfolgt die Bewegung von Membranproteinen nicht zufällig, sondern wird von intrazellulären Mechanismen kontrolliert. Hieran können Teile des Zytoskeletts beteiligt sein
(Aktinfilamente, Mikrotubuli, intermediäre
Filamente, S. 72).
Aus der Beobachtung der mosaikartigen Verteilung der Membranproteine und ihrer Bewegungen sowie wegen der flüssigen Natur der
Lipidschichten hat sich das gegenwärtig gültige
Modell der Membranstruktur entwickelt, das
**„fluid mosaic model"** (Abb. 3.4).

## Funktion

Die Aufgaben der Zellmembranen sind vielfältig. Im Vordergrund steht ihre Wirkung als
– **Diffusionsbarriere.** Jedoch kann diese durch
  • *aktive* oder
  • *passive Transportvorgänge*
überwunden werden.
Zellmembranen sind selektiv-permeabel. Die
sich an der Zellmembran abspielenden Transportvorgänge sind gerichtet.
Ferner haben Zellmembranen Einrichtungen,
die der funktionellen und mechanischen

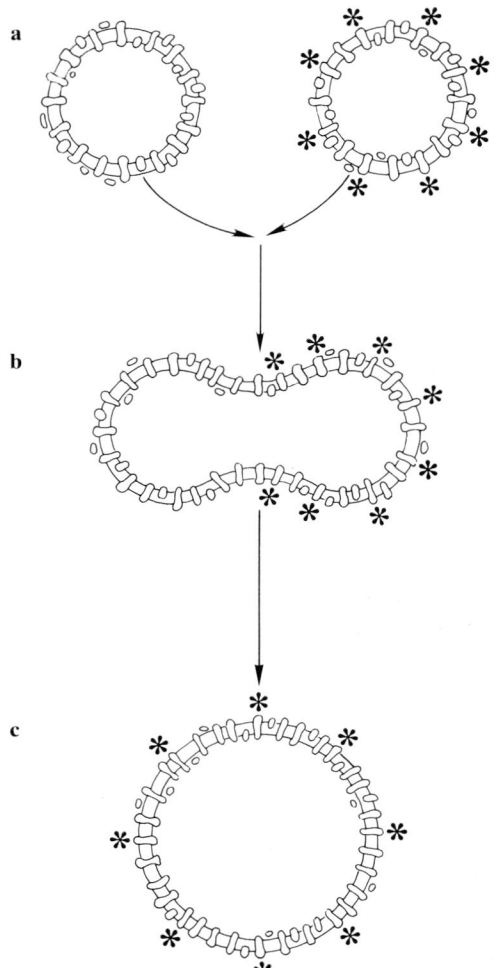

**Abb. 3.5 a–c.** Experimenteller Nachweis der Bewegung von Proteinmolekülen in der Zellmembran.
Das Plasmalemm ist in Form von 2 parallelen Linien
dargestellt und enthält eingebundene Membranproteine. **a** Im rechten Schema sind einige der Membranproteine mit einem * gekennzeichnet; sie sind
im Experiment mit einem fluoreszierenden Marker
versehen. Es ist eine unmarkierte *(links)* und eine
markierte Zelle *(rechts)* dargestellt. **b** Zustand unmittelbar nach Fusionierung beider Zellen. Zunächst
sind die markierten Membranproteine nur auf der
*rechten* Seite zu erkennen. **c** Minuten später haben
sie sich über die ganze Oberfläche der fusionierten
Zellen ausgebreitet

– **Verknüpfung der Zellen**
untereinander dienen (S. 100).
Schließlich können Membranen an der
– **Zellerkennung** (S. 52) und der
– **Signalverarbeitung** (S. 253)
mitwirken.

**Transportvorgänge.** Die molekularen Vorgänge beim aktiven und passiven Transport durch die Zellmembranen, z.B. durch Transportproteine, können morphologisch nicht erfaßt werden (s. Lehrbücher der Biologie). Wohl aber können Teilschritte der Einschleusung (Endozytose) bzw. Ausschleusung (Exozytose) von Material in die Zelle hinein bzw. aus der Zelle heraus elektronenmikroskopisch dargestellt werden.

*Endozytose.* Bei der Endozytose entstehen durch Abschnürung von Teilen der Zellmembran Bläschen, die in das Zellinnere hinein verlagert werden. Es ist üblich, zwischen

– **Pinozytose** und
– **Phagozytose**

zu unterscheiden; jedoch werden unter Pinozytose mehrere sehr unterschiedliche Vorgänge zusammengefaßt. Eindeutig läßt sich die

– **Mikropinozytose** herausstellen (Abb. 3.6).

*Mikropinozytose.* Hierbei kommt es zur Bildung von Bläschen mit Durchmessern von 50–150 nm. Eingeleitet wird die Mikropinozytose dadurch, daß sich dem zur Abschnürung vorgesehenen Membranabschnitt auf der zytoplasmatischen Seite zahlreiche dreiarmige Proteinkomplexe anlagern, deren Hauptkomponenten Clathrinmoleküle sind, ein Protein mit einem Molekulargewicht von 180.000. Durch eine spezifische Orientierung dieser Dreiarmmoleküle kommt es zu einer Eindellung der Membran und schließlich zur Abschnürung eines Bläschens, das von einem Clathrinmantel käfigartig umgeben ist. Wegen des auch elektronenmikroskopisch nachweisbaren Clathrinmantels werden die so entstandenen Bläschen als **„coated vesicles"** bezeichnet. Der um das Bläschen herum gelegene Clathrinkäfig löst sich in der Regel innerhalb von Sekunden nach Bildung der endozytotischen Coated vesicles auf, um mit anderen intrazellulären Vesikeln zu fusionieren, so daß auf elektronenmikroskopischen Bildern nur wenige Coated vesicles gesehen werden können.

**Hinweis.** Die geschilderten Vorgänge sind nicht auf eine Bläschenbildung an der Zelloberfläche beschränkt, vielmehr entstehen in gleicher Weise die Bläschen am endoplasmatischen Retikulum (S. 58) und Golgi-Apparat (S. 59).

Die von der Zelloberfläche abgeschnürten Bläschen enthalten teilweise nur Flüssigkeit – und stehen dann im Dienst der Flüssigkeitsaufnahme in die Zelle **(Fluid-Phase-Resorption)** –, können aber auch spezielle Substanzen

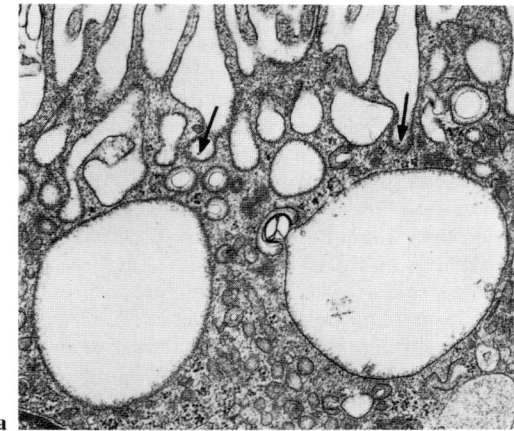

a

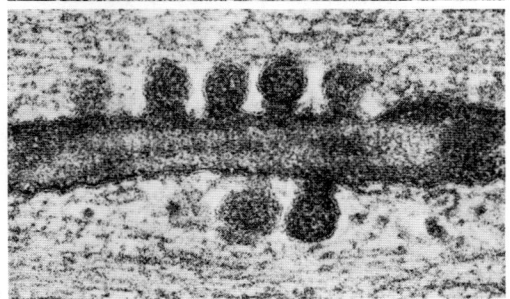

b

**Abb. 3.6 a, b.** Mikropinozytose im Nierenepithel (**a** Vergr. 20.000fach) und bei einer glatten Muskelzelle (**b** Vergr. 100.000fach). In beiden Fällen handelt es sich um eine Fluid-Phase-Resorption. **a** Der *Pfeil* weist auf die sich bildenden pinozytotischen Bläschen hin. **b** Die Bläschen enthalten bei der Invagination miteingezogenes Material des „surface coat" (Postfixation mit Osmiumferrozyanid). (Freundlichst überlassen von Neiss W.)

ins Zellinnere transportieren. Letzteres kommt dadurch zustande, daß die zur Invagination vorgesehenen Membranabschnitte Rezeptoren, d.h. Bindungsstellen für von der Zelle aufzunehmende Substanzen, enthalten **(rezeptorvermittelte Resorption)**.

**Hinweis.** Zur Unterscheidung zwischen Fluid-Phase- und rezeptorvermittelter Endozytose ist zu bemerken, daß die **Fluid-Phase-Endozytose** unspezifisch und nicht konzentrativ ist. Es werden bei der Fluid-Phase-Endozytose sämtliche in der Extrazellularflüssigkeit gelösten Makromoleküle von der Zelle in gleicher Weise aufgenommen. Außerdem ist die Fluid-Phase-Endozytose nicht regelbar. Dagegen ist die **rezeptorvermittelte Endozytose** hochspezifisch. Es werden aus einer Vielzahl von angebotenen Makromolekülen nur diejenigen endozytiert, für die es Rezeptoren gibt. Außerdem befähigt die rezeptorvermittelte Endozytose die Zellen zur Stoffkonzentration und ist regulierbar.

**Makropinozytose und Phagozytose**. So eindeutig es möglich ist, die Mikropinozytose zu beschreiben, so schwierig ist es, Makropinozytose und Phagozytose zu trennen. In beiden Fällen fehlt ein Clathrinmantel. Folgende (unsichere) Kriterien zur Unterscheidung von Makropinozytose und Phagozytose werden benutzt:

– Die bei der Makropinozytose entstehenden Bläschen haben Durchmesser bis zu 1 μm, bei der Phagozytose über 1 μm.
– Bei der Makropinozytose entstehen die Bläschen durch Einsenkung der Zelloberfläche, bei der Phagozytose bilden sich zunächst an der Zelloberfläche feine Fortsätze oder Protrusionen, die untereinander oder mit gegenüberliegenden Gebieten der Zellmembran verschmelzen.
– Durch Makropinozytose werden überwiegend Makromoleküle, durch Phagozytose auch größere Partikel (z. B. Ruß, Bakterien, Zellreste) aus der Umgebung aufgenommen. Dabei kann bereits während der Makropinozytose der Abbauprozeß beginnen.

*Allgemeines*. Sowohl das durch Pinozytose als auch durch Phagozytose aufgenommene Material wird in der Regel in der Zelle verarbeitet (Phagosomen, S. 63). Dabei können endozytotische Bläschen zu Endosomen verschmelzen. Die Bläschen können aber auch durch die Zelle hindurch transportiert und das Material an einer anderen Stelle der Zelloberfläche wieder abgegeben werden; dieser Vorgang des Durchtransportes wird als **Transzytose** bezeichnet.

Insgesamt erfolgt jede Bläschenbildung an der Zelloberfläche sehr schnell (z. B. in 2 s) und kann sehr umfangreich sein. Bei Makrophagen und Fibroblasten können in 1 min 1–3 % der Zelloberfläche durch Vesikelbildung ins Zellinnere gelangen. Dabei kann es vor Abschnürung der Bläschen zunächst zur Ausbildung feiner, evtl. verzweigter Kanälchen kommen. Der durch die Abschnürung eingetretene Verlust der Zellmembran muß durch ein *„Recycling" von Membranen* wieder ausgeglichen werden. Für die Ersatzbildung von Membranen ist insbesondere der Golgi-Apparat verantwortlich (s. unten).

**Exozytose**. Die Exozytose dient der Abgabe von Material aus der Zelle. Hierbei kommt es zu einer Fusion zwischen der Membran, die das auszuschleusende Material umgibt, und der Zellmembran. Der Bläscheninhalt verläßt die Zelle ohne umgebende Membran. Die Exozytose spielt z. B. bei der Sekretion eine entscheidende Rolle (S. 131).

**Hinweis**. Endozytose und Exozytose verlaufen gegensinnig. Sie können funktionell korreliert sein. So wird z. B. bereits im Endosom mit eingeschlossenem Transferrin (S. 332) das von der Zelle benötigte Eisenion freigesetzt. Der „Rest" – Apotransferrin und Rezeptor – gelangt über einen der Endozytose entgegengesetzten und als Exozytose bezeichneten Prozeß wieder in die Membran zurück; Apotransferrin wird in den extrazellulären Raum abgegeben und die Rezeptormoleküle wieder in die Plasmamembran integriert.

### Glykocalix

Hierbei handelt es sich um einen unterschiedlich breiten Saum an der Oberfläche der Zelle, der im wesentlichen von den Oligosaccharidseitenketten der Glykolipide und Glykoproteine der Zellmembran gebildet wird (s. oben, Abb. 3.2, 3.4 und 3.7). Das Oligosaccharidmuster ist sehr vielfältig und für die jeweilige Zellart charakteristisch. Die Unterschiede kommen durch die verschiedene Verknüpfung der einzelnen Monosaccharide zu Oligosacchariden zustande. **An die Glykocalix ist die Spezifität der Zelle gebunden.** Es kann während der Entwicklung durch Auswechseln der Glykocalix zu Änderungen der Membraneigenschaften kommen. Außerdem können auf einer Zelloberfläche regionale Unterschiede in der Zusammensetzung der Glykocalix bestehen, z. B. apikal (an der Zellspitze) anders als basal. Dies kann zur Entstehung von Zellpolaritäten bei-

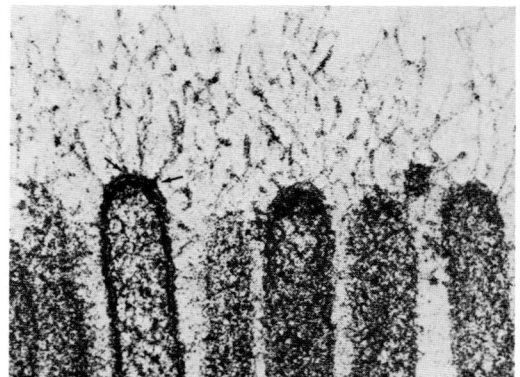

**Abb. 3.7.** Starke Vergrößerung der Glykocalix an der Oberfläche einer Darmepithelzelle. Zu erkennen sind die als Antennulae microvillares bezeichneten Polysaccharidseitenketten von Glykoproteinen und Glykolipiden der Zellmembran. Vergr. 200.000 fach (Freundlichst überlassen von Ito S.)

tragen. Stets wird die Glykocalix von den Zellen selbst gebildet und ständig regeneriert. Zum Transport der Membranglykoproteine und Glykolipide von den Bildungsstellen in der Zelle (letztlich der Golgi-Apparat) zur Zellmembran stehen besondere Transportvesikel zur Verfügung.

Die Glykocalix sorgt dafür, daß sich gleichartige Zellen erkennen **(Zellerkennung)**. Dies spielt während der Entwicklung eine große Rolle und führt dazu, daß sich gleichartig differenzierte Zellen mit gleichartig differenzierter Glykocalix zu Verbänden zusammenschließen. Die Glykocalix übt dabei Signalwirkung auf gleichartig differenzierte Zellen aus.

Gelangen Fremdkörper in einen Organismus, so kann die Glykocalix dieser Zellen **Antigen(Fremdkörper)wirkung** haben. Es werden dann gegen diese Zellen Antikörper gebildet, die z.B. bei einem Transplantat für die Abstoßung des Fremdgewebes sorgen.

Eine Rolle spielt die Glykocalix ferner für die **Blutgruppeneigenschaften** der Erythrozyten. Die Blutgruppensubstanzen sind an die Glykolipide der Erythrozytenmembran gebunden.

Schließlich hat die Glykocalix auch **mechanische Funktionen**. In resorbierenden Epithelien dürften die durch Wirkung der Membranenzyme freigesetzten Spaltprodukte in dem filzartigen Maschenwerk der Glykocalix festgehalten und den Transportproteinen zur Beförderung in die Zelle zugänglich gemacht werden.

Außerdem entstehen im Geweberverband aus der Glykocalix die Basallamina und im Bereich von Kontaktstrukturen zwischen den Zellen Kittsubstanzen.

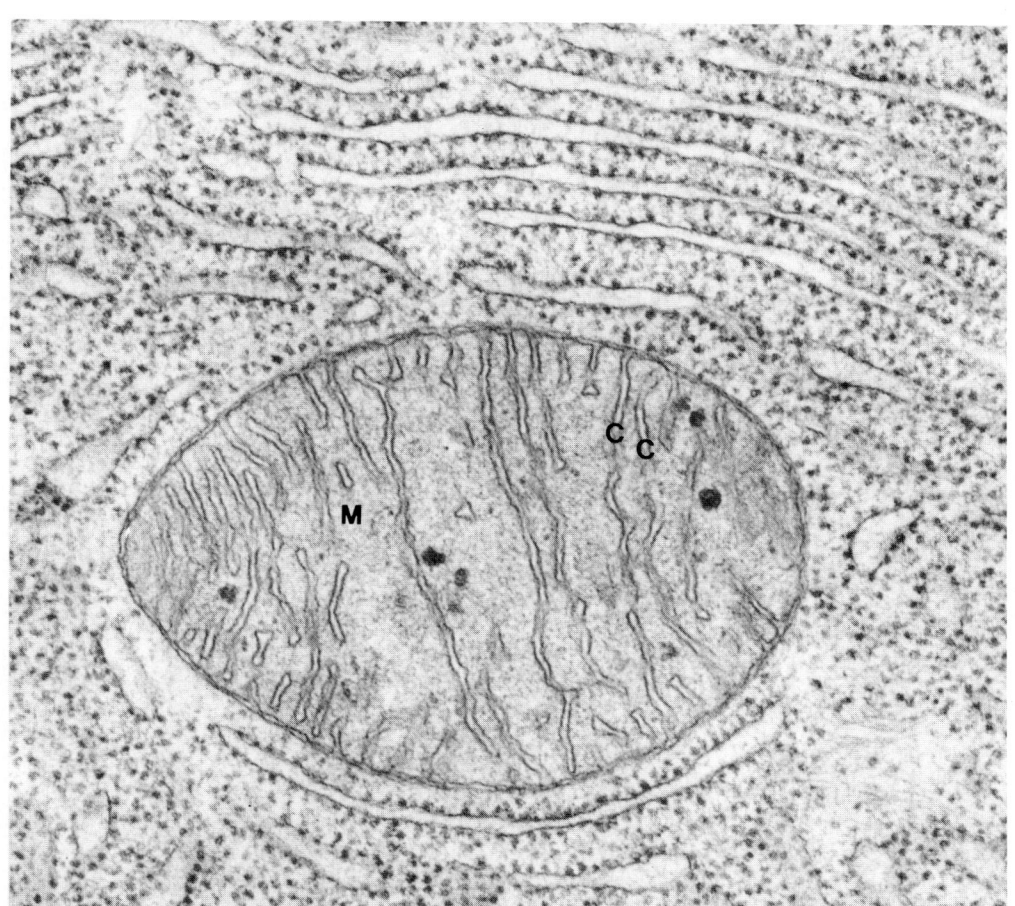

**Abb. 3.8.** Mitochondrium vom Cristatyp aus der Bauchspeicheldrüse (*C* Cristae mitochondriales, *M* Matrix). Im Innenraum des Mitochondriums sind dichte Granulae mitochondriales zu erkennen. In der Umgebung des Mitochondriums befindet sich typisches RER (mit Ribosomen). Vergr. 50.000fach (Freundlichst überlassen von Porter K. R.)

## Zellkontakte

Zellen im Gewebeverband sind keine unabhängigen und isolierten Einheiten, sie stehen vielmehr mechanisch und/oder funktionell miteinander in Kontakt. Bedeutung für die Verbindung benachbarter Zellen haben die Glykocalix (s. oben), Kalziumionen, Verzahnungen der Zelloberflächen (S. 108) und speziell gebaute Membranabschnitte. In der Regel liegen diese Spezialabschnitte der Membran entsprechenden Abschnitten der Nachbarzelle gegenüber und bilden z.T. lichtmikroskopisch nachweisbare Haftstrukturen. Ein Teil dieser Verbindungsstellen erfüllt v.a. mechanische Aufgaben, und zwar die **Desmosomen** *(Maculae adhaerentes)* und die **Zonulae occludentes** *(Tight junctions)*. Zellverbindungen, die die Zellen sowohl mechanisch als auch funktionell miteinander verknüpfen, sind die **Nexus** *(Gap junctions)*. Das Besondere dieser Verbindungen ist, daß in ihrem Bereich ein Austausch von Ionen und kleinen Molekülen zwischen Nachbarzellen möglich ist. Über Einzelheiten der Zellkontakte s. S. 100.

## 3.3.2 Zellorganellen

### Mitochondrien

Mitochondrien kommen in allen Zellen mit Zellkern vor. Sie sind in erster Linie **Träger von Enzymen**, die *Energie* aus im Zytoplasma entstandenen Stoffwechselzwischenprodukten freisetzen und in eine der Zelle leicht zugängliche Form, d.h. in Adenosintriphosphat (ATP), überführen.

**Morphologie.** Mitochondrien sind in der Regel rund oder länglich, können aber auch Y-förmig oder anders gestaltet sein. Sie können ihre Form ändern. Der Durchmesser der Mitochondrien liegt zwischen 0,1 und 0,5 μm, ihre Länge kann 10 μm erreichen (durchschnittlich 5–6 μm). Größere Mitochondrien können färberisch-lichtmikroskopisch sichtbar gemacht werden; jedoch bleibt ihre lichtmikroskopische Unterscheidung von anderen Zytoplasmabestandteilen schwierig. Elektronenmikroskopisch sind Mitochondrien dagegen leicht an ihrer charakteristischen Struktur zu erkennen (Abb. 3.1, 3.8 und 3.9). Voraussetzung ist jedoch ein guter Erhaltungszustand (Fixierung) des Gewebes.

Mitochondrien werden von einer äußeren und einer inneren Membran umgeben, von denen jede die typische Dreischichtung von Zytomembranen aufweist. Die innere Membran bildet Aufwerfungen, die in den Innenraum hineinragen und verschiedene Formen haben können. Am häufigsten handelt es sich um flache, brettförmige Falten, die als **Cristae mitochondriales** bezeichnet werden (Abb. 3.8). Mitochondrien in Zellen, die Steroide synthetisieren, weisen tubuläre (handschuhfingermige) Vorstülpungen der inneren Membran auf (**Tubuli mitochondriales**, z.B. in Nebennieren- und Keimdrüsenzellen, Abb. 3.9). Außerdem können Aufwerfungen wie kleine Säckchen **(Sacculi)** aussehen *(Sacculusform)*. Zwischen den Membranen befinden sich Spalträume, und zwar ein äußerer Spaltraum, **Spatium intermembranosum**, zwischen der äußeren und inneren Mitochondrienmembran, und ein größerer Raum im Innern der Mitochondrien, der von der inneren Membran umgeben

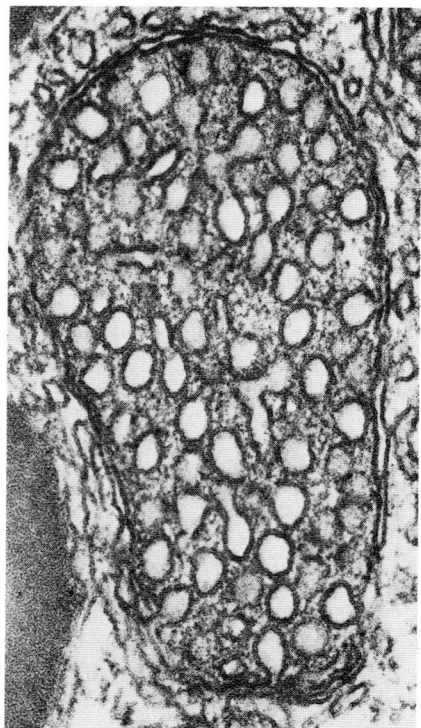

**Abb. 3.9.** Querschnitt durch ein Mitochondrium vom tubulären Typ aus der Zona fasciculata der Nebenniere einer Ratte. Tubuläre Mitochondrien sind für steroidproduzierende Zellen charakteristisch. Vergr. 100.000fach (Freundlichst überlassen von Neiss W.)

wird. In diesen Räumen spielen sich viele der mitochondrialen Stoffwechselvorgänge ab, sie werden deswegen als **äußerer bzw. innerer Stoffwechselraum** bezeichnet. Der äußere Stoffwechselraum enthält elektronenmikroskopisch amorphes Material, der Innenraum eine feingranuläre Matrix unterschiedlicher Elektronendichte. In der Matrix vieler Mitochondrien kommen außerdem runde, elektronendichte 30–50 nm große Granula vor, die vorwiegend aus schwerlöslichem Kalziumphosphat bestehen. Sie werden als **Granula mitochondrialia** bezeichnet (Abb. 3.8). Ihre Funktion ist noch nicht vollständig aufgeklärt; sie scheinen an der Regulation der intramitochondrialen Kalzium- und Phosphatkonzentration beteiligt zu sein. Ferner ist es mit besonderen elektronenmikroskopischen Methoden (Negativfärbung) möglich, an der Matrix zugewandten Seite der inneren Membran feine, saumartig angeordnete *globuläre Partikel* (**Elementarpartikel**, Particula elementaria, Durchmesser 9 – 10 nm, Abb. 3.1) darzustellen, die mit der Membran durch einen etwa 5 nm langen Stamm stielartig verbunden sind. Hierbei handelt es sich um Strukturen, an denen die ATP-Synthese abläuft (s. unten).

Interessant ist, daß sich die Strukturen der Mitochondrien in Abhängigkeit von ihrer funktionellen Aktivität ändern. Wird z. B. die oxidative Phosphorylierung stimuliert, vergrößert sich der Spalt zwischen der äußeren und inneren Mitochondrienmembran bei gleichzeitiger Verdichtung der Mitochondrienmatrix. Ferner ist die Zahl der Cristae um so größer, je höher der Zellstoffwechsel ist: Herzmuskelzellen und Tubuluszellen des Nierenhauptstücks haben viele Mitochondrien mit einer großen Zahl dicht gepackter Cristae, während Zellen mit geringem Stoffwechsel nur wenige Mitochondrien mit kurzen Cristae besitzen.

**Zahl, Verteilung.** In der Regel haben Zellen viele Mitochondrien, z. B. jede Leberzelle etwa 2.500. Die Zahlen schwanken jedoch; sie stehen zur Stoffwechselrate der Zelle in Beziehung. Die Verteilung der Mitochondrien in den Zellen ist sehr unterschiedlich. Mitochondrien tendieren, sich dort im Zytoplasma anzuhäufen, wo der Energiebedarf besonders groß ist. So werden z. B. an den apikalen Enden von zilientragenden Zellen (S. 443), in den Mittelstücken von Spermien (S. 627) oder an der Basis von ionenübertragenden Zellen (S. 561) Mitochondrienanhäufungen gefunden. In manchen zylindrischen oder länglichen Zellen sind Mitochondrien häufig in der Längsachse der Zellen angeordnet, sie rufen die bereits lichtmikroskopisch erkennbare *basale Streifung* einiger Epithelien hervor (Tubuluszellen des Nierenhauptstücks, S. 561, Zellen im Streifenstück von Drüsenausführungsgängen, S. 126); in runden Zellen sind Mitochondrien häufig radiär orientiert. Mitochondrien werden durch Zytoplasmaströmung in der Zelle hin und her bewegt.

**Chemischer Aufbau.** Mitochondrien bestehen etwa zu 70 % aus *Proteinen*, der Rest überwiegend aus *Lipiden*; außerdem verfügen sie über *DNA* und *RNA*. Bei den Proteinen handelt es sich v. a. um *Enzyme*. Die ATP-Synthetase, die die Bildung von ATP aus ADP und anorganischem Phosphat katalysiert, liegt saumartig der der Matrix zugewandten Seite der inneren Membran an (s. oben). Die Enzyme des Elektronentransports sind in die innere Membran integriert. Enzyme des Zitrat-(Krebs-)Zyklus und der β-Oxidation der Fettsäuren befinden sich überwiegend in der Matrix der Mitochondrien. In allen Fällen sind die Enzyme funktionsgerecht angeordnet; Mitochondrien werden deshalb auch als **"geordnete Multienzymsysteme"** bezeichnet.

Die *DNA* der Mitochondrien hat ringförmige Struktur; sie ist ausschließlich maternalen Ursprungs, da bei der Fertilisation keine Mitochondrien des Spermiums in die Eizelle gelangen. Die DNA wird in den Mitochondrien selbst synthetisiert und befindet sich im Matrixraum. In Mitochondrien kommen auch *Ribosomen* – 12 nm große Granula in der Matrix – sowie mitochondrientypische RNA (ribosomale, Messenger- und Transfer-RNA) vor. Mitochondrien enthalten also ein eigenes (extranukleäres) **genetisches System**, das der Synthese einiger – aber nicht aller – mitochondrialer Proteine dient; so werden z. B. Strukturproteine und Enzyme der inneren Mitochondrienmembran von der mitochondrialen DNA kodiert. Die Untereinheiten der Zytochromoxidase werden z. T von der mitochondrialen, z. T von der Kern-DNA kodiert. Die meisten Proteine der äußeren Mitochondrienmembran und der Mitochondrienmatrix werden durch die Desoxyribonucleinsäure des Zellkerns kodiert.

**Funktion.** Mitochondrien nehmen eine zentrale Stellung in der oxidativen Energieproduktion der Zellen ein, spielen aber auch im anabolen und katabolen Stoffwechsel eine wichtige Rolle. Der Zitratzyklus bildet die Drehscheibe dieser Stoffwechselwege; er besteht u. a. aus verschiedenen Dehydrogenasen,

von denen mehrere histochemisch nachgewiesen werden können (z. B. Isozitratdehydrogenase, Malatdehydrogenase). Das aus dem Abbau der Kohlenhydrate und Fettsäuren stammende Acetyl-CoA wird über Zitratzyklus und Atmungskette unter ATP-Gewinn zu $CO_2$ und $H_2O$ oxidiert. Die Synthese von ATP aus ADP und anorganischem Phosphat in der Atmungskette (oxidative Phosphorylierung) ist der wichtigste Prozeß der biologischen Energiegewinnung. Der histochemische Nachweis der Atmungskette ist über den Nachweis der Zytochromoxidase möglich.

Die $\beta$-Oxidation der Fettsäuren und der Pyruvatabbau sind wichtige katabole Prozesse der Mitochondrien. Teilreaktionen der Glukoneogenese, des Harnstoffzyklus, der Lipogenese und Ketogenese finden sich in Lebermitochondrien.

**Neubildung, Evolution, Lebensdauer.** Neue Mitochondrien entstehen durch Querteilung aus vorhandenen Mitochondrien. Meist ist es vorher bereits zu einer Vergrößerung der Mitochondrien gekommen. Während der Mitose werden Mitochondrien gleichmäßig auf Mutter- und Tochterzellen verteilt. Die Mitose ist nicht mit einer Spaltung der einzelnen Mitochondrien verbunden.

Spekulationen über die Herkunft und Evolution von Mitochondrien sind davon ausgegangen, daß Bakterien und Mitochondrien ringförmige DNA-Moleküle und in ihrer Membran Enzyme der oxidativen ATP-Synthese besitzen. Es wird angenommen, daß Mitochondrien aus Prokaryonten entstanden sind, die symbiotisch von Eukaryonten aufgenommen wurden. Als weiteres Argument für die evolutionäre Entstehung von Mitochondrien aus Prokaryonten wird angeführt, daß die Proteinsynthese in Mitochondrien von der der Bakterien ähnlicher ist als der von Eukaryonten. Außerdem hat sich gezeigt, daß bestimmte Antibiotika, z. B. Chloramphenicol, die mitochondriale und bakterielle Proteinsynthese beeinflussen, aber nicht die zytoplasmatische.

Die Lebensdauer der Mitochondrien wird durchschnittlich mit 10–20 Tagen angegeben.

### Endoplasmatisches Retikulum und Ribosomen

Hierbei handelt es sich um Zellstrukturen, die bis zu einem gewissen Grad funktionell und auch räumlich zusammenhängen. Das **endoplasmatische Retikulum** besteht aus Membransystemen, die schmale, spaltförmige, miteinander kommunizierende Räume umschließen. **Ribosomen** sind kleine elektronendichte Granula, die der Proteinsynthese dienen. Riboso-

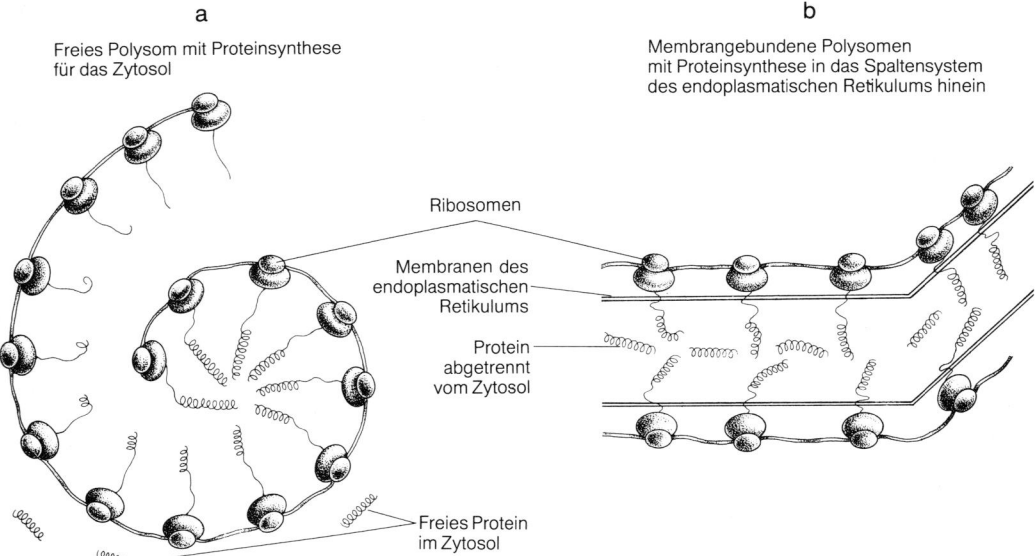

a
Freies Polysom mit Proteinsynthese für das Zytosol

b
Membrangebundene Polysomen mit Proteinsynthese in das Spaltensystem des endoplasmatischen Retikulums hinein

Ribosomen

Membranen des endoplasmatischen Retikulums

Protein abgetrennt vom Zytosol

Freies Protein im Zytosol

**Abb. 3.10 a, b.** Das Schema illustriert die Proteinsynthese: **a** an freien Polysomen und **b** an Polysomen des RER. Die an freien Polysomen gebildeten Proteine bleiben im Zytosol. Die an membrangebundenen Polysomen synthetisierten Proteine werden durch die Membranen hindurch in das Spaltraumsystem des endoplasmatischen Retikulums aufgenommen

men liegen frei im Zytoplasma oder sind an die Membranen des endoplasmatischen Retikulums angeheftet. Die Anteile des endoplasmatischen Retikulums, deren Membranen mit Ribosomen besetzt sind, werden als **rauhes (granuläres) endoplasmatisches Retikulum** (RER), diejenigen, denen der Ribosomenbesatz fehlt, als **glattes (agranuläres) endoplasmatisches Retikulum** (GER) bezeichnet.

**Ribosomen**. Ribosomen haben einen Durchmesser von 15–20 nm. Einzeln können sie nur elektronenmikroskopisch wahrgenommen werden (Abb. 3.8). Sie bestehen aus 2 Untereinheiten mit unterschiedlichen Sedimentationskoeffizienten (S): die größere Einheit mit 60 S, die kleinere mit 40 S (Abb. 3.10). Beide Untereinheiten werden im Nukleolus gebildet und ins Zytoplasma ausgeschleust. Aktiv werden Ribosomen nur nach Zusammenschluß beider Untereinheiten, also wenn sie als Dimere vorliegen. Das Dimer sedimentiert bei 80 S. Ribosomen sind Ribonukleoproteinpartikel, die zu etwa 40 % aus rRNA (ribosomale Ribonukleinsäure) und zu 60 % aus Proteinen bestehen. Die Ribosomen sind der Ort der *zytoplasmatischen Proteinsynthese*.

**Hinweis**. Zur Aufnahme der Proteinsynthese durch Ribosomen bedarf es ihrer Verbindung mit der Messenger RNA, die aus dem Zellkern stammt. Diese trägt die Information für die Aminosäuresequenz der an den Ribosomen synthetisierten Polypeptide.

Die *freien Ribosomen* liegen entweder einzeln im Zytoplasma oder bilden *Polyribosomen* (Polysomen). Verbunden sind die Ribosomen der Polysomen jeweils durch strangförmige Messenger-RNA (Durchmesser 1,5 nm; Abb. 3.10a). Die an freien oder an Polysomen gebildeten Proteine verbleiben im Zytosol oder gelangen als integrale Proteine (s. oben) in die Zytomembran. Es handelt sich bei den genannten Proteinen im wesentlichen um Struktur- und Enzymproteine. Ein Beispiel für ein wichtiges, von freien Polysomen gebildetes Protein ist das Hämoglobin; es wird in unreifen roten Blutzellen (Erythroblasten) synthetisiert (S. 332).

*Andere Ribosomen* sind der äußeren Oberfläche der Membranen des endoplasmatischen Retikulums angeheftet (*membrangebundene Ribosomen*, Abb. 3.8, 3.10b und 3.11). Der Kontakt findet über die größere Ribosomenuntereinheit statt. Auch die membrangebundenen Ribosomen dienen der Proteinsynthese; jedoch wird – anders als bei den freien Ribosomen oder Polysomen – das neugebildete Protein in die Zisternen des endoplasmatischen Retikulums aufgenommen. Die Vorgänge, die sich hierbei abspielen, sind eingehend auf S. 131 geschildert.

Der *Ribosomenbestand* der Zellen ist sehr unterschiedlich. Alle Zellen mit starker Proteinsynthese verfügen über viele Ribosomen. Freie Ribosomen und Polysomen sind daher besonders reichlich in embryonalen und regenerierenden Zellen vorhanden, d.h. in Zellen, die sich im Aufbau befinden und hierzu viele Strukturproteine und Enzyme benötigen. Membrangebundene Ribosomen, also ein umfangreiches RER, kommen v.a. in Zellen vor, die in größerer Menge Exportproteine (Sekrete) bilden (s. unten und S. 126).

*Färberisch-lichtmikroskopisch* weisen Zellen mit vielen Ribosomen intensive zytoplasmatische **Basophilie** auf. Sie färben sich nämlich mit basischen Farbstoffen, z.B. Methylenblau oder Toluidinblau kräftig an. Die Basophilie geht auf das Vorkommen größerer Mengen ribosomaler RNA in diesen Zellen zurück; die RNA verhält sich infolge ihrer Phosphatgruppen polyanionisch.

In manchen Zellen (Nervenzellen, Drüsenzellen) bilden ribosomenreiche Zytoplasmaabschnitte – in der Regel bei gleichzeitig vorhandenem RER – mehr oder weniger deutlich abgegrenzte Gebiete, z.B. die basalen Zellabschnitte in Drüsenzellen mit eiweißreichem Sekret (S. 126) oder in Nervenzellen die sog. Nissl-Schollen (S. 249). Aus dem vergangenen Jahrhundert stammt die auch heute noch gebräuchliche Bezeichnung **Ergastoplasma** für diese stark basophilen Zytoplasmaabschnitte, eine Bezeichnung, die auf die hohe Proteinsyntheseaktivität dieser Zytoplasmaabschnitte hinweist.

**Rauhes endoplasmatisches Retikulum**. Kennzeichen des RER sind die auf der *zytoplasmatischen Seite der Zytomembranen befindlichen Ribosomen* (Abb. 3.1, 3.8, 3.10b und 3.11). Gemeinsam ist dem rauhen und dem glatten endoplasmatischen Retikulum, daß sie aus Zytomembranen bestehen (Membrandicke 7–8 µm) und daß zwischen diesen Membranen ein wenigstens 40–70 nm breiter Raum liegt. Der *intermembranöse Raum* kann stellenweise erheblich erweitert sein, so daß größere Zisternen oder sackartige Erweiterungen entstehen. Insgesamt bildet der intermembranöse Raum des endoplasmatischen Retikulums ein ausgedehntes *Spalten- und Kanälchensystem* in der Zelle. Häufig besteht das RER aus vielen übereinander gelegenen, miteinander in Verbin-

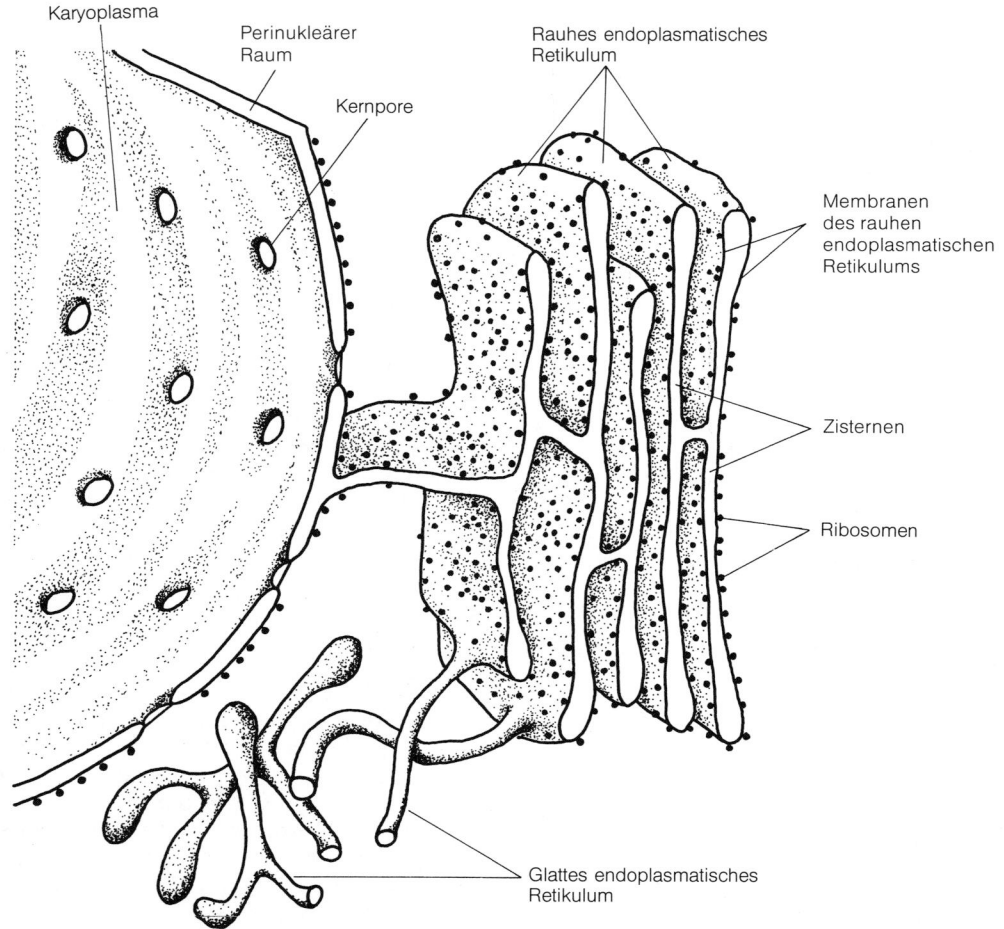

Karyoplasma

Perinukleärer
Raum

Kernpore

Rauhes endoplasmatisches
Retikulum

Membranen
des rauhen
endoplasmatischen
Retikulums

Zisternen

Ribosomen

Glattes endoplasmatisches
Retikulum

**Abb. 3.11.** Schematische Darstellung von rauhem und glattem endoplasmatischem Retikulum sowie der Beziehungen zur Kernmembran. Zu erkennen sind die Formunterschiede zwischen dem glatten und dem rauhen endoplasmatischen Retikulum und die Fortsetzung des Spaltraumsystems des rauhen endoplasmatischen Retikulums in den perinukleären Raum. [In Anlehnung an Schiebler TH, Schmidt W (1991) Lehrbuch der gesamten Anatomie des Menschen, 5. Aufl. Springer, Berlin Heidelberg New York Tokyo]

dung stehenden Platten (Abb. 3.1 und 3.11). Aber auch viele andere Formen, z. B. Tubuli, sind möglich. Grundsätzlich können alle Anteile des endoplasmatischen Retikulums Umfang, Gestalt und Form ändern. Oft setzt sich das RER in das überwiegend tubulär gestaltete glatte endoplasmatische Retikulum fort (Abb. 3.11, s. unten). Ferner bilden die Membranen des rauhen (aber auch des glatten) endoplasmatischen Retikulums den äußeren Anteil der Kernhülle, und das Spaltensystem des RER geht kontinuierlich in den **perinukleären Raum** über (Abb. 3.11). Auch kann das endoplasmatische Retikulum zeitweise Anschluß an das Plasmalemm bekommen.

Im Innenraum des RER sammeln sich die von den Ribosomen gebildeten Proteine. Diese sind durch die Membranen des RER vom Zytosol getrennt. Dadurch können auch Produkte gesammelt werden, die das umgebende Zytoplasma schädigen würden, z. B. Ribonuklease oder proteinabbauende Enzyme. Im wesentlichen ist das RER der Ort der *Synthese von Proteinen*, die schließlich von der Zelle abgegeben werden (Exportproteine); es entstehen aber auch Proteine, die als Enzyme in der Zelle selbst Verwendung finden, z. B. in Lysosomen oder Peroxisomen (s. unten). Insgesamt ist der Binnenraum des endoplasmatischen Retikulums ein *Transportsystem*. Die Weitergabe

von im endoplasmatischen Retikulum gesammelten Produkte erfolgt durch Bläschen **(Transportvesikel)**, die sich seitlich vom RER abschnüren. Diese Bläschen gelangen dann zum Golgi-Apparat oder direkt zur Zelloberfläche, oder sie bilden Lysosomen oder Peroxisomen.
**Glattes endoplasmatisches Retikulum**. Dem glatten endoplasmatischen Retikulum fehlen

die für das RER typischen Ribosomen. In der Regel besteht das glatte endoplasmatische Retikulum aus miteinander in Verbindung stehenden *Tubuli* (Abb. 3.1, 3.11 und 3.12). Es kann aber auch Bläschenform haben. In einigen Zellen, z. B. in Ovozyten (S. 582), kann das glatte endoplasmatische Retikulum aus Zisternenstapeln bestehen, die als **Lamellae annulatae** bezeichnet werden.

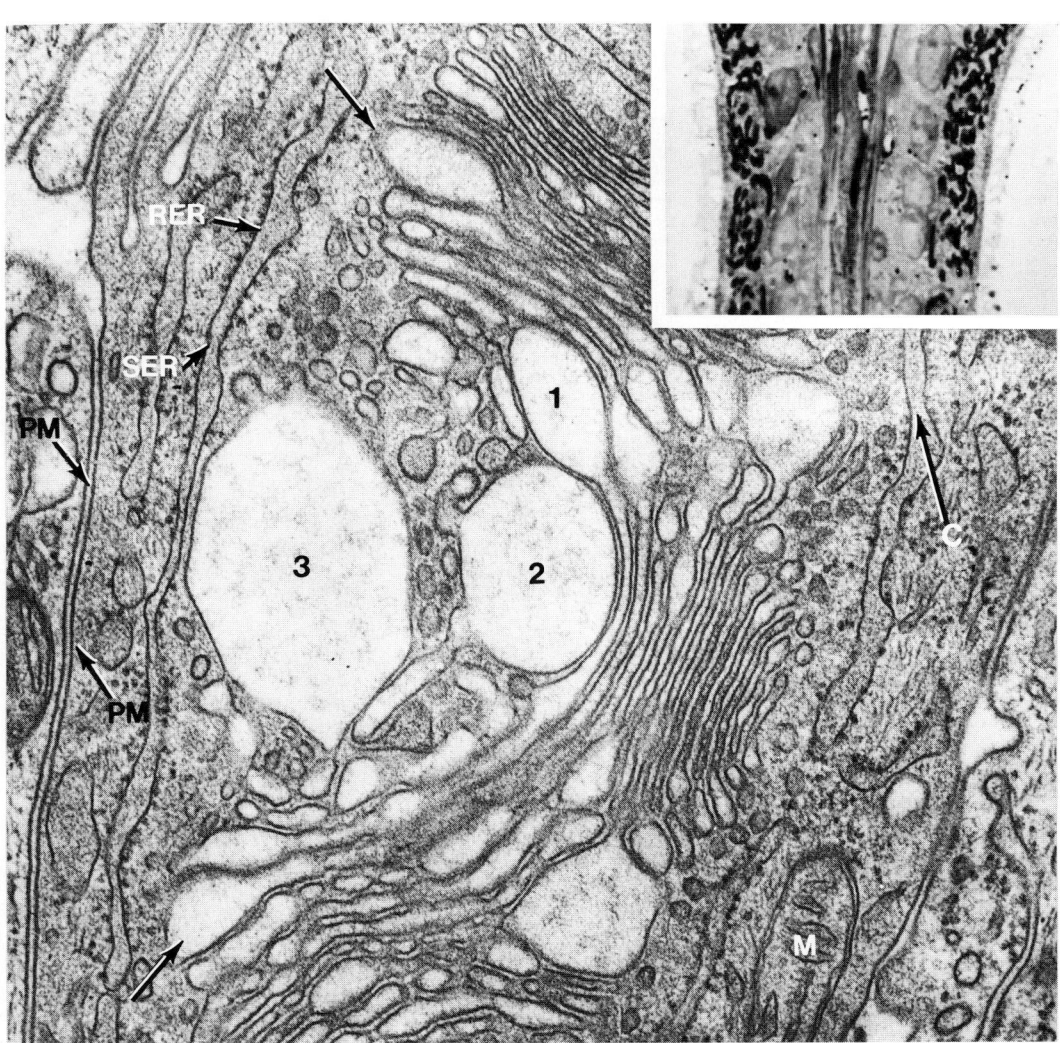

**Abb. 3.12.** Ausschnittsvergrößerung aus einer muösen Drüsenzelle. *Rechts* ist eine Zisterne *(C)* des RER mit feingranulärem Inhalt zu erkennen. In unmittelbarer Nachbarschaft finden sich zahlreiche Bläschen, die gleichfalls granuläres Material enthalten. Nach links folgen dann abgeplattete Membransäckchen des Golgi-Apparates, deren seitliche Enden (hier *oben* und *unten*) aufgetrieben sind. Auf der

Abgabeseite des Golgi-Apparates befinden sich große, hier leere, sekretorische Granula *(1, 2, 3) (PM* Zellmembranen). Membrannahe befindet sich glattes endoplasmatisches Retikulum *(SER)* und RER. Vergr. 30.000fach. *Insert* Semidünnschnitt (Schnittdicke 1 μm) durch eine Nebenhodenzelle. Dunkle Anfärbung des Golgi-Apparates durch Versilberung. Vergr. 1.200fach

Durchschnittlich ist der Anteil des glatten endoplasmatischen Retikulums am Zytoplasma geringer als der des RER. Es gibt aber auch Ausnahmen. Besonders stark ausgebildet ist das glatte endoplasmatische Retikulum in *Zellen, die Steroide synthetisieren*, z.B. in Zellen der Nebennierenrinde und in den steroid-produzierenden Zellen der Keimdrüsen (Abb. 5.21 und 5.22). Hier verfügt das glatte endoplasmatische Retikulum über Enzyme für die Synthese von Steroidhormonen. In anderen Zellen hat das glatte endoplasmatische Retikulum *Speicherfunktion*, so gelangt z.B. das aus dem Darmlumen aufgenommene Fett zunächst in das glatte endoplasmatische Retikulum des Enterozyten und wird dort weitergeleitet (S. 508).

Besondere Bedeutung hat das glatte endoplasmatische Retikulum in der Muskulatur, hier als sarkoplasmatisches Retikulum bezeichnet; es speichert und gibt Kalziumionen zur Einleitung des Kontraktionsvorganges ab (S. 228). Ferner ist das glatte endoplasmatische Retikulum der Ort der *Biotransformationsprozesse* toxischer und schädlicher Substanzen sowie von Arzneimitteln. In der Leberzelle ist glattes endoplasmatisches Retikulum an der *Glukoneogenese* beteiligt. – Charakteristisches, histochemisch nachweisbares Leitenzym des glatten endoplasmatischen Retikulums ist die *Glukose-6-Phosphatase*, ein Enzym der Glukoneogenese.

**Mikrosomen**. Unter Mikrosomen werden Bruchstücke von granulärem endoplasmatischem Retikulum und anderen Zellbestandteilen verstanden, die bei der Homogenisierung von Gewebe entstehen. Mikrosomen sind also keine Zellorganellen oder Struktureinheiten, sondern Zellfragmente. Dieser Begriff wird daher nicht in der Morphologie, sondern nur in der Biochemie verwendet. Mikrosomen können durch Differentialzentrifugation isoliert und durch weitere Fraktionierung in Membranteile und Ribosomen zerlegt werden.

## Golgi-Apparat

Beim Golgi-Apparat handelt es sich um ein oder mehrere Felder gestapelter, nicht miteinander kommunizierender, glattwandiger Membransäckchen (Sacculi; Abb. 3.1 und 3.12). Seine Entdeckung geht auf *Camillo Golgi*, einen italienischen Neurohistologen (1843–1926), zurück, der dieses System als erster in Nervenzellen beobachtete. Färberisch-lichtmikrosko-pisch kann der Golgi-Apparat am besten durch Osmierung oder mit Silbersalzen dargestellt werden. Der feinere Aufbau ist jedoch nur elektronenmikroskopisch zu erfassen. Das einzelne Golgi-Feld wird als **Diktyosom** bezeichnet.

**Größe, Lage, Form**. Fast alle Zellen der Wirbeltiere und des Menschen haben einen Golgi-Apparat. Größe und Lokalisation sind jedoch je nach Zellart und Funktion sehr verschieden; der Golgi-Apparat ist eine sehr dynamische Struktur. In der Regel haben sekretorisch aktive Zellen einen größeren Golgi-Apparat als andere Zellen. Häufig liegt der Golgi-Apparat para- bzw. supranukleär, aber es kommt auch jede andere Position vor, so sind z.B. in Nerven- und Leberzellen Teile des Golgi-Apparates im ganzen Zytoplasma verteilt. Die einzelnen Felder, die in ihrer Gesamtheit den Golgi-Apparat ausmachen, stehen häufig durch feine Tubuli miteinander in Verbindung (Abb. 3.13).

Das einzelne Golgi-Feld nimmt je nach Zellart und Funktionszustand ein Areal von etwa 0,3–1,5 µm ein. Die abgeflachten Säckchen – etwa 5–10 pro Golgi-Feld – bestehen ähnlich wie das endoplasmatische Retikulum aus Zytomembranen, die einen schmalen, oft zu Zisternen erweiterten Binnenraum umschließen. Charakteristisch für ein Golgi-Feld ist seine *Napf-oder Schüsselform*. Zu unterscheiden sind eine konvexe und eine konkave Seite mit unterschiedlichen Aufgaben.

**Gliederung**. Die konvexe (äußere) Seite gilt als die *"unreife" Seite* **(cis-Seite)**. Hier treten die vom endoplasmatischen Retikulum abgeschnürten Bläschen an das Golgi-Feld heran, geben ihren Inhalt ins Lumen des äußeren Sacculus ab und verschmelzen mit der Golgi-Membran. Die cis-Seite eines Golgi-Feldes ist seine **Aufnahme- oder Wachstumsseite**.

Die konkave Seite gilt als die *"reife" Seite* **(trans-Seite)** des Golgi-Apparates. Die Sacculi sind hier durchlöchert (Abb. 3.13). Sie können wie jeder andere Sacculus eines Golgi-Feldes kontinuierlich mit Tubuli des glatten endoplasmatischen Retikulums in Verbindung stehen. Von der Oberfläche der Innenseite schnüren sich mit Sekret oder anderen Inhaltsstoffen versehene Bläschen ab. Deswegen ist die Innenseite eines Golgi-Feldes seine **Abgabeseite**. Bläschen bilden sich außerdem noch seitlich an den Sacculi, v.a. im mittleren und inneren Bereich der Golgi-Felder.

**Umgebung**. Jedes Golgi-Feld wird von zahlreichen Bläschen umgeben, und zwar von sol-

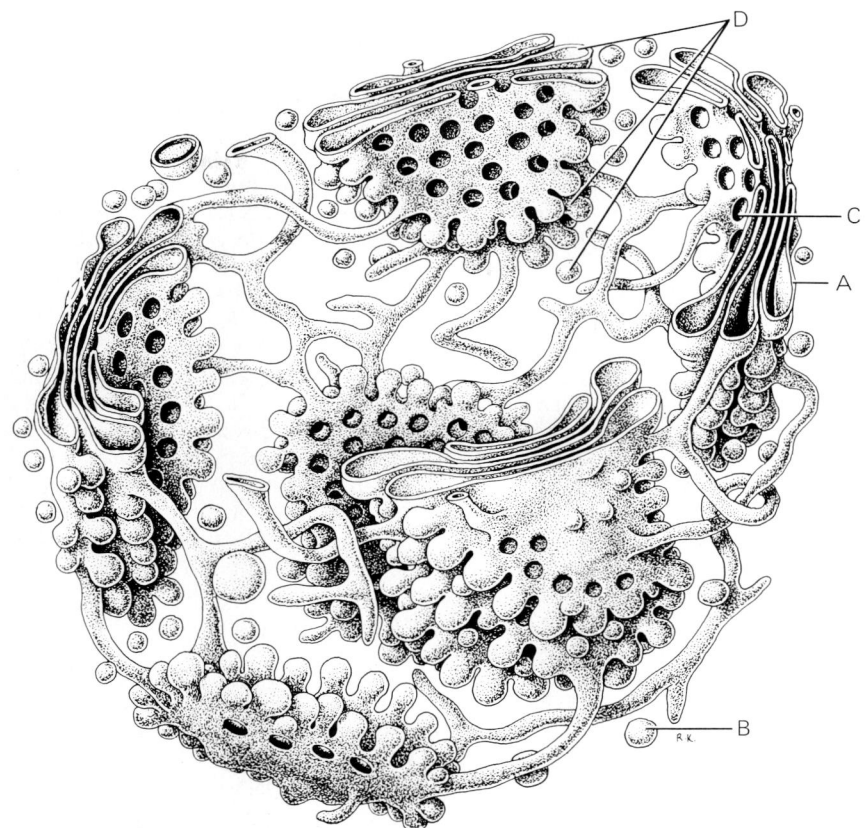

**Abb. 3.13.** Dreidimensionale schematische Darstellung eines Golgi-Apparates. Der Golgi-Apparat setzt sich aus eingestapelten flachen Membransäckchen zusammen. Die Membransäckchen stehen untereinander nicht in Verbindung. *A* konvexe Seite des Golgi-Apparates (cis-Seite, Aufnahmeseite). *B* Transportbläschen, die dem Golgi-Apparat Material zuführen. *C* konkave Seite des Golgi-Apparates (trans-Seite, Abgabeseite). *D* sekretorische Granula, die durch Abschnürung seitlich und an der konkaven Seite des Golgi-Apparates entstehen. [Wiedergegeben mit Erlaubnis von Krstić RV (1979) Ultrastructure of the mammalian cell. Springer, Berlin Heidelberg New York]

chen, die sich zum Golgi-Apparat hin, und solchen, die sich vom Golgi-Apparat weg bewegen. Manche haben einen dunklen Inhalt (Sekretgranula, primäre Lysosomen). Insgesamt ist eine Unterscheidung zwischen den verschiedenen Bläschen in der Umgebung des Golgi-Apparates schwierig; u. a. weil Querschnitte durch die Sacculi des Golgi-Apparates sowie durch verbindende Tubuli auch wie Bläschen aussehen.

**Funktion.** Im Golgi-Feld werden die mit Transportbläschen vom endoplasmatischen Retikulum zugeführten *Proteine kondensiert und umgebaut.* Insbesondere werden im Golgi-Apparat Proteine mit hier aktivierten Kohlenhydraten verknüpft. Im Golgi-Apparat entstehen also *Glykoproteine* sowie *Proteogly-*

*kane,* die hinterher als Anteile der Zellmembran oder als Bestandteile der extrazellulären Matrix Verwendung finden. Im Golgi-Apparat kommt es auch, wie autoradiographische Untersuchungen mit $^{35}S$ gezeigt haben, zur *Sulfatierung* von Proteoglykanen. Während ihres Aufenthaltes im Golgi-Apparat werden die auf der cis-Seite eingetretenen Produkte bis zur trans-Seite weitergeleitet, um dann abgegeben zu werden. Der Golgi-Apparat ist also eine wichtige Zwischenstation bei der Bildung von Produkten, die später die Zelle verlassen werden (z. B. *Sekreten*). Gleichzeitig dient er der Bildung von *primären Lysosomen* (s. unten) und von *Membranen bzw. Membranteilen,* z. B. als Ersatz für abgeschnürte Teile des Plasmalemms. – Charakteristische Enzyme des Golgi-

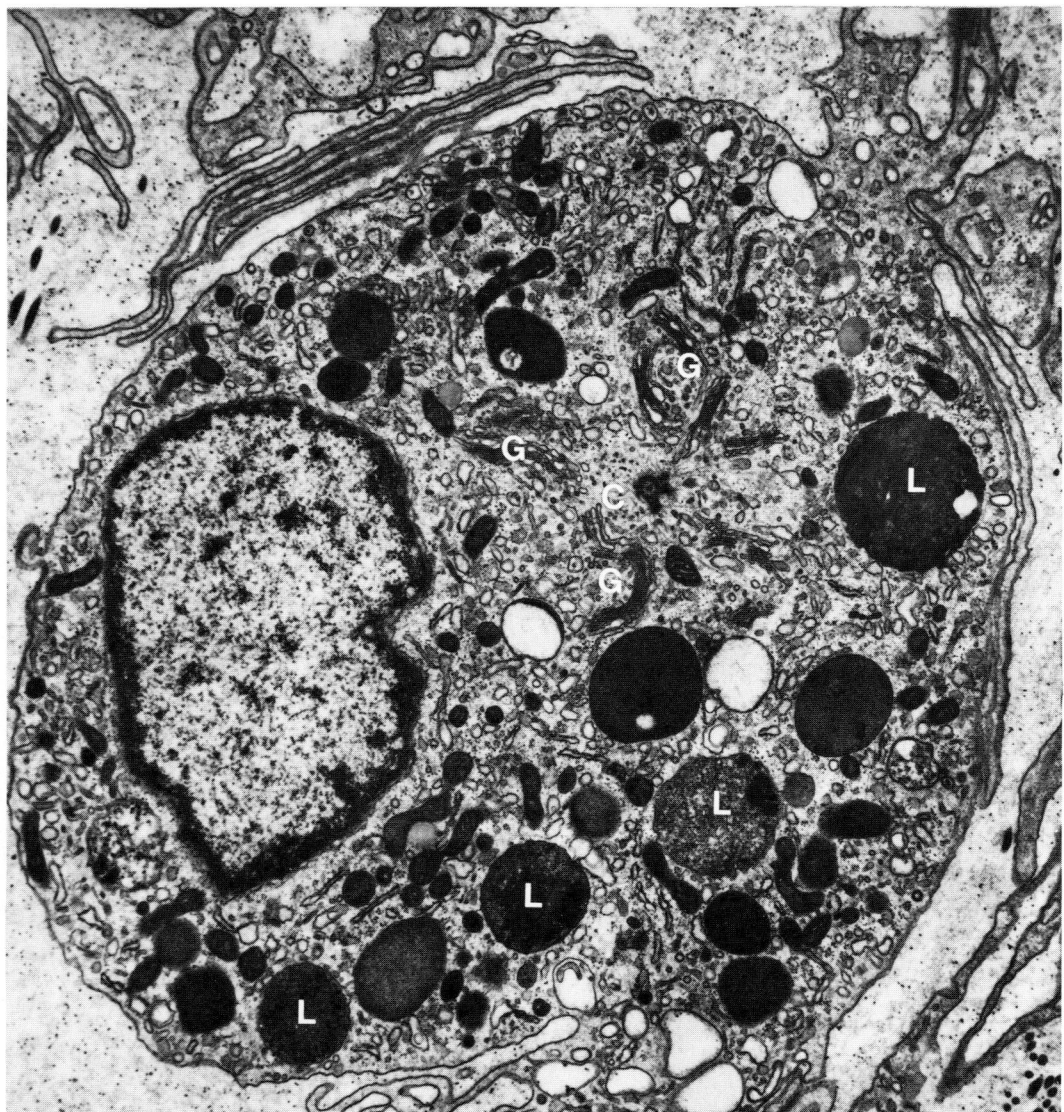

**Abb. 3.14.** Elektronenmikroskopische Aufnahme eines mesenterialen Makrophagen (*L* sekundäre Lysosomen, *G* Golgi-Apparat). Außerdem sind der Zellkern und im Zytoplasma Mitochondrien und zahlreiche Bläschen zu erkennen. Vergr. 15.000fach

Apparates sind *Thiaminpyrophosphatase* und *saure Phosphatase*, die v. a. in den Sacculi der Abgabeseite nachgewiesen werden können.

### Lysosomen

Lysosomen (Abb. 3.14 und 3.15) sind runde bis ovale, von einer Membran umschlossene Zellorganellen, die zahlreiche (bis zu 60) **hydrolyti-**

sche Enzyme enthalten. Lysosomen stehen im Dienst **kataboler Stoffwechselvorgänge**. Jede Zelle enthält Lysosomen. Jedoch bestehen hinsichtlich Menge, Größe und Enzymausstattung der Lysosomen große Unterschiede zwischen den Zellen; Lysosomen sind eine sehr *heterogene Organellenpopulation*.

Gemeinsam ist allen Lysosomen, daß sie von einer elektronenmikroskopisch wie üblich dreischichtigen Zytomembran umgeben sind,

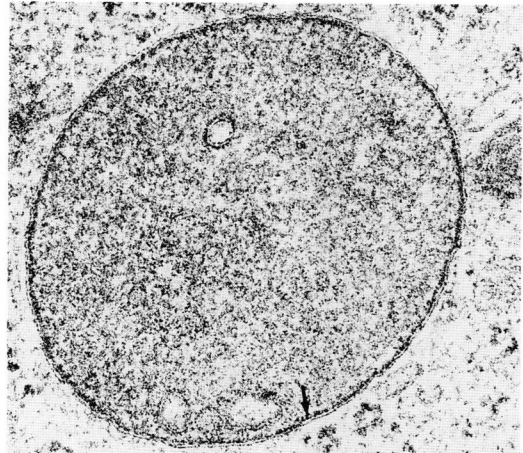

**Abb. 3.15.** Lysosom aus dem Nierenhauptstück bei starker Vergrößerung (100.000fach). Das Lysosom ist von einer Membran umgeben, unter der sich eine „innere Glykocalix" befindet *(Pfeil).* Osmium-low-ferrocyanid-Reaktion. (Freundlichst überlassen von Neiss W.)

die durch mehr Glykoproteine eine erhöhte Stabilität aufweist. Außerdem verfügt die Lysosomenmembran auf ihrer Innenseite über eine „innere Glykocalix" (Abb. 3.15), die das Zytoplasma und seine Organellen vor der Wirkung der lysosomalen Enzyme schützt. Ferner ist allen Lysosomen eine Matrix mit überwiegend saurem pH gemeinsam, der dem Aktivitätsmaximum lysosomaler Enzyme entspricht. Unterschiedlich ist jedoch die elektronenmikroskopische Dichte der Lysosomenmatrix; es kommen alle Übergänge zwischen hell und dunkel vor. Die Durchmesser der Lysosomen betragen durchschnittlich 0,2–0,5 μm. Es gibt jedoch viel kleinere Lysosomen und auch Riesenlysosomen mit Durchmessern bis zu 6 μm, z. B. im Hauptstück der Niere weiblicher Ratten oder im postnatalen Dünndarmepithel (Abb. 2.19). Sehr stark schwanken auch Enzymbestand und Enzymaktivitäten zwischen den Lysosomen der verschiedenen Zellen. Meistens werden in Lysosomen saure Phosphatase, β-Glukuronidase, Sulfatasen, Peptidasen, Ribonukleasen und Desoxyribonuklease angetroffen.
Prinzipiell lassen sich
– **primäre** und
– **sekundäre Lysosomen**
unterscheiden.
**Primäre Lysosomen** *sind enzymatisch noch nicht aktiv gewordene Lysosomen.* Meist han-

delt es sich um relativ kleine, runde, mit einem dichten Inhalt ausgestattete Bläschen, die durch Abschnürung *aus dem Golgi-Apparat* oder auch direkt *aus dem endoplasmatischen Retikulum* hervorgegangen sind. Die Inhaltsstoffe der primären Lysosomen, Matrix und Enzyme (Proteine und Glykoproteine) werden in üblicher Weise fließbandartig im RER und Golgi-Apparat gebildet. Beim Nachweis der sauren Phosphatase beobachtet man häufig die Einmündung positiv reagierender Tubuli in die inneren Sacculi des Golgi-Apparates, die mit positiv reagierendem Material gefüllt sind. Nicht erwiesen ist, daß die Enzyme in primären Lysosomen bereits biologisch aktiv sind. Primäre Lysosomen verbleiben in der Regel in der Zelle und wandeln sich bei Bedarf in sekundäre Lysosomen um (s. unten). Sie können aber auch aus der Zelle ausgestoßen und extrazellulär wirksam werden. Dies spielt z. B. beim Abbau der Knochenmatrix durch Kollagenase eine Rolle, die in den von Osteoklasten ausgestoßenen primären Lysosomen enthalten ist. Auch bei Entzündungen kann es zur Abgabe primärer Lysosomen in die Umgebung kommen.
**Sekundäre Lysosomen** (Abb. 3.16) liegen vor, wenn Lysosomen *abzubauendes Material ent-*

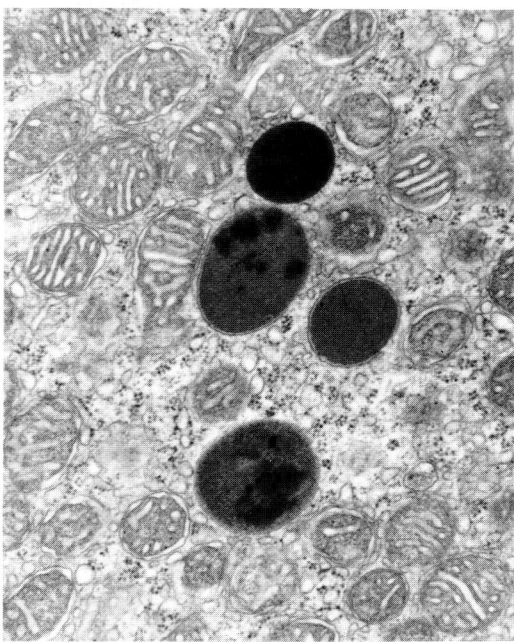

**Abb. 3.16.** Dunkle sekundäre Lysosomen, in deren Umgebung sich zahlreiche Mitochondrien befinden

*halten* und ihre *Enzyme nachweislich aktiv* sind. In sich ist die Gruppe der sekundären Lysosomen wieder heterogen. Die Entstehung der sekundären Lysosomen ist nämlich sehr unterschiedlich. Dies hängt damit zusammen, daß Lysosomen sowohl zelleigenes als auch zellfremdes, d.h. in die Zelle aufgenommenes Material abbauen können (Abb. 3.18).

Zelleigenes Material kann, ohne daß es morphologisch nachweisbar ist, aus dem Zytosol in die Lysosomen gelangen. Aber es können auch größere Struktureinheiten, z.B. Mitochondrien oder RER in Lysosomen vorkommen. Dabei kommt es wohl zunächst zu einer Segregation (Abtrennung) des abzubauenden Materials vom übrigen Zytoplasma. Ungeklärt ist die Herkunft der abgrenzenden Membran, die entweder aus dem Golgi-Apparat stammt oder durch De-novo-Synthese im Zytoplasma entsteht. Die entstandenen Einschlüsse mit Zytoplasmateilen werden **autophagische Vakuolen** genannt. Diese können mit vorhandenen Lysosomen verschmelzen, und der Inhalt beider Zelleinschlüsse, d.h. das segregierte Material und die lysosomalen Enzyme, vermischt sich, und es kommt zum Abbau des eingeschlossenen Materials **(Autophagie)**. Die Autophagie

spielt z.B. beim Abbau überschüssig gebildeten Sekretes oder bei Verkleinerung von Zellen oder deren Reinigung von geschädigten Zellbestandteilen eine Rolle. Die bei diesen Vorgängen entstandenen Lysosomen werden **Autophagosomen** genannt (Abb. 3.17).

Als **Heterophagosomen** bezeichnet man Lysosomen, die aus der Zellumgebung aufgenommenes Material enthalten. Dieses kann durch Endozytose oder Phagozytose (S. 51) in das Zellinnere gelangt sein (Abb. 3.18). Hier verschmelzen dann Lysosomen mit den **heterophagischen Vakuolen**. In den Heterophagosomen wird das Fremdmaterial katabolisiert. – Häufig ist es schwierig, die verschiedenen Lysosomenarten voneinander zu unterscheiden.

Die in den Lysosomen entstandenen Abbauprodukte können in das umgebende Zytoplasma abgegeben und dort wieder verwendet werden. In diesen Fällen kann der Katabolismus, der in den Lysosomen stattfindet, auch im Dienst anaboler Stoffwechselvorgänge stehen. Lysosomen können aber auch nichtabbaubare Restprodukte enthalten und werden dann als **Residualkörper** bezeichnet. Residualkörper sind meist relativ groß, haben eine sehr dichte Matrix und enthalten Strukturreste. In vielen

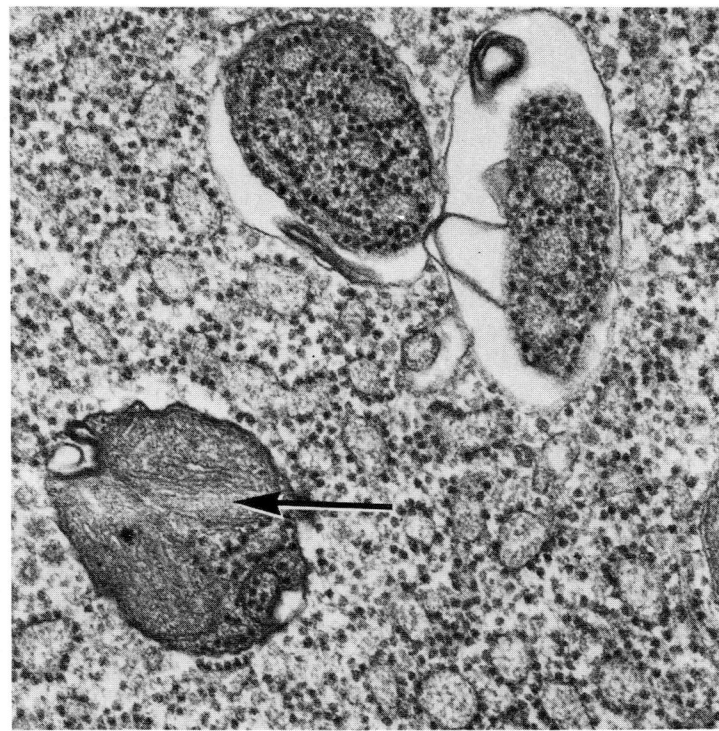

**Abb. 3.17.** Exokrine Drüsenzelle des Pankreas. Autophagische Vakuolen. Der *Pfeil* weist auf ein Autophagosom mit Mitochondrienresten. Im Zytoplasma kommen zahlreiche freie und membrangebundene Ribosomen vor

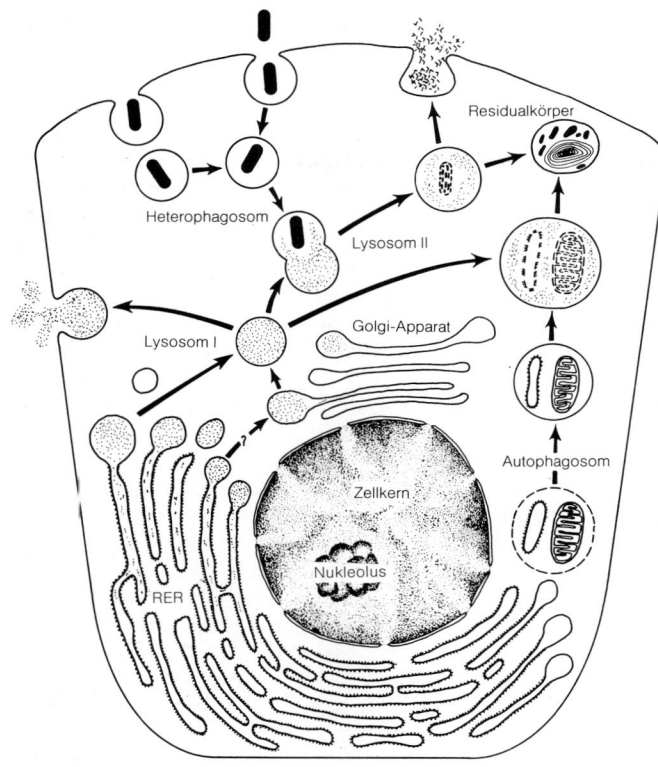

**Abb. 3.18.** Zusammenfassende Darstellung des gegenwärtigen Lysosomenkonzeptes. Lysosomen entstehen am RER und Golgi-Apparat (Lysosom I: primäres Lysosom). Primäre Lysosomen können ihren Inhalt an die Umgebung abgeben oder mit Heterophagosomen oder Autophagosomen verschmelzen, so daß sekundäre Lysosomen (Lysosom II) entstehen. Aus sekundären Lysosomen können Residualkörper entstehen oder sie können ihren Inhalt an die Umgebung abgeben

Fällen wandern die Residualkörper zur Zellmembran, verschmelzen dort mit dieser und geben ihren Inhalt in den Extrazellularraum ab. Residualkörper können auch als Ganzes in die Umgebung abgestoßen werden. In manchen Zellen jedoch, wie z. B. in Nerven-, Herz- und Leberzellen, werden die Residualkörper nicht abgestoßen, sondern verbleiben im Zytoplasma. Aus ihnen entstehen **Pigmente**, z. B. Lipofuszin oder Alterspigment.

Für die Existenz der Zelle ist es äußerst kritisch, wenn es bei Zellschädigungen zur Ruptur der Lysosomenmembran kommt. Dann gelangen die lysosomalen Enzyme ins Zytoplasma und sind in der Lage, die Zelle zu zerstören. Dieser Vorgang kann zur Autolyse der Zelle führen.

**Klinischer Hinweis**. Es gibt Lysosomenmangelerkrankungen, wie z. B. die *metachromatische Leukodystrophie*, bei der es intrazellulär zu einer Ansammlung sulfatierter Zerebroside kommt, weil die für deren Abbau erforderlichen lysosomalen Sulfatasen fehlen. In anderen Fällen fehlen lysosomale Enzyme zum Abbau von Glykogen, Proteoglykanen, Gangliosiden, Sphingomyelin usw. Die Folgen sind *Störungen der normalen Zellfunktion* infolge vermehrter Ablagerung dieser Substanzen (Speicherkrankheiten).

**Gerl**. Hierunter wird die funktionelle Einheit aus **G**olgi-Apparat, **e**ndoplasmatischem **R**etikulum und **L**ysosomen verstanden. Durch diese zusammenfassende Bezeichnung wird auf den engen funktionellen Zusammenhang zwischen diesen Zellorganellen hingewiesen (Abb. 3.18). Am RER werden u. a. die für die Lysosomen charakteristischen Enzymproteine gebildet, die über Transportbläschen bzw. über kommunizierende Tubuli in den Golgi-Apparat gelangen. Hier entstehen durch Abschnürung von enzymaktiven Bläschen primäre Lysosomen, die entweder in Autophagosomen oder Heterophagosomen eingehen, je nachdem, ob zelleigenes oder der Zelle von außen zugeführtes Protein abgebaut wird. Gerl kann keine feste Form zugeordnet werden, es handelt sich vielmehr um eine funktionelle, ganz von der Zelltätigkeit abhängige, dynamische Einheit aus verschiedenen Zellorganellen.

**Peroxisomen**

Peroxisomen kommen nicht in allen Zellen vor, sind aber doch in der Natur weit verbreitet (bei Pflanzen, Pilzen, Einzellern, Wirbellosen und Wirbeltieren). Bei Säugetieren sind besonders Leberzellen und Tubuluszellen des Nierenhauptstücks peroxisomenreich. Der Durchmesser der Peroxisomen beträgt 0,5–0,3 µm. Außerdem gibt es Mikroperoxisomen (Durchmesser 0,1–0,3 µm). Peroxisomen sind von einer einschichtigen (nicht trilaminären) Membran umgeben, haben einen homogenen, feingranulären, elektronendichten Inhalt und weisen gelegentlich feine tubuläre oder kristalline Einschlüsse auf. Die Form der Peroxisomen ist sehr variabel (rund bis hakenförmig). Wichtigstes Merkmal der Peroxisomen ist, daß sie **wasserstoffperoxidbildende Oxidasen** und **Katalase** enthalten. Durch Oxidasen – mehr als 40 sind bisher in Peroxisomen gefunden worden – werden entsprechende Substrate oxidiert und Sauerstoff zu Wasserstoffperoxid reduziert. Das gebildete Wasserstoffperoxid wird durch peroxidatische Reaktionen oder Katalase beseitigt. Die Bezeichnung Peroxisomen geht auf die zentrale Stellung von Wasserstoffperoxid bei diesen Reaktionen zurück. Peroxisomen nehmen an verschiedenen Stoffwechselprozessen teil, wie z. B. beim Fettsäureabbau und bei peroxidatischen Entgiftungsreaktionen (Methanolabbau; Lehrbücher der Biochemie).

Ungeklärt ist die Entstehung der Peroxisomen. Während man bisher zu der Ansicht neigte, daß Peroxisomen durch Knospung aus dem endoplasmatischen Retikulum hervorgehen, wird heute eher angenommen, daß sowohl die Proteine der peroxisomalen Matrix als auch die peroxisomalen Membranproteine an freien Ribosomen im Grundplasma der Zelle synthetisiert und zum Peroxisomenkompartiment zusammengebaut werden. Da Peroxisomen möglicherweise Teil eines primitiven Energiebildungssystems sind, das während der Evolution bereits vor den Mitochondrien vorhanden war, sind sie von besonderer Bedeutung.

### 3.3.3 Zytoskelett

Weitere charakteristische Zytoplasmabestandteile aller eukaryonten Zellen sind
– **Mikrotubuli**,
– **Mikrofilamente** (Aktinfilamente) und
– **intermediäre Filamente**.
Zusammen bilden sie das **Zytoskelett** der Zelle. Alle Teile des Zytoskeletts fügen sich zu einem hochstrukturierten, dynamischen, zytoplasmatischen Netzwerk zusammen, das für die Gestalt der Zelle, für Bewegungsvorgänge und für den intrazellulären Transport von Organellen und Vesikeln zentrale Bedeutung hat.

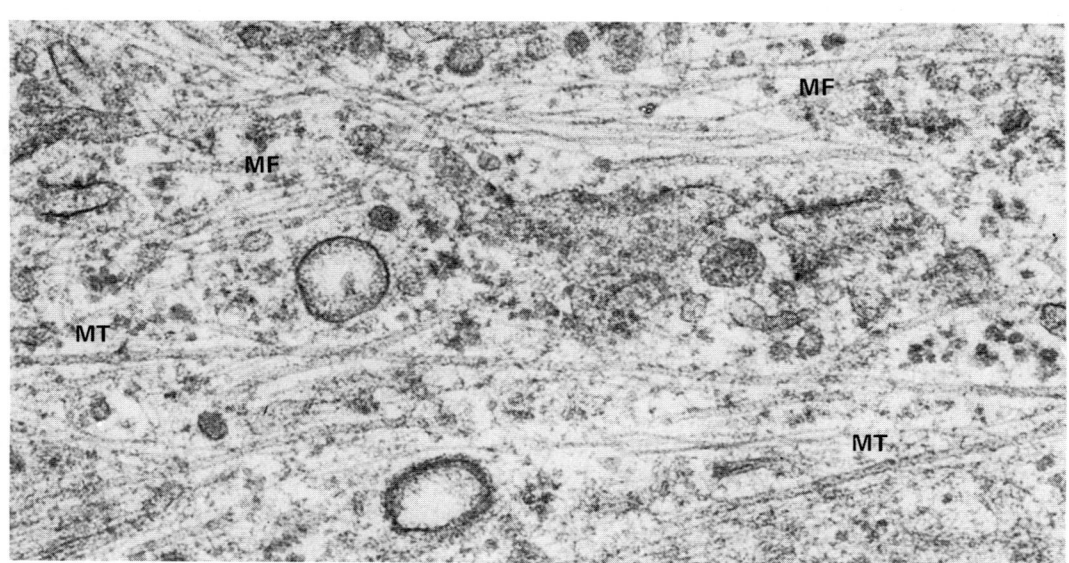

**Abb. 3.19.** Fibroblast. Zu erkennen sind im Zytoplasma Mikrofilamente *(MF)* und Mikrotubuli *(MT)*. Vergr. 60.000fach. (Freundlichst überlassen von Katchburian E.)

## Mikrotubuli

Mikrotubuli sind lange, schlanke, relativ starre Röhren (Abb.3.19) und kommen in allen Zellen mit Zellkern vor. Sie können einzeln liegen oder Bündel bilden; durch ihre Anordnung bestimmen sie häufig die subzelluläre Struktur des Zytoplasmas. Insgesamt verlaufen die Mikrotubuli gerichtet, sei es gerade oder gebogen. Viele Mikrotubuli orientieren sich zum Zentriol hin (s. unten), das ein *Mikrotubulusorganisationszentrum* ist (microtubule organizing center: MTOC).

Der einzelne Mikrotubulus hat einen recht konstanten Durchmesser von 24 nm: Seine Wandstärke beträgt 5 nm, der Durchmesser des hohlen Zentrums 14 nm (Abb.3.20 und 3.22). Die Länge der Mikrotubuli schwankt; in Axonen (S.253) können sie bis zu 25 µm lang werden.

Verbunden mit den Mikrotubuli sind *mikrotubuliassoziierte Proteine (MAP;* Abb.3.21), die die Bildung der Mikrotubuli beschleunigen, sie

schützen und der Interaktion mit anderen Zellbestandteilen dienen. Mikrotubuli können untereinander durch MAP sowie durch andere „Arme" oder „Brücken" verbunden sein (s. unten, Abb.3.21).

Mikrotubuli bestehen v. a. aus globulärem Protein, dem **Tubulin** (Abb.3.22 a). Dieses setzt sich aus 2 recht ähnlichen Monomeren (Untereinheiten) zusammen, dem $\alpha$- und $\beta$-Tubulin. Jedes der beiden Tubuline hat ein Molekulargewicht von etwa 50.000 und beide haben eine nur wenig voneinander verschiedene Aminosäurenfolge.

**Hinweis**. Tubuline gehören offenbar zu phylogenetisch sehr alten Zellbestandteilen, denn es bestehen kaum Unterschiede zwischen Tubulinen weit voneinander entfernter Arten. Tubuline leiten sich möglicherweise von einem gemeinsamen Protein ab, dem Protubulin.

Neubildung und Längenwachstum von Mikrotubuli gehen auf die Polymerisation freier Tubulinmonomeren und von Tubulindimeren zu *Tubulinprotofilamenten* zurück. 13 (14) Tubu-

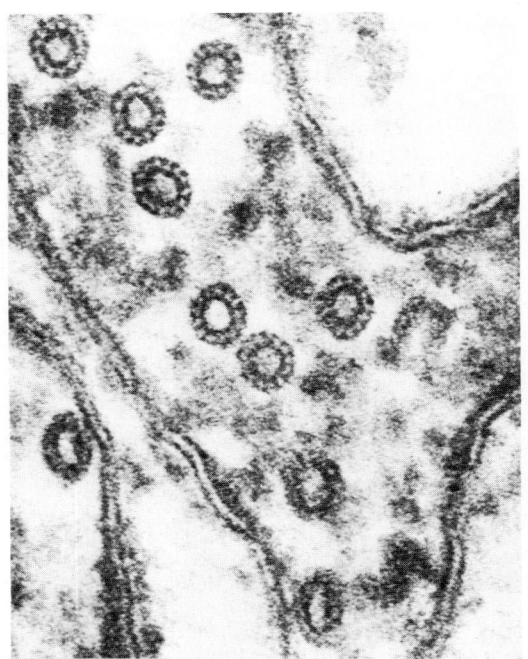

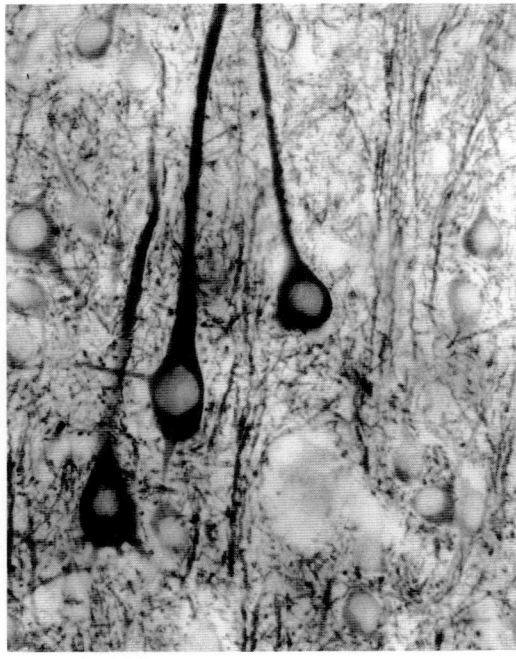

**Abb.3.20.** Elektronenmikroskopische Abbildung von Mikrotubuli. Durch Fixierung mit Glutaraldehyd und Tanninsäure gelingt es, die Dimeren der Mikrotubuli sichtbar zu machen. Sie sind als *kleine schwarze Punkte* am Rand der quergeschnittenen Mikrotubuli zu erkennen. Sertoli-Zelle aus dem Hoden von Rana polypedatus. Vergr. 247.000fach. (Freundlichst überlassen von Mizuhira V.)

**Abb.3.21a,b.** Immunhistochemische Darstellung von Mikrotubulus-assoziierten Proteinen (MAP). **a** TAV, **b** MAP2, *oben* graue Substanz der visuellen Hirnrinde, *unten* weiße Substanz. Alles Dunkelgefärbte entspricht TAV bzw. MAP2. TAV wird überwiegend in Axonen, MAPs in den Somata von Nervenzellen gefunden. Vergr. 315fach. (Freundlichst überlassen von Riederer B.)

A. Mikrotubulus

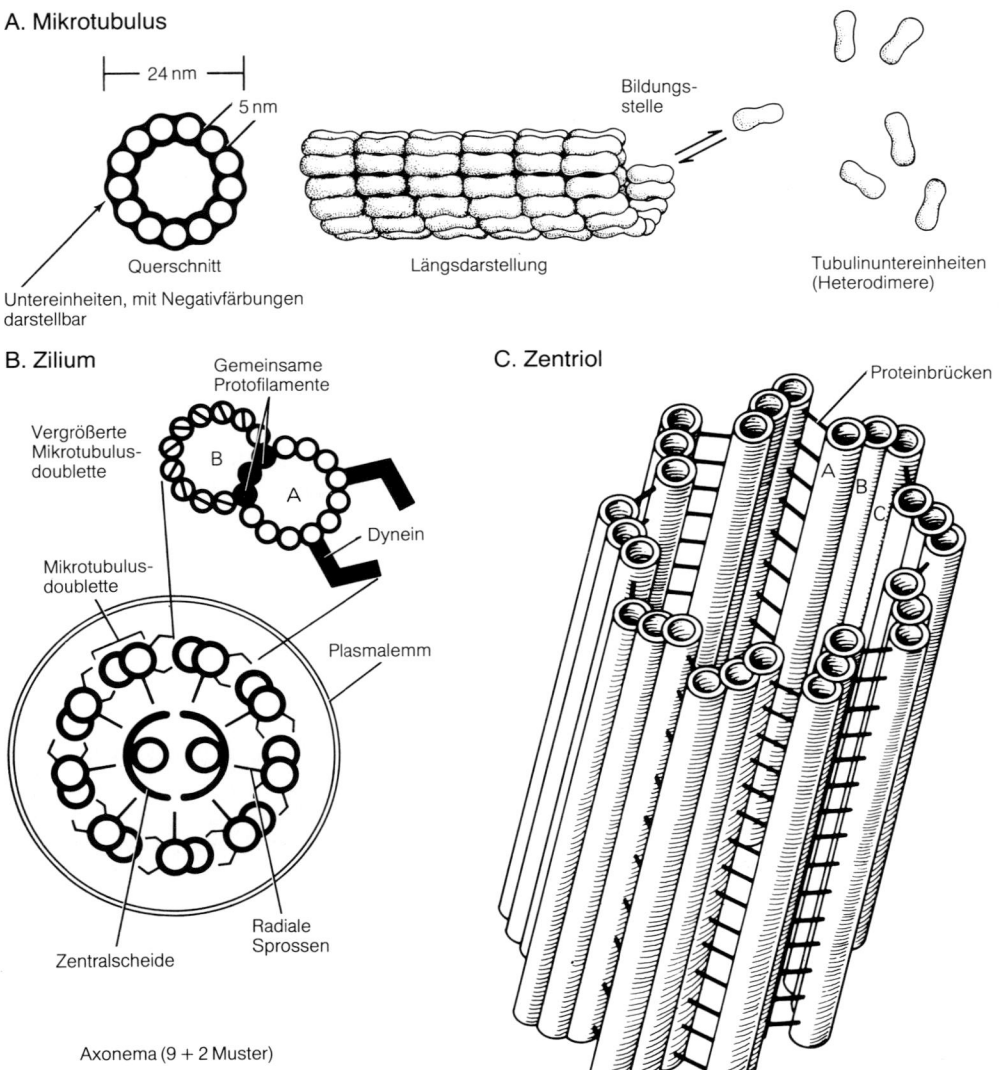

B. Zilium

C. Zentriol

Axonema (9 + 2 Muster)

**Abb. 3.22.** Schematische Darstellung von Mikrotubuli, Zilien und Zentriolen. Mikrotubuli *(A)* bestehen aus Tubulindimeren. Diese fügen sich so zusammen, daß Protofilamente (Durchmesser 5 nm) entstehen. 13 Protofilamente in ringförmiger Anordnung bilden einen Mikrotubulus (Durchmesser 24 nm). Zilium *(B)*. Im Zentrum bilden Mikrotubuli den sog. Achsenfaden (Axonema). Das Axonema besteht aus 2 zentralen Mikrotubuli, die von 9 Doppelmikrotubuli (Doubletten) umgeben sind. Von den Doppeltubuli ist Mikrotubulus *A* vollständig, während Mikrotubulus *B* 2–3 Protofilamente mit Mikrotubulus *A* teilt. Jede Doublette besitzt radiale

Sprossen zur Verbindung mit einer Zentralscheide und 2 Dyneinarme zur Verbindung mit der Nachbardoublette. Die Bewegung der Zilien kommt durch das Gleiten der Tubuli gegeneinander unter Spaltung von ATP durch die ATPase-Wirkung des Dyneins zustande. Zentriolen **(C)** bestehen aus 9 Mikrotubulitriplets, die untereinander durch Proteinbrücken verbunden sind. In den Triplets besteht nur Mikrotubulus *A* aus 13 Untereinheiten, während Tubuli *B* und *C* einige Untereinheiten mit dem vorherigen Mikrotubulus teilen. In der Regel sind die Zentriolen paarweise angeordnet und stehen rechtwinklig zueinander

linprotofilamente, die auf der ganzen Länge der Tubuli parallel zueinander verlaufen, bilden schließlich einen Mikrotubulus (Abb. 3.20 und 3.22).

Voraussetzung für die Polymerisation von Mikrotubuli ist das Vorhandensein freier Bindungsstellen an den beteiligten Tubulineinheiten. Die freien Bindungsstellen dienen der Verknüpfung der Tubulinmoleküle untereinander und der Anlagerung von $Mg^{2+}$-ATP, dessen Spaltung die Energie für die Polymerisation liefert. Außerdem ist die Anwesenheit von $Mg^{2+}$-GTP (Guanosin-5'-triphosphat) erforderlich.

Das Wachstum der Mikrotubuli erfolgt asymmetrisch, da sie über ein relativ stabiles, langsam wachsendes Minusende (–) im Bereich der Mikrotubulusorganisationszentren (z. B. Zentriol, Kinetosom) und über ein relativ instabiles, schnell wachsendes Plusende (+) in der Peripherie verfügen.

**Histophysiologischer Hinweis.** Die dynamische Instabilität der Mikrotubuli an ihrem Plusende ist von großer biologischer Bedeutung. Hier kann jederzeit eine Depolymerisation erfolgen, es sei denn, es wird eine Zielstruktur erreicht (z. B. das Kinetochor bei der Mitose); in diesem Fall erfolgt auch hier eine Stabilisierung.

Auf- und Abbau von Mikrotubuli verlaufen außerordentlich schnell. Dabei können durch Abbau freigewordene Tubulinmonomere zum Wiederaufbau neuer Protofilamente verwendet werden.

**Hinweis.** Unterbunden werden kann das Wachstum von Mikrotubuli durch Substanzen, die die Bindungsstellen für die Verknüpfung der Tubulindimeren besetzen. Hierzu gehören Colchicin und Vinblastin. Sie bewirken u. a. eine Arretierung von Mitosen (S. 90) und spielen deswegen bei der Krebsbehandlung eine Rolle. Einen hemmenden Effekt auf die Mikrotubulusbildung hat außerdem Kalzium.

Mikrotubuli tragen wesentlich zur *Aufrechterhaltung der Gestalt* der Zelle bei, gleichzeitig aber auch zu deren Gestaltsveränderung. Die Aufrechterhaltung der Gestalt ist möglich, weil Mikrotubuli in intakten Zellen in der Regel gestreckt verlaufen und eine zelltypische Anordnung haben. Quer zur Zelloberfläche orientierte Mikrotubuli kommen nicht vor. Bei Formveränderungen von Zellen werden Mikrotubuli dort aufgebaut, wo Zellen Vorwölbungen und Fortsätze bekommen, abgebaut werden sie im Bereich von Einziehungen. Insgesamt stabilisieren Mikrotubuli also eine Zelle, hindern aber nicht ihren Gestaltwandel. Zu

unkontrolliertem Zellverlust kommt es jedoch, wenn Mikrotubuli zerreißen.

Mikrotubuli nehmen aber auch beim *intrazellulären Transport* von Organellen eine Schlüsselstellung ein, z. B. bei der Bewegung von Bläschen zwischen dem endoplasmatischem Retikulum und dem Golgi-Apparat und zwischen Golgi-Apparat und Zellmembran, bei der Melaninverteilung in Pigmentzellen oder beim axoplasmatischen Transport in Neuronen (S. 265). Diese gerichteten Transportvorgänge spielen auch eine wesentliche Rolle für die Entstehung und Erhaltung der polaren Organisation von Zellen.

Für den Kontakt zwischen Organellen und Mikrotubulusoberfläche ist der Proteinkomplex Kinesin verantwortlich. Er liefert gleichzeitig durch seine ATPase-Aktivität die Energie für den Transportvorgang. Eine Sonderstellung nimmt die Chromosomenbewegung entlang der Mitosenspindel ein (S. 90). Sie kommt durch Depolymerisation der am Kinetochor haftenden Mikrotubuli zustande.

Schließlich sind Mikrotubuli wesentliche Bestandteile von
– **Zentriolen**,
– **Zilien** und **Geißeln**.

**Zentriolen** sind Zellorganellen, die in jeder Zelle vorkommen. Sie haben Zylinderform (Durchmesser 0,15 µm, Länge 0,3–0,5 µm) und bestehen wandständig aus *9 mikrotubulären Triplets* (Abb. 3.22 c). Jedes Triplet setzt sich aus 3 Mikrotubuli zusammen, die so eng aneinanderliegen, daß ihre Wände teilweise miteinander verschmelzen. Deswegen hat im Querschnitt nur ein Mikrotubulus, und zwar der am weitesten innen gelegene (A), ein rundes Profil, die beiden äußeren (B und C) sind halbmondförmig. Die Verbindung der Triplets untereinander erfolgt durch Proteinbrücken, die jeweils vom Tubulus A des einen Triplets zum Tubulus C des nächsten Triplets verlaufen. Ferner ist elektronenmikroskopisch eine verdichtete Substanz nachzuweisen, die von jedem Triplet zur Mitte des Zentriolenzylinders hin gerichtet ist und dadurch eine sternförmige Struktur bildet. Insgesamt sind Zentriolen sehr stabile Zellorganellen.

In der Regel liegen Zentriolen paarweise vor; dabei stehen die Längsachsen der beiden Zentriolen im rechten Winkel zueinander. In sich nichtteilenden Zellen liegen die Zentriolenpaare meist neben dem Zellkern und haben enge Lagebeziehungen zum Golgi-Apparat. Verbunden mit den Zentriolen ist dichtes, perizentrioläres Material, von dem Mikrotubuli

ausgehen. Es wird angenommen, daß die **perizentriolären Körper** Zentren für die Bildung von Mikrotubuli sind (s. oben). Zentriolenpaare zusammen mit dem Golgi-Apparat werden als **Zytozentrum** einer Zelle bezeichnet.

Vor der Zellteilung verdoppeln sich die Zentriolen. Dies beginnt mit Ausbildung und Wachstum einer *Prozentriole* an der Oberfläche und im rechten Winkel zur vorhandenen Zentriole. Zunächst bilden sich in der Prozentriole 9 einzeln gelegene Mikrotubuli, dann 9 eng verbundene Tubuluspaare und schließlich die übliche Zentriolenstruktur. Vor Beginn der Zellteilung trennen sich die beiden Zentriolenpaare und wandern zu entgegengesetzten Seiten der Zelle. Beide Zentriolenpaare wirken bei der Entstehung der mitotischen Spindel mit (S. 90, Abb. 3.44). – Zur Vervielfältigung von Zentriolen kommt es auch in Zellen, die Zilien und Geißeln bilden. Die neugebildeten Zentriolen wandern dort zu der Seite der Zelle, an der sich Zilien und Geißeln entwickeln.

**Zilien und Geißeln** sind bewegliche Fortsätze der Zelle. Ihr zentraler Anteil besteht aus Bündeln von Mikrotubuli, die zusammen den sog. Achsenfaden, das **Axonema**, bilden. Gemeinsam ist Zilien und Geißeln, daß sie in der Regel nur an einer Seite einer Zelle vorkommen (polare Anordnung) und einen annähernd gleichen Durchmesser von 0,3–0,5 µm haben, und daß ihr mikrotubulärer Apparat den gleichen Aufbau hat. Unterschiedlich ist jedoch die Länge der beiden Strukturen, ihre Zahl und ihre Funktion. Zilien sind i.allg. 2–10 µm lang, Geißeln 100–200 µm. Zilien kommen häufig in großer Zahl an der Zelloberfläche vor (sie werden dann als Flimmerzellen bezeichnet, z. B. im Atmungstrakt, S. 443, und Eileiter, S. 596), während Geißeln nur in geringer Zahl (1–2 pro Zelle) auftreten. Beim Menschen sind Geißelzellen außerordentlich selten; typische Geißelzellen sind Spermien (S. 626).

Hinsichtlich der Funktion gilt, daß Zilien nur in eine Richtung, Geißeln dagegen hin und her schlagen. Der Schlagrhythmus einer Zilie ist oft mit dem der benachbarten Zilie abgestimmt (S. 113). Dies führt zu einem „wellenförmigen" zielgerichteten Transport, z. B. von Schleim und Partikelchen in den Atmungsorganen (S. 443). Der Schlag der Geißeln dient dagegen der Fortbewegung der Zellen selbst, z. B. der Spermien.

Das Axonema von Zilien und Geißeln besteht aus 9 Tubuluspaaren (Doubletten), die 2 zentrale Tubuli umgeben: **9 + 2-Muster** (Abb. 3.22 b). In den *9 peripheren Doubletten*

sind die Mikrotubuli (ähnlich wie die Triplets in den Zentriolen) so angeordnet, daß sie eine gemeinsame Wand haben; dadurch sind etwa 2–3 Protofilamente beiden Wänden gemeinsam. Der Mikrotubulus, der als vollständiger Ring vorliegt, wird mit A, der andere mit B bezeichnet. Anders ist die Situation beim *zentralen Tubuluspaar*. Dort sind die Mikrotubuli voneinander getrennt. Umschlossen wird das Zentrum des Axonema von einer *zentralen Scheide*, der die beiden zentralen Tubuli von innen anliegen. Benachbarte Doubletten sind durch Proteinbrücken (**Nexine**) miteinander verbunden. Zur zentralen Scheide hin weist jede Doublette eine radiale Sprosse auf. Schließlich gehen von der Oberfläche des mit A bezeichneten Tubulus mit Armen vergleichbare Proteine aus, die aus **Dynein** bestehen und bei denen es sich um ein ATP-spaltendes Enzym handelt. Dem Dynein wird eine große Bedeutung für die Bewegung der Zilien und Geißeln zugeschrieben. Es wird angenommen, daß das Dynein der Mikrofibrille A einer Doublette an die Mikrofibrille B der Nachbardoublette herantritt und sich dort unter ATP-Spaltung entlanghangelt. Die Bewegungsvorgänge der Zilien und Geißeln werden als ein Gleitprozeß der Mikrotubuli der Axonemata aufgefaßt, wobei die ATP-Hydrolyse die erforderliche Energie liefert.

Unter jedem Axonema und in kontinuierlicher Verbindung mit ihm befindet sich im apikalen Zytoplasma eine als *Basalknötchen* oder **Kinetosom** bezeichnete Struktur, dessen Aufbau dem eines Zentriols (s. oben) entspricht. Am apikalen Ende des Basalkörperchens gehen die 9 Triplets in die 9 Doubletten des Axonema des Ziliums bzw. der Geißel über. In gleicher Höhe beginnt das zentrale Mikrotubuluspaar des Axonema. Basal geht aus dem Basalknötchen in manchen Flimmerzellen ein *Wurzelfuß* mit periodischer Querstreifung hervor, und seitlich befindet sich ein Fortsatz in Richtung auf das benachbarte Basalkörperchen. Dieses wird mit den Bewegungen der Zilien und Geißeln in Verbindung gebracht, außerdem gilt es als das Bildungszentrum der Mikrotubuli des zugehörigen Axonema.

### Mikrofilamente (Aktinfilamente)

Mikrofilamente kommen in jeder Zelle vor. Es handelt sich um sehr feine, einzeln gelegene, vernetzte oder gebündelte Fäden (Durchmesser des Einzelfilaments 5–7 nm), die mit dem

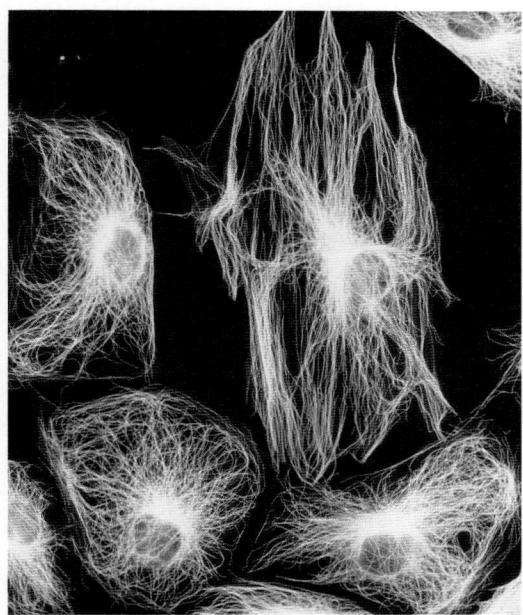

**Abb. 3.23.** Immunhistochemische Darstellung von Aktinfilamenten (Freundlichst überlassen von Wehland J.)

**Tabelle 3.2.** Aktinbindende Proteine in Nichtmuskelzellen

| Protein | Zusammenwirken mit Aktin |
|---|---|
| Nichtmuskelmyosin | Eine ATPase, die mit F-Aktin zur Erzeugung von Bewegung in Wechselwirkung tritt |
| Filamin | Bildet flexible Quervernetzungen zwischen Aktinfilamenten zu einem dreidimensionalen Geflecht (Gel) |
| Fimbrin, Villin | Bindet Aktinfilamente zu parallelen Bündeln zusammen |
| Profilin | Schränkt die Polymerisation des G-Aktins durch Bindung an das Monomere ein |
| Gelsolin | $Ca^{2+}$-abhängiges Aktinfragmentierungsprotein, das auch den Keim der Aktinpolymerisation bildet (begünstigt Solzustand) |
| Talin, Vinculin | Verankerungsproteine, die Aktinfilamente mit der Plasmamembran vernetzen |
| Spektrin | Bildet mit Aktin ein Netzwerk auf der zytoplasmatischen Seite der Erythrozytenmembran |
| Ankyrin | Verbindet das Spektrinnetzwerk mit dem Erythrozytenmembranprotein „Bande III" |

Plasmalemm bzw. der Kernmembran in Verbindung stehen können. Sie können immunhistochemisch (Abb. 3.23) und elektronenmikroskopisch (Abb. 3.24) sichtbar gemacht werden. Jedes Aktinfilament besteht aus 2 helikal umeinander gewundene Aktineinzelfäden. Eine Windung beträgt 36 nm. Im übrigen ist die Länge der Mikrofilamente sehr variabel. In der Regel sind sie kürzer als Mikrotubuli (s. oben) und intermediäre Filamente (s. unten). In quergestreiften Muskelzellen können sie jedoch bis zu 1 µm lang werden. Die Lage der Mikrofilamente zueinander kann sich funktionellen Anforderungen anpassen (s. unten); sie wird durch aktinbindende Proteine bestimmt (s. Tabelle 3.2).

Mikrofilamente bestehen aus *Aktin*, einem globulären Protein, das etwa 10 % des Gesamtproteins einer Zelle ausmacht. Jedes Aktinmolekül liegt als eine gefaltetete Polypeptidkette mit 375 Aminosäuren vor. Im einzelnen sind mindestens 7 verschiedene Aktinisoformen mit abweichender Aminosäuresequenz zu unterscheiden, von denen jede für bestimmte Zellen charakteristisch ist; so enthalten z. B. Herzmuskulatur, glatte und quergestreifte Muskulatur je eine unterschiedliche Aktinform.

Mikrofilamente entstehen durch Polymerisation freier globulärer Aktinmoleküle. Dabei besteht ein dynamisches Gleichgewicht zwischen freien Aktinmolekülen und den zu Aktinfilamenten gebundenen (jeweils etwa 50 %).

**Hinweis.** Die Polymerisation von globulärem G-Aktin zu Mikrofilamenten (filamentäres F-Aktin) ist energieabhängig. Benötigt werden u. a. ATP sowie Kalzium und Magnesium.

Ähnlich wie Mikrotubuli (s. oben) sind auch Aktinfilamente polar organisiert. Sie verfügen über ein Plusende, an dem die Polymerisation ansetzt, und ein Minusende mit relativer Stabilität. Die sich beim Aufbau bzw. Abbau abspielenden Vorgänge werden durch die verschiedensten Faktoren reguliert.

Zu unterscheiden sind Aktinfilamente, die
– *mit Myosin assoziiert sind,*
– *nicht oder nur mit sehr wenig Myosin in Verbindung stehen.*
*Aktin, das mit Myosin assoziiert ist.* Myosin ist ein Polypeptid, das aus einem stabförmigen Abschnitt und 2 beweglichen Köpfen an einem Ende besteht (S. 225). Die Köpfe können mit benachbarten Aktinfilamenten Kontakt auf-

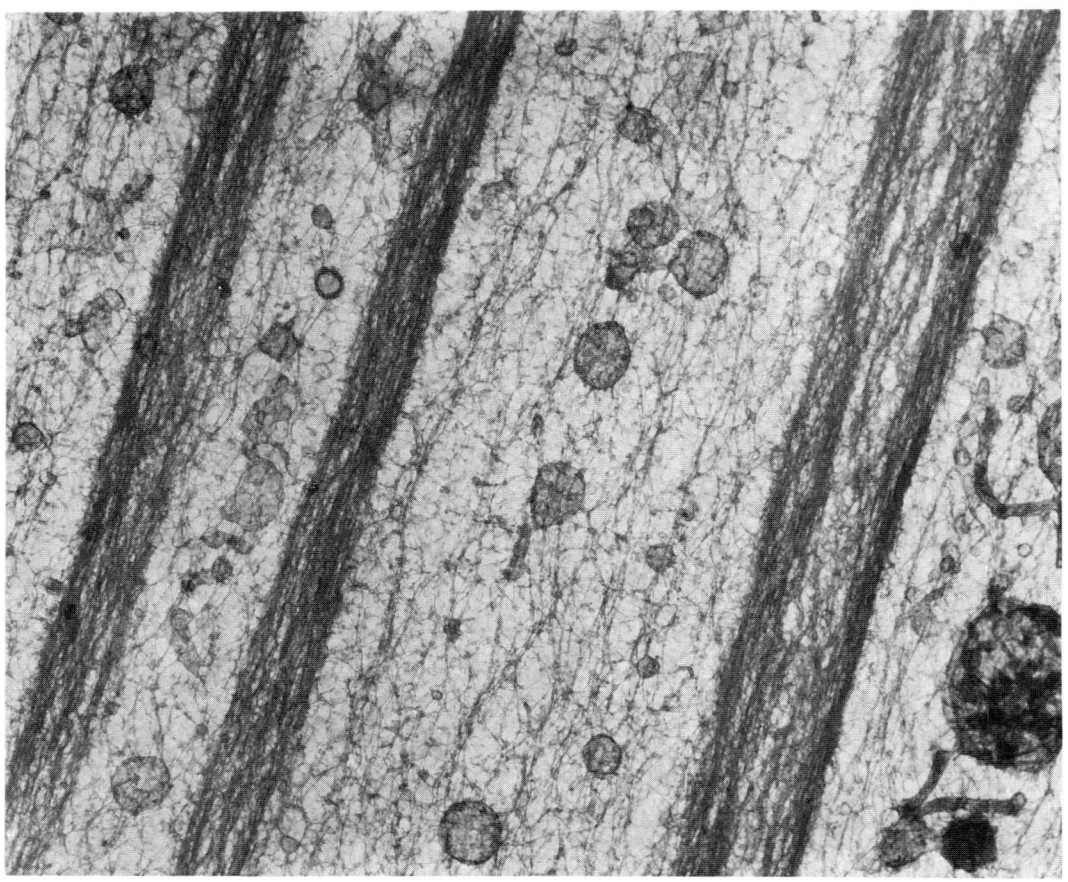

**Abb. 3.24.** Bündel und dreidimensionales Netzwerk von Mikrofilamenten. Aufnahme mit einem Hochspannungselektronenmikroskop von einem dicken Schnitt durch eine menschliche Gewebekulturzelle. (Freundlichst überlassen von Porter K. R.)

nehmen und diese bewegen. Dadurch kommt es zu Kontraktionsvorgängen in der Zelle. Streng geordnet sind die Aktin- und Myosinmoleküle in den Myofibrillen der Skelett- und Herzmuskulatur. Dadurch entsteht dort die Querstreifung (S. 221). Es gibt aber auch Zellen, die ein weniger systematisch aufgebautes Akto-Myosin-Kontraktionssystem haben, z. B. glatte Muskelzellen (S. 239), Zellen mit starker Zytoplasmaströmung – Zytoplasmaströmung erfordert Myosin – oder Thrombozyten, bei denen es bei der Blutgerinnung zu Kontraktionsvorgängen kommt. In den Thrombozyten (S. 324) ist Myosin morphologisch bei Anwendung von Routinemethoden nicht sichtbar, wird aber mit speziellen Verfahren, bei denen die Ionenbalance, der pH-Wert oder die Temperatur in den Zellen vor der Fixierung verändert werden, sichtbar.

*Aktinfilamente, die nicht oder nur mit wenig Myosin verbunden sind.* Diese Aktinfilamente können verschieden angeordnet sein:
- Sie können unter dem Plasmalemm eine Schicht dünner, untereinander vernetzter Bündel bilden (Zellkortex, s. unten). Von hier aus können Filamente zur Zellmembran ziehen, mit der sie verbunden sind, mit dem Ziel, diese zu stabilisieren oder bei der Ausbildung von Protrusionen bzw. Membraneinziehungen mitzuwirken. Sie erstrecken sich aber auch ins Zellinnere und können dort mit der Kernmembran in Verbindung stehen.
- Aktinfilamente können ringartig angeordnet sein und dann bei der Durchschnürung von Zellen, z. B. bei der Mitose, mitwirken.
- Aktinfilamente können ungeordnet im Zytoplasma vorkommen.

Den Aktinfilamenten sind **aktinbindende Proteine** zugeordnet (s. Tabelle 3.2), die der Verknüpfung der Aktinfilamente untereinander dienen. Hierbei handelt es sich u.a. um **Filamin**, ein Protein, das durch seine verknüpfende Wirkung auf Aktinfilamente Zytoplasma in einen gelartigen Zustand überführen kann. Ihm entgegen wirkt **Gelsolin**, ein aktinfilamenttrennendes Protein. Für den Wechsel zwischen Gel- und Solzustand des Zytoplasmas spielen schließlich noch $Ca^{2+}$-Ionen eine wichtige Rolle und für die Zytoplasmaströmung das Myosin (s. oben).

Schließlich gibt es weitere Proteine, die z.B. für die **Wechselwirkung der Mikrofilamente mit der Zellmembran** Bedeutung haben. In Erythrozyten sind dies **Spektrin** und **Ankyrin** (S.310), in Mikrovilli **Villin** und **Fimbrin** für die laterale Vernetzung der Aktinfilamente mit der Zellmembran (S.111) oder, wo Zellmembranabschnitte invaginiert werden können, Befestigungsproteine (z.B. **Talin**, **Vinculin**). Spektrin kommt auch als verknüpfendes Protein im subplasmalemmalen Netzwerk der Mikrofilamente vor.

### Intermediäre Filamente

Eine weitere, 3. Art von intrazytoplasmatischen Filamenten sind die intermediären Filamente. Diese haben einen Durchmesser von 8–10 nm; sie sind damit dicker als die Mikrofilamente (5 nm) und dünner als die Mikrotubuli (24 nm). Dieser „mittlere" Durchmesser hat zu ihrer Bezeichnung geführt. Ihre Länge kann mehrere Mikrometer betragen. Intermediäre Filamente sind fadenförmig, können sich bündeln und herrschen in Zellen mit mechanischer Beanspruchung vor. Sie sind die stabilsten Komponenten des Zytoskeletts und die am wenigsten löslichen Zellbestandteile.

Die intermediären Filamente bestehen aus Polypeptiden unterschiedlicher Aminosäuresequenz und haben ein bemerkenswertes Größenspektrum (Molekulargewicht 40.000–210.000 Dalton). Trotz ihrer großen Vielfalt verfügen sie über einen ähnlichen Aufbau. Die primäre Polypeptidkette hat die Struktur einer $\alpha$-Helix. Drei solcher $\alpha$-Helices wickeln sich umeinander, so daß ein kurzer Faden entsteht. Ein typisches Intermediärfilamentprotein enthält nun 3 oder 4 dieser kurzen Fäden, die durch nichthelikale Sequenzen miteinander verbunden und hintereinander geschaltet sind. Die nichthelikalen Sequenzen sind zusätzlich auch für die Verbindung von Intermediärfilamenten untereinander verantwortlich. Die $\alpha$-helikale Struktur bedingt die hohe Festigkeit und Stabilität der Intermediärfilamente.

Die intermediären Filamente bilden um den Zellkern, mit dem sie verknüpft sind, ein Netzwerk und erstrecken sich von hier aus durch das Zytoplasma in die Zellperipherie. Dabei treten sie an die Desmosomen heran, so daß über die Zellen hinweg ein Gerüstwerk von interzytoplasmatischen Filamenten entsteht.

Aufgrund von Unterschieden in der Aminosäuresequenz können mindestens 5 Klassen von intermediären Filamenten unterschieden werden (Tabelle 3.3):

**Tabelle 3.3.** Haupttypen intermediärer Filamente

| Typ | Zusammensetzung Molekulargewicht (Dalton) | Vorkommen |
|---|---|---|
| Klasse I | Saure Keratine 40000–68000 | Epithelzellen und Derivate der Epidermis (z.B. Haare, Nägel) |
| Klasse II | Basische (und ventrale) Keratine 40000–68000 | |
| Klasse III | Vimentin 57000 | Viele Zellen mesenchymalen Ursprungs |
| | Desmin 53000 | Muskelzellen |
| | Glial fibrillary acidic protein 45000 | Astrozyten, einige Schwann-Zellen |
| Typ IV | Neurofilamentäres Tripletprotein 68000, 160000, 210000 | Nervenzellen |
| Klasse V | Nukleäres Laminin 65000–75000 | Zellkerne |

– **saure Keratine** (Klasse I),
– **basische Keratine** (Klasse II),
– **Vimentin, Desmin, „glial fibrillary acidic protein"** (GFAP, S. 279), **Peripherien** (Klasse III),
– **neurofilamentäres Tripletprotein** (Klasse IV),
– **nukleäres Laminin** (Klasse V).

**Hinweis.** Eine Unterscheidung der verschiedenen intermediären Filamente ist mit immunhistochemischen Methoden möglich. Dies spielt u. a. in der Tumorpathologie eine praktische Rolle, weil der Nachweis bestimmter intermediärer Filamente für die Charakterisierung von Tumoren und die Festlegung der Therapie benutzt werden kann.

**Zytokeratine.** Bei den Zytokeratinen handelt es sich um eine komplexe Klasse intermediärer Filamente, deren Molekulargewichte zwischen 40.000 und 68.000 Dalton liegen. Im Groben ist eine Gliederung in saures Keratin und neutrales bzw. basisches Keratin möglich. Bei einer weiteren Unterteilung ergibt sich, daß die verschiedenen Zytokeratine regionenspezifisch verteilt sind. Daraus ergibt sich eine Untergliederung der Epithelien, Haare und Nägel nach ihrem Zytokeratin. Gemeinsam ist allen Zytokeratinen, daß sie von *einer* Gengruppe kodiert werden und dem mechanischen Schutz der Epithelien, sowie dem Schutz vor Wasserverlust und Hitze dienen.

**Vimentinfilamente** sind für Zellen mesenchymalen Ursprungs, embryonale Zellen bzw. undifferenzierte Zellen charakteristisch. Ferner kommen sie in Endothelzellen der Blutgefäße und in weißen Blutzellen vor. In Fettzellen umgeben sie die großen Fetttropfen. Vimentin ist ein einheitliches Protein (Molekulargewicht 57.000 Dalton). Es ist extrem schwer löslich. Häufig haben Vimentinfilamente Verbindung zum Zellkern, zu Desmosomen und anderen Strukturen des Zellkontaktes. Vermutlich spielen sie eine strukturerhaltende Rolle. Vimentin kann mit Desmin und GFAP kopolymerisieren.

**Desmin** (Skeletin, Molekulargewicht 53.000 Dalton) wird in den Z-Scheiben der Skelett- und Herzmuskulatur gefunden (S. 224), wo es der mechanischen Unterstützung der Sarkomeren dient. Es kommt aber auch in glatten Muskelzellen vor.

**Glial fibrillary acidic protein (GFAP)** ist für einige Gliazellarten (Astrozyten, S. 279, radiäre Glia, S. 281) charakteristisch. Es bildet dort die Gliafilamente.

**Hinweis.** Oligodendrozyten (S. 279), eine andere Gliazellart, enthalten dagegen überhaupt keine intermediären Filamente.

**Neurofilamentäres Tripletprotein** ist der Hauptbestandteil des Zytoskeletts der Axone und Dendriten der Nervenzellen. Es besteht aus wenigstens 3 (hochmolekularen) Polypeptiden (Molekulargewicht 68.000, 160.000, 210.000 Dalton). Neurofilamentäres Protein hat offenbar neben seiner unterschiedlichen chemischen Struktur auch verschiedene Bedeutungen für die Zellfunktion. Häufig weist es eine enge Verbindung zu axonalen Mikrotubuli auf.

**Nukleäres Laminin** liegt im Innern des Zellkerns, und zwar an der inneren Oberfläche der Kernmembran. Es bildet dort ein dichtes Proteinnetzwerk. Es ist besonders dynamisch und kann sich der Kernbewegung bzw. Kernteilung anpassen. Dabei kann sich der Faserverband auflösen und wieder neu bilden.

## Mikrotrabekelgitter

Das Mikrotrabekelgitter ist eine der Organisationsformen des Zytoskeletts (Abb. 3.25). Entdeckt wurde es in kultivierten Zellen bei Untersuchungen mit dem Hochspannungselektronenmikroskop. Inzwischen ist erwiesen, daß es in allen Zellen mit Zellkern vorkommt. Beim Mikrotrabekelgitter handelt es sich um ein kunstvoll geknüpftes dreidimensionales, zytoplasmatisches Maschenwerk, das mit allen anderen Anteilen des Zytoskeletts in Verbindung steht. Die Mikrotrabekel bestehen aus einer Vielzahl von Proteinen, darunter auch Proteinen der anderen Zytoskelettbestandteile, d. h. Aktin, Myosin und Tubulin. Es gibt Hinweise, daß das Grundgerüst vieler Mikrotrabekel aus einem zentralen Aktinkern besteht, der von verschiedenen Proteinen umhüllt wird. Die Verbindung des Mikrotrabekelgitters mit den anderen Anteilen des Zytoskeletts wird u. a. durch verschiedene mikrotubuliassoziierte Proteine sowie lange flexible Seitenarme einiger Typen intermediärer Filamente hergestellt. Bei den Mikrofilamenten spielt Aktin und wohl auch Spektrin die wichtigste Rolle. Insgesamt scheinen jedoch die meisten Verbindungsproteine noch nicht erfaßt zu sein.

Das Mikrotrabekelgitter steht mit allen Zellorganellen sowie der Zell- und Kernmembran in Verbindung und faßt alles zu einer funktionel-

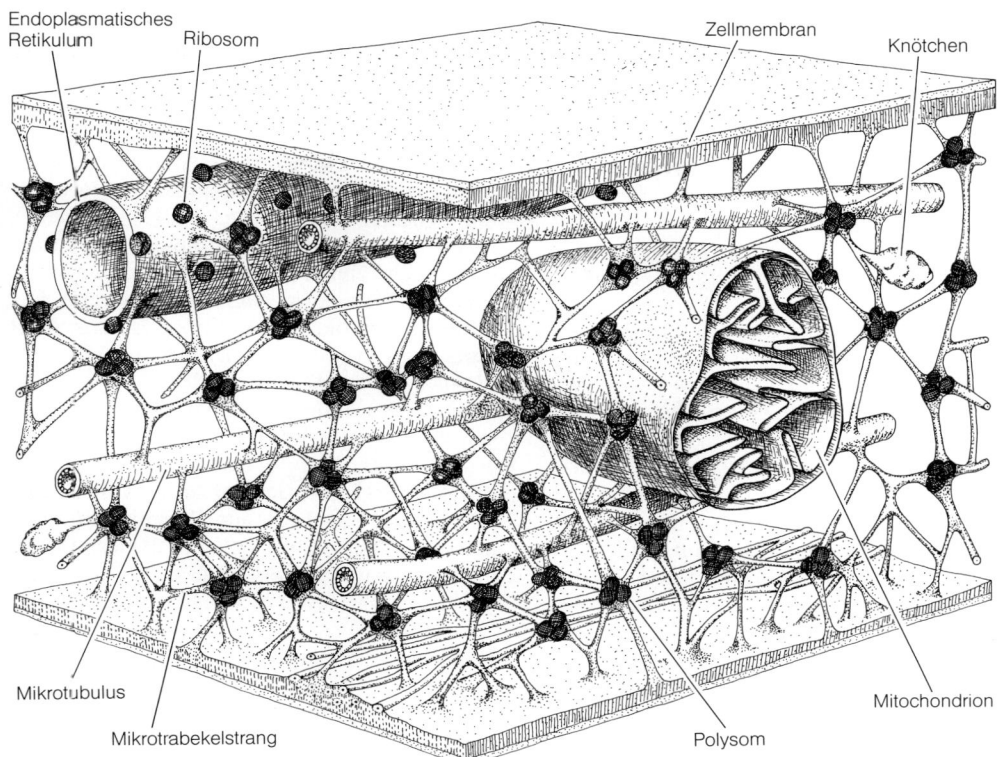

Endoplasmatisches
Retikulum          Ribosom

Zellmembran

Knötchen

Mikrotubulus

Mikrotrabekelstrang

Polysom

Mitochondrion

**Abb. 3.25.** Modell eines Mikrotrabekelgitters nach Aufnahmen mit einem Hochspannungselektronenmikroskop mit 300.000facher Vergrößerung. Mit dem Mikrotrabekelgitter stehen die Zellmembran, Ribosomen sowie die Tubuli des endoplasmatischen Retikulums und die Mikrotubuli in Verbindung. [Umgezeichnet nach Porter KR, Tucker JB (1981) Spektrum der Wissenschaften 5: 69]

len Einheit zusammen. Dazu gehören auch die Ribosomen und Enzyme, die am Zytoskelett verdichtet angeheftet sein können.

Was neben dem Zytoskelett in der Zelle verbleibt, ist eine granuläre Grundsubstanz aus löslichen Proteinen.

Das Mikrotrabekelgitter ist kein statisches Gebilde. Es ist vielmehr in der Lage, sich ständig zu verformen, indem es sich lokal zusammenzieht und ausdehnt, so daß sich der intertrabekuläre Raum vergrößert oder verkleinert. Außerdem kann sich der Spannungszustand des Gitters in Abhängigkeit von der intrazellulären Kalziumionenkonzentration ändern. Das Mikrotrabekelgitter hilft der Zelle, normale Schwankungen ihres Wassergehaltes zu überstehen. Außerdem reguliert und kontrolliert es das Zusammenspiel der verschiedenen Anteile des Zytoskeletts und trägt zum geregelten und zielgerichteten Transport von Materialien innerhalb der Zelle bei. Schließlich nimmt das Mikrotrabekelgitter Einfluß auf die Zellgestalt.

## Subplasmalemmales Netzwerk (Zellkortex)

Das submembranöse Netzwerk (Zellkortex) ist eine weitere Organisationsform des Zytoskeletts. Hierbei handelt es sich um das bereits oben erwähnte Netzwerk aus Aktinfilamenten, das unter der Zellmembran liegt. Dieses Netzwerk kann seine Maschen in Abhängigkeit von Zugkräften verändern, wobei insbesondere langsam wirkende Kräfte die Lage der Aktinfilamente in eine mehr gestreckte Form überführen. Dadurch, daß das submembranöse Netzwerk in geringen Mengen Myosin enthält, ist es bis zu einem gewissen Grad kontraktil.

Funktionelle Bedeutung hat das submembranöse Netzwerk je nach Zellart in unterschiedlicher Weise, z.B.:

– *zur Fortbewegung einzeln liegender Zellen* und *zur Ausbildung von Ausläufern,*
– *für die funktionelle Verknüpfung von Zellen* zu einem Zellverband,
– *bei Darmepithelzellen.*

*Bei Zellen, die sich fortbewegen können bzw. Ausläufer bilden* (z. B. neutrophile Leukozyten, S. 314, Fibroblasten, S. 143), kommt es in den sich vorschiebenden Zellspitzen zur Polymerisation von Aktin am Plusende der Mikrofilamente.

**Hinweis**. Die Behandlung entsprechender Zellen mit Substanzen, die eine Aktinpolymerisation verhindern (z. B. Zytochalasin, Phalloidin), unterbindet jede Fortbewegungsmöglichkeit.

Eine offene Frage ist, inwieweit bei diesen Vorgängen auch Mikrotubuli eine Rolle spielen. In Nervenzellen ist nämlich das Auswachsen der Neuriten besonders an das Zusammenwirken von Mikrofilamenten *und* Mikrotubuli gebunden.

*Epithelzellen im Zellverband*. Hier bilden die Aktinfilamente insbesondere unter der apikalen Zellmembran ein dichtes Netzwerk, das mit den Desmosomen der lateralen Zellmembran verbunden ist. Funktionell ist wesentlich, daß sich das submembranöse Netzwerk unter Vermittlung der Haftstellen an der seitlichen Zellmembran über einen ganzen Zellverband erstrecken und auch zu einer gemeinsamen Wirkung kommen kann. Dies spielt z. B. während der Entwicklung bei Einfaltungsvorgängen eine Rolle. Ausgangspunkt kann dabei eine Kontraktion im submembranösen Netzwerk einer einzelnen Zelle sein. Von hier aus können Kontraktionswellen dann über den ganzen Zellverband verlaufen und die Formveränderung des Verbandes bewirken.

*Darmepithelzelle*. Hierbei handelt es sich um einen Spezialfall von Epithelzellen mit stationären Mikrovilli (S. 111). Die Mikrovilli dieser Zellen werden durch Bündel von Aktinfilamenten stabilisiert, die in das submembranöse Netzwerk mit seinen verschiedenen Anteilen einstrahlen. Dadurch entsteht unter der apikalen Zellmembran ein als „terminal web" bezeichnetes, zum Zytoskelett gehöriges Fasernetzwerk. Der Verknüpfung der Aktinfilamente der Mikrovilli mit denen des submembranösen Netzwerkes dienen v. a. Spektrinquerverbindungen. Unter dem Terminal web befindet sich eine Schicht aus intermediären Filamenten. Einzelheiten über den Aufbau der Darmepithelzelle S. 498.

## 3.3.4 Zytoplasmaeinschlüsse

Bei Zytoplasmaeinschlüssen handelt es sich um Einlagerungen ins Zytoplasma, die entweder in der Zelle selbst entstanden sind oder von außen aufgenommen wurden. Sie bestehen aus Material, das

- zeitweise nicht am Zellstoffwechsel teilnimmt – aber bei Bedarf mobilisiert und dem Stoffwechsel der Zelle wieder zugänglich gemacht werden kann (Reserve- oder Speicherstoffe) – oder
- nichts (mehr) damit zu tun hat (Stoffwechselschlacken oder phagozytiertes Material).

Zytoplasmaeinlagerungen dieser Art werden als **Paraplasma** bezeichnet. Sie können vorliegen als

- **gespeichertes Fett**,
- **Glykogen**,
- **gespeicherte Proteine**,
- **Pigmente**.

**Gespeichertes Fett** erscheint im Zytoplasma in der Regel in Form von kleinen Tröpfchen. Besonders ausgeprägt ist dies im Fettgewebe (S. 173), aber auch in anderen Zellen, z. B. Leberzellen (S. 540) oder in Zellen der Nebennierenrinde (S. 405) und des Corpus luteum (S. 588).

**Glykogen** ist die Speicherform der tierischen Kohlenhydrate und u. a. häufig in Leberzellen, Herzmuskelzellen und im Vaginalepithel nachzuweisen. Nach Imprägnation mit Bleisalzen erscheint Glykogen elektronenmikroskopisch als Ansammlung grober, irregulärer, dichter Körnchen (Abb. 3.26).

**Proteine**. Seltener kommt es zur Speicherung von Proteinen. Dabei kann es zur Bildung von Eiweißkristallen kommen (Abb. 3.27), z. B. in den Leydig-Zellen des Hodens (S. 632).

**Pigmente**. Hierbei handelt es sich um farbige Produkte. Nach ihrer Herkunft werden unterschieden

- **endogene**, in den Zellen selbst entstandene Pigmente,
- **exogene**, von außen stammende farbige Produkte.

**Endogene Pigmente** sind stets Stoffwechselprodukte. Ein natürlicher, im Organismus stets vorhandener Farbstoff ist das *Hämoglobin*, das in den Erythrozyten vorkommt und dem Blut die rote Farbe gibt. Ähnlich aufgebaut ist das Myoglobin, das den Muskel rot erscheinen läßt. Die beim Abbau des Blutfarbstoffs entstandenen Pigmente werden als ***hämoglobinogene Pigmente*** bezeichnet. ***Eisenfreie*** Abbauprodukte des Hämoglobins sind die Gallenfarbstoffe *Bilirubin* und *Biliverdin*. Das Eisen wird in Form von Ferritin und Hämosiderin gespeichert.

Ein anderes intrazellulär entstandenes Pigment ist das ***Melanin***. Es ist dunkelbraun bis

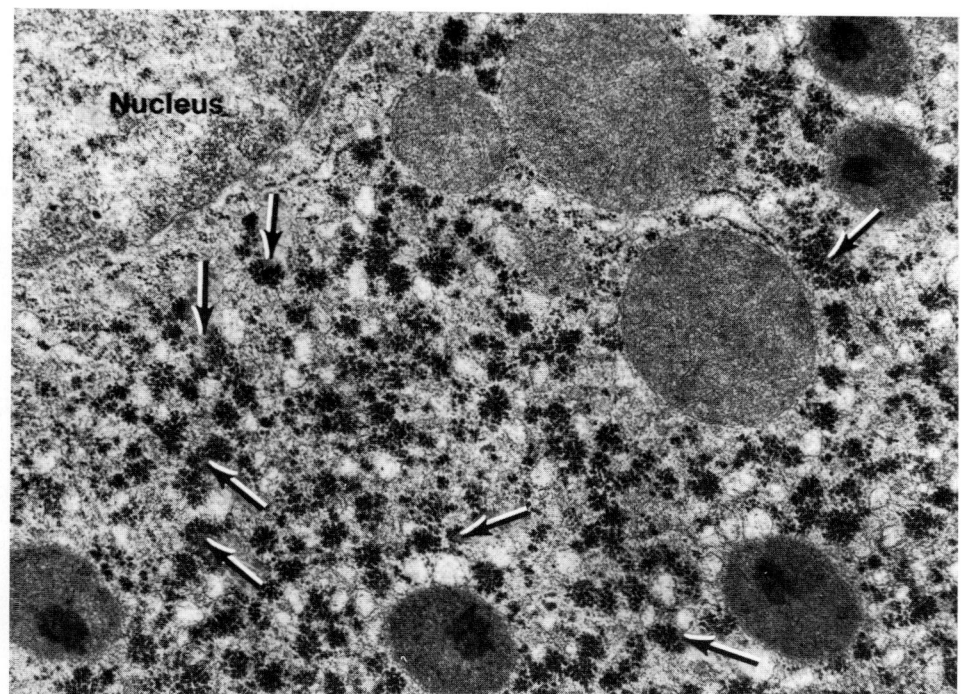

**Abb. 3.26.** Granuläre Glykogeneinschlüsse *(Pfeile)* in einer Leberzelle. Die 5 dichten Gebilde am *unteren* und *rechten* Bildrand sind Peroxisomen. Vergr. 30.000 fach

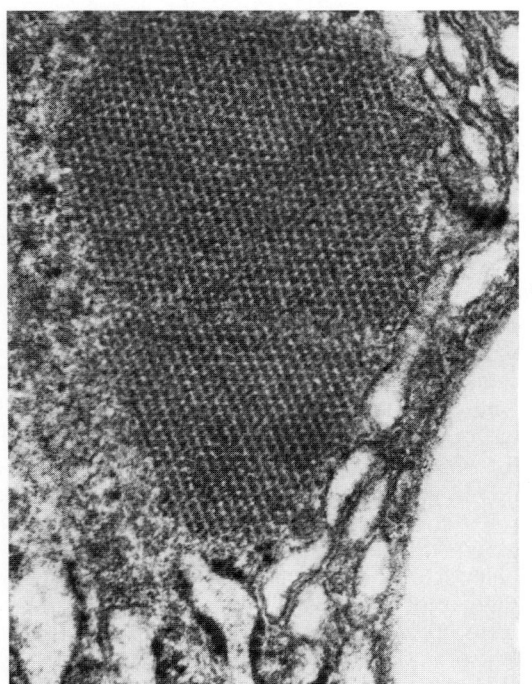

**Abb. 3.27.** Proteinkristalle in einer menschlichen Nebennierenzelle. (Freundlichst überlassen von Magalhães M.)

schwarz und geht aus der Aminosäure Tyrosin hervor. Melanin wird in speziellen Zellen der Haut (Melanozyten, S. 419), in Zellen des Pigmentepithels des Auges und in Melanophoren der Pia mater und des Coriums gebildet und angetroffen. Es befindet sich in membranumschlossenen Bläschen (Melaningranula). Schließlich gehört das *Lipofuszin* zu den zelleigenen Pigmenten. Es stammt aus dem Lipidstoffwechsel und ist eine gelbbraune Eiweiß-Lipoid-Verbindung. Lipofuszin liegt in Form feiner Lipofuszingranula in den Zellen vor; hierbei handelt es sich um Residualkörper von Lysosomen (S. 63). Lipofuszin kommt besonders häufig im Alter in Leber-, Herzmuskel- und Nervenzellen vor.

**Exogene Pigmente** stammen aus der Umwelt, z. B. Kohlepartikel und Farbstoffe. Sie sind über den Atemtrakt oder auf anderem Wege (z. B. Tätowierung) in den Körper eingedrungen, wurden phagozytiert und gespeichert.

### 3.3.5 Matrix (Zytosol)

Bei der Matrix (in der Nomenklatur der Biochemiker Zytosol) handelt es sich um den löslichen Teil des Zytoplasmas. Sie ist reich an Pro-

teinen, v. a. Enzymen, Koenzymen, Substraten, aber auch an Kohlenhydraten, Lipiden, Nukleinsäuren und Spurenelementen, sowie Hydratationswasser. Morphologisch ist es der Untersuchung nicht zugänglich. Elektronenmikroskopisch erscheint die Matrix transparent und unstrukturiert.

## 3.4 Zellkern (Nukleus)

Alle Zellen des menschlichen Körpers – mit Ausnahme reifer Erythrozyten (rote Blutzellen) – haben einen Zellkern. Beim Zellkern handelt es sich um das Kompartiment der Zelle, das fast die gesamte genetische Information enthält und dadurch ein Steuerungszentrum der Zellfunktionen ist. Besonders zu beachten ist, daß der Zellkern als abgegrenzte Einheit nur in der **Interphase**, d. h. in der Zeit zwischen 2 Mitosen (s. unten), vorhanden ist. Während der **Mitose** mischt sich das Kernmaterial mit dem übrigen Zellmaterial.

Die meisten Zellen verfügen nur über *einen* Zellkern. Es gibt jedoch Ausnahmen; in manchen Geweben kommen Zellen mit 2 oder auch mit vielen Zellkernen vor. Beispiele für Gewebe mit zweikernigen Zellen sind die Leber und das Oberflächenepithel der ableitenden Harnwege; vielkernig sind u. a. quergestreifte Muskelfasern und Osteoklasten.

### 3.4.1 Form, Größe, Lage

Die **Form** der Zellkerne ist sehr variabel. Sie steht in der Regel in enger Beziehung zur Zellform, insofern längliche Zellen auch längliche Zellkerne, kubische oder kugelige Zellen aber runde Zellkerne haben. Die Kerne anderer Zellen wieder sind gelappt (segmentiert). Viele Zellkerne sind in ihrer aktiven Phase dort eingedellt, wo sie vermehrt Material ausschleusen. Vielfach ist die Kernform zelltypisch, so daß sie diagnostisch verwendet werden kann.

Die **Kerngröße** (Kernvolumen) hat Beziehungen zur Zellgröße (Zellvolumen); es bestehen Kern-Plasma-Relationen, die jedoch bei den verschiedenen Zellarten unterschiedlich sind. So gibt es Zellen, bei denen um einen großen Kern herum nur ein relativ schmaler Zytoplasmasaum vorkommt; andererseits gibt es Zellen mit relativ kleinem, dann in der Regel sehr dichtem Zellkern und viel Zytoplasma. Selbst

in einem Organ sind die Kerngrößen nicht gleich. Das Kernvolumen wird u. a. durch genetische (Zahl und Größe der Chromosomen, S. 79), allgemeine (Alter, Geschlecht, tages- und jahreszeitliche Rhythmen) und solche Faktoren beeinflußt, die in das funktionelle Geschehen der Zelle eingreifen (z. B. Ernährung, Streß, Pharmaka). Eine Steigerung der funktionellen Leistungsfähigkeit der Zelle ist mit einer Kernschwellung (Arbeitshypertrophie), eine Funktionsminderung mit einer Kernvolumenverkleinerung (Inaktivitätshypotrophie) verbunden.

Die **Lage des Zellkerns** ist gleichfalls variabel und ggf. typisch für die Zellart. Im allgemeinen liegt der Zellkern in kubischen Zellen zentral, in hochprismatischen Zellen basal. Aber es ist jede Variation denkbar. So liegen z. B. in quergestreiften Muskelfasern die Zellkerne randständig, in glatten Muskelzellen und in quergestreiften Herzmuskelzellen zentral (Abb. 10.1). Während der Entwicklung und auch funktionsbedingt kann sich die Lage des Zellkerns verändern, so verlagern sich z. B. während der Histogenese in hochprismatischen Zellen die Kerne von zentral nach basal, und in gereizten Nervenzellen bekommt der Zellkern eine exzentrische Lage. Auch können Zellkerne rotieren.

### 3.4.2 Kernhülle

Eine zusammenhängende Kernhülle **(Nukleolemma)** besteht nur während der Interphase und ist nur elektronenmikroskopisch zu erkennen. Was im Lichtmikroskop als „Kernmembran" erscheint, kommt dadurch zustande, daß der Kernhülle von innen her eine mehr oder weniger breite Schicht aus gut anfärbbarem Heterochromatin (s. unten) anliegt und dadurch den Eindruck einer „Membran" hervorruft. Tatsächlich bestehen Kernhüllen aus 2 Membranen, die mehr oder weniger parallel zueinander verlaufen (Abb. 3.28), den für Zytomembranen typischen elektronenmikroskopisch trilaminären Aufbau aufweisen und 7–8 nm dick sind.

Zwischen den Membranen befindet sich der **perinukleäre Raum**, der stellenweise zisternenartig erweitert sein kann (Durchmesser 20–70 nm). Die äußere, dem Zytoplasma zugewandte Membran gehört zum endoplasmatischen Retikulum, das sich im Kernbereich stark erweitert hat und dadurch den Kern in seinen Binnenraum einschließt. Häufig liegen

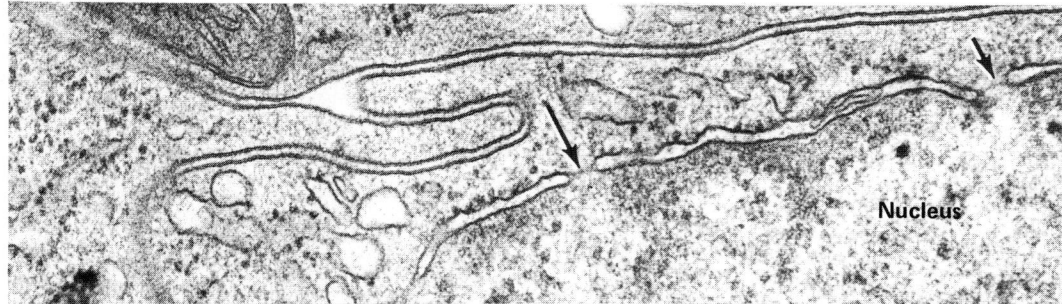

**Abb. 3.28.** Kernhülle mit Kernporen *(Pfeile)*. Die Poren sind mit einem Porenkomplex verschlossen. Unter der Kernhülle befindet sich Chromatin, das in der Regel im Gebiet der Kernporen fehlt. Vergr. 80.000fach

der äußeren Membran Ribosomen an. Diese synthetisieren Polypeptidketten, die in den perinukleären Raum abgegeben werden.

Stellenweise verschmelzen die äußere und die innere Membran der Kernhülle. Dort entstehen **Kernporen** (Abb. 3.28 und 3.29), die die Abgabe von Kernmaterial ins Zytoplasma ermöglichen. Kernporen (Durchmesser um 80 nm) sind jedoch nicht offen, sondern haben eine komplizierte Struktur; es liegt ein *Porenkomplex* vor. Dieser besteht aus einem feinen Ring (Anulus pori), der 8 Proteingranula enthält. Im Zentrum der Pore befindet sich in

manchen Fällen ein Zentralgranulum, das durch feine Fibrillen mit den randständigen Granula verbunden scheint (möglicherweise ein Fremdkomplex beim Durchtritt durch die Pore). Insgesamt werden die „Poren" als ein wasserhaltiger Kanal angesehen, durch den auch wasserlösliche Moleküle zwischen Kern und Zytoplasma transportiert werden können. Die Permeabilität der Kernporen ist variabel, sie lassen jedoch große RNA-Moleküle und Ribosomenuntereinheiten hindurchtreten. Bis zu 1/5 der Kernoberfläche kann aus Poren bestehen.

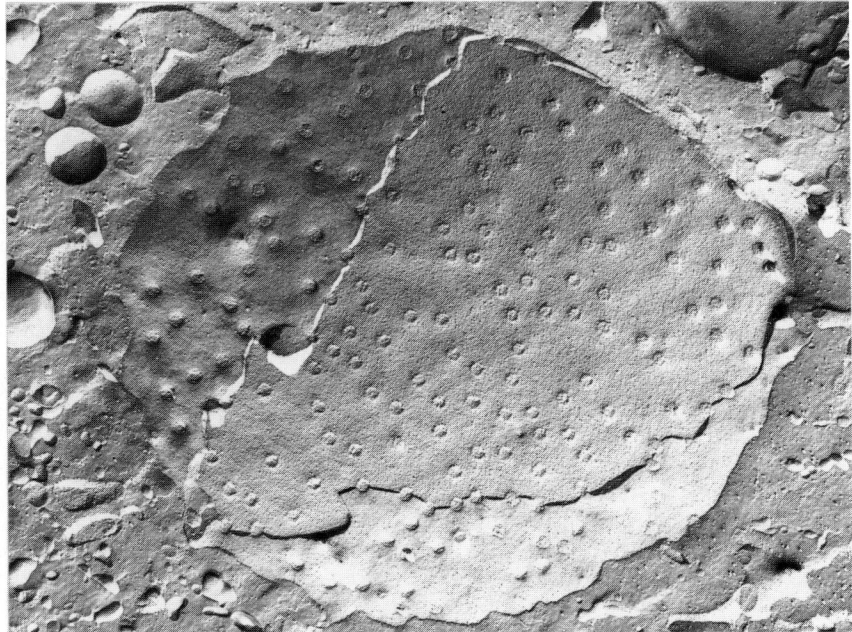

**Abb. 3.29.** Kernhülle im Gefrierbruch. Im linken Kernbereich sind beide Anteile der Kernhülle, im rechten nur der innere erhalten. Zu beachten sind die Kernporen. (Freundlichst überlassen von Pinto da Silva A.)

### 3.4.3 Nukleoplasma

Der Zellkern enthält das Nukleoplasma. Hierbei handelt es sich um das genetische Material des Zellkerns (Chromosomen bzw. Chromatin), einen oder mehrere Nukleoli sowie solartige, amorphe Substanz (u.a. regulatorische Proteine, zahlreiche Enzyme, Nukleinsäurevorstufen sowie Stoffwechselprodukte und Ionen).

### 3.4.4 Chromosomen

Die Chromosomen sind die wichtigsten Bestandteile des Zellkerns. Sie sind Träger der genetischen Information und zur Reduplikation befähigt. Jedes Chromosom ist aus einem Chromosomenfaden (**Chromonema**), der unterschiedlich stark geknäult ist, aufgebaut. Die dichteste Zusammenfaltung des Chromosomenfadens liegt während der Mitose (indirekte Zellteilung, s. unten) vor; dann sind die Chromosomen auch in ganzer Länge lichtmikroskopisch zu erkennen (**Mitosechromosomen**). Zwischen 2 Zellteilungen, der Interphase, entwirrt sich der Chromosomenfaden, jedoch nicht überall gleichmäßig. Es lassen sich beim Interphasechromosom vielmehr gestreckte und spiralisierte Abschnitte unterscheiden (s. unten).

**Chromonema**. Chromosomenfäden bestehen aus

– **Desoxyribonukleinsäure** (desoxyribonucleic acid: DNA) und
– **Histonen**.

**Desoxyribonukleinsäure**. Die DNA ist das genetische Material. Sie setzt sich aus 2 Nukleinsäureketten zusammen, die in Form einer Doppelhelix schraubenartig um eine gedachte Achse gewunden sind (Lehrbücher der Biochemie). Der Durchmesser einer DNA-Doppelhelix (DNA-Strang) beträgt 2 nm. Die beiden DNA-Ketten zusammen werden auch als **Chromatide** bezeichnet.

Chemisch ist DNA ein aus Desoxyribonukleotiden zusammengesetztes Makromolekül. Die DNA besitzt eine große strukturelle Variabilität, die durch die Variabilität der Sequenzen zustande kommt, in der die 4 Desoxyribonukleotide miteinander verknüpft werden können. Die Funktionen der DNA-Abschnitte werden durch ihre Nukleotidsequenz (Basensequenz) bestimmt, z.B. Initiation der Replikation, Start, Ende und Regulation der Transkription (s. Lehrbücher der Biochemie).

**Histone** sind globuläre basische Proteine, die mit der DNA assoziiert sind, indem der DNA-Strang um einen octameren Histonkomplex gewickelt wird (Abb. 3.30). Die Einheit aus Histonkomplex mit umschlingendem DNA-Strang wird als **Nukleosom**, die DNA zwischen Nukleosomen als „linker-DNA" bezeichnet. Bildlich gesprochen gleicht der dekondensierte, denaturierte Chromosomenfaden einer Perlenkette. Die Enden der Chromosomenfäden stehen mit der Kernhülle in Verbindung. Die gesamte mit Histonen und anderen Proteinen assoziierte Kern-DNA wird als Chromatin bezeichnet (s. unten).

**Interphasechromosom**

Die Chromosomen behalten auch während der Interphase ihre Identität bei. Unsere heutigen Vorstellungen über die Bildung und Organisation der Interphasechromosomen, ausgehend von der DNA-Doppelhelix, sind in Abb. 3.31 zusammengefaßt: Der Sinn dieses komplizierten Prozesses besteht darin, das genetische Material (beim Menschen etwa 2 m DNA) auf kleinstem Raum unterzubringen (zu kondensieren), gleichzeitig aber noch die Transkription zu erlauben. Man erkennt in der schematischen Darstellung eines Interphasechromosoms Bereiche unterschiedlichster Faltungsdichte und auch gestreckte Abschnitte. Die gestreckten Abschnitte sind nur elektronenmikroskopisch, die spiralisierten u.U. auch lichtmikroskopisch zu erkennen.

Zwischen Nukleosomenaggregaten, für deren Stabilisierung ein spezielles Histon (H 1) erforderlich ist, gibt es internukleosomale Abschnitte der DNA, die wahrscheinlich für die Genregulation von großer Bedeutung sind. Jedes Chromosom ist in einer Serie von Schleifendomänen organisiert, wobei jede Schleifendomäne eine andere Funktionseinheit darstellt, d.h. eine andere Information trägt.

In der Interphase werden die in den Chromosomen gespeicherten Informationen weitergegeben. Außerdem kommt es während der Interphase zur Neubildung (Verdopplung) der DNA; insofern ist die Interphase die Arbeitsphase des Zellkerns.

Die Weitergabe der in der DNA gespeicherten Information erfolgt durch RNA, die mit Hilfe der DNA-abhängigen RNA-Polymerase aus Ribonukleotiden synthetisiert wird und in einer komplementären Struktur die Information der DNA übernimmt (Matrizenbildung). Die-

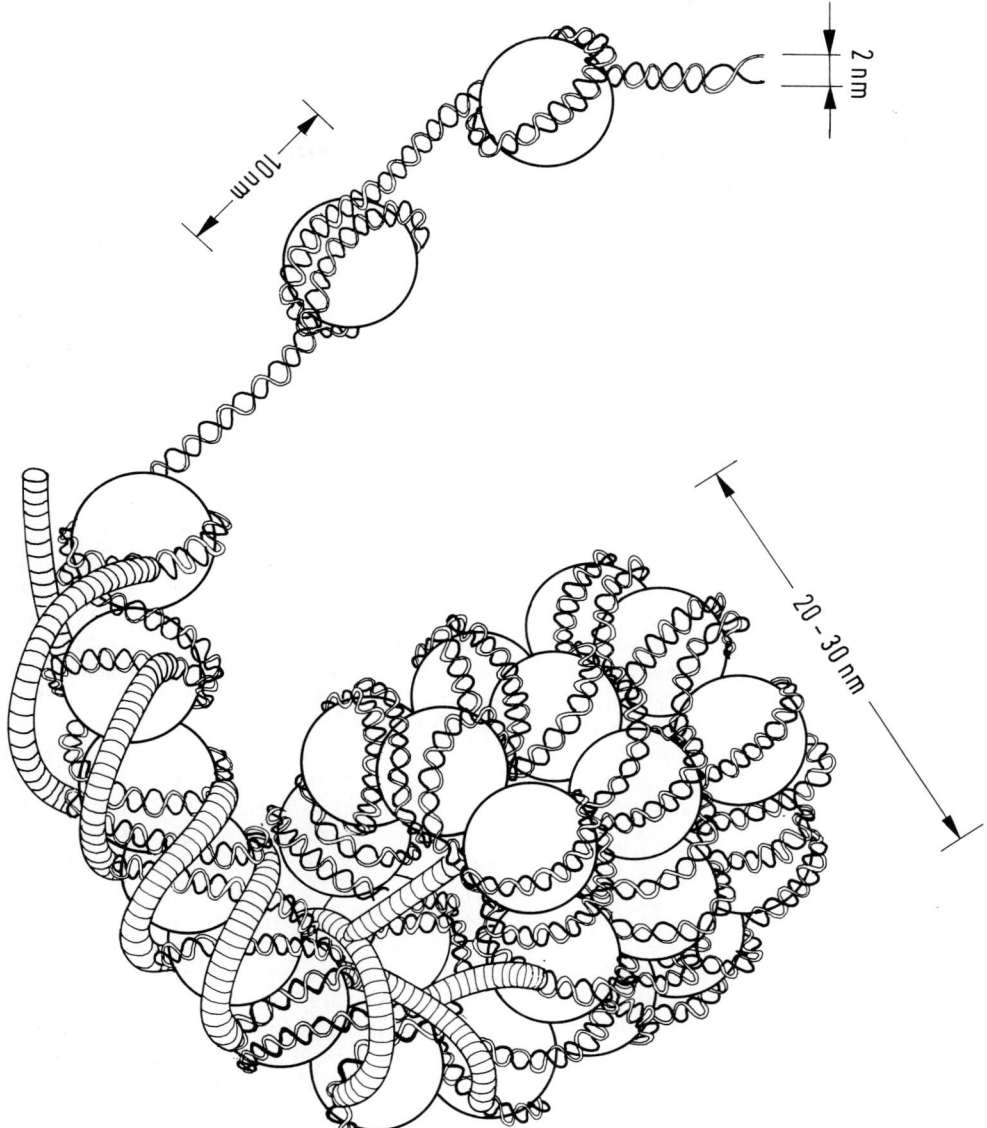

**Abb. 3.30.** Modell der Chromosomenstruktur *(gestreckter Abschnitt).* Der DNA-Strang gliedert sich in internukleosomale und nukleosomale Abschnitte. Je nach Anordnung der Nukleosomen können offene Abschnitte, solche, bei denen sich hintereinander angeordnete Nukleosomen berühren, und Abschnit-te mit Nukleosomenhaufen unterschieden werden. Die zusammenliegenden Nukleosomenabschnitte werden durch Brückenchromosomen zusammengehalten. [Umgezeichnet nach Jungermann K, Möhler H (1980) Biochemie. Springer, Berlin Heidelberg New York]

ser Übertragungsvorgang wird als **Transkription** bezeichnet. Die neugebildete RNA löst sich dann von der DNA, wird z. T. im Kern verändert („prozessiert"), verläßt den Zellkern schließlich durch Kernporen und gelangt ins Zytoplasma. Hier tritt sie mit Ribosomen zusammen, die die Information in ein Protein übersetzen **(Translation).**

Als Gen wird die Funktionseinheit eines Chromosoms bezeichnet, die die Information für ein spezifisches Protein oder z. B. für die Regulation der Transkription enthält (Strukturgene bzw. Regulatorgene).

Die meisten Sequenzen, die für ein bestimmtes Protein kodieren (Strukturgene), kommen im haploiden Genom nur einmal vor. Eine Aus-

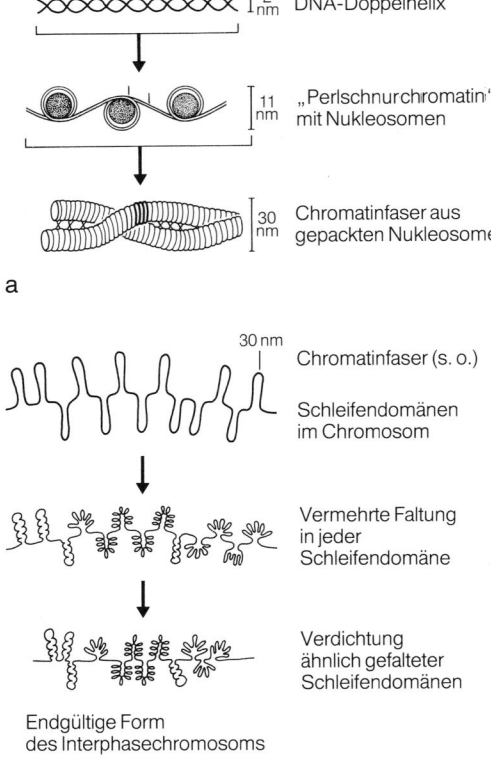

DNA-Doppelhelix

„Perlschnurchromatin" mit Nukleosomen

Chromatinfaser aus gepackten Nukleosomen

a

30 nm

Chromatinfaser (s. o.)

Schleifendomänen im Chromosom

Vermehrte Faltung in jeder Schleifendomäne

Verdichtung ähnlich gefalteter Schleifendomänen

Endgültige Form des Interphasechromosoms

b

**Abb. 3.31 a, b.** Interphasechromosom. **a** Packungszustände der DNA von der Doppelhelix bis zur Chromatinfaser. **b** Anhäufung benachbarter Schleifendomänen mit ähnlichem Packungsgrad

nahme machen die Histongene, die im menschlichen Genom in 20 – 40 Kopien vorliegen (repetitive Sequenzen). Zur Klasse der repetitiven Sequenzen gehören auch die Gene für die Transfer-RNA (tRNA) und die ribosomale RNA (rRNA). Diese DNA-Abschnitte befinden sich v. a. in den stark spiralisierten Gebieten des Interphasechromosoms.

In der Interphase erfolgt auch die Verdopplung der Chromatiden und damit der DNA-Menge des Zellkerns (während der S-Phase des Zellzyklus, s. unten). Für die Vorgänge, die sich hierbei abspielen, sei gleichfalls auf die Lehrbücher der Biochemie verwiesen. Nach der Verdopplung besteht jedes Chromosom aus 2 Chromatiden (Schwesterchromatiden). Die Zahl der Chromosomen verändert sich in der Interphase jedoch nicht.

## Chromatin

In der Praxis ist es schwierig, ja unmöglich, in der Interphase einzelne Chromosomen zu erkennen. Aus diesem Grund werden alle chromosomalen Anteile eines Zellkerns in der Interphase unter der Bezeichnung **Chromatin** zusammengefaßt, unabhängig davon, ob sie licht- oder elektronenmikroskopisch sichtbar sind, und unabhängig von ihrer Zugehörigkeit zu einem bestimmten Chromosom. Außerdem enthält Chromatin auch Nichthistonproteine (u. a. Enzyme, Strukturproteine). Unter Berücksichtigung verschiedener Kriterien werden seit langem
- **Euchromatin** und
- **Heterochromatin**
unterschieden (Abb. 3.32).

**Euchromatin.** Darunter wird heute die Summe aller genetisch aktiven Abschnitte der Chromosomen verstanden. Euchromatin kann nur elektronenmikroskopisch erfaßt werden; es erscheint im Zellkern als ein lockeres Netzwerk feiner Fibrillen.

**Heterochromatin.** Die aufgeknäulten Abschnitte der Chromosomen dagegen machen das Heterochromatin aus. Es ist elektronendicht, erscheint grob granuliert oder fleckförmig und ist mit geeigneten Färbungen auch lichtmikroskopisch darzustellen; die einzelnen anfärbbaren Heterochromatingebiete werden als **Chromozentren** bezeichnet.

Das **Verhältnis von Heterochromatin zu Euchromatin** ist im Einzelfall sehr unterschiedlich. Überwiegt das Heterochromatin, erscheint der Kern licht- und elektronenmikroskopisch dunkel, überwiegt das Euchromatin, hell. Die Intensität der Kernfärbung ist oft zelltypisch und kann deswegen diagnostisch verwendet werden. Außerdem gibt das Chromatinmuster eines Zellkerns einen Hinweis auf die Zellaktivität. In hell gefärbten Kernen (mit weniger aufgeknäulten Chromatinabschnitten) stehen mehr transkriptionsaktive Abschnitte für die Übertragung genetischer Informationen zur Verfügung als in dunkel gefärbten Zellkernen mit vielen aufgeknäulten DNA-Abschnitten. Daraus wird geschlossen, daß Zellen mit hellem Zellkern i. allg. genetisch aktiver sind als solche mit dunklem Zellkern.

**Sexchromatin.** Häufig weisen weibliche Zellen Chromatinpartikel auf, die männlichen Zellen fehlen. Diese Chromatinteilchen werden als

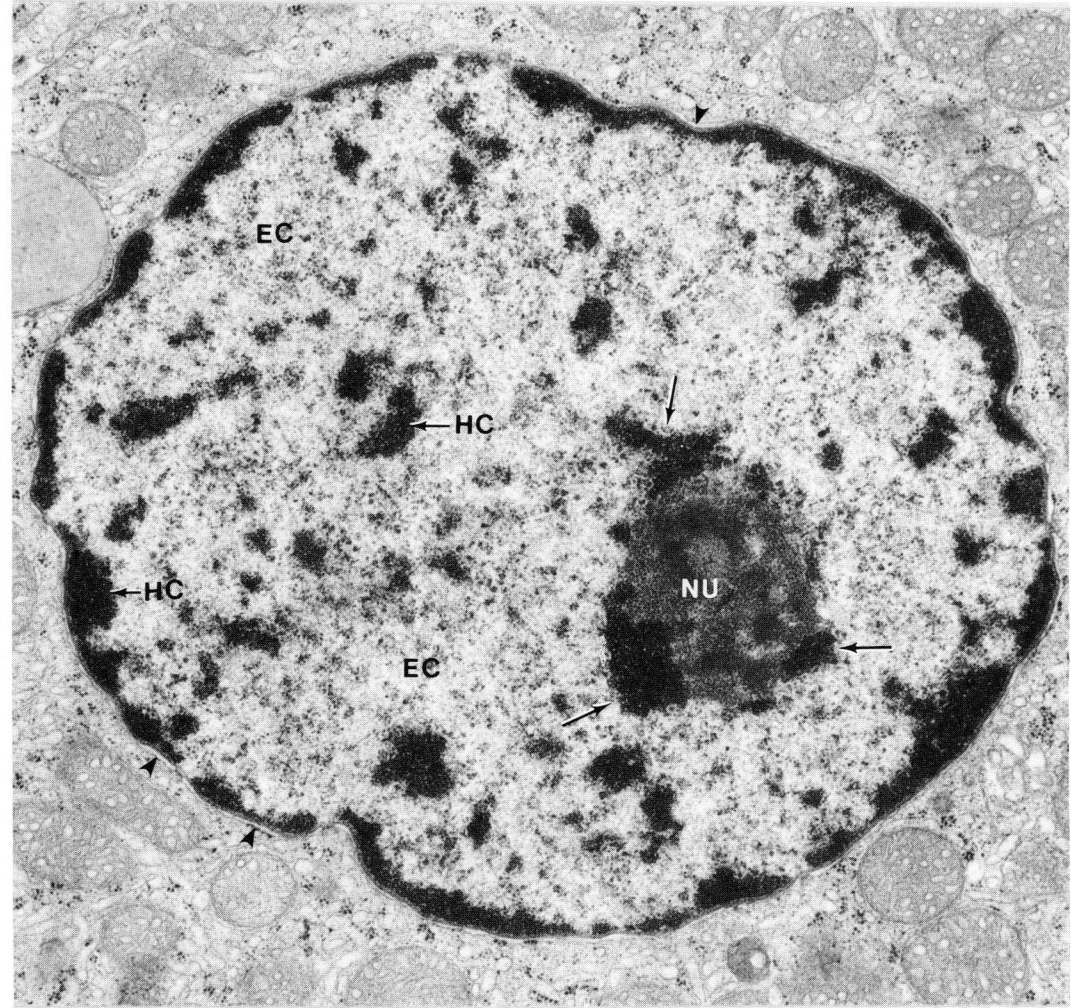

**Abb. 3.32.** Zellkern, elektronenmikroskopische Aufnahme (*EC* Euchromatin, *HC* Heterochromatin). Die *Pfeile* weisen auf den Nukleolus *(NU)*. *Pfeilköpfe* kennzeichnen Kernhüllen und perinukleären Raum. (Freundlichst überlassen von James J.)

Sexchromatin bezeichnet. Es wurde in Nervenzellen weiblicher Katzen entdeckt, kommt aber auch in vielen anderen Zellen der meisten Säugetiere, einschließlich in denen des Menschen, vor. Dieses Chromatinpartikelchen (Durchmesser etwa 1 – 1,5 μm) ist ein Teil eines der beiden X-Chromosomen weiblicher Zellen, d. h. jenes Teils, der während der Interphase dicht gewunden bleibt und dadurch färberisch darstellbar ist. Genetisch gilt er als inaktiv. Das andere X-Chromosom ist während der Interphase gestreckt und dadurch nicht ohne weiteres zu erkennen. Beim Mann fehlt das Sexchromatin, weil die beiden männlichen Geschlechtschromosomen (XY) in der Interphase unsichtbar sind.

Zum Auffinden des Geschlechtschromatins sind beim Menschen besonders die Schleimhautzellen der Wange und neutrophile Leukozyten geeignet. In den Schleimhautzellen liegt das Sexchromatin der Kernmembran in Form einer auffälligen Chromatinverdichtung innen an (Abb. 3.33). In neutrophilen Leukozyten bildet es einen trommelschlegelartigen Kernanhang (*drumstick*, Abb. 3.33). Gesichert gilt eine Geschlechtsdiagnose für einen weiblichen Organismus dann, wenn mindestens 6 von 500 neutrophilen Leukozyten eindeutige „Trommelschlegel" aufweisen.

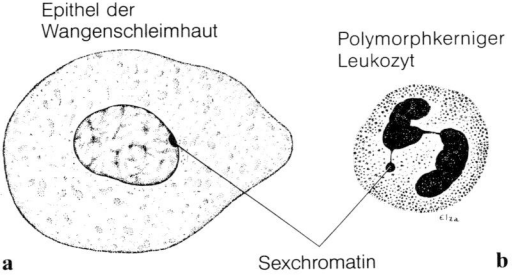

Epithel der
Wangenschleimhaut

Polymorphkerniger
Leukozyt

**a**                    Sexchromatin                    **b**

**Abb. 3.33 a, b.** Sexchromatin in menschlichen Zellen. **a** Epithelzelle der Wangenschleimhaut. Das Sexchromatin erscheint als randständiger Chromatinbrocken. **b** Trommelschlegelanhang am Zellkern eines polymorphkernigen Leukozyten

**Klinischer Hinweis.** Durch Untersuchung des Geschlechtschromatins kann das genetische Geschlecht bestimmt werden. Dies spielt z. B. beim *Pseudohermaphroditismus* eine Rolle, bei welchem es zu Fehlentwicklungen der Geschlechtsorgane gekommen ist, durch die die Geschlechtszugehörigkeit anhand der äußeren Geschlechtsmerkmale nicht ermittelt werden kann. Ferner spielt der Nachweis von Geschlechtschromatin zur Sicherung der Diagnose des *Klinefelter-Syndroms* eine Rolle. Hierbei handelt es sich um XXY-Männer, die u. a. stark verkleinerte, veränderte Hoden aufweisen und eine Azoospermie haben.

**Nukleolus**

Nukleoli kommen nur in Interphasekernen vor. Es handelt sich in der Regel um runde, dichte Gebilde (Kernkörperchen), die in Einzahl, aber auch in Mehrzahl vorhanden sein können. In Zellen mit sehr dichtem Zellkern, z. B. Lymphozyten, sind sie kaum zu erkennen. *Nukleoli entstehen im Bereich sekundärer Einschnürungen von Chromosomen* (s. oben), also in gestreckten Chromosomenabschnitten. Hier findet eine besonders lebhafte Synthese ribosomaler RNA statt (Abb. 3.34). Diese wird mit Proteinen aus dem Zytoplasma zu Ribosomenuntereinheiten zusammengebaut, die getrennt ins Zytoplasma abgegeben werden. Die Größe der Nukleoli hängt von der angesammelten RNA-Menge, d. h. der synthetischen Aktivität, ab. Große Nukleoli haben v. a. junge Zellen mit intensiver proliferativer Tätigkeit, Zellen mit starker Proteinsynthese und Zellen schnell wachsender bösartiger Tumoren. Färberischlichtmikroskopisch sind Nukleoli wegen ihres *hohen RNA-Bestandes* stark basophil. Elektronenmikroskopisch lassen sich in Nukleoli granuläre **(Pars granulosa)** und fibrilläre

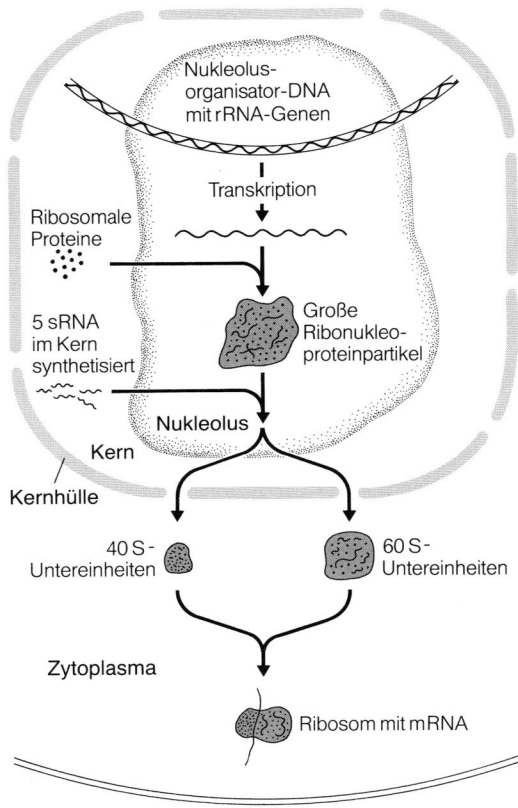

Nukleolus-
organisator-DNA
mit rRNA-Genen

Transkription

Ribosomale
Proteine

5 sRNA
im Kern
synthetisiert

Große
Ribonukleo-
proteinpartikel

Nukleolus

Kern

Kernhülle

40 S-
Untereinheiten

60 S-
Untereinheiten

Zytoplasma

Ribosom mit mRNA

Plasmamembran

**Abb. 3.34.** Der Nukleolus als Ort der Ribosomensynthese. Die ribosomalen Proteine werden im Zytoplasma synthetisiert. Vereinfachte Darstellung

**(Pars filamentosa)** Abschnitte unterscheiden, je nachdem, ob die RNA in Form feiner Granula oder als Filament vorliegt (Abb. 3.35). Außerdem enthält jeder Nukleolus DNA, nämlich die der sekundären Einschnürung des Chromosoms („Nukleolusorganisator-DNA"), an der die ribosomale RNA synthetisiert wird.

**Mitosechromosom**

Das Mitosechromosom entsteht durch starke Spiralisierung, Kondensierung, Faltung und Verdichtung des Chromosomenfadens (Abb. 3.36). Es stellt die Transportform des Chromosoms dar. Mitosechromosomen sind infolge ihrer Verdichtung auch lichtmikroskopisch zu erkennen.

Die Untersuchung von Chromosomen hat bemerkenswerte Fortschritte gemacht, seitdem es gelungen ist, Mitosen zu induzieren (z. B. durch Phytohämagglutinin), laufende Mitosen zu

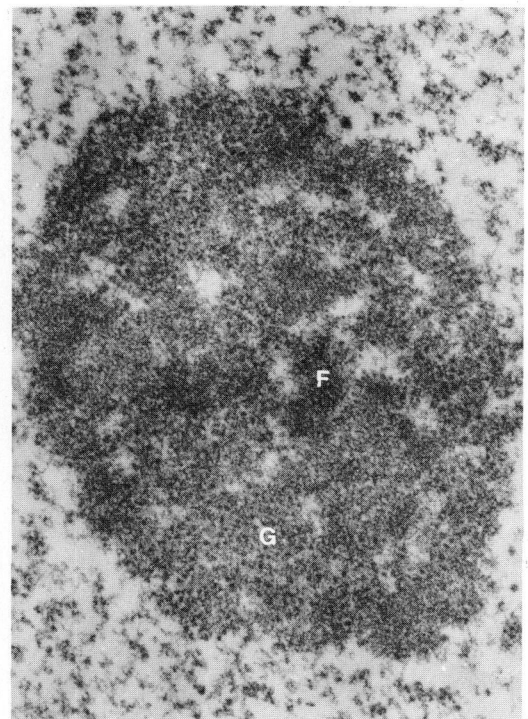

**Abb. 3.35.** Nukleolus mit fibrillären *(F)* und granulären *(G)* Anteilen. Vergr. 40.000 fach

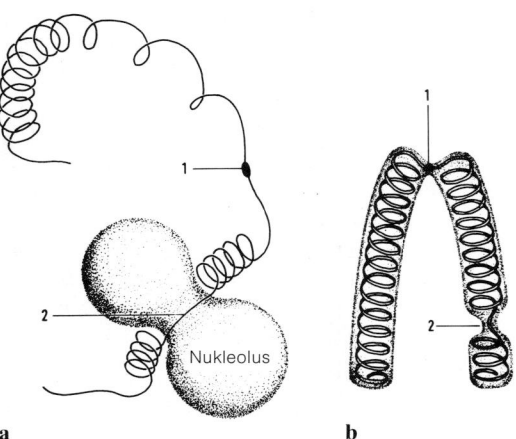

a                        b

**Abb. 3.36 a, b.** Vergleichende schematische Darstellung eines Interphasechromosoms (**a**) und eines Mitosechromosoms (**b**) (*1* primäre Einschnürung mit Kinetochor, *2* sekundäre Einschnürung, Nukleolusorganisator). Das Interphasechromosom zeigt gestreckte und spiralisierte Abschnitte. In *2* kann beim Interphasechromosom ein Nukleolus entstehen. [Umgezeichnet nach Leonhardt H (1981) Histologie, Cytologie und Mikroanatomie des Menschen, 6. Aufl. Thieme, Stuttgart New York]

stoppen (durch Colchicin), wenn Chromosomen am deutlichsten ausgebildet sind (Metaphase, s. unten), und anschließend die Zellen zur Ruptur zu bringen (z. B. durch Einbringen in hypotone Lösung). Dabei rücken die Chromosomen auseinander, können gefärbt, gezählt und individuell untersucht werden. Als **Karyogramm** bezeichnet man die Zusammenstellung der Chromosomen nach morphologischen Kennzeichen (Abb. 3.37).

Chromosomen sind geradegestreckt oder häkchenförmig (Abb. 3.36 und 3.37). Durch eine **primäre Einschnürung (Zentromere)** werden sie in 2 Abschnitte (Schenkel, *Crus chromosomatis*) geteilt, die unterschiedlich lang sein können. Liegt die primäre Einschnürung in der Mitte des Chromosoms, wird es als metazentrisch, liegt sie am Ende, als akrozentrisch bezeichnet. Weitere Lagen der primären Einschnürung kommen vor. Im Bereich der primären Einschnürung findet sich eine Verdichtung, die als *Kinetochore* bezeichnet wird. Hier heften sich während der Zellteilung die Mikrotubuli der Metaphasenspindel an (s. unten). Einige Chromosomen haben außerdem noch **sekundäre Einschnürungen**, an welchen sich ein Nukleolus bilden kann (s. oben). Sekundäre Einschnürungen gelten daher als *Nukleolusorganisatoren*. In menschlichen Zellen haben 5 Chromosomen sekundäre Einschnürungen, sind also prinzipiell zur Bildung von Nukleolen befähigt. Der verbleibende, der sekundären Einschnürung folgende Abschnitt des Chromosoms wird als **Satellit (Telomer)** bezeichnet. Der Satellit ist durch einen feinen Faden mit dem übrigen Chromosom verbunden.

Mit Ausnahme der reifen Geschlechtszellen hat jede menschliche Zelle **46 Chromosomen**. Eine Hälfte stammt von der Mutter, die andere vom Vater. 44 Chromosomen lassen sich zu 22 Paaren zusammenstellen, bei denen jeweils die beiden Chromosomen identisches Aussehen haben. Die in Größe und Form entsprechenden homologen Chromosomen werden als **Autosomen** bezeichnet. Außerdem gibt es **Gonosomen**, die Geschlechtschromosomen. Diese können ein Chromosomenpaar ungleichen Aussehens bilden (deshalb auch als Heterosomen bezeichnet). Beim männlichen Geschlecht bestehen die Geschlechtschromosomen aus einem großen (X) und einem kleinen (Y) Chromosom. Beim weiblichen Geschlecht bilden dagegen 2 gleichgroße X-Chromosomen das Chromosomenpaar.

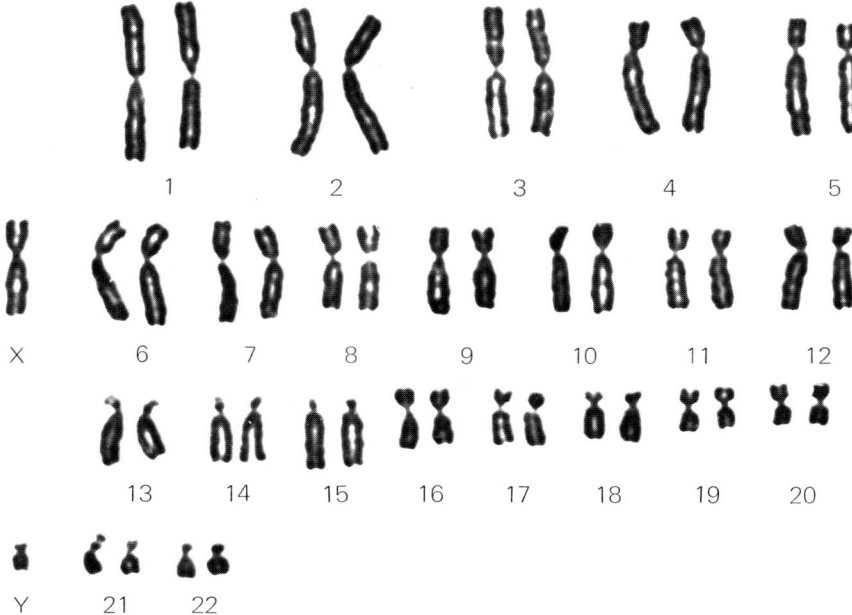

**Abb. 3.37.** Menschliches Karyogramm. Die 46 menschlichen Chromosomen sind nach ihrer Zusammengehörigkeit zu 22 Paaren sowie X- und Y-Chromosom zusammengestellt. Nach der Denver-Convention werden zusammengefaßt: Chromosom *1 – 3* zur Gruppe A, *4 – 5* zur Gruppe B, *6 – 12*,[x] zur Gruppe C, *13 – 15* zur Gruppe D, *16 – 18* zur Gruppe E, *19* und *20* zur Gruppe F, *21 – 22*,[y] zur Gruppe G. (Freundlichst überlassen von Gimenez-Martin G.)

Zur Unterscheidung der Chromosomen voneinander werden ihre Gesamtlänge, die Länge ihrer Schenkel und die Lage der sekundären Einschnürung herangezogen (**Denver-Klassifizierung**, Abb. 3.37). Dennoch kann bei ähnlich aussehenden Chromosomen die Unterscheidung schwierig sein. Hier helfen neuere Techniken weiter, mit denen es gelingt, Querbanden in Chromosomen (**Chromomeren**) darzustellen. Sie treten auf, wenn die Chromosomen mit Salz- oder Enzymlösungen behandelt und anschließend mit fluoreszierenden Farbstoffen oder nach Giemsa (S. 309) gefärbt werden (Abb. 3.38). Die Querbanden sind für jedes Chromosom charakteristisch.

**Klinischer Hinweis**. Bei Erbkrankheiten können Querbanden von Chromosomen verändert sein. Daher läßt die zytogenetische Untersuchung von Chromosomen Rückschlüsse auf genetisch bedingte Erkrankungen zu.

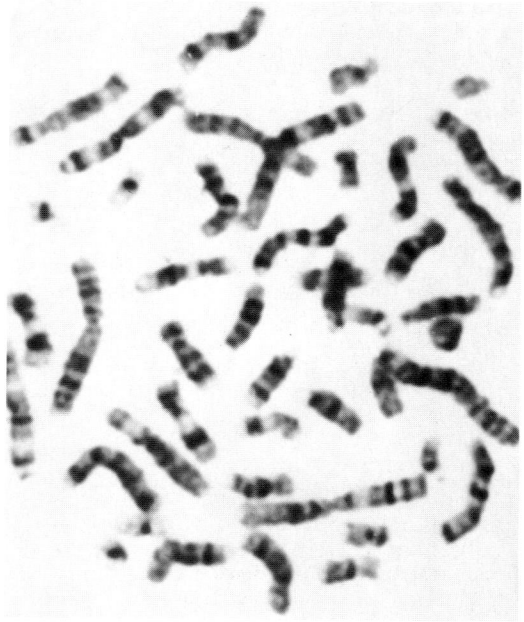

**Abb. 3.38.** Menschliche Chromosomen mit ihren Banden (Trypsinbehandlung und Giemsa-Färbung). Vergr. 2.000 fach. (Freundlichst überlassen von Wajntal A.)

## 3.5 Neubildung von Zellen, Proliferation

Die meisten Zellen des Körpers haben eine begrenzte Lebensdauer; sie werden nach entsprechender Zeit durch neue ersetzt, die durch Teilung aus vorhandenen Zellen hervorgehen. Die Lebensdauer der Zellen und ihre Teilungsfreudigkeit schwankt in weiten Grenzen (Tage bis Jahre). Jedoch besteht beim Erwachsenen in der Regel zwischen Zelluntergang und -ersatz ein ausgewogenes Verhältnis, so daß der Zellbestand in etwa konstant bleibt *(steady state)*. Anders sieht es jedoch während der Entwicklung oder nach vermehrtem Zellverlust durch eine Schädigung aus (z.B. bei Wunden), dann überwiegt die Neubildung von Zellen. Es gibt aber auch Zellen, die nicht erneuert werden, z.B. Nervenzellen oder Herzmuskelzellen. Diese Zellen existieren lebenslang, ohne ihre Tätigkeit einzustellen. Gehen sie zugrunde (z.B. beim Herzinfarkt), können sie nicht durch gleichartige Zellen ersetzt werden.

Es gibt verschiedene Arten der Zellvermehrung. Es überwiegen die Modi, bei denen aus 1 Mutterzelle 2 Tochterzellen entstehen, und v.a. die Zellteilung, bei der das genetische Material nach Verdopplung geordnet auf die Tochterzellen verteilt wird. Die Vorgänge, die sich in diesem Fall am Zellkern abspielen, werden unter der Bezeichnung

– **Mitose** (indirekte Kernteilung), die Vorgänge, die die Zelle als Ganzes betreffen, unter
– **Zytokinese** (Zellteilung) zusammengefaßt. Mitose und Zytokinese sind integriert. Weitere Arten der Zellvermehrung sind die
– **Amitose** (direkte Zell- und Kernteilung ohne Ausbildung von Chromosomen), und die
– **Meiose** für Geschlechtszellen. Bei der Meiose (Reifeteilung) wird der Chromosomenbestand der Zellen halbiert.

### 3.5.1 Generationszyklus

Jede zur Mitose befähigte Zelle durchläuft einen Generationszyklus (Abb. 3.39). Dieser beginnt und endet mit Abschluß einer Zellteilung. Während eines Generationszyklus nimmt die Zelle ihre spezifischen Aufgaben wahr, bereitet sich auf die nächste Zellteilung vor und führt diese durch. Entsprechend gliedert sich jeder Generationszyklus in mehrere Abschnitte, und zwar in die der letzten Zellteilung folgende
– **Interphase** und die anschließende Phase der
– **Mitose** und **Zytokinese** *(Kern-und Zellteilung)*.

Eine Interphase liegt immer zwischen 2 Mitosen. Jeder der beiden genannten Hauptphasen läßt sich wieder unterteilen. Grundsätzlich gehen aber alle Phasen kontinuierlich ineinander über, wenn sie auch mehr oder weniger

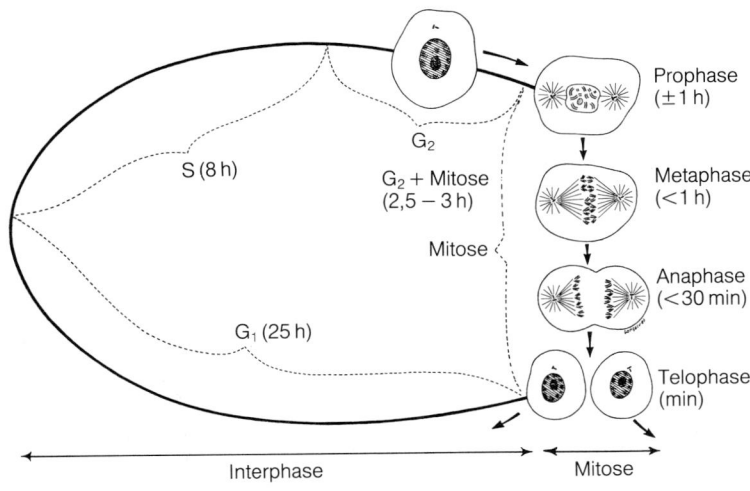

**Abb. 3.39.** Schema des Generationszyklus. Die Zeitangaben beziehen sich auf Knochenzellen [Young RW (1962) J Cell Biol 14: 357]. Zu unterscheiden sind Interphase und Mitose. Die Interphase gliedert sich in die $G_1$-, S- und $G_2$-Phase, die Mitose in Prophase, Metaphase, Anaphase und Telophase

deutlich gegeneinander abgesetzt sind. Die
Zeitdauer der verschiedenen Abschnitte des
Generationszyklus ist sehr unterschiedlich.

## Interphase

Die Interphase wird in 3 Abschnitte unterteilt
(Abb. 3.39):
– $G_1$ (Phase vor der DNA-Verdopplung; $G$:
„gap"),
– $S$ (Phase der DNA-Synthese),
– $G_2$ (Phase nach der DNA-Verdopplung).
**In $G_1$** entfalten die Zellen die für sie typischen
Aktivitäten. In der Regel steht in $G_1$ die
RNA- und Proteinsynthese im Vordergrund
(Abb. 3.40). Die Zeitdauer von $G_1$ ist sehr va-
riabel. Während bei manchen Zellarten $G_1$ die
längste Phase des Generationszyklus ist
(Abb. 3.39), ist insbesondere bei schnellprolife-
rierenden Zellen, z.B. Epithelzellen in Darm-
krypten, Tumorzellen, $G_1$ kürzer als S.
Manche Zellen werden in der $G_1$-Phase proli-
ferativ inaktiv. Der Zustand, in dem sich die
Zellen dann befinden, wird als **$G_0$** bezeichnet.
$G_0$ liegt im Nebenschluß des Generationszyklus (Abb. 3.41). Von $G_0$ ist ein Wiedereintritt
in den Generationszyklus nur auf speziellen
Reiz hin möglich.
**Die S-Phase** ist die Periode des Generationszyklus, in der die Synthese und Verdopplung der
DNA im Zellkern erfolgt. Sie nimmt bei rasch
wachsenden Zellen etwa 6–8 h in Anspruch.
Ein paar Stunden vor der DNA-Replikation
kommt es zur Neusynthese von Tochter-
zentriolen. In S ist die Geschwindigkeit der
RNA- und Proteinsynthese stark vermindert
(Abb. 3.40).
$G_2$ ist die Periode zwischen dem Ende der Verdopplung der DNA und dem Beginn der Mitose. Zeitlich kann sie zwar auch variieren, ist
aber meist relativ kurz (1–2 h). In $G_2$ kommt es
wieder zur RNA- und Proteinsynthese
(Abb. 3.40). Ferner entwickelt sich der Spindelapparat: Die Zentriolen rücken auseinander, und es entstehen durch Ansammlung von
Tubulin Mikrotubuli.

**Hinweis.** Mit üblichen färberisch-lichtmikroskopi-
schen Methoden gelingt es nicht, die verschiedenen
Abschnitte der Interphase voneinander zu unterscheiden. Hierzu bedarf es differenzierterer Methoden, z.B. der $^3$H-Thymidin-Autoradiographie
(S. 39).

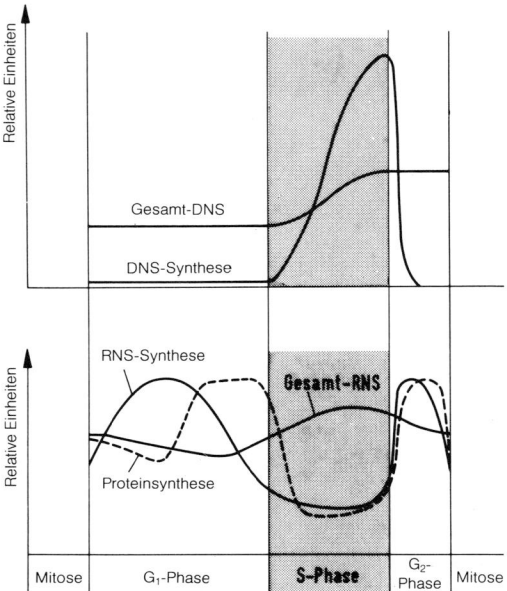

**Abb. 3.40.** Gesamt-DNA und DNA-Synthese sowie
Gesamt-RNA, RNA- und Proteinsynthese unterliegen in den verschiedenen Abschnitten der Interphase charakteristischen Veränderungen. Dargestellt ist
die Geschwindigkeit der Vorgänge. [Nach: Volpe P
(1976) Horizons in biochemistry and biophysics. (In:
Quagliariello E, Palmieri F, Singer TP, (eds) vol 2.
Addison-Wesley, Reading, Massachusetts]

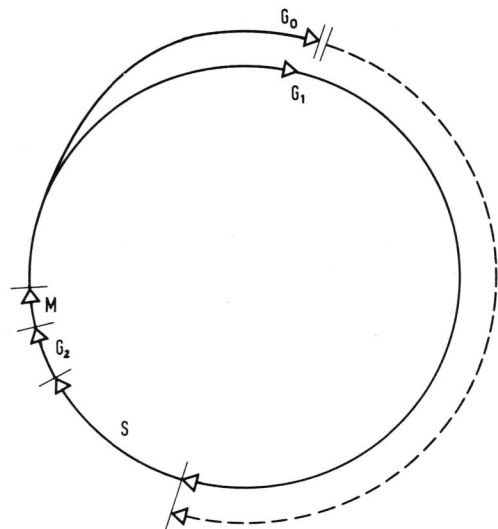

**Abb. 3.41.** Generationszyklus mit $G_0$. Von $G_0$ ist ein
Wiedereintritt in den Generationszyklus nur auf speziellen Reiz oder überhaupt nicht möglich (*M* Mitose, *S* Synthesephase)

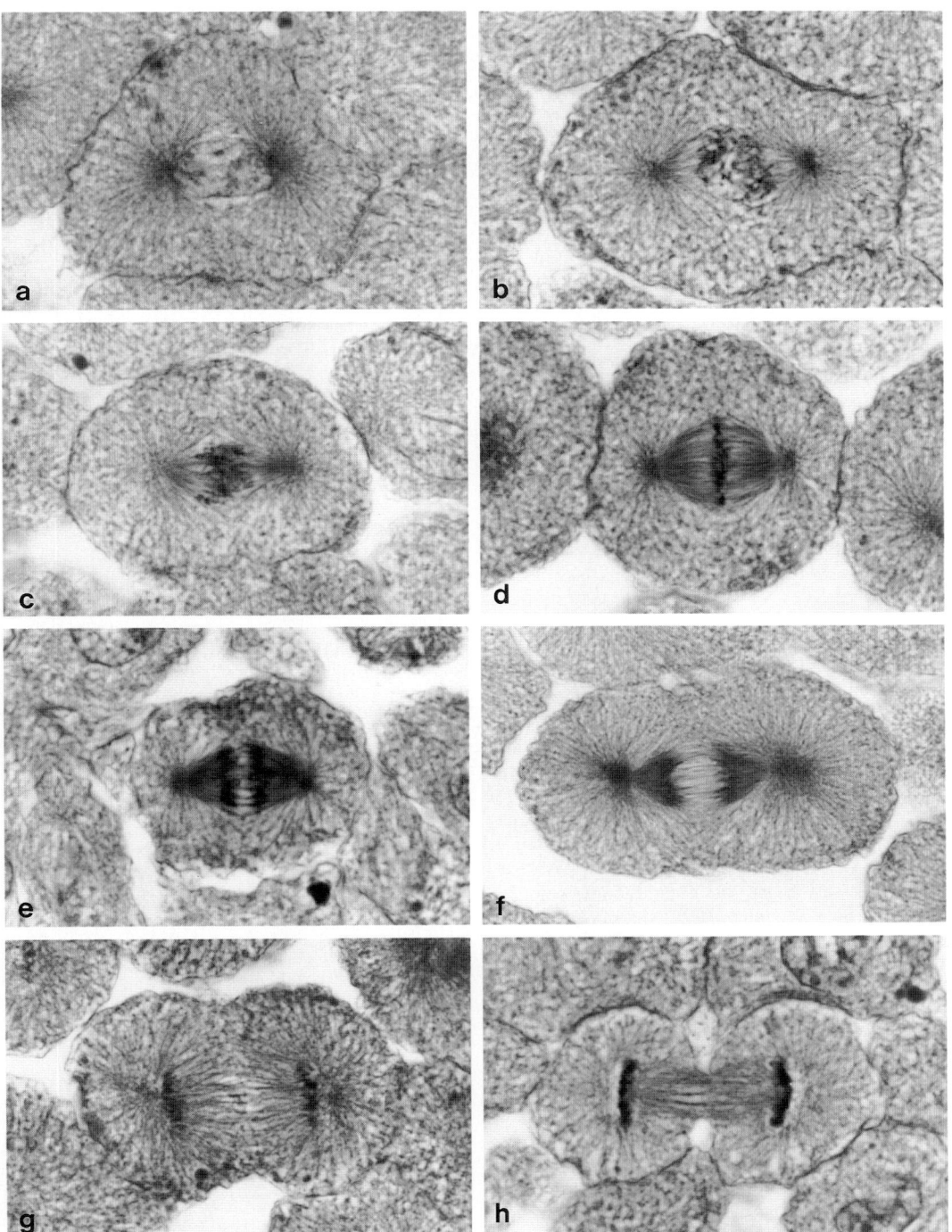

**Abb. 3.42 a–h.** Mitosephasen: **a** frühe Prophase, **b** späte Prophase, **c** Prometaphase, **d** Metaphase, **e** frühe Anaphase, **f** mittlere Anaphase, **g** späte Anaphase, **h** frühe Telophase. Blastula vom Fisch. Vergr. 1.500fach, **e** 1.000fach. (Freundlichst überlassen von Mitsogushi H.)

## Mitose und Zytokinese

Die sich während der Mitose und Zytokinese abspielenden Vorgänge können auch lichtmikroskopisch verfolgt werden. Entscheidend ist, daß das in der S-Phase identisch reduplizierte genetische Material gleichmäßig auf die entstehenden Tochterzellen verteilt wird. Es ist möglich, 4 Teilschritte der Mitose mit jeweils charakteristischen Vorgängen zu unterscheiden, und zwar
- **Prophase**,
- **Metaphase**,
- **Anaphase**,
- **Telophase** (Abb. 3.42 und 3.43).

**Prophase**. Insgesamt beginnt eine gewisse Entdifferenzierung der Zelle, die sich im Laufe der Mitose fortsetzt. Die Zelle verliert z.B. evtl. vorhandene Oberflächenstrukturen (Mikrovilli u.a.), ein Golgi-Apparat ist nicht mehr nachweisbar und das endoplasmatische Retikulum vermindert sich. Charakteristisch für die Prophase ist aber, daß es im Kern zu einer starken Spiralisierung der Chromosomenfäden kommt. Dadurch werden die einzelnen ver-

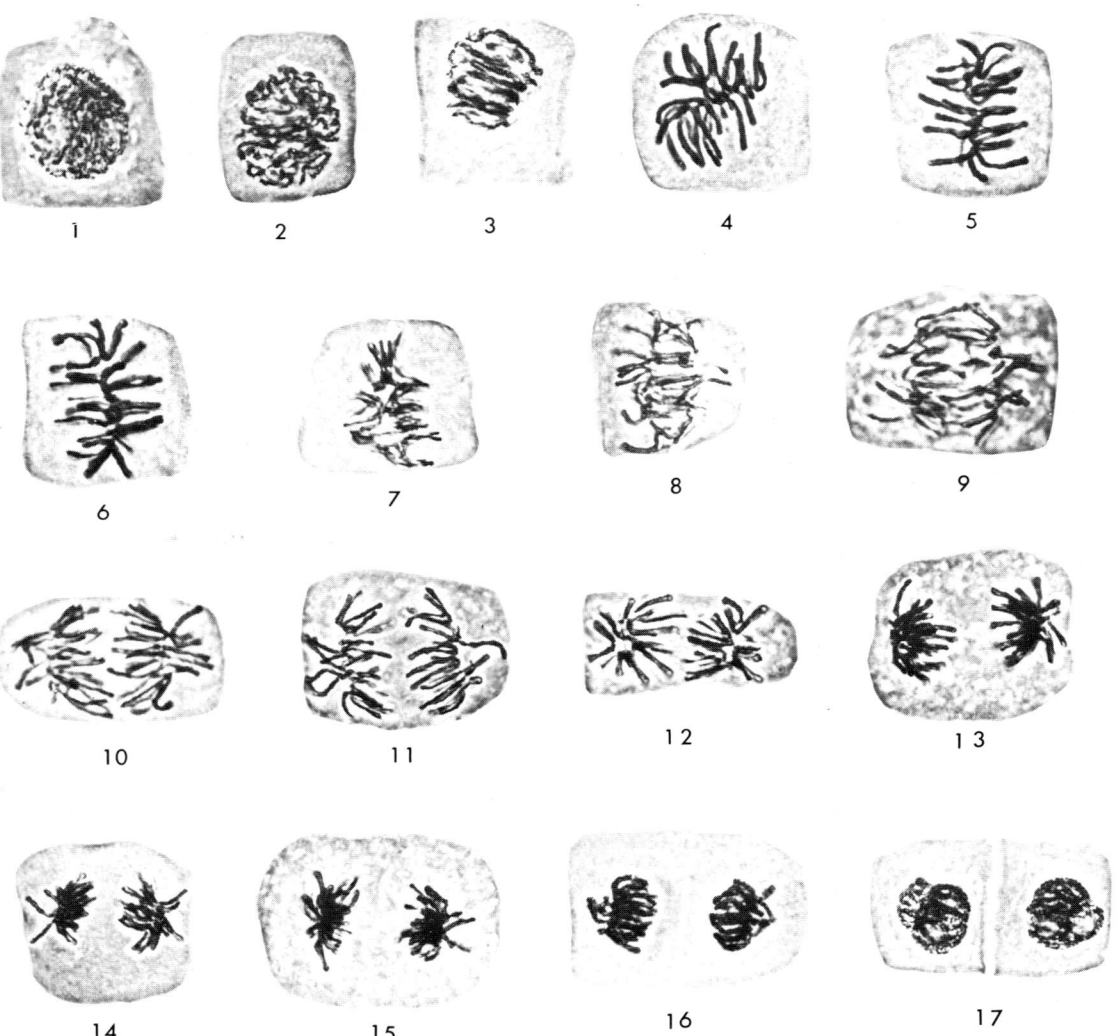

**Abb. 3.43.** Mitosestadien aus einer Wurzelspitze von Allium cepa. Phasenkontrastmikroskopische Aufnahmen. 1–3 Prophase, 4–7 Metaphase, 8–13 Anaphase, 14 Telophase. (Freundlichst überlassen von Gimenez-Martin G.)

schieden geformten **Chromosomen** auch färberisch-lichtmikroskopisch sichtbar. Chromosomen bilden im Zellkern ein Chromosomenknäuel, **Spirem**. Gegen Ende der Prophase kann sich in den Chromosomen ein Längsspalt andeuten. Die Kernhülle bleibt zunächst erhalten, löst sich dann jedoch mit fortschreitender Prophase auf. Im Zytoplasma trennen sich die verdoppelten Zentriolen und wandern zu entgegengesetzten Polen. Dann bilden sich Mikrotubuli, die die beiden Zentriolenpaare verbinden und die **mitotische Spindel** ausmachen. Außerdem gehen von den Zentriolen radiär orientierte Tubuli aus *(Astrosphäre)*.

**Metaphase**. Kernhülle und Nukleolen sind verschwunden. Dadurch mischen sich Zyto- und Karyoplasma (Mixoplasma). Wichtigste Vorgänge sind aber die Fortsetzung der evtl. bereits begonnenen Längsteilung der Chromosomen, die Ausbildung von *Chromosomenspindeln* und die **Einordnung der Chromosomen in die Äquatorialebene**. Die **Längsteilung der Chromosomen** wird deutlich, ist aber noch nicht vollständig. Vielmehr hängen die neuen Chromosomen im Bereich der primären Einschnürung miteinander zusammen. Es entsteht das für das Karyogramm typische Bild der Metaphasenchromosomen (Abb. 3.42). An den Zentromeren beginnt jetzt durch Zusammenfügen von Tubulineinheiten die Bildung von Mikrotubuli. Diese bekommen Verbindung mit den Zentriolen, wobei jedes Chromosom Mikrotubuli zu beiden an entgegengesetzten Polen gelegenen Zentriolen entsendet. Insgesamt besteht der Spindelapparat aus Mikrotubuli, die von Zentriol zu Zentriol reichen, und aus Chromosomentubuli (Abb. 3.44). Große Bedeutung wird den Chromosomentubuli für die Einordnung der Chromosomen in die Äquatorialebene der Zelle zugeordnet. Dabei krümmen sich die Chromosomen so, daß ihre primären Einschnürungen aufeinander zu gerichtet sind. Bei entsprechend günstig geschnittenen Zellen entsteht dadurch das Bild eines **Monasters** (Abb. 3.42).

**Hinweis**. Colchicin, das Gift der Herbstzeitlosen, wirkt hemmend auf die Ausbildung des Spindelapparates (Mikrotubuli, S. 68). Dies wird benutzt, um Mitosen in der Metaphase zu arretieren und zytogenetischen Untersuchungen zugänglich zu machen (s. oben).

**Anaphase**. Jetzt teilen sich die Chromosomen vollständig, so daß aus jedem Mutterchromosom 2 Tochterchromosomen hervorgegangen sind. Es entsteht dabei ein **Diaster** (Abb. 3.42). Dieser Vorgang beginnt mit einem Auseinanderrücken der Chromosomen und zwar so, daß die zunächst noch zusammenliegenden, durch Spaltung entstandenen neuen Chromosomen getrennt werden. Von dem Chromosomenpaar gelangt ein Chromosom zu dem einen, das andere zu dem anderen Zellpol, d.h dort, wo sich die Zentriolen befinden. Für die Bewegung der Chromosomen dürften die Mikrotubuli eine entscheidende Rolle spielen. Der krafterzeugende Mechanismus, der den Transport der Chromosomen zu den Polen bewirkt, ist bisher nicht geklärt. Die Herausnahme von Tubulineinheiten aus den Chromosomentubuli, die Wirkung von immunfluoreszenzmikroskopisch nachgewiesenem Aktin und Myosin im Spindelapparat und ein Gleitmechanismus zwischen den Tubuli werden diskutiert. Sicher ist jedoch, daß die Chromosomen sich ungeregelt (zufällig) auf die beiden Tochterzellen verteilen, wenn die Ausbildung von Mikrotubuli unterbleibt. Während des Auseinanderrückens krümmen sich die Chromosomen so, daß ihre primären Einschnürungen deutlich von der Mittelebene weg weisen.

**Telophase**. Es bildet sich nun wieder die Kernhülle. Die Chromosomen beginnen sich zu entspiralisieren, und es entstehen Nukleoli. Die Kernteilung ist abgeschlossen.

**Zytokinese**. In der Metaphase kommt es unter der Zellmembran in Höhe der Äquatorialebene zu einer Ansammlung von Mikrofilamenten, die offenbar Bedeutung für die Zellteilung haben. Am Ort ihres Auftretens kommt es nämlich zu einer Einschnürung und schließlich zu einer Durchteilung der Mutterzelle und damit zur endgültigen Entstehung von 2 Tochterzellen. Dabei werden die Zytoplasmabestandteile (z. B. Mitochondrien) zufällig verteilt.

**Hinweis**. In Sonderfällen kann trotz Kernteilung die Zellteilung unterbleiben. Es entstehen dann mehrkernige Riesenzellen (Abb. 3.45, s. unten).

**Postmitose** (Restitutionsphase). Die durch Teilung entstandenen Tochterzellen sind zunächst kleiner als die Mutterzellen und auch weniger differenziert. Unmittelbar nach der Teilung beginnt eine Volumenzunahme und Redifferenzierung der Zelle, bis schließlich das Aussehen der Mutterzelle erreicht ist.

**Dauer und Zeitplan der Mitose**. Die Mitosedauer kann recht unterschiedlich sein; durchschnittlich liegt sie zwischen 30 und 120 min. Die kürzeste Zeit nimmt die Anaphase (ca. 5 % der Mitosedauer) in Anspruch – sie wird

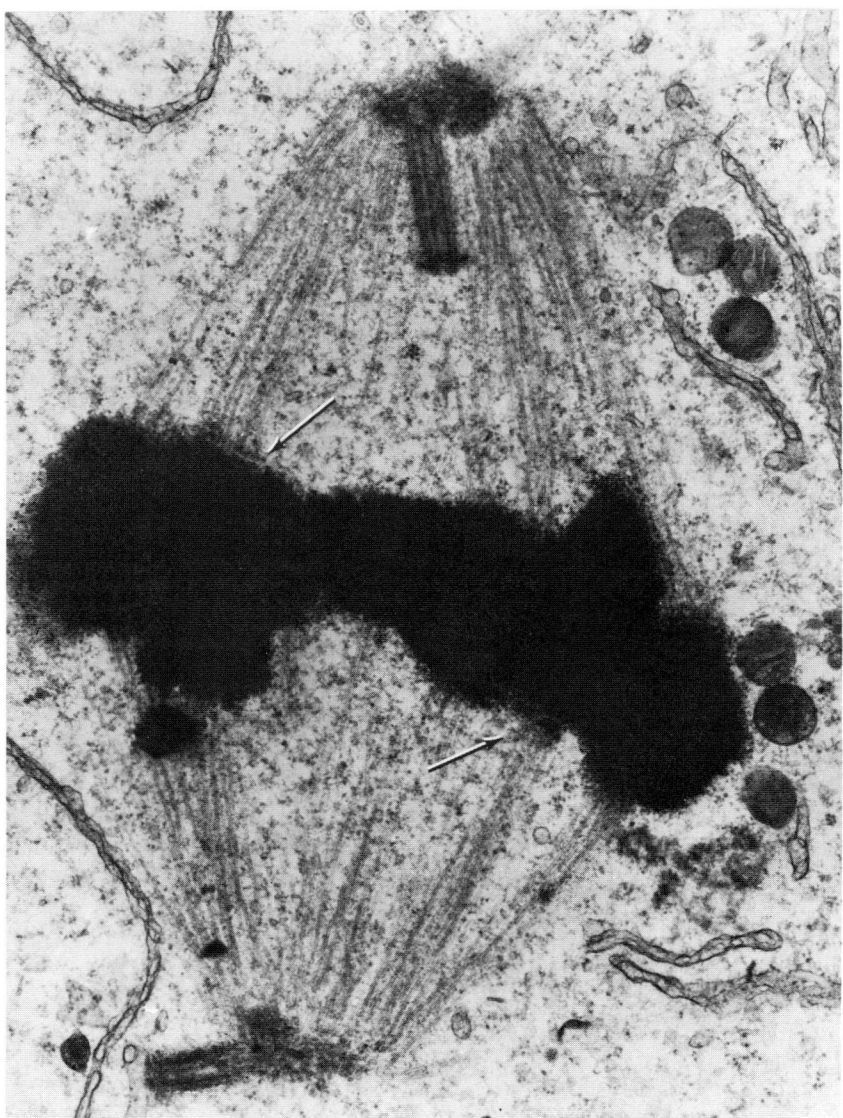

**Abb. 3.44.** Spindelapparat in der Metaphase. Mikrotubuli verbinden die an den Zellpolen gelegenen Zentriolenpaare untereinander und mit den Chromosomen. Die *Pfeile* weisen auf die Ansatzstellen der Mikrotubuli an den Kinetochoren. Vergr. 30.000fach. (Freundlichst überlassen von McIntosh R.)

deswegen in histologischen Präparaten relativ selten angetroffen –, die längste die Prophase, gefolgt von der Metaphase; diese Phasen kommen in proliferierenden Geweben deshalb relativ häufig vor.

Die Mitosehäufigkeit hängt im übrigen auch innerhalb eines Gewebes von verschiedenen Faktoren ab. Besonders eindrucksvoll ist der Einfluß des Tagesrhythmus; so kommen zu bestimmten Zeiten mehr (bei vielen Organen, z.B. der Haut zwischen 1.00 und 3.00 Uhr nachts), zu anderen weniger Mitosen vor.

**Klinischer Hinweis.** Mitosehemmende Eingriffe, z.B. bei Tumorpatienten, sind zu Zeiten erhöhter Mitosebereitschaft wesentlich wirksamer als zu Zeiten relativer Mitoseruhe.

Der Bestimmung der Mitosehäufigkeit dient der **Mitoseindex**, d.h. die Anzahl der Mitosen bezogen auf alle Zellen.

**Differentielle Zellteilung.** Hierbei erfolgt zunächst nur bei einer der beiden Tochterzellen das übliche postmitotische Wachstum und die Redifferenzierung. Die andere Tochterzelle dagegen verharrt in einem weniger differenzierten Zustand. Die redifferenzierte Tochterzelle tritt wie üblich in den Generationszyklus ein und verhält sich auch in der Folgezeit wie jede andere Mitosezelle. Die weniger differenzierte Zelle kann gleichfalls in den Generationszyklus eintreten, produziert aber immer wieder außer einer redifferenzierten eine weniger differenzierte Tochterzelle, d.h. sie unterliegt wieder einer differentiellen Zellteilung. Das Ergebnis der differentiellen Zellteilung ist, daß die betreffenden Gewebe immer Stammzellen zur Verfügung haben (die weniger differenziert sind als die übrigen Zellen). Dies spielt u.a. bei der Spermatogenese (S.622) und bei der Blutbildung eine wichtige Rolle.

**Regulation der Zellvermehrung.** Während die Vorgänge, die zur identischen Reduplikation der Zelle führen, von der Zelle selbst geregelt werden, ist damit zu rechnen, daß die Proliferation durch nichtzelluläre Faktoren gesteuert wird. Nach den gegenwärtigen Vorstellungen spielen hierbei die interzellulären Kontakte (Kontaktinhibition) und/oder Wachstumsfaktoren sowie -inhibitoren (Chalone) eine wichtige Rolle (Lehrbücher der Biochemie und Molekularbiologie).

**Klinischer Hinweis.** Tumorzellen fehlt u.a. eine Kontaktinhibition. Sie wachsen zu irregulären Zellhaufen heran. Die Glykocalix von Tumorzellen weist eine gegenüber Normalzellen veränderte Kohlenhydratzusammensetzung auf.

**Polyploidie, Endomitose.** In manchen Zellen wird der Generationszyklus nach der S-Phase abgebrochen. Dann ist es zwar zu einer Verdopplung der DNA (und der Chromatiden) gekommen, aber die anschließende Kern- und Zellteilung unterbleibt. Dieser Vorgang kann sich wiederholen, so daß schließlich Zellen entstehen, deren Kerne das *Vielfache des üblichen Chromosomensatzes* enthalten. Diese Zellen sind **polyploid**. Häufig haben polyploide Zellkerne eine durch die Chromosomenvermehrung bedingte *erhöhte Nukleolenzahl.* Verbunden mit der Polyploidie kommt es zu einer Zunahme des Kernvolumens und der Zellgröße. Es entstehen polyploide Riesenzellen (Abb. 3.45). Ein typisches Beispiel dafür sind die Megakaryozyten des Knochenmarks (S.341).

Die Vorgänge, die sich bei der Entstehung der Polyploidie im Zellkern abspielen, werden auch als **Endomitose** bezeichnet. Dabei kann es zur Ausbildung sichtbarer Chromosomen kommen – durch Spiralisierung der Chromonemata –, aber dies kann auch unterbleiben, so

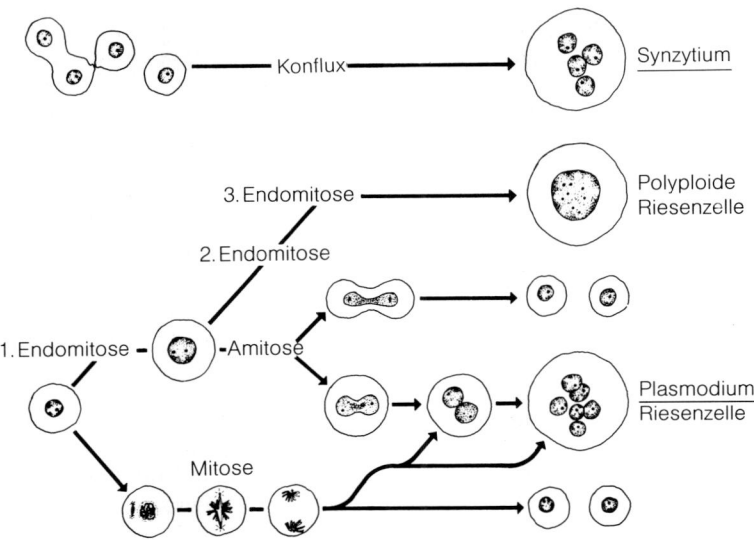

**Abb. 3.45.** Verschiedene Möglichkeiten von Zellvermehrung und -vergrößerung durch Zellverschmelzung, Endomitose, Amitose und Mitose.

[Umgezeichnet aus Schiebler TH, Schmidt W (1983) Lehrbuch der gesamten Anatomie des Menschen, 3. Aufl. Springer, Berlin Heidelberg New York Tokyo]

daß mikroskopisch nur eine Vergrößerung der Zellkerne auftritt. In tetraploiden Zellen (nach einer Chromosomenverdopplung) kann die Kernvergrößerung so gering sein, daß sie nur morphometrisch ermittelt werden kann.

Endomitosen mit Polyploidisierung der Zellkerne findet man v.a. in hochdifferenzierten, funktionell stark belasteten Zellen – etwa 50 % der Leberzellkerne sind polyploid. Durch Endomitose wird die Leistungsfähigkeit einer Zelle für die RNA- und Proteinsynthese stark erhöht.

## 3.5.2 Amitose

Hierbei handelt es sich um Kern- und Zellteilungen, *ohne daß Chromosomen sichtbar werden* und *ohne Auflösung der Kernhülle*. Vielmehr werden Zellkern und Zelleib durchschnürt (Abb. 3.45). Vorausgegangen ist einer Amitose jeweils eine Endomitose. Bei der Durchtrennung spielen Mikrofilamente und Mikrotubuli offenbar eine wichtige Rolle. Sie bilden eine Art Schnürring um den Zellkern am Ort seiner zukünftigen Teilung und kommen außerdem – wie in Mitosezellen – unter der Zellmembran vor. Ungeklärt ist, wie sich die Chromosomen bei der Amitose auf die beiden neu entstehenden Zellkerne verteilen, zufällig oder numerisch.

**Mehrkernige Zellen**. Ähnlich wie bei der Mitose kann auch nach amitotischer Kernteilung die Zellteilung unterbleiben. Es entstehen dann mehrkernige, evtl. vielkernige Riesenzellen. Derartig mitotisch oder amitotisch entstandene vielkernige Zellen werden als **Plasmodien** (Einzahl: Plasmodium) bezeichnet (Abb. 3.45). Ein Beispiel für amitotisch entstandene Plasmodien sind Osteoklasten (S. 192), die 50 oder mehr Zellkerne enthalten können.

Ein **Synzytium** ist eine vielkernige Zytoplasmamasse, die durch Verschmelzung, also durch Verlust von Zellmembran zustande kommt (Abb. 3.45). Beispiele sind quergestreifte Muskelfasern (S. 221) und der Synzytiotrophoblast der Plazenta (S. 612).

Bei der **Hybridisierung** entstehen mehrkernige Zellen durch experimentelle Verschmelzung ungleicher Zellen. Die Zellkerne der verschmolzenen Zellen enthalten dann verschiedenartiges genetisches Material. Mit Zellhybriden können zahlreiche Probleme der experimentellen Zellforschung bearbeitet werden.

## 3.5.3 Meiose

Bei der Meiose kommt es auf eine **Halbierung des Chromosomensatzes** an. Dies erfolgt dadurch, daß durch 2 Zell- und Kernteilungen aus 1 Zelle mit diploidem Chromosomensatz 4 Zellen mit haploidem Chromosomensatz entstehen. Meiose kommt *nur bei Geschlechtszellen* vor. Sie ermöglicht, daß die Chromosomenzahl der Körperzellen (hervorgegangen aus der Verschmelzung männlicher und weiblicher Geschlechtszellen) in allen Generationen konstant bleibt.

Gegenüber der Mitose sind bei der Meiose Zeitplan der Teilungsvorgänge und formaler Ablauf der Chromosomenverteilung anders. Außerdem kommt es während der Meiose zu einem *Austausch von Chromosomenteilen* zwischen mütterlichen und väterlichen Chromosomen. Im Einzelnen ist wichtig, daß eine *DNA-Verdopplung nur vor der 1. der beiden mitotischen Teilungen* stattfindet, und daß die *Reduktion der Chromosomen während der 1. Reifungsteilung* erfolgt; dies wird dadurch erreicht, daß die Längsteilung der Chromosomen in dieser Reifeteilung nicht vollständig vollzogen wird, sondern erst während der zweiten.

**Erste Reifeteilung**

**Prophase**. Sie dauert länger als bei der Mitose und zeigt zahlreiche Besonderheiten. Die Prophase beginnt damit, daß die Chromosomen lichtmikroskopisch als längliche Fäden sichtbar werden **(Leptotän)**. Dann werden die Chromosomen durch zunehmende Faltung dieser Fäden dichter und lagern sich so zusammen, daß homologe, d.h. nach Größe und Form entsprechende Chromosomen jeweils 1 Chromosomenpaar bilden. Von den beiden homologen Chromosomen stammt das eine vom Vater, das andere von der Mutter. Das Stadium der Chromosomenpaarung wird als **Zygotän** bezeichnet. Zur Paarung kommt es auch bei den Geschlechtschromosomen, obgleich diese sehr unterschiedlich aussehen: Das Y-Chromosom (vom Vater) ist kleiner als das X-Chromosom. Jedes der homologen Chromosomen besteht aus 2 während der vorhergehenden S-Phase entstandenen Chromatiden. Dadurch, daß jedes der beiden homologen Chromosomen bereits in der Prophase mit der Längsspaltung beginnt, bilden sie zusammen eine 4er Gruppe (Tetrade). Dies wird laufend deutlicher **(Pachytän)**. Im Pachytänstadium

kommt es zu einem Austausch von Chromosomenteilen. Zwischen den ehemals väterlichen und mütterlichen Chromatiden treten nämlich an mehreren Stellen Verklebungen und Überkreuzungen auf (Chiasmabildung); es erfolgt ein Chromosomenumbau, der die Heterogenität auch von Geschwistern erklärt. Dann beginnen sich die Chromosomenpaare zu trennen **(Diplotän)**. Während der anschließenden *Diakinese* löst sich die Kernhülle auf, es bildet sich eine Teilungsspindel, und Mikrotubuli entstehen an den Zentromeren der Chromosomen. Trotz aller Veränderungen an den Chromosomen kommt es in der Prophase noch nicht zu einer Chromosomenverdopplung, da jedes Chromosom nur 1 Zentromer behält.

**Metaphase, Anaphase, Telophase.** Formal laufen diese Phasen ähnlich wie während der Mitose ab, jedoch mit dem wesentlichen Unterschied, daß sich die Kinetochore jedes Chromosoms nicht verdoppelt; dadurch wird die Längsspaltung der Chromosomen nicht vollendet, und die Zahl der Chromosomen in den Tochterzellen beträgt nur die Hälfte der der Mutterzelle. Dagegen entspricht die DNA-Menge jeder Tochterzelle der von (diploiden) Körperzellen.

## Zweite Reifeteilung

Die der 1. Reifeteilung folgende Zwischenphase vor Beginn der 2. Reifeteilung ist sehr kurz und es unterbleiben DNA- und Histonsynthese *(keine S-Phase)*. Während der dann folgenden Kern- und Zellteilung der 2. Reifeteilung, die alle üblichen Kern- und Zellteilungsphasen aufweist, kommt es schließlich zu einer Verdopplung der Kinetochore und damit zur Ausbildung von 2 Chromosomen aus ursprünglich 1 Chromosom. Dies bedeutet, daß nach der 2. Reifeteilung die bereits nach der 1. Reifeteilung entstandene Halbierung der Chromosomenzahl fortgeschrieben wird, es aber außerdem zu einer *Halbierung der DNA-Menge* kommt.

**Klinischer Hinweis.** Während der Reifeteilung kann es zu Fehlern bei der Verteilung der Chromosomen kommen. Die letztlich entstehenden Zellen können zu viele oder zu wenige Chromosomen haben (numerische Chromosomenaberration). Ein Zuviel an Chromosomen wird als *Trisomie* bezeichnet. Chromosomenaberrationen können die Ursache von Erbkrankheiten sein: Ist z.B. Chromosom 21 3fach vorhanden, kann *Mongolismus* (mongoloide Idiotie) entstehen. Bei der Geschlechtschromosomenkombi-

nation XXY kommt es zum *Klinefelter-Syndrom*, bei XXX zum *Superfemale-Syndrom*, bei XXYY zum *Double-male-Syndrom*.

## 3.6  Zelldynamik, Zellregulation

**Zelldynamik.** Aus den bisherigen Darlegungen geht hervor, daß eine Zelle alles andere als starr und unbeweglich ist. Vielmehr sind Zellen sowohl als Ganzes als auch hinsichtlich ihrer Teile höchst dynamisch. Dies kann man allerdings nicht an fixierten histologischen Präparaten erkennen, wohl aber geben Zellen in Gewebekulturen davon einen Eindruck. Dort treten u.a. Zellbewegungen und Oberflächenveränderungen deutlich hervor. Im Prinzip ist jede Zelle befähigt, durch Ausbildung und Returnierung größerer und kleinerer Fortsätze laufend ihre Oberfläche neu zu gestalten und auch amöboide Bewegungen auszuführen. Realisiert wird dies im Organismus jedoch nur von verhältnismäßig wenigen Zellen (z.B. von Makrophagen, S.145, und Mikroglia, S.280). Die meisten Zellen sind in ihrer Beweglichkeit stark eingeschränkt, da sie in einem Gewebeverband liegen. Beim Zytoplasma dagegen erfolgt auf molekularer Ebene ein dauernder Auf-, Ab- und Umbau aller Strukturen; außerdem unterliegen alle Zellteile (Organellen) zahlreichen Bewegungsvorgängen. Bei manchen Zellen ist dies ausgeprägter als bei anderen. So sind z.B. Stoffaufnahme, Stoffabgabe, Stofftransport (z.B. axoplasmatischer Fluß in Nervenzellfortsätzen) und Kontraktionsvorgänge Ereignisse, die die Zelle in Bewegung halten. Kinozilien und Geißeln bestimmen Oberflächenbewegungen. Diese dynamischen Vorgänge werden durch die innere Organisation der Zelle nicht behindert, und zwar deshalb, weil auch das Zytoskelett einem dauernden, den Erfordernissen angepaßten Umbau unterliegt. Besonders ausgeprägt sind alle dynamischen Vorgänge während der Zellteilung und Zelldifferenzierung.

**Zellregulation.** Wesentlich ist nun, daß alle Lebensvorgänge der Zellen reguliert und kontrolliert werden. Dies gilt sowohl für die Tätigkeit der Zelle als Ganzes als auch für jeden einzelnen intrazellulären Vorgang. Durch entsprechende Regelkreise können die Zellen den jeweiligen Situationen angepaßt werden. Wichtigste Voraussetzung ist, daß die Zellen auf äußere und innere Reize ansprechen. Im

Vordergrund stehen hierbei chemische Reize, z.B. durch Botenstoffe (messenger), aber auch elektrische und thermische Reize spielen eine große Rolle. Die Wirkung der Botenstoffe kommt dadurch zustande, daß Zellen über **Rezeptoren** verfügen. Hierbei handelt es sich um Proteine, die in der Lage sind, die jeweiligen die Zellen beeinflussenden Substanzen zu erkennen und zu binden. Prinzipiell werden

– **Membranrezeptoren**, die die Botenstoffe an der äußeren Oberfläche der Zellmembran binden, und
– **intrazelluläre Rezeptoren**

unterschieden.

Die Rezeptorenforschung ist gegenwärtig stark im Fluß. Einzelheiten sind bisher v.a. über die Wirkung von Hormonen, Wachstumsfaktoren und Neurotransmittern bekannt. Hormone, die an **Membranrezeptoren** gebunden werden, sind u.a. Insulin, Glukagon, Adrenalin und Noradrenalin.

Über **intrazelluläre Rezeptoren** wirken dagegen Botenstoffe, die wegen ihrer Lipidstruktur leicht durch die Zellmembran hindurchtreten können. Hierzu gehören alle Steroidhormone. Die Besprechung der Zellregulation durch Hormone erfolgt auf S. 138.

Einfluß auf das Zelleben nehmen auch noch Zeitfaktoren. Zellfunktionen laufen wenigstens teilweise in einem periodischen Rhythmus ab. Hierbei spielt der Tagesrhythmus (**Zirkadianperiodik**, von „circa diem") genauso eine Rolle, wie saisonale Einflüsse. Ein Beispiel ist die Aktivität der sauren Phosphatase, die in der Leber gegen 16.00 Uhr ein Maximum, gegen 4.00 Uhr ein Minimum aufweist. Auch der RNA-Bestand der Zellen und die Mitoserate unterliegen zirkadianen Schwankungen.

## 3.7 Zelltod

Zellen haben eine begrenzte Lebenszeit. Daher tritt Zelltod auch in normalen Geweben ein. Insbesondere ist der Zelltod während der Entwicklung ein konstruktiver Beitrag zur Morphogenese. Ferner erfolgt Zelltod unter normalen Umständen während der Rückbildung von Geweben nach Zeiten erhöhter Aktivität. Zelltod kann aber auch infolge Gewebeschädigung, z.B. bei ungenügender $O_2$-Versorgung oder Mangeldiät, eintreten. Beim Zelltod kommt es zu charakteristischen Veränderungen, v.a. an Zellmembranen und am Zellkern; insgesamt schwillt die Zelle an. Durch Membranschäden destrukturiert das Zytoplasma. Zerfällt die Membran von Lysosomen, gelangen abbauende Enzyme in den Zelleib und bewirken einen Vorgang, der als **Autolyse** bezeichnet wird. Beim Zellkern kommt es zu einer Verdichtung des Chromatins, insbesondere unter der Kernhülle (**Kernpyknose**). Dann zerfällt der Kern in einzelne Stücke (**Karyorrhexis**) und löst sich schließlich auf (**Karyolyse**).

# Histologie

# 4 Allgemeines zur Histologie

## 4.1 Gewebe

Histologie ist die Lehre von den Geweben. *Gewebe sind Verbände von Zellen mit häufig gleichen morphologischen Eigenschaften und Funktionen.* Trotz seiner komplizierten Bauweise kommen im menschlichen Körper nur 4 Grundgewebe vor:
- **Epithelgewebe,**
- **Bindegewebe,**
- **Muskelgewebe,**
- **Nervengewebe.**

Diese Gewebe bilden gemeinsam in jeweils unterschiedlicher Zusammensetzung die verschiedenen Organe des Körpers.

**Epithelgewebe** besteht aus vielgestaltigen, eng aneinanderliegenden Zellen, zwischen denen nur *wenig Interzellularsubstanz* vorkommt.

**Bindegewebe** ist durch das Vorkommen *größerer Mengen Interzellularsubstanz* gekennzeichnet, die von Bindegewebezellen gebildet wird.

**Muskelgewebe** setzt sich aus langgestreckten Zellen zusammen, deren wichtigste Eigenschaften *Verkürzung* und *Spannungsentwicklung* sind.

**Nervengewebe** ist ein hochdifferenziertes vaskularisiertes Epithelgewebe, das aus Nervenzellen und Neuroglia besteht. Nervenzellen dienen dem *Austausch von Informationen.*

**Interzellularräume.** Zwischen den Zellen liegen Interzellulärräume. Sie sind unterschiedlich ausgeprägt, z. B. beim Epithel spaltförmig, beim Binde- und Stützgewebe infolge des Vorhandenseins großer Mengen Interzellularsubstanz weiträumig. Die Interzellularspalten und Interzellularräume sind wichtige Transportwege für Synthese- und Abbauprodukte der Zellen.

**Klinischer Hinweis**. Bei Erkrankungen können Interzellularräume in großer Menge Flüssigkeit aufnehmen (extrazelluläre Ödeme).

## 4.2 Gewebeveränderungen

Die Aufrechterhaltung von Struktur und Feinbau der Gewebe erfordert bestimmte Bedingungen. Dazu gehören die Konstanz des inneren Mileus genauso wie eine adäquate Beanspruchung. Ändern sich diese Bedingungen, ändern sich die Gewebe; sie passen sich den veränderten Umständen mit dem Ziel an, ihre Funktionen weiter ausführen zu können. Wird jedoch eine gewisse Toleranzgrenze überschritten, die u. a. genetisch festgelegt ist, kommt es zu pathologischen Veränderungen. Häufig ist es schwierig, die Grenze zwischen noch im Spielbereich des Normalen liegender Anpassung und pathologischer Veränderung zu bestimmen.

Folgende Gewebeveränderungen werden besprochen:
- **Hypertrophie,**
- **Atrophie,**
- **Involution,**
- **Hyperplasie,**
- **Regeneration,**
- **Metaplasie,**
- **Degeneration**.

**Hypertrophie**. Zur Hypertrophie kommt es durch erhöhte Anforderungen an spezifische Leistungen von Zellen, Geweben oder Organen, insbesondere dort, wo die Mitosehäufigkeit gering ist, z. B. bei Aktivitätshypertrophie der Muskulatur durch Training. Bei Hypertrophie nimmt das Zellvolumen zu (z. B. durch Vermehrung einzelner Zellorganellen), evtl. auch die Interzellularsubstanzen; es erfolgt jedoch *keine Zellvermehrung*.

**Atrophie**. Sie entsteht dort, wo die Leistungsanforderungen an Zellen, Gewebe oder Organe entfallen. Eine *einfache Atrophie* liegt vor, wenn die *Zellzahl erhalten* bleibt, Zellvolumen und Interzellularsubstanzen aber abgenommen haben, z. B. bei der Muskulatur nach längerer Ruhigstellung (Inaktivitätsatrophie). Bei der **numerischen Atrophie** – auch als **Involu-**

**tion** bezeichnet – *nimmt auch die Zellzahl ab*, z.B. in der Brustdrüse nach Einstellung der Milchabsonderung.

**Hyperplasie** bedeutet, daß es durch einen Reiz zu einer reaktiven *Vermehrung der Zellzahl* kommt, insbesondere bei mitotisch aktiven Zellen. Eine Hyperplasie kann auch Folge einer Hypertrophie sein, z.B. bei weiterer Steigerung eines Trainings.

**Hypoplasie, Agenesie** und **Aplasie** sind Begriffe aus der Entwicklungsgeschichte; sie haben wenig mit reaktiven Leistungen eines Gewebes auf erhöhten oder verminderten Stimulus zu tun. Wird während der Entwicklung ein Organ unvollständig ausgebildet, liegt eine *Hypoplasie* vor; wird es überhaupt nicht angelegt, handelt es sich um eine *Agenesie*. Eine *Aplasie* besteht, wenn eine vorhandene Anlage nicht zur Ausbildung kommt; sie ist also eine extreme Hypoplasie.

**Regeneration** ist die Fähigkeit von Geweben, Gewebeverluste durch Gewebebildung zu *ersetzen*. So werden z.B. Zellen, die im Rahmen der normalen Zellalterung zugrunde gehen, durch neue Zellen ersetzt, die sich von Stammzellen ableiten. Dieser Vorgang wird als *physiologische Regeneration* bezeichnet. Die Regenerationsfähigkeit der Gewebe ist unterschiedlich groß. Vielfach entsteht nach Verletzung eine bindegewebige Narbe, d.h. zugrundegegangenes Gewebe wird durch regenerationsfreudiges Bindegewebe ersetzt.

Die **Metaplasie** gehört begrifflich zur Regeneration. Sie beruht darauf, daß bei der Neubildung von Gewebe noch nicht differenzierte Zellen eine andere Differenzierungsrichtung nehmen. Definiert wird Metaplasie als die *Umwandlung eines differenzierten Gewebes in ein anderes differenziertes Gewebe* ähnlicher Art, z.B. von hochprismatischem Epithel in Plattenepithel. Metaplasie gibt es beim Epithelgewebe und teilweise beim Bindegewebe. Als Ursachen kommen u.a. andauernde mechanische, chemische oder entzündliche Reize in Frage. Metaplasie ist reversibel.

**Degeneration** ist eine *Stoffwechselstörung* von Zellen und Geweben aus inneren und äußeren Ursachen.

## 4.3 Zellkontakte

Damit Zellverbände entstehen, sind Zellkontakte erforderlich. Diese kommen durch kohäsive - Wirkung von

– **interzellulären Makromolekülen und Ionen**, sowie durch
– **interzelluläre Verbindungen** zustande.

Zellverbindungen können sehr fest sein; so sind z.B. zur Trennung von Epidermiszellen erhebliche mechanische Kräfte erforderlich. Andererseits lösen sich Zellkontakte bei Umbauvorgängen im Gewebe leicht und können neu gebildet werden.

### 4.3.1 Interzelluläre Makromoleküle und Ionen

Interzelluläre Makromoleküle sind in der Regel Glykoproteine, die die Glykocalix bilden, und Proteoglykane (Aggregationsfaktoren). Hinzu kommen Kalzium- und Magnesiumionen.

**Hinweis**. Durch Komplexierung von Kalziumionen oder durch Kalziumentzug mindert sich die Zellhaftung. Hiervon wird in der experimentellen Zellforschung bei der Isolierung von Zellen Gebrauch gemacht; der Chelatbildner EDTA (Äthylendiamintetraessigsäure) bindet Kalzium als Komplex und macht es unwirksam. – Im Alter werden Zellverbindungen lockerer. So lösen sich z.B. Epithelzellen der Haut älterer Menschen nach Behandlung mit Trypsin oder Desoxycholsäure bzw. bei Kalziumentzug leichter als bei jüngeren.

Verstärkt wird die Kohäsion von Zellen durch Vergrößerung der Berührungsfläche. Hierzu dienen mehr oder weniger große seitliche Zellausläufer, die sich kammartig verzahnen, z.B. zwischen Epithelzellen des Nierenhauptstücks (Abb.5.1).

### 4.3.2 Interzelluläre Verbindungen

Interzelluläre Verbindungen (Abb.4.1) sind spezielle Strukturen an den Oberflächen korrespondierender Zellen, die der Zellhaftung dienen, aber auch weitere Aufgaben haben können.

Zu unterscheiden sind:

– **Haftverbindungen**, *Desmosomen*, die Zellen mechanisch zusammenhalten:
  - *Fleckdesmosom*, *Macula adhaerens*,
  - *Hemidesmosom* und *Punktdesmosom*,

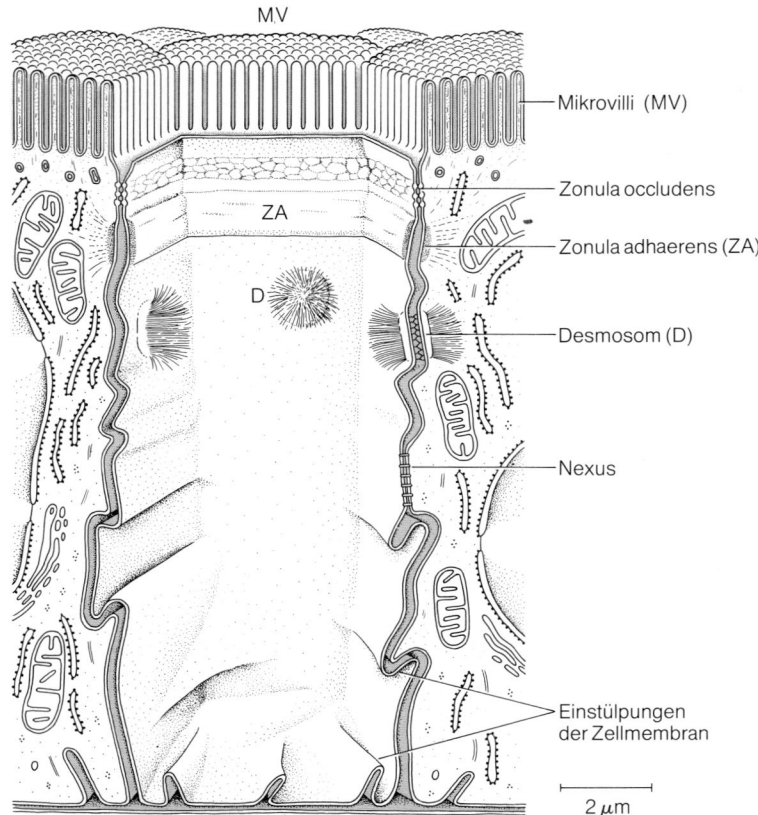

MV

Mikrovilli (MV)

Zonula occludens

ZA

Zonula adhaerens (ZA)

D

Desmosom (D)

Nexus

Einstülpungen
der Zellmembran

2 μm

**Abb. 4.1.** Am Beispiel des Dünndarmepithels sind die wichtigsten interzellulären Verbindungen dargestellt. Die Zelle in der *Mitte* ist ohne Inhalt abgebildet, um die innere Oberfläche ihrer Membran besser zeigen zu können. Zu beachten ist, daß Zonula occludens (tight junctions) und Zonula adhaerens (ZA) gürtelförmig um den apikalen Teil der Zelle verlaufen, während Desmosomen (D) und Nexus (gap junction) fleckförmige Haftstellen bilden. Die Zonula occludens besteht aus einem Netzwerk von Leisten, die mit ihren Kämmen mit entsprechenden Leisten der gegenüberliegenden Zellmembranen verschmelzen. [Umgezeichnet und wiedergegeben mit Erlaubnis von Krstiî.c RV (1984) Illustrated encyclopedia of human histology. Springer, Berlin Heidelberg New York Tokyo]

- • *Gürteldesmosom*, *Zonula adhaerens*,
- • *Streifendesmosom*, *Fascia adhaerens*,
- – **undurchlässige Verbindungen**, die den parazellulären Stofftransport beeinflussen:
  - • *Zonula occludens, Tight junctions*,
- – **kommunizierende Verbindungen**, die einen interzellulären Stoffaustausch kleiner Moleküle und Ionen zulassen
  - • *Gap junctions*, *Nexus*.

**Desmosomen**

Charakteristisch für Desmosomen (Abb. 4.2) sind

- – **Verdichtungen im Interzellularraum** und
- – **Haftplatten** bzw. *haftplattenähnliche Strukturen*.

Die **Verdichtungen im Interzellularraum** gehen auf adhäsive Glykoproteine (Desmogleine und Desmoplakine) zurück. Es handelt sich um oberflächenassoziierte Glykoproteine, die speziell im Bereich der Interzellularsubstanz der Desmosomen vorkommen. Außerdem verbinden feine Fasern die gegenüberliegenden Zellmembranen.

**Haftplatten** sind spezielle Zytoplasmaverdichtungen im Desmosomenbereich, die mit der inneren Oberfläche des Plasmalemms verbunden sind. Sie sind Ankerstellen für bestimmte

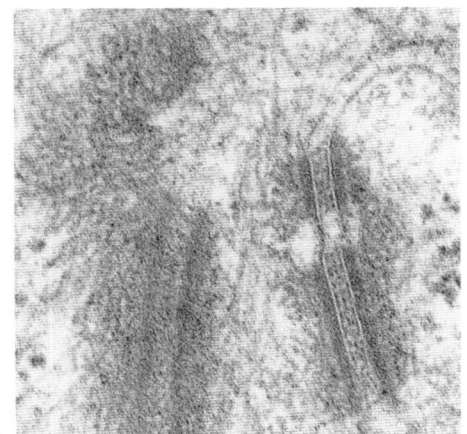

**a**

**b**

Tonofilamente (intermediäre Filamente)

Interzellular-substanz

Inter-zellular-spalt

Trans-membranöse Filamente

Haftplatte

Plasmalemm

**Abb. 4.2 a, b.** Desmosom. **a** Elektronenmikroskopische Aufnahme. Mehrschichtiges unverhorntes Plattenepithel am Ösophagus der Maus. (Vergr. 108.000 fach). (Freundlich überlassen von Dermietzel R.). **b** Desmosomenmodell. Tonofilamente (Durchmesser 10 nm), die im Innern der Zellen zugfeste Netzwerke bilden, befestigen sich an den Haftplatten der Desmosomen, die selbst nur wenige Faserstrukturen enthalten. Transmembranöse Filamente ziehen durch den Interzellularspalt hindurch und verbinden die Haftplatten der Desmosomen untereinander. Auf diese Weise stehen die Tonofilamentnetze benachbarter Zellen in Verbindung und verteilen die auf das Gewebe wirkenden Scherkräfte. [Wiedergegeben mit Genehmigung von Staehelin LA, Hull BE (1978) Sci Am 238: 141, May 1978. Copyright 1978 by Scientific American]

Komponenten des Zytoskeletts, die zur Gruppe der intermediären Filamentproteine gehören. Wichtiger Bestandteil der Haftplatten sind die nicht-glykosylierten Anteile der Desmogleine.

**Histophysiologie.** Desmosomen verschließen den Interzellularraum nicht; dadurch behindern sie auch nicht den parazellulären Transport (S. 119).

**Fleckdesmosomen**, *Maculae adhaerentes*, sind scheibenförmige Strukturen mit einem Durchmesser von 0,3–0,5 µm (Abb. 4.2 und 4.4). Sie sind zahlreich und über die Zelloberfläche verstreut.

Ihre *Haftplatten*, die sich in den sie verbindenden Zellen gegenüberliegen, bestehen aus feingranulärem, osmiophilem Material. Haftplatten sind durchschnittlich 15 nm dick. Charakteristisch für Haftplatten sind die nichtglykosylierten Proteine Desmoplakin I und II, Plakaglobulin und Desmocalmin. Desmocalmin dient der Verankerung intermediärer Keratinfilamente; das sind Tonofilamente, die in den Haftplatten haarnadelförmige Schleifen und um den Zellkern ein dichtes Netzwerk bilden.

Der *Interzellularspalt* ist im Desmosomenbereich durchschnittlich 25–35 nm breit, also weiter als dort, wo spezielle Zellkontakte fehlen (durchschnittlich 20 nm). Die interzelluläre Verdichtung weist häufig einen mittleren dunklen Streifen auf, der der Grenze zwischen der Glykocalix der aneinanderstoßenden Zelloberflächen entspricht. Die Fasern, die den Interzellularspalt durchziehen (transmembrane linker filaments: TLF) und die gegenüberliegenden Zellmembranen verbinden, sind nicht mit den Keratinfilamenten der Haftplatten identisch. Sie sorgen aber dafür, daß ein zusammenhängendes zytoplasmatisches Fasernetzwerk eine ganze epitheliale Zellage verbindet.

Außer den mit Tonofilamenten assoziierten Maculae adhaerentes treten solche auf, an denen sich Aktinfilamente befestigen und die keine interzellulären Verdichtungen aufweisen (intermediate junctions).

**Histophysiologischer Hinweis.** Offenbar gibt es bei verschiedenen Desmosomen neben strukturellen auch funktionelle Unterschiede. Diese gehen anscheinend von Epitopen der Glykoproteine der Zellmembranen aus und sind für die Zellerkennung von Bedeutung.

**Hemidesmosomen.** In der Berührungszone zwischen Epithelzellen und Basallamina (s. unten) kommen oft auf der basalen Seite von Epithelzellen Hemidesmosomen vor. Morphologisch handelt es sich um halbe Desmosomen, denen der Partner auf der gegenüberliegenden Seite fehlt. Wahrscheinlich binden Hemides-

mosomen die Epithelzellen an das darunterliegende Gewebe.

Zu unterscheiden sind Hemidesmosomen, die in ihrem Aufbau halben Fleckdesmosomen entsprechen, von solchen, die als **Punktdesmosomen**, *Punctum adhaerens*, bezeichnet werden. Die Haftplatten der Punktdesmosomen weisen aktinbindende Proteine auf und stehen mit zytoplasmatischen Aktin-Myosin-Bündeln (Zugfasern) in Verbindung.

**Gürteldesmosomen**, *Zonulae adhaerentes*. Diese verlaufen gürtelförmig um die Zelle herum und sind typisch für kubisches und hochprismatisches Epithel (z.B. Darmepithel). Ihr Interzellularraum ist auf 15–20 nm eingeengt und enthält nur wenig osmiophiles Material. Wichtigster Bestandteil sind Zelladhäsionsmoleküle, die sich in den verschiedenen Geweben voneinander unterscheiden. Die Haftplatten der Gürteldesmosomen enthalten aktinbindende Proteine (z.B. $\alpha$-Aktinin und Vinculin) und stehen mit zytoplasmatischen Aktinfilamenten in Verbindung, die – besonders ausgeprägt im Darmepithel – ein unmittelbar unter der apikalen Oberflächenmembran gelegenes horizontales Netzwerk (terminales filamentöses Netz, terminal web) bilden können (S.112).

**Streifendesmosomen**, *Fasciae adhaerentes*, gleichen in ihrem Aufbau den Zonulae adhaerentes und kommen nur in den Disci intercalares der Herzmuskulatur vor (S.235).

**Hinweis**. Auch die Synapsen des Nervensystems (S.253) dienen der Zellhaftung, auch wenn ihre wesentliche Aufgabe die chemische Signalübermittlung ist.

### Zonula occludens, „tight junction"

In den Tight junctions verschmilzt die äußere Schicht der Zellmembran der einen Zelle mit der der benachbarten Zelle (Abb.4.1 und 4.4). Die Gefrierbruchtechnik hat gezeigt, daß die Verschmelzung nicht zusammenhängend erfolgt, sondern nur an Kämmen von *Leisten* (Abb.4.3). Die Verschmelzung geht auf transmembranöse Verbindungsproteine zurück.

Die Anzahl der Leisten und damit die der Fusionslinien ist bei den einzelnen Zonulae occludentes sehr unterschiedlich. Dadurch ist die Breite der die Zelle wie einen Gürtel umgebenden Zonulae occludentes – als *apikobasale Tiefe* bezeichnet – sehr verschieden.

Tight junctions kommen vor als
– **gürtelförmige Zonulae occludentes**,
– **streifenförmige Fasciae occludentes** oder
– **fleckförmige Maculae occludentes**.

**Histophysiologie**. Zonulae occludentes behindern bzw. unterbinden
– den freien interzellulären Durchtritt von Substanzen (S.119, parazellulärer Transport) und
– die freie Beweglichkeit von Transportproteinen in der Zellmembran (S.119).

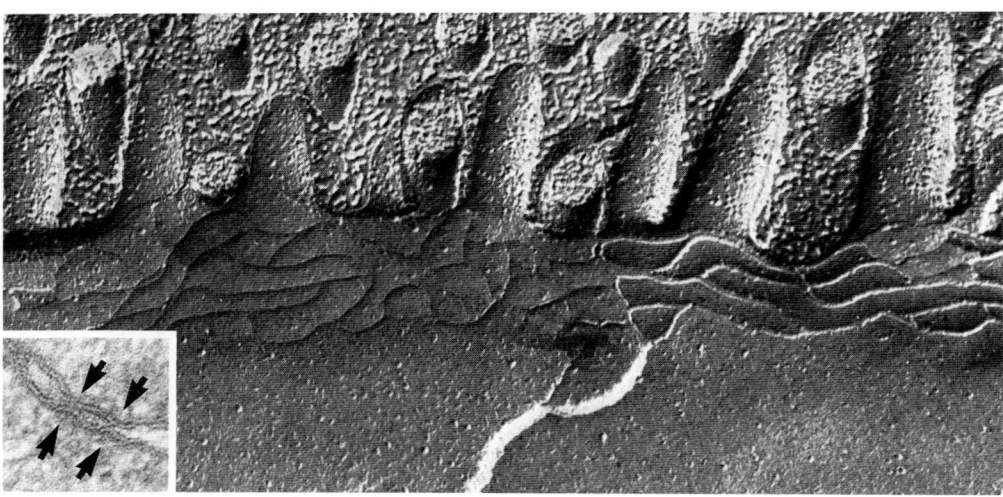

**Abb.4.3.** Zonula occludens. Gefrierbruch vom Gallenblasenepithel vom Meerschweinchen (elektronenmikroskopische Aufnahme, Vergr. 63.000fach. Im *oberen* Teil sind Mikrovilli quer gebrochen, *unten* geht der Bruch quer durch das Zytoplasma der Zelle. Zu beachten sind die Leisten der Zelloberflächen, deren Kämme mit denen von Nachbarzellen verschmelzen. (Freundlichst überlassen von H. Bartels). *Insert* Zonula occludens in Ultradünnschnitt *(Pfeile)*, Leber (Vergr. 170.000fach). (Freundlichst überlassen von Dermietzel R.)

## Haftkomplex (junctional complex, terminal bar)

**Haftkomplexe** (Abb. 4.4) kommen v. a. zwischen kubischen und hochprismatischen Epithelzellen vor. Es handelt sich um das gemeinsame Auftreten von Zonula occludens (mehr apikal) und unmittelbar daruntergelegener Zonula adhaerens. Haftkomplexe befinden sich stets im oberen Teil der Seitenflächen der Zellen.

Lichtmikroskopisches Korrelat der Haftkomplexe sind die seit langem bekannten **Schlußleisten**. In Horizontalschnitten erscheinen diese als ein zusammenhängendes Netz zwischen Epithelzellen (Schlußleistennetz, Abb. 4.5).

### Gap junction, Nexus

**Nexus** (Abb. 4.6 und 4.7) sind scharf begrenzte plaqueartige Bereiche der Zellkommunikation, in denen der
- Abstand zwischen gegenüberliegenden Zellmembranen auf 2–4 nm vermindert ist, und in denen
- Membranproteine durch den Interzellularraum hindurch kanalförmige Verbindungen von einer Zelle zur anderen Zelle herstellen, die als Konnexone bezeichnet werden.

Ein **Konnexon** ist eine transmembranöse, zylindrische Pore, die aus 6 Proteinuntereinheiten in hexagonaler Anordnung besteht und eine Länge von 7,5 nm besitzt. Ein 2 nm langes

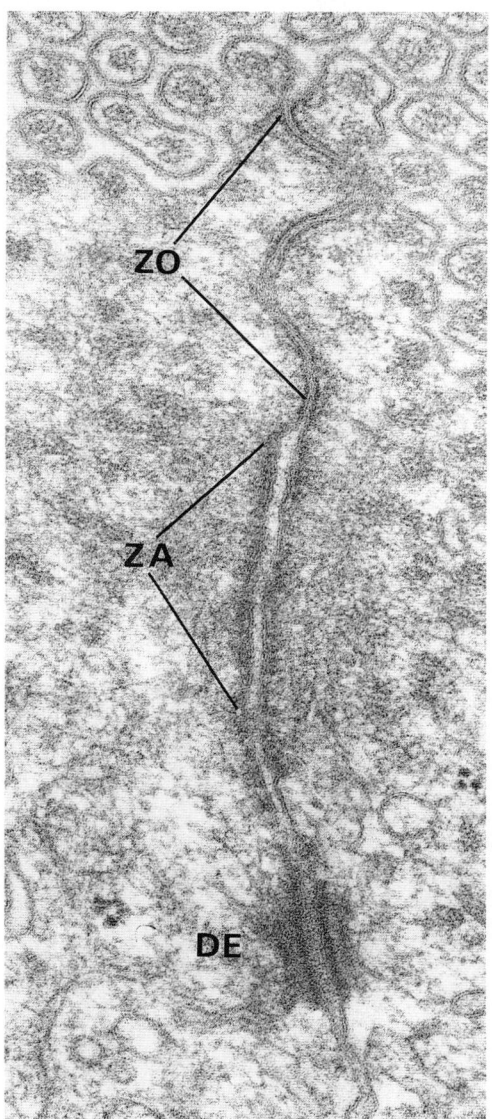

**Abb. 4.4.** Elektronenmikroskopische Aufnahme von Zellgrenzen benachbarter Epithelzellen des Dickdarms. Dargestellt sind ein Haftkomplex (junctional complex) aus Zonula occludens *(ZO)* und Zonula adhaerens *(ZA)* sowie ein Desmosom *(DE)*. An der Zelloberfläche befindet sich Mikrovilli. (Freundlichst überlassen von Dermietzel R.) Vergr. 80.000 fach

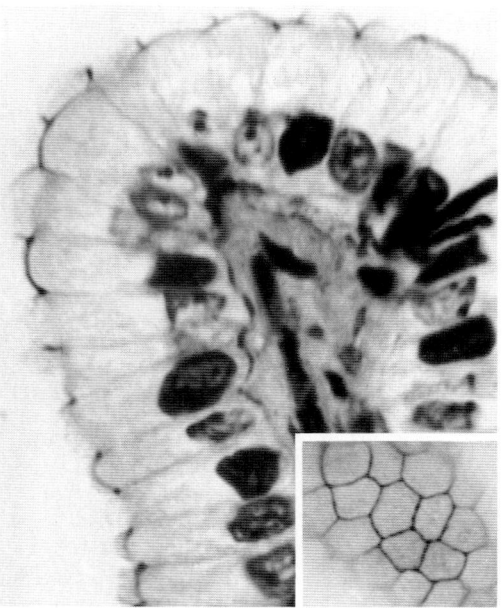

**Abb. 4.5.** Schlußleistennetz vom Gallenblasenepithel. *Insert* Gallenblasenepithel horizontal geschnitten. Färbung: Eisenhämatoxylin nach Heidenhain, Vergr. 400 fach (Freundlichst überlassen von Schmidt W., Innsbruck)

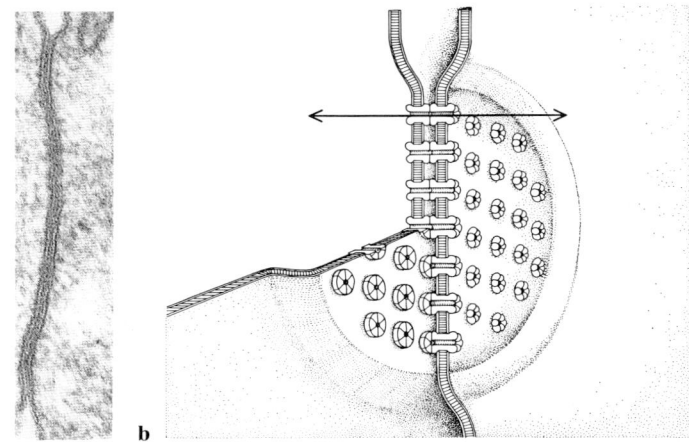

a          b

**Abb. 4.6a, b.** Nexus zwischen 2 Leberzellen. Der Interzellularspalt ist im Bereich des Nexus etwa 2 nm breit und mit elektronendichtem Material ausgefüllt. Prinzipiell ist hier ein interzellulärer Flüssigkeitsdurchtritt möglich. **a** Ultradünnschnitt, Vergr. 170.000fach. (Freundlichst überlassen von Dermietzel R.) **b** An diesem Schema wird deutlich, daß ein Molekülaustausch zwischen Nachbarzellen möglich ist. Die Verbindungsstellen bestehen aus transmembranösen Proteinen, Konnexonen, die aus sich gegenüberliegenden Untereinheiten zusammengesetzt sind und einen freien Kanal (Durchmesser 1,5 nm) aufweisen. [Aus: Staehelin LA, Hull BE (1978) Junctions between living cells. Sci Am 238: 41, May 1978. Copyright 1978 by Scientific American]

Segment ragt in den Extrazellulärraum, wo es sich mit dem Konnexon einer benachbarten Zelle verbindet und einen durchlässigen, hydrophilen Kanal von 1 – 1,5 nm Durchmesser bildet. Dadurch werden direkte Verbindungen zwischen dem Zytoplasma der beiden gegenüberliegenden Zellen hergestellt.

Nexus sind ubiquitär. Sie fehlen nur in der reifen Skelettmuskulatur und bei isolierten Zellen (z. B. Blutzellen, Spermatozoen).

*Histophysiologie*

Nexus dienen der
– **metabolischen Koppelung** und der
– **ionalen Koppelung benachbarter** Zellen.
Durch die feinen Kanäle eines Konnexons können kleine wasserlösliche Moleküle – in der Regel vom Molekulargewicht bis zu 1 kD – und Ionen die Zellen wechseln, insbesondere die Ionen, die im lebenden Gewebe Träger des elektrischen Stroms sind. Dies hat einerseits Bedeutung für die Zellernährung, andererseits für den Informationsaustausch. So ermöglichen Nexus z. B. eine synchrone Kontraktion mehrerer Zellen oder die Koordination von Antworten auf hormonale Reize. Ferner spielen sie bei der Proliferation und beim Zellwachstum sowohl während der Entwicklung als auch im reifen Organismus eine große Rolle.

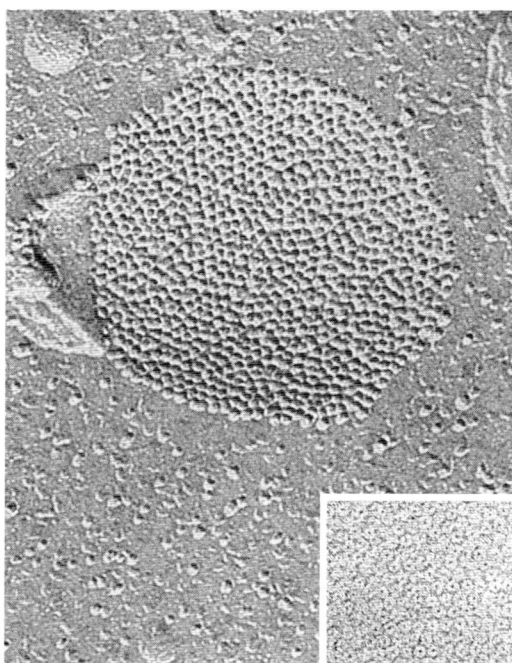

**Abb. 4.7.** Nexus. Gefrierbruch. Leber: Zu erkennen sind die einzelnen Proteinpartikel (Konnexone), die *im unteren Teil* des Bildes verstreut liegen. Vergr. 200.000fach. *Insert* Negativkontrastrierung isolierter Nexus. Leber: Sichtbar sind die einzelnen Konnexone mit zentralen Kanälen. Vergr. 300.000fach. (Freundlichst überlassen von Dermietzel R.)

Offenbar unterliegt die Permeabilität der Nexus einer physiologischen Regulation, z. B. durch $Ca^{2+}$/Calmodulin, zyklisches AMP, Inositolphosphaten und anderen Mediatoren. So führt die Erhöhung der intrazellulären Kalziumkonzentration, bzw. der Wasserstoffionenkonzentration, zu einem Verschluß der Kanäle und damit zu einer funktionellen Entkopplung der Zellen.

**Hinweis.** Nachgewiesen werden kann die Durchlässigkeit eines Nexus dadurch, daß bei Zellen mit Gap junctions elektrische Signale ohne wesentlichen Spannungsverlust von einer Zelle zur anderen gelangen oder daß geeignete fluoreszierende Substanzen zwischen benachbarten Zellen ausgetauscht werden.

Nexus können schnell gebildet, aber auch abgebaut werden. So führen z. B. hormonale Einflüsse zur Neubildung von Nexus aus bereits vorliegenden oder aus neu synthetisierten Untereinheiten; dagegen unterbindet die Hemmung der oxidativen Phosphorylierung die Bildung von Nexus. Besonders auffällig ist die Zunahme von Nexus in der glatten Muskulatur des Uterus unmittelbar vor der Geburt.

## 4.4  Basallamina, Basalmembran

(Abb. 4.8)

Hierbei handelt es sich um eine *extrazelluläre Zellscheide.* die einseitig (z. B. beim Epithel basal), aber auch ganzseitig (Muskelzellen, Fettzellen, Fibrozyten) vorkommen kann. Sie fehlt bei frei beweglichen Zellen (Blutzellen, Spermatozoen.

**Hinweis.** Nicht zu verwechseln ist die Basallamina mit der Glykocalix, die strukturell zum Plasmalemm gehört (S. 51).

**Basallaminae** sind nur elektronenmikroskopisch sichtbar. In der Regel sind sie dreischichtig (Abb. 4.8):
– **Lamina rara interna,** *Lamina lucida,*
– **Lamina densa** (20–100 nm dick),
– **Lamina rara externa** (nicht immer erkennbar).
Laminae rarae erscheinen elektronenmikroskopisch hell; die Lamina densa ist stärker kontrastierbar.
Bei sich berührenden Zellen kann es zu einer

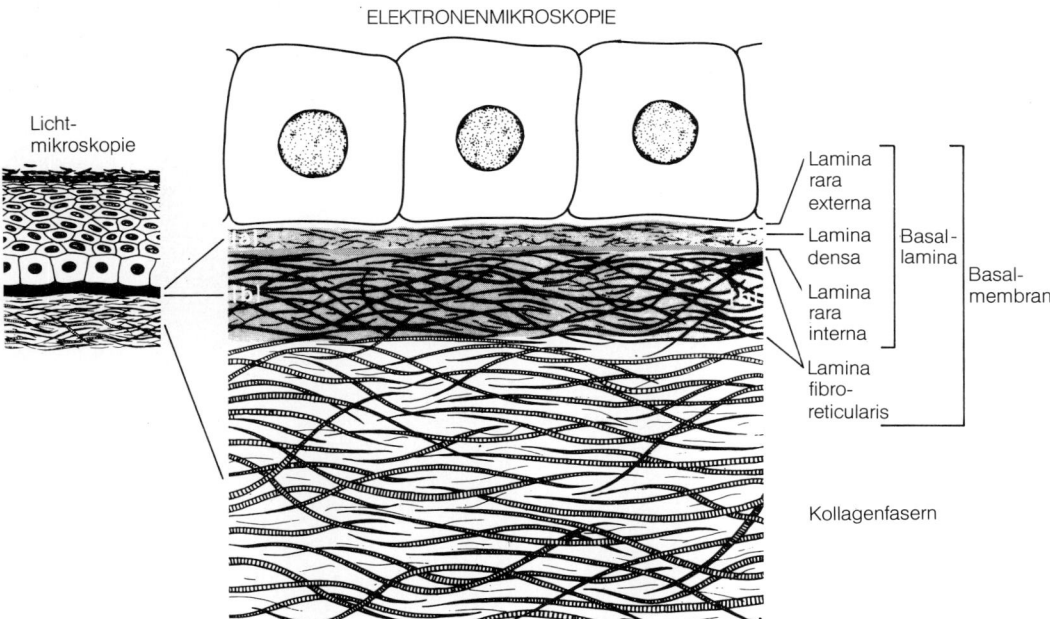

ELEKTRONENMIKROSKOPIE

Licht-mikroskopie

Lamina rara externa
Lamina densa
Lamina rara interna
Basal-lamina
Basal-membran
Lamina fibro-reticularis

Kollagenfasern

**Abb. 4.8.** Schema der Basalmembran der Haut. *Links* Lichtmikroskopische Darstellung eines Präparates nach PAS-Reaktion bzw. Silberimprägnation. *Rechts* Elektronenmikroskopie. Die Anfärbung der Basalmembran mit der PAS-Reaktion geht auf den hohen Glykoproteingehalt aller Schichten, ihre Imprägnation mit Silbersalzen auf die retikulären Fasern der Lamina fibroreticularis zurück

Verschmelzung von Basallaminae kommen, z.B. im Nierenglomerulus und bei Lungenalveolen. Dort ist die resultierende Basallamina dann dicker als üblich.

Alle Bestandteile der Basallaminae sind Produkte der von ihnen umgebenen Zellen. Bekannt sind 40–50 Proteine, die teilweise immunhistochemisch nachweisbar sind. Charakteristisch für die Basallamina ist das Typ-IV-Kollagen, das keine Fibrillen bildet und auf die Basallamina beschränkt ist. Befestigt ist die Basallamina an der Zelloberfläche durch adhäsive Moleküle, v.a. durch die Glykoproteine Laminin und Fibronektin, sowie Proteoglykane, wie z.B. Heparansulfat, die mit dem Kollagen in Wechselwirkung treten. Insbesondere Fibronektin vermag mit Typ-IV-Kollagen feinste 3–4 nm dicke Fäden zu bilden. In einigen Fällen ist die Basalmembran mit dem daruntergelegenen Bindegewebe durch Ankerfasern verbunden.

**Basalmembran.** Dieser Begriff stammt aus der Lichtmikroskopie. Zu einer Basalmembran gehören die

– **Basallamina** (s. oben) und eine
– **Lamina fibroreticularis.**

Die **Lamina fibroreticularis** besteht aus retikulären Fasern (Typ-III-Kollagen, S.158), die einerseits in der Basallamina Schleifen bilden können, andererseits die Basalmembran mit dem darunterliegenden Bindegewebe (Lamina propria) verbinden.

*Basalmembranen* gibt es nur beim Epithel. Sie sind unterschiedlich dick (bis zu 1 µm) und können färberisch-lichtmikroskopisch dargestellt werden. Sehr geeignet sind z.B. die PAS-Reaktion (S.25), mit der die in den verschiedenen Schichten der Basalmembran reichlich vorkommenden Glykoproteine erfaßt werden, oder Imprägnationen mit Silbersalz zur Darstellung der Lamina fibroreticularis.

**Differentialdiagnostischer Hinweis**. Zur Unterscheidung der verschiedenen Schichten einer Basalmembran und dem darunterliegenden Bindegewebe gilt, daß

– Basallamina den Kollagen-Typ-IV,
– die Lamina fibroreticularis der Basalmembran den Kollagen-Typ-III
– die Lamina propria den Kollagen-Typ-I aufweisen.

### Histophysiologie

Basallaminae können eine semipermeable Permeabilitätsbarriere sein, z.B. im Glomerulus der Niere oder bei Kapillaren, oder – ohne die Diffusion zu hemmen, die Stoffverteilung und die Geschwindigkeit des molekularen Stoffaustausches beeinflussen – z.B. beim Epithel. Ferner spielen Basallaminae vermutlich bei der Ausbildung bzw. Stabilisierung der Zellarchitektur sowie bei der Zellbewegung eine Rolle. Gegebenenfalls können Basallaminae Zellwanderung und Zellproliferation hemmen. So haben z.B. gutartige Mammatumoren eine Basallamina, die bösartigen fehlt.

# 5 Epithelgewebe

## 5.1 Allgemeines

Gemeinsames histologisches Kennzeichen aller Epithelgewebe ist das Fehlen nennenswerter Interzellularsubstanzen. Dies bedeutet, daß im Epithelgewebe
- *Interzellularräume schmal sind* und
- *Epithelzellen einen engen Verbund*

bilden.

### 5.1.1 Interzellularräume

Der Abstand zwischen benachbarten Epithelzellen beträgt durchschnittlich 20–25 nm, jedoch sind erhebliche Abweichungen möglich: Im Bereich der Zonulae occludentes können Interzellularspalten fehlen (s. oben), in basolateralen Abschnitten (s. unten) können sie bis zur lichtmikroskopischen Erkennbarkeit erweitert sein. Immer eng (schlitzförmig) sind sie basal, wo sie sich zur Basalmembran hin öffnen.

Obgleich die Interzellularräume im Epithel nur aus schmalen Spalten bestehen, sind sie funktionell von großer Bedeutung. Sie sind wichtige Transportwege (s. unten), die in manchen Epithelien allerdings abschnittsweise durch Zonulae occludentes versiegelt sein können. Wie wirksam diese Versiegelung ist, hängt von der Anzahl der Fusionslinien der Zonulae occludentes (apikobasale Tiefe, S. 103) ab. Im übrigen können beim Materialtransport die Zonulae occludentes umgangen werden (s. unten).

Interzellularspalten beinhalten Proteoglykane und Glykoproteine, die v. a. zur Glykocalix der gegenüberliegenden Zellmembranen gehören. Diese Verbindungen behindern nicht die Passage löslicher Substanzen durch den Interzellularspalt. Allerdings nimmt die Ladung der Glykocalix Einfluß auf den Transport.

## 5.1.2 Zellverbund

Charakteristisch für Epithelzellen sind
- **enge Verknüpfungen der Epithelzellen untereinander,**
- **Verbindungen mit der Basalmembran für die basalen Schichten**.

*Verknüpfungen von Epithelzellen untereinander* werden durch
- *breitflächige Aneinanderlagerungen der Zellen,*
- *interzelluläre Verbindungen* und durch ein
- *zusammenhängendes zytoplasmatisches Fasernetzwerk* erreicht.

Die **breitflächige Aneinanderlagerung der Zellen** wird vergrößert, wenn sich seitliche Zellausläufer miteinander verzahnen. Dementsprechend werden unterschieden
- *interdigitierende Epithelzellen* und
- *nicht-interdigitierende Epithelzellen*.

*Interdigitierende Epithelzellen* (Abb. 5.1). Bei den interdigitierenden Epithelien verlaufen die Oberflächen der sich gegenüberliegenden Zellen strikt parallel.

*Nicht-interdigitierende Epithelzellen*. Hier sind die lateralen Interzellularräume manchmal weit, manchmal eng. Häufig ragen seitliche Mikrovilli (S. 111) in die Interzellulärräume und gehen an ihren Spitzen mit entsprechenden Mikrovilli gegenüberliegender Zellen desmosomale Verbindungen ein. Die Weite des Interzellularraums bei nichtinterdigitierenden Epithelzellen ist funktionsabhängig.

*Interzelluläre Verbindungen*. Beim Epithel kommen alle im Kap. 4 (S. 100) geschilderten interzellulären Verbindungen in unterschiedlicher Ausprägung vor.

*Zytoplasmatisches Fasernetzwerk*. Epithelzellen verfügen über ein differenziertes Netzwerk zytoplasmatischer Filamente, die im Bereich der interzellulären Verbindungen miteinander verknüpft sind. Dadurch wird ein Epithel zu einer zusammenhängenden Einheit.

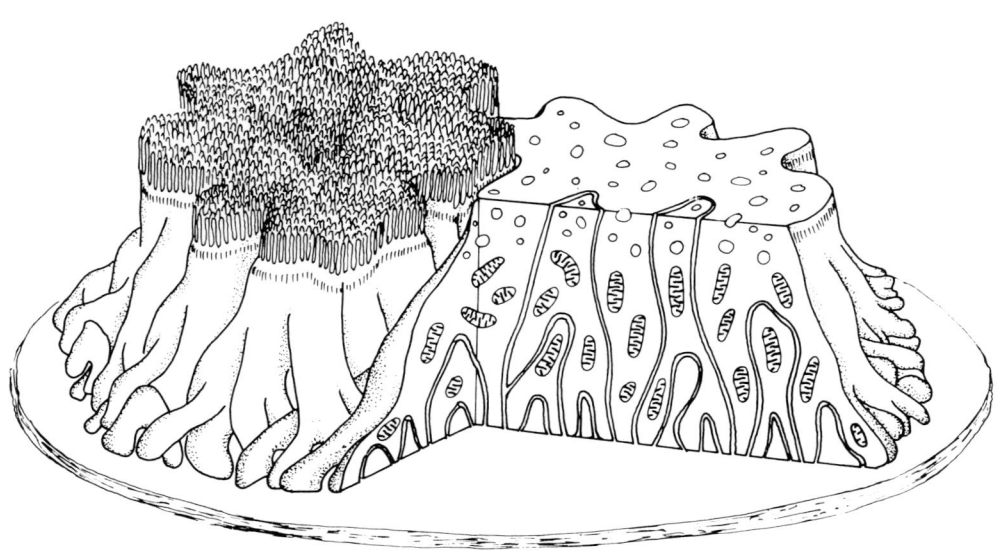

**Abb. 5.1.** Dreidimensionales Schema interdigitie-render Epithelzellen aus einem Nierenhauptstück. *Links* Ansicht der Oberfläche. Die sich verzahnenden Fortsätze gliedern sich stark auf in Fortsätze I., II. und III. Ordnung. *Rechts* Anschnitt einer Zelle.

[Umgezeichnet nach Bargmann W (1978) Niere und ableitende Harnwege. In: Oksche A, Vollrath L (Hrsg) Handbuch der mikroskopischen Anatomie des Menschen, Bd 7, Teil 5. Springer, Berlin Heidelberg New York]

**Histophysiologischer Hinweis.** Durch die enge Verknüpfung der Epithelzellen untereinander wird erreicht, daß das jeweilige Epithel eine biologische Einheit bildet, ohne daß die Spezialisierung seiner Zellen aufgehoben ist. Bis zu einem gewissen Grad sind die einzelnen Epithelzellen Kompartimente in diesem Verbund. Das Epithel erfüllt viele Aufgaben durch diesen Zusammenschluß seiner Zellen: So errichten Epithelzellen z. B. Barrieren, die den Stoffaustausch unterbinden, stark einschränken oder regulieren. Andere Aufgaben des Epithels sind dagegen an Einzelleistungen der Epithelzellen gebunden (z. B. Sekretion).

**Verbindung mit der Basalmembran.** Auf die Verbindung von Epithelzellen mit der Basalmembran wird in Kap. 4 (S. 102) eingegangen. Sie wird durch Hemidesmosomen, v. a. durch 4 nm dicke „Stränge" zwischen der Lamina densa der Basalmembran und dem basalen Plasmalemm der Epithelzellen hergestellt.

## 5.2 Histogenese

Herkunftsmäßig ist Epithelgewebe uneinheitlich, da alle embryonalen Grundgewebe in der Lage sind, Epithelgewebe zu bilden. So ist z. B. der größte Teil des Epithels der Oberhaut sowie an Mund, Nase und Anus ektodermaler Herkunft. Vom Entoderm stammt das Epithel der Atmungsorgane sowie des Verdauungskanals und seiner Drüsen (z. B. Bauchspeicheldrüse, Leber). Andere Epithelgewebe, z. B. in der Niere, entwickeln sich aus dem Mesoderm.

## 5.3 Gestalt und Oberfläche von Epithelzellen

### 5.3.1 Gestalt

Form, Größe und Gestalt der Epithelzellen schwanken stark: Zwischen hochprismatisch und flach kommen alle Zwischenformen vor (Abb. 5.5). Was die Gestalt angeht, überwiegt ein polyedrisches Aussehen (polyedrisch = vielflächig). Dies kommt dadurch zustande, daß Epithelzellen in der Regel dicht gepackt zusammenliegen. Ähnlich sieht es aus, wenn eine große Zahl aufgeblasener Luftballons in einem begrenzten Raum zusammengedrängt wird.

**Diagnostischer Hinweis.** Für die Klassifizierung eines Epithels (s. unten) ist es wichtig, die Form der

Epithelzellen zu erkennen. Dies bereitet häufig Schwierigkeiten, weil bei Routinefärbungen die Zellgrenzen oft nicht dargestellt werden. Unter diesen Umständen kann die Kernform helfen. In der Regel haben kubische Zellen runde, platte Zellen, horizontal gestellte, hochprismatische Zellen senkrecht stehende elliptische Kerne. Die Längsachsen des Zellkerns verlaufen jeweils parallel zur Hauptachse der Zelle. Platte Zellen sind im Kernbereich häufig verdickt.

Für die Beurteilung der Kernform ist allerdings zu beachten, daß im histologischen Präparat das Erscheinungsbild eines Kerns von der Schnittrichtung abhängt (Abb. 5.2): Ein runder Kern erscheint immer rund, ein stäbchenförmiger Kern nur dann stabförmig, wenn er in Längsrichtung, aber rund, wenn er quer geschnitten ist; bei Schrägschnitten erscheint der stabförmige Kern elliptisch. Ovale Kerne können in sehr verschiedener Form erscheinen. Ein hufeisenförmig gebogener Kern kann evtl. zweimal

angeschnitten werden, so daß die Zelle zweikernig erscheint; usw. Wegen dieser verschiedenen Möglichkeiten ist eine kritische Beurteilung jedes Präparates unter dem Gesichtspunkt der Schnittrichtung besonders wichtig.

### 5.3.2 Oberflächen

Häufig bestehen zwischen apikalen, lateralen und basalen Abschnitten des Plasmalemms von Epithelzellen Unterschiede. Auch sind manche Zelleistungen an bestimmte Gebiete der Zelloberfläche gebunden, z.B. die Exozytose bei vielen exokrin sezernierenden Zellen an die apikale Oberfläche, oder bei endokrinen Organen an die basale Oberfläche. Aber auch die Bildung endozytotischer Bläschen findet in bevorzugten Mikrodomänen statt. Da-

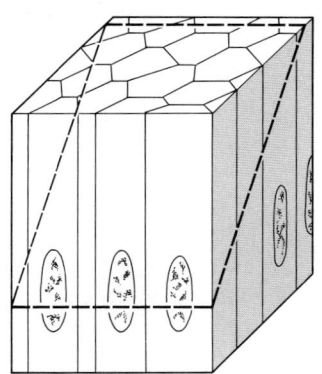 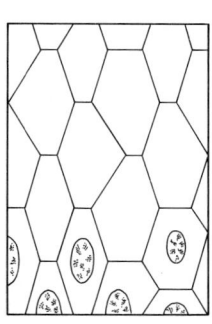

| Kernform | Schnittrichtung | | |
|---|---|---|---|
| | quer | längs | schräg |
| **Kugel** (kubische oder polyedrische Epithelzellen, Ganglienzellen) | ○ | ○ | ○ |
| **Rotationsellipsoid** (hochprismatische Epithelzellen) | ○ | ⬯ | ⬭ |
| **abgeplattetes Ellipsoid** (Fibrozyten) | ◖ | ⬭  ⬭ | ⬭ |
| **Stabform** (glatte Muskelzellen) | ∘ | ⎯ | ⎯ |

**Abb. 5.2.** Darstellung von Zell- und Kernbildern in Abhängigkeit von der Schnittrichtung

raus ergibt sich, daß Epithelzellen hinsichtlich ihrer Oberfläche polar gebaut sind. Hinzu kommt eine intrazelluläre Polarität. Zu unterscheiden sind an

- **apikalen Zelloberflächen**
  - *Mikrovilli, Mikrofalten* und *Bürstensäume*,
  - *Stereozilien*,
  - *Kinozilien* und *Geißeln* sowie an
- **basolateralen Zelloberflächen**
  - *Interdigitationen* und
  - *basale Einfaltungen*.

**Apikale Oberfläche**

Das apikale Plasmalemm mancher Epithelzellen hat spezielle Enzymausstattungen, die den anderen Membranabschnitten fehlen. Hierzu gehört z.B. beim Darmepithel die Ausstattung mit Disaccharidasen zum Abbau von Disacchariden oder mit Peptidasen zum Peptidabbau. Hinzu können spezielle Kohlenhydratreste in der Glykocalix kommen, z.B. negativ geladene Sialinsäurereste und Proteoglykane, die Schutzfunktion haben.

*Mikrovilli, Mikrofalten, Bürstensäume*

**Mikrovilli** sind feine, fingerförmige Ausstülpungen der Zellen. Sie kommen bei Epithelzellen, v.a. an freien, einem Lumen zugewandten Oberflächen vor. Sie vergrößern die Zelloberfläche und steigern damit die Effizienz der Stoffaufnahme und aller Vorgänge, die sich hierbei abspielen. Die einzelnen Mikrovilli (Durchmesser etwa 100 nm, Länge bis zu 2 µm) können nur elektronenmikroskopisch wahrgenommen werden. Mikrovilli und *Mikrofalten* sind offenbar veränderliche Strukturen, sie können jederzeit entstehen und wieder verstreichen.

**Bürstensaum.** Bürstensäume sind stationäre Strukturen und lichtmikroskopisch sichtbar. Sie bestehen aus rasenförmig angeordneten Mikrovilli (Länge bis zu 2 µm, Abb. 4.1, 5.1 und 5.3). Dennoch sind Bürstensäume nicht nur einfache Aneinanderreihungen von Mikrovilli, sondern vielmehr hochorganisierte Formationen mit kontraktilen Systemen. Die Mikrovilli der Bürstensäume enthalten nämlich Aktinfilamente sowie das quervernetzen-

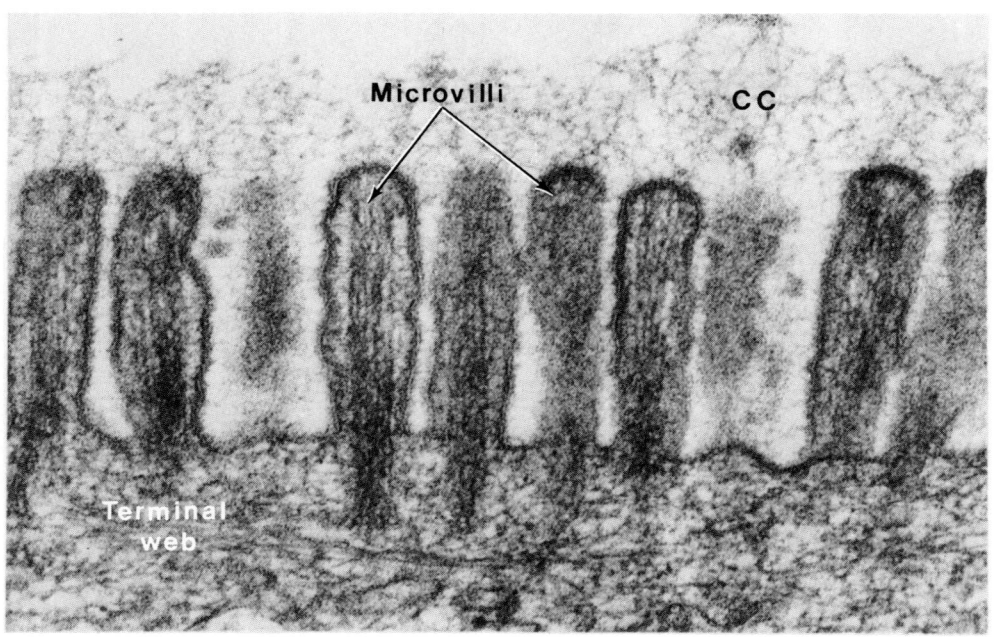

**Abb. 5.3.** Elektronenmikroskopische Darstellung des Bürstensaums einer Epithelzelle des Dünndarms. Die Aktinfilamente der Mikrovilli sind im apikalen Netzwerk (terminal web) des Enterozyten verankert. *CC* Glykocalix (cell coat) an der Oberfläche der Mikrovilli

de aktinbindende Protein Fimbrin und das Ca²⁺-abhängige Aktin-depolymerisierende Protein Villin. Die Aktinfilamente sind an der Spitze der Mikrovilli mittels 110 kD Protein, und seitlich am Plasmalemm durch ein kalziumbindendes Protein befestigt. An der Mikro-

villusbasis gehen die Aktinfilamente in ein Netzwerk („terminal wap", Abb. 5.3) aus Myosin-, Zytokeratin- und anderen Proteinfilamenten sowie einen Ring aus Aktinfilamenten über, der mit den Verbindungskomplexen an der seitlichen Zelloberfläche in Verbindung

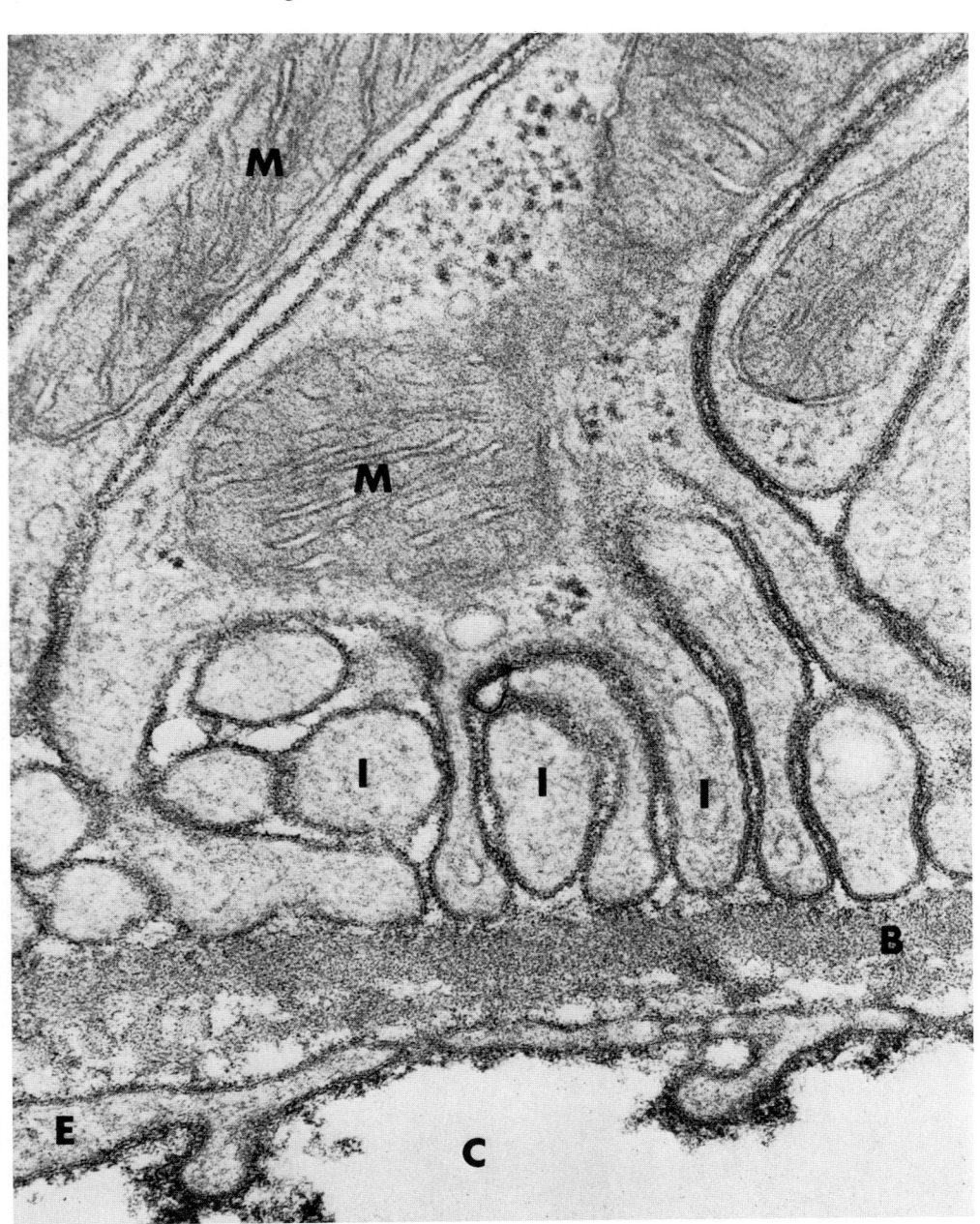

**Abb. 5.4.** Basales Labyrinth einer Hauptstückzelle einer Rattenniere. *M* Mitochondrien, *I* Interdigitationen, *B* Lamina densa der Basalmembran, *C* Lumen einer Blutkapillare, *E* Endothelzelle. Dargestellt ist die Glykocalix mit Osmiumferrocyanid. Vergr. 100.000 fach. (Freundlichst überlassen von Neiss W.)

steht. Mikrovilli von Bürstensäumen können geringe Kontraktionsbewegungen ausführen. Bürstensäume sind für resorbierendes Epithel charakteristisch (z. B. Dünndarmepithel, Epithel des Nierenhauptstücks). Bedeckt werden die Bürstensäume immer von einer Glykocalix (S. 51), die als Resorptionsvermittler eine wichtige Rolle spielt.

### Stereozilien

Stereozilien sind 4–8 µm lange, unbewegliche apikale Zellfortsätze, die für das Nebenhodenepithel, aber auch für das Epithel der Bogengänge des Innenohrs charakteristisch sind. Sie bilden häufig Büschel und anastomosieren miteinander. Elektronenmikroskopisch sehen Stereozilien wie lange, flexible Mikrovilli aus. Ihre Bedeutung ist noch nicht abschließend geklärt; ihre Beteiligung sowohl bei Sekretions- als auch bei Resorptionsvorgängen wird diskutiert. Ihre Bezeichnung ist sicher unglücklich gewählt.

### Kinozilien und Geißeln

**Kinozilien** sind bewegliche Zellfortsätze an der Oberfläche mancher Epithelzellen. Sie sind in der Regel 5–10 µm lang und haben einen Durchmesser von etwa 0,2 µm; damit sind sie viel länger als Mikrovilli und auch lichtmikroskopisch zu erkennen. In der Regel stehen die Kinozilien dicht nebeneinander; in der Trachea weist die apikale Oberfläche jeder Epithelzelle schätzungsweise 250 Kinozilien auf. Weitere Epithelzellen mit Kinozilien kommen in der Tuba uterina und in den Bogengängen des Innenohrs vor. Der Feinbau der Kinozilien ist eingehend auf S. 69 beschrieben. Im lebenden Organismus führen die Kinozilien Vor- und Rückwärtsbewegungen aus. Der vorwärtsgerichtete Schlag ist schnell, die Rückbewegung langsamer. Die Kinozilien eines Organs schlagen immer gleichsinnig und sind so koordiniert, daß die Bewegung der jeweils nächsten Zilie mit einer gewissen Verzögerung gegenüber der vorherigen beginnt. Dieser Schlagrhythmus führt zu einer Art Wellenbewegung – wie bei einem Kornfeld, über das der Wind streicht – und wird als *Metachronie* bezeichnet. Durch die Bewegung der Kinozilien kann auf der Oberfläche ein gerichteter Flüssigkeitsstrom oder Teilchentransport erfolgen. Als Energiequelle für die Bewegung der Kinozilien scheint ATP zur Verfügung zu stehen. **Geißeln** gibt es im menschlichen Körper nur

bei den Spermien (S. 626); ihr Schwanz hat die gleiche Struktur wie die Kinozilien, ist aber viel länger.

### Basolaterale Zelloberflächen

Die lateralen und basalen Abschnitte der Zellmembran haben zahlreiche gemeinsame Eigenschaften; in anderen unterscheiden sie sich. Gemeinsam ist das Vorkommen von $Na^+$-$K^+$-ATPase, die Natrium aus der Zelle heraus- und Kalium in die Zelle hineintransportiert. Ein Unterschied ist, daß die lateralen Membranen v. a. durch das Vorkommen von interzellulären Verbindungen (S. 100) ausgezeichnet sind. Die basalen Membranen vieler Epithelzellen sind dagegen Orte aktiver Endozytose und weisen Hormonrezeptoren auf.

Viele laterale und basale Oberflächen von Epithelzellen sind uneben. Lateral können Mikrovilli und Mikrofalten vorkommen, und es können Zellfortsätze entstehen, die dann Verzahnungen (Interdigitationen) mit Nachbarzellen hervorrufen (s. oben, Abb. 5.1). Basal sind die auffälligsten Bildungen tiefe Einstülpungen des Plasmalemms (basale Einfaltungen, Abb. 5.4). Diese sind in ihrer Ausprägung sehr variabel. Besonders charakteristisch sind sie für Zellen mit stark entwickeltem Ionenaustausch, z. B. bei Hauptstückzellen der Niere und Epithelzellen von Streifenstücken der Speicheldrüsenausführungsgänge. Basale Einfaltungen können tief in das Innere der Zelle vordringen; sie haben jedoch keine Verbindungen mit den lateralen Interzellularräumen und sind deswegen auch nicht Teil der parazellulären Transportwege. Durch die Einfaltungen wird das basale Zytoplasma nischenförmig untergliedert. In manchen Zellen sammeln sich hier Mitochondrien, die dann lichtmikroskopisch eine „basale Streifung" hervorrufen.

## 5.4 Klassifizierung

Aufgrund unterschiedlicher Struktur und Funktion der Epithelzellen läßt sich Epithelgewebe (kurz Epithel) untergliedern in
- **Oberflächenepithel**,
- **Drüsenepithel**,
- **Sinnesepithel**,
- **Myoepithel**.

Die Einteilung in Oberflächen- und Drüsenepithel ist recht willkürlich, weil es zahlreiche

Oberflächenepithelien gibt, die teils in großer (z.B. das Oberflächenepithel des Magens), teils in geringer Zahl (z.B. Dünndarm oder Luftröhre) Drüsenzellen enthalten.

## 5.4.1 Oberflächenepithel

Oberflächenepithel bekleidet die äußere Oberfläche des Körpers oder seine Hohlräume, und es bildet Grenzschichten. Oberflächenepithel wird morphologisch nach Zahl der Zellschichten und der Form der oberflächlichen Zellen eingeteilt (Tabelle 5.1, Abb.5.5 und 5.6). Einschichtiges Epithel besteht nur aus einer Zellage, geschichtetes aus 2 oder mehr Lagen.

Es werden unterschieden
– **einschichtiges Epithel**, das
  • *platt*,
  • *isoprismatisch* oder
  • *hochprismatisch*,
– **mehrreihiges Epithel** sowie
– **mehrschichtiges Epithel**, das
  • *unverhornt platt*,
  • *unverhornt hochprismatisch* oder
  • *verhornt platt* sein kann, und
– **Übergangsepithel.**

**Einschichtiges Epithel** kann in Abhängigkeit von der Form der Epithelzellen platt, isoprismatisch (kubisch) oder hochprismatisch sein (Abb. 5.5). Beispiele für *einschichtiges Plattenepithel* sind das Endothel (Abb. 5.4a), das die Blutgefäße auskleidet, und das *Mesothel,* das die Oberfläche einiger Körperhöhlen bildet. Obgleich Endothel- und Mesothelzellen lichtmikroskopisch ähnlich aussehen, handelt es sich doch nicht um denselben Zelltyp.

**Hinweis**. Endothel und Mesothel unterscheiden sich ultrastrukturell und auch in ihrem Verhalten bei pathologischen Veränderungen; sie reagieren z.B. auf Noxen unterschiedlich und bilden verschiedene Tumortypen. Ferner können Mesothelzellen zwischen Bindegewebe und Oberflächenschicht hin- und herwandern.

*Einschichtiges isoprismatisches Epithel* kommt u.a. an der Oberfläche des Ovars (Abb.5.5b), *einschichtig hochprismatisches Epithel* u.a. an der Oberfläche des Dünndarms oder der Gallenblase vor (Abb.5.5c und 5.7).
**Mehrreihiges Epithel** bildet eine besondere Gruppe. Bei diesem Epithel *stehen zwar alle Zellen mit der Basalmembran in Beziehung, aber nicht alle erreichen die Oberfläche.* In diesem Epithel liegen die Zellkerne in verschie-

**Tabelle 5.1.** Einteilung des Oberflächenepithels beim Menschen

| nach der Zahl der Zellschichten | nach der Zellform | Vorkommen (Beispiele) | Funktion (Beispiele) |
|---|---|---|---|
| einschichtig | platt | Alveolarepithel; Auskleidung von Gefäßen (Endothel); seröses Epithel zur Auskleidung von Hohlräumen: Perikard, Pleura, Peritoneum (Mesothel) | Durchlässigkeit; aktiver Transport duch Pinocytose; Erleichterung von Gleitbewegungen der Eingeweide gegeneinander |
| | isoprismatisch (= kubisch) | an der Oberfläche des Ovars; in Drüsenausführungsgängen; Linsenepithel | Bedeckung, Sekretion |
| | hochprismatisch | Dünndarm, Gallenblase | Schutz, Resorption, Sekretion |
| mehrreihig (alle Zellen erreichen die Basalmembrane, aber nicht alle die Oberfläche; die Kerne der Zellen liegen in verschiedenen Ebenen) | | Auskleiden von Trachea, Bronchien, Nasenhöhle | Schutz, Partikeltransport, Sekretion |
| mehrschichtig (2 oder mehr Lagen) | verhornt, platt | Haut | Schutz, verhindert Wasserverlust |
| | unverhornt, platt | Mund, Ösophagus, Vagina, Analkanal | Schutz |
| | unverhornt, hochprismatisch | Fornix conjunctiva | Schutz |
| | Übergangsepithel | Nierenbecken, Ureter, Harnblase | Schutz |

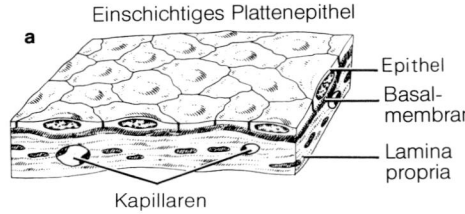

Einschichtiges Plattenepithel

a

Epithel
Basal-
membran
Lamina
propria
Kapillaren

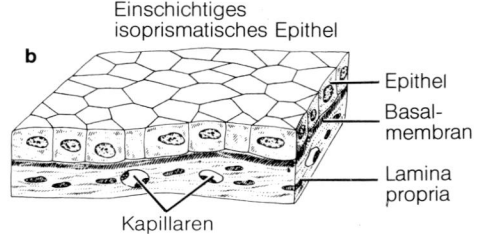

Einschichtiges
isoprismatisches Epithel

b

Epithel
Basal-
membran
Lamina
propria
Kapillaren

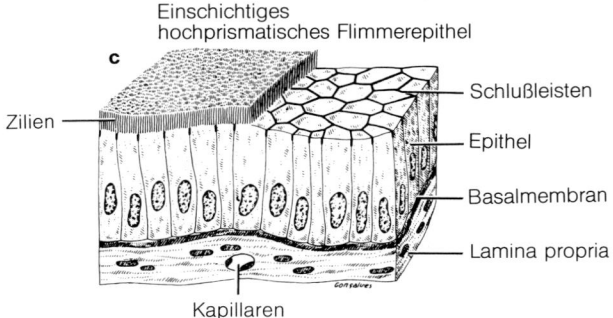

Einschichtiges
hochprismatisches Flimmerepithel

c

Zilien

Schlußleisten

Epithel

Basalmembran

Lamina propria

Kapillaren

**Abb. 5.5 a–c.** Schematische Darstellung von Ober-flächenepithel. **a** einschichtiges Plattenepithel, **b** einschichtiges isoprismatisches (kubisches) Epithel, **c** einschichtiges hochprismatisches Flimmerepithel. Alle Epithelgewebe weisen eine Basalmembran und darunter gelegen eine Lamina propria auf. Zu beachten ist ein Schlußleistennetz, das lichtmikroskopisch den Haftkomplexen (aus Zonula occludens und Zonula adhaerens) entspricht

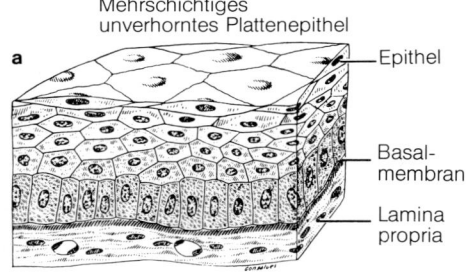

Mehrschichtiges
unverhorntes Plattenepithel

a

Epithel

Basal-
membran

Lamina
propria

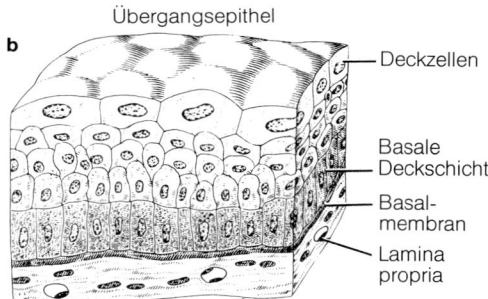

Übergangsepithel

b

Deckzellen

Basale
Deckschicht

Basal-
membran

Lamina
propria

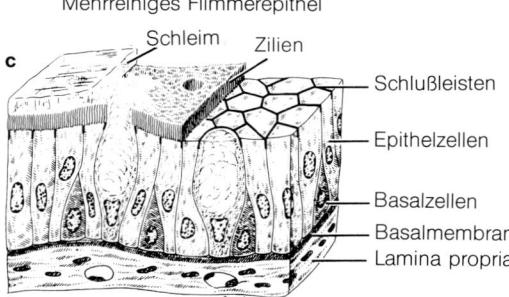

Mehrreihiges Flimmerepithel

Schleim    Zilien

c

Schlußleisten

Epithelzellen

Basalzellen

Basalmembran

Lamina propria

**Abb. 5.6 a–c.** Schematische Darstellung von Ober-flächenepithel. **a** mehrschichtiges unverhorntes Plattenepithel, **b** Übergangsepithel, **c** mehrreihiges Flim-merepithel. Die Becherzellen sezernieren Schleim, der eine zusammenhängende Schleimschicht über den Zilien des Flimmerepithels bildet

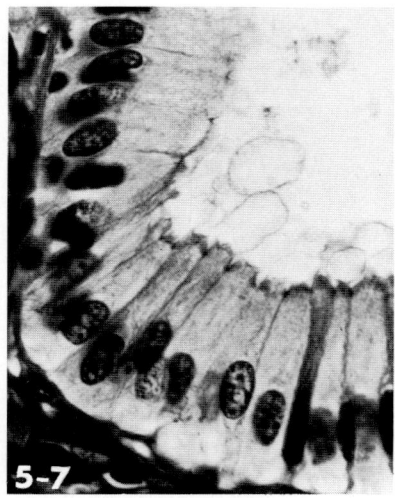

**Abb. 5.7.** Einschichtiges hochprismatisches Epithel der Gallenblase. Vergr. 400fach

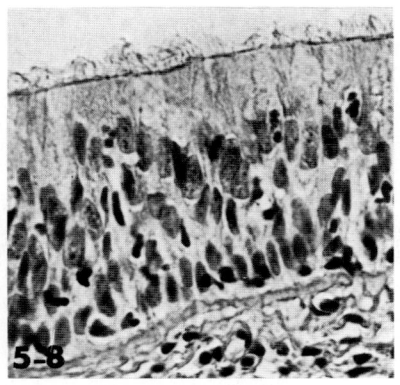

**Abb. 5.8.** Mehrreihiges Flimmerepithel in der Trachea einer Katze. Vergr. 100fach

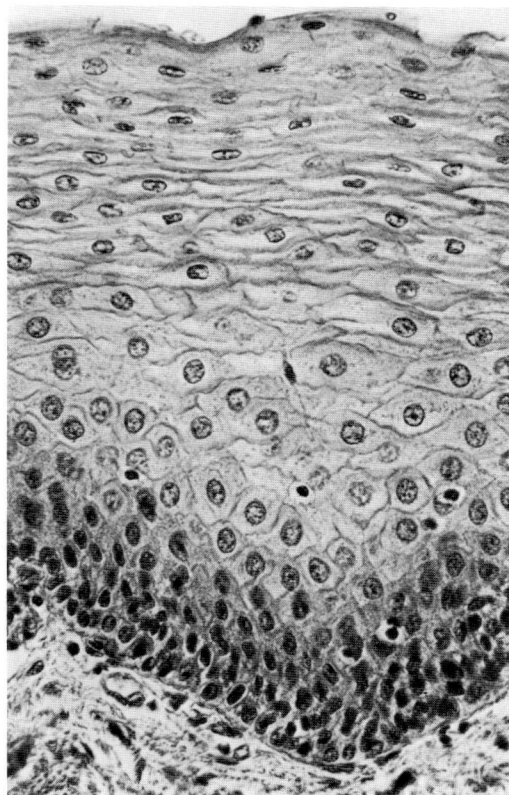

**Abb. 5.9.** Mehrschichtiges unverhorntes Plattenepithel der Wangenschleimhaut. Vergr. 200fach

nen Lagen. Bei den Zellen ohne Oberflächenbezug handelt es sich um Ersatzzellen.

Ein bekanntes Beispiel für ein zweireihiges Epithel ist das des Nebenhodenganges (S. 636), ein Beispiel für ein mehrreihiges Epithel das mehrreihige hochprismatische Flimmerepithel des Atmungstraktes (respiratorisches Epithel, Abb. 5.6c und 5.8; S. 439).

**Mehrschichtiges Epithel**. Bei allen mehrschichtigen Epithelien *bilden die Zellen viele übereinanderliegende Lagen*. Die basal gelegenen Zellen sind gewöhnlich iso- oder hochprismatisch. In den folgenden Schichten werden die Zellen in ihrer Form unregelmäßig und flachen zur Oberfläche hin immer mehr ab. *Die Einteilung des mehrschichtigen Epithels erfolgt nach der*

*Form der oberflächlichen Zellen*. Es gibt mehrschichtiges plattes und mehrschichtiges hochprismatisches Epithel sowie Übergangsepithel (s. unten). Außerdem spielt das Vorkommen oder Fehlen einer Hornschicht an der Oberfläche eine Rolle.

*Mehrschichtiges unverhorntes Epithel* (Abb. 5.6a und 5.9) bedeckt innere Oberflächen, die stets feucht gehalten werden müssen, da sie sonst austrocknen. Als *mehrschichtiges unverhorntes Plattenepithel* bildet es die („kutanen") Schleimhäute von Mund, Ösophagus, Vagina und Analkanal.

Sehr selten ist *mehrschichtiges unverhorntes hochprismatisches Epithel*, das im menschlichen Körper nur an wenigen Stellen vorkommt, z.B. im Fornix der Konjunktiva oder in den großen Ausführungsgängen einiger Drüsen.

*Mehrschichtiges verhorntes Plattenepithel* bildet die Epidermis der Haut (Abb. 5.10). Die Hornschicht wird laufend abgestoßen und durch Umwandlung von Epithelzellen neu ge-

bildet (Einzelheiten im Kap. 18). – Mehrschichtiges verhorntes isoprismatisches bzw. hochprismatisches Epithel gibt es nicht.

**Übergangsepithel** kleidet Nierenbecken, Ureter, Harnblase und den oberen Teil der Harnröhre aus. In Abhängigkeit von den wechselnden Druck- und Dehnungsverhältnissen *geht es rasch von einer vielschichtigen in eine wenigerschichtige Form* über (Abb. 5.6 b und 5.11). Der basalen Schicht aus iso- oder hochprismatischen Zellen folgen Schichten aus einer wechselnden Zahl irregulär geformter Zellen, deren Plasmalemm in entdehntem Zustand stark gefaltet ist. Die Oberfläche des Übergangsepithels besteht aus abgerundeten, in Abhängigkeit von der Dehnung bald höheren, bald niedrigeren *Deckzellen* mit einem Durchmesser bis zu 100 µm. Die Deckzellen haben polyploide Zellkerne, sind häufig zweikernig und zeigen eine verdickte, stark anfärbbare Zellmembran an der zum Lumen gerichteten Oberfläche (Crusta, weitere Einzelheiten in Kap. 22, S. 577).

**Hinweis**. Ob Übergangsepithel mehrreihig oder mehrschichtig ist, wurde in der Vergangenheit sehr kontrovers diskutiert. Heute kann die Zugehörigkeit des Übergangsepithels zum mehrschichtigen Epithel als gesichert angesehen werden, jedenfalls dort, wo es aus mehreren Zellagen besteht.

**Farbe**. Die Farbe des Epithels wird von seiner *Dicke* und *Blutversorgung* beeinflußt. Zusätzlich spielen beim mehrschichtigen verhornten Epithel (Haut) *Pigmentzellen* eine Rolle (s. Kap. 18). Durchschnittlich gilt, daß bei entsprechender Durchblutung die Oberfläche um so eher rötlich erscheint, je niedriger das Oberflächenepithel ist. So können Gebiete mit mehrschichtigem Epithel (z. B. Plicae vocales) heller (weißlich) gegenüber der Umgebung mit einschichtigem Epithel (Schleimhaut des Kehlkopfes) erscheinen. So erscheinen die Lippen rot, weil das mehrschichtige Epithel hier durch hohe kapillarreiche Bindegewebepapillen stellenweise sehr dünn ist.

## 5.4.2 Drüsenepithel

Drüsenepithel besteht aus Zellen, die zur *Sekretion*, d. h. zur Bildung und Abgabe von Stoffen befähigt sind. Drüsenzellen bilden das Parenchym der Drüsen (Kap. 6, S. 122).

## 5.4.3 Sinnesepithel

Hierbei handelt es sich um Epithelzellgruppen, die die Fähigkeit haben, spezifische Reize aufzunehmen (z. B. Mechanorezeptoren im Stratum basale der Epidermis, Geschmackszellen der Zunge). An ihre Oberfläche treten Nervenzellfortsätze heran, bilden Synapsen und übernehmen die Erregungen der Sinneszellen zur Weiterleitung ans ZNS. Weil diese Sinneszellen nicht selbst die Erregung bis ins ZNS weiterleiten, werden sie als *sekundäre Sinneszellen* bezeichnet. An wenigen Stellen des Kör-

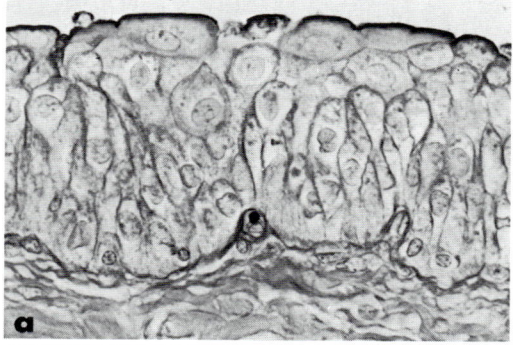

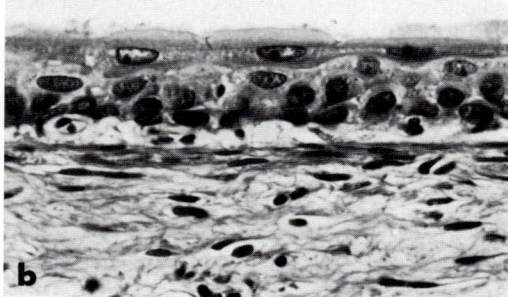

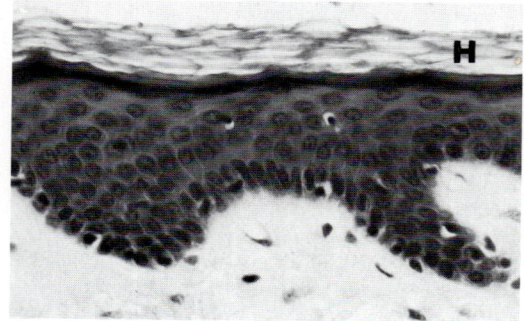

**Abb. 5.10.** Mehrschichtiges verhorntes Plattenepithel an der Oberhaut der Lippe. *H* Hornschicht. Vergr. 100 fach

**Abb. 5.11 a, b.** Übergangsepithel der Harnblase. *a* ungedehnt, *b* gedehnt. Vergr. 150 fach

pers (z. B. im Riechepithel der Nasenschleimhaut) liegen im Epithel Zellen, die gleichzeitig Rezeptoren und Nervenzellen sind: *primäre Sinneszellen.*

## 5.4.4 Myoepithel

Den Endstücken einiger Drüsen (z. B. Speicheldrüsen, Schweißdrüsen, Brustdrüse) liegen besondere Zellen auf. Es handelt sich um die sternförmigen Myoepithelzellen, die einen zentral gelegenen Zellkern und lange Zytoplasmafortsätze besitzen und durch Desmosomen mit den Drüsenzellen verbunden sind. Myoepithelzellen liegen zwischen der Basallamina und dem basalen Pol der Drüsenzellen. Sie umfangen das Drüsenendstück wie eine Krake einen abgerundeten Felsblock. Das Vorkommen von Aktin- und Myosinfilamenten in den Myoepithelzellen, die glatten Muskelzellen ähneln und auch andere Eigenschaften von Muskelzellen haben, legen nahe, daß diese Zellen kontraktil sind. Es wird angenommen, daß sie die Sekretion der Drüsenzellen dadurch beeinflussen, daß sie die sezernierenden Abschnitte zusammendrücken.

## 5.5 Histophysiologie des Oberflächenepithels

Epithel kann
– äußere und innere Körperoberflächen schützen, z. B. als Oberhaut oder Schleimhaut,
– transportieren, und zwar im Rahmen der
  • Resorption, z. B. im Dünndarm, und der
  • Sekretion, z. B. in Drüsen,
– Sinnesfunktion haben (Sinnesepithel),
– kontraktil sein, z. B. Myoepithel.
Ein Epithel kann mehrere dieser Aufgaben gleichzeitig wahrnehmen.

**Hinweis**. Die Besprechung der sekretorischen Leistungen des Epithels erfolgt in Kap. 6, S. 128, die des Sinnesepithels in Kap. 24.

### 5.5.1 Schutz

Der Schutz, den Epithel inneren und äußeren Körperoberflächen zu geben vermag, ist
– **mechanisch** und
– **biologisch**.

Beide Arten des Schutzes sind gleichzeitig wirksam.

**Mechanischer Schutz**. Dem mechanischen Schutz dienen v. a. die Hornschichten der Oberhaut (S. 416). Die Besprechung erfolgt im Zusammenhang des Kap. 16, Haut.

Aber auch das Epithel der Schleimhäute bietet mechanischen Schutz, wenn auch in sehr viel geringerem Umfang. Die Verletzlichkeit ist hier größer als an den Hornschichten des Oberflächenepithels.

**Biologischer Schutz**. Er besteht v. a. darin zu verhindern, daß nicht alles, was mit der Oberfläche in Berührung kommt, in den Körper eindringt. Dies gilt sowohl für Kontaktstoffe als auch für Bakterien, Viren und dgl. An der Oberhaut spielt hierbei ein dünner Lipidfilm eine entscheidende Rolle, bei den Schleimhäuten handelt es sich v. a. um die Glykocalix (S. 51), die u. a. abbauende Enzyme aufweist. Jedoch ist kein Schutz vollständig, da im Prinzip jedes Epithel in der Lage ist, Substanzen aus der Umgebung aufzunehmen und in veränderter oder unveränderter Form wieder abzugeben.

### 5.5.2 Transport

Epithelien, bei denen der Transport von Ionen, Metaboliten und/oder Wasser eindeutig im Vordergrund der Zellfunktionen steht, z. B. das Darmepithel oder das Epithel des Nierenhauptstücks, werden als *transportierende Epithelien* bezeichnet. Sie sind i. allg. einschichtig. Apikal grenzen sie an eine Oberfläche, basal sitzen sie auf einer Basalmembran. Der Transport kann durch Zellmembranen und Zellen hindurch, aber auch durch Interzellularräume bzw. gemischt durch beides erfolgen. Dementsprechend werden unterschieden
– **transzellulärer Transport**,
– **parazellulärer Transport** und
– **gemischter Transport**.
Der Transport durch Zellmembranen kann aktiv, d. h. gegen einen Konzentrationsgradienten unter Verbrauch von Energie, oder passiv, d. h. in Richtung des Konzentrationsgradienten erfolgen.

Unterschiedlich kann ferner die Transportrichtung sein. Sind die Transporte durch ein Epithel vorwiegend nach basal gerichtet, liegt ein resorbierendes, sind sie nach apikal gerichtet und werden dann Stoffe mit spezieller Wirkung abgegeben, liegt ein sezernierendes Epithel vor.

**Hinweis**. Der Begriff Transport wird beim Epithel auch noch in anderem Zusammenhang gebraucht. Transportiert werden nämlich beim Flimmerepithel durch Zilienschlag an der Oberfläche gelegene Partikel, z. B. beim respiratorischen Epithel der Atemwege Schleim oder Rußteilchen (S. 439) oder in der Tuba uterina Flüssigkeit oder die Eizelle (S. 597).

**Transzellulärer Transport**

Beim transzellulären Transport müssen Zellmembranen überwunden werden, und zwar durch
– **Endozytose**,
– **membrangebundene Carriersysteme** oder
– **Diffusion**.
**Endozytose**. Bei der Endozytose entstehen durch Einstülpung der Zellmembran und Abschnürung kleine Bläschen, die das zu transportierende Material aufnehmen und ins Zytoplasma der Zelle bzw. zu einer gegenüberliegenden Membran bringen, um es dort freizusetzen (durch Exozytose). Auf diesem Weg werden z. B. Flüssigkeiten (Wasser?) von der Zelle aufgenommen bzw. durch die Epithelzellen hindurchgeleitet (Transzytose, S. 51). Höhermolekulare Substanzen dagegen, z. B. Proteine, die gleichfalls durch Endozytose ins Zellinnere gelangen, werden dort in der Regel in Lysosomen abgebaut, so daß nur deren Spaltprodukte die Zelle verlassen.
**Carriersysteme** dienen v. a. dem Transport von Molekülen (z. B. Aminosäure, Glukose) bzw. niedermolekularen organischen Verbindungen sowie Ionen durch Zellmembranen hindurch. Carrier sind in die Membran integrierte Proteine, Transportproteine, die in der Lage sind, zu transportierende Metabolite oder Ionen zu binden und auf der gegenüberliegenden Membranseite wieder freizugeben (Schleusenmechanismus).
Transportproteine sind im Plasmalemm transportierender Epithelzellen charakteristisch verteilt. Dabei kommt das Protein, das dem energieaufwendigen Natrium-Kalium-Transport dient, eine Adenosintriphosphatase, praktisch nur basolateral vor. Diese $Na^+$-$K^+$-ATPase wirkt dabei als „Ionenpumpe" mit dem Ziel, die intrazelluläre Ionenkonzentration gegenüber der Zellumgebung auch gegen ein Konzentrationsgefälle aufrechtzuerhalten. Da der Natrium-Kalium-Austausch Energie erfordert, ist es nicht verwunderlich, daß unter den basolateralen Zellmembranen Mitochondrien angereichert sind.

Der Transport anderer niedermolekularer Verbindungen, wie z. B. von Aminosäuren und Glukose, erfolgt durch eine Natrium-motorische Kraft, die durch eine $Na^+$-$K^+$-ATPase aufgebaut wird (Symport); daneben ist beim Aminosäuretransport ein Gegentausch (Antiport) möglich (Abb. 5.13). Dieser Transport erfolgt v. a. apikal. Hierfür stehen eigene Carriersysteme zur Verfügung.

**Hinweis**. Eine freie intramembranöse Beweglichkeit von Transportproteinen zwischen den apikalen und basolateralen Plasmalemmabschnitten wird durch Tight junctions verhindert.

Der histologische Nachweis von Transportproteinen ist bisher nur für die $Na^+$-$K^+$-ATPase gelungen. Bei einigen anderen Carriersystemen können jedoch Enzyme, die im Plasmalemm den Transportproteinen unmittelbar benachbart sind, histochemisch dargestellt werden, z. B. im apikalen Zellbereich verschiedene Glukosidasen und Peptidasen. Diese Enzyme dienen dazu, zur Aufnahme in die Zelle anstehende (in der Regel bereits niedermolekulare) Verbindungen so weit abzubauen (z. B. Peptide in Aminosäuren), daß sie von Transportproteinen übernommen und ins Zellinnere hineintransportiert werden können (Abb. 5.12).
Die für die Transporte notwendigen Systeme können offenbar nur bis zu einer bestimmten Dichte innerhalb einer Zellmembran angereichert werden. Sind mehr Transporte nötig, vergrößert sich die Fläche der Zellmembran. Entsprechende Strukturen wurden in Kap. 4 (S. 111 f.) beschrieben, und zwar an den
– luminalen Zellmembranen
  • Mikrovilli und Mikrofalten (auch basolateral vorhanden),
  • Bürstensäume,
– basolateralen Zellmembranen
  • Interdigitationen,
  • basale Einfaltungen.
Je nach Art der Transportvorgänge verfügen transportierende Epithelzellen über die meisten dieser Strukturen gleichzeitig (Epithelien im Hauptstück der Niere) oder nur über Teile von ihnen (Darmepithel, v. a. Bürstensäume).
**Diffusion**. Transport durch Diffusion kann histologisch nicht erfaßt werden.

**Parazellulärer Transport**

Alle parazellulären Transportvorgänge sind passiv und dienen v. a. dem Durchtritt von

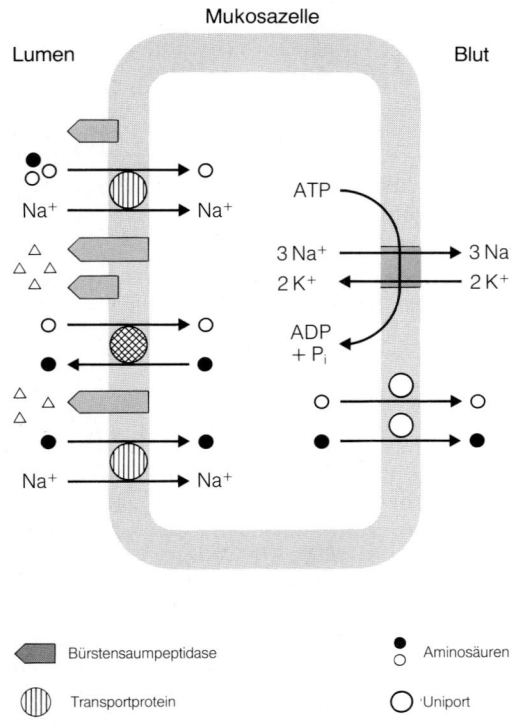

Mukosazelle

Lumen                                Blut

ATP

$Na^+$      $Na^+$

$3\,Na^+$                    $3\,Na^+$
$2\,K^+$                      $2\,K^+$

ADP
$+\,P_i$

$Na^+$      $Na^+$

| ![Bürstensaumpeptidase] | Bürstensaumpeptidase | ● ○ | Aminosäuren |
| Transportprotein | | ○ | Uniport |
| Antiporter | | △ | Peptide |

**Abb. 5.12.** Schematische Darstellung des Zusammenwirkens von membrangebundenen Enzymen (hier: Peptidasen) und intramembranösen Transportproteinen bei der Aminosäureresorption im Dünndarm. Die Bürstensaumpeptidasen bauen niedermolekulare Peptide ab, so daß die Aminosäuren von den Transportproteinen zur Durchschleusung durch die Zellmembran übernommen werden können. Die Aminosäureresorption ist ein energieabhängiger Prozeß, der durch eine natriummotorische Kraft, bestehend aus einem $Na^+$-Gradienten und einem Membranpotential, getrieben wird. Auch ein einfacher Aminosäuregegentausch ist möglich (Antiport)

**Ionen.** Inwieweit der parazelluläre Weg genutzt werden kann, hängt vom Vorkommen und von der Ausbildung von Zonulae occludentes (S. 103) ab. Je mehr Fusionslinien die Zonulae occludentes aufweisen, um so geringer ist ihre Durchlässigkeit und um so „dichter" ist das Epithel. Weiter nehmen die Ladungsverhältnisse an der lateralen Zelloberfläche und die Gestalt der lateralen Interzellularspalten Einfluß auf den parazellulären Transport.

**Gemischter Transport**

Transepithelialer und parazellulärer Transport können gleichzeitig vorkommen und sich gegenseitig beeinflussen. Transzelluläre Transporte können nämlich in den lateralen Interzellularräumen enden und beginnen (Abb. 5.13). Dadurch werden Zonulae occludentes umgangen. Eine Steigerung dieser Transportvorgänge führt v. a. bei nichtinterdigitierenden Epithelien zu einer Erweiterung der Interzellularräume, viel weniger bei interdigitierenden Epithelien.

### 5.5.3  Ernährung und Innervation

**Ernährung.** Mit seltenen Ausnahmen (Stria vascularis des Innenohrs, S. 689) ist Oberflächenepithel gefäßfrei; es wird durch Diffusion ernährt. Die entsprechenden Substanzen müssen durch die Basalmembran und häufig durch Teile der unter dem Oberflächenepithel gelegenen Bindegewebeschicht, die Lamina propria, hindurchtreten. Verbessert wird die Ernährung durch Bindegewebepapillen, die die Kontaktfläche zwischen Epithel und Blutgefäße führender Lamina propria vergrößern. Bei Bindegewebepapillen handelt es sich um Ausstülpungen der Lamina propria, die in Einsenkungen des Epithels passen. Dadurch entstehen Verzahnungen zwischen Epithel und Bindegewebe, die auch besonders dort ausgeprägt sind, wo Epithelgewebe starken Zugkräften ausgesetzt ist, z. B. in der Haut oder der Zunge. Insgesamt wird also die Ernährung des Epithels von zahlreichen Faktoren bestimmt. Entscheidend ist die Diffusionsstrecke der der Epithelernährung dienenden Substanzen. Auch die Dicke des Epithels steht hierzu in Beziehung.

**Innervation.** Zahlreiche Epithelien enthalten feine Nervenfasern, die aus ausgedehnten, subepithelialen nervösen Netzwerken stammen.

### 5.5.4  Regeneration

Epithel wird fortlaufend erneuert. Dabei geht die Neubildung in der Regel von *Stammzellen* aus, die nur in geringer Zahl vorhanden sind und in der basalen Schicht liegen. Nur unter besonderen Umständen, z. B. nach Verletzun-

LUMEN

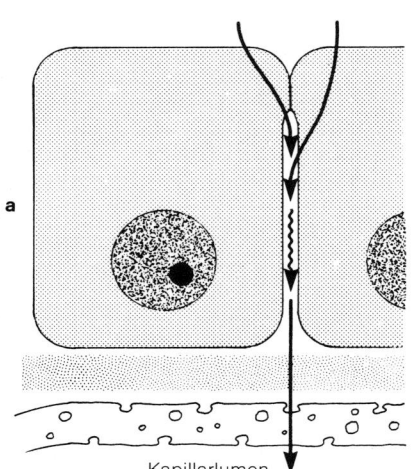

a

b

Basal-
lamina

Kapillar-
endothel

Kapillarlumen

Kapillarlumen

**Abb. 5.13 a, b.** Gemischter trans- und parazellulärer Ionen- und Flüssigkeitstransport durch ein einschichtiges Oberflächenepithel. Der Transport kann je nach Gewebe in unterschiedlicher Richtung erfolgen. **a** Der Transport geht vom Lumen zum Blutgefäß (z. B. Gallenblase, Dünndarm). Dieser Vorgang wird als Resorption bezeichnet. **b** Die Transportrichtung ist entgegengesetzt (z. B. Plexus choroideus, Ziliarkörper, Schweißdrüsen). Hierbei handelt es sich um eine Stoffabgabe; als Sekretion wird eine Stoffabgabe dann bezeichnet, wenn die abgegebenen Stoffe spezielle Aufgaben zu erfüllen haben.

gen, können auch andere Zellen als Reservestammzellen beim Zellersatz mitwirken. Stammzellen und Reservestammzellen teilen sich differentiell, d. h. nur eine der Tochterzellen proliferiert, während die andere als Stammzelle am Ort verbleibt. Die erste Generation der Tochterzellen weist in der Regel eine hohe Teilungsrate auf.

Die Erneuerungsrate selbst ist bei den verschiedenen Epithelien unterschiedlich. Sie kann hoch sein, z. B. im Dünndarmepithel, in welchem alle 2–5 Tage ein Zellaustausch erfolgt, oder niedrig, z. B. in der Bauchspeicheldrüse, wo der Gewebeersatz ungefähr 50 Tage in Anspruch nimmt.

**Hinweis.** Unter normalen Umständen werden Erneuerungsrate und Epithel durch Zellinteraktionen gesteuert. Bei Tumoren gehen diese Kontrollen verloren.

# 6 Drüsen

## 6.1 Allgemeines

Drüsen sind Zellenkomplexe, von denen Stoffe mehr oder weniger spezifischer Wirkung gebildet und abgegeben werden. Sie bestehen aus in Bindegewebe eingebetteten Drüsenzellen, die durch Blutgefäße mit Nährstoffen und durch Nerven mit Informationen versorgt werden. Drüsenzellen können aber auch einzeln liegen, wie z. B. die Becherzellen; dann fehlt ein spezielles Bindegewebe. Einzeln gelegene, aber funktionell zusammengehörende Drüsenzellen können begrifflich zu einer disseminierten Drüse zusammengefaßt sein.

Die Abgabe spezifischer Substanzen aus Drüsenzellen wird als **Sekretion,** das Produkt selbst als **Sekret** bezeichnet. Grundsätzlich werden Sekrete nicht von den produzierenden Zellen selbst gebraucht, sondern an anderen Stellen des Organismus.

Sekrete haben eine andere Zusammensetzung als Blut oder Interzellularflüssigkeit, obgleich sie ihre Bausteine von dort beziehen. Sekrete werden nämlich intrazellulär synthetisiert und enthalten vielfach Makromoleküle. Bevor Sekrete von den Drüsenzellen abgegeben werden, erfolgt in der Regel eine intrazelluläre Speicherung in Form kleiner Tropfen, den Sekretgranula.

Die chemische Zusammensetzung der Sekrete im einzelnen ist sehr unterschiedlich. Sie können Proteine (z. B. die Verdauungsenzyme in der Bauchspeicheldrüse), Lipide (z. B. in Talgdrüsen) oder Glykoproteine (z. B. in Mundspeicheldrüsen) enthalten. In der Milchdrüse werden Eiweiß, Fette und Kohlenhydrate gleichzeitig sezerniert. Die Zusammensetzung des Sekrets der Schweißdrüse unterscheidet sich nur wenig von der des Blutplasmas; entsprechend gering ist die Synthesetätigkeit der zugehörigen Drüsenzellen.

Herkunftsmäßig sind viele Drüsen Derivate des Epithels. Allerdings ist die Fähigkeit zur Sekretbildung keineswegs auf Drüsenzellen epithelialer Herkunft beschränkt. Auch zahlreiche Zellen mesenchymaler Herkunft sind befähigt, Substanzen zu bilden und in den extrazellulären Raum abzugeben, z. B. Fibroblasten, Chondroblasten, Osteoblasten und andere Zellen des Bindegewebes.

Nach Art der Ableitung des Sekrets werden unterschieden
– **exokrine Drüsen** und
– **endokrine Drüsen.**

**Exokrine Drüsen** haben einen *Ausführungsgang,* durch den sie ihr Sekret an innere oder äußere Körperoberflächen abgeben.

**Endokrine Drüsen** (Drüsen mit innerer Sekretion) sezernieren ihre Produkte (Inkrete, Hormone) in die Blut- bzw. Lymphbahn (ohne Ausführungsgänge), wobei die Produkte *auf humoralem Weg* zum Ort ihrer Wirksamkeit gelangen. Werden die Sekrete in den Interzellularraum abgegeben und gelangen sie durch Diffusion zu den in ihrer unmittelbaren Nachbarschaft gelegenen Empfängerzellen, spricht man von parakriner Sekretion.

## 6.2 Entwicklung epithelialer Drüsen

Drüsen epithelialer Herkunft entwickeln sich aus umgrenzten Proliferationen des Oberflächenepithels (Abb. 6.1). Durch Zellvermehrung entstehen Epithelzapfen, die sich in das unter dem Epithel gelegene Bindegewebe einsenken.

Bleibt die Beziehung zum Oberflächenepithel erhalten, entstehen exokrine Drüsen. Dabei entwickeln sich an der Spitze der Epithelzapfen die sezernierenden Abschnitte, während

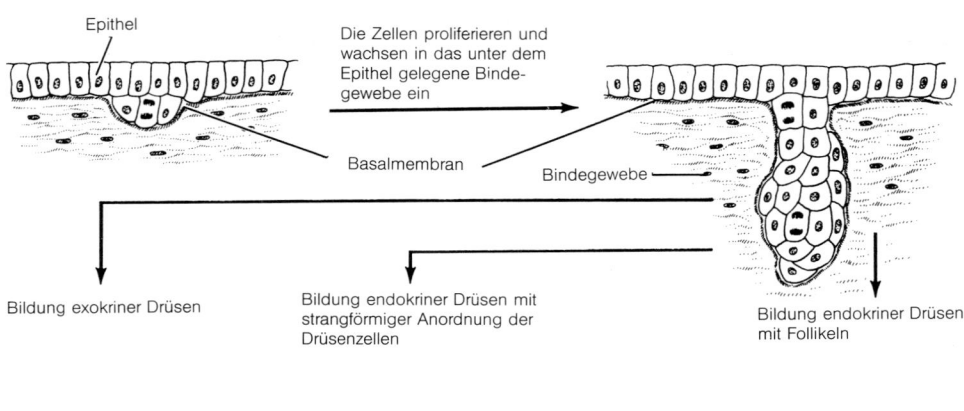

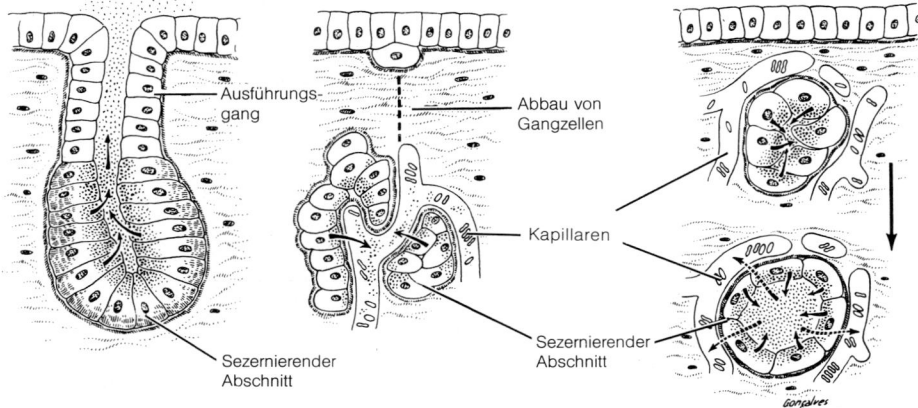

**Abb. 6.1.** Entstehung von Drüsen aus Oberflächenepithel. Epithelzellen proliferieren und dringen
in das daruntergelegene Bindegewebe ein. Sie können den Kontakt mit der Oberfläche behalten oder
verlieren. Bleibt der Kontakt über einen Ausführungsgang erhalten, entstehen **exokrine Drüsen**, geht
er verloren, **endokrine Drüsen**. Die Zellen der endokrinen Drüsen können in Strängen angeordnet sein
oder Bläschen (Follikel) bilden. In den Lumina der
Follikel sammelt sich reichlich Sekret an; die Zellen
in den Strängen dagegen speichern nur wenig Sekret.
[Neu gezeichnet und reproduziert mit Erlaubnis von
Ham AW (1969) Histology, 6th edn. Lippincott]

die übrigen Teile zum Ausführungsgang werden.
Geht die Verbindung zwischen Oberflächenepithel und Endstückanlage verloren, z.B.
durch Abbau der Zellen, die den Ausführungsgang bilden sollen, entstehen endokrine Drüsen. Eine andere Entstehungsart der endokrinen Drüsen ist die Abspaltung der
inkretorischen Zellen aus den Anlagen von
Endstücken exokriner Drüsen, z.B. Inselappa-
rat des Pankreas. Ein Sonderfall ist die Schilddrüse. Hier entstehen Follikel, in deren Innerem das von den Follikelepithelzellen
gebildete Sekret gespeichert wird.

## 6.3 Exokrine Drüsen

Man unterscheidet
– **einzellige Drüsen** und
– **mehrzellige Drüsen**.
Die mehrzelligen Drüsen überwiegen.

### 6.3.1 Einzellige Drüsen

Eine einzellige Drüse besteht aus einer einzeln
gelegenen Drüsenzelle. Sofern sie epithelialer
Herkunft ist, liegt sie im Epithel selbst, d.h. en-
doepithelial.
Die am häufigsten vorkommende einzellige
Drüse ist die **Becherzelle**, z.B. im Dünndarm

(S. 500) oder im Epithel der Atemwege (S. 443). Weitere einzellige exokrine Drüsen sind die Paneth-Körnerzellen des Dünndarms (S. 500).

Becherzellen haben, wenn sie mit Sekret gefüllt sind, eine charakteristische Form (Abb. 6.2), sie sind dann apikal kelchförmig er-

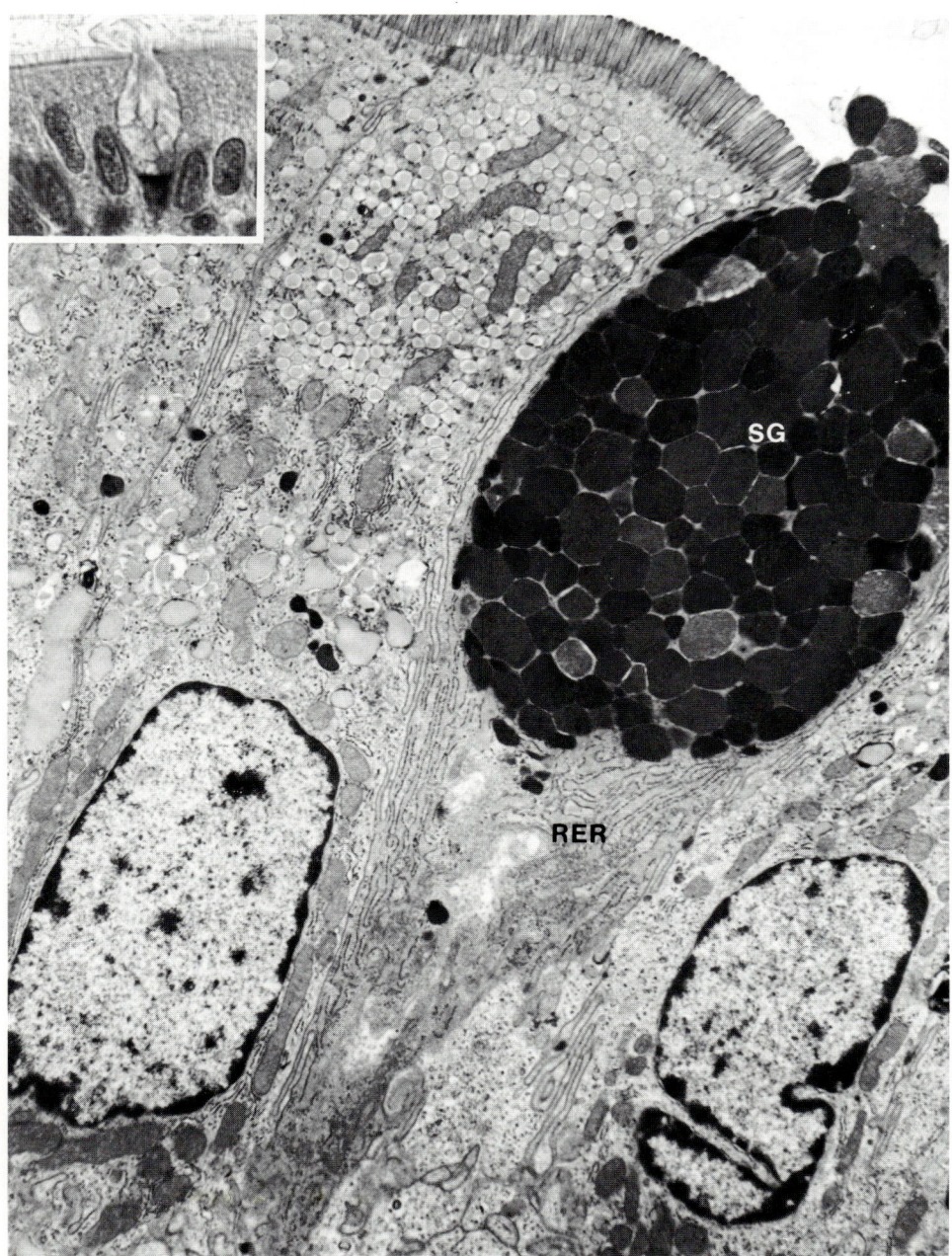

**Abb. 6.2.** Elektronenmikroskopische Aufnahme einer typischen Becherzelle des Dünndarms. Das rauhe endoplasmatische Retikulum *(RER)* befindet sich hauptsächlich an der Zellbasis. Der obere Teil der Zelle ist mit dichten Sekretgranula *(SG)* gefüllt. Neben der Becherzelle liegen typische hochprismatische resorbierende Epithelzellen mit Bürstensaum. Vergr. 5.000fach. (Freundlichst überlassen von H. I. Fridmann). *Insert* Becherzelle, Mensch. HE-Färbung, lichtmikroskopische Aufnahme (Aufnahme Wree A.)

weitert. An ihrer Oberfläche kommen Mikrovilli vor. Becherzellen verjüngen sich nach basal und erreichen mit einem schmalen Ausläufer die Basalmembran. Das Sekret, ein regional etwas unterschiedlich zusammengesetzter Schleim (Hauptbestandteil ist ein Glykoprotein), füllt die apikale Erweiterung und befindet sich in (Muzin-)Granula (Schleimtröpfchen), die von einer zarten Membran umgeben sind. Die Sekretabgabe erfolgt durch Zerreißen der Zelloberfläche. In der basalen Verjüngung liegen der gewöhnlich abgeflachte, senkrecht stehende Zellkern, viel rauhes endoplasmatisches Retikulum (RER) und supranukleär ein stark entwickelter Golgi-Apparat; reR und Golgi-Apparat ermöglichen die intensive Synthese der Glykoproteine des Schleims.

Becherzellen, die ihr Sekret abgegeben haben, sind schmal und stiftchenförmig. Prinzipiell können sie sich wieder mit Sekret füllen, häufig gehen sie jedoch zugrunde.

Einzelheiten zur Funktion der Becherzellen s. S. 131.

## 6.3.2 Mehrzellige Drüsen

### Endoepitheliale Drüsen

Mehrzellige endoepitheliale Drüsen gibt es im Körper nur an wenigen Stellen, z.B. in der Nasenschleimhaut und in der Harnröhre. Es handelt sich um kleinere Komplexe von Drüsenzellen ohne Ausführungsgang, aber die lumenwärtige Oberfläche des Zellkomplexes ist invaginiert.

### Exoepitheliale Drüsen

Die meisten mehrzelligen Drüsen liegen extraepithelial. Sie sind in der Regel eigenständige Organe mit einer bestimmten Architektur. Große Drüsen sind von einer Bindegewebekapsel umgeben, von der Septen in das Organinnere ziehen und die Drüsen in Lappen und Läppchen untergliedern. Das Bindegewebe trennt und verbindet die Drüsenanteile gleichzeitig. Mit dem Bindegewebe gelangen Blut- und Lymphgefäße sowie Nerven in die Drüsen. Exoepitheliale Drüsen bestehen in der Regel aus einem

– **Drüsenkörper**, der sich aus
  • *sekretbildenden Drüsenendstücken*,
  • *Teilen des Ausführungsgangsystems* und

  • *Bindegewebe mit Gefäßen und Nerven* zusammensetzt, und einem oder mehreren
– **Drüsenausführungsgängen**.

### *Drüsenendstücke*

Wichtigster Bestandteil der Drüsenendstücke sind die Drüsenzellen. Sie fallen durch ihre polare Gliederung auf. Basal, d.h. an der der Basalmembran zugekehrten Seite, werden die für die Sekretbereitung erforderlichen Stoffe aus dem Blut aufgenommen. Hier befinden sich auch die meisten der für die Sekretbildung erforderlichen Zellorganellen. Die verschiedenen Stufen der Sekretsynthese werden dabei in Richtung auf die dem Lumen zugewandten Zelloberfläche durchlaufen. Apikal, d.h. dem Drüsenlumen zugewandt, liegt dann das fertige Sekret und dort erfolgt auch die Sekretabgabe. Die meisten Drüsenzellen verfügen an ihrer apikalen Zelloberfläche über Mikrovilli. In einigen Drüsenendstücken ist die Oberfläche der Drüsenzellen kanälchenförmig invaginiert, z.B. in den Fundusdrüsen des Magens (S. 487). Umgeben wird jedes Drüsenendstück von einer Basalmembran. Außerdem befinden sich bei zahlreichen Drüsen zwischen Basalmembran und Drüsenzellen Myoepithelzellen, deren Zytoplasma kontraktile Myofibrillen enthält. Möglicherweise wirken die Myoepithelzellen bei der Sekretentleerung mit.

### *Ausführungsgangsystem*

Dieses System dient der Ableitung des Sekrets an die Oberfläche. Außerdem kann die Zusammensetzung des Sekrets in den Ausführungsgängen durch Rückresorption bzw. Abgabe von Wasser und Ionen verändert werden (S. 519).

Das Ausführungsgangsystem setzt sich aus verschiedenen, unterschiedlich gebauten Abschnitten zusammen:
– den **Schaltstücken**, die den Endstücken folgen,
– den **Streifenstücken** (Sekret-, Speichelrohr),
– dem **Ductus excretorius**, dem Ausführungsgang im engeren Sinne.

**Schaltstücke** sind in der Regel kurz und werden von einem platten bis kubischen Epithel ausgekleidet; sie sind meist englumig. Differentialdiagnostisch müssen sie von Kapillaren unterschieden werden.

**Streifenstücke** haben ein einschichtiges iso- bis hochprismatisches Epithel. Die Zellen besitzen

eine basale Streifung, die durch Einfaltung der basalen Zellmembran und Mitochondrien in Palisadenstellung zustande kommt. Die Streifenstücke liegen in der Regel innerhalb der Drüsenläppchen und sind zur Natriumresorption, wahrscheinlich auch zur Sekretion, befähigt.

**Ductus excretorii** beginnen als Ductus interlobulares und interlobares interlobulär. Sie werden von einem 2 bis mehrreihigen kubischen bis hochprismatischen Epithel mit deutlichen Schlußleisten ausgekleidet.

**Unterschiede.** Hinsichtlich des Vorkommens, der Größe und der Verzweigungen der verschiedenen Abschnitte des Ausführungsgangsystems bestehen jedoch zwischen den verschiedenen Drüsen z. T. erhebliche Unterschiede; so fehlen z. B. in der Tränendrüse Schalt- und Streifenstücke. Der Ductus excretorius ist bei den meisten Drüsen einmal vorhanden und in der Regel verzweigt. Es gibt allerdings auch Ausnahmen, wie z. B. die Milch- und Tränendrüsen, die mehrere Ductus excretorii haben.

## Klassifizierungen

Folgende Klassifizierungen von mehrzelligen Drüsen sind gebräuchlich:

– *nach Art der in den Drüsenendstücken gebildeten Sekrete,*
– *nach Art der Sekretabgabe aus Drüsenzellen* und
– *nach Form der Drüsenendstücke und der Ausführungsgänge.*

### Klassifizierung nach Art der in den Drüsenzellen gebildeten Sekrete

Unterschieden werden
– **seröse Drüsen,**
– **muköse Drüsen,**
– **gemischte *(seromuköse)* Drüsen.**
Die jeweiligen Drüsenzellen haben eigene morphologische Charakteristika.

**Seröse Drüsen** (Abb. 6.3). Die Endstücke produzieren ein dünnflüssiges, protein- und enzymreiches Sekret. Die Drüsenzellen haben runde Kerne, die im basalen Drittel der Zelle liegen, und in ihrer Nachbarschaft – besonders basal – ein stark entwickeltes rauhes endoplasmatisches Retikulum und perinukleär einen großen Golgi-Apparat. Färberisch-lichtmikroskopisch zeigt das basale Zytoplasma eine kräftige Basophilie. Apikal liegen deutlich sichtbare und leicht färbbare Sekretgranula. Das Lumen der Drüsenendstücke ist eng, zwischen den Drüsenzellen kommen interzelluläre Se-

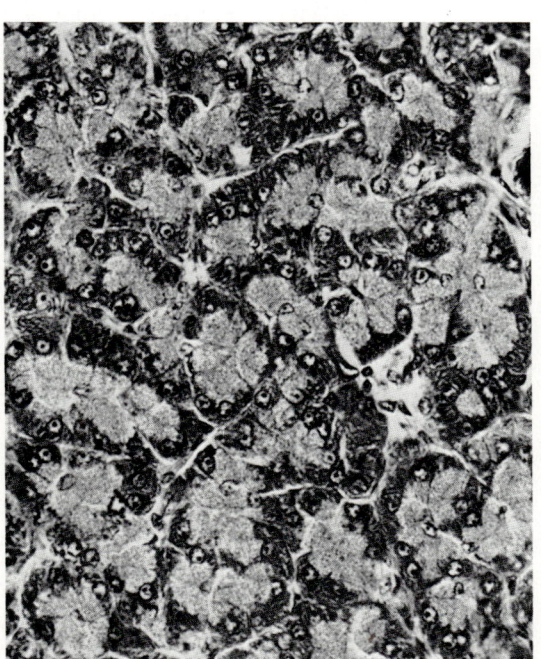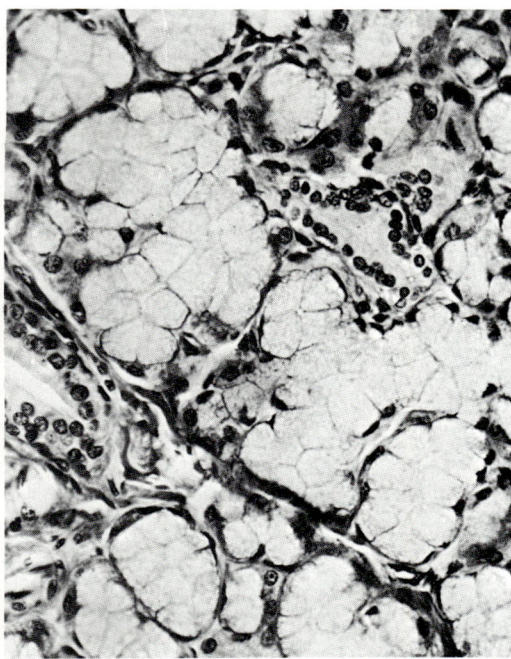

**Abb. 6.3.** *Links* seröse Drüsenzellen (Pankreas). *Rechts* muköse Drüsenzellen (Glandula sublingualis). Einzelheiten im Text

kretkapillaren vor. Rein seröse Drüsen sind die Glandula parotidea, Glandula lacrimalis, einige Zungen- und Nasendrüsen sowie die Bauchspeicheldrüse.

**Muköse Drüsen** (Abb. 6.3). In mukösen Drüsen wird ein zähflüssiger, enzymarmer Schleim gebildet. In den Drüsenzellen liegt basal der Zellkern, der abgeplattet ist. Apikal befinden sich große, helle Sekretgranula, die den größten Teil der Zelle einnehmen. Lichtmikroskopisch hat das Zytoplasma einen wabigen Aspekt. Die Drüsenlumina sind meist relativ weit. Rein muköse Drüsen sind selten, z.B. hintere Zungendrüsen und Glandulae palatinae.

**Hinweis.** Die Unterschiede zwischen serösen und mukösen Drüsenzellen sind nicht immer klar. So kommen bei Säugern Drüsenzellen vor, deren Sekret gleichzeitig reich an Glykokonjugaten und Proteinen ist. Morphologisch zeichnen sich diese Drüsenzellen in der Regel durch einen runden Zellkern und ein schwach basophiles Zytoplasma aus. Die seröse und muköse Sekretion geht in diesen Zellen kontinuierlich ineinander über. Produziert werden vor allem schwach saure oder neutrale Glykoproteine. Aus Drüsenzellen dieser Art bestehen z.B. die Glandulae oesophageae, die Drüsen am Mageneingang und -ausgang und die Glandulae bulbourethrales.

**Gemischte Drüsen.** Da in den Endstücken gemischter Drüsen gleichzeitig seröse und muköse Endstückzellen vorkommen, spricht man von seromukösen Drüsen. Wesentlich ist, daß jede dieser Zellen ihren charakteristischen Feinbau aufweist und entweder ein seröses *oder* ein muköses Sekret produziert, das in das Drüsenlumen abgegeben wird. Gemischte Drüsen bilden daher ein gemischtes Sekret. Die Anordnung der mukösen und serösen Drüsenzellen ist bei den verschiedenen gemischten Drüsen unterschiedlich. Auch wechselt der Anteil der verschiedenen Drüsenzellen an der Gesamtdrüse.

Gemischte Drüsen sind z.B. die Speicheldrüsen des Mundbodens. Dort gibt es neben rein serösen und rein mukösen Endstücken solche, in denen die serösen Drüsenzellen den rein mukösen Endstücken kappenförmig aufsitzen (Gianuzzi- oder *v. Ebner-Halbmonde*). Insgesamt ist bei der Glandula submandibularis der relative Anteil der serösen Endstückzellen hoch, bei der Glandula sublingualis niedrig.

### Klassifikation nach Art der Sekretabgabe aus Drüsenendstückzellen

Unterschieden werden
– **merokrine Sekretion**,
– **apokrine Sekretion** und
– **holokrine Sekretion**.

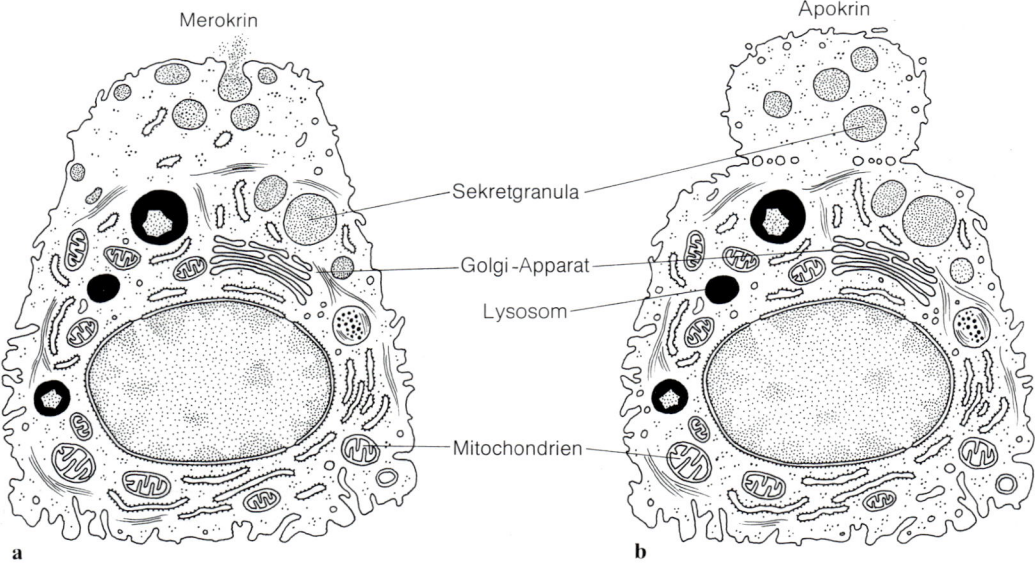

Merokrin          Apokrin

Sekretgranula
Golgi-Apparat
Lysosom
Mitochondrien

a                  b

**Abb. 6.4 a, b.** Verschiedene Formen der Sekretion von Drüsenzellen. **a** Merokrine (ekkrine) Sekretion, z.B. bei serösen Drüsenzellen. Das Sekret wird im rauhen endoplasmatischen Retikulum und Golgi-Apparat vorbereitet und als Sekretgranulum an die Zelloberfläche transportiert. Hier wird das Sekret durch Exozytose abgegeben. **b** Apokrine Sekretion, z.B. in den Duftdrüsen. Der apikale Teil der Zelle wird mit Sekretgranula abgeschnürt

**Merokrine Sekretion** (Nomina histologica 1980, früher auch akkrine Sekretion, Abb.6.4a). Bei der merokrinen Sekretion erfolgt die Sekretabgabe durch Exozytose. Zytoplasmatische Sekretgranula verschmelzen mit dem Plasmalemm, öffnen sich und geben ihren Inhalt an die Umgebung ab. Verwirklicht wird dieser Sekretionsmechanismus vor allem in Drüsen mit hoher Sekretionsleistung, z.B. in den Speicheldrüsen, in Drüsen des Geschlechtsapparats sowie in allen endokrinen Drüsen.

**Apokrine Sekretion** (Abb.6.4b). Bei dieser wird der apikale Teil der Zelle mit dem Sekret abgestoßen, wobei ein Teil des Zytoplasmas verlorengeht, den die Zelle nach Sekretabgabe wieder regenerieren muß. *Beispiele:* Milchdrüsen (S.432) sowie Glandulae ceruminosae des äußeren Gehörgangs (S.682).

**Holokrine Sekretion** (Abb.6.5). Bei der holokrinen Sekretion geht die ganze Drüsenzelle zugrunde. Das Sekret füllt die Zelle aus, der Zellkern wird pyknotisch, die Zelle zerfällt. Jede Zelle ist nur zu *einem* Sekretionsvorgang fähig. Holokrine Sekretion erfolgt in den Talgdrüsen der Haut (S.428).

***Klassifikation nach Form der Drüsenendstücke und der Ausführungsgänge (Abb. 6.6)***

Es werden unterschieden
– **einfache Drüsen** mit einem unverzweigten Ausführungsgang,
– **zusammengesetzte Drüsen** mit verzweigten, sich wiederholt aufteilenden Ausführungsgängen.

Bei jeder Drüsenform kommen verschieden gestaltete Endstücke, evtl. mit verschiedenen Arten von Drüsenzellen, vor.

*Einfache Drüsen*

**Einfach-tubulöse Drüsen**. Als tubulös wird eine Drüse bezeichnet, wenn der sezernierende Abschnitt schlauchförmig ist. Die einfach-tubulösen Drüsen sind gestreckt, und das Drüsenlumen öffnet sich an der Epitheloberfläche, wo das Sekret abgegeben wird. *Beispiele:* Glandulae intestinales des Dünndarms (S.487) und Krypten im Kolon (S.512).

**Gewunden-tubulöse Drüsen**. Die gewunden-tubulösen Drüsen (z.B. die Schweißdrüsen) haben einen gestreckten Ausführungsgang und ein schlauchförmiges, gewundenes Endstück. Hier erfolgt die Sekretbildung.

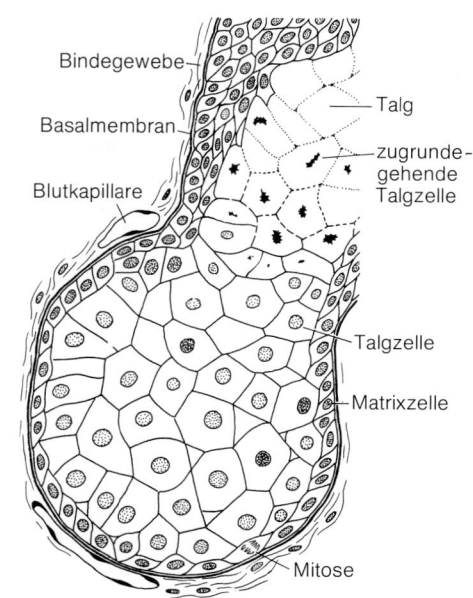

**Abb.6.5.** Holokrine Sekretion, z.B. in Talgdrüsen. Die Zellen gehen bei der Talgbildung zugrunde

**Verzweigt-tubulöse Drüsen** ohne speziellen Ausführungsgang kommen in der Schleimhaut von Magen und Uterus vor, mit einem kurzen Ausführungsgang in der Schleimhaut des Mundes, der Zunge und des Ösophagus.

**Einfach-azinöse** und **einfach-alveoläre Drüsen** sind beim Menschen selten. Sie bilden jedoch die Endstücke zahlreicher zusammengesetzter Drüsen. Sowohl die azinösen als auch die alveolären Endstücke sind kugelförmig: beim Azinus sind die Drüsenzellen hoch und das Lumen ist schmal, beim Alveolus sind die Drüsenzellen abgeflacht und das Lumen ist weit.

*Zusammengesetzte Drüsen*

Diese Drüsenform liegt bei den meisten größeren Drüsen vor. Vielfach verzweigte tubuloazinöse Drüsen sind z.B. Speicheldrüsen und die Drüsen der Luftwege. Die sezernierenden Endstücke bestehen aus unregelmäßig verzweigten tubulösen Abschnitten, die zahlreiche azinöse Ausstülpungen besitzen. Einige tubuloazinöse Drüsen haben Endstücke mit sehr weitem Lumen, z.B. Milchdrüse und Prostata.

### 6.3.3 Histophysiologie

Exokrine Drüsenzellen produzieren kontinuierlich und geben laufend eine geringe Menge

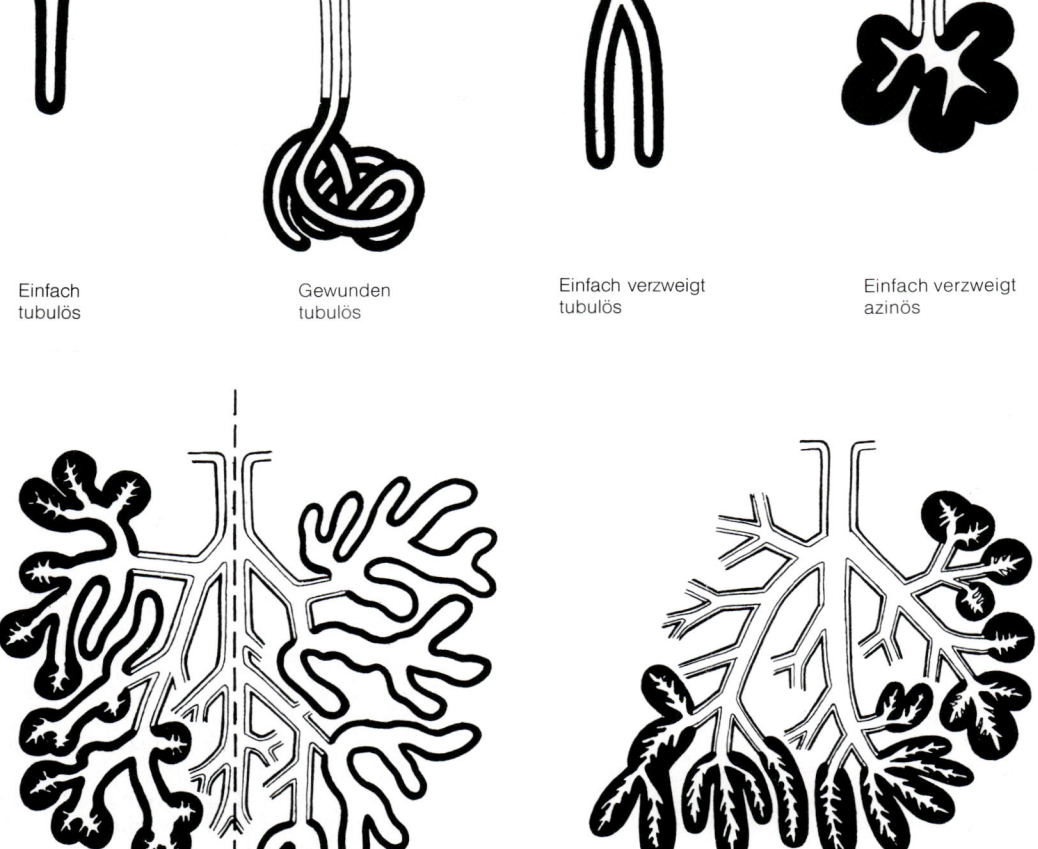

Einfach
tubulös

Gewunden
tubulös

Einfach verzweigt
tubulös

Einfach verzweigt
azinös

Vielfach verzweigt
gemischt
tubulo-azinös

Vielfach verzweigt
tubulös

Vielfach verzweigt
azinös

**Abb. 6.6.** Verschiedene Formen exokriner Drüsen. Der Teil der Drüsen, der aus Sekretzellen besteht, ist *schwarz* gezeichnet; die übrigen Teile sind die Ausführungsgänge. Zusammengesetzte Drüsen haben verzweigte Ausführungsgänge

Sekret ab, das nur in sehr begrenztem Umfang gespeichert werden kann. Bei Bedarf können sie aber vermehrt Sekret bilden und abgeben sowie gespeichertes Sekret nahezu vollständig ausschütten. Verbunden ist damit eine starke Aktivierung (Vergrößerung) aller an der Sekretbildung beteiligten Zellorganellen, evtl. der Zelle selbst.

Jede exokrine Zelle produziert ein spezielles Sekret. Trotzdem sind die Grundvorgänge bei der Sekretbildung und -abgabe identisch. Im Vordergrund steht dabei die Proteinsynthese, weil nahezu alle Sekrete exokriner Drüsen einen mehr oder weniger hohen Anteil an Proteinen und in zahlreichen Fällen an Glykoproteinen enthalten. Deswegen werden im folgenden die Grundzüge der **Protein-** und **Glykoproteinsekretion** besprochen (Einzelheiten s. Lehrbücher der physiologischen Chemie).

**Proteinsynthese und -sekretion**

Die für den Export bestimmten Proteine werden am rauhen endoplasmatischen Retikulum synthetisiert, in Bläschen zum Golgi-Apparat transportiert, schließlich in Sekretvakuolen zum Plasmalemm befördert und dort durch Exozytose an die Zellumgebung abgegeben

(Extrusion). Wichtig ist, daß das Sekret stets durch eine Membran vom übrigen Zytoplasma abgetrennt, und so das Zytosol vor evtl. unerwünschten Wirkungen biologisch aktiver Sekrete geschützt ist.

Bei der Sekretion proteinreicher Sekrete spielen sich nach unserem heutigen Wissen *folgende Einzelvorgänge* ab (Abb. 6.7):

– Aminosäuren gelangen aus dem Blut ins Zytoplasma der sezernierenden Zellen. Dabei durchwandern sie die Kapillarwand und ihre Basalmembran sowie die Basalmembran und das Plasmalemm der Drüsenzelle. Sie werden schnell durchgeschleust und mit Hilfe von Transportsystemen in die Zelle aufgenommen.

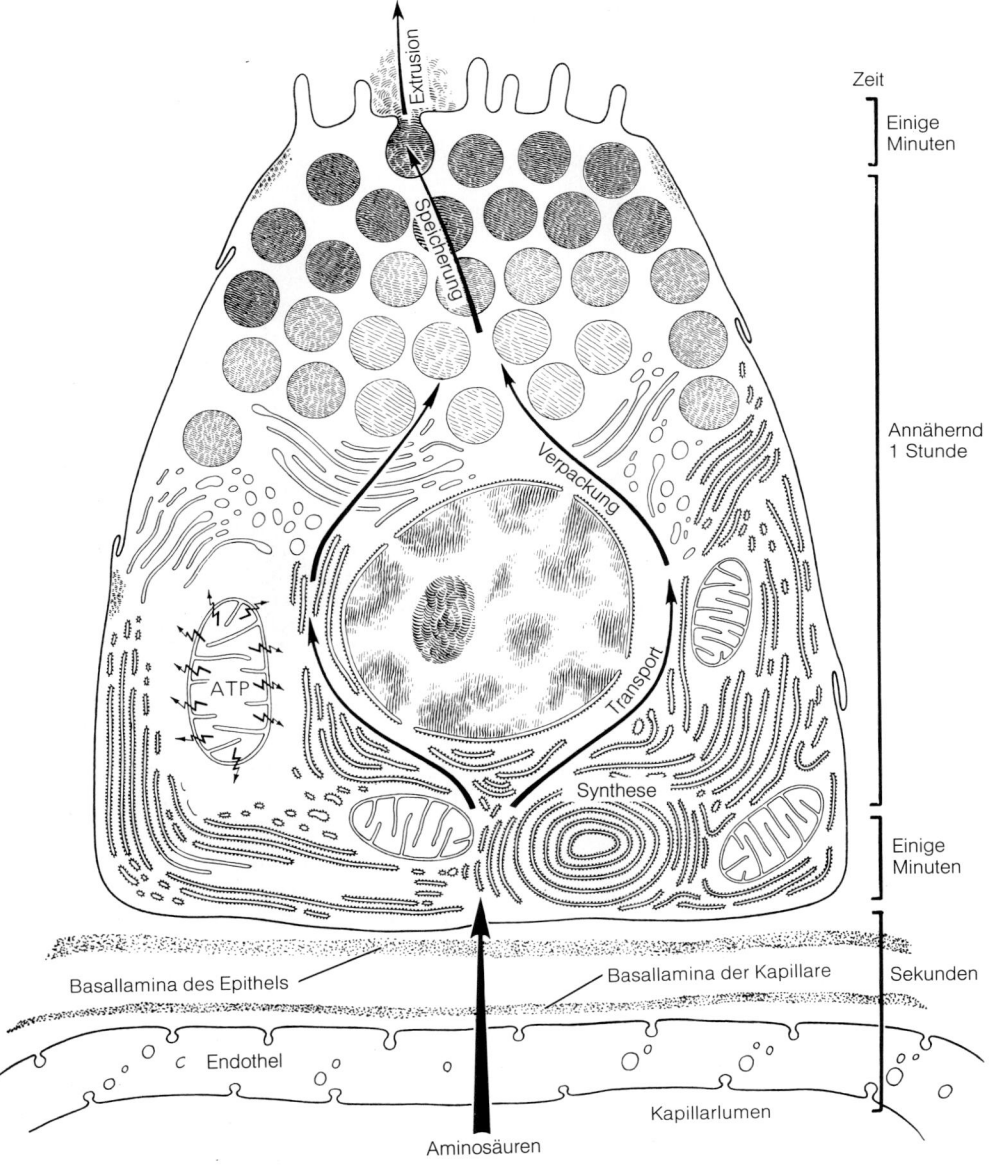

**Abb. 6.7.** Schema einer serösen Drüsenzelle (der Bauchspeicheldrüse). Die Polarität der Zelle ist deutlich zu erkennen. Basal liegt ein stark entwickeltes rauhes endoplasmatisches Retikulum (Ergastoplasma), supranukleär der Golgi-Apparat und apikale Sekretgranula. Der Ablauf der Sekretbereitung ist eingehend im Text beschrieben. Auf der rechten Seite ist angegeben, wieviel Zeit jeder Schritt der Sekrektbereitung ungefähr erfordert

– In der Zelle werden diese Aminosäuren mit Transferribonukleinsäuren verknüpft und erkennen in dieser Form durch Basenpaarung ihre Position auf der mit einem oder mehreren *Ribosomen* besetzten strangförmigen Messenger-(m-)RNA, die die Information für die Aminosäuresequenz des Proteins trägt. Als erster Schritt der Biosynthese der Exportproteine lagert sich ein an m-RNA gebundenes Ribosom an das *endoplasmatische Retikulum* an, wobei die Bindung über ein Rezeptorprotein des Ribosoms erfolgt, das sich kurz nach Beginn der Proteinsynthese an das noch im Zytoplasma befindliche Ribosom angelagert hat. Dieses Erkennungsprotein bindet sich erst an das Ribosom nach Synthese eines sog. Signalpeptids, das für die Aufnahme der wachsenden Peptidkette in die Zisternen des endoplasmatischen Retikulums erforderlich ist. Innerhalb der Zisterne wird die Signalsequenz enzymatisch abgespalten, noch bevor die Synthese des eigentlichen Sekretproteins beendet ist. Nach Fertigstellung des Proteins löst sich das Ribosom mit der m-RNA von der Membran des endoplasmatischen Retikulums.
– Die neugebildeten Proteine werden vom endoplasmatischen Retikulum zum *Golgi-Apparat* transportiert, und zwar vermutlich durch kleine *Transportbläschen*, die sich von ribosomenfreien Abschnitten des endoplasmatischen Retikulums abschnüren und das Protein enthalten. Sie verschmelzen mit der konvexen Oberfläche des Golgi-Feldes (S. 59).
– In den Zisternen des Golgi-Apparates wird das sekretorische Material gesammelt, konzentriert und ggf. chemisch modifiziert, z. B. durch Bildung von Disulfidbrücken oder durch Hinzufügen von Polysaccharidketten (s. unten). Dann sortiert der Golgi-Apparat die für die Sekretion vorgesehenen Proteine aus und verlagert sie nach lateral oder an seine konkave Oberfläche. Dort bilden sich dann Abschnürungen, die ins Zytoplasma der Drüsenzellen gelangen (Abb. 6.7).
– Die neugebildeten Granula wandern zur Abgabeseite der Zelle, wobei sich ihr Inhalt weiter verdichtet. Schließlich entstehen reife *Granula*, die bis zu ihrer Mobilisierung je nach Art der Zelle und ihrer Aktivität in wechselnder Menge gesammelt werden.
– Beim Ausschleusen der Sekrete aus der Zelle (Extrusion) verschmelzen die Membranen der Granula mit dem Plasmalemm. Der Granulainhalt wird durch *Exozytose* aus der Zelle abgegeben. Die für diese Vorgänge erforderliche Energie wird unter Beteiligung der Mitochondrien durch oxidative Phosphorylierung gewonnen.
– Das durch Integration der Membranen der Exozytosebläschen vergrößerte Plasmalemm schnürt anschließend wieder Bläschen ab, die dem Membranrecycling dienen und teilweise zum Golgi-Apparat gelangen oder sich mit vorhandenen Vakuolen oder Lysosomen verbinden.

Typische Drüsenzellen, die ein eiweißreiches Sekret bilden, kommen in der Glandula parotidea und im exokrinen Teil des Pankreas vor (Abb. 6.8); dabei handelt es sich um Drüsenzellen mit seröser Sekretion (S. 126).

## Glykoproteinsekretion

Glykoproteine sind Proteine, die über glykosidische Bindungen mit Kohlenhydratresten unterschiedlicher Größe verknüpft sind. Sie spielen u. a. bei der Stabilisierung von Proteinen und Zellmembranen sowie bei der Zellerkennung eine wichtige Rolle. Glykoproteine kommen praktisch in allen Zellen vor und überwiegen in der Regel sogar gegenüber kohlenhydratfreien Proteinen. Dementsprechend enthalten auch viele Sekrete Glykoproteine.

**Hinweis**. Typische glykoproteinhaltige Sekrete sind die Produkte der Mundspeicheldrüsen und der Becherzellen (Abb. 6.9). Aber auch andere in Sekreten vorkommende Proteine gehören zu den Glykoproteinen, z. B. das Enzym Amylase, Immunglobuline, Kollagen und zahlreiche Proteohormone (s. unten).

Die Biosynthese der Glykoproteine findet, wie die der einfachen Proteine, am endoplasmatischen Retikulum und im Golgi-Apparat statt. Im Hinblick auf die Verknüpfungsart der Kohlenhydratanteile mit den Proteinen unterscheidet man zwischen
– *Glykoproteinen mit N-glykosidisch gebundenen* und
– *Glykoproteinen mit O-glykosidisch gebundenen Zuckerketten.*
Bei ihrer Synthese werden vorgebildete Oligosaccharidstrukturen im endoplasmatischen Retikulum auf Asparaginreste der entsprechenden Proteine übertragen. Anschließend erfolgt im Golgi-Apparat das sogenannte Trimmen der noch unfertigen Verbindungen. Dabei können Glukose- und Mannosereste vom Zukeranteil abgespalten und typische neue Sac-

charidreste angeheftet werden, bis das spezifische Produkt vorliegt.

*Glykoproteine mit O-glykosidisch gebundenen Zuckerketten.* Die Biosynthese dieser Glykoproteine erfolgt wahrscheinlich allein in den Zisternen des Golgi-Apparates, wobei eine stufenweise Anknüpfung von Zuckern an Serin und Threoninreste der Proteine stattfindet. Eine besonders typische Leistung des Golgi-Apparates ist die Einführung von Schwefelsäureresten in die polyanionischen Proteoglykane (z. B. Chondroitinsulfat). Ihr Auftreten kann

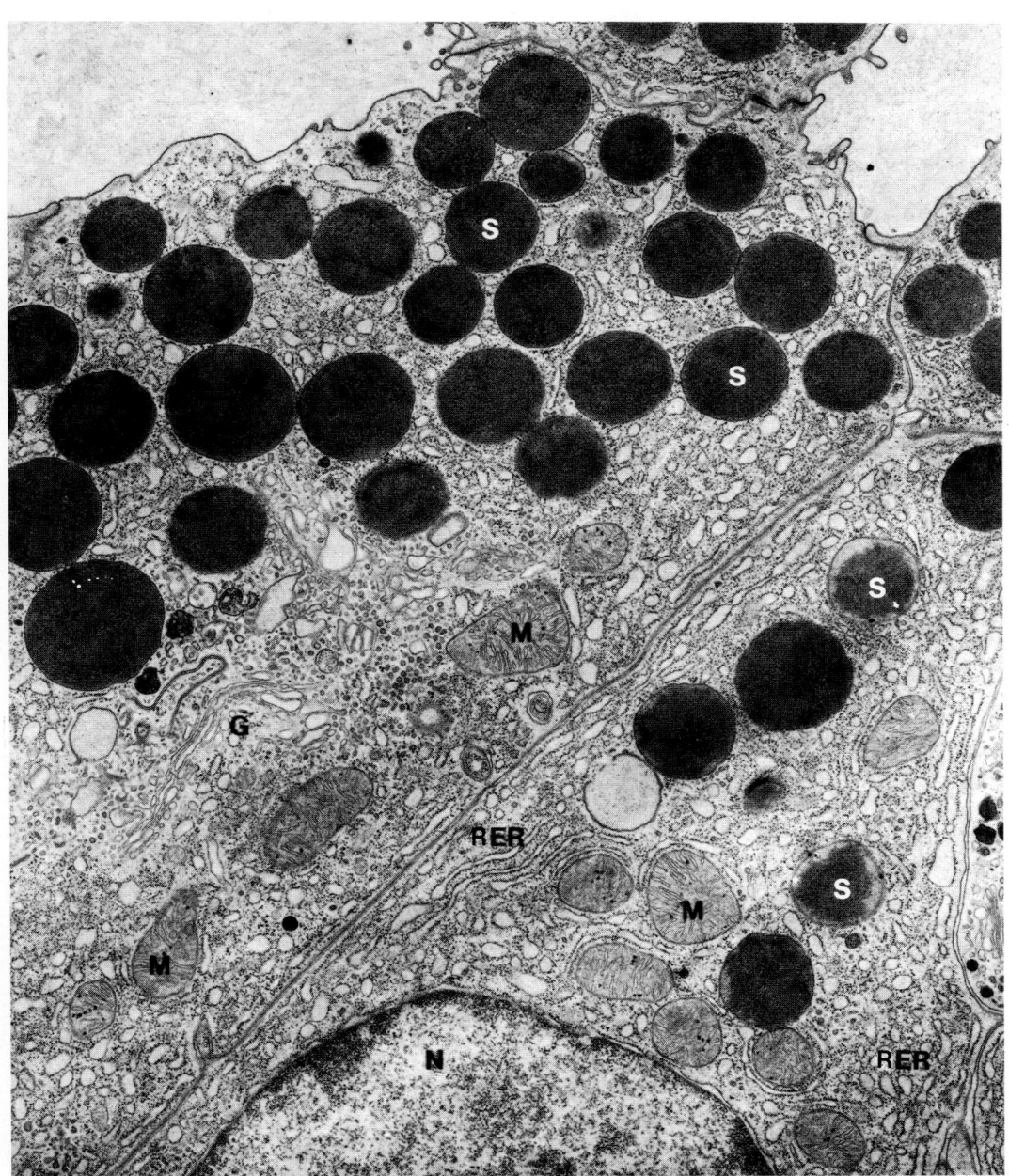

**Abb. 6.8.** Elektronenmikroskopische Aufnahme von 2 Pankreaszellen vom Frosch. Zu erkennen sind der Zellkern *(N)*, Mitochondrien *(M)*, Golgi-Apparat *(G)*, Sekretgranula *(S)* in verschiedenen Stadien der Kondensation und rauhes endoplasmatisches Retikulum *(RER)*. Vergr. 13.000 fach (Freundlichst überlassen von Porter K. R.)

sowohl histochemisch als auch autoradiographisch erfaßt werden.

## Regulation

Die Tätigkeit jeder exokrinen Drüsenzelle unterliegt genetischen und exogenen Kontrollen. Die genetische Kontrolle erfolgt durch ein oder mehrere Gene, die für die Biosynthese

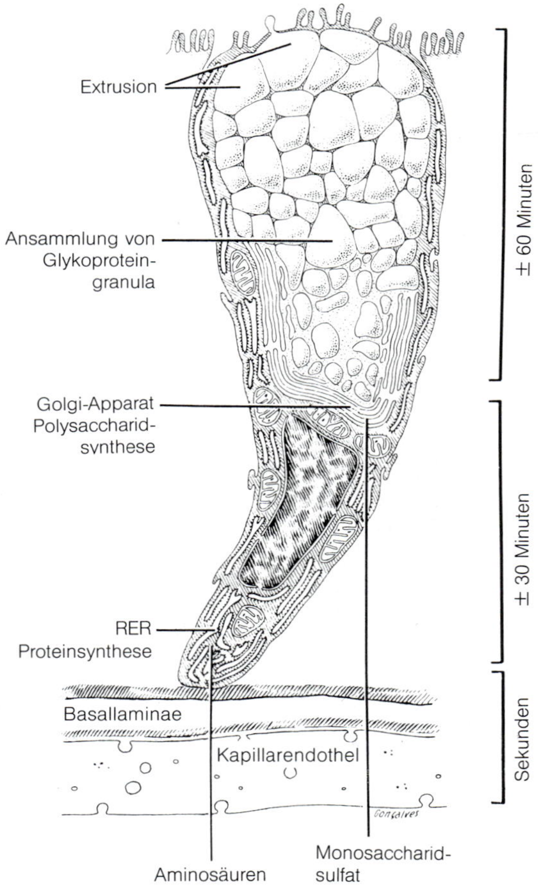

**Abb. 6.9.** Schema einer schleimsezernierenden Becherzelle des Dünndarms aufgrund elektronenmikroskopischer Aufnahmen. Typisch ist die verschmälerte Zellbasis mit Mitochondrien und rauhem endoplasmatischem Retikulum (RER); hier erfolgt die Synthese des Proteinanteils der Glykoproteinkomplexe. Ein gut entwickelter Golgi-Apparat liegt supranukleär und dient vor allem der Bildung des Kohlenhydratanteils des Becherzellschleims und gegebenenfalls dessen Sulfatierung. [Neu gezeichnet nach Gordon und reproduziert mit Erlaubnis von Ham AW (1969) Histology, 6th edn. Lippincott]

und Abgabe spezifischer Verbindungen bzw. Sekrete verantwortlich sind. Für die exogenen Kontrollen sind Nervensystem und endokrines System zuständig. Die meisten Drüsen reagieren sowohl auf nervöse als auch auf endokrine Reize sehr empfindlich, wenn auch meist einer der beiden Reize überwiegt. So wird z. B. die exokrine Sekretion der Bauchspeicheldrüse vor allem durch die Hormone Sekretin und Pankreozymin geregelt. Die Mundspeicheldrüsen dagegen stehen im wesentlichen unter nervöser Kontrolle.

## 6.4 Endokrine Drüsen

### 6.4.1 Allgemeines

Endokrine Drüsen sind morphologisch durch das *Fehlen von Ausführungsgängen* gekennzeichnet. Ihre Sekrete sind **Hormone**. Dabei handelt es sich um Wirkstoffe, die der Signalübermittlung und Steuerung der Funktionen von Zellen und Zellsystemen dienen. Hormone sind bereits in geringen Mengen hochwirksam. Der Hormontransport erfolgt überwiegend mit dem *Blut*, in einigen Fällen auch in den *Lymphgefäßen* sowie *extrazellulär mit der Gewebeflüssigkeit*. Voraussetzung für die spezifische Wirkung von Hormonen auf bestimmte Zellen ist das Vorkommen von Rezeptoren an der Oberfläche bzw. in den Zellen der Zielorgane.

### 6.4.2 Hormonbildende Zellen

Hormonbildende Zellen sind im Körper weitverbreitet. Sie kommen vor:
– in **endokrinen Drüsen,**
– in **endokrinen Zellgruppen**
– als **Einzelzellen.**
**Endokrine Drüsen** sind Hypophyse, Zirbeldrüse, Schilddrüse, Nebenschilddrüsen und Nebennieren. Dabei handelt es sich um selbständige Organe (s. Kap. 17).
**Endokrine Zellgruppen** liegen einzeln oder sind Teile von Organen. Sie werden im Hypothalamus (S. 376), als Langerhans Inseln im Pankreas (S. 526), als Leydig-Zwischenzellen im Hoden (S. 631), als Follikelepithelzellen und als Corpus-luteum-Zellen im Ovar (S. 593), in der Plazenta (S. 618) sowie in Paraganglien (S. 411) angetroffen.

**Einzelzellen** treten an zahlreichen Stellen des Organismus auf, vor allem im Verdauungskanal. Viele dieser Einzelzellen gehören zum *diffusen endokrinen System* (S. 374), und manche sezernieren parakrin.

**Parakrine Sekretion**. Unter parakriner Sekretion versteht man die Abgabe von Hormonen in den Interzellularraum – also nicht in Blut- oder Lymphgefäße. Allerdings kommt es vor, daß Hormone gleichzeitig parakrin sezerniert und ins Blut abgegeben werden. Parakrin sezernierte Hormone gelangen durch Diffusion an den Ort ihrer Wirksamkeit. Sie haben immer eine kurze Halbwertszeit und wirken deswegen nur auf Zellen in der Nähe produzierender Zellen.

Parakrin sezernierte Hormone können auch auf die produzierenden Zellen zurückwirken; dann wird von **autokriner Sekretion** gesprochen.

Die von den endokrinen Drüsen und Zellgruppen gebildeten Hormone werden als glanduläre Hormone, die der Einzelzellen als aglanduläre Hormone und, sofern sie parakrin wirken, als Gewebehormone bezeichnet.

## 6.4.3 Blutgefäße

Alle endokrinen Zellen haben engste Beziehungen zu Blutgefäßen, so daß bei der Hormonabgabe nur kurze Wege zwischen hormonproduzierender Zelle und Blut zurückzulegen sind. Bei den Blutgefäßen handelt es sich um Kapillaren (S. 287) oder Sinusoide (S. 288), die sich vor allem durch ein extrem dünnes und fenestriertes Endothel auszeichnen. Ausnahme: nicht-fenestrierte Kapillaren an den Leydig-Zellen des Hodens.

## 6.4.4 Histophysiologie

### Hormonbildung

Nach ihrer Struktur werden unterschieden
- **Proteo- und Peptidhormone** (z. B. Insulin, Glukagon, Parathormon), von denen eine Anzahl Glykoproteine sind (z. B. Gonadotropin, S. 383)
- **Steroidhormone** (z. B. Hormone der Nebennierenrinde, Sexualhormone),
- **Amine** (z. B. Adrenalin, Noradrenalin, Serotonin).

Zwischen den die verschiedenen Hormone produzierenden Zellen bestehen z. T. erhebliche morphologische Unterschiede. Allerdings werden in manchen endokrinen Zellen gleichzeitig mehrere Hormone – auch unterschiedlicher Gruppen – gebildet (s. unten).

### *Proteo- und peptidhormonbildende Zellen*

Die Synthese der Proteo- und Peptidhormone erfolgt wie die aller Proteine der Sekrete am endoplasmatischen Retikulum und Golgi-Apparat.

**Hinweis**. Häufig werden die Prohormone als inaktive Vorstufen der Hormone in ihren Bildungsorganen gespeichert.

Endoplasmatisches Retikulum und Golgi-Apparat sind – verglichen mit exokrinen Drüsenzellen – in endokrinen Drüsenzellen weniger ausgeprägt, da dort nur relativ wenig, aber sehr wirksames Sekret gebildet wird. So soll z. B. in den das Insulin produzierenden B-Zellen der Langerhans-Inseln der Bauchspeicheldrüse die Proteinsynthese nur 1/50 derjenigen von exokrinen Drüsenzellen betragen.

In endokrinen Drüsenzellen, die mehrere Hormone gleichzeitig bilden, kann das Prohormon gemeinsamer Vorläufer mehrerer Peptidhormone sein, die dann durch proteolytische Zerlegung aus dem Prohormon entstehen. Die auf einen gemeinsamen Vorläufer zurückgehenden Peptidhormone bilden eine „*Peptidfamilie*", z. B. das Glukagon und das gastrische inhibitorische Polypeptid (S. 503) oder die aus dem Proopiomelanocortin hervorgehenden Hormone Kortikotropin, $\beta$-Lipotropin sowie $\alpha$-, $\beta$- und $\gamma$-Melanotropin (S. 388).

Aber es ist auch möglich, daß in einer endokrinen Zelle mehrere Hormone gebildet werden, die sich von unterschiedlichen Vorläufern ableiten.

Schließlich können zusammen mit den Hormonen Transportproteine (Carrier) synthetisiert werden, an die das biologisch aktive Hormonmolekül gebunden ist; Carrier verhindern u. a. eine Hormondiffusion. Die Trennung des aktiven Anteils vom Transportprotein erfolgt vielfach extrazellulär.

**Hinweis**. Die mikroskopische Darstellung mancher Proteo- und Peptidhormone und/oder ihrer Vorläufer gelingt mit sehr spezifischen und empfindlichen immunhistochemischen Methoden auch im Elektronenmikroskop. Diese Verfahren gestatten es auch, das Vorkommen mehrerer endokriner Substanzen in *einer* Zelle zu erfassen. Allerdings ist die Interpretation der Ergebnisse häufig schwierig.

Das Endergebnis der intrazellulären Hormonsynthese sind *Sekretgranula*, die ein oder mehrere Hormone, mit oder ohne Trägersubstanz, enthalten. Häufig sind die Sekretgranula an der Abgabeseite der Zellen angehäuft, ohne daß deswegen endokrine Drüsenzellen polar gegliedert sind. Größere Ansammlungen von Sekretgranula fehlen ohnehin, da endokrine Drüsenzellen nur in geringem Umfang speichern. Hormonbildung und die durch Exozytose erfolgende Hormonabgabe hängen vom Bedarf ab und sind häufig starken Schwankungen unterworfen. Überschüssig gebildete Hormongranula, z.B. nach plötzlichem Abbruch vermehrter Sekretion, werden in Lysosomen abgebaut, z.B. in den mammotropen Zellen des Hypophysenvorderlappens nach Beendigung des Stillens.

Eine Sonderstellung nimmt unter den proteohormonbildenden Drüsen die *Schilddrüse* ein. Die Drüsenzellen haben relativ viel rauhes endoplasmatisches Retikulum und einen vergleichsweise großen Golgi-Apparat. Ferner erfolgt extrazellulär eine Hormonspeicherung in zugehörigen Follikelhöhlen, aus denen das Hormon bei Bedarf mobilisiert werden kann (Einzelheiten S. 395).

### Steroidhormonbildende Zellen

Steroide sind Abkömmlinge des Isoprens, von denen einige über hormonale Aktivitäten verfügen. Steroidhormone werden z.B. in den Nebennieren, in Hoden und Ovar gebildet. Muttersubstanz der Steroidhormone ist Cholesterin, das in allen Zellen zum Teil in

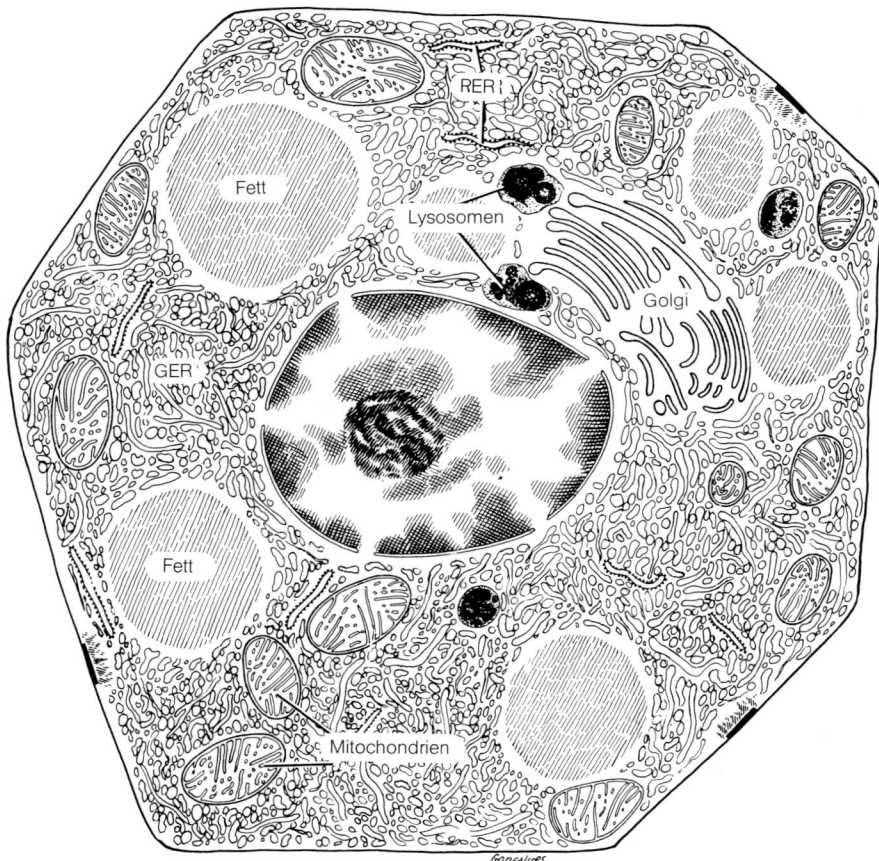

**Abb. 6.10.** Schema der Ultrastruktur einer steroidproduzierenden Zelle. Charakteristisch sind der Reichtum an glattem endoplasmatischem Retikulum *(GER)*, viele Fetttröpfchen, ein großer Golgi-Apparat und zahlreiche Lysosomen. Die in großer Zahl vorkommenden Mitochondrien gehören zum Tubulustyp. Die Mitochondrien sind sowohl an der Energieproduktion als auch an der Steroidsynthese beteiligt *(RER* rauhes endoplasmatisches Retikulum)

großer Menge, z. B. als Membranbaustein, vorhanden ist.

Gemeinsame histologische Kennzeichen steroidhormonproduzierender Zellen (Abb. 6.10) sind:

– ihre *polyedrische oder runde Form* sowie ein zentral gelegener Zellkern,
– ein *azidophiles Zytoplasma*, das in unterschiedlicher Menge *Lipidtropfen* aufweist,
– *viel glattes endoplasmatisches Retikulum* (Abb. 6.11), das alle Enzyme enthält, die notwendig sind, um Cholesterin aus Acetyl-CoA zu synthetisieren und dieses u. a. im Hoden, Ovar und der Nebennierenrinde zu den Sexualhormonen (Androgenen, Östrogenen und Gestagenen) sowie den Kortikoiden (Glukokortikoiden und Mineralokortikoiden) umzusetzen,
– *tubuläre Mitochondrien*, die räumlich enge Beziehungen zum glatten endoplasmatischen Retikulum aufweisen. Diese Mitochondrien verfügen über Enzyme, die die oxidative Verkürzung der Cholesterinseitenkette und z. B. die Einführung von Hydroxylgruppen in das Steringerüst des Cholesterins katalysieren.

### APUD-Zellen

Hierbei handelt es sich um endokrine Zellen, die gleichzeitig biogene Amine und/oder deren Vorläufer sowie Polypeptide mit hormonaler Aktivität enthalten (Tabelle 6.1). Sie verfügen außerdem über hohe Aktivitäten von Aminosäuredekarboxylasen, Enzymen, die die Synthese der biogenen Amine aus Aminosäuren katalysieren. Wegen dieser Besonderheiten werden diese Zellen als APUD-(*A*mine *P*recursor *U*ptake and *D*ecarboxylation-)Zellen bezeichnet. Elektronenmikroskopisch zeichnen sie sich durch das Vorkommen kleiner runder Sekretgranula (Durchmesser 100–200 nm) aus, die vor allem in den den Kapillaren zugewandten Zellabschnitten liegen und gleichzeitig beide Zellprodukte, nämlich biogene Amine und Polypeptide, enthalten.

APUD-Zellen können Amine und Peptide gleichzeitig produzieren, aber auch die Amine aus der Umgebung aufnehmen. Bei gleichzeitigem Vorkommen mehrerer Amine in einer Zelle ist es auch möglich, daß das eine Amin in der Zelle produziert, das andere dagegen aufgenommen wird.

APUD-Zellen kommen in allen Organen vor (bevorzugt im Bereich des Verdauungssystems, wo jedoch nicht alle endokrinen Zellen

APUD-Zellen sind). APUD-Zellen liegen entweder isoliert, bilden Gruppen oder schließen sich zu kleinen drüsenartigen Gebilden zusammen. Beim Säuger sollen ungefähr 30 Zellarten vorkommen, die zur APUD-Reihe gehören können. Bekannt sind außerdem verschiedene biologisch aktive Polypeptide, deren zugehörige APUD-Zellen noch nicht gefunden wurden; andererseits gibt es Zellen, die wie APUD-Zellen aussehen, aber unbekannte Funktion haben.

**Klinischer Hinweis**. Inzwischen wurden auch verschiedene Tumoren beschrieben, die sich von APUD-Zellen ableiten: z.B. Tumoren der Bauchspeicheldrüse, die das Zollinger-Ellison-Syndrom hervorrufen (S. 530), oder kalzitoninbildende Tumoren der Schilddrüse. Tumoren, die sich von den APUD-Zellen ableiten, werden „Apudomas" genannt. Es handelt sich um eine Gruppe von Tumoren, die wahrscheinlich auf Zellen des Neuroektoderms zurückgehen, da angenommen wird, daß die APUD-Zellen aus der Neuralleiste stammen.

### Neuroendokrine Zellen

Zu den neuroendokrinen Zellen gehören
– Nervenzellen, die Hormone bilden können, insbesondere Peptide und Amine, und
– Zellen peripherer Organe, insbesondere des Verdauungssystems, die gleiche Hormone bilden wie die hormonbildenden Nervenzellen.

**Tabelle 6.1** Beispiele für APUD-Zellen

| Bezeichnung der Zellen und Orte ihres Vorkommens | Polypeptid |
|---|---|
| A-Zellen, Langerhans Inseln | Glucagon |
| B-Zellen, Langerhans Inseln | Insulin |
| D-Zellen, Magen, Dünn- und Dick-darm, Langerhans Inseln | Somatostarin |
| G-Zellen, Magen, proximales Duodenum | Gastrin |
| EC-Zellen, Magen, Dünn- und Dickdarm | Serotonin |
| S-Zellen, Magen, proximaler Dünndarm | Sekretin |
| Parafollikuläre Zellen der Schiddrüse | Kalzitonin |

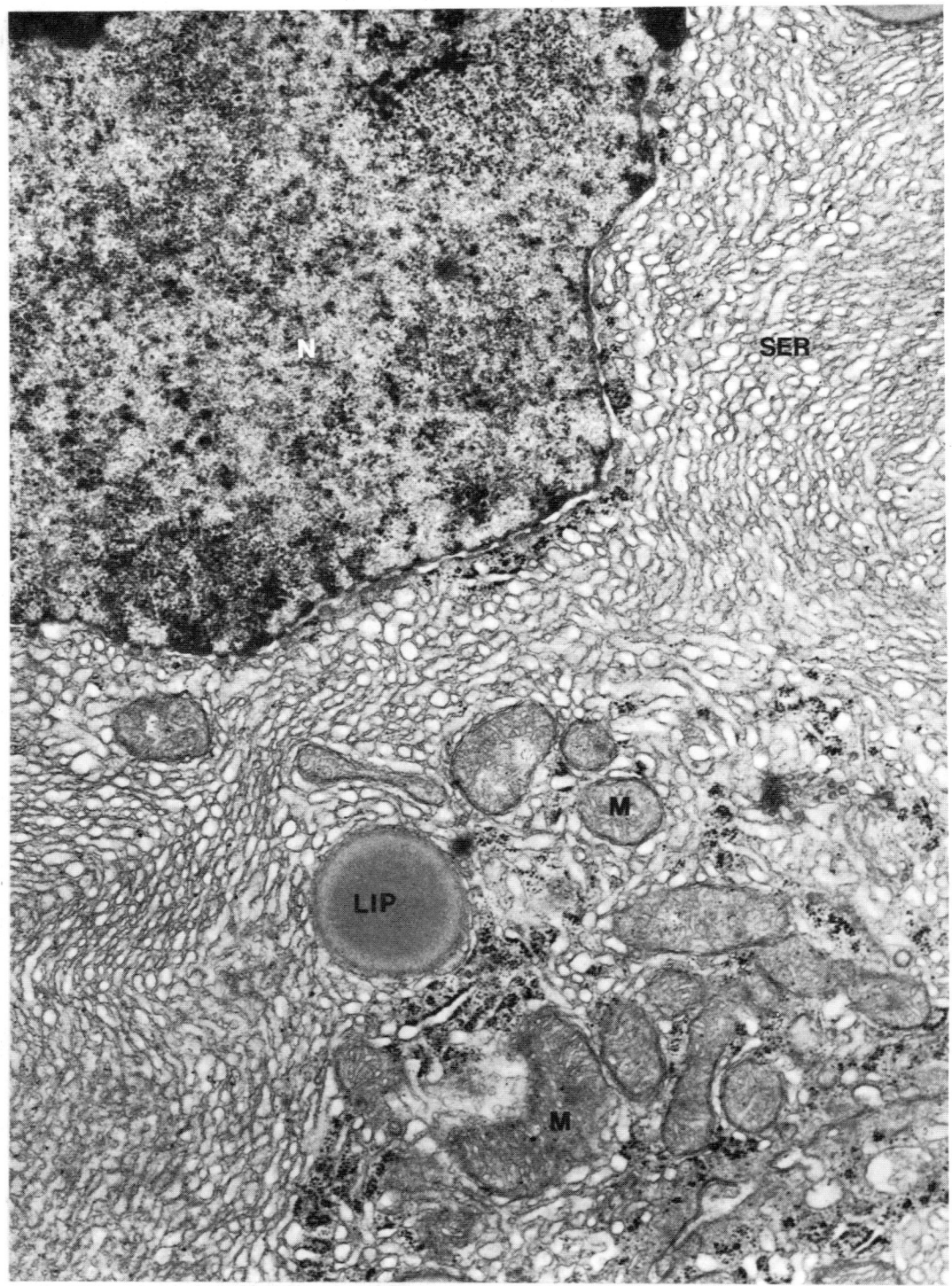

**Abb. 6.11.** Elektronenmikroskopische Aufnahme einer steroidproduzierenden Zelle des Corpus luteum eines trächtigen Meerschweinchens. Zu beachten sind der Zellkern *(N)*, reichlich glattes endoplasmatisches Retikulum *(SER)*, Lipidtröpfchen *(LIP)* und Mitochondrien *(M)*. Verkleinerte Wiedergabe einer Aufnahme mit 30.000facher Vergrößerung. [Reproduziert mit Erlaubnis von Christensen u. Gillim (1969) In: McKern KW (ed) The gonads. Appleton-Century]

Gemeinsames Kennzeichen dieser Zellen soll ihre Herkunft aus dem Neuroektoderm sein (neuroendokrine Zellen s. Kap. 12 „Nervensystem", S. 246).

## Hormonwirkung

Grundsätzlich wirken Hormone über spezifische Rezeptoren. Fehlt einer Zelle der das betreffende Hormon spezifisch bindende Rezeptor, bleibt das Hormon an dieser Zelle wirkungslos. Dies erklärt, warum Hormone, obgleich auf dem Blutweg ubiquitär angeboten, selektive Wirkung haben.

Hormone wirken
- **über zellmembranständige Rezeptoren**,
- **über eine Kontrolle der Transkription**.

### Wirkung über die Zellmembran

Die in der Zellmembran gelegenen Rezeptoren sind in der Lage, das Hormon, in diesem Zusammenhang als *1. Informationsträger (first messenger)* bezeichnet, zu binden. Die Bindung an den Rezeptor löst die Bildung intrazellulärer Signalmoleküle, als *2. Informationsträger (second messenger)* bezeichnet, aus, die die für das Hormon typischen intrazellulären Wirkungen auslösen (Abb. 6.12).

Die über Rezeptoren in der Zellmembran in Gang gesetzten Hormoneffekte bedienen sich
- des **Adenylatzyklase-Guanylatzyklase-Systems** bzw.
- des **Kalziums**.

Das **Adenylatzyklasesystem** (Abb. 6.12) wird durch Bindung des Effektors (Hormons) aktiviert. Ein Hormonrezeptor besteht aus einem an der Außenseite der Zellmembran gelegenen Protein, welches das Hormon bindet. Ein in der Membran lokalisiertes, aus mehreren Untereinheiten bestehendes Protein (G-Protein) übernimmt die Information vom Rezeptor und überträgt sie auf die Adenylatzyklase an der Innenseite der Zellmembran. Die Hormonbindung führt, vermittelt durch das G-Protein, zu einer Aktivierung der Adenylatzyklase. Das aktivierte Enzym katalysiert die Bildung von *zyklischem Adenosinmonophosphat* (cAMP) aus Adenosintriphosphat (ATP). Das zyklische AMP ist dann der 2. Informationsträger. Dieser wirkt durch Aktivierung einer cAMP-abhängigen Proteinkinase, indem das cAMP eine die Proteinkinase inaktivierende Untereinheit bindet und vom Enzym ablöst. Die freigewordene Proteinkinase phosphoryliert verschiedene Proteine (z.B. Enzyme, Proteine des Zytoskeletts) und verändert dadurch das physiologische und biochemische Verhalten der Zelle (Stoffwechsel, Wachstum). Daraus ergibt sich, daß die Kontrolle der Aktivität der Proteinkinasen die entscheidende Aufgabe der Informationsüberträger ist.

**Hinweis.** Die Wirkung der Hormone, die das Adenylatzyklasesystem benutzen, z.B. verschiedene Proteohormone wie Glukagon, Parathormon und Hypophysenhormone, tritt innerhalb von Sekunden bis Minuten ein.

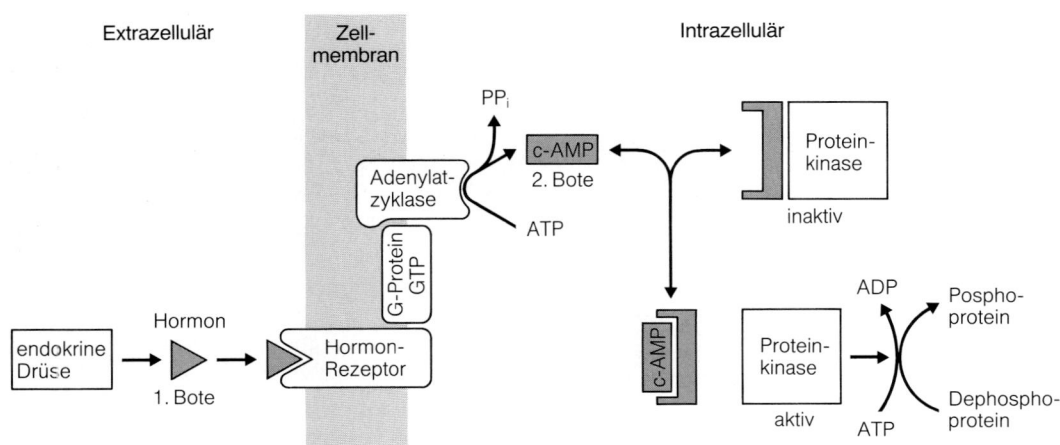

**Abb. 6.12.** Das Adenylatzyklasesystem und die cAMP-abhängige(n) Proteinkinase(n). Weitere Erläuterungen im Text

**Kalzium** als Vermittler von Hormoneffekten. Entscheidend ist hierbei der Anstieg der intrazellulären Kalziumkonzentration von etwa $10^{-7}$ auf $10^{-5}$ M durch Kalziumfreisetzung aus dem endoplasmatischen Retikulum. Signalmolekül für die Kalziumfreisetzung ist in erster Linie Inositol-1,4,5-triphosphat. Das bei der Freisetzung von Inositoltriphosphat ebenfalls entstehende Diacylglycerol aktiviert spezifisch eine Proteinkinase C, die vor allem während des Zellwachstums hochaktiv ist. Die Wirkung des intrazellulären Kalziums wird durch ein hochspezifisch kalzium-bindendes Protein, Calmodulin, vermittelt und nicht durch freies Kalzium. Der Kalzium-Calmodulin-Komplex tritt mit Enzymen in Wechselwirkung und beeinflußt so ihre katalytische Aktivität.

**Hinweis**. Über eine Erhöhung des intrazellulären $Ca^{2+}$-Spiegels wirken z. B. die Katecholamine Adrenalin und Noradrenalin sowie Vasopressin, Angiotensin, Pankreocymin und auch verschiedene Neurotransmitter.

### Wirkung über die Transkription

Auf diesem Wege wirken vor allem Botenstoffe, die wegen ihres lipophilen Charakters leicht durch die Zellmembran hindurchtreten können. Sie werden an Rezeptorproteine gebunden, die sich entweder im Zytosol, z. B. Glukokortikoidrezeptor oder im Zellkern befinden, z. B. Rezeptoren für Schilddrüsenhormone. In beiden Fällen entsteht ein aktivierter Hormon-Rezeptor-Komplex, der im Zellkern zu einer spezifischen Steigerung der Transkription mit Bildung einer jeweils spezifischen messenger RNS führt. Die Folge ist eine Stimulierung oder Hemmung der Zellaktivität (Abb. 6.13). Die Wirkung tritt erst nach Stunden oder Tagen ein.

**Hinweis**. Hormonwirkungen sind stets außerordentlich komplex. So können z. B. mehrere Hormone gleichzeitig auf eine Zelle wirken und gleichzeitig verschiedene Mechanismen in Gang setzen, die sich gegenseitig beeinflussen. Für die zahlreichen Einzelheiten s. Lehrbücher der physiologischen Chemie.

### Regulation

Die Regulation der Tätigkeit endokriner Drüsen kommt durch enges Zusammenwirken von hormonproduzierenden Zellen und Zielorganen zustande. Ein Grundmechanismus ist dabei die negative Rückkopplung – mit oder ohne Beteiligungen des Nervensystems. Einzelheiten hierzu s. Kap. 17 „Endokrine Organe".

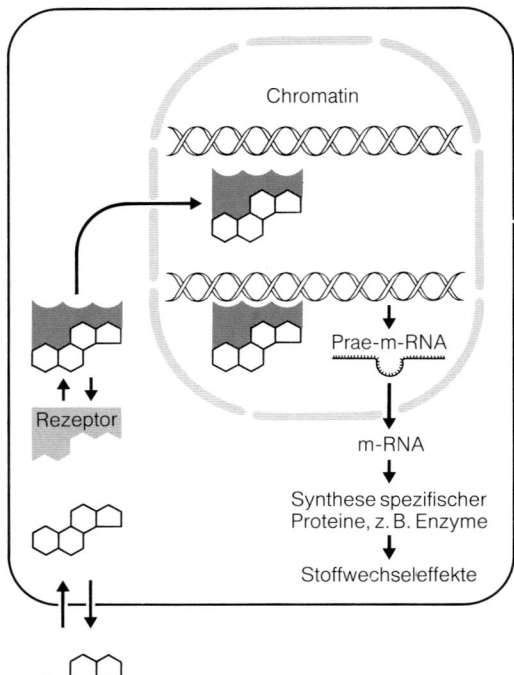

**Abb. 6.13.** Schematische Darstellung der Wirkung von Steroid-(Schilddrüsen-)hormonen. Das Hormon passiert die Zellmembran und bindet an einen Rezeptor; ob das im Zytosol oder im Zellkern geschieht, ist noch umstritten. Durch die Bindung des Hormons ändert der Rezeptor seine Konformation und erlangt die Fähigkeit, an DNA zu binden. Durch den Hormon-Rezeptor-Komplex wird die Transkription bestimmter DNA-Sequenzen stimuliert und schließlich vermehrt ein spezifsches Protein synthetisiert

# 7 Bindegewebe

Bindegewebe kommt ubiquitär im Körper vor. Es ist ein sehr heterogenes Gewebe und nimmt zahlreiche Aufgaben wahr, z.B. bei der Formgebung und Stabilisierung der Organe, beim Stoffaustausch, bei der Speicherung von Fett und Wasser sowie bei der Abwehr. Viele Bindegewebe haben eine besondere Fähigkeit zur Regeneration, die auch im Alter erhalten bleibt.

Morphologisch sind für das Bindegewebe charakteristisch

– **Bindegewebezellen**, die sehr unterschiedlich gestaltet sein können; sie sind
  - teils *ortsständig*,
  - teils *beweglich*;
– **größere Mengen von Interzellularsubstanzen**, die
  - *geformt* (als Fasern) oder
  - *ungeformt* (als Grundsubstanz)

vorliegen.

**Klinischer Hinweis**. Es gibt zahlreiche und häufig auftretende Bindegewebeerkrankungen. Das Besondere ist, daß viele von ihnen – infolge der Allgegenwart von Bindegewebe – an vielen Stellen des Körpers gleichzeitig in Erscheinung treten können, z.B. Erkrankungen des rheumatischen Formenkreises.


## 7.1 Mesenchym

Entwicklungsgeschichtlich gehen alle Binde- und Stützgewebe sowie der überwiegende Teil der glatten Muskelzellen auf das Mesenchym zurück. Dieses Gewebe kommt nur während der Entwicklung vor; es wird deswegen auch als *embryonales Bindegewebe* bezeichnet.

Mesenchym besteht aus verzweigten, fortsatzreichen Zellen, die ein *lockeres dreidimensionales Netzwerk* bilden und zwischen sich große Mengen *amorpher solartiger Interzellularsubstanz* fassen (Abb. 7.1). Mesenchymzellen haben ovale Kerne mit deutlichem Nukleolus

Mesenchymzellen

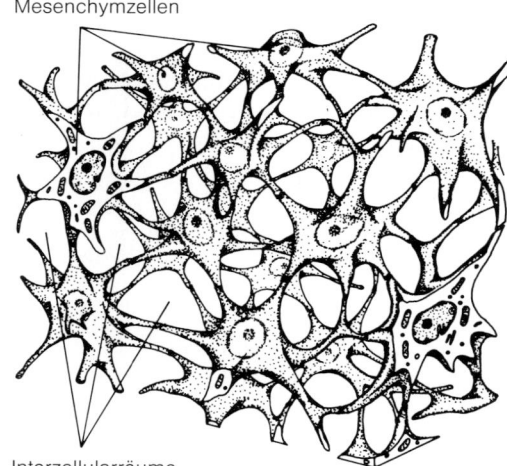

Interzellularräume

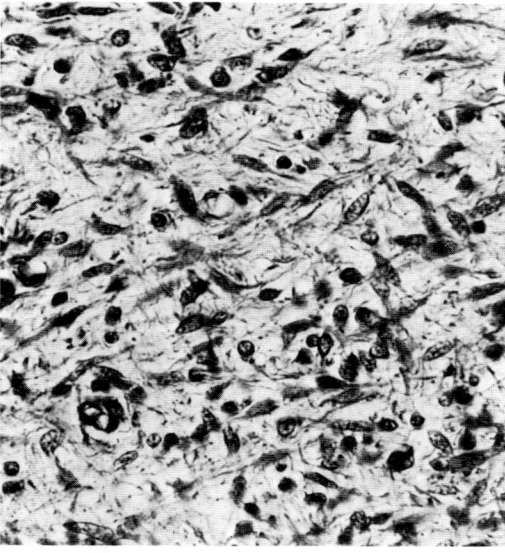

**Abb. 7.1.a, b.** Mesenchym. Die embryonalen Bindegewebezellen sind in allen Ebenen des Raumes stark verzweigt. Ihre Ausläufer berühren sich. Zwischen den Zellen bestehen weite Interzellularräume. **a** Schema. **b** Mikrophoto. HE-Vergr. 200 fach

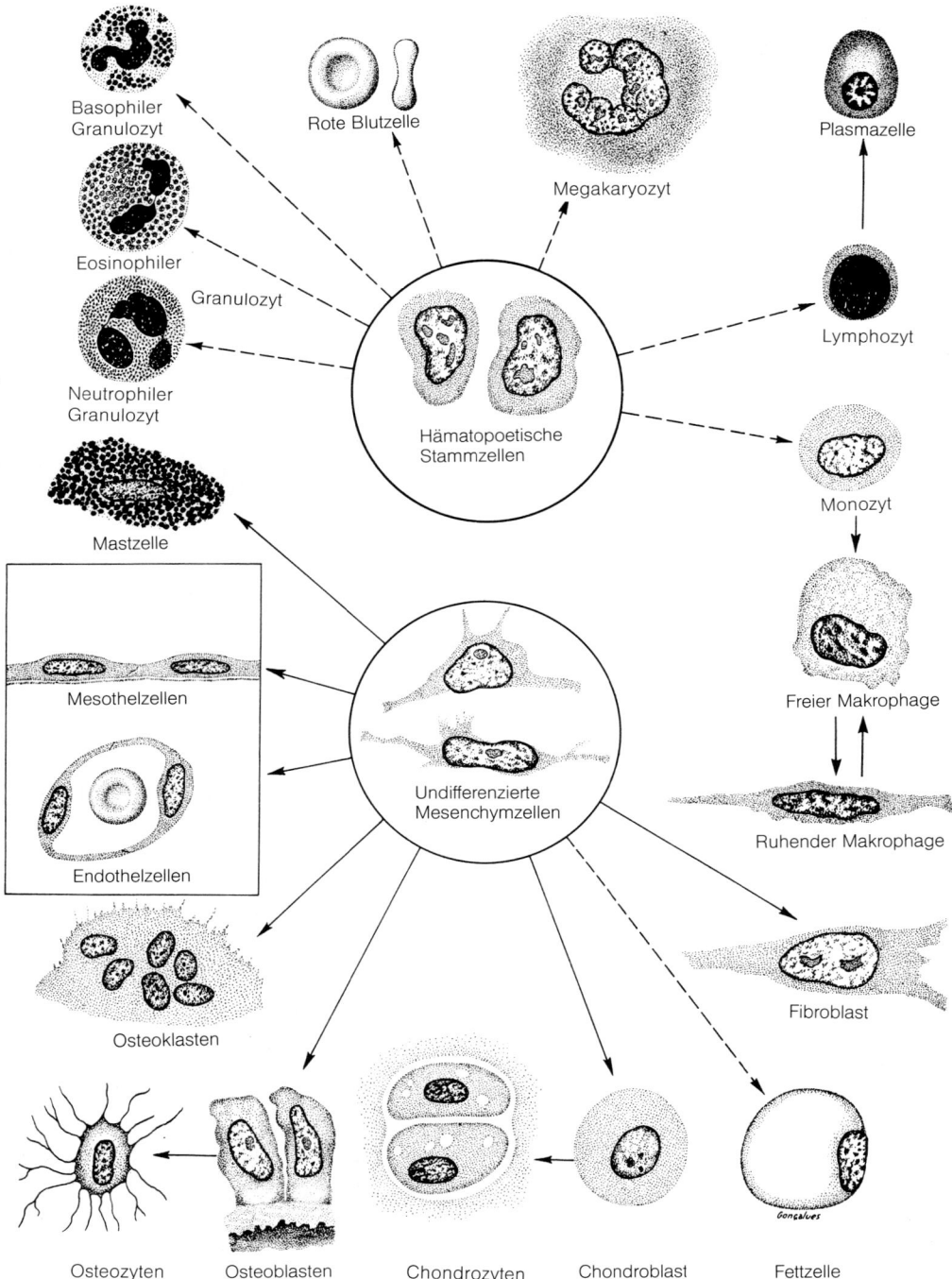

**Abb. 7.2.** Vereinfachte Darstellung von Beziehungen zwischen verschiedenen Bindegewebezellen. Die *gestrichelten Pfeile* geben an, daß zwischen Ausgangs- und Endzellen Zwischenstadien vorkommen. *Insert* Diese Zelltypen gleichen morphologisch Epithelzellen; herkunftsmäßig und hinsichtlich verschiedener Eigenschaften gehören sie jedoch zum Mesenchym. – Die Größenverhältnisse der Zellen zueinander sind hier nicht berücksichtigt, z.B. sind Fettzellen, Megakaryozyten und Osteoklasten relativ viel größer

und feinem Chromatin. Die Zellfortsätze stehen durch veränderliche Haftungen miteinander in Verbindung.

Mesenchym ist das erste nichtepitheliale Gewebe, das während der *Frühentwicklung* entsteht. Intraembryonal geht Mesenchym v. a. aus dem Mesoderm hervor. Mesenchymzellen können aber auch entodermaler (z. B. Thymusretikulum, S. 361) und ektodermaler (z. B. Kopfmesenchym) Herkunft sein. Mesenchymzellen sind pluripotent, sie sind in der Lage, sich in andere Zellen umzuwandeln (Abb. 7.2). Mesenchym ist für die Entwicklung aller Organe von größter Wichtigkeit.

**Hinweis.** Verdichtungen von Mesenchymzellen bilden häufig die erste Anlage von Organen. Derartige Mesenchymverdichtungen werden als Blasteme bezeichnet.

Manche Histologen nehmen an, daß auch noch beim Erwachsenen Zellen mit der Potenz von Mesenchymzellen vorkommen. Derartige Zellen sehen Fibroblasten sehr ähnlich, sind jedoch etwas schmäler und haben längliche Ker-

**Tabelle 7.1.** Bindegewebezellen und ihre Funktionen

| Zelltyp | Produkte | Funktionen |
|---------|----------|------------|
| Fibroblast, Chondroblast, Osteoblast, Odontoblast | Fasern und Grundsubstanz | Sekretion |
| Plasmazelle | Antikörper | Sekretion |
| Lymphozyt | | Bildung immunkompetenter Zellen |
| Eosinophiler Leukozyt | | Phagozytose von Antigen-Antikörper-Komplexen |
| Makrophage Neutrophiler Leukozyt | | Phagozytose von Fremdkörpern und Bakterien |
| Mastzelle | Pharmakologisch aktive Substanzen (Heparin, Histamin, IgA, ECF, SRS u. a.) | Gerinnungshemmung, Schutz im Magen: Anregung der HCl-Produktion u. a. |
| Fettzelle | | Speicherung von Fett als Energiereserve; Wärmeproduktion |

ne mit grobem Chromatin. Zellen dieser Art kommen v. a. in der Adventitia von Blutkapillaren und kleinen Gefäßen vor.

**Hinweis.** Aus den genannten Zellen sollen neue Gefäßmuskelzellen und andere Zellen entstehen können, wenn ein geschädigtes Gefäß auswächst. Nach anderer Ansicht allerdings sollen die neuen Zellen aus vorhandenen gleichartigen Zellen hervorgehen, z. B. aus glatten Muskelzellen, Fibroblasten usw., die die Fähigkeit bewahrt haben, sich auf bestimmte Reize hin zu vervielfältigen.

## 7.2 Bindegewebezellen

Im Bindegewebe kommen verschiedene Zellarten vor, von denen jede bestimmte morphologische und funktionelle Charakteristika (Tabelle 7.1) hat. Zu unterscheiden sind
- **ortsständige** (fixe) Bindegewebezellen (z. B. *Fibroblasten, Fibrozyten*) und
- **freie** (bewegliche, mobile) Bindegewebezellen (z. B. *Leukozyten, Plasmazellen, Makrophagen, Mastzellen*).

In Abb. 7.2 sind mögliche Beziehungen zwischen den verschiedenen Zelltypen des Bindegewebes dargestellt.

### 7.2.1 Ortsständige Bindegewebezellen

In jedem Bindegewebe kommen
- **Fibroblasten** und
- **Fibrozyten** vor.

Sie dienen der Faserbildung (S. 156) und der Synthese amorpher Interzellularsubstanzen (Grundsubstanzen; S. 160). – Hinzu kommen in manchen Geweben
- **Retikulumzellen**, bei denen es sich jedoch um eine sehr heterogene Zellgruppe handelt.

**Hinweis.** Gelegentlich werden die Bezeichnungen Fibroblast und Fibrozyt synonym gebraucht. Besser ist es jedoch, Fibroblasten als die aktive Form mit intensiver Synthesetätigkeit (z. B. Faserbildung) und Fibrozyten als ruhende Zellen anzusehen, die inmitten der Interzellularsubstanz liegen und nicht synthetisch aktiv sind (Abb. 7.3).

Zwischen Fibroblasten und Fibrozyten gibt es morphologische Unterschiede, aber auch zahlreiche Übergangsformen. Außerdem können Fibrozyten, wenn sie stimuliert werden, wieder zu Fibroblasten werden und Interzellularsubstanz bilden. Dies erfolgt z. B. während der Wundheilung.

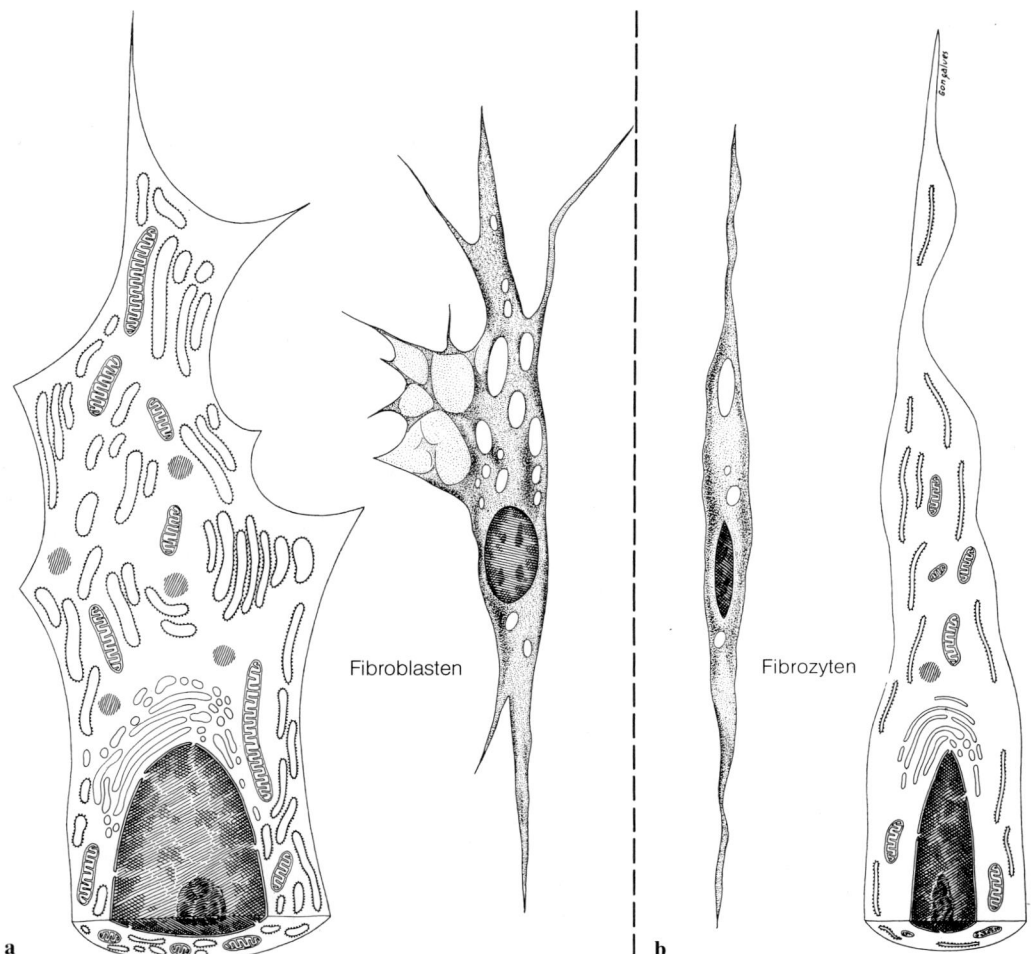

Fibroblasten

Fibrozyten

a                                                    b

**Abb. 7.3. a** Fibroblasten sind unreife bzw. synthetisch aktive, **b** Fibrozyten reife, aber wenig aktive
Formen derselben Bindegewebezellart. Dargestellt
sind Gestalt und Ultrastruktur der Zellen. Die synthetisch aktiven Fibroblasten haben mehr Mitochondrien und Fetttropfen sowie einen größeren Golgi-
Apparat und mehr rauhes endoplasmatisches
Retikulum als die Fibrozyten

**Fibroblasten** (Abb. 7.3) haben viele irreguläre
zytoplasmatische Fortsätze. Ihre Zellkerne
sind oval, groß und hell mit feinem Chromatin
und deutlichem Nukleolus. Das Zytoplasma ist
reich an granulärem endoplasmatischen Retikulum, und der Golgi-Apparat ist gut entwik-
kelt.
Fibroblasten sind befähigt,
– **Prokollagen** (S. 157) und
– **Glykosaminoglykane** (S. 161)
zu bilden.
Beides wird in den Extrazellulärraum abgegeben. Dort (extrazellulär) werden Prokollagenmoleküle zu **Tropokollagen** umgewandelt und
fügen sich zu Mikrofibrillen zusammen

(S. 157). Glykosaminoglykane sind die wichtig-
sten Bestandteile der Grundsubstanz.
Ferner synthetisieren Fibroblasten
– **Kollagenase** (bzw. Prokollagenase), ein En-
  zym, das in Lysosomen vorkommt und nach
  Freisetzung den physiologischen Abbau von
  Kollagen katalysiert. Dieses Enzym verdaut
  nur Kollagen und keine anderen Proteine.
  Es ist bei normalem pH-Wert des Bindege-
  webes aktiv (ungefähr pH 7,0). Praktische
  Bedeutung hat dies z. B. beim Follikelsprung
  (S. 587) oder bei der Involution des Uterus
  in der Postmenopause.
**Fibrozyten** (Abb. 7.3 und 7.4) sind kleiner als
Fibroblasten. Sie tendieren zur Spindelform,

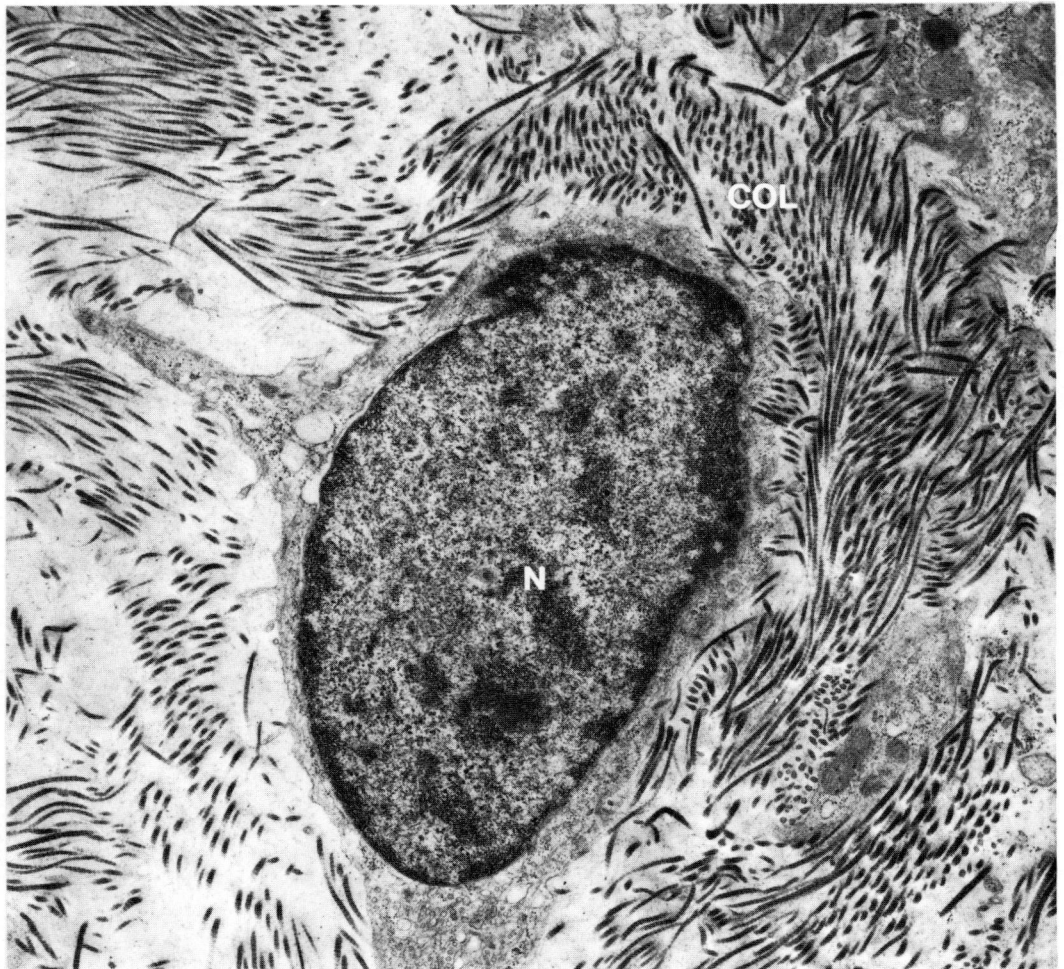

**Abb. 7.4.** Elektronenmikroskopische Aufnahme eines Fibrozyten. In der Umgebung der Zelle befinden sich viele Kollagenfibrillen *(COL)*. (*N* Zellkern). Vergr. 7.000fach

haben weniger Fortsätze sowie kleinere, dunklere und länglichere Zellkerne als Fibroblasten. Das Zytoplasma der Fibrozyten ist azidophil, und das granuläre endoplasmatische Retikulum und der Golgi-Apparat sind nicht sehr stark entwickelt. Mitosen von Fibrozyten kommen beim Erwachsenen selten vor. Sie werden nur dann gefunden, wenn ein Bedarf für mehr Fibrozyten besteht, z. B. nach Bindegewebeverlust.
**Retikulumzellen.** Sie liegen vor als
– **fibroblastische Retikulumzellen** und
– **histiozytäre Retikulumzellen**.
Beide Typen kommen in lymphatischen Organen, im Knochenmark, aber auch in der Darmwand vor (näheres S. 342).

## 7.2.2  Freie Bindegewebezellen

Entwicklungsgeschichtlich leiten sich auch diese Zellen – ähnlich wie die ortsständigen Bindegewebezellen – von den Mesenchymzellen ab. Sie beteiligen sich jedoch nicht an der Bildung von Interzellularsubstanz (insbesondere nicht an der Fibrillogenese). Charakteristisch für freie Bindegewebezellen ist ihre wenigstens zeitweise, d. h. während bestimmter Funktionsperioden vorhandene Fähigkeit, *ihre Lage zu verändern.*
Freie Bindegewebezellen sind
– **Leukozyten** (Granulozyten, Lymphozyten, Monozyten),
– **Plasmazellen**,

– **Makrophagen**,
– **Mastzellen**.
Alle diese Zellen stehen mehr oder weniger im Dienst der Abwehr (S. 342).

## Leukozyten

Leukozyten (weiße Blutzellen) werden häufig im Bindegewebe gefunden. Im allgemeinen wandern sie aus dem Blut durch die Wand der Kapillaren und Venolen ins Bindegewebe ein. Dieser Vorgang erfolgt kontinuierlich und nimmt v. a. bei Entzündungen stark zu. Die am häufigsten im Bindegewebe vorkommenden Leukozyten sind *Eosinophile, Basophile* und *Lymphozyten* (näheres Kap. 14).

## Plasmazellen

Plasmazellen kommen in geringer Zahl überall im Bindegewebe des Körpers vor. Zahlreich sind sie v. a. dort, wo Bakterien oder körperfremde Proteine in den Organismus eindringen können, z. B. in der Darmschleimhaut sowie in Gebieten mit chronischer Entzündung.
Plasmazellen sind Endstufen aus der Reihe der B-Lymphozyten. Im Blut kommen sie in der Regel nicht vor. Sie sind für die *Synthese der Antikörper* verantwortlich und stehen damit im Dienst der *humoralen Immunität* (näheres S. 346).

## Makrophagen

Makrophagen zeichnen sich v. a. durch eine *erhöhte Fähigkeit zur Pinozytose und Phagozytose* aus. Demgegenüber treten ihre morphologischen Charakteristika zurück, zumal diese in Abhängigkeit von Funktion und Lokalisation der Makrophagen variieren.
Zur Kenntlichmachung der Makrophagen können Vitalfarbstoffe (z. B. Trypanblau, Lithiumkarmin), aber auch Tusche verwendet werden, die intravital injiziert von Makrophagen aufgenommen und in ihrem Zytoplasma in Form lichtmikroskopisch sichtbarer Granula gespeichert werden.
Man unterscheidet
– **ortsständige** und
– **freie Makrophagen**.
**Ortsständige Markophagen** – auch **Histiozyten** oder *ruhende Wanderzellen* genannt – sind spindel- oder sternförmig und haben einen ovalen Kern mit dichtem Chromatin. Häufig legen sie sich interzellulären Fasern an, z. B. als histiozytäre Retikulumzellen in lymphatischen Organen. Im lockeren Bindegewebe ähneln sie Fibroblasten und können mit diesen verwechselt werden.
**Freie Makrophagen** können stärker phagozytieren als ortsständige Makrophagen. Vor allem sind freie Makrophagen *amöboid beweglich*; sie können wandern und werden deswegen auch als **Wanderzellen** bezeichnet. Ihr Kern ist i. allg. rund und chromatinreich. Die Oberfläche dieser Makrophagen ist in der Regel irregulär. Es kommen kurze dicke Pseudopodien vor, aber auch Fältelungen, Protrusionen und Einstülpungen der Zellmembran, v. a. Erscheinungen, die mit der Phagozytose in Zusammenhang stehen (pinozytotische Bläschen, Abb. 7.5). Das Zytoplasma verfügt über primäre Lysosomen, die ihren Inhalt an Vakuolen mit phagozytiertem Material abgeben können. So entstehen sekundäre Lysosomen oder Phagosomen, in denen das aufgenommene Material abgebaut wird.

**Hinweis**. Ortsständigkeit oder Beweglichkeit sind verschiedene Stadien im Lebenszyklus des Makrophagen und können je nach Erfordernissen auftreten.

Makrophagen leiten sich von den Monozyten ab, die typische weiße Blutzellen sind. Monozyten (S. 323) entstehen im Knochenmark, verweilen dann 8–74 h im Blut, treten durch die Wand von Kapillaren oder Venolen hindurch und gelangen schließlich ins Bindegewebe, wo sie zu Makrophagen werden. In manchen Organen nehmen die Makrophagen die Gestalt besonderer Zellen an, z. B. in der Leber als Kupffer-Sternzellen (S. 535), in der Lunge als Alveolarmakrophagen (S. 456).
**Histophysiologie**. Makrophagen gehören wegen ihrer Fähigkeit zur Phagozytose und Ortsveränderung zum *Abwehrsystem des Organismus*. Sie nehmen Zellreste, veränderte Interzellularsubstanz, Mikroorganismen und inerte Teilchen auf, die in den Organismus gelangt sind. Für den Beginn der *Phagozytose* spielt u. a. die Oberflächenladung der zu phagozytierenden Teilchen eine wichtige Rolle. Material mit positiver Ladung wird leicht aufgenommen, solches mit negativer Ladung oder neutrale Teilchen schwieriger. Ferner können bei der Partikelaufnahme Antikörper (Opsine) mitwirken (Abb. 7.6). Diese umhüllen die Partikel und treten mit Rezeptoren an der Oberfläche der Makrophagen in Verbindung. Bei

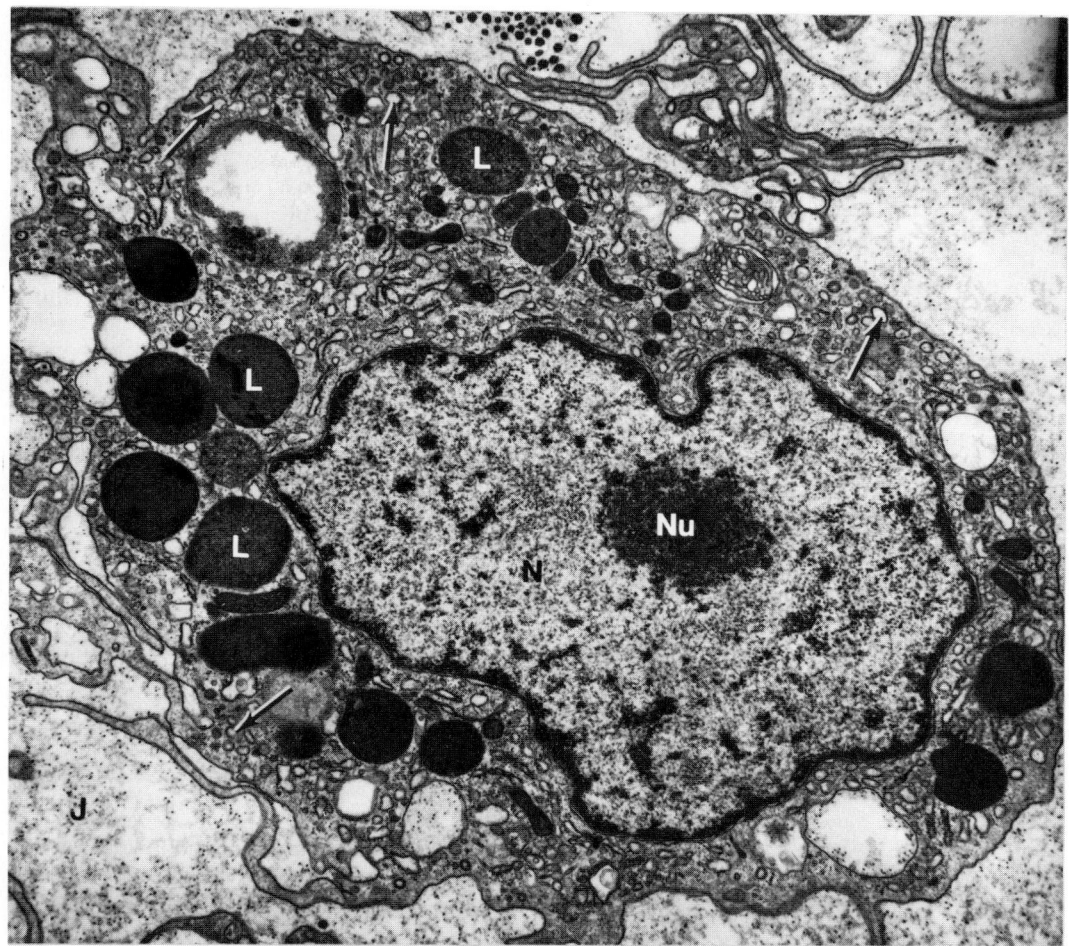

**Abb. 7.5.** Elektronenmikroskopische Aufnahme eines Makrophagen (*L* sekundäre Lysosomen, *N* Zellkern, *Nu* Nukleolus). Die *Pfeile* weisen auf pinozytotische Bläschen. Verkleinert von 15.000 facher Vergrößerung

Bakterien entstehen dann, wenn im Blutserum Antikörper gegen diese Bakterien gebildet werden oder vorhanden sind, an der Oberfläche Antigen-Antikörper-Komplexe (S. 346). Diese binden sich unter Mitwirkung eines Komplements ($C_3$) an spezifische (Fc) Rezeptoren in der Membran der Makrophagen, und es kommt zur Internalisierung und zum Abbau des Bakteriums.

Wenn Makrophagen große Fremdkörper aufgenommen haben, können sie sich zu **epitheloiden Zellen** umwandeln, die in einer geschlossenen Formation zusammenliegen. Die epitheloiden Zellen können verschmelzen und große Zellen mit 100 oder mehr Kernen entstehen, die als **Fremdkörperriesenzellen** bezeichnet werden.

Schließlich wirken Makrophagen auch bei immunologischen Vorgängen mit, und zwar dadurch, daß von ihnen aufgenommene Antigene, z.B. Bakterien (s. oben), nur teilweise abgebaut werden. Antigenfragmente gelangen wieder in die Plasmamembran, wo sie mit einem anderen Antigen einen bimolekularen Komplex bilden, der von T-Helferzellen (S. 347) erkannt wird. Dabei kommt es zu direkten Zellkontakten zwischen beiden Zellarten (Makrophagen und T-Helferzellen). In der Folge sezernieren Makrophagen das Polypeptid *Interleukin 1* (Molekulargewicht 17.000), das seinerseits an Interleukin-1-Rezeptoren der T-Helferzellen bindet und diese zur Sekretion von *Interleukin 2* sowie von Wachstumsfaktoren für B-Lymphozyten anregt. Interleukin 2 aktiviert weitere Makrophagen.

Makrophagen, die mit phagozytiertem Material beladen sind, können sich abrunden, ins Blut gelangen und in andere Gewebe verschleppt werden.

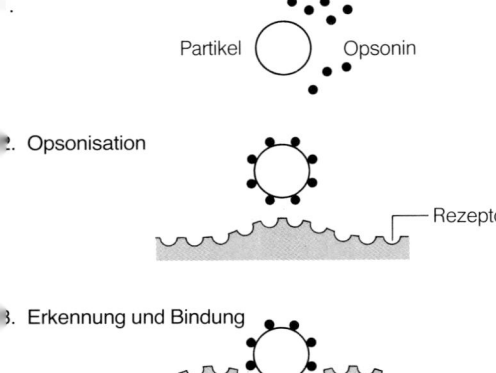

2. Opsonisation

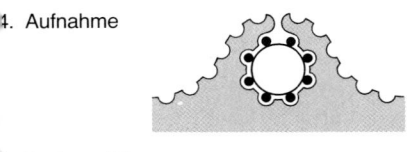

Rezeptor

3. Erkennung und Bindung

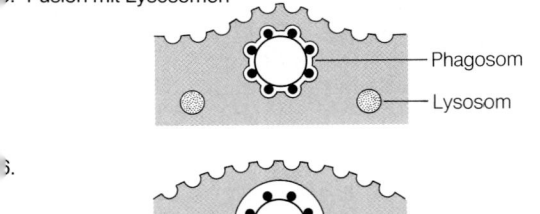

4. Aufnahme

5. Fusion mit Lysosomen

Phagosom

Lysosom

6.

Phagolysosom

7. Tötung und Abbau

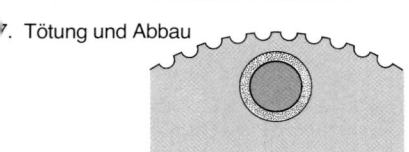

**Abb. 7.6.** Phagozytose von Fremdkörpern. 1. Zunächst werden die Fremdkörper von Substanzen bedeckt, z. B. von Immunglobulinen (Opsonin), für die die Phagozyten Rezeptoren haben. 2. Die mit Opsonin bedeckten Partikel werden phagozytiert. 3. – 7. Es folgen Aufnahme und Abbau der phagozytierten Partikel unter Mitwirkung des Lysosomensystems, S. 61). [Umgezeichnet und wiedergegeben mit Erlaubnis von Sites DP, Stobo JD, Wells JV (eds) (1987) Basic and clinical immunology, 6th edn. Appleton & Lange, East Norwalk]

## Mononukleäres Phagozytensystem (MPS)
(Tabelle 7.2)

Unter dieser Bezeichnung werden zusammengefaßt
- *Monozytenvorläufer im Knochenmark,*
- *Monozyten im Blut,*
- *Makrophagen* im Gewebe,
- *weitere von den Monozyten abstammende Zellen.*

Zu den Makrophagen gehören Kupffer-Sternzellen im Epithel der sinusoiden Leberkapillaren, Alveolarmakrophagen sowie die phagozytierenden Zellen in Milz, Lymphknoten, Knochenmark, Pleura und Peritoneum. Gemeinsam ist diesen Zellen die *Fähigkeit zur Phagozytose,* v. a. aber, daß sie in ihrer Plasmamembran *Rezeptoren für Immunglobuline* aufweisen. Postuliert wird, daß es sich bei all diesen Zellen trotz morphologischer Unterschiede um *eine* Zellart handelt.

**Hinweis.** Eine offene Frage ist, ob die *Mikrogliazellen* des Nervensystems zum MPS gehören. Dafür gibt es Anzeichen; es wurde nämlich beobachtet, daß Monozyten auch ins Nervengewebe einwandern und sich dort umgestalten. – Nach einer anderen Anschauung sollen die runden phagozytierenden Zellen, die in entzündetem Nervengewebe gefunden werden, modifizierte Gliazellen sein.

In der Regel liegen die Zellen des MPS in unterschiedlichen Aktivitätszuständen vor. Insbesondere sind zu unterscheiden
- **ruhende Makrophagen** und
- **aktivierte Makrophagen**.

*Ruhenden Makrophagen* fehlt ein äußerer Anreiz zur Aktivitätsaufnahme.
*Aktivierte Makrophagen* liegen dann vor, wenn entsprechende Stimuli gegeben wurden. Die Zellen sind dann größer und ihre Organellen sind deutlich vermehrt und metabolisch aktiv.

**Tabelle 7.2.** Zellen des MPS

| Zellart | Vorkommen |
|---|---|
| Makrophage | Bindegewebe, z. B. der Haut, Lymphknoten, Milz |
| Alveolarmakrophage (S. 456) | Lunge |
| Pleura- und Peritoneal-makrophage (S. 323) | Seröse Höhlen |
| Kupffer-Zelle (S. 535) | Leber |
| Osteoklast (S. 192) | Knochen |
| Mikroglia (S. 281) | Zentralnervensystem |

## Retikuloendotheliales System (RES), Retikulohistiozytäres System (RHS)

Diese Begriffe beruhen auf der Anschauung, daß es sich bei den im Gewebe vorkommenden, durch die gemeinsame Fähigkeit zur Phagozytose ausgezeichneten Zellen um 2 Zellarten handelt, nämlich um *histiozytäre Retikulumzellen* (z.B. in Lymphknoten und Milz, S.342) und bestimmte Gefäßwandzellen (z.B. Kupffer-Sternzellen der Leber). Der Freiburger Pathologe Aschoff (1924), der den Begriff retikuloendotheliales System entwickelte, hielt die phagozytierenden Zellen der Gefäßwand für spezielle Endothelzellen. Später stellte sich jedoch heraus, daß es sich bei den phagozytierenden Endothelzellen um perivaskuläre Makrophagen handelt, die an bzw. in der Gefäßwand liegen; deswegen sollte besser von *retikulohistiozytärem System* gesprochen werden.

**Hinweis**. Eine ungelöste Frage ist, welche der Anschauungen (MPS oder RES-RHS) zutrifft. Neueste Befunde deuten wieder auf Unterschiede zwischen Retikulumzellen und Gefäßwandzellen hin.

## Mastzellen

Mastzellen sind im menschlichen Körper weit verbreitet, v.a. in der Haut, in den Atmungsorganen und im Verdauungskanal.

Mastzellen sind lang oder oval, oft polymorph und haben gelegentlich Protrusionen. Ihr Zytoplasma ist mit kräftig färbbaren basophilen *metachromatischen Granula* gefüllt (Abb.7.7 und 7.8).

**Hinweis**. Als Metachromasie wird die Eigenschaft mancher Zellen und Gewebe bezeichnet, die Farbe bestimmter Farbstoffe (v.a. Akridinfarbstoffe), mit dem sie gefärbt werden, zu ändern. Dies geht auf das Vorkommen von dicht benachbarten, in großer Zahl vorhandenen sauren Gruppen in den metachromatischen Strukturen zurück.

Der Zellkern der Mastzellen ist rund und liegt zentral. Oft wird er von den zytoplasmatischen Granula verdeckt, so daß er kaum zu erkennen ist. Die Mastzellgranula selbst besitzen eine feine Substruktur und sind von einer Membran umgeben.

**Hinweis**. In manchen Geweben sind Mastzellen zahlreich. Leicht zu erkennen sind sie jedoch nur, wenn die Präparate mit metachromatischen Farbstoffen angefärbt wurden, z.B. Toluidinblau, Kresylechtviolett oder Thionin. In HE-Präparaten treten Mastzellen kaum hervor.

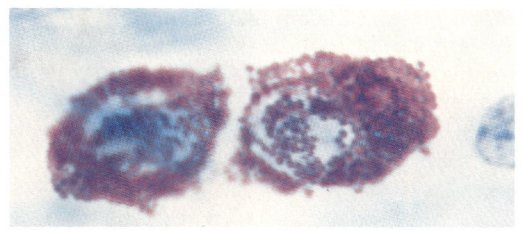

**Abb.7.7.** Mastzellen, gefärbt mit Aldehydfuchsin nach Gomori. Mesenterium. Häutchenpräparat. Vergr. 400 fach

Mastzellen gehen auf eigene Stammzellen im Knochenmark zurück. Sie sind nicht mit basophilen Granulozyten (S.319) identisch. Mastzellen können sich teilen.

Aufgrund unterschiedlicher Bestandteile der metachromatischen Granula lassen sich 2 Typen von Mastzellen unterscheiden:

– **Bindegewebemastzellen**, die *Heparin*, ein stark saures sulfatiertes Glykosaminoglykan, enthalten,
– **Mukosamastzellen**, deren Granula anstelle von Heparin *Chondroitinsulfat* führen.

Außerdem kommen in den Mastzellgranula weitere pharmakologisch aktive Verbindungen vor, z.B. *Histamin* und *ECF* (eosinophil chemotactic factor, chemotaktischer Faktor für Eosinophile). Weiter können Mastzellgranula unter speziellen Bedingungen *SRS* (slow reacting substance) und Leukotriene, Derivate der Arachidonsäure, produzieren, Substanzen, die sofort nach Bildung freigesetzt werden. Schließlich enthalten die Mastzellen einiger Tiere *Serotonin*, jedoch nicht die des Menschen.

**Hinweise**. Histamin bewirkt Kontraktion der glatten Muskulatur, speziell der Bronchien, erweitert Blutkapillaren und steigert deren Permeabilität. Leukotriene bewirken langsame Kontraktionen glatter Muskelzellen und ECF zieht eosinophile Granulozyten an. Heparin ist ein Antikoagulans, das nach Ausschüttung jedoch nicht wirksam wird, weil es unmittelbar nach seiner Freisetzung inaktiviert wird.

**Histophysiologie**. Der Inhalt der Mastzellgranula wird bei Bedarf an die Umgebung abgegeben. Dies ist ein aktiver, auch lichtmikroskopisch zu beobachtender, energieverbrauchender Vorgang. Im Elektronenmikroskop ist zu sehen, daß die Membranen der in der Zellperipherie gelegenen Granula mit dem Plasmalemm verschmelzen und daß dann der Granulainhalt in die Zellumgebung gelangt

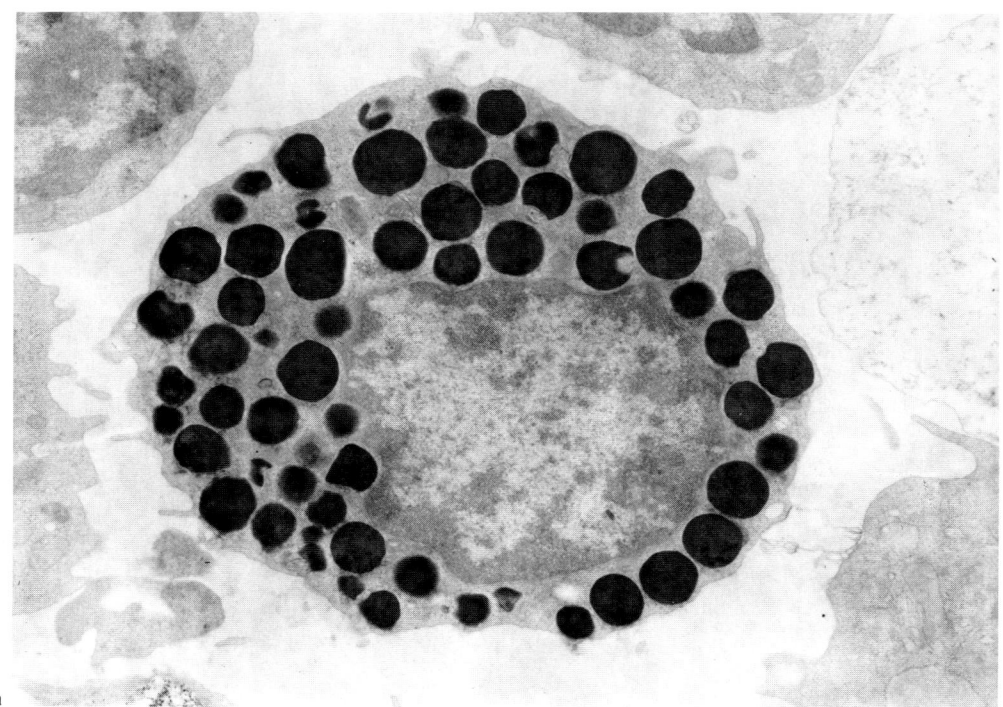

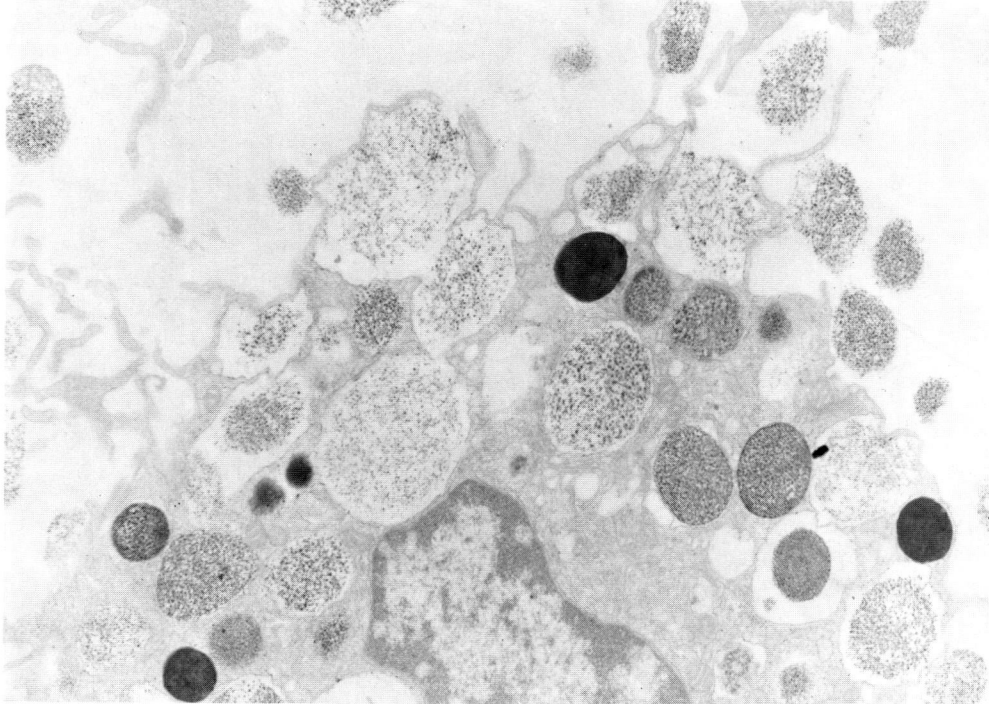

**Abb. 7.8.a, b.** Mastzellen.    Elektronenmikroskopische Aufnahmen. **a** Ruhende Mastzelle mit zahlreichen zytoplasmatischen Granula. **b** Mastzelle, die ihre Granula freisetzt (nach Gabe von Protamin). Die Oberfläche der Mastzelle ist vielgestaltig. Vergr. 20.000 fach. (Freundlichst überlassen von Vugman I. und Hofmeister RM)

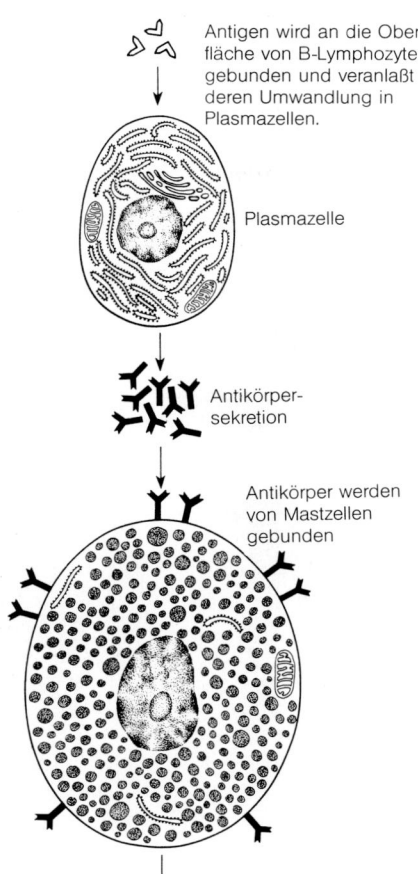

Antigen wird an die Oberfläche von B-Lymphozyten gebunden und veranlaßt deren Umwandlung in Plasmazellen.

Plasmazelle

Antikörpersekretion

Antikörper werden von Mastzellen gebunden

(Abb. 7.8). Gleichzeitig verschmelzen unter der Zellmembran gelegene Granula mit solchen in der Zelltiefe. Es entstehen dadurch Kanälchen, die einen beschleunigten Durchlaß von Granulainhalt in die Zellumgebung ermöglichen (Abb. 7.9). Substanzabgabe zerstört die Mastzellen nicht; sie überleben vielmehr und synthetisieren neue Granula. Substanzabgabe aus Mastzellgranula kann durch Zytochalasin verhindert werden. Zytochalasin hemmt die Aktivität der Mikrofilamente, die für den Transport und die Freisetzung der Mastzellgranula wichtig sind.

An der Oberfläche der Mastzellen kommen spezifische Rezeptoren für IgE vor, d. h. für ein Immunglobulin, das von Plasmazellen gebildet wird (S. 350).

**Klinischer Hinweis**. Die rasche Freisetzung größerer Mengen von in Mastzellen gespeicherten spezifischen Substanzen führt zu *allergischen Reaktionen*. Dabei wird die Wirkungsweise der spezifischen Substanzen der Mastzellen übersteigert. Durch Histamin kommt es zu Spasmen der glatten Muskulatur, insbesondere in den Bronchien, und durch Erweiterung und Permeabilitätssteigerung der Blutkapillaren zur Ödembildung.

Ausgelöst wird die überstürzte Freisetzung von Substanzen aus Mastzellen, wenn ein Organismus zum 2. Mal Kontakt mit einem *Allergen* (antigene Substanz) bekommt, nachdem er bei einem vorherigen Substanzkontakt sensibilisiert worden ist (Abb. 7.9).

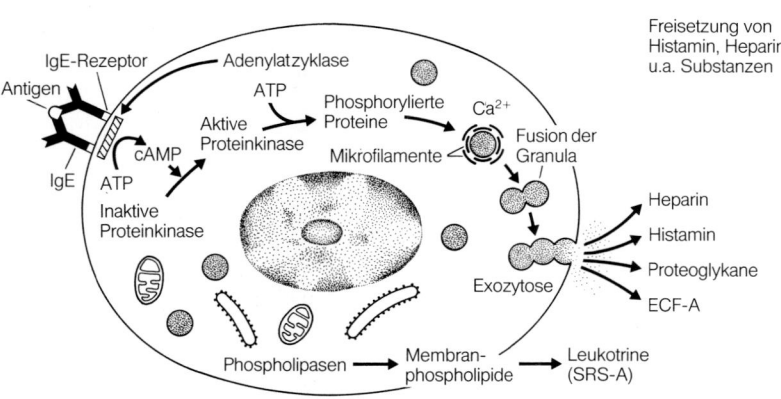

**Abb. 7.9.** Schematische Darstellung der Antigenwirkung auf Mastzellen. Plasmazellen synthetisieren Antikörper, die an die Oberfläche von Mastzellen gebunden werden. Kommt dasselbe Antigen erneut in den Körper, bindet sich dieses an den gegen ihn gebildeten Antikörper, der an die Oberfläche der Mastzellen gebunden ist. Dies aktiviert in den Mastzellen Adenylatzyklase; das gebildete cAMP akti-

viert seinerseits eine Proteinkinase, die eine Phosphorylierung bestimmter Proteine bewirkt. Gleichzeitig tritt $Ca^{2+}$ in die Zelle ein. Es resultiert eine Fusion von Mastzellgranula und die Exozytose ihres Inhalts. Zusätzlich wirken Phospholipasen auf Membranphospholipide, die Arachidonsäure abspalten, aus der z. B. Leukotriene gebildet werden

*Allergische Reaktionen* sind pathogene Immunreaktionen (S.350), die in seltenen Fällen sehr dramatisch, evtl. tödlich verlaufen können *(anaphylaktischer Schock)*. Zu einem anaphylaktischen Schock kann es u. a. nach Injektion von körperfremdem Eiweiß kommen, z. B. nach Gaben von Tetanusantitoxin (Antitoxin gegen Wundstarrkrampf), wenn der Betreffende kürzere Zeit zuvor durch dieses Eiweiß sensibilisiert worden ist. Bei der ersten Verwendung des Antitoxins wurde von Plasmazellen IgE (S.350) gebildet, das an der Oberfläche von Mastzellen durch Rezeptoren gebunden wurde. Bei der erneuten Verwendung desselben Antitoxins reagiert dieses mit dem an der Oberfläche der Mastzellen adsorbierten IgE (Abb.7.9) und veranlaßt überstürzte Freisetzung von Histamin, SRS und ECF; verbunden ist dies morphologisch mit einer Degranulierung der Mastzellen (Abb.7.8). – Zu erwähnen ist, daß außer Mastzellen auch andere Zellen an der geschilderten anaphylaktischen Reaktion teilnehmen (z. B. Thrombozyten, Granulozyten, chromaffine Zellen).

## 7.3 Interzellularsubstanzen

Die Interzellularsubstanz des Bindegewebes besteht v. a. aus
- **Fasern** und
- **amorpher Grundsubstanz**.

### 7.3.1 Fasern

Zu unterscheiden sind (Tabelle 7.3):
- **Kollagenfasern**,
- **retikuläre Fasern**,
- **elastische Fasern**.

Sie kommen in den verschiedenen Geweben in unterschiedlichen Anteilen vor. In der Regel bestimmt der vorherrschende Fasertyp die spezifischen Eigenschaften des betreffenden Gewebes, z. B. für Sehnen die Kollagenfasern oder für das Nackenband die elastischen Fasern.

**Kollagenfasern**

**Kollagenfasern** sind die häufigste Faserart des Bindegewebes; sie sind nahezu überall im Körper vorhanden. Ihr Name geht auf die Beobachtung zurück, daß beim Kochen von kollagenem Bindegewebe Leim (griech.: kolla) entsteht. Durch Zugabe von Säuren verquellen Kollagenfasern, in schwachen Alkalien lösen sie sich auf und von Pepsin (im Magensaft enthalten) werden sie im Sauren verdaut.
Im Polarisationsmikroskop sind Kollagenfasern einachsig *doppelbrechend* (anisotrop); dies weist auf ihren Aufbau aus langen, in Fa-

**Tabelle 7.3.** Charakteristische Unterschiede zwischen Kollagenfasern und elastischen Fasern

|  | Kollagenfasern | Elastische Fasern |
|---|---|---|
| Struktur | Faserbündel, die Einzelfaser ist unverzweigt | Fasernetze, gefensterte Membranen |
| Durchmesser | Kollagenfaser: 1–20 µm<br>Kollagenfibrillen: 0,3–0,5 µm<br>Mikrofibrillen: 20–200 nm | 1–4 µm |
| Lichtmikroskopie | Wenig lichtbrechend | Stark lichtbrechend |
| Polarisationsmikroskopie | Stark anisotrop (verstärkt bei Dehnung, vermindert beim Trocknen und Erhitzen) | Gering anisotrop (verstärkt bei Dehnung) |
| Elektronenmikroskopie | Mikrofibrillen:<br>Querstreifung (Periode 64–67 nm) | Keine Querstreifung |
| Physikalisches Verhalten | Zugfest (Dehnbarkeit 5%) | Zugelastisch (Dehnbarkeit 100–150%) |
| Chemischer Aufbau<br>Charakteristische Aminosäuren | Hydroxyprolin, Hydroxylysin | Hydrophobe Aminosäuren |
| Verhalten gegenüber Lösungsmitteln | Quellung in Essigsäure, Auflösung in schwachen Alkalien | Unlöslich in Essigsäure und schwachen Alkalien |
| Anfärbung | Blau bei Azan, grün bei Goldner | Mit Resorcinfuchsin, Aldehydfuchsin, Orcein |

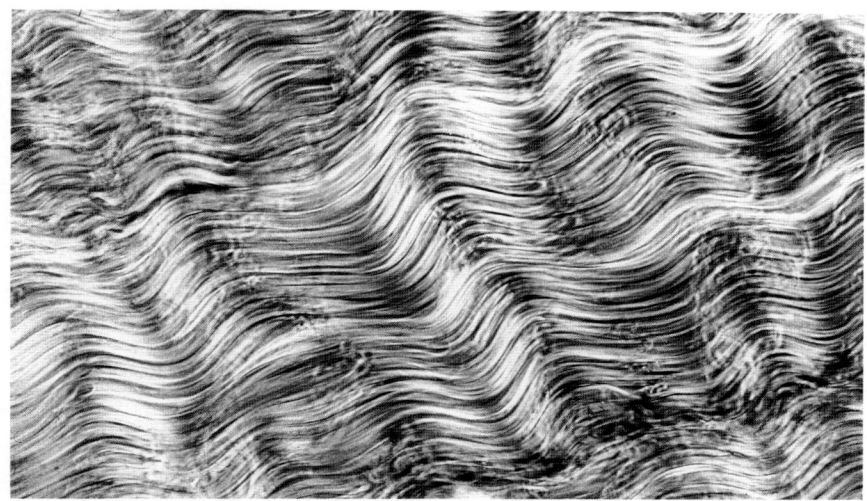

**Abb. 7.10.** Kollagenfaserbündel in einem Häutchenpräparat eines Mesenteriums. Die Kollagenfaserbündel verlaufen gewellt. Färbung nach Weigert. Aufnahme mit einem Phasenkontrastmikroskop. Vergr. 200fach. (Freundlichst überlassen von Schmidt W, Innsbruck)

serrichtung parallel verlaufenden Kollagenmolekülen (s. unten) hin, eine Annahme, die die Röntgenkristallographie voll bestätigt hat.

**Hinweis.** Eine Verstärkung der Doppelbrechung ist mit *Siriusrot*, einem typischen Farbstoff für Kollagenfasern, zu erreichen. Siriusrot reagiert mit basischen Gruppen des Kollagens, und die langen Farbstoffmoleküle orientieren sich parallel zu den Kollagenmolekülen.

Die Doppelbrechung von Kollagenfasern ist veränderlich, z. B. wird sie beim Trocknen und Erhitzen (meist irreversibel) gesenkt, bei Dehnung verstärkt. Doppelbrechung kann dazu benutzt werden, „maskierte", d. h. in Grundsubstanz eingebettete Kollagenfasern (z. B. in Knorpel und Knochen) polarisationsmikroskopisch sichtbar zu machen (S. 8).
Kollagenfasern haben aufgrund ihrer Molekularstruktur eine höhere **Zugfestigkeit** als Stahl; sie beträgt bei Kollagenfasern bis zu 6 kg/mm$^2$. Ihre maximale reversible Dehnungsfähigkeit liegt bei etwa 5%. Tritt eine stärkere Dehnung auf, kommt es vor dem Zerreißen zu einer irreversiblen Längsdehnung („*fließen*"). Biegungskräften setzen Kollagenfasern dagegen keinen Widerstand entgegen. Aus diesem Grund haben Kollagenfasern eine einzigartige Kombination aus Flexibilität und Zugfestigkeit.
Zur *färberischen Darstellung von Kollagenfasern* eignen sich verschiedene saure Farbstoffe, z. B. färben sich Kollagenfasern mit Eosin (HE-Färbung, S. 19) rot, mit Anilinblau blau (Azanfärbung, typische Bindegewebefärbung, S. 19), mit Lichtgrün grün (Trichromfärbung nach Goldner).
*Kollagenfasern sind unverzweigt.* Sie bilden meist größere oder kleinere Bündel. Kollagenfasern und Kollagenfaserbündel haben häufig – v. a. im lockeren Bindegewebe (s. unten) – einen *gewellten* (haarlockenförmigen) *Verlauf* (Abb. 7.10). Im nativen Gewebe sind kleinere Kollagenfaserbündel farblos, größere Einheiten, z. B. Sehnen, Aponeurosen, Faszien, erscheinen dagegen weißlich. Besser als in histologischen Schnitten sind Kollagenfasern in Zupf- oder Total(häutchen)präparaten zu untersuchen. Besonders geeignet ist Mesenterium, weil es auf einem Objektträger ausgebreitet so dünn ist, daß es ungeschnitten mikroskopiert werden kann.
Mesenterium besteht v. a. aus Bindegewebe und wird nur an der Oberfläche von einem einschichtigen, abgeflachten Epithel, dem **Mesothel**, bedeckt. *Mesothelzellen sind herkunftsmäßig transformierte Bindegewebezellen.*
*Kollagenfasern* haben in Abhängigkeit von der Anzahl der in ihnen vereinigten Kollagenfibrillen (s. unten) einen Durchmesser von 1 – 20 μm. Ihre Länge wird wesentlich vom Spannungszustand beeinflußt. Bleibt eine erhöhte Spannung einige Zeit bestehen, werden die Kollagenfasern länger, wird sie vermindert, verkürzen sie sich. Dies hat praktische Bedeutung.

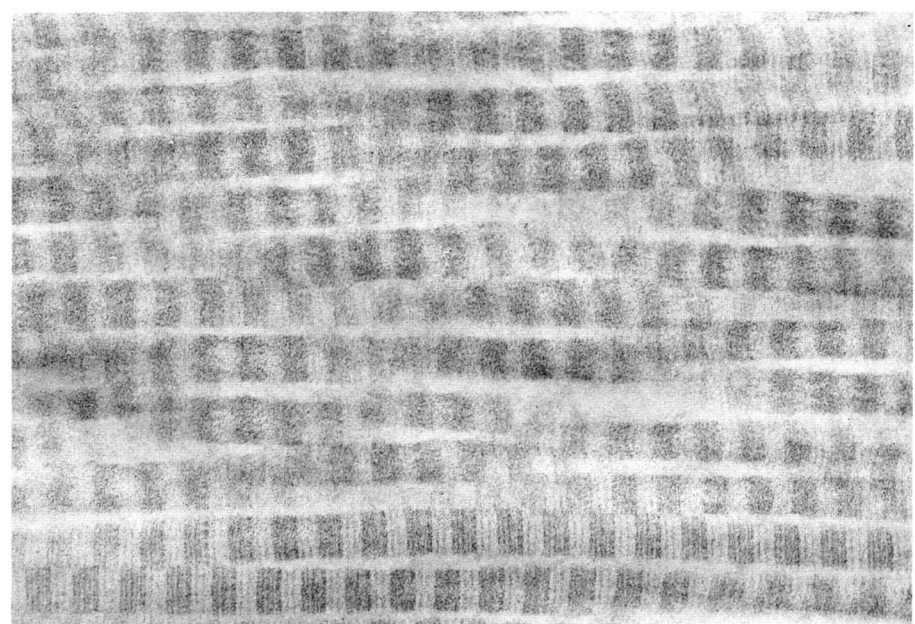

**Abb. 7.11.** Elektronenmikroskopische Aufnahme von Kollagenfibrillen in Quer- und Längsschnitten. Jede Mikrofibrille weist helle und dunkle Streifen so- wie zusätzlich dunkle Linien auf. In der Umgebung der Mikrofibrillen Grundsubstanz. Kniegelenk. Katze. Vergr. 100.000fach. (Aufnahme Neiss W)

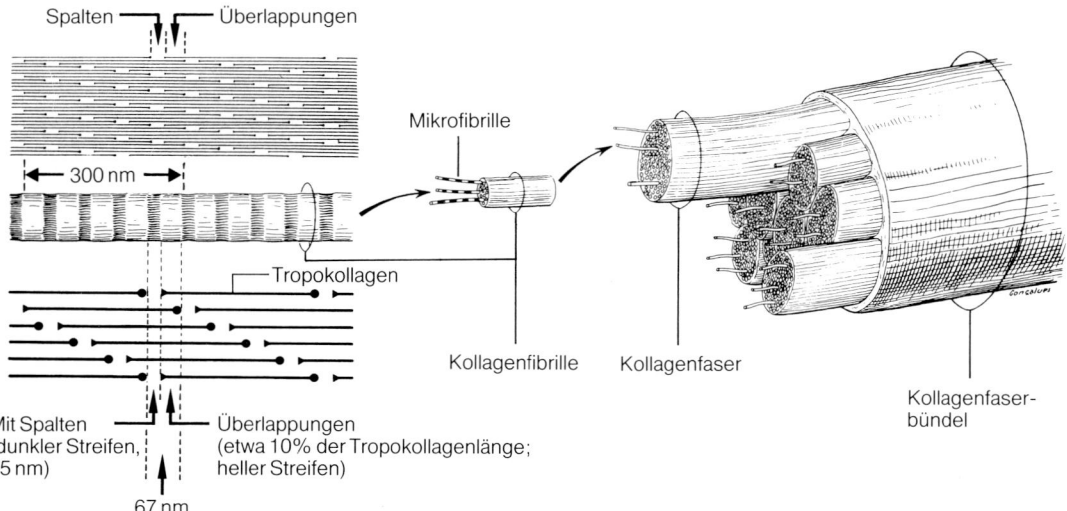

**Abb. 7.12.** Schema von Mikrofibrillen, Kollagenfibrillen, Kollagenfasern und Kollagenfaserbündeln. Mikrofibrillen zeigen im Elektronenmikroskop periodisch angeordnet helle und dunkle Streifen. Die Streifung kommt durch Versetzung und Einlagerung elektronenmikroskopischer Farbstoffe (Uranylacetat, Phosphorwolframsäure) zwischen aufeinanderfolgenden Tropokollagenmolekülen zustande. In Kollagenfasern und -faserbündeln sind die einzelnen Bestandteile durch Kittsubstanzen verbunden

**Klinischer Hinweis.** Bei längerer Ruhigstellung von Gelenken kommt es durch Verkürzung des aus kollagenem Bindegewebe bestehenden Bandapparates zu einer vorübergehenden Versteifung des Gelenks, nach Übung jedoch kann der vorherige Zustand wiederhergestellt werden. Andererseits kann bei längerdauernder, zu starker Extension der Bandapparat am Gelenk überdehnt werden (Streckverband).

Kollagenfasern bestehen aus **Kollagenfibrillen** (durchschnittlicher Durchmesser 0,3–0,5 µm). Die Anzahl der zu einem Bündel zusammengefaßten Kollagenfibrillen bestimmt den Durchmesser der Kollagenfasern.

Schließlich zeigt sich elektronenmikroskopisch, daß jede Kollagenfibrille aus **Mikrofibrillen** (Durchmesser je nach Organ 20 – 200 nm) zusammengesetzt ist, die lichtmikroskopisch nicht mehr zu erkennen sind. Mikrofibrillen lassen sich zwar bei geeigneter Behandlung noch in *Protofibrillen* (Durchmesser 11–15 nm) zerlegen, sind aber doch die eigentliche Baueinheit der Kollagenfasern.

Mikrofibrillen haben eine charakteristische *Querstreifung* mit einer Periodizität von 50–70 nm (Durchschnitt 64–67 nm, Abb. 7.11 und 7.12). Jede Periode besteht aus einer Aufeinanderfolge von einem dunklen und einem hellen Streifen. Außerdem weist jeder Streifen helle und dunkle Linien auf (17 innerhalb einer Periode).

**Hinweis.** Außer Fibrillen mit typischer Periodizität (67 nm) kommen im Auge und im Knorpel älterer Menschen Kollagenfasern mit einer Periodizität von annähernd 250 nm vor.

Die dunklen Streifen kommen dadurch zustande, daß sich bei der Vorbereitung der Kollagenfasern für elektronenmikroskopische Untersuchungen Kontrastmittel (S. 21, z. B. Uranylacetat) vermehrt in umschriebene Bereiche der Mikrofibrillen einlagert. Dies hat seine Ursache im molekularen Aufbau der Mikrofibrillen (Abb. 7.12).

Die Mikrofibrillen der Kollagenfasern setzen sich nämlich aus **Tropokollagen** zusammen. Hierbei handelt es sich um gestreckte Moleküle, die durchschnittlich 300 nm lang und 1,4 nm dick sind. Die Tropokollagenmoleküle bestehen aus einer Tripelhelix von Polypeptid-$\alpha$-Ketten (Abb. 7.13). Jede Polypeptidkette hat ein Molekulargewicht von 95.000. Eine komplette Windungstour beträgt 8,6 nm. Außer helikalen Anteilen weisen Tropokollagenmoleküle nichthelikale auf. Die nichthelikalen Abschnitte befinden sich sowohl am Amino- als auch am Karboxylende und werden als Telopeptide (16–25 Aminosäuren) bezeichnet.

In den Mikrofibrillen liegen die Tropokollagenmoleküle in Reihen hintereinander – zwischen ihren Enden befindet sich jeweils ein Spaltraum von 35 nm –, und außerdem liegen viele Reihen parallel zueinander. Dabei sind die Spalträume zwischen den aufeinanderfolgenden Molekülen von Reihe zu Reihe jeweils um 1/4 der Länge des Tropokollagenmoleküls verschoben. Dadurch entsteht eine gestaffelte Parallelaggregation mit einer entsprechenden Verschiebung der Spalten von Reihe zu Reihe. Die Abb. 7.12 gibt schematisch die geschilderte Anordnung wieder. Sie zeigt gleichzeitig, daß es im Bereich der Periodizität von 67 nm Streifen mit Spalträumen für die Aufnahme des Kontrastmittels (dunkle Streifen) und solche ohne Spalträume (helle Streifen) gibt.

### Kollagenarten

Kollagen ist das häufigste Protein des menschlichen Körpers (ca. 30% des gesamten Körperproteins). Die wichtigsten Aminosäuren des Kollagens sind Glycin (33,5%), Prolin (12%) und Hydroxyprolin (10%). Der Rest sind andere Aminosäuren, wobei es bemerkenswert ist, daß Kollagen nur wenig schwefelhaltige Aminosäuren und Tyrosin enthält.

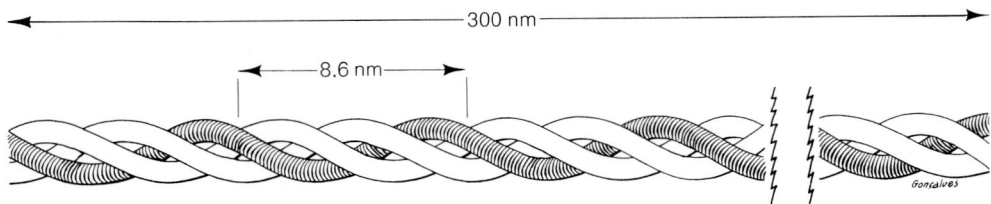

**Abb. 7.13.** Am häufigsten kommt Typ-I-Kollagen vor. Bei diesem Kollagentyp besteht jedes Tropokollagenmolekül aus 2 $\alpha_1$- und 1 $\alpha_2$-*(gestrichelt)*Peptidketten ($2\alpha_1\alpha_2$). - Jede Peptidkette hat ein Molekulargewicht von etwa 100.000. Die Moleküle sind helixförmig umeinandergewunden und halten durch Wasserstoffbrücken zusammen. Eine vollständige Umdrehung einer Helix beansprucht 8,6 nm

**Hinweis.** Für die quantitative Bestimmung des Kollagenanteils eines Gewebes ist interessant, daß Kollagen das einzige Protein des Körpers mit Hydroxyprolin in nennenswerter Menge ist; sonst kommt Hydroxyprolin im Körper nur noch in Elastin und dem Komplementfaktor $C_3$ vor (s. unten), dort jedoch nur in geringer Menge. Deswegen kann der Kollagenanteil eines Gewebes quantitativ durch Bestimmung seines Hydroxyprolingehaltes erfaßt werden. – Eine andere Aminosäure, die nur im Kollagen vorkommt, ist Hydroxylysin.

Unterschieden werden gegenwärtig 11 Kollagentypen, von denen die Typen I–IV am besten charakterisiert sind (Tabelle 7.4).

**Hinweis.** Kollagen ist während der Evolution über verschiedene Zwischenstufen entstanden und liegt im tierischen Organismus in verschiedenen Modifikationen vor. Welches Kollagen jeweils entsteht, wird von den örtlichen Gegebenheiten und funktionellen Erfordernissen bestimmt.

– **Typ I**. Dies ist der häufigste Kollagentyp des menschlichen Körpers. Die Mikrofibrillen haben einen Durchmesser zwischen 20 und 100 nm. Ihre Tropokollagenmoleküle (Abb. 7.13) bestehen aus 2 gleichartigen Peptidketten ($\alpha_1$) und einer dritten mit anderer Aminosäuresequenz ($\alpha_2$). Typ-I-Kollagen kommt u. a. im Corium der Haut, in Knochen, Sehnen und Faszien vor.

– **Typen II – IV** bestehen jeweils aus 3 gleichen $\alpha_1$-Ketten, deren Primärstruktur jedoch an den verschiedenen Stellen des Körpers unterschiedlich ist.

• **Typ II** ist der wichtigste Faserbestandteil des hyalinen Knorpels. Außerdem kommt es im Nucleus pulposus und im Glaskörper des Auges vor. Die Mikrofibrillen sind sehr dünn (Durchmesser 10–20 nm) und bilden keine dickeren Fasern.

• **Typ III** ist für retikuläre Fasern typisch (s. unten). Der Durchmesser beträgt durchschnittlich 50 nm. Typ-III-Kollagen findet sich u. a. in Gefäßwänden, in lymphatischen Organen und im Corium der Haut. Typisch ist es ferner für fetales Bindegewebe, wo es jedoch mit fortschreitender Entwicklung durch Typ-I-Kollagen ersetzt wird. Typ-III-Kollagen kann mit anderen Kollagentypen kopolymerisieren.

• **Typ IV** kommt in Basallaminae vor. Es scheint von den mit den Basallaminae verbundenen Zellen – und nicht von Fibro-

**Tabelle 7.4.** Charakteristika der Kollagentypen I–IV

| Kollagentyp | Vorkommen | Lichtmikroskop | Elektronenmikroskop | Syntheseort | Interaktion mit Glykosaminoglykanen | Funktion |
|---|---|---|---|---|---|---|
| I | Dermis, Faszien, Sehnen, Sklera, Organkapseln, Faserknorpel, Dentin, Knochen | Typische Kollagenfaser, dick, dicht gepackt und in Bündeln, nicht argyrophil, stark doppelbrechend | Unterschiede im Durchmesser, Querstreifung der Mikrofibrillen | Fibroblasten, Chondroblasten, Osteoblasten, Odontoblasten | Gering, hauptsächlich mit Dermatansulfat | Zugfest |
| II | Hyaliner und elastischer Knorpel, Nucleus pulposus, Glaskörper | Lockeres Netzwerk, sichtbar nur mit Pico-Sirius-Färbung und Polarisationsmikroskopie | Keine Fasern, sehr dünne Fibrillen, eingebettet in viel Grundsubstanz | Chondroblasten | Intensiv, hauptsächlich mit Chondroitinsulfat | Widerstandsfähig gegen intermittierende Drücke |
| III | Glatte Muskulatur, Endoneurium, Arterien, Uterus, Leber, Milz, Niere, Lunge | Retikuläre Fasern, lockeres Netzwerk aus dünnen argyrophilen, schwach doppelbrechenden Fasern | Locker gepackte, dünne Fibrillen mit eher einheitlichem Durchmesser, Querstreifung der Mikrofibrillen | Fibroblasten, retikuläre Zellen, glatte Muskelzellen, Schwann-Zellen, Hepatozyten | Mittelmäßig, hauptsächlich mit Heparansulfat | Strukturerhaltung in Organen, die sich ausdehnen |
| IV | Epitheliale und endotheliale Basallaminae und Basalmembranen | Dünne, amorphe, schwach doppelbrechende Membranen | Weder Fasern noch Fibrillen | Endotheliale und epitheliale Zellen, Schwann-Zellen | Mit Heparansulfat | Unterstützung und Filtration |

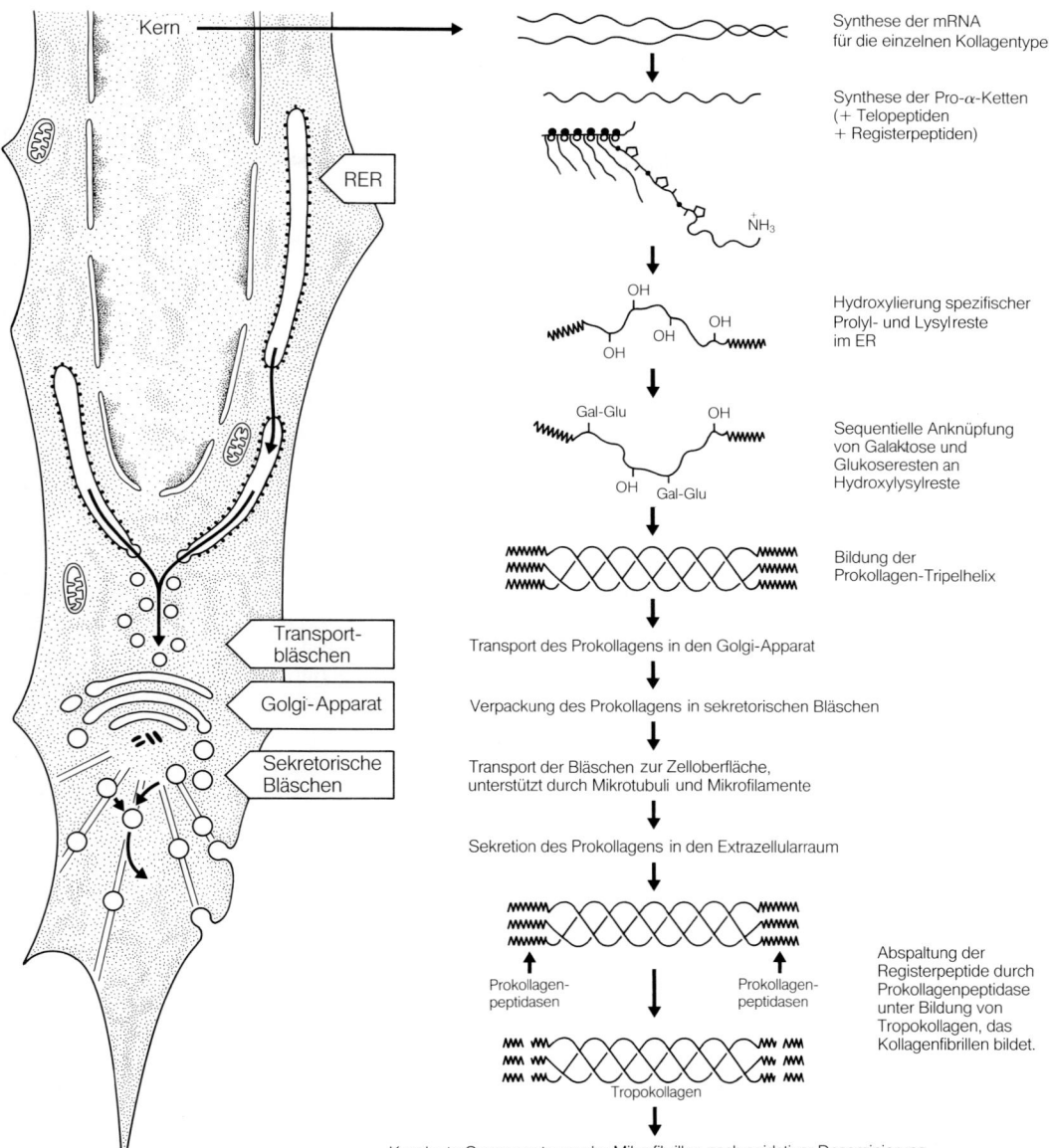

**Abb. 7.14.** Schema der molekularen Vorgänge bei der Kollagensynthese und der hierbei beteiligten Zell-organellen (*RER* rauhes endoplasmatisches Retikulum)

blasten – gebildet zu werden. Es liegt weder als Faser noch als Mikrofibrille, sondern mehr geknäult vor.

### Fibrillogenese

Die Bildung von Kollagenfibrillen spielt sich *teilweise intrazellulär* in den Fibroblasten, *teilweise extrazellulär* ab. Dabei werden folgende Schritte durchlaufen (Abb. 7.14):

– In kollagenbildenden Zellen werden an den Polyribosomen des RER an der kollagenspezifischen mRNA Polypeptid-$\alpha$-Ketten typischer Sequenz gebildet (Pro-$\alpha$-Ketten). Sie enthalten Prolin und Lysin und sind mit Signalpeptiden ausgestattet (vgl. S. 131).
– Die Polypeptidketten werden in die Zisternen des RER aufgenommen, wobei die Abspaltung des Signalpeptids erfolgt. An der verkürzten Polypeptidkette kommt es dann

durch die Enzyme Peptidyl-Prolin-Hydroxylase und Peptidyl-Lysin-Hydroxylase zu einer *Hydroxylierung* von Prolin und Lysin.

– Anschließend erfolgt eine *Glykosylierung* des Hydroxylysins. Dabei wird eine unterschiedliche Anzahl von $\alpha$-1,2-Glukosylgalaktoseresten mit der OH-Gruppe des Hydroxylysins verbunden; dadurch entstehen unterschiedliche Kollagentypen, z. B. für Basalmembranen mit hohem Glykosylierungsgrad, für die Haut mit geringerem.

**Hinweis**. Die Unterschiede im Glykosylierungsgrad können auch histochemisch erfaßt werden, so reagieren bei der PAS-Reaktion die Basalmembranen intensiv, das Bindegewebe der Haut jedoch nur sehr schwach.

– Es folgt die Verdrillung der $\alpha$-Ketten zur *Tripelhelix*. Dabei spielen sog. Registerpeptide eine wichtige Rolle; sie sorgen dafür, daß die $\alpha$-Ketten in die richtige Position kommen. Die Registerpeptide (etwa 150 Aminosäuren) befinden sich an beiden Enden der neu synthetisierten Prokollagenmoleküle und verlängern sie um 13 nm. Sie sind nicht-helikal, aber nicht mit den *Telopeptiden* der späteren Tropokollagenmoleküle identisch (s. oben). Die Registerpeptide wurden den Enden der $\alpha$-Ketten bereits bei der intrazellulären Synthese angefügt. Die Registerpeptide sorgen auch dafür, daß die neu synthetisierten Prokollagenmoleküle löslich bleiben; sie schützen damit die Zellen vor einer Ansammlung unreifer Kollagenfibrillen und vor deren Präzipitation.

– Über den Golgi-Apparat und Transportvesikel erfolgt die *Exozytose* des Prokollagens.

– Extrazellulär werden die Registerpeptide durch eine als Prokollagenpeptidase bezeichnete spezifische Protease vom Prokollagen abgespalten. Die so veränderte Tripelhelix ist das *Tropokollagen*.

– Der nächste Schritt ist die *Mikrofibrillenbildung*, bei der sich die unlöslichen Tropokollagenmoleküle durch parallele Aggregation und kovalente Vernetzung zu komplexeren Strukturen verbinden. Hierfür sind die Ladungsmuster der Tropokollagenmoleküle – Tropokollagenmoleküle haben positive und negative Ladungsschwerpunkte – und Aldehydgruppen von Bedeutung, die bei enzymatischer Desaminierung von Lysin- und Hydroxylysinresten entstehen. Die Quervernetzung ist für die Zugfestigkeit kollagener Fibrillen entscheidend. Störungen der

Desaminierung der Lysin- und Hydroxylysinreste machen die Fibrillen instabil, so daß es zur Auflösung des Kollagenverbundes kommt, z. B. bei Überdehnung.

– Zur Bildung von *Kollagenfasern* aus Mikrofibrillen kommt es beim Typ-I- und Typ-III-Kollagen spontan. Dabei spielen wahrscheinlich Proteoglykane und Strukturglykoproteine (s. unten) eine wichtige Rolle.

– Bei der extrazellulären Polymerisation werden verschiedene Stadien durchlaufen, die zu einer unterschiedlichen Reife der Kollagenfasern führen. Dies äußert sich im Verhalten des Kollagens gegenüber Lösungsmitteln.

Es lassen sich nämlich aus Geweben, in denen eine Fibrillogenese erfolgt (z. B. beim Wachstum oder während der Wundheilung), Kollagenfraktionen mit *unterschiedlicher Löslichkeit* extrahieren.

• Die *1. Fraktion* ist mit einer neutralen Salzlösung extrahierbar *(neutrallösliches Kollagen)*. Diese Fraktion besteht aus Tropokollagenmolekülen, die noch nicht aggregiert sind, oder solchen, die sich im Beginn der Aggregation befinden und nur sehr feine Mikrofibrillen bilden. Es handelt sich um gerade synthetisierte Moleküle.

• Die *2. Fraktion* kann aus dem verbleibenden Gewebe mit einer Natriumzitratlösung bei einem pH-Wert von 3,0 gewonnen werden *(säurelösliches Kollagen)*.

• Die *3. Fraktion* ist das *unlösliche Kollagen*. Es kann nur durch sehr drastische Maßnahmen extrahiert werden.

Insgesamt ist die Synthese des Kollagens eine Kaskade von Vorgängen, bei denen schrittweise an den zunächst synthetisierten Polypeptidketten Modifikationen vorgenommen werden. Diese erfolgen durch Enzyme und Kofaktoren, die ihrerseits in den Fibroblasten gebildet werden. Die vielen Schritte der Biosynthese des Kollagens verlaufen in der Regel störungsfrei. Dennoch gibt es zahlreiche Bindegewebeerkrankungen.

**Klinischer Hinweis**. Ein Beispiel für Bindegewebeerkrankungen ist die *progressive Sklerodermie*. Hierbei kommt es zu übersteigerter Ansammlung von Kollagen, v. a. in der Haut, dem Verdauungssystem, den Nieren und den Muskeln. – Örtliche Vermehrung von Kollagen wird als *Keloid* bezeichnet und kommt v. a. bei Narbenbildung in der Haut vor. Nach chirurgischer Entfernung des *Keloids* kann es erneut zu einer überschüssigen Kollagenbildung kommen.

## Retikuläre Fasern

Retikuläre Fasern sind Fasern vom Kollagentyp III (s. oben). Sie weisen eine Reihe spezieller Eigenschaften auf, wenn auch die Grundeinheit retikulärer Fasern *quergestreifte
Mikrofibrillen* mit typischer 67-nm-Periodizität
sind.
Retikuläre Fasern unterscheiden sich von anderen Kollagenfasern durch
- ihre *Faserdicke*,
- ihren *chemischen Aufbau*,
- ihr *Auftreten während der Entwicklung*,
- ihre *Anfärbbarkeit* und
- ihr *Vorkommen*.

**Faserdicke.** Der Durchmesser retikulärer Fasern beträgt durchschnittlich 0,2–1 µm, der ihrer Mikrofibrillen 45 nm. Sie sind damit schlanker und dünner als die der Fasern mit Typ-I-
Kollagen.

**Chemischer Aufbau.** Der Unterschied gegenüber anderen Kollagenfasern betrifft die Aminosäuresequenz der Polypeptidketten und die
Zusammensetzung der „Kittsubstanz" (s. unten). Die Kittsubstanzen haben bei den retikulären Fasern einen Anteil von 6–12% Hexosen,
bei anderen Kollagenfasern von 1%.

**Auftreten während der Entwicklung.** Während
der Entwicklung entstehen zunächst nur retikuläre Fasern. Diese werden jedoch schrittweise in Fasern vom Kollagen-Typ-I umgewandelt
(Zwischenstadien kommen vor) oder werden
durch diese ersetzt. Retikuläre Fasern verbleiben schließlich nur dort als ein zartes Netzwerk, wo sie schließlich auch beim Erwachsenen gefunden werden.

**Anfärbbarkeit.** In histologischen Präparaten
sind retikuläre Fasern *nur mit speziellen Methoden sichtbar* zu machen, v. a. mit der *PAS-
Reaktion* und durch *Imprägnation mit Silbersalzen*; in HE-Präparaten werden dagegen
retikuläre Fasern praktisch nicht angefärbt.
Bei Anwendung der PAS-Reaktion werden retikuläre Fasern purpurrot, bei Versilberung
schwarz; wegen ihrer Affinität zu Silbersalzen
werden retikuläre Fasern auch als *argyrophile
Fasern* bezeichnet.

**Differentialdiagnostischer Hinweis.** Zur Unterscheidung von retikulären Fasern und Kollagenfasern ist
sowohl die PAS-Reaktion als auch die Versilberung
geeignet. Die PAS-Reaktion fällt bei Kollagenfasern
viel schwächer aus als bei retikulären Fasern. Bei
Färbungen mit Silbersalzen lagern sich bei retikulären Fasern die Silberpartikel an der Oberfläche von
Mikrofibrillen ab und führen zu einer „*periodischen
Außenversilberung*". Für Kollagenfasern ist dagegen

eine „*periodische Innenversilberung*" typisch. Außerdem färben sich Kollagenfasern mit Silbersalzen
braun, retikuläre Fasern schwarz an.

**Vorkommen.** Retikuläre Fasern kommen v. a.
im retikulären Bindegewebe vor (S. 167). Sie
legen sich hier der Oberfläche retikulärer Bindegewebezellen an, ziehen über sie hinweg und
bilden eigene *feine Netze* (Abb. 7.15 und 7.17,
v. a. in lymphatischen und hämatopoetischen
Organen, z. B. in der Milz, in Lymphknoten
und im roten Knochenmark). Retikuläre Fasern haben enge Beziehungen zu Retikulumzellen (s. oben). Elektronenmikroskopisch
konnte nämlich gezeigt werden, daß retikuläre
Fasern von Ausläufern der Retikulumzellen
umschlossen werden können. Retikuläre Fasern treten aber auch unabhängig von retikulären Zellen auf und bilden in manchen Organen
(z. B. Leber, Niere, endokrine Drüsen) Netze
um die zugehörigen Parenchymzellen oder sie
fügen sich an Grenzflächen zwischen Epithel
und Bindegewebe bzw. Muskulatur zu feinen
Gittern zusammen. Deswegen werden retikuläre Fasern auch als *Gitterfasern* bezeichnet.
Die Netzwerke sind flexibel und können sich

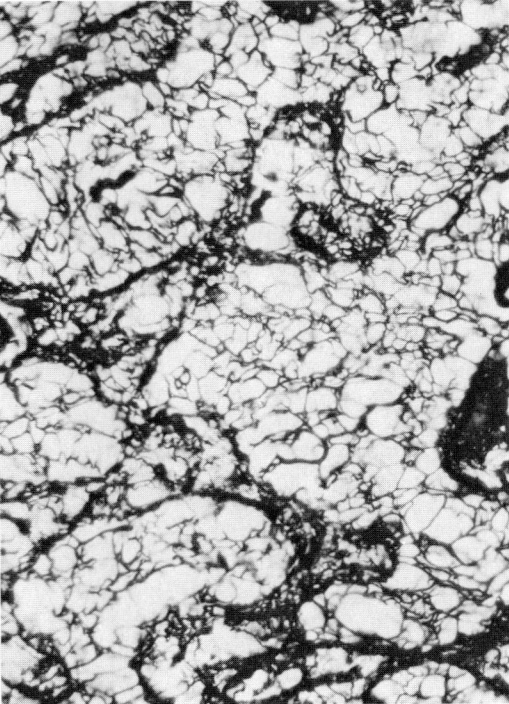

**Abb. 7.15.** Lymphknoten nach Versilberung. Zu erkennen sind dünne schwarze (argyrophile) retikuläre
Fasern, die ein ausgedehntes Netzwerk bilden

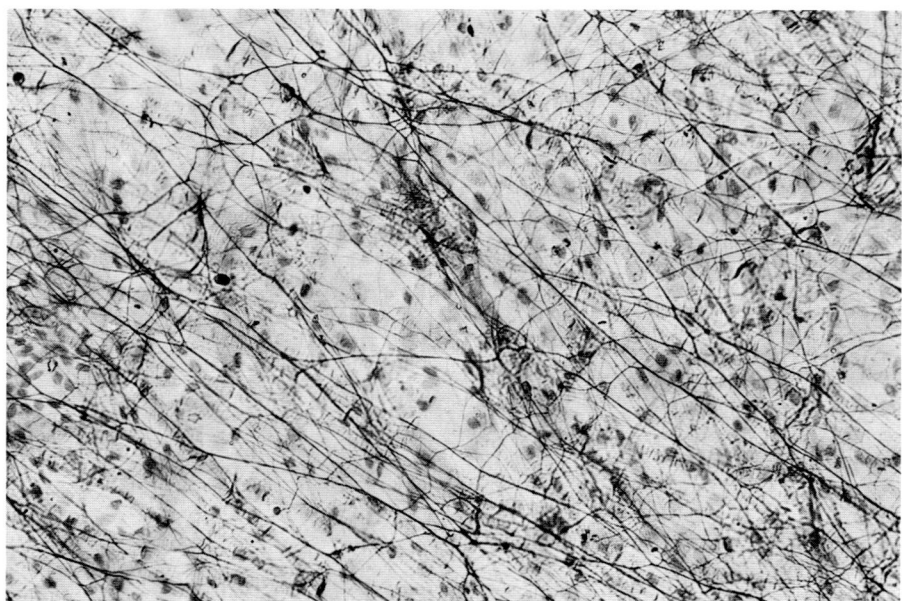

**Abb. 7.16.** Verzweigte elastische Fasern, die Netze bilden. Häutchenpräparat vom Mesenterium. Resorcinfuchsin. 200fach

Form- oder Volumenänderungen anpassen (z.B. Arterien, Milz, Uterus, Darmwand). Ferner sind feine retikuläre Netze Bestandteile von Basalmembranen (S. 107).

**Klinischer Hinweis.** Beim Mangel an retikulären Fasern in Arterien oder in der Darmwand kann es zur Ruptur kommen (Ehlers-Danlos-Syndrom, Typ IV).

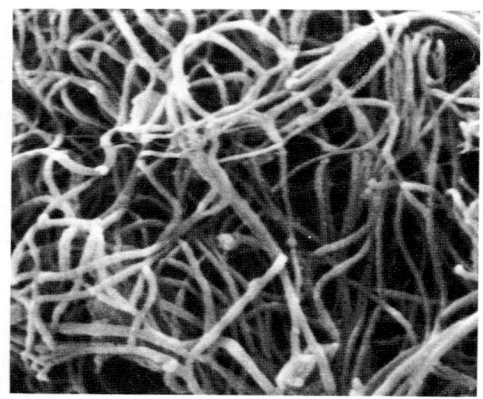

**Abb. 7.17.** Netzwerk von retikulären Fasern aus der Zwischenschicht der Eihäute. Fixierung: Glutaraldehyd; kritische Punkttrocknung. Rasterelektronenmikroskopische Aufnahme. (Freundlichst überlassen von Schmidt W, Innsbruck)

**Elastische Fasern**

Elastische Fasern können in histologischen Präparaten leicht von Kollagenfasern unterschieden werden. Sie sind *verzweigt* und **bilden in der Regel Netze** (Abb. 7.16).

**Hinweis.** In Zupfpräparaten, in denen die elastischen Netze zerrissen sind, rollen sich die freien Enden der Rißstellen auf.

Der *Durchmesser* der elastischen Fasern schwankt erheblich, und zwar zwischen 0,5 und 1,0 µm bei dünnen Fasern, und zwischen 4 und 5 µm im Nackenband. Elastisches Gewebe kann aber auch als gefensterte elastische Membran vorliegen, z.B. in Blutgefäßwänden.
Elastische Fasern kommen praktisch überall zusammen mit Kollagenfasern vor. Liegen die elastischen Fasern dabei in geringer Zahl vor, beeinflussen sie die *Farbe* des nativen Gewebes nicht. Elastische Fasern können aber auch vermehrt auftreten, z.B. in der Aortenwand oder als elastische Bänder. Dann sieht das Gewebe gelblich aus; deswegen werden die elastischen Bänder der Wirbelsäule als *Ligg. flava* bezeichnet.
*Färberisch-histologisch* sind elastische Fasern *nur mit speziellen Methoden* darzustellen, z.B. mit **Resorcinfuchsin, Aldehydfuchsin** oder **Or-**

*cein*. Sie erscheinen dann dunkelrot, dunkelblau oder schwarz. Es handelt sich hierbei um selektive Färbungen, die jedoch im histochemischen Sinne nicht spezifisch sind. Bei anderen Färbungen, z.B. HE, treten elastische Fasern kaum oder überhaupt nicht hervor (bei HE-Färbungen blaßrot).

*Lichtmikroskopisch* sehen elastische Fasern homogen aus und verlaufen gestreckt. *Elektronenmikroskopisch* zeigt sich jedoch, daß sie aus 2 Anteilen bestehen

– einer *schmalen Randzone* aus 20 nm dicken Fibrillen und
– einem bei üblicher Untersuchung *amorphen Zentrum* (mit Elastin).

**Hinweis**. Nach Extraktion lassen sich jedoch auch in den zentralen amorphen Anteilen feine fibrilläre Substrukturen erkennen. In jedem Fall fehlt elastischen Fasern eine Querstreifung, wie sie bei Kollagenfasern vorliegt.

Elastische Fasern (mit ihrem Elastin) unterscheiden sich von Kollagenfasern auch in

– entwicklungsgeschichtlicher Hinsicht,
– in der Aminosäurezusammensetzung,
– im Lösungsverhalten und
– histophysiologisch.

**Entwicklungsgeschichte**. In der Evolution sind elastische Fasern sehr viel später aufgetreten – sind also deutlich jünger – als Kollagenfasern. Ontogenetisch bilden sich in den elastischen Fasern zunächst die Fibrillen. Dann treten in den zentral gelegenen Gebieten kleine Tröpfchen einer amorphen Substanz auf (Proelastin), die von den Zellen sezerniert werden, die elastisches Material produzieren (z.B. Fibroblasten in Sehnen oder der Haut). Die Tröpfchen polymerisieren dann zu dem Skleroprotein Elastin (Molekulargewicht 70.000) und machen das amorphe Faserzentrum aus.

**Aminosäurezusammensetzung**. Im Prinzip ist die Aminosäurezusammensetzung des Elastins der des Kollagens ähnlich. Elastin enthält nämlich viel Prolin und Glycin, zusätzlich aber in größerer Menge hydrophobe Aminosäuren, v.a. Alanin, Valin, Leuzin und Isoleuzin. Außerdem kommen im Elastin die Aminosäuren Desmosin und Isodesmosin vor, die im Kollagen fehlen. Andererseits enthält Elastin – anders als Kollagen – wenig Hydroxyprolin und kein Hydroxylysin.

**Lösungsverhalten**. Elastin ist viel widerstandsfähiger gegen Extraktion als Kollagen. Elastin widersteht Kochen, ist unlöslich in Säuren und Alkalien und wird nicht durch Trypsin verdaut. Dies geht offenbar auf die Tertiär- und Quar-

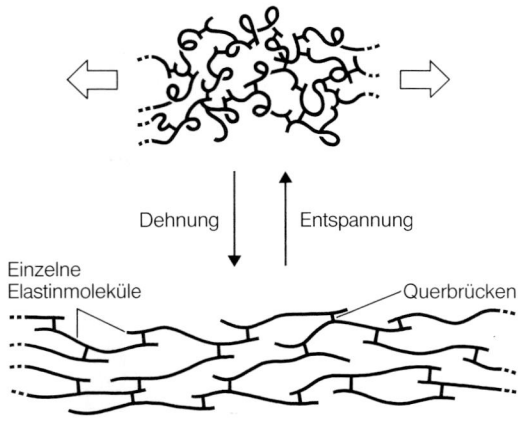

Dehnung          Entspannung

Einzelne
Elastinmoleküle                    Querbrücken

**Abb.7.18.** Elastin besteht aus geknäulten Elastinmolekülen, die kovalent miteinander verbunden sind. Dadurch entsteht ein durch Querbrücken verknüpftes Netzwerk, das sich dehnen läßt und wie ein Gummiband wieder zusammenzieht

tärstruktur zurück, die durch hydrophobe Wechselwirkungen zwischen den nicht-polaren Peptidketten sowie durch kovalente Bindungen (Desmosin) stabilisiert werden. Das erklärt wahrscheinlich auch die Affinität des Elastins zu Lipiden. Pepsin wirkt bei einem pH-Wert von 2 nur langsam auf Elastin; dagegen wird Elastin sehr leicht durch Elastase, einem Enzym der Bauchspeicheldrüse, hydrolysiert.

**Histophysiologie**. Elastische Fasern sind *zugelastisch* (Abb.7.18); Kollagenfasern zugfest. Elastische Fasern können auf das 1,5fache ihrer Länge gedehnt werden. Lassen die Zugkräfte nach, kehren elastische Fasern in ihr Ausgangsstadium zurück. Funktionell ist elastisches Gewebe besonders für Arterien vom elastischen Typ (z.B. Aorta) wichtig; es trägt wesentlich zur Aufrechterhaltung einer kontinuierlichen Strömung in den peripheren Arterien bei (S.297f.).

### 7.3.2 Grundsubstanzen

**Allgemeines**

Grundsubstanzen sind in der Regel *amorph*. Sie füllen die größten Teile der Interzellularräume der Binde- und Stützgewebe. Grundsubstanzen sind meist *farblos* und von sehr unterschiedlicher Konsistenz. Sie bestimmen weitgehend die mechanischen Eigenschaften des jeweiligen Binde- und Stützgewebes, z.B. Druckelastizität bei Knorpel, die Festigkeit

von Knochen und Zähnen. Die Grundsubstanzen beeinflussen aber auch den Stoffaustausch zwischen Gefäßen und Zellen, können Wasser binden und wirken als Barriere gegen in das Gewebe eingedrungene Fremdkörper.

*Morphologisch* sind amorphe Interzellularsubstanzen schwer zu erfassen. Bei üblicher (chemischer) Fixierung lösen sie sich zum größten Teil aus dem Gewebe heraus. Reste erscheinen granulär zwischen Zellen und Bindegewebefasern. Erhalten werden kann Grundsubstanz jedoch durch *Gefriertrocknung*. Hierbei kommt es darauf an, das Gewebe schnell einzufrieren, z.B. mit flüssigem Stickstoff bei ca. −180°C, und das Eis im Hochvakuum bei einer Temperatur um −50°C zu sublimieren. Das Wasser, das beim Einfrieren in einen festen Aggregatzustand überführt wird, wird während der Trocknung unter Umgehung der flüssigen Phase entfernt. Mit dieser Methode wird das Gewebe gehärtet und entwässert, ohne – im Idealfall – seine morphologischen und chemischen Charakteristika zu verändern. Nach der Gefriertrocknung kann das Gewebe mit nichtpolaren Substanzen fixiert und die Grundsubstanz mit entsprechenden Methoden, z.B. der PAS-Technik, gefärbt werden. Die Grundsubstanz erscheint dann homogen zwischen den geformten Bestandteilen des Bindegewebes.

Die *chemische Zusammensetzung* der Grundsubstanz ist in den verschiedenen Bindegeweben und regional sehr unterschiedlich; sie ist nicht überall vollständig aufgeklärt. In der Hauptsache bestehen Grundsubstanzen aus

– **polyanionischen Proteoglykanen**,
– **Strukturglykoproteinen** und
– **interstitieller Flüssigkeit**.

Als Proteoglykane werden Verbindungen aus Glykosaminoglykanen und Proteinen bezeichnet, bei denen der Glykan (Polysaccharid)-Anteil quantitativ gegenüber dem Proteinanteil überwiegt. Strukturglykoproteine dagegen enthalten mehr Protein- als Kohlenhydratanteile sehr unterschiedlicher Zusammensetzung.

### Polyanionische Proteoglykane

Die Polysaccharidreste der Proteoglykane bestehen aus charakteristischen, sich wiederholenden, aus einer Uronsäure und einem Aminozucker zusammengesetzten Disaccharideinheiten, die in den meisten Fällen noch Schwefelsäurereste enthalten. Da die Disaccharideinheiten durch Karboxyl- und Sulfat-

gruppen negativ geladen sind, werden diese, die polyanionischen Proteoglykane kennzeichnenden Polysaccharide, als *saure Glykosaminoglykane* (früher saure Mukopolysaccharide) bezeichnet. In situ sind bei physiologischem pH-Wert die Gegenionen für Uronate bzw. Estersulfate der sauren Glykosaminoglykane Kalium- und Kalziumionen, besonders aber Natriumionen. In histologischen Präparaten spielen die negativen Ladungen für die färberische Darstellung dieser Grundsubstanzen eine wichtige Rolle; sie bedingen deren Basophilie sowie Metachromasie.

Im einzelnen unterscheiden sich saure Glykosaminoglykane im Aufbau der Disaccharideinheiten. Die am häufigsten vorkommende Uronsäure ist die Glukuronsäure und die häufigsten Hexosamine sind Glukosamin und Galaktosamin. Dementsprechend wird von Glukosaminoglykanen, verschiedenen Galaktosaminoglykanen usw. gesprochen. In Tabelle 7.5 ist die chemische Zusammensetzung der wichtigsten Glykosaminoglykane des Bindegewebes dargestellt. Prinzipiell sind 2 Gruppen zu unterscheiden, und zwar die *nichtsulfatierte Hyaluronsäure* und die *sulfatierten Glykosaminoglykane.* Das im Körper am häufigsten vorkommende sulfatierte Glykosaminoglykan ist das *Chondroitinsulfat.* Sulfatierte Glykosaminoglykane geben dem Gewebe eine feste Konsistenz, während Gewebe, die Hyaluronsäure enthalten, weniger fest sind. Ferner steht der Polymerisationsgrad der Glykosaminoglykane in direkter Beziehung zur Festigkeit der Grundsubstanz. Glykosaminoglykane des Bindegewebes sind sehr große Moleküle, die durch ihre Verknüpfung mit Proteinen als Proteoglykane Molekulargewichte bis zu $10^6$ erreichen.

Glykosaminoglykane spielen im Organismus u.a. eine wichtige Rolle bei der Induktion der Kalzifizierung, der Wundheilung und für den Wasserbestand des Bindegewebes (s. unten bei Speicherung von Wasser). Sie tragen ferner zur Kontrolle der Ionen- und Metabolitkonzentrationen im Bindegewebe bei. Im Alter ändert sich der relative Anteil der Glykosaminoglykane der Gewebe und ihre Verteilung.

**Klinischer Hinweis**. Der Stoffwechsel der Grundsubstanzen wird genetisch kontrolliert. Bei Störungen kann es zu pathologischen Veränderungen und Erkrankungen kommen. Betroffen sein kann die Biosynthese, Polymerisation bzw. Differenzierung der Proteoglykane und ihr Abbau. Zu den einschlägigen Erkrankungen gehören die *Mukopolysaccharidosen.* Beim *Hurler-Syndrom* ist z.B. der Abbau von Der-

**Tabelle 7.5.** Glykosaminoglykane des Bindegewebes

| Glykosamino-glykan | Disaccharideinheit | | | |
| --- | --- | --- | --- | --- |
| | Hexuronsäure | Hexosamin | Vorkommen | Elektrostatische Inter-aktion mit Kollagen |
| Hyaluronsäure | D-Glukuron-säure | D-Glukosamin | Nabelschnur, Synovia, Glaskörper, Knorpel | |
| Chondroitin-4-Sulfat | D-Glukuron-säure | D-Galaktosamin | Knorpel, Knochen, Kornea, Haut, Chorda dorsalis, Aorta | Intensiv, hauptsächlich mit Kollagentyp II |
| Chondroitin-6-Sulfat | D-Glukuron-säure | D-Galaktosamin | Knorpel, Nabel-schnur, Haut, Aorta (media) | Intensiv, hauptsächlich mit Kollagentyp II |
| Dermatansul-fat | L-Iduronsäure oder D-Gluku-ronsäure | D-Galaktosamin | Haut, Sehne, Aorta (adventitia) | Gering, hauptsächlich mit Kollagentyp I |
| Heparansulfat | D-Glukuron-säure oder L-Iduronsäure | D-Galaktosamin | Aorta, Lunge, Leber, Basallamina | Mittelmäßig, haupt-sächlich mit Kollagen-typen I und II |
| Keratansulfat (Kornea) | D-Galaktose | D-Galaktosamin | Kornea | |
| Keratansulfat (Skelett) | D-Galaktose | D-Galaktosamin | Knorpel, Nucleus pul-posus, Anulus fibrosus | |

matan- und Heparansulfat in den Lysosomen von Fibroblasten gestört; beim Menschen wurde in den betroffenen Geweben ein Mangel an lysosomalen Hydrolasen festgestellt. Weitere Erkrankungen sind die *Hunter-Erkrankung, San-Philippo-Erkrankung* und das *Morquio-Brailsford-Syndrom;* alle Erkrankungen verlaufen mit Störungen der geistigen und körperlichen Entwicklung oder Skelettdeformitäten.

## Strukturglykoproteine

Strukturglykoproteine sind konjugierte Proteine, die kovalent gebunden Kohlenhydrate aus ein oder mehreren Monosacchariden enthalten. Sie unterscheiden sich chemisch von den Glykoproteinen des Serums. Strukturglykoproteine kommen u. a. in der Aorta, in Sehnen, Knorpel und Knochen sowie in der Kornea, Haut und in Herzklappen vor. Ferner bestehen die Basallaminae und die Glykocalix an der Zelloberfläche aus Strukturglykoproteinen. Zwischen den Strukturglykoproteinen in den verschiedenen Geweben bestehen feinere chemische Unterschiede. Strukturglykoproteine haben keine Beziehung zum Kollagen oder Elastin.
Histologisch darstellbar sind Strukturglykoproteine (früher als neutrale Mukopolysaccha-

ride bezeichnet) durch die *PAS-Reaktion.* Syntheseorte der Strukturglykoproteine sind Fibroblasten des Bindegewebes, Chondrozyten im Knorpel und glatte Muskelzellen in den Gefäßwänden. Charakteristisch für Strukturglykoproteine ist, daß sie ihre Struktur während der Entwicklung verändern und sich ihrer Umgebung und Funktion durch signifikante Modifizierung ihrer Kohlenhydratanteile anpassen können (Adaptation). Die veränderten Moleküle wirken dann als sekundäre Informationsträger. Die Funktion der Strukturglykoproteine ist nicht in allen Einzelheiten bekannt. Sie sollen u. a. an der Kalzifikation und Regulation der Morphogenese des Bindegewebes beteiligt sein.
*Synthese von Proteoglykanen und Glykoproteinen.* Die Synthese beider Substanzgruppen (kollektiv als Glykokonjugate bezeichnet) erfolgt u. a. in den Fibroblasten. Grundsätzlich besteht sie in der Bildung eines Proteinkerns und einer folgenden alternierenden Anknüpfung von Uronsäuren und Aminozucker im Falle der Proteoglykane und von Monosacchariden oder linearen bzw. verzweigten Oligosacchariden im Falle der Glykoproteine. Die Proteineinheiten werden an den membrangebundenen Ribosomen gebildet. Die ersten

Zuckermoleküle werden angeknüpft, wenn dieses „Kern"material in das Lumen des granulären oder glatten endoplasmatischen Retikulums gelangt. Andere Zuckerkomponenten können im Golgi-Apparat angefügt werden. Schließlich werden die fertigen Moleküle sezerniert. Sowohl das RER als auch der Golgi-Apparat enthalten die erforderlichen Enzyme, v. a. Glykosyltransferasen unterschiedlicher Spezifität.

Vermerkt sei, daß Fibroblasten offenbar *gleichzeitig* Prokollagen (S.157) und Proteoglykane bilden können. In Gewebekulturen wurde gefunden, daß Zellen, die in größerer Menge Prokollagen bilden, weniger Glykane synthetisieren und umgekehrt. Einfluß auf die Bildung von Glykanen nehmen  Alter und Hormone.

### Fibronektin

Viele Zellen, unter diesen nicht zuletzt Fibroblasten und Makrophagen, stehen mit ihrer Umgebung in engem mechanischen und funktionellen Kontakt. Diese Verbindung vermitteln offenbar besondere Mediatoren, im Bindegewebe v. a. Fibronektin. Hierbei handelt es sich um ein hochmolekulares Protein (Molekulargewicht ca. 500.000), das u. a. von Fibroblasten, Myoblasten, Chondrozyten, Schwann-Zellen, Astrozyten sowie verschiedenen Epithelzellen gebildet werden kann. Fibronektin findet sich im perizellulären Bereich von Fibroblasten und anderen adhärenten Zellen, aber auch sonst im Bindegewebe in Form dünner Fibrillen. Diese können transmembranös mit intrazellulärem Aktin in Verbindung stehen. Eine lösliche (aber inerte) Form des Fibronektins kommt im Blutplasma vor. Fibronektin besitzt einerseits Affinität zu Zelloberflächen, andererseits zu Matrixsubstanzen, z.B. Kollagen; dadurch verhaften diese Strukturen miteinander. Außerdem wird vermutet, daß Fibronektin insofern auf die Bildung der Interzellularsubstanzen Einfluß nimmt, als es zur Akkumulation von Vorstufen des Kollagens an der Oberfläche von Fibroblasten beiträgt. Schließlich soll Fibronektin Bedeutung für Wachstum und Wanderung von Bindegewebezellen sowie deren Fähigkeit zur Phagozytose haben.

### Interstitielle Flüssigkeit

Von den etwa 11 l interstitieller Flüssigkeit des Körpers liegen nur geringe Mengen frei vor, der Hauptteil ist gebunden. Die Zusammensetzung an Ionen und diffusiblen Substanzen ist der des Blutplasmas ähnlich. Außerdem enthält interstitielle Flüssigkeit in geringer Menge Plasmaproteine niedrigeren Molekulargewichtes, die aufgrund des hydrostatischen Druckes durch die Kapillarwand hindurchgetreten sind.

**Klinischer Hinweis**. Unter normalen Umständen ist die jeweils örtlich vorhandene Gewebeflüssigkeit gering; vermehrte Filtration bzw. gestörter Abtransport der interstitiellen Flüssigkeit führt zum Ödem (S.170).

## 7.4  Bindegewebearten

Es gibt verschiedene Arten von Bindegewebe. Alle bestehen aus Bindegewebezellen, Bindegewebefasern und Grundsubstanzen (s. oben), deren Mengenanteile jedoch bei den einzelnen Bindegeweben sehr unterschiedlich sind; außerdem hat jedes Bindegewebe Struktureigentümlichkeiten. Aufgrund vorhandener Unterschiede gibt es mehrere Möglichkeiten, Bindegewebe zu gliedern. Von den in Abb. 7.19 aufgeführten Bindegeweben werden im folgenden besprochen:
- *lockeres* (faserarmes) Bindegewebe,
- *dichtes* (straffes, faserreiches) Bindegewebe (Sehnen, Bänder, Faszien, Aponeurosen),
- *elastische Bänder*,
- *retikuläres* Bindegewebe,
- *gallertiges* Bindegewebe.

**Hinweis**. Diese Gliederung berücksichtigt jeweils charakteristische Merkmale im Aufbau und in den Eigenschaften der Bindegewebe. Tatsächlich handelt es sich bei jedem Bindegewebe um ein Mischgewebe. So weisen z.B. elastische Bänder sowie retikuläres und gallertiges Bindegewebe auch gleichzeitig Kollagenfasern auf, wie umgekehrt im kollagenen Bindegewebe, v.a. im lockeren Bindegewebe, elastische und retikuläre Fasern vorkommen. Praktisch gibt es zwischen lockerem und dichtem Bindegewebe alle Übergangsformen.

### 7.4.1  Lockeres (faserarmes) Bindegewebe

Beim lockeren Bindegewebe *überwiegen die Grundsubstanzen*. Eingelagert sind jedoch in verschiedene Richtungen verlaufende Kollagenfasern bzw. Faserbündel. Elastische und besonders retikuläre Fasern kommen dagegen nur in geringer Menge vor. Oft sind allerdings

- Bindegewebe
  - Bindegewebe im engeren Sinne
    - Lockeres (faserarmes)
    - Dichtes (straffes, faserreiches)
      - Geflechtartig
      - Parallelfaserig
  - Bindegewebe mit speziellen Eigenschaften
    - Fettgewebe (Kapitel 7)
    - Elastische Bänder
    - Reticuläres Bindegewebe (z. B. hämatopoetisches Gewebe, Kapitel 16)
    - Gallertgewebe
  - Stützgewebe
    - Knorpel (Kapitel 8)
    - Knochen (Kapitel 9)

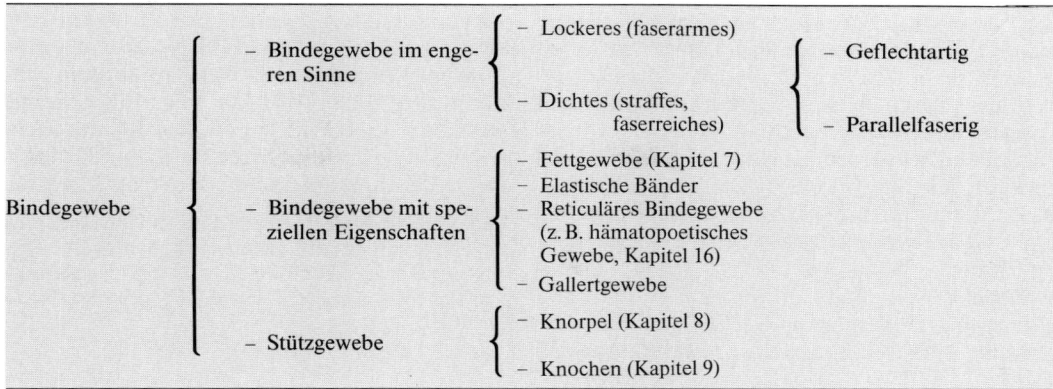

**Abb. 7.19.** Beziehungen zwischen den wichtigsten Bindegewebearten. Vereinfachte Darstellung

retikuläre Fasern dort angehäuft, wo Bindegewebe mit anderen Strukturen in Kontakt kommt. Im lockeren Bindegewebe sind *alle Typen von Bindegewebezellen* (s. oben) zu finden, in der Regel überwiegen jedoch Fibrozyten und Makrophagen. Lockeres Bindegewebe ist verformbar und nicht in der Lage, seine Form zu halten.

Die Kollagenfaserbündel des lockeren Bindegewebes sind oft nach dem **Scherengitterprinzip** angeordnet (Abb. 7.20). Dies ermöglicht ein Nachgeben des lockeren Bindegewebes bei

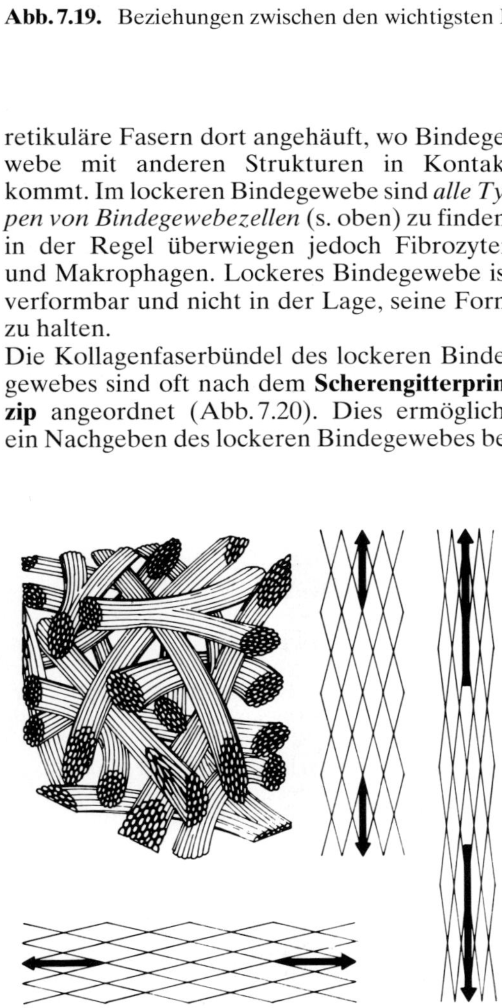

**Abb. 7.20.** Kollagenfaserbündel und Darstellung des Scherengitterprinzips. [Aus: Schiebler TH, Schmidt W (1991) Lehrbuch der gesamten Anatomie des Menschen, 5. Aufl. Springer, Berlin Heidelberg New York]

Zug, obgleich die einzelnen Kollagenfasern zugfest sind; es kommt dann zu Änderungen im Winkel zwischen den einzelnen Faserbündeln. Läßt der Zug nach, stellen begleitende elastische Fasern die Ausgangsstellung des Scherengitters wieder her.

Lockeres Bindegewebe ist im Körper weit verbreitet und kommt überall reichlich vor. Es füllt Lücken (deswegen interstitielles Bindegewebe), z. B. zwischen Muskeln und Muskelfasern, umhüllt Nerven, Lymph- und Blutgefäße, bildet in zahlreichen Organen das **Stroma** (z. B. Leber, Niere, Drüsen), stützt Epithelgewebe, findet sich in den Papillen und in der Subkutis der Haut, ist wichtiger Anteil der serösen Häute, usw. Häufig dient das lockere Bindegewebe als Verschiebeschicht und als Wasserspeicher, es hat große Bedeutung für Abwehr- und Regenerationsvorgänge.

**Hinweis.** Unter *Stroma* wird das interstitielle Bindegewebe (Stützgewebe) eines Organs verstanden. Dagegen wird das der spezifischen Funktion des Organs dienende Organgewebe als *Parenchym* bezeichnet, z. B. Drüsenepithel, Muskelfasern, Nervenzellen, usw. Parenchymreiche Organe, z. B. die Leber, gelten als parenchymatös.

**Sonderformen:**

- **Zellreiche Bindegewebe**, z. B. das Stroma in verschiedenen Organen. Besonderer Erwähnung bedarf das **spinozelluläre Bindegewebe**, das nur in der Rinde des Ovars vorkommt. Es besteht aus dicht gepackten spindelförmigen Zellen, zwischen denen viele Fasern liegen.
- **Lamelläres Bindegewebe**, z. B. in Faszien. Die Faserbündel verlaufen schichtweise.

– **Netzförmiges Bindegewebe** des Omentum majus. Die Kollagenfaserbündel bilden ein lockeres Netzwerk.

## 7.4.2 Dichtes (straffes, faserreiches) Bindegewebe

Bei diesem Bindegewebe überwiegen die Kollagenfasern; der Anteil an Zellen, besonders an freien Zellen, tritt zurück. Nach Anordnung der Kollagenfasern kann unterschieden werden zwischen
– **geflechtartigem** und
– **parallelfaserigem dichtem** *(straffem)* **Bindegewebe**.
Dichtes Bindegewebe erfüllt in erster Linie mechanische Aufgaben. Es leistet Zugbeanspruchungen erheblichen Widerstand.
*Geflechtartiges Bindegewebe.* Die Kollagenfaserbündel bilden ein dreidimensionales Netzwerk, häufig ohne festgelegte Richtung. Es entsteht dadurch ein filzartiges Geflecht von Kollagenfaserbündeln (Abb. 7.21). Aus geflechtartigem Bindegewebe bestehen u. a. die Kapseln vieler Organe, das Stratum reticulare der Dermis, die Sklera des Auges; der Winkel zwischen den einzelnen Faserbündeln beträgt in der Sklera nahezu 90°.

*Parallelfaseriges Bindegewebe.* Bei diesem Bindegewebe verlaufen die Kollagenfasern und -faserbündel in einer festgelegten Richtung; diese entspricht der Längenbelastung. Parallelfaseriges Bindegewebe setzt Zugkräften großen Widerstand entgegen. Typische Beispiele für parallelfaseriges dichtes Bindegewebe sind
– **Sehnen** und
– **Bänder**.

### Sehnen

Sehnen haben die Aufgabe, quergestreifte Muskeln am Knochen zu befestigen oder Muskelbäuche untereinander zu verbinden. Sie sind zylindrisch und von weißer Farbe. Sehnen bestehen aus *parallel verlaufenden Kollagenfaserbündeln*, die in großen Sehnen häufig in leichten Spiralen angeordnet sind. In ungedehntem Zustand sind die Kollagenfaserbündel leicht gewellt. Zwischen den Kollagenfasern **(Sehnenfasern)** liegen in Reihen angeordnet Fibrozyten **(Sehnenzellen)**. Diese Zellen haben langgestreckte Kerne und wenig Zytoplasma. Sie passen sich in ihrer Form der Umgebung an. Mit schmal ausgezogenen Flügeln lagern sie sich den umgebenden Kollagenfaserbündeln an (*„Flügelzellen"*). Bei HE-

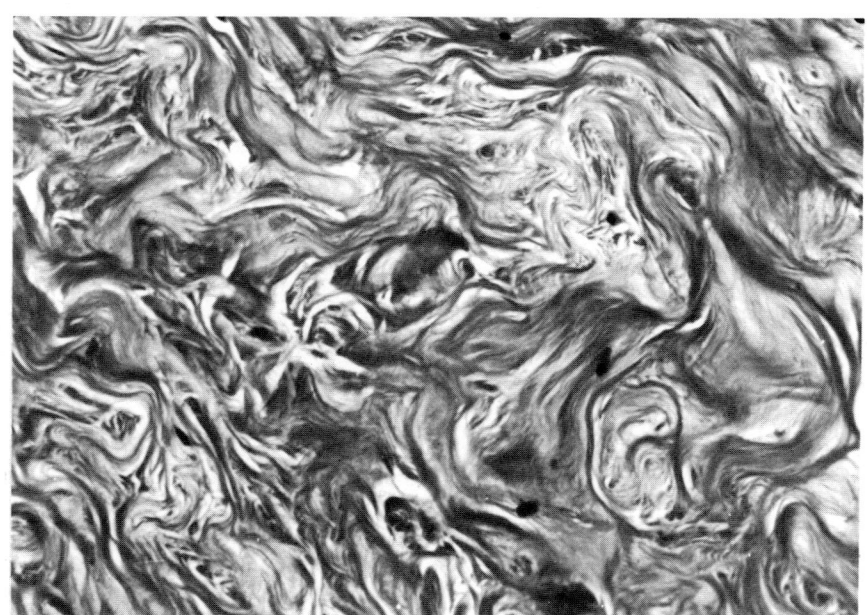

**Abb. 7.21.** Dichtes, zell- und grundsubstanzarmes Bindegewebe. Die dicken Kollagenfasern bilden ein Geflecht ohne spezielle Verlaufsrichtung (geflechtartiges Bindegewebe). HE-Färbung. Vergr. 320fach

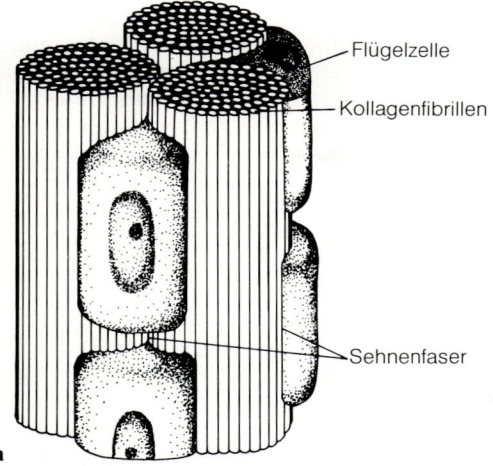

Flügelzelle

Kollagenfibrillen

Sehnenfaser

a

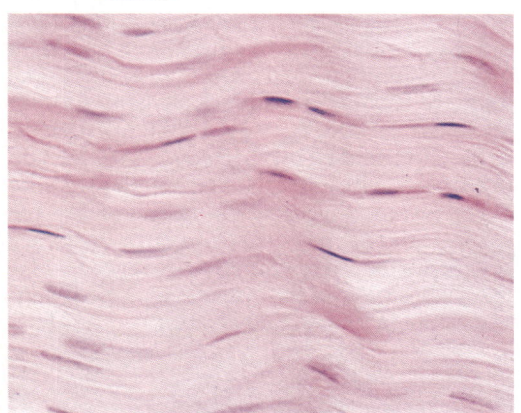

b

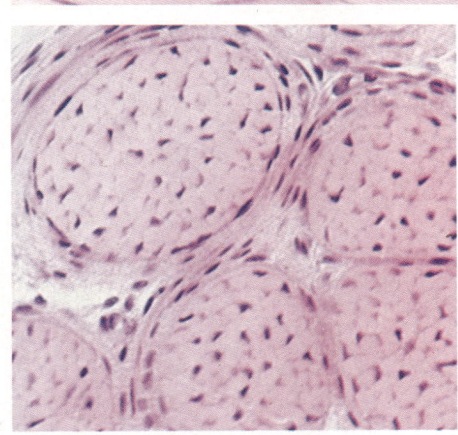

c

**Abb. 7.22.a–c.** Sehne. **a** Schema. **b** Längsschnitt. **c** Querschnitt. HE-Färbung. Vergr. 320 fach. Zwischen längsverlaufenden Kollagenfaserbündeln liegen als Flügelzellen bezeichnete Bindegewebezellen. [**a** Aus: Schiebler TH, Schmidt W (1991) Lehrbuch der gesamten Anatomie des Menschen, 5. Aufl. Springer, Berlin Heidelberg New York; **b** und **c** freundlichst überlassen vom Institut für medizinische und pharmazeutische Prüfungsfragen]

Färbung ist das Zytoplasma der Flügelzellen nur schwer zu erkennen, da es sich färberisch kaum von den rötlich getönten Sehnenfasern unterscheidet (Abb. 7.22).

Sehnen werden von lockerem Bindegewebe umhüllt **(Peritendineum externum)**, das zwischen die Kollagenfaserbündel der Sehne eindringt **(Peritendineum internum)** und kleinere Bündel *(primäre Bündel)* und größere Bündel *(sekundäre Bündel)* umfaßt. Mit lockerem Bindegewebe dringen Nerven und Blutgefäße in die Sehne ein.

**Klinischer Hinweis.** Sehnen sind regenerationsfähig. Die Neubildung von Kollagenfasern geht von den Fibrozyten des die Sehne umhüllenden lockeren Bindegewebes aus. Sehnenzellen selbst beteiligen sich nicht an der Wiederherstellung der Sehnen. Die Regeneration von Sehnen dauert sehr lange.

*Sehnenscheide.* An mechanisch besonders beanspruchten Stellen werden Sehnen von Sehnenscheiden aus dichtem Bindegewebe umgeben. Sehnenscheiden bestehen aus 2 Bindegewebeblättern, die einen Verschiebespalt zwischen sich freilassen. Dieser Spalt wird von platten Zellen mesenchymalen Ursprungs ausgekleidet. Er enthält einer der **Synovia** ähnliche visköse Flüssigkeit (Wasser, Proteine, Glykosaminoglykane, Ionen).

### Bänder, Faszien, Aponeurosen

In Bändern, Faszien und Aponeurosen verlaufen die Kollagenfaserbündel nach einem festgelegten Muster, das der Zugbeanspruchung angepaßt ist; in Muskelfaszien bilden sie häufig Lamellen.

### Elastische Bänder

Elastische Bänder bestehen aus Bündeln dicker, parallel verlaufender, elastischer Fasern, die untereinander in Verbindung stehen, also verzweigt sind. Jedes Bündel wird ähnlich wie bei der Sehne von einer geringen Menge lockeren Bindegewebes mit abgeplatteten Fibrozyten umfaßt. Der hohe Anteil an elastischen Fasern ruft die große Elastizität und die typische *gelbliche Farbe* elastischer Bänder hervor. Beim Menschen kommen elastische Bänder nur selten vor, z. B. als *Ligg. flava* an der Wirbelsäule und als Lig. suspensorium des Penis. Bei vielen Tieren besteht das Lig. nuchae aus elastischen Fasern (Abb. 7.23).

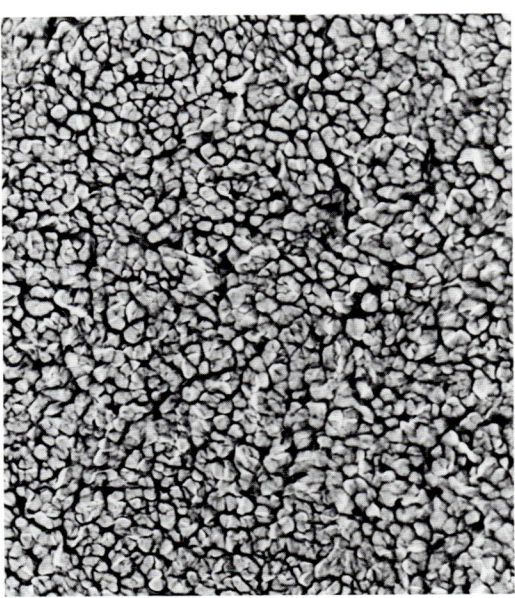

**Abb. 7.23.** Querschnitt durch ein (elastisches) Nakkenband vom Rind. Azan. Vergr. 100fach

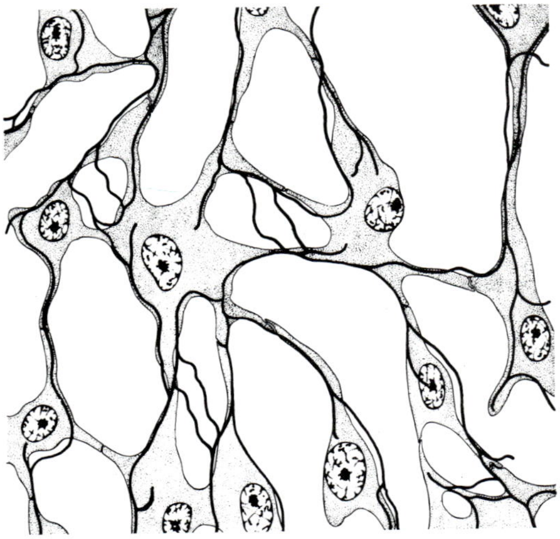

**Abb. 7.24.** Schema eines retikulären Bindegewebes. Dargestellt sind nur ortsständige Zellen und Fasern. Die retikulären Fasern werden von Zytoplasma der Retikulumzellen umgeben, liegen jedoch extrazellulär. Retikulumzellen und retikuläre Fasern bilden jeweils Netzwerke

### 7.4.3  Retikuläres Bindegewebe

Retikuläres Bindegewebe (Abb. 7.24) besteht aus
– **Retikulumzellen** und
– **retikulären Fasern**.
Retikuläres Bindegewebe ist v. a. in blutbildenden (hämatopoetischen) und lymphatischen Organen anzutreffen.
**Retikulumzellen** bilden einen weitmaschigen, dreidimensionalen Zellverband. Im übrigen handelt es sich aber um eine heterogene Zellpopulation (S. 342)
**Retikuläre Fasern** sind das gemeinsame Kennzeichen aller retikulären Gewebe. Sie bilden ein lockeres Fasermaschenwerk (Einzelheiten s. S. 158).

### 7.4.4  Gallertiges Bindegewebe

Im Gallertgewebe (Abb. 7.25) überwiegen amorphe Grundsubstanzen. Diese bestehen v. a. aus nichtsulfatierten Glykosaminoglykanen (s. Tabelle 7.5). Die Grundsubstanz des Gallertgewebes ist gelartig. Eingelagert sind in die Grundsubstanz locker gebündelte Kollagenfasern sowie einzelne retikuläre Fasern. Bei den Zellen des Gallertgewebes handelt es sich um langgestreckte, verzweigte Fibrozyten.

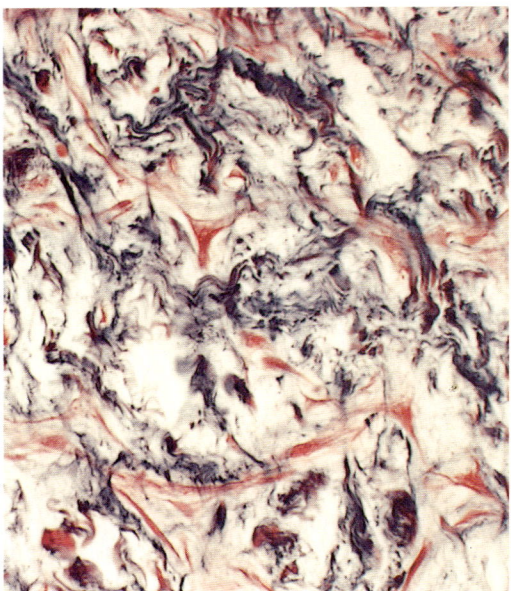

**Abb. 7.25.** Nabelschnur. Zu erkennen sind die verzweigt spindelförmigen Fibrozyten und interzellulär locker gebündelte Kollagenfasern. Die amorphen Grundsubstanzen sind nicht angefärbt

Gallertgewebe kommt in der Nabelschnur und in der Pulpa junger Zähne vor. Das Gallertgewebe der *Nabelschnur* wird als **Wharton-Sulze** bezeichnet.

# 7.5 Histophysiologie

Bindegewebe ist auch funktionell sehr vielseitig. Es hat zahlreiche Aufgaben zu erfüllen, die
- teilweise an das *Ensemble aus Bindegewebezellen und Interzellularsubstanz*,
- teilweise bevorzugt an *Bindegewebezellen*, bzw. an die
- *Interzellularsubstanzen* gebunden sind.

## 7.5.1 Bindegewebezellen und Interzellularsubstanz

Ein Zusammenwirken von Bindegewebezellen und extrazellulärem Kompartiment erfolgt insbesondere bei der Faserbildung (s. Fibrillogenese, S. 156). Die Vorgänge, die sich hierbei abspielen, sind nicht auf die Embryonalzeit, Fetalzeit und die Zeit des Wachstums beschränkt, sondern können jederzeit aktiviert werden, z.B. bei der Wundheilung. Insbesondere das lockere Bindegewebe hat eine große regenerative Kapazität. Es kann Lücken füllen, in denen Gewebe zugrunde gegangen ist, dessen Zellen sich nicht mehr teilen (z.B. Herzmuskeln); dort entstehen Narben.

## 7.5.2 Bindegewebezellen

Die Population der Bindegewebezellen ist groß, entsprechend vielfältig sind auch die Aufgaben, die von Bindegewebezellen wahrgenommen werden.
- *Fibroblasten* dienen der Bildung und Abgabe des Materials für die geformten und ungeformten Interzellularsubstanzen (sekretorische Funktion),
- *Mastzellen* setzen pharmakologisch aktive Substanzen frei (sekretorische Funktion),
- *Fettzellen*, die sich von histiozytären Retikulumzellen ableiten, speichern Fett (Speicherfunktion verbunden mit resorptiven und sekretorischen Vorgängen, S. 175),
- *Makrophagen, Leukozyten und Plasmazellen* wirken bei der Abwehr durch Phagozytose und der Bildung von immunologisch aktiven Substanzen mit.

**Abwehr.** Dem Schutz des Körpers gegen eingedrungene Fremdkörper, Bakterien und Toxine dienen v.a. freie Zellen des Bindegewebes, aber auch Grundsubstanzen. In *freien Zellen des Bindegewebes* werden Antikörper gebildet, die diese entweder an ihre Umgebung abgeben (humorale Immunität) oder an ihrer Zelloberfläche tragen (zelluläre Immunität) (Einzelheiten s. S. 346).

Aber auch die Interzellularsubstanzen beteiligen sich an der Abwehr. Vor allem dienen die *Grundsubstanzen* dadurch der Abwehr, daß sie durch ihre Viskosität eine Barriere gegen die Ausbreitung eingedrungener Bakterien oder inerter Partikel bilden.

**Klinischer Hinweis.** Bakterien, die Hyaluronidase bilden, dringen besonders leicht ins Gewebe ein. Dies beruht darauf, daß dieses Enzym Hyaluronsäure und andere Glykosaminoglykane des Bindegewebes hydrolysiert; dadurch wird die Viskosität der Grundsubstanzen reduziert und vermehrte Bakterieninvasion ermöglicht. Ähnliches vermögen Clostridiumbakterien, die Kollagenase, ein kollagenabbauendes Enzym, bilden.

Eine Form der lokalen Abwehr eingedrungener Fremdkörper, insbesondere nach Verletzung, ist die **Entzündung**. Hierbei handelt es sich um eine *vaskuläre und zelluläre Reaktion gegen Fremdkörper*, meistens pathogene Bakterien oder schädliche Chemikalien. In dem geschädigten Gebiet nehmen Durchblutung und Kapillarpermeabilität zu, teilweise durch Freisetzung von Histamin aus den Mastzellen. Es kommt zum Einstrom von Plasmaproteinen, z.B. Immunglobulin G und Komplementfaktoren, sowie zur Einwanderung phagozytierender Leukozyten und Makrophagen. Hierdurch können bereits Bakterien unschädlich gemacht werden. Durch den Plasmaeinstrom und durch Bildung zusätzlicher saurer Glykosaminoglykane durch sich vermehrende Fibroblasten kommt es zur Ödembildung und damit zur Schwellung des entzündeten Gebietes. Während des Beginns und in der akuten Phase der Entzündung werden in geschädigten Geweben überwiegend neutrophile Granulozyten gefunden; wenn die Entzündung andauert und chronisch wird, überwiegen Lymphozyten, Monozyten oder Plasmazellen. Makrophagen im Gebiet der Entzündung sind wandernde Bindegewebezellen, die sich dorthin bewegt haben, oder umgewandelte Monozyten aus dem Blut. Die Zellen des entzündeten Gebietes nehmen Reste von geschädigten Zellen und Fasern auf oder bilden Antikörper gegen die eindringenden Mikroorganismen. Gegen das umgebende Gewebe wird, solange die Bakterien nicht zerstört sind, ein schützender Wall aus dichtem Bindegewebe gebildet. Dadurch fühlt sich ein entzündetes Gebiet fester an.

## 7.5.3 Interzellularsubstanzen

Im Vordergrund ihrer physiologischen Funktionen stehen
- *mechanische Aufgaben*,
- *Mitwirkung beim Stoffaustausch*,
- *Speicherung von Wasser*.

### Mechanische Aufgaben

Hierbei handelt es sich v. a. um Stütz- und Haltefunktionen. Außerdem ermöglicht Bindegewebe die Verschiebung benachbarter Organe gegeneinander und dient Gefäßen und Nerven als Leitbahn. Diese Aufgaben sind z. T. an die Bindegewebefasern (z. B. in Organkapseln, Sehnen und Aponeurosen), z. T. an die Grundsubstanzen (z. B. in Knorpel, Knochen) gebunden.

**Klinischer Hinweis.** Durch Änderung der funktionellen Beanspruchung kann es zu Änderungen der räumlichen Struktur und der physikalischen Beschaffenheit des Bindegewebes kommen. Scherende und gleitende Bewegungen haben Verflüssigung der Grundsubstanz und u. U. die Bildung von Schleimbeuteln zur Folge. Am Endokard des Herzens kann z. B. ein fehlgerichteter Blutstrom (Klappenfehler) klappenartige Taschen auswühlen. Ein Regenerat, das nach Durchtrennung 2 Sehnenstümpfe verbindet, ordnet unter der Wirkung des ausgeübten Zuges seine Faserbündel in der Zugrichtung an. Ebenso bildet sich transplantiertes Bindegewebe entsprechend der neuen Zugrichtung um. Im Bereich der Arterien führt erhöhter Druck (Hypertonie) zu einer Verstärkung der elastischen (und muskulären) Elemente der Wand.

### Stoffaustausch

Für die Aufrechterhaltung der Gewebe- und Organfunktionen ist ein dauernder Austausch von Nährstoffen, Stoffwechselprodukten und der Zellregulation dienenden Substanzen zwischen Blutgefäßen und Zellen erforderlich. Dieser Austausch wird vom Bindegewebe vermittelt, denn überall – mit Ausnahme des Zentralnervensystems – sind die Blut- und Lymphgefäße in Bindegewebe eingebettet, Parenchymzellen grenzen nicht direkt an Blutgefäße. Für den Stofftransport der überwiegend wasserlöslichen Substanzen des Stoffwechsels ist ein ausreichender Wasserbestand des Bindegewebes Voraussetzung. Dieser Wasserbestand ist an die Fähigkeit der Grundsubstanzen gebunden, Wasser und Elektrolyte zu spei-

chern. Gering ist dagegen der Bestand an Plasmaproteinen im Bindegewebe.

### Speicherung von Wasser

Bindegewebe dient als lebenswichtiges Wasserdepot – besonders das der Haut. Es wirkt bei der Regulierung des Wasserhaushalts mit. Im Bindegewebe liegt das Wasser fast ausschließlich in gebundener Form vor. Deswegen ist es – auch bei übermäßiger Wassereinlagerung (Ödeme, s. unten) – unmöglich, Flüssigkeiten aus dem Gewebe mit einer Spritze zu aspirieren. Ausschlaggebend für die Bindung des Wassers im Bindegewebe ist die *starke Hydrophilie der Glykosaminoglykane.* Diesen dient es als Lösungswasser und umgibt sie mit einem Hydratmantel. Das Lösungswasser der Glykosaminoglykane ermöglicht die Diffusion zahlreicher wasserlöslicher Substanzen durch das Bindegewebe ohne Flüssigkeitsbewegung. Der Hydratmantel der Glykosaminoglykanmoleküle nimmt Einfluß auf den molekularen Verbund der Grundsubstanzen. Je größer der Hydratmantel ist, um so weiter sind die Moleküle voneinander entfernt und um so instabiler ist das Gefüge.

Das Wasser des Bindegewebes stammt aus dem Blut und tritt zusammen mit kleinen Molekülen und Proteinen mit niedrigem Molekulargewicht durch die Kapillarwände hindurch. Die Wasserbewegung durch die Kapillarwände wird durch den effektiven *Filtrationsdruck* geregelt. Dieser setzt sich am arteriellen Teil der Kapillare zusammen
- aus dem *hydrostatischen Druck*, d. h. der transmuralen Druckdifferenz (intravasal – extravasal = 32–3 mm Hg),
- aus dem Unterschied der kolloidosmotischen (*onkotischen) Drücke* zwischen Blutplasma und Interstitium (25–4 mm Hg) (Abb. 7.26).

Während der effektive (d. h. wirksame) Filtrationsdruck am Anfangsteil der Kapillare nach außen gerichtet ist, kommt es am Endteil der Kapillare durch Verringerung des intravasalen Druckes zu einem effektiven Reabsorptionsdruck, der den Wiedereinstrom des Wassers bewirkt. Keine Rolle spielt der osmotische Druck, der durch niedermolekulare Stoffe hervorgerufen wird; diese treten leicht durch Kapillarwände hindurch, so daß sie innerhalb und außerhalb der Blutgefäße in annähernd gleicher Konzentration vorliegen.

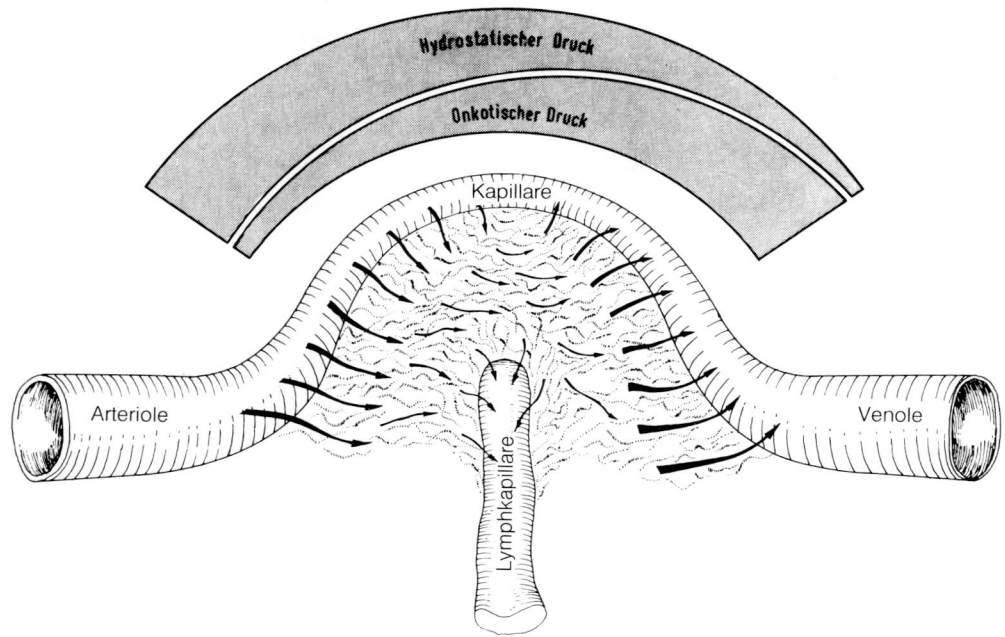

**Abb. 7.26.** Flüssigkeitsbewegungen im Bindegewebe *(Pfeile)*. Von der arteriellen zur venösen Seite der Blutkapillaren nimmt der hydrostatische Druck ab und der onkotische Druck zu *(oben)*. Flüssigkeit verläßt Kapillaren auf der arteriellen Seite und gelangt im venösen Teil der Kapillaren ins Blut zurück. Ein Teil der Gewebeflüssigkeit wird von Lymphkapillaren abgeleitet.

Die aus dem Gewebe ins Blut zurückgelangende Wassermenge (16–18 l/h) ist geringer als die austretende (20 l/h). Der im Bindegewebe verbleibende Teil des Wasser (2–4 l/24 h) gelangt in Lymphkapillaren, die im Bindegewebe blind enden. Von hier aus wird die Lymphe, die aus der interstitiellen Flüssigkeit hervorgeht, aber nicht mit ihr identisch ist, über die Hauptlymphstämme in die Venen und damit ins Blut abgeleitet.

**Klinischer Hinweis**. Unter verschiedenen pathologischen Bedingungen kann die Gewebeflüssigkeit erheblich zunehmen; dadurch entstehen **Ödeme**. Histologisch ist dies an einer Erweiterung der Interzellularräume zu erkennen. Makroskopisch kann es zu einer Volumenzunahme des Gewebes kommen. Besonders am Unterschenkel ist es möglich, durch Druck von außen ödematöse Bezirke einzudellen. Eingedellte Stellen verschwinden wieder langsam, wenn der Druck nachläßt.
Ödeme können durch Behinderung des Blutabflusses aus venösen Stromgebieten entstehen. So findet sich geringe Ödembildung in den Beinen bereits *beim Gesunden nach langem Stehen oder Sitzen.* Ödembildungen treten verstärkt auf, wenn z. B. bei Erweiterung der *Beinvenen (Krampfadern) deren Klappen insuffizient* werden und beim Stehen ständig der ganze Druck der Blutsäule auf den Kapillaren ruht. Ödeme entstehen bei einer *Herzinsuffi-*

*zienz*. Sie können aber auch durch *Hunger* hervorgerufen werden, weil im Hungerzustand Plasmaproteine (Albumin) abgebaut werden und dadurch der kolloidosmotische Druck fällt; dann sammelt sich Wasser im Bindegewebe und kann nicht in die Kapillaren zurückgeholt werden. Weiter treten Ödeme auf, wenn die *Permeabilität der Kapillaren* durch toxische, infektiöse oder hypoxämische Einflüsse *gesteigert* ist. Auch körpereigene Substanzen, z. B. Histamin, spielen hierbei eine Rolle. Schließlich wandert bei *Störungen des Elektrolythaushaltes* mit Anstieg der Na-Konzentration (Na-Retention) Natrium auch in den interstitiellen Raum und bindet hier osmotisch Wasser. Letztlich können Ödeme durch den *Verschluß von Lymphgefäßen*, z. B. durch Tumorzellen oder Parasiten, hervorgerufen werden.

## 7.5.4 Regulation

Die Regulation des Stoffwechsels des Bindegewebes beeinflussen insbesondere
– **Hormone** und
– **Vitamine**.
**Hormone.** Verschiedene Hormone beeinflussen den Stoffwechsel des Bindegewebes. *Kortisol* (Hydrokortison), das in der Nebennierenrinde gebildet wird, vermag die Prokollagensynthese in den Bindegewebezellen zu hemmen. Gleiche Wirkung hat das *adre-*

*nokortikotrope Hormon* (ACTH) des Hypophysenvorderlappens, das die Bildung von Kortisol stimuliert. Beide Hormone unterdrücken oder schwächen zwar Entzündungsprozesse, haben aber einen verzögernden Effekt auf die Wundheilung. Ihre Wirkung richtet sich direkt gegen die Bindegewebezellen und das Immunsystem.

Verminderte Ausschüttung von *Schilddrüsenhormon* (Hypothyreoidismus) führt zu einer vermehrten Ansammlung von Glykosaminoglykanen im Bindegewebe. Die Folge ist das Auftreten eines *Myxödems*.

**Vitamine.** Vitamin C (Ascorbinsäure) ist ein Kofaktor bei Hydroxylierungsreaktionen während der Kollagenbiosynthese. Mangel an *Vitamin C* führt zu *Skorbut*, einer Krankheit, bei der weniger oder verändertes Kollagen gebildet wird. Die Folge sind generalisierte Bindegewebeveränderungen. Betroffen sind v. a. Gebiete, in denen die Kollagenerneuerung schnell erfolgt, z. B. der Zahnhalteapparat. Deswegen können sich bei Skorbut die Zähne lockern und ausfallen. Kofaktor der Lysyloxidase, die für die kovalente Vernetzung der Kollagenfibrillen wichtig ist, ist das Pyrrolochinolinchinon (PQQ), ein kovalent an das Enzym gebundener Redoxpartner der oxidativen Desaminierung der ε-Aminogruppe des Lysins.

# 8 Fettgewebe

## 8.1 Allgemeines

Fettgewebe ist eine spezielle Art des Bindegewebes. Es besteht überwiegend aus Fettzellen (Adipozyten), die einzeln, aber meist in kleineren oder größeren Gruppen, in Organen oder im Bindegewebe liegen. Fettgewebe tritt überall im Körper auf. Oft bildet es Läppchen (Fettläppchen, Fettorgane), die von einer Bindegewebekapsel umgeben und von Bindegewebesepten unterteilt sind. Beim Mann mit normalem Gewicht (70–80 kg) bestehen etwa 15–25% des Körpergewichtes aus Fettgewebe (15% mit 25 Jahren, 25% mit 55 Jahren), bei der Frau 25–40% (25% mit 25 Jahren, 40% mit 55 Jahren).

**Hinweis.** Ein schlanker Erwachsener hat durchschnittlich 8 kg Fettgewebe (etwa $25 \cdot 10^9$ Fettzellen). Rechnerisch ist dies bei einem mittleren Energieverbrauch von 8400 kJ pro Tag ein Energiereservoir für 37 Tage. Jede Fettzelle enthält durchschnittlich 0,3 µg Fett, das bis zu maximal 1,6 µg zunehmen kann.

**Aufgaben des Fettgewebes.** Das Fettgewebe ist ein
– **Energiereservoir**, es bewirkt eine
– **thermische Isolierung** und kann zur
– **Wärmeproduktion** herangezogen werden (braunes Fettgewebe, s. unten). Es kann
– **Wasser binden** und erfüllt
– **mechanische Aufgaben**.

**Energiereservoir.** Der Organismus benötigt kontinuierlich Energie, obwohl Nahrung nur diskontinuierlich in Abständen aufgenommen wird. Die erforderliche Energiespeicherung erfolgt hauptsächlich im Fettgewebe, da Fett für die Einlagerung einer gegebenen Energiemenge weniger Volumen beansprucht als Kohlenhydrate oder Eiweiß.

**Thermische Isolierung und Wärmeproduktion.** Fett ist ein schlechter Wärmeleiter und kann deshalb bis zu einem gewissen Grad thermisch isolieren. Winterschlafende Tiere, aber auch einige Körperregionen des Menschen haben eine spezielle Art von Fettgewebe, das braune Fettgewebe, das einer gut regulierbaren zusätzlichen Wärmeproduktion dient. Diese ist speziell notwendig, um Tiere nach dem Winterschlaf zu aktivieren.

**Mechanische Aufgaben.** Fettgewebe bildet Polster, die Stöße auffangen können, z.B. an Fußsohlen und Handflächen. Manchen Organen bietet Fettgewebe mechanischen Schutz, z.B. dem Augapfel in der Orbita. Außerdem füllt Fettgewebe Lücken zwischen Geweben und hilft, Organe in ihrer Lage zu halten. Dann kann es nach der Involution von Organen deren Raum einnehmen (z.B. Thymus, S.363), evtl. reversibel (z.B. Knochenmark, S.329) oder kann Raum für die Vergrößerung von Organen freihalten (z.B. Mamma, S.435).

Ferner trägt das Fettgewebe dazu bei, die Oberfläche des Körpers zu gestalten; so geht z.B. der Unterschied der Körperkontur zwischen Mann und Frau weitgehend auf eine geschlechtsspezifische Verteilung des subkutanen Fettgewebes zurück.

## 8.2 Klassifikation

Aufgrund seiner Lokalisation und der Struktur der Fettzellen sowie aufgrund der Farbe, Gefäßversorgung und Funktion können 2 Arten von Fettgewebe unterschieden werden:
– **univakuoläres** (*weißes*) **Fettgewebe**, dessen Zellen *einen* großen Fetttropfen im Zytoplasma aufweisen, und
– **multivakuoläres** (*braunes*) **Fettgewebe**, dessen Zellen *zahlreiche* Fetttropfen und viele Mitochondrien enthalten.

## 8.2.1 Univakuoläres Fettgewebe

Das Fettgewebe des Erwachsenen ist überwiegend univakuolär. Es kommt überall vor (Ausnahmen: Augenlider, Penis, Skrotum, Ohrläppchen), ist jedoch alters- und geschlechtsabhängig verteilt. So bildet beim Neugeborenen das univakuoläre subkutane Fettgewebe eine gleichmäßige Schicht überall unter der Haut; später nimmt das Fettgewebe an einigen Stellen ab, an anderen zu. So kommt es beim Mann – besonders bei übermäßiger Kalorienzufuhr – zu vermehrter Fettspeicherung am Bauch, bei der Frau am Gesäß. Außerdem gibt es offenbar geschlechtsspezifische Unterschiede zwischen den Fettzellen: androide Adipozyten – gynoide Adipozyten.

Die **Farbe** des univakuolären Fettgewebes hängt von der Ernährung ab; sie schwankt zwischen weiß und dunkelgelb. Besonderen Einfluß auf die Farbe nehmen die fettlöslichen Karotinoide.

### Histologie

Isolierte univakuoläre Fettzellen sind rund, werden aber im Fettgewebe, wo sie dicht gepackt zusammenliegen, polyedrisch. Ihr Durchmesser kann 100 µm überschreiten. Bei der üblichen histologischen Technik wird der *zentral gelegene Fetttropfen* durch Alkohol und Xylol aus der Zelle herausgelöst. Das übrigbleibende, auf einen randständigen Saum zusammengedrängt Zytoplasma mit dem Zellkern gibt der Fettzelle nach Fixierung *Siegelringform* (Abb. 8.1). Nach Fixierung zerreißt häufig das an den Rand gedrängte Zytoplasma und kollabiert, so daß die Zellstruktur entstellt wird.

Der Zellkern weist oft zytoplasmatische Invaginationen mit Fetteinschlüssen auf. Im fixierten Präparat erscheint er dann als „*Lochkern*". Um den Zellkern ist das Zytoplasma etwas vermehrt; es enthält einen kleinen Golgi-Apparat, wenig RER und wenig freie Ribosomen. Das übrige Zytoplasma, das den großen Fetttropfen umgibt, weist Bläschen auf, die zum glatten endoplasmatischen Retikulum gehören, gelegentlich Mikrotubuli und zahlreiche mikropinozytotische Vesikel.

Außerdem kommen im Zytoplasma kleine, nur elektronenmikroskopisch sichtbare Fetttropfen vor, die genausowenig von einer Membran umgeben sind wie der große Fetttropfen.

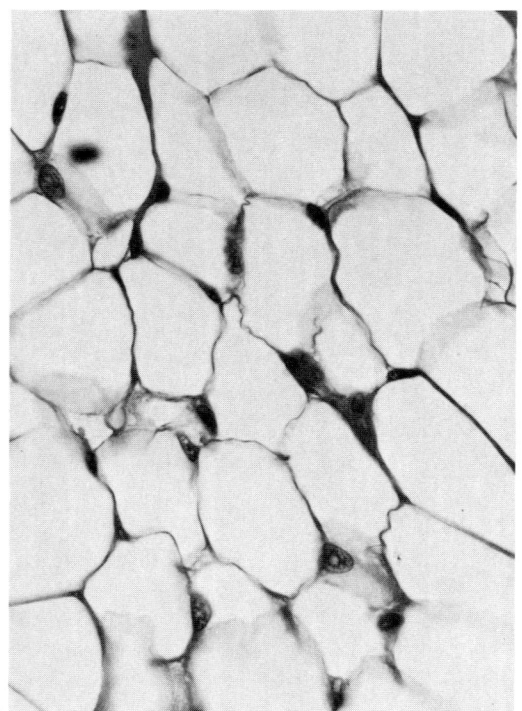
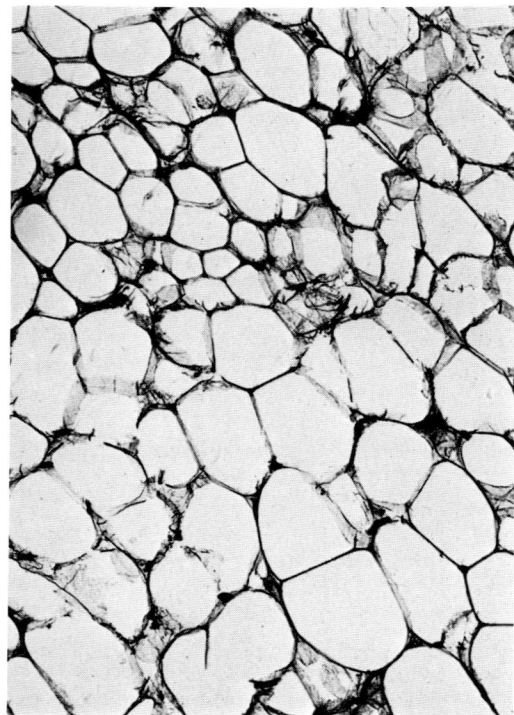

a                                        b

**Abb. 8.1 a, b.** Univakuoläres Fettgewebe. **a** HE-Färbung. Vergr. 320fach. **b** Versilberung nach Gomori. Zu beachten sind die extrazellulär gelegenen retikulären Fasern. Vergr. 250fach

Der Rand der Fetttropfen weist jedoch eine etwa 5 nm breite Kondensationszone auf und
wird von parallel orientierten 5 nm dicken Mikrofilamenten umgeben.

**Hinweis**. Die Konsistenz des Fettes ist in den verschiedenen Fettgeweben unterschiedlich. Je reicher
das Fett an ungesättigten Fettsäuren ist, um so eher
ist es beim Lebenden flüssig, z.B. im subkutanen
Fettgewebe.

Jede einzelne Fettzelle wird von einer Basallamina und von *retikulären Bindegewebefasern*
umschlossen, die ein feines Netzwerk bilden
und das Fettgewebe zusammenhalten
(Abb. 8.2).
Univakuoläres Fettgewebe ist reich vaskularisiert, auch wenn Blutgefäße in histologischen
Präparaten nicht überall deutlich zu erkennen
sind. Durchschnittlich rechnet man mit einer
Kapillare auf eine Fettzelle. Dies bedeutet:
Wenn das wenige Zytoplasma der Fettzellen
berücksichtigt wird, ist der Quotient zwischen
Blut- und Zytoplasmavolumen im Fettgewebe
größer als in der Skelettmuskulatur. Dementsprechend ist der Stoffwechsel von Fettzellen
sehr hoch.

Schließlich ist zu erwähnen, daß weißes Fettgewebe reich innerviert wird. Es handelt sich um
postganglionäre, sympathische, noradrenerge,
die Gefäße begleitende Nerven, die jedoch keine Synapsen an den Fettzellen bilden. Dennoch verfügen die Membranen der Fettzellen
über noradrenerge Rezeptoren, so daß aus
Nerven freigesetztes Noradrenalin auf die
Fettzellen wirken kann. Dementsprechend
kann es nach Erregung des Sympathikus, z.B.
bei Streß, zu einer Steigerung der Lipolyse
kommen.

**Histogenese**

Fettzellen entstehen v.a. pränatal (ab der 30.
Embryonalwoche) und postnatal in den ersten
2 Lebensjahren und präpubertal. Ihre Herkunft geht auf pluripotente mesenchymale
Stammzellen, **Adipoblasten**, zurück, die jedoch
morphologisch kaum zu erfassen sind, da keine
Marker bekannt sind, durch die sie sich von anderen Mesenchymzellen unterscheiden lassen.
Offenbar befinden sie sich v.a. in der Umgebung von Gefäßen.

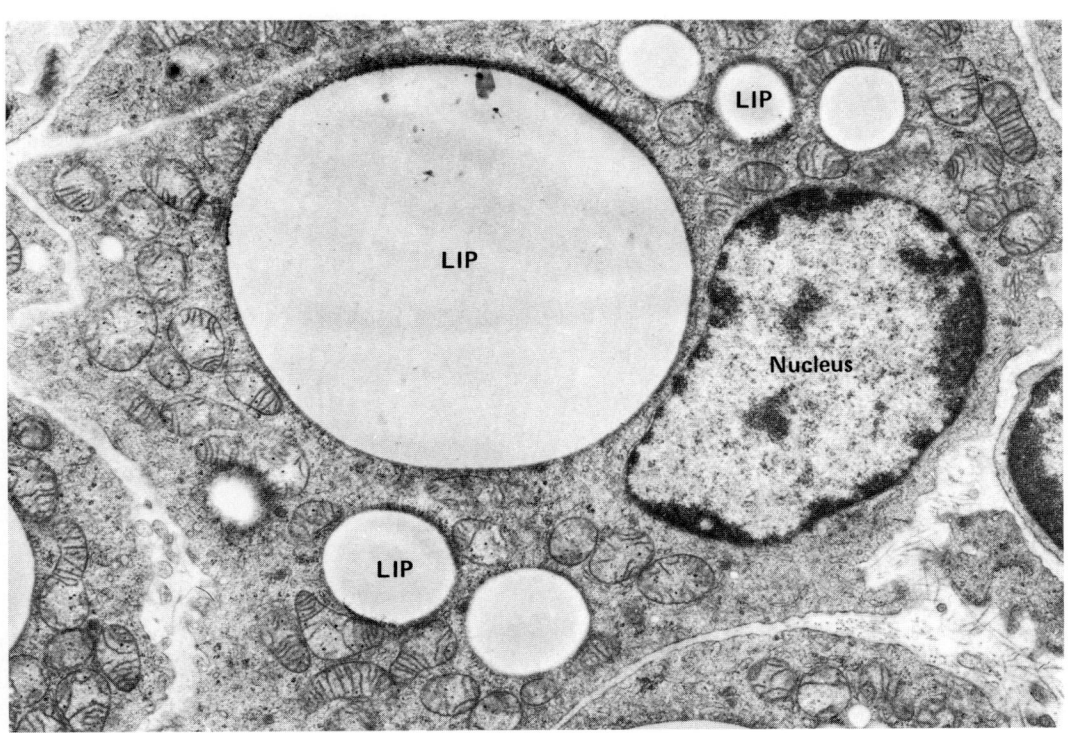

**Abb. 8.2.** Elektronenmikroskopische Aufnahme einer jungen Fettzelle. Das Zytoplasma enthält viele Fetttropfen *(LIP)*. Vergr. 7.500fach

Auch über die Umwandlung von Adipoblasten zu **frühen Präadipozyten** ist wenig bekannt. Verbunden ist dieser Vorgang jedoch mit dem Auftreten von Lipoproteinlipase und einzelnen Fetttropfen auf einer Seite der Zelle, denen sich später weitere auf der entgegengesetzten hinzufügen. Nach wenigstens einer Zellteilung beginnt dann unter hormonalem Einfluß und dem verschiedener Serumfaktoren die weitere Differenzierung der Fettzelle. Wirksame Hormone sind v. a. das Wachstumshormon und Glukokortikoide sowie das Insulin und Trijodthyronin. Es entstehen **späte Präadipozyten** und danach **Adipozyten**, die sich nicht mehr teilen. Während der Adipozytenbildung verschmelzen die anfänglich isoliert gelegenen Fettansammlungen in der Zelle zu einem großen, für univakuoläre Fettzellen typischen Fetttropfen. Bei der Jugendform der weißen

Fettzellen mit mehr als einem Fetttropfen (Abb. 8.2) wird auch von einem multivakuolären Stadium gesprochen.

**Hinweis**. Durch Überernährung, v. a. nach der Geburt, kann durch überhöhte Adipozytenbildung eine Prädisposition zur Fettleibigkeit hervorgerufen werden. Unter krankhaften Umständen scheint es aber auch noch später zu einer Neubildung von Fettzellen kommen zu können. Diese soll auf die Existenz von „stillen" Präadipozyten im Fettgewebe zurückgehen, die auf ein Signal zur weiteren Differenzierung warten.

### Histophysiologie

**Speicherung** (Abb. 8.3). Das gespeicherte Fett in univakuolären Fettzellen besteht hauptsächlich aus Triacylglycerinen (Neutralfetten), d. h.

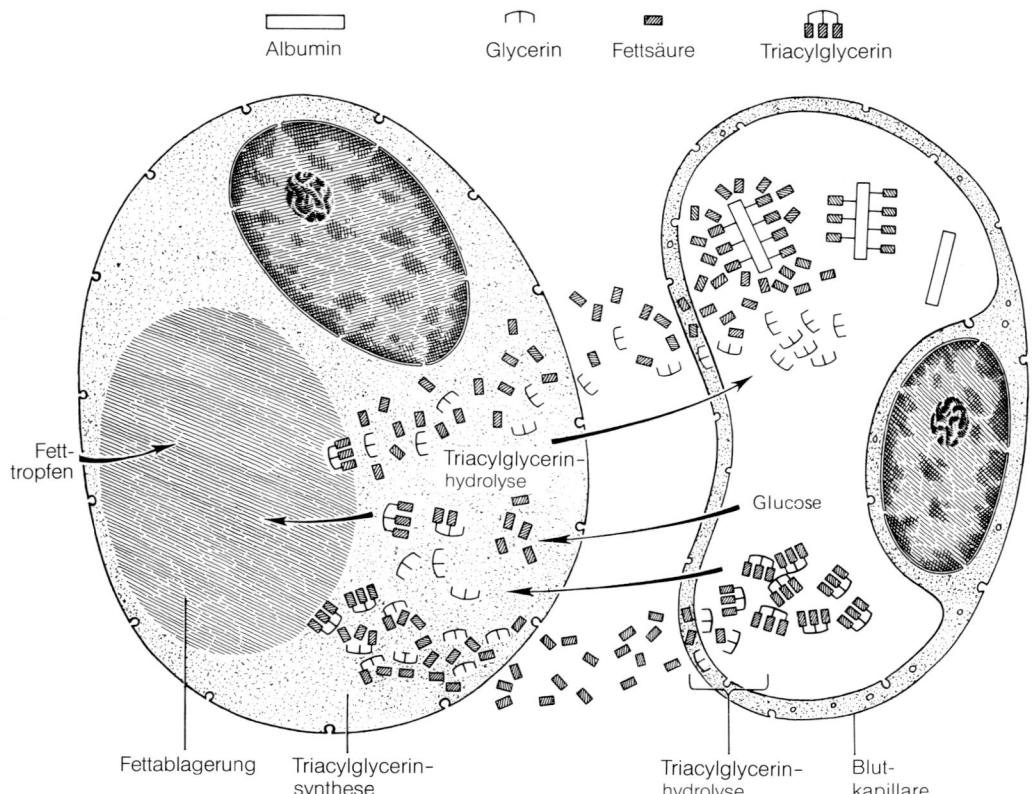

**Abb. 8.3.** Vermutlicher Transportweg von Fett aus den Kapillaren zu den Fettzellen und umgekehrt. Im **unteren Bildteil** sind die Vorgänge bei der Fettablagerung dargestellt: Glukose und Triacylglycerine des Blutes, die in Chylomikronen und Lipoproteinen verpackt sind (hier nicht berücksichtigt), sind die Vorläufer der Lipide der Fettzellen. Im **oberen Bildteil** ist die Mobilisierung des Fettes in Fettzellen und

der Transport zum Blut zu erkennen. In den Fettzellen werden die Triacylglycerine hydrolisiert. Die Fettsäuremoleküle, die dabei entstehen, werden in Bläschen zur Zellmembran transportiert und in den Extrazellulärraum freigesetzt. Von hier werden sie durch Pinozytose von den Endothelzellen aufgenommen und ins Kapillarlumen abgegeben. Dort werden sie an Albumin gebunden und weitertransportiert

aus Glycerin, das mit 3 Fettsäuren verestert ist. Die Fettsäuren der Adipozyten stammen im wesentlichen

– *aus der verdauten Nahrung*; sie gelangen über den Ductus thoracicus in den Kreislauf und werden auf dem Blutweg in Chylomikronen als Triacylglycerine dem Fettgewebe zugeführt;

– *aus Triacylglycerinen, die in der Leber synthetisiert werden* und als Lipoproteine sehr niedriger Dichte (VLDL = very low density lipoproteins) zum Fettgewebe gelangen;

– *aus Triacylglycerinen*, die aus freien Fettsäuren und α-Glycerophosphat, einem Produkt des Glukosestoffwechsels, *in den Fettzellen selbst gebildet werden*;

– *aus Glukose* durch De-Novo-Synthese.

Fettzellen können Triacylglycerine enthalten, die für die eigene Spezies untypisch sind; diese wurden dann mit der Nahrung aufgenommen.

**Chylomikronen** haben Durchmesser bis zu 3 μm. Sie werden im Epithel des Dünndarms gebildet (S. 508) und im Blutplasma transportiert. Sie bestehen aus einem zentralen Lipidanteil (Triacylglycerinen und Cholesterinestern) und einer äußeren membranartigen, relativ festen, polaren Schicht aus Proteinen, Phospholipiden und Cholesterin. Chylomikro-

nen und Lipoproteine des Plasmas werden in den Blutkapillaren des Fettgewebes durch eine Lipoproteinlipase, die in vielen Geweben synthetisiert wird und vor allem am Endothel der den Fettzellen benachbarten Kapillaren wirkt, in Fettsäuren und Glycerin sowie im Fall der Chylomikronen in Chylomikronenrestkörper (Remnant) zerlegt (Abb. 8.2 und 8.4). Während Glycerin und Chylomikronenrestkörper im Blut verbleiben (Abb. 8.4a) – sie werden erst von Leberzellen aufgenommen –, gelangen die Fettsäuren in pinozytotischen Bläschen in den Interzellularraum. Dort werden sie an Albumin gebunden und erreichen die Adipozyten, von denen sie wahrscheinlich durch Pinozytose (evtl. auch durch andere Vorgänge, wie passive Diffusion, Carrier) aufgenommen werden. In den Fettzellen werden sie mittels eines fettsäurebindenden Proteins (FABP = fatty acid binding protein) transportiert, mit einem Zwischenprodukt des Glukosestoffwechsels, dem α-Glycerophosphat, verestert und schließlich als Triacylglycerine in dem großen Fetttropfen eingelagert. Mitochondrien und endoplasmatisches Retikulum sind in den Fettzellen bei der Aufnahme, Synthese und Speicherung der Fette sehr aktiv. Dies ist sowohl morphologisch als auch funktionell nachzuweisen.

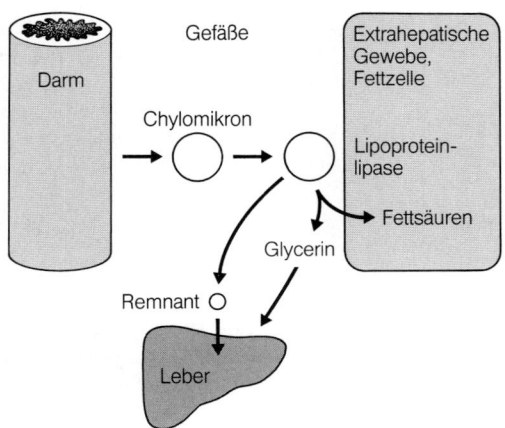

a

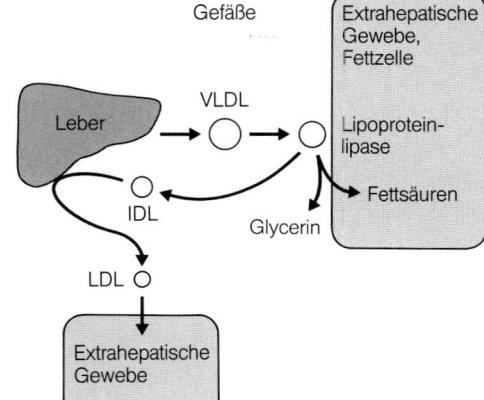

b

**Abb. 8.4a, b.** Abbau der triacylglycerinreichen Lipoproteine. **a** Abbau der Chylomikronen. Chylomikronen entstehen in den Enterozyten des Dünndarms und gelangen in die Gefäße. Durch an den Endothelzellen der Kapillaren lokalisierte Lipoproteinlipase werden Fettsäuren abgespalten und stehen dem extrahepatischen Geweben, darunter den Fettzellen, zur Verfügung. Der Restkörper der Chylomikronen, Remnat, wird von Leberzellen aufgenommen. **b** Abbau der VLDL. Ihre Synthese erfolgt in

Leberzellen, die VLDL ins Blut abgeben. Auch in diesem Fall setzen am Kapillarendothel gelegene Lipoproteinlipasen Fettsäuren frei, die in die Gewebe gelangen. Der im Blut verbleibende Anteil wird als IDL bezeichnet, aus dem LDL-Partikel entstehen, die schließlich aus dem Blut verschwinden [Vereinfacht nach Löffler G, Petrides PE (1988) Physiologische Chemie, 4. Aufl. Springer, Berlin Heidelberg New York Tokyo]

**Very low density lipoproteins** (VLDL, Abb. 8.4 b). Hierbei handelt es sich um Partikel mit einem Durchmesser um 50 nm. Ihre Bezeichnung geht auf ihr Verhalten in der präparativen Ultrazentrifuge zurück. Die Biosynthese der VLDL erfolgt in der Leberzelle. Dort werden die Partikel im Golgi-Apparat zusammengestellt, dann in Sekretgranula gespeichert und schließlich in großer Menge von der Leberzelle ins Blut abgegeben. Ihr Abbau durch Lipoproteinlipase am Kapillarendothel und die Aufnahme der freigesetzten Fettsäuren durch Adipozyten erfolgt ähnlich wie bei den Chylomikronen (s. oben). Die im Blut verbleibenden Anteile der VLDL liegen als „intermediate density lipoproteins" (IDL) und schließlich als „low density lipoproteins" (LDL) vor.

Die Fettsäuren treten also auf ihrem Weg vom Blut zu den Fettzellen durch das Kapillarendothel, die Basalmembran, Bindegewebesubstanz und das Plasmalemm der Fettzelle hindurch. Weniger genau ist bisher der Weg der Fettsäuren im Zytoplasma der Fettzellen bis zum Fetttropfen hin bekannt.

**Freisetzung** (Abb. 8.3). Die Freisetzung von gespeichertem Fett steht *unter dem regulatorischen Einfluß von Hormonen.*

*Katecholamine.* Wirksam sind Adrenalin und Noradrenalin, die die lipolytische Spaltung von Triacylglycerinen beschleunigen und die Fettsäureabgabe aus dem Fettgewebe steigern. Noradrenalin wird von den die Gefäße begleitenden sympathischen Nerven abgegeben (s. oben), das, da Synapsen fehlen, per Distanz (Diffusion) auf die univakuoläre Fettzelle wirkt.

*Andere Hormone.* Ähnlich wie Katecholamine, also lipolytisch, wirken adrenokortikotropes Hormon (ACTH), $\beta$-Melanozyten stimulierendes Hormon (MSH), Thyroidea stimulierendes Hormon (TSH), Wachstumshormon (STH), Vasopressin und Glukagon. Die Wirkung der aufgezählten Hormone ist jedoch beim Menschen relativ schwach.

Dagegen wirkt ***Insulin*** stark antilipolytisch. Es ist ein Antagonist der Katecholamine, da es die Freisetzung von Fettsäuren aus dem Fettgewebe hemmt.

**Hinweis.** Insulin hat prinzipiell auch noch andere Wirkungen auf den Fettstoffwechsel; es aktiviert die Lipoproteinlipase (damit Steigerung des Angebots an Fettsäuren, s. unten) und fördert die Glukoseaufnahme durch die Fettzellen (und damit die Lipogenese aus Glukose); insofern wirkt Insulin lipogenetisch. Doch scheint dieser Weg unter normalen Umständen keine große Rolle zu spielen, da der Fettsäurebedarf in der Regel aus dem Nahrungsfett gedeckt wird; er gewinnt an Bedeutung bei Kohlenhydratüberernährung.

Für die lipolytisch wirkenden Hormone verfügen Fettzellen an ihrer Oberfläche über *Rezeptoren*, die die Hormone spezifisch binden und eine Aktivierung des Adenylatzyklasesystems vermitteln, die zum Anstieg des intrazellulären Cyclo-AMP-Spiegels führt (S. 138): durch zyklisches AMP wird eine Proteinkinase aktiviert, die ihrerseits durch einen Transfer von Phosphatgruppen eine hormonsensitive Lipase in die aktive Form überführt. Die aktivierte Lipase hydrolisiert die an der Oberfläche der Fetttropfen gelegenen Triacylglycerinmoleküle. Die von den Fettzellen abgegebenen unlöslichen Fettsäuren werden an Albumin gebunden, gelangen ins Blut und werden anderen Geweben des Körpers zugeführt. Das leicht lösliche Glycerin bleibt ungebunden und wird von der Leber aufgenommen.

**Zusammengefaßt** bedeutet dies folgendes:
- Fettzellen sind metabolisch sehr aktiv; ständig laufen Lipogenese und Lipolyse nebeneinander ab (Halbwertszeit für den Fettumsatz im Depotfett 2–3 Wochen);
- die Regulation der metabolischen Aktivität der Fettzellen ist vor allem dem Wechselspiel zwischen lipolytisch (Katecholamine, Glukagon) und antilipolytisch (Insulin) wirksamen Hormonen unterworfen. Hinzu kommt die durch Noradrenalin vermittelte Lipolyse durch das sympathische Nervensystem.

**Bei Nahrungsentzug** kommt es zu einer Steigerung der Durchblutung und des Stoffwechsels des Fettgewebes. In den Fettzellen nimmt nach 24 h die Zahl der mikropinozytotischen Bläschen zu (Abb. 8.5), nach 48 h vermindert sich die Größe der Fetttropfen und nach 72 h werden die Fettzellen multivakuolär (dies entspricht möglicherweise dem multivakuolären Stadium während der Fettzellentwicklung, s. oben). Bei fortdauerndem Fasten verliert das univakuoläre Fettgewebe fast vollständig sein Fett und wandelt sich in ein Gewebe um, das aus vielgestaltigen oder spindelförmigen Fettzellen mit nur wenigen Fetttropfen („serösen Fettzellen") besteht. Diese Zellen verharren in diesem Zustand und werden *nicht* zu Fibroblasten oder anderen Bindegewebezellen. Vielmehr ist der Vorgang der Entspeicherung reversibel.

Der Abbau von Fett bei Hunger erfolgt nicht im ganzen Körper gleichzeitig. Zunächst werden die subkutanen, mesenterialen retroperi-

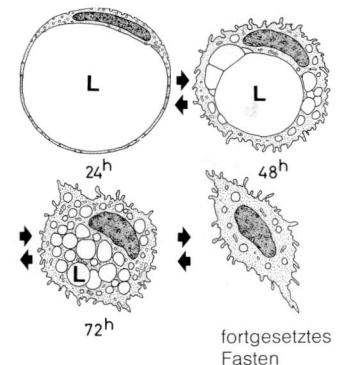

24$^h$    48$^h$

72$^h$    fortgesetztes
Fasten

**Abb. 8.5.** Veränderungen von Fettzellen beim Fasten. Nach 24 h nimmt die Zahl der mikropinozytotischen Bläschen zu, nach 48 h wird der große Fetttropfen kleiner und es treten zahlreiche kleine Fetttropfen auf, nach 72 h liegt ein multivakuoläres Stadium vor. Beim Fortsetzen des Fastens wandeln sich die Zellen in „seröse Zellen" um. [Nach Krstić RV (1984) Illustrated encyclopedia of human histology. Springer, Berlin Heidelberg New York Tokyo]

tonealen Speicher mobilisiert; das hier gelegene Fett ist überwiegend
– **Speicherfett**.
Dagegen widersteht das Fettgewebe an den Handflächen und Fußsohlen auch langen Hungerperioden; es wird als
– **Baufett** bezeichnet.

## 8.2.2 Multivakuoläres Fettgewebe

Multivakuoläre Fettzellen sind in der Regel epithelial angeordnet. Sie bilden Lappen, die durch Bindegewebe deutlicher gegeneinander abgesetzt sind als beim univakuolären Fettgewebe.

**Differentialdiagnostischer Hinweis**. Differentialdiagnostisch ist zwischen multivakuolärem Fettgewebe und Nebennierenrinde zu unterscheiden.

Multivakuoläres Fettgewebe fällt durch seine Eigenfarbe auf und wird deswegen auch als **braunes Fettgewebe** bezeichnet. Dies geht

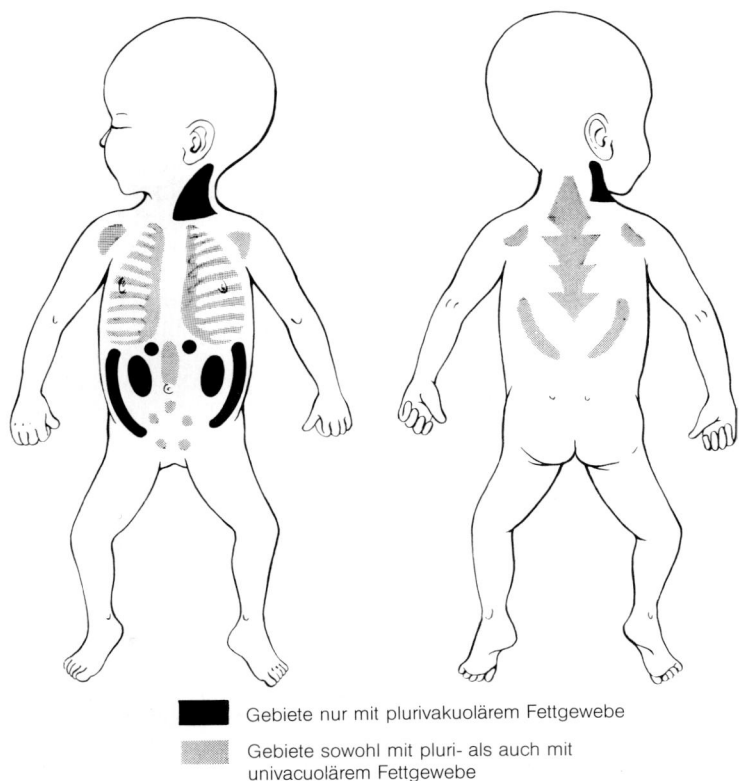

■ Gebiete nur mit plurivakuolärem Fettgewebe

▨ Gebiete sowohl mit pluri- als auch mit univacuolärem Fettgewebe

**Abb. 8.6.** Verteilung des plurivakuolären Fettgewebes im menschlichen Fetus. **Schwarz** Gebiete mit plurivakuolärem Fettgewebe. **Grau** Gebiete mit gemischt pluri- und univakuolärem Fettgewebe. [Modifiziert, neu gezeichnet und reproduziert mit Erlaubnis von Merklin RJ (1974) Growth and distribution of human fetal brow fat. Anat Rec 178: 637]

weitgehend auf die reichliche Kapillarisierung und den Zytochromgehalt der vielen Mitochondrien im Zytoplasma der multivakuolären Fettzellen zurück.

Im Gegensatz zum univakuolären Fettgewebe, das im ganzen Körper vorhanden ist, ist braunes Fettgewebe nur in wenigen Körperregionen nachzuweisen (Abb. 8.6), z.B. in der Nachbarschaft der Schilddrüse, an der A. carotis, am Nierenhilus, in der Axilla, im Nacken. Beim Säugling, bei dem es 2–5% des Körpergewichtes betragen kann, ist es umfangreicher als beim Erwachsenen.

**Hinweis**. Bei Ratten und verschiedenen anderen Säugern findet sich multivakuoläres Fettgewebe hauptsächlich am Schultergürtel. Bei winterschlafenden Tieren wird das braune Fettgewebe – unzutreffend – als Winterschlafdrüse bezeichnet.

Multivakuoläres Fettgewebe wird nach der Geburt nicht mehr gebildet. Eine Umwandlung von braunem in weißes Fettgewebe kann beim Menschen nicht ausgeschlossen werden.

### Histologie

Multivakuoläre Fettzellen sind polygonal und kleiner (Durchmesser 15–25 µm) als die des univakuolären Fettgewebes. Ihr Zytoplasma enthält viele Fetttröpfchen verschiedener Größe (Abb. 8.7) und zahlreiche, auf Querschnitten runde Mitochondrien mit langen Cristae. Rauhes oder glattes endoplasmatisches Retikulum ist nur spärlich vorhanden. Untereinander sind die braunen Fettzellen durch Gap junctions verbunden.

Braunes Fettgewebe ist reich kapillarisiert und verfügt über mehr Nerven als weißes Fettgewebe. Im Gegensatz zum weißen Fettgewebe bilden im braunen Fettgewebe myelinfreie Axone sympathischer Neurone mit den Fettzellen Synapsen.

### Histophysiologie

Beim Menschen ist die funktionelle Bedeutung des multivakuolären Fettgewebes gering. Allenfalls kann es in den ersten Monaten des postnatalen Lebens helfen, Neugeborene durch Wärmebildung vor Kälte zu schützen.

Besser wird die Histophysiologie des multivakuolären Fettgewebes bei winterschlafenden Tieren verstanden. Dort werden am Ende der Winterschlafperiode durch Noradrenalin über synaptische Rezeptoren das Adenylatzyklasesystem und damit die hormonempfindliche Lipase in braunen Fettzellen aktiviert. Diese bewirkt eine Hydrolyse der Triacylglycerine in Fettsäuren und Glycerin. Sauerstoffverbrauch und Wärmebildung nehmen zu, die Gewebetemperatur steigt, da die durch Oxidation der Fettsäuren freigesetzte Energie hauptsächlich als Wärme auftritt und nicht zur Synthese von ATP verwendet wird (Entkoppelung der oxidativen Phosphorylierung). Das auf diese Weise im braunen Fettgewebe aufgewärmte Blut gelangt in den Kreislauf und erhöht die Körpertemperatur, außerdem steht ein Teil der freigewordenen Fettsäuren dem Stoffwechsel der anderen Organe zur Verfügung.

**Hinweis**. Hunger führt bei braunem Fettgewebe – anders als beim weißen Fettgewebe – nicht zur Entspeicherung.

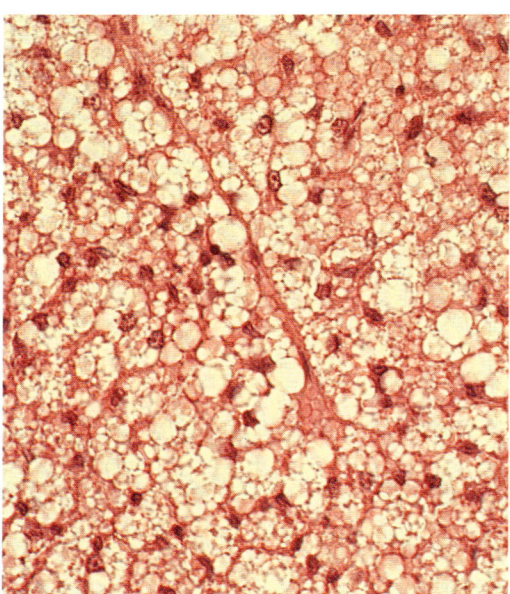

**Abb. 8.7.** Mikrophotographie eines multivakuolären Fettgewebes (braunes Fettgewebe). Jede einzelne Fettzelle enthält zahlreiche kleine Fetttropfen. H.E. Vergr. 320fach. (Aufnahme Neiss W.)

# 9 Knorpel

Knorpel gehört zu den Binde- und Stützgeweben. Er zeichnet sich aus durch
- *Druckelastizität*, die
- *Fähigkeit, Gewicht zu tragen, zu stützen* und *Gleiten* zu ermöglichen, sowie durch
- *formgebende Wirkung*.

Außerdem ist Knorpel
- *schneidbar*.

**Druckelastizität** bedeutet, daß Knorpel in Grenzen bei Druck und Zug verformbar ist. Beim Nachlassen dieser Kräfte kehrt er wieder in seine Ausgangsform zurück.

**Gewicht zu tragen,** ohne zu zerreißen, wird dem Knorpel z. B. an Gelenkoberflächen durch Gewichtsverteilung möglich. Außerdem stützt Knorpel Gewebe und ermöglicht durch seine glatten Oberflächen in Gelenken das Gleiten von Skeletteilen gegeneinander.

Die **formgebende Wirkung** von Knorpel spielt v. a. bei der Knochenentwicklung eine Rolle. Knorpel ist nämlich der Vorläufer von Knochen (S. 204). Später ist Knorpel für das Wachstum von Röhrenknochen wichtig (S. 210).

Die **Schneidbarkeit** des Knorpels geht auf die Interzellularsubstanz zurück, die – im Gegensatz zum Knochen – nur aus organischem Material besteht.

*Morphologisch* ist Knorpel durch
- **Knorpelzellen (Chondrozyten)** und
- **charakteristische Interzellularsubstanzen**

gekennzeichnet.

**Chondrozyten.** Die Chondrozyten liegen in Knorpelhöhlen. Sie werden von Interzellularsubstanz umgeben, die von den Knorpelzellen synthetisiert wird.

**Interzellularsubstanz.** An diese sind die funktionellen Eigenschaften des Knorpels gebunden (s. oben) – v. a. seine Druckelastizität. Außerdem bedingen Unterschiede im Aufbau der Interzellularsubstanz das Vorkommen verschiedener Knorpelarten.

**Ernährung.** Knorpel gehört zu den wenigen gefäßfreien Geweben des Körpers. Seine Ernährung erfolgt durch Diffusion aus den Kapillaren des umgebenden Bindegewebes oder in Gelenken von der Synovia aus. An einigen Stellen ziehen Blutgefäße, die der Ernährung anderer Gewebe dienen, durch Knorpel hindurch. Insgesamt ist Knorpel ein bradytrophes Gewebe. Knorpel hat auch keine Lymphgefäße und keine Nerven.

**Hinweis.** Die kapillarfreien Gebiete des Knorpels entstehen dadurch, daß sich während der Entwick-

**Tabelle 9.1.** Vergleich der Knorpelarten

|  | Hyaliner Knorpel | Elastischer Knorpel | Faserknorpel |
|---|---|---|---|
| Lage der Chondrozyten | Isogene Gruppen (bis zu 10 Zellen) | Einzeln oder in kleinen Gruppen | Kleine Gruppen |
| Grundsubstanz | Reichliche Matrix, überwiegend Typ-II-Kollagen | Reichlich Matrix, elastische Fasern, Typ-II-Kollagen | Wenig Matrix, sehr viele Kollagenfasern, Typ-I-Kollagen |
| Eigenschaften | Druckelastisch | Elastisch | Wenig elastisch |
| Ort des Vorkommens, Beispiele | Rippenknorpel, Gelenkknorpel, Trachealknorpel, Nasenknorpel, Kehlkopf: Cartilago thyroidea Cartilago cricoidea | Ohrknorpel Kehlkopf Cartilago epiglottica | Symphyse, Discus intervertebralis, Gelenkknorpel: Kiefergelenk |

lung vorhandene Kapillaren zurückbilden und später Gefäßbildungen verhindert werden.

## 9.1 Knorpelarten

Zu unterscheiden sind 3 Knorpelarten (Tabelle 9.1):
- **Hyaliner Knorpel**. Dies ist die häufigste Knorpelart. Die Matrix dieses Knorpels enthält in unterschiedlicher Menge Kollagenfasern.
- **Elastischer Knorpel**. In der Grundsubstanz kommen außer Kollagenfasern viele elastische Fasern vor.
- **Faserknorpel**. Die Interzellularsubstanz ist sehr dicht und besteht hauptsächlich aus einem Flechtwerk grober Kollagenfasern.

Umgeben wird Knorpel von **Perichondrium** (Abb. 9.1). Hierbei handelt es sich um Bindegewebe, das nahezu überall Knorpel bedeckt (Ausnahme: freie Oberfläche der Gelenkknorpel), eng mit ihm verbunden ist und kontinuierlich in die Knorpelgrundsubstanz übergeht.

### 9.1.1 Hyaliner Knorpel

Hyaliner Knorpel (Abb. 9.1) ist die häufigste Knorpelart. In frischem Zustand ist hyaliner Knorpel bläulich-weiß und milchig durchscheinend.

**Vorkommen**. Beim Embryo bildet hyaliner Knorpel zeitweise das Skelett, wird dann aber allmählich durch Knochen ersetzt. Erhalten bleibt hyaliner Knorpel zunächst an Epiphysenfugen (zwischen Diaphyse und Epiphysen, Abb. 10.12) und dient dort hauptsächlich dem Längenwachstum des Knochens (S. 210). Auf die Dauer bleibt hyaliner Knorpel an Gelenkflächen (Gelenkknorpel) erhalten. Außerdem kommt hyaliner Knorpel beim Erwachsenen in den Wänden der Luftwege (z. B. Trachea, Bronchi) und am ventralen Rippenansatz vor.

### Chondrozyten

Knorpelzellen sind rings von Knorpelgrundsubstanz (s. unten) umgeben, sie liegen in **Knorpelhöhlen**. Junge Chondrozyten sind meist abgeflacht, reife sind rund, ältere häufig hypertrophiert und groß. Diese Abfolge kann in manchen Knorpelgebieten unmittelbar beobachtet werden. Insbesondere haben in der Peripherie des hyalinen Knorpels die Chondrozyten elliptische Form, wobei ihre Längsachsen parallel zur Oberfläche verlaufen. Mehr zur Mitte hin sind sie rund und können Gruppen bis zu 8 Zellen bilden (Abb. 9.1). Entstanden sind die Knorpelzellgruppen durch Mitosen aus

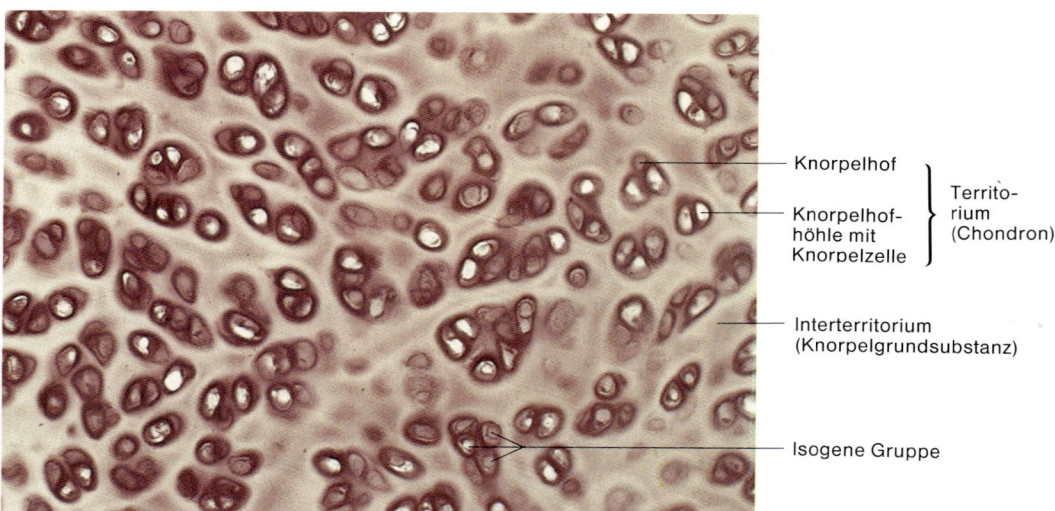

Knorpelhof

Knorpelhofhöhle mit Knorpelzelle

} Territorium (Chondron)

Interterritorium (Knorpelgrundsubstanz)

Isogene Gruppe

**Abb. 9.1.** Hyaliner Knorpel. Die Knorpelzellen liegen überwiegend in isogenen Gruppen zusammen. Umgeben werden die Chondrozyten von einem Knorpelhof mit erhöhtem Proteoglykananteil (vermehrte Basophilie). Knorpelzellen und Knorpelhof bilden die Territorien, die dazwischenliegende Grundsubstanz die Interterritorien. HE-Färbung. Vergr. 200fach

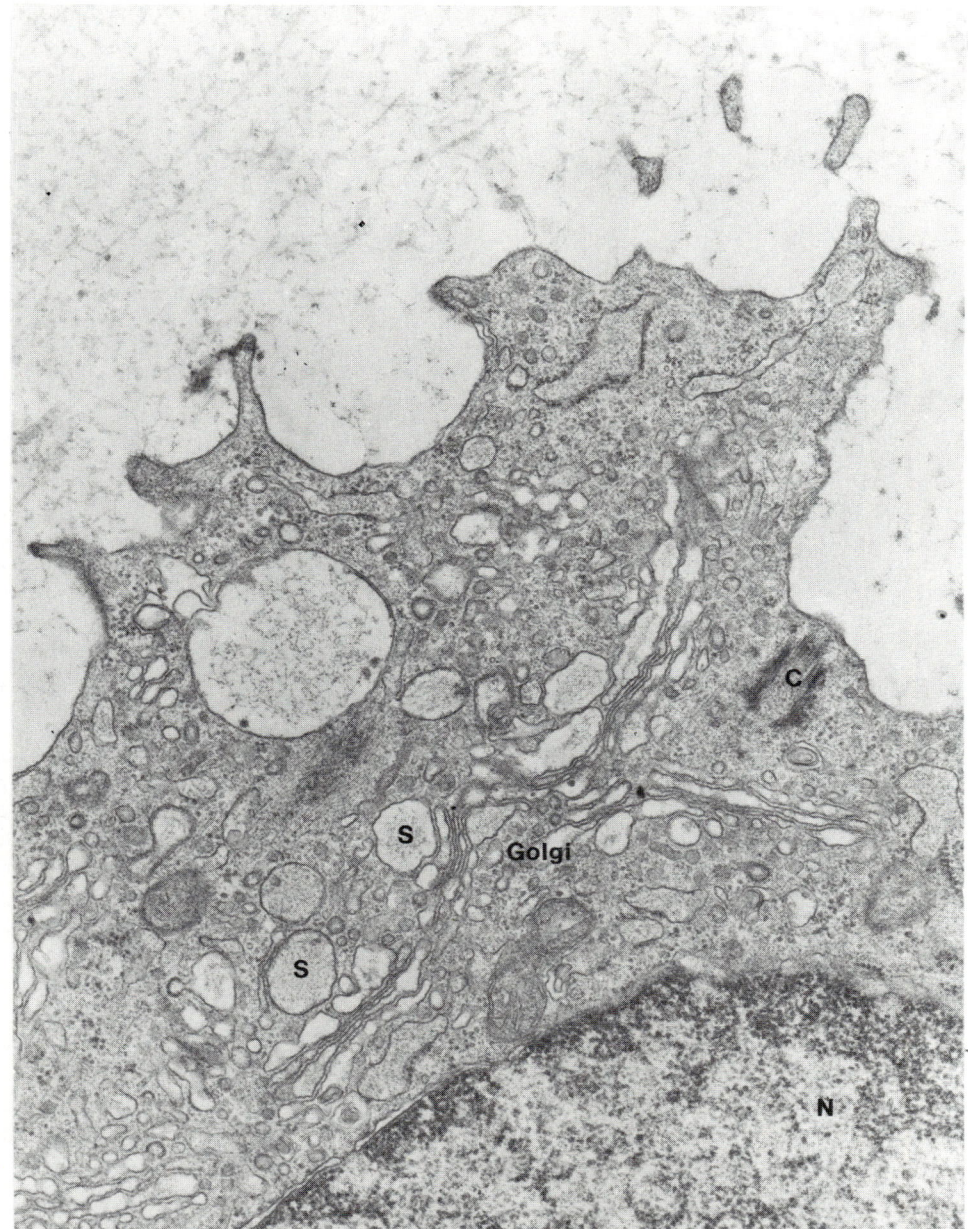

**Abb. 9.2.** Elektronenmikroskopische Ausschnittsaufnahme eines jungen Chondrozyten vom hyalinen Knorpel der Trachea. Die Oberfläche des Chondrozyten ist durch Vorwölbungen und Einfaltungen vergrößert, wodurch der Stoffaustausch zur Umgebung verbessert wird. In der Nähe des Golgi-Komplexes kommen sekretorische Vakuolen *(S)* vor *(C* Zentriole, *N* Anschnitt des Zellkerns). Verkleinert von 37.000fach. (Freundlichst überlassen von Weinstock M.)

1 Chondrozyten; sie werden deswegen als **isogene Gruppen** bezeichnet. Als Besonderheit ordnen sich Chondrozyten im Epiphysenknorpel in Reihen an (Abb. 10.15, S. 207).

Die Chondrozyten bzw. Chondrozytengruppen füllen die Knorpelhöhlen vollständig aus. Dabei zeigen die Oberflächen der Zellen zahlreiche feine Einziehungen und Protrusionen –

nur elektronenmikroskopisch sichtbar (Abb. 9.2) –, die bei jungen Chondrozyten größer und häufiger sind als bei älteren. Es handelt sich um Oberflächenvergrößerungen, die den Stoffaustausch zum extrazellulären Medium erleichtern dürften. Dies ist für die Ernährung dieser weitab vom Blutstrom gelegenen Zellen wichtig.

**Hinweis.** Im histologischen Schnitt haben sich die Chondrozyten häufig von ihrer Knorpelkapsel (s. unten) gelöst und eine unregelmäßige Form angenommen. Hierbei handelt es sich um ein Artefakt, das bei der histotechnischen Vorbehandlung des Gewebes entstanden ist.

Chondrozyten sind organellenreich, v. a. kommen viel RER und große Golgi-Komplexe vor (Abb. 9.2). Dies weist auf hohe Aktivität dieser Zellen in der Protein- und Kohlenhydratsynthese hin. Tatsächlich produzieren Chondrozyten große Mengen von Proteoglykanen und Typ-II-Kollagen. Außerdem sind für reife Chondrozyten Glykogen und z. T. sehr große Fetttropfen charakteristisch; dies dürfte mit der besonderen Stoffwechselsituation dieser Zellen zusammenhängen, die durch Diffusion von Nährstoffen über weitere Strecken ernährt werden müssen.

**Histophysiologische Hinweise.** Durch das Fehlen von Blutkapillaren – sie enden im Perichondrium – ist die Sauerstoffspannung im Knorpel gering. Hiermit hängt zusammen, daß in den Knorpelzellen Glukose hauptsächlich durch anaerobe Glykolyse umgesetzt wird und als Endprodukt Milchsäure entsteht. Für den Transport der Nährstoffe und Stoffwechselprodukte durch die Knorpelgrundsubstanz hindurch steht das Lösungswasser der Matrix zur Verfügung (s. unten).

**Wirkung von Vitaminen und Hormonen.** Vitamin A stimuliert die Reifung des Knorpels an den Epiphysenfugen des wachsenden Knochens. Vitamin C ist für die Synthese und Erhaltung der Kollagenfasern und der Knorpelgrundsubstanz erforderlich. Vitamin D fördert die Verkalkung von Knorpel. Hormone beeinflussen besonders die Synthese sulfatierter Glykosaminoglykane. Wachstumshormon (Somatotropin, STH), Thyroxin und Testosteron beschleunigen den Knorpelaufbau; Kortison, Hydrokortison und Östradiol verzögern ihn.

## Knorpelgrundsubstanz

Die Knorpelgrundsubstanz (Matrix, Interzellularsubstanz) besteht zu etwa 60–70% aus **Was-**

ser; die **Trockensubstanz** setzt sich zu etwa je 40–50% aus
– *Glykanen* und
– *Kollagen*
sowie etwa 10% Mineralien zusammen.
Als Glykane treten
– *Hyaluronsäure* sowie
– *Proteoglykosaminoglykane* auf.

*Hyaluronsäure* liegt als extrem langes, unverzweigtes, aus Disaccharideinheiten zusammengesetztes Makromolekül vor (Abb. 9.3).

*Proteoglykane* setzen sich jeweils aus einem gestreckten zentralen Protein (Proteinkern, Molekulargewicht 250.000–300.000) zusammen, von dem zahlreiche unverzweigte Glykosaminoglykanketten (Chondroitin-4-sulfat, Chondroitin-6-sulfat, Keratansulfat) ausgehen. Ein solches Proteoglykanmonomer erreicht ein Molekulargewicht von $1,5 – 2,5 \cdot 10^6$. In ihrer Struktur sind die Proteoglykane des Knorpels Flaschenbürsten vergleichbar, deren Stiel von einem Protein und deren Borsten von Polysaccharidketten gebildet werden (Abb. 9.3).

Die nichtkovalente *Verknüpfung zwischen Hyaluronsäure und Proteoglykanmolekülen* wird durch ein „link protein" vermittelt. Bis zu 140 Proteoglykanmoleküle können mit einem zentralen Hyaluronsäurestrang verbunden sein, so daß ein komplettes Proteoglykan-Hyaluronsäure-Aggregat ein Molekulargewicht von bis zu $100 \cdot 10^6$ erreichen kann (Abb. 9.3).

**Histophysiologischer Hinweis.** Funktionell ist entscheidend, daß alle Zuckermoleküle in den Keratan- und Chondroitinsulfatketten negative elektrische Ladungen tragen. Um die Ladungen formieren sich Wassermoleküle zu einer mehrschichtigen Hydrathülle, die u. a. dem Stofftransport dient. Auf dieses hohe Wasserbindungsvermögen geht aber auch die Druckelastizität des Knorpelgewebes zurück. Bei Druck von außen wird das Wasser von den Ladungszentren der Sulfat- und Karboxylgruppen z. T. verdrängt. Dadurch kommen sich die negativen Ladungen dieser Gruppen näher, und die wachsenden Abstoßungskräfte wirken einem weiteren Zusammendrücken entgegen. Läßt der Druck nach, kehrt das Wasser zu den Ladungszentren zurück.

**Kollagen** ist in die amorphe Grundsubstanz eingebettet. Im wesentlichen handelt es sich um feine Fibrillen des Typ-II-Kollagens (S. 155).

*Typ-II-Kollagen* besteht aus 3 gleichen $\alpha_1$-Typ-II-Ketten ($[\alpha_1 (II)]_3$). Es ist durch das Vorkommen von viel Hydroxylysin gekennzeichnet, einer Aminosäure, die die Tropokollagenmoleküle der Fibrillen untereinander verknüpft und auch Disaccharide bindet.

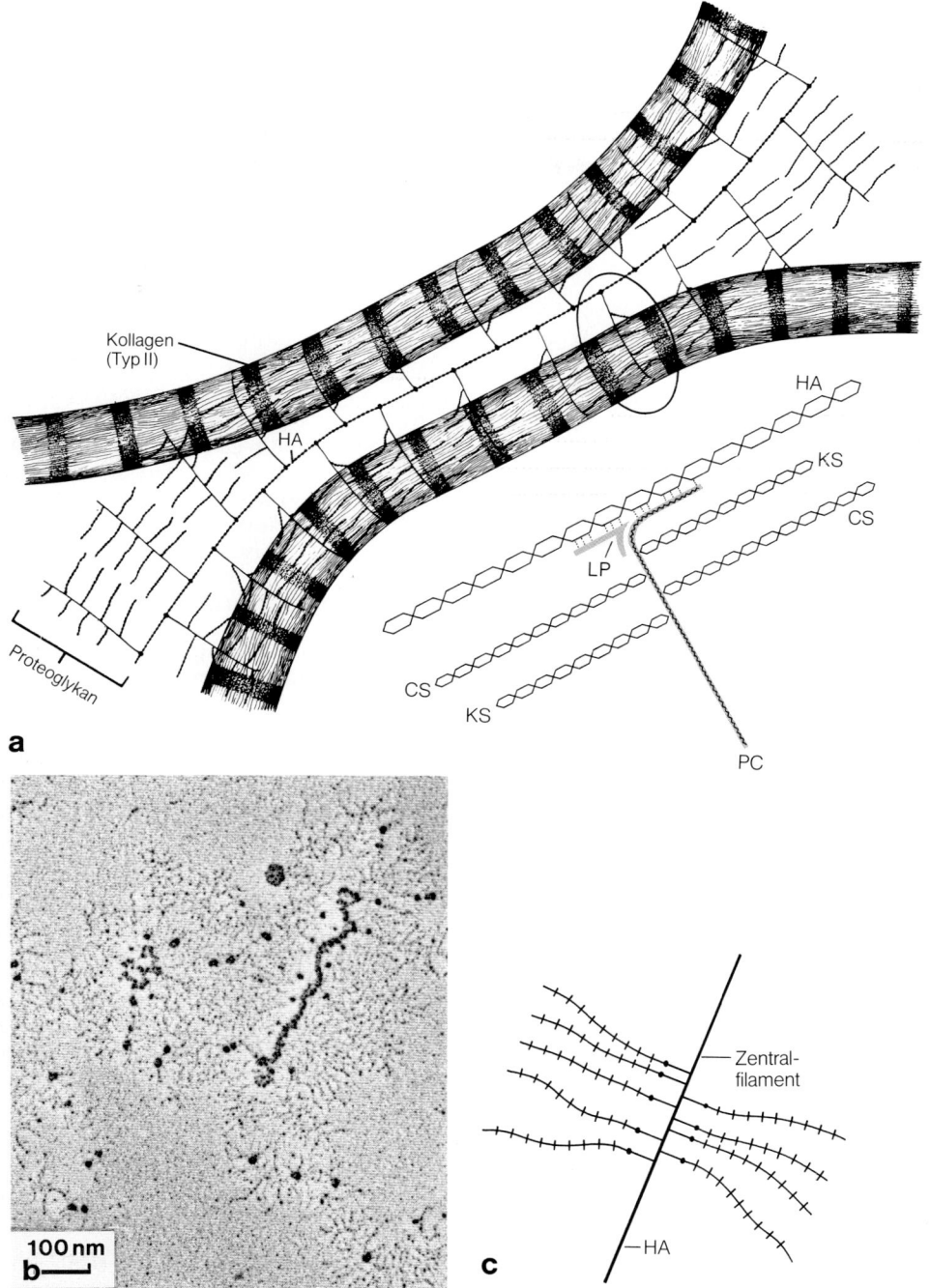

**Abb. 9.3 a–c.**  **a** Hypothetisches Schema der molekularen Organisation der Knorpelgrundsubstanz. Bindungsproteine (*LP* „link protein") verbinden das Proteinzentrum (*PC* „core protein") der Proteoglykane mit linearen Hyaluronsäuremolekülen *(HA)*. Die Chondroitinsulfat- oder Keratansulfatseitenketten *(CS)* der Proteoglykane sind über elektrostatische und Wasserstoffbrückenbindungen mit Kollagenfibrillen verbunden und bestimmen die Festigkeit der Matrix. **b** Elektronenmikroskopische Aufnahme einer gespreiteten Proteoglykaneinheit aus der Knorpelgrundsubstanz (Aufnahme: Mögelin, M.) **c** Skizze zu b. Intensiv angefärbt ist ein Zentralfilament, das durch Interaktionen von HA, HA bindende Regionen und LP gebildet wird

**Hinweis.** Im histologischen Routinepräparat sind die Kollagenfibrillen im hyalinen Knorpel nicht zu erkennen; sie sind maskiert, da Kollagen den gleichen Brechungsindex hat wie die umgebende amorphe Interzellularsubstanz. Die Kollagenfibrillen im hyalinen Knorpel lassen sich jedoch im Polarisationsmikroskop sichtbar machen, wenn Polarisator und Analysator gekreuzt sind (einachsig positive Doppelbrechung der Kollagenfasern, S.151). Mit dieser Methode kann auch der Verlauf der Kollagenfibrillen verfolgt werden. Ferner ist es möglich, wenn auch schwierig, Kollagenfibrillen nach Behandlung von Knorpel mit Trypsin oder Hyaluronidase darzustellen. Gut können dagegen Kollagenfasern im hyalinen Knorpel elektronenmikroskopisch erfaßt werden.

Im hyalinen Knorpel kommt aber auch Typ-I-Kollagen (S.155) vor, wenn auch wesentlich weniger häufig. Die Typ-I-Kollagenfasern bilden dann gröbere Bündel, v.a. im Gelenkknorpel.

**Histophysiologischer Hinweis.** Für die mechanischen Eigenschaften des hyalinen Knorpels spielt der Verlauf der Kollagenfasern in der Grundsubstanz eine wichtige Rolle. Sie bilden ein funktionsgerechtes trajektorielles System, das den jeweiligen Anforderungen angepaßt ist. Grundsätzlich bilden die Kollagenfasern in jedem hyalinen Knorpel ein Schachtelsystem, insofern die Chondrone einzeln und außerdem jeweils mehrere gemeinsam von Kollagenfibrillen umwickelt werden. Die die Chondrone umfassenden Fasern gehen im Trachealknorpel in gröbere S-förmige Fasern, im Epiphysenknorpel des Kniegelenks in bogenförmige Fasern über. In jedem Fall kommt es unter der Knorpeloberfläche zu einer Faserverdichtung. Hier werden die bei Belastung entstehenden Druck- und Zugspannungen aufgefangen. Insgesamt besitzt der hyaline Knorpel eine erhebliche Zugfestigkeit, reversible Biegsamkeit (Rippenknorpel und Brustatmung) und ist druckelastisch (Gelenkknorpel).

**Regionale Unterschiede.** Im einzelnen nehmen auf die Festigkeit des hyalinen Knorpels der relative Anteil der verschiedenen Kollagene, Hyaluronsäure sowie das Verhältnis von Keratansulfat zu Chondroitinsulfat Einfluß. Dies führt dazu, daß nicht jeder hyaline Knorpel die gleiche Festigkeit hat. Außerdem kommen orts- und altersabhängige Unterschiede vor.
Eine Sonderstellung nimmt der **Knorpelhof** (Abb.9.4) ein. Hierbei handelt es sich um die Knorpelgrundsubstanz, die den Knorpelzellen anliegt. Dieses Gebiet ist v.a. reich an Glykosaminoglykanen, enthält aber nur wenig Kollagen. Außerdem kommt hier ein Glykoprotein vor, das als **Chondronektin** bezeichnet wird. Es handelt sich um Makromoleküle, die dazu beitragen, die Knorpelzellen an das Grundsubstanzkollagen zu befestigen.

**Hinweis.** Histochemisch fällt der Knorpelhof gegenüber der übrigen Interzellularsubstanz durch intensive Basophilie, Metachromasie und verstärkte PAS-Reaktion auf (Abb.9.1).

Die Wandung der Knorpelhöhle selbst ist die **Knorpelkapsel.** In der Regel umschließt ein Knorpelhof mehrere (isogene) Knorpelzellen. Knorpelhof mit Knorpelkapsel und Knorpelzellen werden als **Territorien** oder **Chondrone** bezeichnet. Zwischen den Territorien befinden sich die weniger intensiv basophilen **Interterritorien.**

**Klinischer Hinweis.** Knorpel neigt mehr als andere Gewebe zu degenerativen Veränderungen. Am häufigsten kommt es zu Kalkeinlagerungen in der Grundsubstanz. Als Folge werden die Chondrozyten größer, ihr Volumen nimmt zu und sie gehen zugrunde. – Verkalkungen in der Knorpelgrundsubstanz spielen aber auch während der Knochenentwicklung eine Rolle (S.204).

## Perichondrium

Mit Ausnahme des Gelenkknorpels sind alle hyalinen Knorpel von einem dichten Bindegewebe, dem **Perichondrium,** umgeben (Abb.9.4). Dieses ist für das Wachstum und für die Erhaltung des Knorpels wichtig. Das Perichondrium ist reich an Kollagenfasern (Kollagentyp I) und enthält Zellen, die Fibroblasten ähneln. Besonders zellreich ist das Perichondrium an der Knorpeloberfläche (*Stratum cellulare*). Manche Autoren halten hier gelegene Zellen (präsumptive chondrogene Zellen) für Fibroblasten, andere nehmen an, daß es sich um undifferenzierte Mesenchymzellen handelt, die sich direkt zu Chondroblasten differenzieren können. Der knorpelfernere Teil des Perichondriums wird wegen der größeren Faseranteile als *Stratum fibrosum* bezeichnet.

## Entwicklung von Knorpel

Knorpel entwickelt sich aus dem Mesenchym. Als erstes runden sich die Mesenchymzellen ab und ziehen ihre protoplasmatischen Fortsätze ein, dann teilen sie sich vielfach und bilden dichte Ansammlungen. Die so entstandenen Zellen werden als **Chondroblasten** bezeichnet; sie haben ein ribosomenreiches, basophiles Zytoplasma. Anschließend nehmen diese Zellen die Synthese von Interzellularsubstanz auf, die sie nach allen Seiten hin abgeben. Mit fortschreitender Anreicherung von Interzellular-

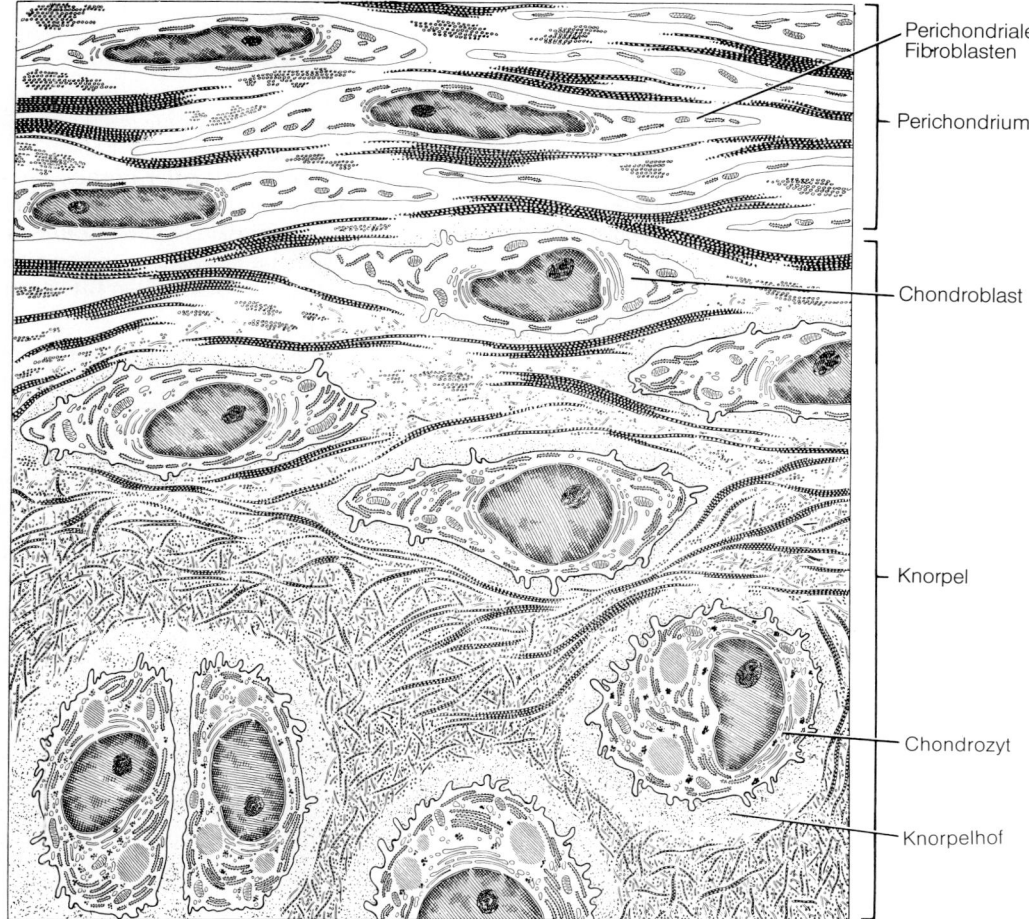

**Abb. 9.4.** Schema der Übergangszone zwischen Perichondrium und hyalinem Knorpel. Bei der Umwandlung der Perichondriumzellen in Chondrozyten runden sich die Zellen ab, und ihre Oberfläche wird unregelmäßig. Die Knorpelgrundsubstanz enthält zahlreiche feine Kollagenfibrillen; frei bleibt jedoch die Umgebung der Chondrozyten, wo die Grundsubstanz v. a. aus Proteoglykanen besteht. Diese Region wird als Knorpelhof bezeichnet

substanz rücken die Zellen auseinander. Insgesamt schreitet die Differenzierung des Knorpels von innen nach außen fort. Dadurch haben während der Chondrogenese die mehr zentral gelegenen Zellen bereits die Charakteristika von Chondrozyten, während die peripheren noch typische Chondroblasten sind. Das oberflächliche Mesenchym gestaltet sich schließlich zum Perichondrium mit Fibroblasten um.

**Knorpelwachstum**

Beim Knorpelwachstum spielen 2 Vorgänge eine Rolle:

– das **interstitielle Wachstum**; hierbei kommt es zu einer mitotischen Vermehrung bereits vorhandener Chondrozyten;
– das **appositionelle Wachstum**; in diesem Fall entstehen neue Zellen durch Differenzierung aus perichondrialen Zellen.

In beiden Fällen synthetisieren die neugebildeten Chondrozyten Interzellularsubstanz (Kollagenfasern und amorphe Glykosaminoglykane), die sie nach allen Seiten hin abgeben.

Das **interstitielle Wachstum** erfolgt nur in der frühen Phase der Knorpelbildung (s. oben), und zwar dann, wenn die Gewebemasse durch Ausbildung von Knorpelgrundsubstanz zunimmt. Das interstitielle Wachstum beginnt

mit der Teilung der vorhandenen Chondrozyten. Die neu entstandenen Tochterzellen bleiben jeweils beieinander liegen. Sie beginnen mit der Bildung von Grundsubstanz; dabei rücken die Zellgruppen immer weiter auseinander. Der Knorpel wächst von innen heraus. Insgesamt ist das interstitielle Wachstum aber für das Knorpelwachstum weniger bedeutungsvoll und nimmt in dem Maße ab, in dem die Grundsubstanz durch die Ausbildung eines molekularen Gerüstwerkes (s. oben) fester wird. Anschließend wächst der Knorpel nur noch appositionell.

Das **appositionelle Wachstum** geht vom Perichondrium aus. Die dem Knorpel unmittelbar anliegenden Zellen teilen sich, wandeln sich in Chondroblasten um und beginnen, Interzellularsubstanz zu bilden. Zellen und umgebende Grundsubstanz werden dann in den bereits vorhandenen Knorpel einbezogen. Während des appositionellen Wachstums werden am Knorpelrand alle Übergangsformen zwischen perichondrialen Fibroblasten und Chondrozyten gefunden (Abb. 9.1 und 9.4). Der Knorpel wächst bei appositionellem Wachstum durch Zunahme von außen.

### Regressive Veränderungen

Im hyalinen Knorpel kommt es oft, insbesondere im Alter, zu regressiven Veränderungen. In der Regel beginnt dieser Prozeß mit einer Volumenzunahme und Vergrößerung der Chondrozyten, die später zugrunde gehen. In der Interzellularsubstanz treten sog. **Asbestfasern** auf. Hierbei handelt es sich um zusammengelagerte Kollagenfasern, die durch Demaskierung – wahrscheinlich durch Wasserverlust und Veränderung der Glykosaminoglykane – sichtbar werden. Dann können in den Knorpel Gefäße einwachsen und Kalkeinlagerungen entstehen, schließlich verbleibt *verkalkter Restknorpel*. Besonders häufig sind die Gelenkknorpel von diesen Veränderungen betroffen. Dies hängt damit zusammen, daß *Gelenkknorpel an ihrer freien Oberfläche kein Perichondrium* besitzen und für den Stoffaustausch nur die Gelenkflüssigkeit zur Verfügung steht. Dies reicht auf die Dauer offenbar nicht aus, um die Ernährung des Knorpels sicherzustellen.

Regressive Veränderungen spielen sich auch während der Entwicklung ab, d. h. während der enchondralen Ossifikation (Kap. 10, S. 207); hierbei verbleibt jedoch kein Restkörper, vielmehr wird der ursprünglich vorhandene Knorpel vollständig abgebaut.

### Regeneration

Geschädigter Knorpel regeneriert nur bei jungen Kindern gut, sonst schlecht und häufig unvollständig. Immer geht die Regeneration vom Perichondrium aus. So wandern bei Knorpelbrüchen Zellen des Perichondriums in den Bruch ein und bilden neuen Knorpel. Sind die zerstörten Gebiete sehr ausgedehnt – oder sehr klein –, bildet das Perichondrium statt Knorpel Narben aus dichtem Bindegewebe.

## 9.1.2 Elastischer Knorpel

Elastischer Knorpel kommt in der Ohrmuschel, in der Wand des äußeren Gehörgangs, in der Tuba auditiva, in der Epiglottis und in einigen Kehlkopfknorpeln vor.

Elastischer Knorpel ähnelt in mancher Hinsicht dem hyalinen Knorpel: Insbesondere bestehen zwischen den Chrondrozyten keine Unterschiede – wenn auch die Chondrone im elastischen Knorpel zellärmer (1–2, maximal 3 Zellen) und kleiner sind als im hyalinen Knorpel –, und beide Knorpel besitzen eine Grundsubstanz mit Kollagenfasern und -fibrillen. Zusätzlich findet sich aber in der Interzellularsubstanz des elastischen Knorpels ein reiches Netzwerk aus feinen *elastischen Fasern*. Frischer elastischer Knorpel sieht deswegen *gelb* aus. Er ist besser biegsam und dehnbarer als hyaliner Knorpel. Eine histologische Darstellung der elastischen Fasern im Knorpel ist mit Färbungen für Elastin möglich; in der Routine werden Orcein und Resorcinfuchsin verwendet (Abb. 9.5).

Elastischer Knorpel kann allein vorkommen, aber auch in Verbindung mit hyalinem Knorpel. In diesem Fall gehen beide Knorpelarten allmählich ineinander über. Wie hyaliner Knorpel wird elastischer Knorpel von einem Perichondrium umgeben und wächst hauptsächlich durch Apposition. Elastischer Knorpel ist gegen degenerative Veränderungen weniger empfindlich als hyaliner Knorpel.

## 9.1.3 Faserknorpel

Faserknorpel hat Struktureigentümlichkeiten sowohl von dichtem Bindegewebe als auch von

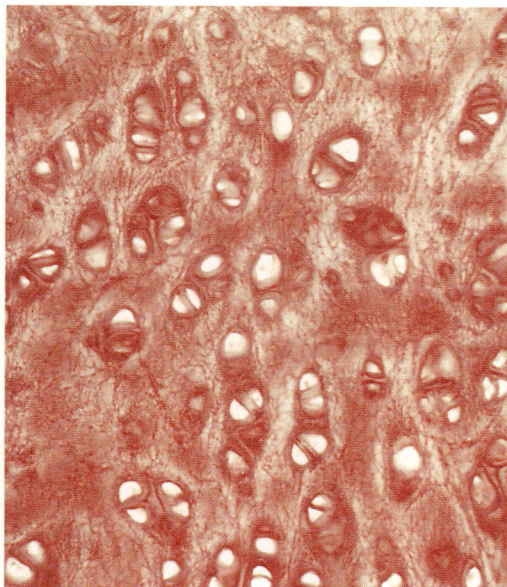

**Abb. 9.5.** Mikrophotographie eines elastischen Knorpels. Die elastischen Fasern bilden ein feines Fasernetzwerk im Interterritorium. Färbung nach Weigert. Vergr. 200fach

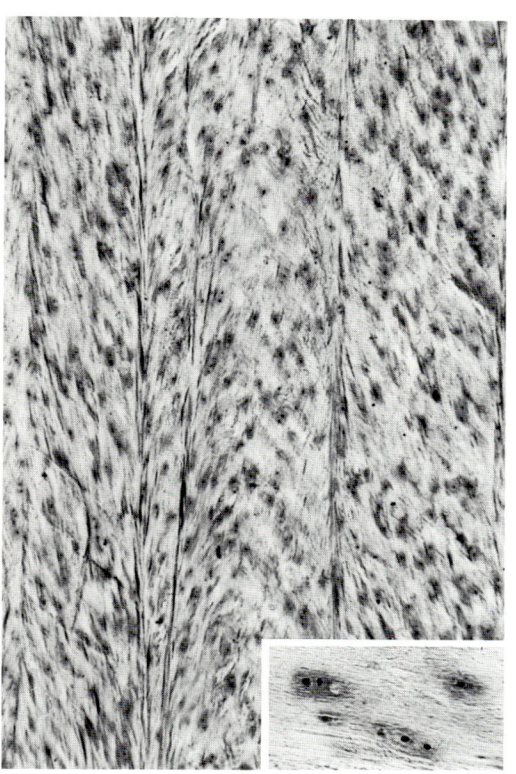

**Abb. 9.6.** Mikrophotographie eines menschlichen Discus intervertebralis. Faserknorpel. Knorpelzellen mit Knorpelhof liegen zwischen fischgrätenmusterartig angeordneten Kollagenfasern. HE-Färbung. Vergr. 120fach. *Insert* Knorpelterritorien bei stärkerer Vergrößerung. HE-Färbung. Vergr. 400fach. (Aufnahme Neiss W.)

hyalinem Knorpel. Er kommt u. a. in den Disci intervertebrales, am Knochenansatz verschiedener Bänder und in der Symphysis pubica vor. Er ist v. a. dort zu finden, wo Druckbeanspruchung von Sehnen und Bändern auftritt.

Charakteristisch für Faserknorpel sind dichte unregelmäßige Kollagenfaserbündel, zwischen denen *einzelne Knorpelzellen* oder *kleine isogene Chondrozytengruppen mit umgebendem Knorpelhof* liegen. Oft bilden die Chondrozyten längere Säulen. Die Kollagenfaserbündel sind nach der Druck- und Zugbelastung angeordnet, sie können scherengitterartig oder parallel zu den Chondrozytensäulen verlaufen. Die *Kollagenfasern* des Faserknorpels sind in der Regel kräftig und gehören zum *Typ I.* Sie sind lichtmikroskopisch leicht zu erkennen (Abb. 9.6). Färberisch-histologisch ist die Matrix des Faserknorpels azidophil, da ihr die amorphe Interzellularsubstanz des hyalinen (basophilen) Knorpels fehlt. Die Kollagenfasernetze verstärken den Knorpel, so daß er auch größeren Kräften widerstehen kann und bei Verformungen federnd bleibt.

*Faserknorpel hat kein Perichondrium,* steht aber immer eng mit dem umgebenden dichten Bindegewebe in Verbindung, in das er allmählich übergeht.

Faserknorpel entwickelt sich aus dichtem Bindegewebe dadurch, daß sich Fibroblasten zu Chondrozyten differenzieren.

### 9.1.4 Disci intervertebrales, Zwischenwirbelscheiben

Zwischenwirbelscheiben befinden sich zwischen benachbarten Wirbelkörpern, an denen sie befestigt sind. Sie haben federnde Eigenschaften und können Stöße, die die Wirbelsäule betreffen, auffangen. Außerdem schützen sie die benachbarten Wirbel vor Schäden bei Abscherungen. Zwischenwirbelscheiben bestehen aus
– einem **Anulus fibrosus aus Faserknorpel** und
– einem **gelartigen Nucleus pulposus.**
Der **Anulus fibrosus** verfügt über eine äußere dichte Bindegewebeschicht, besteht aber v. a.

aus Faserknorpel. Dieser setzt sich aus vielen Kollagenfaserschichten, die sich von Schicht zu Schicht im Winkel von 90° überkreuzen, und eingelagerten Chondronen zusammen. Histologisch weisen die Zwischenwirbel in Tangentialschnitten ein typisches *Fischgrätenmuster* auf, das auf die rechtwinklige Anordnung der Kollagenfaserbündel benachbarter Lamellen zurückgeht.

Der **Nucleus pulposus** liegt im Zentrum des Anulus fibrosus. Er leitet sich von der Chorda dorsalis ab und besteht aus wenigen runden Zellen, die in eine amorphe visköse hyaluronsäurereiche Flüssigkeit eingebettet sind. Bei Kindern ist der Nucleus pulposus groß, wird aber mit zunehmendem Alter kleiner und schließlich durch Faserknorpel ersetzt.

**Klinischer Hinweis.** Risse im Anulus fibrosus führen bei Kompression der Wirbelsäule zum Ausstoßen des flüssigen Nucleus pulposus und damit zu einer Abflachung der Zwischenwirbelscheiben. Sie kommen am häufigsten im dorsalen Teil des Anulus fibrosus vor, weil hier weniger Kollagenfaserbündel vorhanden sind. Ferner können die Zwischenwirbelscheiben ihre Lage zwischen den Wirbelkörpern verändern und sich z. B. nach dorsal auf das Rückenmark zu bewegen. Dabei kann es zur Kompression des Rückenmarks und/oder von Nervenwurzeln kommen. Die dann auftretenden starken Schmerzen und neurologischen Störungen werden häufig in den zugehörigen peripheren Innervationsgebieten wahrgenommen. Besonders häufig ist die untere Lumbalwirbelsäule von Veränderungen an Zwischenwirbelscheiben betroffen.

# 10 Knochen und Knochenverbindungen

Knochen sind die wichtigsten Bestandteile des Skeletts, sie stützen und schützen. Sie gleichen einem System aus Hebeln, die die Kräfte, die während der Kontraktion der Skelettmuskulatur entstehen, vervielfältigen und in körperliche Bewegung umsetzen. *Knochen ist fest gegen Zug, Druck, Biegung und Drehung*; er gehört zu den härtesten Geweben des menschlichen Körpers. Vergleichbaren Belastungen widerstehen nur noch die Zähne und – bis zu einem gewissen Grade – Knorpel.

Knochen hat aber auch metabolische Aufgaben. Er ist der wichtigste Kalziumspeicher des Körpers. Durch Knochenabbau und Knochenaufbau kann der Kalziumspiegel des Blutes den jeweiligen Bedürfnissen des Organismus angepaßt werden.

## 10.1 Einteilung

Makroskopisch können unterschieden werden:
– **lange Knochen**,
– **kurze Knochen**,
– **platte Knochen**.
Jeder Knochen besteht aus
– **Substantia compacta**, die als äußere kompakte Schicht den Knochen umgibt, und
– **Substantia spongiosa**, die im Inneren ein schwammartiges Balkenwerk bildet.
Im einzelnen gibt es jedoch zwischen der Dicke der Substantia compacta der Knochen und der Entfaltung der Substantia spongiosa große Unterschiede.

**Lange Knochen.** Lange Knochen werden auch als *Röhrenknochen* bezeichnet. Sie sind typisch für die Extremitäten (Femur, Humerus usw.). Röhrenknochen gliedern sich in die
– *Diaphyse (Knochenschaft, Corpus)* und die
– *Epiphysen* an den beiden Enden.

Hierzu kommen die
– *Metaphysen*, die sich zwischen Diaphyse und Epiphysen befinden.

*Diaphysen* haben eine sehr dicke, makroskopisch homogen aussehende oberflächliche Substantia compacta und nur sehr wenige ihr unmittelbar anliegende Knochenbälkchen. Dadurch verbleibt im Knocheninneren eine zusammenhängende **Knochenhöhle**.

*Epiphysen.* In den Epiphysen ist die Substantia compacta vergleichsweise dünn, aber **Knochenbälkchen** füllen das Innere aus. Oberflächlich sind die Epiphysen teilweise überknorpelt und tragen Gelenke.

*Metaphysen.* Die Metaphysen dienen während der Knochenentwicklung als Epiphysenplatten dem Knochenwachstum.

**Kurze Knochen**, z.B. die Wirbelkörper, haben eine dünne Substantia compacta und eine ausfüllende Spongiosa.

**Flache Knochen**, z.B. Schulterblatt, Brustbein, viele Schädelknochen, fassen zwischen dünnen oberflächlichen Kompaktaschichten eine schmale Spongiosa. Die Substantia compacta der Schädelknochen wird als Lamina externa bzw. Lamina interna, die Spongiosa als Diploë bezeichnet.

**Hinweis.** Die Hohlräume zwischen der Spongiosa – und in langen Knochen die zusammenhängende Knochenhöhle in der Diaphyse – enthalten Knochenmark (S.328).

Schließlich gehören Bindegewebeschichten zum Knochen, und zwar
– das **Periost** und
– das **Endost**.

**Periost.** Das Periost bedeckt den größten Teil des Knochens von außen. Es fehlt nur dort, wo Knorpel dem Knochen anliegt. Das Periost ist reich an Nerven und führt die der Ernährung des Knochens dienenden Gefäße.

**Endost.** Das Endost liegt der Substantia compacta von innen an.

# 10.2 Baumaterial

Knochen gehört zum Bindegewebe. Dies macht verständlich, daß alle Knochen aus denselben Baumaterialien bestehen, nämlich aus
– **Knochenzellen *(Osteozyten)*** und
– **Interzellularsubstanz *(Matrix, Knochengrundsubstanz, Osteoid)*.**

## 10.2.1 Knochenzellen

Knochenzellen liegen in 4 verschiedenen Formen vor, nämlich als
– **Vorläuferzellen,**
– **Osteoblasten,**
– **Osteozyten** und
– **Osteoklasten.**
Vorläuferzellen, Osteoblasten und Osteozyten gehen auseinander hervor. Osteoklasten sind vielkernige Riesenzellen, die dem Knochenabbau dienen und vermutlich eine andere Herkunft haben als die übrigen Knochenzellen (S. 195).

### Vorläuferzellen

Vorläuferzellen sind während des ganzen Lebens im Knochen vorhanden. Sie sind mesenchymaler Herkunft und besonders proliferationsfreudig. Vorläuferzellen liegen in der Nähe der äußeren und inneren Knochenoberfläche sowie in den Havers-Kanälen (s. unten). Vermutlich gehören zu den Vorläuferzellen auch sog. oberflächenbekleidete Zellen, die dem Knochen direkt aufliegen.
Histologisch sind Vorläuferzellen relativ undifferenziert. Sie sind spindelförmig, haben nur wenig RER und einen spärlich entwickelten Golgi-Komplex. Sie können sich aber in Osteoblasten mit deutlich ausgeprägtem Syntheseapparat umwandeln.
Vorläuferzellen sind während des Knochenwachstums aktiv. Später können sie z. B. bei Knochenbrüchen wieder aktiviert werden.

### Osteoblasten

Osteoblasten sind für die *Synthese der organischen Bestandteile der Knochengrundsubstanz* verantwortlich, nämlich von Kollagen, Proteoglykanen und Glykoproteinen. Außerdem wirken sie bei der Hartsubstanzbildung mit. Anzu-

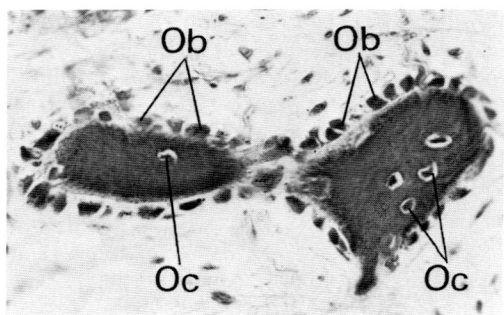

**Abb. 10.1.** Zu erkennen sind Osteoblasten *(Ob)* an der Oberfläche und Osteozyten *(Oc)* mitten in neugebildeter Knochengrundsubstanz. Fortgeschrittenes Stadium einer desmalen Ossifikation. Vergr. 150fach. (Aufnahme Neiss W.)

treffen sind Osteoblasten *an der Oberfläche von Knochenbälkchen,* wo sie nach Art eines einschichtigen Epithels dicht nebeneinander liegen (Abb. 10.1). In der Synthesephase sind Osteoblasten kubisch bis hochprismatisch; nimmt die Syntheseaktivität ab, werden sie flach. Gesteuert wird die Aktivität der Osteoblasten v. a. durch Hormone (z. B. somatotropes Hormon, S. 386).
Osteoblasten haben feine zytoplasmatische Fortsätze, mit denen sie untereinander in Verbindung stehen. Erkennbar werden diese Fortsätze v. a. dann, wenn die Osteoblasten anfangen, sich mit Grundsubstanz zu umgeben.
In der Synthesephase verfügen die Osteoblasten über ein gut entwickeltes RER und einen deutlichen Golgi-Apparat. Lichtmikroskopisch sind sie dann basophil. Sie besitzen alle Anzeichen aktiver, proteinbildender Zellen. Sie produzieren Typ-I-Kollagen. Außerdem sezernieren sie alkalische Phosphatase, deren Aktivität im Serum zur Abschätzung der Osteoblastentätigkeit dienen kann. Eine Steigerung der Enzymkonzentration spricht für einen gesteigerten Knochenanbau (Wachstumsphase, Frakturheilung). Auffällig sind im Zytoplasma von Osteoblasten ferner PAS-positive Granula, die wahrscheinlich neutrale Glykoproteine für die Knochengrundsubstanz enthalten.
Osteoblasten sind polarisierte Zellen. Die Abgabe der Syntheseprodukte erfolgt jeweils dort, wo die Zellen mit der Knochengrundsubstanz in Berührung stehen. Hier kommt es auch zur Abschnürung von Matrixvesikeln, die der Hartsubstanzbildung dienen (S. 208). Der große runde Zellkern, der fein verteiltes Chromatin besitzt, liegt auf der der Matrix abge-

wandten Seite. Zwischen Kern und Abgabeseite befinden sich alle Zellorganellen, die der
Synthese von Matrixsubstanz dienen. Häufig
ist in gefärbten Präparaten der Ort des Golgi-
Apparates an einer Aufhellung zu erkennen.
Die neugebildete, noch nicht verkalkte Grundsubstanz, die von den Osteoblasten abgegeben
wurde, wird als **Osteoid** oder Vorknochen bezeichnet.

Die Bildung von Kollagen durch Osteoblasten kann
autoradiographisch verfolgt werden. 30 min nach Injektion von radioaktiv markiertem $^3$H-Glycin – einer
Aminosäure, die 1/3 der Aminosäuren des Kollagens
ausmacht – tritt das markierte Material in Osteoblasten auf. 4 h später kann es im Osteoid und nach 35 h
in Form eines radioaktiven Streifens in der verkalkten Grundsubstanz nachgewiesen werden. Danach
ist zu beobachten, wie das markierte Material im
Laufe der Zeit immer weiter von den Osteoblasten
weg in die Grundsubstanz verschoben wird. Die unmarkierte Matrix zwischen der radioaktiven Grundsubstanz und den Osteoblasten entspricht der Menge
an Knochengrundsubstanz, die nach der Injektion
von $^3$H-Glycin gebildet wurde.

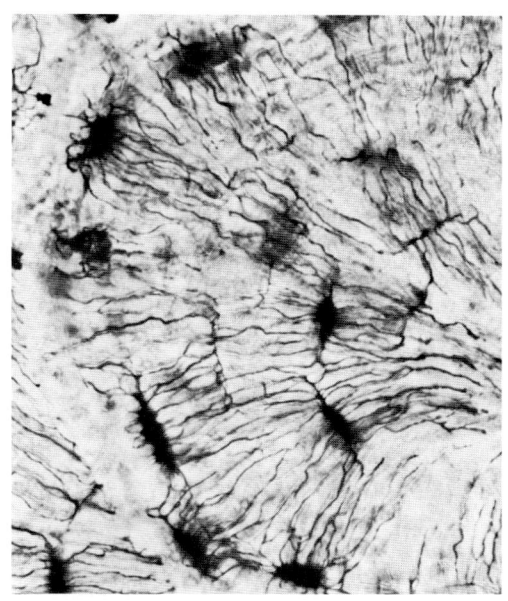

**Abb. 10.2.** Lakunen und Canaliculi eines Knochens.
Benachbarte Canaliculi stehen untereinander in
Verbindung. Knochenschliff. Vergr. 490fach. (Auf-
nahme Neiss W.)

## Osteozyten

Osteozyten sind aus Osteoblasten hervorgegangen. Sie dienen der Erhaltung des Knochens. Gehen Osteozyten zugrunde, wird die
benachbarte Matrix abgebaut.
Als Osteozyt wird eine Knochenzelle dann bezeichnet, wenn sie *ringsum von Knochengrundsubstanz umgeben* ist (Abb. 10.1). Reife
Osteozyten liegen in verkalkter Grundsubstanz und sind in Schichten angeordnet
(Abb. 10.6). Charakteristisch für sie sind feine
filopodienartige *Fortsätze*, die sich in feinen
Knochenkanälchen befinden, die radiär von
den **Knochenhöhlen** ausgehen, in denen die
Knochenzellen liegen (Abb. 10.2). Die Fortsätze, die dem Stofftransport dienen, stehen untereinander durch Gap junctions in Verbindung. Durch diese Zellkontakte ist ein
interzellulärer Fluß von Ionen und kleinen
Molekülen möglich. Stoffe können bis zu 15
Zellen weit transportiert werden. Die Form
der Osteozyten vergrößert die Zelloberfläche
stark.
Der Zelleib der Osteozyten ist flach und man-
delförmig. Er hat vergleichsweise wenig RER,
einen kleinen Golgi-Apparat und einen dichten chromatinreichen Kern. Dies weist auf eine
gegenüber den Osteoblasten verminderte Syntheseaktivität der Osteozyten hin.

Funktionell liegen Osteozyten in 2 verschiedenen Formen vor, als
– **osteoblastische Osteozyten** und
– **osteolytische Osteozyten**.
Als **osteoblastische Osteozyten** dienen sie v. a.
der Erhaltung der vorhandenen Grundsubstanz. So haben histochemische Untersuchungen gezeigt, daß Osteozyten (und Osteoblasten) protein- und glykoproteingebundenes
Kalziumphosphat enthalten. Knochenzellen
haben offenbar die Fähigkeit, Kalziumphosphat in ihrem Zytoplasma zu konzentrieren.
Kalzium und Phosphat werden später zum
Aufbau der interzellulären Hartsubstanz verwendet (S. 203).
Als **osteolytische Osteozyten** – mit vielen Lysosomen – befinden sie sich v. a. in tiefen Lagen
der Knochensubstanz. Durch ihre Fähigkeit,
Hartsubstanz abzubauen, kann Kalzium aus
Knochen freigesetzt werden.

## Osteoklasten

Osteoklasten sind große, stark verzweigte, bewegliche Zellen *(Riesenzellen)*. Sie sind offenbar in der Lage, *Knochengrundsubstanz abzubauen.*

Osteoklasten haben einen erheblich vergrößerten azidophilen Zelleib, der *50 oder mehr Zellkerne* enthalten kann. Die Verzweigungen der Zellen sind unregelmäßig geformt und unterschiedlich dick. Im allgemeinen wölben sich Osteoklasten über die Oberfläche der Knochenbälkchen vor (Abb. 10.3) und überdecken manchmal Osteoblasten und andere Osteoklasten. Dort, wo Knochen abgebaut wird, liegen häufig Teile der Osteoklasten in Einbuchtungen der Grundsubstanz, den **Howship-Lakunen** („Fraßspur" der Osteoklasten). Es kommt vor, daß Teile eines Osteoklasten aktiv Knochen resorbieren, während andere Abschnitte derselben Zelle inaktiv erscheinen.

Die genaue Form der Osteoklasten ist erst durch die Rasterelektronenmikroskopie bekannt geworden. Es zeigt sich, daß die der Knochengrundsubstanz zugewandte Oberfläche aktiver Osteoklasten unregelmäßige Auffaltungen besitzt („*ruffled border*"), die oft vielfach verzweigt und in dauernder Bewegung sind. Dadurch werden die Zelloberflächen und die aktiv resorbierenden Abschnitte der Osteoklasten vergrößert.

Was die Wirkungsweise der Osteoklasten angeht, so ist diese noch Gegenstand der Diskussion. Gegenwärtig wird angenommen, daß v. a.

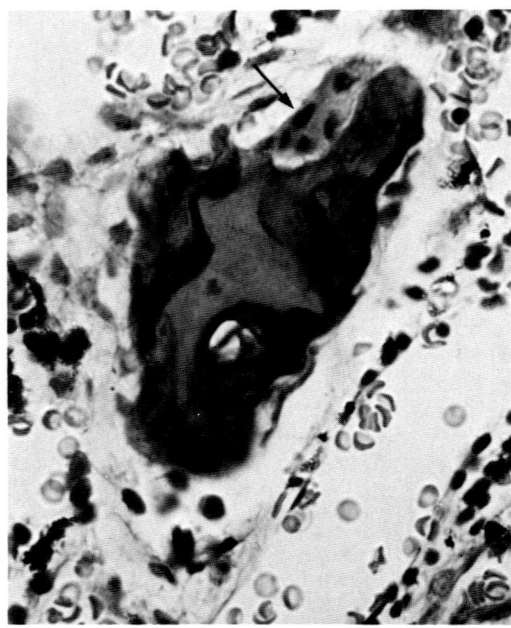

**Abb. 10.3.** Knochenbälkchen mit Osteoklast *(Pfeil)*. Vergr. 250 fach

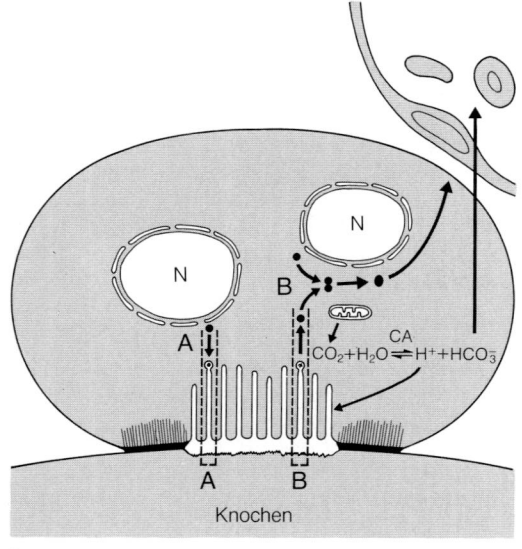

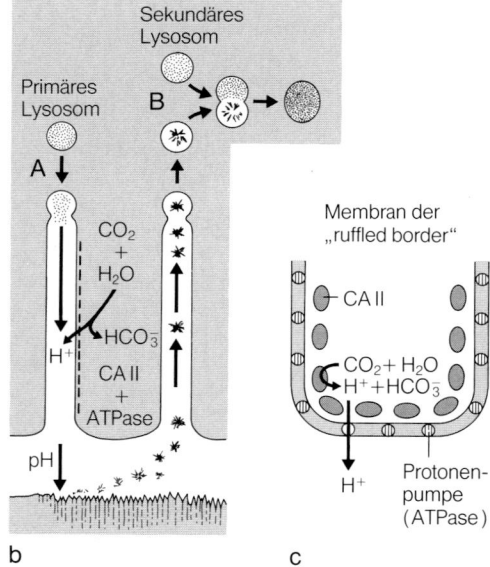

a                                                b            c

**Abb. 10.4 a–c.** Vorgänge an den Osteoklasten bei der Knochenresorption. **a** Übersicht. *A* Sekretorische Vorgänge, insbesondere von Enzymen und $H^+$. *B* Resorptive Vorgänge, insbesondere von Kalzium. **b** Ausschnittsvergrößerung von a. **c** $H^+$-Sekretion an der Membran des Ruffled border. [Umgezeichnet nach Marks S, Popoff ST (1988) The regulation of development, structure, and function in the skeleton. Am J Anat 188: 1–44]

Enzyme, insbesondere saure Hydrolasen, hierbei große Bedeutung haben (Abb. 10.4). Die Enzyme werden in den Osteoblasten synthetisiert, im perinukleären Golgi-Apparat in primäre Lysosomen verpackt und dann durch Exozytose in den extrazellulären Raum abgegeben. Hier herrscht ein saures Milieu. Die erforderlichen $H^+$-Ionen werden unter Mitwirkung einer Karboanhydrase und von Membran-ATPasen der Osteoblasten bereitgestellt. Bei aktiv resorbierenden Osteoklasten kommen häufig zwischen den Falten des Ruffled border kalziumhaltige Kristalle vor. Diese und andere abgebaute Knochensubstanzen werden dann offenbar von den Osteoblasten resorbiert, in sekundäre Lysosomen aufgenommen, weiter abgebaut und das verbleibende Material in benachbarte Gefäße abgegeben.

**Histophysiologischer Hinweis.** Ein Osteoklast kann pro Zeiteinheit die gleiche Knochenmenge abbauen, die von 100–150 Osteoblasten aufgebaut wurde. – Die Steuerung der Aktivität der Osteoklasten erfolgt hormonell: Hemmung durch Kalzitonin und Östrogene, Förderung durch Parathyrin (vgl. S. 400).

## Beziehungen zwischen Osteoblasten, Osteozyten und Osteoklasten

Untersuchungen mit radioaktiv markierten Substanzen ($^3$H-Thymidin) bei jungen Tieren, deren Knochenzellen schnell proliferieren, weisen darauf hin, daß zwischen Osteoblasten und Osteozyten Beziehungen bestehen (Abb. 10.5). Ungeklärt ist dagegen die Stellung der Osteoklasten. Aufgrund dieser Untersuchungen kann davon ausgegangen werden, daß Osteoblasten aus Knochenstammzellen hervorgehen, die leicht differenzierte Mesenchymzellen sind. Die Generationszeit, d. h. die Zeit, in der sich die Zellzahl verdoppelt, beträgt für Knochenstammzellen etwa 36 h. Einige der neugebildeten Zellen wandeln sich in Osteoblasten um; hierfür sind mindestens 9 h

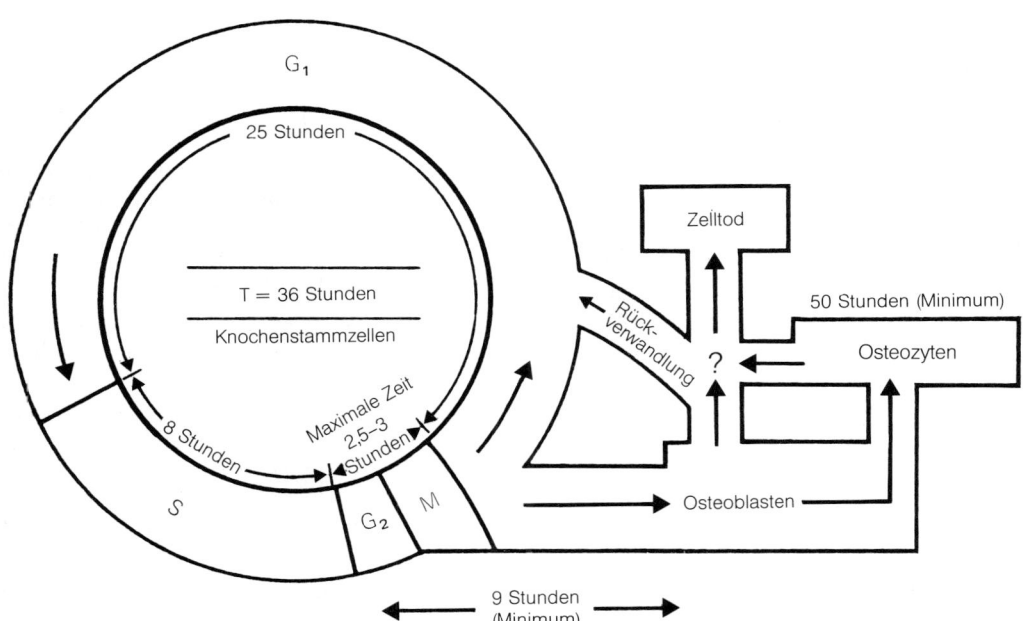

**Abb. 10.5.** Osteoblasten leiten sich von Knochenstammzellen ab. Die Generationszeit *(T)* wird mit 36 h veranschlagt (Tibia der jungen Ratte). Für die DNA-Synthese *(S)* werden 8 h benötigt. $G_1$ erfordert 25 h und $G_2$ zusammen mit der Mitose *(M)* höchstens 2,5–3 h. Zur Umwandlung einer Knochenstammzelle in einen Osteoblasten sind wenigstens 9 h erforderlich. Ein einmal gebildeter Osteozyt verweilt in diesem Stadium wenigstens 50 h, oft aber auch viel länger. Osteoblasten können sich in Knochenstamm- zellen zurückverwandeln. Unklar ist, ob dies auch für Osteozyten gilt. – Osteoklasten sind in diesem Schema nicht berücksichtigt, da sich diese v. a. von Blutmonozyten ableiten. Allerdings scheint es auch möglich zu sein, daß Knochenstammzellen fusionieren und vielkernige Osteoklasten bilden. [Geringfügig modifiziert und wiedergegeben mit Erlaubnis von Young RW (1962): Cell proliferation and specialization during enchondral osteogenesis in young rats. J Cell Biol 14: 357]

erforderlich. Weder Osteoblasten noch Osteozyten sind teilungsfähig.

*Osteoblasten.* Die meisten Osteoblasten werden zu Osteozyten. Einige bleiben jedoch Osteoblasten, andere gehen zugrunde und weitere werden offenbar wieder zu Vorläuferzellen.

*Osteozyten.* Osteozyten können lange Zeit Osteozyten bleiben, mindestens jedoch 50 h. Dann jedoch ist es möglich, daß, wenn im Rahmen des Knochenumbaus Grundsubstanz zerstört wird, Osteozyten wieder zu Vorläuferzellen werden. Außerdem gehen laufend Osteozyten zugrunde, v. a. im Inneren der Substantia compacta.

*Osteoklasten.* Bis vor kurzem wurde angenommen, daß auch Osteoklasten aus Vorläuferzellen hervorgehen und sich in Stammzellen zurückverwandeln können. Man hatte nämlich beobachtet, daß vielkernige Osteoklasten ihre Kerne einzeln abschnüren, bis schließlich wieder einkernige Zellen entstehen. Diese Hypothese wird gegenwärtig jedoch bezweifelt. Es gibt nämlich Hinweise, daß Osteoklasten durch Verschmelzung von mononukleären Monozyten entstehen, die aus dem Blut stammen (S. 323). Nach dieser Vorstellung gehören Osteoklasten zum mononukleären Phagozytosesystem (MPS, S. 147).

**Klinischer Hinweis.** Es kann vorkommen, daß Knochenzellen der Proliferationskontrolle entgehen und Tumoren bilden. Gutartig sind Osteome, bösartig Osteosarkome. Osteosarkome kommen gehäuft bei Kindern und Jugendlichen vor. Sie befinden sich meist in der Umgebung des Kniegelenks und kommen beim männlichen Geschlecht häufiger vor als beim weiblichen.

## 10.2.2  Interzellularsubstanz

Die Interzellularsubstanz des Knochens wird auch als Knochengrundsubstanz bezeichnet. Sie besteht

– etwa zu 50% aus *Mineralien,*
– etwa zu 25% aus *organischen Verbindungen* und
– etwa zu 25% aus *Hydratationswasser.*

### Mineralien

Unter den anorganischen Bestandteilen der Grundsubstanz herrschen *anorganisches Phosphat* (ca. 50%) und *Kalzium* (ca. 35%) vor. Der Rest verteilt sich auf Zitrat, Karbonat (6–7%), Nitrat, Natrium, Magnesium, Fluor und Spurenstoffe. Der Kalziumbestand des Organismus beträgt 1–2% des Körpergewichtes, also etwa 1 kg beim Erwachsenen; 99% des Kalziums sind im Knochen deponiert.

Röntgenkristallographische und elektronenmikroskopische Untersuchungen haben ergeben, daß die Mineralien im Knochen in Form von *Apatitkristallen* vorliegen. Unter einem Apatit werden Kalziumphosphatverbindungen verstanden, die hexagonale, nach dem Prinzip eines Raumgitters gebaute Kristalle bilden. Es überwiegt Hydroxylapapit ($Ca_{10}$ $(PO_4)_6$ $(OH)_2$). Die Kristalle sind nadelförmig, ihre Größe schwankt; kleinere Kristalle messen $20 \times 5 \times 1,5$ nm, größere doppelt so viel. Die Kristalle liegen im Abstand von 60 – 70 nm *längs der Kollagenfibrillen oder in ihnen.* Sie werden von amorpher Grundsubstanz umgeben.

### Organische Verbindungen

Unter dem organischen Material überwiegt das Kollagen (90–95%). Es liegt in Form von **Kollagenfasern** vor (s. unten). Bei dem Rest handelt es sich um verschiedene Proteine, z.B. *Osteonektin* (ein 32K-Da-Phosphoprotein), *Osteocalcin* (ein sehr saures Protein, Molekulargewicht 5.200–5.900) sowie um kleinere Proteoglykane bzw. Glykosaminoglykane. Einige dieser Substanzen haben Brückenfunktion und verbinden die Mineralien des Knochens mit Kollagen (Osteonektin) bzw. den Zellen (Osteopontin, ein Sialoprotein).

**Hinweis.** Die Verbindung zwischen Hydroxylapatit und Kollagenfasern bestimmt die Härte und Festigkeit des Knochens.

Was die **Glykosaminoglykane** der Knochengrundsubstanz angeht, so bestehen sie im wesentlichen aus Chondroitin-4-sulfat, Chondroitin-6-sulfat und Keratansulfat. Jedoch ist ihr Bestand in der Knochengrundsubstanz geringer als im Knorpel.

**Hinweis.** Durch das Überwiegen des Kollagens färbt sich entkalkte Knochengrundsubstanz mit sauren Farbstoffen – und ist nicht wie Knorpel basophil. Knochengrundsubstanz ist aber auch PAS-positiv, wobei die Farbintensität dem Glykananteil der Glykoproteine proportional ist.

### Wasser

An ihrer Oberfläche sind die Hydroxylapatitkristalle von einem *Hydratmantel* umgeben,

der durch die Hydratisierung der oberflächlichen Ionen des Hydroxylapatits entsteht. Der Hydratmantel schafft die Voraussetzung für einen Ionenaustausch zwischen den Kristallen und der Umgebung. Dies spielt bei der Einlagerung und Mobilisierung von Kalzium im Knochen eine wichtige Rolle (S. 208).

### 10.2.3  Ernährung des Knochens

Knochen sind sehr stoffwechselaktiv und unterliegen insbesondere einem dauernden Stoffaustausch. Dies erklärt die vielen Blutgefäße in der Hartsubstanz des Knochens, die die für das Überleben der Osteozyten und die Erhaltung der Interzellularsubstanz erforderlichen Nährstoffe an- und Stoffwechselprodukte abtransportieren.

**Hinweis**. Für die Durchblutung des Skelettsystems werden beim Erwachsenen etwa 200–400 ml/min (6% des Herzminutenvolumens) benötigt.

Von den Osteozyten stehen allerdings die meisten nicht mit Blutgefäßen in Verbindung. Auch spielt die Diffusion von Substanzen durch verkalkte Knochengrundsubstanz kaum eine Rolle. Statt dessen erfolgt der Stofftransport durch die Fortsätze der Knochenzellen, deren innerste Lage an die Knochenkapillaren herantritt. Außerdem werden für den Stofftransport in größerem Umfang feine Spalträume zwischen der Oberfläche der Knochenzellen und der umgebenden Hartsubstanz benötigt.

## 10.3  Histologischer Bau

### 10.3.1  Histologische Technik

Um Knochen histologisch untersuchen zu können, bedarf es besonderer Techniken, da es unmöglich ist, nichtentkalkten Knochen mit üblichen Miktrotomen zu schneiden. Statt dessen werden *Knochenschliffe* hergestellt. Hierbei handelt es sich um Knochenscheiben, die so lange abgeschmirgelt werden, bis sie dünn und durchsichtig sind. Bei dieser Technik bleiben die Knochenzellen nicht erhalten; deswegen sind an Knochenschliffen nur Untersuchungen an der Knochengrundsubstanz, den Knochenhöhlen und -kanälchen möglich. Letztere sind in Knochenschliffen mit Luft gefüllt und erscheinen in ungefärbten Präparaten dunkel (Abb. 10.2). Sie weisen nämlich einen gegenüber der Umgebung (Matrix, Eindeckmittel) veränderten Refraktionsindex auf; die Lichtstrahlen werden von den Lakunen und Kanälchen abgelenkt und gelangen nicht in das Objektiv des Mikroskops.

Zur Untersuchung von Knochenzellen und den organischen Anteilen der Knochengrundsubstanz muß Knochen *entkalkt* werden. Die Entkalkung wird an fixiertem Knochen durchgeführt, und zwar dadurch, daß Knochen in eine verdünnte Säure (z.B. 5%ige Salpetersäure) oder in eine kalziumchelatbildende Lösung (z.B. Äthylendiamintetraessigsäure: EDTA) gebracht wird. Nach der Entkalkung kann Knochen wie jedes andere (Weich)Gewebe geschnitten und gefärbt werden.

Sowohl entkalkter Knochen als auch Knochen, aus dem das organische Material entfernt ist (z.B. durch Einwirkung hoher Temperaturen), behält seine Form bei. Jedoch ist Knochen nach Entkalkung biegsam, aber nach Entfernung der organischen Substanz zerbrechlich – er splittert leicht.

### 10.3.2  Knochenarten

Histologisch lassen sich 2 Arten von Knochengewebe unterscheiden:
– **Geflechtknochen**, der v.a. während der Knochenentwicklung auftritt, und
– **Lamellenknochen**.

Beide Arten bestehen aus den oben geschilderten Baumaterialien, nämlich Knochenzellen und Matrix, die jedoch unterschiedlich angeordnet sind: Im Geflechtknochen sind Knochenzellen und Kollagenfasern unregelmäßig verteilt, im Lamellenknochen kommen dagegen sich regelmäßig wiederholende Struktureinheiten vor.

#### Geflechtknochen

*Bei jeder Neubildung von Knochen*, sei es während der Entwicklung oder bei der Knochenbruchheilung, wird das Stadium des Geflechtknochens durchlaufen. Charakteristisch für den Geflechtknochen ist, daß die *Kollagenfasern in der Grundsubstanz, die teils grobe, teils feine Bündel bilden*, keine besondere Verlaufsrichtung haben. Dadurch fehlt eine Lamellenbildung (s. unten). Vorhanden sind

aber Knochenkanälchen für Blutgefäße und Nerven.

Der Bestand an Mineralien ist im Geflechtknochen geringer als im Lamellenknochen, der an Osteozyten aber höher. Geflechtknochen ist besonders fest gegen Zug und Biegung.

In der Regel wird während der Entwicklung Geflechtknochen durch Lamellenknochen ersetzt, jedoch kommt an wenigen Stellen auch beim Erwachsenen noch Geflechtknochen vor, z. B. in der Pars petrosa des Felsenbeins, in der Umgebung der Schädelnähte und am Ansatz einzelner Sehnen.

**Lamellenknochen**

Lamellenknochen (Abb. 10.6) ist für den Erwachsenen typisch. Er ist gekennzeichnet durch
– **Lamellen** und
– **Knochenkanälchen**.
**Lamellen** sind deutlich voneinander abgesetzte Knochenschichten. Ihre Dicke beträgt durchschnittlich 3–7 μm.
Charakterisiert werden die Lamellen durch
– **Kollagenfasern** und
– **Osteozyten**.

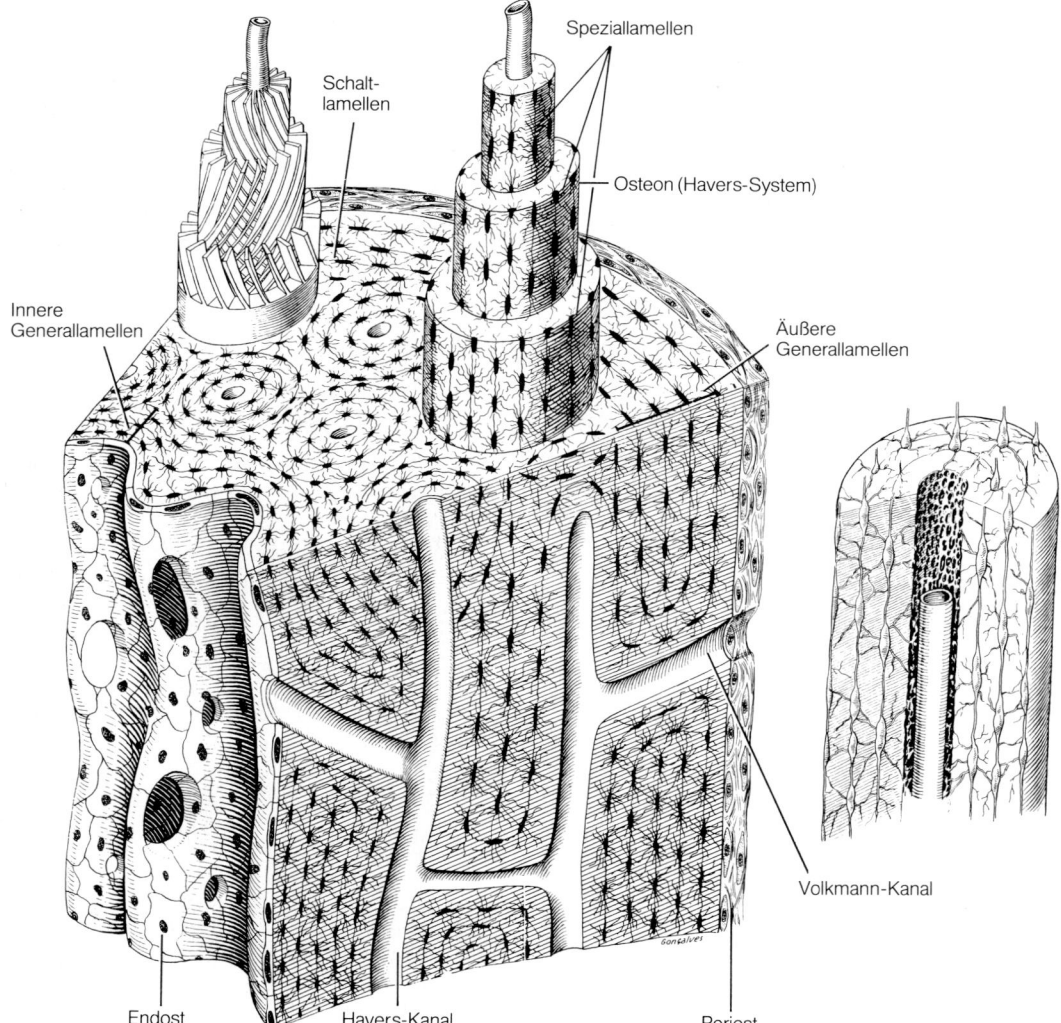

**Abb. 10.6.** Schematische Zeichnung eines Ausschnitts der Substantia compacta der Diaphyse eines Röhrenknochens. Zu unterscheiden sind 4 Lamellensysteme: Osteone (Havers-Systeme) mit Speziallamellen eines Osteons dargestellt. *Rechts* sind ein Osteon mit Zentralkanal, der ein Blutgefäß enthält, Speziallamellen und Osteozyten mit Fortsätzen herausgezeichnet

**Kollagenfasern**. Die Kollagenfasern haben in jeder Lamelle einen typischen, in der Regel schraubenförmigen Verlauf (Abb. 10.6). Wesentlich und funktionell bedeutungsvoll ist, daß *Verlaufsrichtung und Steigungswinkel* der Kollagenfasern von Lamelle zu Lamelle wechseln; in der Regel verlaufen Kollagenfaserspiralen in Nachbarlamellen gegensinnig – Rechtswickelung gegen Linkswickelung – und überkreuzen sich in einem annähernd rechten Winkel. Wenn in jeder einzelnen Lamelle die Kollagenfasern auch eine vorherrschende Verlaufsrichtung haben, so kommen doch immer einzelne anders orientierte, die Fasermehrheit spitzwinklig kreuzende Fasern vor. So entsteht bereits innerhalb einer Lamelle ein feines Fasergitter. Schließlich scheren stets aus jeder Lamelle einzelne Fasern aus und treten in die

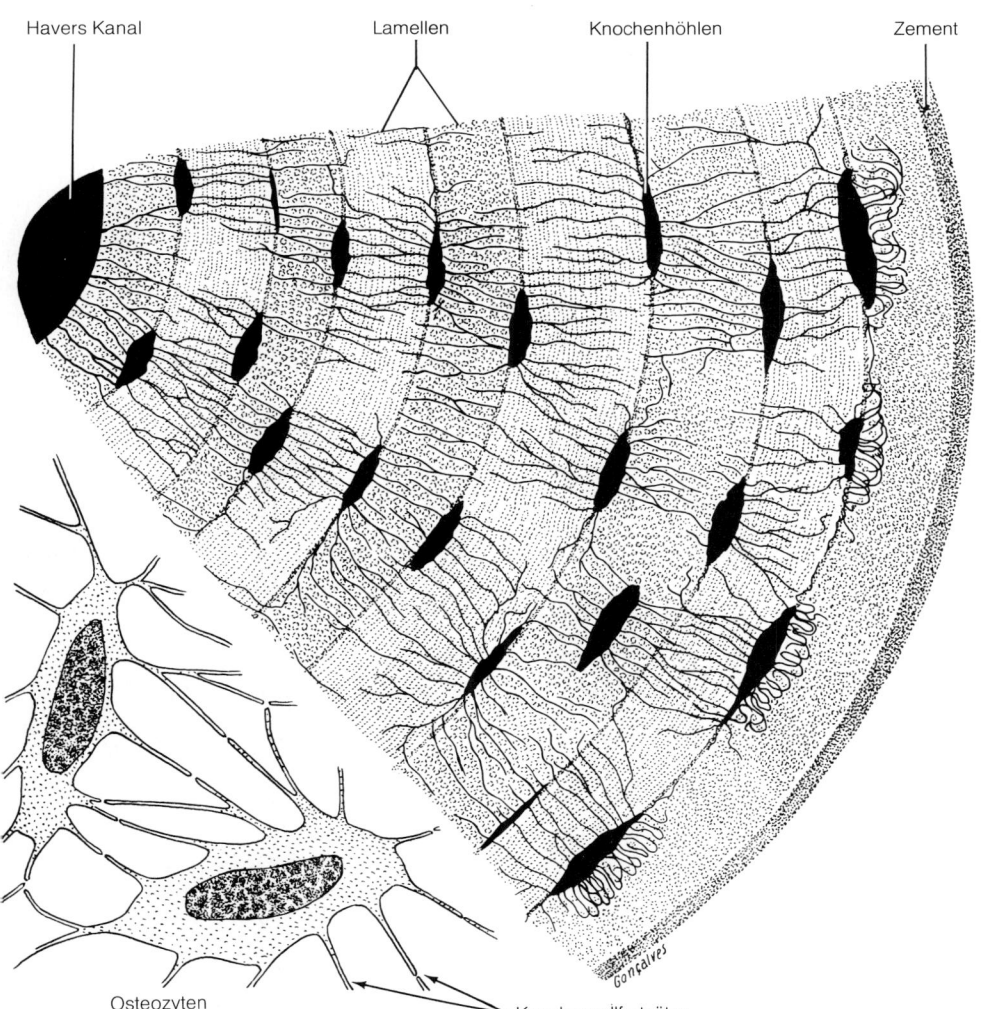

Havers Kanal    Lamellen    Knochenhöhlen    Zement

Osteozyten    Knochenzellfortsätze

**Abb. 10.7.** In der Zeichnung sind 2 Osteozyten *(links)* und ein Teil eines Osteons dargestellt. Die Kollagenfasern sind in den Lamellen in verschiedener Richtung geschnitten: quer und schräg. Allerdings ist unzureichend berücksichtigt, daß auch innerhalb einer Lamelle die Kollagenfasern trotz vorherrschender Orientierung unterschiedlich verlaufen, und daß sich die Fasern von Lamelle zu Lamelle in einem annähernd rechten Winkel kreuzen. Das Vorkommen vieler Lamellen mit unterschiedlichem Faserverlauf gibt dem Knochen große Festigkeit bei relativ leichtem Gewicht. Zu erkennen sind ferner die Lakunen und Canaliculi für die Knochenzellen mit ihren Fortsätzen. Letztlich stehen diese mit dem Zentralkanal (Havers-Kanal) in Verbindung. [Neu gezeichnet und reproduziert mit Erlaubnis von Leeson TS, Leeson CR (1970) Histology, 2 nd edn. Saunders, Philadelphia]

benachbarten Lamellen über, so daß ein Lamellenverbund resultiert. Weiter ist funktionell bedeutungsvoll, daß die Kollagenfibrillen im Knochen immer gestreckt und nicht wie im Bindegewebe gewellt verlaufen.

Erfaßt werden kann der Verlauf der Kollagenfasern sowohl im nichtentkalkten als auch im entkalkten Knochen mit Hilfe der Polarisationsmikroskopie. Wenn polarisiertes Licht Kollagenfasern senkrecht trifft, erscheinen sie doppelbrechend (anisotrop, d. h. hell). Dunkel sind die vom polarisierten Licht schräg getroffenen Faserabschnitte. Auf diese Weise kann aus dem Wechsel von hellen und dunklen Abschnitten auf die Verlaufsrichtung der Kollagenfasern geschlossen werden. – In gefärbten Schnitten entkalkter Knochen können die Anschnitte der Kollagenfasern beurteilt werden. Lamellen mit quergeschnittenen Kollagenfasern erscheinen granulär, solche mit schräg- oder längsgeschnittenen weisen strichförmige Faseranschnitte auf (Abb. 10.7). Durch Heben und Senken des Mikroskoptubus (Änderung der optischen Schnittebene) kann der Faserverlauf durch den Schnitt hindurch verfolgt werden.

**Osteozyten.** In den Lamellen oder an ihren Grenzen liegen Osteozyten. Sie befinden sich in abgeflachten Knochenhöhlen (**Lacuna ossea**, Längsdurchmesser bis zu 30 μm), von denen radiär Knochenkanälchen (**Canaliculi ossei**, Durchmesser etwa 1 μm) für Osteozytenfortsätze ausgehen (Abb. 10.2 und 10.7). Die Knochenkanälchen benachbarter Kno-

chenhöhlen stehen untereinander in Verbindung und bekommen schließlich *Anschluß an den Zentralkanal* (s. unten). Auffällig sind die Knochenkanälchen, die zirkulär um den Zentralkanal, d. h. auf Querschnitten parallel dazu bzw. in den Lamellengrenzen, verlaufen. Osteozyten füllen die Knochenhöhlen und ihre Fortsätze die Knochenkanälchen nie vollständig aus. Es verbleibt immer ein schmaler Spaltraum zwischen Plasmalemm und Knochenmatrix, der dem Substanztransport zur Ernährung der Knochenzellen dient (s. oben).

**Anordnung der Lamellen.** Lamellen sind sehr unterschiedlich angeordnet. Besonders regelhaft ist ihre Anordnung in den Diaphysen von Röhrenknochen. Dort liegen
– **äußere und innere Generallamellen,**
– **Speziallamellen** und
– **Schaltlamellen.**

**Äußere und innere Generallamellen.** Hierbei handelt es sich um Lamellen, die den Knochen unter der äußeren und inneren Oberfläche als Ganzes umfassen (Abb. 10.6). Die Anzahl der äußeren Generallamellen ist größer als die der inneren. Hinzu kommt, daß der Zusammenhang der inneren Generallamellen häufig durchbrochen ist, und daß sich diese Lamellen in Spongiosabälkchen fortsetzen.

**Speziallamellen** (*Lamellae osteoni*). Sie kommen v. a. in den Diaphysen der Röhrenknochen vor. Es handelt sich um Lamellen, die jeweils zu einem Lamellensystem gehören. Derartige Lamellensysteme werden als **Osteone** (oder Havers-Systeme, Abb. 10.6 und 10.8)

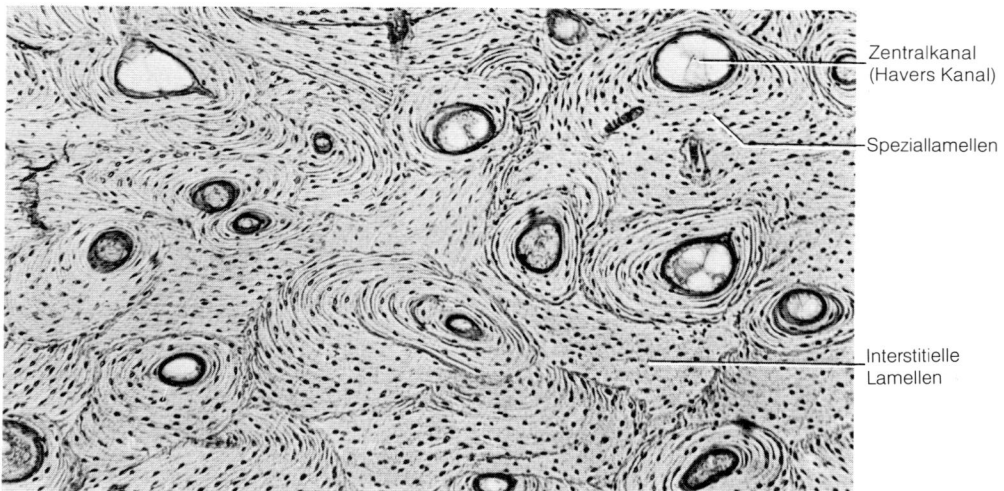

Zentralkanal (Havers Kanal)

Speziallamellen

Interstitielle Lamellen

**Abb. 10.8.** Querschnitt durch die Substantia compacta eines Röhrenknochens. Zu erkennen sind Querschnitte durch Osteone (mit Speziallamellen) und durch interstitielle Lamellen (Schaltlamellen). Vergr. 200fach

bezeichnet. Osteone können als Baueinheiten der Diaphysen aufgefaßt werden.

*Osteone* bestehen aus einem Zentralkanal (Havers-Kanal, s. unten), um den konzentrisch eine unterschiedliche Anzahl von Lamellen (Speziallamellen) mit ihren Osteozyten angeordnet sind. Die Anzahl der Speziallamellen pro Osteon beträgt 3–20. Diese Schwankungsbreite geht auf die Entstehungsweise der Osteone zurück. Der Aufbau eines Osteons beginnt nämlich mit der Bildung der äußersten Lamelle, die deswegen jeweils die älteste ist. Von hier aus bilden sich in Richtung auf den Zentralkanal hin weitere Lamellen, die gleichzeitig den Kanal einengen.

In der Regel sind Lamellen zylindrisch, bis zu mehreren Zentimetern lang, häufig gegabelt und mit einander verbunden. Osteone verlaufen in der Regel in Längsrichtung, parallel zur Knochenoberfläche. Abgegrenzt werden die Osteone von ihrer Umgebung durch Kittsubstanz (Linea cementalis), die grundsubstanzreich, aber faserarm ist.

**Schaltlamellen** *(Lamellae interstitiales).* Hierbei handelt es sich um Lamellen oder Lamellenbruchstücke, die zwischen den Osteonen liegen. Sie gehören zu ehemaligen, dann aber ab- bzw. umgebauten Osteonen.

**Hinweis.** Die Bauweise des Knochens aus Osteonen und Lamellenbruchstücken wird auch als *Brecchienbau* bezeichnet. Unter Brecchien werden in der Geologie Gesteine verstanden, die aus kantigen Trümmern zusammengesetzt sind.

**Knochenkanälchen.** Zu unterscheiden sind
– **Canales centrales** *(Havers-Kanäle)* und
– **Canales perforantes** *(Volkmann-Kanäle).*
**Canales centrales.** Die Zentralkanäle sind Teile eines die Knochensubstanz durchziehenden Kanalsystems (Abb. 10.9), das v. a. die den Knochen ernährenden Blutgefäße sowie Nerven leitet. Außerdem enthalten sie lockeres Bindegewebe mit Vorläuferzellen und die Knochenoberfläche bekleidende Zellen. Der *Durchmesser der Zentralkanäle* liegt zwischen 20 und 300 µm. Er ist um so größer, je höher die Anzahl der Speziallamellen ist.

**Canales perforantes** stehen mit Canales centrales (Havers-Kanäle) in Verbindung. Die Canales perforantes treten senkrecht von der inneren und äußeren Oberfläche in den Knochen ein und queren dann die General- und Speziallamellen. Deswegen fehlen den Canales perforantes konzentrisch angeordnete Lamellen. Dadurch kann man sie in einem histologischen Schnitt von Zentralkanälen (mit Speziallamel-

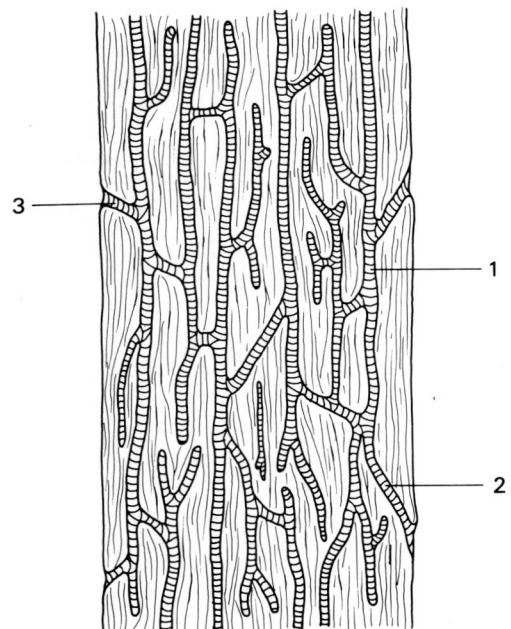

**Abb. 10.9.** Längsschnitt durch die Substantia compacta eines Röhrenknochens. Dargestellt sind die in den Havers-Kanälen verlaufenden Gefäße *(1)* sowie die senkrecht zur Oberfläche von außen (vom Periost) bzw. von innen (vom Markraum) in die Substantia compacta eintretenden Gefäße *(2,3).* [In Anlehnung an Leonhardt H (1981) Histologie, Cytologie und Mikroanatomie des Menschen, 6. Aufl. Thieme, Stuttgart New York]

len) unterscheiden. In die Canales perforantes treten Gefäße aus dem Periost bzw. Endost ein.

**Klinischer Hinweis.** Bei Knochenverletzungen, z. B. Brüchen, kann es zu erheblichen Blutungen aus den Knochengefäßen kommen.

**Spongiosa.** Im Prinzip gelten die für die Substantia compacta der Diaphyse von Röhrenknochen geschilderten Verhältnisse auch für die Substantia compacta der anderen Knochen und auch für die Spongiosabälkchen. Jedoch ist hier die Anordnung nicht so systematisch, v. a. fehlen regulär aufgebaute Osteone. Vorhanden sind aber immer Lamellen bzw. Lamellenbruchstücke mit allen Charakteristika, wie sie geschildert wurden.

### 10.3.3 Funktioneller Bau

Jeder Knochen ist den an ihn gestellten Normalbeanspruchungen optimal angepaßt. Dies

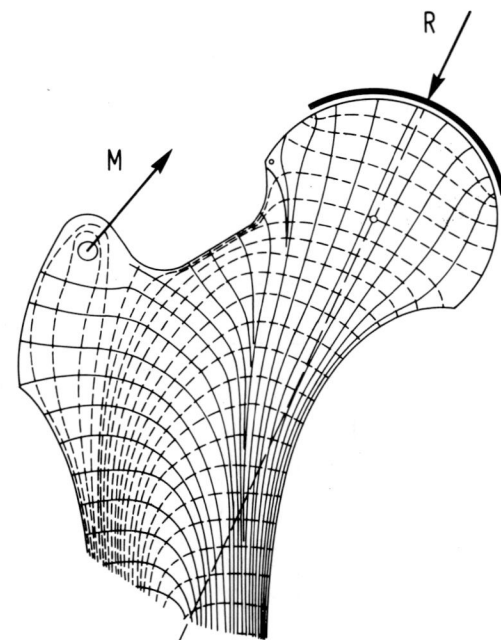

**Abb. 10.10.** Verlauf der Trajektorien (Hauptspannungslinien) im proximalen Femurende. Entsprechend sind Spongiosabälkchen angeordnet (*R* resultierende Druckkraft; *M* Zugkräfte durch Muskeln). [Aus: Pauwels F (1965) Gesammelte Abhandlungen zur funktionellen Anatomie des Bewegungsapparates. Springer, Berlin Heidelberg New York]

gilt sowohl für den mit bloßem Auge (makroskopisch) als auch für den mikroskopisch erkennbaren Bau. Dort, wo die Druck-, Zug-, Dehnungs- und Biegungskräfte am größten sind, besteht erhöhte *Festigkeit*. So entspricht z. B. der Verlauf der Spongiosabälkchen überwiegend dem der *Hauptspannungslinien* (**Trajektorien**, Abb. 10.10). Aber auch die Kompak-

ta weist Trajektorien auf. Allerdings ist Knochen nicht bis zum letzten trajektoriell gebaut. So gibt es auch nichttrajektoriell verlaufende Spongiosabälkchen. Zu berücksichtigen ist nämlich, daß Knochen auch im Rahmen des Stoffwechsels des Körpers Aufgaben zu erfüllen hat *(metabolischer Knochen).*

Im mikroskopischen Bereich ist v. a. die *Verlaufsrichtung der Kollagenfasern* in den Lamellen den jeweiligen örtlichen Anforderungen an den Knochen angepaßt. Dort, wo Torsionskräften Widerstand entgegenzusetzen ist, sind die Lamellen flach gewickelt, dort, wo Druck- und Zugkräfte überwiegen, verlaufen sie steiler.

**Umbau.** Knochen unterliegt einem dauernden Umbau. Dabei kommt es zu einem Abbau vorhandener Osteone und gleichzeitig zu einer Bildung von neuen Osteonen. Von den früheren Osteonen bleiben schließlich nur noch Lamellenbruchstücke übrig, die als Schaltlamellen (s. oben) zwischen den neugebildeten Osteonen liegen (Abb. 10.8 und 10.11). Besonders lebhaft erfolgt der Umbau dort, wo sich die statischen Verhältnisse ändern, z. B. bei schief zusammengeheilten Knochen oder dort, wo sich die Belastungen eines Knochens durch Schäden im aktiven Bewegungsapparat ändern. Insbesondere wird der Verlauf der Kollagenfasern in den Lamellen den neuen Verhältnissen angepaßt.

**Klinischer Hinweis.** Bei Verminderung der Belastungen, z. B. bei längerer Ruhigstellung (Bettruhe, Gips) oder bei längerem Aufenthalt unter den Bedingungen der Schwerelosigkeit (Astronauten), nimmt die Knochenmasse ab. Zahl und Dicke der Knochenlamellen werden geringer, die Resorptionshöhlen erweitern sich, und es kommt zu erhöhter Porosität *(Osteoporose).* Das Gleichgewicht zwischen Knochenanbau und -abbau ist zu Gunsten des Ab-

**Abb. 10.11.** Schema zur Neubildung von Knochen in der Substantia compacta einer Diaphyse. Zu erkennen sind 3 Generationen von Osteonen. Durch ihre Aufeinanderfolge entstehen Lamellenbruchstücke und damit Schaltlamellen

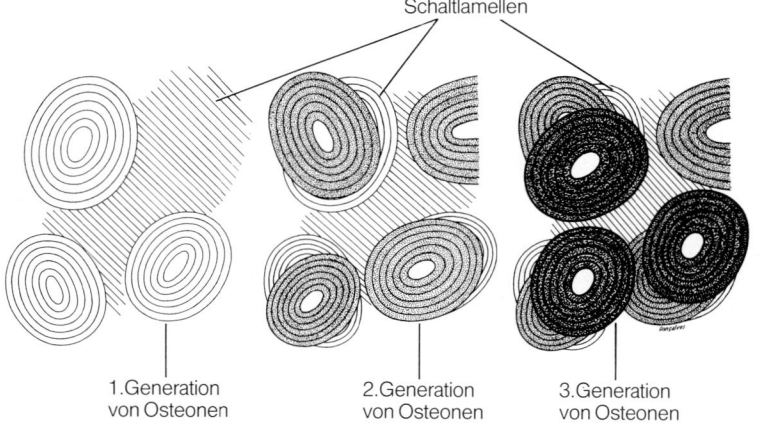

Schaltlamellen

1. Generation von Osteonen

2. Generation von Osteonen

3. Generation von Osteonen

baus verschoben (negative Skelettbilanz, *Knochenatrophie*), allerdings ohne daß sich die chemische Zusammensetzung des Knochens wesentlich ändert (s. jedoch Osteomalazie bei Kalziumverarmung, S. 212). Bis zur Rückkehr zu den üblichen Lebensumständen, d. h. bis wieder Anpassung an die gesteigerten Belastungen erfolgt ist und die Verkalkung zugenommen hat, besteht erhöhte Bruchgefahr.

## 10.3.4 Periost und Endost

Knochen wird an seiner äußeren und inneren Oberfläche von Bindegewebe bedeckt, dem
- **Periost** bzw.
- **Endost**.

Knochen ohne oberflächliches Bindegewebe (oder ohne Osteoblasten) unterliegen sofort einer Resorption; dort treten Osteoklasten auf und bauen Knochen ab. Diese Tatsache spielt bei der Behandlung von Knochenverletzungen oder bei chirurgischen Eingriffen am Knochen eine große Rolle.

**Periost** besteht aus 2 Bindegewebeschichten, und zwar dem
- **Stratum fibrosum**, einer äußeren, dem Knochen abgewandten Schicht, und dem
- **Stratum osteogenicum** (Kambiumschicht), die dem Knochen unmittelbar anliegt.

**Stratum fibrosum**. Das Stratum fibrosum ist eine sehr faserreiche Schicht. Sie enthält außerdem Fibroblasten. Bündel periostaler Kollagenfasern treten in die Knochenmatrix ein, Sharpey-Fasern. Diese befestigen das Periost am Knochen.

**Stratum osteogenicum**. Diese Schicht ist sehr zell-, nerven- und gefäßreich. Außer Fibroblasten kommen Knochenvorläuferzellen vor (S. 191).

**Hinweis.** Die auch beim Erwachsenen noch vorhandenen Vorläuferzellen ermöglichen es, daß es während des ganzen Lebens vom Periost aus zur Knochenneubildung kommt, z. B. bei Knochenbrüchen.

Wegen seines Nervenreichtums ist Periost sehr schmerzempfindlich; es enthält auch Lamellenkörperchen.

Von den reichlich vorhandenen Periostgefäßen treten Äste in die **Canales perforantes** des Knochens ein – größere durch makroskopisch wahrnehmbare **Foramina nutricia** –, so daß das Periost wesentlich zur Ernährung und Erhaltung des Knochens beiträgt.

**Endost** besteht aus abgeflachten Bindegewebezellen, die den Knochen an der inneren Oberfläche einschließlich der Spongiosabälkchen bedecken und auch die Knochenkanälchen (Canales perforantes, Canales centrales) auskleiden. Kollagenfasern fehlen dem Endost in der Regel. Gemeinsam mit dem Periost hat das Endost die Fähigkeit, Knochen neu zu bilden.

## 10.4 Knochenentwicklung

Knochen entsteht entweder durch
- **desmale Ossifikation** *(direkte Knochenbildung)* oder
- **chondrale Ossifikation** *(indirekte Knochenbildung).*

**Desmale Ossifikation**. Hierbei geht Knochen unmittelbar aus dem Mesenchym hervor; deswegen wird diese Art der Knochenbildung auch als **direkte Knochenbildung** bezeichnet. Der so entstandene Knochen ist Bindegewebeknochen (Deckknochen).

**Chondrale Ossifikation**. Bei der chondralen Ossifikation entsteht dagegen zunächst ein Knorpelmodell, das schrittweise zerstört und durch Knochen ersetzt wird. Diese Art der Knochenbildung ist eine **indirekte Knochenbildung**. Der Knochen wird hierbei von Zellen des periostalen Bindegewebes gebildet, die in das Knorpelmodell eingedrungen sind.

**Ersatzknochen**. Sowohl bei der desmalen als auch bei der chondralen Ossifikation ist das zunächst gebildete Knochengewebe unreif (primär). Es besteht aus Geflechtknochen (s. oben). Dieser wird jedoch wieder abgebaut (resorbiert) und durch (reifen) Lamellenknochen (s. oben) ersetzt. Beim Lamellenknochen handelt es sich daher um **Ersatzknochen**.

**Hinweis.** Knochenabbau und Knochenaufbau finden nicht nur während der Knochenentwicklung statt, sondern während des ganzen Lebens, allerdings ist die Austauschrate beim Erwachsenen gering.

## 10.4.1 Desmale Ossifikation

Die desmale Ossifikation ist die häufigste Art der Knochenbildung. So entstehen z. B. die perichondralen Knochenmanschetten aller Röhrenknochen (s. unten) nach diesem Modus, und auch der Knochen auf der Oberfläche von Knorpelresten während der chondralen Ossifikation sowie bei der Knochenbruchheilung (S. 211) wird desmal gebildet. Die Entstehung ganzer Knochen allein durch desmale Ossifikation ist allerdings selten und auf einige Schädelknochen bzw. Teile davon beschränkt.

Eingeleitet wird die desmale Ossifikation **(Osteogenesis membranacea)** dadurch, daß sich *Mesenchymzellen* (Vorläuferzellen) in umschriebenen Gebieten des embryonalen Bindegewebes vermehren (Abb.10.12) und daß es hier zu einer stärkeren Kapillarisierung kommt.

Zwischen den Zellen erscheint verdichtete eosinophile Matrix (Abb.10.12). Die diesen Bezirken benachbarten Zellen vergrößern sich und ordnen sich an der Oberfläche der entstehenden Balken zu einer zusammenhängenden Schicht (Abb.10.13). Gleichzeitig werden sie basophil und bekommen viel RER und einen großen Golgi-Apparat. Alsbald beginnen diese Zellen – nun Osteoblasten – mit der Kollagenbildung und Osteoidsynthese. Sie scheiden das von ihnen gebildete Material in die Umgebung ab und mauern sich dabei ein. Die in der Grundsubstanz entstandenen Kollagenfasern haben keinen gerichteten, sondern einen zufälligen Verlauf. Parallel dazu, wenn auch mit einer gewissen Verzögerung, beginnt die Mineralisierung der Matrix dadurch, daß Kalziumphosphatniederschläge entstehen. Es verbleibt dabei ein nur schmaler Streifen zwischen oberflächlich gelegenen Osteoblasten und den in Knochen eingemauerten Osteozyten. Charakteristisch ist, daß die Zellen in der sich bildenden Knochensubstanz ihren retikulären Charakter behalten und durch Fortsätze untereinander in Verbindung stehen. Der auf diese Art entstandene Knochen ist Geflechtknochen (s. oben).

Die Bezirke, in denen die (desmale) Knochenbildung beginnt, werden als *primäre Ossifikationszentren* bezeichnet. In der Regel treten mehrere Ossifikationszentren gleichzeitig auf. Der neu entstandene Knochen liegt meist in Form feiner Bälkchen vor. In der Regel verschmelzen die verschiedenen Ossifikationszentren einer Knochenanlage miteinander.

**Schädelknochen**. Teilweise oder ganz desmal gebildete Schädelknochen sind Os parietale, ferner Teile der Ossa temporalia, des Os occipitale, der Mandibula und der Maxilla. Hinzu kommen die Fontanellen, die postnatal desmal verknöchern.

**Hinweis**. Fontanellen sind zunächst knochenfreie Gebiete des Schädeldaches zwischen bestimmten Schädelknochen.

Bei den desmal entstehenden Schädelknochen bildet sich als erstes ein *spongiöser (schwammartiger) Verbund* aus Knochenbälkchen. Der Oberfläche der einzelnen Knochenbälkchen

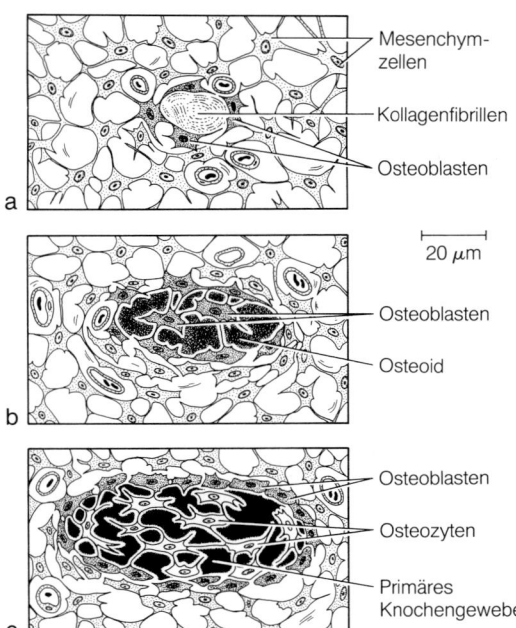

Abb. 10.12. Beginn der desmalen Knochenbildung. Vorläuferzellen (**a**) bilden eosinophile Matrix (**b**), die zwischen den Zellen liegt. Schließlich entsteht primäres Knochengewebe (**c**). [Umgezeichnet nach Fawcett DW (1986) A textbook of histology, 11 th edn. Saunders, Philadelphia]

lagern sich weitere Osteoblasten an, und es kommt zu einer Vergrößerung und Verbreiterung des Bälkchensystems. Schließlich ist alles osteogene Gewebe verbraucht, und in das zwischen den Knochenbälkchen gelegene Bindegewebe wachsen Blutgefäße und undifferenzierte Mesenchymzellen ein, die sich später zu Knochenmarkzellen umwandeln.

Als letztes bildet sich bei den desmalen Schädelknochen die *äußere und innere Kompakta* (Lamina externa, Lamina interna). Sie entstehen dadurch, daß hier die Knochenneubildung gegenüber der Knochenresorption – die überall gleichzeitig mit der Knochenneubildung auftritt – überwiegt. Der Knochen zwischen den beiden Laminae behält zeitlebens seine spongiöse Anordnung bei; dieses Bälkchenwerk der Schädelknochen wird als *Diploë* bezeichnet.

An der Oberfläche der Knochenanlage verbleiben Bindegewebeschichten, die nicht einer Ossifikation unterliegen; sie werden zu Periost bzw. Endost.

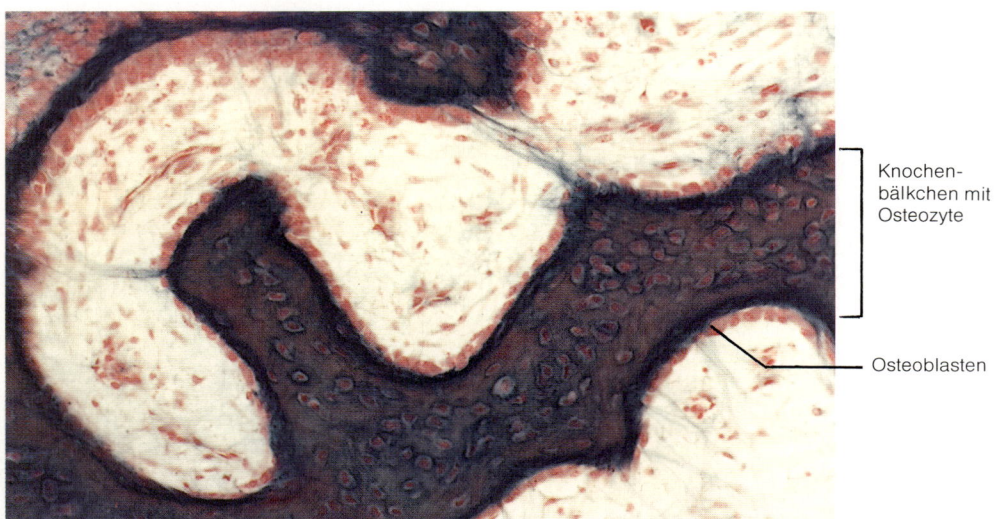

Knochen-
bälkchen mit
Osteozyte

Osteoblasten

**Abb. 10.13.** Mikrophotographie der desmalen Knochenbildung im Schädel einer jungen Ratte. Zu erkennen sind feine Knochenbälkchen, an deren Oberfläche zahlreiche Osteoblasten liegen. In der Knochenmatrix sind Osteozyten zu erkennen. Azanfärbung. Vergr. 600 fach

## 10.4.2 Chondrale Ossifikation

Die chondrale Ossifikation **(Osteogenesis cartilaginea)** geht von Knochenmodellen aus hyalinem Knorpel aus. Die Form des Modells entspricht etwa der des zu bildenden Knochens, ist jedoch vergleichsweise plump und weist keine Details auf. Diese Art der Ossifikation ist typisch für lange und kurze Knochen (Abb. 10.14).

Grundsätzlich spielen sich während der chondralen Ossifikation, zeitlich etwas gegeneinander versetzt, 2 Vorgänge ab, d. h.

– eine **perichondrale Ossifikation** *(Ossificatio perichondralis)* und
– eine **enchondrale Ossifikation** *(Ossificatio enchondralis).*

Bei der perichondralen Ossifikation handelt es sich um desmale Knochenbildung an der Oberfläche des Schaftteils des Knorpelmodells.

Bei der enchondralen Ossifikation wird vorhandener Knorpel abgebaut und durch Geflechtknochen ersetzt (Abb. 10.15).

Anschließend finden Umbauvorgänge statt, bei denen aus Geflechtknochen über verschiedene Zwischenstufen Lamellenknochen wird.

### Perichondrale Ossifikation

Ab dem 3. Embryonalmonat treten an der Oberfläche der Diaphysen der Knorpelmodelle von Röhrenknochen desmale Ossifikationszentren auf (primäre Ossifikationszentren der Röhrenknochen). Die Neubildung geht vom Perichondrium aus, wird dann aber von dem nun als Periost zu bezeichnenden osteogenen Gewebe weitergeführt. Schließlich ist der Knorpelschaft ringsum von einer recht unregelmäßig gestalteten Manschette aus Geflechtknochen umgeben. Diese **Knochenmanschette** reicht bis in das Übergangsgebiet zwischen Diaphyse und Epiphysen, so daß zeitweise die knorpeligen Epiphysen in der Knochenmanschette wie „Eier in einem Eierbecher" (BRAUS) stecken (Abb. 10.14).

Die Knochenmanschette beeinträchtigt die Ernährung des Diaphysenknorpels. Dies führt zu einer Vergrößerung (Hypertrophie) der Chondrozyten und durch Resorption von Interzellularsubstanz zu einer Vergrößerung der Knorpelhöhlen, in denen die Knorpelzellen liegen. Knorpel in diesem Zustand wird als **Blasenknorpel** bezeichnet. In weiterer Folge kommt es zur Degeneration der Knorpelzellen sowie zum Auftreten von Kalziumniederschlägen in der Knorpelgrundsubstanz, d. h. zu einer Verkalkung des Knorpels.

An der Oberfläche der perichondralen Knochenmanschette werden bald Osteoklasten tätig. Diese bauen die neugebildete Knochensubstanz in umschriebenen Bezirken ab, so daß Löcher in der Knochenmanschette entstehen.

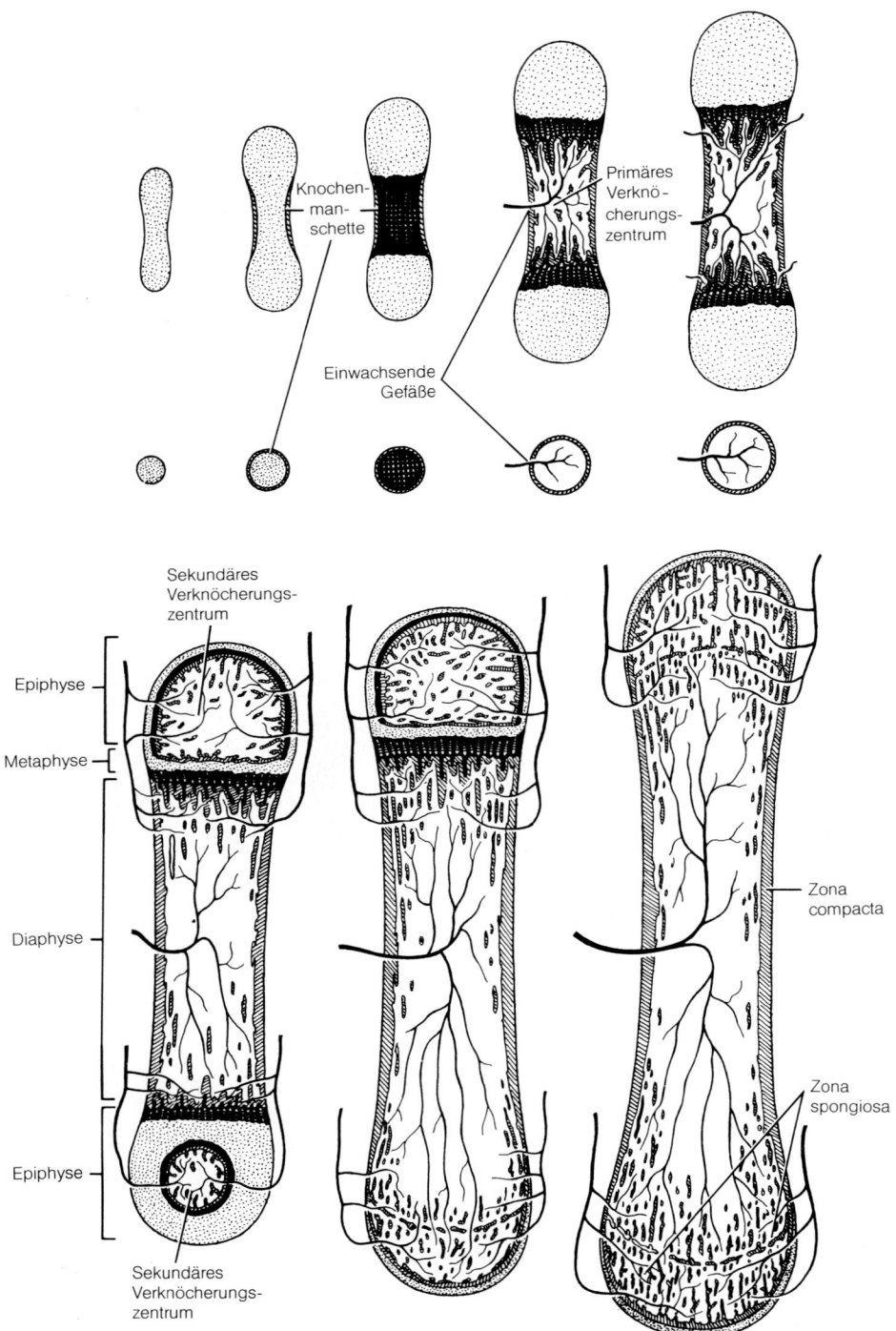

**Abb. 10.14.** Chondrale Ossifikation. Schematische Darstellung. Der hyaline Knorpel des Knorpelmodells ist *gepunktet*, verkalkter Knorpel *schwarz* und Knochengewebe durch *schräge Linien* gekennzeichnet. Die *mittlere Reihe* zeigt Querschnitte durch die Schaftmitte der in der *oberen Reihe* dargestellten Knochen. (Einzelheiten s. Text.) [Neugezeichnet und wiedergegeben mit Erlaubnis von Bloom W, Fawcett DW (1986) A textbook of histology, 11 th edn. Saunders, Philadelphia]

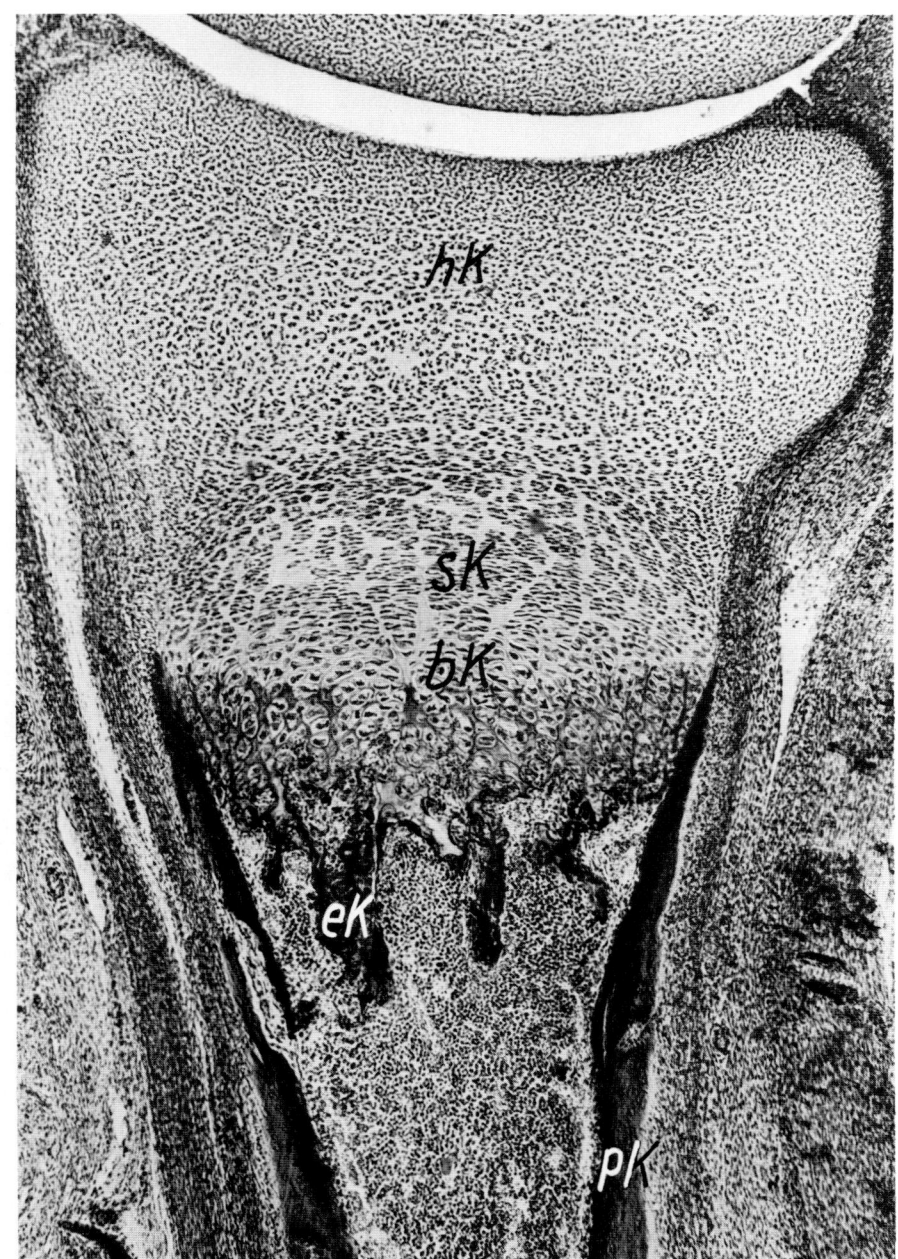

**Abb. 10.15.** Längsschnitt durch einen Finger eines etwa 4 Monate alten menschlichen Embryos. Zone der enchondralen Verknöcherung. (*hK* hyaliner Knorpel der Epiphyse; *sK* Säulenknorpel; *bK* Blasenknorpel; *eK* enchondraler Knochen; *pK* perichondraler Knochen.) Vergr. 100fach

In diese wachsen aus dem Periost *Blutgefäße* zusammen mit undifferenzierten Mesenchymzellen ein und gelangen in den geschädigten Knorpel unter der Knochenmanschette. Hier kommt es jetzt zu ausgedehnten Ab- und Umbauvorgängen. Teilweise wird Knorpelgrundsubstanz resorbiert, teilweise wird auf der Oberfläche von verkalkter Knorpelgrundsubstanz Knochen neu gebildet. Dabei entsteht ein Bälkchenwerk aus Geflechtknochen. Immer

wird aber alles neugebildete Material wieder abgeräumt, so daß schließlich der Knochenschaft einen weitgehend knorpel- und knochenfreien Raum umschließt **(primäre Markhöhle)**. Ausgefüllt ist dieser von einwachsenden, sich verzweigenden Blutgefäßen sowie von Mesenchymzellen, die zu Stammzellen verschiedenster Art werden. Für die Knochenbildung sind die Chondroklasten, Osteoblasten und Osteoklasten von besonderer Bedeutung. Ab dem 5. Embryonalmonat herrschen aber die Stammzellen der Blutbildung vor (S. 329); dann wird der Knochenmarkraum als **sekundäre Markhöhle** bezeichnet.

Sowohl in der primären als auch in der sekundären Markhöhle spielen der Knochenabbau der Knochenmanschette auf der einen Seite und die Neubildung von Knochensubstanz auf der gegenüberliegenden Seite eine große Rolle. Als Resultante aus Knochenabbau und -aufbau kommt es zu einem Längen- und Dickenwachstum des Knochens im Bereich der Knochenmanschette (Einzelheiten S. 210).

## Enchondrale Ossifikation

Besondere Bedeutung für Knochenneubildung und Knochenwachstum hat ferner die Umbauzone zwischen den Anlagen des Knochenschaftes (Diaphysen) und der Knochenenden (Epiphysen). Diese Gebiete werden als **Epiphysenplatten** (Metaphysen, Wachstumszonen) bezeichnet. Es handelt sich um eine Umbauzone, die erhalten bleibt, solange der betreffende Knochen wächst. Die Breite der Epiphysenplatte wird v. a. vom Wachstumshormon (STH, S. 386) gesteuert.

Im Bereich der Epiphysenplatte sind die Umbauvorgänge bei der Knochenbildung besonders deutlich zu erkennen (Abb 10.15 und 10.16). Im Prinzip kommt es zunächst zu einer Hypertrophie und dann zu einem Abbau der Chondrozyten (vgl. oben). Es verbleiben Lakunen, die durch Septen verkalkter Grundsubstanz voneinander getrennt sind. In die freigewordenen Räume wachsen mit Blutkapillaren Mesenchymzellen ein, die sich zu Osteoblasten differenzieren und auf der Oberfläche der Knorpelreste Knochen bilden; dieser wird dann seinerseits ab- und umgebaut. Auf diese Weise entsteht Knochengewebe dort, wo Knorpel war; eine direkte Umwandlung von Knorpel in Knochen erfolgt aber nicht. Die Septen aus verkalktem Knorpel sind lediglich Leitstrukturen für die Ossifikation.

An der Epiphysenplatte sind die verschiedenen Schritte der **enchondralen Verknöcherung** verschiedenen Zonen zugeordnet und deswegen deutlich zu erkennen (Abb. 10.16). Es lassen sich unterscheiden:

- **Reservezone** (Zona reservata cartilaginis). Hier liegt typischer hyaliner Knorpel mit morphologisch unveränderten Zellen vor. In frühen Entwicklungsstadien nimmt diese Zone die ganze Epiphyse ein; später, wenn in der Epiphyse selbst die Verknöcherung beginnt (s. unten), besteht die Reservezone aus einem breiten, zur Epiphyse hin gerichteten Streifen aus hyalinem Knorpel.
- **Proliferationszone** (Zona proliferativa). In dieser Zone teilen sich die Knorpelzellen lebhaft, und die Säulen ordnen sich in Längsrichtung des Knorpels an. Deswegen wird auch von **Säulenknorpel** gesprochen. Die Interzellularsubstanz hat gegenüber der Vorzone abgenommen, sie wird nur noch in geringerer Menge gebildet.
- **Resorptionszone** (Zona resorbens cartilaginea). In diesem Gebiet liegen in erweiterten Knorpelhöhlen vergrößerte glykogenreiche Knorpelzellen. Die Interzellularsubstanz beschränkt sich auf schmale Knorpelbälkchen. Offenbar ist die Ernährung der Knorpelgrundsubstanz erheblich gestört, denn es bilden sich Hydroxylapatitkristalle; es kommt also zu einer Kalzifizierung des Knorpels. Das Gebiet wird nach dem Aussehen des Knorpels auch als Zone des **Blasenknorpels** bezeichnet.
- **Verknöcherungszone** (Zona ossificationis). In dieser Zone gehen die Knorpelzellen zugrunde und die Knorpelhöhlen werden unter Abbau des Knorpels durch Chondroklasten eröffnet (deswegen auch **Eröffnungszone**). In die ehemaligen Chondrozytenhöhlen wachsen Blutkapillaren und undifferenzierte Zellen ein, die durch Mitose aus Zellen hervorgegangen sind, die vom Periost stammen. Die undifferenzierten Zellen werden zu Osteoblasten, die sich als diskontinuierliche Schicht auf die Septen der kalzifizierten Knorpelgrundsubstanz legen und nun Knochengrundsubstanz bilden (Abb. 10.17). Es entstehen auf diese Art Knochenbälkchen, die in ihrem Inneren verkalkten Knorpel und oberflächlich primäres Knochengewebe aufweisen. Histologisch ist der verkalkte Knorpel durch seine Basophilie vom Knochengewebe zu unterscheiden, das azidophil ist. Der neugebildete enchondrale Knochen besteht aus Geflechtkno-

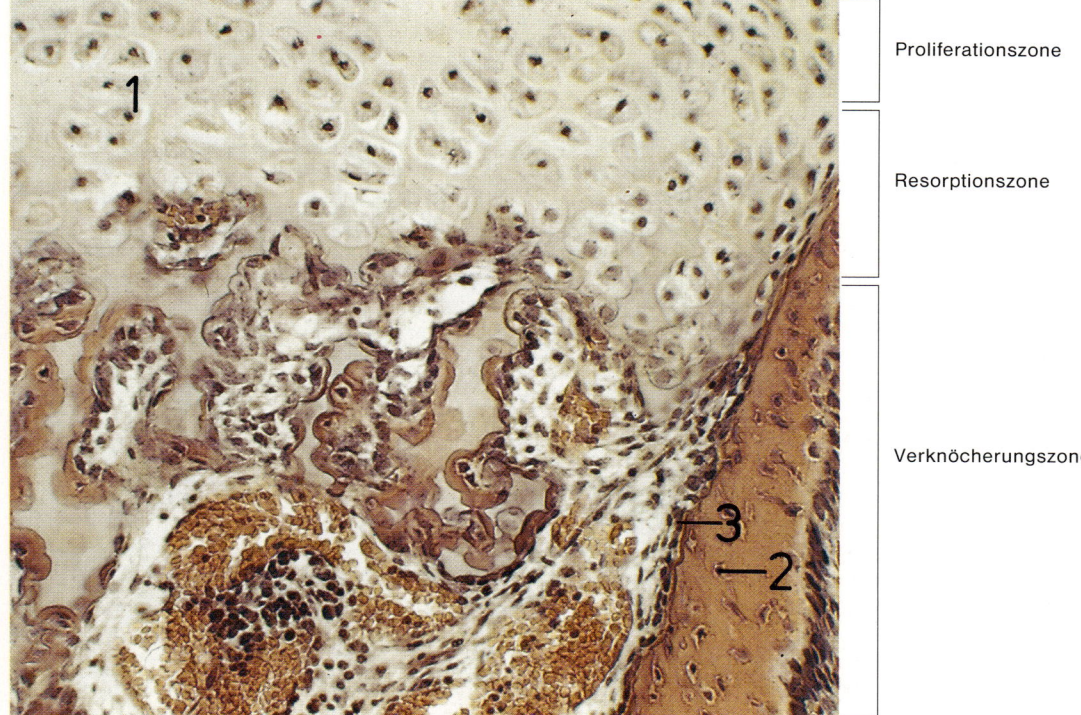

Proliferationszone

Resorptionszone

Verknöcherungszone

**Abb. 10.16.** Mikrophotographie einer Epiphysenplatte mit den verschiedenen Stadien der Knorpelumbildung und Verknöcherung. *1* Säulenknorpel, *2* perichondrale Knochenmanschette mit Osteozyten, *3* Osteozyten. HE-Färbung. Vergr. 150fach (freundlichst überlassen vom Institut für medizinische und pharmakologische Prüfungsfragen)

chen. Er wird zusammen mit dem verkalkten Knorpel wieder abgebaut und in der Folgezeit durch sekundären *Geflechtknochen* und schließlich durch *Lamellenknochen* ersetzt.

**Verknöcherung der Epiphysen.** Der letzte Schritt in der Entwicklung eines Röhrenknochens wird durch die Ausbildung eines Knochenkerns in jeder **Epiphyse** eingeleitet. Diese Knochenkerne sind die **sekundären Ossifikationszentren** des Röhrenknochens (Abb. 10.14). Die Umbauvorgänge, die sich hier abspielen, entsprechen denen der enchondralen Verknöcherung: Im Bereich des sekundären Ossifikationszentrums werden die Knorpelzellen und Knorpelhöhlen größer, es wachsen vom Perichondrium Gefäße mit Mesenchymzellen ein, Knorpel wird abgebaut, und es entstehen primäre und sekundäre Knochenbälkchen. Anders als in der Epiphysenplatte schreitet der Umbau radiär, d. h. in Richtung auf die Epiphysenoberfläche fort. Erhalten bleibt Knorpel jedoch im Gebiet der späteren Gelenkfläche und der oben geschil-

derten Epiphysenplatte. Bemerkenswert ist, daß die sekundären Verknöcherungszentren in den Epiphysen der verschiedenen Knochen zu unterschiedlichen Lebenszeiten auftreten – von den langen Röhrenknochen hat zur Zeit der Geburt nur die distale Epiphyse des Femurs einen Knochenkern.

**Klinischer Hinweis.** Aus dem Auftreten und dem Vorhandensein von Ossifikationszentren in den Epiphysen der Röhrenknochen kann beim Jugendlichen auf das Alter eines Individuums geschlossen werden („Knochenalter").

### 10.4.3 Verkalkung

Die Verkalkung des Knochens ist ein vielschichtiger und in zahlreichen Einzelheiten ungeklärter Vorgang. Er spielt sich extrazellulär ab. Leitstrukturen sind v. a.
– **Osteoblasten** und
– **Kollagenfasern.**
**Osteoblasten.** Von den Osteoblasten schnüren sich feine Bläschen ab, die in die Interzellular-

Reste der Knorpelgrundsubstanz

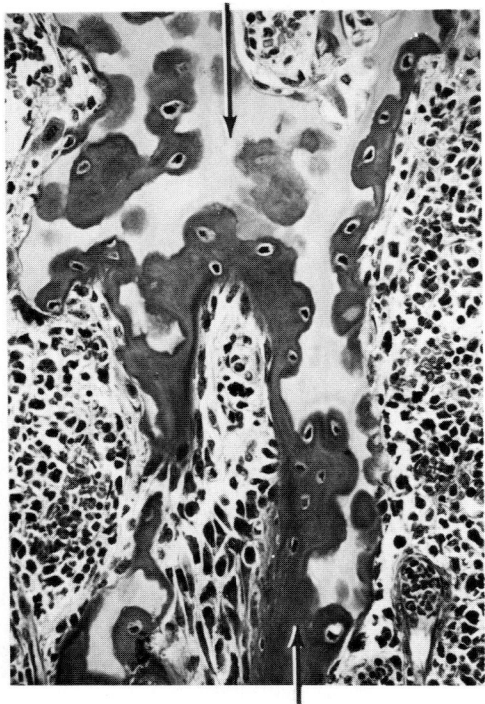

Knochen

**Abb. 10.17.** Verknöcherungszone der Epiphysenplatte eines Fingerknochens eines menschlichen Fetus. Auf der Oberfläche verkalkter zellfreier Knorpelgrundsubstanz bildet sich desmaler Knochen, der viele Osteozyten enthält. Trichromfärbung nach Mollory. Vergr. 250 fach

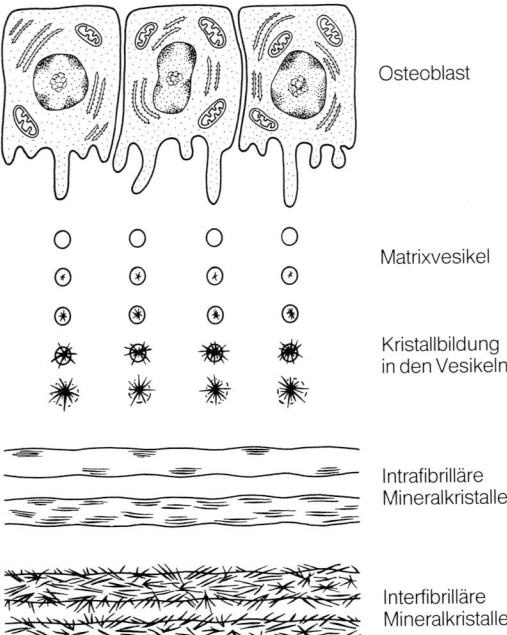

Osteoblast

Matrixvesikel

Kristallbildung in den Vesikeln

Intrafibrilläre Mineralkristalle

Interfibrilläre Mineralkristalle

**Abb. 10.18.** Knochenbildung durch Osteoblasten. Osteoblasten geben Matrixvesikel ab, in denen sich Kalziumphosphatkristalle bilden. Nach dem Platzen der Vesikel treten die Kristalle an Kollagenfibrillen heran. Schließlich erfolgt die Mineralisation durch Ausbildung intra- sowie interfibrillärer Kristalle. [Umgezeichnet nach Marks S, Popoff ST (1988) The regulation of development, structure, and function in the skeleton. Am J Anat 183: 1–44]

substanz wandern: Matrixbläschen mit einem Durchmesser von 100 nm (Abb. 10.18). Die Bläschen bestehen u. a. aus Kalziumkomplexen von Phospholipiden und basischen Proteinen, enthalten aber auch alkalische Phosphatase und Pyrophosphatase. In den Matrixvesikeln kommt es zur Bildung von Kalziumphosphatkristallen, die sich nach Auflösung der Vesikel extrazellulär orientieren (s. unten).

**Kollagenfasern.** Nach der Ruptur der Matrixvesikel wirken das freigesetzte Kalziumphosphat und andere vorhandene Ionen als Keimbildner an extrazellulären Nukleationsstellen. Dabei entstehen zunächst im Bereich der dunklen Banden der Kollagenfasern Niederschläge von Kalziumphosphat und rufen ein der Querstreifung der Kollagenfasern entsprechendes Muster hervor. In der Folgezeit entstehen weitere Kalziumphosphatausfällungen an den Kristallisationskeimen – dabei geht das

Bandenmuster verloren –, und schließlich kommt es zu einer Umwandlung von Kalziumphosphat zu Hydroxylapatitkristallen. Bei der Verkalkung des Knochens dürften aber nicht nur die Kollagenfasern eine wichtige Rolle spielen, sondern auch das Chondroitinsulfat und/oder andere Protein-Polysaccharid-Komplexe der Grundsubstanz.

**Histophysiologischer Hinweis.** Auf die Regulation der intra- und extrazellulären Kalziumkonzentrationen nehmen Parathyrin, Kalzitonin und die aktivierte Form des Vitamin D Einfluß (S. 214).

## 10.4.4 Wachstum und Umbau

Knochenwachstum ist mit Knochenumbau verbunden. Prinzipiell kommt es beim Knochenwachstum zu einer ausgewogenen *Teilresorption von bereits gebildetem Knochen bei gleichzeitiger Knochenneubildung.* Auf diese

Weise bleibt die Form des Knochens auch während des Wachstums erhalten und der Knochen funktionsfähig.

**Schädelknochen** wachsen hauptsächlich durch Neubildung von Knochengewebe im Bereich der Nähte und durch das Periost der Lamina externa sowie das Endost der Lamina interna. Gleichzeitig erfolgt Knochenresorption an der Innenseite der Lamina externa und der Außenseite der Lamina interna. Insgesamt paßt sich der Schädelknochen dem Wachstum des Gehirns an, so daß schließlich ein Schädel angemessener Größe entsteht.

**Klinischer Hinweis**. Der Schädel bleibt klein, wenn sich das Gehirn unvollständig entwickelt, er wird übermächtig groß, wenn sich das Gehirn während der Entwicklung stark vergrößert, z.B. bei Kindern mit einem *Hydrozephalus*, einer Erkrankung, bei der es zu einer vermehrten Bildung von Liquor cerebrospinalis und zu einer starken Erweiterung der Hirnventrikel kommt.

**Lange Knochen.** Ihr Wachstum ist ein komplexer Vorgang. Dabei sind zu unterscheiden
– **Dickenwachstum** und
– **Längenwachstum**.

Das **Dickenwachstum** des Diaphysenschaftes ist das Ergebnis der Knochenbildung durch das Periost an der äußeren Oberfläche der Knochenmanschette bei gleichzeitigem Knochenabbau an der Innenfläche (Abb.10.17). Das Dickenwachstum des Knochenschaftes erfolgt als radiäres (appositionelles) Wachstum.

Etwas anders spielt sich das Wachstum an den beiden Diaphysenenden ab. Hier ist die Knochenmanschette häufig trichterförmig; dies kommt durch das schnellere Wachstum der knorpeligen Epiphysen gegenüber dem von der Knochenmanschette umgebenen Knochenschaft zustande. Im Bereich des Diaphysentrichters lagert sich – anders als im mittleren Bereich des Knochenschaftes – neugebildeter Knochen der inneren Oberfläche der Knochenmanschette an; resorbiert wird dafür an der äußeren Knochenoberfläche (Abb.10.19). Dies führt letztlich zu einer Einengung des Diaphysentrichters und Verlängerung (des zylindrischen Teils) der Diaphyse.

Das **Längenwachstum** der Röhrenknochen ist an die Umbauvorgänge in den Epiphysenplatten gebunden. Wesentlich ist, daß sich die Metaphysen, die an beiden Enden am Übergang vom Schaft zu den Epiphysen liegen, während des Wachstums immer weiter voneinander entfernen (Abb.10.19). Sie behalten jedoch jeweils Verbindung mit der Knochenmanschette. Zum Längenwachstum kommt es v.a. dadurch,

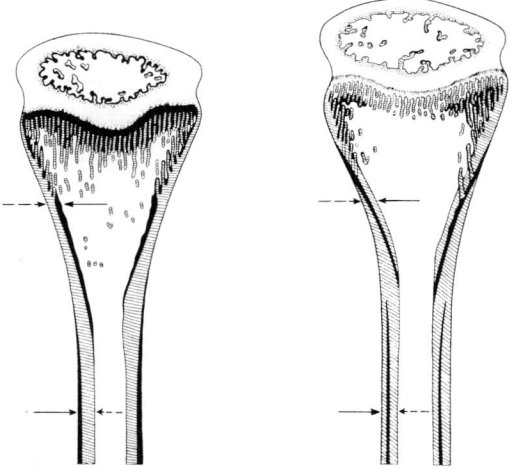

**Abb.10.19.** Zeichnungen zum Dicken- und Längenwachstum von Röhrenknochen. Sie gehen auf Studien von Leblond et al. zurück, bei denen die Tiere kurze Zeit *(links)* bzw. längere Zeit *(rechts)* vor der Untersuchung radioaktives Phosphat injiziert erhielten. *Schwarz* sind die Knochenzonen dargestellt, in denen das markierte Phosphat zur Untersuchungszeit abgelagert ist. Es zeigt sich (→), daß in der Diaphyse Knochen hauptsächlich von außen her (subperiostal), in den Diaphysentrichtern von innen her (endostal) abgelagert wird. Knochenabbau (→) erfolgt jeweils auf den dem Knochenaufbau gegenüberliegenden Seiten. [Neugezeichnet und wiedergegeben mit Erlaubnis von Greep RO, Weiss L (1973) Histology. 3rd edn. McGraw-Hill, New York]

daß jeweils neue Gebiete der Reservezone der Epiphysenplatte proliferieren und der in der Verknöcherungszone neugebildete Knochen mehr oder weniger wieder abgebaut wird. Dabei besteht ein ausgewogenes Verhältnis zwischen Knorpelzellenneubildung und Umbau in Knochen einerseits und Knochenabbau andererseits.

*Beendet ist das Knochenwachstum* dann, wenn keine Knochenneubildung mehr stattfindet. Dies gilt sowohl für das Dicken- als auch für das Längenwachstum. In der Epiphysenplatte hört das Wachstum auf, wenn der gesamte zur Verfügung stehende Knorpel verbraucht ist, u.a. dadurch, daß dieser von der Epiphyse her bei deren Verknöcherung abgebaut wird, und der gesamte vorhandene Knorpel in Knochen umgewandelt ist. Damit ist der Knorpel der Epiphysenplatte durch Knochengewebe ersetzt und die Epiphysenplatte hat aufgehört zu bestehen. Erreicht ist dies um das 20. Lebensjahr (bei Frauen etwa mit 21, bei Männern mit 23 Jahren).

**Umbau**. Verbunden sind mit dem Wachstum auch Umbauvorgänge im Knochen. Zunächst liegt jeder Knochen als Geflechtknochen vor. Auch sekundärer, d.h. durch Abbau des primären Knochens entstandener neuer Knochen ist wieder Geflechtknochen. Lamellenknochen entsteht erst während der ersten Lebensjahre. Der Umbau soll in wenigen Wochen erfolgen. Entscheidend ist, daß die Kollagenfasern einen den mechanischen Anforderungen angepaßten Verlauf bekommen. Die Lamellensysteme umfassen den Knochen als Generallamellen und orientieren sich als Speziallamellen um die Knochenkanälchen. Eine einmal gewonnene Bauweise bleibt erhalten, solange Zug-, Druck- und Scherkräfte gleich bleiben. Ändern sich diese jedoch, beginnt ein neuer Umbau, der den Knochen den neuen Bedingungen anpaßt (S. 201).

## 10.5  Knochenbruchheilung

Knochen bricht, sobald die auf ihn einwirkenden Kräfte seine Festigkeit überfordern. Zunächst kommt es im Frakturgebiet zu Blutungen aus eröffneten Gefäßen des Knochenmarks, des Knochens und seiner Umgebung sowie zum Untergang von Knochenzellen und einer Schädigung der Knochengrundsubstanz.

Die Heilung besteht in einer *Neubildung von Knochen im Bruchgebiet* sowie Einbeziehung des neugebildeten Knochens in den vorhandenen. Sie *geht vom Periost und Endost aus* (Abb. 10.20 a). Von hier aus wachsen Blutgefäße und kollagenfaserbildende Bindegewebezellen in die Frakturspalten ein. Ferner proliferieren die osteogenen Zellen, die zunächst Knorpel bilden (Abb. 10.20 b). Nun kommt es gleichzeitig zur Resorption des Blutgerinnsels, der geschädigten Knochenzellen und -grundsubstanz sowie zur Knochenneubildung (Abb. 10.20 c) nach Art der enchondralen Ossifikation. Deswegen trifft man in einer Knochenfraktur gleichzeitig hyalinen Knorpel sowie Gebiete mit desmaler und enchondraler Ossifikation. Schließlich entstehen im Frakturgebiet unregelmäßige Knochenbälkchen aus unreifem Knochen, die die Bruchenden verbinden (Abb. 10.20 d).

Die Neubildung der Gewebe ist im Frakturgebiet immer überschüssig (Abb. 10.17). Das überschüssig gebildete Gewebe wird als **Kallus** bezeichnet.

**Klinischer Hinweis**. Vermieden werden kann Kallusbildung dadurch, daß die Bruchenden durch Schrauben und Platten extrem einander genähert und absolut ruhig gestellt werden (primäre Heilung). Sind die Frakturenden zu weit voneinander entfernt und verschoben, so unterbleibt eine die Fraktur füllende Neubildung von Knochen. Die Frakturenden bleiben beweglich, es entsteht eine *Pseudarthrose*.

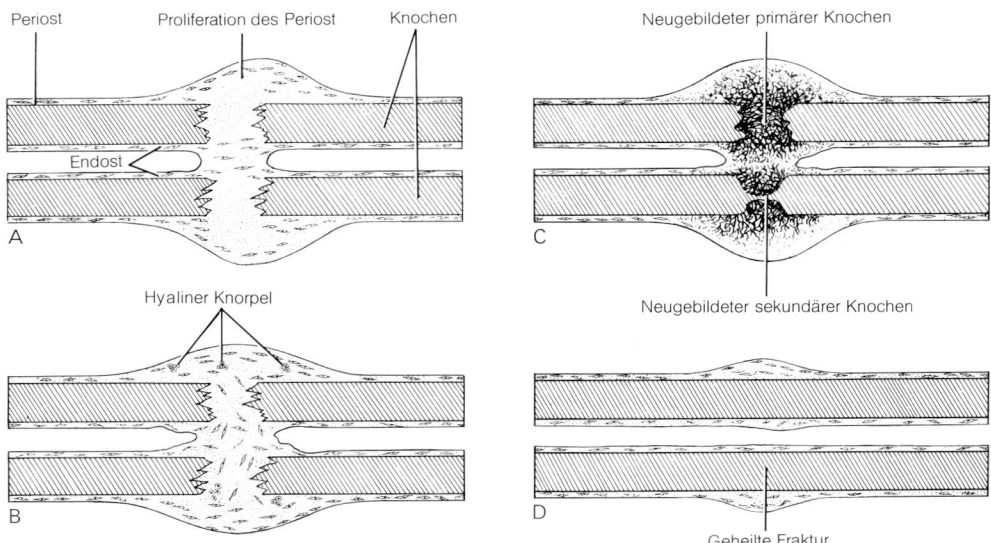

**Abb. 10.20 a–d.** Schematische Darstellung einer Knochenbruchheilung. Sie geht vom Periost und Endost aus. An der Frakturstelle kommt es zur Knochenneubildung und damit zur Heilung

In dem Maße, in dem der Patient zur normalen Belastung des geheilten Knochens zurückkehrt, wird der neugebildete Knochenkallus umgebaut. Letztlich entsteht durch schrittweise Resorption des zunächst entstandenen Geflechtknochens Lamellenknochen, der den funktionellen Anforderungen angepaßt wird. Bei einer Knochenbruchheilung, bei der die ursprünglichen statischen Verhältnisse wiederhergestellt werden, entspricht auch der innere Aufbau des geheilten Knochens dem der früheren Zeit (Abb. 10.10d). Anders, dann aber den geänderten Verhältnissen angepaßt, ist die Situation, wenn gebrochener Knochen z.B. schief zusammengeheilt ist. Dann ist die Festigkeit des Knochens gegenüber den üblichen Belastungen gering.

## 10.6 Histophysiologie

Knochen hat
– **mechanische Aufgaben** und
– **metabolische Aufgaben**.
Außerdem ist Knochen
– **plastisch** und unterliegt einer sehr differenzierten
– **Regulation**.

### 10.6.1 Mechanische Aufgaben

Knochen dienen den Skelettmuskeln *zum Ansatz*. Hierzu verbinden sich in der Regel Sehnen mit dem Periost und strahlen mit Kollagenfasern in die Knochengrundsubstanz ein. Ferner bilden lange Knochen ein System von Hebeln und *verstärken dadurch auftretende mechanische Kräfte*. Dann *schützt* Knochen insbesondere das ZNS, das im Schädel (Gehirn) bzw. im Wirbelkanal (Rückenmark) liegt, aber auch das Knochenmark (in den langen Röhrenknochen) und im Thorax die dort gelegenen Organe. Schließlich geben Knochen dem Körper *Halt* und *Festigkeit*.

### 10.6.2 Metabolische Aufgaben

Das *Skelett ist der wichtigste Kalziumspeicher des Körpers*. Es enthält 99% des gesamten Kalziums. Bemerkenswert ist, daß die Kalziumkonzentration in Blut und Gewebe sehr konstant ist, obgleich kontinuierlich Kalziumionen zwischen Blut und Knochen ausgetauscht werden. So wird z.B. mit der Nahrung aufgenommenes Kalzium sehr schnell im Knochen abgelagert – sonst würde die Kalziumkonzentration im Blut ansteigen – oder mit dem Kot und Harn ausgeschieden. Kalzium des Knochens wird mobilisiert, wenn die Blut-Kalzium-Konzentration sinkt. Dies erfordert ein empfindliches, z.T. hormonell gesteuertes System. Beteiligt sind Parathyrin, Kalzitonin und Vitamin D, die auf die Kalziumresorption im Darm, die Ausscheidung in der Niere und die Speicherung im Knochen Einfluß nehmen (s. unten).

**Hinweis**. Kalzium spielt bei der Aktivierung zahlreicher Enzymsysteme, bei der Muskelkontraktion (S.226), für die Erregbarkeit im ZNS und für die Freisetzung chemischer Substanzen (Transmitter) eine große Rolle. Kalzium ist ferner ein „second messenger" bei der Signalübertragung in der Zelle. Extrazelluläres Kalzium ist für die Blutgerinnung und für die Zellhaftung (S.100) wichtig.

Die *Kalziumzufuhr* erfolgt mit der Nahrung. Ist sie gestört, kommt es sowohl beim Kind als auch beim Erwachsenen zu charakteristischen Erkrankungen.

**Klinischer Hinweis**. Eine typische Erkrankung von Kindern mit Kalziummangel ist die *Rachitis*. Hierbei verkalkt die übermäßig gebildete Knochengrundsubstanz nicht normal und der Knochen gibt bei Belastung durch das Körpergewicht und durch Muskelzug nach. Die Folge des Kalziummangels ist, daß die Knochen durch Behinderung des Ossifikationsvorganges in der Epiphysenplatte langsamer wachsen und infolge ungenügender Festigkeit gegen Zug- und Druckkräfte deformiert werden.
Kalziummangel beim Erwachsenen führt zur *Osteomalazie*. Hierbei findet weiter normaler Knochenabbau statt, aber neugebildetes Knochengewebe verkalkt ungenügend und schon vorhandener Knochen wird teilweise entkalkt. Es kommt also zu einer Veränderung der Mineralisierung des Knochens – im Gegensatz zur Osteoporose (S.201). Anders als bei der Rachitis (bei Kindern) gibt es bei der Osteomalazie keine Wachstumsverzögerung – das Knochenwachstum ist ja bereits abgeschlossen – und weniger Knochendeformation. Im Laufe der Jahre kann es aber zur Verbiegung elastisch gewordener Knochen kommen. Dehnung und Zerrung des Periosts führen dabei zu starken Schmerzen.
Eine bestehende Osteomalazie kann während einer Schwangerschaft verstärkt werden, da das sich entwickelnde Kind mit der Nahrung angebotenes Kalzium für sich in Anspruch nimmt.

Für die *Mobilisierung von Kalzium* aus dem Knochen stehen
– ein **schneller** und
– ein **langsamer Mechanismus** zur Verfügung.

Der **schnelle Mechanismus** ist rein physikalischer Natur. Aufgrund von Diffusionsprozessen wird ein Gleichgewichtszustand zwischen der Kalziumkonzentration im Blut und einer labilen Kalziumfraktion im Knochen aufrechterhalten. Es wird angenommen, daß beim Erwachsenen in jeder Minute 1 von 4 Kalziumionen des Blutes gegen entsprechende Kalziumionen des Knochens ausgetauscht werden. Ermöglicht wird dies durch die große Oberfläche der Hydroxylapatitkristalle (pro Gramm Knochengewebe wird mit 100–300 m$^2$ Oberfläche bei Hydroxylapatitkristallen gerechnet). Zunächst lösen sich die Kalziumionen im Hydratmantel an der Oberfläche der Hydroxylapatitkristalle, dann gelangen sie ins Blut. Mit diesem Mechanismus wird der Blut-Kalzium-Spiegel auf einem Niveau von 9–10,5 mg/100 ml = 2,3–2,7 mmol/l Blutplasma gehalten. Für diesen Kalziumaustausch stehen insbesondere die jungen, weniger verkalkten Lamellen zur Verfügung, da diese leicht Kalzium aufnehmen und auch bereitwillig abgeben. Junge Lamellen kommen wegen der fortlaufenden Umgestaltung des Knochens auch beim Erwachsenen vor. Im Gegensatz zu den jüngeren Lamellen halten ältere, stärker verkalkte Lamellen das Kalzium fester, sie haben deswegen v. a. Stütz- und Schutzfunktion.

**Klinischer Hinweis**. Wie Kalzium werden aber auch schädliche Stoffe, z. B. Blei, radioaktive Elemente oder Radioisotope im Knochen aufgenommen. Dies senkt zwar zunächst den Plasmaspiegel; jede Kalziummobilisierung setzt die toxischen Stoffe aber wieder frei. Zahlreiche Stoffe rufen im Knochen schwere Schädigungen hervor.

**Langsamer Mechanismus**. Langsamer ist der Mechanismus zur Mobilisierung von Kalzium durch Hormone. Besondere Bedeutung haben hierfür das Nebenschilddrüsenhormon (Parathyrin) und das antagonistisch wirkende Kalzitonin. Beide Hormone wirken direkt auf die Knochenzellen, speziell die Osteozyten und Osteoklasten. Unter dem Einfluß des *Nebenschilddrüsenhormons* werden die Osteoklasten aktiviert, und ihre Zahl nimmt zu; es kommt zu vermehrter Knochenresorption und dadurch zu einer Erhöhung des Kalziumspiegels im Blut. Dies wird durch gesteigerte Kalziumresorption im Darm (aus der Nahrung) und durch verminderte Kalziumabgabe in der Niere unterstützt. Die Wirkung des *Kalzitonins*, das in den hellen (C)Zellen der Schilddrüse gebildet wird (S. 394), besteht dagegen darin, daß es die Grundsubstanzbildung und Kalziumab-

lagerung im Knochen steigert und die Knochenresorption vermindert. Die Osteoklastenaktivität wird gehemmt und durch die Niere wird vermehrt Kalzium abgegeben; dadurch wird die Plasma-Kalzium-Konzentration gesenkt.

Ausgelöst wird die vermehrte Tätigkeit bald der einen, bald der anderen endokrinen Drüse durch Kalzium: Bei Hypokalzämie wird vermehrt Parathyrin (durch die Epithelkörperchen), bei Hyperkalzämie vermehrt Kalzitonin (durch die C-Zellen der Schilddrüse) abgegeben.

**Klinischer Hinweis**. Durch übermäßige Bildung von Nebenschilddrüsenhormon *(Hyperparathyroidismus)* kann es zu einer Steigerung der Knochenresorption bei gleichzeitiger Erhöhung der Blut-Kalzium-Konzentration kommen. Die Knochen entkalken und erscheinen im Röntgenbild heller. Als Folge der Entkalkung können Knochen leichter brechen. – Bei Erhöhung des Blut-Kalzium-Spiegels kann es zu unnormalen Kalziumablagerungen in verschiedenen Organen kommen, hauptsächlich in Nieren und Arterienwänden.

### 10.6.3  Plastizität

Knochen ist trotz seiner Härte plastisch. Er vermag sich den jeweiligen Anforderungen anzupassen und dabei seinen Aufbau zu ändern. Hierfür wird jedoch viel Zeit benötigt. Ausgenutzt werden kann diese Fähigkeit des Knochens z. B. bei der *Zahnregulierung*. Dort, wo durch kieferorthopädische Maßnahmen ein dauernder Druck auf den Knochen ausgeübt wird, wird Knochen abgebaut; dort, wo der Druck nachläßt, wird Knochen aufgebaut. Auf diese Weise ändern die Zähne im Laufe der Zeit ihre Stellung. Gleiche Veränderungen treten aber auch an anderen Knochen und in anderen Gebieten des Skelettsystems auf, wenn dort entsprechender Einfluß auf den Knochen genommen wird.

### 10.6.4  Regulation

Einfluß auf Wachstum und Erhaltung des Knochens nehmen
- **Proteine**,
- **Vitamine** und
- **Hormone**.

**Proteine.** Zur Aufrechterhaltung der Tätigkeit aller Knochenzellen bedarf es einer regelmäßigen Proteinzufuhr mit der Nahrung. Bei Ei-

weißmangelernährung kommt es v.a. infolge unzureichender Aminosäureversorgung zu einer Störung der Kollagensynthese in den Osteoblasten, besonders wenn gleichzeitig Vitamin-C-Mangel (s. unten) besteht.

**Vitamine.** *Vitamin A* nimmt Einfluß auf das Gleichgewicht zwischen Knochenneubildung und -abbau. Es wirkt auf die Aktivität und die Plazierung der Osteoblasten und Osteoklasten.

**Klinischer Hinweis.** Vitamin-A-Mangel beeinträchtigt durch Minderung der Aktivität der Osteoblasten das Knochenwachstum. So kann z.B. das Schädelwachstum gegenüber dem Gehirnwachstum zurückbleiben. Als Folge treten Schädigungen am ZNS auf. Eine entsprechende Zufuhr von Vitamin A paßt das Wachstum des Schädels wieder den Erfordernissen an. – Aber auch Vitamin-A-Überschuß ist schädlich. Es kommt zu einer beschleunigten Ossifikation der Wachstumsfugen; dadurch hört das Knochenwachstum vorzeitig auf. Das Knorpelwachstum wird nicht beeinträchtigt. Zusammengenommen können also sowohl Vitamin-A-Mangel als auch toxische Dosen von Vitamin A zu Minderwuchs führen.

*Vitamin C* (Ascorbinsäure) ist für die Kollagensynthese in Osteoblasten und Osteozyten essentiell. Mangel beeinträchtigt das Knochenwachstum und behindert die Knochenbruchheilung infolge Störungen bei der Kollagenfaserbildung.

*Vitamin D* ist für die Resorption von Kalzium im Dünndarm von großer Wichtigkeit und hat außerdem eine direkte Wirkung auf die Ossifikation. Dabei muß das Vitamin D in eine stoffwechselaktive Form (1,25-Dihydroxy-Vitamin D) überführt werden, um wirksam zu werden.

**Klinischer Hinweis.** Vitamin-D-Mangel (Rachitis) verzögert die Verkalkung der Knorpelmatrix; erkennbar ist eine verdickte Epiphysenplatte als Folge der Zunahme der Knorpelmasse. Auch In-vitro-Experimente haben gezeigt, daß Knochengewebe, das in einem Medium von reichlich Kalzium, aber zu wenig Vitamin D kultiviert wird, nicht richtig verkalkt. Übermäßige Mengen von Vitamin D sind schädlich (toxisch). Sie führen zur Knochenresorption durch Proliferation von Osteoklasten.

**Hormone.** Außer dem bereits erwähnten Nebenschilddrüsenhormon (Parathyrin) und Kalzitonin aus der Schilddrüse wirken insbesondere das Wachstumshormon des Hypophysenvorderlappens und die Geschlechtshormone auf die Knochenentwicklung.

*Wachstumshormon des Hypophysenvorderlappens* (somatotropes Hormon: STH). Dieses Hormon stimuliert das Wachstum aller Gewebe und Organe und wirkt beim Knochen auf den Epiphysenknorpel (Förderung des en-

chondralen Wachstums, Steigerung der Osteoblastenaktivität).

Insbesondere wird die Aminosäureaufnahme der Zellen durch das Wachstumshormon gefördert. Unter dem Einfluß von STH kommt es bei allen beteiligten Zellen zu gehäuften Mitosen und zur Hypertrophie.

**Klinischer Hinweis.** Mangel an Wachstumshormon während der Jahre des Wachstums ruft einen *hypophysären Zwergwuchs* bei normalen Körperproportionen hervor (Körperlänge ca. 1 m), während Überproduktion beim Jugendlichen – solange die Epiphysenfugen noch nicht geschlossen sind – zum *Riesenwuchs* infolge übermäßigen Längenwachstums, insbesondere der langen Knochen, führt (Körperlänge bis 2,50 m). Das Wachstumshormon hält die Epiphysenfugen länger offen. Vermehrte Bildung von Wachstumshormon beim Erwachsenen (z.B. durch einen Hypophysentumor) kann die Gesamtlänge des Körpers nicht mehr beeinflussen, sondern wirkt sich nur noch an wenigen Stellen des Skeletts aus, nämlich an Händen, Füßen, Nase, Kinn und Stirn. Es entsteht eine *Akromegalie* (Wachstum der gipfelnden Körperteile). Durch Steigerung der periostalen Knochenbildung werden insbesondere die langen Knochen dicker.

*Geschlechtshormone.* Sowohl männliche (Androgene) als auch weibliche Geschlechtshormone (Östrogene) haben eine komplexe Wirkung auf das Skelett und stimulieren die Knochenbildung. Sie beeinflussen den Zeitpunkt der Entstehung und die Entwicklung der Ossifikationszentren.

**Klinischer Hinweis.** Vorzeitige, durch vermehrte Geschlechtshormonbildung hervorgerufene Reife kann zu Knochentumoren führen, und Gaben von Geschlechtshormonen in der Entwicklungszeit können das Körperwachstum mindern, weil Epiphysenknorpel vorschnell durch Knochen ersetzt wird. Hormonmangel dagegen, z.B. nach Kastration oder Unterfunktion der Keimdrüsen, verlängert in der Jugend die Tätigkeit der Epiphysenplatten und bewirkt damit verstärktes Wachstum. Im Alter kommt es bei Mangel an Geschlechtshormonen zu einem verstärkten Knochenabbau. Dies spielt insbesondere bei Frauen eine Rolle. Mit Beginn des Klimakteriums gehen bei diesen jährlich 0,5–1,5% der anfänglichen Knochenmasse verloren; es kommt zu einer *Osteoporose*, deren häufigste Folge bei entsprechender Belastung *Schenkelhalsbrüche* sind.

## 10.7 Knochenverbindungen

Knochenverbindungen können
– **kontinuierlich** *(Synarthrosen)* oder
– **diskontinuierlich** *(Diathrosen)* sein.

Bei **Synarthrosen** wird die Kontinuität zwischen benachbarten Knochen durch
- **Bindegewebe *(Syndesmosen)*,**
- **Knorpel *(Synchondrosen)*** und
- **Knochen *(Synostosen)***

hergestellt.
Bewegungen sind in Synarthrosen kaum möglich oder sehr gering.
**Diarthrosen** (Gelenke) verfügen immer über einen flüssigkeitsgefüllten Gelenkspalt, der eine der Voraussetzungen für gute Beweglichkeit der Knochen gegeneinander ist. Allerdings ist der Grad der Beweglichkeit bei den verschiedenen Diarthrosen sehr unterschiedlich und hängt von der Gelenkkonstruktion ab. Diarthrosen mit stark eingeschränkter Beweglichkeit werden als **Amphiarthrosen** bezeichnet.

## 10.7.1 Synarthrosen

**Syndesmosen.** Beispiele für Syndesmosen sind das distale Tibiofibulargelenk und die Schädelnähte. Der Zwischenknochenraum ist mit kollagenem Bindegewebe gefüllt. Er wird von Periost überdeckt. Beim jugendlichen Schädel erfolgt an dieser Stelle Knochenwachstum.
**Synchondrosen.** Synchondrosen sind Verbindungen, bei denen Knochen durch hyalinen Knorpel miteinander verbunden sind. Beispiele sind die Symphysis pubica und Disci intervertebrales. Eventuelle Bewegungen sind minimal.
**Synostosen.** Bewegungen sind in Synostosen nicht möglich. Der Zwischenknochenraum ist mit Knochen gefüllt, z.B. wird im Laufe des Lebens das Bindegewebe zwischen den Schädelknochen durch Knochen ersetzt.

## 10.7.2 Diarthrosen

Bei Diarthrosen (Abb. 10.21) verbindet eine Bindegewebekapsel – die Gelenkkapsel – die Knochenenden und umschließt einen Spalt, die **Gelenkhöhle.** Diese enthält eine farblose, durchsichtige, visköse Flüssigkeit, die **Synovia,** die reich an Hyaluronsäure ist. Die Knochenoberfläche wird im Gelenk von Knorpel, dem Gelenkkorpel, bedeckt. Oft haben die Gelenkhöhlen Ausstülpungen, *Bursae.*
Die Gelenkkapsel **(Capsula articularis)** besteht aus 2 Schichten, und zwar
- dem **Stratum fibrosum,** einer äußeren faserreichen Schicht, und

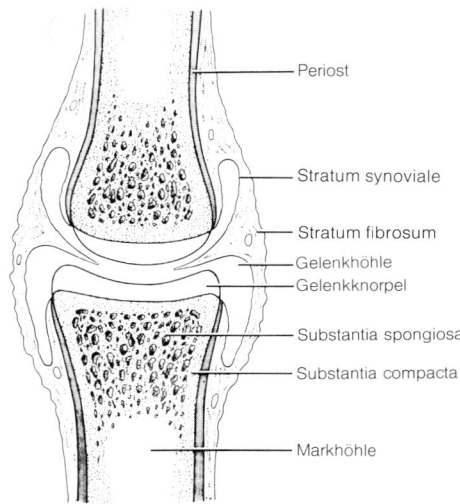

Periost
Stratum synoviale
Stratum fibrosum
Gelenkhöhle
Gelenkknorpel
Substantia spongiosa
Substantia compacta
Markhöhle

**Abb. 10.21.** Schema einer Diarthrose. Die Gelenkkapsel besteht aus 2 ineinander übergehenden Schichten: dem äußeren Stratum fibrosum und dem inneren Stratum synoviale. Die Gelenkkapsel umgibt die Gelenkhöhle. Im Gelenkbereich wird Knochen von Gelenkknorpel bedeckt

- dem **Stratum synoviale,** einer inneren, die Synovia produzierende Schicht.

Das **Stratum fibrosum** besteht aus straffem kollagenem Bindegewebe und enthält zahlreiche schmerzaufnehmende Nervenfasern sowie Gefäße. Es ist unterschiedlich dick. Stellenweise wird es durch Bänder aus straffem Bindegewebe verstärkt. An anderer Stelle können Sehnen zur Gelenkkapsel in Beziehung treten.
Das **Stratum synoviale** (Abb. 10.22) besteht überwiegend aus lockerem, zellreichem Bindegewebe, das gebietsweise Fettzellen enthält. Es ist nerven- und gefäßreich. Stellenweise bildet das Stratum synoviale *Falten,* die tief in das Innere der Gelenkhöhle reichen können. Die Oberfläche des Stratum synoviale zur Gelenkhöhle hin zeigt platte oder kubische Zellen. Hierbei handelt es sich um *Bindegewebezellen.* Eine Basalmembran besteht nicht.
Elektronenmikroskopisch lassen sich 2 Zelltypen unterscheiden (Abb. 10.22):
- **A-Zellen,**
- **B-Zellen.**

A- und B-Zellen sind zur Phagozytose befähigt. Allerdings scheinen die A-Zellen aktiver zu sein.
**A-Zellen** haben einen großen Golgi-Komplex und viele Lysosomen, aber nur wenig RER. Funktionell sind sie, wie autoradiographische Untersuchungen ergeben haben, zur Abgabe

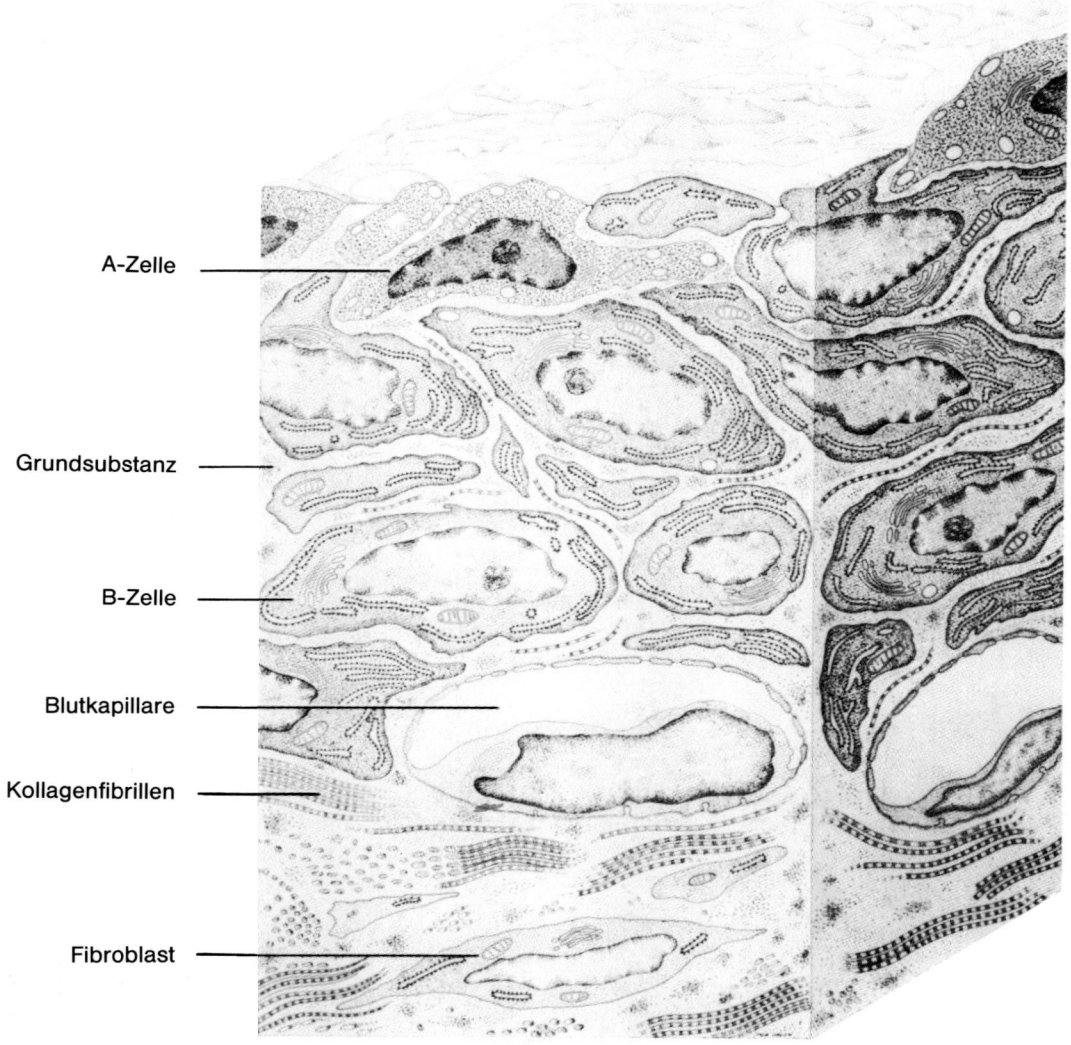

A-Zelle

Grundsubstanz

B-Zelle

Blutkapillare

Kollagenfibrillen

Fibroblast

**Abb. 10.22.** Schematische Darstellung der Ultrastruktur des Stratum synoviale einer Gelenkkapsel. Zu unterscheiden sind A-Zellen mit vermehrt RER und B-Zellen. Zwischen den Zellen liegen geringe Mengen Interzellularsubstanz. Eine Basalmembran gegenüber dem Bindegewebe fehlt. Die Blutkapillaren haben fenestriertes Endothel, das den Substanzaustausch erleichtert

von Hyaluronsäure in die Synovia des Gelenkes befähigt.

**B-Zellen** haben ein gut entwickeltes RER und sind dichter als A-Zellen. Sie wirken möglicherweise - bei der Proteinsekretion in die Synovia mit. Im übrigen stammt das Protein der Synovia aus dem Blutplasma.

Möglicherweise handelt es sich bei den A- und B-Zellen um verschiedene Funktionsstadien desselben Zelltyps.

Der Gelenkknorpel **(Cartilago articularis)** fällt dadurch auf, daß ihm an seiner freien Oberflä-che *Perichondrium fehlt*; dadurch kann er nicht regenerieren. Der Gelenkknorpel wird durch die Synovia ernährt; am Knochen ist er durch eine verkalkte Knorpelzone befestigt. Gelenkknorpel besteht aus *hyalinem Knorpel* (Abb. 10.23). Die Kollagenfaserbündel bilden im Gelenkknorpel eine oberflächliche Tangentialfaserschicht, die allen dort auftretenden Scher- und Druckkräften entgegenwirkt. Die Knorpelterritorien passen sich dem Fibrillenverlauf an.

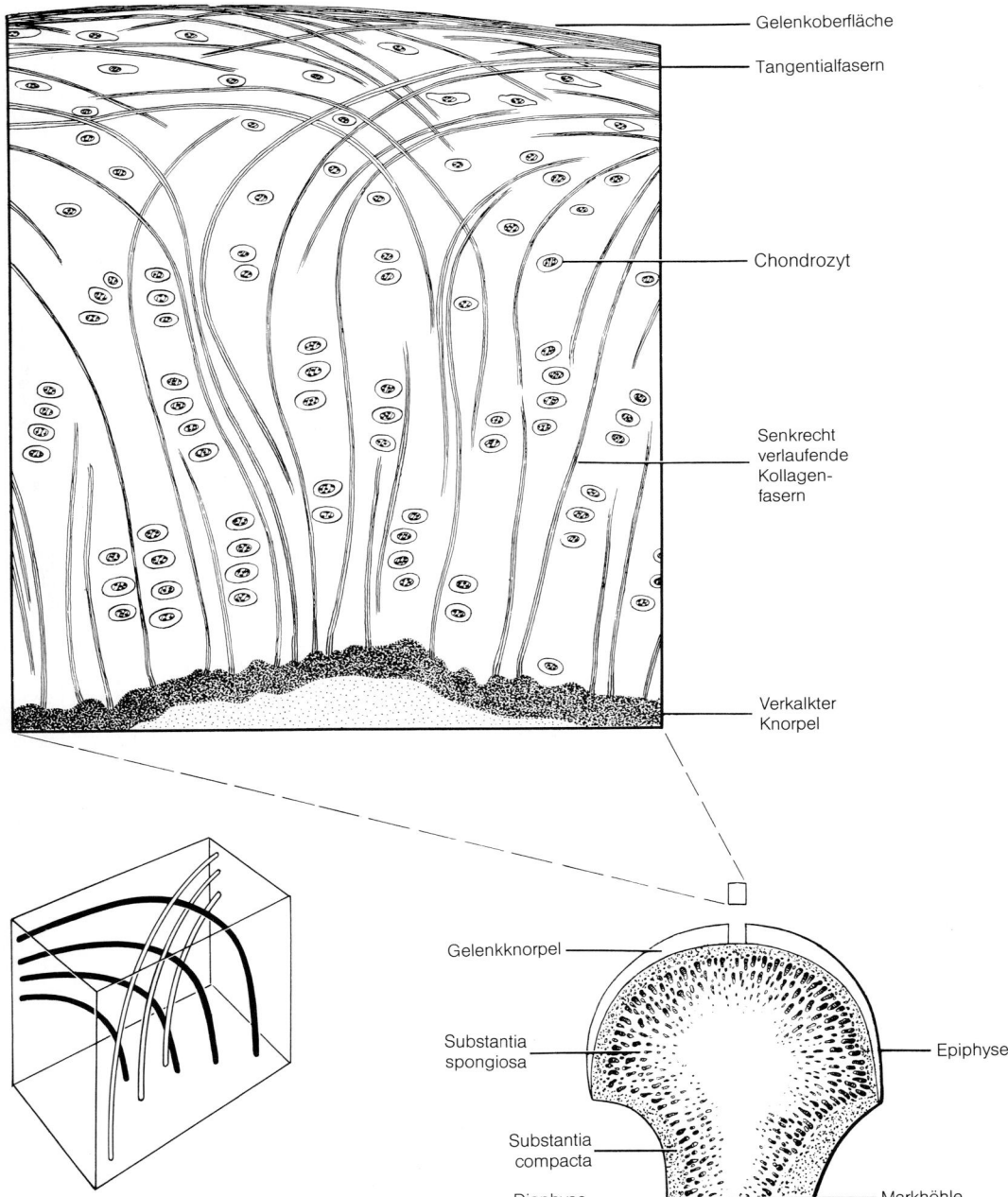

**Abb. 10.23.** Gelenkknorpel einer Diarthrose. Zu beachten ist, daß dem Gelenkknorpel Perichondrium fehlt. Der Verlauf der Kollagenfaserbündel im Gelenkknorpel ist *oben* dargestellt. Die Kollagenfasern wurzeln im verkalkten Knorpel an der Grenzzone zum Knochen, verlaufen dann senkrecht aufsteigend, um schließlich an der Oberfläche zur Gelenkhöhle Tangentialfasern zu bilden. Die Chondrozyten in der Tiefe des Gelenkknorpels sind rund und in Reihen parallel zum Verlauf der Kollagenfasern im Gelenkknorpel dreidimensional dargestellt

# 11 Muskelgewebe

## 11.1 Allgemeines

Muskulatur kann sich verkürzen und mechanische Spannung entwickeln. Ermöglicht wird dies durch das Vorkommen kontraktiler Fibrillen **(Myofibrillen)** im Zytoplasma der immer langgestreckten Muskelzellen sowie durch die Fähigkeit dieser Zellen, chemische Energie direkt in mechanische Energie zu verwandeln. – Entwicklungsgeschichtlich sind Muskelzellen mesodermaler Herkunft (Ausnahme: ektodermale Binnenmuskeln des Auges, S. 664 und 665).

Die Struktur eines jeden Muskelgewebes ist den jeweiligen physiologischen Aufgaben angepaßt. Aufgrund morphologischer und funktioneller Kriterien lassen sich bei Säugetieren unterscheiden (Abb. 11.1):
– **quergestreifte Skelettmuskulatur,**
– **quergestreifte Herzmuskulatur,**
– **glatte Muskulatur.**
**Quergestreifte Skelettmuskulatur** setzt sich aus Bündeln sehr langer, zylindrischer, vielkerniger Zellen zusammen, die quergestreift sind.

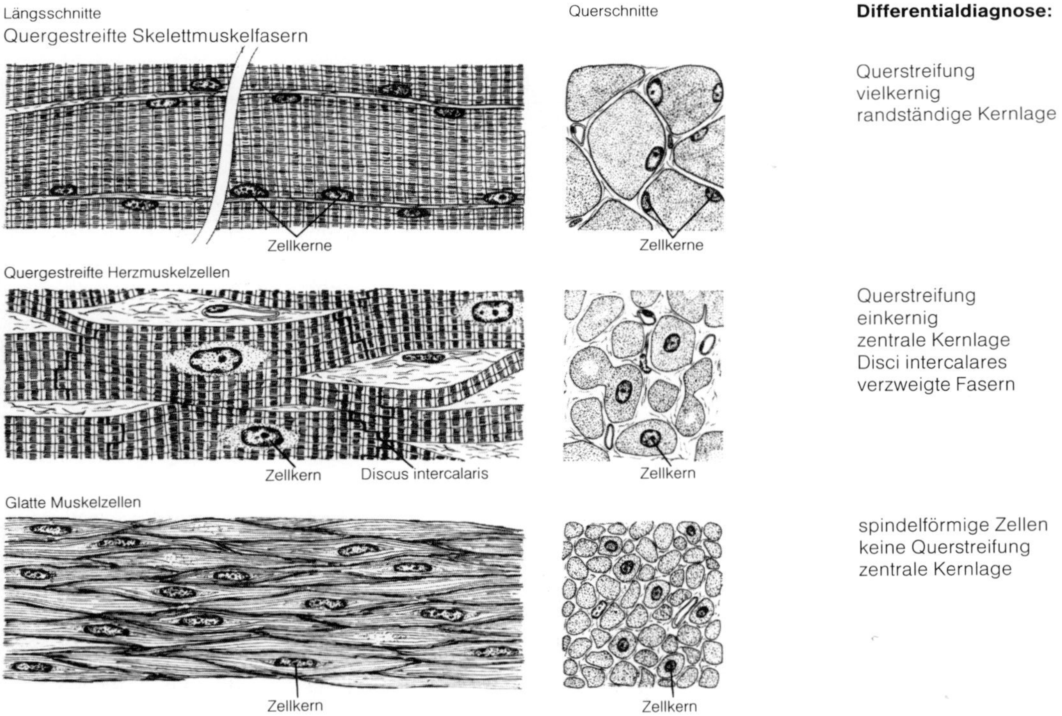

Längsschnitte
Quergestreifte Skelettmuskelfasern

Querschnitte

**Differentialdiagnose:**

Querstreifung
vielkernig
randständige Kernlage

Zellkerne

Zellkerne

Quergestreifte Herzmuskelzellen

Querstreifung
einkernig
zentrale Kernlage
Disci intercalares
verzweigte Fasern

Zellkern    Discus intercalaris

Zellkern

Glatte Muskelzellen

spindelförmige Zellen
keine Querstreifung
zentrale Kernlage

Zellkern

Zellkern

**Abb. 11.1.** Schematische Darstellung der 3 Muskeltypen. *Oben* quergestreifte Skelettmuskulatur. *Mitte* Herzmuskulatur. *Unten* glatte Muskulatur. Die Zeichnungen rechts zeigen Querschnitte durch den jeweiligen Muskel. Der Skelettmuskel besteht aus großen, langen, vielkernigen Muskelfasern. Der Herzmuskel setzt sich aus unregelmäßig verzweigten Zellen zusammen, die an ihren Enden miteinander verbunden sind. Ein glatter Muskel ist ein Verband spindelförmiger oder verzweigter Zellen; je nach der Menge des Bindegewebes liegen die glatten Muskelzellen mehr oder weniger dicht zusammen

**Hinweise**. Die Muskelzellen der Skelettmuskulatur werden als Muskelfasern bezeichnet. Ihre Kontraktion ist schnell und gut abstufbar. Eine Unterbrechung der nervösen Verbindung zwischen Skelettmuskeln und ZNS führt zu einer Lähmung der Muskeln.

**Quergestreifte Herzmuskulatur** besteht aus langen, quergestreiften, in der Regel verzweigten Einzelzellen, die parallel zueinander verlaufen. An ihren Enden weist jede Herzmuskelzelle mit der jeweils folgenden End-zu-End-Verbindungen, **Disci intercalares** *(Glanzstreifen)*, auf. Die Kontraktion der Herzmuskulatur ist unwillkürlich und rhythmisch. Die nervösen Verbindungen zwischen ZNS und Herz dienen der Steuerung des automatisch tätigen Organs.

**Glatte Muskulatur** besteht aus spindelförmigen Zellen, denen im Gegensatz zur quergestreiften Muskulatur eine Querstreifung fehlt. Die Kontraktion der glatten Muskelzellen erfolgt langsam und unwillkürlich. Je nach Lokalisation der glatten Muskulatur im Organismus hat ihre nervöse Verbindung zum ZNS motorische Funktion oder Steuerfunktion.

**Nomenklatur**. Muskelzellen sind hoch differenziert. Ihre Strukturen haben spezielle Bezeichnungen:

– **Sarkoplasma**: Zytoplasma der Muskelzellen (ohne Myofibrillen),
– **sarkoplasmatisches Retikulum**: glattes endoplasmatisches Retikulum,
– **Sarkosomen**: Mitochondrien,
– **Sarkolemm**: Plasmalemm der Muskelzellen. Ursprünglich stammt dieser Begriff aus der Lichtmikroskopie; mit dem Lichtmikroskop sind aber die 3 Schichten an der Oberfläche der Muskelzellen, nämlich Plasmalemm, Basallamina und Netzwerk aus retikulären Fasern nicht voneinander zu unterscheiden.

# 11.2 Skelettmuskulatur

Ein quergestreifter Skelettmuskel besteht aus Bündeln bis zu 20 cm langer, zylindrischer, vielkerniger Zellen, den *Muskelfasern*, mit einem Durchmesser von 10–100 µm. Die *Vielkernigkeit* kommt durch Verschmelzung von ursprünglich einkernigen Muskelstammzellen, Myoblasten, zustande. Die *Kerne* der Skelettmuskelfasern sind oval und liegen i. allg. in der Peripherie der Zellen *unter dem Sarkolemm.*

**Differentialdiagnostischer Hinweis**. Die randständige Kernlage in Skelettmuskelfasern kann im histologischen Präparat u. a. dazu benutzt werden, Skelettmuskulatur von Herzmuskulatur zu unterscheiden, da in Herzmuskelfasern die Zellkerne zentral liegen.

Begleitet werden die Skelettmuskelfasern von Satellitenzellen, die unter der Basalmembran der Muskelfasern liegen. Da sie sich in Einsenkungen der Muskelfasern befinden und ihre Zellgrenzen kaum zu erkennen sind, sind sie lichtmikroskopisch schwer auszumachen. Sie haben aber eine große Bedeutung für die Muskelzellregeneration (S. 241).

## 11.2.1 Bau quergestreifter Skelettmuskeln

Jeder quergestreifte Skelettmuskel besteht aus einem Gefüge von Bindegewebe und Skelettmuskelfasern bzw. Skelettmuskelfaserbündeln. Die Bindegewebehüllen (Abb. 11.2) gliedern sich in

– **Epimysium**,
– **Perimysium externum**,
– **Perimysium internum**,
– **Endomysium**.

**Epimysium**. Es handelt sich um die äußere Hülle des Muskels aus dichtem Bindegewebe.

**Perimysium externum**. Das Perimysium externum besteht aus dünnen Bindegewebesepten, die vom Epimysium in das Muskelinnere eindringen und Muskelfaserbündel gegeneinander abgrenzen. Sie schließen Muskelfasern zu Sekundärbündeln zusammen.

**Perimysium internum**. Dieses Bindegewebe unterteilt die Sekundärbündel der Muskelfasern in mehrere Gruppen von Primärbündeln.

**Endomysium**. Jede einzelne Muskelfaser schließlich wird von einem zarten Bindegewebe umgeben, dem Endomysium, das hauptsächlich aus retikulären Fasern besteht.

*Epimysium, Perimysium und Endomysium* bestehen aus kollagenen und elastischen Fasern sowie Fibroblasten, und sie führen Nerven und Gefäße.

**Hinweise**. Das Bindegewebe der quergestreiften Muskulatur dient einerseits als Leitstruktur für Nerven und Gefäße, andererseits dem Zusammenhalt der Muskelfasern. Außerdem ermöglicht es eine Verschiebung der einzelnen Muskelfasern gegeneinander und des Muskels als Ganzem gegenüber der Umgebung. Ferner überträgt das Bindegewebe die während der Muskelkontraktion entstandenen Kräfte auf die Umgebung. Dies gilt auch für die einzelne

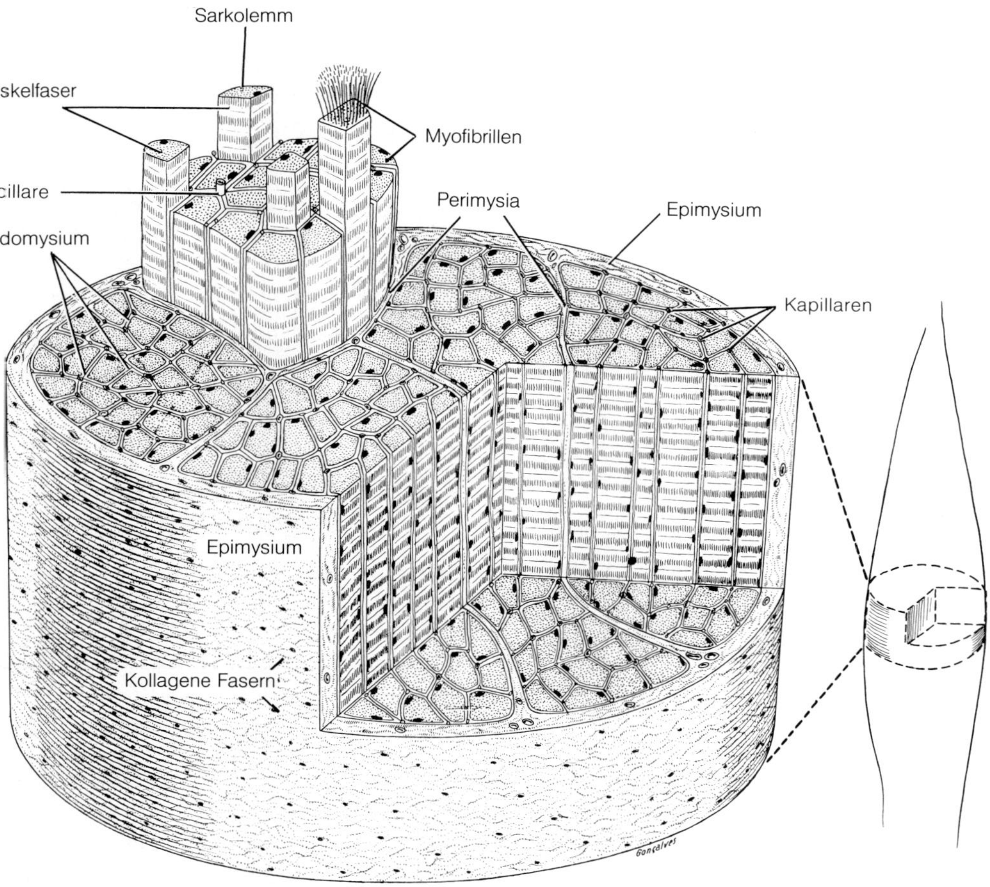

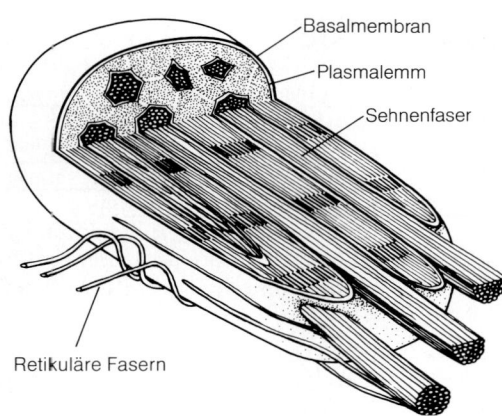

Abb. 11.2 labels (top figure):

Sarkolemm

Muskelfaser

Myofibrillen

Kapillare

Perimysia

Epimysium

Endomysium

Kapillaren

Epimysium

Kollagene Fasern

**Abb. 11.2.** Schematische Darstellung eines quergestreiften Skelettmuskels. Keine Aufteilung des Perimysiums in Perimysium externum und Perimysium
internum. Die Zeichnung *rechts* zeigt, aus welchem
Teil des Muskels der vergrößert dargestellte Ausschnitt stammt

Basalmembran

Plasmalemm

Sehnenfaser

Retikuläre Fasern

**Abb. 11.3.** Sehnenansatz an einer Skelettmuskelfaser. Die Sehnenfasern sind in tiefen Invaginationen
der Skelettmuskelfaser befestigt. Von der Muskelfaseroberfläche setzen sich retikuläre Fasern auf die
Oberfläche der Sehne fort. [Aus: Gelber D, Moore
DH, Ruska H (1960) Observations of the myoten-
don junction in mammalian skeletal muscle. Z Zellforsch, 52: 396]

Muskelfaser, die in der Regel nicht von einem Ende
des Muskels bis zum anderen reicht.

Gewöhnlich gehen Skelettmuskeln an ihren
Enden in *Sehnen* über. Elektronenmikroskopisch ist zu erkennen, daß hier Kollagenfasern
der Sehne in tiefe handschuhfingerförmige Invaginationen der Muskelfasern eindringen und
sich an deren Basallamina befestigen
(Abb. 11.3). Auf die Oberfläche der Sehne setzen sich retikuläre Fasern der Muskelfaseroberfläche fort.

Die im Muskelbindegewebe verlaufenden Gefäße (Arterien, Venen, Lymphgefäße) und
Nerven treten i.allg. in einem umschriebenen
Gebiet *(Hilum)* in den Muskel ein. Dann verzweigen sie sich stark. Die Blutgefäße bilden
um jede Muskelfaser ein parallel zur Faseroberfläche verlaufendes dichtes Kapillarnetzwerk. Das Endothel der Kapillaren ist geschlossen. – In der Regel weist jede
Muskelfaser an ihrer Oberfläche 1 *myoneurale*

*Verbindung (motorische Endplatte, S.233, Abb.11.14) auf (Ausnahmen: äußere Augenmuskeln, Mm. lumbricales der Hand mit mehreren motorischen Endplatten an jeder Muskelfaser).*

## 11.2.2 Feinbau quergestreifter Muskelfasern

Längsgeschnittene, quergestreifte Muskelfasern zeigen lichtmikroskopisch, z.B. bei HE-Färbung, **Querstreifen**, die aus abwechselnd hellen und dunklen Banden bestehen (Abb.11.4A und 11.6C):
- **A-Streifen**, die durch
  - **H-Streifen** und
  - **M-Streifen** unterteilt sind, sowie
- **I-Streifen** und
- **Z-Streifen**.

**A-Streifen.** Die dunkleren A-Streifen sind im polarisierten Licht doppelbrechend (*anisotrop*).

**H-Streifen** (*H*ensen-Streifen). Es handelt sich um einen helleren Streifen im (dunkleren) A-Streifen.

**M-Streifen** (*M*ittelstreifen, Mesophragma). Dies ist ein feiner dunkler Streifen in der Mitte des helleren H-Streifens.

**I-Streifen.** Der Streifen ist breiter. Er ist heller als der A-Streifen. Im polarisierten Licht ist der I-Streifen einfachlichtbrechend (*i*sotrop).

**Z-Streifen** („Zwischenscheibe"). Dies ist eine dunkle Querlinie im hellen I-Streifen.

Querschnitte durch Skelettmuskelfasern (Abb.11.4) lassen deutlich die randständige Kernlage und quergeschnittene Myofibrillen erkennen.

### Myofibrillen

Bei starker lichtmikroskopischer Vergrößerung und elektronenmikroskopisch zeigt sich, daß die Querstreifung durch einen inhomogenen Aufbau von **Myofibrillen** zustande kommt. Myofibrillen (Abb.11.6d) sind zylindrisch, haben einen Durchmesser von 0,5–2 µm, verlaufen in Längsrichtung durch die Muskelfasern und können Bündel bilden (*Cohnheim-Felderung*).

**Hinweis.** Die Anzahl der Myofibrillen pro Muskelfaser kann sich verändern. Insbesondere kann es beim körperlichen Training zur Neubildung von Myofibrillen und zu einer Vergrößerung der Muskelfasern kommen (Hypertrophie der Muskulatur). Umgekehrt nehmen die Zahl der Myofibrillen und das Volumen der Muskelfasern bei Ruhigstellung der Muskulatur ab (Hypotrophie, S.99).

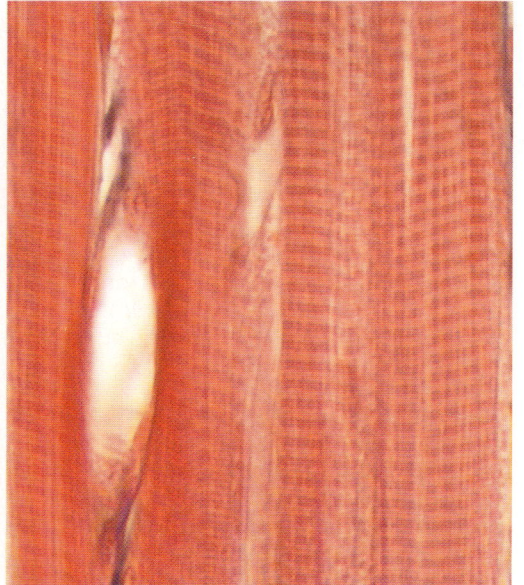
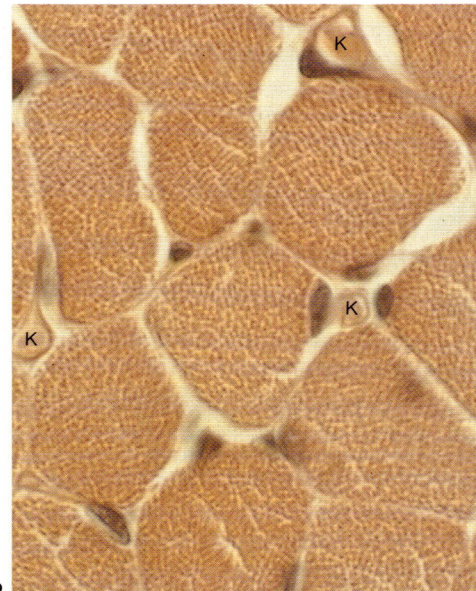

**Abb.11.4a,b.** Quergestreifte Muskulatur aus der Zunge. **a** Längsschnitt. Die Querstreifung ist deutlich zu erkennen (Vergr. 500fach). **b** Querschnitt. Zu beachten ist die periphere Kernlage (Vergr. 800fach; freundlichst überlassen vom Institut für medizinische und pharmazinische Prüfungsfragen)

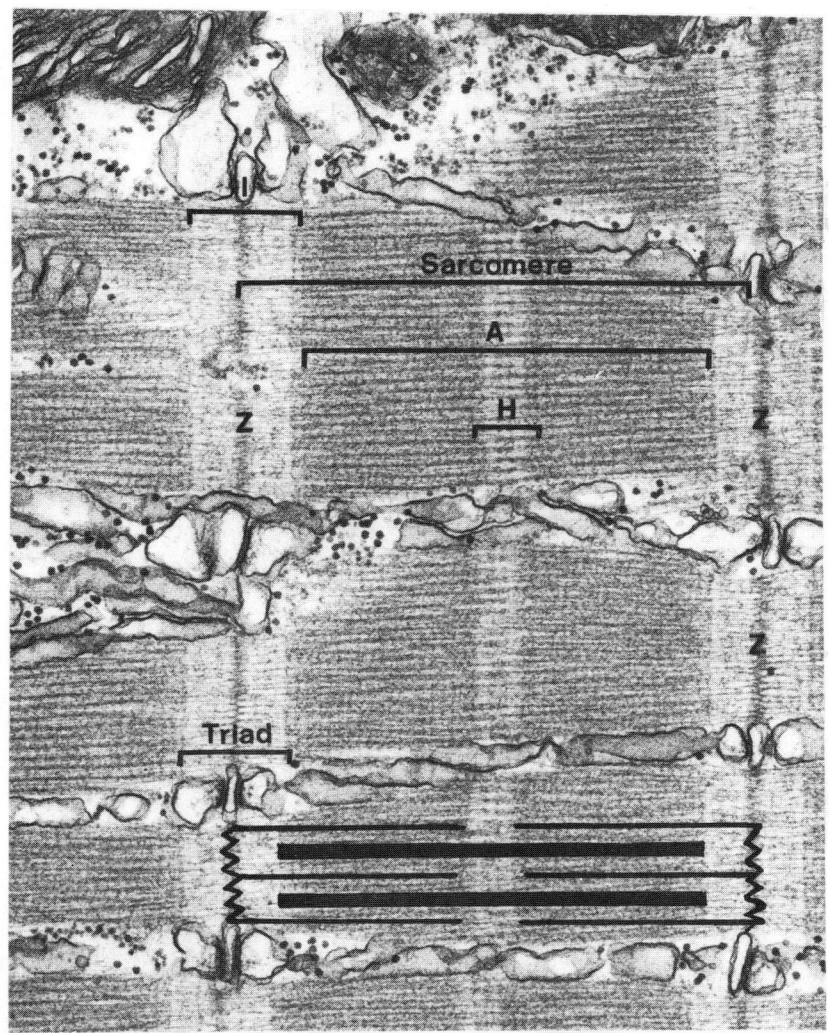

**Abb. 11.5.** Elektronenmikroskopische Aufnahme eines Skelettmuskels einer Kaulquappe. Zu erkennen sind Sarkomeren mit A-, I-, H- und Z-Streifen. Die Anordnung der dicken und dünnen Filamente in den Sarkomeren ist *unten* in eine Myofibrille einge- zeichnet. Die T-Tubuli liegen hier in Höhe von Z (beim Menschen befinden sich die T-Tubuli an der Grenze zwischen A- und I-Streifen; vgl. Abb. 11.12). Verkleinert von einer 42.000 fachen Vergr. (Freundlichst überlassen von Porter K. R.)

Die Querstreifung der Muskelfasern kommt dadurch zustande, daß jede einzelne Myofibrille die oben geschilderte Querstreifung aufweist und daß die Querstreifen der verschiedenen parallel zueinander verlaufenden Myofibrillen jeweils in etwa gleicher Höhe liegen.

Die kleinste Untereinheit, die sich in einer quergestreiften Myofibrille regelmäßig wiederholt, reicht von einem Z-Streifen zum nächsten und wird als **Sarkomer** bezeichnet (Sarkomerenlänge etwa 1,5–2,2 µm; Abb. 11.5 und 11.6). Die Streifenfolge in einem Sarkomer ist Z-I-A-H-M-H-A-I-Z.

Elektronenmikroskopisch zeigt sich, daß Myofibrillen aus

– **dicken** (*Myosin*) und
– **dünnen** (*Aktin*) **Myofilamenten** bestehen (Abb. 11.5).

Dünne und dicke Filamente sind in der Regel miteinander verzahnt.

Im einzelnen sind Myofibrillen wie folgt aufgebaut (Abb. 11.5 und 10.6E):

– **Dicke Filamente** (Myosinfilamente, Durchmesser ca. 12 nm) befinden sich im A-Streifen, der den mittleren Anteil des Sarkomers einnimmt.

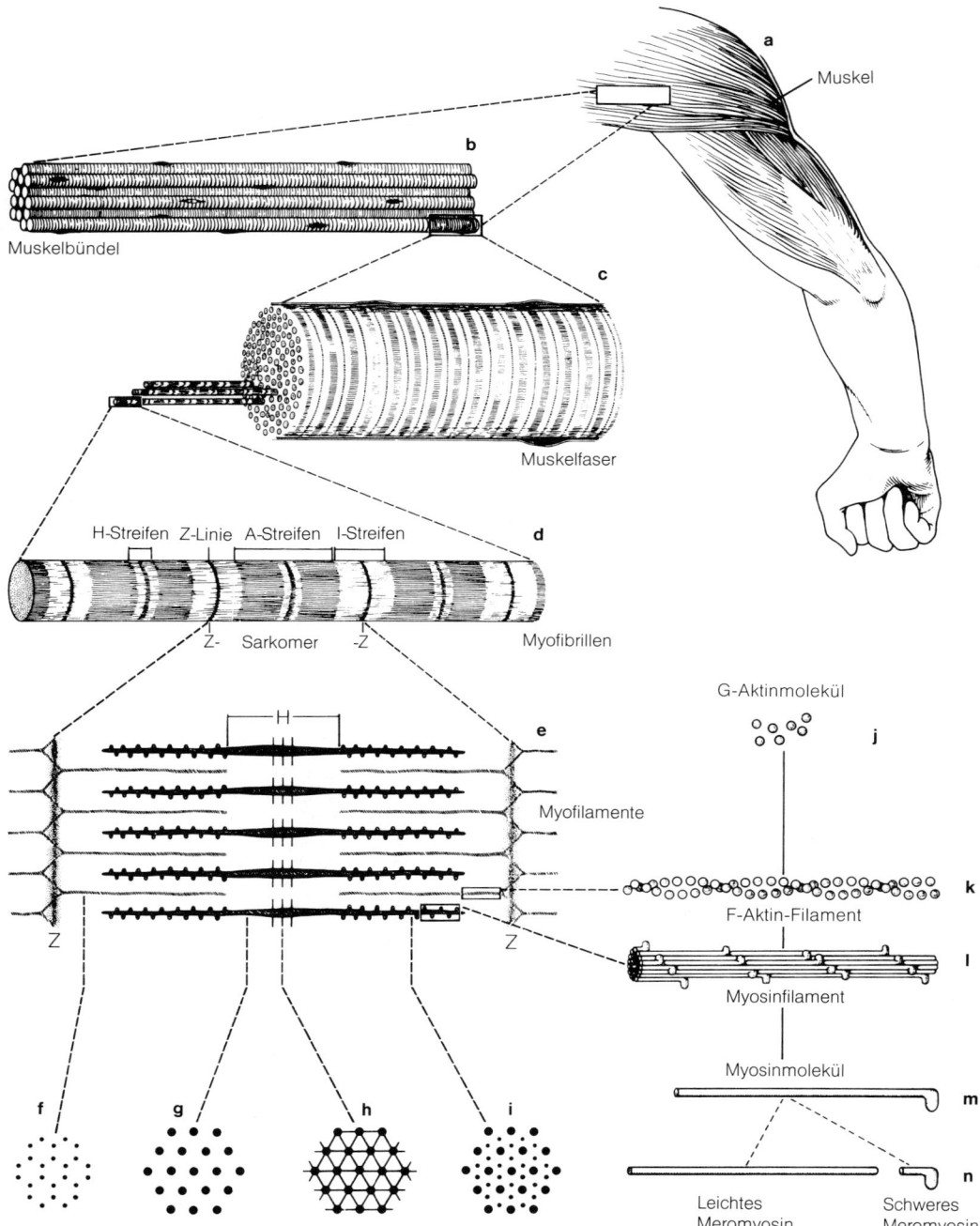

**Abb. 11.6 a–n.** Histologischer, ultrastruktureller und molekularer Bau von Muskelfasern, Myofibrillen sowie Aktin- und Myosinfilamenten. [Gezeichnet von S. Colard Keene. Mit Erlaubnis wiedergegeben aus: Bloom W, Fawcett DW (1968) Textbook of histology, 9th edn. Saunders, Philadelphia]

– **Dünne Filamente** (Aktinfilamente, Durchmesser ca. 6 nm), die die gleiche Verlaufsrichtung wie die dicken Filamente haben, sind mit einem Ende im Z-Streifen verankert, das andere Ende ragt zwischen die dicken Filamente des A-Streifens.
– Da beiderseits des A-Streifens (mit dicken Filamenten) I-Streifen (mit dünnen Filamenten) liegen, ergibt sich, daß *dünne Filamente von beiden Seiten her zwischen die dicken Filamente des A-Streifens* ragen (Abb. 11.5). Jedoch treffen in situ die beiderseits in den A-Streifen hineinragenden dünnen Filamente nicht zusammen; es verbleibt vielmehr in der Mitte von A ein Gebiet, das nur dicke Filamente aufweist. Dieses Gebiet ist der *H-Streifen*. Der feine, *dunkle M-Streifen* in der Mitte des H-Streifens entsteht durch Proteinquerverbindungen zwischen dicken Filamenten (Abb. 11.6H).

Querschnitte durch den A-Streifen zeigen, daß in den Anteilen, in denen sich dünne und dicke Filamente überlappen, jedes dicke Filament von 6 dünnen umgeben ist. Dadurch entstehen in diesem Bereich des A-Streifens bei Querschnitten *hexagonale Muster*.

Die **Z-Streifen** sind die Verknüpfungsstellen zwischen aufeinanderfolgenden Sarkomeren (und deren Aktinfilamenten; Abb. 11.6E). Daraus ergibt sich, daß jeder I-Streifen zu einer Hälfte zum einen, zur anderen Hälfte zum anderen Sarkomer gehört. Die Verdichtung des Z-Streifens, in dem das $\alpha$-Aktinin und Z-Protein lokalisiert sind, kommt dadurch zustande, daß die Myofibrillen untereinander durch ein querorientiertes Gitter aus Desmin- und Vimentin-(10 nm)Filamenten verbunden sind. Diese Querverbindungen halten die Myofibrillen zusammen.

Eine Längsstabilisierung der Sarkomere erfolgt durch die Gerüstproteine Nebulin und Titin.

Die 4 wichtigsten, direkt am Kontraktionsvorgang beteiligten Proteine der quergestreiften Muskelfilamente sind:

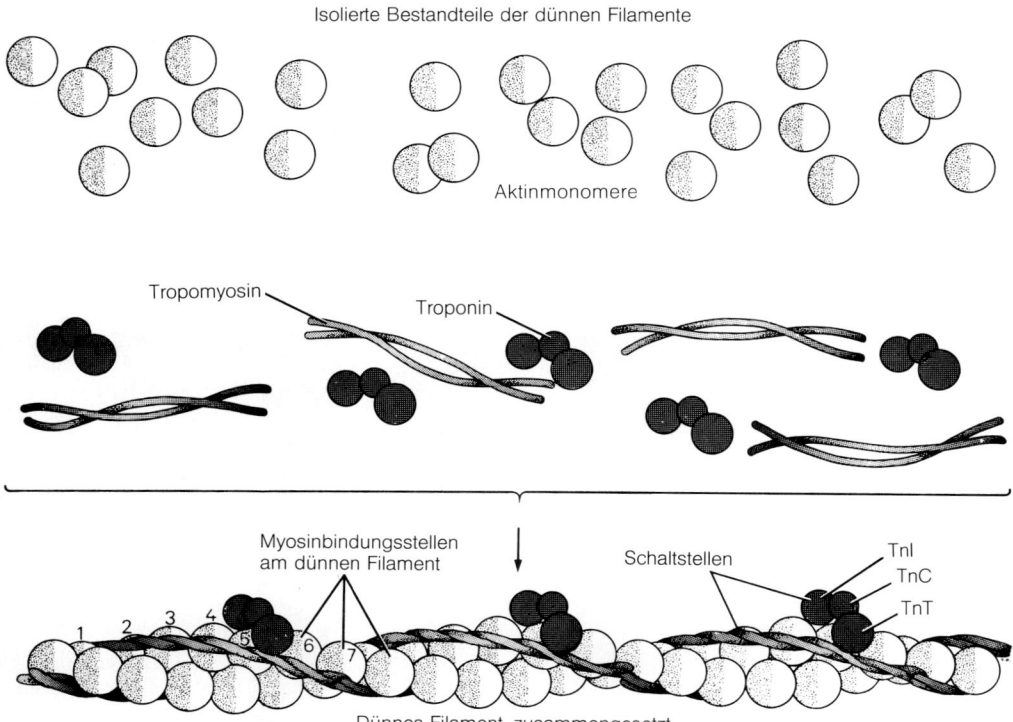

**Abb. 11.7.** Schema eines dünnen Filaments. Es zeigt die räumliche Anordnung der 3 wichtigen Proteine der dünnen (Aktin-)Filamente: Aktin, Tropomyosin und Troponin. Die einzelnen Bestandteile sind in der *oberen Hälfte* der Zeichnung isoliert, in der *unteren Hälfte* zur Faser zusammengesetzt dargestellt. Die globulären Aktinmoleküle sind polarisiert (*helle* und *dunkle* Gebiete) und in einer Richtung polymerisiert. Jedes Tropomyosinmolekül erstreckt sich über 7 Aktinmoleküle (TnI, TnC, Tnt s. Text)

– **Aktin**,
– **Tropomyosin**,
– **Troponin**,
– **Myosin**.

Die dünnen Filamente bestehen aus den 3 erstgenannten Proteinen, die dicken Filamente v. a. aus Myosin.

Myosin und Aktin zusammen nehmen 55% des Gesamtproteins eines quergestreiften Muskels ein. Andere Proteine, z. B. $\alpha$-Aktinin, Desmin und Vimentin (s. oben) kommen in kleineren Mengen vor.

**Aktin.** Aktinfilamente bestehen aus 2 nach Art einer Doppelhelix verdrillten Strängen aus Aktinmonomeren (Molekulargewicht 42.000, Durchmesser 5,6 nm; Abb. 11.6J und 11.6K); jede Windung umfaßt 14 Monomere (Abb. 11.7). Charakteristisch für alle Aktinmoleküle ist ihre strukturelle Asymmetrie, insofern jedes Aktinmonomer 1 Bindungsstelle für Myosin (s. unten) aufweist. Wenn Aktinmoleküle polymerisieren und Aktinfilamente bilden, erfolgen die Bindungen zwischen der Front- und Rückseite benachbarter Moleküle. Dadurch entstehen Filamente mit erkennbarer Polarität (Abb. 11.7).

**Tropomyosin** ist ein ungefähr 40 nm langes, dünnes polares Molekül. 1 Tropomyosinmolekül erstreckt sich über 7 Aktinmonomere und ist jeweils an einer spezifischen Stelle mit 1 Troponinkomplex verbunden (Abb. 11.7). Tropomyosin besteht aus 2 Polypeptidketten, die in Form einer $\alpha$-Helix umeinandergewunden sind. Tropomyosinmoleküle sind von Kopf-zu-Schwanz miteinander verknüpft. Sie bilden Filamente, die dem Aktin so angelagert sind, daß sie an den Kanten der Furchen verlaufen, die sich beim Verdrillen der beiden Aktinstränge bilden (Abb. 11.7).

**Troponin.** In regelmäßigen Abständen (alle 7 Aktinmoleküle) sind dem Tropomyosin globuläre Troponinmoleküle aufgelagert. Diese bestehen aus 3 Untereinheiten:
– **Troponin T** *(TnT)*,
– **Troponin I** *(TnI)*,
– **Troponin C** *(TnC)*.

**Troponin T** stellt die Verbindung zum Tropomyosin her.

**Troponin I** hemmt die Aktin-Myosin-Wechselwirkung.

**Troponin C** bindet mit hoher Affinität Kalziumionen (Abb. 11.8), wodurch es zu einer auf die übrigen Troponinuntereinheiten übertragenen Konformationsänderung kommt. Diese ermöglicht durch Seitwärtsbewegung des Tropomyosins die Ausbildung von Querbrücken zwischen Myosin und Aktinfilamenten.

**Hinweis.** Die Bindung von Kalziumionen beginnt bei $10^{-8}$ mol/l und erreicht bei $10^{-5}$ mol/l einen Sättigungswert, bei dem jedes TnC-Molekül 4 Kalziumionen gebunden hat. Zwischen $10^{-8}$ und $10^{-5}$ mol/l vermag die intrazelluläre Kalziumionenkonzentration die Kraftentwicklung zu steuern (s. unten).

**Myosin.** Myosinmoleküle sind viel größer als die bisher genannten Moleküle; sie haben ein Molekulargewicht von ungefähr 500.000. Es handelt sich um hexamere Moleküle, die aus 2 schweren und 4 leichten Peptidketten zusammengesetzt sind. Myosinmoleküle haben die Form dünner *Stäbchen*: 200 nm lang, 2–3 nm Durchmesser. Der *Stabanteil* des Moleküls besteht aus 2 schweren Polypeptidketten, die umeinandergewunden sind. Am Aminoterminal sind die beiden schweren Myosinketten globulär angeordnet und bilden je 1 *Köpfchen*, dem jeweils 2 leichte Ketten assoziiert sind. Das Köpfchen weist eine spezifische Bindungsstelle für ATP und Aktin auf. Die Köpfchen sind schließlich jene Teile des Myosinmoleküls, in denen die ATPase-Aktivität residiert. Die Köpfchen bilden in Wechselwirkung mit dem Aktin die sog. Querbrücken.

**Hinweis.** Bei starken elektronenmikroskopischen Vergrößerungen können in dünnen Schnitten Querbrücken zwischen dicken und dünnen Filamenten nachgewiesen werden, die die Kontakte von Myosin und Aktin andeuten.

Wenn Myosin einer kurzen Proteolyse unterworfen wird, kann es in 2 Fragmente gespalten werden, und zwar in
– **leichtes Meromyosin** und
– **schweres Meromyosin**.

**Zum leichten Meromyosin** (LMM) gehört der größere Teil des stäbchenförmigen Molekülschaftes,

**zum schweren Meromyosin** (HMM-S$_1$) der Kopf. Ein kurzer benachbarter Stäbchenabschnitt (Abb 11.6N) hat die Funktion eines Scharniers und wird als HMM-S$_2$ bezeichnet.

Die Myosinmoleküle (jeweils mehrere Hundert) assoziieren Stabende gegen Stabende, lagern sich seitwärts zu Bündeln zusammen und bilden die dicken Filamente. Im mittleren Abschnitt des dicken Filaments fehlen die Myosinköpfe. Hier bestehen die dicken Filamente nur aus den versetzt assoziierten Stabanteilen der Myosinmoleküle (Abb. 11.6E). An den Bündelenden sind die Moleküle so orientiert, daß die Köpfe, die seitwärts aus dem Filament

herausragen, zum Filamentende weisen (Abb. 11.6L). Die Länge der dicken Filamente beträgt 1,6 µm, diese entspricht der der A-Streifen (Abb. 11.6D).

### Weitere Bestandteile des Sarkoplasmas

Außer Myofibrillen enthält das Sarkoplasma der quergestreiften Skelettmuskulatur zahlreiche für die Aufrechterhaltung ihrer Funktion unerläßliche Zellorganellen, insbesondere ein spezialisiertes *glattes endoplasmatisches Retikulum (sarkoplasmatisches Retikulum), T-Tubuli, Mitochondrien.* Hierauf wird bei der Besprechung der Kontraktionsvorgänge und Energiegewinnung eingegangen.
Weniger reichlich sind dagegen RER und Ribosomen vorhanden. Auch der Golgi-Apparat ist klein.
In größerer Menge tritt im Sarkoplasma quergestreifter Skelettmuskelfasern *Glykogen* auf. Es dient als Energiedepot, das während der Muskelarbeit mobilisiert werden kann (s. unten).
Schließlich kommt im Sarkoplasma noch *Myoglobin* vor. Es ist im Prinzip für die rote Farbe der Muskulatur verantwortlich und besteht im Gegensatz zum Hämoglobin, welches aus 4 Monomeren zusammengesetzt ist, nur aus 1 Monomer. Dies ist für die Bindungscharakteristik von Sauerstoff wichtig. Myoglobin ist besonders reichlich in Muskeln tieftauchender Meeressäuger vorhanden, z.B. von Seehunden und Walen. Viel Myoglobin kommt auch in den Muskeln vor, die langandauernde Kontraktionen auszuführen haben; diese sind deswegen in der Regel dunkelrot.

## 11.2.3 Vorgänge bei der Kontraktion

### Myofibrillen

Zu unterscheiden sind
– **isotonische Kontraktion** und
– **isometrische Kontraktion**.
Bei der isotonischen Kontraktion verkürzt sich das Sarkomer, bei der isometrischen dagegen nicht, hier entwickelt der Muskel Spannung. Bei beiden Formen der Kontraktion behalten die dünnen und dicken Filamente ihre ursprüngliche Länge bei, und es kommt zur Ausbildung von Querbrücken zwischen Myosin- und Aktinfilamenten.

**Isotonische Kontraktion.** Bei der Verkürzung eines Muskels (isotonische Kontraktion) verändert sich das Ausmaß der Überlappung zwischen dünnen und dicken Filamenten. Nach der heute gültigen Theorie von Huxley gleiten dabei die dünnen und dicken Filamente ineinander (**Sliding-Filament-Theorie** der Kontraktion). Die Kontraktion beginnt im A-Streifen (Überlappungsbereich von dünnen und dicken Filamenten) mit einer *kurzfristigen Kontaktaufnahme zwischen Myosin und Aktin* (Abb. 11.8). Ermöglicht wird dies dadurch, daß die durch Tropomyosin am Aktinfaden geblockten Kontaktstellen für Myosinköpfchen frei werden *(aktingesteuertes System).* Die Entblockung kommt dadurch zustande, daß mit steigender intrazellulärer Kalziumionenkonzentration (von $10^{-8}$ auf $10^{-5}$ mol/l) der Tropomyosinfaden mehr und mehr in die Achse der Doppelhelix verlagert wird. Dies geht auf eine Lageveränderung des Troponinkomplexes durch Bindung von Kalzium an TnC bei erhöhter $Ca^{2+}$-Konzentration zurück (Abb. 11.8).
Bei der Anlagerung des Myosinkopfes, der als Myosin-ADP-Komplex vorliegt, an das Aktin kommt es zu einer Konformationsänderung der beteiligten Proteine. Der Myosinkopf wird bei gleichzeitiger Freisetzung von ADP gedreht, so daß seine Achse, die vorher einen Winkel von etwa 90° zur Filamentachse hatte, nun einen Winkel von 45° aufweist (Abb. 11.8). Durch diese Kopfbewegung kommt es zu einer Verschiebung des Aktinfilaments gegenüber dem Myosinfilament um etwa 2 nm, das ist etwa 1% der Sarkomerenlänge. Um eine stärkere Verkürzung zu ermöglichen, muß in einem zyklischen Vorgang ein Wechsel zwischen Anheften und Wiederablösen der Myosinköpfe erfolgen.
Das *Lösen der Myosinköpfe vom Aktinfaden* erfordert die Anlagerung von Adenosintriphosphat (ATP) an den Myosinkopf. Fehlt ATP, so bleiben die Aktin-Myosin-Verbindungen bestehen, es kommt zur Ausbildung einer Muskelstarre *(Rigor mortis),* die nach dem Tode eintritt. Löst sich aber der mit ATP beladene Myosinkopf vom Aktinfaden, weist dieser wieder einen Winkel von 90° zur Filamentachse auf, nachdem ATP in ADP (Adenosindiphosphat) und Phosphat ($P_i$) gespalten wurde, wobei die ATP-Hydrolyse der eigentliche energieliefernde Vorgang ist. Der mit ADP und $P_i$ beladene Myosinkopf kann sich erst nach Abgabe des $P_i$ wieder an den Aktinfaden

anheften, die Achse des Kopfes weist aber immer noch einen Winkel von 90° auf. Durch die Abdissoziation des ADP vom Myosinkopf wird schließlich die eigentliche *Kraftstufe* des Zyklus, die *Drehung des Myosinkopfes*, erreicht: Seine Achse nimmt infolge der Konformationsänderung erneut einen Winkel von 45° zur Filamentachse ein; es wird Kraft entwickelt. Solange die intrazelluläre Kalziumionenkonzentration hoch ist, wiederholt sich der Zyklus. Der mit ADP beladene Myosinkopf heftet sich dabei jeweils an neue, durch das Weitergleiten herangeführte Aktinstellen an, und es kommt zu weiterer Verkürzung der Sarkomere. Insgesamt können sich Sarkomeren um 40–50% verkürzen.

Bei der isotonischen Kontraktion bleibt die Breite des *A-Streifens* (Länge der Myosinfilamente) stets *unverändert*, der *H-Streifen und der I-Streifen werden dagegen schmäler*, weil sich die Aktinfilamente immer tiefer zwischen die Myosinfilamente schieben. Gleichzeitig *nähern sich die Z-Streifen* einander.

**Isometrische Kontraktion.** Auch bei der isometrischen Kontraktion treten die beweglichen Myosinköpfchen zyklisch an Aktinfilamente heran. Außerdem kommt es auch zu einer ATP-Spaltung und Drehbewegung des Myosinkopfes. Jedoch – anders als bei isotonischer Kontraktion – reagieren bei isometrischen

Kontraktionen immer wieder die gleichen Interaktionsstellen zwischen Myosinköpfchen und Aktinfilament. Dadurch *unterbleibt eine Verkürzung der Sarkomeren* und die *Breite der Querstreifen ändert sich nicht.*

Die durch die Drehbewegung des Myosinkopfes entstandene Spannung zwischen Aktin- und Myosinfilament wird bei konstanter Sarkomerenlänge nach außen abgegeben. Die Kraftentfaltung eines Sarkomers hängt dabei von der Anzahl der tätigen Aktin-Myosin-Verbindungen ab. Diese kann über die intrazelluläre Kalziumionenkonzentration (zwischen $10^{-8}$ und $10^{-5}$ mol/l) und über das Ausmaß der passiven Dehnung verändert werden.

**Dehnung.** Dehnung beeinflußt die Breite der Aktin-Myosin-Überlappungszone (Abb. 11.9). Nur in diesem Bereich können sich Myosinköpfe am Aktinfaden anheften und Kraft entwickeln. Stärkere Dehnung verbreitert den H-Streifen, vermindert aber die Breite der Aktin-Myosin-Überlappungszone und damit die Zahl der aktivierbaren Interaktionsorte: Die Kraftentwicklung nimmt ab und erreicht 0, wenn die Aktinfäden aus dem Myosingitter herausgezogen sind. Dies ist bei einer Sarkomerenlänge von etwa 3,6 µm der Fall. Eine optimale Aktin-Myosin-Überlappung (maximale Kraftentfaltung) liegt bei einer Sarkomerenlänge zwischen 2,0 und 2,2 µm vor. Bei geringe-

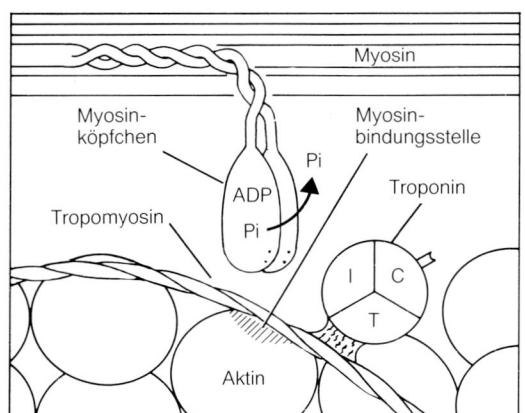

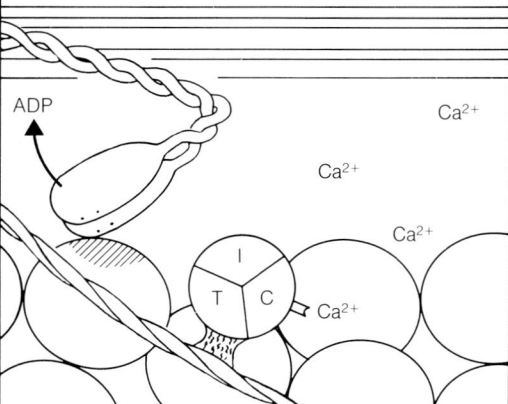

**Abb. 11.8.** Eingeleitet wird die Muskelkontraktion durch Bindung von $Ca^{2+}$ an die TnC-Einheit des Troponins. Hierdurch wird die für die Bindung des Myosinköpfchens am Aktin vorgesehene Stelle (*gestrichelt*) frei zugängig. Dann kontaktiert der mit ADP beladene Myosinkopf das Aktin. Das ADP wird bei der Hydrolyse von ATP durch die Myosin-ATPase gebildet; dieses ist der eigentliche energieliefernde Schritt. Der Myosin-ADP-Komplex kann erst nach Abdissoziation des $P_i$ mit dem Aktin in

Wechselwirkung treten. Unter Freisetzung von ADP kommt es zu einer Drehung des Myosinkopfes; dadurch wird das Aktinfilament bewegt und gleitet zwischen die dicken Myosinfilamente. Dieser Vorgang, der sich viele Male wiederholt, führt zu einer mehr oder weniger vollständigen Überlappung von Aktin und Myosin und damit zu einer Verkürzung der Myofibrille. [Wiedergegeben mit Erlaubnis von Ganong WF (1979) Review of medical physiology, 9th edn. Lange, Los Altos]

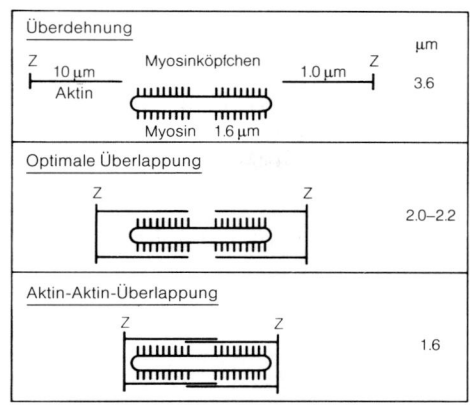

**Abb. 11.9. a** Schematische Darstellung der Anordnung von Aktin- und Myosinfilamenten bei starker *(oben)* und schwacher *(unten)* Dehnung des Skelettmuskels. Die Sarkomerenlänge (Z-Z Abstand) ist in µm angegeben. **b** Isometrische Kraftentwicklung als Funktion der Sarkomerenlänge

rer Dehnung kommt es zu einer störenden Aktin-Aktin-Überlappung: der Aktinfaden hat Kontakt mit Myosinköpfen, die zur anderen Hälfte des Myosinfilaments gehören und die ihn in Richtung einer Verlängerung des Sarkomers bewegen wollen (Abb. 11.9). Dies bedeutet eine Abnahme der Kraftentwicklung des Gesamtsystems, die bei einer Sarkomerenlänge von etwa 1,3 µm bereits sehr gering ist.

**Klinischer Hinweis**. Skelettmuskeln sind im Organismus zwischen Ursprung und Ansatz passiv vorgedehnt. Diese passive Vordehnung kann z. B. bei einem Knochenbruch eine Dislokation der Bruchstelle in longitudinaler Richtung bewirken, so daß sich der Muskel entdehnt. Um die Dislokation zu beheben, muß von außen ein lang andauernder passiver Zug (Extension) die Vordehnung kompensieren. Würde sich nämlich der Knochen infolge ungünstiger Bruchheilung verkürzen, käme es zu einer bleibenden Entdehnung und damit zu vermindertem Arbeitsvermögen der betroffenen Muskeln.

## Sarkoplasmatisches Retikulum

Wie oben beschrieben, hängt die Muskelkontraktion davon ab, daß $Ca^{2+}$-Ionen verfügbar sind; Entspannung tritt dagegen ein, wenn $Ca^{2+}$-Ionen fehlen. Die $Ca^{2+}$-Ionen werden im sarkoplasmatischen Retikulum gespeichert und von dort ins Zytosol abgegeben. – Zytologisch besteht das sarkoplasmatische Retikulum aus einem Netzwerk sich verzweigender Zisternen des *glatten endoplasmatischen Retikulums*, das die Myofibrillen umgibt und sie in abgegrenzte Myofibrillenbündel unterteilt (Abb. 11.10).

Zur *Freisetzung von Kalziumionen* aus dem sarkoplasmatischen Retikulum kommt es durch Permeabilitätssteigerung seiner Membranen. Dies tritt ein, wenn eine Depolarisation der Außenmembran der Muskelfaser über das T-System (s. unten) ins Faserinnere gelangt und auf das sarkoplasmatische Retikulum übergreift. Die Kalziumionen diffundieren dann zu den sich überlappenden dünnen und dicken Filamenten. Hier werden sie an das Troponin (TnC) gebunden, und es kommt zu den oben beschriebenen Brückenbildungen zwischen Aktin und Myosin. Der wirksame Konzentrationsbereich der Kalziumionen im Zytosol liegt zwischen $10^{-8}$ mol/l (Erschlaffung) und $10^{-5}$ mol/l (Kontraktion). Sobald die Depolarisation aufhört, erfolgt ein *aktiver Rücktransport der $Ca^{2+}$-Ionen* in die Zisternen des sarkoplasmatischen Retikulums. Das Ergebnis ist die Beendigung der Kontraktion. Da die intrazelluläre Freisetzung der Kalziumionen und damit die Kontraktion beim Skelettmuskel mit der Membrandepolarisation funktionell verknüpft sind, spricht man von einer *elektromechanischen Koppelungsfunktion des Kalziums*. Die Membranpermeabilität für Kalziumionen kann am Skelettmuskel (im Gegensatz zum Herzmuskel, s. unten) nicht durch weitere Faktoren beeinflußt werden.

Durch Homogenisierung von Zellen und Differentialzentrifugation kann sarkoplasmatisches Retikulum isoliert werden. Isoliertes sarkoplasmatisches Retikulum wirkt im Reagensglas auf isoliertes Aktomyosin als relaxierender Faktor. Diese Relaxation, die durch Rücktransport von freien $Ca^{2+}$-Ionen in die vesikulären Anteile des sarkoplasmatischen Retikulums zustande kommt, weist auf

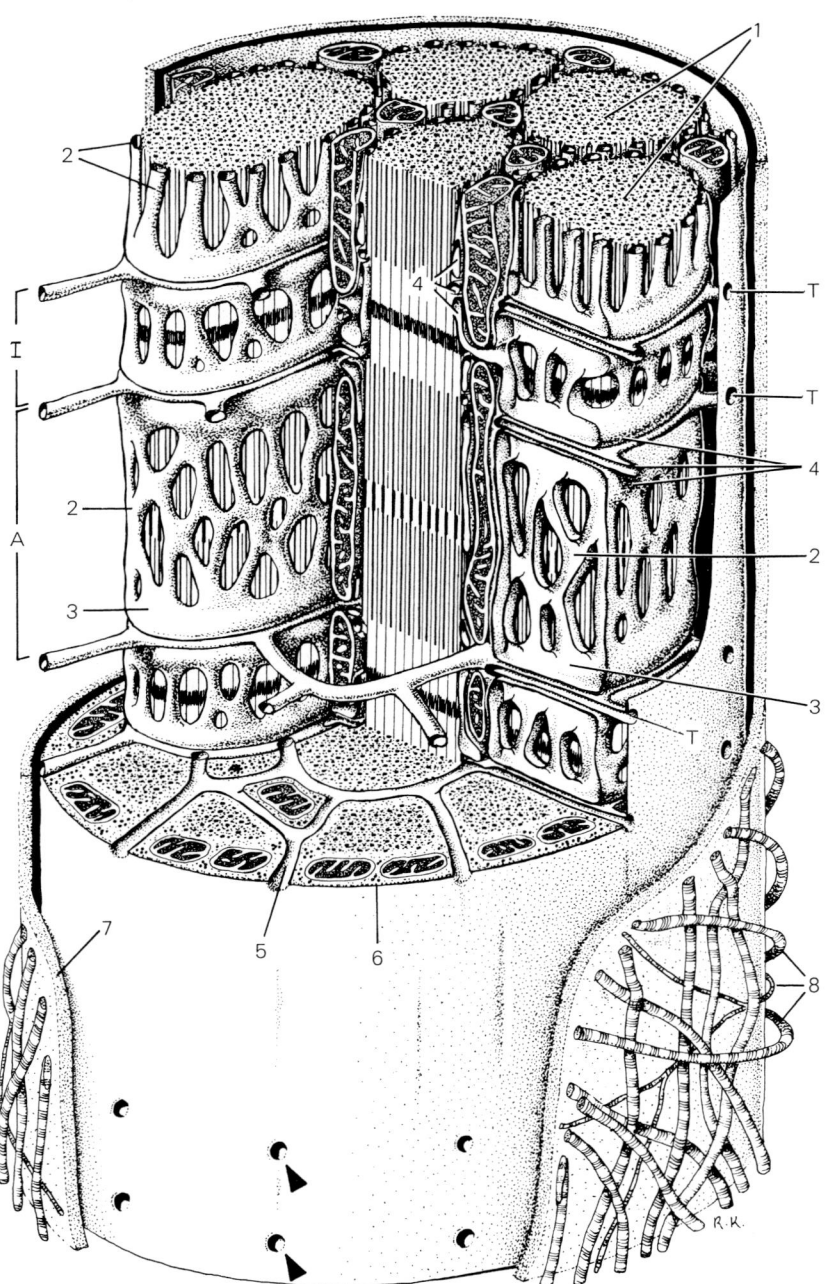

**Abb. 11.10.** Schematische Darstellung des Feinbaus eines Skelettmuskels vom Säuger. Sarkolemm und Myofibrillen sind teilweise angeschnitten. Folgende Einzelheiten sind zu erkennen: T-Tubuli *(T,5)* liegen überall zwischen *A* und *I*, und zwar 2 in jeder Sarkomere. Sie stehen mit Zisternen des sarkoplasmatischen Retikulums *(2)* in Verbindung und bilden Triaden *(5)*. Zwischen den Myofibrillen liegen viele Mitochondrien. Die Myofibrillen *(1* Querschnitt durch Myofibrillen) bestehen aus dünnen und dicken Filamenten. Umgeben wird das Sarkolemm *(6)* von einer Basalmembran *(7)* und retikulären Fasern *(8)*. [Wiedergegeben mit Erlaubnis von Krstić RV (1979) Ultrastructure of the mammalian cell. Springer, Berlin Heidelberg New York]

einen aktiven Kalziumtransport durch die Membranen des sarkoplasmatischen Retikulums hin.

**Transversale Tubuli**

Bei den **transversalen (T-)Tubuli** handelt es sich um fingerförmige Einstülpungen des Sarkolemms, die an jeder Myofibrille an der Grenze zwischen A- und I-Streifen ein anastomosierendes Netzwerk bilden und der intrazellulären Erregungsausbreitung dienen (Abb. 11.10, 11.11 und 11.12). Die wichtigste Aufgabe der T-Tubuli ist es, eine *einheitliche Kontraktion der ganzen Skelettmuskelfaser zu gewährleisten.* Hier ist wesentlich, daß an zahlreichen umschriebenen Stellen jedes T-Tubulus von beiden Seiten terminale Zisternen des sarkoplasmatischen Retikulums herantreten. Dadurch entstehen Komplexe, die aus den Membranen der T-Tubuli und des sarkoplasmatischen Retikulums bestehen; sie werden als **Triaden** bezeichnet (Abb. 11.5, 11.11 und 11.12). An den Triaden wird über Proteinbrücken die Depolarisation des Sarkolemms, die von der myoneuralen Verbindung (s. unten) an der Oberfläche der Muskelfaser ausgeht, an das sarkoplasmatische Retikulum weitergegeben. Bewirkt wird durch diese Vorgänge eine Freisetzung von $Ca^{2+}$-Ionen aus den Zisternen des sarkoplasmatischen Retikulums, wodurch der oben geschilderte Kontraktionsvorgang der Myofibrillen eingeleitet wird.

**Energiegewinnung**

Muskelfasern sind in der Lage, chemische Energie direkt in mechanische Energie zu überführen. Unmittelbarer Treibstoff der Muskelkontraktion ist das ATP. Durch Phosphokreatin wird es rasch regeneriert; Phosphokreatin wird durch die mitochondriengebundene Kreatinkinase aus dem ATP der Atmungskette und Kreatin synthetisiert und diffundiert ins Zytoplasma, wo es das bei der Muskelkontraktion entstandene ADP rephosphoryliert. Das dabei entstandene Kreatin wird an den Mitochondrien wieder zu Kreatinphosphat umgesetzt. Hauptenergiequelle sind Glucose und Fettsäuren, wobei Glykogen, das ungefähr 0,5–1 % des Muskelgewichts ausmacht, die Speicherform der Glucose darstellt. Der Hauptteil des ATP für die Muskelkontraktion wird durch die oxidative Phosphory-

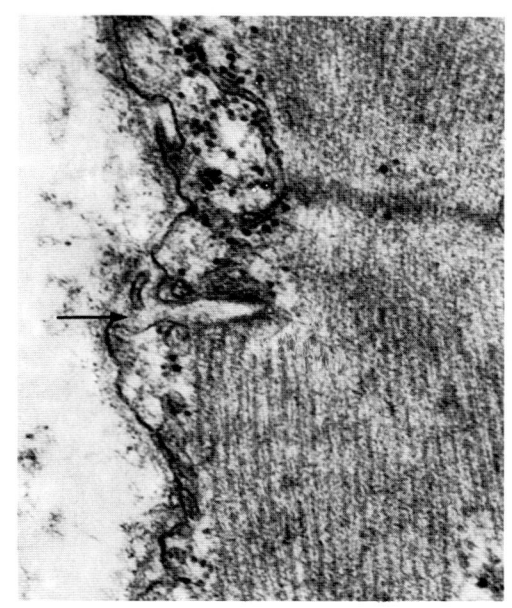

**Abb. 11.11.** Muskelfaser aus einem Diaphragma mit Beginn eines T-Tubulus *(Pfeil).* Vergr. 48.000fach. (Aufnahme Wolff H. H.)

lierung gebildet. Dieser Prozeß benötigt Sauerstoff, der im Blut – chemisch gebunden an Hämoglobin – oder im Sarkoplasma – an das Protein Myoglobin gebunden – zur Verfügung steht. Hat ein Muskel sehr hohe Leistungen zu verrichten (z. B. beim Sport), dient zunächst als direkt verfügbare Energiequelle das in der Muskelfaser gespeicherte Glykogen, sodann die aus dem Blut aufgenommene Glukose. Unter diesen Bedingungen erfolgt bei unzureichender Sauerstoffzufuhr auch Energiegewinnung durch anaerobe Glykolyse (Laktatbildung). Die Membranpermeabilität für Glukose wird durch Insulin und die kontraktile Aktivität erhöht. Für Dauerleistungen werden auch Fettsäuren als Energielieferanten herangezogen, v. a. von den roten Fasern (s. unten).

### 11.2.4 Fasertypen

Morphologisch, histochemisch und funktionell können beim Menschen unterschieden werden (Abb. 11.13):
– **langsame Typ-I-** und
– **schnelle Typ-II-Zuckungsfasern.**
*Typ-I-Fasern* sind schmal (Durchmesser um 50 µm) und relativ sarkoplasmareich. Sie enthalten viel Myoglobin und haben eine dunkle Farbe. Außerdem haben sie eine reiche Blut-

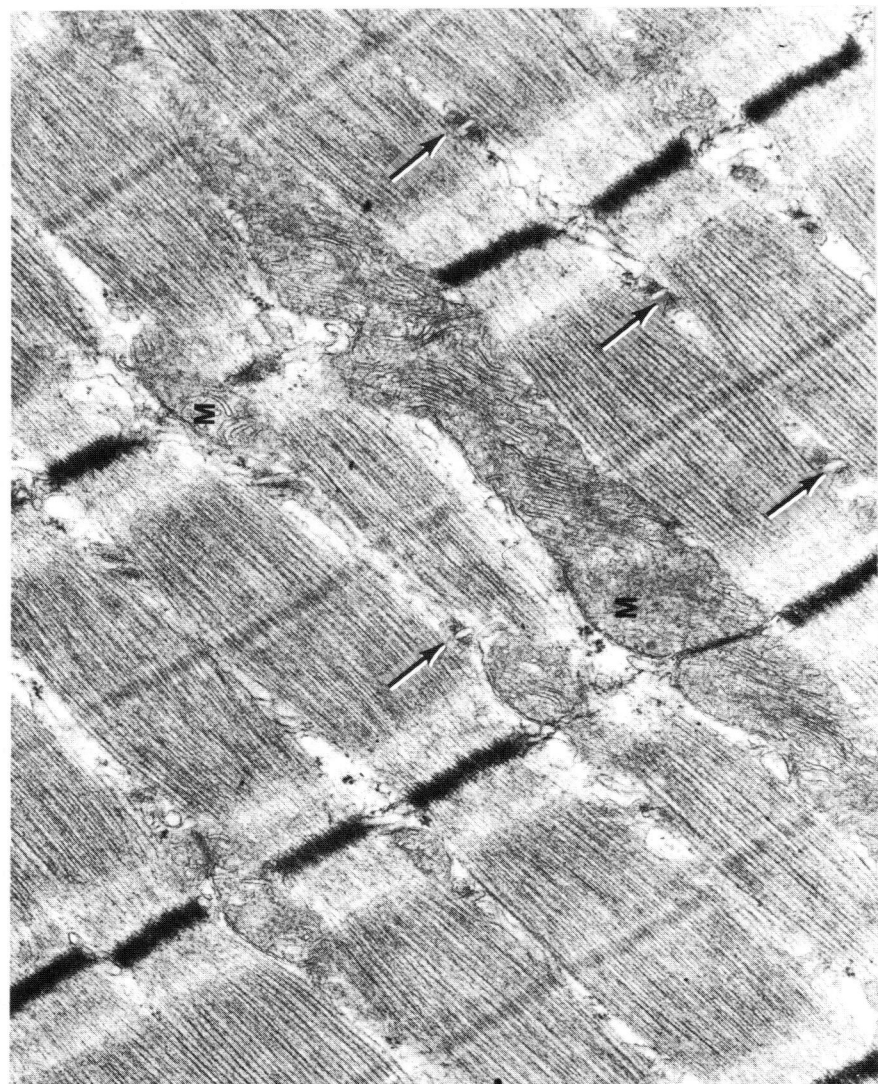

**Abb. 11.12.** Elektronenmikroskopische Aufnahme eines längsgeschnittenenen Skelettmuskels vom Affen. Zu beachten sind die verschiedenen Querstreifen. Die Mitochondrien *(M)* liegen zwischen den Myofibrillen. *Pfeile* weisen auf Triaden: in diesem Muskel 2 Triaden in jeder Sarkomere. Vergr. 30.000 fach

versorgung. Typ-I-Fasern werden auch als *langsame rote Fasern* bezeichnet. Funktionell sind sie zu langdauernder und kontraktiler Aktivität befähigt. Ihre Energie gewinnen diese Fasern hauptsächlich durch oxidative Phosphorylierung, wobei vorwiegend Fettsäuren als Substrate verwendet werden; sie haben viele cristareiche Mitochondrien, die in Reihenstellung zwischen den Myofibrillen und subsarkolemmal liegen. Auffällig ist die hohe ATPase-Aktivität dieser Muskelfasern. Außerdem weisen sie reichlich Neutralfette auf.

**Hinweis.** Ein Beispiel für Muskeln mit vielen roten Fasern sind die langen Rückenmuskeln des Menschen, die darauf eingerichtet sind, der Schwerkraft entgegen langandauernde, langsame, der aufrechten Haltung des Körpers dienende Kontraktionen auszuführen.

***Typ-II-Fasern*** sind zu *schnellen Kontraktionen* befähigt. Sie sind dicker als Typ-I-Fasern, haben ein stärker entwickeltes endoplasmatisches Retikulum, viele Myofibrillen und je nach Trainingszustand unterschiedlich viele Mitochondrien.

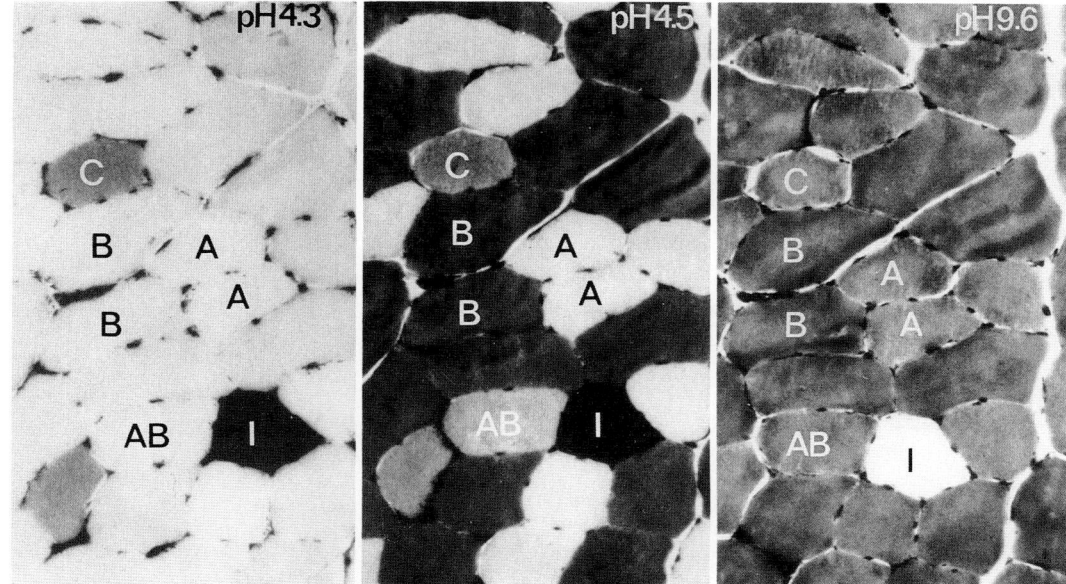

**Abb. 11.13.** Histochemische Darstellung der myofibrillären Aktomyosin-ATPase (mATPase) in Serienquerschnitten durch den M. tibialis anterior vom Kaninchen. Nach Vorinkubation der Schnitte in schwachsauren bzw. alkalischen Lösungen unterscheidet sich die Anfärbung der mATPase verschiedener Fasertypen in charakteristischer Weise. (*I* Typ I; *A* Typ IIA; *AB* Typ IIAB; *B* Typ IIB; *C* Typ IIC. (Freundlichst überlassen von Pette D., Konstanz)

Typ-II-Fasern sind aber uneinheitlich. Mehrere Einteilungen sind möglich:
- **Einteilung nach dem Mitochondrienbestand:**
  - in Fasern mit *wenigen Mitochondrien*,
  - Fasern mit *vielen Mitochondrien*.

Dementsprechend ist die Aktivität der Succinatdehydrogenase in den verschiedenen Fasern unterschiedlich.

**Hinweis.** Durch Ausdauertraining läßt sich der Mitochondrienbestand von Muskelfasern steigern. Gleiches gilt für die Kapillardichte, die vielfach in Typ-II-Fasern geringer ist als in Typ-I-Fasern.

- **Einteilung aufgrund unterschiedlicher Stoffwechseleigenschaften.**
  - Typ-II-Fasern mit bevorzugt anaerobem Energiestoffwechsel („weiße schnelle Fasern", auch FG-Fasern genannt; FG: fast-twitch-glycolytic);
  - Typ-II-Fasern mit bevorzugt aerob-oxidativem Energiestoffwechsel („rote schnelle Fasern", auch FOG-Fasern genannt; FOG: fast-twitch-oxidative-glycolytic).
- **Einteilung aufgrund von Unterschieden in der Aktivität der myofibrillären Aktomyosin-ATPase:**

- *IIB-Fasern*,
- *IIA-Fasern*,
- *IIC-Fasern*.

Die Unterschiede gehen auf unterschiedliche Stabilität der myofibrillären Aktomyosin-ATPase gegenüber schwachsauren und alkalischen Lösungen sowie mikrobiochemischen Analysen zurück. Es bestehen unterschiedliche Formen der schweren Myosinkette.

*Typ-IIB-Fasern* sind die schnellsten. Sie enthalten eine schwere Myosinkette MHCIIb (myosin heavy chain). Diese Fasern sind relativ arm an Mitochondrien und somit eher anaerob-glykolytisch; jedoch finden sich auch Fasern dieses Typs mit hohem Mitochondrienbestand.

Die *Typ-IIA-Fasern* verfügen über die schwere Myosinkette MHCIIa. Sie weisen oft, jedoch nicht durchgehend, einen hohen Mitochondrienbestand auf.

*Typ-IIC-Fasern* sind sog. Hybrid- oder Übergangsfasern, die sowohl die schnelle MHCIIa als auch die langsame Isoform (MHCI) der schweren Myosinkette exprimieren.

Daneben existieren histochemisch abgrenzbare *Übergangsfasern* zwischen den Typen IIB und IIA, die sog. Typ-IIAB-Fasern, die sowohl die MHCIIb als auch die MHCIIa exprimieren.

## 11.2.5 Innervation

### Myoneurale Verbindungen, motorische Endplatten

Um sich kontrahieren zu können, muß jede Skelettmuskelfaser mindestens von 1 Ast eines motorischen Nervs erreicht werden.

Markhaltige motorische Nerven verzweigen sich im Bindegewebe des Perimysiums und treten mit ihren Ästen an die einzelnen Muskelfasern heran. Dort, wo die Nervenfaser die Muskelfaser erreicht, verliert sie ihre Myelinscheide und bildet Verzweigungen, die in Vertiefungen an der Oberfläche der Muskel-

faser enden (Abb. 11.14). Diese Strukturen werden **myoneurale Verbindungen** (*motorische Endplatten*) genannt.

Im Gebiet der myoneuralen Verbindungen wird das jeweilige Axon an seiner von der Muskelfaser abgewandten Oberfläche von einem dünnen Zytoplasmamantel der Schwann-Zellen bedeckt. Die der Muskelfaser zugewandte Seite des Axons dagegen bildet die eigentliche myoneurale Verbindung, eine spezielle Art von Synapse (S. 253). Die Enden der Axone enthalten viele Mitochondrien und synaptische Bläschen mit Acetylcholin als Neurotransmitter. Zwischen Axon und Muskel befindet sich ein Spaltraum, synaptischer Spalt, der eine

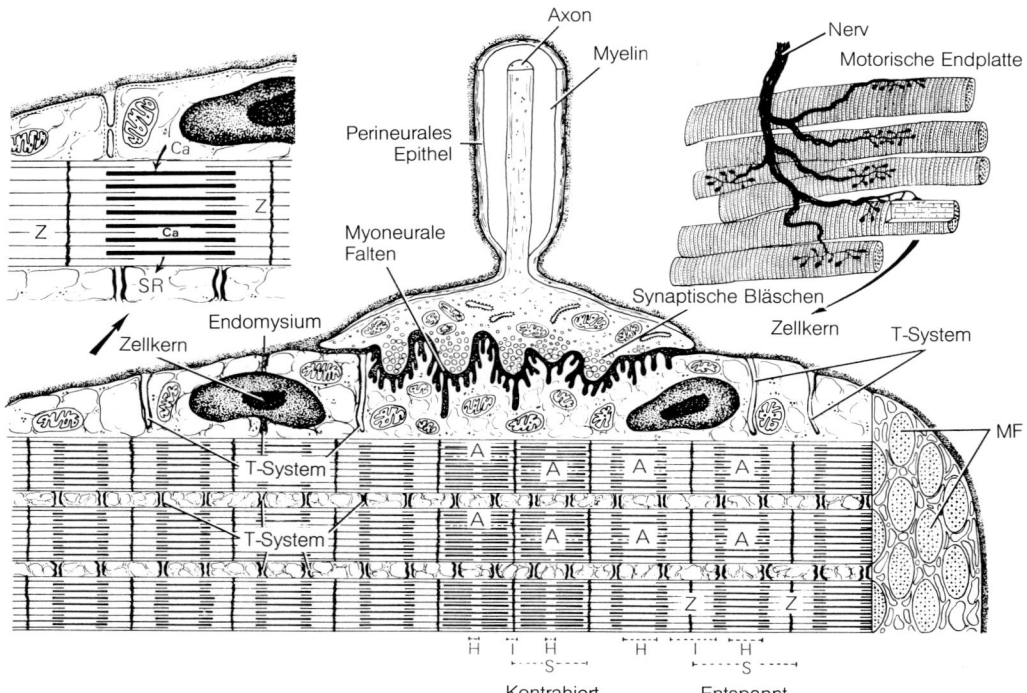

**Abb. 11.14.** Schematische Darstellung der Ultrastruktur einer motorischen Endplatte und des Kontraktionsmechanismus quergestreifter Muskeln. *Oben rechts* zeigt Verzweigungen eines kleinen Nervs mit motorischen Endplatten an jeder Muskelfaser. Der Feinbau einer Endplatte ist stark vergrößert in der *Mitte* der Zeichnung zu erkennen. Man sieht, daß das Axon seine Myelinscheide verliert, am Ende aufgetrieben ist und engen Kontakt mit der Muskelfaseroberfläche hat. In der Nervenfaserendigung kommen synaptische Bläschen vor. Das Sarkolemm weist im Bereich der motorischen Endplatten Spalten und Leisten auf, die als subneurale Falten bezeichnet werden. – Die Muskelkontraktion wird durch Freisetzung von Acetylcholin aus den synapti-

schen Bläschen der Endplatte eingeleitet. Der Transmitter führt zu einer örtlichen Permeabilitätszunahme des Sarkolemms. Dieser Vorgang breitet sich über das ganze Sarkolemm, einschließlich der *T*-Tubuli aus und wird auf das sarkoplasmatische Retikulum (*SR*) übertragen. Durch die veränderte Permeabilität gelangen Kalziumionen aus dem sarkoplasmatischen Retikulum ins Sarkoplasma und bringen die Muskelkontraktion in Gang. Bei Verkürzung gleiten dünne Filamente zwischen die dicken Filamente und vermindern den Abstand zwischen den Z-Streifen. Erhalten bleibt die Breite der *A*-Streifen. *MF* Myofibrillen. *S* Sarkomere. *H* H-Streifen

amorphe Matrix enthält. Das Sarkolemm weist im Gebiet der myoneuralen Verbindung tiefe matrixhaltige Einfaltungen auf. Unter diesen Einfaltungen liegen im Sarkoplasma Muskelzellkerne, zahlreiche Mitochondrien, Ribosomen und Glykogengranula.

Bei Erregung des motorischen Nervs wird *Acetylcholin* am Ende des Axons innerhalb von 1–2 ms freigesetzt, es diffundiert durch den synaptischen Spalt und wird an *Acetylcholinrezeptoren* in den Einfaltungen des Sarkolemms gebunden. Acetylcholinrezeptoren sind auf das Gebiet der motorischen Endplatte beschränkt; der übrige größere Teil der Zelloberfläche ist dagegen frei von Rezeptoren und durch Acetylcholin nicht erregbar. Durch die Bindung des Transmitters an Rezeptoren wird die Permeabilität des Sarkolemms für Natrium erhöht, und es kommt zu einer Depolarisation der Membran. Diese lokale Membrandepolarisation *(Endplattenpotential)* dauert wenige Millisekunden und wird durch den Acetylcholinabbau (Acetylcholinesterase) beendet.

**Klinischer Hinweis**. Muskelrelaxanzien (z.B. Curare) blockieren die chemische Erregungsübertragung an der motorischen Endplatte und lähmen die Skelettmuskulatur (Muskelentspannung bei Narkosen). – *Myasthenia gravis,* eine progressive Muskelerkrankung, wird heute als Autoimmunerkrankung aufgefaßt. Ein zirkulierender Antikörper soll in den Einfaltungen des Sarkolemms an Acetylcholinrezeptoren gebunden werden; dadurch vermindert sich die Zahl der verfügbaren Acetylcholinrezeptoren, die Amplitude des Endplattenpotentials wird geringer und kann auf diese Weise unterschwellig werden.

Die an den motorischen Endplatten entstandene Depolarisation breitet sich über die Oberfläche der Muskelzelle und über das transversale System tief in die Muskelfaser hinein aus. Wie oben beschrieben, gelangt die Depolarisation an jeder Triade zum sarkoplasmatischen Retikulum, führt zu einer Freisetzung von $Ca^{2+}$-Ionen und veranlaßt damit den Beginn der Kontraktion (s. oben).

**Motorische Einheit**. Eine einzelne Nervenfaser kann eine einzelne Muskelfaser innervieren; die Nervenfaser kann sich aber auch aufteilen und für die Innervation vieler Muskelfasern verantwortlich sein. Nervenfasern und alle von ihr innervierten Muskelfasern bilden eine *motorische Einheit*. In einer motorischen Einheit kontrahieren sich entweder alle innervierten quergestreiften Muskelfasern gleichzeitig oder alle nicht (Alles-oder-nichts-Gesetz).

Zahl und Größe der motorischen Einheiten sind in jedem Muskel verschieden. Je kleiner die motorische Einheit ist, um so feiner kann die Bewegung abgestuft werden, z.B. in den äußeren Augenmuskeln, in denen jede Muskelfaser von einer Nervenfaser innerviert wird.

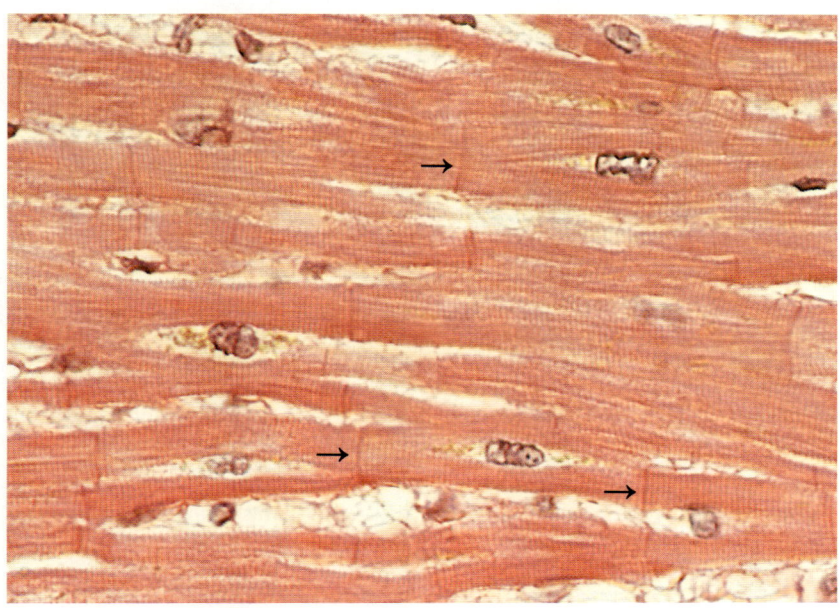

**Abb. 11.15.** Herzmuskel längsgeschnitten. Die Zellkerne liegen in der Fasermitte und werden von einem myofibrillenfreien Hof umgeben. Die Disci intercalares erscheinen als dunkle Querstreifen. Vergr. 400 fach

In größeren Muskeln, die nur gröbere Bewegungen auszuführen haben, z. B. in Extremitäten, besteht eine motorische Einheit aus mehr als 100 Muskelfasern.

### Muskelspindeln

Ein weiterer nervöser Apparat steht der Skelettmuskulatur in Form von Muskelspindeln zur Verfügung. Dabei handelt es sich um Einheiten, die aus speziell gestalteten intrafusalen (Muskel)Fasern bestehen, an die afferente bzw. efferente Nervenfasern herantreten. Umgeben werden die Muskelspindeln von einer Kapsel. Muskelspindeln liegen inmitten üblicher (extrafusaler) Skelettmuskelfasern und dienen der Regulation der Spannung des jeweiligen Muskels (ihre Besprechung erfolgt auf S. 652).

## 11.3 Herzmuskulatur

Während der Entwicklung fügen sich die Mesodermzellen des primitiven Herzschlauchs zu fischzugartigen Strängen zusammen. Aus den Mesodermzellen werden Myoblasten, aus denen – ähnlich wie in der Skelettmuskulatur – durch Verschmelzung Herzmuskelzellen entstehen. Dort, wo diese an ihren Enden aneinanderstoßen, bilden sich *Haftkomplexe*. Oft sind Herzmuskelzellen gabelförmig *verzweigt*, so daß zwischen den kettenbildenden Muskelzellen viele Verbindungen und damit Muskelzellbündel entstehen.

Reife Herzmuskelzellen zeigen eine *Querstreifung*, die der der Skelettmuskulatur entspricht. Jedoch besitzt jede Herzmuskelzelle, anders als die vielkernigen Skelettmuskelfasern, nur 1 oder 2 *zentral gelegene Zellkerne* (Abb. 11.15 und 11.16). Umgeben werden die Herzmuskelzellen von einem zarten endomysialen Bindegewebe, das ein dichtes Kapillarnetzwerk enthält.

Ein besonderes, diagnostisch wichtiges Charakteristikum der Herzmuskulatur sind dunkelanfärbbare, querverlaufende Bänder, die die Herzmuskelzellen in unregelmäßigen Abständen kreuzen (Abb. 11.15) und als **Disci intercalares** (*Glanzstreifen*, weil sie im ungefärbten Präparat aufleuchten) bezeichnet werden. Es handelt sich um die Zellgrenzen der an ihren Enden aneinanderstoßenden Herzmuskel-

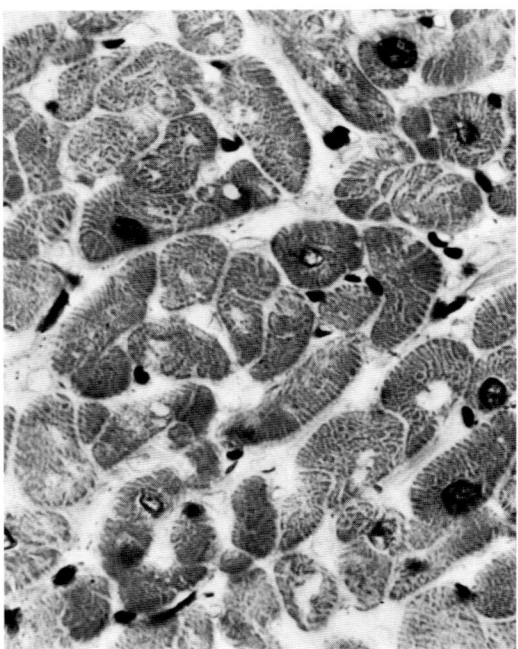

**Abb. 11.16.** Herzmuskelzellen quergeschnitten. In der Mitte vieler Fasern liegen Zellkerne oder sind freie Höfe zu erkennen. Vergr. 200fach

zellen (Abb. 11.17 und 11.18). Disci intercalares können *geradlinig* oder *treppenförmig* verlaufen. An den treppenförmig verlaufenden Disci intercalares können querverlaufende Abschnitte, die die Fasern im rechten Winkel kreuzen, und längsverlaufende, die parallel zu den Myofibrillen orientiert sind, unterschieden werden.

Disci intercalares weisen die folgenden speziellen Haftkomplexe auf:

- *Fasciae adhaerentes*; diese liegen in den querverlaufenden Abschnitten der Disci und sind die auffälligsten Membranspezialisierungen der Glanzstreifen. Sie dienen der Verankerung der Aktinfilamente der jeweils letzten Sarkomeren.
- *Maculae adhaerentes* (Desmosomen). Sie ketten aneinanderstoßende Herzmuskelzellen mechanisch aneinander und verhindern ein Auseinanderrücken der Muskelzellen während der Kontraktion.
- *Nexus* (Gap junction). Diese liegen in den längsorientierten Abschnitten der Disci intercalares und sorgen für eine ionale Kontinuität zwischen aneinanderstoßenden Zellen. Durch die ionale Kopplung wird erreicht, daß funktionell gesehen die Herzmuskelzellen eines Bündels einen zusam-

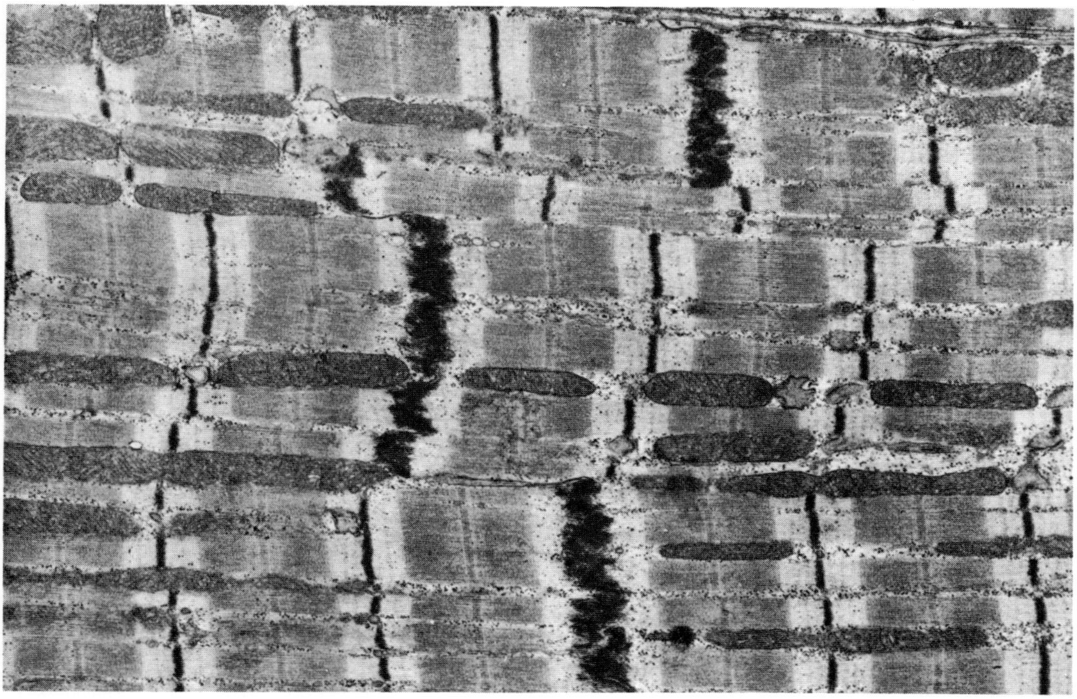

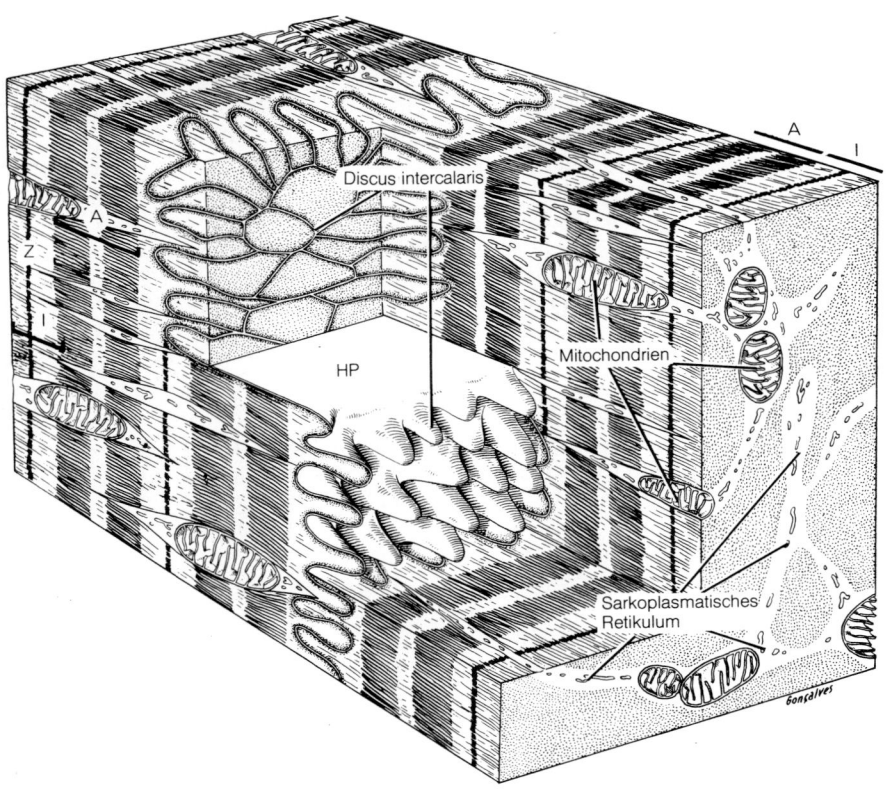

**Abb. 11.17.** Längsschnitt durch einen Herzmuskel. Elektronenmikroskopische Aufnahme. Zu beachten ist die stufenförmige Anordnung der Disci intercalares. Vergr. 12.000 fach

Discus intercalaris

Mitochondrien

HP

Sarkoplasmatisches
Retikulum

A

I

A

Z

I

Gonsalves

menhängenden Verband bilden. Das Signal zur Kontraktion kommt über das Erregungs-leitungssystem (S. 302), das alle Herzmuskel-fasern zu einer funktionellen Einheit zusam-menfaßt.

**T-Tubuli** sind in den Muskelzellen der Herz-kammern zahlreicher und größer als in der Skelettmuskulatur. Sie liegen in Höhe des Z-Streifens (in der Skelettmuskulatur an der Grenze zwischen A und I). Ferner kommen in Herzmuskelzellen außer Triaden auch Diaden vor, d. h. einseitige Verbindungen zwischen T-Tubuli und sarkoplasmatischem Retikulum (Abb. 11.20).

Das **sarkoplasmatische Retikulum** (Abb. 11.19 und 11.20) ist in der Herzmuskulatur nicht so gut entwickelt wie in der Skelettmuskulatur und verläuft irregulär zwischen den Myofibril-len. Dabei kommt es in Höhe der M-Streifen zu einer Verdichtung des Netzwerkes des sar-koplasmatischen Retikulums. Zu beachten sind außerdem kleine, etwa 70 nm dicke Aus-stülpungen des sarkoplasmatischen Retiku-lums, die in der Umgebung der T-Tubuli ver-mehrt vorkommen. Das sarkoplasmatische Retikulum tritt außer mit den T-Tubuli mit dem Sarkolemm der Herzmuskelfaseroberflä-che in Verbindung.

Einschlüsse im Sarkoplasma. Im Sarkoplasma der Herzmuskelzellen kommen größere *Gly-kogenablagerungen, Lipofuszingranula* (Resi-dualkörper) und an jedem Pol des Zellkerns

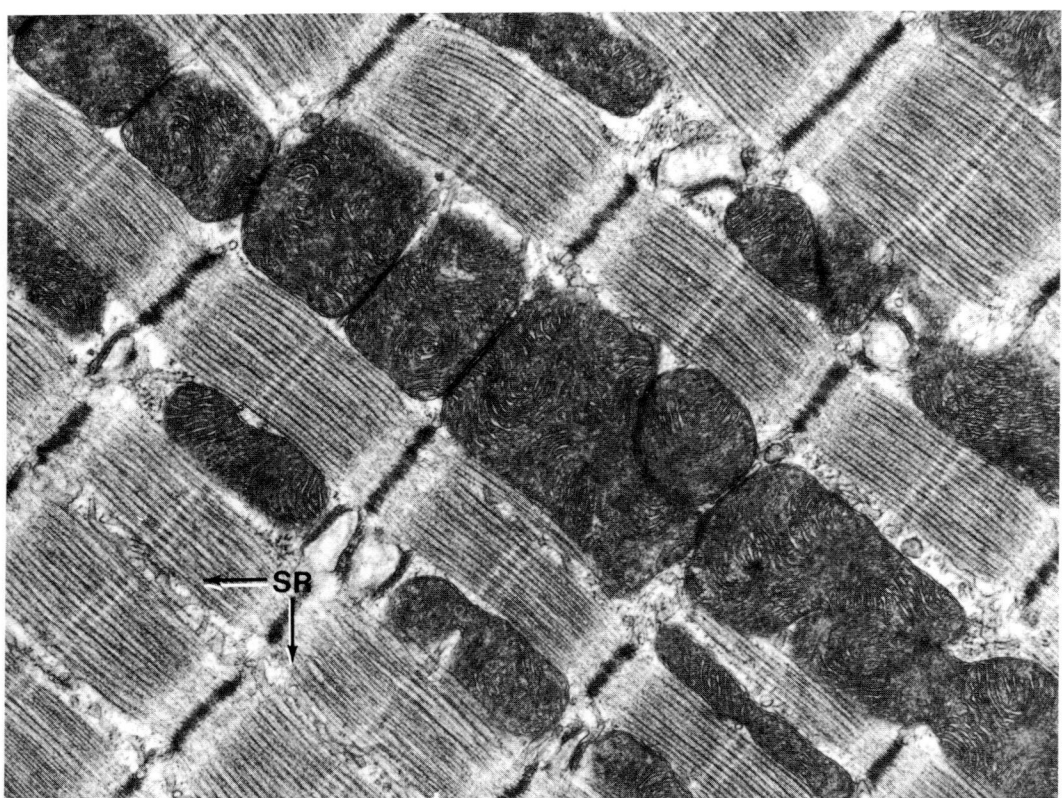

**Abb. 11.19.** Herzmuskel längsgeschnitten. Elektro-nenmikroskopische Aufnahme. Zu beachten ist die Querstreifung und Reihenstellung von dichten cri-

stareichen Mitochondrien zwischen Myofilamenten (*SR* sarkoplasmatisches Retikulum). Vergr. 30.000 fach

**Abb. 11.18.** Schematische Darstellung der Ultra-struktur der Herzmuskulatur mit Discus intercalaris. In den quer zur Muskeloberfläche verlaufenden Ab-schnitten des Discus intercalaris sind die gegenüber-liegenden Muskelzellen miteinander verzahnt, in den parallel zur Oberfläche liegenden *(HP)* glatt.

[Umgezeichnet und reproduziert mit Erlaubnis von: Marshal JM (1974) The heart. In: Mountcastel VB (ed) Medical physiology, 13 th edn, vol. 2. Mosby, St. Louis. Die Zeichnung basiert auf den Untersuchun-gen von Poche R, Lindner E (1955) Z Zellforsch 43: 104]

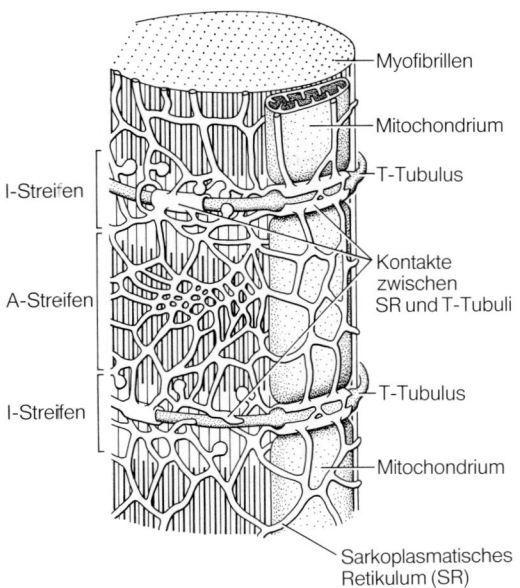

**Abb. 11.20.** Schematische Darstellung des sarko-plasmatischen Retikulums und der T-Tubuli im Herzmuskel. [Aus: Canale ED et al. (1986) Cardiac muscle. Handbook of microscopic anatomy. Springer, Berlin Heidelberg New York Tokyo]

*viele Mitochondrien* vor, die außerdem lange Ketten zwischen Myofilamenten bilden (Abb. 11.17 und 11.19).

Nur in den Muskelzellen des Vorhofs kommen spezifische runde oder ovale Granula mit dichtem homogenem Inhalt vor (Durchmesser 0,3 – 0,4 µm). Sie speichern biologisch aktive Peptide:
- **Cardionatrin** mit diuretischer und natriuretischer *(atrial natriuretic factor: ANF)* Wirkung und
- **Cardiodilatin**, das auf die glatte Gefäßmuskulatur wirkt und Vasodilatation hervorruft.

Über die reiche Nervenversorgung des Herzens und das Erregungsbildungs- und Erregungsleitungssystem wird in Kap. 13 berichtet.

**Histophysiologie.** In der Herzmuskulatur bestehen für Kalziumionen – verglichen mit der Skelettmuskulatur – längere Diffusionswege zwischen Speicher- und Wirkort. Es wird eine längere Depolarisationsphase (Dauer des Aktionspotentials 200–400 ms) benötigt als am Skelettmuskel (1 ms). Intrazelluläre Konzentrationsänderungen verlaufen somit langsamer. Hierdurch wird die Kontraktionsgeschwindigkeit der Myokardzelle limitiert. Infolge der geringer ausgebildeten Kalziumspeicher spielt für die Herzmuskelzelle der transmembranöse Kalziumeinstrom aus dem Extrazellularraum eine wesentliche funktionelle Rolle.

Das während der Depolarisationsphase einströmende Kalzium wird zunächst im sarkoplasmatischen Retikulum gespeichert, um dann beim nächsten Aktionspotential zu den kontraktilen Proteinen zu gelangen. Die Kalziumpermeabilität der äußeren Zellmembran kann durch Stimulierung adrenerger β-Rezeptoren (z. B. durch Noradrenalin, Adrenalin) gesteigert werden. Dies führt zu einer vermehrten Speicherung und Abgabe von Kalziumionen in das Zellplasma und hierdurch zur Steuerung der Kontraktionskraft (Wirkung der sympathischen Herznerven).

Identisch ist im Herz- und Skelettmuskel der Wirkort der Kalziumionen am Troponin (TnC). Die deblockierende Bewegung des Tropomyosins ermöglicht dann die eigentliche Aktin-Myosin-Interaktion (s. oben).

Passive Dehnung, wie sie durch vermehrte diastolische Füllung des Herzens zustande kommt, optimiert die Zone der Aktin-Myosin-Überlappung und damit die Kraft der Kontraktion. Dieser als Starling-Mechanismus beschriebene Vorgang ist für die Abstimmung der Förderleistung beider Herzhälften bedeutungsvoll und verläuft nach dem gleichen Grundprinzip, wie es für den Skelettmuskel auf S. 227 beschrieben wurde.

## 11.4 Glatte Muskulatur

Glatte Muskeln bestehen aus 30–200 µm langen, *spindelförmigen*, teils verzweigten Zellen, deren Querschnitt nahezu rund ist (Durchmesser 5–10 µm). Jede Zelle weist einen charakteristischen *zentral gelegenen, länglichen Zellkern* auf (Abb. 11.21 und 11.22). In kontrahierten Zellen sind die Zellkerne häufig gefaltet oder abgeflacht. An den Kernpolen liegen zahlreiche Mitochondrien, glattes sarkoplasmatisches Retikulum und ein großer Golgi-Apparat. Elektronenmikroskopisch sind im Zytoplasma viele *Myofilamente* zu erkennen.

Glatte Muskelzellen bilden häufig Bündel, in denen sich die spindelförmigen Zellen überlappen. In der Regel liegen die Bündel in Schichten, die sich im rechten Winkel überkreuzen können. Innerhalb der Bündel sind die Zellen durch ein dichtes *Endomysium* verbunden. Kleinere Muskelzellbündel werden von einem *Perimysium* umgeben, größere

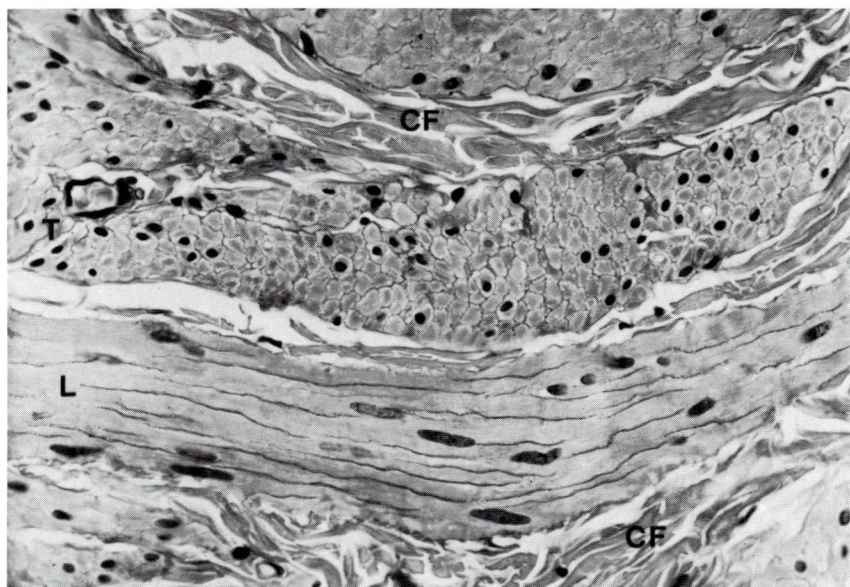

**Abb. 11.21.** Semidünnschnitt durch die glatte Muskulatur einer Harnblasenwand. Die glatten Muskelzellen sind teils quer *(T)*, teils längs *(L)* geschnitten *(CF* Kollagenfasern). HE-Färbung. Vergr. 400 fach

durch ein dickes *Epimysium* voneinander abgegrenzt. In einigen Organen, z. B. in Prostata und Samenbläschen, kommen glatte Muskelzellen im interstitiellen Bindegewebe vor. An anderer Stelle können glatte Muskelzellen kleine Bündel bilden (z. B. Mm. arrectores pilorum der Haut) oder das vorherrschende Gewebe eines Organs sein, z. B. im Uterus.

Die Fähigkeit zur Kontraktion ist auch in der glatten Muskulatur an *Aktin- und Myosinfilamente* gebunden; diese weisen jedoch eine andere Anordnung auf als im quergestreiften Muskel. So verlaufen z. B. in manchen glatten Muskelzellen Myofilamentbündel kreuz und quer durch das Zytoplasma und bilden ein *gitterähnliches Netzwerk*.

Vor Durchführung kristallographischer Untersuchungen mit Röntgenstrahlen an lebenden glatten Muskelzellen wurde angenmomen, daß hier nur Bündel aus 5–7 nm dicken Aktinfilamenten vorkommen. Heute weiß man jedoch, daß in dem Filamentnetzwerk auch dicke Myosinfilamente (Durchmesser ca. 16 nm, Länge 2,2 μm; Länge in Skelettmuskelfasern 1,5–1,9 μm) vorhanden sind. Inzwischen ist es auch gelungen, die sehr labilen Myosinfilamente mit geeigneten Fixierungen in glatten Muskelzellen zu erhalten und histologisch sichtbar zu machen.

Eingelagert in das fibrilläre Netzwerk aus Aktinfilamenten sind Verdichtungen (Areae den-

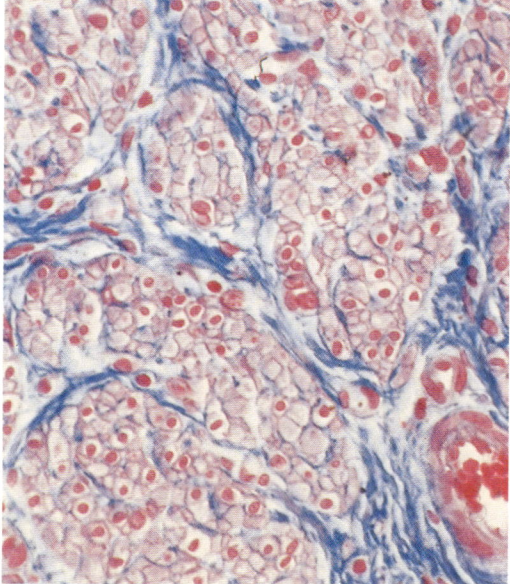

**Abb. 11.22.** Glatte Muskulatur quer. Azanfärbung. Vergr. 400 fach

sae), die auch dem Plasmalemm anliegen können. Sie werden als Äquivalente von Z-Streifen bzw. als Haftstellen der Aktinfilamente interpretiert.

**Während der Kontraktion** kann sich in glatten Muskelzellen das ganze Myosinfilamentnetz-

werk auf einmal zusammenziehen. Insgesamt kann die Kontraktion glatter Muskelzellen viel kräftiger sein als die quergestreifter Muskelzellen. Jedoch sind verglichen mit quergestreiften Muskelzellen die Kontraktionen glatter Muskelzellen relativ langsam, und die glatten Muskelzellen können ohne zu ermüden im kontrahierten Zustand verharren. Wie für die Skelettmuskelfasern beschrieben S.227), bewirkt auch am glatten Muskel eine vermehrte Dehnung eine Steuerung der Kraftentwicklung über eine Verbesserung der Breite der Aktin-Myosin-Überlappungszone.

Außer Aktin- und Myosinfilamenten kommt in glatten Muskelzellen ein Netzwerk aus 10 nm dicken *intermediären Filamenten* vor, die kreuz und quer durch das Zytoplasma verlaufen. Sie stehen teilweise mit den oben erwähnten Areae densae der Aktinfilamente oder an Überkreuzungen mit eigenen Verdichtungen in Verbindung.

Wegen ihres geringen Durchmessers und ihrer langsamen Kontraktion benötigen glatte Muskelzellen *keine T-Tubuli*, die auch tatsächlich

fehlen. Vorhanden ist aber ein *sarkoplasmatisches Retikulum*, das als Kalziumspeicher funktioniert; verglichen mit quergestreiften Muskelfasern ist es aber nur gering entwickelt (2 – 4% des Volumens einer glatten Muskelzelle). Bei der Aufnahme und Freisetzung der Kalziumionen wirken in der glatten Muskelzelle die zahlreichen, unter der Oberfläche gelegenen *Invaginationen* mit (Abb. 11.23).

**Hinweis**. Diese Invaginationen wurden früher als Pinozytosebläschen interpretiert. Da sie sich aber offenbar nicht von der Membran lösen, wird angenommen, daß sie der Abgabe von Kalzium dienen und damit beitragen, die Kontraktion der Muskelzelle zu kontrollieren.

Die Freisetzung der Kalziumionen erfolgt entweder durch Membrandepolarisation (s. elektromechanische Koppelung, S.228) oder aber die Transmitter (Acetylcholin, Noradrenalin u. a.) erhöhen direkt die Kalziumpermeabilität ohne Potentialverminderung der Zellmembran (pharmakomechanische Koppelung). Welcher dieser Mechanismen im Vordergrund steht,

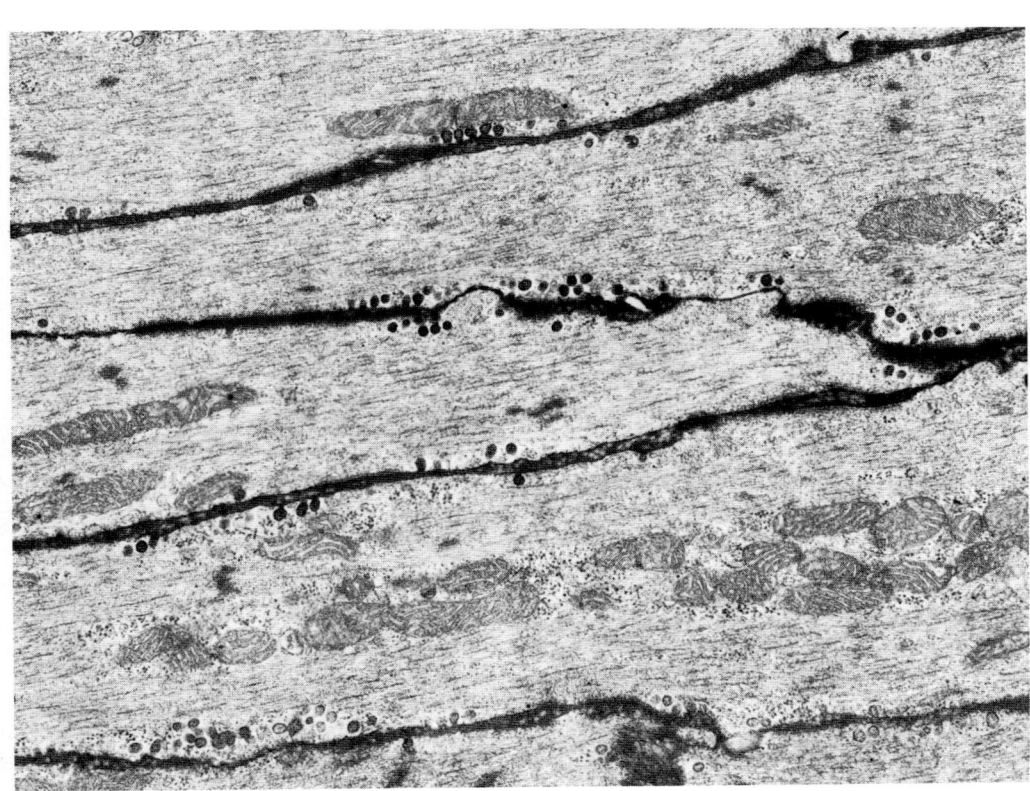

**Abb. 11.23.** Längsschnitt durch glatte Muskelzellen. Elektronenmikroskopische Aufnahme. Unter dem Sarkolemm liegen viele pinozytotische Bläschen. Postfixation mit Osmiumferrozyanid. Vergr. 20.000fach. (Freundlichst überlassen von Neiss W.)

hängt von der Lage der glatten Muskelzelle im Organismus ab.

Dem glatten Muskel fehlt Troponin. Damit besitzen diese Muskelfasern nicht den für Skelettmuskel und Herzmuskel so wichtigen „Kalziumschalter". Im Gegensatz zu dem aktingesteuerten quergestreiften Muskel ist der glatte Muskel myosingesteuert: Kalziumionen steuern die Phosphorylierung des Myosinkopfes über eine Proteinkinase. Dephosphoryliertes Myosin kann nicht mit dem Aktin reagieren. Die für den Vorgang wichtige Phosphorylierung mit Hilfe von ATP liefert letztlich die Energie für die Kontraktion.

*Innervation.* Glatte Muskelzellen kommen v. a. in den Wänden der großen Hohlorgane vor, z. B. Darm, Uterus, Ureteren. Sie sind sowohl sympathisch als auch parasympathisch innerviert. Die zur Blutdruckregelung wichtige Gefäßmuskulatur ist jedoch nur sympathisch innerviert. Neuromuskuläre Verbindungen, wie sie für den Skelettmuskel typisch sind, fehlen. Dagegen weisen Axone der autonomen Nerven im Endomysium der glatten Muskulatur perlschnurartige Auftreibungen auf. Diese führen synaptische Bläschen, die entweder Acetylcholin (cholinerge Nerven) oder Noradrenalin (adrenerge Nerven) enthalten. Die varikösen Erweiterungen können sich der Oberfläche der Muskelzelle auf 10–20 nm nähern, aber auch in größerem Abstand (100 nm oder mehr) liegen. Im letzteren Fall beeinflußt das zwischen Nerv und Muskelzelle gelegene Bindegewebe die Diffusion des Neurotransmitters. Anders als in quergestreiften Skelettmuskelfasern sind bei glatten Muskelzellen cholinerge und adrenerge Rezeptoren über die gesamte Zelloberfläche verteilt.

Es kann zwischen gering und reich innervierter glatter Muskulatur unterschieden werden. Die gering innervierte glatte Muskulatur weist viele Gap junctions zwischen den Muskelzellen auf und arbeitet nach Art eines Synzytiums. Im Gegensatz dazu kann sich die reich innervierte glatte Muskulatur abgestuft und angepaßt kontrahieren; dies ist z. B. bei den Muskeln der Iris des Auges der Fall. Die Kontraktionskraft wird dabei über die lokale Transmitterkonzentration gesteuert. Das Alles-oder-nichts-Gesetz des Skelett- bzw. Herzmuskels gilt für die glatte Muskulatur nicht.

Glatte Muskeln haben aber auch die Fähigkeit zur spontanen Kontraktion. Die Nerven haben dann die Aufgabe, die Kontraktion zu modulieren, bewirken aber nicht – wie im Skelettmuskel – ihren Beginn.

Adrenerge und cholinerge Nerven wirken in der glatten Muskulatur häufig antagonistisch; sie können die Aktivität stimulieren oder unterbinden. In einigen Organen wirken cholinerge Nerven aktivierend, adrenerge hemmend; in anderen Organen wirken sie umgekehrt.

*Zusätzliche Fähigkeiten.* Zusätzlich zu ihrer Fähigkeit, sich zu kontrahieren, können glatte Muskelzellen Kollagen, Elastin und Proteoglykane bilden, also ähnlich wie Fibroblasten extrazelluläre Substanzen produzieren (Kap. 7). Das Vorkommen eines ausgeprägten RER und gut entwickelten Golgi-Apparates weist auf die Syntheseaktivität der glatten Muskelzellen hin.

## 11.5 Regeneration der Muskulatur

Die 3 Muskelarten haben ein unterschiedliches Regenerationsvermögen.

*Herzmuskulatur* jenseits der frühen Kindheit regeneriert praktisch nicht. Untergegangenes Herzmuskelgewebe (Infarkt) wird in der Regel durch Bindegewebe ersetzt; es entstehen Narben im Herzmuskel.

*Skelettmuskulatur* hat trotz fehlender Mitoseaktivität der Kerne eine ausgesprochene Regenerationsfähigkeit. Diese geht von den **Satellitenzellen** aus. Voraussetzung ist, daß die Basalmembran der geschädigten Muskelzellen erhalten bleibt. Ist dies nicht der Fall, wird das zerstörte Gebiet durch Bindegewebe ersetzt, und es entsteht eine Narbe.

Bei Satellitenzellen handelt es sich um eine kleine Population einkerniger spindelförmiger Zellen, die in jeder reifen Muskelfaser unter der umgebenden Basallamina liegen (S. 219). Durch die Schädigung der Muskelfaser oder durch andere Reize werden die sonst in Ruhe befindlichen Satellitenzellen aktiviert, sie proliferieren, fusionieren und bilden neue Skelettmuskelfasern.

**Hinweis.** Vorgänge wie bei der Muskelzellenregeneration durch Satellitenzellen sollen auch bei der Muskelhypertrophie eine Rolle spielen; so sollen z. B. bei intensivem Training Satellitenzellen mit ihren Muskelfasern fusionieren, so daß es zu einer Zunahme der Muskelmasse kommt.

# 12 Nervengewebe

## 12.1 Allgemeines

Wie die meisten anderen Gewebe kommt auch Nervengewebe überall im Körper vor; es ist praktisch ubiquitär (Ausnahmen: Finger- und Zehennägel, Knorpel, Zahnschmelz). Aber anders als die übrigen Gewebe bildet es ein Zentralorgan, das **Zentralnervensystem** (ZNS: Gehirn und Rückenmark), und hat periphere Anteile, das **periphere Nervensystem**.

Funktionell dient das Nervengewebe der schnellen Signalübermittlung und ist an der Regulation, Koordination und Kontrolle praktisch aller Körpervorgänge beteiligt.

**Hinweis.** Das andere große Regelsystem des Organismus ist das endokrine System. In der Hierarchie der Regelsysteme ist das Nervensystem dem endokrinen System übergeordnet, doch wirken beide Systeme eng zusammen. So bilden manche Nervenzellen und manche endokrinen Zellen die gleichen Wirkstoffe; Nervenzellen können z.B. Hormone produzieren. Außerdem besteht eine Wechselwirkung zwischen Nervensystem und Immunsystem. Die gleichen Wirkstoffe modulieren das Nerven- und Immunsystem (Neuroimmunologie).

Nervengewebe besteht aus
– **Nervenzellen** und
– **Gliazellen**.

Nervenzellen und Gliazellen sind eine untrennbare funktionelle Einheit. Die Nervenzellen erfüllen die spezifischen Aufgaben des Nervengewebes, nämlich Erregungsbildung, Erregungsleitung und Erregungsverarbeitung. Die Glia hat eine große Bedeutung für die Entwicklung von Leitungsbahnen im ZNS; später hat sie v.a. metabolische und mechanische Aufgaben, außerdem übt sie Schutzfunktionen aus. Entwicklungsgeschichtlich sind Nervenzellen und Gliazellen gemeinsam aus dem Neuroektoderm hervorgegangen (s. Histogenese des Nervensystems, S.695).

## 12.2 Nervenzelle, Neuron

Die Angaben über die Zahl der Nervenzellen im menschlichen Nervensystem schwanken zwischen 10 und 30 Milliarden Zellen. Einig ist man sich dagegen darüber, daß sich beim Menschen Nervenzellen nicht mehr teilen.

**Hinweis.** Anders ist es bei Singvögeln, bei denen es zur Neubildung von Nervenzellen aus einer ventrikulären Zone kommt, die auch noch beim erwachsenen Vogel vorhanden ist.

Jede Nervenzelle ist in sich eine geschlossene genetische, morphologische, funktionelle und trophische Einheit.

Morphologisch sind Nervenzellen (Abb. 12.1) gekennzeichnet durch:
– **Perikaryon** (Zellkörper, Soma) und
– **Fortsätze**
  • *Dendriten* und ein
  • *Axon* (Neurit).

**Histophysiologischer Hinweis.** Nervenzellen sind von einer Membran umgeben, die leicht erregt werden kann. Unter Ruhebedingungen hält das Plasmalemm eine unterschiedliche Ionenverteilung zwischen dem Zytoplasma der Nervenzelle und der Umgebung aufrecht. Dadurch besteht zwischen „innen" und „außen" eine elektrische Potentialdifferenz, das Ruhepotential, das etwa 90 mV beträgt (innen negativ). Das Ruhepotential kann lokal, z.B. durch einen Reiz (Signal) verändert werden. Dies führt zu einer Erregung (Depolarisation), die fortgeleitet werden kann und als Aktionspotential bezeichnet wird. Das Aktionspotential vermittelt eine Informationsübertragung, z.B. von einer Nervenzelle auf eine andere oder auf Drüsen- oder Muskelzellen (S.233).

**Perikaryon.** Das Perikaryon ist das trophische Zentrum der Nervenzelle, das den Zellkern enthält. Es kann aber auch Signale empfangen (Ausnahme: Perikaryon pseudounipolarer Nervenzellen, s. unten).

**Dendriten** sind in der Regel baumartig verzweigte Fortsätze des Perikaryons, die auf den

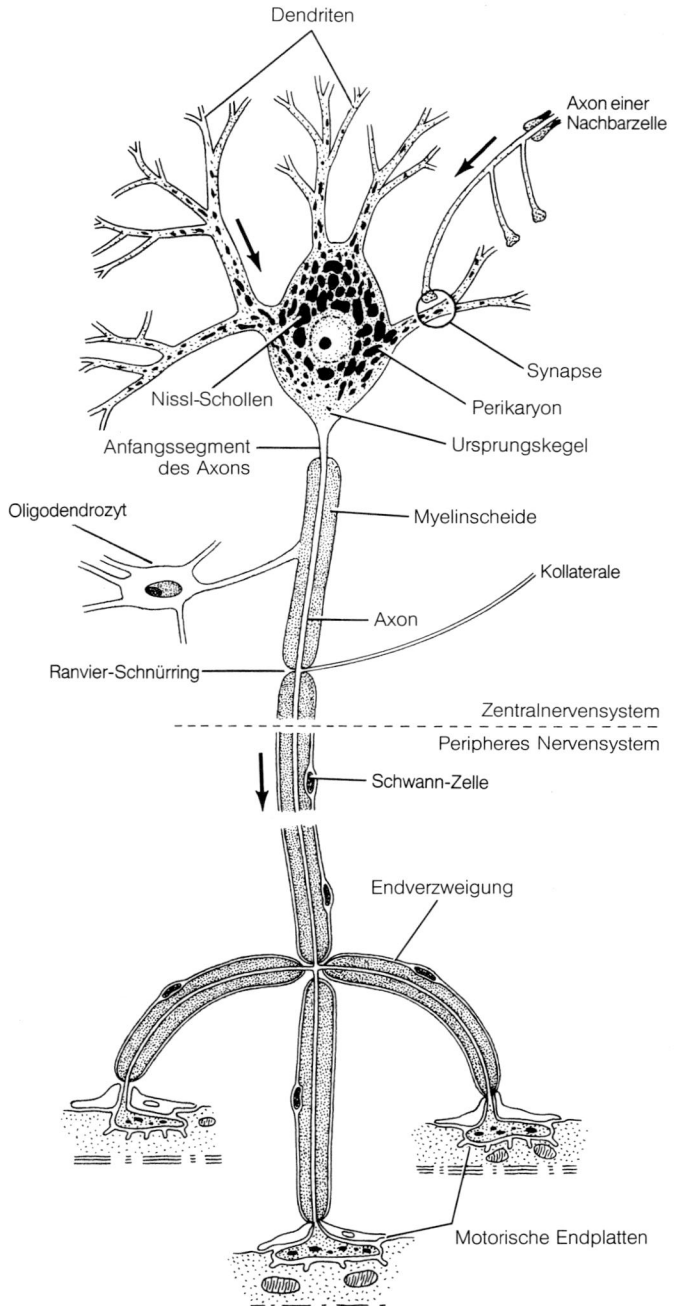

**Abb. 12.1.** Schematische Zeichnung eines nach Nissl gefärbten Motoneurons. Das Perikaryon zeichnet sich durch einen großen Zellkern mit deutlichem Nukleolus, das Zytoplasma durch Nissl-Schollen aus. Die Dendriten verzweigen sich baumartig; in ihren Anfangsteilen enthalten sie noch Nissl-Substanz. **Oben rechts** tritt ein Axon eines anderen Neurons mit einer Synapse an einen Dendriten heran. Das Axon der abgebildeten Nervenzelle wird von einer Markscheide umgeben, die im ZNS von Oligodendrozyten, im peripheren Nervensystem von Schwann-Zellen gebildet wird. Proximal geht vom Axon eine Kollaterale ab. **Distal** zweigt sich das Axon auf und bildet mit quergestreiften Muskelzellen motorische Endplatten. *Pfeile* Richtung der Erregungsleitung

Empfang von Signalen aus der Umgebung, von Sinnesepithelzellen oder von anderen Nervenzellen spezialisiert sind. Sie leiten die Erregung zum Perikaryon hin (afferent).

**Axon.** Das Axon ist ein stets in Einzahl vorhandener Fortsatz, der für die efferente, d. h. vom Perikaryon weggerichtete, Erregungsleitung zu anderen Zellen hin (z. B. Nerven-, Muskel- oder Drüsenzellen) verantwortlich ist. Das distale Ende des Axons ist gewöhnlich verzweigt und bildet ein *Telodendron* (Abb. 12.1). Besonders dort, wo das Axon mit einer nächsten Zelle in Verbindung steht und wo ein Signal auf das folgende Glied einer Kette übertragen wird, enden die Äste des Telodendrons mit einem Endkolben *(Bouton)*.

**Synapse.** Die Kontaktstelle zwischen Axon und einer folgenden Struktur (z. B. Dendrit oder Perikaryon einer Nervenzelle, Muskelzelle, Drüsenzelle) wird als Synapse bezeichnet. Synapsen weisen zahlreiche morphologische Besonderheiten auf (s. unten).

## 12.2.1 Klassifizierungen

Nervenzellen lassen sich nach verschiedenen Gesichtspunkten klassifizieren, v. a. nach
– *morphologischen* und
– *funktionellen Gesichtspunkten.*
Außerdem lassen sich unterscheiden
– *Interneurone* und
– *neuroendokrine Zellen.*

**Einteilung nach
morphologischen Gesichtspunkten**

Die am häufigsten verwendete morphologische Einteilung der Nervenzellen berücksichtigt Größe und Form ihrer Fortsätze (Abb. 12.2). Es werden unterschieden
– **bipolare Nervenzellen,**
– **pseudounipolare Nervenzellen,**
– **multipolare Nervenzellen.**

**Hinweis.** Außerdem gibt es unipolare Nervenzellen, jedoch nicht beim erwachsenen Menschen.

**Bipolare Nervenzellen** haben nur 2 Fortsätze: 1 Dendriten und 1 Axon. Bipolare Nervenzellen kommen nur an wenigen Stellen vor, z. B. im Ganglion spirale cochleae (S. 691), im Ganglion vestibulare, in der Retina (S. 675), in der Riechschleimhaut (S. 655). Die Fortsätze verlassen das Perikaryon jeweils an entgegengesetzten Stellen.

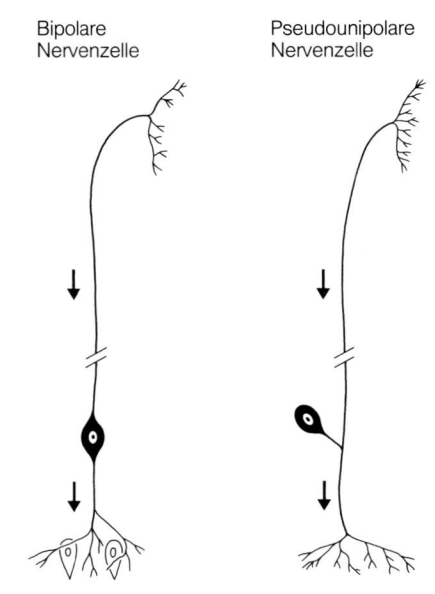

| Bipolare Nervenzelle | Pseudounipolare Nervenzelle |

Multipolare Nervenzellen

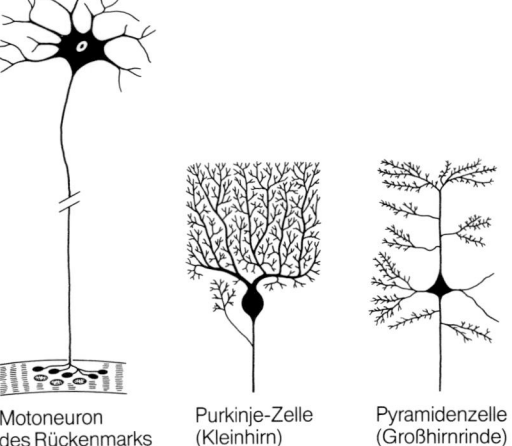

Motoneuron des Rückenmarks   Purkinje-Zelle (Kleinhirn)   Pyramidenzelle (Großhirnrinde)

**Abb. 12.2** Schema verschiedener Typen von Nervenzellen. **Oben** bipolare und pseudounipolare Nervenzellen, die seltener vorkommen. Es überwiegen die multipolaren Nervenzellen **(unten)**

**Pseudounipolare Nervenzellen** haben nur einen Fortsatz, der sich jedoch nach kurzem Verlauf T-förmig in 2 Äste aufteilt: der eine zieht in die Peripherie, der andere zum ZNS.
*Entwicklungsgeschichtlich* sind pseudounipolare Nervenzellen aus bipolaren Nervenzellen hervorgegangen. Embryonal hatten sie nämlich 1 Dendriten und 1 Axon, die das Perikaryon an verschiedenen Stellen verlassen haben.

Während der Entwicklung wandern die Abgangsstellen aufeinander zu und vereinigen sich. Dann verschmelzen auch die Anfangsteile der Fortsätze, bis sie sich T-förmig teilen. Schließlich haben beide Fortsätze Struktur und Funktion eines Axons. Sie leiten die Erregung von peripher nach zentral *(afferent)*. Der Teil, der ursprünglich Dendrit war (vom Rezeptor, an dem in der Peripherie die Erregung auf den Nerv übertragen wird, bis etwa in die Höhe des Perikaryons) wird als *dendritisches Axon* bezeichnet. Der folgende Abschnitt, der das Zentralorgan (Gehirn oder Rückenmark) erreicht, ist der Abschnitt, der von vornherein Axon war.

In pseudounipolaren Nervenzellen durchlaufen Erregungen das Perikaryon *nicht*. Das Perikaryon dieser Zellen hat v. a. trophische Funktionen: Synapsen fehlen hier.

Pseudounipolare Nervenzellen kommen in (sensiblen) Spinalganglien (S. 720) und in sensiblen Kopfganglien vor.

**Multipolare Nervenzellen.** Die meisten Nervenzellen sind multipolar; sie haben mehr als 2 Fortsätze: viele Dendriten und 1 Axon.

**Hinweis.** Es gibt eine ungewöhnliche Form von multipolaren Nervenzellen (s. unten), denen ein eindeutiges Axon fehlt: amakrine Zellen in der Retina (S.675) sowie Granulosazellen im Bulbus olfactorius. Vorhanden sind aber Dendriten.

Nach der Länge der Axone lassen sich nach dem italienischen Histologen Camillo Golgi (1844–1926) folgende Typen unterscheiden
– *Golgi-Typ-I-Nervenzellen*,
– *Golgi-Typ-II-Nervenzellen.*

*Golgi-Typ-I-Nervenzellen* haben sehr lange Axone, die in entfernten Gebieten des ZNS oder in der Peripherie, z. B. in der Haut oder in Muskeln, enden. Typische Beispiele sind die Motoneurone des Rückenmarks, die Purkinje-Zellen des Kleinhirns oder die Riesenpyramidenzellen des Großhirns.

*Golgi-Typ-II-Nervenzellen* haben kurze Axone, die in unmittelbarer Nachbarschaft des Perikaryons bleiben. Diese Nervenzellen sind in der Regel Interneurone (s. unten).

**Sonderformen multipolarer Nervenzellen.** Einige multipolare Nervenzellen fallen durch eine besonders charakteristische Form auf und bedürfen der speziellen Erwähnung:
– *Motoneurone*,
– *Purkinje-Zellen*,
– *Pyramidenzellen*,
– *Mitralzellen*,
– *Korbzellen*.

*Motoneurone* (Abb. 12.4). Diese befinden sich im Vorderhorn des Rückenmarks (S. 697). 6 oder mehr große Stammdendriten verlassen die großen Perikarya radiär nach allen Seiten und teilen sich mehrfach. Alle Dendriten zusammen bilden ein kugelförmiges oder ovales dendritisches Feld. Das Axon ist lang und innerviert die Skelettmuskulatur (daher die Bezeichnung Motoneuron).

*Purkinje-Zellen* der Kleinhirnrinde haben nur 2–3 Stammdendriten, die aufsteigend zur Kleinhirnoberfläche gerichtet sind (S. 704). Dort verzweigen sie sich mit ihren terminalen Dendriten in nur einer Ebene, die quer zur Längsachse der Kleinhirnoberfläche liegt. Das dendritische Feld der Purkinje-Zellen erscheint daher im Querschnitt durch eine Kleinhirnwindung „spalierobstartig", im Längsschnitt dagegen als schmale Säule. Das Axon verläßt das Perikaryon auf der den Dendriten entgegengesetzten Seite, ist sehr lang und endet in Kerngebieten des Kleinhirns.

*Pyramidenzellen* der Großhirnrinde haben ein pyramidenförmiges Perikaryon, dessen Spitze zur Großhirnoberfläche gerichtet ist. Dort verläßt in der Regel der Stamm eines größeren, sich mehrfach verzweigenden Spitzendendriten die Zelle. Vor allem basal, aber auch seitlich gehen vom Perikaryon 4 oder mehr sich verzweigende Dendriten ab. Ferner verläßt das in der Regel sehr lange Axon die basale Zellseite.

*Mitralzellen* haben ihren Namen von der bischofshutartigen Form ihrer Perikarya. Es handelt sich um große Nervenzellen im Bulbus olfactorius.

*Korbzellen* der Kleinhirnrinde. Während die bisher aufgeführten multipolaren Zellen v. a. durch ihre Anordnung und Verteilung der Dendriten gekennzeichnet sind, ist es bei den Korbzellen das Axon, das dadurch auffällt, daß es mit terminalen Verzweigungen Purkinje-Zellen korbartig umfaßt.

**Einteilung nach funktionellen Gesichtspunkten**

Die Einteilung von Nervenzellen nach funktionellen Gesichtspunkten ist weniger scharf. Sie bezieht sich
– auf das Vorkommen der jeweiligen Nervenzelle in einem der beiden großen Anteile des Nervensystems, dem somatischen (animalischen) Nervensystem bzw. dem vegetativen (autonomen) Nervensystem (S. 720),

– auf die Richtung der Erregungsleitung: *afferent* (zum ZNS hin) oder *efferent* (vom ZNS weg, Abb. 26.1),
– auf die Wirkung, die eine Nervenzelle auf eine folgende im Sinne der Exzitation (Erregung) bzw. Inhibition (Hemmung) ausübt.

Die Besprechung dieser Unterschiede, für die Vorkenntnisse erforderlich sind, erfolgt in den jeweiligen Kapiteln.

### Interneurone

Nervenzellen liegen nie isoliert. Sie fügen sich zu Neuronenketten zusammen (S. 693), die ihrerseits Neuronenkreise bilden können. Innerhalb eines solchen Systems werden die Nervenzellen, die die Zwischenglieder bilden, als Interneurone bezeichnet. Morphologisch handelt es sich meistens um Golgi-Typ-II-Zellen. Funktionell sind sie Modulatoren, die in ihrem System die Erregungsleitung fördern oder hemmen können. Interneurone vermögen auch mehrere Neuronenketten miteinander zu verknüpfen.

### Neuroendokrine Zellen

Neuroendokrine Zellen sind Nervenzellen, die zur Synthese und Abgabe von Hormonen bzw. von endokrin wirksamen Stoffen befähigt sind.

**Hinweis.** Die Erkenntnis, daß Nervenzellen Hormone und hormonähnliche Stoffe synthetisieren und sezernieren können, ist neueren Datums und steht der früheren Ansicht entgegen, daß Nervenzellen sowohl strukturell als auch funktionell eine Sonderstellung unter den Zellen des Körpers einnehmen. Es ist jedoch gesichert, daß Sekretion spezifischer Substanzen eine Grundfunktion von Nervenzellen ist. Hierauf beruht u. a. die chemische Signalübermittlung (s. unten).

*Klassische neuroendokrine Zellen* sind spezialisierte multipolare Nervenzellen im Hypothalamus (S. 378). Sie werden dort als neurosekretorische Zellen bezeichnet und bilden die Hormone Vasopressin und Oxytocin sowie sog. Releasinghormone. Morphologische Kennzeichen dieser Nervenzellen, die einen großen Zellkern mit voluminösem Nukleolus, viele Mitochondrien, viel RER und einen großen Golgi-Apparat haben, sind „Elementar"granula mit einem Durchmesser von etwa 200 nm und dichtem Inhalt. Diese Granula gelangen aus dem Perikaryon in das Axon, wo sie mit dem axoplasmatischen Fluß ans Axonende transportiert und dort an Kapillaren abgegeben werden.

*In Nervenzellen anderer Regionen* werden ferner Substanzen gebildet, die auch außerhalb des Nervensystems als Hormone vorkommen. Sie werden dort in Zellen des endokrinen Systems synthetisiert und abgegeben. Chemisch handelt es sich hierbei v. a. um Peptide. Im Nervensystem wirken diese Substanzen möglicherweise als Modulatoren (s. unten).

**Hinweis.** Eine begriffliche Verwirrung ist dadurch entstanden, daß viele dieser Substanzen, die gleichzeitig im Nervensystem und in „peripheren" endokrinen Zellen vorkommen, ihre Bezeichnung nach dem Ort erhalten, an dem sie zuerst beobachtet wurden, z. B. das vasoaktive intestinale Peptid (VIP). Deshalb überrascht es, wenn Peptide, die z. B. in endokrinen Zellen des Darms vorkommen, als Neuropeptide bezeichnet werden. – Gegenwärtig wird nach Erklärungen für das Vorkommen der gleichartigen spezifischen Substanzen in so verschiedenen Zellen gesucht. Möglicherweise haben alle diese Zellen eine gemeinsame Herkunft, d. h. die Neuralleiste. Daraus leitet sich die Bezeichnung aller einschlägigen Zellen als *Paraneurone* ab. Andere Autoren fassen die Zellen als *diffuses endokrines System* zusammen und sehen darin einen eigenen funktionellen Teil des Nervensystems, der mit dem autonomen Nervensystem die Funktion der inneren Organe kontrolliert.

## 12.2.2 Neurohistologische Methoden

Um Erkenntnisse über die Mikromorphologie des Nervensystems zu gewinnen, sind die folgenden speziellen Methoden erforderlich:
– **lichtmikroskopische Färbemethoden**,
– **elektronenmikroskopische Verfahren**,
– **histochemische Methoden**,
– **experimentelle Methoden**.

**Lichtmikroskopische Färbemethoden.** Zu unterscheiden sind Färbungen, mit denen Nervenzellen in ihrer *Gesamtheit*, und solche, mit denen ihre *Teilstrukturen* erfaßt werden.

**Zur *Darstellung von Nervenzellen in ihrer Gesamtheit*** sind insbesondere Silberverfahren geeignet. Wie bei der klassischen Schwarzweißphotographie werden Silberkörner, die sich im ersten Schritt der Färbung in den Strukturen der Axone und Dendriten niederschlagen, „entwickelt", so daß am Ort ihres Vorkommens metallisches Silber entsteht. Viele dieser Methoden werden nach ihren Autoren bezeichnet: Golgi-Methoden, Versilberungen nach Cajal. Diese Färbungen erfassen Nerven-

zellen selektiv. In dicken Schnitten kann dann die räumliche Ausbreitung der Nervenzellen dargestellt werden. Allerdings sind diese Methoden insofern „launisch", als sie nicht jede Nervenzelle, sondern nur einige, und diese nicht vorherbestimmbar, darstellen.

Färbungen zur **Darstellung von Abschnitten eines Neurons**. Zur Darstellung des Perikaryons ist die Nissl-Färbung besonders geeignet. Hierbei werden basische Anilinfarbstoffe benutzt, die basophile Strukturen (z. B. Nissl-Schollen, s. unten) selektiv anfärben. Diese Methode wurde 1884 von Franz Nissl, Student der Medizin an der Universität München, entwickelt und ist bis heute für zytologische und zytoarchitektonische Studien nicht zu ersetzen. Myelinisierte Abschnitte von Nervenfasern (s. unten) werden mit basischen Farbstoffen, z. B. Hämatoxylin, nach vorheriger Stabilisierung ihrer Lipide durch eine Beize dargestellt.

**Elektronenmikroskopie.** Die Elektronenmikroskopie hat auf breiter Basis neue Kenntnisse über das Nervengewebe gebracht. Kritisch ist dabei insbesondere die Fixierung, die artifizielle Strukturveränderungen bewirken kann. Zur Darstellung spezieller Strukturen eignen sich elektronenmikroskopisch-histochemische Verfahren (s. unten).

**Histochemische Verfahren.** Grundsätzlich sind nach Anpassung an die Bedingungen des Nervengewebes alle Verfahren der Histochemie geeignet. Herausragende Ergebnisse wurden mit enzymhistochemischen und immunhistochemischen Methoden (S. 30, Abb. 12.3) erzielt. Ihnen ist z. B. unser heutiges Wissen über die Lokalisation von Transmittern zu verdanken. Bei der Darstellung von Enzymen ergänzen sich oft immunhistochemische und enzymhistochemische Verfahren, da viele Enzyme nur mit einer der beiden Methoden erfaßt werden können.

**Experimentelle Verfahren.**

**Zellbiologische Verfahren** basieren darauf, daß lebende Nervenzellen und ihre Fortsätze Substanzen aus ihrer Umgebung aufnehmen und innerhalb der Zelle mit dem axoplasmatischen Fluß transportieren (axonaler Transport, s. unten). Zu diesem Zweck werden kleinste Substanzmengen (in der Größenordnung von Picogramm), die nach der histologischen Aufarbeitung mikroskopisch sichtbar gemacht werden können, in die Umgebung der Zellkörper bzw. der Nervenenden injiziert. Im ersten Fall (Injektion des „Markers" in die Umgebung des Perikaryons und Transport zum Axonende, *anterogrades Tracing*) kann untersucht

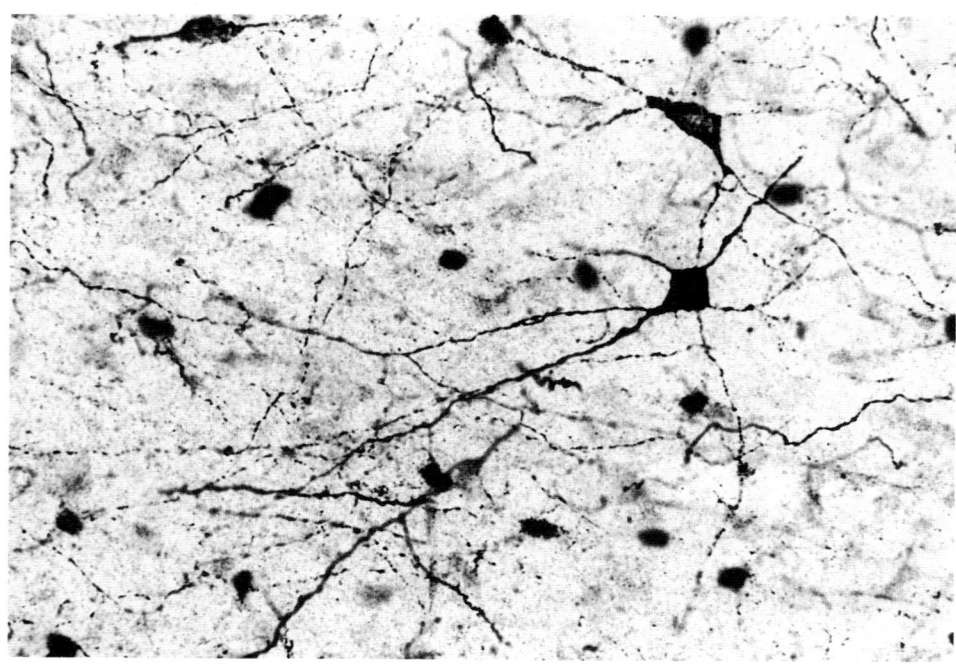

**Abb. 12.3.** Multipolare Nervenzellen des Corpus amygdaloideum. Immunhistochemischer Nachweis von Neuropeptid Y. (Aufnahme von Asan E.)

werden, wo ein Axon endet, im anderen Fall (Injektion in die Umgebung des Nervenendes und Transport zum Perikaryon), wo ein Axon herkommt *(retrogrades Tracing)*.

**Mit Läsionen arbeitende Verfahren** benutzen die Tatsache, daß nach Zerstörung des Zelleibes auch die zugehörigen Axone bzw. bei Zerstörung der Axone die Perikarya zugrundegehen bzw. geschädigt werden. Verwendet werden v. a. Durchtrennungen und spezifische chemische Läsionen. Die Methoden ermöglichen v. a. die Darstellung von Faserverbindungen und Bahnen (s. unten).

### 12.2.3 Perikaryon

Das Perikaryon (Abb. 12.4 und 12.5) ist der Zelleib der Nervenzelle (die Fortsätze zählen nicht dazu). Es ist am Zellkern und umgebenden Zytoplasma zu erkennen. Perikarya können rund, oval oder in ihren Konturen eckig sein; einige sind sehr groß (Durchmesser bis zu 120 μm, z.B. die Riesenpyramidenzellen in der Großhirnrinde – also groß genug, um mit blo-

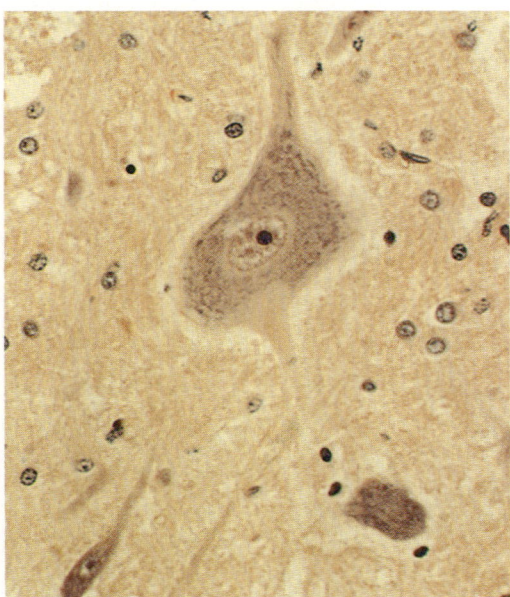

**Abb. 12.4.** Motoneurone eines menschlichen Rükkenmarks. In den Perikarya kommt viel Nissl Substanz vor. Die großen bläschenförmigen Zellkerne enthalten einen deutlichen Nukleolus. Umgeben werden die Nervenzellen von Neuropil, d.h. den Strukturen, die den Raum zwischen den Perikarya füllen (Nervenzellenfortsätze, Gliazellen mit ihren Fortsätzen, Kapillaren). Färbung mit Toluidinblau nach Nissl. Vergr. 350fach

ßem Auge wahrgenommen zu werden). Andere Nervenzellen gehören zu den kleinsten Zellen des Körpers, z.B. Perikarya der Körnerzellen des Kleinhirns oder von Nervenzellen im Hypothalamus (Durchmesser 3–5 μm).

Primär ist das Perikaryon ein *trophisches Zentrum*. Es verfügt über alle erforderlichen Organellen, insbesondere zur Proteinsynthese. Die im Perikaryon gebildeten Substanzen gelangen, soweit sie nicht der Selbsterhaltung des Perikaryons dienen, in die Fortsätze, insbesondere das Axon, wo ein somatofugaler Transport bis zum Axonende hin erfolgt.

Das Perikaryon hat aber auch *rezeptive Funktionen*. An den Zelleib der meisten Nervenzellen treten viele Endigungen von Axonen heran, so daß hier in anderen Nervenzellen erzeugte exzitatorische und inhibitorische Signale zusammengeführt werden (Konvergenz der Erregungsleitung).

### Zellkern

Die meisten Nervenzellen haben einen *runden, auffällig großen, bläschenförmigen Zellkern* mit einem *deutlichen Nukleolus*. Ferner enthält er fein verteiltes Chromatin, was auf die intensive Syntheseleistung dieser Zellen hinweist. Die Lage dieses Zellkerns ist variabel und steht offenbar mit der Proteinsynthese der Nervenzelle in Zusammenhang (exzentrische Lage bei vermehrter Proteinsynthese, S. 275). Unter üblichen Bedingungen liegt er jedoch im Zentrum des Zellkörpers (Ausnahmen: exzentrische Kernlage in Nervenzellen der Clark-Säule des Rückenmarks und einiger sympathischer Ganglien). Zweikernige Nervenzellen kommen in sympathischen und sensiblen Ganglien vor.

**Hinweis.** Beim weiblichen Geschlecht wird in Nervenzellen ein spezielles Chromatinkörperchen gefunden, das zwischen dem großen Nukleolus und der Kernmembran liegt. Es ist das *Sexchromatin* (Barr-Körperchen, S. 81), das in Nervenzellen weiblicher Katzen entdeckt und später auch in anderen Zellen des weiblichen Organismus beobachtet wurde. Bei diesem Chromatin handelt es sich um inaktive Anteile des X-Chromosoms, die während der Interphase des Zellzyklus kondensiert bleiben.

### Rauhes endoplasmatisches Retikulum

Perikarya enthalten ein differenziertes RER, das aus parallel angeordneten Zisternen mit

granulierten Membranen besteht und örtlich angehäuft ist. Zwischen den Zisternen kommen in großer Zahl freie, rosettenförmig angeordnete *Ribosomen* vor. An dieser Stelle werden in Nervenzellen Struktur- und Transportproteine gebildet.

Lichtmikroskopisch sind mit geeigneten Färbungen, z.B. mit Kresylviolett, Toluidinblau oder Methylenblau, die Gebiete mit RER und freien Ribosomen an ihrer Basophilie zu erkennen. Das basophile Material ist schollen-

förmig angeordnet; es wird nach seinem Entdecker als **Nissl-Substanz** bezeichnet (Abb. 12.4 und 12.5).

**Diagnostischer Hinweis**. Im histologischen Präparat sind Nervenzellen in der Regel an den Nissl-Schollen und am bläschenförmigen Zellkern zu erkennen.

Größe und Zahl der Nissl-Schollen hängen vom Nervenzelltyp und Funktionszustand ab. Besonders reichlich kommen sie in den großen Motoneuronen des Rückenmarks vor; dort

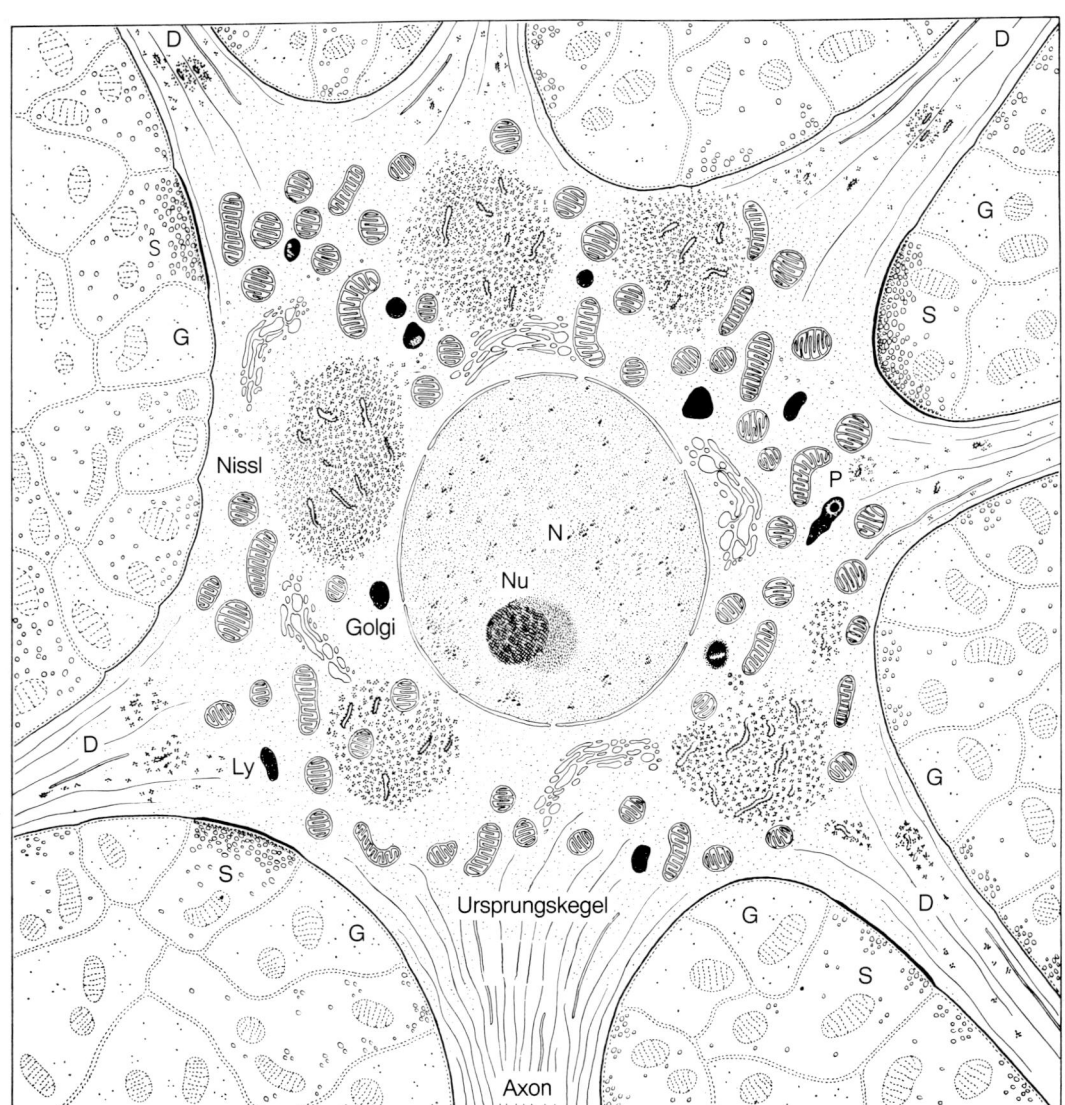

**Abb. 12.5.** Feinbau einer Nervenzelle. Die Oberfläche ist mit Synapsen *(S)* bzw. Fortsätzen von Gliazellen *(G)* bedeckt. Der Nervenzellfortsatz *unten* ist das Axon. Es ist ribosomenfrei, enthält aber Neurofilamente und Neurotubuli. *D* Dendriten, *N* Zellkern, *Nu* Nukleolus, *P* Pigment, *Ly* Lysosomen

sind sie grobschollig. In den Nervenzellen der Spinalganglien erscheinen sie dagegen staubförmig.

**Hinweis.** Verletzungen der Axone oder Erschöpfungen der Neurone durch starke oder lange Reize führen zu einer Verminderung der Nissl-Schollen. Diese Veränderung wird als Chromatolyse bezeichnet und ist von einer Verlagerung des Zellkerns in die Peripherie des Perikaryons begleitet (S.275). Mäßige Reize können eine Vermehrung der RNA im Perikaryon hervorrufen.

## Golgi-Apparat

Der Golgi-Apparat wurde um 1885 von Camillo Golgi in Nervenzellen entdeckt. In den Nervenzellen liegt er immer in der Umgebung des Zellkerns, kann sich aber auch bis an die Basis der Dendriten erstrecken. In der Regel ist der Golgi-Apparat in Nervenzellen groß. Lichtmikroskopisch hat er nach Färbung mit Osmiumsäure oder nach Silberimprägnation das Aussehen eines irregulären Netzwerkes.

## Mitochondrien

Mitochondrien sind stets zahlreich, im ganzen Perikaryon gleichmäßig verteilt und relativ klein.

## Bläschen, Lysosomen

In der Umgebung der Golgi-Felder, aber auch im übrigen Perikaryon, kommen zahlreiche Bläschen und außerdem Lysosomen vor.

Die **Bläschen** sind unterschiedlich groß und haben unterschiedliches Aussehen. Herausragend sind Bläschen mit einem *verdichteten Inhalt* (dense cors vesicles) mit einem Durchmesser von 60–80 nm, die in einigen kleinen Neuronen des autonomen Nervensystems sowohl im Perikaryon als auch im Axon vorkommen. Es dürfte sich um *katecholaminhaltige Bläschen* handeln (S.254). Ferner fallen im Perikaryon bestimmter Nervenzellen des Hypothalamus Bläschen mit einem Durchmesser von 200 nm und dichtem Inhalt auf (*neurosekretorische Granula*, S.246), die auch in den zugehörigen Axonen auftreten. Andere Bläschen, die kleiner sind und hell erscheinen, sind weit weniger auffällig. Ihre Zuordnung ist schwierig; es kann sich um Transportvesikel (zwischen RER und Golgi-Apparat), um syn-

aptische Bläschen (insbesondere in neuropeptidhaltigen Neuronen) oder/und um endozytotische Bläschen (dann häufig mit einem inneren „surface coat", S.62) handeln.

**Lysosomen** sind im Perikaryon immer vorhanden, wenn auch in unterschiedlicher Zahl. Offenbar nehmen sie im Alter zu. Ihr Durchmesser beträgt 0,2–0,5 μm.

## Neurofilamente und Neurotubuli

*Neurofilamente* sind intermediäre Filamente (S.72). Sie haben einen Durchmesser von 10 nm und treten in jedem Perikaryon und in allen Zellfortsätzen in großer Zahl auf. Viele von ihnen sind so angeordnet, daß sie das RER und die freien Polysomen zu Gruppen zusammenfassen, die dann bei geeigneten Färbungen als Nissl-Schollen (s. oben) erscheinen. Viele Neurofilamente bilden aber auch Bündel, die dann lichtmikroskopisch z.B. in Gewebekulturen von Nervenzellen sichtbar sind. Bei der Fixierung agglutinieren Neurofilamente. Die dabei entstandenen Bündel sind durch Silberimprägnation zu erfassen; sie werden als Neurofibrillen bezeichnet.

Außerdem kommen im Perikaryon *Mikrotubuli* (Durchmesser um 24 nm) vor. Sie sind identisch mit denen anderer Zellen. Sie stehen im Dienst von Transportvorgängen und wirken bei Exo- und Endozytose mit.

**Hinweis.** Im Alter können in manchen Neuronen des ZNS vermehrt Filamente von 10 nm auftreten, die zu Bündeln atypischer Feinstruktur zusammensintern können (paired helical filaments); bei bestimmten Erkrankungen (z.B. beim Morbus Alzheimer) treten sie in vielen Neuronen in großer Zahl auf.

## Einschlüsse

Auffällig sind v.a. **Pigmente**, die als
– *Melanin*,
– *Lipofuszin* oder
– *eisenhaltige Pigmente*
vorliegen können.

**Melanin.** Es erscheint in den Perikarya einiger Gebiete des ZNS in Form dunkelbrauner oder schwarzer Granula, z.B. in der Substantia nigra des Mittelhirns, im Locus coeruleus am Boden des 4. Ventrikels, in Spinalganglien und sympathischen Ganglien. In allen Fällen handelt es sich um katecholaminerge Zellen (s. unten). Die funktionelle Bedeutung des Melanins in Nervenzellen ist unklar.

**Lipofuszin**. Es wird in den Perikarya in Form hellbrauner, von einer Membran umgebenen Einschlüssen gefunden, deren Anzahl und Größe mit fortschreitendem Alter zunehmen. Es wird angenommen, daß es sich um nicht abbaubare Reste lysosomaler Verdauungsprozesse handelt (Vernetzungsprodukte aus Abbauprodukten von Lipidperoxiden und Proteinen).

**Hinweis**. Das Lipofuszin ist in der Hirnrinde typisch verteilt, so daß es zu einer „Pigmentarchitektonik" kommt.

**Eisenhaltige Pigmente** sind für die Perikarya einiger Gebiete des ZNS charakteristisch, z.B. für den Nucleus ruber.

Außer Pigmenten treten im Perikaryon von Nervenzellen häufig **Fetttropfen** auf.

## 12.2.4 Dendriten

Dendriten sind baumartig verzweigte Fortsätze des Perikaryons, die in der Regel in der Mehrzahl vorkommen (multipolare Nervenzellen, S. 245) und eine charakteristische Anordnung haben können, z.B. verzweigen sich die Dendriten der Purkinje-Zellen des Kleinhirns nur in einer Ebene (Abb. 12.2 und 26.11).

Dendriten vergrößern die Oberfläche der Nervenzellen erheblich; z.B. beträgt die Oberfläche einer reifen Purkinje-Zelle 27.000 $\mu m^2$ (vor der Entfaltung der Dendriten 250 $\mu m^2$).

Folgende Merkmale charakterisieren Dendriten:

- Ihr Durchmesser nimmt mit der Entfernung vom Zelleib und mit dem Fortschreiten der Aufzweigungen ab.
- Im Anfangsteil der Dendriten kommen alle für das Perikaryon typischen Organellen einschließlich Nissl-Schollen und Golgi-Apparat vor. Mit fortschreitender Verminderung des Dendritendurchmessers verschwinden sie jedoch.
- Auch die feinsten Verästelungen von Dendriten enthalten Neurofilamente und Neurotubuli, die Einfluß auf die Form der Dendriten nehmen und möglicherweise mit Transportvorgängen in Zusammenhang stehen.

**Hinweis**. Dendriten weisen einen zytoplasmatischen, zum Perikaryon hin gerichteten Fluß von 3 mm/h auf.

Zahlreiche Dendriten haben **Dornen** (spines), die am häufigsten im mittleren Bereich ihrer Verlaufsstrecke vorkommen. Es handelt sich um bis zu 2 $\mu m$ große Vorwölbungen der Dendritenoberfläche, an die in der Regel andere Axone mit Synapsen herantreten. Die Dornen vergrößern die Oberfläche der Dendriten erheblich; jedoch sind Dornen plastische Strukturen, die sich vermindern, wenn weniger Nervenfasern an Dendriten herantreten.

Perikarya und Dendriten gemeinsam bilden den Rezeptorteil der Nervenzelle. Die Erregungsleitung in Dendriten ist jeweils zum Perikaryon hin gerichtet.

## 12.2.5 Axon

Jede Nervenzelle hat nur ein Axon. Es handelt sich um einen zylindrischen Fortsatz, dessen Länge und Durchmesser vom Typ der Nervenzelle abhängt. Axone können sehr lang sein (Nervenzellen vom Golgi-Typ-I, s. oben), aber auch kurz bleiben (Nervenzellen vom Golgi-Typ-II, s. oben). Sie übertreffen die Länge der Dendriten. Besonders lang sind die Axone der Motoneurone im lumbosakralen Teil des Rückenmarks, die die Fußmuskulatur innervieren; sie erreichen eine Länge bis zu 1 m und haben einen Durchmesser von 15–20 $\mu m$. Das Gesamtvolumen des Axons ist deutlich geringer als das der Dendriten.

Folgende Abschnitte lassen sich unterscheiden: der

- **Ursprungskegel** (Axonhügel des Perikaryons, Abb. 12.6), am
- **Axon** ein
  - *Anfangssegment* (Abb. 12.6), eine
  - *Hauptverlaufsstrecke*, die Abzweigungen, *Kollateralen*, haben kann, und eine
  - *Endaufzweigung*, Telodendron.

**Diagnostischer Hinweis**. Am Vorkommen oder Fehlen eines Ursprungskegels ist zu erkennen, ob es sich bei dem jeweiligen Fortsatz um ein Axon oder einen Dendriten handelt.

**Anfangssegment**. Anfangssegmente sind immer axonscheidenfrei (S. 266). Da die Erregungsschwelle der Membran des Anfangssegments extrem niedrig ist, wird davon ausgegangen, daß hier Erregungen ihren Ausgang nehmen. Morphologisch zeichnet sich das Anfangssegment aus

- durch eine 20 nm dicke Schicht elektronendichten Materials unter dem Plasmalemm,
- durch Bündel von Mikrotubuli, die durch Querbrücken verbunden ein leiterförmiges

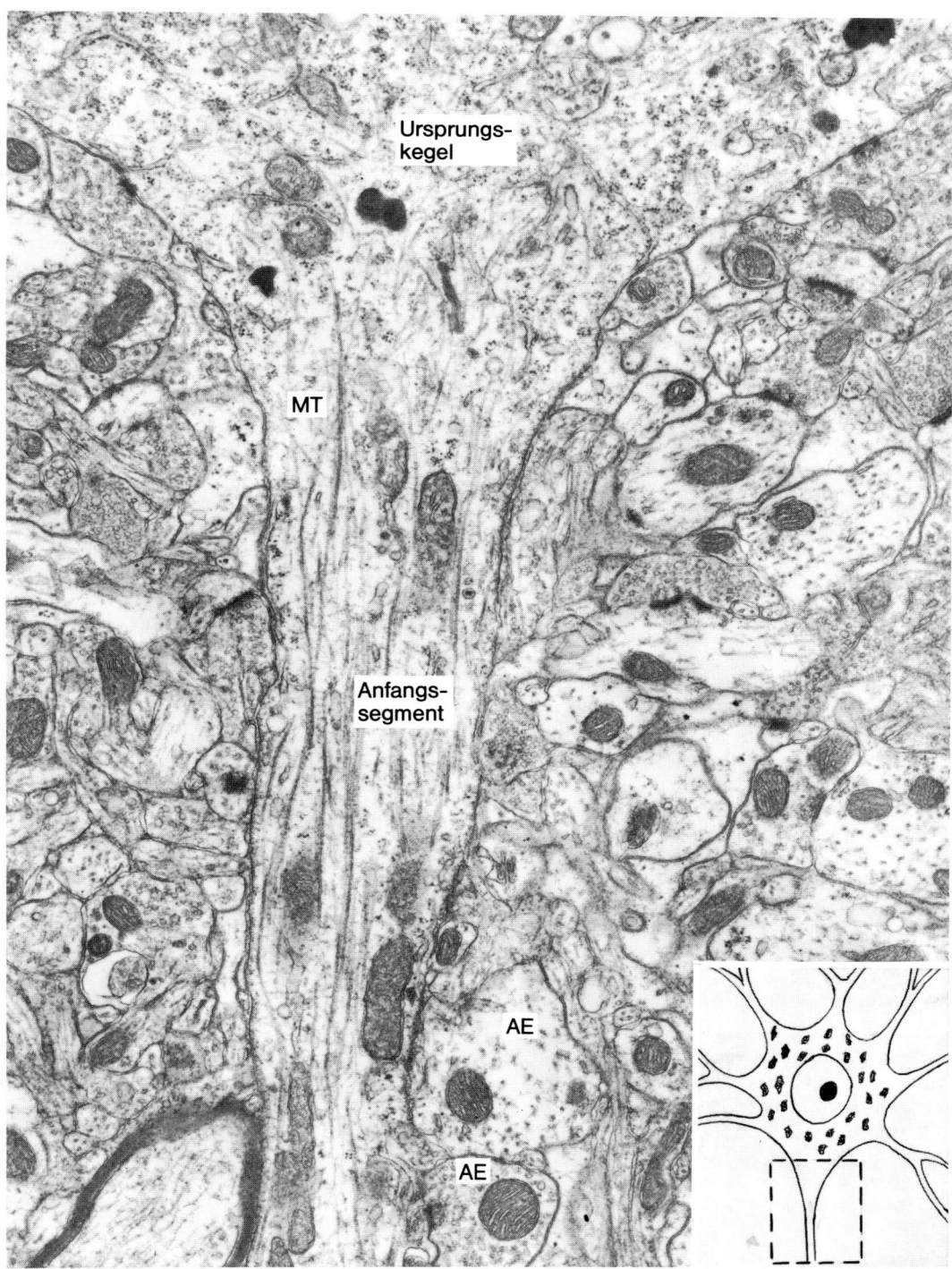

**Abb. 12.6.** Ursprungskegel und Anfangssegment eines Axons (elektronenmikroskopische Aufnahme). Auf dem *Insert* ist eingezeichnet, welches Gebiet der Nervenzelle photographiert wurde. Der Ursprungskegel ist arm an Ribosomen. Dafür sind gebündelte Mikrotubuli *(MT)* sichtbar, die im Anfangsteil des Axons noch deutlicher hervortreten. Axonendigung *(AE)* mit einer axoaxonalen Synapse. Vergr. 29.000fach. (Freundlichst überlassen von Peters A.)

Aussehen haben, sowie durch viele Neurofilamente.

**Hauptverlaufsstrecke.** Anders als bei Dendriten bleibt beim Axon der Durchmesser auf ganzer Länge gleich. Ausnahmsweise kommen lokale Auftreibungen (*Varikositäten*, boutons en passage) vor, die bei vegetativen Nervenfasern Orte synaptischer Transmission sein können. Das Zytoplasma des Axons wird als Axoplasma, die zytoplasmatische Membran, die das Axon umgibt, als Axolemm, und eine umgebende Gliascheide als Axonscheide (s. unten) bezeichnet. Mit Ausnahme von Bläschen und wenigen Mitochondrien fehlen dem Axoplasma die üblichen Zellorganellen. Es kommen jedoch regelmäßig angeordnete parallel verlaufende Bündel von Mikrotubuli (S.66) und Neurofilamenten vor, die im Dienst von axoplasmatischen Transportvorgängen stehen (s. unten, axoplasmatischer Fluß).

**Kollateralen.** Vereinzelt verlassen Abzweigungen (Äste), hier als Kollateralen bezeichnet, das Axon. Sofern es sich um Kollateralen markhaltiger Nervenfasern handelt, erfolgt die Abzweigung an einem Ranvier Schnürring (S.270). Kollateralen können das Axon begleiten und das gleiche Ziel erreichen wie das Axon, oder an andere, auch weit entfernt gelegene Nervenzellen herantreten oder rückläufig zum eigenen Perikaryon ziehen *(rekurrente Kollaterale)*.

**Endaufzweigungen.** Der letzte Abschnitt des Axons ist in der Regel verzweigt, er bildet ein *Telodendron*. Jeder Ast endet mit einer Anschwellung (bouton), die mit anderen Nervenzellen oder Effektoren, z. B. Muskelzellen, Kontakt aufnehmen kann; es entstehen Synapsen (s. unten). Durch Kollateralen und die Endaufzweigungen des Axons kann eine Nervenzelle mit mehreren anderen Nervenzellen in Verbindung stehen; dadurch kann es zur Divergenz der Erregungsleitung kommen.

**Hinweis.** Unter Konvergenz der Erregungsleitung wird verstanden, daß eine Nervenzelle von Erregungen verschiedener anderer Nervenzellen erreicht wird.

## 12.2.6 Synapsen

Synapsen sind Orte der Übertragung nervöser Signale von einer Nervenzelle auf eine Folgezelle (Nervenzelle, Effektorzelle). Grundsätzlich ist zu unterscheiden zwischen
- **präsynaptischer Seite** und
- **postsynaptischer Seite**.

Die Zuordnung ergibt sich aus der funktionellen Polarität der Neurone. Wird nämlich ein Axon irgendwo zwischen seinen Enden gereizt, leitet es die Erregung vom Reizpunkt aus in beide Richtungen. Die Signale, die zum Perikaryon gelangen, werden nicht auf andere Neurone übertragen. Dagegen können Signale, die die Endverzweigungen der Axone erreichen, z. B. das nächste Neuron einer Neuronenkette erregen. Präsynaptisch ist stets die Seite, von der die Erregung auf die folgende, postsynaptische Seite übertragen wird (Abb. 12.7).

**Hinweis.** Erregungen können nicht nur am Ende eines Axons, sondern auch an anderen, entsprechend strukturierten Stellen eines Axons auf Folgestrukturen übertragen werden (s. unten).

Hinsichtlich der Wirkungsweise von Synapsen kommen vor
- **chemische Synapsen**,
- **elektrische Synapsen**,
- **gemischte Synapsen**.

### Chemische Synapsen

#### *Aufbau*

Bei Säugern einschließlich des Menschen kommen fast ausschließlich chemische Synapsen vor. Sie bestimmen die Funktion des Nervensystems. Die Übertragung der Nervenimpulse erfolgt bei diesen Synapsen durch **Neurotransmitter**. Hierbei handelt es sich um Substanzen, die von Nervenzellen gebildet und an Synapsen freigesetzt werden. Sie sind in der Lage, an den Membranen der postsynaptischen Seite Potentialänderungen herbeizuführen. Es wird also auf der präsynaptischen Seite einer Synapse ein elektrisches Signal (Aktionspotential) in ein chemisches verwandelt und auf der folgenden postsynaptischen Seite das chemische in ein elektrisches Signal rückverwandelt.

Partner beim Aufbau einer Synapse können sein
- 2 Nervenzellen; dann handelt es sich um
  - *interneuronale* Synapsen;
- Nervenzellen und Effektorzellen, z. B. Muskelzellen, Drüsenzellen; dann liegen
  - *neuromuskuläre* bzw. *neuroglanduläre* Synapsen vor;
- Nervenzellen und Sinneszellen, z. B. Haarzellen im Innenohr, Geschmackszellen auf der Zunge; dann sind es
  - *neurosensorische* Synapsen.

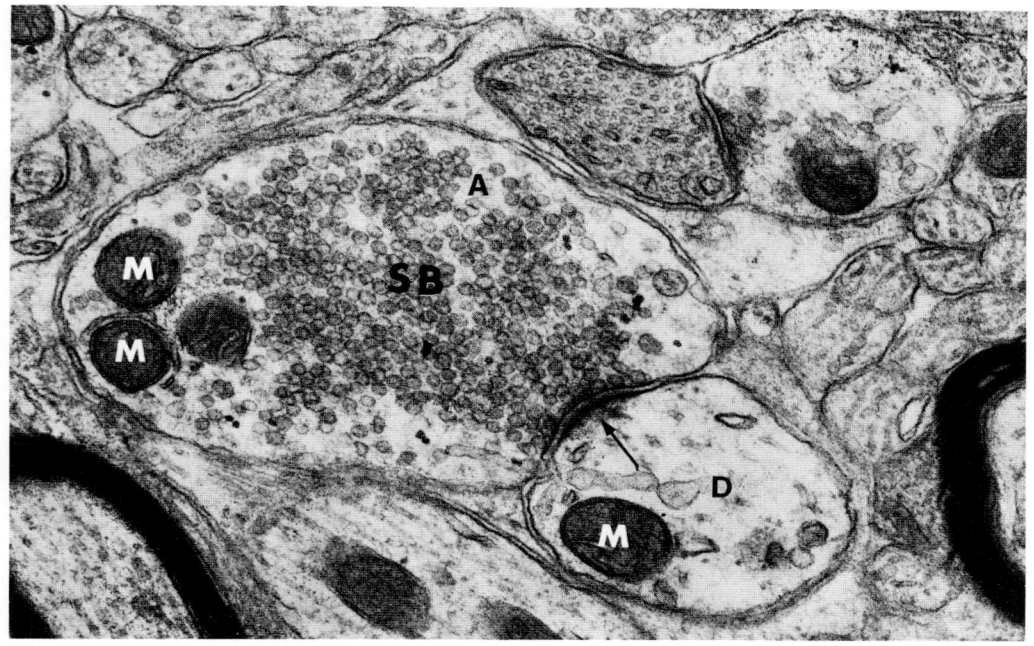

**Abb. 12.7.** Axodendritische Synapse aus dem ZNS *(Pfeil).* *A* Axon (präsynaptische Seite), *D* Dendrit (postsynaptische Seite), *SB* synaptische Bläschen, *M* Mitochondrien. Vergr. 21.000fach

Gemeinsam sind allen Synapsen (Abb. 12.7)
- **auf der präsynaptischen Seite**
  - *synaptische Bläschen,*
  - *Mitochondrien* und andere *zytoplasmatische Strukturen*, sowie eine
  - *präsynaptische Membran*;
- ein **synaptischer Spalt** und
- **auf der postsynaptischen Seite** eine
  - *postsynaptische Membran* mit einem *subsynaptischen Abschnitt.*

**Synaptische Bläschen** sind die eigentlichen Funktionsträger der Synapsen, da sie *Neurotransmitter* beinhalten. Umgeben werden die Bläschen von einer trilaminären Membran, die Enzyme enthält (s. unten).

In der Regel sind synaptische Bläschen rund. Abgeflachte Formen sind möglicherweise Fixierungsartefakte. Synaptische Bläschen sind jedoch keine einheitliche Fraktion. Morphologisch lassen sich unterscheiden:
- *leer erscheinende synaptische Bläschen mit einem Durchmesser von 40–60 nm*; sie kommen vor in Synapsen mit Acetylcholin und bestimmten Aminosäuren als Transmitter;
- *synaptische Bläschen mit einem Durchmesser von 40–60 nm und dichtem Inhalt* (dense core); die Transmitter dieser Synapsen sind vielfach Amine, z.B. Noradrenalin, Adrenalin oder Dopamin;

- *synaptische Bläschen mit einem Durchmesser von 60–150 nm und dichtem Kern*; sie kommen vor in Synapsen, die Peptide (Neuropeptide) als Transmitter benutzen.

**Hinweis.** Neurosekretorische Granula hypothalamischer Nervenzellen (S. 246) haben einen Durchmesser von ca. 200 nm. Sie sind also größer als übliche synaptische Bläschen.

Es ist wichtig festzustellen, daß in einer Synapse synaptische Bläschen verschiedener Art vorkommen können. Dies weist auf die Möglichkeit der *Koexistenz* mehrerer Transmitter in einer Synapse hin.

Was die *Entstehung der synaptischen Bläschen* angeht, so können sie gebildet werden
- im Perikaryon als Abschnürung des Golgi-Apparates – sie werden von hier mit dem axoplasmatischen Fluß (S. 265) zum Endkolben transportiert – oder
- im Endkolben selbst als Produkte dort vorhandener Anteile des glatten endoplasmatischen Retikulums.

Ihren *Inhalt* erhalten die synaptischen Bläschen am Ort ihrer Entstehung; er kann jedoch beim Transport z.B. unter dem Einfluß von Enzymen in der Membran der synaptischen Bläschen verändert werden (s. unten).

**Zytoplasmatische Bestandteile.** Im Endkolben kommen vor: Mitochondrien, Mikrofilamente, die Bündel und Ringe um Mitochondrienansammlungen bilden können, einige Mikrotubuli, Tubuli des glatten endoplasmatischen Retikulums und – als spezifische Produkte – synaptische Bläschen.

**Präsynaptische Membran.** Es handelt sich um einen plaqueartigen Abschnitt des Plasmalemms an der Spitze des Boutons (bis zu 1 μm² groß)· Kennzeichnend ist eine submembranöse Verdichtung aus proteinreichem Material mit kurzen konischen Projektionen ins Innere des Boutons. Diese lassen zwischen sich kleine hexagonale Räume frei, in die synaptische Bläschen (wie Billardkugeln) eintreten und mit der Oberflächenmembran Kontakt aufnehmen können.

**Synaptischer Spalt.** Dieser befindet sich zwischen den gegenüberliegenden, in synaptischem Kontakt stehenden Zellmembranen (prä- und subsynaptische Membran) und ist ein Teil des Interzellularraums. Der Abstand zwischen den Membranen und damit die Breite des synaptischen Spaltes beträgt in der Regel 20 nm, kann aber auch größer sein, Synapse en distance (s. unten). Der synaptische Spalt enthält *verdichtetes Material*, das aus Glykoproteinen besteht. Häufig kommen 5 nm dicke Filamente vor, die die Membranen verknüpfen. Synapsen sind daher auch Orte der Zellhaftung.

**Postsynaptische Seite der Synapse.** Der Membranabschnitt, der der präsynaptischen Membran gegenüberliegt, wird als **subsynaptischer Abschnitt** bezeichnet. Der subsynaptische Abschnitt ist ein Teil der postsynaptischen Membran. Der subsynaptische Bereich zeigt unter der Membran feines, dichtes filamentöses Material, in das Aktinfilamente einstrahlen können.

**Hinweis.** Im Schrifttum wird häufig nicht zwischen subsynaptischem Abschnitt und postsynaptischer Membran unterschieden, sondern nur von postsynaptischer Membran gesprochen.

### Klassifizierungen

Im folgenden wird nur über die Klassifizierung der interneuronalen Synapsen berichtet; über neuromuskuläre Synapsen S.233, neuroglanduläre Synapsen S.133 und neurosensorische Synapsen z.B. S.654.
Interneuronale Synapsen sind weder morphologisch noch funktionell einheitlich.

Eine morphologische Gliederung ist möglich aufgrund ihrer
– *Form* und ihrer
– *Lage zum postsynaptischen Neuron.*
Funktionell wird unterschieden zwischen
– *exzitatorischen Synapsen* und
– *inhibitorischen Synapsen.*

**Hinweis.** Eine lückenlose Übereinstimmung zwischen dem morphologischen Erscheinungsbild einer Synapse und ihrer Funktion konnte bisher nicht gefunden werden. Es gibt jedoch Hinweise auf Beziehungen zwischen beiden Betrachtungsweisen, die im folgenden berücksichtigt werden.

*Formunterschiede*

Sie betreffen die Gestaltung
– der **synaptischen Membranen,**
– des **synaptischen Spaltes** und
– der **synaptischen Bläschen.**
**Synaptische Membranen.** Noch gebräuchlich ist eine Einteilung von Gray (1959), nach der sich **2 Synapsentypen** – mit Zwischenformen – unterscheiden lassen, die v.a. in der Großhirnrinde deutlich sind (Abb.12.8).
– **Typ I.** Der synaptische Spalt ist etwas breiter als üblich, und v.a. sind Verdichtungen an der ganzen präsynaptischen und der ganzen subsynaptischen Membran vorhanden. Die Verdichtungen sind subsynaptisch dicker als präsynaptisch (deswegen *asymmetrische Synapsen*). Dieser Synapsentyp soll erregende Funktionen haben.
– **Typ II.** Der Synapsenspalt ist schmäler, und die Membranverdichtungen sind an der prä- und subsynaptischen Membran nur stellenweise vorhanden, dann aber symmetrisch *(symmetrische Synapse)*. Diese Synapsen sollen hemmende Funktion haben.

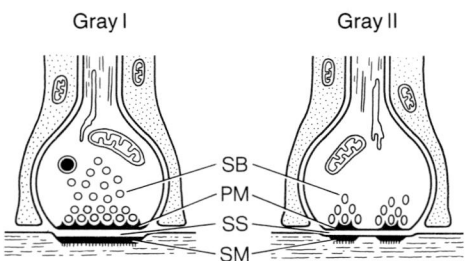

**Abb.12.8.** Schematische Darstellung der Synapsentypen **Gray I** (erregende Synapsen) und **Gray II** (hemmende Synapsen). *SB* synaptische Bläschen, *PM* präsynaptische Membran, *SS* synaptischer Spalt, *SM* subsynaptische Membran

**Synaptischer Spalt**. Interzellularspalten können auch weiter als üblich (20 nm) sein. Es handelt sich dann um *Synapsen en distance*. Allerdings gibt es Synapsen dieser Art nur im peripheren Nervensystem (zwischen Nervenfaser und Effektor). Der Abstand kann bis zu 500 μm erreichen. Der Transmitter muß nach Freisetzung weit durch den Interzellularraum zur Empfängerseite diffundieren. Die synaptischen Bläschen haben bei Synapsen dieser Art meist einen dichten Inhalt.

**Synaptische Bläschen**. Eine zuverlässige Klassifizierung der Synapsen nach dem Aussehen der synaptischen Bläschen gibt es gegenwärtig noch nicht. Vor allem kann aus der Morphologie der Bläschen nicht zweifelsfrei auf ihren Transmitter geschlossen werden. Andererseits ist es möglich – v.a. mit immunhistochemischen Methoden –, Aussagen über den (oder die) Transmitter einer Synapse zu machen.

*Lageunterschiede*

Synapsen können im Prinzip an allen Oberflächen von Nervenzellen vorkommen. Sie werden nach den an der Synapsenbildung beteiligten Abschnitten bezeichnet.
Zu unterscheiden sind (Abb. 12.9):
- **Axodendritische Synapsen**; eine besondere Form sind
  - *Dornsynapsen*, axospinöse Synapsen. Sie befinden sich an den Dendritendornen.
    Axodendritische Synapsen können sowohl **symmetrisch** *(hemmend)* als auch **asymmetrisch** *(erregend)* sein. Dabei überwiegen am Dendritenstamm v.a. symmetrische (hemmende), am Dendritenschaft eher asymmetrische (exzitatorische) Synapsen.
- **Axosomatische Synapsen** (zwischen Axon und Perikaryon). Auch hier können symmetrische und asymmetrische Synapsen vorkommen. Nach ihrer Form können axosomatische Synapsen einfache Synapsen, Dornsynapsen oder invaginierte Synapsen (eingestülpt in die Oberfläche des Perikaryons) sein.
- **Anfangssegmentsynapsen**. Immer handelt es sich um symmetrische (hemmende) Synapsen, oft mit GABA (s. unten) als Transmitter. Die Wirkung dieser Synapsen ist wegen der Sonderstellung des Anfangssegments als Impulsgeber besonders groß (S.251).
- **Axoaxonale Synapsen**. Sie treten v.a. in der Nähe des Axonendes auf und dürften durch ihre Lage die Transmitterfreisetzung an den

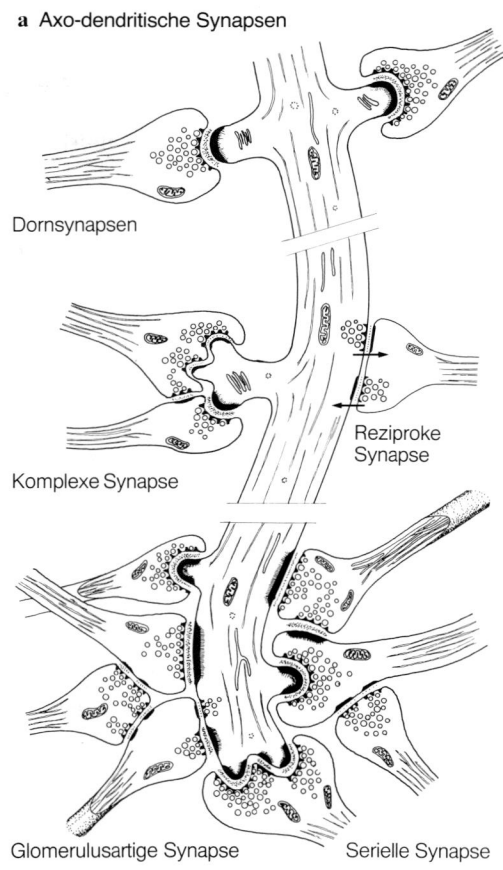

**a** Axo-dendritische Synapsen

Dornsynapsen

Komplexe Synapse

Reziproke Synapse

Glomerulusartige Synapse          Serielle Synapse

**b**

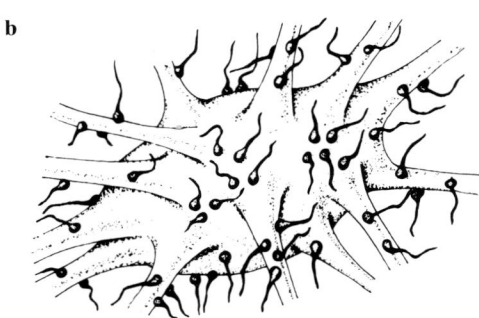

**Abb. 12.9 a, b.** Beispiele für Synapsen. **a** Axodendritische Synapsen: Dornsynapsen, komplexe Synapse, reziproke Synapse, glomerulusartige Synapse, serielle Synapse. **b** Axosomatische Synapsen

von ihnen innervierten Axonen besonders effektiv beeinflussen. Da es sich v.a. um *symmetrische* Synapsen handelt, wirken sie wahrscheinlich im Sinne einer *präsynaptischen Hemmung*.

**Seltene Synapsenformen** sind
- *Dendrodendritische Synapsen*
- *Somatodendritische Synapsen*
- *Somatosomatische Synapsen*

Bei diesen Synapsen handelt es sich häufiger um reziproke Synapsen (Abb. 12.9), d.h. um geteilte Synapsen, bei denen die prä- und subsynaptische Seite der einen Hälfte der Synapse entgegengesetzt zu der der anderen Hälfte der Synapse wirkt; Vorkommen z.B. im Thalamus, im Bulbus olfactorius.

- *Serielle Synapsen.* Beteiligt sind mindestens 3 Strukturen: axoaxodendritische Synapsen (Abb. 12.9). Ein Bouton hat dann sowohl prä- als auch postsynaptische Gebiete.
- *Komplexe Synapsen.* Meist sind es Dornsynapsen, bei denen der Dorn unterteilt ist und mehrere Synapsen trägt.
- *Glomerulusartige Synapsen.* Es handelt sich um eine Anhäufung von synaptischen Kontakten an Dendriten; das Synapsenfeld ist von Astrozyten umhüllt. Vorkommen z.B. in der Kleinhirnrinde (S. 705) und im Bulbus olfactorius.

Schließlich gibt es noch
- **Synapsen en passant** und
- **Synapsen à distance en passant** (Abb. 12.10).

*En passant* bedeutet, daß sich die Synapse im Verlauf eines Axons befindet, und *à distance*, daß der Partner mit der subsynaptischen Membran und den Rezeptoren bis zu 0,5 µm entfernt liegen kann. Synapsen dieser Art kommen v.a. bei vegetativen Axonen vor und dienen häufig der Innervation der glatten Muskulatur der Gefäße. Vielfach sind die Axone im Bereich der Synapsen aufgetrieben; sie bilden Varikositäten. Der typische Transmitter für diese Synapsen ist Noradrenalin. Deswegen können diese Nervenfasern mit formolinduzierter Fluoreszenz gut erfaßt werden (Abb. 12.10).

**Elektrische und gemischte Synapsen**

Elektrische Synapsen sind Kontaktstellen an Neuronen mit Gap junctions. Die Erregung kann hier ohne Verzögerung von einer Nervenzelle zur anderen gelangen. Diese Synapsenform spielt bei höheren Wirbeltieren und beim Menschen wohl keine größere Rolle; allerdings sind dort in Hirnnervenkernen des Stammhirns gemischte Synapsen beschrieben worden, bei denen der eine Teil der Synapse nach der Art einer chemischen, der andere nach Art einer elektrischen Synapse gebaut ist.

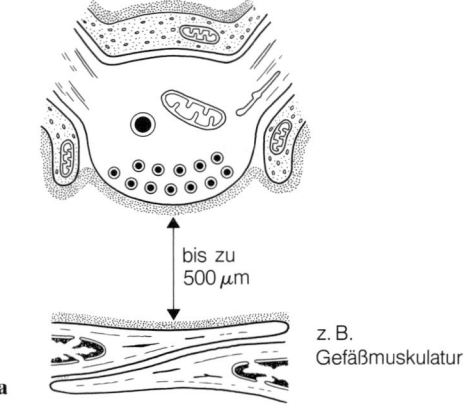

bis zu
500 µm

z. B.
Gefäßmuskulatur

a

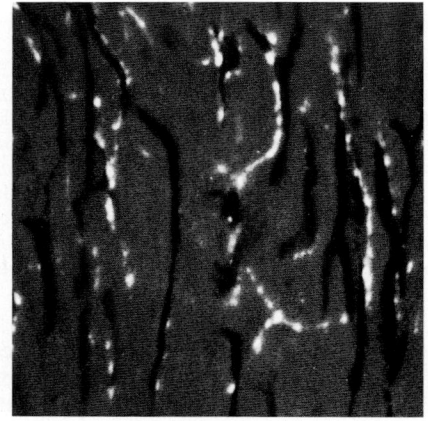

b

**Abb. 12.10 a,b.** Synapsen à distance en passant. **a** Schematische Darstellung. **b** Vegetative Nervenfasern aus dem Herzen mit varikösen Auftreibungen, die Synapsen à distance en passant mit der Herzmuskulatur bilden können. Vergr. 200 fach

## 12.2.7 Histophysiologie

Grundfunktionen der Nervenzelle sind
- **Erregungsbildung** und **Erregungsleitung**,
- **Erregungsübertragung**,
- **Stoffbildung, Stofftransport** und **Stoffabgabe**.

Alle diese Vorgänge hängen miteinander zusammen.

**Erregungsbildung und Erregungsleitung**

Bei der Erregungsbildung und -leitung spielt das Plasmalemm der Nervenzelle eine Schlüsselrolle. Beide Vorgänge gehen nämlich auf *Veränderungen der Membranpermeabilität* zurück (Abb. 12.11). In Ruhe besteht zwischen

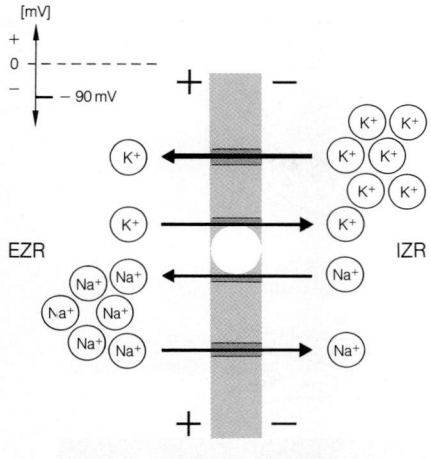

1. Ruhezustand

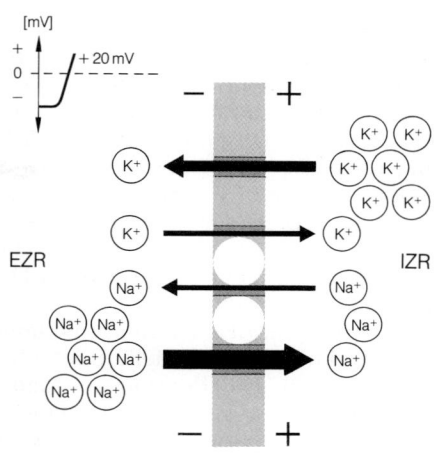

2. Depolarisation

**Abb. 12.11.** Schematische Darstellung der Erregungsbildung am Plasmalemm einer Nervenzelle (*EZR* extrazellulärer Raum, *IZR* intrazellulärer Raum). **1. Ruhezustand**: Ein dauernder Membrantransport sorgt dafür, daß $Na^+$ extrazellulär reichlicher als intrazellulär, und daß $K^+$ intrazellulär reichlicher als extrazellulär vorhanden ist. Zwischen innen und außen besteht eine Potentialdifferenz (Ruhepotential). **2. Depolarisation**: Auf einen Reiz

hin öffnen sich Ionenkanäle, und es strömen vermehrt $Na^+$ nach innen. Dadurch kommt es zu einer Depolarisation (Änderung der Ladungsverhältnisse zwischen „innen" und „außen"). Es entsteht ein Aktionspotential, das weitergeleitet wird. Weitere Einzelheiten s. Text. [Zeichnung nach Silbernagl u. Despopoulos (1988) Taschenbuch der Physiologie, 3. Aufl. Thieme, Stuttgart]

der inneren und der äußeren Oberfläche der erregbaren Membran eine elektrische Potentialdifferenz von 90 mV (Ruhemembranpotential; die Innenseite ist negativ). Dies geht auf eine ungleiche Verteilung von $Na^+$-, $K^+$- und $Cl^-$-Ionen zwischen „innen" und „außen" zurück. Die Aufrechterhaltung einer ungleichen Ionenverteilung erfordert einen dauernden Ionen(ladungs)transport durch die Membran. Zwar ist der Ionentransport als Ganzes ausgeglichen, die Flüsse der einzelnen Ionen sind jedoch unterschiedlich; es werden mehr $Na^+$-Ionen nach außen als $K^+$-Ionen nach innen transportiert.

Für den Ionentransport stehen Membranproteine zur Verfügung. Diese Membranproteine setzen sich aus Untereinheiten zusammen und sind so gebaut, daß sie feinste Poren für den Ionendurchtritt bilden. Diese Poren können sich nach Bedarf öffnen und schließen. Deswegen werden diese Membranproteine auch als *Ionenkanäle* bezeichnet.

Da der Ionentransport gegen einen Konzentrationsgradienten erfolgen muß, erfordert er Energie; diese wird durch Hydrolyse von ATP geliefert. Die transportierenden Membranproteine sind nämlich ATPasen; ATP-Hydrolyse und Ionentransport sind also gekoppelt. Man spricht von einer $Na^+$- und $K^+$-Pumpe ($Na^+$-,

$K^+$-ATPase). $Na^+$- und $K^+$-Transport geschehen immer gemeinsam.

Eine besondere Eigenschaft von Nervenzellen (und Muskelzellen) ist die, bereits auf einen relativ schwachen Reiz hin erfolgende Änderung der Ionenleitfähigkeit der Zellmembran und damit des Membranpotentials. Der Einstrom von $Na^+$-Ionen und – zeitlich etwas versetzt – der Ausstrom von $K^+$-Ionen werden erhöht. Da der $Na^+$-Strom größer ist als der $K^+$-Strom, wird die Innenseite der Membran – ursprünglich negativ – relativ positiv (*Depolarisation*). Ergibt die Summation über alle lokalen Potentialänderungen eine so starke Depolarisation, daß ein Schwellenwert überschritten wird, wird in diesem Neuron ein schnell fortschreitendes *Aktionspotential* (Impuls, Signal) ausgelöst. Das Zellinnere kann bei maximaler Erregung an der Spitze des Aktionspotentials Werte von $+35$ mV erreichen.

Zur *Erregungsleitung* kommt es dadurch, daß die $Na^+$-Kanäle und, zeitlich etwas verschoben, die $K^+$Kanäle in den dem Erregungsort benachbarten Abschnitten der Zellmembran aktiviert, d. h. geöffnet werden. Dadurch, daß das vorher erregte Gebiet kurze Zeit absolut unerregbar (refraktär) ist, entsteht eine Vorwärtsbewegung der Erregung, in Richtung auf das Axonende; dieser Vorgang wiederholt sich

entlang des Axons, wobei sehr kleine Ionen-
flüsse genügen, um große Membranpotential-
änderungen zu bewirken und den Schwellenwert zu überschreiten. Auf die Unterschiede
der Erregungsleitungsgeschwindigkeit bei verschieden gebauten Nervenfasern wird weiter
unten eingegangen (S. 272). Schließlich erreicht das Aktionspotential das Axonende, wo

es an den Synapsen zur Transmitterfreisetzung
und damit zur Erregungsübertragung kommt.

**Transmitter**

Transmitter (Überträgerstoffe) gibt es in großer Zahl. Viele von ihnen können mit histoche-

**Tabelle 12.1.**  Zahlreiche Überträgerstoffe können direkt mit immunhistochemischen Methoden histologisch
nachgewiesen werden. Manche werden dadurch erfaßt, daß Enzyme dargestellt werden (immunhistochemisch und/oder enzymhistochemisch), die für die Synthese des Überträgerstoffes unerläßlich sind

| Überträgerstoffe | Vorkommen | Nachweise |
|---|---|---|
| Acetylcholin | Motorische Endplatten vegetatives Nervensystem (S.720), in zahlreichen Neuronen des ZNS, cholinerges System | Cholinacetyltransferase (CAT, immunhistochemisch), Acetylcholinesterase (AChE, enzymhistochemisch) |
| Aminosäuren γ-Aminobuttersäure (GABA) | In zahlreichen Neuronen, v. a. im Groß- und Kleinhirn | Immunhistochemisch, Glutamatdekarboxylase (GAD, immunhistochemisch) |
| Glycin | In zahlreichen Neuronen des Rükkenmarks und Stammhirns | |
| Glutamat | Ubiquitär | Immunhistochemisch Aspartataminotransferase (Axone, enzymhistochemisch), Glutamatdehydrogenase (Astroglia, immunhistochemisch, enzymhistochemisch), Glutaminase (immunhistochemisch, enzymhistochemisch) |
| Monoamine | | Fluoreszenzmikroskopisch mit der formolinduzierten Fluoreszenz, immunhistochemisch |
| Dopamin | ZNS, z. B. Hirnstamm, Hypothalamus, Corpus striatum, dopaminerges System | Immunhistochemisch Tyrosinhydroxylase (immunhistochemisch) |
| Noradrenalin | 2. Neuron im efferenten Teil des Sympathikus ZNS, z. B. Locus coeruleus, Substantia nigra, Hypothalamus, noradrenerges System | Dopamin-β-Hydroxylase (immunhistochemisch) |
| Adrenalin | ZNS, z. B. Hirnstamm | Phenylethanolamin-N-methyltransferase (immunhistochemisch) |
| Serotonin | ZNS, z. B. Hirnstamm, serotoninerges System | Immunhistochemisch Tryptophanhydroxylase (immunhistochemisch) |
| Neuropeptide Vasopressin, Oxytocin, Endorphine, Enkephaline, Somatostatin, vasoaktives intestinales Peptid (VIP), Substanz P, Neuropeptid Y (NPY) | Zahlreiche nervöse Strukturen im ZNS und peripheren Nervensystem | Immunhistochemisch |

mischen Methoden licht- und/oder elektronen-mikroskopisch am Ort ihres Vorkommens direkt sichtbar gemacht werden. Andere Transmitter werden indirekt erfaßt, und zwar dadurch, daß Enzyme dargestellt werden, die am Transmittermetabolismus beteiligt sind. Die gegenwärtig bekannten Transmitter (Tabelle 12.1) lassen sich gliedern in:

– **„klassische" Überträgerstoffe**,
- *Acetylcholin*,
- *verschiedene Aminosäuren* und *Aminosäurederivate*, z.B. $\gamma$-Aminobuttersäure (GABA), Glutamat, Glycin, Dopa,
- *Monoamine:* Dopamin, Noradrenalin, Adrenalin, Serotonin,
– **Neuropeptide**.

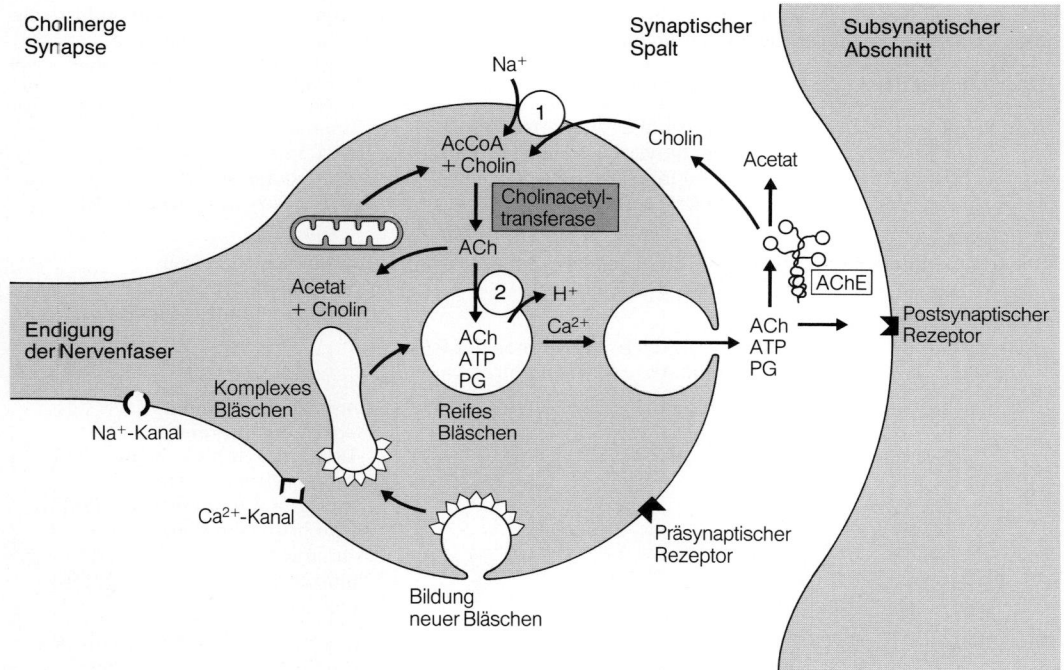

**Abb. 12.12.** Schema einer **cholinergen Synapse**. Dargestellt ist die Freisetzung von Acetylcholin nach der Vesikelhypothese. Die präsynaptische Struktur (Bouton) und die postsynaptische Struktur sind durch den synaptischen Spalt voneinander getrennt. Bei **1** gelangt Cholin durch einen mit Na$^+$ gekoppelten, carriervermittelten Symport in das Axonende. Im Zytoplasma des Boutons wird dann, katalysiert durch Cholinacetyltransferase aus Cholin und Acetyl-CoA *(AcCoA)*, Acetylcholin *(ACh)* synthetisiert. Anschließend gelangt ACh durch einen mit H$^+$ gekoppelten Antiport mit Hilfe eines Carriers **(2)** in die synaptischen Bläschen. Dabei dient der auswärtsgerichtete Fluß von H$^+$ als Energiequelle. In den Bläschen werden gleichzeitig ATP und Proteoglykane *(PG)* gespeichert. Die synaptischen Bläschen gehen durch Abschnürungen aus komplexeren Bläschen hervor, wobei die Entstehung der Bläschenfraktion insgesamt durch Anlagerung von Clathrin-Molekülen an die innere Oberfläche der Membran des Boutons in Gang gesetzt wird. Die Freisetzung des Transmitters erfolgt, wenn ein Aktionspotential das Nervenende erreicht. Dabei öff-

nen sich spannungsempfindliche Kalziumkanäle in der Membran des Boutons. Durch den Einstrom von Kalzium in das Boutoninnere kommt es zu einer Zunahme des intrazellulären Kalziums, was eine Fusion der synaptischen Bläschen mit der Oberflächenmembran bewirkt. Es folgt die Exozytose von ACh, ATP und Proteoglykanen aus den synaptischen Bläschen in den synaptischen Spalt (nach der Zytoplasmahypothese wird Acetylcholin nicht aus Bläschen, sondern aus dem Zytoplasma des Boutons freigesetzt). Nach der Freisetzung bindet ACh an subsynaptische und, soweit vorhanden, präsynaptische Rezeptoren und öffnet deren Kanäle. Der Abbau von ACh erfolgt durch das Enzym Acetylcholinesterase *(AChE)*, das ACh in Cholin und Acetat spaltet. – Von den an den geschilderten Vorgängen beteiligten Komponenten kann immunhistochemisch Cholinacetyltransferase und enzymhistochemisch Acetylcholinesterase nachgewiesen werden. Beide Enzyme sind im Schema hervorgehoben. [In Anlehnung an Katzung BG (Hrsg) (1984) Basic and clinical pharmacology, 2nd edn. Aufl., Lange, Los Altos]

*Funktionell* haben Überträgerstoffe
– *erregende Wirkung,*
– *hemmende Wirkung,* oder sie wirken als
– *Modulatoren.*

**Acetylcholin** ist der am längstem bekannte Überträgerstoff. Er wirkt erregend. Ein direkter morphologischer Nachweis von Acetylcholin ist wegen seiner leichten Löslichkeit bisher nicht gelungen. Außerdem ist das Molekül sehr klein. Immunhistochemisch können jedoch das bei der Biosynthese des Acetylcholins mitwirkende Enzym *Cholinacetyltransferase (CAT)* und enzymhistochemisch das den Abbau des Acetylcholins bewirkende Enzym *Acetylcholinesterase* erfaßt werden (Abb. 12.12). Die Biosynthese des Acetylcholins erfolgt sowohl im Perikaryon (dann Transport in Bläschen zur Synapse) als auch im Bouton. Acetylcholin soll etwa bei 10% der Synapsen Überträgerstoff sein; typische Orte seines Vorkommens sind neuromuskuläre Synapsen, das 2. Neuron efferenter parasympathischer Neurone und viele Synapsen sowie Nervenzellen im ZNS.

**Aminosäuren** sind die häufigsten „klassischen" Überträgerstoffe (bei etwa 40% der Synapsen). Eine besondere Rolle spielt das *Glutamat* (Abb. 12.13 und 12.14). Es kann selbst als Überträgerstoff wirken *(glutamaterge Neurone)* und dabei erregende Wirkung haben, oder zu *GABA* umgesetzt werden *(GABAerge Neurone),* das hemmend wirkt, ebenso wie *Glycin.* Glutamat wird entweder in der Nervenzelle selbst synthetisiert oder aus Gliazellen (Astrozyten) transferiert (Abb. 12.13).

**Hinweise.** Während Glutamat ubiquitär im Nervensystem vorhanden ist, kommen GABA bevorzugt in der Groß- und Kleinhirnrinde (Purkinje-Zellen) und Glycin v. a. im Rückenmark und Stammhirn vor.

*GABAerge Neurone* lassen sich nach ihrem Aussehen in 3 Typen unterteilen. *Typ I* besitzt zahlreiche Fortsätze, die sich aber nicht eindeutig als Dendriten und Axone unterscheiden lassen, z. B. Körnerzellen des Bulbus olfactorius. Bei *Typ II* und *III* sind Dendriten und Axone wieder deutlich verschieden. Typ-II-Zellen kommen in nervenzellreichen Schichten des

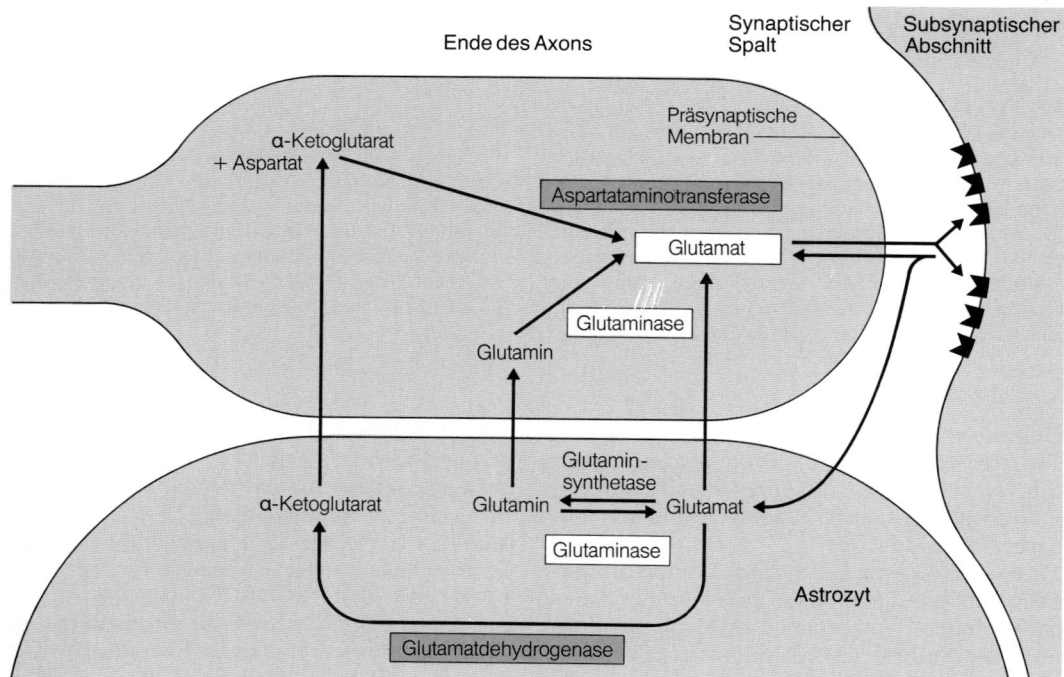

**Abb. 12.13.** Schematische Darstellung des **Glutamatstoffwechsels** in **glutamatergen Nervenendigungen und Synapsen.** Die Vorgänge sind im einzelnen noch nicht abschließend geklärt. Gezeigt werden soll v. a. das enge Zusammenwirken nervöser Strukturen mit Astrozyten. Von den verschiedenen an den Umsätzen beteiligten Enzymen sind mit enzymhistochemischen Methoden Aspertataminotransferase (in Mitochondrien an Nervenfaserenden) und Glutamatdehydrogenase in Astrozyten nachweisbar

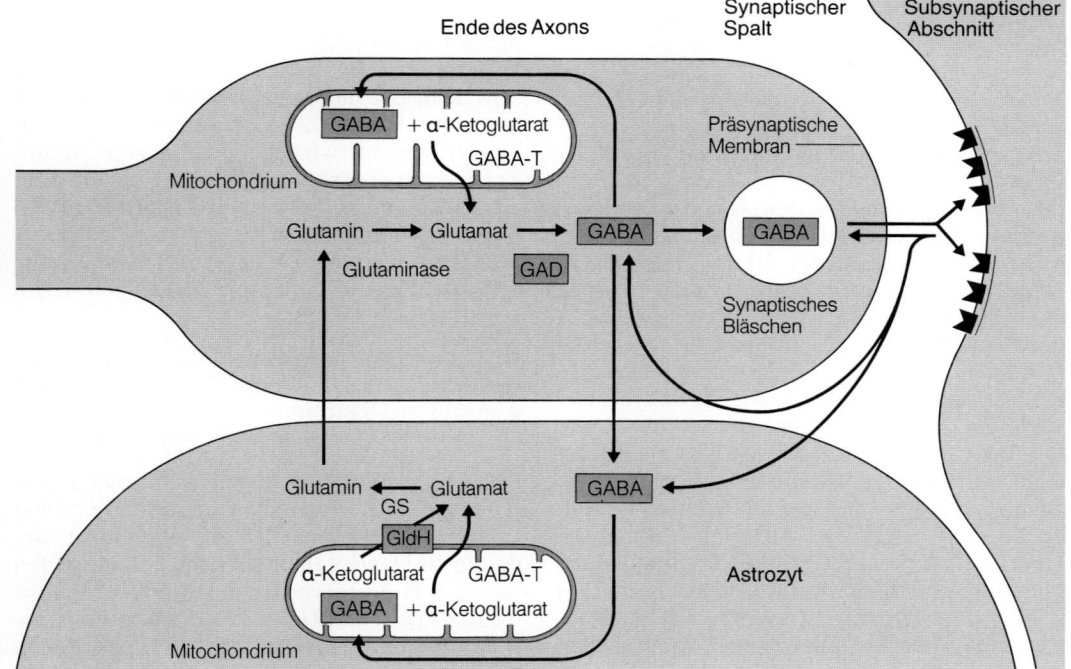

**Abb. 12.14.** Schematische Darstellung von Stoffwechselprozessen an **GABAergen Synapsen**. Wesentlich ist hierbei das Zusammenwirken von
synaptischen Strukturen mit Astrozyten.
γ-Aminobuttersäure *(GABA)* ist ein inhibitorisch
wirkender Transmitter. Die Synthese von GABA erfolgt ausschließlich im Bouton unter der katalyti-
schen Wirkung von Glutamatdekarboxylase *(GAD)*.
Ausgangssubstanz ist Glutamat, das sowohl im Bouton als auch in benachbarten Astrozyten entstehen
kann [GABA-Transaminase (GABA-T) katalysiert
die Bildung von Glutamat aus α-Ketoglutarat und
GABA sowohl im Bouton als auch in Astrozyten,
Glutamatdehydrogenase *(GlDH)* die Bildung von
Glutamat aus α-Ketogluterat nur in Astrozyten].
Vorläufer von Glutamat ist ferner Glutamin, das

zwischen Axonenden und Astrozyten ausgetauscht
werden kann. Dabei entsteht Glutamin nur in den
Astrozyten unter Katalyse von Glutaminsynthetase
*(GS)* aus Glutamat und Ammoniak und Glutamat
im Bouton durch die katalytische Wirkung von Glu-
taminase. Der Freisetzung und Wirkung von GABA
im synaptischen Spalt folgt eine Wiederaufnahme
durch den Bouton und ferner eine Beseitigung durch
Astrozyten. – Von den an den Stoffwechselprozessen
beteiligten Komponenten kann immunhistochemisch Glutamatdekarboxylase (GAD, in Axonendigungen, GABA und GS, nur in Astrozyten) und enzymhistochemisch Glutamatdehydrogenase (v. a. in
Astrozyten) und GABA-T nachgewiesen werden.
Beide Enzyme sind in der Skizze hervorgehoben

Gehirns vor, in denen ihre Axone verbleiben.
Typ-III-Neurone sind Projektionsneurone,
d. h. Nervenzellen, die ihre Signale in umschriebene, weit entfernt gelegene Gebiete anderer Art leiten.
**Monoamine** (Abb. 12.15). Dopamin, Noradrenalin und Adrenalin bilden eine Familie (Katecholamine). Gemeinsames Ausgangsprodukt
ihrer Biosynthese ist die Aminosäure Tyrosin.
Deswegen ist der immunhistochemische Nachweis der *Tyrosinhydroxylase* ein Hinweis auf
das Vorkommen von Katecholaminen. Es
hängt von der weiteren Enzymausstattung der
Nervenzellen ab, welches Produkt schließlich
entsteht, z. B. Noradrenalin bei Vorkommen

von *Dopamin-β-Hydroxylase*. Für Serotonin
ist das Enzym *L-Tryptophanhydroxylase* be-
weisend. Serotonin und Dopamin aber sind
auch selbst immunhistochemisch nachweisbar.
**Hinweis**. Eine weitere, sehr empfindliche Methode
zur Darstellung und Unterscheidung von Monoami-
nen ist eine formol-induzierte Fluoreszenz.

Die Anzahl der Neurone, die Monoamine als
Überträgerstoffe benutzen, ist vergleichsweise
gering (ca. 0,5%). Jedoch bilden die einschlägigen Nervenzellen mit ihren Fortsätzen vielfach
geschlossene *Systeme*: noradrenerges System,
dopaminerges System, serotoninerges System
(S. 713). Dort kommen dann die entsprechenden Monoamine in hoher Konzentration vor.

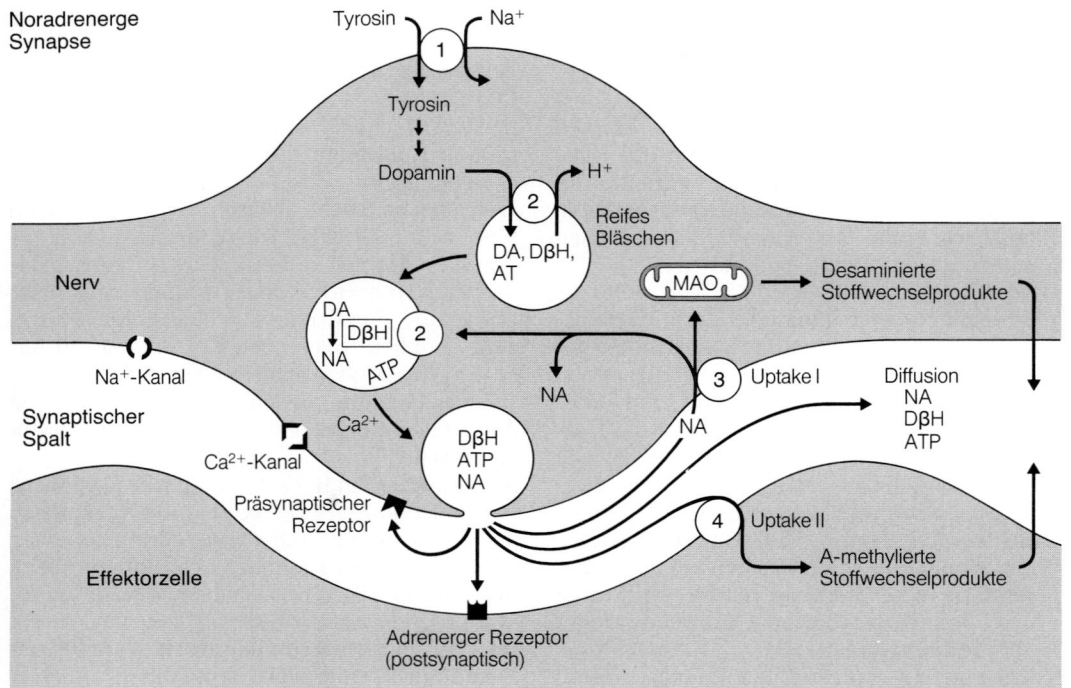

**Abb. 12.15.** Schematische Darstellung einer **norad-renergen Synapse** en passant. Synapsen dieser Art sind z.B. typisch für postganglionäre sympathische Nervenfasern (vgl. Abb. 12.10). Sie befinden sich v. a. an dort vorhandenen Varikositäten. Bei *1* erfolgt die mit einem Na$^+$-Kotransport gekoppelte Aufnahme von Tyrosin (aus dem Blut) in die noradrenerge Varikosität mittels eines Carriers. Tyrosin wird anschließend zu Dopa hydroxyliert und dieses unter Bildung von Dopamin *(DA)* dekarboxyliert. Dopamin gelangt dann mittels eines protonengekoppelten Carriermechanismus (Antiport *2*) in synaptische Bläschen. Dieser Vorgang kann durch Reserpin blockiert werden. Der gleiche Carrier transportiert auch Noradrenalin *(NA)*, das zytoplasmatisch direkt unter dem Einfluß von Tyramin und verschiedenen anderen indirekt wirkenden adrenergen Agonisten entstehen kann, in die synaptische Granula. In den Bläschen wird Dopamin durch die katalytische Wir-kung von Dopamin-ß-Hydroxylase *(DßH)* in Noradrenalin umgewandelt. Die Bläschen enthalten außerdem ATP in hoher Konzentration. Die Freisetzung der Transmitter erfolgt, wenn ein Aktionspotential die Varikosität erreicht und das Kalzium intrazellulär ansteigt. Dadurch kommt es – wie bei cholinergen Synapsen – zur Verschmelzung der Bläschen mit dem Plasmalemm und zu einer Exozytose von Noradrenalin, ATP und etwas Dopamin-ß-Hydroxylase. Noradrenalin verbindet sich mit prä- bzw. subsynaptischen Rezeptoren und wirkt entsprechend. Überschüssiges Noradrenalin kann durch Diffusion oder durch Aufnahme in die parasynaptische *(3)* oder postsynaptische Struktur *(4)* abgeräumt werden. – In dem Schema ist die Bildung der synaptischen Bläschen nicht dargestellt, da sie im Prinzip wie in cholinergen Boutons verläuft (Abb. 12.12). [In Anlehnung an Katzung BG (Hrsg) (1984) Basic and clinical pharmacology, 2nd edn. Lange, Los Altos]

**Neuropeptide.** Etwa die Hälfte aller vorhandenen Neurone verfügt über spezifische Neuropeptide. Bekannt sind gegenwärtig etwa 30. Sie unterscheiden sich in ihrer Zusammensetzung (zwischen 5 und 50 Aminosäuren), in ihren chemischen und physikalisch-chemischen Eigenschaften sowie in ihrer Wirkung. Viele dieser Neuropeptide leiten sich von gemeinsamen Vorstufen (Propeptiden) ab und bilden daher Peptidfamilien. Neuropeptide sind immunhistochemisch nachweisbar, so daß ihre genaue Lokalisation mikroskopisch erfaßt werden kann.

**Hinweis.** Eine Besprechung der einzelnen Neuropeptide bzw. ihrer Familien erfolgt hier nicht. Soweit erforderlich, wird darauf an den entsprechenden Stellen eingegangen (s. auch Lehrbücher der physiologischen Chemie).

Durch die folgenden gemeinsamen Eigenschaften unterscheiden sich die Neuropeptide von den übrigen Überträgerstoffen:
– Ihre Biosynthese erfolgt ausschließlich im Perikaryon, meistens aus Vorstufen (Propeptiden); hierfür steht der Proteinsyntheseapparat der Zelle zur Verfügung.

– Sie werden mit dem axoplasmatischen Fluß in Vesikeln zum Ort ihrer Wirkung transportiert. Während des Transportes können Enzyme, die in den Membranen der Bläschen vorkommen, chemische Veränderungen an den Ausgangsprodukten vornehmen. Dadurch kann ein synaptisches Bläschen mehrere Neuropeptide enthalten.

– Sie wirken eher als Modulatoren, denn als erregende oder hemmende Stoffe. Dies bedeutet, daß sie keinen direkten Einfluß auf Permeabilität und Ladungstransport an den synaptischen Membranen haben, wohl aber Intensität und Dauer der Aktivität der klassischen Überträgerstoffe beeinflussen. Die Wirkung mancher Neuropeptide ist allerdings bisher unbekannt.

– Sie werden ähnlich wie Aminosäuretransmitter nicht im Interzellularraum abgebaut, sondern von präsynaptischen Strukturen bzw. von benachbarten Gliazellen wieder aktiv aufgenommen.

**Koexistenz.** In Nervenzellen können sowohl mehrere Neuropeptide gleichzeitig vorkommen als auch Neuropeptide mit klassischen Überträgerstoffen kombiniert auftreten; so kommen z.B. gleichzeitig Acetylcholin bzw. Noradrenalin und Somatostatin vor oder Noradrenalin und Enkephalin, sowie bei den Peptiden Enkephalin und Somatostatin (bzw. Substanz P, Oxytocin). Eine offene Frage ist dabei, ob und in welchem Umfang gleichzeitig vorhandene Transmitter oder Modulatoren auch gleichzeitig wirken.

### Erregungsübertragung und Transmitterabbau

**Präsynaptischer Bereich.** Eingeleitet wird die Erregungsübertragung an chemischen Synapsen durch Freisetzung von Transmittern aus synaptischen Bläschen. Auslösend ist das Aktionspotential, das Synapsen nicht überwinden kann, in der präsynaptischen Membran aber die Öffnung spannungsgesteuerter $Ca^{2+}$-Kanäle bewirkt. Der Einstrom von Kalziumionen in den Bouton führt zu einer Fusion synaptischer Bläschen mit der präsynaptischen Membran, der eine Exozytose des Transmitters in den synaptischen Spalt folgt.

Nach Ausschüttung des Transmitters kann es zu einem Recycling der Membranen der synaptischen Bläschen kommen. Zunächst werden die Bläschenmembranen in die Membran des Boutons eingefügt, dann verschoben und schließlich seitlich von der synaptischen Verdichtung als „coated vesicle" wieder in den Bouton inkorporiert (Mikropinozytose, S. 51). Die Bläschen wandern anschließend zu komplexen Bläschen bzw. zum glatten endoplasmatischen Retikulum des Boutons, mit dem sie verschmelzen.

Der präsynaptische Bereich verfügt aber auch über präsynaptische Rezeptoren, sowohl für die von ihm selbst freigesetzten Transmitter (Autorezeptoren) – diese machen eine rückkoppelnde Steuerung der Transmitterfreisetzung möglich –, als auch für Substanzen aus den Nachbarzellen (Heterorezeptoren). Insgesamt machen die präsynaptischen Rezeptoren die Transmitterfreisetzung variabel; sie modulieren sie.

**Synaptischer Spalt.** Der synaptische Spalt wird von den Transmittern, die zu ihren Rezeptoren an der subsynaptischen Membran gelangen müssen, per diffusionem überwunden. Wenn die Transmitter gewirkt haben, werden sie im synaptischen Spalt abgebaut bzw. inaktiviert oder aus ihm entfernt. Die Reste werden vom Bouton (z.B. Cholin aus dem Abbau von Acetylcholin; Noradrenalin; Abb. 12.12) bzw. von der Glia (Astrozyten, v.a. Aminosäuren und Neuropeptide) aufgenommen (Abb. 12.11–12.14).

**Subsynaptischer Bereich.** Hier wird das chemische Signal wieder in ein elektrisches Signal verwandelt. Erreicht wird dies dadurch, daß die Transmitter Einfluß auf den Ladungs(ionen)transport im Bereich der subsynaptischen Membran nehmen. Zu diesem Zweck verbinden sich die Überträgerstoffe (unter diesem Aspekt auch als Liganden zu bezeichnen) mit entsprechenden Rezeptoren an der subsynaptischen Membran. Die Rezeptoren sind Untereinheiten oder Domänen von Membranproteinen, die gleichzeitig als Ionenkanäle wirken. Je nach Stellung der Untereinheiten der Membranproteine zueinander sind die Kanäle „offen" oder „geschlossen". Im Fall erregend wirkender Transmitter (z.B. Acetylcholin) wird nach Bindung des Transmitters an den Rezeptor der Ionenkanal für den Transport von $Na^+$ und $K^+$ durchgängig, im Fall hemmend wirkender Transmitter wird er für positiv geladene Ionen undurchlässig. Eine Permeabilitätszunahme v.a. für $Na^+$ führt zu einer Depolarisation der subsynaptischen Membran (Zunahme der positiven Ladungen auf der Innenseite der Membran) und damit zur Ausbildung eines exzitatorischen postsynaptischen Potentials (EPSP). Durch Summation mehrerer EPSP kann ein fortleitbares Aktionspotential entstehen (Einzelheiten s. Lehrbücher der

Physiologie). Die hemmenden Transmitter dagegen verhindern eine Depolarisation, und zwar dadurch, daß sie die Erregungsschwelle erhöhen (Hyperpolarisation). Ob ein Überträgerstoff erregend oder hemmend wirkt, hängt v. a. von seiner Wirkung auf die transmembranösen Ionenkanalmoleküle ab.

**Hinweis.** In manchen Einzelheiten ähneln die Vorgänge an chemischen Synapsen denen der Wirkung von Hormonen, in anderen unterscheiden sie sich. Gleichartig ist, daß es in beiden Fällen zur Sekretion eines Wirkstoffs kommt. Unterschiedlich ist, daß Neurotransmitter über kurze oder kürzere Distanz wirken, Hormone dagegen häufig auf lange Distanz. Unterschiedlich ist ferner die Wirkung auf der Rezeptorseite: Bei den Transmittern wird ein chemisches Signal in ein elektrisches umgesetzt (Veränderung der Permeabilität der subsynaptischen Membran), bei den Hormonen wird ein 2. Botenstoff gebildet, z. B. cAMP. Weiter ist die Zeitverzögerung unterschiedlich; sie beträgt an der Synapse Sekundenbruchteile, ist aber bei Hormonen erheblich länger (Minuten bis Stunden).
Es scheint aber auch Neurotransmitter bzw. Neuromodulatoren zu geben (manche Neuropeptide), die eine langfristige Wirkung auf ihre Zielneurone ausüben. Möglicherweise spielt dies beim Lernen und für das Gedächtnis eine Rolle.

Was die Wirkung der Synapsen an einer Nervenzelle als Ganzes angeht, so wird praktisch jede Nervenzelle gleichzeitig von erregend und hemmend wirkenden Synapsen erreicht. Als Ort der Integration der verschiedenen Signale gilt das Initialsegment des Axons (s. oben). Hier entsteht das definitive Aktionspotential der jeweiligen Nervenzellen.

### Zytoplasmatischer Transport

Die Fortsätze der Nervenzellen sind gleichzeitig Transportwege. Transportiert werden v. a. Bläschen, aber auch (wenige) Mitochondrien und zytosolisches Material. Der Transport erfolgt entlang von Mikrotubuli, die Querbrücken zu den zu transportierenden Organellen oder Vesikeln ausbilden. Diese Querbrücken enthalten das Protein Kinesin, das in der Lage ist, ATP zu spalten. Dadurch wird Energie für den Transportvorgang bereitgestellt. Durch die Spaltung von ATP kommt es ferner zu einer Konformationsänderung der Querbrücken und damit zum Transport. Anschließend werden die Querbrücken zurückgeholt, und der Vorgang wiederholt sich. Daraus resultiert eine saltatorische (ruckweise) Bewegung (Rück-

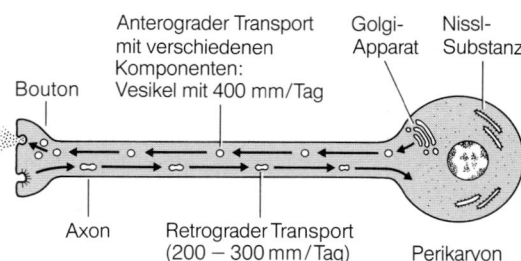

**Abb. 12.16.** Axoplasmatischer Transport mit anterograden zum synaptischen Ende und retrograden zum Perikaryon hin gerichteten Komponenten. Von den anterograden Komponenten ist nur der schnelle, zentral am Axon verlaufende Transport eingezeichnet. Der retrograde Transport erfolgt unter der Oberfläche des Axons [Umgezeichnet nach Alberts et al. (1986) Molekularbiologie der Zelle. VCH, Weinheim]

hol-Schlag-Hypothese). Bemerkenswert ist, daß entlang eines Mikrotubulus gleichzeitig ein Transport in beide Richtungen möglich ist. Zu unterscheiden sind ein
– **axoplasmatischer Transport** und ein
– **dendritischer Transport.**
**Axoplasmatischer Transport** (Abb. 12.16). Der axoplasmatische Transport ist bidirektional, und zwar
– *anterograd:* vom Perikaryon zum Axonende hin; er hat
  • eine *sehr langsame Komponente* (0,2–1 mm/Tag),
  • eine *langsame Komponente* (2–8 mm/Tag),
  • eine *schnellere Komponente* (50 mm/Tag) und
  • eine *schnelle Komponente* (200–400 mm/Tag);
– *retrograd:* vom Axonende zum Perikaryon hin (200–300 mm/Tag).
**Anterograder Transport.** Mit der sehr langsamen Komponente werden v. a. Tubulin und Proteine von Neurofilamenten transportiert, die beim Wachstum an den Enden der Mikrotubuli und Neurofilamente angesetzt werden. Schneller ist der Transport von Aktin und Tubulin in polymerer Form sowie von Enzymen. Mit der schnelleren Komponente werden Mitochondrien, und mit der schnellen Komponente schließlich Bläschen sowie Lipide und Glykoproteine für die Membranen und das Material für die Sekretion (z. B. Neuropeptide) an das Axonende befördert. Der schnelle Transport erfolgt im wesentlichen im Zentrum des Axons, der langsame mehr zum Rand hin.

Zwischen den Axonen bestehen im einzelnen Unterschiede in der Transportgeschwindigkeit. *Retrograder Transport*. Die transportierten Bläschen sind in der Regel größer als beim anterograden Transport. Sie enthalten Produkte für den Abbau durch Lysosomen, die nur im Perikaryon vorkommen. Der retrograde Transport ist etwa halb so schnell wie der schnelle anterograde Transport und findet nur randständig statt.

**Dendritischer Transport.** Er ist perikaryonwärts gerichtet und verfügt nur über eine langsame Komponente.

## 12.2.8 Nervenfasern

Jede Nervenfaser besteht aus einem
– **Axon** und einer zugehörigen
– **Axonscheide**, einer speziellen Hülle, die entweder aus
  • *Schwann-Zellen* (im peripheren Nervensystem) oder
  • *Oligodendrozyten* (im ZNS) besteht.

Hüllenfrei sind das Anfangssegment und der Endkolben des Axons.

Schwann-Zellen und Oligodendrozyten sind Gliazellen (s. unten); sie sind wie Nervenzellen ektodermaler Herkunft.

Die Hüllzellen können Lamellen (Membransysteme, s. unten) bilden. Alle Lamellen (Membranen) zusammen werden als „**Mark**" oder „**Myelin**" bezeichnet. In Abhängigkeit vom Vorkommen der Lamellen spricht man von
– **markhaltigen Nervenfasern**, die
  • *markreich* oder
  • *markarm* sein können bzw. von
– **marklosen Nervenfasern** (s. unten).
Außerdem kommen im ZNS
– **markfreie Nervenfasern** (s. unten) vor, denen jede Hüllzelle fehlt.

**Histophysiologischer Hinweis.** Markhaltige und marklose Nervenfasern unterscheiden sich nicht nur morphologisch, sondern auch funktionell voneinander (s. unten).

Oft verlaufen Nervenfasern gebündelt: sie bilden im Gehirn und Rückenmark *Tractus* (Fasciculi, Bahnen), im peripheren Nervensystem *Nerven* (s. unten).

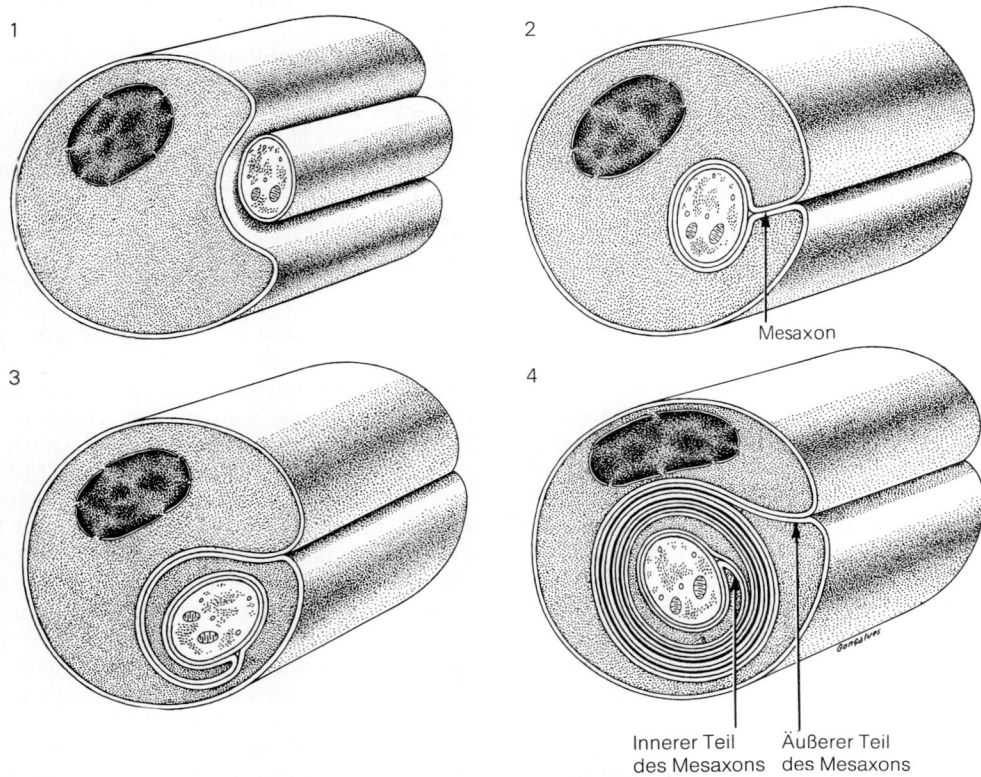

Mesaxon

Innerer Teil des Mesaxons  Äußerer Teil des Mesaxons

**Abb. 12.17.** 4 aufeinanderfolgende Phasen der Markscheidenbildung peripherer Nervenfasern

**Markhaltige Nervenfasern**

Markhaltige Nervenfasern kommen sowohl im peripheren Nervensystem als auch im ZNS vor. Dieses Kapitel beschäftigt sich mit den mark-

haltigen Nervenfasern des peripheren Nervensystems.

*Hervorgegangen* ist das Mark aus den Zellmembranen der Hüllzellen (Abb. 12.17). Während der Entwicklung treten nämlich die Hüll-

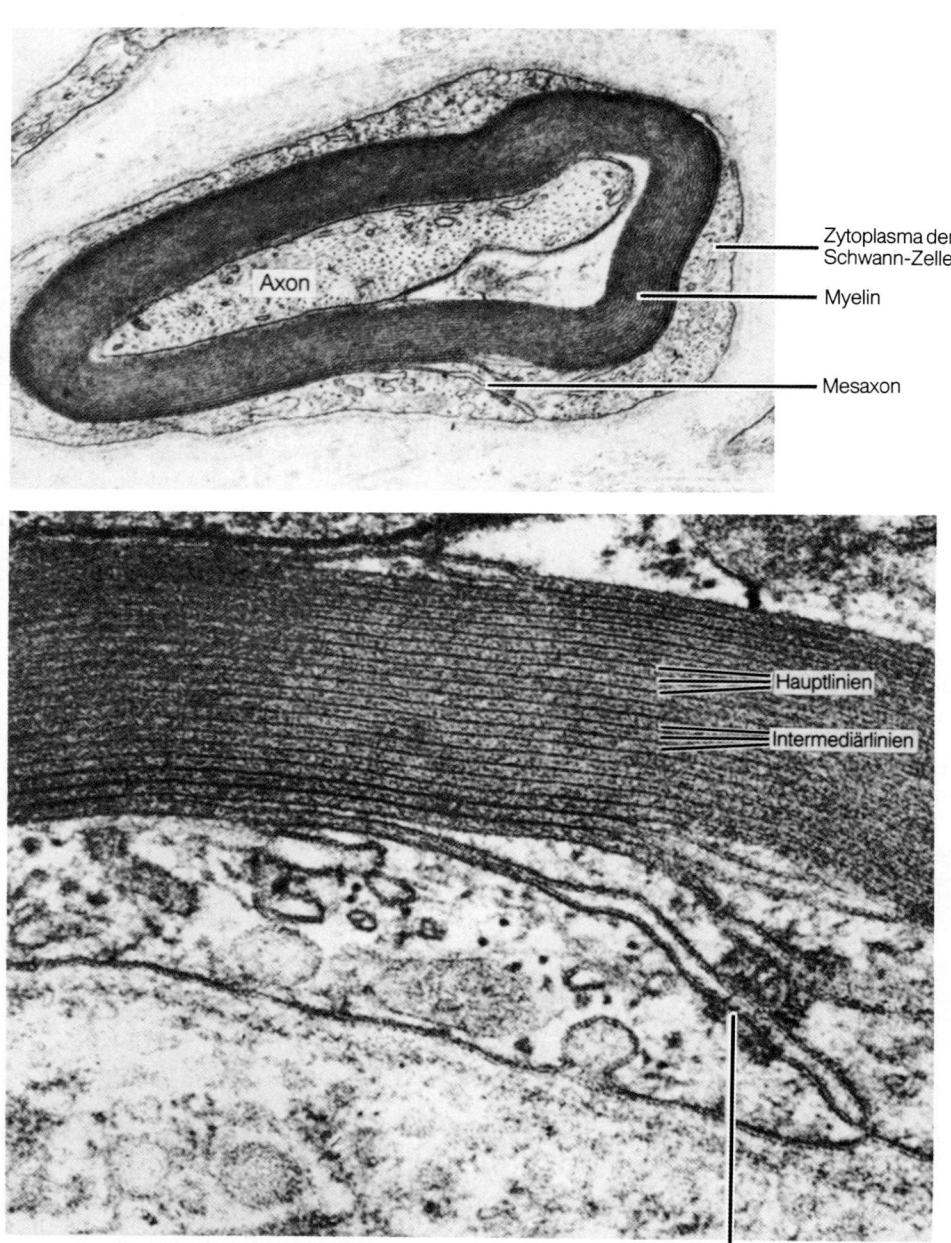

Zytoplasma der Schwann-Zelle

Myelin

Mesaxon

Hauptlinien

Intermediärlinien

Äußeres Mesaxon

**Abb. 12.18.** Elektronenmikroskopische Aufnahmen markhaltiger Nervenfasern. **Oben** Vergr. 20.000 fach. **Unten** Vergr. 80.000 fach

zellen an die Nervenfasern heran und beginnen, sie zu umfassen. Dabei nähern sich die Oberflächen der Umfassungen („Lippen") und umscheiden das Axon. Dadurch, daß die äußeren Oberflächen der zusammengelagerten Plasmamembranen verschmelzen, bildet sich ein **Mesaxon**, dessen Name auf eine Ähnlichkeit mit den „Meso-s" z.B. des Peritoneums hinweist. Durch kontinuierliche Verlängerung der „Lippen" der Hüllzellen wickelt sich das Mesaxon viele Male um das Axon; die Zahl der Umwicklungen bestimmt die Dicke der Myelinscheide – und damit die Dicke der Nervenfaser. Erhalten bleibt auch nach Abschluß der Entwicklung stets ein äußerer und ein innerer Teil des Mesaxons: **äußeres Mesaxon**, **inneres Mesaxon**.

Bei der Entstehung der Wicklungen verschmelzen die sich gegenüberliegenden Membranen miteinander. Deutlich sichtbar bleibt – auch nach Abschluß der Entwicklung – das innere Blatt der trilaminären Membran als

– **dichte Hauptlinie** (major dense line),

während die äußeren Lamellen mit ihrer Glykocalix eine

– **Intermediärlinie** (intermediate line)

bilden.

Durch die Ausbildung der Membranwickel wird das Zytoplasma der Hüllzellen stark eingeschränkt. Es verbleiben lediglich ein schmaler Außenbezirk, der sich nur dort erweitert, wo der längliche Zellkern liegt, und eine schmale Innenzone.

Nach Abschluß der Entwicklung zeigt ein *Querschnitt durch eine markhaltige Nervenfaser* von außen nach innen (Abb. 12.18)

– eine *Zytoplasmaschicht*, die zusammen mit dem Plasmalemm und einer Basalmembran als Neurolemm bezeichnet wird; in einer regionalen Erweiterung liegt bei Schwann-Zellen der längliche Zellkern;

– die *Membranwickel*, die in ihrer Gesamtheit als Markscheide bezeichnet werden, im einzelnen aber aus Perioden von Hauptlinie, Lipidlinie, Intermediärlinie, Lipidlinie, Hauptlinie bestehen;

– eine *sehr schmale innere Zytoplasmaschicht* der Hüllzelle mit Plasmalemm;

– einen *periaxonalen Spaltraum* (Breite 12–20 nm) zwischen Plasmalemm der Hüllzelle und Plasmalemm des Axons.

**Hinweis.** Eine Anfärbung der Markscheide ist nur dann möglich, wenn alle Chemikalien vermieden werden, die das fetthaltige Myelin lösen, oder wenn vorher die Lipidschichten durch eine „Beize" stabilisiert sind. Besonders geeignet ist die Verwendung von Gefrierschnitten (nach vorheriger Fixierung in Formalin). Wird dagegen eine übliche Paraffineinbettung durchgeführt (mit Alkohol und Xylol), erscheint auf Querschnitten das Axon als dunkler Punkt, der von einem hellen Hof umgeben ist.

Auf Längsschnitten durch eine Nervenfaser werden 2 weitere Strukturen sichtbar:

– **Ranvier-Schnürringe** (Ranvier-Knoten, Abb. 12.19) und

– **Schmidt-Lanterman-Spalten** (Inzisuren, Einkerbungen).

**Ranvier-Schnürringe.** Hierbei handelt es sich um Unterbrechungen in der Markscheide, die durch Erweiterungen der Interzellularräume zwischen benachbarten Schwann-Zellen zustande kommen. Im Bereich der Schnürringe

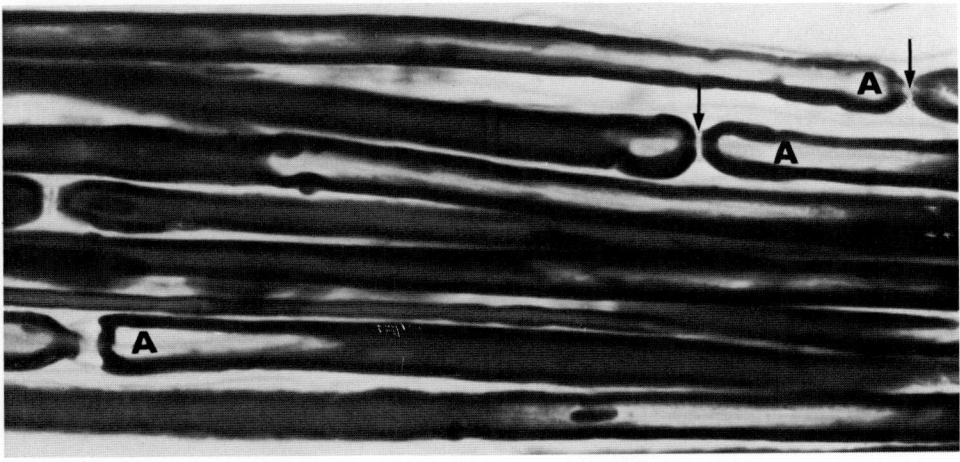

**Abb. 12.19.** Markhaltige Nervenfasern. Fettfärbung zur Darstellung der Myelinscheiden. *Pfeile* weisen auf Ranvier-Schnürring. *A* Axoplasma. Vergr. 150fach

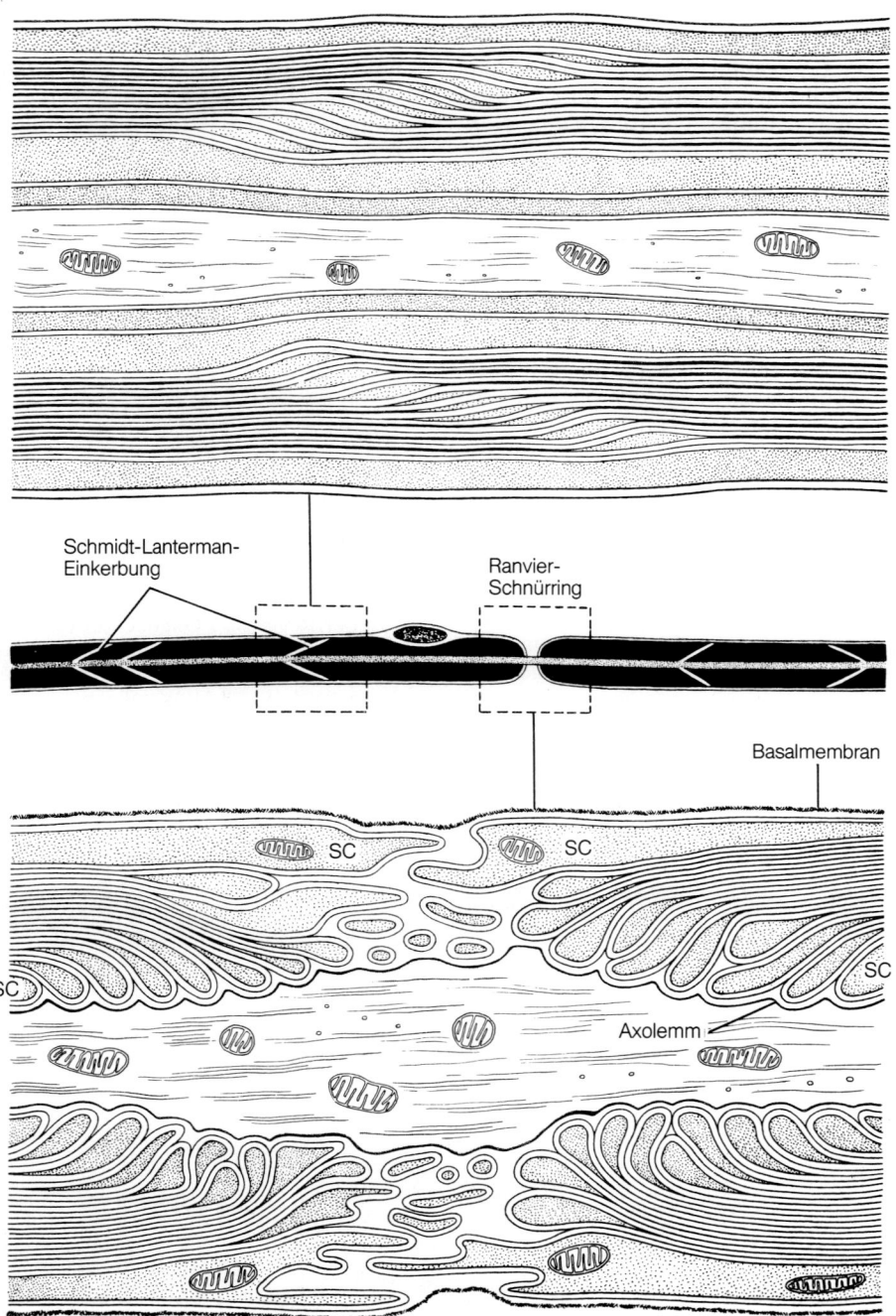

**Abb. 12.20.** In der *mittleren* Zeichnung ist eine markhaltige periphere Nervenfaser dargestellt, wie sie im Lichtmikroskop erscheint. Das Axon ist *gepunktet*, es wird von einer Markscheide *(schwarz)* und außen vom Zytoplasma der Schwann-Zellen umgeben. Zu sehen ist außerdem ein Schwann-Zellkern, eine Schmidt-Lanterman- Einkerbung und ein Ranvier-Schnürring. – Die *obere* Zeichnung zeigt die Ultrastruktur einer Schmidt-Lanterman-Einkerbung. Die Einkerbung entsteht dadurch, daß während der Entwicklung Membranen der Markscheide auseinanderrücken und dazwischen Zytoplasma der Schwann-Zellen zu liegen kommt. – Die *untere* Zeichnung stellt die Ultrastruktur eines Ranvier-Schnürrings dar. Die Enden der Schwann-Zellen *(SC)* sind locker miteinander verzahnt, die Innenseite steht mit dem Axolemm in engem Kontakt. Dadurch besteht eine Art Barriere für Substanztransport im Spaltraum zwischen Axolemm und Membran der Schwann-Zelle (periaxonaler Raum) und zurück. Die Basalmembran um die Schwann-Zellen ist kontinuierlich

erreicht der Extrazellulärraum das Axon. Die Ranvier-Schnürringe bedingen eine saltatorische Erregungsleitung in markhaltigen Nervenfasern (s. unten). Überdeckt wird der Schnürring schließlich von der kontinuierlich zusammenhängenden Basalmembran des Neurolemms.

Über die Gestaltung der Schnürringe im einzelnen gibt die Abb. 12.20 Auskunft. Sie zeigt, daß die Enden der Schwann-Zellen feine Ausläufer besitzen, die locker miteinander verzahnt sind bzw. füßchenförmig an das Axolemm herantreten. Dort, in der paranodalen Zone, engen sie den Periaxonalspalt auf 3 nm ein und dichten ihn dadurch weitgehend ab. Im Bereich der paranodalen Zone ist das Axon leicht verschmälert, im Bereich des Schnürrings dagegen leicht erweitert (deswegen auch Ranvier-Knoten).

Der Abschnitt eines peripheren Nervs zwischen 2 Ranvier-Schnürringen wird als **Internodium** bezeichnet; es ist das Ausdehnungsgebiet einer Schwann-Zelle. Die Länge des Internodiums schwankt zwischen 0,08 und 1 mm. Sie nimmt auf die Geschwindigkeit der Erregungsleitung markhaltiger Nerven Einfluß (s. unten).

Die Ranvier-Schnürringe sind die Orte, an denen Kollateralen ein Axon verlassen können (s. oben). Auch Kollateralen besitzen eine Markscheide.

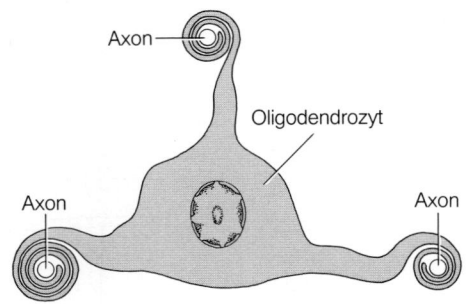

**Abb. 12.21.** Markscheidenbildender Oligodendrozyt. In der Regel ist 1 Oligodendrozyt für mehrere (bis zu 50, auf der Zeichnung 3) Axone zuständig. [Umgezeichnet nach Alberts et al. (1988) Molekularbiologie der Zelle. VCH, Weinheim]

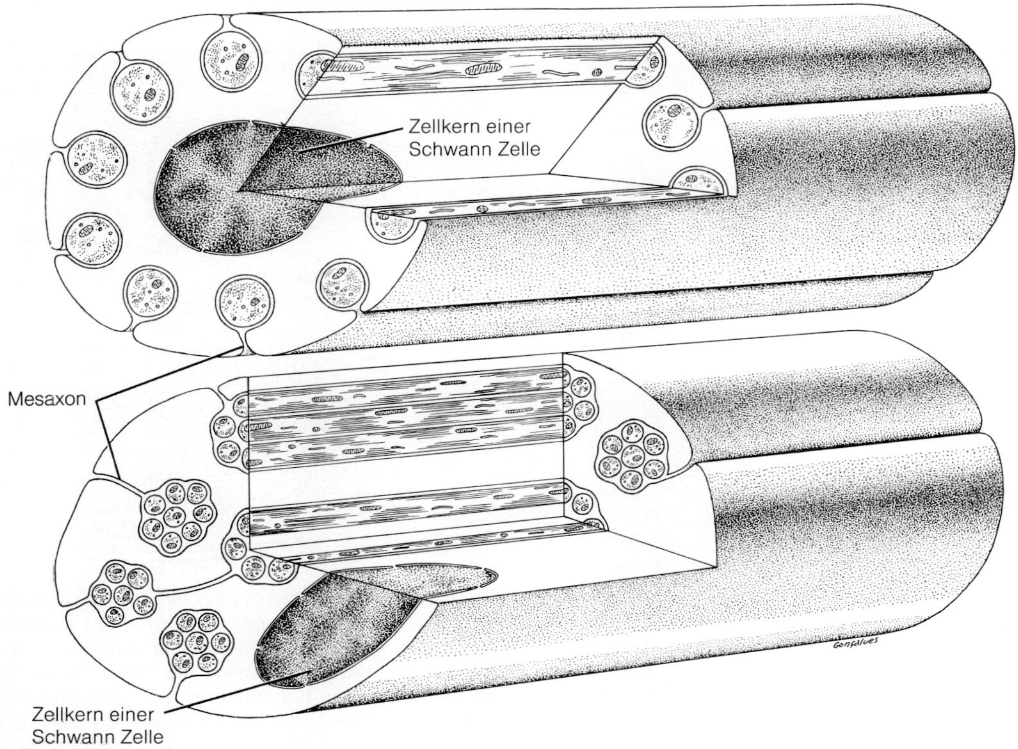

**Abb. 12.22. Marklose Nervenfasern. *Oben*** Bei dem häufigsten Typ hat jedes Axon sein eigenes Mesaxon. ***Unten*** Außerdem können viele sehr dünne Axone gebündelt in eine Schwann-Zelle invaginiert sein. In diesem Fall haben mehrere Axone ein gemeinsames Mesaxon

**Schmidt-Lanterman-Einkerbungen** (Abb. 12.20) reichen von der Außenseite der Myelinscheide bis zur Innenseite, wobei die Richtung der Einkerbungen unterschiedlich sein kann. Tatsächlich handelt es sich aber nicht um „Einkerbungen" – dies sieht nur lichtmikroskopisch so aus –, sondern um Gebiete, in denen während der Entwicklung der Markscheide zwischen den Lamellen Zytoplasma verblieben ist; dadurch sind die zytoplasmatischen Oberflächen der Zellmembranen nicht miteinander verschmolzen. Schmidt-Lanterman-Einkerbungen stellen also mit Zytoplasma gefüllte Erweiterungen zwischen den Markschichten dar.

*Unterschiede zwischen Axonhüllen markhaltiger Nervenfasern im peripheren Nervensystem und im ZNS*

Bei prinzipiell gleicher Bauweise umhüllt
– im peripheren Nervensystem 1 Schwann-Zelle jeweils nur 1 Axon,
– im ZNS 1 Oligodendrozyt jeweils mehrere Axone.
Die Markscheide wird dort von den Fortsätzen der Oligodendrozyten gebildet (Abb. 12.21). Dementsprechend fehlen an der Oberfläche der Axonscheide von Nervenfasern im ZNS Zytoplasmasäume mit Zellkernen.
Markscheiden im ZNS haben keine Schmidt-Lanterman-Einkerbungen, wohl aber Ranvier-Schnürringe, die häufig von Astrozytenfortsätzen überdeckt werden.

**Marklose Nervenfasern (Abb. 12.22)**

Weder im ZNS noch im peripheren Nervensystem sind alle Axone von Myelin umhüllt. Aber auch dann, wenn Myelinscheiden fehlen, können sie im peripheren Nervensystem von Schwann-Zellen umfaßt sein. Die Axone liegen dann – einzeln oder zu mehreren – in einfachen Einstülpungen der Hüllzellen, deren Membranen ein Mesaxon, aber keine Wicklungen bilden. Eine Hüllzelle kann mehrere Einsenkungen mit Axonen haben.
Marklosen Nervenfasern fehlen Ranvier-Schnürringe, da die Schwann Zellen so aneinander stoßen, daß sie eine zusammenhängende Scheide bilden. Jedoch dort, wo im Verlauf markloser Nervenfasern Axone Synapsen (en distance) bilden, treten die Hüllzellen zurück und lassen die Axonoberfläche frei (Abb. 12.23).

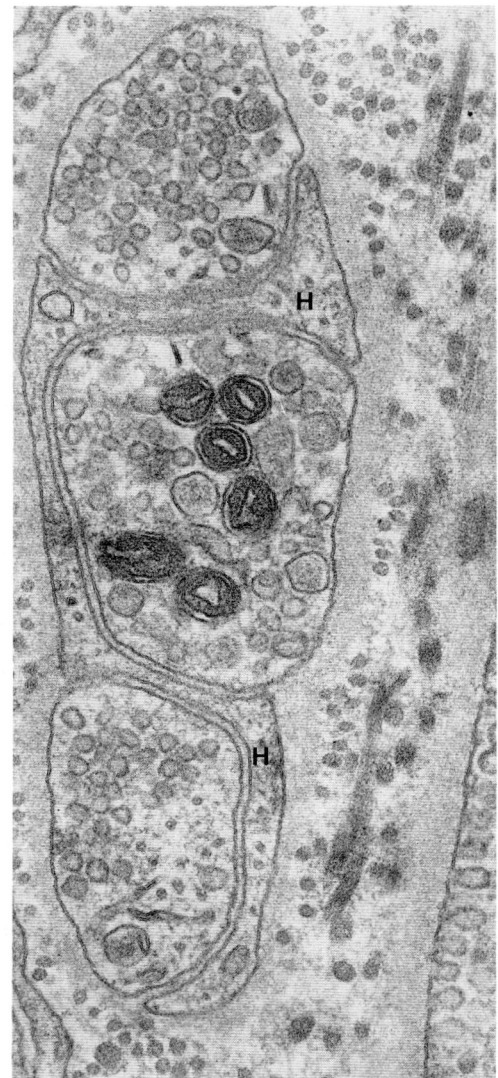

**Abb. 12.23.** Marklose Nervenfasern an der Wand einer Arteriole im Kniegelenk einer Katze. Im Bereich der Synapsen treten die Hüllzellen *(H)* zurück. Zu beachten sind die synaptischen Bläschen. Vergr. 100.000fach (Aufnahme: Neiss W.)

**Markfreie Nervenfasern**

Im ZNS treten auch markfreie Axone auf, d.h. Axone, denen eine Oligodendrozytenscheide fehlt. Sie verlaufen frei, nur stellenweise von Astrozytenfortsätzen umfaßt, zwischen anderen Nervenzellen und Gliafortsätzen.

## Histophysiologie

### Markhaltige Nervenfasern

Markhaltige Nervenfasern sind durch eine Markscheide isoliert. Durch das Myelin ist der Membranwiderstand stark erhöht. Dadurch kann es nur an den Ranvier-Schnürringen zur Depolarisation kommen. Dies führt dazu, daß der Impuls von einem Ranvier-Schnürring zum anderen springt. Dieser Typ der Erregungsleitung wird als *saltatorische Erregungsleitung* bezeichnet (Abb. 12.24). Sie ist schneller als die kontinuierliche Erregungsleitung der marklosen Nerven. Da sich die Membranpermeabilität der markhaltigen Nervenfasern nur an den Ranvier-Schnürringen verändert, ist die saltatorische Erregungsleitung weniger energieaufwendig als die kontinuierliche.

**Klinischer Hinweis**. Die Erregungsleitung kann durch Kälte, Hitze oder Druck auf die Nervenfaser unterbrochen werden. Stärkere Effekte werden durch örtliche Betäubungsmittel erreicht, die die Leitfähigkeit des Natriumsystems blockieren.

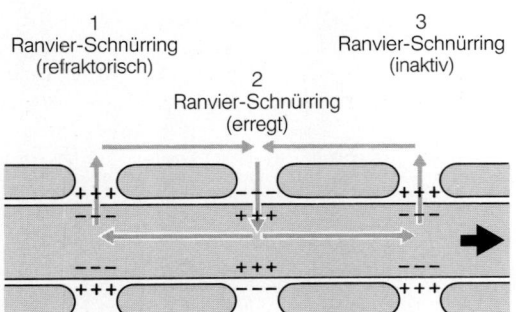

1
Ranvier-Schnürring
(refraktorisch)

3
Ranvier-Schnürring
(inaktiv)

2
Ranvier-Schnürring
(erregt)

**Abb. 12.24.** Saltatorische Erregungsleitung einer markhaltigen Nervenfaser. Wird ein Ranvier-Schnürring depolarisiert (*2*), diffundiert Natrium im Axon nach beiden Seiten. Wegen der guten Isolierungseigenschaften des Myelins kann ein Ladungsaustausch mit der Umgebung nur an den Ranvier-Schnürringen erfolgen; das Internodium wird übersprungen (saltatorische Erregungsleitung). An dem nächsten Schnürring (*3*) entwickelt sich ein neues Aktionspotential, das sehr schnell nach distal weitergeleitet wird. Nach Ablauf der Erregung bleibt der Ranvier-Schnürring (*1*) für kurze Zeit unerregbar (refraktär). Es kommt sogar durch das Überdauern des $K^+$-Stroms zu einer Polarisationsverstärkung mit der Neigung zur Hyperpolarisation. Dadurch wird eine rückläufige Ausbreitung des Aktionspotentials verhindert und eine vorwärtsgerichtete Erregungsausbreitung erreicht (*dicker Pfeil* im Zentrum der Faser)

### Marklose Nervenfasern

In markfreien Nervenfasern wird die Erregung wegen der kontinuierlich fortschreitenden Änderung der Membranpermeabilität wie eine sich ausbreitende Welle fortgeleitet (Abb. 12.25). Hinter der Welle bewirkt die überdauernde hohe Membrandurchlässigkeit für $K^+$ eine gerichtete Vorwärtsbewegung der Erregung.

### Leitungsgeschwindigkeit

Die Leitungsgeschwindigkeit einer Nervenfaser wird wesentlich vom Durchmesser des Axons und der Myelinscheide beeinflußt. Da-

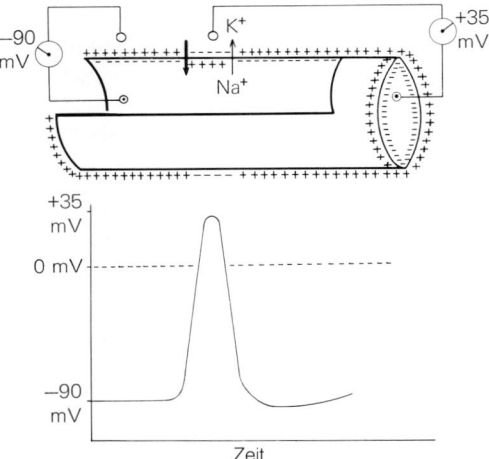

**Abb. 12.25.** Erregungsleitung einer marklosen Nervenfaser. Die Ableitungen erfolgen durch Elektroden, von denen sich eine innerhalb des Axons und eine andere an der Oberfläche des Axolemms befindet. Im ruhenden Axon besteht zwischen dem Inneren des Axons und der äußeren Oberfläche seiner Membran eine Differenz von − 90 mV (Ruhepotential). Während der Erregung kommt es zu einem erhöhten $Na^+$-Einwärtsstrom *(dicker Pfeil)* und $K^+$-Auswärtsstrom *(dünner Pfeil)*. Der $Na^+$-Strom ist größer als der $K^+$-Strom. Die Folge ist ein Wechsel der Membranpolarität. Die innere Oberfläche wird relativ positiv. Das Ruhepotential wird durch ein Aktionspotential ersetzt, das in diesem Beispiel + 35 mV beträgt. Bei der Erregungsleitung kommt es in marklosen Nervenfasern zu einer wellenförmigen Veränderung der Membranpermeabilität, die schließlich am Axonende für die Freisetzung eines Transmitters sorgt. Die Kurve zeigt schematisch, was ein Kathodenstrahloszillograph während der Passage des Impulses durch ein kleines Segment der Nervenfaser registriert

bei gilt, daß die Geschwindigkeit der axonalen Erregungsleitung um so größer ist, je größer der Durchmesser des Axons und je dicker die Markscheide ist.

Nach Leitungsgeschwindigkeit und Durchmesser werden 3 Gruppen von Nervenfasern unterschieden:
– **A-Fasern**,
– **B-Fasern**,
– **C-Fasern**.

**A-Fasern** sind markhaltig, haben große Durchmesser und lange Internodien; sie leiten Erregungen mit hoher Geschwindigkeit (15 – 120 m/s). Die weitere Unterteilung der A-Fasern ist in Tabelle 12.2 angegeben.

**B-Fasern** haben geringere Durchmesser, kürzere Internodien und eine mittlere Leitungsgeschwindigkeit von 3–15 m/s.

**C-Fasern** sind dünn und marklos mit langsamer Leitungsgeschwindigkeit (0,5–2 m/s). Es handelt sich v. a. um postganglionäre vegetative Nervenfasern sowie Hautafferenzen für Schmerz.

### Degeneration und Regeneration

Eine Nervenzelle geht zugrunde, wenn ihr Perikaryon oder der proximalste Teil ihres Axons beschädigt ist.

**Hinweis.** Der Untergang einer Nervenzelle kann sich auf eine folgende Nervenzelle auswirken, wenn die folgende Nervenzelle *nur* von der untergegangenen Nervenzelle innerviert wird. Es kommt dann zu einer transneuronalen Degeneration, die sich bis ins 3. Glied einer Neuronenkette fortsetzen kann.

Eine Nervenzelle überlebt, wenn der Schaden lediglich den distalen Bereich des Axons betrifft. Dann kommt es zu reparativen Vorgängen, die im peripheren Nervensystem mit einer Neubildung des geschädigten distalen Abschnitts der Nervenfaser verbunden sein können.

Besonders deutlich sind die degenerativen und reparativen Vorgänge **nach Schnittverletzungen**. Dabei treten Veränderungen auf (Abb. 12.26):
– **proximal der Verletzungsstelle**
  • *traumatische Degeneration des Axonstumpfs*,
  • *Auswachsen von Sprossen aus einem Wachstumskolben* (im peripheren Nervensystem),
– im **Perikaryon** (s. unten),
– **distal der Verletzungsstelle**
  • *absteigende Waller-Degeneration*,
  • *Ausbildung von Büngner-Bändern* (im peripheren Nervensystem),
  • *Einwachsen von neugebildeten Axonsprossen in die Büngner-Bänder*.

**Traumatische Degeneration und Auswachsen von Sprossen aus dem Axonstumpf.** Innerhalb der ersten Tage nach Durchtrennung einer Nervenfaser stirbt im proximalen Stumpf das äußerste Ende des Axons ab (mit einer Demarkierung am nächsten Schnürring). Proximal der Demarkierung schwillt das Axon durch Anstau von Zellmaterial an, das mit dem axoplasmatischen Fluß antransportiert wird; es entwickelt sich ein Wachstumskolben.

**Tabelle 12.2.** Nervenfasergruppierungen nach Größenverhältnissen [Nach: Schiebler TH, Schmidt W (1983) Lehrbuch der gesamten Anatomie, 3. Aufl. Springer, Berlin Heidelberg New York Tokyo]

| Gruppe | Nervenfaserquerschnitt | Leitungsgeschwindigkeit bei Warmblütern (m/s) | Beispiele |
|--------|------------------------|-----------------------------------------------|-----------|
| Markhaltige Nervenfasern | | | |
| A α | 10 –20 μm | 60 –120 | Efferenzen zu extrafusalen Muskelfasern, Afferenzen aus Muskelspindeln |
| A β | 7 –15 μm | 40 – 90 | Afferenzen aus der Haut (Berührungsempfindung) |
| A γ | 4 – 8 μm | 30 – 45 | Efferenzen zu intrafusalen Muskelfasern und Muskelspindeln |
| A δ | 3 – 5 μm | 5 – 25 | Afferenzen aus der Haut (Wärme-, Kälte-, Schmerzleitung) |
| B | 1 – 3 μm | 3 – 15 | Präganglionäre vegetative Nervenfasern |
| Marklose Nervenfasern | | | |
| C | 0,3– 1 μm | 0,5– 2 | Postganglionäre vegetative Nervenfasern sowie Hautafferenzen für Schmerz |

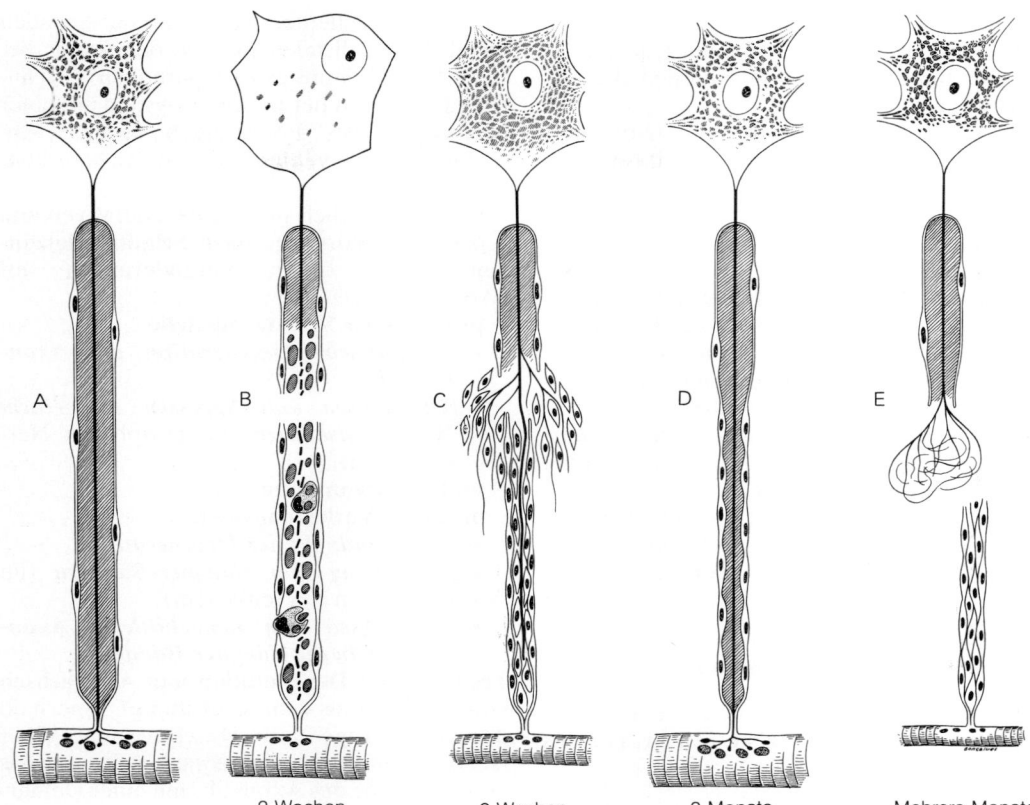

A        B        C        D        E

2 Wochen      3 Wochen      3 Monate      Mehrere Monate

**Abb. 12.26 A–E.** Schematische Darstellung der wichtigsten Veränderungen nach Durchtrennung einer Nervenfaser. *a* Normale Nervenfaser mit ihrem Perikaryon und der Effektorzelle (Skelettmuskel). Im Perikaryon liegt der Zellkern zentral, und es ist reichlich Nissl-Substanz vorhanden. *b* Nach Schädigung der Nervenfaser wandert der Zellkern in die Peripherie des Perikaryon, und die Menge der Nissl-Substanz nimmt stark ab. Das distale Ende der geschädigten Nervenfasern einschließlich der Markscheide degeneriert. Die Reste werden von Makrophagen abgebaut. *c* Die Muskelfaser zeigt eine auffällige Inaktivitätsatrophie. Schwann-Zellen proliferieren und bilden einen kompakten Strang (Büngener-Band), in den das auswachsende Axon eindringt; Wachstumsgeschwindigkeit etwa 0,5–3 mm/Tag. *d* Dargestellt ist eine erfolgreiche Nervenfaserregeneration. In diesem Fall regeneriert auch die Muskelfaser, die nun wieder Nervenimpulse erhält. *e* Dringen die auswachsenden Axonenden nicht in die Büngener-Bänder ein, ist ihr Wachstum unorganisiert, und es können Amputationsneurome entstehen. [Neugezeichnet und wiedergegeben mit Erlaubnis von Willis RA, Willis AT (1972) The principles of pathology and bacteriology, 3rd edn. Butterworth]

In der Umgebung der Durchtrennung können, nachdem Schwann-Zellen und Makrophagen die Zelltrümmer durch Phagozytose abgeräumt haben, zystische Defekte oder auch Bindegewebenarben (im peripheren Nervensystem) oder Glianarben (im ZNS) entstehen.
In der Folgezeit wachsen im peripheren Nervensystem aus dem Wachstumskolben viele feine Sprossen aus, um möglichst Verbindung mit den Resten des ehemaligen distalen Endes der Nervenfaser zu bekommen (s. unten). Im ZNS können bei lokalen Systemen Kollateralen des proximalen Endes des geschädigten Neurons die Funktion des zugrundegegangenen distalen Abschnitts übernehmen. Sie können dabei die durch den Untergang des Axonendes freigewordenen Synapsenplätze einnehmen.
Auf das Wachstum der Sprossen nehmen zahlreiche wachstumsfördernde Faktoren Einfluß (s. unten), die von der Umgebung gebildet werden.
**Reparationsvorgänge im Perikaryon.** Parallel mit den Veränderungen am Axonstumpf reagiert das Perikaryon durch *retrograde Veränderungen*. Es kommt zu einer *"primären Rei-*

*zung"*, die als Steigerung der zellulären Aktivität zur Schadensbehebung (und nicht als Degeneration) aufzufassen ist.

Folgende Veränderungen – teilweise parallel zueinander, teilweise in zeitlicher Abfolge – werden beobachtet:

- *Chromatolyse*, d. h. Auflösung der strukturellen Organisation der Nissl-Schollen; gleichzeitig nehmen die Ribosomen und damit die RNA zu; färberisch-histologisch verstärkt sich dadurch die zytoplasmatische Basophilie;
- *weitere strukturelle und metabolische Veränderungen* im Zytoplasma (Anstieg des Glukoseverbrauchs, Zunahme der Zytoskelettproteine, Abnahme der Proteine für die synaptische Transmission);
- *Verlagerung des Zellkerns* an die Peripherie des Perikaryons;
- *Volumenzunahme des Perikaryons* bei gleichzeitiger Reduktion der Dendritenäste und von Synapsen;
- *Vermehrung der Mikroglia* und *Hypertrophie der Astrozyten* um das Perikaryon; dies ist mit einer Isolierung und Deafferentierung des geschädigten Neurons verbunden;
- *Restrukturierung und Zunahme der Nissl-Substanz*;
- *Rückverlagerung des Zellkerns* in die Mitte des Perikaryons.

Frühe Veränderungen werden etwa 3 Tage nach der Schädigung des peripheren Anteils der Nervenfaser sichtbar; sie erreichen ihren Höhepunkt nach 2–3 Wochen und können mehrere Monate andauern.

**Absteigende Waller-Degeneration**. Sie betrifft das distale Ende der Nervenfaser jenseits der Beschädigung, und zwar in gleicher Weise Axon und Axonhülle.

Die Veränderungen beginnen innerhalb des 1. Tages mit einer Schwellung des Axons im Schnittbereich, die durch die Ansammlung von retrograd transportiertem Material entsteht. Gleichzeitig kommt es zu einer Abnahme der synaptischen Bläschen, einem Zerfall der Mitochondrien, einer Vermehrung der Neurofilamente, die als ringförmige Strukturen deutlich hervortreten, und zu einer Verdichtung des Axoplasmas. In den folgenden Tagen wird dann ein Zerfall von Axon *(Axolyse)* und des Myelins *(Myelinolyse)* eingeleitet; es treten sog. Myelinballen auf, die osmiophil sind *(Marchi-Stadium)* und später zu Neutralfetten umgebaut werden (anfärbbar mit Scharlachrot, *Scharlachrotstadium*). Dies bedeutet, daß sich

die Markscheide in zahlreiche Fragmente auflöst. Für die Regeneration ist wichtig, daß die Schwann-Zellen und die Basalmembran der Markscheide als Leitschiene erhalten bleiben.

**Regeneration**. Voraussetzung ist ein gerichtetes Wachstum von Sprossen des proximalen Axonstumpfes. Erreicht wird dies durch

- *Proliferation der Schwann-Zellen* des distalen Bereiches der Nervenfaser; es bilden sich geschlossene Zellsäulen (Büngner-Bänder) mit zusammenhängender Basalmembran,
- *Wachstumsfaktoren*, die von den Effektorzellen auch von Schwann-Zellen (NGF = nerve growth factor) sowie von den umgebenden Bindegewebezellen (FGF = fibroblast growth factor) freigesetzt werden und für die die Axonfortsätze Rezeptoren haben,
- *Laminin* (S. 107), das von den Schwann-Zellen gebildet wird und das für die auswachsenden Axonsprossen einen Leitschieneneffekt hat.

Von den zahlreichen Sprossen des Wachstumskolbens (50 und mehr) muß für ein befriedigendes Regenerationsergebnis wenigstens einer das zugehörige Büngner-Band erreichen und dort einwachsen. Die Sprossen, die keinen Anschluß an ein Büngner-Band finden, atrophieren.

Durch weiteres Wachstum (innerhalb des Büngner-Bandes 1–5 mm/Tag) erreicht schließlich (evtl. nach Monaten) der Fortsatz seinen Effektor.

Der *Erfolg einer Regeneration* hängt von verschiedenen Umständen ab, v. a. davon, daß

- der Abstand zwischen proximalem Segment und dem folgenden Abschnitt von den aussprossenden Fortsätzen überbrückt werden kann,
- die Sprossen das zugehörige ehemalige Nervenfaserbündel erreichen, das jetzt aus Schwann-Zellen und Basalmembran besteht. Dadurch wird die korrekte Reinnervation des Zielgebietes ermöglicht,
- die Schädigungen des Effektors, zu denen es durch die fehlende Innervation gekommen ist (z. B. Inaktivitätsatrophie eines Muskels, S. 100), reversibel sind.

**Klinischer Hinweis**. Um das Einwachsen der Nervenfasern in die distalen Zellsäulen zu erleichtern, können „Nervennähte" angelegt werden, bei denen die Perineuralscheiden (s. unten) der proximalen und distalen Stümpfe verbunden werden.

*Mißerfolge der Regeneration* können eintreten, wenn

– zwischen proximalem und distalem Stumpf eine unüberwindbare Bindegewebeverdichtung (Narbe) entsteht. Dann können die auswachsenden Nervenfasern eine schmerzhafte, aufgetriebene Masse bilden – als *Neurom* bezeichnet. Gleiches kommt vor, wenn z.B. nach einer Amputation das distale Segment vollständig fehlt;

– Nervenfasern falscher Qualität in ein Büngner-Band einwachsen, z.B. wenn bei Verletzung gemischter Nerven (s. unten) sensorische Fasern in eine Zellsäule gelangen, die zu einer motorischen Endplatte führt.

## 12.2.9  Nerven

Nerven werden nur im peripheren Nervensystem angetroffen. Sie bestehen aus Nervenfaserbündeln, die durch Bindegewebe zusammengehalten werden (Abb. 12.27 und 12.28).

In Nerven überwiegen in der Regel Nervenfasern mit Markscheide; deswegen sehen Nerven makroskopisch weißlich aus. Jedoch führen Nerven auch immer einzelne marklose Nervenfasern, die gelegentlich überwiegen können (z.B. R. communicans vegetativer Ganglien, S. 721).

Folgende Bindegewebescheiden umhüllen Nerven:
– **Epineurium**,
– **Perineurium**,
– **Endoneurium**.

**Epineurium.** Es besteht aus dichtem Bindegewebe, das den Nerv als Ganzes umfaßt. Vom Epineurium dringen gefäßführende Bindegewebesepten zwischen die Nervenfaserbündel.

**Perineurium.** Das Perineurium bildet eine Perineuralscheide, die wie eine Muffe jedes Nervenfaserbündel umhüllt. Die Perineuralscheide ist mehrschichtig und besteht aus epithelartig angeordneten Zellen, die auf das subdurale Neurothel der weichen Hirnhäute zurückgehen. *Perineurale Zellen* sind untereinander durch Tight junctions verbunden und bilden für die meisten Makromoleküle eine Diffusionsbarriere. Zwischen den Perineurallamellen liegen Kollagenfasern, die spiralförmig verlaufen und dadurch eine gewisse Dehnung der Nerven zulassen. Außerdem kommen elastische Fasern vor.

**Endoneurium.** In der Perineuralscheide liegen Bündel von Nervenfasern mit ihren Schwann-Zellen sowie lockeres Bindegewebe, Endoneurium, das jede einzelne Nervenfaser umgibt.

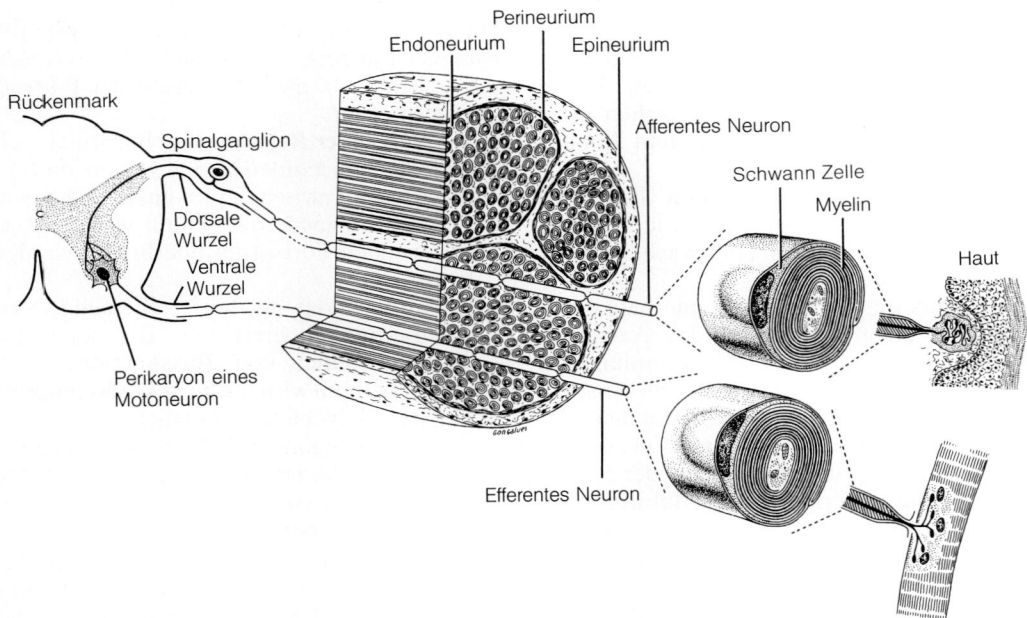

**Abb. 12.27.** Schematische Darstellung eines Nervs mit afferenten und efferenten Fasern. Die afferenten Neurone werden durch Hautrezeptoren erregt, die efferenten Fasern innervieren einen quergestreiften Skelettmuskel. [Umgezeichnet und wiedergegeben mit Erlaubnis von Ham AW (1969) Histology, 6th edn. Lippincott]

Außerdem führt das Endoneurium sehr zarte retikuläre Fasern, die die einzelnen Nervenfasern unvollständig umhüllen; sie bilden zusammen mit der Basalmembran der Schwann-Zellen die Endoneuralscheide. Der Endoneuralraum, der von der Perineuralschei-de umgrenzt wird, enthält eine Flüssigkeit mit einer geringen, nach distal gerichteten Strömung. Das Endoneurium führt Blutkapillaren sowie Mastzellen und Histiozyten.

**Histophysiologie.** Nerven verbinden das ZNS mit der Peripherie. Sie enthalten afferente und efferente

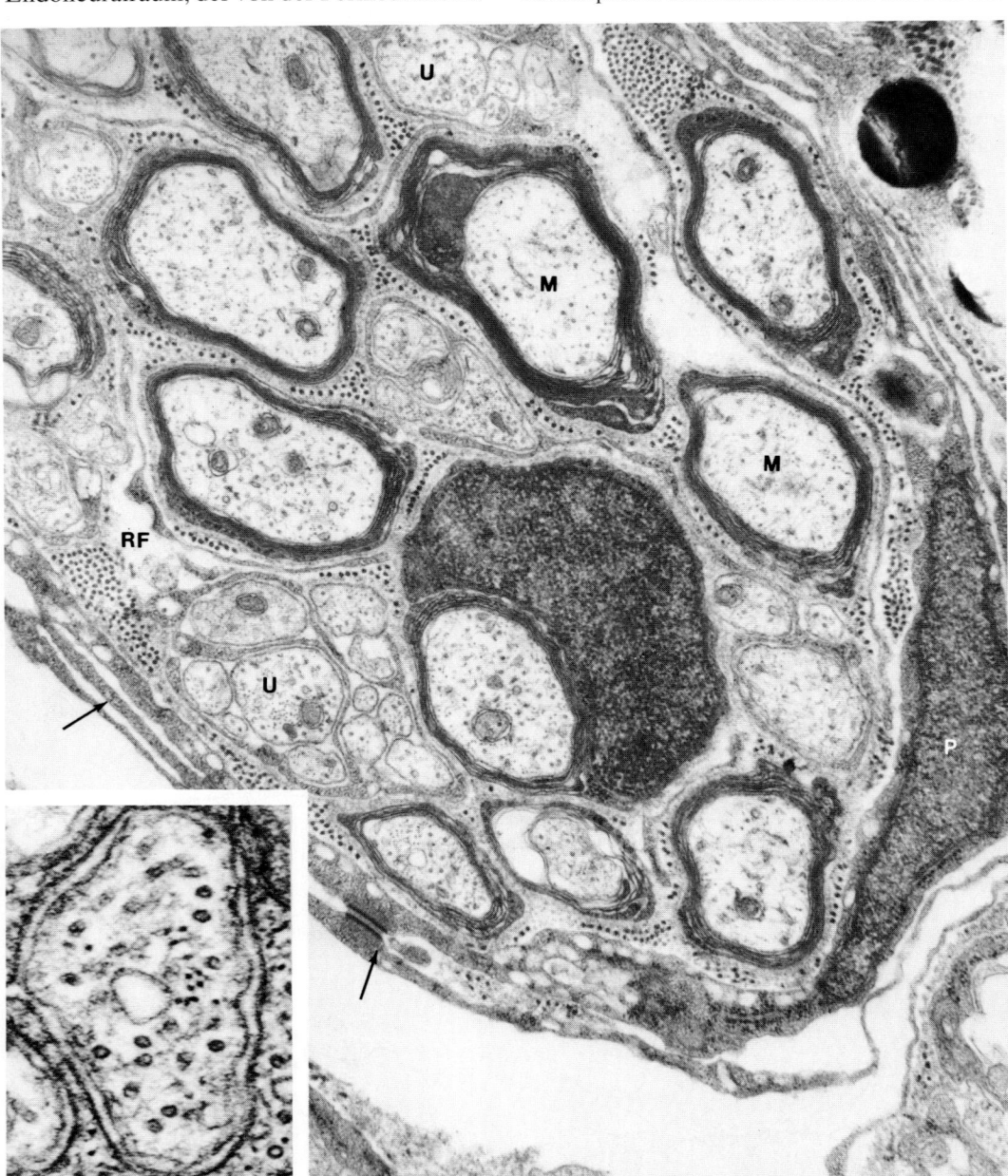

**Abb. 12.28.** Elektronenmikroskopische Aufnahme eines peripheren Nervs mit markhaltigen *(M)* und marklosen *(U)* Nervenfasern. Umgeben werden die Nervenfasern von retikulären Fasern *(RF)* des Endoneuriums. *P* Zellkern einer perineuralen Zelle. Die Pfeile weisen auf Ausläufer perineuraler Zellen. Nahe der Mitte der Abbildung liegt ein Schwann-Zellkern. Vergr. 30.000 fach. *Insert* Ausschnitt aus einem Axon mit zahlreichen Neurofilamenten und Neurotubuli. Vergr. 60.000 fach

Fasern. Die afferenten Fasern bringen die Informationen aus der Peripherie zu den nervösen Zentralorganen (Rückenmark und Gehirn), die efferenten Fasern leiten Erregungen vom ZNS zu den Effektoren (z. B. Muskeln, Drüsen), die dadurch unter den Einfluß des ZNS kommen.

Nach ihrer *Zugehörigkeit* zu den beiden großen Anteilen des Nervensystems (S. 694) lassen sich unterscheiden:
– **somatische Nerven,**
– **vegetative Nerven.**
Nach der *Qualität* kommen vor:
– **sensorische** bzw. **sensible Nerven**, die afferent leiten,
– **motorische Nerven**, die efferent leiten,
– **gemischte Nerven**, die sensorische bzw. sensible *und* motorische Fasern enthalten und dadurch sowohl afferent als auch efferent leiten. Außerdem können gemischte Nerven vegetative Nervenfasern enthalten. Die meisten Nerven sind gemischt.

**Hinweis**. Die Unterscheidung zwischen sensorischer Qualität (Leitung höherer Sinnesempfindungen) und sensiblen Nerven (für übliche Sinnesempfindungen) ist von der Sache überholt. Deswegen wird im angloamerikanischen Schrifttum nur von „sensorisch" gesprochen.

## 12.3 Neuroglia

Etwa die Hälfte des Gesamtvolumens des ZNS wird von Zellen eingenommen, die schwerer erregbar sind als Nervenzellen. Unter diesen überwiegen bei weitem die Gliazellen, die in ihrer Gesamtheit als Neuroglia bezeichnet werden. Die verbleibenden Zellen sind anderer Art, z. B. Gefäßzellen. Gliazellen sind in der Regel viel kleiner und zahlreicher als Nervenzellen: Schätzungsweise kommen auf jede Nervenzelle 10 Gliazellen.

Gliazellen kommen aber auch im peripheren Nervensystem vor, dort werden sie als periphere Glia bezeichnet. Es handelt sich um Schwann-Zellen (Lemnozyten, S. 266) und um Hüllzellen in Ganglien (S. 716) und in Nervenendkörperchen (S. 647).

Gemeinsames Kennzeichen aller Gliazellen ist, daß sie zeitlebens ihre Teilungsfähigkeit behalten. Ausgenutzt wird diese Eigenschaft unter normalen Umständen allerdings nur, um ihren Bestand aufrechtzuerhalten.

Im ZNS lassen sich folgende Gliazellen unterscheiden (Abb. 12.29):

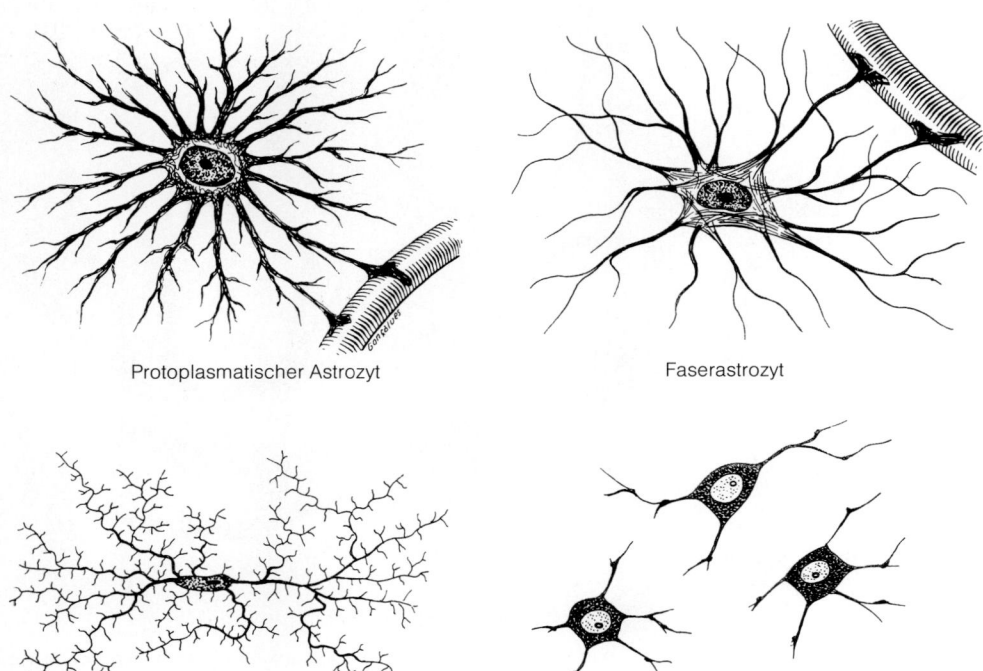

Protoplasmatischer Astrozyt        Faserastrozyt

Mikroglia        Oligodendrozyten

**Abb. 12.29.** Schematische Zeichnungen von Neuroglia nach Metallsalzimprägnierung. Astrozyten treten mit Endfüßchen an Kapillaren heran

– **Astrozyten**,
– **Oligodendrozyten**,
– **Mikroglia**,
– **Ependymzellen**.

Astrozyten und Oligodendrozyten werden auch unter der Bezeichnung Makroglia zusammengefaßt.

**Methodischer Hinweis.** Da Gliazellen durchschnittlich sehr klein sind und außerdem viele Fortsätze besitzen, die von Nervenfortsätzen unterschieden werden müssen, sind zu ihrer Darstellung spezielle Methoden erforderlich. Bewährt haben sich v. a. Silber- und Goldimprägnationen, und zur spezifischen Sichtbarmachung von Astrozyten der immunhistochemische Nachweis von „glial fibrillary acidic protein" (GFAP, s. unten).

### 12.3.1 Astrozyten

Astrozyten sind die größten Zellen der Neuroglia. Sie besitzen zahlreiche lange Fortsätze, die sich verzweigen (Abb. 12.29). Der Zellkern ist rund, hell und liegt zentral. Charakteristisch sind ferner zytoplasmatische Mikrofilamente (Durchmesser 5–10 nm), die sich zu Fibrillen zusammenlegen und über ein immunhistochemisch nachweisbares saures Protein (GFAP = glial fibrillary acidic protein) verfügen.
Ferner ist charakteristisch, daß verbreiterte Enden von Astrozytenfortsätzen als „*Gefäßfüße*" Kapillaroberflächen evtl. mehrschichtig bedecken. Sie bilden eine Membrana limitans gliae perivascularis. Astrozytenfortsätze erreichen aber auch die Oberfläche von Gehirn und Rückenmark; dort fügen sich ihre „Füße" zu einer *Membrana limitans gliae superficialis* zusammen, die das Bindegewebe der Pia mater (S. 717, Gehirnhäute) von den Nervenzellen trennt. Sie legen sich dort der Basalmembran an, die als Abkömmling des embryonalen Nervensystems Gehirn und Rückenmark umgibt.

**Histophysiologischer Hinweis.** Durch die Gliagrenzmembranen wird in Gehirn und Rückenmark ein eigenständiger Raum geschaffen, dessen Ionenmilieu optimal der Funktion der Nervenzellen angepaßt ist.

Ferner treten Fortsätze von Astrozyten an die Oberfläche der Nervenzellen sowie v. a. an Synapsen und an Ranvier-Schnürringe heran. Außerdem bedecken sie oft Bündel markloser Axone, dadurch können sie eine Diffusionsbarriere bilden. Untereinander stehen Astrozyten durch Gap junctions in Verbindung.
Astrozyten sind keine einheitliche Population. Zu unterscheiden sind (Abb. 12.29)

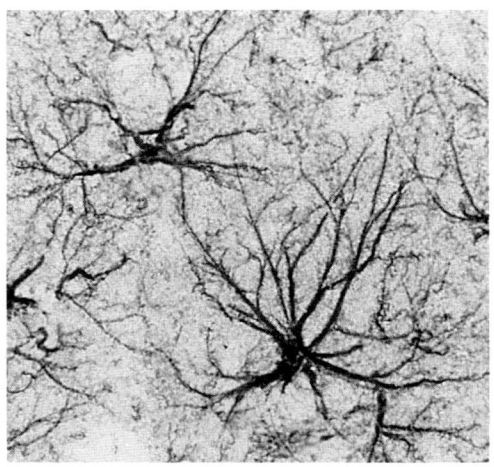

**Abb. 12.30.** Astrozyten aus dem Hippocampus der Ratte, dargestellt mit der immunhistochemischen Reaktion für GFAP (gial fibrillary acidic protein). Vergr. 200fach. (Präparat und Aufnahme Kugler P.)

– **protoplasmatische Astrozyten** und
– **Faserastrozyten**.

**Protoplasmatische Astrozyten** kommen in der grauen (nervenzellreichen) Substanz von Gehirn und Rückenmark vor (S. 695). Ihr Zellkörper ist vielgestaltig und hat einen Durchmesser von etwa 15–25 µm. Alle Zellorganellen sind vorhanden, jedoch in geringer Zahl. Außerdem kommen Fibrillen vor. Die Fortsätze der protoplasmatischen Astrozyten sind reich verzweigt, relativ dick und kürzer als die der Faserastrozyten.

**Faserastrozyten** (Abb. 12.30) treten in der weißen Substanz des ZNS auf (S. 695). Ihr Zelleib hat einen Durchmesser von 10–12 µm. Sie fallen v. a. durch lange, dünne, glatte, nur wenig verzweigte Fortsätze auf. Faserastrozyten sind fibrillenreich (faserreiche Astrozyten), und man schreibt ihnen daher auch mechanische Aufgaben zu, z. B. Septenbildung, Versteifungen.

**Hinweis.** Eine besondere Form der Astrozyten kommt als Bergmann-Glia (radiäre Glia) in der Kleinhirnrinde vor (S. 705).

### 12.3.2 Oligodendrozyten

Oligodendrozyten (Durchmesser des Zelleibs 6–8 µm) sind viel kleiner, und ihre Fortsätze sind weniger zahlreich und kürzer als die der Astrozyten (Abb. 12.29).

**Hinweis**. Phylogenetisch gesehen sind Oligodendrozyten um so zahlreicher, je komplizierter ein Nervensystem gebaut ist. Dementsprechend hat das Nervengewebe des Menschen die relativ meisten Oligodendrozyten pro Nervenzelle.

Oligodendrozyten kommen sowohl in der grauen als auch in der weißen Substanz vor. In der grauen Substanz liegen sie hauptsächlich den Perikarya der Nervenzellen an. In der weißen Substanz bilden sie parallel zu markhaltigen Nervenfasern verlaufende Reihen. Dies hängt damit zusammen, daß die Markscheiden im ZNS aus den Fortsätzen der Oligodendrozyten hervorgegangen sind (S. 271). Ein einzelner Oligodendrozyt kann 10–50 internodale Segmente myelinisieren. Oligodendrozyten entsprechen den Schwann Zellen peripherer Nerven.

Das Zytoplasma der Oligodendrozyten ist relativ elektronendicht und weist viele Mitochondrien, Ribosomen und Mikrotubuli auf. Die Kerne der Oligodendrozyten sind rund, relativ groß und heterochromatinreich; dadurch färben sie sich dunkel. In der Gewebekultur zeigen Oligodendrozyten intensive, offenbar einer bestimmten Rhythmik folgende Bewegungen.

## 12.3.3 Mikroglia

Mikroglia kommt sowohl in der weißen als auch in der grauen Substanz vor. Ihre Zellkörper sind schmal, dicht und langgestreckt. Im Zytoplasma kommen v. a. zahlreiche lysosomale Strukturen vor. Ihre Zellkerne sind länglich und haben dichtes Chromatin.

**Differentialdiagnostischer Hinweis**. Da die anderen Gliazellen kugelförmige Kerne haben, kann Mikroglia an den länglichen, dunklen Zellkernen relativ einfach erkannt werden. Außerdem sind sie die kleinsten Gliazellen.

Mikrogliazellen haben kurze Fortsätze mit zahlreichen, kleinen, dornenförmigen Ausstülpungen (Abb. 12.29).

**Hinweis**. Lichtmikroskopisch werden mit speziellen Silberfärbungen viele Mikrogliazellen gefunden, elektronenmikroskopisch dagegen nur sehr wenige. Es scheint, als ob die vielen Mikrogliazellen der Lichtmikroskopie in Wirklichkeit Oligodendrozyten oder unreife Glioblasten sind.

Noch offen ist die Herkunft der Mikroglia. Einige Autoren halten sie für umgewandelte Blutmonozyten – wegen deren Herkunft aus dem Mesenchym (S. 140) wird auch von Meso-glia statt von Mikroglia gesprochen –, andere leiten sie vom Neuroektoderm der Neuralleiste ab. Typisch für die Mikroglia ist ihre Lage in Gefäßnähe, ihre amöboide Beweglichkeit und ihre Fähigkeit zur Phagozytose. Außerdem scheinen sie in der Lage zu sein, sich in Makrophagen zu verwandeln.

## 12.3.4 Ependymzellen

Ependymzellen begrenzen die Hohlräume von Gehirn und Rückenmark. Ihre Form wechselt regional zwischen flach und hochprismatisch. An ihrer Oberfläche tragen sie häufig Kinozilien, seitlich sind sie durch permeable Desmosomen und Nexus miteinander verbunden. Während die Ependymzellen apikal von Liquor cerebrospinalis bespült werden, tragen sie basal unterschiedlich lange Fortsätze, die sich zwischen die Nervenzellen schieben können. Eine Basalmembran besteht nicht. Ependymzellen bilden eine wichtige, großenteils durchlässige Schranke zwischen innerem Liquorraum des ZNS und Nervengewebe (S. 714). Besondere Formen von Ependymzellen sind

– **Zellen der Plexus choroidei** und

– **Tanyzyten**.

**Plexus choroidei** gehören zu den transportierenden Epithelien (S. 118); sie bilden den Liquor cerebrospinalis (S. 715). Plexuszellen tragen apikal lange Mikrovilli und haben ein basales Labyrinth. Sie sind organellenreich.

**Tanyzyten**. Sie kommen v. a. am Boden des 3. Ventrikels vor. Charakteristisch sind basale, bis zu 0,5 mm lange Fortsätze, die mit dem perivaskulären Raum bzw. dem pialen Bindegewebe in Verbindung stehen können. Untereinander sind sie durch Zonulae occludentes verbunden, so daß sie im Bereich ihres Vorkommens den Liquorraum abdichten können. Möglicherweise stehen die Tanyzyten den Astrozyten nahe.

## 12.3.5 Histophysiologie

Gliazellen bilden keine Aktionspotentiale und haben keine Synapsen.

**Hinweis**. Lediglich an Tanyzyten am Boden des 3. Ventrikels und an Pituizyten der Neurohypophyse sollen synapsenähnliche (synaptoide) Strukturen vorkommen.

Neuroglia ist für die Erhaltung und Lebensfähigkeit von Nervenzellen unerläßlich. Darauf weist die Beobachtung hin, daß Nervenzellen

in einer Gewebekultur ohne gleichzeitige Anwesenheit von Neuroglia nicht wachsen können. Verallgemeinernd gilt, daß Makroglia (Astrozyten, Oligodendrozyten) v. a. metabolische Aufgaben, Mikroglia v. a. Aufgaben im Rahmen der Abwehr erfüllen.

### Astrozyten

Astrozyten
- **stehen im Stoffaustausch mit Nervenzellen,**
- **regulieren den Ionenhaushalt im ZNS,**
- **sind an der Abwehr beteiligt,**
- **bilden Narben** und
- **sind Leitstrukturen bei der Gehirnentwicklung.**

**Stoffaustausch.** Astrozyten transportieren Metabolite verschiedenster Art von und zu den Nervenzellen. Damit sind sie die wichtigsten Stoffträger für die Versorgung der Nervenzellen. Wesentlich ist in diesem Zusammenhang der Stoffaustausch mit den Nervenzellen, der durch den Interzellularraum (S. 715) hindurch erfolgt.
Spezielle Aufgaben erfüllen Astrozyten auch an den Synapsen. Insbesondere sind sie an der Bildung und dem Austausch von Glutamat sowie am Metabolismus der $\gamma$-Aminobuttersäure (GABA) beteiligt (Abb. 12.14).
**Ionenhaushalt.** Vor allem geht es um die Regulation der Kaliumkonzentration an Synapsen, die bei der Erregung ansteigt (S. 264). Offenbar sind Astrozyten in der Lage, freigesetztes Kalium, wie auch andere Ionen aufzunehmen und über Gap junctions auf mehrere Zellen zu verteilen. Astrozyten können daher offenbar innerhalb des Raumes, der von den Gliagrenzmembranen (um die Gefäße und an der Oberfläche von Gehirn und Rückenmark) umgeben ist, dazu beitragen, das Ionenmilieu konstant zu halten.
**Abwehr.** Es muß davon ausgegangen werden, daß die Blut-Hirn-Schranke (S. 718) den Austausch immunologisch wirksamer Stoffe und Zellen zwischen Blut und Nervengewebe verhindert und daß im ZNS Lymphgefäße fehlen. Daß Astrozyten an der Abwehr beteiligt sind, wird aufgrund von Untersuchungen in der Gewebekultur vermutet. Dort hat sich nämlich gezeigt, daß Astrozyten auch antigenpräsentierende Zellen (APC = antigen-presenting cells, S. 346) sind. Astrozyten können nämlich Proteine der Haupthistokompatibilitätskomplexe an der Oberfläche exprimieren.

**Narbenbildung.** Verletzungen des ZNS führen zu einer Vermehrung und Vergrößerung von Astrozyten (Gliose), wodurch Defekte gedeckt werden können.
**Leitstrukturen.** Während der Neurogenese bildet *radiäre Glia* (Frühformen späterer Astrozyten) im sich entwickelnden Zentralnervensystem Leitstrukturen, an denen Nervenfortsätze ihrem Zielgebiet zugeführt werden. In der Umgebung der Nervenzellen ist dies mit der Produktion von Substanzen verbunden, die das Nervenzellwachstum fördern, u. a. Nervenwachstumsfaktor, Laminin, Fibronektin. Außerdem spielen Zelladhäsionsmoleküle an der Oberfläche der wachsenden Nervenfaser als Wegweiser eine Rolle.

### Oligodendrozyten

Oligodendrozyten sind während der Entwicklung des Nervensystems für die Ausbildung von *Markscheiden* und später für deren Aufrechterhaltung verantwortlich. Die Markscheidenbildung beginnt dadurch, daß sich die Enden der Oligodendrozytenfortsätze (bis zu 50) zungenförmig um benachbarte Nervenfasern legen und diese umwickeln (Abb. 12.19). Dadurch entstehen Markscheiden, deren Aussehen und deren Ranvier-Schnürringe denen peripherer Nervenfasern entsprechen. Jedoch sind die Zelleiber der Oligodendrozyten von den Nervenfasern getrennt, und sie sind in der Regel reihenförmig angeordnet.

**Hinweis.** Die Myelogenese beginnt etwa in der 14. Embryonalwoche und dauert bis in die ersten postnatalen Lebenswochen an. Erst nach Abschluß der Myelogenese sind alle Systeme im Gehirn und Rückenmark voll funktionsfähig.

Ferner haben Oligodendrozyten enge Beziehungen zu den Perikarya der Nervenzellen, mit denen sie in Stoffaustausch stehen. Bei Reizung einer Nervenzelle bewegen sich Oligodendrozyten auf die zugehörige Nervenzelle zu und umschließen sie enger.

### Mikroglia

Die Zellen der Mikroglia zeichnen sich durch große Beweglichkeit aus; sie können proliferieren und in gewissen Grenzen wandern. Außerdem können sie laufend Fortsätze bilden und diese wieder einziehen. Mikrogliazellen sind bevorzugt zur Phagozytose befähigt und treten

im ZNS überall dort auf, wo Stoffe abzuräumen sind. Sie wirken bei immunologischen Prozessen als antigenpräsentierende Zellen mit. Schließlich können sie Boutons von ihren Kontaktstellen (Synapsen) verdrängen und damit deafferentierend wirken.

# Mikroskopische Anatomie

# 13 Kreislauf

Der *Blutkreislauf* dient der Versorgung der Zellen, Gewebe und Organe des Körpers mit Nährstoffen, Sauerstoff, Botenstoffen u. a. sowie dem Abtransport von Stoffwechselendprodukten. Außerdem nimmt der Blutkreislauf die Lymphe auf, die ihm aus den *Lymphgefäßen* zugeführt wird.

Bei Säugetieren und beim Menschen besteht der Blutkreislauf aus dem (großen) Körperkreislauf und dem (kleinen) Lungenkreislauf. Beide Abschnitte sind hintereinandergeschaltet. Der Blutkreislauf setzt sich aus *Herz, Arterien, Arteriolen, Kapillaren, Venolen* und *Venen* zusammen.

Das *Herz* hält mit seinen rhythmischen Kontraktionen den Blutkreislauf in Gang; dies führt zu einer diskontinuierlichen Blutströmung in den herznahen Gefäßabschnitten. – Die *Arterien*, das sind die vom Herzen wegführenden Gefäße, haben die Aufgabe, Blut zu den Organen zu transportieren. Sie verzweigen sich stark. Mit fortschreitender Aufteilung wird das Einzelgefäß immer enger, insgesamt nimmt jedoch der Gesamtquerschnitt der Strombahn zu. Dies bedingt eine Verlangsamung der Blutströmungsgeschwindigkeit. – Zwischen Arterien und Venen liegen die *Kapillaren*. Hierbei handelt es sich um feinste Blutgefäße (Haargefäße), die in der Regel ein

dichtes Netzwerk bilden. Durch die Wände der Kapillaren erfolgt ein Stoff- und Gasaustausch zwischen Blut und Gewebe, der jedoch an einigen Stellen des Körpers eingeschränkt ist (Blut-Gewebe-Schranke: Gehirn S. 718, Hoden S. 632, Thymus S. 362). – *Venen* sind die zum Herzen hinführenden Gefäße. Sie entstehen aus Vereinigungen der Kapillaren und transportieren Blut nach erfolgtem Stoffaustausch zum Herzen zurück.

## 13.1 Blutgefäße

Im folgenden wird mit der Besprechung der Blutkapillaren als den am einfachsten gebauten und gleichzeitig für den Stoffaustausch wichtigsten Abschnitten des Blutkreislaufs begonnen. Sie liegen zwischen arteriellem und venösem Teil des Blutkreislaufs.

### 13.1.1 Kapillaren

#### Bau der Kapillarwand

Kapillaren haben ein zylindrisches Lumen. Ihr mittlerer Durchmesser beträgt 7–9 µm.

**Hinweis.** Kapillaren sind jedoch nicht immer geöffnet. Häufig lassen sie lediglich einen Plasmastrom (ohne Blutzellen) passieren oder sind ganz verschlossen.

Die Wand der Kapillaren (Abb. 13.1) besteht aus
– **Endothelzellen** und in der Regel aus einer
– **Basallamina**, in die
  • **Perizyten** eingelagert sind.

**Endothelzellen.** Endothelzellen kleiden das Lumen der Kapillaren allseitig aus. Sie bilden ein einschichtiges Endothel. Endothelzellen sind sehr flach (0,1–1 µm dick) und in Längs-

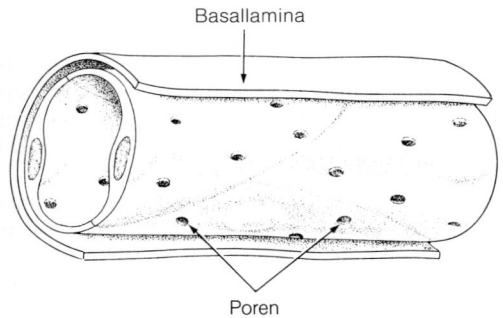

Basallamina

Poren

**Abb. 13.1.** Kapillarwand mit Poren. Auf dem Querschnitt *links* sind 2 Endothelzellen zu erkennen. Umhüllt wird die Kapillare von einer Basallamina

richtung der Kapillaren orientiert. Sie können proliferieren.

**Differentialdiagnostischer Hinweis**. Entsprechend der Längsorientierung der Endothelzellen liegen auch ihre Zellkerne in Richtung der Gefäßachse. Aufgrund dessen können in Häutchenpräparaten Endothelzellkerne (längsorientiert) von Muskelzellkernen der Media (s. unten) unterschieden werden, die in der Regel quer zur Längsachse des Gefäßes liegen.

Auf Querschnitten durch Kapillaren werden in der Regel 2 oder 3 Endothelzellen gleichzeitig angetroffen. Dabei wölbt die Region des Zellkerns die Zelloberfläche vor. Der übrige Teil des Zytoplasmas ist flach und enthält meist nur wenige Zellorganellen (paranukleär einige Mitochondrien und einen kleinen Golgi-Apparat, mehr peripher etwas RER). Charakteristisch sind sog. Weibel-Palade-Körper, ca. 0,6 µm lange osmiophile Gebilde mit Mikrotubuli; sie enthalten den Willebrand-Faktor (Kofaktor der Blutplättchenaggregation). Funktionell wichtig sind Anteile des Zytoskeletts (S.65; Mikrotubuli, Aktinfilamente, intermediäre Filamente) sowie Myosin – Endothelzellen dürften kontraktil sein – und Mikropinozytosebläschen (s. unten). Untereinander sind Endothelzellen v. a. durch Zonulae occludentes sowie Nexus verbunden; Zonulae adhaerentes kommen dagegen selten vor. Die Enden von Endothelzellen überlappen sich häufig.

**Hinweis**. Die Zonulae occludentes bzw. Nexus sind in vielen Endothelien keine die Zellen gürtelförmig umschließenden Haftstrukturen, sondern sie sind lokal begrenzt: entweder fleckförmig (Maculae) oder leistenförmig (Fasciae).

Endothelzellen sind jedoch keine einheitliche Population. Dies ist v. a. histochemisch an einer sehr unterschiedlichen Enzymausstattung der Endothelzellen – v. a. von Phosphatasen – und an Unterschieden in der Glykocalix zu erkennen.

Morphologisch sind zu unterscheiden:
- *dünne Endothelzellen*, 0,1–0,2 µm dick mit wenigen Mikropinozytosebläschen,
- *dicke Endothelzellen*, 0,3–1 µm dick mit vielen Mikropinozytosebläschen.

Funktionell überwiegen bei manchen Endothelzellen
- der *Stoff- und Gasaustausch*, bei anderen
- *metabolische Eigenschaften*.

*Endothelzellen für den Stoff- und Gasaustausch* sind sowohl für Gase als auch für Lipoproteine und andere Plasmabestandteile durchlässig.

Allerdings bestehen starke funktionelle, regionale und kapillarindividuelle Unterschiede, denen nicht immer morphologische Unterschiede zur Seite stehen.

*Endothelzellen mit überwiegend metabolischen Eigenschaften* sind sekretorisch tätig. Sie bilden Materialien für die subendothelialen Schichten: Kollagen, Elastin, Proteoglykane u. a. sowie Stoffe, die bei der Blutgerinnung (z. B. Willebrand-Faktor, s. oben, und Prostazyklin: stärkster bisher bekannter Inhibitor der Blutplättchenaggregation), bei der Angiogenese (Wachstumsfaktoren) und für glatte Muskelzellen eine Rolle spielen. Hinzu kommen spezielle Eigenschaften einiger Endothelzellen, z. B. die Fähigkeit der Alveolarkapillaren, Angiotensin I in Angiotensin II umzuwandeln (S.462), oder anderer Endothelien, die Adeninnukleotide, vasoaktive Peptide, Prostaglandine u. a. metabolisieren bzw. abbauen.

Endothelzellen werden aber auch – bedingt durch ihre Grenzlage – stark von der Umgebung beeinflußt. Einerseits sind es Blutfaktoren (Substanzen, Hämodynamik), andererseits die Einwirkung von Strukturen der Gefäßwand (glatte Muskelzellen), die die Permeabilität und/oder die metabolischen Eigenschaften der Endothelzellen verändern können.

**Basallamina**. Auf der dem Lumen abgewandten Seite stehen die Endothelzellen mit einer Basallamina in Verbindung, die sie selbst hervorgebracht haben dürften. Mit wenigen Ausnahmen (Leber- und Milzkapillaren) ist die Basallamina eine durchgehende Schicht. Sie hat mechanische Aufgaben und spielt als Permeabilitätsschranke eine wichtige Rolle. Ein sich anschließendes Gitterfaserwerk besorgt den Einbau der Kapillaren in die bindegewebige Umgebung.

**Perizyten** (Abb.13.2). In der Regel treten in Wänden von Kapillaren (und Metarteriolen, s. unten) Zellen auf, die mit ihren langen Fortsätzen die Endothelzellen umgreifen. Diese Zellen werden als Perizyten bezeichnet. Sie liegen *in* der Basallamina der Kapillaren. Da in den Perizyten Aktomyosin nachweisbar ist, wird davon ausgegangen, daß sie kontraktil sind und das Kapillarlumen verändern können.

**Adventitiazellen**. Adventitiazellen sind von Perizyten zu unterscheiden. Sie liegen zwar auch der Gefäßwand an, befinden sich aber außerhalb der Basalmembran der Kapillaren. Adventitiazellen sind Makrophagen oder Fibroblasten, glatte Muskelzellen oder undifferenzierte Mesenchymzellen.

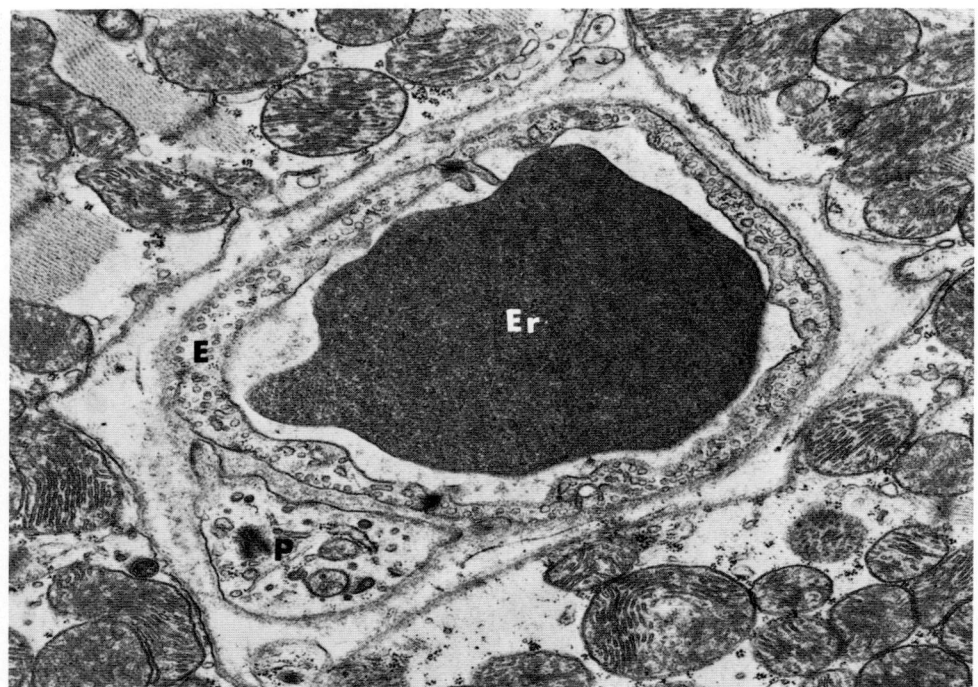

**Abb. 13.2.** Kapillare mit zusammenhängendem Endothel (Myokard) (*Er* Erythrozyt im Kapillarlumen; *E* Endothelzelle; *P* Perizyt). Umhüllt wird die Kapillare von einer Basalmembran, die den Perizyten einschließt. Vergr. 18.000fach

### Klassifizierung von Kapillaren

Eine Klassifizierung der Kapillaren ist wegen der großen organspezifischen Unterschiede und häufigen funktionell bedingten Strukturveränderungen schwierig. Dennoch lassen sich 3 Kapillartypen unterscheiden:
– *Kapillaren mit zusammenhängendem (nichtfenestriertem) Endothel*,
– *Kapillaren mit intrazellulären Poren* (*fenestriertes Endothel*),
– *sinusoide Kapillaren* (*diskontinuierliches Endothel, Kapillaren mit interzellulären Lücken*).

*Kapillaren mit zusammenhängendem Endothel* (ohne Fenestrae, Abb. 13.2). Sie sind typisch für Gehirn, Muskel, Lunge und Retina. Der Austausch höhermolekularer Stoffe zwischen Blut und Gewebe ist bei Kapillaren dieser Art erschwert.

*Kapillaren mit fenestriertem Endothel* (Abb. 13.1 und 13.3). Bei Kapillaren mit fenestriertem Endothel sind die Endothelzellen stellenweise durchbrochen (Durchmesser der Öffnungen etwa 60 nm, außerdem gibt es Öffnungen mit 9 nm Durchmesser).

Dabei können die Durchbruchstellen
– *von Membranen* (***Diaphragmen***) verschlossen oder
– *offen sein* (***Poren***).

**Membranenverschluß.** Die Membranen, die Kapillaröffnungen verschließen, sind 4 nm dick und damit dünner als die Zellmembran. Sie haben eine komplexe Bauweise unbekannter chemischer Zusammensetzung. Zentral weisen sie eine punktförmige Verdickung auf.
– Beispiele für Kapillaren mit fenestrierten Endothelzellen sind die der endokrinen Organe, des Dünndarms (25 Fenestrae pro $\mu m^2$), des Knochenmarks, der peritubulären Kapillaren der Niere, d. h. sie kommen überall dort vor, wo ein Stofftransport von der Umgebung ins Kapillarlumen stattfindet.

**Hinweis.** Selbst bei gleichartigem morphologischem Aussehen können Unterschiede in der Durchlässigkeit der Kapillarwände bestehen. So gibt es Kapillaren, bei denen die mit Diaphragmen verschlossenen Öffnungen frei durchlässig sind, z. B. an der Dünndarmbasis, einen verlangsamten Durchlaß haben, z. B. im Kolon oder an der Spitze der Dünndarmzotten, oder undurchlässig sind, z. B. im endokrinen Pankreas.

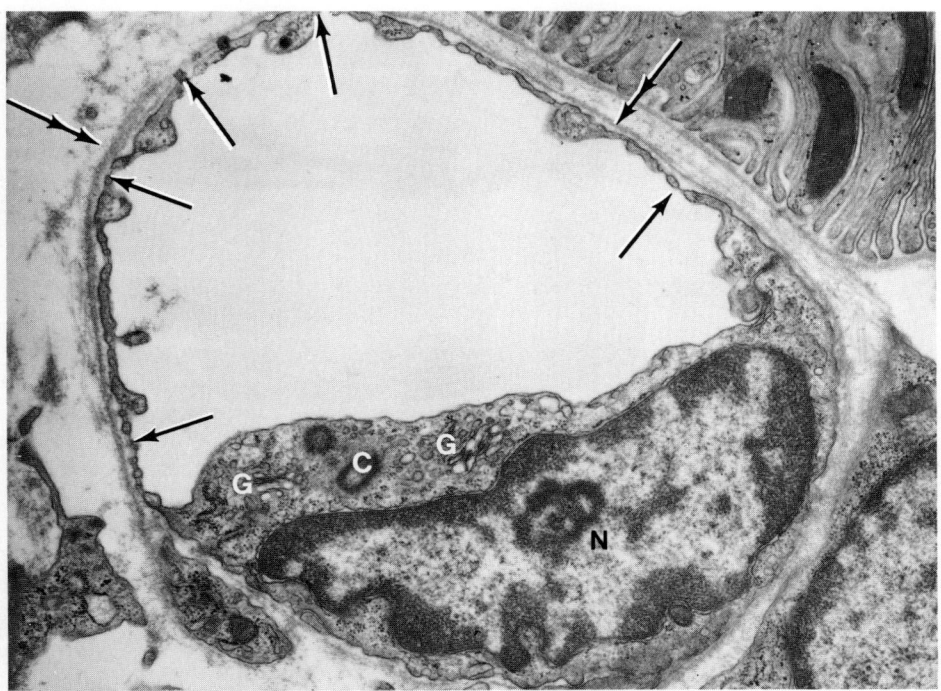

**Abb. 13.3.** Kapillare mit gefenstertem Endothel (Niere). Die *einfachen Pfeile* weisen auf intrazelluläre Poren mit Diaphragmen. Im *unteren Teil* sind Zellkern *(N)*, Golgi-Apparat *(G)* und Zentriolen *(C)* einer Endothelzelle zu erkennen. Die *Doppelpfeile* weisen auf die zusammenhängende Basallamina an der äußeren Oberfläche der Endothelzelle. Vergr. 20.000 fach. (Freundlichst überlassen von Rhodin J.)

**Poren.** Hier fehlen an den Öffnungen Diaphragmen. Es besteht vielmehr eine freie Kommunikation zwischen Kapillarinhalt und Umgebung. Charakteristisch ist dies für Kapillaren in der Leber und in den Nierenglomeruli.

**Histophysiologischer Hinweis.** Kontinuität oder Fenestrierung des Endothels ist im Zusammenhang mit Transportvesikeln in den Endothelzellen zu sehen. In diesem Zusammenhang sind verschiedene Modelle entwickelt worden. Dabei gilt, daß die Herkunft der Bläschen offen ist. Sie können Abschnürungen des Plasmalemms sein (Mikropinozytosebläschen), aber auch aus dem Golgi-Apparat stammen. Hinsichtlich des Verhaltens der Mikropinozytosebläschen können sie offenbar Stoffe nach Art der Transzytose durch Endothelzellen hindurchschleusen, aber sie können auch miteinander verschmelzen und transzelluläre Kanäle bilden. Dabei können Diaphragmen vorliegen oder fehlen. Die Kanälchen sind wahrscheinlich dynamische Erscheinungen.

**Sinusoide Kapillaren** (Abb. 16.18 und 21.16) haben folgende Charakteristika:
– einen gewundenen Verlauf und einen Durchmesser von 30–40 μm; dadurch fließt das Blut hier langsamer als in den übrigen Kapillaren, die einen geringeren Durchmesser haben (s. oben);
– interzelluläre Lücken zwischen den Endothelzellen, durch die das Kapillarlumen mit der Umgebung kommuniziert und den Durchtritt von Makromolekülen gestattet (die Breite der Lücken wird vom Kontraktionszustand der Endothelzellen beeinflußt);
– zahlreiche intrazelluläre Poren;
– Zellen mit phagozytierenden Eigenschaften, die zusätzlich zu den Endothelzellen in der Wand der Sinusoide und ihrer Umgebung vorkommen;
– keine zusammenhängende Basallamina.
Die Struktureigentümlichkeiten ihres Wandbaues legen nahe, daß in den sinusoiden Kapillaren der Austausch zwischen Blut und Gewebe erheblich erleichtert ist, und alle Blutbestandteile durch die Gefäßwand hindurchtreten können. Sinusoide Kapillaren kommen hauptsächlich in der Leber und in hämatopoetischen Organen vor, z.B. im Knochenmark und in der Milz.

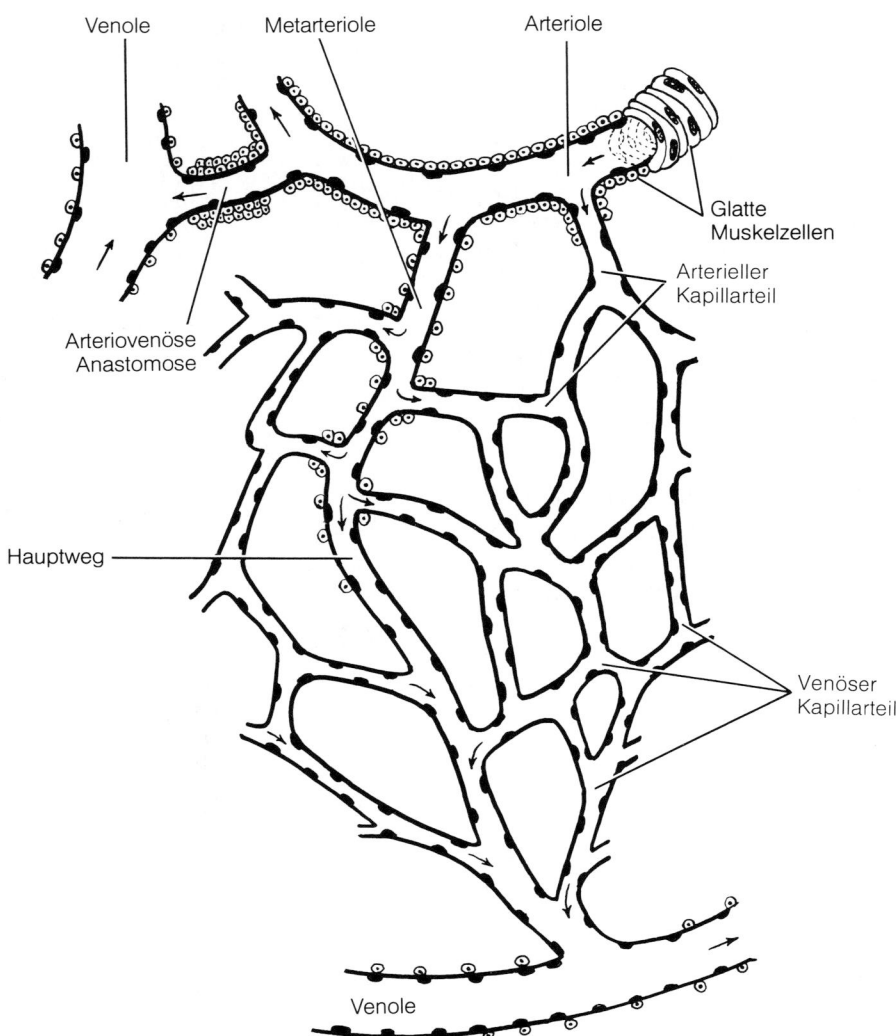

**Abb. 13.4.** Schema der terminalen Strombahn. Sie besteht aus einem Netzwerk von Kapillaren zwischen einer Arteriole *(oben)* und einer Venole *(unten)*. In der Arteriolenwand bilden glatte Muskelzellen eine zusammenhängende Schicht, die in den Wänden der Metarteriolen diskontinuierlich wird. In arteriovenösen Anastomosen *(links oben)* geht Blut direkt aus dem arteriellen in den venösen Teil des Kreislaufs über. Öffnen sich die arterio-venösen Anastomosen oder kontrahiert sich die Muskulatur der Metarteriolen, kann die Blutdurchströmung der Kapillaren auf die gekennzeichneten Hauptwege *(Pfeile)* beschränkt werden. [Reproduziert mit Erlaubnis von: Copenhaven VM, Bunge RP, Bunge MB (1972) Bailey's textbook of histology. 16th edn. Williams & Wilkins, Baltimore]

## Histophysiologie

**Regulation der Kapillardurchblutung.** Kapillaren sind vielfach verzweigt; sie stehen untereinander in enger Verbindung und bilden in der Regel ausgedehnte flache oder räumliche Netzwerke. Ihre Durchblutung in einem gegebenen Gebiet wird durch den Kontraktionszustand der zuführenden Arteriolen (s. unten) bestimmt. Hier erfolgt auch der Hauptanteil des Druckabfalls zwischen Arterien und Venen (Widerstandsgefäße). Die lokale Regulation der Kapillardurchblutung übernehmen die **Metarteriolen** (Abb. 13.4 und 13.5), die den Kapillaren vorgeschaltet sind und von denen sie meist rechtwinklig abzweigen. Metarteriolen sind kleine arterielle Gefäße, die jedoch eine nur diskontinuierliche Schicht glatter Mus-

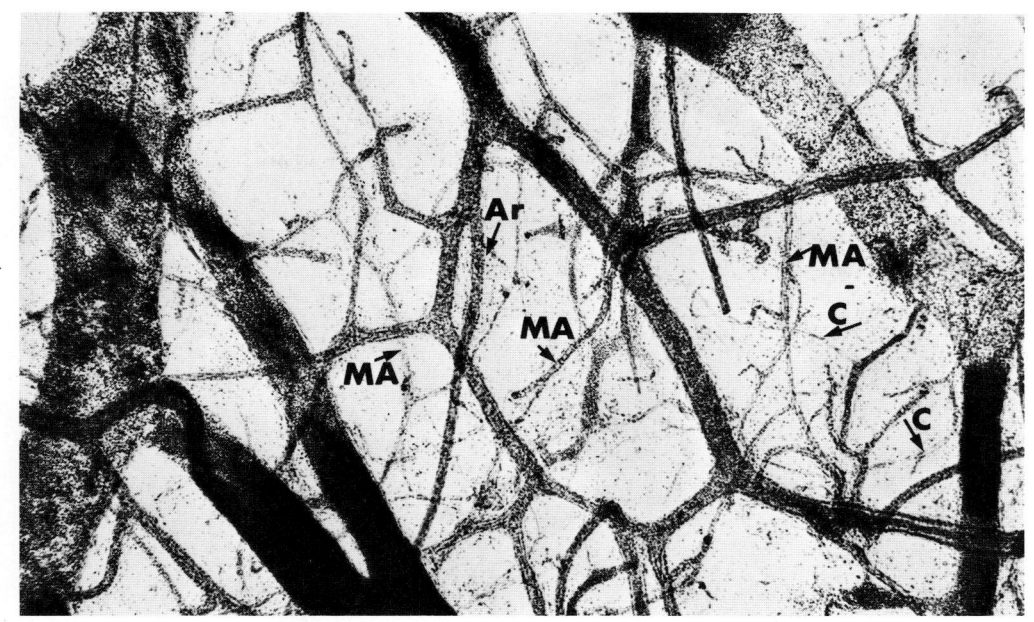

**Abb. 13.5.** Häutchenpräparat vom Mesenterium einer Katze. Es sind verschiedene Abschnitte der terminalen Strombahn zu erkennen (*Ar* Arteriole; *MA* Metarteriole; *C* Kapillare). PAS-Hämalaun. Vergr. 100 fach

kelzellen besitzen. Dort, wo Metarteriolen in Kapillaren übergehen, bilden glatte Muskelzellen einfache Muskelringe, sog. **präkapilläre Sphinkteren.** Hier kann der Blutzufluß zu den Kapillaren vollständig unterbunden werden (Regulation der kapillären Austauschfläche um den Faktor 10–20 in der Strombahn des Skelettmuskels, kaum Änderungen in parenchymatösen Organen, z. B. Leber und Gehirn). Tatsächlich werden die Kapillarnetzwerke nicht überall gleichmäßig durchblutet. Das Verhältnis zwischen Metarteriole und Kapillaren schwankt zwischen 1:10 im Skelettmuskel, 1:3 im Magen-Darm-Kanal und 1:1 im Nagelbett des Menschen.

Die Durchblutung eines Kapillargebiets hängt aber nicht allein vom Kontraktionszustand der glatten Muskulatur der Arteriolen und Metarteriolen ab, vielmehr spielen auch **arteriovenöse Anastomosen** eine Rolle. Hierbei handelt es sich um verschlußfähige Verbindungen zwischen kleinsten Arterien und Venen (Einzelheiten s. unten); sie kommen besonders reichlich in der Strombahn des Skelettmuskels und in der Haut der Akren (Hände, Füße, Ohren) vor. Wenn die arteriovenösen Anastomosen geöffnet sind, fließt ein Teil des Blutes unter Umgehung der Kapillaren direkt vom arteriellen in den venösen Teil des Kreislaufs; sind die

arterio-venösen Anastomosen geschlossen, geht das Blut durch das Kapillarnetzwerk.

**Hinweis.** Kontrolliert wird die Tätigkeit der glatten Muskulatur der Blutgefäße durch Nerven (S. 293) und durch Hormone. Aber auch örtlich freigesetzte Substanzen, z. B. Histamin während einer Entzündung, spielen eine wichtige Rolle. Schließlich beeinflußt auch die Lage der Kapillaren im Verhältnis zum Herzniveau die Kapillarzirkulation.

**Funktionelle Bedeutung des Kapillarsystems.** Die Dichte der Kapillarnetze steht in enger Beziehung zur Stoffwechselgröße des jeweiligen Gewebes. Gewebe mit einem hohen Stoffwechsel, z. B. Niere, Leber, Herz und Skelettmuskel, haben viele Kapillaren, Gewebe mit niedrigem Stoffwechsel, z. B. glatte Muskulatur und Sehnen, wenige; Kapillaren fehlen an nur wenigen Stellen des Körpers, z. B. im Knorpel, in der Kornea und in den Herzklappen.

Die Wichtigkeit der Kapillaren wird sichtbar, wenn man berücksichtigt, daß im menschlichen Körper die Oberfläche des Kapillarnetzwerkes ungefähr 6.000 m$^2$ beträgt. Dadurch tritt die Volumeneinheit des Blutes in den Kapillaren zu einer größeren Gefäßoberfläche in Beziehung als in anderen Teilen des Kreislaufs (Diffusionsfläche). Der Gesamtquerschnitt der Kapillaren ist ungefähr 800 mal größer als der der

Aorta. Dies *verlangsamt die Strömungsge-schwindigkeit* des Blutes von durchschnittlich 0,3 m/s in der Aorta auf ungefähr 0,3 mm/s in den Kapillaren *(Kontaktzeit)*. Man kann das Kapillarsystem mit einem See vergleichen, in den ein reißender Fluß (enger Querschnitt) eintritt, der ihn mit langsamer Geschwindigkeit (großer Querschnitt) passiert. Die Kapillaren sind wegen ihrer dünnen Wand und der langsamen Strömungsgeschwindigkeit des Blutes bevorzugte Orte für den Austausch von Wasser und gelösten Bestandteilen zwischen Blut und Gewebe.

**Kapillarpermeabilität.** Sehr kontrovers sind die Vorstellungen über Vorgänge, die sich beim Substanzaustausch zwischen Blut und Gewebe abspielen. Aufgrund physiologischer Untersuchungen wird das Vorkommen von 3 verschiedenen *Porengrößen* in der Kapillarwand gefordert. Der Durchmesser soll bei kleineren Poren (Spalten) 4 – 5 nm, bei mittleren Poren 9 nm und bei größeren 40–70 nm betragen. Mögliche morphologische Äquivalente zu diesen „physiologischen" Poren sind (s. oben):
– die *Interzellularspalten* in den Kapillaren mit durchgehendem Endothel,
– die *Poren* in den gefensterten Kapillaren (Abb. 13.3),
– die *Lücken* zwischen benachbarten Endothelzellen in den sinuoiden Kapillaren.

Als gesichert kann angenommen werden, daß Substanzen die Kapillarwand an allen genannten Strukturen durchwandern können. Hochkontrovers ist jedoch die relative Wichtigkeit dieser Strukturen unter verschiedenen physiologischen und pathologischen Bedingungen. Hinzu kommt, daß die Kapillarpermeabilität regional sehr unterschiedlich ist, z. B. sind die Kapillaren im Glomerulus der Niere ungefähr 10 mal mehr permeabel als die des Muskelgewebes. Und dann gibt es Kapillargebiete, in denen Makromoleküle und manche Substanzen das Endothel überhaupt nicht überwinden, dort haben die Kapillarwände Schrankenfunktion, z. B. Blut-Hirn-Schranke (S. 718), Blut-Augen-Schranke, Blut-Thymus-Schranke (S. 362), Blut-Nerven-Schranke und eine Schranke zwischen Blut und den Tubuli seminiferi des Hodens (S. 632).

Schließlich kann unter ungewöhnlichen Bedingungen, z. B. durch Entzündungen oder durch Schlangen- oder Bienengift, die Kapillarpermeabilität stark zunehmen. Hierbei wird insbesondere die Durchgängigkeit der Interzellularräume zwischen den Endothelzellen deutlich verändert. Unter diesen Umständen können elektronendichte kolloidale Substanzen aus dem Lumen von Kapillaren und kleinen Venolen zwischen den Endothelzellen hindurch in das umgebende Gewebe gelangen, wo sie dann nachgewiesen werden können. Es wird angenommen, daß die Zunahme der Permeabilität der Gefäße (inter- und transzellulär) durch die örtliche Freisetzung von pharmakologisch aktiven Substanzen vermittelt wird, z. B. Histamin oder Bradykinin.

Abschließend sei noch darauf hingewiesen, daß auch Zellen die Kapillarwände passieren können. Dies gilt insbesondere für Leukozyten, die auch unter normalen Umständen in großer Zahl aus der Blutbahn ins Gewebe gelangen und umgekehrt. Sie benutzen hierbei sich erweiternde Interzellularspalten. Dieser Vorgang wird als **Diapedese** bezeichnet.

## 13.1.2 Wandbau größerer Gefäße

Alle Blutgefäße, deren Lumen einen bestimmten Durchmesser überschreitet, haben einen im Prinzip gleichartigen Wandbau. Dennoch weicht der Wandbau der Arterien von dem der Venen ab (s. unten). Hinzu kommen organspezifische Unterschiede im Gefäßbau. Und schließlich ist zu erwähnen, daß zwischen den verschiedenen Gefäßtypen zahlreiche Übergangsformen vorkommen. Hieraus leitet sich ab, daß das Gefäßsystem zwar ein Kontinuum darstellt, daß aber eine große Mannigfaltigkeit im Wandbau ihrer Abschnitte besteht. Die im folgenden beschriebenen typischen Bauweisen der Wand beziehen sich jeweils auf nur relativ begrenzte Abschnitte.

**Hinweis.** Entwicklungsgeschichtlich sind alle Abschnitte der Gefäßwände (einschließlich Endothel) mesenchymaler Herkunft.

Blutgefäße setzen sich in der Regel aus folgenden Schichten zusammen (Abb. 13.6, 13.7 und 13.8):
– **Tunica intima** *(Intima)*. Die Intima besteht aus einem einschichtigen *Endothel*, das die innere Oberfläche der Gefäße auskleidet, und dem ***Stratum subendotheliale***. Das Stratum subendotheliale verfügt über ein feines lockeres Bindegewebe, das gelegentlich glatte Muskelzellen enthalten kann. Schließlich wird zur Intima noch die ***Membrana elastica interna*** gerechnet, die gefenstert ist – für den Durchtritt von Stoffwechselprodukten – und die Grenze zur Media bildet. Wegen der Kontraktion der Gefäßwand bei

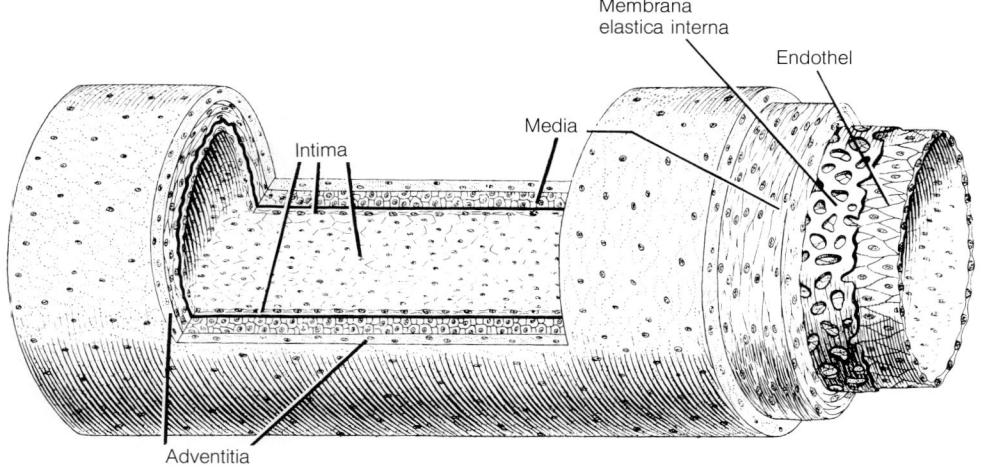

**Abb. 13.6.** Schematische Darstellung einer mittelgroßen muskulären Arterie mit ihren Schichten. Im histologischen Präparat erscheinen die Schichten dicker als auf der Zeichnung. Experimentelle Untersuchungen zeigen jedoch, daß die Zeichnung eher den intravitalen Verhältnissen entspricht. Nach dem Tod kontrahieren sich die Gefäße, und die Schichten erscheinen dicker, während das Lumen enger und runzelig wird

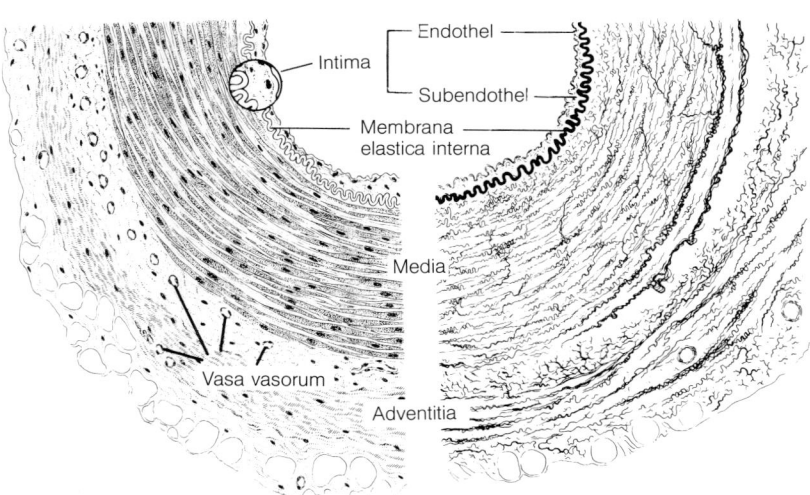

**Abb. 13.7.** In der Zeichnung werden ein mit HE *(links)* und ein mit der Elastikafärbung nach Weigert *(rechts)* gefärbter Gefäßwandausschnitt gegenübergestellt. Die Media besteht aus glatten Muskelzellen, Kollagen und elastischen Membranen. Die Adventitia hat kleine Blutgefäße (Vasa vasorum), elastische und kollagene Fasern

der Fixierung erscheint in histologischen Präparaten die Intima i.allg. gewellt.

- **Tunica media** *(Media)*. Die Media besteht aus meist ringförmig angeordneten glatten Muskelzellen, zwischen denen in unterschiedlicher Menge Elastin, Kollagen und Proteoglykane vorkommen.

**Hinweis**. Die Muskelzellen der Media sind kein einheitlicher Zelltyp. Vielmehr lassen sich kontraktile (k-Myozyten) von metabolischen Myozyten (m-Myozyten) unterscheiden. Die metabolisch aktiven Zellen – mit sekretorischen Fähigkeiten – haben weniger Myofibrillen, aber mehr Zellorganellen als die v. a. kontraktilen Myozyten. Eine Umwandlung der beiden Myozytentypen ineinander ist möglich und

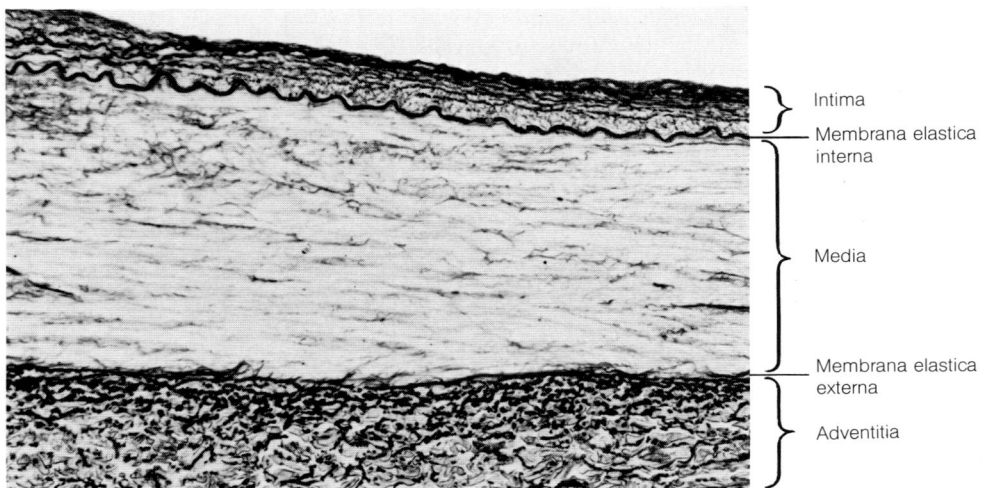

**Abb. 13.8.** Schnitt durch die Wand einer mittelstarken Arterie. Dargestellt sind die elastischen Strukturen. Elastikafärbung nach Weigert. Vergr. 250 fach

spielt für die Gefäßwandpathologie eine wesentliche Rolle.

Die Myozyten sind es auch, die die Höhe des Stoffwechsels der Gefäßwand bestimmen. Sie werden entweder vom Gefäßlumen oder durch Vasa vasorum (s. unten) ernährt. In größeren Gefäßen wird oft eine dünnere **Membrana elastica externa** gefunden, die die Media von der Tunica externa trennt.
– **Tunica externa** *(Adventitia)*. Die Adventitia besteht im Prinzip aus Bindegewebe mit elastischen Fasern. Neuere Untersuchungen haben ergeben, daß das Kollagen in der Adventitia nur zum Typ I, das der Media zum Typ I und III gehört. Die Adventitia ist mit dem Bindegewebe des Organs verbunden, durch das jeweilige Gefäßabschnitt läuft.

**Histophysiologischer Hinweis.** Die Ausbildung der Gefäßwandschichten sowie ihre qualitativen Besonderheiten hängen von der Gefäßwandspannung ab. Diese wird ihrerseits vom transmuralen Blutdruck (innerer Blutdruck minus äußerer Druck: $p = p_1 - p_2$) und dem Gefäßwandradius bestimmt nach der Formel $T = p \cdot r^2$ ($T$ Wandspannung, $p$ transmuraler Blutdruck, $r$ Gefäßradius).

**Ernährung der Gefäßwände.** Die Intima und der größere (innere) Teil der Media sind gefäßlos, sie erhalten ihre Nährstoffe durch Diffusion aus dem Blut. Die Adventitia dagegen besitzt immer **Vasa vasorum**, die in dickeren Gefäßwänden auch in der Media vorkommen. Dabei gilt, daß die Vasa vasorum um so peripherer liegen, je höher der Blutdruck ist. Die

Kapillaren der Media stammen meist aus Arteriolen, die dort entspringen, wo Kollateralen die Arterien verlassen. In Arterien kommen Vasa vasorum weniger häufig vor und werden in der Regel nur in der Adventitia angetroffen, in den Venen dagegen sind sie zahlreicher und dringen bis in die Media vor. Dies hängt damit zusammen, daß das Venenblut weniger reich mit Nährstoffen und $O_2$ versehen ist und einen geringen Blutdruck auf die Gefäßwand ausübt.

**Klinischer Hinweis.** In den gefäßlosen Teilen der Gefäßwände kann es bei signifikanter Beeinträchtigung der Ernährung zu Veränderungen in der Organisation und Zusammensetzung der Baumaterialien (Grundsubstanz, Fasern, Zellen) kommen.

**Nerven.** In der Adventitia und im äußeren Drittel der meisten Gefäße befindet sich ein dichtes Netz verschiedener Arten von Nervenfasern: Plexus nervorum perivascularis mit marklosen adrenergen bzw. cholinergen, aber auch markhaltigen Nervenfasern. Teile dieser Nerven benutzen die Gefäße nur als Leitbahnen (v. a. die markhaltigen Nerven), andere sind efferenter, manche auch wohl afferenter Natur. Die efferenten Nervenfasern der meisten Gefäße gehören zum sympathischen Nervensystem und sind *adrenerg*. Sie können sowohl vasokonstriktiv, wenn an der Muskeloberfläche $\alpha$-Rezeptoren für Noradrenalin, als auch vasodilatatorisch wirken, wenn dort $\beta$-Rezeptoren vorhanden sind (S. 298). Efferente *cholinerge* Nervenfasern werden seltener gefunden, z. B. an den Gefäßen der äußeren

Genitalorgane. Sie wirken dann vasodilatatorisch (z.B. Erektion). Manche Gefäßnerven führen auch *Neuropeptide*, entweder gleichzeitig mit anderen Transmittern oder allein. Als Beispiele seien Nervenfasern großer Gefäße mit Substanz P, adrenerge Gefäßnerven des abdominalen Gefäßplexus mit Neuropeptid Y (vasokonstriktive Wirkung) oder cholinerge Gefäßnerven mit vasoaktivem intestinalem Polypeptid (Vasodilatation) genannt.

Die Nervenfasern bilden mit den Muskelzellen der äußeren Mediaschicht *Synapsen en distance* (bis zu 200 nm Abstand zwischen Nervenfaserbouton und Muskelzelloberfläche). Dabei werden in der Wand von Arteriolen alle Muskelzellen, in der Media von Arterien die außen gelegenen Muskelzellen von mehreren Axonen gleichzeitig innerviert. Innerhalb der Media kann es dann zu Erregungsübertragungen zwischen den Muskelzellen kommen. – *Affe-*

*rente sensible* Nervenfasern haben möglicherweise Kontakt mit Endothelzellen. Dabei sollen bestimmte Gefäßabschnitte als reflexogene Zonen für die Regulation des Blutdrucks (lokal und allgemein) eine Rolle spielen.

**Hinweis**. Kapillaren werden nicht innerviert. Außerdem sind alle Gefäße der Nabelschnur und der Plazenta nervenfrei.

**Arterien**

### Histologie

Arterielle Gefäße können nach ihrem Wandaufbau und ihrer Größe gegliedert werden in
– **Arteriolen**,
– **Arterien vom muskulären Typ** (kleine und mittelgroße Arterien),
– **Arterien vom elastischen Typ** (große Arterien), bei denen elastisches Gewebe in der Gefäßwand vorherrscht.

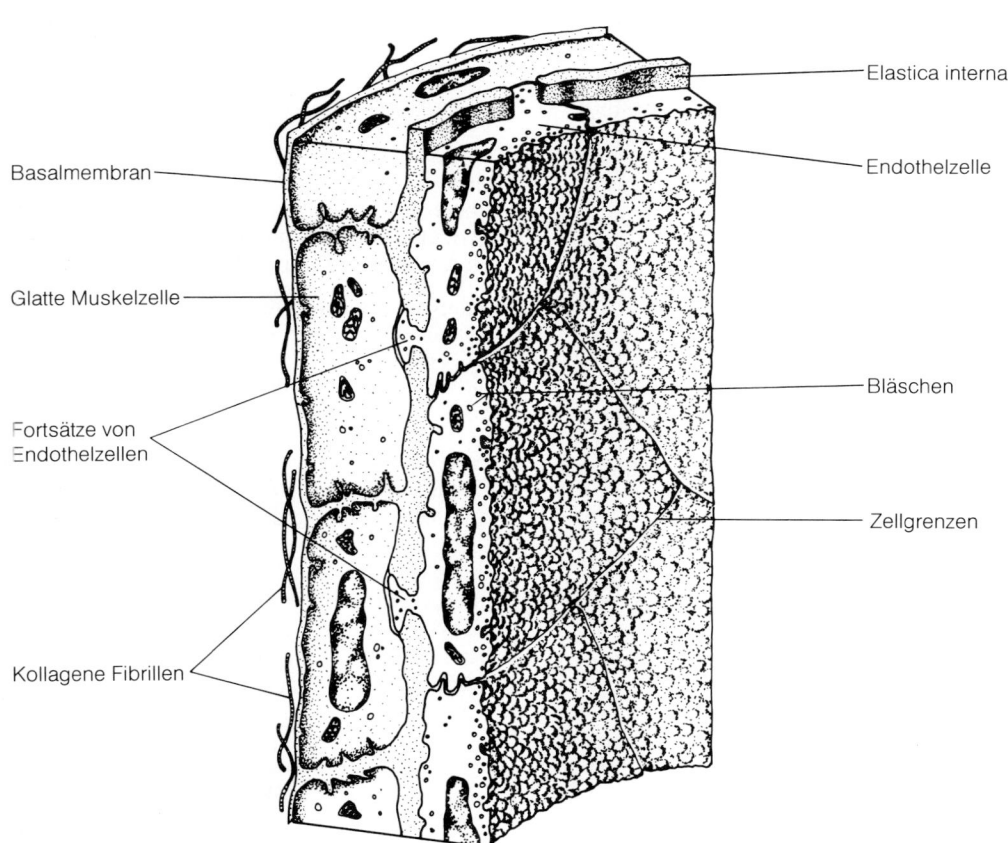

**Abb. 13.9.** Wandausschnitt aus einer Arteriole nach elektronenmikroskopischen Beobachtungen. Zu beachten ist, daß die Endothelzellen direkte Verbindungen mit den Muskelzellen der Media haben. [Nach Staubesand J. (1959) Angiologie, S 29. In: Ratschow (Hrsg), Thieme, Stuttgart]

**Arteriolen** (Abb. 13.9) sind Gefäßabschnitte, die den Kapillaren vorgeschaltet sind. Sie haben ein relativ enges Lumen und i. allg. einen Durchmesser von weniger als 0,5 mm. Der Tunica intima fehlt eine subendotheliale Schicht und in der Regel eine Membrana elastica interna. Die Media besteht aus 1–5 zirkulär angeordneten Schichten glatter Muskelzellen. Die glatten Muskelzellen der innersten Schicht stehen durch Fortsätze direkt mit den Endothelzellen in Verbindung. Die Adventitia ist schmal und spärlich entwickelt. – Arteriolen haben eine große physiologische Bedeutung (s. unten); sie werden unter funktionellen Gesichtspunkten auch als **Widerstandsgefäße** bezeichnet, da hier v. a. der arterielle Druckabfall erfolgt.

**Arterien vom muskulären Typ** haben den üblichen dreischichtigen Wandbau (Abb. 13.10, 13.11 und 13.12). Charakteristisch ist die muskelreiche Media, die bis zu 40 Lagen glatter Muskelzellen aufweisen kann. Zwischen den Muskelzellen liegt je nach Gefäßgröße unterschiedlich viel elastisches und kollagenes Bindegewebe.

**Sperrarterien** sind kleine Arterien, die zusätzlich zur Ringmuskulatur auf der lumenwärtigen Seite längsverlaufende Muskelzüge bzw. muskuläre Intimapolster besitzen. Sie werden u. a. in der Haut, im Ösophagus und im Ovar gefunden und sollen den Zufluß von Blut zu den folgenden Gefäßgebieten einschränken oder unterbrechen können.

**Endarterien**. Endarterien sind Arterien, die ein Kapillargebiet allein versorgen. Es fehlen in diesen Gebieten Kollateralen, d. h. Zuflüsse für die Kapillaren aus mehreren Arterien.

**Klinischer Hinweis**. Bei Zuflußbehinderungen kommt es in Gebieten mit Endarterien zu schweren Durchblutungsstörungen mit einer nachfolgenden Gewebenekrose **(Infarkt)**, z. B. im Herz, aber auch in Darm, Niere und Gehirn.

**Arteriovenöse Anastomosen** dienen einer direkten Verbindung zwischen arteriellem und venösem Teil der Blutbahn. Sie befinden sich immer zwischen kleinen Arterien und Venen bzw. zwischen Arteriolen und Venolen, und sie stellen Spezialeinrichtungen bestimmter Gebiete des peripheren Kreislaufs dar. Zu unterscheiden sind
– Brückenanastomosen und
– glomusartige Anastomosen.

**Brückenanastomosen** sind einfache Kurzschlußgefäße zwischen Arterien und Venen.

**Glomusanastomosen** weisen am Übergang vom arteriellen zum venösen Teil verzweigte und aufgeknäulte Gefäßstrecken auf. Dadurch entstehen knötchenartige Verdickungen, die besonders an Finger- und Zehenspitzen (als *Hoyer-Grosser-Organe*) oder an der Steißbeinspitze (als *Glomus coccygeum*) vorkommen. Im Bereich der arteriovenösen Anastomosen verlieren die Gefäße die Tunica elastica interna, bekommen aber zusätzlich zur Ringmuskulatur längsverlaufende Muskelfasern. Viele Glomusanastomosen enthalten unter dem En-

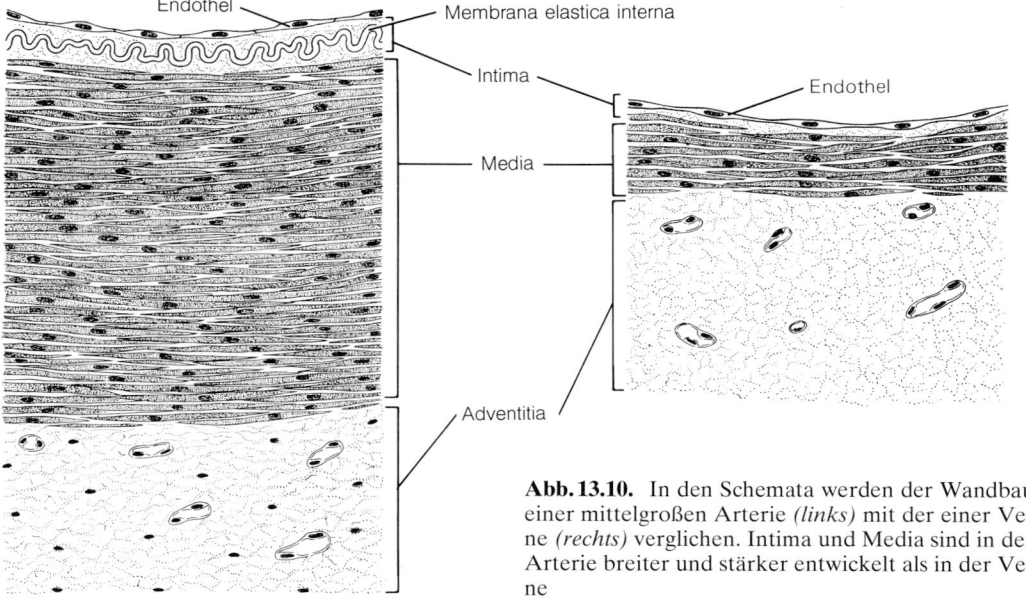

**Abb. 13.10.** In den Schemata werden der Wandbau einer mittelgroßen Arterie *(links)* mit der einer Vene *(rechts)* verglichen. Intima und Media sind in der Arterie breiter und stärker entwickelt als in der Vene

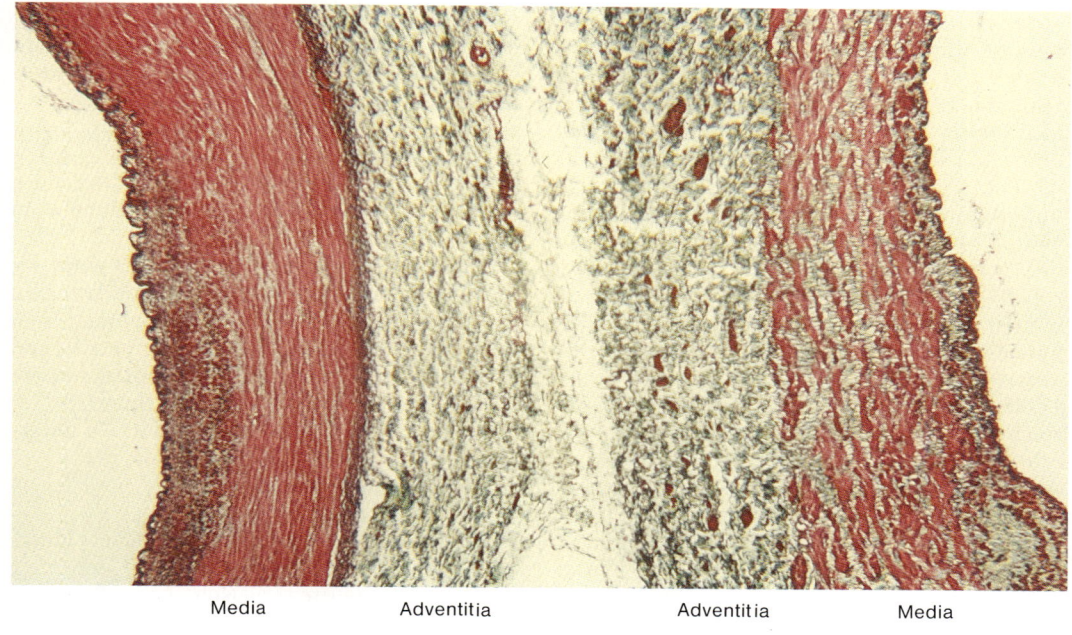

Media            Adventitia            Adventitia            Media

Arterie                                        Vene

**Abb. 13.11.**  *Links*: Arterie. *Rechts*: Vene. Die Arterie hat eine dickere Wand als die Vene. In Arterien bildet die Elastika eine Membrana elastica interna. In der Adventitia kommen größere Mengen elastischer Fasern vor. Zwischen den elastikareichen Strukturen liegt die Media, die in den Arterien mehr glatte Muskelzellen, aber weniger Bindegewebe aufweist als in Venen. Färbung nach Weigert. Vergr. 200 fach

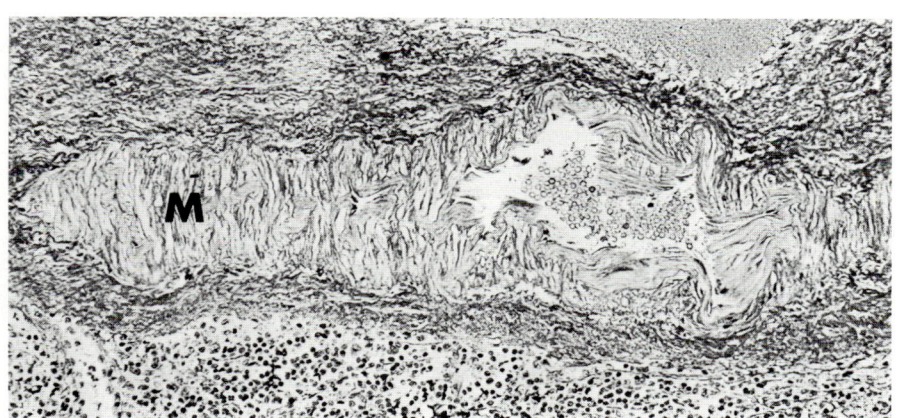

**Abb. 13.12.**  Tangentialschnitt durch eine kleine Arterie (*M* Media). Die Muskelzellkerne liegen senkrecht zur Stromrichtung. HE. Vergr. 400 fach

dothel helle Epitheloidzellen; hierbei handelt es sich um modifizierte glatte Muskelzellen mit wenigen Myofilamenten.

Die Weite der Gefäßlumina in den arteriovenösen Anastomosen unterliegt in Abhängigkeit von physiologischen Bedingungen Veränderungen. Durch Kontraktion der Muskulatur oder Quellung der Epitheloidzellen kann es zu einem vorübergehend kompletten oder teilweisen Verschluß der Blutgefäße kommen. Auf diese Weise sind arteriovenöse Anastomosen offenbar in der Lage, die periphere Durchblutung in umschriebenen Gebieten des Kreislaufs zu regeln. Für das Kaninchenohr wurde

durch experimentellen Verschluß des Kapillarsystems ermittelt, daß ungefähr 1/3 des Blutes durch arteriovenöse Anastomosen fließen kann. Funktionell spielen arteriovenöse Anastomosen beim Menschen eine besondere Rolle in Schwellkörpern, z.B. des Genitalsystems und der Nasenschleimhaut, sowie bei der Thermoregulation im Bereich der Akren. – Die Kontrolle über die Tätigkeit der arteriovenösen Anastomosen dürfte v.a. durch das vegetative Nervensystem erfolgen. In arteriovenösen Anastomosen wird eine reiche sympathische Innervation gefunden.

**Arterien vom elastischen Typ**. Hierzu gehören die Aorta und ihre Hauptäste. Makroskopisch sehen diese Gefäße gelb aus. Diese Farbe wird durch viel elastisches Material in der Media hervorgerufen. Die Wände der elastischen Gefäße bilden ein muskuloelastisches System und haben folgende Charakteristika:

– Die *Intima* ist dicker als in den Arterien vom muskulären Typ, weil das Stratum subendotheliale sehr breit ist. Elektronenmikroskopisch weisen die Endothelzellen luminale Mikrovilli, pinozytotische Bläschen, RER, Lysosomen und Mikrofilamente auf. Gelegentlich fehlt eine subendotheliale Basallamina; es bestehen aber immer fibrilläre Verbindungen zwischen dem basalen Plasmalemm der Endothelzellen und den verschiedenen Bestandteilen der Intima. Endothelzellen gehen aus anderen Endothelzellen durch Mitose hervor. In histologischen Schnitten durch große oder mittelgroße Arterien vom elastischen Typ kann das Endothel gefaltet sein, so daß sich die Endothelzellen ins Gefäßlumen vorwölben. Dies kann u.a. durch postmortale Kontraktion der Muskulatur der Gefäßwand hervorgerufen sein. Die Bindegewebefasern im Stratum subendotheliale verlaufen hauptsächlich in Längsrichtung und spielen für die Formveränderungen des Endothels während der rhythmischen Kontraktionen und Erweiterungen der Gefäße eine wichtige Rolle.

**Hinweis**. Obwohl selten, kommen im Stratum subendotheliale Myozyten vor. Sie stammen offensichtlich aus der Media und spielen bei der Entstehung initialer atherosklerotischer Veränderungen der Intima eine wesentliche Rolle.

Eine eigene Membrana elastica interna ist in Arterien vom elastischen Typ nicht regelmäßig vorhanden, da diese mit den Membranen der nächsten Schicht verschmolzen ist.

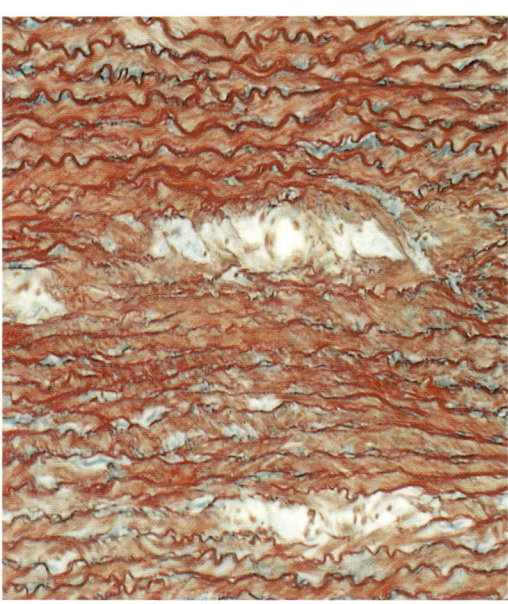

**Abb. 13.13.** Media der Aorta (elastische Arterie). An den dunkel gefärbten, wellenförmig verlaufenden elastischen Membranen setzen glatte Muskelzellen an. Resorcinfuchsin. Vergr. 300fach

– Die *Media* (Abb. 13.13) besteht aus konzentrisch angeordneten **gefensterten elastischen Membranen**, deren Zahl mit dem Alter zunimmt (40 beim Neugeborenen, 70 beim Erwachsenen). Diese elastischen Strukturen sind meist, wenn sie einmal gebildet sind, stoffwechselmäßig inaktiv, besonders bei älteren Tieren.

Die elastischen Membranen werden laufend durch Ablagerung von elastischen Fibrillen und amorphem Material dicker. Zwischen den Membranen kommen **glatte Muskelzellen**, die an den Membranen ansetzen können, Fibroblasten, dünne kollagene Fibrillen, elastische Fasern und amorphe chondroitinsulfatreiche Substanzen vor. In der Aortenwand verläuft die Muskulatur in wechselnder Richtung schraubenförmig.

– Die *Adventitia* ist relativ schmächtig; sie enthält elastische und kollagene Fasern sowie Vasa vasorum und Nerven. Eine Membrana elastica externa fehlt.

## Histophysiologie

Herznahe Arterien (Arterien vom elastischen Typ) leiten das Blut den Organen zu und glätten die zunächst diskontinuierliche, pulsierende Blutströmung. Diese sog. „*Windkesselfunk-*

*tion"* kommt dadurch zustande, daß ein Teil der vom Herzen stammenden kinetischen Energie des Blutes während der Austreibungsphase des Herzens in der dehnbaren Aortenwand als potentielle Energie gespeichert wird. Sie wird während der übrigen Phasen des Herzens durch Rückkehr der Aortenwand in die Ausgangslage wieder freigesetzt und ermöglicht eine Fortführung der Blutströmung. Die glatten Muskeln in der Wand der elastischen Arterien dienen nicht der Lumenveränderung, sondern der Erhaltung des Arterienwandtonus sowie – in beschränktem Maß – der Veränderung der elastischen Wandeigenschaften.

In den mittelgroßen Organarterien beginnt dann die *Steuerung des Blutzuflusses* zu den Organen (Abb.13.14). Der Hauptanteil des Strömungswiderstandes liegt jedoch unter physiologischen Bedingungen in den Arteriolen. Die Regulation der Größe der kapillären Austauschfläche erfolgt in den Arteriolen und den präkapillären Sphinkteren.

Die *Gefäßmuskulatur* dient v. a. der regulatorischen Anpassung der Durchblutung an verschiedene arterielle Gefäßdrücke. Der *Basaltonus* der Gefäße ist nämlich myogen und bleibt auch nach Denervierung erhalten. Seine Höhe ist organspezifisch verschieden: hoch in den Gefäßen des Gehirns, niedrig in den Strombahnen der Haut. Der *nervale Tonus* erhöht je nach Aktivität des sympathischen Nervensystems den Abstromwiderstand. So liegt der „Ruhetonus" eines innervierten Gefäßgebietes deutlich über dem Basaltonus.

Gefäßkonstriktionen werden durch Aktivierung der adrenergen $\alpha$-Rezeptoren, Dilatationen durch Aktivierung der adrenergen $\beta$-Rezeptoren ausgelöst. $\alpha$- und $\beta$-Rezeptoren unterscheiden sich aufgrund spezifischer Blokkierbarkeit (pharmakologische Rezeptoren): $\alpha$-Rezeptoren werden durch Phentolamin, $\beta$-Rezeptoren durch Propranolol unwirksam („Rezeptorenblocker"). Diese pharmakologischen Rezeptoren liegen in der Wand der Gefäßmuskelzelle. Das Verhältnis von $\alpha$- zu $\beta$-

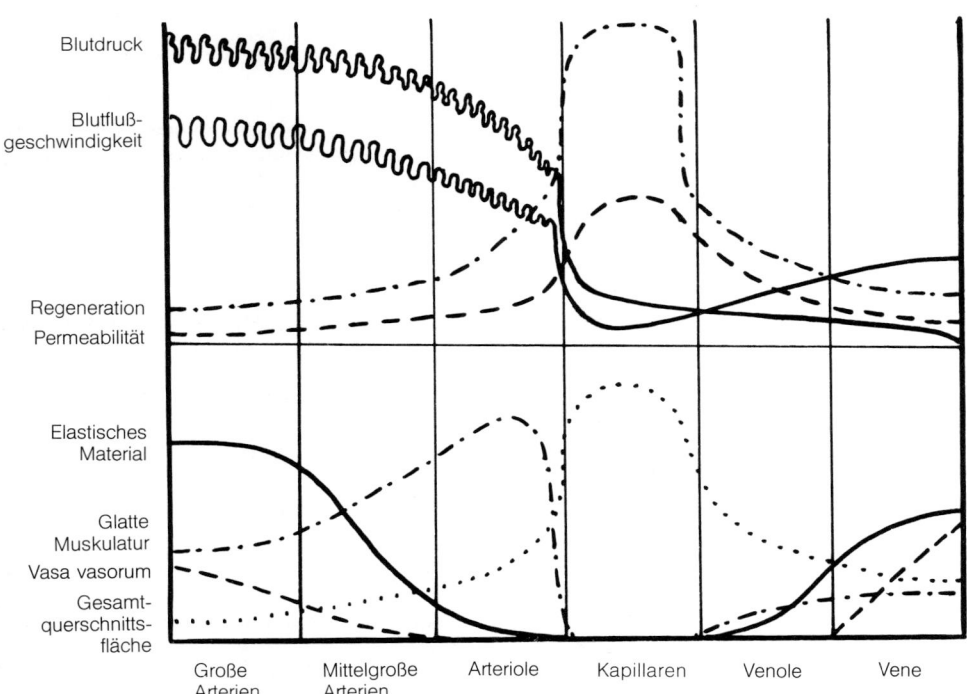

**Abb.13.14.** Dargestellt sind die Beziehungen zwischen Blutdruck und Blutflußgeschwindigkeit einerseits und Gefäßwandstruktur andererseits. Der arterielle Blutdruck und die Blutflußgeschwindigkeit werden um so gleichmäßiger, je weiter das untersuchte Gefäß vom Herzen entfernt ist. Parallel dazu nehmen mit der Entfernung vom Herzen die elasti-schen Fasern in der Gefäßwand ab, die glatten Muskelzellen aber zu. Eingezeichnet sind ferner die Fähigkeiten zur Regeneration und Permeabilität; sie sind in den Kapillaren am größten. [Reproduziert mit Genehmigung von: Cowdry EV (1944) Textbook of histology. Lea & Febiger, Philadelphia]

Rezeptoren ist unterschiedlich und bestimmt das Reaktionsmuster.

Trotz reichlicher vasomotorischer Versorgung nimmt der *Gehirnkreislauf* an der nervös gesteuerten Blutdruckregulation nicht teil. Die Durchblutung wird hier metabolisch oder über die sog. Autoregulation gesteuert. – Für die *Skelettmuskelstrombahn* wird eine sympathisch cholinerge vasodilatatorische Reaktion diskutiert (Erwartungsreaktion z. B. unmittelbar vor dem Start bei Sportlern), die möglicherweise die präkapillären Sphinkteren hauptsächlich betrifft. Eine Gefäßdilatation kommt druckpassiv beim Nachlassen des Vasokonstriktorentonus zustande. – Neben der nervösen Durchblutungsregulation ist die humorale oder lokale Wirkung zahlreicher gefäßaktiver Substanzen zu beachten: Kinine, Histamin, Angiotensin, Adrenalin.

**Klinische Hinweise.** Blutgefäße unterliegen fortschreitenden Veränderungen. Es ist schwierig zu bestimmen, wann der Rückbildungsprozeß beginnt. Jede Arterie zeigt ihr eigenes *Alterungsmuster*. Die Arterien, bei denen am frühesten Veränderungen auftreten – etwa um das 20. Lebensjahr –, sind die Aa. coronariae. Bei anderen Arterien beginnen Veränderungen erst nach dem 40. Lebensjahr.

*Arteriosklerotische Veränderungen* beginnen i.allg. im Stratum subendotheliale und greifen dann auf die Media über. Es kommt insbesondere zu einer Zerstörung des elastischen Gewebes, was ernsthafte Kreislaufstörungen hervorrufen kann.

Umschriebene Erweiterungen der Arterien, **Aneurysmen**, treten auf, wenn ihre Media krankhaft verändert ist oder einen entwicklungsgeschichtlichen Defekt aufweist. Schreitet dieser Prozeß fort, kann die Gefäßwand einreißen.

Das Polypeptid Angiotensin bewirkt **Hochdruck**. Angiotensin soll zunächst von den Endothelzellen gebunden werden, dann aber auf die glatten Muskelzellen der Arterienwand wirken und durch deren Kontraktion eine Zunahme des Blutdrucks hervorrufen. Für die Übertragung des Angiotensinreizes auf die Muskulatur spricht die Beobachtung, daß Fortsätze der Endothelzellen die Membrana elastica interna durchbrechen und mit glatten Muskelzellen der Media direkt in Verbindung stehen. Die durch Angiotensin induzierte Kontraktion wird nicht über adrenerge $\alpha$-Rezeptoren ausgelöst und ergreift alle Gefäßgebiete des Menschen.

## Venen

Wie bei den Arterien ist es gebräuchlich, zwischen verschiedenen Venenabschnitten zu unterscheiden, nämlich zwischen Venolen und Venen mit kleinerem, mittlerem und großem Durchmesser. Die Einteilung ist willkürlich.

**Venolen** sind postkapilläre Gefäßstrecken. Bis zu einem Durchmesser von 50 µm haben sie einen Wandaufbau wie Kapillaren; sie nehmen auch am Stoffaustausch von Stoffwechselprodukten zwischen Gewebe und Blut sowie ggf. an entzündlichen Vorgängen teil. Die folgenden Abschnitte der Venolen (Durchmesser 0,2–1 mm) haben gleichfalls eine sehr dünne Wand (Abb. 13.11), jedoch bereits vereinzelt glatte Muskelzellen in einer dünnen Media. Die dickste Schicht der Venolen ist die Adventitia; sie besteht aus einem kollagenfaserreichen Bindegewebe.

**Kleine und mittelgroße Venen**. Die meisten Venen haben eine geringe oder mittlere Größe; ihr Durchmesser beträgt 1–9 mm. Gewöhnlich verfügt die Intima über eine dünne subendotheliale Schicht, die aber auch fehlen kann. Die Media besteht aus schmalen Bündeln glatter Muskelzellen, zwischen denen viele Kollagenfasern und ein zartes Netzwerk elastischer Fasern vorkommen. Immer ist die kollagenfaserreiche Adventitia gut entwickelt (Abb. 13.10).

Die tangentiale Wandspannung zeigt die Zugbelastung der Gefäßwandmaterialien an. Nach dem Laplace-Gesetz steigt sie mit dem Innendruck und dem Gefäßdurchmesser und fällt mit der Wanddicke. Da in den Venen zwar ein etwas niedrigerer intravasaler Druck als in den Kapillaren herrscht, jedoch der Durchmesser sehr viel größer ist, muß auch die Wanddicke erheblich größer sein.

**Große Venen** (Abb. 13.15) haben eine relativ dicke Intima. Verglichen hiermit ist die Media schmal, hat nur *wenige glatte Muskelzellen*, aber *viel Bindegewebe*.

**Hinweis.** Hinsichtlich des Bestandes an Muskulatur in der Venenmedia gibt es große Unterschiede. So treten einerseits muskelfreie Venen, z. B. Sinus durae matris (S. 716), und muskelarme Venen auf, z. B. Herzvenen, andererseits sehr muskelstarke Venen, z. B. Extremitätenvenen (V. saphena magna), V. umbilicalis. Dann gibt es Venen mit vorspringenden Muskelwülsten (Nebennierenmark) und solche mit besonderen Sperrvorrichtungen (Drosselvenen). Die elastischen Fasern verlaufen in der Venenmedia vorwiegend in Längsrichtung und bilden weitmaschige Fasernetze. Eine deutliche Membrana elastica interna fehlt.

Die dickste Schicht ist die Adventitia. Sie enthält Bündel glatter Muskelzellen, die in Längsrichtung verlaufen (Abb. 13.15). Die Muskulatur in der Adventitia ist besonders in den großen Bauchvenen (V. portae, Vv. mesentericae) oder in anderen großen Venen entwickelt,

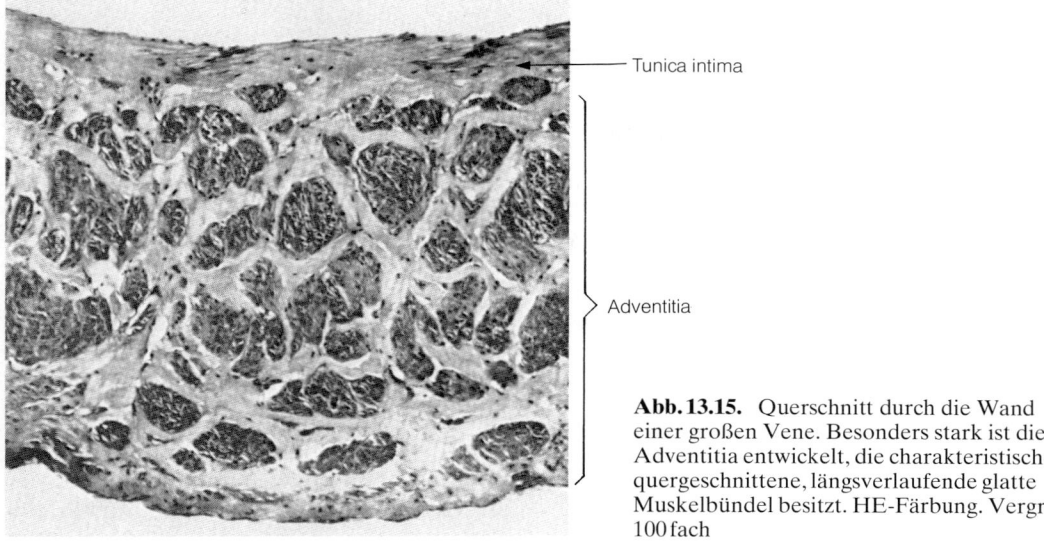

Tunica intima

Adventitia

**Abb. 13.15.** Querschnitt durch die Wand einer großen Vene. Besonders stark ist die Adventitia entwickelt, die charakteristische quergeschnittene, längsverlaufende glatte Muskelbündel besitzt. HE-Färbung. Vergr. 100 fach

die unter dem Herzniveau liegen (V. cava inferior). Sie stützt die Gefäßwände und schützt sie vor Überdehnung.

Venen sind Kapazitätsgefäße und können große Volumina bei minimalen Druckänderungen aufnehmen. 64% des Blutes befinden sich in den Venen des großen Kreislaufs gegenüber 14% des Blutvolumens in den Arterien. Entspeicherung der Venen bei Sympathikusreiz begünstigt den Blutstrom zum Herzen.

**Klinischer Hinweis.** Bei fehlender Tonisierung und aufrechter Körperhaltung kann es zum Mißverhältnis zwischen Blutvolumen und Fassungsvermögen der Venen kommen. Die Folge ist ein stark verminderter Blutrückstrom zum Herzen (*orthostatischer Kollaps*).

*Venenklappen.* Innen weisen kleine und mittelgroße Venen Klappen auf. Hierbei handelt es sich um halbmondförmige Falten der Intima, die sich ins Venenlumen vorwölben. Sie bestehen aus elastischem Gewebe und sind beiderseits mit Endothel bekleidet, das v. a. reich an Intermediärfilamenten ist.

Besonders zahlreich sind Klappen in den Venen der Extremitäten. Sie schließen sich bei Blutrückfluß und richten damit den venösen Blutstrom zum Herzen. Vor allem befinden sich Klappen unterhalb der Öffnungen von venösen Zuflüssen. Der Antrieb des venösen Blutes herzwärts wird durch Kontraktion der die meisten Venen umgebenden Skelettmuskulatur beträchtlich gefördert (Muskelpumpe).

**Klinischer Hinweis.** Bei insuffizienten Venenklappen (Zunahme des Lumens) kommt es selbst bei vorhandener Kontraktion der umgebenden Skelettmuskulatur nicht mehr zu einer gerichteten Strömung und zu einer Aufstauung rückfließenden Blutes vor den Venenklappen. Es haben sich *Krampfadern* (Varizen) gebildet.

**Differentialdiagnose**

Im Einzelfall kann es schwierig sein, Gefäßabschnitte genau zu identifizieren. Dies gilt insbesondere für die prä- und postkapillären Gefäßstrecken. Einfach ist es dagegen, zwischen Arterien vom elastischen Typ, Arterien vom muskulären Typ sowie mittelgroßen und größeren Venen zu unterscheiden. Für *Arterien vom elastischen Typ* sind v. a. die elastischen Membranen in der Media und die dort ansetzenden glatten Muskelbündel charakteristisch. *Arterien vom muskulären Typ* haben die typische Dreischichtung der Gefäßwand, und in ihrer Media überwiegen ringförmig angeordnete glatte Muskelzellbündel gegenüber dem Bindegewebe. Bei den *Venen* ist die Schichtung der Gefäßwand dagegen weniger deutlich, und in der Media überwiegt das Bindegewebe gegenüber den glatten Muskelzellbündeln. In der Regel ist die Venenwand dünner als die vergleichbarer Arterien. Die Venen sind in histologischen Präparaten oft entrundet. In mittleren und kleinen Venen können Venenklappen vorkommen.

## 13.2 Herz

### 13.2.1 Wandbau

Das Herz ist ein muskuläres Hohlorgan, das sich rhythmisch kontrahiert und das Blut in den Kreislauf pumpt. Die Herzwände bestehen aus 3 Schichten: der inneren Schicht oder **Endokard**, der mittleren Schicht oder **Myokard** und der äußeren Schicht oder **Epikard**. Außerdem enthält das Herz Herzklappen, ein Erregungsbildungs- und -leitungssystem sowie ein aus straffem Bindegewebe bestehendes Herzskelett.

Das **Endokard** ähnelt der Intima der Blutgefäße. Es besteht aus Endothel und einer dünnen subendothelialen Schicht aus lockerem Bindegewebe. Der Verbindung zwischen Myokard und subendothelialer Schicht dient *subendokardiales Bindegewebe*, das außer elastischen Fasern Gefäße, Nerven und Äste des Erregungsbildungs- und -leitungssystems enthält.

Die *Herzklappen* sind Duplikaturen des Endokards. Sie bestehen aus derbem aponeurosenartigem Bindegewebe und werden von Endothel überkleidet. *Blutgefäße fehlen, vegetative Nerven sind jedoch reichlich vorhanden*. Die Segelklappen befestigen sich am Herzskelett (s. unten). Die freien Klappenränder sind über Chordae tendineae (Sehnenfäden) mit den Papillarmuskeln verbunden. Die Taschenklappen liegen am Abgang der Aorta und des Truncus pulmonalis.

Das **Myokard** besteht aus Herzmuskelzellen (s. Kap. 11), die netzartig untereinander verbundene Stränge und Bündel bilden. Diese verlaufen in den Kammerwänden in verwickelten Spiralen, so daß in histologischen Präparaten mit nur kleinen Ausschnitten der Herzwand Muskelbündel und ihre Fasern oft verschiedene Richtungen aufweisen. In Querschnitten durch die ganze Herzwand läßt sich jedoch im Myokard ein Schichtenbau erkennen, wobei lockeres Bindegewebe die einzelnen Schichten voneinander trennt. Vorhof- und Kammermuskulatur stehen nicht in kontinuierlicher Verbindung; sie werden durch das Herzskelett (s. unten) getrennt, das Herzmuskelzellen zum Ursprung bzw. Ansatz dient.

**Klinischer Hinweis.** Normalerweise kann die Erregung vom Vorhof nur über AV-Knoten und His-Bündel (s. unten) auf das Ventrikelmyokard übergreifen. Bei manchen Menschen finden sich jedoch zusätzlich rasch leitende Verbindungsfasern; dies ruft charakteristische Veränderungen im EKG her-

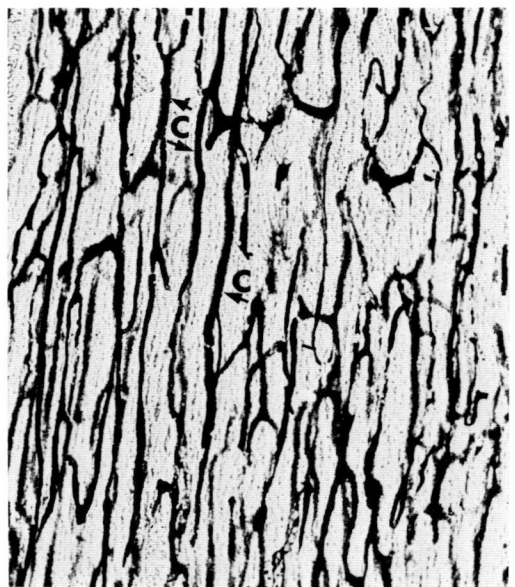

**Abb. 13.16.** Kapillarversorgung des Myokards. Praktisch wird jede Herzmuskelfaser von einer Kapillare *(C)* begleitet. Tuscheinjektion. Vergr. 100fach

vor (*WPW-Syndrom* nach Wolff, Parkinson und White).

Myokardfasern können nicht regenerieren, wohl aber hypertrophieren. Da hierbei das Verhältnis Herzmuskelzelle:Kapillare = 1:1 (Abb. 13.16) praktisch erhalten bleibt, kommt es zu einer Vergrößerung des Kapillarabstandes und damit zu einer schlechteren Sauerstoffversorgung des Myokards.

Das **Epikard** ist die Lamina visceralis pericardii serosi, also der Teil des Herzbeutels, der dem Myokard unmittelbar aufliegt. Die Oberfläche wird von einem niedrigen Plattenepithel *(Mesothel)* gebildet, das von dünnem subserösem Bindegewebe getragen wird. Es folgt lockeres fettreiches Bindegewebe, das Gefäße, Nerven und Ganglienzellen enthält.

**Herzskelett.** Das Herzskelett besteht aus 2 Faserringen aus straffem Bindegewebe zwischen Vorhöfen und Kammern (*Anulus fibrosus dexter* und *sinister*) und je 1 Faserring an der Wurzel des Truncus pulmonalis und der Aorta. Die Zwickel zwischen den beiden Anuli fibrosi und dem Faserring um die Aortenwurzel besitzen Faserknorpel und werden als *Trigona fibrosa* bezeichnet. Durch das Trigonum fibrosum dextrum treten die Muskelfasern des His-Bündels (s. unten) hindurch.

## 13.2.2 Erregungsbildungs- und -leitungssystem

Herzmuskelgewebe ist zur autonomen Kontraktion befähigt und hinsichtlich des Grundrhythmus unabhängig von nervösen Impulsen. In Gewebekulturen ist zu beobachten, daß jede isolierte Herzmuskelzelle mit eigenem Rhythmus schlägt. In situ jedoch, wo die Herzmuskelzellen durch Disci intercalares miteinander verknüpft sind, ist die Kontraktion der Herzmuskulatur durch das Erregungsbildungs- und -leitungssystem (Abb. 13.17) koordiniert. Dabei gilt im Prinzip, daß die Zellen mit einem schnelleren Rhythmus ihre Impulse auf andere mit langsamerem übertragen und damit steuernde Funktion für die Kontraktion des ganzen Organs haben. Bei Säugern wirkt der Sinusknoten (**Nodus sinuatrialis**, *Keith-Flack-Knoten*) wegen seines schnelleren Rhythmus als aktueller Schrittmacher. Er liegt in der Wand des rechten Vorhofs im Winkel zwischen V. cava superior und rechtem Herzohr.

Innerhalb der Vorhöfe dient nur die Vorhofmuskulatur der Erregungsausbreitung; ein spezielles Erregungsleitungssystem existiert hier nicht. Die Erregung sammelt sich dann wieder im Atrioventrikularknoten (**Nodus atrioventricularis**, *Aschoff-Tawara-Knoten*), der an der Vorhof-Kammer-Grenze liegt. Hier überwiegen dünne Fasern, die nur eine langsame Leitungsgeschwindigkeit der Erregung (0,05 m/s) gestatten. Der AV-Knoten hat zur Koordination der Herzbewegung eine Verzögerungsfunktion, damit die Vorhofkontraktion deutlich vor der Ventrikelkontraktion beginnt.

Dem AV-Knoten folgen das AV-Bündel (**Truncus fasciculi atrioventricularis**, *His-Bündel*) und die Kammerschenkel (**Crus dextrum** und **sinistrum**). Die beiden Kammerschenkel verzweigen sich in den Kammerwänden, bilden untereinander zahlreiche Verbindungen und gehen schließlich kontinuierlich in Arbeitsmuskulatur über. Die Endaufzweigungen des Erregungsleitungssystems werden als *Purkinje-Fasern* bezeichnet. Die Erregungsübertra-

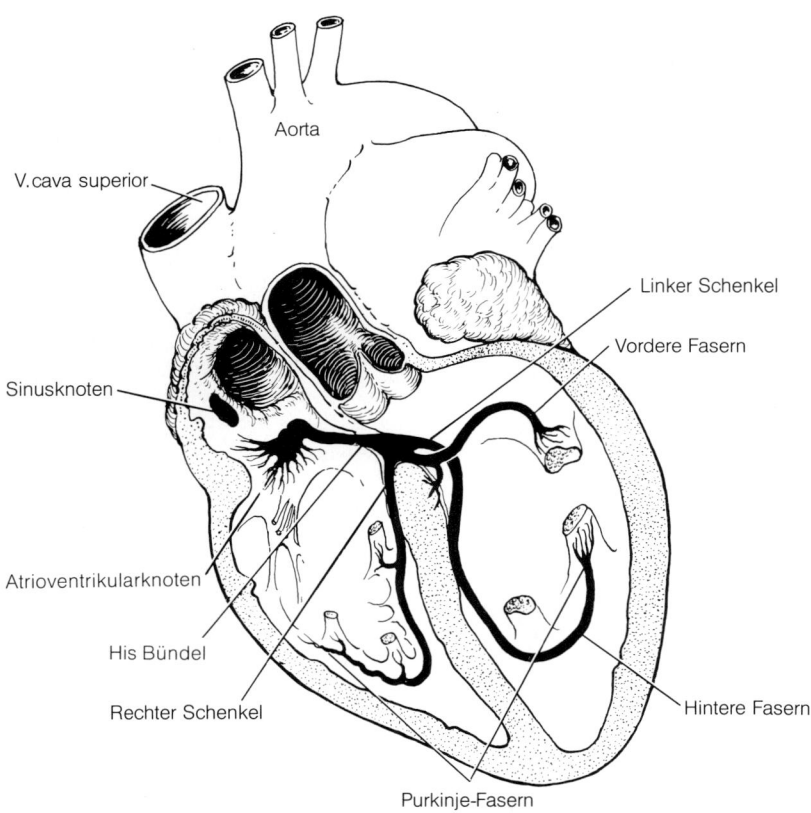

**Abb. 13.17.** Schema des Erregungsbildungs- und -leitungssystems

gung vom spezifischen Leitungssystem auf die Myokardfaser erfolgt nicht (wie beim Skelettmuskel) über chemische Synapsen.

**Feinbau.** Die Muskulatur des Erregungsbildungs- und -leitungssystems unterscheidet sich histologisch von der übrigen (Arbeits-)Muskulatur des Myokards. Sie wird als *spezifische Muskulatur* bezeichnet. Die Muskelzellen des Erregungsleitungssystems sind verglichen mit der Arbeitsmuskulatur durchschnittlich fibrillenärmer und sarkoplasmareicher (Abb. 13.18). Der Mitochondrienbestand in der Erregungsleitungsmuskulatur ist gering *(geringer oxidativer Stoffwechsel)*, außerdem kommen nur wenige T-Tubuli vor. Bei manchen Tieren fällt das Erregungsleitungssystem durch besonderen *Glykogenreichtum* auf. Die Muskelzellen in den Schenkeln des Erregungsleitungssystems sind besonders groß. Sie haben eine rasche Erregungsleitung (2,5 m/s).

**Funktion.** Eine elektrophysiologisch faßbare Besonderheit des Erregungsbildungs- und -leitungssystems ist das Vorhandensein von sog. Schrittmacherpotentialen. Während in der Arbeitsmuskulatur von Vorhof und Ventrikel diastolisch ein stabiles Membranpotential besteht, erfolgt in den Zellen des Erregungsleitungssystems eine spontane diastolische Depolarisation, deren Steilheit vom Sinusknoten bis zu den Purkinje-Fasern abnimmt. Dies legt den Sitz des *aktuellen Schrittmachers* in den Sinusknoten (höchste Frequenz der Erregungsbildung); in den anderen Abschnitten finden sich *potentielle Schrittmacher* mit abnehmender Frequenz. Bei Leitungsunterbrechung übernimmt der nächst tiefere Abschnitt Schrittmacherfunktion (Sicherung des Herzantriebs durch multiple Erregungsbildner).

**Klinischer Hinweis.** Ist die Frequenz der Erregungsbildung zu niedrig, muß durch einen künstlichen Schrittmacher die Schlagfrequenz des Herzens erhöht werden.

### 13.2.3 Innervation

Trotz des Erregungsbildungs- und -leitungssystems und der damit garantierten Autonomie des Herzrhythmus besitzt das Herz eine reiche vegetative Innervation. Die sympathischen Fasern werden v.a. im Ganglion stellatum umgeschaltet und laufen als *Nn. cardiaci* (auch als *Nn. accelerantes* bezeichnet) zum Herzen. Der freigesetzte Transmitter (Noradrenalin) wirkt leistungssteigernd auf die Arbeitsmuskulatur und erhöht die Schlagfrequenz. Die Wirkung wird über adrenerge $\beta_1$-Rezeptoren übermittelt. Eine Blockade dieser Erregungsübertragung (ß-Rezeptorenblocker, z.B. Propranolol) senkt den myokardialen Sauerstoffbedarf und wird daher in der Kardiologie therapeutisch benutzt. – Im koronaren Gefäßgebiet bewirkt

Bindegewebe

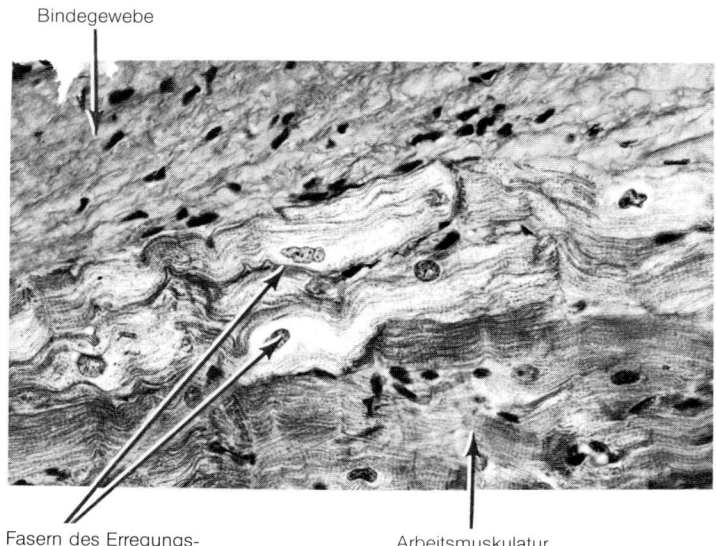

Fasern des Erregungs-
leitungssystems

Arbeitsmuskulatur

**Abb. 13.18.** Die Muskelzellen des Erregungsleitungssystems zeigen wenige randständige Myofibrillen. Die ungefärbten Gebiete um die Zellkerne der spezifischen Muskelzellen sind glykogenreich. HE-Färbung. Vergr. 400 fach

die Stimulation der ß$_2$-Rezeptoren eine Vasodilatation und die der $\alpha$-Rezeptoren eine Vasokonstriktion. Die Myokarddurchblutung
wird jedoch überwiegend lokal-chemisch reguliert.
Ventrikuläre Abschnitte werden vom Vagus
nur spärlich innerviert. Er wirkt deshalb hauptsächlich auf Vorhof (Senkung der Herzfrequenz) und AV-Knoten (Verlangsamung der
AV-Überleitung). Der Sinusknoten wird dabei
v. a. vom *rechten* und der AV-Knoten vom *linken N. vagus* versorgt. Die Vaguswirkung kann
am Herzen durch Atropin selektiv blockiert
werden.

## 13.3 Lymphgefäße

Anders als der Blutkreislauf beginnt das
Lymphgefäßsystem mit blind endenden Kapil-
laren, die die in Gewebespalten vorhandene
Flüssigkeit ableiten – beim Gesunden etwa
2 l/Tag – und unter Ausbildung ständig an
Größe zunehmender Lymphgefäße mit
Lymphstämmen in Herznähe in die großen
Blutgefäße einmünden. Die Flüssigkeit in den
Lymphgefäßen wird als Lymphe bezeichnet.
Eingeschaltet sind in die Lymphbahn
Lymphknoten, die Lymphozyten und andere
immunologische Faktoren in die Lymphe abgeben (S. 355).
**Lymphkapillaren.** Ihre Wand besteht aus flachen Endothelzellen, denen eine Basalmembran fast vollständig fehlt. Die Wand ist hoch-
gradig permeabel, so daß auch Eiweißstoffe,
sogar korpuskuläre Strukturen, hindurchtreten
können. Dies wird dadurch ermöglicht, daß
zwischen den Zellen der Gefäßwand Zonulae
occludentes fehlen und sich zeitweise Spalten
und Öffnungen bilden können, die sich nach
Durchtritt des Teilchens wieder schließen.
Vorbereitete Poren oder interzelluläre Lücken
bestehen jedoch nicht.
Das Lumen der Lymphkapillaren ist in situ unregelmäßig weit, in fixierten Präparaten in der
Regel kollabiert; daher sind Lymphkapillaren
in histologischen Schnitten nur schwer auszumachen. Mit wenigen Ausnahmen, z. B. Knorpel, Milzpulpa, Nervensystem, Knochenmark,
werden Lymphkapillaren in allen Organen gefunden.
**Lymphgefäße** entstehen durch Vereinigung
von Lymphkapillaren. Sie haben einen Wandbau, der dem der Venen entspricht; jedoch ist
ihre Wand dünner und eine klare Trennung in
Intima, Media und Adventitia nicht möglich.
Ähnlich wie Venen haben Lymphgefäße Klappen, jedoch in größerer Zahl. Zwischen den
Klappen sind die Lymphgefäße erweitert, so
daß sie perlschnurartig aussehen.
Wie in Venen wird die Zirkulation der Lymphe in den Lymphgefäßen durch die von der
Umgebung auf die Lymphgefäße wirkenden
Kräfte unterstützt, z. B. durch die Kontraktion
der Muskulatur. Die Kräfte wirken diskontinuierlich. Ein gerichteter Lymphfluß kommt
hauptsächlich durch die vielen Klappen und
durch die rhythmische Kontraktion der glatten
Muskelzellen in den Wänden großer Lymphgefäße zustande.

**Klinischer Hinweis.** Eine Abflußbehinderung im
Lymphsystem (z. B. nach Unterbindung größerer
Lymphgefäße bei Operationen, wenn die vorhandenen Anastomosen nicht ausreichen) ruft u. U. ausgeprägte regionale Ödeme *(Lymphödeme)* hervor.

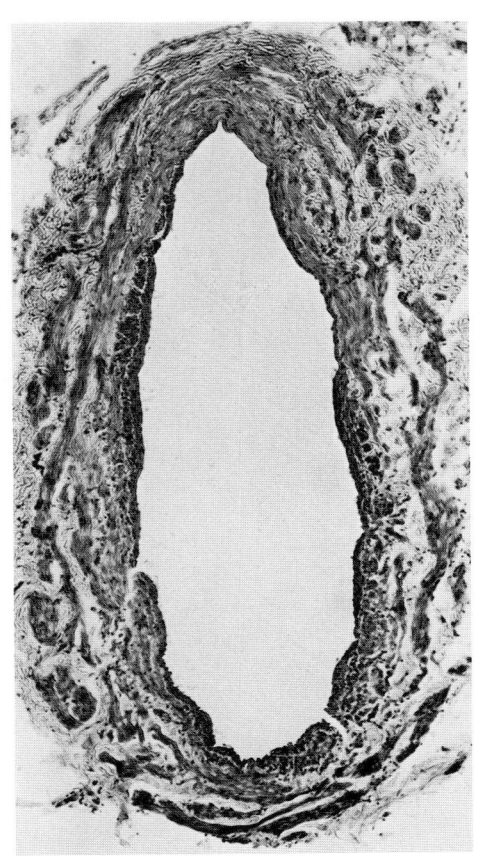

**Abb. 13.19.** Ductus thoracicus. HE. Vergr. 200 fach

Lymphgefäße bilden schließlich 2 Hauptstämme, nämlich den *Ductus thoracicus* (Abb. 13.19) und den *Ductus lymphaticus dexter*. Der Ductus thoracicus mündet in den Venenwinkel zwischen V. jugularis interna sinistra und V. subclavia sinistra, der Ductus lymphaticus dexter in den Zusammenfluß von V. subclavia dextra mit der V. jugularis interna dextra. In ihrem Wandbau ähneln die großen Lymphgefäße den großen Venen. Sie besitzen in ihrer Media glatte Muskeln, die v. a. längsorientiert sind, aber auch ringförmig verlaufen können. Die Adventitia der großen Lymphgänge ist relativ schwach entwickelt. Wie in Arterien und Venen kommen in den Wänden der Lymphgefäße Vasa vasorum und ein dichtes Nervenfasernetzwerk vor.

# 14 Blut

Blut kann vom entwicklungsgeschichtlichen Standpunkt als spezialisiertes Bindegewebe aufgefaßt werden; die flüssige Komponente des Blutes entspricht dann einem im Überschuß vorhandenen Interstitium.

## 14.1 Bestandteile

Blut besteht aus
- **geformten Anteilen**, den Blutkörperchen, und
- **flüssigem Blutplasma**, das gerinnungsfähig ist.

Die geformten Bestandteile des Blutes sind
- *rote Blutzellen* (Erythrozyten),
- *weiße Blutzellen* (Leukozyten),
- *Blutplättchen* (Thrombozyten).

Im Körper befindet sich Blut in einem geschlossenen System, dem Kreislauf. Dort zirkuliert das Blut in festgelegter Richtung, angetrieben von rhythmischen Herzkontraktionen, ist flüssig und *nicht* in seine Bestandteile aufgeteilt; die Blutzellen sind im Blutplasma suspendiert. Außerhalb des Körpers ist es jedoch möglich, Blut, das durch Zugabe von gerinnungshemmenden Stoffen (sog. Antikoagulanzien, z.B. Heparin, Natriumzitrat) an der Gerinnung gehindert ist, durch Zentrifugation in eine feste und eine flüssige Phase aufzutrennen (Abb.14.1). Die feste Phase enthält die geformten Bestandteile des Blutes, die im Zentrifugenröhrchen den Bodensatz bilden. Den Anteil, den die Blutzellen am Blutvolumen einnehmen, bezeichnet man als *Hämatokrit*. Die flüssige Phase des Blutes liegt nach der Zentrifugation als durchsichtiger, gelblicher Überstand vor und besteht aus Blutplasma.

Die **Hämatokritbestimmung** ist ein standardisiertes Verfahren. In kalibrierten Röhrchen wird sofort nach der Zentrifugation der Volumenanteil der Erythrozyten pro Volumeneinheit Blut abgelesen. Die normalen Werte betragen beim gesunden er-

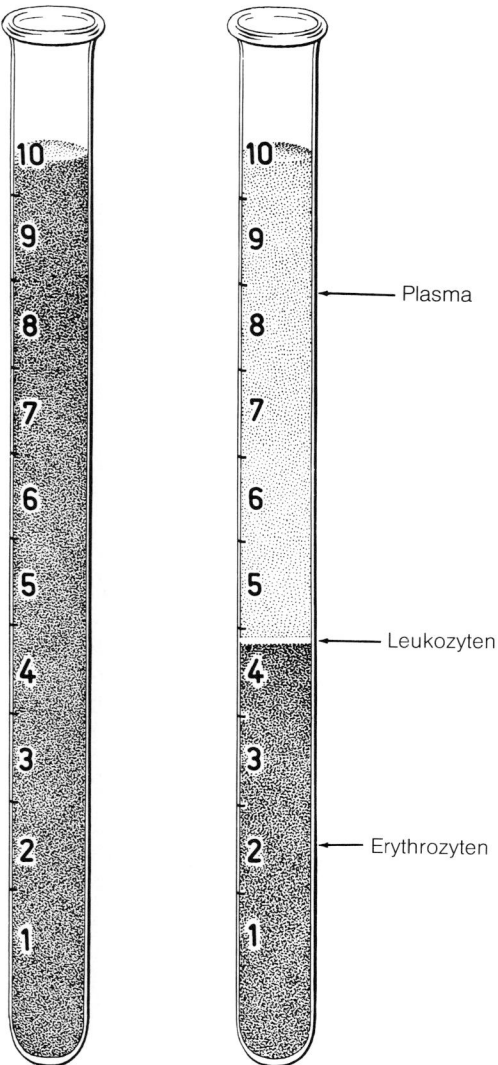

**Abb. 14.1.** Hämatokritröhrchen mit Blut. *Links* vor der Zentrifugation, *rechts* nach der Zentrifugation. Nach der Zentrifugation wird sichtbar, daß rote Blutzellen 43% des Blutvolumens (Hämatokrit = 43) einnehmen. Über den sedimentierten roten Blutzellen befindet sich eine dünne Schicht aus Leukozyten

wachsenen Mann 44–46%, bei der Frau 41–43%, bei einem Kind von 10 Jahren annähernd 39% und beim Neugeborenen 45–60%. Im 2. und 3. Trimenon der Schwangerschaft ist der Hämatokrit etwas vermindert, da in der Schwangerschaft die Erythrozytenkonzentration im Blut weniger ansteigt als das Plasmavolumen. In den verschiedenen Gebieten des Blutgefäßsystems ist der Hämatokrit etwas unterschiedlich. Er ist in der Regel im venösen Blut etwa 2% höher – die roten Blutkörperchen sind hier etwas geschwollen – als im arteriellen.

Bei der Zentrifugation kommt es aber auch zu einer Auftrennung der zellulären Anteile des Blutes in Erythrozyten, Leukozyten und Thrombozyten. Den weitaus größten Anteil am Hämatokrit haben die Erythrozyten. Die Leukozyten, die etwa 1% des Blutvolumens einnehmen, bilden über den Erythrozyten eine schmale weißliche oder graue, mit bloßem Auge gerade erkennbare Schicht; diese wird auch als Speckschicht bezeichnet. Erythrozyten und Leukozyten trennen sich bei der Zentrifugation, weil die Dichte der Leukozyten geringer ist als die der Erythrozyten. Schließlich liegen über den Leukozyten noch die Blutplättchen als feine Schicht, die jedoch mit bloßem Auge nicht wahrgenommen werden kann.

**Blutgerinnung.** Eine Veränderung des Blutes tritt immer dann ein, wenn es die Blutbahn verläßt, oder wenn sich die intravasale Blutströmung verlangsamt. Dann gerinnt das Blut. Hierbei wird der im Plasma vorhandene wasserlösliche Eiweißkörper *Fibrinogen* in den wasserunlöslichen Faserstoff *Fibrin* umgewandelt. Bei der Blutgerinnung bildet sich ein Maschenwerk aus Fibrinfäden, dessen Zwischenräume Blutzellen enthalten; es entsteht ein Blutkuchen, der nach einigen Stunden eine klare, gelbe Flüssigkeit, das *Blutserum*, abscheidet. Im Vergleich zum Blutplasma fehlen dem Blutserum einige Blutgerinnungsfaktoren (z.B. Fibrinogen), andere liegen in aktivierter Form vor (z.B. Thrombin). Zwischen Plasma und Serum muß klar unterschieden werden.

## 14.2  Aufgaben des Blutes

Die wichtigsten Aufgaben des Blutes sind
– **Transport** (z.B. von $O_2$ und $CO_2$, Nährstoffen, Stoffwechselprodukten, Wärme, Hormone),

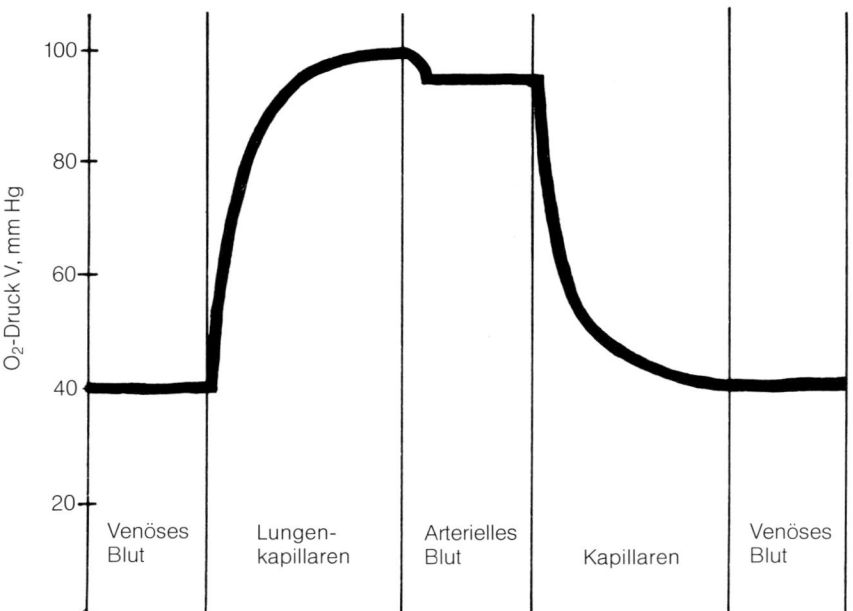

**Abb. 14.2.** Die *Kurve* gibt den Sauerstoffdruck des Blutes in verschiedenen Gefäßabschnitten wieder. Am höchsten ist der $O_2$-Druck in den Lungenvenen und Körperarterien. In den Kapillaren des Körper- kreislaufs, in denen der Sauerstoffaustausch zwischen Blut und Gewebe erfolgt, nimmt der $O_2$-Druck ab, in den Venen ist er am niedrigsten

– **Wahrung der Homöostase**,
– **Abwehr**.

Der **Transport** von *Sauerstoff* (Abb. 14.2) erfolgt hauptsächlich durch das Hämoglobin der Erythrozyten, der von $CO_2$ überwiegend im Blutplasma (gelöst als $CO_2$ oder vorwiegend in chemischer Bindung als $HCO_3^-$). Ein kleiner Teil des $CO_2$ ist auch an die Proteine der Erythrozyten (hauptsächlich Hämoglobin) gebunden. Nährstoffe, Stoffwechselprodukte, Wärme und Hormone benutzen das Blutplasma als Vehikel. *Nährstoffe* gelangen von dem Ort ihrer Resorption oder Synthese zu den Geweben, wo sie gebraucht werden. Durch *Hormone* werden chemische Nachrichten zwischen entfernt gelegenen Orten ausgetauscht, sie dienen der Steuerung von Zellfunktionen. *Stoffwechselschlacken* schließlich gelangen durch das Blut aus dem Gewebe zu den Orten ihres Abbaus oder ihrer Ausscheidung. *Wärme* wird vor allem in den Organen des Körperkerns gebildet, zur Haut transportiert und hier abgegeben.

Unter **Homöostase** wird die Aufrechterhaltung der Konstanz des inneren Milieus verstanden. Über die Blutverteilung und durch Kontrolle der Zusammensetzung nimmt das Blut an der Wärmeregulation, an der Regulation des Säure-Basen-Gleichgewichtes und des osmotischen Druckes teil.

Der **Abwehr** (z. B. von Erregern) dienen Leukozyten durch Phagozytose bzw. Bildung von Antikörpern. Sie zirkulieren im Blut, gelangen aber auch durch die Kapillarwände hindurch ins Gewebe.

## 14.3 Blutplasma

Blutplasma ist eine wäßrige Lösung mit 6,5–8 g/100 ml Protein und 1 g/100 ml niedermolekularen Substanzen. Hinzu kommen etwa 10% organische Verbindungen (Aminosäuren, Vitamine, Hormone, Lipoproteine u. a.). Durch die Kapillarwände steht das Blutplasma mit der interstitiellen Gewebeflüssigkeit im Austausch, der bei den niedermolekularen Substanzen sehr schnell erfolgt. Deswegen bestehen nennenswerte Konzentrationsunterschiede zwischen Plasma und interstitieller Flüssigkeit nur für die Eiweißkörper. Damit gewinnt der kolloidosmotische (onkotische) Druck der Eiweißkörper von etwa 25 mm Hg eine größere Bedeutung für den kapillären Flüssigkeits-austausch als der kristalloid-osmotische von etwa 7 mm Hg.

Etwa 60% des Eiweißes im Blutplasma sind *Albumin*. Dieses (relative Molekülmasse 66.000) hat grundsätzliche Bedeutung für die Aufrechterhaltung des kolloidosmotischen Druckes im Blut. Etwa 40% der Plasmaproteine sind *Globuline*, zu denen u. a. Lipoproteine, Gerinnungsfaktoren, wie Fibrinogen, Komplementfaktoren, Enzyme und Enzyminhibitoren gehören. *Fibrinogen* ist bei der Blutgerinnung die Vorstufe für die Bildung des Fibrins. Die $\gamma$-Globuline sind Antikörper des Blutes; sie werden auch als Immunglobuline bezeichnet. Transportproteine dienen dem Transport von in Wasser unlöslichen oder schwer löslichen Substanzen; zu ihnen gehören z. B. das Albumin, $\alpha$-Globulin, Haptoglobulin, Transkortin und Transferrin. Bedeutung haben diese u. a. für den Transport von Fettsäuren und anderen lipophilen, wasserunlöslichen Substanzen sowie von Hämoglobin, Kortisol und Eisen. Im Plasma wurden über 100 Proteine, mit Ausnahme des Albumins fast alles Glykoproteine, nachgewiesen.

## 14.4 Blutzellen

### 14.4.1 Färbungen

Blutzellen werden in der Regel in Blutausstrichen untersucht. Die Herstellung der Präparate erfolgt dadurch, daß man einen Bluttropfen mit einem schräg gehaltenen Objektträger auf einem Grundobjektträger ausstreicht (Abb. 14.3). Dabei müssen die Blutzellen, um ihre Zellkerne und ihr Zytoplasma beurteilen zu können, gleichmäßig in ganz dünner Schicht isoliert voneinander auf dem Objektträger verteilt sein. Anschließend werden die Präparate in der Luft getrocknet und gefärbt.

Für die Routineuntersuchung werden Farbmischungen verwendet, die auf Dimitri Romanovsky (1891) zurückgehen. *Romanovsky* beobachtete, daß eine in einem bestimmten Verhältnis gemischte Lösung von Methylenblau und Eosin die Kerne von Leukozyten (und Malariaparasiten) rötlich, basophile Zytoplasmastrukturen blau färbt. Außerdem kommen im Zytoplasma bestimmter Blutzellen Granula vor, die sich mit dem Farbstoff Azur, einem Derivat des Methylenblau, färben.

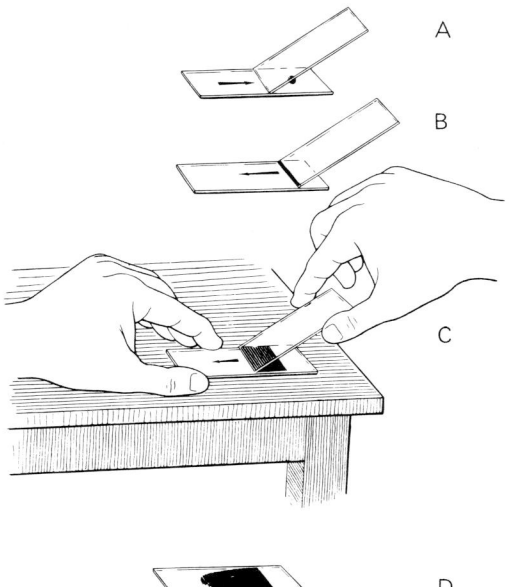

**Abb. 14.3 A–D.** Herstellung eines Blutausstrichs.
**A** Aufbringen eines Bluttropfens auf einen Objektträger. Ein zweiter Objektträger wird im Winkel von etwa 45° auf den ersten Objektträger gesetzt. **B** Eine Kante des schräg stehenden Objektträgers wird mit dem Bluttropfen in Berührung gebracht, so daß sich das Blut entlang der Objektträgerkante ausbreitet. **C** In einer zügig ausgeführten Bewegung des schräg stehenden Objektträgers wird der Bluttropfen ausgestrichen und ein dünner Blutfilm hergestellt. **D** Nach Lufttrocknung erfolgt Fixierung und Färbung des Ausstrichs, der schließlich mit einem Deckglas eingedeckt wird

Viele der heute zur Färbung von Blutzellen gebrauchten Farbmischungen sind Modifikationen der Lösung von Romanovsky und werden deshalb als Farbmischungen vom Romanovsky-Typ bezeichnet. Die bekanntesten jetzt verwendeten Färbungen in der Hämatologie sind die nach *May-Grünwald* (ohne Azur), *Giemsa* (mit Azur) und *Pappenheim* (Kombination der May-Grünwald- und Giemsa-Methode).

**Hinweis.** Im Prinzip lassen sich bei Verwendung von Farblösungen vom Romanovsky-Typ 4 Färbungseigenschaften von Zellstrukturen unterscheiden, die von deren Affinität zu bestimmten Farbstoffen der Farblösung abhängen:

– **Basophilie** (blau), Affinität zu Methylenblau (einem basischen Farbstoff),
– **Azurophilie** (rötlich), Affinität zu Azur,
– **Azidophilie** oder **Eosinophilie** (gelblich-rot), Affinität zu Eosin (einem sauren Farbstoff),

– **Neutrophilie** (lachsfarben bis lila), Affinität zu einem Farbstoffkomplex, der in der Mischung entsteht; unkorrekt wurde früher angenommen, daß der entstandene Farbstoffkomplex neutral sei.

## 14.4.2 Erythrozyten

Erythrozyten (rote Blutzellen) von Säugetieren haben keinen Zellkern und keine Zellorganellen. Dementsprechend haben sie keine Möglichkeit zur Proteinsynthese.

In ihrer Grundform entsprechen menschliche Erythrozyten bikonkaven Scheiben. Sie haben einen mittleren Durchmesser von 7,5 μm ± 1,5 μm (*Normozyt*, Abb. 14.4 und 14.5). Am Rand ist ein Erythrozyt 2,5 μm, im Zentrum 1 μm dick. Die bikonkave Form sorgt für eine vergrößerte Oberfläche der Erythrozyten und damit für eine verbesserte Gasaufnahme und -abgabe (kurze Diffusionsstrecke). Insgesamt nimmt die Oberfläche aller Erythrozyten etwa 3.800 m$^2$ ein.

Erythrozyten mit einem Durchmesser über 9 μm werden als *Makrozyten*, über 12 μm als *Megalozyten* und solche mit einem Durchmesser unter 6 μm als *Mikrozyten* bezeichnet. Kommen im Blut viele Erythrozyten stark wechselnder Größe vor, spricht man von einer unregelmäßiger Form, liegt eine *Poikilozytose* vor (z.B. bei perniziöser Anämie, einer Erythrozytenmangelkrankheit). *Retikulozyten* (mit

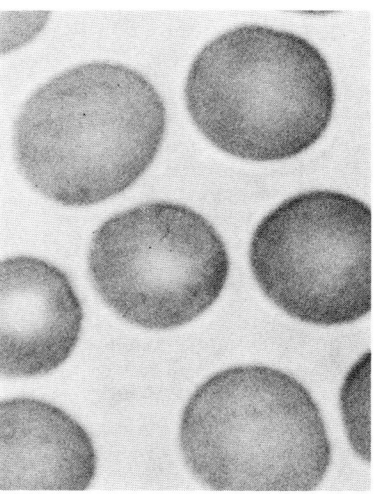

**Abb. 14.4.** Erythrozyten in einem menschlichen Blutausstrich. Färbung nach May-Grünwald. Die Aufhellung in der Mitte der Erythrozyten kommt durch die geringere Schichtdicke in diesem Bereich zustande

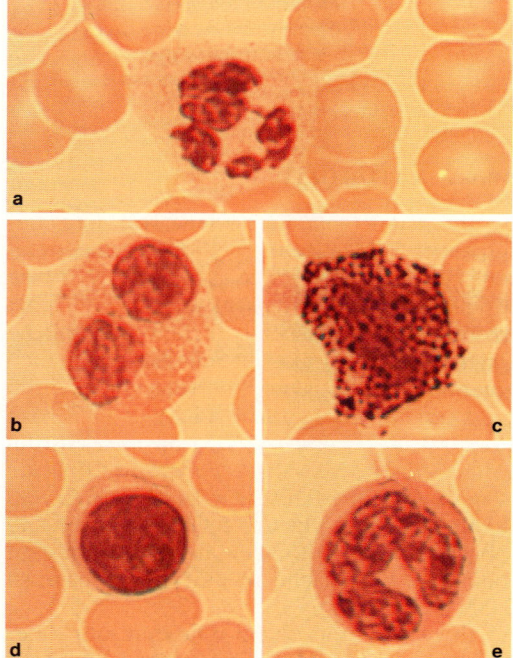

**Abb. 14.5 a–e.** Typische Leukozyten des menschlichen Blutes. **a** Segmentkerniger, **b** Eosinophiler, **c** Basophiler, **d** Lymphozyt, **e** Monozyt (Freundlichst überlassen vom Institut für medizinische und pharmazeutische Prüfungsfragen)

Resten ribosomaler RNA) sind Vorstufen der Erythrozyten (s. unten).

Die normale Erythrozytenmenge im Blut beträgt bei der Frau durchschnittlich 4,6 Mill./mm$^3$ (µl) und beim Mann 5,1 Mill./mm$^3$ (µl).

**Klinischer Hinweis**. Ist die Erythrozytenmenge erhöht, spricht man von *Erythrozytose* (auch Polyglobulie, Polyzythämie). Durch Wasserverlust im Blut kann es zu einer scheinbaren Vermehrung von Erythrozyten kommen *(Pseudopolyglobulie)*. – Eine Verminderung der Erythrozytenmenge kann bei einer *Anämie* vorliegen (s. unten).

Erythrozyten sind sehr biegsam. Durch diese Eigenschaft können sie irreguläre Formen annehmen und sich auch Kapillaren mit sehr geringem Durchmesser anpassen. An Kapillarverzweigungen werden sie häufig schalenförmig.

**Erythrozytenmembran**. Umgeben werden Erythrozyten von einer Membran, die durchschnittlich 10 nm dick ist. Sie besteht in der Regel aus Proteinen (50%), Lipiden (40%, Phospholipide, Cholesterin, Glykolipide u. a.) und Kohlenhydraten (10%). Stellenweise setzt sie sich nur aus Lipiden zusammen.

Die Proteine der Erythrozytenmembran liegen vor als
– **integrale Membranproteine** und als
– **periphere Membranproteine**.

**Integrale Membranproteine** (S. 48). Die Zahl der integralen Membranproteine ist in der Erythrozytenmembran groß. Funktionell bedeutungsvoll sind davon v. a. Transportproteine, Rezeptoren (z. B. verschiedene Glykophorine) und Proteine, an die die Blutgruppeneigenschaften der Erythrozyten gebunden sind (Erythrozytenantigene, vgl. Lehrbücher der Physiologie). Alle diese Proteine enthalten Kohlenhydratanteile und sind Glykoproteine.

**Periphere Membranproteine** (S. 48) sind mit der inneren Oberfläche der Erythrozytenmembran verbunden und gehören zum Zytoskelett der roten Blutkörperchen. Die peripheren Membranproteine der Erythrozytenmembran bestehen aus einem Netzwerk von Proteinstrukturen, die der inneren Membranoberfläche anliegen. Die Hauptkomponenten sind *Spektrin* und *Aktinmoleküle*, die über *Protein 4,1* mit der inneren Erythrozytenmembran und über *Ankyrin* mit integralen Membranproteinen verbunden sind (Abb. 14.6). Funktionell tragen die membranassoziierten Proteine wesentlich zur Flexibilität der Erythrozytenmembran bei. Sie sind hauptsächlich für Formveränderungen der Erythrozyten verantwortlich. Wichtig ist ferner, daß durch die nichtrigide Formgestaltung der Erythrozyten die Viskosität des Blutes niedrig bleibt.

Die Erythrozytenmembran ist semipermeabel. Dadurch können Konzentrationsunterschiede von Natrium und Kalium zwischen Blutplasma und Zellinnerem aufrecht gehalten werden. Dabei stehen für den Durchtritt der Kationen gegen ein Konzentrationsgefälle in der Erythrozytenmembran ATPabhängige aktive Transportsysteme zur Verfügung. Ferner kommen in der Erythrozytenmembran Anionenkanäle vor, zu denen ein Tetramer der Protein Bande 3 gehört.

**Hämoglobin**. Hauptbestandteil der Erythrozyten (mehr als 90%) ist das Hämoglobin. Der durchschnittliche Hb-Gehalt eines einzelnen Erythrozyten beträgt $30 \cdot 10^{-12}$ g (30 pg) und wird als Färbekoeffizient (Hb$_E$) bezeichnet; dies entspricht einer Hämoglobinkonzentration von 160 g/l (16 g/dl) beim Mann und 140 g/l (14 g/dl) bei der Frau.

Beim Hämoglobin handelt es sich um ein *basisches Protein*, das die Azidophilie der Erythrozyten bei entsprechenden Färbungen hervorruft. Außerdem enthalten Erythrozyten in

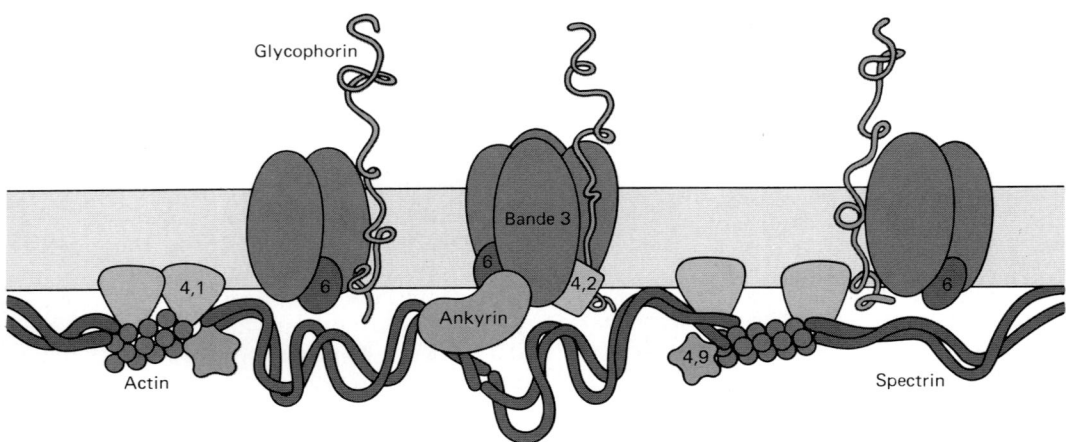

**Abb. 14.6.** Schema zum Zytoskelett des Erythrozyten. Unter dem Plasmalemm befindet sich ein Netzwerk aus Spektrin und Aktinmolekülen, das durch Protein 4.1 mit der Erythrozytenmembran und durch Ankyrin mit integralen Membranproteinen *(Bande 3)* verbunden ist. [Nach Cohen CM, (1983) The molecular organization of the red cell membrane skeleton. Semin Hematol 20, 141]

ihrem Stroma weitere Proteine. Jedes Hämoglobinmolekül setzt sich aus 4 Untereinheiten zusammen, von denen jede aus einer Polypeptidkette besteht, die mit einem eisenhaltigen Porphyrinderivat (Hämanteil) verbunden ist.

**Hinweis.** Das Hämoglobin des reifen Erythrozyten stammt aus der Zeit der Jugendformen (S. 332), da reife Erythrozyten keinen Zellkern oder andere Organellen für die Proteinsynthese haben.

Infolge unterschiedlicher Polypeptidketten gibt es *verschiedene Hämoglobintypen.* Einige kommen unter normalen Umständen im postnatalen Leben vor: Hämoglobin A1 (HbA1), A2 (HbA2) und F (HbF). Beim Erwachsenen überwiegt HbA1 mit 2 $\alpha$- und 2 $\beta$-Polypeptidketten. Der HbA2-Anteil beträgt etwa 2%. Der 3. Typ, beim Erwachsenen etwa 1%, ist das fetale Hämoglobin (HbF). Es dominiert im fetalen Leben und macht beim Neugeborenen etwa 80% des Hämoglobins aus. Die Besonderheit des HbF liegt darin, daß es bei niedrigem $O_2$-Partialdruck mehr Sauerstoff binden kann als das HbA1. Das HbF nimmt bis zum 8. postnatalen Monat laufend ab; zu diesem Zeitpunkt hat es den Anteil erreicht, der auch beim Erwachsenen vorliegt.

**Klinischer Hinweis.** Eine Erkrankung, die auf eine erblich bedingte Veränderung der Hämoglobinmoleküle zurückgeht und die deshalb zur Gruppe der Hämoglobinopathien gehört, ist die *Sichelzellenanämie.* Hierbei handelt es sich um die Mutation nur eines Nukleotids in der DNA der Gene, die für die $\beta$-Kette des Hämoglobins verantwortlich sind. Das Triplet GAA für Glutaminsäure ist in GUA verän-

dert, das für Valin spezifisch ist. Im Ergebnis unterscheidet sich das fertige Hämoglobin beim Erkrankten durch das Vorkommen von Valin anstelle von Glutaminsäure. Das veränderte Hämoglobin wird als HbS bezeichnet; es ist das am häufigsten vorkommende anormale Hämoglobin. Die Folgen der Veränderungen sind schwerwiegend. Bei $O_2$-Mangel bilden sich Aggregate von Erythrozyten mit charakteristischer Sichelform. Der sichelförmige Erythrozyt hat eine verkürzte Lebensdauer und ist nicht flexibel. Es kommt zu einer ernsthaften Anämie. Ferner wird das Blut visköser. Dadurch verlangsamt sich der Blutfluß in den Kapillaren oder unterbleibt. Die Folge ist ein schwerer Sauerstoffmangel im Gewebe (Ischämie), der wiederum die Sichelzellbildung verstärkt.

**Histophysiologie.** Das Hämoglobin dient dem Sauerstofftransport und bis zu einem gewissen Grade auch dem von $CO_2$. Aus Hämoglobin entsteht durch Verbindung mit Sauerstoff *Oxyhämoglobin* bzw. durch Verbindung mit Kohlendioxid *Carbaminohämoglobin.* Der $O_2$ wird an das Eisen im Hämoglobinmolekül angelagert, ohne daß sich die Wertigkeit des Eisens dabei ändert. Man spricht daher von einer Oxygenierung und nicht von einer Oxidation des Hämoglobins (bei $O_2$-Abgabe daher auch Desoxygenierung und nicht Reduktion). Das $CO_2$ reagiert teilweise mit Aminogruppen des Hämoglobins und bildet die Carbaminoverbindung.

**Klinische Hinweise.** Sehr stabil ist die Verbindung des Hämoglobins mit Kohlenmonoxid, das *CO-Hämoglobin.* Die Affinität zwischen CO und Hb ist 300 fach größer als zwischen $O_2$ und Hb. CO wird an

der gleichen Stelle im Hb-Molekül gebunden wie $O_2$. Deswegen wird bei Vergiftungen mit Kohlenmonoxid (z. B. in Abgasen von Motoren) der Sauerstofftransport durch die Erythrozyten beeinträchtigt; der daraus resultierende Sauerstoffmangel bewirkt akute Vergiftungserscheinungen: Kopfschmerzen, Schwindel, Übelkeit, Brechreiz, Erbrechen, Konzentrationsschwäche. Sind 40–50% des Hämoglobins in HbCO umgewandelt, treten Bewußtseinsstörungen und Bewußtlosigkeit auf, es entsteht akute Lebensgefahr.

Eine Verminderung der Konzentration von Hämoglobin im Blut (unter 130 g/l beim Mann und unter 120 g/l bei der Frau) wird als *Anämie* bezeichnet. In der Regel ist diese Erkrankung mit einer Abnahme der Zahl der roten Blutzellen verbunden. Es ist aber auch möglich, daß die Zahl der Erythrozyten erhalten bleibt, sich aber die Hämoglobinmenge der einzelnen Zellen vermindert hat (hypochrome Anämie). Anämie kann verursacht sein durch

– *Blutverlust* (akute oder chronische Blutungen; Blutungsanämie),
– *ungenügende Bildung von Erythrozyten im Knochenmark* (z. B. bei Erkrankungen des Knochenmarks),
– *Bildung von Erythrozyten mit vermindertem Hämoglobingehalt* (z. B. bei Eisenmangelkost),
– *beschleunigten Erythrozytenabbau* (hämolytische Anämie, z. B. bei Formanomalien der Erythrozyten).

Die alleinige Energiequelle für Erythrozyten ist Glukose, wovon im Erythrozyten 90% zu Lactat (unter Bereitstellung von ATP) und die restlichen 10% über den Hexosemonophosphatweg (ohne Energiegewinn) abgebaut werden.

**Klinischer Hinweis.** Ein häufiger Enzymeffekt der Erythrozyten ist der Glukose-6-Phosphat-Dehydrogenase-Mangel, der zu einer Störung des Pentosephosphatweges und zu ausgeprägten Hämolysen, d. h. einem beschleunigten Erythrozytenabbau, führt.

**Hämolyse.** In hypotonischen Lösungen schwellen die Erythrozyten an. Sie werden rund, die Zellmembran wird gedehnt und für Hämoglobin durchlässig. Dieses Phänomen wird als *Hämolyse* bezeichnet. Die verbleibende hämoglobinfreie Zellstruktur heißt *Erythrozytenschatten*. Dieser enthält das Stroma, das aus 50–60% Protein und 35–40% Lipiden besteht. Da der Erythrozytenschatten spontan wieder die bikonkave Scheibenform annehmen kann, wird angenommen, daß das Stroma für die Erythrozytenform mitverantwortlich ist. Zur Wiedererlangung der ursprünglichen Erythrozytenform ist die Abgabe von Wasser und $Na^+$

erforderlich. Die dafür benötigte Energie (ausschließlich aus der Glykolyse, da keine Mitochondrien vorhanden) liefert das ATP.

**Stechapfelform.** Hypertonische Lösungen führen zu einer Schrumpfung der Erythrozyten, die dann sog. *„Stechapfelform"* annehmen.

**Erythrozytenabbau.** Erythrozyten des Menschen überleben im Kreislauf ungefähr 120 Tage. Dies wurde durch Markierung junger Erythrozyten mit $^{14}$C- oder $^{15}$N-Glycin und anschließender Bestimmung ihrer Überlebenszeit ermittelt. Verbrauchte Erythrozyten werden in Milz, Knochenmark und Leber durch phagozytierende Zellen abgebaut. Diese wandeln auch das Porphyringerüst des Häms in Bilirubin um. Das Bilirubin wird von den Hepatozyten aufgenommen, mit Glukuronat verestert und über die Galle ausgeschieden. Das bei diesen Vorgängen freiwerdende Eisen wird zur Neubildung von Hämoglobin verwendet.

**Erythrozytenersatz.** Innerhalb eines Tages werden beim Erwachsenen etwa 0,8% der vorhandenen Erythrozyten (das sind etwa 160 Mill./min) durch Neubildung ersetzt. Diese Zahl entspricht etwa der im strömenden Blut vorkommenden letzten Vorstufe reifer Erythrozyten, den Retikulozyten (1% der Erythrozyten). Ort der Erythrozytenneubildung ist beim Erwachsenen nur das Knochenmark.

**Retikulozyten** (S. 333) weisen mit supravitalen Farbstoffen (z. B. Brillantkresylblau) anfärbbare Granula bis netzartige Strukturen *(Substantia granulofilamentosa)* auf. Hierbei handelt es sich um Reste ribosomaler RNA (rRNA). Eine Neusynthese von Hämoglobin findet in Retikulozyten jedoch nur sehr begrenzt statt.

**Klinischer Hinweis.** Menschliche Erythrozyten sind kernlos. Sie stoßen ihre Kerne in einem späten Stadium der Erythropoese aus (S. 333). Gelegentlich, v. a. bei Erkrankungen, verbleiben jedoch Feulgen-positive Kernreste, die sich mit basischen Farbstoffen färben. Oft haben sie die Form von 1 oder 2 Granula (etwa 1 μm groß), die als *Howell-Jolly-Körper* bezeichnet werden. Wenn die Kernreste die Form von zirkulär angeordneten Filamenten annehmen, nennt man sie *Cabot-Ringe*.

Vermehrtes Auftreten von Retikulozyten im Blut spricht für eine gesteigerte Erythrozytenbildung (Erythropoese). So ist z. B. die Zahl der Retikulozyten bei Absinken des $O_2$-Partialdrucks (u. a. in großen Höhen) im Blut erhöht.

### 14.4.3 Leukozyten

Leukozyten (weiße Blutzellen) sind keine einheitliche Population. Eine Unterteilung kann unter verschiedenen Gesichtspunkten erfolgen. Gebräuchlich ist die Unterscheidung von
– **Granulozyten** und
– **mononukleären Zellen**.
Nach der *Kernmorphologie* kann man gliedern in polymorphkernige und mononukleäre Leukozyten. Schließlich spricht man nach der *Herkunft* von myeloischen bzw. lymphatischen Zellen.
**Granulozyten.** Die Granulozyten haben unregelmäßig geformte Kerne und weisen *in ihrem Zytoplasma sog. „spezifische" Granula* auf. Als spezifisch wird ein Leukozytengranulum dann bezeichnet, wenn es nur in speziellen Leukozytentypen und in den meisten ihrer Vorläuferzellen während der Blutbildung vorkommt, sowie wenn Größe, Form, Färbungseigenschaften und Ultrastruktur charakteristisch sind. Aufgrund lichtmikroskopisch-färberischer Eigenschaften der Granula unterscheidet man
– **neutrophile Granulozyten,**
– **eosinophile Granulozyten,**
– **basophile Granulozyten.**
Alle Granulozyten sind Endzellen, d. h. sie sind nahezu unfähig, verbrauchtes Protein zu ersetzen. Sie haben die Fähigkeit zur *Phagozytose* und gehen nach unterschiedlich langer Lebensdauer zugrunde.
**Mononukleäre Zellen.** Diese Zellen haben regelmäßiger geformte Kerne. In ihrem Zytoplasma kommen *azurophile Granula* vor, die jedoch im obigen Sinne nicht spezifisch sind, da sie praktisch in allen Leukozytenarten zu beobachten sind.
Nach der Erscheinungsform der Kerne und den Färbungseigenschaften des Zytoplasmas können die mononukleären Zellen unterteilt werden in
– **Lymphozyten** und
– **Monozyten.**
Die **Zahl der Leukozyten** im Blut ist viel geringer als die der Erythrozyten. Sie beträgt beim gesunden Erwachsenen pro mm$^3$ (µl) 4.000–11.000. Zur Zeit der Geburt schwankt die Zahl zwischen 15.000/mm$^3$ und 25.000/mm$^3$, und fällt dann bis zum 4. Lebens*tag* auf 12.000/mm$^3$ ab. Im 4. Lebens*jahr* werden durchschnittlich 8.000/mm$^3$ gefunden; beim gesunden Kind darf die Zahl von 12.000/mm$^3$ nicht überschritten

sein. Die Normalwerte des Erwachsenen sind ungefähr im 12. Lebensjahr erreicht.
Ferner ist das Verhalten der verschiedenen Leukozytenarten zueinander altersabhängig: Bei der Geburt überwiegen die Neutrophilen, von der 2. Lebenswoche bis zum 4. Lebensjahr sind die Lymphozyten vorherrschend (ca. 60% der Leukozyten); dann wird die Anzahl der Lymphozyten und Granulozyten gleich. Es folgt fortschreitend eine Zunahme des prozentualen Anteils der Granulozyten, und etwa im 14. bis 15. Lebensjahr ist der für Erwachsene typische Prozentanteil erreicht (60–70% Granulozyten).
*Normalwerte* für die verschiedenen Leukozytenarten (Abb. 14.5) im Differentialblutbild des gesunden Erwachsenen sind:
**Granulozyten**
– *Neutrophile: 60% (55–65%),*
– *Eosinophile: 3,5% (2–4%),*
– *Basophile: 0,5% (0,5–1%),*
– *Stabkernige: 2% (2–3%),*
**Lymphozyten:** *30% (20–40%),*
**Monozyten:** *6% (4–7%).*
Zur Beurteilung physiologischer und pathologischer Veränderungen spielt nicht nur der prozentuale Anteil jedes Zelltyps pro Einheit Blutvolumen eine Rolle, sondern auch die absolute Zahl. Zu vermerken ist, daß zahlreiche Granulozyten in der Strombahn an der Gefäßwand haften, allerdings von dort rasch mobilisiert werden können (Verteilungsleukozytose im Gegensatz zur Produktionsleukozytose, letztere mit vermehrten Jugendformen = Linksverschiebung, s. unten).
**Histophysiologie.** Leukozyten sind *an der zellulären und humoralen Abwehr des Körpers gegen Fremdstoffe beteiligt*. Sie haben die Fähigkeit zur *Phagozytose* – deswegen werden sie auch als Mikrophagen bezeichnet. Sie können die Blutbahn verlassen und manche von ihnen (Lymphozyten) können wieder dorthin zurückkehren. Insgesamt befinden sich mehr Leukozyten außerhalb der Strombahn, d. h. im Gewebe, als in der Strombahn. Bei der Durchwanderung der Kapillarwand (Diapedese, S. 291) verformen sich die durchtretenden Zellen stark. Im Gewebe, wo sie hauptsächlich tätig werden, können sie sich amöboid fortbewegen (Neutrophile 19 – 36 µm/min). In manchen Organen kommen im Bindegewebe so viele Leukozyten vor – v. a. Eosinophile, Basophile und Lymphozyten –, daß sie dort als normaler Bestandteil des jeweiligen Gewebes angesehen werden.

## Neutrophile Granulozyten

Diese Zellen – etwa 55–65% der zirkulierenden Leukozyten – entwickeln sich im Knochenmark, wo sie in das strömende Blut abgegeben werden. Obgleich die Neutrophilen
einen relativ großen Anteil der Leukozyten
des Blutes ausmachen, befinden sich die meisten Neutrophilen im Knochenmark. Die Lebensdauer der Neutrophilen ist kurz; ihre
Halbwertszeit im strömenden Blut beträgt etwa 7,5 h.
Neutrophile haben einen Durchmesser von ungefähr *12 µm*. Sie werden im Gegensatz zu den
Makrophagen (S.145) auch als Mikrophagen
bezeichnet.
**Zellkern.** Der Kern der Neutrophilen hat variable Form. Bei ***Jugendformen*** – etwa 2% der
Neutrophilen des Blutes – ist der Kern in der
Regel stabförmig, und Segmente sind nur an-
gedeutet. Bei ***reifen Neutrophilen*** besteht der
Kern dagegen meist aus 2–5 (in der Regel 3)
untereinander durch feine Chromatinfäden
verbundenen *Segmenten* (Abb.14.4 und 14.7).
In vivo verändern sich die Chromatinbrücken
zwischen den Kernsegmenten häufig. Dadurch
schwankt auch die Zahl der Segmente bei ein
und derselben Zelle und ist vom Beobach-
tungszeitpunkt abhängig. Trotzdem bezeichnet
man Neutrophile, die mehr als 5 Segmente aufweisen, als *hypersegmentiert.* Sie gelten als alte
Zellen, da unter normalen Umständen die Reifung der Neutrophilen mit einer Zunahme der
Zahl der Kernsegmente einhergeht. In allen
Fällen fehlt ein Nukleolus.

**Klinischer Hinweis.** Unter pathologischen Umständen, z.B. bei perniziöser Anämie können auch junge
Zellen 5 oder mehr Segmente aufweisen, während
bei bakteriellen Infektionskrankheiten häufig vermehrt Stabkernige auftreten. Letzteres geht auf vorzeitige Freisetzung von noch nicht ganz ausgereiften
Neutrophilen aus dem Knochenmark zurück. Das
*vermehrte Auftreten von Stabkernigen* bezeichnet
man als **Linksverschiebung**, das *vermehrte Auftreten
von Übersegmentierten* als **Rechtsverschiebung** gegenüber dem Normalzustand.

Beim weiblichen Geschlecht weisen immer einige Zellkerne der Neutrophilen trommel-
schlegelartige Anhängsel *(drumstick)* auf
(Abb.14.7). Diese stehen zum Geschlechtschromatin in Beziehung und können, wenn
mindestens 6 von 500 Neutrophilen diese Anhängsel aufweisen, zur Geschlechtsdiagnose
benutzt werden.
In den Kernen aller Granulozyten liegt das Heterochromatin als dichte Masse unter der

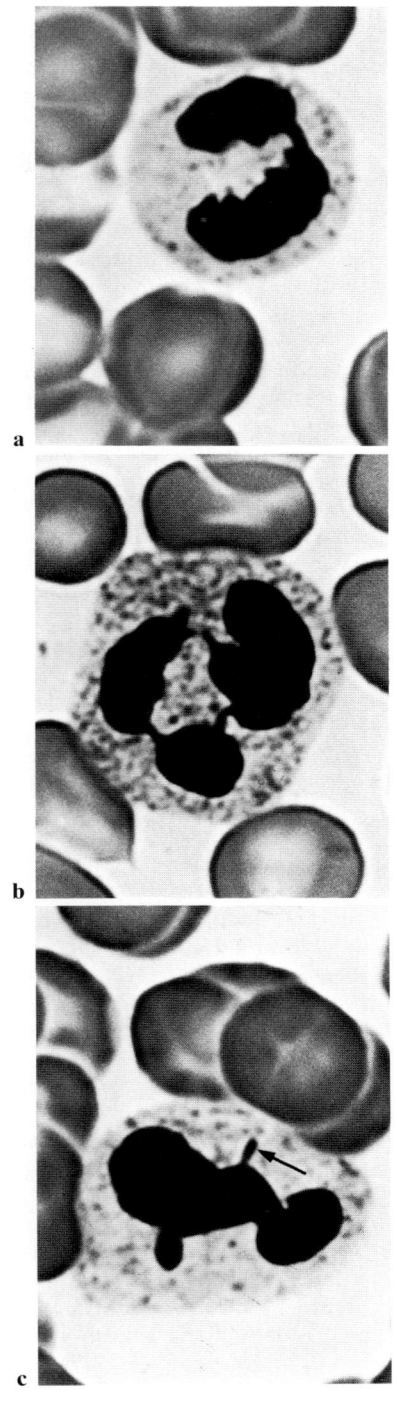

a

b

c

**Abb. 14.7 a–c.** Verschiedene Erscheinungsformen
neutrophiler Leukozyten. Der Leukozyt in der *oberen Abbildung* dürfte jünger als der Leukozyt mit
dem stark segmentierten Kern in der *mittleren Abbildung* sein. *Unten* Leukozyt mit drumstick *(Pfeil)*

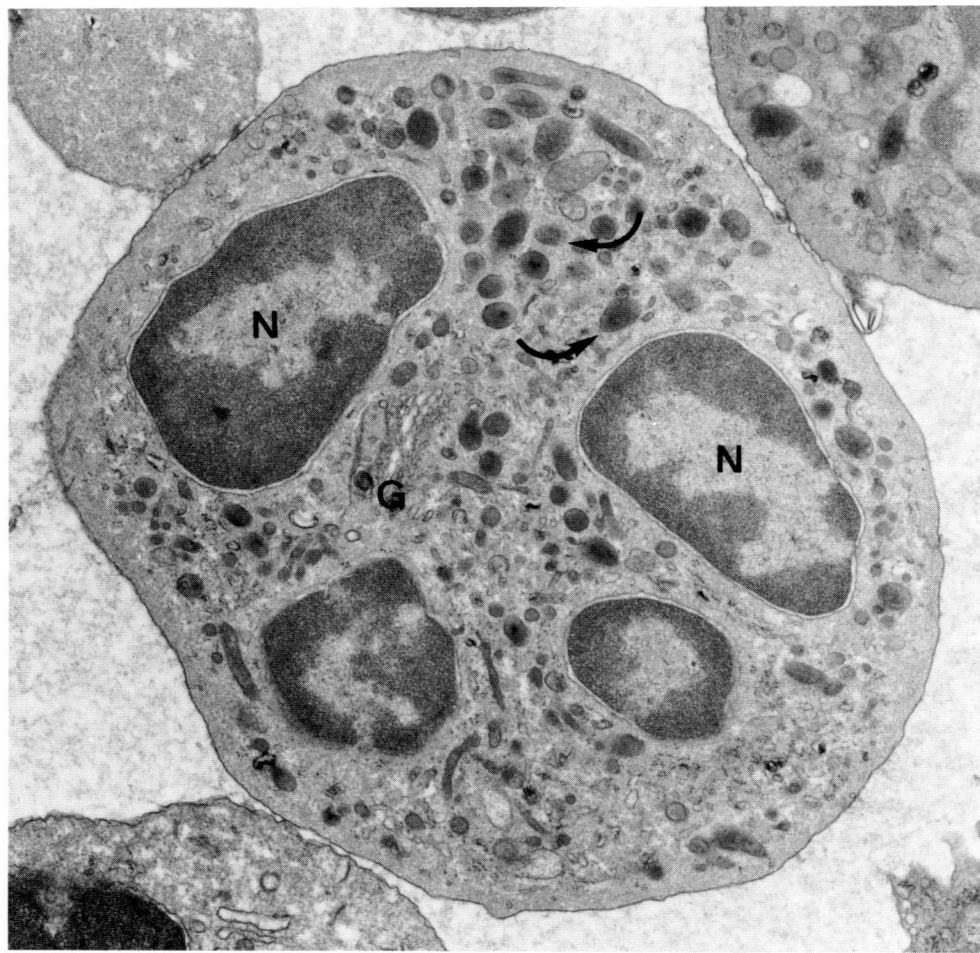

**Abb. 14.8.** Elektronenmikroskopische Aufnahme eines menschlichen Neutrophilen (*N* Zellkern). Die *Pfeile* weisen auf spezifische neutrophile Granula (*G* Golgi-Apparat). Die verschiedenen Kernteile sind durch Chromatinbrücken verbunden, die auf dem Schnitt nicht zu sehen sind. Vergr. 15.000 fach

Kernmembran (Abb. 14.8). In der Kernmitte dagegen ist das Chromatin aufgelockert.

**Granula.** Kennzeichnend für das Zytoplasma der Neutrophilen ist das Vorkommen von Granula (50–200 pro Zelle). Sie werden von einer Membran umgeben und halten immer 3–5 μm Abstand zum Plasmalemm. In Pseudopodien der Neutrophilen, die sich während der Phagozytose von Fremdkörpern bilden, fehlen sie. Zu unterscheiden sind
– *unspezifische azurophile* und
– *spezifische Granula* (Abb. 14.8).
Mit Färbungen vom Romanovsky-Typ färben sich die azurophilen Granula rötlich-violett, die spezifischen lachsfarben. Außer durch ihre Färbeeigenschaften unterscheiden sich die Granulatypen durch ihr zeitliches Auftreten während der Entwicklung im Knochenmark, durch den unterschiedlichen Feinbau und ihr Enzymmuster. Zwischen beiden Granulaarten bestehen funktionelle Unterschiede.

Die *azurophilen Granula* treten zum erstenmal in Promyelozyten (S. 336) auf; ihre Zahl nimmt mit jeder folgenden Zellteilung ab. Trotzdem kommen sie auch noch in reifen Neutrophilen vor, haben aber die meisten ihrer färberischen Eigenschaften verloren. Sie sind groß und elektronenmikroskopisch dicht. Sie enthalten lysosomale Enzyme und Peroxidase.

*Spezifische Granula* treten zum erstenmal bei Myelozyten (S. 338) auf. Sie sind kleiner (Durchmesser 0,3–0,8 μm, also an der Auflösungsgrenze des Lichtmikroskops) und enthalten alkalische Phosphatase sowie als *Phagozy-*

*tine* bezeichnete bakterizide Substanzen (kationische Eiweißkörper). Beide Granulatypen werden im Golgi-Apparat gebildet, jedoch an verschiedenen Stellen.

**Hinweis**. Zwischen den neutrophilen Granula der verschiedenen Säuger bestehen erhebliche Unterschiede in Größe und Färbungseigenschaften. Deswegen gelten tierexperimentelle Ergebnisse an Neutrophilen nicht ohne weiteres für den Menschen.

Außer den Granula sind im Zytoplasma reifer Neutrophiler ein nur zartes RER, wenige freie Ribosomen, einige Mitochondrien, der Rest eines Golgi-Apparates und einige Glykogengranula zu finden.

**Histophysiologie.** Neutrophile stehen in vorderster Linie der *unspezifischen Abwehr* gegen die Invasion von Mikroorganismen. Sie sind in der Lage, sich auf einen chemischen Reiz hin zu den Mikroorganismen zu bewegen (Leukotaxis) und diese sowie andere kleine Partikel aktiv aufzunehmen und abzubauen. Solange Neutrophile zirkulieren, sind sie rund. Sie verändern ihre Form aber, sobald sie mit einem festen Partikel oder einer festen Oberfläche in Berührung kommen. Sie beginnen dann, sich auszubreiten und Zytoplasmafortsätze (Pseudopodien) in verschiedene Richtungen auszustrecken. Die Pseudopodien, die einen Durchmesser von 20 µm erreichen können, umgeben dann den Fremdkörper, verschmelzen miteinander, und es entsteht eine Vakuole. Dabei tritt nicht die gesamte Zelloberfläche mit dem Fremdkörper in Berührung, sondern nur feine Hyaloplasmafäden. Die Vakuole (Phagosom) enthält außer dem Fremdkörper extrazelluläre Flüssigkeit. Sobald das Phagosom ins Zellinnere gewandert ist, treten unspezifische und spezifische Granula heran, die Membranen der Gebilde verschmelzen miteinander, und ihr Inhalt vermischt sich (Abb. 14.9). Erhalten bleibt dabei stets eine Membran gegenüber dem umgebenden Zytoplasma, das auf diese Weise vor den abbauenden Enzymen der Granula geschützt bleibt. Wichtig ist das Vorkommen von *D-Aminosäureoxidase* in den unspezifischen

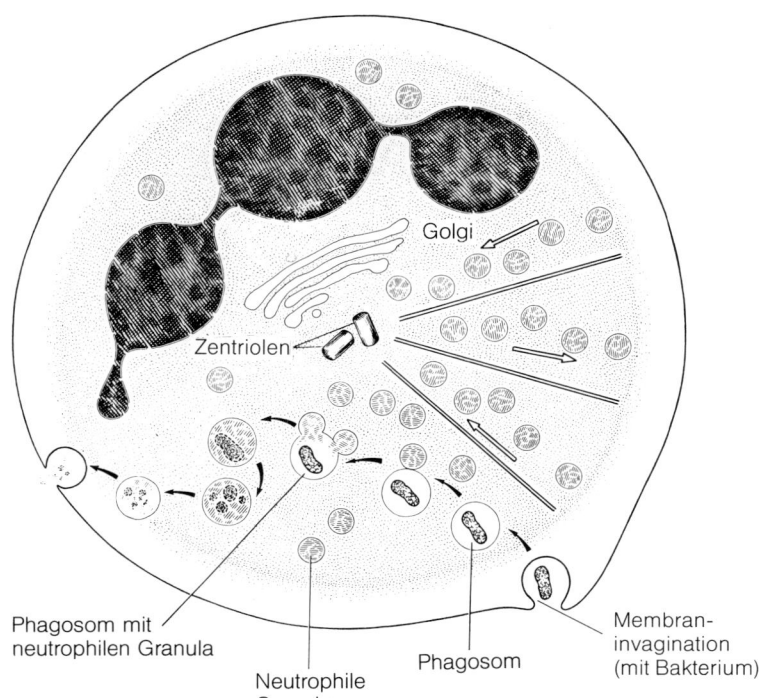

Phagosom mit
neutrophilen Granula

Neutrophile
Granula

Golgi

Zentriolen

Phagosom

Membran-
invagination
(mit Bakterium)

**Abb. 14.9.** Dargestellt sind Einzelheiten des Feinbaues eines Neutrophilen. Mikrotubuli sind radiär auf die Zentriolen hin ausgerichtet. Die neutrophilen Granula sind in dauernder Bewegung; die Richtung ihrer Bewegungen ist mit *weißen Pfeilen* gekennzeichnet. Im *unteren* Bildteil ist die intrazelluläre Verdauung eines phagozytierten Bakteriums dargestellt *(schwarze Pfeile)*. Zu erkennen ist die Verschmelzung eines Phagosoms mit neutrophilen Granula. Das Bakterium wird in einem auf diese Weise entstandenen sekundären Lysosom abgebaut. Später werden die Verdauungsprodukte in der Regel an die Umgebung abgegeben

(azurophilen) Granula zur Verdauung von Bakterienzellwänden, die D-Aminosäuren enthalten. Auch das Vorkommen *lysosomaler Enzyme* in den Granula der Neutrophilen ist für den Abbau von Bakterienzellwänden wesentlich. Durch Abgabe in die Zellumgebung während der geschilderten Abbauvorgänge nimmt die Zahl der Granula in den Neutrophilen ab.

Ein weiteres Instrument der bakteriziden Wirkung polymorphkerniger Neutrophiler besteht darin, daß sich während der Phagozytose von Bakterien aktive Sauerstoffspezies mit Hilfe einer NADPH-Oxidase bilden. *Myeloperoxidase* katalysiert ferner die Bildung von Hypochlorit und anderen Oxidationsprodukten des Chloridions aus $H_2O_2$ und $Cl^-$; diese aggressiven Oxidationsmittel wirken bei der Zerstörung der Bakterienwand mit.

**Klinischer Hinweis**. Unter dem Einfluß bestimmter toxischer Substanzen, z. B. Streptolysin (Streptokokkentoxin) kann es zu einer Ruptur der Membranen von Granula im Zytoplasma der Neutrophilen kommen. Dadurch gelangen abbauende Enzyme ins Zytoplasma der Zelle. Die Folgen sind Anschwellung der Neutrophilen, Agglutination ihrer Organellen und schließlich Zerstörung der Zelle.

Neutrophile sind sehr stoffwechselaktiv und sowohl zur aeroben als auch zur anaeroben Glykolyse befähigt. Ihre Energiegewinnung erfolgt hauptsächlich durch anaerobe Glykolyse. Die Atmung ist weniger wichtig, wie die geringe Zahl von Mitochondrien in ihrem Zytoplasma erwarten läßt. Die Fähigkeit der Neutrophilen, in anaerober Umgebung zu überleben, ist sehr nützlich, um Bakterien zu vernichten und dazu beizutragen, Reste von nekrotischem Gewebe abzuräumen. Phagozytose stimuliert die Aktivität des Hexosemonophosphatshunts zur Bereitstellung von NADPH für die NADPH-Oxidasereaktion (s. oben) und steigert die Glykogenolyse der Neutrophilen.

## Eosinophile Granulozyten

Eosinophile – im normalen Blut 1–4% der Leukozyten – sind weniger zahlreich als Neutrophile. Ihre Lebensdauer beträgt etwa 10 Tage, ihre Verweildauer im Blut etwa 4–10 h. Eosinophile haben einen Durchmesser von *etwas mehr als 12 µm* und sind damit etwas *größer als Neutrophile*. Ihr Zellkern ist in der Regel *doppelt gelappt*. Endoplasmatisches Retikulum, Mitochondrien und Golgi-Apparat

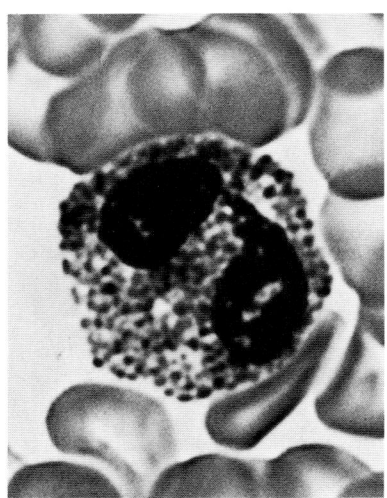

**Abb. 14.10.** Eosinophiler Granulozyt aus einem menschlichen Blutausstrich

sind in den Eosinophilen nur spärlich entwickelt.

Hauptkennzeichen der Eosinophilen sind ovale, mit Eosin anfärbbare, *azidophile (eosinophile) Granula*. Sie sind mit einem Durchmesser von 0,5–1,5 µm größer als die Granula der Neutrophilen (Abb. 14.5, 14.10 und 14.11). Bei den Granula der Eosinophilen handelt es sich um *Lysosomen*. Sie werden von einer Membran umgeben und enthalten saure Phosphatase, Kathepsin und Ribonuklease, aber kein Lysozym. Charakteristisch für eosinophile Granula ist ein in der Längsachse angeordnetes längliches elektronendichtes *Kristalloid* – auch als Internum bezeichnet (Abb. 14.11). Es besteht aus argininreichen Proteinen und bedingt die Eosinophilie der Granula. Die Schicht, die das Internum umgibt, ist weniger elektronendicht und wird als Externum oder Matrix bezeichnet, sie ist reich an saurer Phosphatase.

**Histophysiologie**. Eosinophile sind amöboid beweglich und zur Phagozytose befähigt; allerdings phagozytieren sie langsamer und mehr selektiv als die Neutrophilen. Experimentell wurde beobachtet, daß Eosinophile kein isoliertes Rinderserumalbumin (Antigen) oder dessen Antikörper (spezifisches $\gamma$-Globulin) aufnehmen, wohl aber die entsprechenden Antigen-Antikörper-Komplexe. Möglicherweise ist die *Phagozytose und Beseitigung von Antigen-Antikörper-Komplexen* eine wichtige Aufgabe der Eosinophilen. Nach Aufnahme des

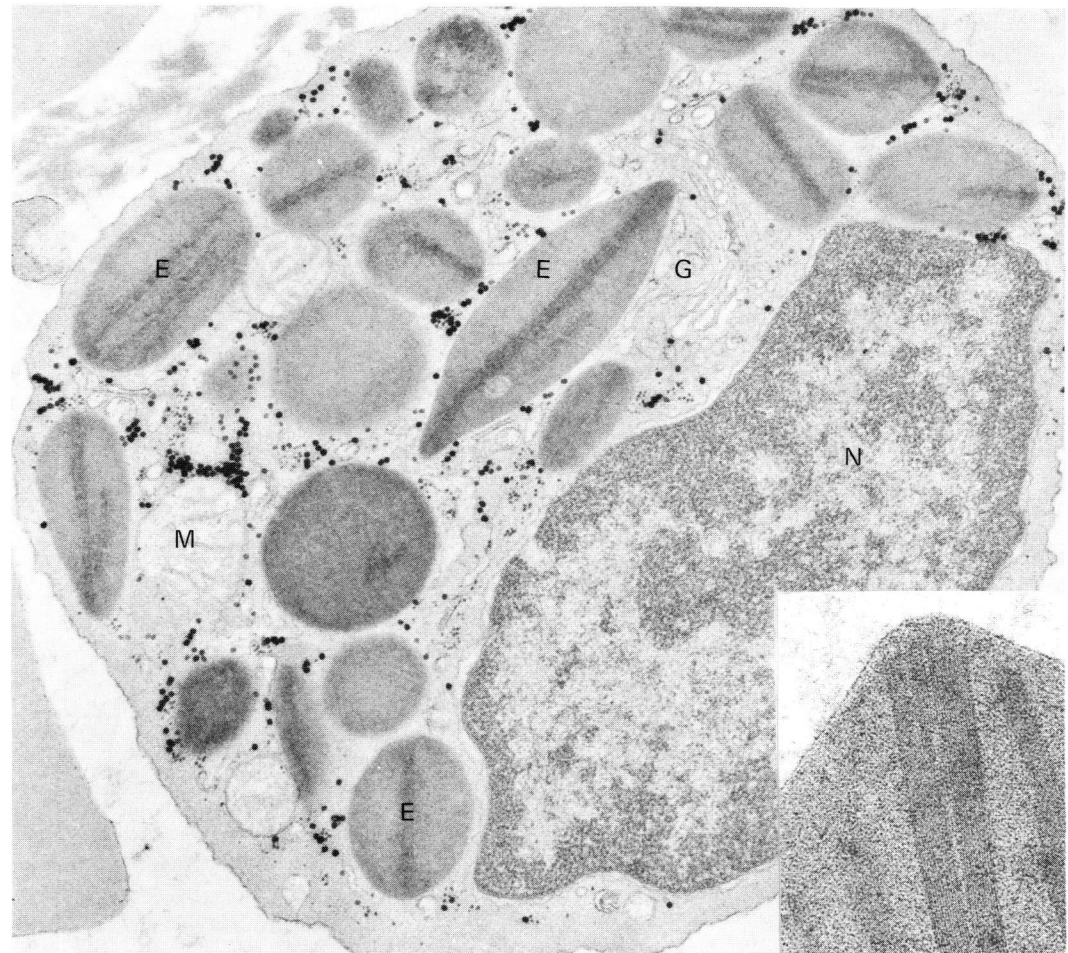

**Abb. 14.11.** Elektronenmikroskopische Aufnahme eines eosinophilen Granulozyten vom Kaninchen. *N* Zellkern, *G* Golgi-Komplex, *M* Mitochondrium, *E* eosinophile Granula. Vergr. 21.500fach. Das *Insert* zeigt ein eosinophiles Granulum mit seinem kristalloiden Internum bei hoher Vergrößerung. Vergr. 132.000fach. (Freundlichst überlassen von Bainton D. F. und Farquhar M. G.)

phagozytierten Materials verschmelzen die Phagosomen mit den eosinophilen Granula (s. oben, Phagozytose in Neutrophilen). Nach der Fusion erfolgt der Abbau des aufgenommenen Materials in den eosinophilen Granula (Lysosomen) allerdings nur im Externum, nicht im Internum, das langfristig intakt bleibt.

Funktionell ist bedeutungsvoll, daß Eosinophile Plasminogen enthalten. Hieraus kann abgeleitet werden, daß sie für die Aufrechterhaltung des flüssigen Zustandes des Blutes eine Rolle spielen, besonders, wenn dieser durch pathologische Prozesse verändert ist.

**Klinischer Hinweis.** Bei manchen Erkrankungen (z. B. beim Befall mit Parasiten) kommt es zu einer Zunahme der Eosinophilen im Blut (**Bluteosinophilie**). Außerdem treten dann Eosinophile vermehrt im subepithelialen Bindegewebe der Haut, der Bronchien, des Magen-Darm-Kanals und der Vagina auf (Gewebeeosinophilie). Gleiches kann bei allergischen Reaktionen geschehen. In diesem Fall soll es zur Bildung von Prostaglandinen durch Eosinophile kommen, die die Freisetzung von weiterem Histamin durch Basophile und Mastzellen blockieren und damit allergie- und entzündungshemmend wirken. Andere Krankheiten führen zu einer Verminderung der Eosinophilen (**Eosinopenie**, z. B. bei Masern, Typhus). Ferner rufen Kortikosteroide (Hormone der Nebennierenrinde, speziell Kortison) schnell eine Verminderung der Eosinophilen hervor, ohne jedoch auf die Eosinophilen im Knochenmark Einfluß zu nehmen. Es gilt vielmehr als wahrscheinlich, daß

Kortikosteroide die Freisetzung von Granulozyten aus dem Knochenmark stimulieren.

## Basophile Granulozyten

Die Zahl der Basophilen beträgt nur bis zu 1% der Leukozyten des Blutes. Sie haben einen Durchmesser um *10 µm* und sind damit in der Regel die kleinsten Granulozyten. Der *Kern* der Basophilen ist relativ groß und in der Regel *U- oder S-förmig*. In ihrem Zytoplasma kommen viele *basophile Granula* (Durchmesser 0,5 µm) vor, die größer sind als die der anderen Granulozyten (Abb. 14.5, 14.12 und 14.13). Oft verdecken die Granula den Kern. In Form und Größe sind die basophilen Granula unregelmäßig; sie können sich in Wasser lösen. In Ausstrichen färben sie sich mit Färbungen vom Romanovsky-Typ violett. Elektronenmikro-

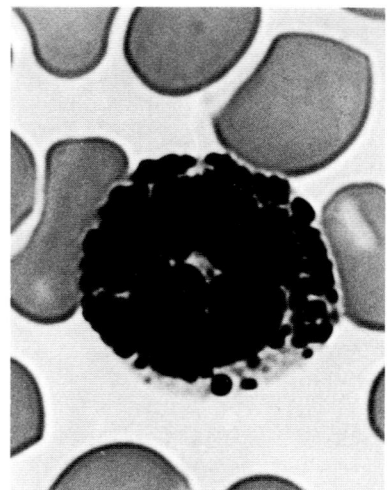

**Abb. 14.12.** Basophiler Granulozyt aus einem menschlichen Blutausstrich

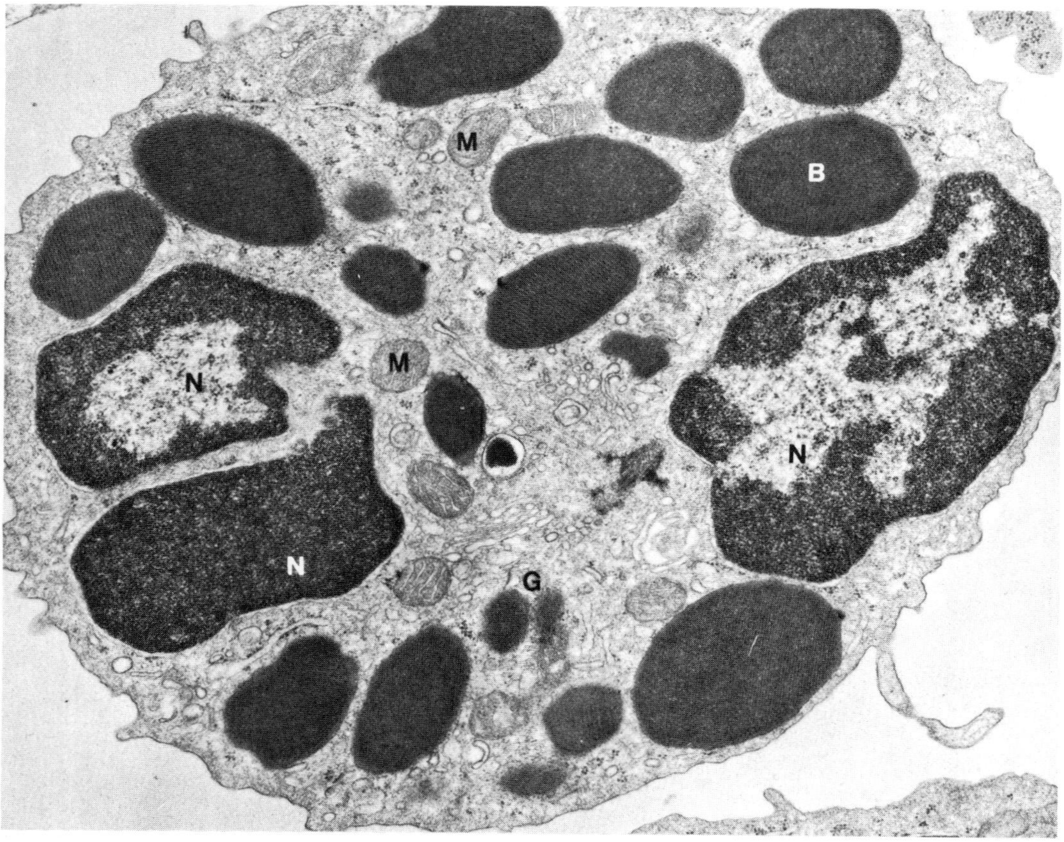

**Abb. 14.13.** Elektronenmikroskopische Aufnahme eines basophilen Granulozyten vom Kaninchen. Von dem gelappten Kern *(N)* sind 3 Anschnitte zu erkennen (*B* basophiles Granulum, *M* Mitochondrien, *G* Golgi-Apparat). [Reproduziert mit Erlaubnis von Terry RW, Bainton DF, Farquhar MG (1969) Lab Invest 21:65]

skopisch zeigt sich, daß die basophilen Granula von einer Membran umgeben sind und dichtes Material enthalten.

Gewisse Ähnlichkeiten, aber auch entscheidende Unterschiede bestehen zwischen den Granula der Basophilen und denen der Mastzellen (s. Kap. 6). Beide sind *metachromatisch* und enthalten *Heparin* und *Histamin*. Ferner können allergische Reaktionen auslösende Antigene (Allergene), Basophile veranlassen, ihre Granula freizusetzen, wie es auch Mastzellen tun. Wesentliche Unterschiede sind, daß Mastzellgranula nicht wasserlöslich sind, und daß ihr Heparin- und Histamingehalt erheblich größer ist als der der basophilen Granula. Außerdem bestehen zwischen Basophilen und Mastzellen Unterschiede im Feinbau und in der Herkunft.

**Histophysiologie.** Wie andere Granulozyten sind Basophile amöboid beweglich. Sie phagozytieren jedoch kaum. Ihre Hauptaufgabe wird in der Bereitstellung von *Heparin* gesehen. Außerdem können sie *Leukotriene* bilden, die bereits in kleinsten Mengen als Vermittlerstoffe (Mediatoren) von Entzündungen bzw. allergischen Reaktionen wirken und u. a. die Kontraktion der Muskulatur von Bronchien und Gefäßen beeinflussen. Die Lebensdauer der Basophilen liegt zwischen 9 und 18 Monaten.

**Klinischer Hinweis.** Es gibt Entzündungsformen, bei denen Basophile als Hauptzelltyp vorkommen, z. B. bei Überempfindlichkeitsreaktionen (allergische Reaktionen) der Haut und der Schleimhäute der Atemwege.

### Lymphozyten

Lymphozyten gehören zu den *mononukleären Zellen*. Etwa 20–40% der Leukozyten des Blutes sind Lymphozyten. Lymphozyten sind *kei-*

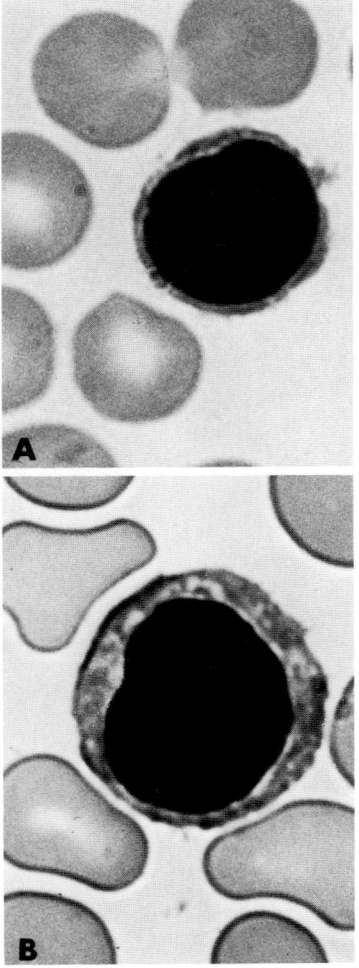

**Abb. 14.14 A, B.  A** Kleiner und **B** großer Lymphozyt aus einem menschlichen Blutausstrich

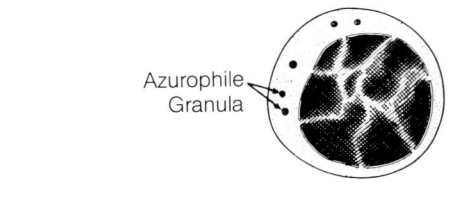

Azurophile Granula

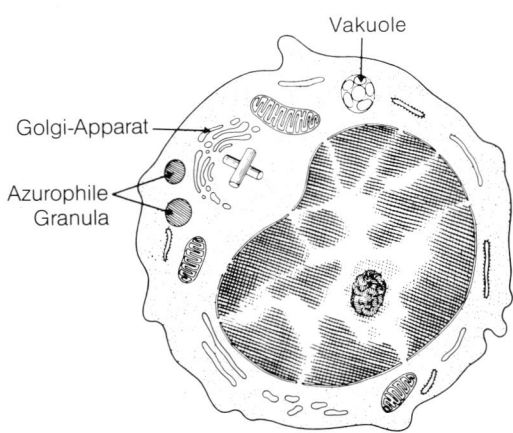

Vakuole

Golgi-Apparat

Azurophile Granula

**Abb. 14.15.** Mittelgroßer Lymphozyt. *Oben* lichtmikroskopisch. *Unten* elektronenmikroskopisch. Das Zytoplasma ist relativ organellenarm. Verglichen mit den hier abgebildeten Lymphozyten besitzen kleine Lymphozyten viel weniger Zytoplasma

*ne einheitliche Population.* Bei Blutausstrichen unter Anwendung üblicher Färbungen ist dies allerdings kaum zu erkennen. Dort kann man lediglich überwiegend vorkommende
- **kleine Lymphozyten** (Durchmesser 6–8 µm) von den selteneren
- **großen Lymphozyten** (Durchmesser 11–16 µm) unterscheiden. Hinzu kommen
- **mittelgroße Lymphozyten** (Durchmesser bis zu 11 µm).

Die **kleinen Lymphozyten** haben einen runden Kern, gelegentlich mit Einkerbungen. Charakteristisch ist eine dichte, grobschollige, bei üblichen Färbungen dunkle Chromatinstruktur, die das Erkennen der Lymphozyten erleichtert (Abb. 14.5, 14.14 und 14.15). Ein Nukleolus ist nur mit speziellen Färbetechniken und elektronenmikroskopisch zu erkennen. Das Zytoplasma beschränkt sich auf einen schmalen – evtl. lichtmikroskopisch bei schwacher Vergröße-

rung nur schwer zu erkennenden – Saum um den Zellkern und es ist wegen der vielen freien Ribosomen bzw. Polyribosomen (Abb. 14.16) basophil. Außerdem kann das Zytoplasma azurophile Granula enthalten, die sich mit Farblösungen vom Romanovsky-Typ purpurrot färben. Sonstige Zellorganellen sind nur spärlich vorhanden.

*Kleine Lymphozyten sind keine Endzellen;* sie können sich noch weiter differenzieren. Ausgelöst werden kann dies in vivo und in vitro durch zahlreiche Substanzen, die zur Bildung spezifischer Rezeptoren an der Zelloberfläche bzw. von Immunglobulinen und schließlich zu immunologischen Abwehrreaktionen führen können (S. 346).

Die **mittelgroßen und großen Lymphozyten** haben einen helleren, v.a. euchromatischen Zellkern mit einigen großen Heterochromatinklumpen sowie erkennbaren Nukleoli. Zyto-

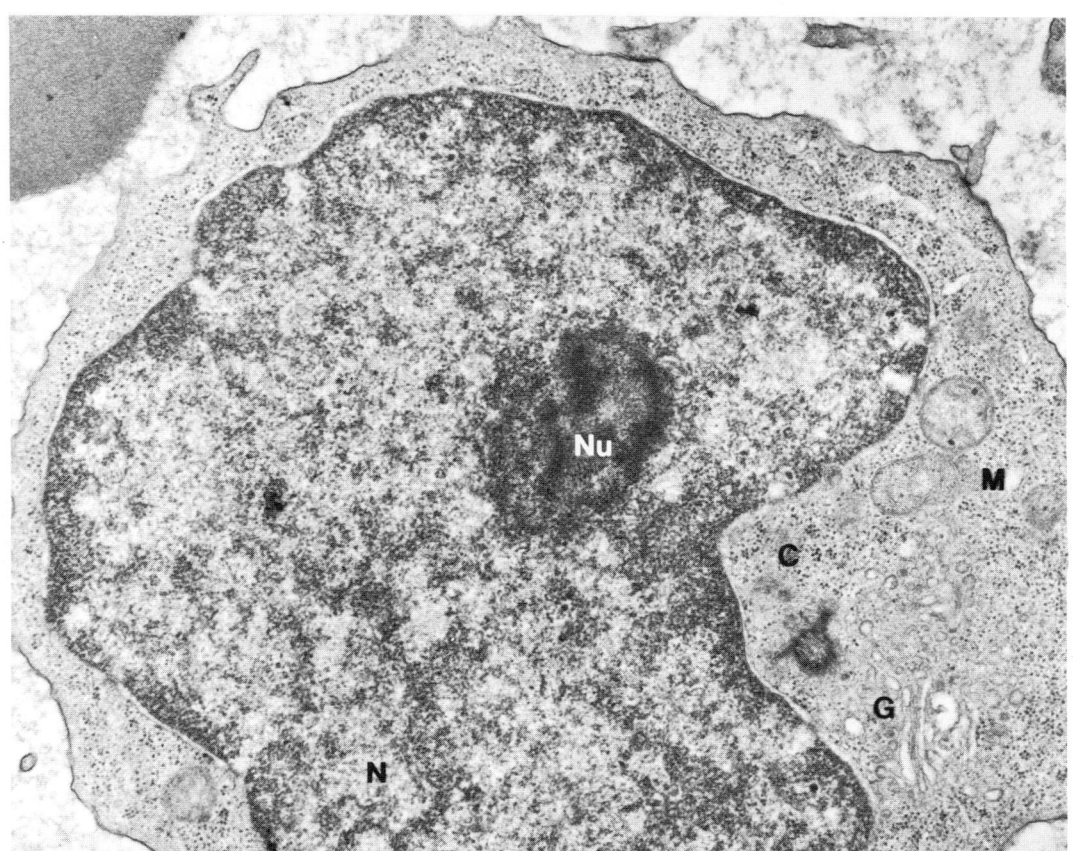

**Abb. 14.16.** Elektronenmikroskopische Aufnahme eines menschlichen Lymphozyten. Die Zelle hat nur wenig endoplasmatisches Retikulum aber relativ viele freie Ribosomen (*N* Zellkern, *Nu* Nukleolus, *C* Zentriol, *M* Mitochondrium, *G* Golgi-Komplex). Verkleinert von 22.000 fach. (Freundlichst überlassen von Bainton D. F. und Farquhar M. G.)

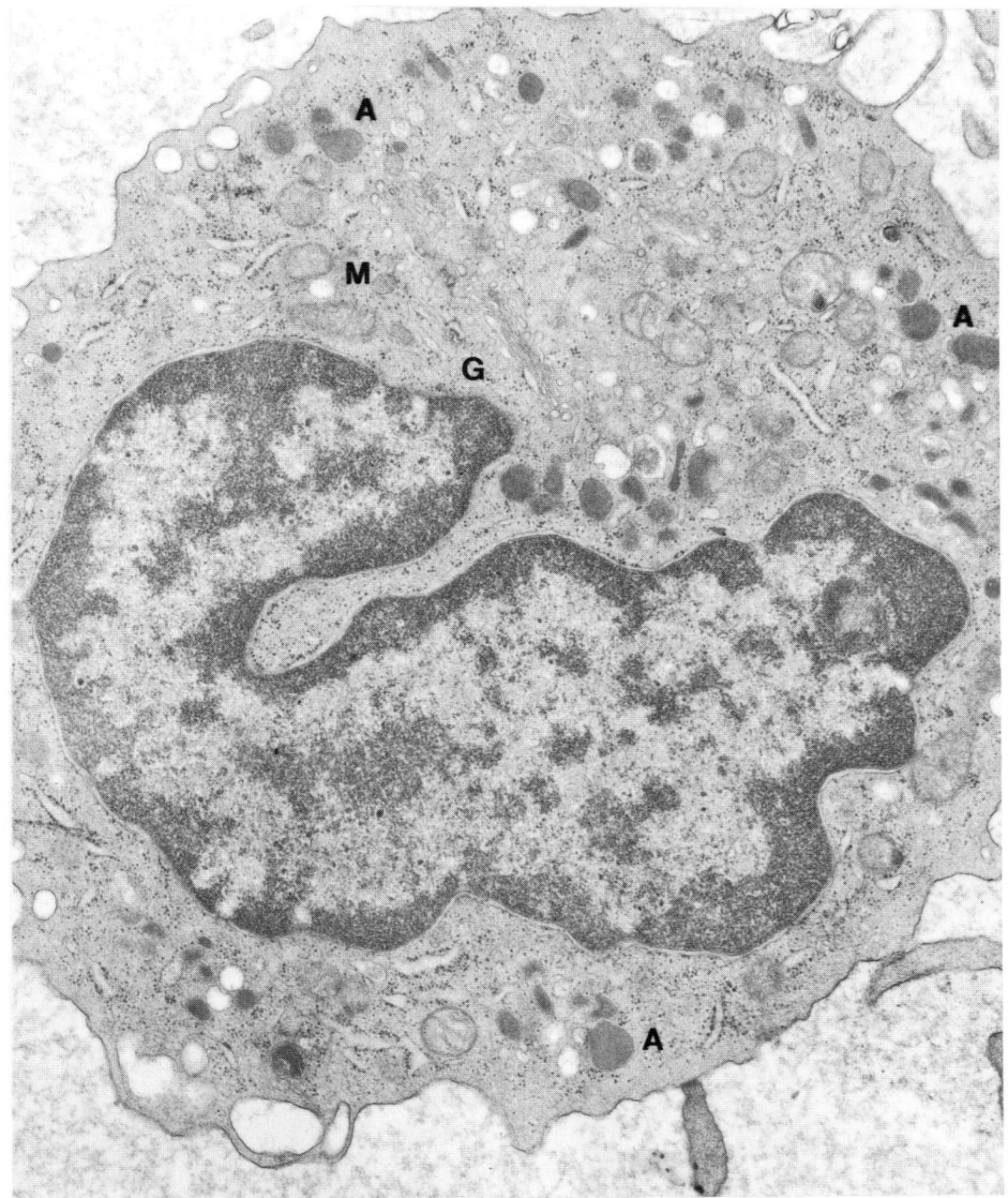

**Abb. 14.17.** Elektronenmikroskopische Aufnahme eines menschlichen Monozyten (*G* Golgi-Komplex, *M* Mitochondrium, *A* azurophile Granula). Endoplasmatisches Retikulum und freie Ribosomen sind nur spärlich vorhanden. Vergr. 22.000 fach. (Freundlichst überlassen von Bainton D. F. und Farquhar M. G.)

plasma ist reichlich vorhanden und enthält zahlreiche Ribosomen, mehr Mitochondrien und größere Golgi-Apparate als das der kleinen Lymphozyten.

*Zur feineren Unterscheidung der Lymphozyten* sind differenzierte Methoden erforderlich, z. B. Elektrophorese, Dichtebestimmungen, Verhalten gegenüber Mitogenen. Ferner bestehen

Unterschiede zwischen den Lymphozyten hinsichtlich ihrer Oberflächenbeschaffenheit (Vorkommen bzw. Fehlen von spezifischen Antigen-bindenden Rezeptoren, S. 346), Lebensdauer und ihrer Lokalisation im Gewebe. Aufgrund charakteristischer immunologischer Funktionen können mehrere Lymphozytengruppen unterschieden werden, die alle sowohl im Blut als auch im Gewebe vorkommen, nämlich immunologisch noch nicht kompetente Lymphozyten, B-Lymphozyten, T-Lymphozyten, sowie Folgestadien (Einzelheiten S. 344).

### Monozyten

Monozyten sind *mononukleäre Zellen* und gehören zu den im strömenden Blut weniger häufig vorkommenden Leukozyten (4–5% im Blutausstrich). Die Monozyten sind die größten Leukozyten (Durchmesser *zwischen 12 und 20 µm*, Abb. 14.5). Ihr Kern liegt in der Regel *exzentrisch* und ist *oval, U- oder nierenförmig*. Das Chromatin ist in der Regel nicht sehr dicht, wodurch der Kern hell erscheint. Meist sind 1–3 Nukleoli zu erkennen.

Um Verwechslungen mit großen Lymphozyten auszuschließen, ist außer der Zellgröße und der Kernform das Zytoplasma zu beachten. Bei Färbungen vom Romanovsky-Typ ist in Blutausstrichen das Zytoplasma der großen Lymphozyten hellblau, das der Monozyten blaugrau (schwach basophil). Das Zytoplasma der Monozyten hat nur wenig RER, Ribosomen und Polyribosomen. Es enthält aber viele kleine, längliche Mitochondrien (Abb. 14.17), Mikrofilamente und Mikrotubuli in der Nähe der Kerneinbuchtungen und lichtmikroskopisch gerade erkennbare *feine azurophile Granula*. Bei letzteren handelt es sich um *Lysosomen*, an deren Bildung ein gut entwickelter Golgi-Apparat beteiligt ist. An der Zelloberfläche kommen viele Mikrovilli und pinozytotische Bläschen vor.

Monozyten werden im Knochenmark gebildet, zirkulieren dann aber nur kurze Zeit im Blut (Halbwertszeit im Blut 12–100 h). Dann wandern sie amöboid durch die Kapillarwände ins Gewebe – hier können sie mehrere Monate überleben – und gelangen auch in die Körperhöhlen. Eine Rezirkulation erfolgt wohl nicht. In Abhängigkeit von ihrer Umgebung differenzieren sie sich zu verschiedenen Typen von Makrophagen: Histiozyten und Makrophagen im lockeren Bindegewebe, Sinusendothelzellen in Milz, Lymphknoten und Knochenmark,

Kupfferzellen in der Leber, Alveolarmakrophagen in der Lunge, Peritonealmakrophagen in der Abdominalhöhle, Osteoklasten im Knochen.

**Histophysiologie.** Monozyten haben an ihrer Oberfläche Rezeptoren für Immunglobuline, sind zur Phagozytose befähigt und wirken mit Lymphozyten zusammen. Sie spielen eine wesentliche Rolle bei der Abwehr eingedrungener Mikroorganismen, die sie intrazellulär abbauen. Sie bearbeiten Antigene (z. B. Bakterien und Viren) bevor es zur Ausbildung von Antikörpern durch immunkompetente Zellen kommt. Insgesamt gehören die Monozyten zum *mononukleären Phagozytensystem* (S. 147).

## 14.4.4 Blutplättchen

Blutplättchen (Thrombozyten) sind kernlose, scheibenförmige *Zellfragmente* mit einem Durchmesser von *2–5 µm* (Abb. 14.18). Sie entstehen als Abschnürungen großer vielkerniger **Megakaryozyten** des Knochenmarks.

Die Zahl der Blutplättchen zu bestimmen ist schwierig, weil sie zur Agglutination neigen; in Blutausstrichen werden in der Regel nur Thrombozytenklumpen gesehen. Deswegen schwanken die Angaben über die Thrombozytenzahlen sehr. Im allgemeinen rechnet man mit 150.000–300.000 Blutplättchen/mm$^3$ Blut. Die Lebenszeit der Thrombozyten im Blut beträgt ungefähr 8 Tage.

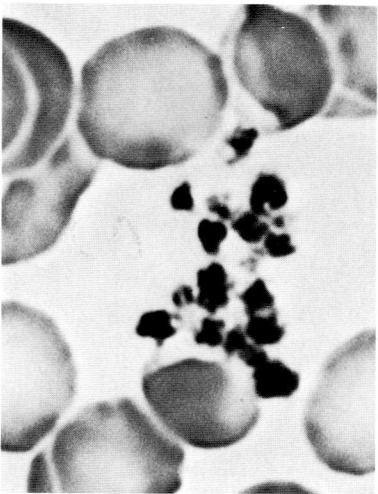

**Abb. 14.18.** Thrombozyt aus einem menschlichen Blutausstrich

Jedes Plättchen gliedert sich in
– ein **Hyalomer**, eine periphere hellblau gefärbte, durchsichtige Zone, und
– ein **Granulomer**, eine zentrale dichtere Zone
  mit azurophilen Granula.

**Hyalomer**. Das Hyalomer bildet filopodienartige Fortsätze, die der Oberfläche des Blutplättchens eine unregelmäßige Gestalt geben.
Die Ultrastruktur eines Blutplättchens ist in
Abb. 14.19 schematisch dargestellt. Charakteristisch ist ein Kanälchensystem aus Tubuli und
Bläschen (Abb. 14.20), die aus Invaginationen
der Plättchenmembran hervorgegangen sind
und mit der Umgebung in offener Verbindung
bleiben (offenes Kanälchensystem). Im Hyalomer tragen randständige Bündel aus Mikrotubuli dazu bei, die ovale Plättchenform
aufrechtzuerhalten (Randbündel). Vereinzelt
treten irreguläre elektronendichte Tubuli auf.
Außerdem kommen aktinartige Mikrofilamente vor, die bei der Entstehung der Filopodien

und Oberflächenausstülpungen während der
Bewegung der Plättchen und ihrer Aggregation mitwirken. Dem Plasmalemm liegt außen
eine Schicht aus Glykosaminoglykanen und
Glykoproteinen an (Glykocalix, 15–20 nm
dick), die bei der Klumpenbildung der Blutplättchen mitwirkt.

**Granulomer**. Das dichtere Granulomer besitzt
verschiedene, dunkle, von einer Membran umgebene Granula, wenige Mitochondrien und
Glykogenpartikel (Abb. 14.20). Einige der
Granula ($\delta$-Granula, Durchmesser 250–
300 nm) enthalten Serotonin (5-Hydroxytryp-
tamin), Kalziumionen, ADP und ATP. Andere
Granula ($\lambda$-Granula, Durchmesser 175–
250 nm) sind Lysosomen. Die am häufigsten
vorkommenden Granula haben einen Durchmesser von 300–500 nm ($\alpha$-Granula). Sie entsprechen den azurophilen Granula der Lichtmikroskopie. Sie enthalten Fibrinogen,
produzieren einen Wachstumsfaktor ($p$latelet

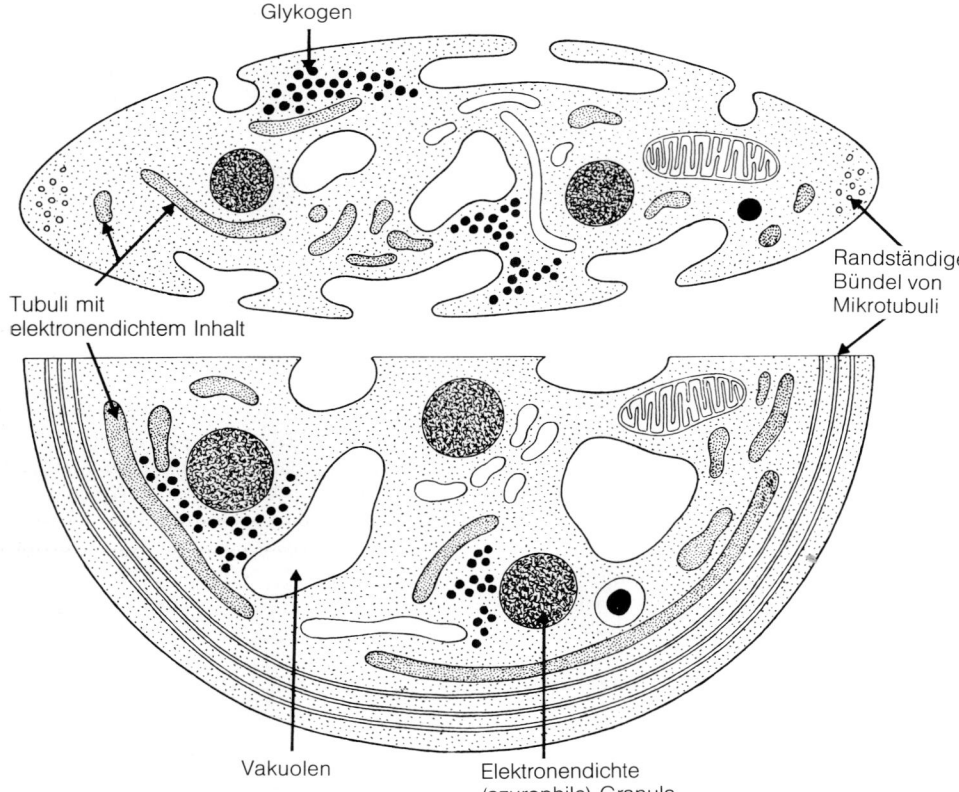

Glykogen

Randständige
Bündel von
Mikrotubuli

Tubuli mit
elektronendichtem Inhalt

Vakuolen

Elektronendichte
(azurophile) Granula

**Abb. 14.19.** Ultrastruktur eines Blutplättchens
(*oben* Querschnitt, *unten* Längsschnitt). Einfaltungen des Plasmalemms rufen den Eindruck von zahlreichen Vakuolen hervor. Die großen elektronendichten Granula entsprechen den azurophilen

Granula der Lichtmikroskopie. Randständig kommen Bündel von Mikrotubuli vor. Glykogengranula,
Mitochondrien und elektronendichte Tubuli liegen
im Hyalomer

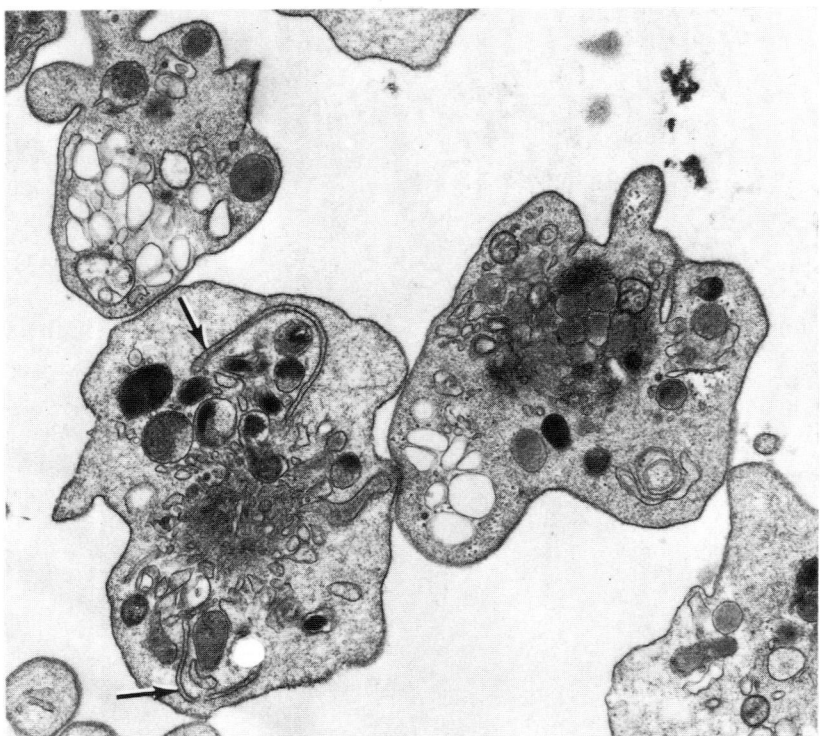

**Abb. 14.20.** Elektronenmikroskopische Aufnahme menschlicher Blutplättchen. Die *Pfeile* weisen auf elektronendichte Tubuli. Ferner sind Vakuolen und elektronendichte (azurophile) Granula zu erkennen. Vergr. 17.000 fach

derived growth factor: PDGF) und verschiedene spezifische Proteine.

**Histophysiologie**. Bei Gefäßverletzungen setzen Blutplättchen ihre serotoninhaltigen Granula frei. Serotonin, ein Vasokonstriktor, ruft eine Kontraktion der glatten Gefäßmuskulatur hervor; dadurch verlangsamt sich die Blutung oder wird gestoppt. Außerdem haften Blutplättchen im Gebiet einer Schädigung leicht an Kollagen, agglutinieren und verschließen die Wunde vorläufig durch einen Thrombozytenpfropf. Thrombozytenphospholipide, die beim Zerfall der Thrombozyten freigesetzt werden, aktivieren das endogene System der Blutgerinnung. In einer Kettenreaktion wird schließlich enzymatisch Prothrombin des Blutplasmas in Thrombin, und dadurch Fibrinogen in Fibrin umgewandelt. Prothrombin und Fibrinogen werden in der Leber synthetisiert und ins Blut abgegeben. Fibrin bildet ein Fasergerüst, das andere Blutplättchen und Blutzellen festhält, sich zusammenzieht und schließlich einen Blutpfropf bildet. – Der Thrombozytenfaktor 7 aus den Thrombozyten bewirkt eine Retraktion (Schrumpfung) des Fibringerüstes. Die Lysosomen der Blutplättchen können später, nach der Heilung, bei der Auflösung des Blutpfropfs eine Rolle spielen.

# 15 Blutbildung

Die Blutbildung beginnt bereits früh während der Embryonalzeit und dauert bis zum Lebensende an. Blutzellen haben nur eine relativ kurze Lebenszeit und müssen deswegen laufend ersetzt und neu gebildet werden.

**Histophysiologischer Hinweis.** Die Neubildung von Blutzellen steht unter dem Einfluß hochspezifischer Proteine, die als koloniestimulierende Faktoren (CSF) bezeichnet werden. Diese Faktoren konnten in Gewebekulturen identifiziert werden, wirken aber auch in vivo: G-CSF: granulozytenkoloniestimulierender Faktor; M-CSF: makrophagenkoloniestimulierender Faktor; GM-CSF: Granulozyten-Makrophagen-koloniestimulierender Faktor; multi-CSF bzw. Il3: multikoloniestimulierender Faktor bzw. Interleukin 3 für Erythropoese, Granulopoese, Monopoese und Thrombopoese. Die mRNA für den multi-CSF wird in T-Lymphozyten exprimiert.

## 15.1 Intrauterine Blutbildung

Während der Embryonal- und Fetalzeit erfolgt die Blutbildung an verschiedenen Orten. Einige sind nur temporär in Benutzung.
Es werden folgende Phasen der Blutbildung unterschieden:
- **megaloblastische** *(primordiale, prähepatische)* **Phase** (1. bis 3. Embryonalmonat),
- **hepatolienale Phase** (2. bis 9. Fetalmonat),
- **medulläre** *(definitive)* **Phase** (ab 5. Fetalmonat).

Während die jeweils vorhergehende Phase auf dem Höhepunkt ist, beginnt bereits die folgende, die dann einige Zeit später die Blutbildung voll übernimmt (Abb. 15.1). Dadurch überschneiden sich die Phasen.

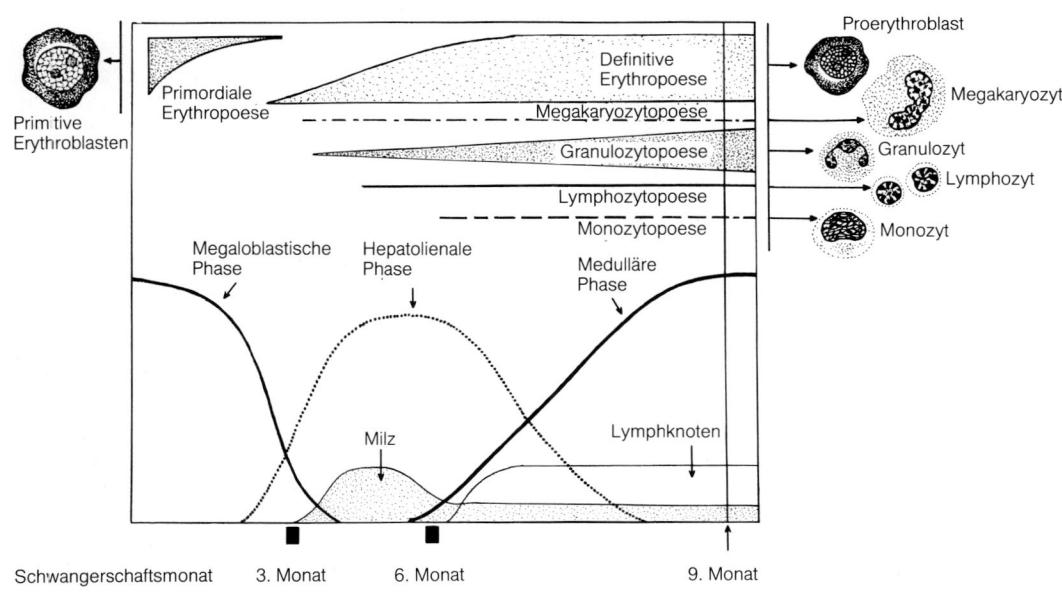

**Abb. 15.1.** Darstellung der wichtigsten Vorgänge bei der intrauterinen Blutbildung

Unterschiedlich ist auch der Zeitpunkt des Beginns der Zellbildung in den verschiedenen Blutzellreihen (Abb. 15.1), und zwar erfolgt
- die *Erythropoese* in der 2. bis 3. Embryonalwoche,
- die *Megakaryopoese* im 3. Embryonalmonat,
- die *Granulopoese* etwas später im 3. Embryonalmonat,
- die *Lymphopoese* im 4. Fetalmonat,
- die *Monozytopoese* im 5. Fetalmonat.

Spätestens ab dem 6. Fetalmonat werden alle Blutzellen gleichzeitig gebildet. Ausgangsmaterial für alle Blutzellen ist das Mesenchym.

### 15.1.1 Megaloblastische Phase

In dieser Phase kommt es zur Bildung von **Megaloblasten** (Durchmesser 16–18 μm), kernhaltigen, großen Vorläuferzellen von Erythrozyten.

In der 3. Embryonalwoche entstehen beim Menschen extraembryonal, d.h. im Mesenchym des Dottersacks, des Chorions und des Haftstiels, als **Blutinseln** bezeichnete Zellverdichtungen. Die im Innern der Blutinseln gelegenen Zellen **(Hämatogonien)** werden rund, lösen sich ab und differenzieren sich zu Megaloblasten. Die Blutinseln sind aber auch gleichzeitig Orte der *Gefäßentstehung*. Die randständigen Inselzellen werden zu **Angioblasten** (primitiven Endothelzellen), die zwischen sich Freiräume (Anlagen der Strombahn) lassen. Das Gefäßsystem geht schließlich aus Vereinigung der verschiedenen Teilstücke hervor, die zunächst nur extraembryonal, später auch im Keim selbst gebildet werden. In dem so entstandenen primitiven Kreislauf zirkulieren in der megaloblastischen Phase nur Zellen der Erythrozytenreihe. Diese sind zunächst überwiegend kernhaltig, jedoch am Ende der megaloblastischen Phase, etwa im 3. Embryonalmonat, auch kernlos.

### 15.1.2 Hepatolienale Phase

In der hepatolienalen Phase sind die **Leber** (ab dem 2. Embryonalmonat), die **Milz** (ab dem 4. Embryonalmonat) und etwas später in geringem Umfang **Thymus** und **Lymphknoten** Blutbildungsstellen. Das Mesenchym dieser Organe wird von Stammzellen aus den extraembryonalen Blutbildungsstätten besiedelt.

In der **Leber,** die zwar entodermaler Herkunft ist, in die aber Mesenchym einwächst, treten *Erythroblasten* sowie *Vorläuferzellen von Granulozyten, Megakaryozyten* und *vereinzelt Lymphozyten* auf, die teils in unreifer, teils in reifer Form ins Blut gelangen. Im 5. Fetalmonat beginnt die Hämatopoese in der Leber nachzulassen, dauert jedoch in geringem Umfang bis zur Geburt und sogar noch bis in die ersten Wochen danach an. Danach ist die Leber kein blutbildendes Organ mehr.

In der **Milz** entstehen bis zum Ende des 7. Fetalmonats hauptsächlich Zellen der *roten Blutzellreihe* und nur in geringem Umfang Granulozyten und Blutplättchen. Für die Lymphopoese wird die Milz erst unmittelbar vor der Geburt wichtig, bleibt dann jedoch als Ort der *Lymphozytenbildung* während des ganzen postnatalen Lebens erhalten.

Im **Thymus** und in geringerem Umfang auch in den **Lymphknoten** werden nach dem 6. Fetalmonat fast ausschließlich *Lymphozyten* produziert, welche auf Stammzellen zurückgehen, die aus dem Knochenmark eingewandert sind. Die Lymphozytenbildung im Lymphknoten bleibt jedoch während des gesamten Lebens erhalten.

### 15.1.3 Medulläre Phase

In der medullären Phase erfolgt die Blutbildung im **Knochenmark.** Diese beginnt zwischen dem 2. und 3. Embryonalmonat im *Schlüsselbein.* Bald wird auch das Mark anderer Knochen tätig, und ab dem 5. Fetalmonat setzt im gesamten Knochenmark die Blutbildung ein, die bis zum Lebensende andauert. Hier werden v. a. *Erythrozyten, Granulozyten, Monozyten* und *Megakaryozyten* gebildet, Lymphozyten dagegen nur in geringem Umfang.

## 15.2 Postnatale Blutbildung

Die postnatale Blutbildung bleibt während des gesamten Lebens bestehen. Nach der Geburt (und beim Erwachsenen) gehen Erythrozyten und Granulozyten aus Vorläuferzellen des Knochenmarks *(myeloisches Gewebe)* hervor; daher werden diese Zellen als **myeloischer Anteil** des Blutes bezeichnet. Lymphozyten entstehen dagegen nur teilweise im Knochenmark, hauptsächlich aber in den lymphatischen Organen (Lymphknoten, Milz, Thymus); sie bilden den **lymphatischen Anteil** des Blutes.

## 15.2.1 Knochenmark

Knochenmark füllt die Markhöhlen langer Knochen (Röhrenknochen) und die Lücken zwischen der Spongiosa kurzer und platter Knochen aus (Brustbein, Rippen, Schlüsselbein, Wirbel, Becken, Diploë der Schädelknochen, Hand- und Fußwurzelknochen). Das Gesamtgewicht des Knochenmarks eines Erwachsenen beträgt durchschnittlich 2.600 g.
Beim Erwachsenen können bereits makroskopisch nach der Farbe
– **rotes Knochenmark** und
– **gelbes Knochenmark**
unterschieden werden.
Das **rote Knochenmark** weist v. a. Erythrozyten und deren Vorstadien auf. Es wird auch als hämatogenes oder aktives Knochenmark bezeichnet.
Das **gelbe Knochenmark** ist reich an Fettzellen. In der Regel ist es nicht an der Blutbildung beteiligt, kann aber schnell, z. B. bei starkem Blutverlust oder Hypoxie, in rotes Knochenmark umgewandelt werden.
Bei Neugeborenen ist das gesamte Knochenmark rot und aktiv an der Blutbildung beteiligt. Während des Wachstums wandelt sich dann etwa die Hälfte des Knochenmarks in gelbes Knochenmark um, v. a. in Röhrenknochen. Bei jüngeren Erwachsenen findet man rotes Knochenmark auch noch in den proximalen Epiphysen von Femur und Humerus.

### Rotes Knochenmark

Wie alle Teile des hämatopoetischen Systems besteht die Matrix des roten Knochenmarks aus Retikulumzellen und retikulären Fasern, die gemeinsam ein lockeres Netzwerk bilden. In den Maschen befinden sich Zellen der **Erythropoese** und **Leukopoese** (Granulopoese, Monozytopoese, Thrombopoese und zum kleineren Teil der Lymphopoese). Außerdem kommen reife Blutzellen, Makrophagen und in unterschiedlicher Menge Fettzellen vor. Durchzogen wird das Knochenmark von zahlreichen, mit Endothel ausgekleideten sinusoidalen Kapillaren einschließlich der zu- und abführenden Gefäße.
Die **Retikulumzellen** sind stark verzweigt. Ihre Fortsätze stehen untereinander in Verbindung und ihrer Oberfläche schmiegen sich retikuläre Fasern an. Um die sinusoidalen Kapillaren bilden Retikulumzellen eine Adventitia. Retikulumzellen haben zusammen mit Makrophagen

die Fähigkeit, ins Knochenmark gelangte fremde und körpereigene Substanzen zu phagozytieren und abzubauen. Dazu gehören v. a. reife Erythrozyten (Erythrozytenabbau, S. 371). Ferner können Retikulumzellen Fett einlagern; sie bilden dann die Matrix des gelben Knochenmarks, wobei die Grenze zwischen rotem (aktivem) und gelbem (inaktivem) Knochenmark unscharf ist.
Die **freien Zellen** in den Maschen der Matrix des Knochenmarks sind überwiegend Blutbildungszellen. Sie haben die Tendenz, sich zu Nestern zusammenzulagern, wobei in jedem Nest die Bildung einer Blutzellart vorherrscht. Lichtmikroskopisch sind die *Megakaryozyten* (S. 341) infolge ihrer Zell- und Kerngröße – trotz ihrer geringen Zahl – sowie die vielen *Normoblasten* (s. Erythropoese) mit einem dichten Zellkern auffällig (Abb. 15.2). Zwischen den Blutbildungszellen liegen freie Makrophagen.
Wenn die Blutzellen reif sind, gelangen sie in die Sinusoide des Knochenmarks und von hier – in der Regel schubweise – ins Blut. Die Wand dieser Gefäßabschnitte und der Kapillaren besteht aus einem zarten fenestrierten Endothel, das von einem lockeren Gitterfasernetz umhüllt wird. Eine Basalmembran fehlt weitgehend. Angelagert sind zur Phagozytose befähigte Adventitiazellen (Retikulumzellen). Die reifen Blutzellen gelangen durch die Endothelzellen hindurch in die Blutbahn: Granulozyten wohl aktiv; der Vorgang bei den Erythrozyten

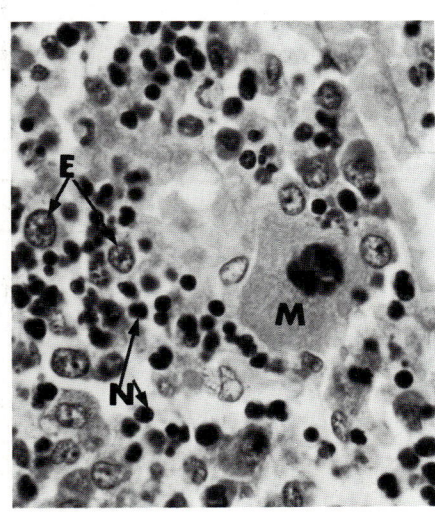

**Abb. 15.2.** Lichtmikroskopische Aufnahme eines histologischen Schnitts durch rotes Knochenmark. *E* Erythroblast, *N* Normoblast, *M* Megakaryozyt. Vergr. 400 fach (Aufnahme Neiss W.)

ist noch unbekannt. Angeschlossen ist die terminale Strombahn im Knochenmark einerseits an zuführende Arteriolen, durch die Blut ins Knochenmark gelangt, und andererseits an Venolen, die das Blut ableiten.

Die wichtigsten **Aufgaben des roten Knochenmarks** sind somit

- die Bildung von Blutzellen einschließlich immunologisch nicht-kompetenter Vorläuferzellen von B- und T-Lymphozyten (S. 344) und deren Freisetzung in die terminale Strombahn,
- Beteiligung am Erythrozytenabbau und Speicherung des dabei freigesetzten Eisens als Ferritin (S. 372). Ferritin wird von den speichernden Retikulumzellen an benachbarte Erythroblasten abgegeben und von diesen durch Phagozytose aufgenommen; das Eisen wird zum Aufbau von Hämoglobin verwendet.

### Gelbes Knochenmark

Im gelben Knochenmark herrschen Fettzellen vor; außerdem kommen Makrophagen, undifferenzierte Mesenchymzellen und Retikulumzellen vor. Auf einen geeigneten Reiz hin – z. B. starker Blutverlust oder Minderung der $O_2$-Spannung – können die undifferenzierten Zellen proliferieren und zu Blutbildungszellen werden: Das gelbe Knochenmark wandelt sich wieder in rotes Knochenmark um. Das gelbe Knochenmark ist daher einerseits ein Speicherorgan für Fett, andererseits ein Reserveorgan für die Hämatopoese.

## 15.2.2 Blutstammzellen

Die Neubildung von Blutzellen erfolgt in den hämatopoetischen Organen (Knochenmark, lymphatisches System) und geht von *Stamm-* bzw. *Vorläuferzellen* (s. unten) aus. Über zahlreiche Zwischenstufen entstehen schließlich die Formen, die im Blut angetroffen werden. Vielfach ist es schwierig, die einzelnen Stadien zu unterscheiden, besonders die Frühstadien. Im Anfang ähneln sich die Zellen der einzelnen Stadien sehr; ferner kommen zahlreiche Übergangsformen vor. Die sich entwickelnden Zellen liegen ungeordnet in *Zellnestern*. Erst in neuerer Zeit haben experimentelle Untersuchungen Aufklärung über den Zusammenhang zwischen den verschiedenen Zellformen gebracht.

Nach heutiger Vorstellung gehen alle geformten Bestandteile des Blutes aus *einer* Art von Stammzellen hervor, die pluripotent ist. Diese Zellen leiten sich direkt vom embryonalen Mesenchym ab und werden als **Hämozytoblasten** (pluripotente Stammzellen) bezeichnet. Diese sollen in kleiner Menge im Blut zirkulieren und werden in allen Blutbildungsstätten gefunden; sie sind schwer zu erkennen.

Aus den pluripotenten Hämozytoblasten gehen durch differentielle Zellteilung (S. 92) **Vorläuferzellen** (Progenitorzellen, unipotente Stammzellen) hervor. Die Vorläuferzellen werden oder sind bereits hinsichtlich dessen, was aus ihnen wird, festgelegt; sie sind die Ausgangszellen für die Entwicklung von Erythrozyten, Granulozyten, Lymphozyten, Monozyten und Thrombozyten. Für die Festlegung spielen nach unserem heutigen Wissen humorale Faktoren (*Poetine*, s. unten) eine wichtige Rolle. *Morphologisch ist es kaum möglich, pluripotente Stammzellen von unipotenten Stammzellen zu unterscheiden*, zumal deren Zahl gering und Mitosen selten sind. Für den Nachschub von Blutzellen im Kreislauf genügt in der Regel die mitotische Vermehrung der Zellen, die sich in den den Stammzellen folgenden Stadien befinden.

Früher wurde angenommen, daß es mehr als einen Typ von Stammzellen gibt. In der einfacheren Form geht diese Theorie von der Existenz von 2 Stammzellarten aus, d. h. eine für die Zellen des myeloischen und eine für die des lymphatischen Systems. Ein Extrem dieser Theorie ist die Annahme von primitiven Stammzellen für jeden Blutzelltyp.

**Klinischer Hinweis.** Die Beurteilung des hämatopoetischen Systems ist für die Diagnose und Therapie vieler Bluterkrankungen sehr wichtig. Hierzu wird Knochenmark aus dem Sternum entnommen (*Sternalpunktion*): Nach Durchstoßen der (dünnen) Kortikalis wird mit einer Spritze etwas Knochenmark angesaugt und wie Blut auf einem Objektträger ausgestrichen (S. 309).

## 15.2.3 Erythropoese

Während der Erythropoese durchlaufen die Zellen die Stadien des

- **Proerythroblasten**,
- **basophilen Erythroblasten**,
- **polychromatischen Erythroblasten**,
- **azidophilen Erythroblasten** (statt Erythroblast wird auch die Bezeichnung *Normoblast* gebraucht),

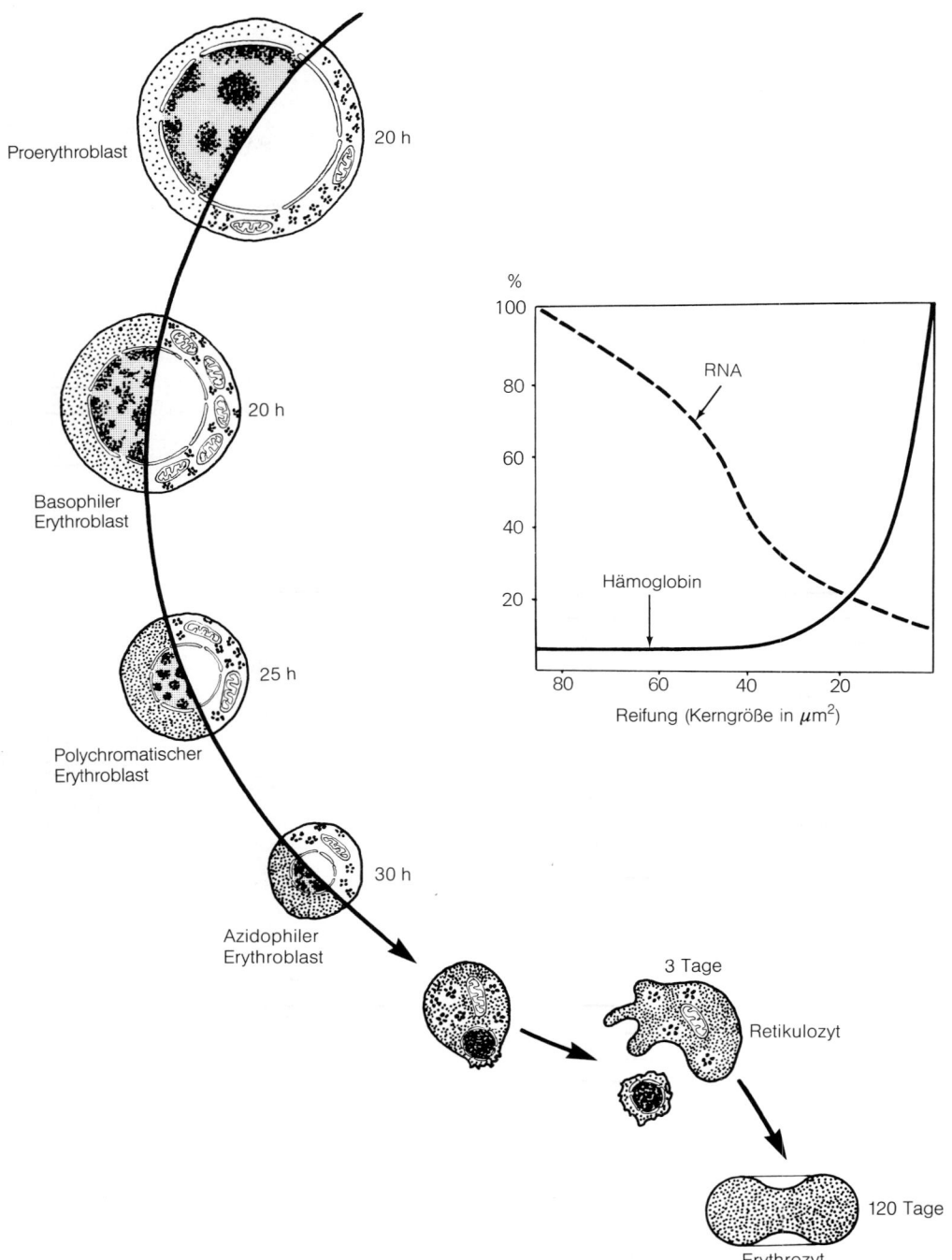

**Abb. 15.3.** Schematische Darstellung der Erythrozytenreifung. Die Dichte der Punktierung, *links* in den Zellen, gibt die Hämoglobinkonzentration im Zytoplasma wieder. Sie nimmt kontinuierlich von den Proerythroblasten zu den Erythrozyten zu. Parallel dazu vermindert sich das Kernvolumen und das Chromatin wird dichter. Schließlich wird der pyknotische Zellkern ausgestoßen. Die Zeitangaben weisen auf die mittlere Dauer des jeweiligen Stadiums hin. *Insert* In den Kurven *oben rechts* sind die höchsten Konzentrationen von Hämoglobin und RNA = 100% gesetzt

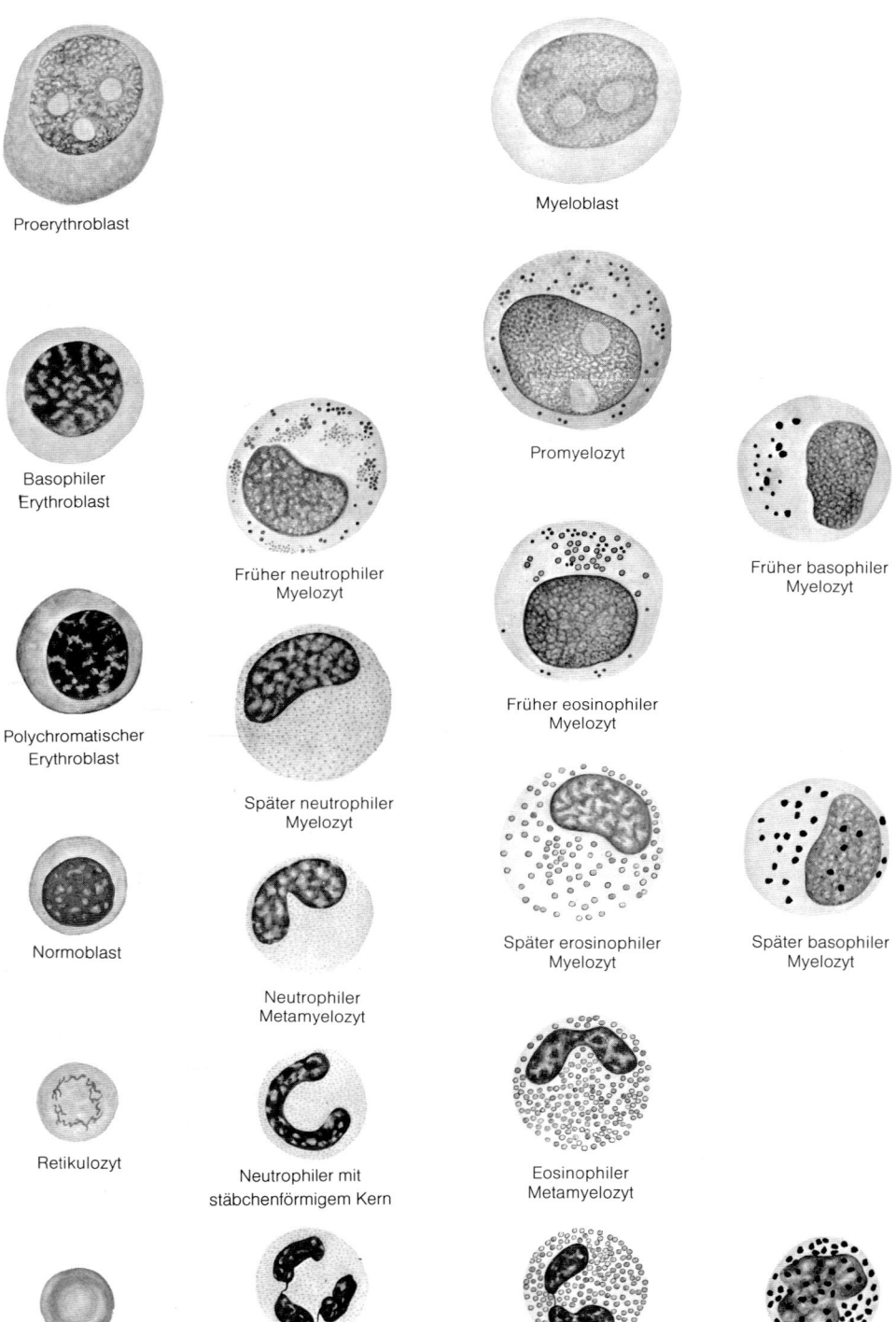

Proerythroblast

Myeloblast

Basophiler
Erythroblast

Promyelozyt

Früher neutrophiler
Myelozyt

Früher basophiler
Myelozyt

Polychromatischer
Erythroblast

Früher eosinophiler
Myelozyt

Später neutrophiler
Myelozyt

Normoblast

Später erosinophiler
Myelozyt

Später basophiler
Myelozyt

Neutrophiler
Metamyelozyt

Retikulozyt

Neutrophiler mit
stäbchenförmigem Kern

Eosinophiler
Metamyelozyt

Erythrozyt

Reifer neutrophiler
Granulozyt

Reifer eosinophiler
Granulozyt

Reifer basophiler
Granulozyt

**Abb. 15.4.** Die verschiedenen Stadien der Erythropoese und Granulopoese sowie die reifen Formen. Färbung nach Romanovsky, des Retikulozyten zusätzlich mit Kresylblau, um die Substantia reticulogranulofilamentosa (RNA) sichtbar zu machen

- **Retikulozyten**, um schließlich zu
- **Erythrozyten** zu werden.

Die Entwicklung der Zellen erfolgt jeweils in Zellnestern, in denen sich die Erythroblasten um Retikulumzellen (*„Ammenzellen"* zur Übernahme von Ferritin, s. oben) scharen. Während der Reifung kommt es zur Hämoglobinbildung und Umgestaltung der Zellform. Es finden sich folgende morphologische Veränderungen (Abb. 15.3 und 15.4):

- das Zellvolumen nimmt ab,
- die Nukleoli werden kleiner, bis sie schließlich lichtmikroskopisch nicht mehr sichtbar sind,
- das Kernchromatin wird dichter, der Zellkern bekommt ein pyknotisches Aussehen und wird schließlich aus der Zelle ausgestoßen,
- die Polyribosomen nehmen ab (Verminderung der Basophilie) und im Zytoplasma nimmt die Hämoglobinmenge zu (Zunahme der Azidophilie),
- die Mitochondrien werden weniger.

Erythrozyten und ihre Vorstadien werden – im Gegensatz zu Granulozyten und deren Vorstadien, S. 336, – nicht gespeichert. Die im Blut vorhandene Erythrozytenmenge läßt also Rückschlüsse auf die Erythrozytenneubildung im Knochenmark zu. – Der erythropoetische Pool im Knochenmark beträgt etwa 1/30 des in der Zirkulation befindlichen Erythrozytenvolumens.

## Proerythroblast (Pronormoblast)

Proerythroblasten sind die größten Zellen der Erythropoese (Durchmesser 14–17 μm). Der Kern ist rund und zentral gelegen; er nimmt etwa 80% des Zellvolumens ein und hat zarte Chromatinstrukturen sowie 1–2 große Nukleoli. Um den Kern liegt ein heller Hof mit Mitochondrien, Golgi-Apparat und Zentriolenpaar. Das übrige Zytoplasma ist intensiv basophil; es besitzt zahlreiche Polyribosomen, aber nur mäßig entwickeltes endoplasmatisches Retikulum. Im Vordergrund der Zelltätigkeit steht die Proteinsynthese, die hauptsächlich der *Zytoplasmavermehrung* dient. Hämoglobin kommt kaum vor – es kann nur mikrospektrophotometrisch nachgewiesen werden –, wohl aber tritt in größerer Menge das Eisenspeicherprotein Ferritin auf.

**Hinweis.** Die Aufnahme von Eisen durch Proerythroblasten erfolgt durch rezeptormediierte Endozytose. Dieser Vorgang beginnt damit, daß extrazellulär

2 Atome $Fe^{3+}$ an ein Plasmaprotein, Transferrin, gebunden werden. Für den Transferrin-Eisen-Komplex besitzt die Oberfläche der Proerythroblasten Rezeptoren. Nach Internalisation des Komplexes dissoziiert 1 Eisenion, das für die Hämoglobinsynthese verwendet wird. Der Rest gelangt mit der Endozytosemembran wieder zur Oberfläche und nimmt dort ein neues Eisenion auf. Anschließend erfolgt ein neuer Transportzyklus für Eisen. – Eisen kann aber auch von Makrophagen auf Erythroblasten übertragen werden.

## Basophiler Erythroblast

Basophile Erythroblasten sind etwas kleiner (Durchmesser 13–16 μm) als die Proerythroblasten. Der Kern nimmt 3/5 der Zelle ein. Das Chromatin ist relativ dicht und nach Art eines Zifferblattes angeordnet. Nukleoli sind nicht zu erkennen (Abb. 15.5 und 15.6). Das Zytoplasma ist ribosomenreich und deswegen basophil; es hat aber nur wenig RER. Dagegen ist der Golgi-Apparat gut entwickelt und es kommen viele Mitochondrien sowie Mikrotubuli und Mikrofilamente vor. Die Hämoglobinbildung hat gegenüber dem Vorstadium zugenommen. Basophile Erythroblasten können sich 1- bis 2mal teilen.

## Polychromatischer Erythroblast

Polychromatische Erythroblasten haben einen Durchmesser von 12–15 μm. Der Zellkern nimmt nur noch die Hälfte der Zelle oder weniger ein und ist dichter als in den Vorstadien. Erstmalig tritt **Hämoglobin** in nennenswerter Menge auf und ruft neben der bestehenden Basophilie eine Azidophilie des Zytoplasmas hervor; dadurch entsteht bei den üblichen Färbungen eine charakteristische Mischfarbe. Die Zellorganellen sind kleiner und ihre Anzahl geringer geworden; Pinozytose ist noch nachweisbar. Polychromatische Erythroblasten teilen sich mehrfach mitotisch, wobei jeweils der Grad der Differenzierung zunimmt.

## Orthochromatischer Erythroblast (Normoblast)

Der Durchmesser beträgt 8–10 μm. Der Zellkern ist relativ klein (1/4 der Zelle), liegt exzentrisch und ist dicht. Das Zytoplasma ist hämoglobinreich und deswegen azidophil; die Basophilie ist sehr gering geworden

(Abb. 15.4). Polysomen, Mitochondrien und Golgi-Membranen sind nur noch in geringer Zahl vorhanden und klein. Nach 3 Mitosen ist der *Kern* pyknotisch, zu weiterer Teilung unfähig und wird *ausgestoßen.*

Nach mikrokinematographischen Beobachtungen läuft die Kernausstoßung wie folgt ab: Zunächst bilden die Normoblasten zahlreiche, sich immer verändernde zytoplasmatische Protrusionen. In einer dieser Vorwölbungen kann der Zellkern zu liegen kommen. An der Basis der kernhaltigen Protrusionen bilden sich Bläschen und es kommt zu einer Abschnürung des Fortsatzes. Der Zellkern wird zusammen mit einem dünnen hämoglobinhaltigen Zytoplasmasaum ausgestoßen und dann von Makrophagen des Knochenmarks aufgenommen und abgebaut.

Die Abschnürung des Zellkerns kann aber auch bereits in Stadien vor dem orthochromatischen Erythroblasten erfolgen. Die dann entstehenden Erythrozyten sind größer als normal und werden als *Makrozyten* (S. 309) bezeichnet. Verbleibende Kernreste erscheinen als *Howell-Jolly-Körper* oder *Cabot-Ringe* (S. 312).

### Retikulozyt

Der kernlose Teil des ehemaligen Normoblasten ist der Retikulozyt. Hierbei handelt es sich um jugendliche Erythrozyten. Diese machen im zirkulierenden Blut etwa 1% der roten Blutzellen aus. Die Bezeichnung Retikulozyt geht auf das Vorkommen von basophilen Granula bis netzartigen Strukturen (*Substantia reticulogranulofilamentosa*, Reste ribosomaler RNA) in der Matrix zurück. Da die Matrix außerdem – durch Hämoglobin hervorgerufen –

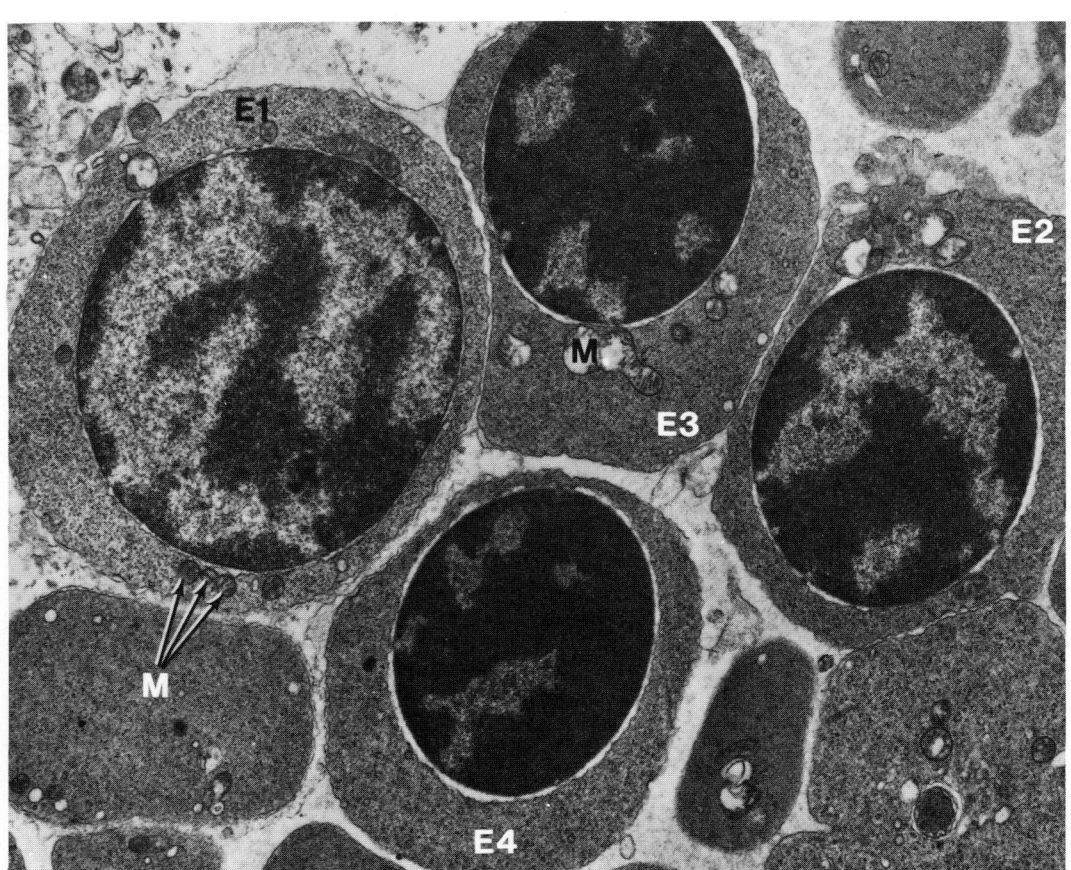

**Abb. 15.5.** 4 Erythroblasten in aufeinanderfolgenden Stadien der Reifung (*E1, E2, E3, E4*). Fortschreitend verdichtet sich das Chromatin in den Kernen und gleichzeitig kommt es zu einer Zunahme der Hämoglobinmenge im Zytoplasma, das dadurch elektronenmikroskopisch dunkler wird (*M* Mitochondrien). Elektronenmikroskopische Aufnahme aus dem Knochenmark einer Ratte. Vergr. 11.000fach

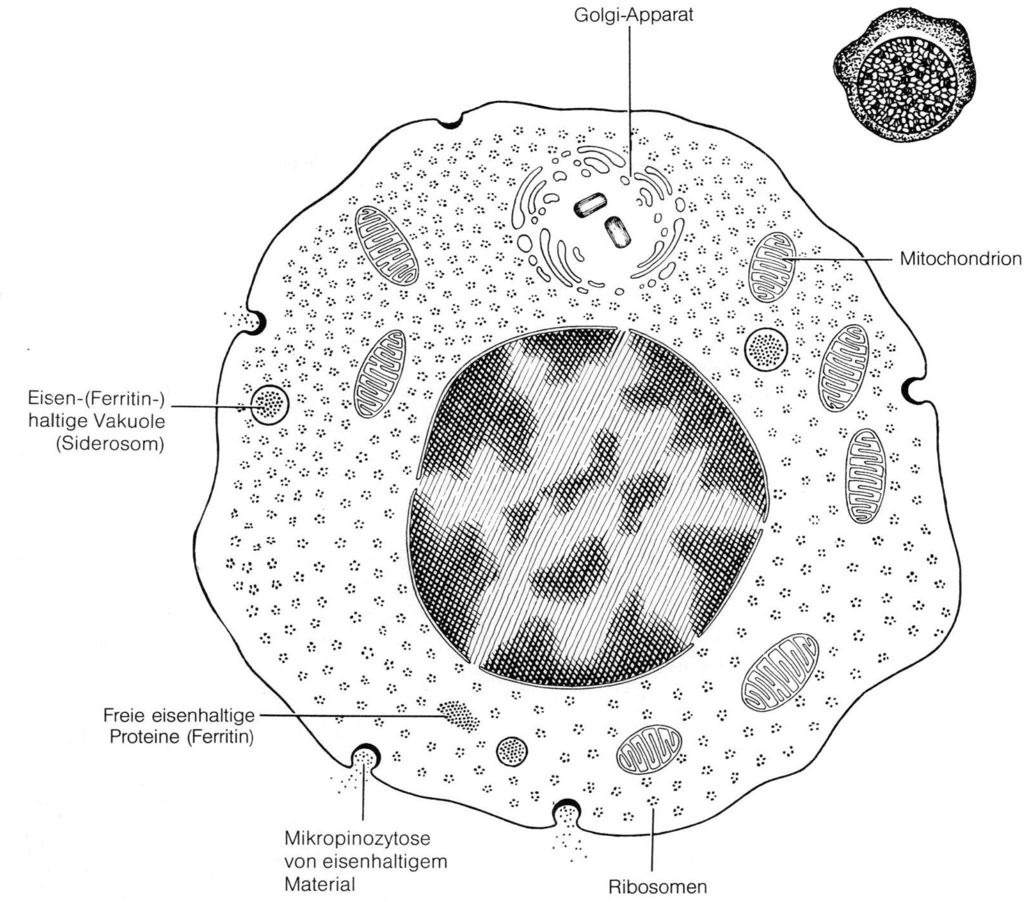

Golgi-Apparat

Mitochondrion

Eisen-(Ferritin-)
haltige Vakuole
(Siderosom)

Freie eisenhaltige
Proteine (Ferritin)

Mikropinozytose
von eisenhaltigem
Material

Ribosomen

**Abb.15.6.** Ultrastruktur eines basophilen Erythroblasten. Das Zytoplasma enthält viele Polyribosomen, die im Dienst der Hämoglobinsynthese stehen. *Oben rechts* dieselbe Zelle im Knochenmarkausstrich; der *helle* Hof um den Zellkern enthält Golgi-Apparat und Zentriolen

intensiv azidophil ist, sind Retikulozyten ($\tilde{a}_1$) polychromatisch. Elektronenmikroskopisch können in Retikulozyten in der Regel noch 2 Zentriolen, einige Mitochondrien und Reste eines Golgi-Apparates nachgewiesen werden. Zunächst sind Retikulozyten noch in der Lage, geringe Mengen von Hämoglobin zu synthetisieren (ungefähr 20%), die zur Vervollständigung des Hämoglobinbestandes reifer Erythrozyten erforderlich sind. Jedoch erlischt die Proteinsynthese bald, da Kern und bald auch Ribosomen fehlen. Außerdem werden noch verbliebene andere Zellorganellen abgebaut. Retikulozyten sind zu Formveränderungen fähig, sie können sich zusammenziehen und oberflächlich Falten und Ausstülpungen bilden. Schließlich durchdringen sie die Wand der sinusoidalen Kapillaren und gelangen in die Strombahn. Ihre Reifungszeit, z.T. im Knochenmark, z.T. im Blut, beträgt 24–48 h. Durch Autophagie und Ausschleusung verbliebener Zellorganellen werden sie zu ausgereiften Erythrozyten (Normozyten).

**Klinischer Hinweis.** Eine Zunahme von Retikulozyten im Blut deutet, solange die Zahl der Retikulozyten im Knochenmark nicht abnimmt, auf eine gesteigerte Neubildung von Erythrozyten hin. Eine starke Vermehrung der Erythrozyten im Blut *(Polyglobulie)* bei gleichzeitiger Abnahme der Retikulozyten im Knochenmark läßt auf eine beschleunigte Freisetzung dieser Zellen in den Kreislauf ohne entsprechende Neubildung im Knochenmark schließen.

## Regulation der Erythropoese

Neubildung und Ansammlung der verschiedenen Vorstufen der Erythrozyten im Knochen-

mark sowie Abgabe reifer Formen in die Strombahn und schließlich Abbau nach 120 Tagen sind kontinuierliche, sich gegenseitig beeinflussende Vorgänge (Abb. 15.7). Gelangen zusätzliche Erythrozyten in die Zirkulation, z.B. durch eine Bluttransfusion, wird die Erythropoese gehemmt; Blutverlust dagegen stimuliert sie. Immer ist jedoch ein Mißverhältnis zwischen O₂-Bedarf und -Zufuhr der entscheidende Reiz für die Erythropoese. Ein der-artiges Mißverhältnis entsteht sowohl bei Abnahme des O₂-Partialdruckes im Blut als auch bei Hämoglobinmangel.

Voraussetzung für die *Neubildung von Erythrozyten* ist das Vorliegen unreifer *Erythrozytenvorläufer*, die zur Reifung befähigt sind. Die Reifung selbst wird von Faktoren beeinflußt, die die Erythropoese stimulieren. Einer dieser Faktoren ist **Erythropoetin**, ein Glykoproteohormon mit einem Molekulargewicht von etwa

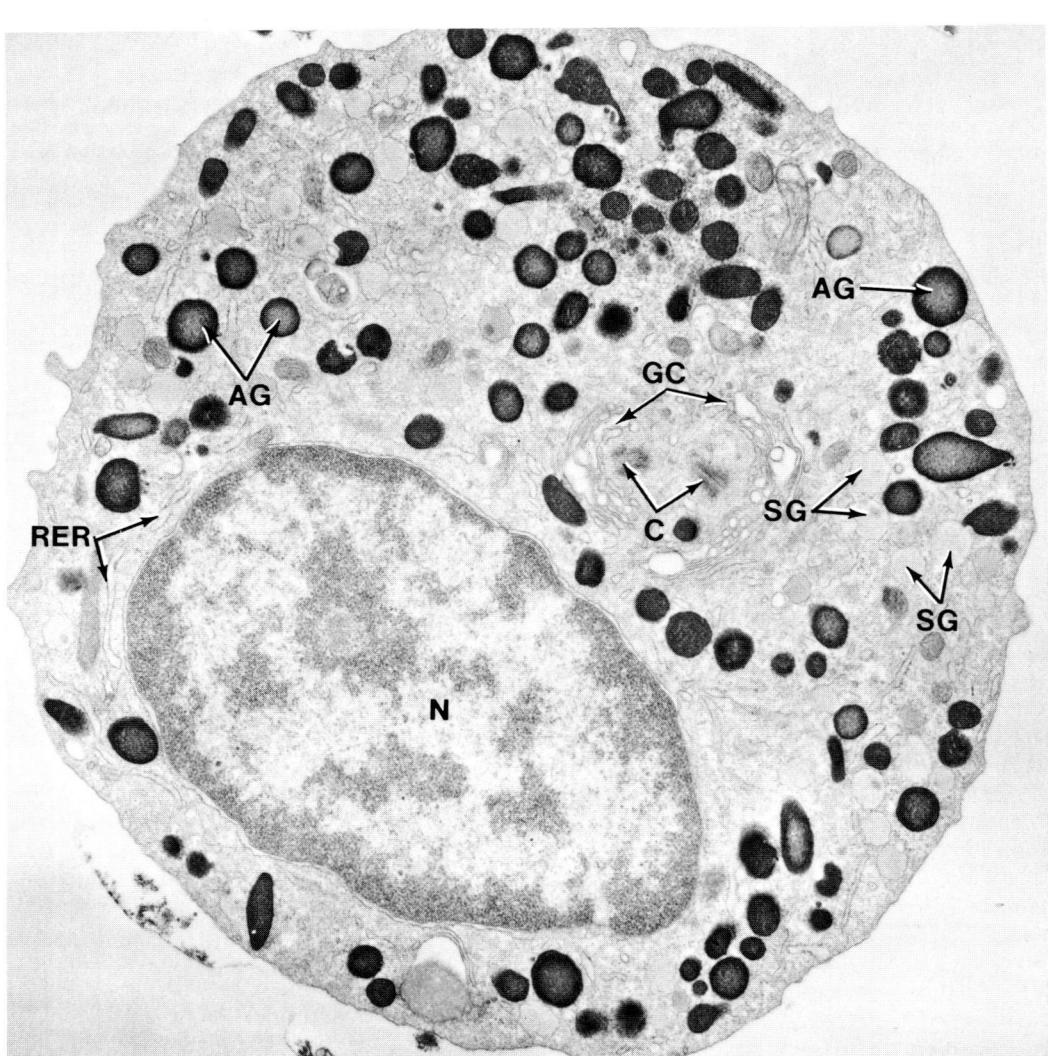

**Abb. 15.7.** Neutrophiler Myelozyt aus normalem menschlichem Knochenmark. Elektronenmikroskopische Aufnahme. Peroxidasebehandlung. Die Zelle ist kleiner als der Promyelozyt, und das Zytoplasma enthält 2 unterschiedliche Granulaarten: 1. große, peroxidasepositive, azurophile Granula *(AG)*, 2. durchschnittlich kleinere spezifische Granula *(SG)*, die sich nicht mit Peroxidase färben. Rauhes endoplasmatisches Retikulum *(RER)* und Golgi-Zisternen *(GC)* sind auch peroxidasefrei. Die Zentriolen *(C)* werden vom Golgi-Apparat umlagert *(N* Kern). Vergr. 15.000 fach (Freundlichst überlassen von Bainton D.F.)

34.000–39.000 Dalton. Es kann im Plasma und Urin experimentell anämischer und hypoxischer Tiere erfaßt werden und bei Menschen, die an Krankheiten leiden, bei denen es zum Sauerstoffmangel kommt, z. B. chronischer Dysfunktion der Lunge. Erythropoetin hat eine Halbwertszeit von 1–2 Tagen. Es wird in der Niere gebildet (Mesangiumzellen des Glomerulus?). Allerdings scheint auch eine Synthese in anderen Organen (Leber) möglich zu sein. Bildung und Freisetzung von Erythropoetin stehen zum Sauerstoffbedarf des Gewebes und der Zahl der in der Strombahn zirkulierenden sauerstofftransportierenden Erythrozyten in Beziehung. Vermutlich bewirkt Erythropoetin in der G1-Phase (S. 87) die Zunahme der Synthese der einschlägigen mRNA und tRNA, die Umwandlung sich teilender unipotenter Vorläuferzellen der Erythropoese in Proerythroblasten und eine Verkürzung der Übergangszeit der Zellen aus dem Mark ins strömende Blut.

Zur Erythrozytenbildung ist außer geeigneten Vorläuferzellen und Erythropoetin Eisen in ausreichender Menge für die Hämoglobinsynthese erforderlich. Dieses wird als Ferritin von den Retikulumzellen zur Verfügung gestellt (S. 372). Stimulierend wirken auf die Erythropoese Vitamin B12, Folsäure und verschiedene Hormone, z. B. Thyroxin, Testosteron, Kortison, hemmend dagegen Östrogene.

Etwa 5 Tage nach einem erythropoetischen Reiz (z. B. Blutverlust durch Verletzung, Aufenthalt in großer Höhe) treten beim Menschen im Blut vermehrt Retikulozyten auf. Hieraus und aus anderen Untersuchungen wird geschlossen, daß während der Erythropoese jedes Entwicklungsstadium etwa 1 Tag dauert (Abb. 15.3). Während dieses Tages teilen sich die Zellen jeweils mehrfach. Für die erythropoetinempfindlichen Vorläuferzellen ist bekannt, daß nach einer unterschiedlich langen G1-Phase, die S-Phase (S. 87) 6–12 h und die Mitose etwa 30–40 min dauern. Retikulozyten bleiben 24–48 h im Knochenmark, bevor sie in das strömende Blut gelangen.

## 15.2.4 Granulopoese

Die jüngste Form aller Granulozyten ist der **Myeloblast** (Abb. 15.4). Es folgt die Stufe des **Promyelozyten** (Abb. 15.8), der azurophile Granula im Zytoplasma aufweist. Sobald spezifische (neutrophile, eosinophile oder basophile) Granula im Zytoplasma vorliegen, ist das Stadium des **Myelozyten** erreicht. Diese entwickeln sich zu **Metamyelozyten**. Es folgen die **Granulozyten** *mit stabförmigem Zellkern* und schließlich die reifen segmentkernigen (neutrophilen, eosinophilen oder basophilen) *Granulozyten*. Die beiden letzten Stadien werden auch im strömenden Blut angetroffen (S. 313).

**Klinischer Hinweis.** Es gibt Erkrankungen des Blutes, die auf Veränderungen in der Bildung weißer Blutzellen zurückgehen. Es handelt sich um *Leukämien*, die je nach dem Ort der Störung als lymphatische Leukämie (Störung im lymphatischen Gewebe) oder als myeloische Leukämie (Störung im Knochenmark) bezeichnet werden. Bei diesen Krankheiten werden in der Regel viele unreife Zellen in das zirkulierende Blut abgegeben. Die Folge sind Symptome, die durch die Veränderung der Zellproliferation hervorgerufen werden, z. B. durch übermäßige Produktion mancher Zellformen (die oft funktionell abnorm sind) oder durch den Verlust anderer. Die Patienten haben meistens gleichzeitig eine Anämie und neigen zu Infektionen.

## Myeloblast

Myeloblasten haben einen Durchmesser von 10–12 μm, einen großen runden Zellkern mit einem zarten Netzwerk aus Chromatin und 1 oder 2 Nukleoli. Das Zytoplasma ist spärlich, weist aber viele Mitochondrien, Ribosomen und gleichmäßig verteilt RER auf. Ihre Basophilie ist stärker als die der Vorläuferzellen.

## Promyelozyt

Promyelozyten können größer sein als Myeloblasten (bis zu 15 μm und mehr). Ihr Kern ist oft einseitig abgeflacht, das Chromatin gröber als in Myeloblasten, und Nukleoli sind auffällig (Abb. 15.8). Das Zytoplasma ist relativ kräftig basophil und weist ein gut entwickeltes RER und Golgi-Komplexe auf. Kennzeichnend sind *dichte, azurophile (unspezifische) Granula* (Durchmesser 500 nm) mit lysosomalen Enzymen (Abb. 15.8). Die Granula entstehen durch Fusion dichter Vesikel, die sich von der konkaven (reifen) Seite der Golgi-Zisternen abschnüren. – Die Entwicklung vom Promyelozyten zum Myelozyten (Folgestadium) dauert etwa 7–8 Tage.

## Myelozyt

Myelozyten (Abb. 15.7) haben einen Durchmesser von 10–12 μm. Der Kern ist oval, hat

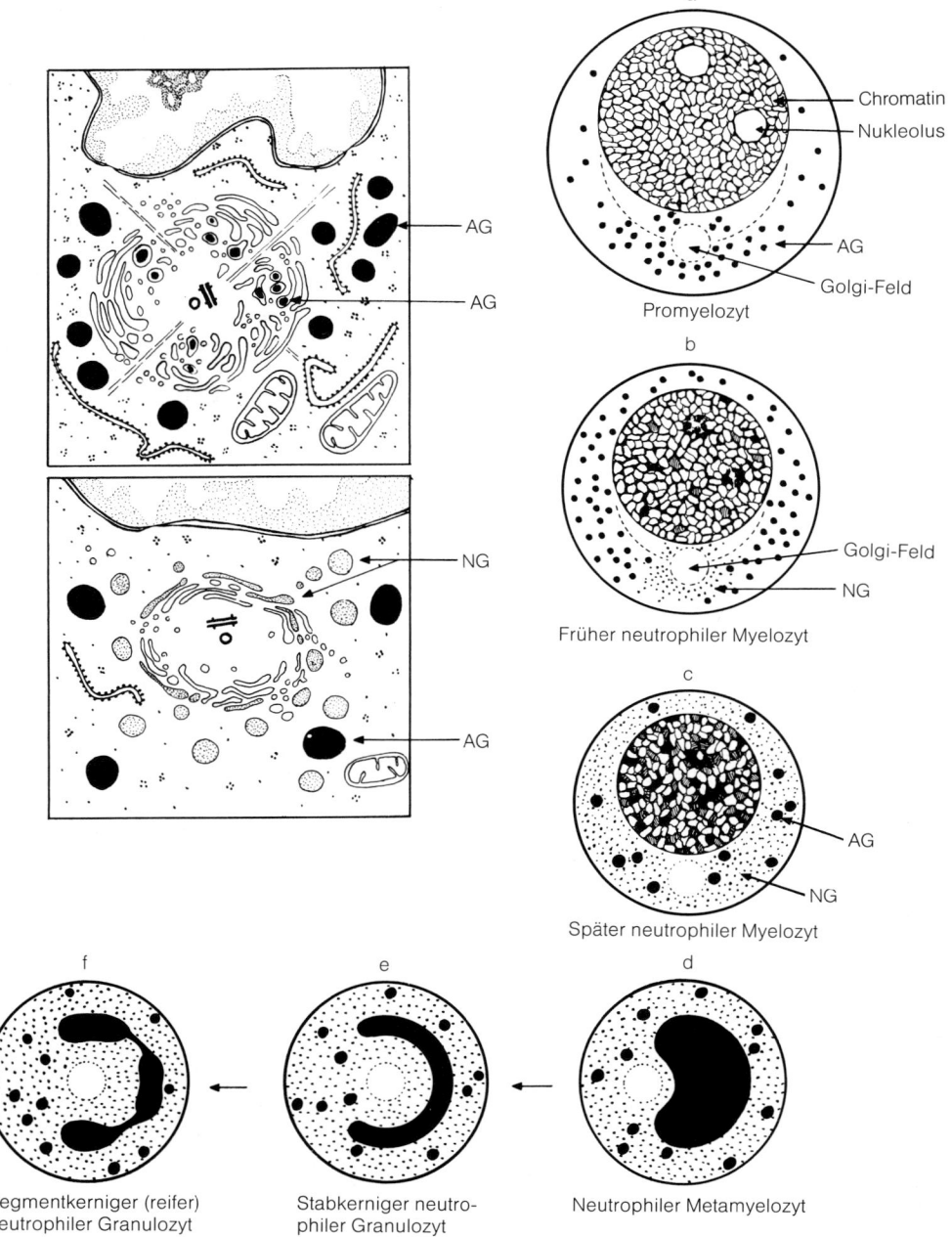

a

Chromatin

Nukleolus

AG

Golgi-Feld

Promyelozyt

b

Golgi-Feld

NG

Früher neutrophiler Myelozyt

c

AG

NG

Später neutrophiler Myelozyt

AG

AG

NG

AG

f
Segmentkerniger (reifer)
neutrophiler Granulozyt

e
Stabkerniger neutro-
philer Granulozyt

d
Neutrophiler Metamyelozyt

**Abb. 15.8 a–f.** Entwicklungsstadien von Neutrophilen. Besonders zu beachten sind die Veränderungen des Zellkerns und der zytoplasmatischen Granulierung. Das *helle* Gebiet um den Zellkern enthält den Golgi-Komplex, 2 Zentriolen und im Anfang die (unspezifischen) azurophilen Granula *(AG)* und die neutrophilen (spezifischen) Granula *(NG)*. Später verteilen sich die Granula im gesamten Zytoplasma.

Promyelozyten haben nur unspezifische Granula, die von Stadium zu Stadium an Zahl abnehmen. – *Oben links* ist die Ultrastruktur der hellen juxtanukleären Zone dargestellt. Unspezifische azurophile Granula entstehen an der konkaven inneren Seite des Golgi-Apparates in enger Nachbarschaft zum Zentriol, die spezifischen neutrophilen Granula in den konvexen außen gelegenen Zisternen

grobes Chromatin und liegt gewöhnlich exzentrisch. Myelozyten sind charakterisiert durch das Vorkommen *spezifischer* neutrophiler, eosinophiler oder basophiler *Granula*. Diese entstehen an der konvexen (unreifen) Seite des Golgi-Apparates (Abb. 15.8). Zunächst sind die spezifischen Granula kleiner und in geringerer Zahl vorhanden als die unspezifischen Granula. In der Folgezeit ändert sich dies jedoch, da bei jeder Zellteilung die Zahl der unspezifischen Granula abnimmt (eine Neubildung von unspezifischen Granula erfolgt nur in Promyelozyten). Die spezifischen Granula dagegen vermehren sich laufend; sie werden im Anfang nur perinukleär, später im ganzen Zytoplasma gefunden. Myelozyten, die je nach ihrem Bestand an Granula neutrophil, eosinophil oder basophil sind, teilen sich vielfach.

## Metamyelozyt

Metamyelozyten sind bereits *nicht mehr teilungsfähig*. Ihr Kern weist in der Regel eine tiefe Einbuchtung auf, und der Beginn einer Segmentierung deutet sich an. Das Chromatin wird immer dichter und die Kernaktivität geringer. Im Zytoplasma werden alle Organellen, die im Dienst der Proteinsynthese stehen (Ribosomen, RER, Golgi-Apparat), kleiner, und die Proteinneubildung nimmt ab. Glykogenansammlungen werden sichtbar. Prominent treten jeweils die spezifischen Granula hervor. Basophile Metamyelozyten sind nur schwer von reifen Basophilen zu unterscheiden (Abb. 14.13).

## Granulozyten mit stäbchenförmigem Zellkern

Bevor der Zellkern die für reife Granulozyten typische Segmentierung erreicht, erscheint er stabförmig (Abb. 15.8). Stabförmige und segmentierte Granulozyten werden sowohl im Knochenmark als auch im Blut angetroffen, jedoch sind die Zahlenverhältnisse unterschiedlich. Im strömenden Blut beträgt die Anzahl der *Stabförmigen* in der Regel nur 3–5% der weißen Blutzellen. Jedoch vermehrt sich dieser Anteil bei gesteigerter Granulopoese. Man spricht dann von einer Linksverschiebung (S. 314).

## Kinetik der neutrophilen Granulozyten

Die Kinetik der Neutrophilen ist besser bekannt als die der anderen Granulozyten, v. a.

weil diese Zellen im Blut zahlreicher und deswegen leichter zu untersuchen sind.

Pro Stunde werden beim Menschen ungefähr $4,5 \cdot 10^7$ Neutrophile/kg KG gebildet. Dies entspricht bei einem 70 kg schweren Mann $7,5 \cdot 10^{10}$ Neutrophile/Tag. Für die Reifung eines zirkulierenden Neutrophilen, beginnend beim Myeloblasten, sind ungefähr 11 Tage erforderlich. Dabei werden unter normalen Umständen 5 Mitosen durchlaufen, die während des Myeloblasten-, Promyelozyten- und Myelozytenstadiums stattfinden.

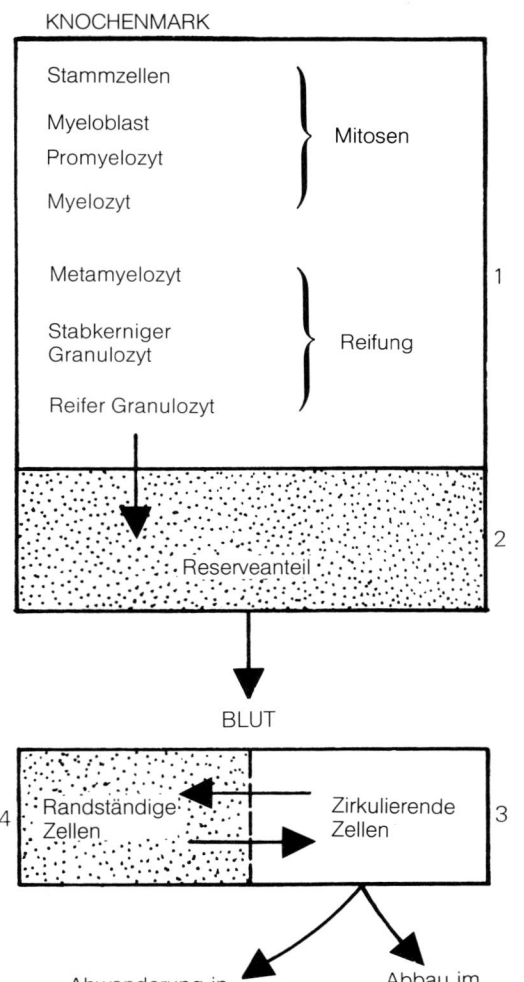

**Abb. 15.9.** Fraktionen der Granulozyten: *1* granulopoetischer Anteil im Knochenmark, *2* Reserveanteil im Knochenmark, *3* in Zirkulation befindlicher Anteil, *4* randständiger Anteil. Die Größe der Kästchen gibt etwa die Relationen der 4 Anteile zueinander wieder

Wie Abb. 15.9 zeigt, können Neutrophile und ihre Vorläufer in 4 funktionell *unterschiedliche Fraktionen* unterteilt werden:
- die im Knochenmark befindliche Fraktion, mit sich neu bildenden Zellen; dieses Kompartiment unterteilt sich in einen Anteil von Zellen mit Mitosen – hier verweilen die heranreifenden Zellen ca. 3 Tage – und einen Anteil für das Reifen der Zellen (ca. 4 Tage);
- die Knochenmarkfraktion, die als Reserve und Puffersystem wirkt. Es handelt sich um reife Neutrophile, die bei Bedarf – auch in großer Menge – aus dem Knochenmark freigesetzt werden können. Die Verweildauer der Neutrophilen in diesem Kompartiment beträgt ungefähr 4 Tage;
- die in der Blutbahn zirkulierende Fraktion – die Neutrophilen dieser Fraktion sind im Blutplasma suspendiert;
- die in der Blutbahn befindliche, aber randständig gelegene *nicht* zirkulierende Fraktion. Diese besteht aus Neutrophilen, die zeitweise am Gefäßendothel – besonders in der Lunge – haften oder sich in Kapillaren befinden, die infolge Vasokonstriktion nicht durchströmt werden.

Die im Knochenmark befindlichen Anteile Neutrophiler sind ungefähr 10mal größer als die im Blut befindlichen. Dagegen sind die zirkulierenden und randständigen Anteile ungefähr gleich groß. Jeder Neutrophile pendelt nämlich zwischen randständigem Verweilen und Strömen hin und her. Die Halbwertszeit der Neutrophilen in diesen beiden Anteilen beträgt 6–7 h.

**Hinweis.** Die Neutrophilen verhalten sich ganz anders als die Erythrozyten und deren Vorläufer, bei denen der in der Zirkulation befindliche Anteil gegenüber dem Markanteil weit überwiegt. Daß mehr Neutrophile im Mark als im Blut vorkommen, hängt u. a. damit zusammen, daß die Reifung der Granulozyten in der Regel im Knochenmark vollständig zu Ende geführt wird.

Aus dem Blut können Neutrophile (und andere Granulozyten) ins Bindegewebe gelangen. Dabei durchwandern sie Interzellularspalten zwischen den Endothelzellen der Kapillaren und der postkapillären Venolen. Das Bindegewebe kann auch als 5. Kompartiment für Neutrophile aufgefaßt werden, wobei seine Größe unbekannt ist. Neutrophile verweilen im Bindegewebe 1–4 Tage und gehen dann zugrunde, unabhängig davon, ob sie ihre Hauptfunktion, die Phagozytose, ausgeführt haben.

**Klinischer Hinweis.** Verändert sich die Zahl der Neutrophilen in der peripheren Zirkulation, können die Kompartimente sehr unterschiedlich betroffen sein. So bedeutet z. B. eine *Neutrophilie*, worunter man die zahlenmäßige Zunahme der Neutrophilen in der Zirkulation versteht, nicht notwendigerweise eine Zunahme der Produktion der Neutrophilen. Intensive Muskelarbeit oder Adrenalin können nämlich randständige Neutrophile veranlassen, in die zirkulierende Fraktion überzutreten und damit eine Erhöhung der Neutrophilenzahl herbeiführen, *ohne daß die Bildung der Neutrophilen zugenommen hat.*
Neutrophilie kann aber auch durch Freisetzung größerer Mengen von Neutrophilen aus dem Reserveanteil des Marks entstehen. Dieser Typ der Neutrophilie ist *transitorisch*; ihm folgt eine Erholungsphase, in der keine Neutrophilen freigesetzt werden.
Zunehmende Bildung von Neutrophilen ohne Neutrophilie kommt vor, wenn mehr Neutrophile randständig werden.
Neutrophilie im Verlauf einer Bakterieninfektion ist häufig mit einer vermehrten Bildung von Neutrophilen und einem verkürzten Aufenthalt dieser Zellen im Reserveanteil des Marks verbunden. In solchen Fällen können im Blutausstrich unreife Formen, z. B. Neutrophile mit stabförmigem Kern, neutrophile Metamyelozyten und auch Myelozyten vorkommen. Neutrophilie bei Infektionen ist von längerer Dauer als nach intensiver Muskelarbeit.

Ein offenes Problem ist, wie die Bildung von Neutrophilen im Knochenmark in Gang gesetzt wird. Möglicherweise spielen hierbei humorale Faktoren eine Rolle, z. B. der granulozytenkoloniestimulierende Faktor (G-CSF).

**Reifung von Lymphozyten und Monozyten**

Es ist schwierig, Vorläuferzellen von Lymphozyten und Monozyten zu erfassen, weil beide Zellarten weder spezifische zytoplasmatische Granula noch eine Aufgliederung des Kerns aufweisen, durch die jung und alt unterschieden werden können. In Ausstrichen dienen daher hauptsächlich die Größe der Zellen, ihre Chromatinstrukturen und ihre Nukleoli als Kriterien.

## 15.2.5 Lymphopoese

Zirkulierende Lymphozyten stammen hauptsächlich aus dem *Thymus* und den *peripheren lymphatischen Organen* (Milz, Lymphknoten, Tonsillen usw.). Die Lymphozytenstammzellen befinden sich dagegen im Knochenmark.

Einige dieser relativ undifferenzierten Lymphozyten wandern in den Thymus, wo sie zu T-Lymphozyten werden. Anschließend besiedeln die T-Lymphozyten spezifische Regionen in den peripheren lymphatischen Organen. Anders verhält es sich bei den B-Lymphozyten. Diese verbleiben im Knochenmark, wo sie sich ausdifferenzieren. Von hier aus wandern sie zu den peripheren Lymphorganen, wo sie sich in ihnen zugehörigen Regionen ansiedeln.

Der früheste identifizierbare Vorläufer lymphatischer Zellen ist der **Lymphoblast**. Die Zelle teilt sich 2- bis 3mal und bildet **Prolymphozyten**. Prolymphozyten sind kleiner als Lymphoblasten, haben relativ viel dichtes Chromatin und weniger gut sichtbare Nukleoli. Zelloberflächenantigene, die sie als T- oder B-Lymphozyten kennzeichnen, fehlen zunächst. Diese treten später im Thymus bzw. Knochenmark auf, so daß dann die Zugehörigkeit der jeweiligen Zellen zu der betreffenden Reihe klar wird. Diese Unterscheidung kann jedoch nicht mit histologischen Routineverfahren vorgenommen werden, wohl aber immunohistochemisch.

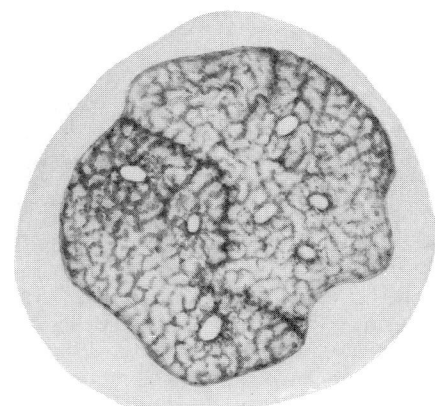

a        Megakaryoblast

### 15.2.6 Monopoese

Monoblasten sind Vorläuferzellen, die morphologisch den Myoblasten recht ähnlich sind. Die weitere Entwicklung führt zu **Promonozyten**, großen Zellen (bis zu 18 μm Durchmesser) mit basophilem Zytoplasma und einem großen, seitlich eingestülpten Kern. Das Chromatin ist aufgelockert und Nukleoli sind deutlich. Promonozyten teilen sich 2mal und werden zu **Monozyten**. Im Zytoplasma der noch gespeicherten Monozyten kommt viel RER und ein großer Golgi-Komplex vor, der dichte Granula bildet. Hierbei handelt es sich um primäre Lysosomen, die als zarte azurophile Granula in zirkulierenden Monozyten in Erscheinung treten. Die reifen Monozyten gelangen in den Blutstrom, zirkulieren ungefähr 8 h und wandern dann ins Bindegewebe, wo sie reifen und als Makrophagen viele Monate ihre Aufgabe erfüllen.

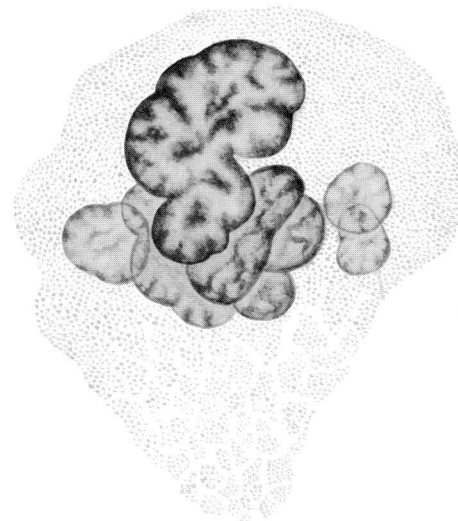

b        Megakaryozyt

### 15.2.7 Thrombopoese

Blutplättchen (S. 323) entstehen im roten Knochenmark durch Abschnürung von Zytoplasmateilen reifer granulärer Megakaryozyten. Letztere gehen durch Differenzierung aus Megakaryoblasten hervor.

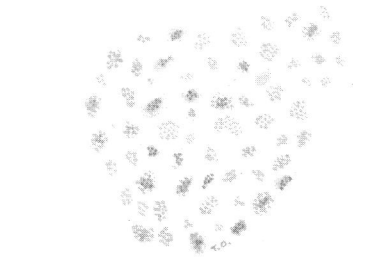

c        Blutplättchen

**Abb. 15.10 a–c.** Thrombopoese. Färbung nach Romanovsky

## Megakaryoblast

Megakaryoblasten (Abb. 15.10) haben einen Durchmesser von 15–50 µm. Ihr Zellkern ist groß, oval oder nierenförmig mit zahlreichen Nukleoli. Die Zellkerne sind, bevor die Differenzierung des Zytoplasmas beginnt, stark polyploid (die Zelle enthält 30 mal mehr DNA als normal). Das Zytoplasma hat nur wenig glattes und rauhes endoplasmatisches Retikulum aber viele freie Ribosomen; es ist deswegen basophil.

## Megakaryozyt

Die Anzahl der Megakaryozyten im Knochenmark ist gering, dennoch sind die Zellen durch ihre Größe (Durchmesser 35–150 µm) und den unregelmäßig gelappten, polyploiden Kern mit grobem Chromatin sehr auffällig. Mehrere Nukleoli sind nicht selten. Das Zytoplasma der Megakaryozyten ist ribosomenreich und deswegen basophil. Außerdem weist es zahlreiche Mitochondrien, einen großen Golgi-Komplex und viel RER auf. Während der Reifung der Megakaryozyten treten im Zytoplasma azuro-phile Granula auf, die im Golgi-Apparat gebildet werden und später den größten Teil des Zelleibs ausfüllen. Sie enthalten lysosomale Enzyme. Diese Granula werden in den Blutplättchen wiedergefunden ($\lambda$-Granula). Mit der Reifung der Megakaryozyten nehmen ferner als Abkömmlinge des endoplasmatischen Retikulums glatte zytoplasmatische Membranen zu, die Tubuli der reifen Thrombozyten bilden.

**Blutplättchen** entstehen dadurch, daß sich an der Oberfläche der Megakaryozyten tiefe Einfaltungen und pseudopodienartige Fortsätze bilden und es durch Verschmelzung des Plasmalemms an den entsprechenden Stellen zur Abschnürung von membranumschlossenen Thrombozyten kommt. In Ausstrichpräparaten des Knochenmarks sowie in Gewebekulturen von Megakaryozyten sind alle Stadien der Abschnürung von Thrombozyten zu beobachten.

**Klinischer Hinweis**. Thrombocytopenia purpura ist eine Erkrankung, bei der die Zahl der Blutplättchen vermindert ist. Hierbei unterbleibt die Abschnürung vom Thrombozyten, obgleich die Megakaryozyten zahlreiche Zytoplasmafortsätze aufweisen. Offenbar ist die Freisetzung der Blutplättchen beeinträchtigt.

# 16 Lymphatisches System, Immunsystem

Das lymphatische System hat die Aufgabe, *den Organismus gegen schädigende Substanzen und Zellen zu schützen*. Diese können entweder von außen eindringen (z.B. Mikroorganismen oder ihre Toxine), indem sie die schützende Oberfläche des Körpers (Haut, Schleimhäute) überwinden, oder in manchen Fällen auch im Körper selbst entstehen (z.B. bösartige Zellen, Autotoxine). Die Antwort, die der Körper auf die Schadstoffe findet, wird als *Immunreaktion* bezeichnet. Deswegen gilt das *lymphatische System auch als das Immunsystem* des Körpers. Bei Immunreaktionen werden entweder die schädigenden Stoffe selbst spezifisch gebunden und damit unschädlich gemacht – die dabei entstehenden Komplexe werden schließlich abgebaut –, oder es werden die geschädigten Zellen zerstört. Das *Immunsystem ist das spezifische Abwehrsystem des Körpers*. Der unspezifischen Abwehr dienen dagegen die Mikrophagen (neutrophile Granulozyten, S.314) und Makrophagen (S.145) sowie die vorwiegend in der Leber ablaufenden Biotransformationsreaktionen, die letztlich zur Elimination niedermolekularer, körperfremder Xenobiotika, aber auch nicht mehr verwertbarer körpereigener, vielfach lipophiler Substanzen, dienen.

Träger der Immunantwort sind in erster Linie die *Lymphozyten* sowie deren Folgestadien. Sie haben die Fähigkeit, zwischen körpereigenen und Fremdsubstanzen zu unterscheiden; sie sind immunkompetent. In den *lymphatischen Organen* (Lymphfollikel, Lymphknoten, Tonsillen, Thymus, Milz) füllen die zum Immunsystem gehörenden freien Zellen die Maschen eines Netzwerkes aus Retikulumzellen und dendritischen Zellen aus, mit denen sie in enger Wechselwirkung stehen.

## 16.1 Retikulumzellen, dendritische Zellen

(Tabelle 16.1)

**Retikulumzellen** liegen in den lymphatischen Organen vor als
– **fibroblastische Retikulumzellen** und
– **histiozytäre Retikulumzellen**.
In allen lymphatischen Organen formieren sich beide Zellarten zu einem zellulären Grundgerüst. Außerdem kommen sie an vielen anderen Stellen des Körpers vor.

**Fibroblastische Retikulumzellen** sind die typischen Zellen des retikulären Bindegewebes (S.167). Sie bringen die retikulären Fasern hervor. Die Zellen haben einen ovalen Zellkern mit großem Nukleolus und dichtes Zytoplasma. An ihrer Oberfläche kann alkalische Phosphatase nachgewiesen werden.

**Histiozytäre Retikulumzellen** sind zur Phagozytose befähigt und gelten als Abkömmlinge von Monozyten. Sie haben einen unregelmäßig geformten chromatinarmen Zellkern.

**Dendritische Zellen.** Charakteristisch sind ihre verzweigten Ausläufer. Funktionell haben sie als „akzessorische" Zellen für die Auslösung einer Immunantwort eine große Bedeutung (s. unten).
Zu unterscheiden sind
– **interdigitierende dendritische Zellen (IDC)** und
– **follikuläre dendritische Zellen (FDC)**.
**IDC** stammen offensichtlich aus dem Knochenmark und kommen fast ausschließlich in T-Lymphozytenregionen vor (z.B. Parakortex der Lymphknoten, S.354, periarterioläre Scheide der Milz, S.368). Die Zellen fallen durch Einfaltungen des Plasmalemms und einen bizarren Zellkern auf. An ihrer Oberfläche kann ATPase nachgewiesen werden.

**Tabelle 16.1.**  Zellen des Immunsystems und einige ihrer Funktionen

| Zelltypen | Herkunft und/oder wichtige Funktionen bei der Immunantwort |
|---|---|
| *I. Retikulumzellen* | Bilden die Maschen eines Netzwerkes der lymphatischen Organe, das von Lymphozyten ausgefüllt wird |
| Fibroblastisch | Bilden retikuläre Fasern der lymphatischen Organe |
| Histiozytär | Sind Abkömmlinge der Monozyten und zur Phagozytose befähigt |
| *II. Dendritische Zellen*<br>Interdigitierende | Stammen aus dem Knochenmark und kommen in T-Lymphozytenregionen vor, antigenpräsentierende Zellen |
| Follikulär | Kommen in den Follikeln der lymphatischen Organe vor, präsentieren Antigen-Antikörper-Komplexe |
| *III. Lymphozyten* | Immunkompetente Zellen, deren Bildung in Milz, Lymphknoten und lymphoepithelialen Organen aus Vorläuferzellen des Knochenmarks erfolgt |
| B-Lymphozyten | Durch Wechselwirkung mit lymphatischem Gewebe des Darms bzw. der Haut (Langerhans-Zellen) gebildete Lymphozyten, die auf ihrer Oberfläche Immunglobuline tragen und bei Kontakt mit Antigenen zu antikörperbildenden Plasmazellen oder Gedächtniszellen differenzieren |
| B-Immunoblasten | Entstehen aus den B-Lymphozyten bei Aktivierung durch Antigenkontakt |
| Plasmazellen | Gehen durch weitere Differenzierung aus den B-Immunoblasten hervor und sind die Produzenten der Antikörper |
| T-Lymphozyten | Träger der zellvermittelten Immunität; Bildung erfolgt im Thymus aus Vorläuferzellen des Knochenmarks |
| T-Immunoblasten | Zwischenstufe der Differenzierung der T-Lymphozyten zur Stufe der durch Gegenwart eines Antigens sensibilisierten T-Zellen |
| T-Helferzellen | Aktivieren die B-Lymphozyten zur Bildung von Antikörpern durch direkten Kontakt sowie durch freigesetzte Lymphokine |
| T-Suppressorzellen | Können die Immunreaktion unterdrücken durch Eliminierung des Antigenstimulus |
| T-Killerzellen | Sind befähigt, körperfremde Zellen zu zerstören durch direkten Zellkontakt über Antigenrezeptoren der Killerzellen und antigene Determinanten der Zelloberfläche der Fremdzelle (auch Tumorzellen) |
| T-Gedächtniszellen | Speichern die Information über ein bestimmtes Antigen und lösen bei entsprechendem Antigenkontakt die rasche Neubildung zytotoxischer Lymphozyten aus |
| *IV. Monozyten* | Aus hämatopoetischen Stammzellen hervorgehende Vorläufer der Makrophagen |
| Makrophagen | Mobile Zellen des monozytären Systems mit Fähigkeit zur Phagozytose und Pinozytose; regen Proliferation und Differenzierung der B-Lymphozyten zu Plasmazellen an, aktivieren T-Lymphozyten und natürliche Killerzellen; geben Leukotrine, Lymphokine und Komplementfaktoren ab. Besitzen auf der Zellmembran Rezeptoren für Fc-Fragmente der Immunglobuline, für Komplementfaktoren, Lektine und Endotoxine, sind antigenpräsentierende Zellen |
| Granulozyten | Weiße Blutzellen, die durch körpereigene Mediatoren oder bakterielle Substanzen oder Bruchstücke zum Ort der Entzündung gelockt werden, dort Fremdkörper, Bakterien, Pilze oder zerstörtes Gewebe phagozytieren und aufgenommene Keime abtöten |
| *V. Langerhans-Zellen* | Zellen der Epidermis, die beim Erwachsenen für die Differenzierung der Stammzellen zu B-Lymphozyten essentiell sind. (Bursa-Fabricii-Äquivalent s. oben, antigenpräsentierend; bilden Interleukin 1) |

FDC kommen in den Follikeln der lymphatischen Organe vor, z.B. in den Keimzentren der Lymphfollikel (S.351). Charakteristisch sind verzweigte Ausläufer, die mit Nachbarzellen durch Desmosomen verknüpft sind. Die Zellkerne haben eine irreguläre Form, und im Zytoplasma sind alle Zellorganellen für sekretorische und phagozytäre Funktionen vorhanden. Die FDC sind sehr langlebig und präsentieren über lange Zeit Antigen-Antikörper-Komplexe.

## 16.2 Lymphozyten (Tabelle 16.1)

Über die Lymphozyten im Blut wird auf S.320 berichtet. Lymphozyten kommen jedoch nicht nur im Blut vor, sondern auch – überwiegend – im Bindegewebe (S.144). Lymphozyten sind in der Lage, die Strombahn zu verlassen und wieder dorthin zurückzukehren. Ferner sind die Lymphozyten des Blutes in der Regel keine Endstadien, sondern vielmehr zur Transformation befähigt (Abb. 16.1). Im wesentlichen können nach Herkunft und immunologischer Funktion 2 Arten von Lymphozyten unterschieden werden:
– **B-Lymphozyten** und
– **T-Lymphozyten**.
**B-Lymphozyten**. Ihr Name verweist auf die Bursa Fabricii (bei Vögeln) bzw. bursaäquivalente Gebiete (bei Säugern). Bei der Bursa Fabricii handelt es sich um ein lymphoepitheliales Organ des Enddarms im Kloakengebiet bei Vögeln. In dieses Gewebe wandern immunologisch noch nicht kompetente Lymphozyten aus dem Knochenmark ein und werden hier zu immunologisch kompetenten B-Lymphozyten geprägt. Beim Menschen und den Säugern fehlt eine Bursa Fabricii. Statt dessen wirken das Knochenmark (S.328, **B**one marrow), das lymphatische Gewebe des Darms (S.510) und die Langerhans-Zellen der Haut als Äquivalente der Bursa Fabricii. Die immunologisch kompetenten B-Zellen treten wieder in den Kreislauf über und gelangen zu lymphatischen Organen, v.a. Lymphknoten und Milz, wo sie verweilen; *B-Lymphozyten sind überwiegend ortsständig.*
**T-Lymphozyten**. Diese Lymphozyten sind thymusabhängig. Sie werden in diesem Organ zu immunologisch kompetenten T-Lymphozyten geprägt. Im Blut überwiegen T-Lymphozyten gegenüber B-Lymphozyten bei weitem. *T-Lymphozyten sind nämlich in ständiger Bewe-*

*gung.* Sie wechseln laufend zwischen lymphatischen Organen, wo sie sich, nachdem sie den Thymus verlassen haben, ansiedeln, und dem Blut hin und her (Verweildauer im Blut in der Regel weniger als 1 h).
Neuere Untersuchungen haben gezeigt, daß beim Erwachsenen die Haut die Aufgabe des Thymus weitgehend übernimmt. Nach der Pubertät bleibt der Thymus im Wachstum zurück und die T-Lymphozyten sind zunehmend in der Haut nachzuweisen, wo sich auch ähnliche Hormone finden wie im Thymus (Thymosine, Thymopoetin). Diese Hormone sowie die Langerhans- und Granstein-Zellen der Haut bewirken u.a. die Ausreifung der T-Lymphozyten und ihre Proliferation. Langerhans-Zellen wirken auf die T4-Zellentwicklung, Granstein-Zellen auf Suppressorzellen (T8-Zellen) – bei den Granstein-Zellen handelt es sich um einen zusätzlichen Typ von Dendritenzellen in der Haut.

**Klinischer Hinweis**. Die Immunfunktion der Haut erklärt, warum Sonnenbäder einen ungünstigen Einfluß auf den Verlauf von Infektionskrankheiten haben: Durch die UV-Strahlung wird v.a. die Aktivität der Langerhans-Zellen der Haut gehemmt, die für die Stimulierung der Helfer-(T4-)Zellen wichtig sind.

T-Lymphozyten sind eine funktionell uneinheitliche Zellgruppe, die sich in zahlreiche Untergruppen teilt (s. unten).
**Lebensdauer der Lymphozyten**. Sowohl B- als auch T-Lymphozyten können langlebig und kurzlebig sein. 10% haben eine Lebensdauer bis zu 12 Tagen (kurzlebig), 90% eine mittlere Lebensdauer von 500 Tagen (langlebig). Durchschnittlich ist die Lebensdauer der T-Lymphozyten etwas höher als die der B-Lymphozyten. Der Ersatz der untergegangenen Zellen erfolgt durch Zellteilung von bereits geprägten Lymphozyten in den Lymphozytenspeichern (v.a. Lymphknoten und Milz). Pro Tag gelangen etwa $3,5 \cdot 10^{10}$ neugebildete Lymphozyten ins Blut.
**Gemeinsamkeiten von B- und T-Lymphozyten**. B- und T-Lymphozyten haben einige Gemeinsamkeiten, v.a. das Vorkommen von *Rezeptoren (Rezeptorproteinen) an der Zelloberfläche*, die in der Lage sind, hochspezifische Strukturen, sog. antigene Determinanten oder Epitope, in körperfremden Stoffen (meist Makromoleküle) bzw. an der Oberfläche von Zellen zu erkennen und zu binden.
*Eine Substanz, die genügend erkennbare Epitope trägt, um eine Immunreaktion auszulösen, wird als Antigen bezeichnet.*

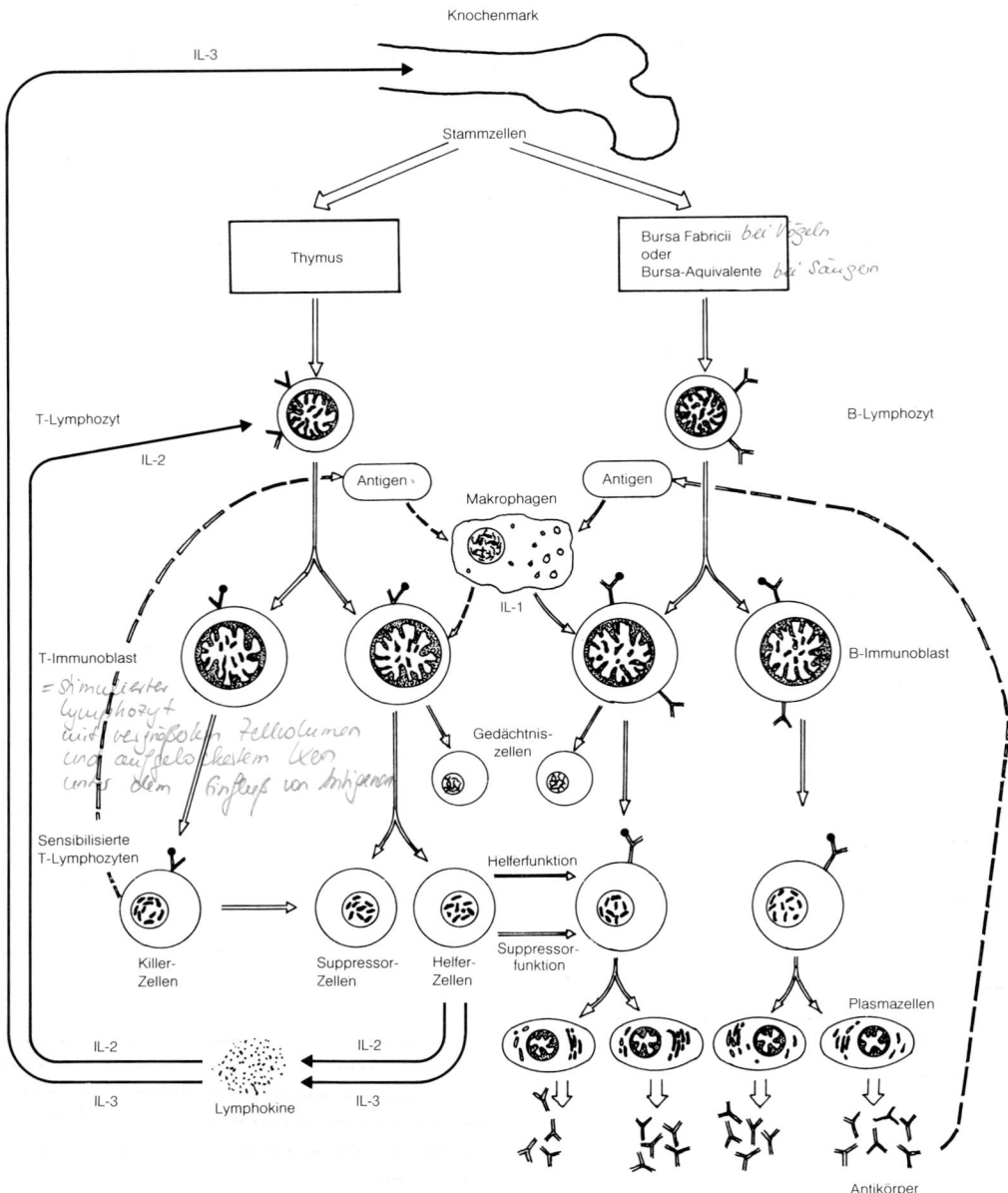

Knochenmark

IL-3

Stammzellen

Thymus

Bursa Fabricii *bei Vögeln*
oder
Bursa-Aquivalente *bei Säugern*

T-Lymphozyt

B-Lymphozyt

IL-2

Antigen

Makrophagen

Antigen

T-Immunoblast

*= stimulierter Lymphozyt und vergrößertem Zellvolumen und aufgelockertem Kern unter dem Einfluß von Antigenen*

IL-1

B-Immunoblast

Gedächtnis-zellen

Sensibilisierte T-Lymphozyten

Helferfunktion

Killer-Zellen

Suppressor-Zellen

Helfer-Zellen

Suppressor-funktion

Plasmazellen

IL-2

IL-2

IL-3

Lymphokine

IL-3

Antikörper

Zelluläre Immunität

Humorale Immunität

**Abb. 16.1.** Alle Lymphozyten leiten sich von Stammzellen unklarer morphologischer Struktur ab. Abkömmlinge der Stammzellen gelangen ins Blut und von dort in den Thymus bzw. in die Bursa Fabricii (bei Vögeln) oder in bursaäquivalente Strukturen (bei Säugern). Dort teilen sie sich mehrfach und wandeln sich in immunologisch kompetente T-Lymphozyten (im Thymus) bzw. B-Lymphozyten (in der Bursa Fabricii bzw. in bursaäquivalenten Strukturen) um. Ihr weiterer Weg führt sie in die peripheren Lymphorgane (z.B. Lymphknoten, Milz).

Kommt nun ein Antigen in den Körper, proliferieren die Zellen und werden zu Immunoblasten ihrer Reihe. Aus den T-Immunoblasten gehen unter weiterer Proliferation die sensibilisierten T-Lymphozyten (unterschiedlicher Aufgaben) und aus den B-Immunoblasten die antikörperbildenden Plasmazellen hervor. Die sensibilisierten T-Lymphozyten dienen der zellvermittelten Immunantwort (zelluläre Immunität), die Plasmazellen der humoralen Immunantwort (humorale Immunität). *IL* Interleukin

**Hinweis**. Bei Antigenen kann es sich aber auch um körpereigenes Material handeln, z. B. Zellen, die unter normalen Umständen keinen direkten Kontakt mit dem Blut haben, nun aber in die Strombahn gelangt sind, oder um körpereigene Epitope, die denen körperfremder Substanzen nahe verwandt sind. Die Entstehung von Autoimmunkrankheiten (z. B. Typ-I-Diabetes) kann so erklärt werden.

Das Erkennen des Antigens löst sowohl bei den B- als auch bei den T-Lymphozyten eine Immunantwort aus. Zunächst kommt es zu einer Veränderung der Lymphozytenmorphologie. Die Zellen vergrößern sich, bekommen einen großen euchromatischen (hellen) Zellkern und zeigen in ihrem Zytoplasma vermehrte Basophilie. Diese Zellen werden als *Immunoblasten* (pyroninophile Zellen, Lymphoblasten) bezeichnet. Sie teilen sich viele Male. Dadurch nimmt die Zahl der Zellen zu, die die Fähigkeit haben, mit der antigenen Determinante zu reagieren, die die Reaktion ursprünglich ausgelöst hat *(klonale Vermehrung)*. In Fortsetzung der Entwicklung entstehen schließlich über weitere Zwischenstufen die jeweiligen Endzellen oder Effektorzellen.

**Unterschiede zwischen B- und T-Lymphozyten**. Zwischen den Effektorzellen der B- und T-Lymphozyten sowie der von diesen Zellen abhängigen Immunität bestehen große Unterschiede.

**B-Lymphozyten** wandeln sich nach Kontakt mit einem Antigen unter Mitwirkung von T-Helferzellen (s. unten) zu *Immunoblasten* der B-Reihe und diese zu *Plasmazellen* (s. unten) um. Plasmazellen produzieren und sezernieren spezifische Antikörper (s. unten), die ins Gewebe und Blut gelangen und dort Antigene unter Bildung unschädlicher *Antigen-Antikörper-Komplexe* binden; diese Komplexe werden dann von Eosinophilen (S. 317) und anderen geeigneten Zellen (Makrophagen, S. 146) abgeräumt. Diese Immunität wird als **humorale Immunität** bezeichnet. Sie dient hauptsächlich der Abwehr bakterieller und viraler Infekte.

Aber nicht alle B-Lymphozyten wandeln sich zu Plasmazellen um. Ein Teil wird zu Gedächtniszellen (s. unten).

**T-Lymphozyten** verhalten sich anders als die B-Lymphozyten. T-Lymphozyten bleiben mit den Antigenen, die sich an spezifische Rezeptoren ihrer Oberfläche gebunden haben, verknüpft. Die T-Lymphozyten ($T_1$-Lymphozyten) wandeln sich dann über *T-Immunoblasten* (große Lymphozyten der T-Reihe) in *sensibilisierte T-Lymphozyten* ($T_2$-Lymphozyten) um und gehen letztlich infolge Zytolyse durch T-Killerlymphozyten zugrunde. Weil T-Lymphozyten die Antigene durch Bindung an ihrer Oberfläche unschädlich machen, bezeichnet man ihre Art der Immunität als **zelluläre Immunität**. T-Lymphozyten wandern an den Ort der Abwehr und spielen z. B. bei der Abstoßung von Transplantaten (s. unten) durch Zytolyse körperfremder Zellen eine entscheidende Rolle. T-Lymphozyten sind keine einheitliche Zellgruppe. Außer den T-Lymphozyten, die Antigene direkt an ihre Oberfläche binden, sind folgende Untergruppen herauszuheben:

- **zytotoxische Zellen**,
- **Helfer-T-Zellen**,
- **Suppressorzellen**,
- **Gedächtniszellen**.

**Zytotoxische Zellen** unterscheiden sich morphologisch nicht von anderen T-Lymphozyten. Sie haben aber die Fähigkeit, ein als *Perforin* bezeichnetes Protein zu bilden, das die Membran der Fremdzelle perforiert, wodurch Ionen, Metaboliten und Enzyme aus der Zelle austreten, was schließlich zu ihrem Untergang führt.

**Hinweis**. Außer den zytotoxischen T-Lymphozyten gibt es weitere zytotoxische Zellen mit anderen morphologischen und funktionellen Eigenschaften. So handelt es sich z. B. bei den **natürlichen Killerzellen (NK-Zellen)** um große granuläre Lymphozyten, die auch bereits ohne Vorsensibilisierung zytotoxisch wirken können. Sie haben ihren Ursprung wahrscheinlich in der monozytären Zellreihe. Eine gerade neu beschriebene Gruppe zytotoxischer Zellen sind die **lymphokinaktivierten Killerzellen**. Schließlich besitzen auch **Makrophagen** „Killereigenschaften".

T-Zellen, anders als B-Zellen, benötigen, um Antigene von Bakterien und Parasiten zu erkennen, des Beistandes anderer Zellen, die die Antigene chemisch aufarbeiten und sie ihnen dann gebunden an einen *Haupthistokompatibilitätskomplex* (major histocompatibility complex: MHC) präsentieren.

**Hinweis**. MHC-kodierende Loci sind im kurzen Arm des Chromosoms 6 gelegene allele Gene, die Glykoproteine zur Aktivierung der Immunantwort kodieren. Wesentlich ist, daß die Proteine des MHC-Komplexes für den jeweiligen Menschen typisch sind, so daß sie bei Immunreaktionen als individuelle Erkennungszeichen (fremd oder eigen) Verwendung finden.

Antigenpräsentierende Zellen sind

- für exogene Antigene Makrophagen, interdigitierende dendritische Zellen oder B-Zellen,

– für endogene Antigene, z. B. entartete Zellen.

*Exogene Antigene* werden von den antigenpräsentierenden Zellen aufgenommen, in den Endosomen in kurze Peptide von 10–20 Aminosäuren zerlegt, die dann zusammen mit dem MHC-Komplex an der Zelloberfläche präsentiert werden und die T-Helferzellen (s. unten) auf den Plan rufen.

*Endogene Antigene* werden im Zytoplasma zerlegt, von wo aus die Bruchstücke gleichfalls in die Zellmembran gelangen. Unter Mitwirkung des MHC-Komplexes werden diese von zytotoxischen T-Zellen erkannt.

**T-Helferzellen und T-Suppressorzellen.** T-Helferzellen und T-Suppressorzellen dienen dem *Zusammenwirken von T- und B-Lymphozyten.* T-Lymphozyten differenzieren sich nämlich nicht nur zu zytotoxischen Zellen, sondern auch zu Zellen, die direkt oder indirekt die Entwicklung der B-Lymphozyten – aber auch der T-Lymphozyten selbst – beeinflussen.

**T-Helferzellen** stimulieren die Proliferation und Differenzierung von B-Zellen in Antikörper sezernierende Plasmazellen. Die Wirkung der T-Helferzellen kann direkt oder indirekt erfolgen. Bei der direkten Wirkung sind die Helferzellen offenbar in der Lage, an B-Zellen gebundene Determinanten von antigenen Molekülen zu erkennen, über die sie ihre Wirkung entfalten. Die indirekte Wirkung kommt dadurch zustande, daß T-Zellen lösliche Signalstoffe produzieren, die Lymphokine (speziell Interleukin 2), die das Wachstum der B-Zellen beeinflussen.

**Hinweis**. Lymphokine sind Signalstoffe breiter Wirksamkeit.
– *Interleukin 1* wird in Makrophagen gebildet und stimuliert in T-Helferzellen die Bildung von Interleukin 2, in B-Lymphozyten die Proliferation und Antikörpersynthese.
– *Interleukin 2* stimuliert die Differenzierung und Proliferation sowohl von B- als auch von T-Lymphozyten.

Weitere Interleukine werden als Reaktion auf ein Antigen von T-Helferzellen gebildet und aktivieren andere Leukozyten; bisher wurden bereits 9 Interleukine identifiziert, deren Funktionen aber noch nicht im einzelnen geklärt sind.

Lymphokine wirken aber auch auf Blutgefäße. Sie können kleinere Gefäße erweitern und so die Blutzufuhr erhöhen sowie die Wände der Gefäße durchlässiger machen, so daß Flüssigkeit (Plasma) und Blutzellen in das umgebende Gewebe eindringen. Diese Gefäßreaktion bringt die 3 klassischen Entzündungszeichen hervor: Rötung, Wärme und Schwellung. Wieder andere Lymphokine aktivieren Makrophagen und bewirken, daß diese sich am Ort der Entzündung sammeln. Die zugewanderten Makrophagen phagozytieren dann das Antigen und können es abbauen.

**Suppressorzellen** sind eine spezielle Lymphozytenpopulation. Sie wirken auf die Helferzellen, indem sie ihre Aktivität hemmen oder mäßigen. Sie sind nur aktiv, wenn sie dazu von T-Helferzellen stimuliert werden. Eine die T-Suppressorzelle aktivierende T-Helferzelle wird ihrerseits durch diese Suppressorzelle inhibiert; dadurch ergibt sich ein Regelkreis, der bewirkt, daß sich die Aktivitäten der beiden Zelltypen selbst regulieren. Suppressorzellen können aber auch direkt auf B-Zellen sowie auf zytotoxische T-Zellen wirken.

**Gedächtniszellen**. Nicht in jedem Fall wandeln sich B- bzw. T-Lymphozyten nach Antigenkontakt in Effektorzellen ihrer Reihe um (Plasmazellen, sensibilisierte T-Lymphozyten). Sie können vielmehr in einer Art Ruhephase als Gedächtniszellen (memory cells) verweilen. Kommen diese jedoch erneut mit dem Antigen in Kontakt, mit dem sie bereits früher Berührung hatten, werden sie sehr schnell zu immunologisch aktiven Endzellen. Dies erklärt, warum ein 2. Kontakt mit einem Antigen zu einer schnelleren (und vermehrten) Bildung von Antikörpern führt als der 1. Kontakt. Jedoch bestehen zwischen den B- und T-Lymphozytenreihen Unterschiede: Die an die Gedächtniszellen der B-Lymphozyten gebundene Antwort kann schon in Minuten erfolgen, die der T-Gedächtniszellen erst Tage nach dem erneuten Antigeneinbruch. Die Gedächtniszellen der B-Lymphozyten gehen über eine besondere Zellreihe aus $B_1$-Lymphozyten hervor, den Zentroblasten und Zentrozyten.

# 16.3 Plasmazellen

Plasmazellen sind die *Endzellen der B-Lymphozytenreihe* (Abb. 16.1). Sie kommen in geringer Zahl im Bindegewebe der meisten Gebiete des Körpers vor, v. a. in der Medulla der Lymphknoten, der roten Pulpa der Milz und besonders im Knochenmark (jedoch nicht im Blut). Zahlreich sind sie an den Stellen, an denen Bakterien oder Fremdkörperproteine in den Körper eindringen können (z. B. Darmschleimhaut), und in den Gebieten mit chronischer Entzündung.

Plasmazellen (Abb. 16.2) sind groß, oval und haben einen runden Zellkern. Er enthält dich-

G
G
C
L
M
Nucleus
M

C
Golgi
Nucleus
Nu

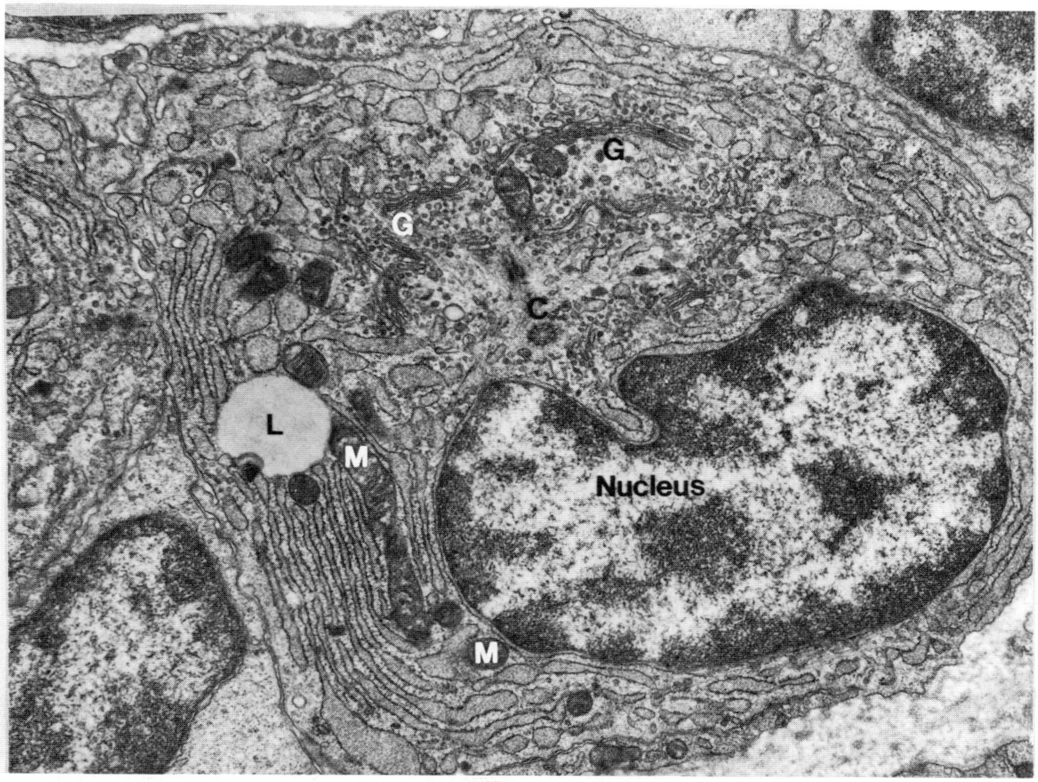

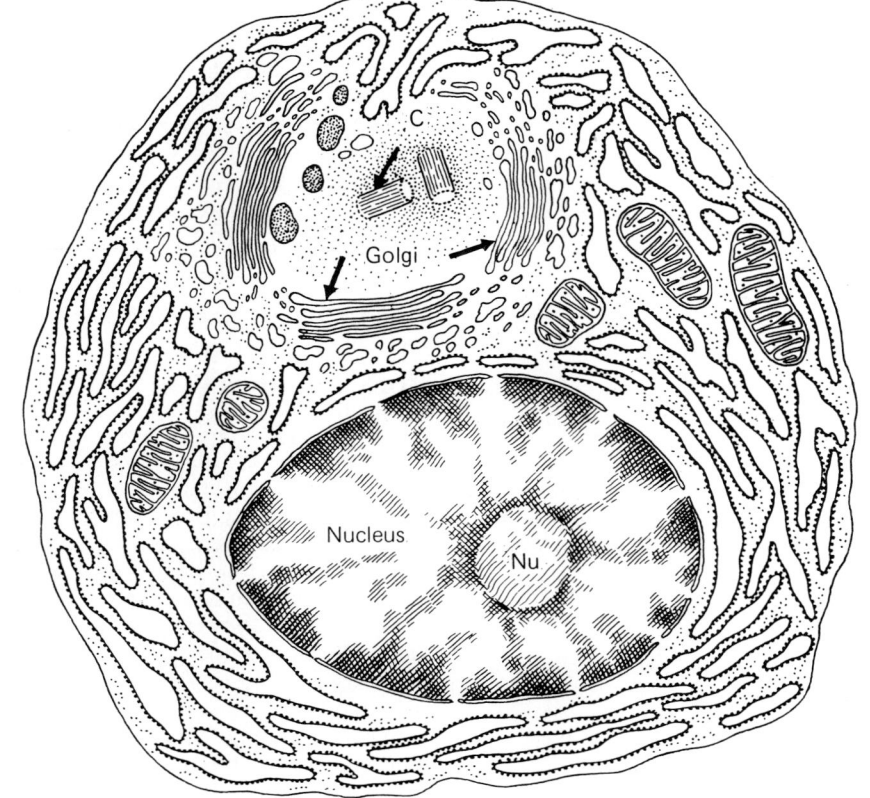

tes, grobes Heterochromatin in typischer Anordnung (Radspeichenstruktur). Charakteristisch für das Plasma ist ein *stark entwickeltes granuläres endoplasmatisches Retikulum*, das die auffällige lichtmikroskopische Basophilie der Plasmazellen bedingt. In den Zisternen des granulären endoplasmatischen Retikulums können bei Anwendung geeigneter fluoreszenzmikroskopischer und zytochemischer Methoden die gegen ein entsprechendes Antigen gebildeten Antikörper nachgewiesen werden. In Kernnähe kommen außerdem Golgi-Apparat und Zentriolen vor.

## 16.3.1 Antikörper

*Antikörper sind Produkte der Plasmazellen.* Es handelt sich um Proteinmoleküle, die Antigene erkennen können. Da Proteine mit dieser Fähigkeit im menschlichen Blut in der $\gamma$-Globulinfraktion enthalten sind, werden diese als Immunglobuline (Ig) bezeichnet. Die Bindung der Antigene durch Antikörper erfolgt in der Antigen-Antikörper-Reaktionen.

Die **Antigen-Antikörper-Reaktion** beruht auf der nichtkovalenten Wechselwirkung zwischen der Determinaten eines Antigens und dem entsprechenden Antikörper. Je nach Valenz, Mengenverhältnissen und Konzentration von Antigen und Antikörpern kann die Antigen-Antikörper-Reaktion in verschiedener Form in Erscheinung treten. In *vivo* können die Mengenverhältnisse von Antigen zu Antikörper lokal und zeitlich sehr unterschiedlich sein. Die in *vivo* entstehenden Antigen-Antikörper-Komplexe sind meistens klein und löslich; kommt es zu präzipitierenden unlöslichen Komplexen, entstehen pathologische Prozesse, auch Agglutinate (Zusammenballung von Zellen) sind in *vivo* pathologisch.

Bei den agglutinierenden Antikörpern unterscheidet man komplette und inkomplette Antikörper. Letztere reagieren zwar mit den spezifischen Haftstellen des Antigens der Zelloberfläche, führen aber nicht zur Agglutination; sie besetzen die Haftstellen und können eine spätere Reaktion mit kompletten Antikörpern verhindern. Durch einen Antigen-Antikörper-Komplex werden In-vivo-Prozesse in Gang gesetzt, die zu seiner Eliminierung führen, nämlich Phagozytose und Aktivierung der Komplementkaskade, die zur Lyse der Fremdzelle führt.

Beim Menschen gibt es 5 Haupttypen von Antikörpern oder Immunglobulinen, die als IgG, IgA, IgM, IgD und IgE bezeichnet werden.

**IgG** ist der am häufigsten vorkommende Antikörper; er macht 75% der Serumimmunglobuline aus. IgG besteht aus 2 identischen leichten Ketten (Molekulargewicht je 23.000) und 2 identischen schweren Ketten (Molekulargewicht je 50.000). Schwere Ketten (nicht jedoch die leichten Ketten) enthalten geringe Mengen von kovalent gebundenen Kohlenhydraten. Untereinander werden die Ketten durch nichtkovalente Bindungen sowie durch Disulfidbrücken zusammengehalten. Vom Karboxylende der beiden schweren Ketten läßt sich proteolytisch ein kristallisierbares Immunglobulinfragment ($F_c$) abspalten, das Rezeptoren auf Makrophagen, Monozyten und Mastzellen erkennt und die Bindung der Ig-Antikörper an diese Zellen sowie die Bindung der C1-Komponente des Komplementsystems vermittelt. Die aminoendständigen Abschnitte der leichten und schweren Ketten bilden die Bindungsstellen für Antigene. Diese Regionen haben variable Aminosäuresequenzen, die für die hohe Spezifität der Immunantwort verantwortlich sind.

**Hinweis.** IgG ist das einzige Immunglobulin, das die Plazentaschranke überwindet und in den kindlichen Kreislauf gelangen kann. Dadurch sind Neugeborene während der ersten Lebenstage gegen manche Infektionen geschützt, bis sie selbst mit der Bildung von Antikörpern beginnen können.

**IgA** mit einem Molekulargewicht von 160.000 (in monomerer Form) wird nur in kleinen Mengen im Serum gefunden. Es ist aber das Hauptimmunglobulin in Tränen, Kolostrum und Speichel sowie den Sekreten der Nase, Bronchien, des Dünndarms, der Harnwege und Prostata sowie der Vaginalflüssigkeit. Dort liegt es in der Regel als Dimer (aus 2 Molekülen der monomeren Form) vor. Es kann

---

**Abb. 16.2.** Ultrastruktur der Plasmazellen. *Oben* Elektronenmikroskopische Aufnahme. Vergr. 18.000fach. *Unten* ein zugehöriges Schema [Umgezeichnet und wiedergegeben mit Erlaubnis von Ham, AW (1969) Histology, 6th edn. Lippincott]. *Nu* Nukleolus. *M* Mitochondrium. *G* Golgi-Apparat. *C* Zentriole. *L* Fetttropfen. Charakteristisch für Plasmazellen ist das stark entwickelte RER mit erweiterten Zisternen, die $\gamma$-Globuline (Antikörper) enthalten. Die Protein-(Antikörper)Sekretion erfolgt ohne Ausbildung sekretorischer Granula

aber auch Polymere mit einem als Protein J bezeichneten Verknüpfungspolypeptid bilden. In der Sekreten ist IgA mit anderen Proteinen kombiniert, die als sekretorische oder Transportproteine bezeichnet werden. IgA-Monomere und Protein J werden *von Plasmazellen synthetisiert, die direkt unter dem Schleimhautepithel liegen*. Die sekretorischen Komponenten werden von den Epithelzellen der sezernierenden Schleimhaut gebildet. Der sekretorische Komplex hat ein Molekulargewicht von 400.000. Er befindet sich als Oberflächenfilm an der Oberfläche der Schleimhäute, ist gegen verschiedene proteolytische Enzyme widerstandsfähig, schützt gegen die Proliferation von Mikroorganismen in Körperflüssigkeiten und hilft das Eindringen von Fremdmolekülen in den Körper abzuwehren.

**IgM** macht 6% des Serumimmunglobulins aus und liegt in der Regel als ein Pentamer mit einem Molekulargewicht von 900.000 vor. Es ist das vorherrschende Immunglobulin der 1. Immunantwort und zusammen mit IgD das Hauptimmunglobulin an der Oberfläche von B-Lymphozyten. Beide Klassen von Immunglobulinen liegen in membrangebundener und in Zirkulation befindlicher Form vor. Membrangebundenes IgM und IgD dienen als Rezeptoren für spezifische Antigene. Die Folge einer Rezeptorantigeninteraktion ist die weitere Differenzierung der B-Lymphozyten zu antikörpersezernierenden Plasmazellen. IgM ist aber auch bei der Aktivierung des *Komplementsystems* wirksam, einer Gruppe von Plasmaenzymen (u. a. Proteasen, Phospholipasen), die der Eliminierung von Antigen-Antikörper-Komplexen dienen und die Fähigkeit haben, Zellen (einschließlich Bakterien) zu perforieren und abzutöten. Die Zelltrümmer, aber auch lösliche Antigen-Antikörperkomplexe werden schließlich phagozytiert. Die Aktivierung dieser Enzymkaskade durch Antigen-Antikörper-Komplexe ist vergleichbar mit den Vorgängen bei der Blutgerinnung.

**IgE** erscheint in der Regel als ein Monomer mit einem Molekulargewicht von 190.000. Es hat eine große Affinität zu Rezeptoren an der Oberfläche von Mastzellen und Basophilen. Unmittelbar nachdem es von Plasmazellen sezerniert ist, haftet es an diesen Zellen und verschwindet damit praktisch aus dem Blutplasma. Der Komplex aus Antigen und IgE an der Oberfläche von Mastzellen und Basophilen soll die Bildung und Freisetzung verschiedener biologisch aktiver Substanzen auslösen (S.148, Abb.7.8), z.B. Histamin, Heparin, Leukotriene (slow reacting substance of anaphylaxis: SRS-A) und ECF-A (eosinophil chemotactic factor of anaphylaxis).

**Klinischer Hinweis.** Es wird diskutiert, *ob allergische Reaktionen* auf die Antigen-(Allergen-)Antikörper-(IgE-)Reaktion an der Oberfläche von Mastzellen und Basophilen zurückzuführen sind mit anschließender Abgabe von den in diesen Zellen vorhandenen, die Allergie auslösenden Substanzen (Histamin, Leukotriene, Prostaglandin $D_2$) ins Gewebe und Blut (vgl. S.150).

**IgD.** Über die Eigenschaften und Aktivität von IgD ist gegenwärtig noch wenig bekannt. Es hat ein Molekulargewicht von 180.000. Seine Konzentration im Blutplasma beträgt nur 0,2% des gesamten Immunglobulins. IgD wird zusammen mit IgM im Plasmalemm von B-Lymphozyten gefunden, an deren Differenzierung sie beteiligt sind.

**Klinischer Hinweis.** Einen vermehrten Bestand des Blutes an Antikörpern kann man durch aktive oder passive Immunisierung erhalten. Bei der **passiven Immunisierung** werden die Antikörper direkt auf den Menschen übertragen (rascher Wirkungseintritt), bei der **aktiven Immunisierung** werden lebende, abgeschwächte oder abgetötete antigentragende Elemente in die Blutbahn des Patienten gebracht, gegen die der Körper dann Antikörper bildet (langsame, aber lang anhaltende Wirkung). Der Gehalt an Antikörpern kann serologisch überprüft werden und wird z.B. als Titer (Grad der Verdünnung) angegeben.

## 16.4  Organtransplantation

Für das Gelingen einer Organtransplantation ist entscheidend, daß das übertragene Gewebe nicht abgestoßen wird. Hierbei spielen v. a. T-Lymphozyten als Träger der zellgebundenen Immunität eine entscheidende Rolle. T-Lymphozyten können in das Transplantat eindringen und das übertragene Gewebe, insbesondere dessen Zellen, zerstören bzw. für das Abstoßen eines Organs sorgen.

Abstoßen von übertragenem Gewebe unterbleibt, solange keine Antikörper gegen das übertragene Gewebe gebildet werden. Dies ist immer dann der Fall, wenn die transplantierten Zellen und Gewebe denen des Empfängers genetisch ähnlich und so aufgebaut sind, daß sie vom Empfängerorganismus als seine eigenen erkannt werden. Dies ist bei Autotransplantaten (das transplantierte Gewebe stammt von demselben Individuum und wird nur von einer

Stelle auf eine andere übertragen, z.B. Übertragung von Hautlappen in der plastischen Chirurgie) oder Isotransplantaten (das Gewebe oder Organ stammt von einem eineiigen Zwilling) der Fall. Gesichert ist dies, wenn es sich um monoplazentare Zwillinge handelt, bei denen es also pränatal zu einem Blutaustausch gekommen ist. Ein Organismus bildet nämlich dann keine Antikörper gegen ein Antigen, wenn dieses zur Zeit der Funktionsaufnahme des Immunsystems bereits vorhanden ist; beim Menschen beginnt die Antikörpersynthese ein paar Tage nach der Geburt.

## 16.5 Gliederung des lymphatischen Gewebes

Lymphatisches Gewebe läßt sich nach Anordnung seiner charakteristischen Bestandteile (retikuläre Zellen, freie Zellen) gliedern in
- *knötchenförmiges lymphatisches Gewebe*, die *Lymphfollikel*. Diese sind in der Regel rund, es überwiegen die freien Zellen, eine Organkapsel fehlt. Mit Ausnahme des Thymus kommen Lymphfollikel in allen lymphatischen Organen vor;
- *lockeres lymphatisches Gewebe*, bei dem das Netzwerk aus retikulären Zellen vorherrscht;
- *dichtes, von einer Kapsel umgebenes lymphatisches Gewebe* mit überwiegend freien Zellen (v. a. Lymphozyten).

## 16.6 Lymphfollikel

Lymphfollikel *(Folliculi lymphatici)* sind knötchenförmige Ansammlungen von Lymphozyten im retikulären Grundgewebe. Sie kommen v. a. in der Lamina propria der oberen Atemwege, des Verdauungskanals und der Harnwege vor. Sie können einzeln liegen *(Solitärfollikel,* z.B. im Jejunum) oder Ansammlungen bilden *(Folliculi lymphatici aggregati,* z.B. als Peyer-Plaques im gesamten Dünndarm, v. a. im Ileum). Lymphknötchen können auch temporär auftreten und wieder verschwinden.
In der Regel sind Lymphfollikel rund oder oval und haben Durchmesser von 0,2–1 mm. Sie haben keine Kapsel. In histologischen Präparaten

fallen Lymphfollikel bei Verwendung von Kernfarbstoffen (z.B. Hämatoxylin) durch ihre intensive Anfärbung auf. Sie bestehen aus dichtgedrängt liegenden Lymphozyten mit kleinem, dichtem, chromatinreichem Zellkern und schmalem Zytoplasmasaum. Hierbei handelt es sich überwiegend um B-Lymphozyten. Die außerdem vorhandenen etwa 20% T-Lymphozyten sind überwiegend Helferzellen. Ferner weisen Lymphfollikel stets dendritische Zellen und Makrophagen auf.
Im einzelnen liegen Lymphfollikel vor als
- **Primärfollikel** oder
- **Sekundärfollikel**.

**Primärfollikel** kommen dann vor, wenn kein Antigenkontakt stattgefunden hat. Dies ist in der Regel bei Neugeborenen oder Tieren der Fall, die in steriler Umgebung aufgewachsen sind und gehalten werden. Morphologisch sind Primärfollikel durch die gleichmäßige Verteilung von Lymphozyten gekennzeichnet.

**Sekundärfollikel**. Charakteristisch für Sekundärfollikel – das sind die meisten Lymphfollikel des Erwachsenen – ist ein *helles Zentrum*, das unscharf gegen einen *dunklen Rand* aus kleinen dicht liegenden Lymphozyten abgesetzt ist. Helle Zentren werden immer dann sichtbar, wenn der Organismus von Antigenen befallen ist; die hellen Zentren werden deswegen auch als **Reaktionszentren** bezeichnet. Gleichzeitig sind diese Bezirke auch **Keimzentren**, da hier Lymphozyten neu gebildet werden.

**Keimzentrum**. Im Keimzentrum kommen je nach Funktionszustand v.a. immunreaktive Zellen vor, nämlich aktivierte (B-)Lymphozyten (Immunoblasten) mit relativ großem hellen euchromatischem Zellkern und viel hell gefärbtem Zytoplasma, außerdem B-Immunozyten sowie Plasmazellen in verschiedenen Stadien der Differenzierung, Gedächtniszellen mit ihren Vorläufern, dendritische Zellen und wenige Makrophagen. Auch T-Zellen sind vorhanden. Schließlich finden sich sog. „tingible Körperchen", bei denen es sich um pyknotische Zelltrümmer handelt. Manche der Lymphozyten des Keimzentrums sind in Teilung begriffen.

**Rand**. Der Rand des Lymphfollikels ist ungleichmäßig breit. 2 dichtere polare Regionen liegen sich gegenüber:
- eine *Lymphozytenkappe* und
- eine *dunkle Zone*.

Die *Lymphozytenkappe* ist in der Regel gegen eine Schleimhautoberfläche oder gegen den Ort des Antigenbefalls gerichtet. Die Verdich-

tung besteht hauptsächlich aus kleinen Lymphozyten und im wesentlichen wohl aus Gedächtniszellen.

**Hinweis.** Bei entsprechender Schnittrichtung kann die Lymphozytenkappe als eine ringförmige Struktur erscheinen und wird deswegen auch als Mantel oder Korona bezeichnet.

Als *"dunkle Zone"* wird eine Verdichtung am anderen Pol des Keimzentrums bezeichnet, in der v. a. Lymphoblasten, große und mittelgroße Lymphozyten und Zellen in der Entwicklung zu Plasmazellen auftreten. Diese Zone gilt als der eigentliche Ort der Abwehrreaktion.

**Histophysiologie.** Der erste Kontakt, den Antigene mit Zellen der Lymphfollikel finden, erfolgt in der Lymphozytenkappe. Dort treffen sie auf langlebige B-Gedächtniszellen. Diese rufen in den Keimzentren eine starke Zellvermehrung, insbesondere von Immunoblasten hervor. Die hieraus hervorgegangenen Immunozyten wandern in die dunkle Zone, differenzieren sich zu Plasmazellen und bilden Antikörper, die dann abgegeben werden. Bei diesen Vorgängen spielen sich all die Reaktionen an den verschiedenen Lymphozyten und den antigenpräsentierenden Zellen ab, die oben geschildert wurden.

Sobald der Antigenbefall zurückgegangen ist, verkleinern sich die Keimzentren wieder. Sofern ein dem Organismus nicht bereits bekanntes Antigen den Lymphknoten befallen hat, entwickeln sich einige der Immunoblasten nicht zu Plasmazellen, sondern werden über die Zwischenstufen der Zentroblasten und Zentrozyten zu Gedächtniszellen. Diese Zellen wandern dann in die Lymphozytenkappe, wo sie für Immunreaktionen gegen ihnen bekanntes Antigen zur Verfügung stehen.

## 16.7 Lymphknoten

Lymphknoten sind rund oder nierenförmig und werden von einer *Kapsel* umgeben. Bei nierenförmigen Lymphknoten liegt an der eingezogenen Seite das *Hilum* (Gefäßstiel mit Arterien, Venen, Lymphgefäßen, Nerven). Lymphknoten bestehen aus lymphatischem Gewebe. Sie liegen immer im Verlauf von Lymphgefäßen. Dadurch haben sie zuführende Lymphgefäße *(Vasa afferentia, an der konvexen Seite)* und abführende Lymphgefäße *(Vasa*

*efferentia, am Hilum)*. Beim Durchfluß der Lymphe durch den Lymphknoten wird die Lymphe gereinigt, d. h. Fremd- und Schadstoffe zurückgehalten und soweit als möglich entfernt. Außerdem treten im Lymphknoten Lymphozyten aus dem Gewebe in die Strombahn ein oder aus der Strombahn ins Gewebe zurück.

Jedem Körpergebiet sind sog. *regionäre Lymphknoten* zugeordnet. Außerdem gibt es nachgeschaltete *Sammellymphknoten*, die Lymphe aus den regionären Lymphknoten erhalten. Auf diese Weise fließt die Lymphe in der Regel durch mehrere Lymphknoten, bevor sie in große Lymphstämme (*Ductus thoracicus, Ductus lymphaticus dexter*) und von diesen in die großen Venen und damit in den Blutkreislauf gelangt. Regionäre Lymphknoten sind in der Axilla, Leistengegend, um die großen Halsgefäße, im Thorax, Abdomen und speziell in den Mesenterien angehäuft.

### 16.7.1 Histologie

**Gestalt und innere Struktur** der Lymphknoten variieren, aber es besteht doch ein gleichartiges Organisationsprinzip (Abb. 16.3 und 16.4). Von der Organkapsel aus Kollagenfasern mit elastischen Netzen gehen Bindegewebebalken (Trabekel) ins Organinnere und unterteilen das Parenchym unvollständig. Die Matrix des Lymphknotens besteht aus einem *Netzwerk fibroblastischer Retikulumzellen* (S. 342), die von retikulären Fasern umsponnen werden und die mit dem Bindegewebe der Trabekel in Verbindung stehen. Eingelagert sind *freie Zellen*, die durch ihre Verteilung den Lymphknoten eine charakteristische Gliederung geben. Man unterscheidet zwischen

– **Rinde** und
– **Mark**.

Funktionell, wenn auch morphologisch nicht distinkt abgegrenzt, ist eine

– **parakortikale Zone**

zu unterscheiden, die sich juxtamedullär, d. h. in den das Mark begrenzenden Rindenteilen befindet. Sie ist durch das Vorkommen von postkapillären Venolen und Anhäufung von T-Lymphozyten gekennzeichnet.

Durchzogen wird der Lymphknoten von

– **Lymphsinus**,

durch die die Lymphe von der konvexen Seite des Lymphknotens, der sie von klappenhaltigen Vasa afferentia zugeleitet wird, zu den am

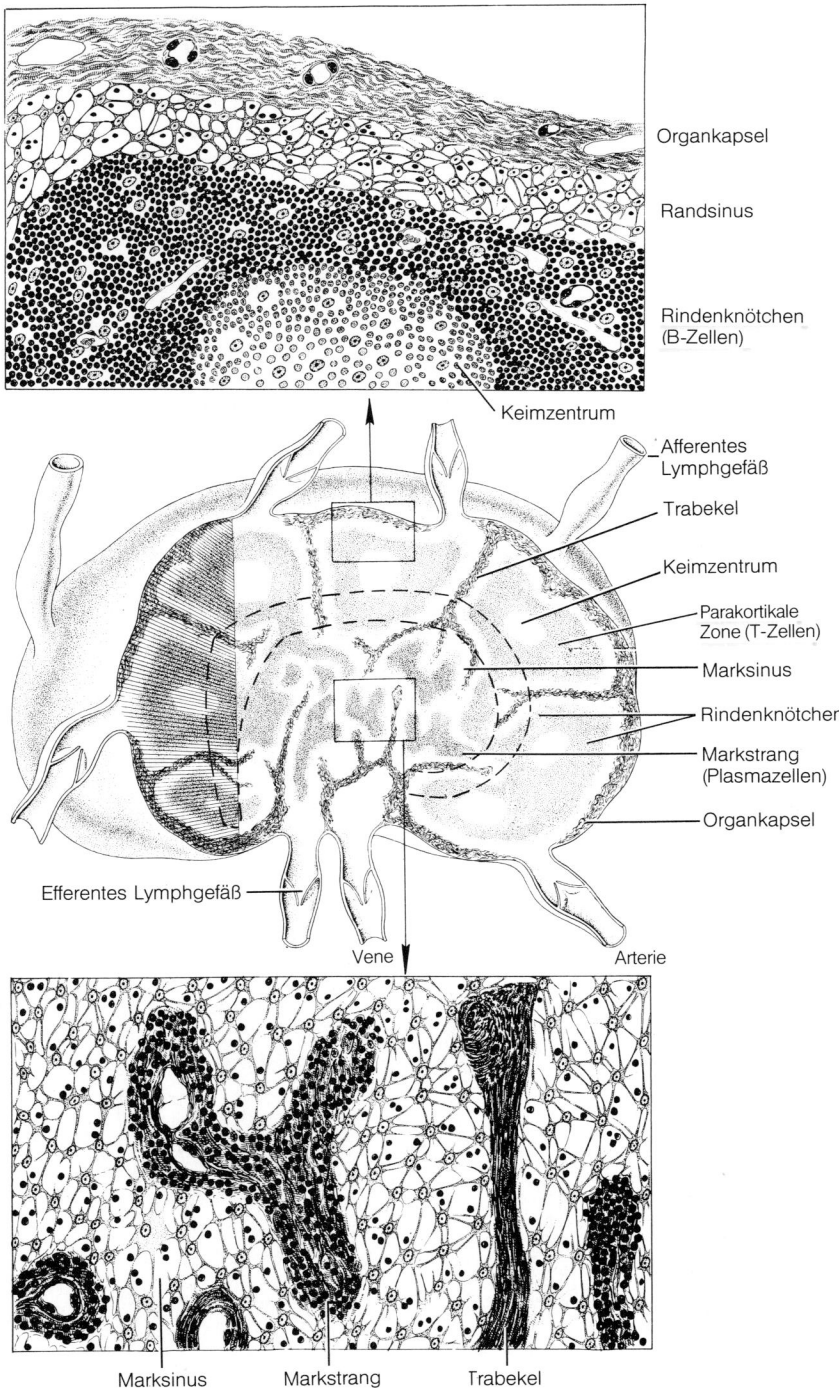

Organkapsel

Randsinus

Rindenknötchen
(B-Zellen)

Keimzentrum

Afferentes
Lymphgefäß

Trabekel

Keimzentrum

Parakortikale
Zone (T-Zellen)

Marksinus

Rindenknötchen

Markstrang
(Plasmazellen)

Organkapsel

Efferentes Lymphgefäß

Vene                                    Arterie

Marksinus        Markstrang        Trabekel

**Abb. 16.3.** Schema zum Aufbau eines Lymphknotens. In der Mitte ist ein Lymphknoten in Übersicht
dargestellt. Ausschnittsvergrößerungen von entsprechend angegebenen Gebieten sind oben und unten
abgebildet. *Oben* Ausschnitt aus der Rinde eines
Lymphknotens mit Organkapsel, Randsinus und einem Sekundärfollikel. *Unten* ist ein Ausschnitt aus
dem Mark abgebildet mit Marksinus, Marksträngen
und Trabekel.

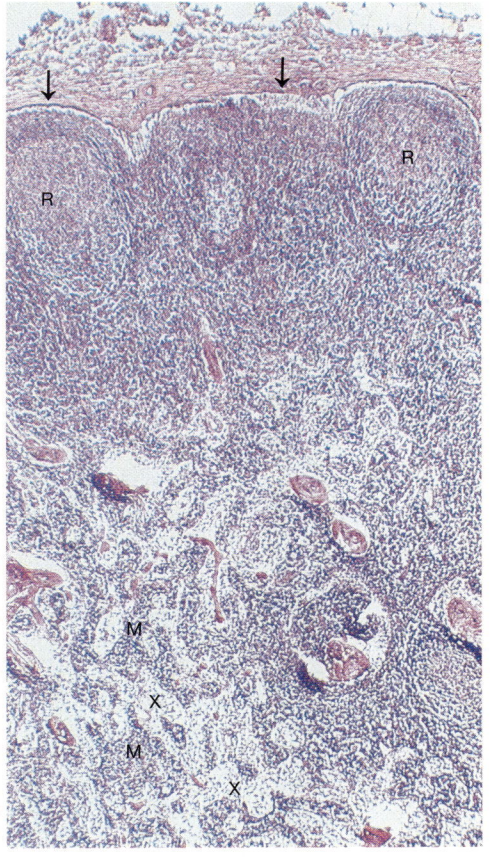

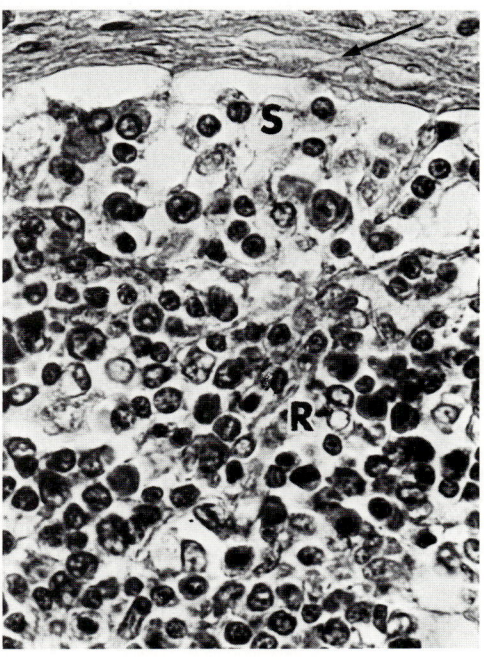

Hilum befindlichen ableitenden Vasa efferentia fließt.

**Rinde.** Die Rinde eines Lymphknotens besteht aus dem unmittelbar unter der Kapsel gelegenen, diagnostisch wichtigen Randsinus (s. unten) und dichten Ansammlungen von Lymphozyten (Rindenknötchen) sowie aus Retikulumzellen und antigenpräsentierenden dendritischen Zellen. In der Regel weist die Rinde viele Reaktionszentren auf. Häufig ist die Rindensubstanz höckrig gegen die Randsinus vorgewölbt und in deren Nachbarschaft mit T-Lymphozyten besiedelt. Im übrigen *herrschen in der Rinde B-Lymphozyten* und deren Abkömmlinge vor. Makrophagen kommen nur vereinzelt vor.

**Parakortikale Zone.** Die parakortikale Zone weist v. a. *T-Lymphozyten* auf und wird deswegen als thymusabhängige Zone bezeichnet. Tiere, denen der Thymus entfernt wurde – möglichst vor der Geburt –, fehlt diese Zone.

**Mark.** Das Mark nimmt das Organinnere und das Hilum ein. Es besteht aus einem engen Maschenwerk von Marksinus und dichten Marksträngen aus Retikulumzellen, *B-Lymphozyten*, Plasmazellen und Makrophagen. Die Markstränge stehen mit der lymphozytenreichen Rinde in Verbindung.

**Lymphsinus.** Die Lymphsinus sind die Strombahnen für die Lymphe im Lymphknoten. Folgende Abschnitte sind zu unterscheiden:

– **Randsinus**, der zwischen Organkapsel und Rindensubstanz liegt,
– **Intermediärsinus**, die radiär durch die Rindensubstanz verlaufen,
– **Marksinus**, die zwischen den Marksträngen liegen und ein vielfach untereinander verbundenes Kavernensystem bilden,
– **Terminalsinus**, der die Lymphe sammelt, bevor sie in das Vas efferens gelangt.

Begrenzt werden die Lymphsinus von Retikulumzellen **(Uferzellen)**, die jedoch keine geschlossene Wand bilden. Trotzdem gelangt nur wenig Lymphe (1%) in das umgebende Gewebe. Durchzogen werden die Sinus von einem lockeren Schwammwerk aus Retikulumzellen

**Abb. 16.4.** Mikrophotographie eines Lymphknotens. *Oben* Übersicht (freundlichst überlassen vom Institut für medizinische und pharmazeutische Prüfungsfragen). *Unten* Rinde, Ausschnittsvergrößerung. Der feine Spalt zwischen Organkapsel und Rindenknötchen entspricht dem Randsinus. (*M* Markstrang, *X* Gebiet der Marksinus, *Pfeil* Organkapsel, *S* Randsinus mit Retikulumzellen, *R* Rindenknötchen)

(lockeres lymphatisches Gewebe). Dadurch gleichen die Lymphsinus einem Reusensystem, durch das die Lymphe sehr langsam fließt und großflächig mit Retikulumzellen in Berührung kommt. Das Lumen enthält außerdem Lymphozyten, freie Makrophagen und gelegentlich Monozyten und Plasmazellen.

## 16.7.2 Histophysiologie

In Lymphknoten werden körperfremde Stoffe, aber auch körpereigene Zellen (z. B. Krebszellen) und andere korpuskuläre Bestandteile der Lymphe zurückgehalten und im Rahmen der Möglichkeiten des lymphatischen Systems unschädlich gemacht. Dadurch kann Lymphe, bevor sie in die Blutbahn gelangt, von fremden Bestandteilen befreit werden *(Filterfunktion der Lymphknoten)*. Entscheidende Bedeutung haben hierbei die histiozytären Retikulumzellen und die Makrophagen der Sinus der Lymphknoten. Diese Zellen sind hier wie auch an anderer Stelle zur Phagozytose befähigt. Die Lymphe strömt, sobald sie den Lymphknoten erreicht hat, fast ausschließlich durch die Lymphsinus und kommt hier großflächig mit den Makrophagen und Retikulumzellen in Berührung. Besonders eindrucksvolle Präparate werden von Lymphknoten der Lunge von Menschen und Tieren gewonnen, die in einer kohlenstaubreichen Umgebung leben. Diese Lymphknoten weisen eine Anthrakose auf, d. h. sie sind mit retinierten Kohlenstaubpartikeln überladen.

**Klinischer Hinweis**. Eine übermäßige **Anthrakose** der Lymphknoten sowie die Ablagerung von Steinstaub (**Silikose** bei Steinbrucharbeitern) kann die Filterfunktion der Lymphknoten unterbrechen und damit den Schutz des Organismus mindern.

Nur 1% der Lymphe gelangt aus den Sinus in das dichtere umgebende Lymphgewebe. Sofern die Lymphe Antigene enthält, rufen diese bei den B-Lymphozyten Immunreaktionen hervor. Die Vorgänge beginnen in der Randzone (Korona) der Lymphfollikel und setzen sich unter Beteiligung der dendritischen und T-Helferzellen in den Keimzentren fort. Dort vermehren sich die Zellen, und es entstehen Immunoblasten und Immunozyten sowie schließlich Plasmazellen, die in die Markstränge wandern. Dort haben weitere T-Helferzellen und Suppressorzellen Gelegenheit, die Immunantwort zu regulieren. Anschließend werden die synthetisierten spezifischen Anti-

gene in die Lymphe der Marksinus abgegeben. Bei der Neubildung von Zellen im Keimzentrum entstehen auch antigendeterminierte Gedächtniszellen, die in die Randzone der Lymphknoten wandern.

Es treten im Lymphknoten aber auch sowohl *B- als auch T-Lymphozyten in Lymphgefäße über*. Solange keine antigene Stimulierung vorliegt, ist die Zahl der auswandernden Lymphozyten relativ niedrig; es handelt sich v. a. um rezirkulierende T-Lymphozyten und B-Gedächtniszellen. Nach antigener Stimulierung dagegen verlassen sehr viele Lymphozyten den Lymphknoten; unter diesen sind auch viele neu gebildete sensibilisierte T-Lymphozyten. Wenn sensibilisierte Lymphozyten auf ihrer Reise weiterem Antigen begegnen, können sie das Blut wieder verlassen, und andere Gebiete besiedeln. B-Gedächtnislymphozyten können sich dort z. B. in sezernierende Plasmazellen umwandeln.

B- und T-Lymphozyten können aber auch in Lymphgewebe *ein*treten; sie verlassen dann die Blutbahn. Dies geschieht häufig in spezifischen postkapillären Venolen der parakortikalen Zone. Diese Gefäße haben ein ungewöhnlich hohes Endothel aus kubischen Zellen. Die Lymphozyten treten zwischen den Endothelzellen dieser Gefäßabschnitte hindurch. Möglicherweise bestehen spezifische Beziehungen zwischen den Rezeptoren (möglicherweise Polysacchariden) an der Oberfläche der Lymphozyten und der Endothelzellen der postkapillären Venolen. Dies verursacht vielleicht die typische Verteilung der B- und T-Lymphozyten im lymphatischen Gewebe.

Die T-Lymphozyten verweilen nur kurze Zeit in der parakortikalen Zone, um dann in einen Marksinus überzutreten und den Lymphknoten durch efferente Lymphgefäße evtl. mit neugebildeten Lymphozyten zu verlassen; sie rezirkulieren (s. oben).

**Hinweis**. Ähnliche Vorgänge der Rezirkulation spielen sich in der Milz, den Tonsillen und den Peyer-Plaques des Ileums ab; andere Gebiete haben für die Rezirkulation der Lymphozyten nur eine nachgeordnete Bedeutung.

## 16.8 Tonsillen

Tonsillen sind lymphatische Organe an umschriebenen Stellen des Verdauungskanals. Sie

liegen unmittelbar unter der Schleimhaut und stehen mit dem Epithel in engem Kontakt.

**Hinweis.** Wegen des in Tonsillen gleichzeitig vorhandenen lymphatischen und epithelialen Gewebes wird in der Pathologie von einer lymphoepithelialen Einheit gesprochen, die sich in lymphoepithelialen Tumoren wiederfindet.

Tonsillen haben nur an der dem Epithel abgewandten Seite eine Organkapsel.
Im Bereich von Mund und Pharynx sind zu unterscheiden:
– **Tonsilla palatina**, *Gaumenmandel,*
– **Tonsilla pharyngealis**, *Rachenmandel,*
– **Tonsilla lingualis**, *Zungenmandel.*
– lymphatisches Gewebe in der seitlichen Pharynxwand **(Seitenstränge)** bis zum Eingang in die **Tuba auditiva** (hier als Tonsilla tubaria bezeichnet).

Die aufgezählten Tonsillen gehören zusammen mit dem Lymphgewebe, das unter der Schleimhaut des Pharynx liegt, aber keine Bindegewebekapsel aufweist, zum *Waldeyer-(lymphatischen) Rachenring.*
Im Gegensatz zu den Lymphknoten liegen Tonsillen *nicht* im Verlauf von Lymphgefäßen; sie haben daher keine zuführenden, wohl aber ableitende Lymphgefäße. – Tonsillen dienen der immunologischen Abwehr und bilden Lymphozyten, von denen viele das Epithel durchwandern und in Mund, Pharynx bzw. Darm zugrunde gehen.

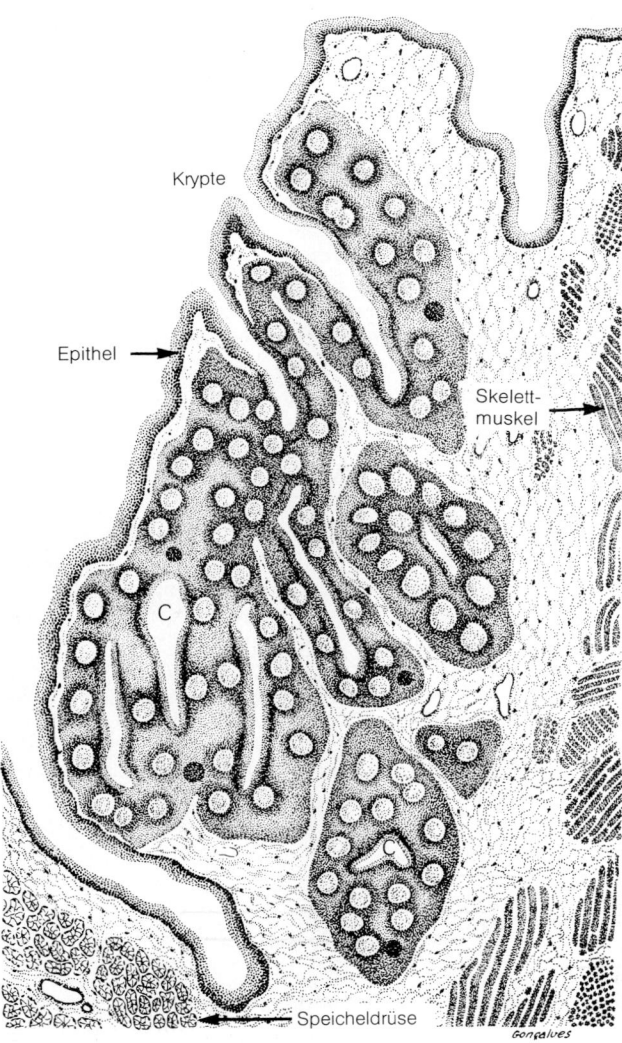

**Abb. 16.5.** Tonsilla palatina mit Krypten und lymphoretikulärem Gewebe einschließlich Sekundärfollikel. (*C* angeschnittene Krypte)

## 16.8.1 Tonsilla palatina

Am Übergang von der Mundhöhle in den oralen Teil des Pharynx liegt auf jeder Seite in einer Fossa tonsillaris eine Gaumenmandel. Charakteristisch für dieses Organ sind
- **Krypten**,
- **Sekundärfollikel mit Lymphozytenkappen**,
- **interfollikuläre Regionen**.

**Krypten.** Hierbei handelt es sich um 10–20 schmale Einbuchtungen des Epithels tief in das Organinnere hinein (Abb. 16.5 und 16.6). Durch die Krypten wird die Oberfläche jeder Tonsille auf ca. 300 cm² vergrößert. In den Kryptengrund münden gelegentlich Ausführungsgänge muköser Drüsen, die sich außerhalb der Tonsillenkapsel befinden (s. unten). Der Inhalt der Krypten besteht aus Zelldetritus des Kryptenepithels, aus Zellen, die aus dem Tonsillengewebe ausgewandert sind (Lymphozyten, Granulozyten), und aus Material, das von außen in die Krypten gelangt ist.

**Klinischer Hinweis.** Bei übermäßigem Keimbefall kann es zu entzündlichen Reaktionen der Tonsillen kommen (Tonsillitis). In diesem Fall kann der in den Krypten vorhandene Detritus zunehmen, und es können weiße, eitrige Pfröpfe entstehen.

Das Kryptenepithel ist im oberen Teil mehrschichtig unverhornt, in der Kryptentiefe netzartig aufgelockert. Funktionell ist v.a. die Kryptentiefe bedeutungsvoll, weil hier der für die Tonsillen typische Antigenkontakt stattfindet. Die Kryptentiefe bestimmt die Organfunktion (s. unten).

Charakteristisch für das Epithel der Kryptentiefe sind
- *die aufgelockerte, netzartige Anordnung der Epithelzellen*,
- *zwischen den Epithelzellen das Vorkommen vieler Lymphozyten einschließlich Plasmazellen sowie von Monozyten und Makrophagen und von M-Zellen (microfold cells), die auf Resorption antigener und immunogener Substanz spezialisiert sind,*
- *die Diskontinuität der Basalmembran.*

**Hinweis.** M-Zellen treten v.a. im Darmepithel über Peyer-Plaques auf und werden deswegen im Zusammenhang mit dem lymphatischen Gewebes des Darmtrakts besprochen (S. 504).

Wegen der aufgeführten Besonderheiten ist das Epithel in der Kryptentiefe eine Durchdringungszone (Abb. 16.7).

Die Abwehrzellen haben in der Durchdringungszone eine typische Verteilung: Über der Mitte der unter dem Epithel gelegenen Follikel (s. unten) liegen v.a. B-Lymphozyten und Plasmazellen, seitlich davon T-Lymphozyten und zwischen beiden Regionen überwiegend Monozyten und Makrophagen.

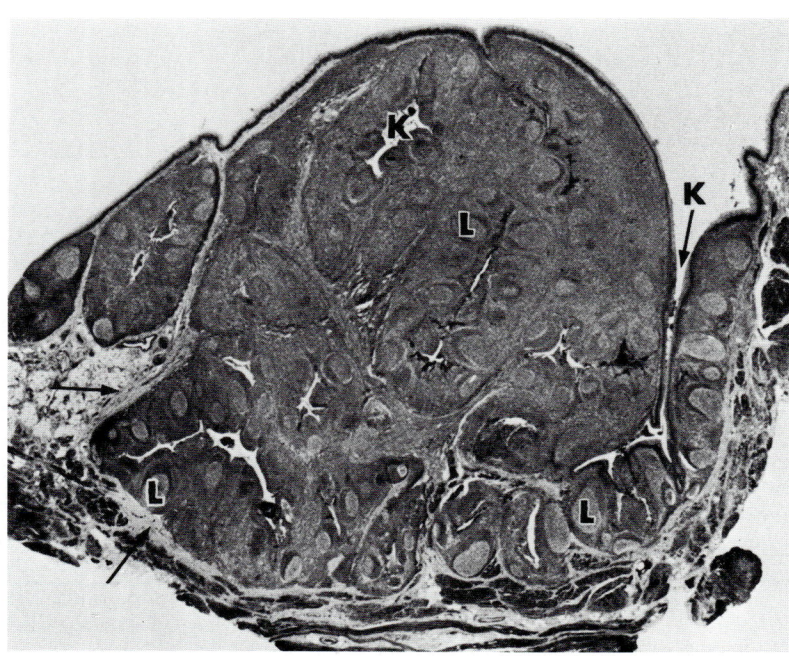

**Abb. 16.6.** Übersichtsaufnahme einer Tonsilla palatina (*K* Krypten, *L* Lymphknötchen, *Pfeile links* Organkapsel)

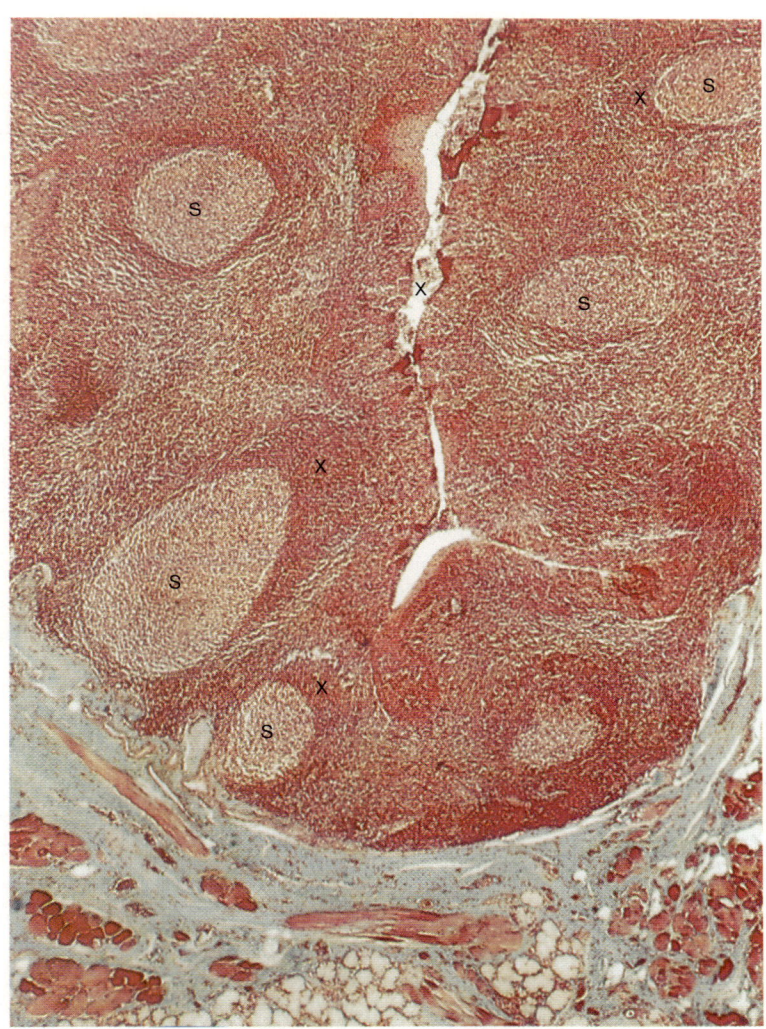

**Abb. 16.7.** Teilausschnitt aus der Tonsilla palatina. Die Krypte *(x)* bzw. der Kryptengrund wird von lymphatischem Gewebe umgeben. *S* Sekundärfollikel, denen Lymphozytenkappen aufsetzen. In der Umgebung der Tonsilla muköse Drüsen und quergestreifte Muskulatur. Färbung nach Goldner (Vergr. 200fach). (Freundlichst überlassen vom Institut für medizinische und pharmazeutische Prüfungsfragen)

**Sekundärfollikel**. Unter dem Epithel befindet sich lymphatisches Gewebe mit Sekundärfollikeln. Diese bestehen – wie Lymphfollikel üblicherweise – aus einem hellen *Follikelzentrum* und einem dunkleren *Lymphozytenwall*, der auf der dem Epithel zugewandten Seite zu einer *Lymphozytenkappe* verdichtet ist.

In den Sekundärfollikeln *überwiegen B-Lymphozyten*. Dabei werden in den hellen Zentren v. a. lymphatische Blasten mit hoher Mitoserate sowie eingestreut Makrophagen und follikuläre dendritische Zellen gefunden, bei denen es sich um antigenpräsentierende Zellen mit langer Wirkung handelt. Im Lymphozytenwall und in den Lymphozytenkappen herrschen da-

gegen reife B-Immunozyten vor. Außerdem sind dort auch *T-Lymphozyten* (ca. 20%) vorhanden, unter denen T-Helferlymphozyten überwiegen. Sie sind nötig, damit B-Lymphozyten – auf einen Antigenkontakt hin – reifen, um sich zu immunglobulinproduzierenden Plasmazellen zu entwickeln.

**Interfollikuläre Zone**. Hier überwiegen *T-Lymphozyten*. 70–80% von ihnen haben die Eigenschaften von T-Helferzellen und 20–30% gehören zu zytotoxischen bzw. Suppressorzellen. Außerdem kommen B-Zellen vor, die auf dem Weg zu den Follikeln oder zum Epithel sind, sowie Makrophagen und interdigitierende dendritische Zellen, die eng von T-

Helferzellen umlagert werden. Makrophagen und interdigitierende dendritische Zellen wirken als antigenpräsentierende Zellen; außerdem stimulieren sie durch Produktion von Interleukinen die anderen Zellen des Immunsystems.

Charakteristisch für die interfollikulären Zonen sind ferner *postkapilläre Venolen* mit sehr hohem Endothel. Da zuführende Lymphgefäße in der Tonsille fehlen, erfolgt hier Freisetzung bzw. Rücknahme von Lymphozyten aus der bzw. in die Strombahn.

**Tonsillenkapsel**. Getrennt wird das lymphatische Gewebe der Tonsilla palatina von der Umgebung durch ein dichtes Bindegewebe, die Tonsillenkapsel. Diese Kapsel wirkt gewöhnlich als Barriere gegen die Ausbreitung von Infektionen der Tonsille. – In der Umgebung der Tonsille liegen muköse Drüsen und Skelettmuskulatur des Pharynx.

**Klinischer Hinweis**. Bei Tonsillektomie wird das lymphatische Gewebe aus der Organkapsel, die erhalten bleiben soll, ausgeschält.

**Histophysiologie**. Die Tonsilla palatina ist ein wichtiges und großes Immunorgan am Übergang von der Mundhöhle zum Pharynx. Antigene werden ihnen aus der Mundhöhle via Durchdringungszone zugeführt. Charakteristisch für die Tonsilla palatina ist, daß mehr als 50% der Lymphozyten die Eigenschaften von B-Lymphozyten haben (im Blut und in den Lymphknoten des Menschen sind dies etwa 20%). In den Gaumenmandeln steht also die Antikörperbildung im Vordergrund.

Was die Klassifikation der Immunglobuline der B-Lymphozyten in der Tonsilla palatina angeht, überwiegen solche der Immunglobulinklasse IgG mit 64% (sie liegen v. a. im Zentrum der Sekundärfollikel) gegenüber IgA (30%), IgM (4%) und IgD (2%). Zum Vergleich sei erwähnt, daß im lymphatischen Gewebe des Darms und der Speicheldrüsen IgA und in den Lymphknoten IgG vorherrschen.

Funktionell haben die einzelnen Bereiche der Tonsilla palatina festgelegte Aufgaben:

**Durchdringungszone**. Hier erfolgt die *Antigenaufnahme und –verarbeitung* sowie die Auslösung einer B-Zellantwort mit Hilfe von T-Helferzellen. Es kommt auf die Bildung von Immunglobulinen an, die als Antikörper gegen die eindringenden Antigene Verwendung finden. Außerdem wandern von hier aus antigenstimulierte Monozyten und Makrophagen in die Tiefe des lymphatischen Gewebes und setzen dort die Neubildung von Immunozyten in Gang.

**Lymphfollikel**. Hier spielt sich die lebhafte *Vermehrung von B-Lymphozyten* ab, die zu den Zellen der Lymphozytenkappen heranreifen und sich wohl auch zu Gedächtniszellen entwickeln. Die Gedächtniszellen können zu anderen Organen wandern und sich dort bei einem erneuten Kontakt mit dem Antigen zu antigenproduzierenden Zellen umwandeln.

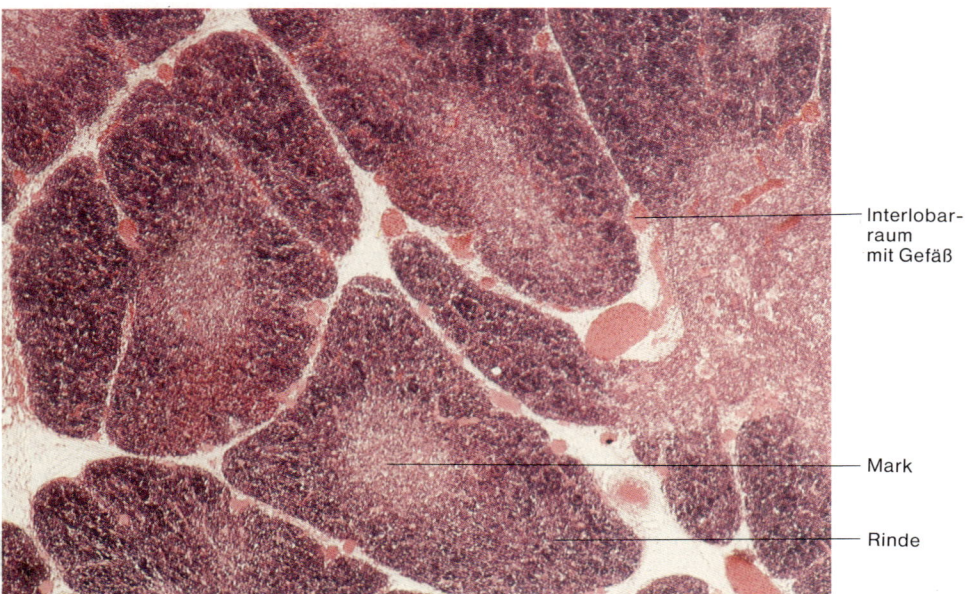

Interlobarraum mit Gefäß

Mark

Rinde

**Abb. 16.8.** Jugendlicher Thymus. HE-Färbung, Vergr. 32fach. (Freundlichst überlassen vom Institut für medizinische und pharmazeutischen Prüfungsfragen)

**Interfollikulärregion.** Die Interfollikulärregion ist eine *Durchgangszone*. Einerseits wird sie von Lymphozyten zwischen Epithel und Follikel und umgekehrt durchwandert, andererseits treten Lymphozyten aus der Strombahn aus bzw. in die Strombahn ein. Es überwiegen T-Lymphozyten.

Die **Gaumenmandeln als Ganzes** sind ein sehr dynamisches Organ. Das zeigt sich bereits zu Beginn des Lebens. Sekundärfollikel entstehen nämlich erst nach Antigenstimulierung, d.h. nach der Geburt. Außerdem können sich die Follikel je nach Antigenbefall vermehren oder vermindern; ihre Zahl ist also inkonstant. Einzelne Follikel können auch ganz verschwinden. Nach Kontakt mit einem anderen Antigen können sich neue Follikel bilden. Auch ändert sich die Tonsillenmasse während des Lebens. Ein deutliches Maximum im Verhältnis zwischen Tonsillengewicht und Körpergewicht wird bei Kindern unter 10 Jahren beobachtet. Mit zunehmendem Alter nimmt dann nicht nur das Tonsillengewicht, sondern auch der Bestand an B-Lymphozyten ab; der der T-Lymphozyten nimmt dagegen leicht zu. Schließlich ist wesentlich, daß auf dem Blutweg ein lebhafter Migrationsstrom zwischen den Tonsillen und anderen lymphatischen Organen besteht. Insbesondere T-Lymphozyten, aber auch B-Gedächtniszellen gelangen von den Tonsillen an andere Stellen und von dort in die Tonsillen.

## 16.8.2 Tonsilla pharyngealis

Hierbei handelt es sich um eine unpaare Tonsille am Rachendach. Anstelle von Krypten kommen flache, zwischen Schleimhautfalten gelegene **Buchten** vor, in die z.T. Ausführungsgänge gemischter Drüsen einmünden. Bedeckt wird die Tonsilla pharyngealis von **mehrreihigem hochprismatischem Flimmerepithel** (respiratorisches Epithel); gelegentlich sind Gebiete mit Plattenepithel eingestreut. Die Organkapsel ist dünn.

**Klinischer Hinweis.** Bei Kindern kann die Tonsilla pharyngealis stark vergrößert sein und die Atmung und infolgedessen den Schlaf beeinträchtigen. Immer, auch wenn die Tonsilla pharyngealis nicht vergrößert ist, wird sie vom Schulalter an kleiner und ist beim älteren Erwachsenen makroskopisch meist nicht mehr zu finden.

## 16.8.3 Tonsilla lingualis

Die Tonsilla lingualis liegt am Zungengrund und besteht aus weit auseinanderliegenden **Einzelkrypten**, die von lymphatischem Gewebe umgeben sind. Bedeckt wird sie von **mehrschichtigem Plattenepithel**. In den Drüsengrund münden muköse Glandulae linguales posteriores ein (Abb. 20.3).

## 16.9 Thymus

Der Thymus gehört (zusammen mit dem Knochenmark und den bursa-äquivalenten Strukturen des Darms und der Haut) zu den *zentralen Lymphorganen*. Er liegt im oberen Mediastinum etwas oberhalb der großen Herzgefäße. Die **Organkapsel** besteht aus dichtem kollagenem Bindegewebe, das sich in kurze Bindegewebesepten fortsetzt. Dadurch entstehen unvollkommene Läppchen mit einem Durchmesser von ungefähr 0,5–2 mm (Abb. 16.8).

Dem Thymus fehlen Lymphfollikel und es gibt keine afferenten wohl aber efferente Lymphgefäße. Gegliedert ist der Thymus in
– eine **Rinde**, eine kerndichte randständige Zone, und
– ein **Mark**, eine hellere zentrale Zone.

Serienschnitte zeigen, daß sowohl das Mark als auch die Rinde der Läppchen kontinuierlich miteinander in Verbindung stehen, so daß räumlich gesehen der Thymus *strauchartig* aufgebaut ist. Lediglich auf Querschnitten sieht es so aus, als ob der Thymus aus einzelnen Läppchen zusammengesetzt sei.

Der Thymus ist aus verzweigten *Retikulumzellen* aufgebaut, zwischen denen in der Rinde dichter, im Mark locker angeordnet *T-Lymphozyten (Thymozyten)* liegen (Abb. 16.9). Charakteristisch für das Mark sind sog. *Hassall-Körperchen* (s. unten). Diese bestehen aus 2 oder mehr abgeflachten, konzentrisch angeordneten Epithel(Retikulum-)zellen, die deutlich Zeichen einer Degeneration aufweisen.

**Entwicklungsgeschichte**. Der Thymus entwickelt sich aus dem Entoderm der 3. und teilweise der 4. Schlundtasche. Aus diesem Gewebe entstehen die Retikulumzellen. Es ist berech-

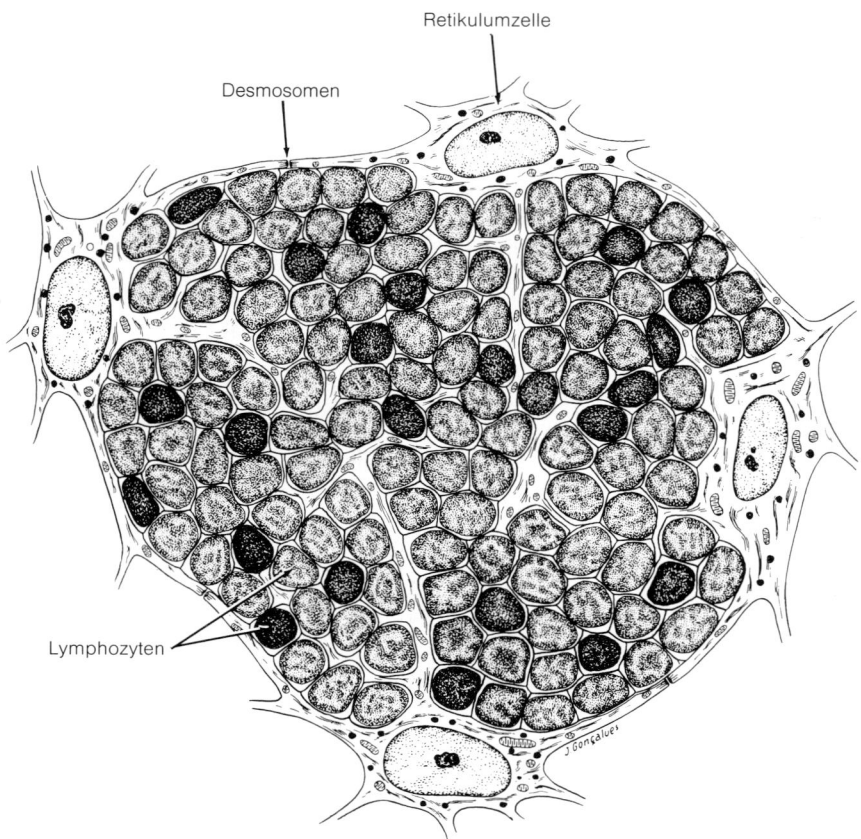

Desmosomen

Retikulumzelle

Lymphozyten

**Abb. 16.9.** Retikulumzellen umgreifen mit ihren langen Fortsätzen eine Lymphozytengruppe. Die Fortsätze der Retikulumzellen stehen untereinander durch Desmosomen in Verbindung

tigt, auch von epithelialer Herkunft des Retikulums zu sprechen, da das Entoderm Epithel bildet. Besiedelt wird die Thymusanlage von Lymphozytenstammzellen mesenchymaler Herkunft, die aus den Blutinseln des Dottersacks und wahrscheinlich auch aus dem hämatopoetischen Gewebe der Leber kommen. Nach der Geburt dringen wohl auch Stammzellen aus dem Knochenmark in den Thymus ein. Aus den Stammzellen entwickeln sich unter starker Proliferation Lymphozyten, die die Maschen zwischen den entodermalen Retikulumzellen füllen und erweitern. Manche Retikulumzellen nehmen auch Thymozyten in ihr Zytoplasma auf (nurse cells: TNC) und ermöglichen ihnen dort ihre Reifung. Erhalten bleibt jedoch in jedem Fall die desmosomale Verknüpfung zwischen den sich stark verzweigenden, ein Netzwerk bildenden sternförmigen epithelialen Retikulumzellen. Die Prolifera-

tion der Lymphozyten im Thymus dauert von der Embryonalzeit bis zur Präpubertät an, dann wird sie immer geringer.

## 16.9.1 Thymuszellen

Mark und Rinde des Thymus bestehen aus gleichartigen Zellen, wenn auch mengenmäßig in unterschiedlicher Zusammensetzung. Am häufigsten sind *T-Lymphozyten* und deren Vorläuferzellen, die sich in verschiedenen Stadien der Differenzierung und Reifung befinden, sowie *epitheliale aus dem Entoderm stammende Retikulumzellen* (Abb. 16.9). Außerdem werden einzelne *mesenchymale Retikulumzellen* und viele Makrophagen gefunden.

Die *epithelialen Retikulumzellen* des Thymus sind morphologisch den Retikulumzellen me-

senchymalen Ursprungs anderer Lymphorgane ähnlich. Jedoch kommen an der Oberfläche der epithelialen Retikulumzellen im Gegensatz zu der der mesenchymalen Retikulumzellen keine retikulären Fasern vor. Dadurch besteht das Retikulum des Thymus, in dessen Maschen die Lymphozyten proliferieren, fast ausschließlich aus Zellfortsätzen.

Die epithelialen Retikulumzellen des Thymus haben große Kerne mit feinem Chromatin und zahlreiche Fortsätze, die durch Desmosomen mit denen benachbarter Retikulumzellen desselben Typs verbunden sind (Abb. 16.9). Im Zytoplasma dieser Zellen kommen Tonofibrillen vor, die auf ihren epithelialen Ursprung hinweisen. Außerdem besitzen sie in ihrem Zytoplasma dichte Granula, die sekretorische Vorgänge andeuten (s. unten).

## 16.9.2 Rinde

Die Thymusrinde enthält v. a. *kleine Lymphozyten*. Diese bilden eine zusammenhängende Schicht, die von einem Läppchen zum anderen zieht. In der Rinde des Thymus werden Lymphozyten neu gebildet. Viele der Zellen sterben, bevor sie freigesetzt werden können, und werden durch örtliche Makrophagen abgeräumt. Plasmazellen kommen in der Regel im Thymus nicht vor.

Die *epithelialen Retikulumzellen* treten gegenüber den Lymphozyten zurück. Die epithelialen Retikulumzellen fallen durch lange dünne Fortsätze auf, mit denen sie Gruppen von Lymphozyten einhüllen, so daß sich diese geschützt vor zirkulierenden Antigenen vermehren können (Abb. 16.9). Weiter können in der Peripherie der Rinde Retikulumzellen ein vollständiges durch Desmosomen verknüpftes Netzwerk um Blut- und Lymphgefäße bilden. Dadurch ist das Rindenparenchym des Thymus weitgehend von den Gefäßen getrennt. Der perivaskuläre Spalt zwischen den Kapillaren und den Retikulumzellen enthält eine Basalmembran und Makrophagen. Insgesamt besteht in der Thymusrinde eine **Blut-Thymus-Schranke**, durch die antigenes Material nur schwierig hindurchdringen und mit den sich entwickelnden oder geprägten T-Lymphozyten in Kontakt kommen kann. – Im Thymusmark besteht dagegen keine entsprechende Schranke, da die Umhüllung der Gefäße durch epitheliale Retikulumzellen hier nur unvollständig ist. Es gibt Hinweise, daß der Flüssigkeitsfluß im perivaskulären Raum von der Rin-

de weg zum Mark des Thymus hin gerichtet ist und damit Antigene dorthin ableitet.

## 16.9.3 Mark

Im Mark herrschen *Lymphoblasten, Lymphozyten* und *epitheliale Retikulumzellen* vor. Außerdem kommen im Mark Hassall-Körperchen vor, die für den Thymus charakteristisch sind (Abb. 16.10).

**Hassall-Körperchen** haben einen Durchmesser von 30–150 mm und bestehen aus konzentrisch angeordneten epithelialen Retikulumzellen. Einige dieser Zellen, besonders die innersten, können degenerieren und zugrunde gehen. Nicht selten besteht das Zentrum der Hassall-Körperchen aus Zellresten, die gelegentlich verkalken können. Die Funktion dieser Körperchen ist immer noch unbekannt.

## 16.9.4 Gefäße

Die blutzuführenden Arterien durchbrechen an vielen Stellen die Organkapsel und folgen dann den Bindegewebesepten ins Organinnere. Hier geben sie Arteriolen ab, die im Thymusparenchym an der Grenze zwischen Rinde und Mark verlaufen. Zur Versorgung der Rin-

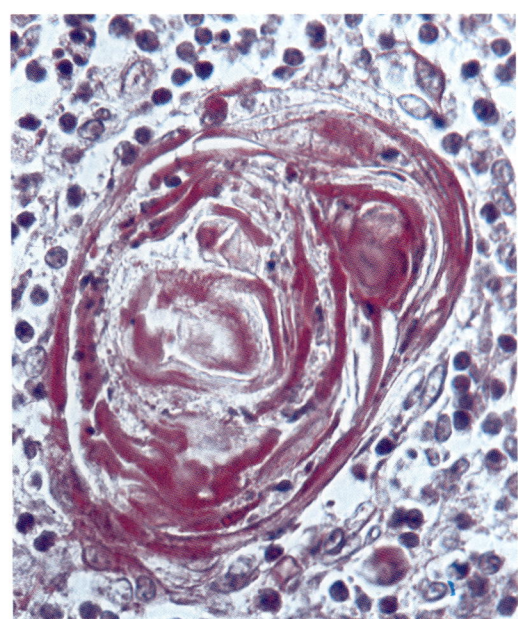

**Abb. 16.10.** Hassall-Körperchen im Mark eines Thymus. In der Umgebung Retikulumzellen und Lymphozyten. HE-Färbung, Vergr. 400fach. (Freundlichst überlassen vom Institut für medizinische und pharmazeutische Prüfungsfragen)

de dienen Kapillaren, die aus den Arteriolen hervorgehen, bogenförmig verlaufen und dann ins Mark gelangen, wo sie sich in venöse Gefäßabschnitte fortsetzen. Außerdem erreichen das Thymusmark auch direkte Kapillaren als Äste der Arteriolen der Rinden-Mark-Grenze. Die ableitenden Markvenen schließlich verlaufen wieder in den Septen und verlassen den Thymus durch die Organkapsel.

Die Kapillaren des Thymus haben ein *Endothel ohne Poren* und sind von einer dicken Basalmembran umgeben. Die Endothelzellen haben zahlreiche dünne Fortsätze, die durch die Basalmembran hindurch mit den epithelialen Retikulumzellen, die in der Rinde eine unvollständige Kapillarhülle bilden (s. oben), in Kontakt stehen.

Afferente Lymphgefäße fehlen, jedoch werden in der Wand der Blutgefäße und im Bindegewebe der Septen und Kapsel wenige efferente Lymphgefäße angetroffen.

## 16.9.5 Involution

Der Thymus bildet sich nach der Pubertät zurück, ohne jedoch ganz abgebaut zu werden (Abb. 16.11). Unmittelbar nach der Geburt wiegt der Thymus 12–15 g – und hat damit bezogen auf das Körpergewicht sein relativ größtes Gewicht –, während der Pubertät 30–40 g und im hohen Alter 10–15 g.

Die Rückbildung beginnt in der Rinde; diese wird schrittweise dünner und ist von der Rückbildung stärker betroffen als das Mark. Neben der Verminderung von Lymphozyten ist für die Rückbildung die Einlagerung von Fett ins retikuläre Bindegewebe charakteristisch.

Es verbleiben jedoch auch beim alten Menschen noch Retikulumzellen und gegen die Involution relativ widerstandsfähige Hassall-Körperchen sowie große Mengen von Bindegewebe und einige Lymphozyten. Das rückgebildete Organ wird als **Thymusrestkörper** bezeichnet. Auf entsprechenden Reiz hin ist der Thymus aber auch im Alter in der Lage, wieder große Mengen von Lymphozyten zu bilden.

**Klinischer Hinweis.** Der Thymus reagiert sehr empfindlich auf Bestrahlung und verschiedene Erkrankungen, insbesondere Infektionen und Vergiftungen. Es kommt zu einer akzidentellen Involution, die mit einer Verminderung der Lymphozyten, Fetteinlagerungen in Retikulumzellen und Veränderung der Zahl der Hassall-Körperchen verbunden ist. So ist nach langer auszehrender Krankheit – insbesondere bei Kindern – der Thymus kleiner als normal. Nach Genesung regeneriert der Thymus.

## 16.9.6 Histophysiologie

1961 wurde beobachtet, daß eine Thymektomie bei neugeborenen Ratten eine Abnahme

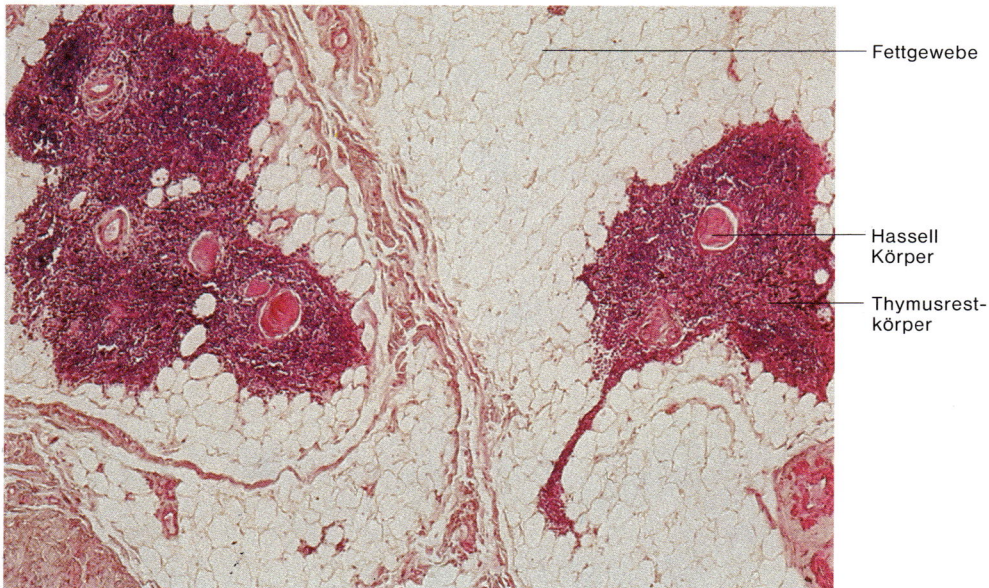

Fettgewebe

Hassell Körper

Thymusrest- körper

**Abb. 16.11.** Thymusrestkörper. HE-Färbung. Übersichtsaufnahme. (Freundlichst überlassen vom Institut für medizinische und pharmazeutische Prüfungsfragen)

der zirkulierenden Lymphozyten und Atrophie der bevorzugt von T-Lymphozyten besiedelten Regionen der peripheren lymphatischen Organe hervorruft, z.B. Parakortex, Lymphknoten und periarterioläre Begleitscheide in der Milz. Außerdem bleiben die Tiere im Wachstum zurück und verpflanztes Gewebe wird nicht mehr abgestoßen. Innerhalb weniger Wochen sind die Tiere stark geschwächt und sterben unter Gewichtsverlust, sowie häufig unter Symptomen, die auf ausgebreitete Infektionen hinweisen (z.B. Durchfall).

Verhindert werden können diese Veränderungen dadurch, daß thymektomierte Tiere laufend Antibiotika erhalten oder in einer sterilen Umgebung gehalten werden. Die nachteiligen Wirkungen der Thymektomie können aber v.a. durch Thymusverpflanzung verhindert werden. Anfänglich kommt es zu einer Proliferation der Lymphozyten im übertragenen Gewebe. Einige Zeit später verschwindet die verstärkte Proliferation im Spenderthymus, weil dieser von Stammzellen aus dem Knochenmark des Empfängers besiedelt ist und damit die Funktion eines normalen Thymus übernimmt.

Mitotische Aktivität und Differenzierung der Lymphozyten im Thymus sowie die Entwicklung des Lymphgewebes im allgemeinen wird auf einen humoralen Faktor, **Thymopoetin**, zurückgeführt, der im Thymus produziert wird und den man zu den Polypeptidhormonen rechnet. Als experimenteller Beweis für diese Hypothese wird angesehen, daß Implantation einer Diffusionskammer mit Thymusfragmenten, deren Wände für Flüssigkeiten und kleine Moleküle, aber nicht für Zellen durchlässig sind, die Atrophie des Lymphgewebes verhindert. Denselben Effekt hat die Implantation von Fragmenten eines Thymus, dessen Lymphozyten vorher durch Bestrahlung zerstört wurden. Als Bildungsort des humoralen Faktors gelten die epithelialen Retikulumzellen, in deren Zytoplasma elektronenmikroskopisch kleine Granula zu beobachten sind (s. oben), die sekretorischen Granula einiger endokriner Drüsenzellen ähneln.

Zusammengefaßt ergibt sich aus diesen Beobachtungen, daß der Thymus bis zur Pubertät die wichtigste Quelle der T-Lymphozyten ist. Die aus dem Dottersack bzw. dem Knochenmark eingewanderten Stammzellen werden im Thymus zu immunologisch kompetenten Zellen mit spezifischen Eigenschaften geprägt, ohne daß sie selbst bis zu diesem Zeitpunkt an immunologischen Vorgängen teilnehmen. Die T-Lymphozyten sind zur zellgebundenen Immunität befähigt (S.344). Immunologisch geprägte T-Lymphozyten gelangen im Thymus durch Kapillarwände in die Strombahn und besiedeln in peripheren Lymphorganen die thymusabhängigen Zonen, z.B. die parakortikale Zone der Lymphknoten (S.354), die periarteriellen Scheiden der Milzpulpa (S.368) und das lockere Lymphgewebe in den Peyer-Plaques des Ileums (S.510).

**Klinischer Hinweis**. Beim Menschen kann es zur Aplasie, Hypoplasie oder Unterfunktion des Thymus kommen und ähnliche Veränderungen wie bei thymektomierten Tieren hervorrufen.

Bei erwachsenen Tieren ist die Wirkung der Thymektomie nicht so auffallend wie bei jungen Tieren. Es kommt in der Regel nur zu einer geringen Verminderung der Lymphozyten im Blut und des Gewichtes der Lymphorgane. T-Lymphozyten sind nämlich langlebig und außerdem reduplizieren sie sich in den peripheren Lymphzonen, die sie einmal besiedelt haben, selbst. Der Thymus ist also nur für die Entwicklung der Lymphorgane wichtig.

**Hormone, die auf den Thymus wirken**. Eine besondere Rolle scheinen die Geschlechtshormone zu spielen (Pubertät). So führen Gaben männlicher und weiblicher Geschlechtshormone zu einer Beschleunigung der Thymusinvolution, während Kastration einen hinhaltenden Effekt hat. Weiter bewirken Steroidhormone der Nebennierenrinde und das adrenokortikotrope Hormon (ACTH) des Hypophysenvorderlappens bei vermehrter Ausschüttung eine Verminderung der Leukozyten und Mitoserate im Thymus, also eine vorzeitige Organinvolution. Dagegen stimuliert das Wachstumshormon der Hypophyse (Somatotropin, STH) die Thymusentwicklung. Zu Einzelheiten des Wirkungsmechanismus der Hormone s. Lehrbücher der Biochemie.

## 16.10 Milz

Die Milz ist das größte Lymphorgan des menschlichen Körpers. Im Gegensatz zu Lymphknoten, die in der Lymphbahn liegen (S.352), ist die Milz in den Blutkreislauf eingeschaltet und wirkt hier als Filter. Die wichtigsten Aufgaben der menschlichen Milz sind *Abwehr* und *Mitwirkung beim Abbau von roten und weißen Blutzellen*. Außerdem werden

in die Blutbahn eingedrungene Fremdkörper, z.B. Mikroorganismen, von den in der Milz in großer Zahl vorhandenen phagozytierenden Zellen gebunden und abgebaut. Antigene, die ungebunden im Blut zirkulieren, z.B. Toxine von Mikroorganismen, führen dagegen zur Bildung von Antikörpern. Außerdem ist die Milz wie andere lymphatische Organe befähigt, aktivierte Lymphozyten zu produzieren, die dann ins Blut abgegeben werden.

### 16.10.1  Allgemeine Struktur

Die Milz wird von einer *Kapsel* aus dichtem kollagenem Bindegewebe mit elastischen Fasern umgeben. Von der Kapsel gehen radiär *Trabekel* aus, die das Parenchym der Milz, die *Milzpulpa*, unvollständig untergliedern (Abb. 16.12). An der medialen Oberfläche der Milz befindet sich das *Milzhilum*. Hier sind die meisten Trabekel verankert, die gleichzeitig Leitbahnen für die am Hilum in die Milz eintretenden Nerven und Arterien sowie für die austretenden Venen und Lymphgefäße sind. Die Milzpulpa enthält keine Lymphgefäße; diese entstehen erst in den Trabekeln.
Kapsel und Trabekel enthalten auch einige glatte Muskelzellen. Diese sind beim Menschen rar *(Stoffwechselmilz)*. Bei einigen Säugern dagegen, z.B. Katze, Hund und Pferd, ist die Milzkapsel reich an glatter Muskulatur. Diese kann sich kontrahieren und die Abgabe von Blut aus der Milz, das bei diesen Tieren in der schwammartigen Milzstruktur gespeichert sein kann *(Speichermilz)*, unterstützen. Häufig sind dagegen in der Milzkapsel des Menschen Myofibroblasten, d.h. Fibroblasten mit der Fähigkeit, sich zu kontrahieren.
Die Milz ist nur sympathisch, nicht parasympathisch innerviert. Die Sympathikusfasern stammen vornehmlich aus dem Plexus coeliacus, sind also postganglionär. Sie verlaufen mit den Gefäßen und lassen die Kapsel und die avaskulären Teile des Trabekelwerks frei von vegetativen Nervenfasern. Deswegen kann ein Sympathikusreiz keine Kontraktion der Milz auslösen, sondern nur die Durchblutung der arteriellen Gefäße steuern.

### 16.10.2  Milzpulpa

Die Pulpa der Milz gliedert sich in
– **weiße Pulpa** und
– **rote Pulpa**.

Diese Bezeichnungen stammen von der makroskopischen Betrachtung von Schnitten durch unfixierte Milz mit bloßem Auge. Zu erkennen sind dann stecknadelkopfgroße weißliche Knötchen **(Milzknötchen, Malpighi-Körperchen)**, bei denen es sich um Lymphfollikel handelt. Hinzu kommen als weitere Anteile der weißen Pulpa **peri**a**rteriolä**re **l**ymphatische **S**cheiden **(PALS)**. – Die rote Pulpa ist das blutreiche dunkelrote Gewebe zwischen den Milzknötchen (Abb. 16.12, 16.13 und 16.15). Beim Gesunden überwiegt die rote Pulpa (etwa 75–80 Vol.% der Milz) gegenüber der weißen.
Bei schwacher lichtmikroskopischer Vergrößerung sind zusätzlich in der roten Pulpa längliche Strukturen, sog. **Milzstränge,** zu erkennen. Diese bilden ein dreidimensionales System, das die ganze Milz durchzieht. In den Milzsträngen befinden sich postkapilläre Sinus (s. unten, Abb. 16.13).
Das Grundgewebe der Milz, sowohl der weißen als auch der roten Pulpa, besteht aus fibroblastischen und histiozytären Retikulumzellen, die untereinander in Verbindung stehen und ein lockeres Maschenwerk bilden, ortsständigen Makrophagen und retikulären Fasern mit stützender Funktion (Abb. 16.13).

### 16.10.3  Blutgefäße

Der feinere Bau der Milz und ihre Funktion wird am besten anhand der Strombahn zugänglich (Abb. 16.14). Noch außerhalb der Milz teilt sich die Milzarterie in durchschnittlich 2 Hauptäste, aus denen Segmentarterien (insgesamt 5–10) hervorgehen. Segmentarterien sind Endarterien. Sie bewirken eine segmentale Gliederung der Milz. Jede Segmentarterie verläuft innerhalb der Milz in einem Bindegewebetrabekel und wird deswegen auch als **Trabekelarterie** (A. trabecularis) bezeichnet. Diese verzweigen sich weiter und verlassen schließlich die Trabekel; sie gelangen ins Parenchym. Hier werden sie sofort von einer Lymphozytenscheide umgeben und befinden sich damit in der weißen Milzpulpa. In diesen Abschnitten heißen die Gefäße **Zentralarterien** (A. centralis). Stellenweise ist die Lymphozytenscheide zu Lymphknötchen (s. oben) verdickt. Obgleich das Gefäß, nun eine Arteriole, in der Peripherie des Lymphknötchens liegt, wird es unverändert als Zentralarterie bezeichnet. Zentralarterien geben bei ihrem Verlauf durch die weiße Pulpa zur Versorgung des umgebenden lymphatischen Gewebes

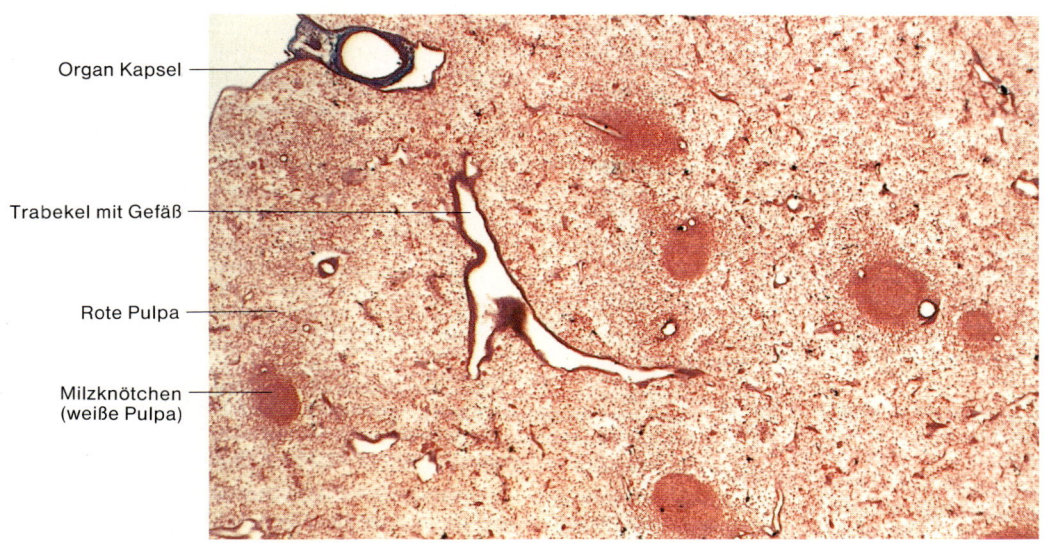

Organ Kapsel

Trabekel mit Gefäß

Rote Pulpa

Milzknötchen
(weiße Pulpa)

**Abb. 16.12.** Übersichtsaufnahme einer gespülten Milz. HE-Färbung

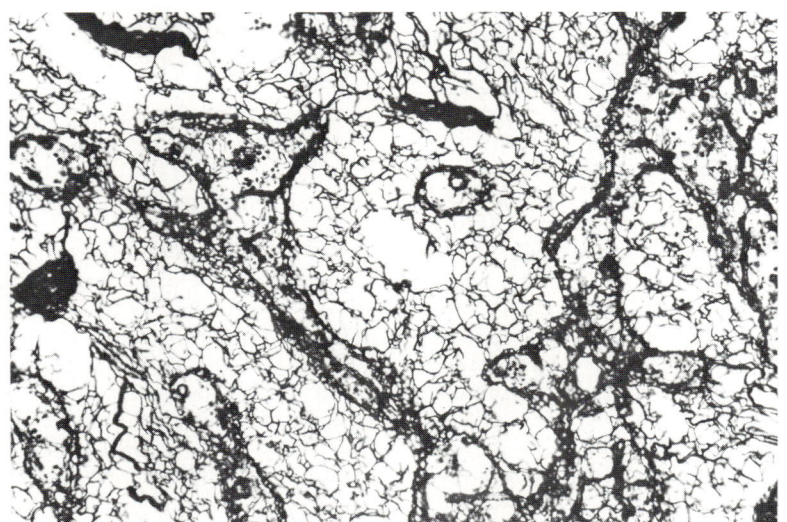

**Abb. 16.13.** Mikrophotographie retikulärer Fasern der Milz nach Versilberung

zahlreiche miteinander in Verbindung stehende Äste ab.

Am Rand der Lymphfollikel, bevor die Zentralarterie die weiße Pulpa verläßt, teilt sie sich in viele kleine Ästchen auf, die einen Penicillus bilden. Diese **Pinselarteriolen** (Arteriola penicillaris) haben zunächst einen gestreckten Verlauf (Durchmesser annähernd 25 mm), eine dicke Basalmembran und glatte Muskulatur in ihrer Wand. Anschließend erfolgt eine weitere Aufteilung, wobei die Arteriolen in Kapillaren übergehen. An dieser Stelle weisen die Kapil-

laren eine dichte zylindrische Scheide aus phagozytierenden Zellen (Makrophagen, Histiozyten) auf (Schweigger-Seidel-Hülse); sie werden deswegen als **Hülsenkapillaren** bezeichnet. Eine Basalmembran kann hier stellenweise fehlen, während Endothel – filamentreich und wahrscheinlich kontraktil – immer vorhanden ist.

Den Hülsenkapillaren folgen einfache arterielle (End)kapillaren, die das Blut den **Sinusoiden** (Sinus der roten Pulpa) zuleiten. Diese Sinusoide sind den Venen vorgeschaltet

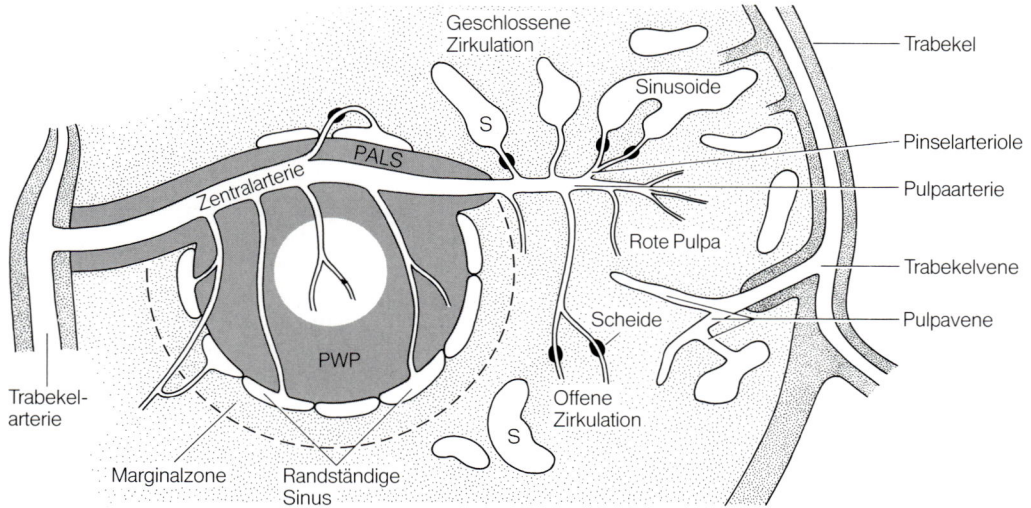

**Abb. 16.14.** Schematische Darstellung der Blutzirkulation in der Milz. Berücksichtigt sind sowohl ein geschlossener als auch ein offener Kreislauf (*S* Milzsinus, *PALS* periarterioläre lymphatische Scheide, *PWP* periphere weiße Pulpa)

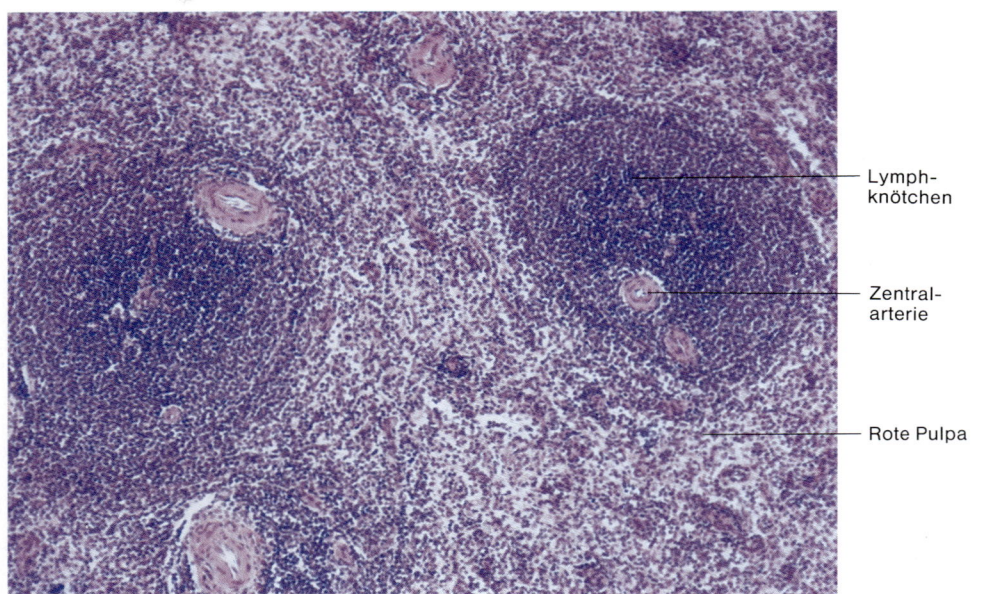

**Abb. 16.15.** Lymphfollikel mit Zentralarterie. In der Umgebung rote Pulpa. HE-Färbung, Vergr. 100 fach. (Freundlichst überlassen vom Institut für medizinische und pharmazeutische Prüfungsfragen)

(Abb. 16.13). Der Blutabfluß erfolgt durch **Pulpavenen**, die sich zu großen Venen vereinen, in die Trabekel eintreten **(Trabekelvenen)** und schließlich die **V. splenica** bilden, die die Milz am Milzhilum verläßt. Die Trabekelvenen haben keine eigene Muskulatur; ihre Wand besteht lediglich aus Endothel, das von Trabekelgewebe (kollagenem Bindegewebe mit elastischen Fasern und evtl. einigen glatten Muskelzellen) umfaßt wird.

Wie das Blut aus dem arteriellen Teil der Kapillaren in die Sinusoide gelangt, ist bei den verschiedenen Spezies unterschiedlich. Die Kapillaren können sich entweder direkt in die Sinusoide fortsetzen, oder sie öffnen sich und das Blut gelangt zunächst in die Spalträume zwischen den Retikulumzellen und kommt dann erst in die Sinusoide (Abb. 16.14 und 16.16). Im ersten Fall würde der Blutkreislauf in der Milz geschlossen sein **(geschlossener**

**Kreislauf)**, im zweiten offen **(offener Kreislauf)**. *Beim Menschen sind beide Möglichkeiten gleichzeitig vorhanden.* In keinem Fall kommt es beim Menschen jedoch zu einer größeren Blutspeicherung in der Milz, wie dies z. B. in der Hundemilz zu beobachten ist.

## Weiße Pulpa

Die weiße Pulpa besteht aus einer
- **periarteriolären lymphatischen Scheide**, die die Pulpagefäße umgibt und dort, wo diese in Kapillaren aufbricht, zu
- **Lymphfollikeln** erweitert ist (Abb. 16.14 und 16.15).

**Periarterioläre lymphatische Scheide (PALS).** Sie ist die T-Zellregion der Milz. Hier überwiegen nämlich Lymphozyten mit T-Zelleigenschaften, von denen *70–90% T-Helferlymphozyten* und *10 – 30% Suppressorzellen* sind. B-Lymphozyten und zytotoxische Zellen werden dagegen an dieser Stelle kaum gefunden. Anders verhält es sich nach Antigenstimulierung, dann kommt es nämlich in der Lymphscheide zu einer lebhaften Proliferation von Immunoblasten, und außerdem treten kurze Zeit später unreife und vereinzelt auch reife Plasmazellen auf. Zwischen den Lymphzellen der periarteriolären Begleitscheide kommen als antigenpräsentierende Zellen reichlich *interdigitierende dendritische* Zellen vor.

Die periarterioläre lymphatische Scheide ist gegen die umgebende rote Pulpa durch ein dichtes Netz von retikulären Fasern und abgeflachten fibroblastischen Retikulumzellen abgegrenzt.

**Lymphfollikel.** Insgesamt überwiegen B-Lymphozyten, wenn auch gleichzeitig, in unterschiedlicher Verteilung, T-Lymphozyten vorkommen.

Die Lymphfollikel der Milz weisen eine deutliche Schichtengliederung auf. Es kann unterschieden werden:
- ein **Follikelzentrum (Reaktionszentrum)**,
- eine **Korona**, und
- eine **Marginalzone**.

**Follikelzentrum.** Wie auch in den Reaktionszentren anderer Follikel **überwiegen hier B-Lymphozyten und B-Immunoblasten**, die dieses Gebiet färberisch hell erscheinen lassen. Es treten aber auch *10–30% T-Lymphozyten* auf, bei denen es sich fast ausschließlich um *Helferzellen* handelt. Zytotoxische Zellen kommen nur vereinzelt vor. Im Grundgewebe der Folli-

kelzentren befinden sich *follikuläre dendritische Zellen*, an deren Oberfläche sich Antigene und Antigen-Antikörper-Komplexe über lange Zeit nachweisen lassen.

**Korona.** Das Reaktionszentrum wird von einem Wall aus dicht liegenden Lymphzellen umgeben. Hierbei handelt es sich **überwiegend um B-Lymphozyten**, die v. a. IgD aufweisen. T-Lymphozyten sind kaum vorhanden und zytotoxische Zellen fehlen. Die Korona ist der wichtigste Ort, in dem sich geprägte Immunoblasten aufhalten und von dem aus B-Zellen zur weiteren Entwicklung in das Follikelzentrum abgegeben werden. Außerdem verlaufen durch die Korona die Milzarteriolen und gehen hier nahezu rechtwinklig als Knötchenkapillaren ab.

**Marginalzone.** Die Marginalzone ist der Grenzabschnitt zwischen weißer und roter Pulpa und hat eine durchschnittliche Breite von 80–100 µm. Gegen das lymphatische Gewebe ist die Marginalzone durch eine dichte Schicht von fibroblastischen Retikulumzellen abgetrennt. Umgeben wird sie von vielen Blutsinus. In der Marginalzone befinden sich etwa **50–70% T-Lymphozyten** und etwa 40% B-Lymphozyten.

Die Marginalzone spielt für die immunologische Aktivität der Milz eine große Rolle, da sie reich mit Kapillaren versorgt, die sowohl aus der roten als auch aus der weißen Pulpa stammen. Mit dem Blut gelangen auch Antigene oder antigenwirkende Produkte aus dem Zellzerfall in dieses Gebiet und werden abfiltriert. Hier kommen sie mit Makrophagen, dendritischen Zellen der Follikel, B- und T-Lymphozyten in Berührung und können Immunreaktionen in Gang setzen. Dabei nehmen die Makrophagen die Schadstoffe durch Phagozytose auf und können sie ggf. als geänderte Antigene präsentieren. Die dendritischen Zellen halten Antigene an ihrer Oberfläche fest und bieten sie hier gelegenen immunologisch kompetenten Zellen an. Tatsächlich ist die Randzone der Milzknötchen ein bevorzugter Ort zur Vorbereitung einer immunologischen Antwort, da die hier vorhandenen B- und T-Lymphozyten, sobald sie den Kreislauf (vor Eintritt in die Milzsinus) verlassen haben, mit den antigenpräsentierenden Zellen und damit ggf. mit dem Antigen in Berührung kommen. Sie werden aktiviert. Die aktivierten B-Zellen wandern dann zu den Reaktionszentren der Milzknötchen und wandeln sich in Immunoblasten oder Plasmazellen um. Beide Zellarten kommen schließlich in die rote Pulpa, wo die

Plasmazellen in dem Maschenwerk des Grundgewebes verbleiben und Antikörper via Milzsinus ins Blut freisetzen. Aktivierte B-Zellen können die rote Pulpa verlassen und in den Blutkreislauf gelangen. Gleiches gilt für T-Zellen, die eine auffallend rasche Rezirkulation aufweisen. Für ihre Wanderung durch die Milz brauchen sie nur 2 h.

### Rote Pulpa

Das Grundgewebe der roten Pulpa besteht aus einem Maschenwerk von **fibroblastischen und histiozytären Retikulumzellen** sowie **retikulären Fasern**. Um die Milzsinus (s. oben) verdichten sich die Maschen und es entsteht ein dichtgekammerter Mantel, der örtlich unterschiedlich breit ist, aber dennoch in der Regel den größten Teil der roten Pulpa einnimmt. Lichtmikroskopisch erscheinen dadurch **Pulpa(mark)stränge**. In den Maschen des retikulären Grundgewebes der Milz liegen in großer Zahl alle Arten von Blutzellen (Erythrozyten, Blutplättchen, Granulozyten, monozytäre

Blutzellen) sowie Makrophagen und Plasmazellen.

Die **Sinus der Milz** (Abb. 16.16–16.19) unterscheiden sich von Kapillaren durch
- *ein erweitertes und unregelmäßiges Lumen,*
- *Öffnungen zwischen den Endothelzellen,* durch die auch Blutzellen in beiden Richtungen zwischen Sinus und Umgebung hindurchtreten können
- *Fehlen einer zusammenhängenden Basalmembran;* es kommen aber die Sinus ringförmig umfassende Basalmembranstreifen vor.

Außen liegen den Endothelzellen retikuläre Fasern an, die hauptsächlich quer zur Längsrichtung der Sinus verlaufen und diese wie Reifen umgeben (**Ringfasern**, Abb. 16.17 und 16.18). Letztlich bilden die querverlaufenden Fasern und solche, die in verschiedenen Richtungen angeordnet sind, ein lockeres Netzwerk um die Endothelzellen.

Die Endothelzellen, die die Milzsinus auskleiden, sind langgestreckt und parallel zur Längsachse der Sinus orientiert. Früher wurde angenommen, daß sie zur Phagozytose befähigt

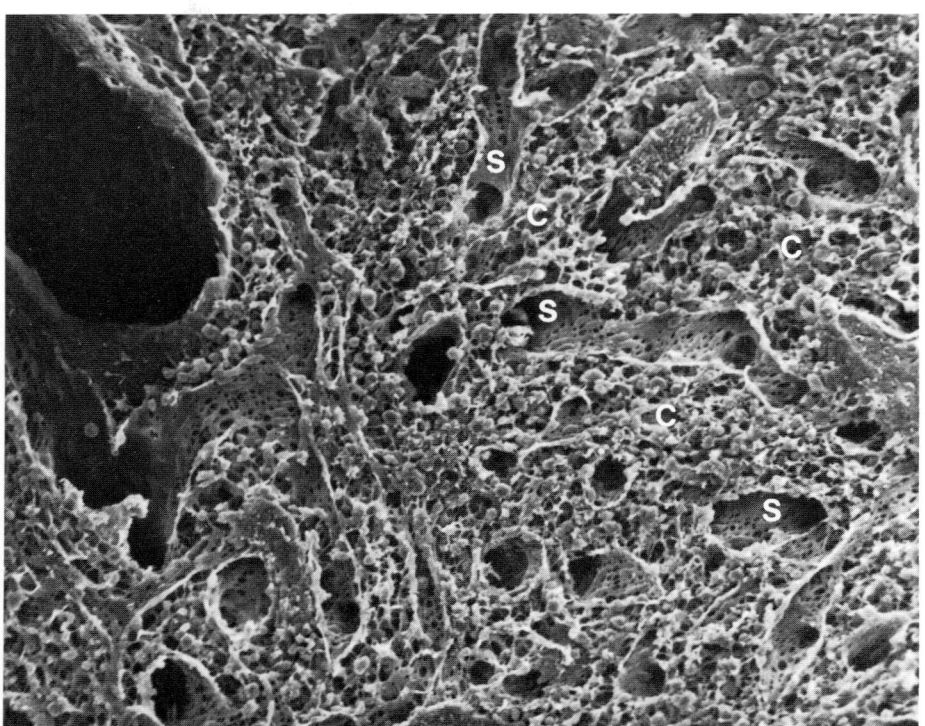

**Abb. 16.16.** Rote Milzpulpa, aufgenommen mit einem Rasterelektronenmikroskop (*S* Sinusoide, *C* Markstränge der roten Milzpulpa). Vergr. 360fach [Wiedergegeben mit Erlaubnis von Miyoshi M, Fujita T (1971) Arch Histol Jpn 33: 225]

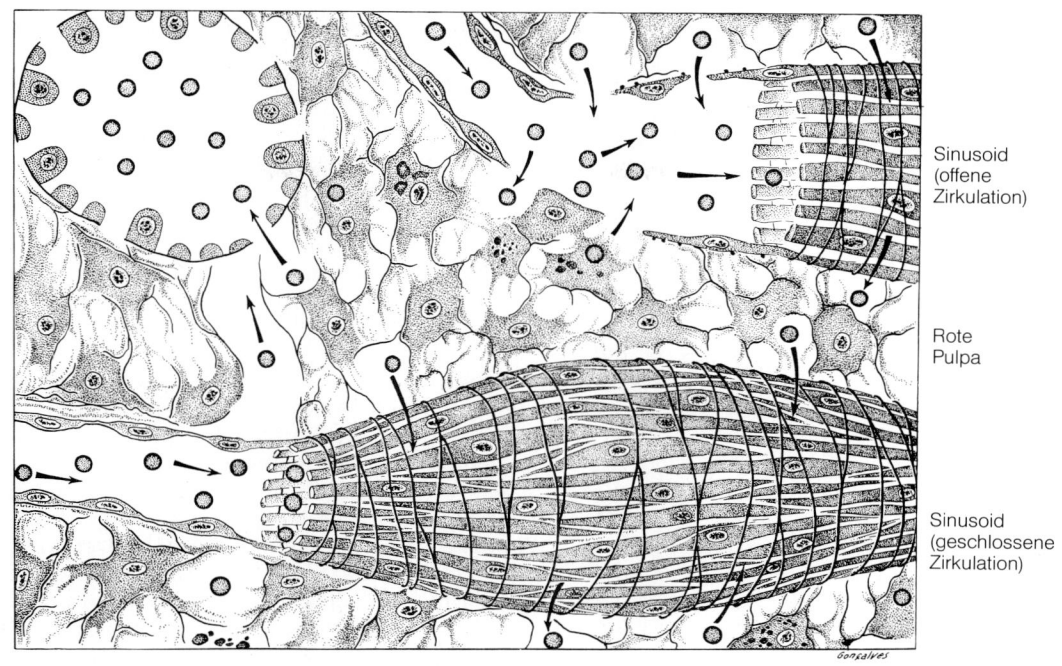

**Abb. 16.17.** Schematische Darstellung der roten Milzpulpa mit Sinusoiden, roten Marksträngen mit phagozytierenden Zellen, einige mit phagozytiertem Material. Zu erkennen ist außerdem die Beziehung zwischen retikulären Fasern und den die Sinusoide umgebenden Zellen. *Oben links* Querschnitt durch einen Milzsinus. Berücksichtigt ist sowohl die Theorie eines offenen *(oben)* als auch die eines geschlossenen Kreislaufs in der Milz *(unten)*

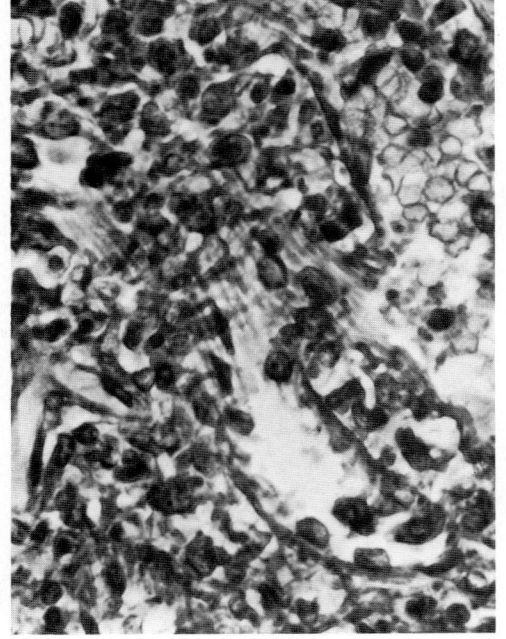

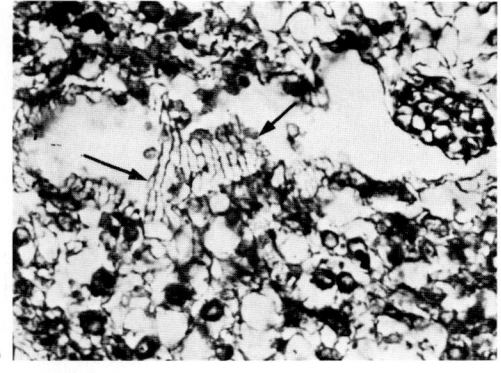

**Abb. 16.18. a** Milzsinus mit Endothelzellen in Verlaufsrichtung des Sinus. HE-Färbung, Vergr. 400fach. **b** Ringfasern um einen Milzsinus *(Pfeil)*. Silberimprägnation, Vergr. 300fach

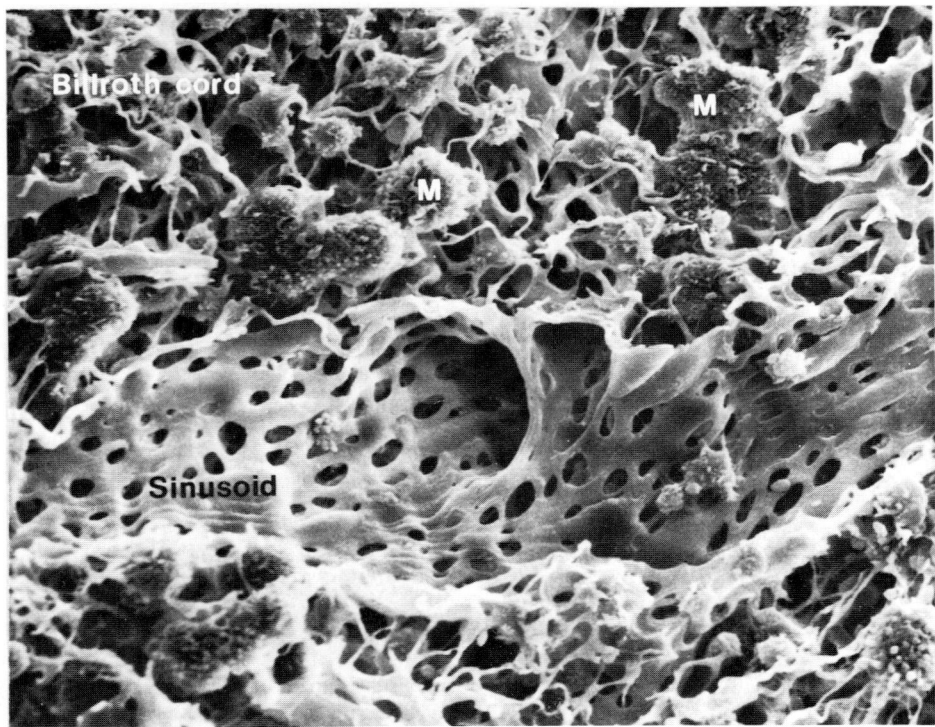

**Abb. 16.19.** Rasterelektronenmikroskopische Aufnahme der roten Milzpulpa mit Sinusoiden, roten Pulpasträngen und Makrophagen *(M)*. Vergr. 1.600 fach [Wiedergegeben mit Erlaubnis von Miyoshi M, Fujita T (1971) Arch Histol Jpn 33: 225]

seien. Dies scheint jedoch nicht der Fall zu sein; vielmehr dürfte die Phagozytose in der Wand der Milzsinus durch Makrophagenfortsätze erfolgen, die in Spalträume zwischen angrenzende Endothelzellen eindringen. Die Spalten zwischen den Endothelzellen der Milzsinus haben Durchmesser von 2–3 mm oder mehr, so daß Erythrozyten und andere Blutzellen hindurchtreten können (Abb. 16.19).

### 16.10.4 Histophysiologie

Die Milz ist ein wichtiges lymphatisches Organ und ist befähigt:
- zur **Bildung von Blutzellen**,
- zum **Erythrozytenabbau**,
- zur **Abwehr von Fremdkörpern oder Antigenen**, die ins Blut gelangt sind,
- zur **Speicherung von Blut**.

**Blutzellbildung.** In der weißen Pulpa der Milz bilden sich Lymphozyten, die von dort aus in die rote Pulpa wandern und schließlich durch die Sinus in den Blutkreislauf kommen. Für die Lymphozyten ist ein kontinuierlicher Fluß aus dem Milzparenchym ins Blut und umgekehrt nachgewiesen. Diese Erkenntnis basiert u. a. auf der Beobachtung (mit autoradiographischen Methoden), daß intravenös injizierte radioaktiv markierte Lymphozyten in der weißen Pulpa der Milz wiedergefunden werden.

In der Fetalzeit produziert die Milz aber auch Erythrozyten und in geringer Menge Granulozyten (Neutrophile, Basophile, Eosinophile); jedoch ist diese Tätigkeit der Milz in der Regel zur Zeit der Geburt beendet (S. 327).

**Klinischer Hinweis.** Bei bestimmten Erkrankungen, z. B. **Leukämie**, kann die Milz wieder Erythrozyten und Granulozyten bilden; dieser Vorgang wird als myeloische Metaplasie bezeichnet. Dabei kommt es zu einer pathologischen Transformation einer Zellart in eine andere.

**Erythrozytenabbau.** Die roten Blutzellen haben eine durchschnittliche Lebensdauer von 120 Tagen (S. 312); danach werden sie abgebaut, im Knochenmark, aber auch in der Milz. Der Erythrozytenabbau spielt sich wie folgt ab. Überalterte Erythrozyten werden zunehmend

rund und rigide und sind nicht mehr in der Lage, durch die Öffnungen in der Wand der Milzsinus zurück in den Blutkreislauf zu gelangen. Die Makrophagen der roten Pulpa beginnen nun, Erythrozyten oder Erythrozytenteile zu phagozytieren – häufig verbleiben Erythrozytenfragmente extrazellulär. Die von den Makrophagen aufgenommenen Erythrozyten(teile) werden verändert und von Lysosomen abgebaut. Dabei wird das in den Erythrozyten enthaltene *Hämoglobin in Häm und Globin* zerlegt. Die Aminosäuren des Globins werden wieder im Stoffwechsel verwertet, ebenso das Eisen des Häms, das in Form des Eisenspeicherproteins *Hämosiderin* abgelagert wird. Das eisenfreie Porphyringerüst des Häms wird zu *Bilirubin* abgebaut, auf dem Blutweg in die Leber transportiert, mit Glukuronsäure verknüpft und über die Galle ausgeschieden.

*Hämosiderin* ist ein heterogener Eisenkomplex, der u.a. Apoferritin, Kohlenhydrate, Lipide und Nukleotide enthält. Ein weiteres Eisenspeicherprotein in der Milz ist das *Ferritin*. Es besteht aus Eisen und einem als Apoferritin bezeichneten Protein (Molekulargewicht 440.000). Ferritin kann elektronenmikroskopisch nachgewiesen werden, da es aus 4–6 elektronendichten Untereinheiten besteht. Ein Ferritinpartikel hat einen Durchmesser von 12 nm, dessen eisenhaltiger Kern etwa 5,5 nm ausmacht. Ferritin kann in Form von Granula mit einem Durchmesser von 1–2 µm gespeichert werden. Der Transport des Eisens aus den Speichern ins Knochenmark (S.329) erfolgt als Transferrin, das zu den $\beta$-Globulinen des Blutplasmas gehört. Die Aufnahme des Eisens vom Transferrin in die Retikulumzellen ist an Rezeptoren gebunden. Diese Zellen geben das Eisen an die Erythroblasten zur Synthese von neuem Hämoglobin ab. Nicht benötigtes Eisen wird in Form von Ferritin oder Hämosiderin gespeichert.

Aber nicht nur rote Blutkörperchen werden in der Milz abgebaut, sondern auch weiße.

**Abwehr.** Die Milz ist mit ihrem großen Bestand an Makrophagen, T- und B-Lymphozyten ein wichtiges Abwehrorgan. Ähnlich wie ein Lymphknoten Lymphe filtriert, filtert die Milz das Blut.

Die Makrophagen nehmen in der Milz ins Blut gelangte lebende Fremdkörper (z.B. Bakterien, Viren, sowie deren Toxine) genauso wie unbelebte Fremdstoffe, z.B. Farbstoffe, auf. So ist es z.B. möglich, durch Injektion des Farbstoffs Trypanblau Makrophagen in der Milz zu markieren.

**Klinischer Hinweis.** Bei Hyperlipämie, d.h. bei erhöhter Konzentration von Lipiden im Blutplasma, sind die Makrophagen der Milz in der Lage, Lipide zu speichern. Beim Diabetes mellitus (Zuckerkrankheit), der häufig von einer Hyperlipämie begleitet wird, werden in der Milz auffällig große Makrophagen mit zahlreichen Fetttropfen in ihrem Zytoplasma gefunden.

Die *T-Lymphozyten*, die für die zelluläre Immunität verantwortlich sind, werden v.a. in den periarteriolären lymphatischen Scheiden der weißen Pulpa gefunden, sie proliferieren dort und gelangen wieder in den Blutstrom. Die *B-Lymphozyten* liegen dagegen in den Randbereichen der periarteriolären lymphatischen Scheide und den Milzfollikeln. Unter dem Einfluß von Antigenen, die auf der Oberfläche dendritischer Retikulumzellen gebunden sind, proliferieren die B-Lymphozyten und wandeln sich schließlich in Plasmazellen um, die Antikörper bilden (Einzelheiten s. S.347).

**Blutspeicherung.** Beim Menschen ist die Speicherkapazität der Milz für rote Blutkörperchen zu vernachlässigen. Die Milz speichert aber 1/3 aller Thrombozyten. Bei manchen Tieren dagegen (Hund, Pferd) kann sehr viel Blut in dem schwammartigen Netzwerk der Milzmatrix abgelagert werden. Bei Bedarf wird das gespeicherte Blut wieder in den Kreislauf abgegeben. Bei der Entleerung wirken die glatten Muskelzellen in der Organkapsel und in den Trabekeln mit, jedenfalls bei den Tieren, die eine muskelzellreiche Milz besitzen. Die menschliche Milz besitzt nur wenig glatte Muskelzellen. Die Speicherung und Abgabe von Blut wird hier – sofern dies überhaupt eine Rolle spielt – durch Veränderungen im Durchmesser der Blutgefäße geregelt.

**Klinischer Hinweis.** Die früher häufiger durchgeführte Splenektomie hat sich als nichtfolgenlos erwiesen. Insbesondere bei Kindern kann es zur Postsplenektomiesepsis kommen, die bei ca. 50% der erkrankten Kinder trotz Intensivmedizin zum Tod führt. Auch bei Erwachsenen wird deswegen versucht, Teile der Milz orthotop zu erhalten. Möglich wird dies durch die segmentale Gliederung der Milz.

# 17 Endokrine Organe

## 17.1 Allgemeines

Die geregelte Tätigkeit jedes vielzelligen Organismus hängt von Koordination und Integration der Funktionen seiner Einzelteile ab. Nur dann ist ein störungsfreier Funktionsablauf gewährleistet. Als Regelsysteme stehen höheren Organismen Nervensystem und endokrines System zur Verfügung.

Das *Nervensystem* dient vor allem einer Signalübermittlung durch Aktionspotentiale (elektrische Informationsübertragung). Die Weitergabe der Information am Nervenende erfolgt beim Menschen chemisch durch Neurotransmitter (chemische Synapse; S.253). Insgesamt werden Signale im Nervensystem mit hoher Geschwindigkeit – in Millisekunden – weitergeleitet.

Demgegenüber arbeitet das *endokrine System* langsam; zwischen Reiz und Erfolg können Minuten bis Stunden vergehen. Die Informationsübertragung im endokrinen System findet v. a. durch Botenstoffe stofflich statt. Informationsträger sind **Hormone**, d.h. körpereigene Wirkstoffe. Sie werden von endokrinen oder parakrinen Zellen (s. unten) synthetisiert und freigesetzt. Anschließend gelangen die Hormone auf dem Blut- oder Lymphweg bzw. durch interstitielle Flüssigkeit – also stets humoral – zum Ort ihrer Wirksamkeit. Effektiv werden Hormone nur dort, wo spezifische Empfänger, *Rezeptoren* (Membranrezeptoren, intrazytoplasmatische Rezeptoren, S.95), vorhanden sind. Gewebe und Organe, die auf einen Botenstoff ansprechen, werden als *Zielorgane* (target organs) bezeichnet.

Nervensystem und endokrines System arbeiten vielfältig zusammen, z.B. dadurch, daß viele Hormone die Tätigkeit des Nervensystems beeinflussen und daß endokrine Organe nervös stimuliert oder gehemmt werden können. Hinzu kommt, daß bestimmte Nervenzellen in der Lage sind, Hormone zu bilden (neuroendokrine Zellen, S.246). Dadurch, daß die hormonbildenden Nervenzellen durch andere Nervenzellen über Synapsen beeinflußt werden können, ist an dieser Stelle das endokrine System eng mit dem Nervensystem verbunden. Bemerkenswert ist ferner, daß manche Neurohormone gleichzeitig Transmitter sind. Es überträgt also die gleiche Substanz in dem einen Fall Signale von Nervenzellen auf endokrine Zielzellen (Wirkung als Hormon), im anderen von einer Nervenzelle auf die nächste (Wirkung als Transmitter). Aus der Erkenntnis heraus, daß das Nervensystem auch die Fähigkeit hat, endokrin tätig zu sein, hat sich als spezielles Arbeitsgebiet die *Neuroendokrinologie* entwickelt.

Als *endokrine Zellen* werden Hormonbildner bezeichnet, die ihre Botenstoffe in das Blut- und Lymphgefäßsystem abgeben. Die Produkte endokriner Zellen können über lange Distanz wirken. *Parakrine Zellen* bilden Hormone, die ihre Wirkung nur in der Nachbarschaft der Bildungsstätte ausüben (S.134). Der Transport ihrer Hormone erfolgt durch interstitielle Flüssigkeit.

*Autokrine Zellen* sind solche, bei denen die abgegebenen Hormone auf die Zelle selbst zurückwirken.

**Endokrine Organe**. Hierbei handelt es sich um endokrine Drüsen (S.133). Ihre funktionelle Grundeinheit sind die endokrinen Zellen. Hinzu kommen ein Bindegewebegerüst, die Organkapsel sowie versorgende Leitungsbahnen. Im Gegensatz zu ekkrinen Drüsen haben endokrine Drüsen (Organe) keine Ausführungsgänge, sind aber sehr gefäßreich.

Endokrine Organe sind
- **Hypophyse**, *Hirnanhangsdrüse,*
- **Epiphyse**, *Zirbeldrüse,*
- **Glandula thyroidea**, *Schilddrüse,*
- **Glandulae parathyroideae**, *Nebenschilddrüsen,*
- **Glandula suprarenalis**, *Nebenniere.*

**Endokrine Zellgruppen**. Endokrine Zellgruppen sind Teile anderer Organe. Es handelt sich um

– **Zellgruppen im Hypothalamus** (S. 376 f.),
– **Langerhans-Inseln des Pankreas** (S. 526),
– **Leydig-Zwischenzellen des Hodens** (S. 631),
– **Follikelepithelzellen und Corpora lutea des Ovars** (S. 593),
– **Paraganglien** (S. 411).

Die Besprechung dieser Zellgruppen erfolgt überwiegend im Zusammenhang mit den Organen, in denen sie liegen. Ausgenommen sind die Zellgruppen im Hypothalamus, die zusammen mit der Hypophyse (s. oben) erläutert werden, da die endokrinen Zellgruppen des Hypothalamus zusammen mit der Hypophyse das Hypothalamus-Hypophysen-System bilden.

**Endokrine Einzelzellen.** Schließlich können endokrine Zellen auch einzeln liegen, z. B.
– **im Gastrointestinaltrakt** (S. 500),
– **in den Atmungsorganen** (S. 443),
– **im Herzvorhof** (S. 238),
– **in der Niere** (S. 575),
– **in der Plazenta** (S. 618).

Die Besprechung dieser Zellen erfolgt gleichfalls im Zusammenhang mit den jeweiligen Organen.

**Hinweis.** Zusammengefaßt werden die z. T. weit verstreut liegenden endokrinen Einzelzellen unter der Bezeichnung „*System der disseminierten endokrinen Zellen*" oder, da ihre Wirkstoffe vielfach auch in neuroendokrinen Zellen des Nervensystems vorkommen (S. 246), als „*diffuses neuroendokrines System*". Die Hormone der Zellen dieses Systems wirken vielfach parakrin.

## 17.1.1 Histophysiologie

**Hormone** sind Botenstoffe, deren Synthese und Freisetzung in endokrinen Zellen erfolgt (S. 134). Sie werden humoral transportiert und lösen spezifische (Primär-)Reaktionen aus. Hormone sind stets in kleinen Mengen wirksam. Sie nehmen nicht an den Reaktionen, die sie anregen, teil. Am Zielorgan entfalten Hormone ihre Wirkung entweder über hochspezifische Membranrezeptoren (S. 138, z. B. Insulin, Glukagon, Adrenalin) oder über intrazelluläre Rezeptoren (S. 139, Steroide). Jedes Hormon kann gleichzeitig mehrere Organe beeinflussen – dann häufig qualitativ und quantitativ abgestuft – und in recht unterschiedliche Funktionsabläufe eingreifen. Jedes Organ und jede Zelle ihrerseits unterliegt der Wirkung mehrerer Hormone; dabei können die Hormonwirkungen gegensätzlich sein.

Eine Speicherung von Hormonen in nennenswertem Umfang erfolgt nur ausnahmsweise, z. B. im Hypophysenhinterlappen (s. unten) oder in der Schilddrüse (s. unten). In der Regel werden Hormone jedoch nach Bedarf gebildet und ins Blut abgegeben. Dadurch unterliegt die Sekretionsrate vieler Hormone stärkeren Schwankungen. Inaktivierung der Hormone erfolgt durch ständigen Abbau oder Biotransformation. Von Steroidhormonen werden Metabolisierungsprodukte ausgeschieden. Insgesamt unterbleibt eine Hormonanreicherung im Organismus.

**Regulation.** Damit Hormone am Ziel den jeweiligen Erfordernissen entsprechend steuernd wirken können, spielen sich innerhalb des endokrinen Systems, meistens in engem Zusammenwirken mit dem Nervensystem, zahlreiche Regelvorgänge ab, wie
– *die Regulation durch einfache Regelkreise,*
– *die Regulation unter Beteiligung des Nervensystems,*
– *die Regulation durch negative Rückkopplung* im Zusammenwirken mit nervöser Steuerung.

*Die Regulation durch einen einfachen Regelkreis* ist in Abb. 17.1 erläutert. Beispiele sind die Steuerung der Insulinfreisetzung aus den $\beta$-Zellen der Bauchspeicheldrüse (S. 529), die in erster Linie durch die Höhe des Blutzuckerspiegels erfolgt, oder die Ausschüttung von Parathyrin aus der Parathyroidea (S. 400), die durch den Kalziumspiegel des Blutes reguliert wird.

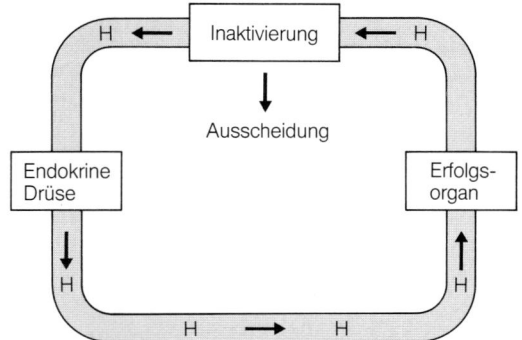

**Abb. 17.1.** Einfachstes hormonelles Regulationssystem. Das von der endokrinen Drüse an die Blutbahn abgegebene Hormon *(H)* erreicht das Erfolgsorgan und entfaltet dort nach Bindung an Rezeptoren seine Wirkung. Inaktivierende Organe wie Leber und Niere verhindern zu hohe Hormonspiegel oder senken den Hormonspiegel nach den Erfordernissen

Ein *Zusammenwirken von Nervensystem und endokrinem System* erfolgt z. B. bei der Milchabsonderung. Beim Anlegen des Säuglings werden durch den taktilen Reiz an der Brustwarze auf nervösem Weg hormonproduzierende Zellen des Hypothalamus im Hypophysenhinterlappen zur Abgabe von Oxytocin gebracht, das eine Kontraktion der Myoepithelzellen der Milchdrüse und damit die Milchabgabe bewirkt (S. 437).

Ein Zusammenwirken von *negativem Rückkopplungseffekt* und nervöser Steuerung ist in Abb. 17.2 wiedergegeben. Dabei ist entscheidend, daß die beiden übergeordneten Zentren, Hypothalamus und Adenohypophyse, die die Tätigkeit der peripheren endokrinen Drüsen steuern (s. unten), von der Peripherie her humoral und/oder nervös zu einer Steigerung bzw. Hemmung ihrer Hormonproduktion gebracht werden. Zusätzliche Faktoren können auf das Geschehen Einfluß nehmen, z. B. der zirkadiane Rhythmus (S. 95), der auf die Aktivität des Hypothalamus und damit auf die Ausschüttung der Hormone wirkt.

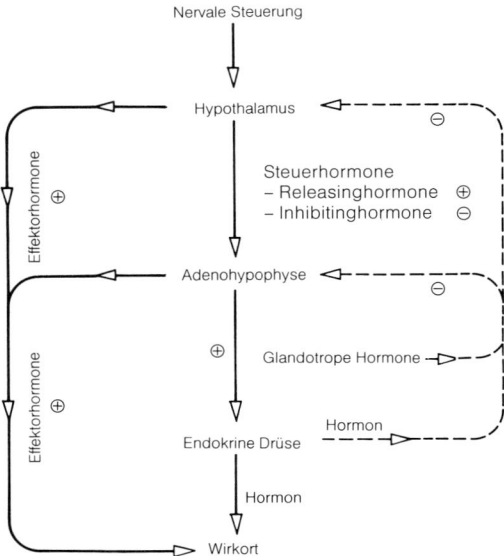

**Abb. 17.2.** Regulation im endokrinen System durch negative Rückkopplung mit nervöser Steuerung. **Durchgezogene Linien** Wirkungen der Steuerhormone und Effektorhormone. **Unterbrochene Linien** Rückkoppelnde Wirkung der Hormone peripherer endokriner Organe

## 17.2 Hypothalamus-Hypophysen-System

Das Hypothalamus-Hypophysen-System ist ein zentrales Steuer- und Regelsystem. Es ist oberste Instanz vieler endokriner Vorgänge. Gleichzeitig bildet der Hypothalamus eine Brücke zwischen ZNS und endokrinem System, da die hormonbildenden Zellen des Hypothalamus Nervenzellen sind, die von anderen Nervenzellen innerviert werden.

Die Hormone des Hypothalamus und der Hypophyse lassen sich nach ihrer Funktion gliedern in

– **Steuerhormone** und
– **Effektorhormone**.

**Steuerhormone** wirken auf andere endokrine Drüsen und regeln dort Bildung und Freisetzung der jeweiligen Hormone . Dabei bestehen zwischen Hypothalamus, Hypophyse und peripheren endokrinen Organen enge Zusammenhänge: Die teilweise fördernd, teilweise hemmend wirkenden Hypothalamushormone regeln die Tätigkeit des Hypophysenvorderlappens (s. unten), der seinerseits mittels eigener Steuerhormone (glandotrope Hormone) periphere endokrine Organe lenkt.

**Effektorhormone** bestimmen – ohne Zwischenschaltung (nachgeordneter) endokriner Drüsen – die Tätigkeit nicht-endokriner Organe. Effektorhormone haben aber auch rückkoppelnde Wirkung auf die steuerhormonbildenden Zellen in Hypothalamus und Hypophyse. Sie spielen dadurch für die Regulation des endokrinen Systems selbst eine wichtige Rolle (Abb. 17.1, Einzelheiten s. Lehrbücher der Physiologie und Biochemie).

**Nervöse Kontrolle**. Der Hypothalamus wirkt aber auch auf endokrine Drüsen, die nicht von den Hormonen des Hypothalamus-Hypophysen-Systems erreicht werden (Epiphyse, Epithelkörperchen, Inseln der Bauchspeicheldrüse, endokrine Zellen des gastrointestinalen Systems, Nebennierenmark). Als oberstes vegetatives Zentrum beeinflußt nämlich der Hypothalamus die vegetative Innervation aller Organe.

### 17.2.1 Hypothalamus

#### Anatomie

Der Hypothalamus ist der basale Teil des Zwischenhirns (Abb. 17.3). Er umgibt den unteren

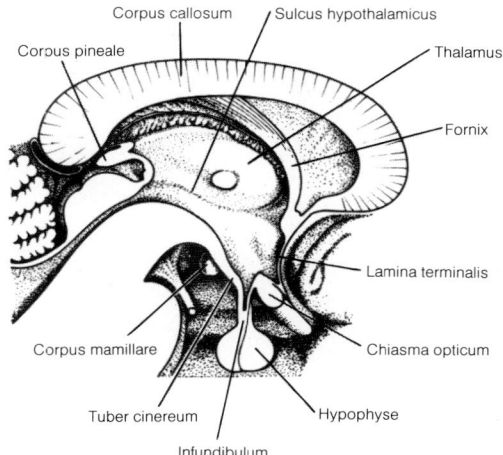

Corpus callosum
Sulcus hypothalamicus
Corpus pineale
Thalamus
Fornix
Lamina terminalis
Corpus mamillare
Chiasma opticum
Tuber cinereum
Hypophyse
Infundibulum

**Abb. 17.3.** Medianer Sagittalschnitt durch das Diencephalon. Zu achten ist auf Hypothalamus, Hypophyse sowie Corpus pineale

Abschnitt des 3. Ventrikels (S. 714). Nach vorne reicht der Hypothalamus bis zur Lamina terminalis, nach hinten bis zu den Corpora mamillaria, seitlich bis zum Nucleus subthalamicus. Seine obere Grenze entspricht dem Sulcus hypothalamicus, einer Furche in der Wand des 3. Ventrikels. Nach unten erreicht er die Oberfläche des Gehirns, die im Bereich des 3. Ventrikels vom Tuber cinereum gebildet wird. Rostral lagert sich dem Hypothalamus von unten die Sehnervenkreuzung (Chiasma opticum) an. Unmittelbar dahinter befindet sich der trichterförmige Hypophysenstiel, Infundibulum, der sich distal in die Neurohypophyse fortsetzt (Abb. 17.4). Im oberen Teil enthält der Hypophysenstiel als Ausstülpung des 3. Ventrikels den Recessus infundibuli. Das Gebiet am Boden des 3. Ventrikels um den Abgang des Hypophysenstiels herum wird als Eminentia mediana bezeichnet.

Der Hypothalamus gliedert sich in einen markreichen und einen markarmen Abschnitt. Der markreiche Abschnitt liegt lateral (lateraler Hypothalamus), der markarme medial, um den 3. Ventrikel herum (medialer Hypothalamus). Im vorliegenden Zusammenhang ist der markarme, nervenzellreiche Abschnitt von Interesse; hier liegen nämlich die hormonbildenden Zellen. Diese bilden die *hypophysiotrope Zone* des Hypothalamus, weil die Fortsätze dieser Nervenzellen den Hypophysenstiel oder den Hypophysenhinterlappen (s. unten) erreichen.

## Histologie

Die Nervenzellen der hypophysiotropen Zone des Hypothalamus lassen sich nach dem Zielgebiet ihrer Axone zusammenfassen als
– **Hypothalamus-Infundibulum-System** und
– **Hypothalamus-Hinterlappen-System**.
Das **Hypothalamus-Infundibulum-System** besteht aus Neuronen, die in verschiedenen Gebieten des Hypothalamus beginnen und mit ihren Axonen im wesentlichen in der Eminentia mediana enden, wo sie an reichlich vorhandene Kapillarschlingen herantreten (S. 380). In diesem System werden die **Steuerhormone** des Hypothalamus gebildet und freigesetzt.
Das **Hypothalamus-Hinterlappen-System** wird von den Nervenzellen des Nucleus supraopticus und des Nucleus paraventricularis gebildet (Abb. 17.4). Alle Nervenzellen dieser beiden Areale sind zur Hormonbildung befähigt; werden als neurosekretorische Zellen bezeichnet (s. unten). Ihre Axone vereinigen sich zum Tractus hypothalamo-hypophysialis, der nahezu vollständig in der Neurohypophyse endet. Die Hormone des Hypothalamus-Hinterlappen-Systems sind die **Effektorhormone** des Hypothalamus: Oxytocin und Adiuretin (Vasopressin).

### *Steuerhormonbildende Nervenzellen*

Die Steuerhormone des Hypothalamus wirken auf den Hypophysenvorderlappen
– **Releasing-***(Freisetzungs-)***Hormone** (RH); sie tragen in ihrer Bezeichnung die Endung **-liberin**, und
– **Inhibiting-***(Hemm-)***Hormone** (IH); sie tragen die Endung **-statin**.
**Releasinghormone** wirken auf ihre Zielzellen im Hypophysenvorderlappen (HVL) stimulierend, so daß es dort zu einer vermehrten Bildung und Freisetzung der entsprechenden Hormone kommt.
**Inhibitinghormone** hemmen die Tätigkeit der zugehörigen Hypophysenvorderlappenzellen.
Folgende **hypothalamische Steuerhormone** sind bekannt
– **Gonadoliberin** *(GnRH)*; es führt im HVL zur Freisetzung von Lutropin (luteinisierendes Hormon: LH, beim Mann als interstitialzellenstimulierendes Hormon bezeichnet = ICSH) und von Follitropin (follikelstimulierendes Hormon: FSH),
– **Kortikoliberin** *(CRH)*; es bewirkt im HVL die Freisetzung von adrenokortikotropem Hormon (ACTH),

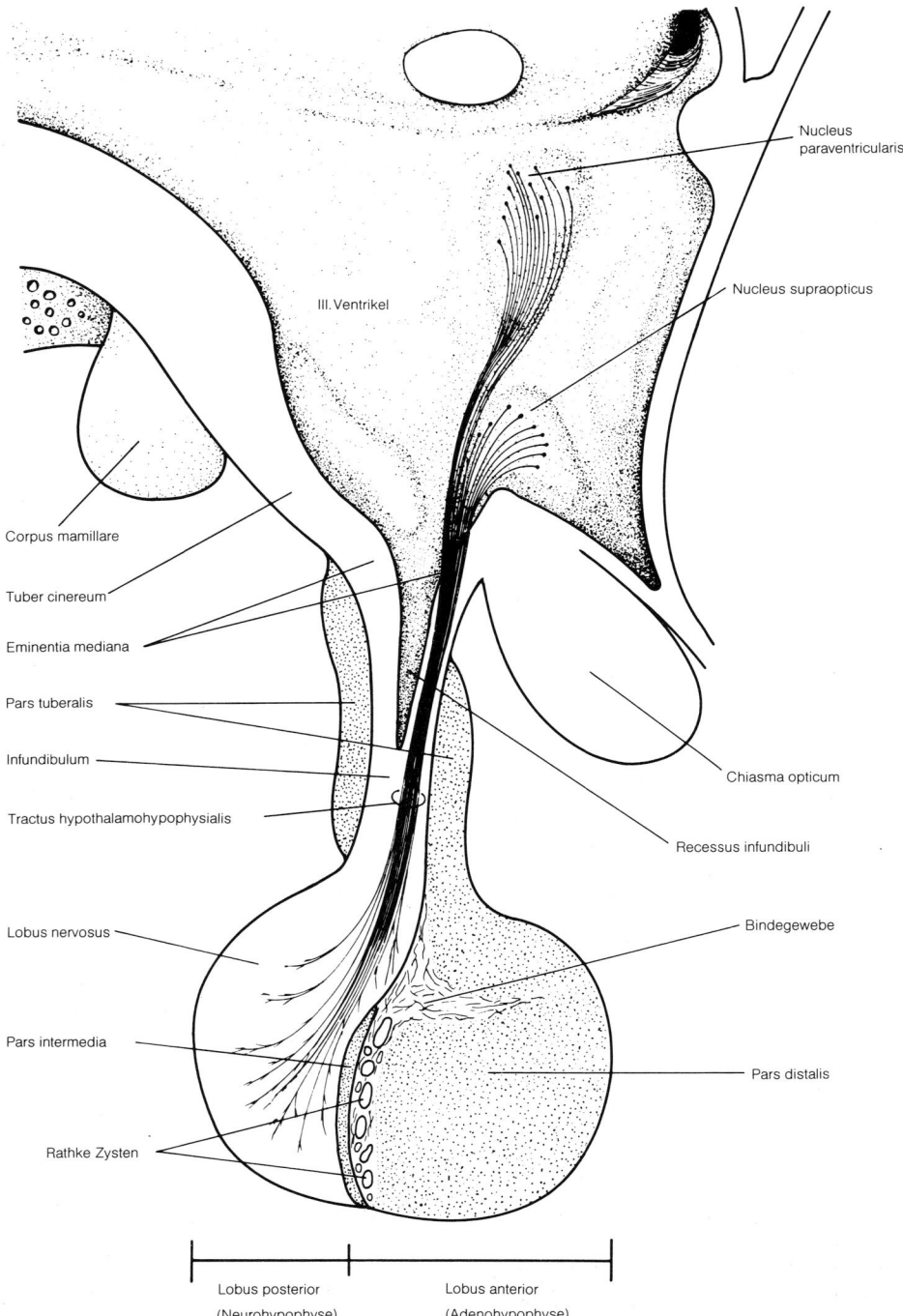

III. Ventrikel

Nucleus
paraventricularis

Nucleus supraopticus

Corpus mamillare

Tuber cinereum

Eminentia mediana

Pars tuberalis

Infundibulum

Tractus hypothalamohypophysialis

Chiasma opticum

Recessus infundibuli

Lobus nervosus

Bindegewebe

Pars intermedia

Pars distalis

Rathke Zysten

Lobus posterior
(Neurohypophyse)

Lobus anterior
(Adenohypophyse)

**Abb. 17.4.** Dargestellt sind die topographischen Beziehungen zwischen Hypothalamus und Hypophyse und des Hypothalamus-Hinterlappen-Systems. Die Adenohypophyse besteht aus Pars distalis, Pars tuberalis und Pars intermedia. Zur Neurohypophyse gehören der Lobus posterior (Hinterlappen) und das Infundibulum. [Modifiziert, neu gezeichnet und wiedergegeben mit Erlaubnis der Ciba Collection of Medical Illustrations. Frank H, Netter MD (eds)]

- **Melanoliberin** *(MRH)* zur Förderung und **Melanostatin** *(MIH)* zur Hemmung der Tätigkeit der HVL-Zellen, die melanozytenstimulierendes Hormon (MSH) bilden,
- **Prolaktostatin** *(PIH)* zur Hemmung von Prolaktinbildung im HVL (Prolaktin: PRL),
- **Somatoliberin** ( = Growth Hormone Releasing Hormone, *GHRH*) zur Stimulierung bzw. **Somatostatin** ( = Growth Hormone Inhibiting Hormone, *GHIH*) zur Hemmung der Freisetzung von Wachstumshormon ( = Growth Hormone, GH) aus dem HVL,
- **Thyroliberin** *(TRH)* zur Freisetzung des thyrotropen Hormons des TSH).

Die Perikarya, die *Gonadoliberin, Somatostatin* und *Thyroliberin* bilden, sind im hypophysiotropen Hypothalamus weit verstreut. Sie liegen v. a. subependymal, wobei jedes Hormon in Perikarya einer bestimmten Gegend produziert wird.

*Kortikoliberin* wird im Nucleus paraventricularis gebildet. *Prolaktostatin* (das mit Dopamin identisch ist) und *Somatoliberin* synthetisieren Perikarya des Nucleus infundibularis am Eingang ins Infundibulum (s. unten).

**Hinweis.** Zu den aufgezählten Hormonen kommen weitere regulatorische Peptide hinzu, die gleichzeitig in verschiedenen Zellen des disseminierten endokrinen Systems (s. oben) auftreten, z.B. Dynorphine, Enkephaline, Neurotensin, Substanz P. Diese Peptide sind im Hypothalamus vielfach zusammen mit den genannten Hormonen in einer Zelle lokalisiert. Eine weitere Besonderheit ist, daß manche Perikarya des Nucleus infundibularis auch ACTH und Prolaktin aufweisen, also Hormone, die sonst nur im HVL vorkommen.

Während die Zuordnung der Bildungsstätten für die Steuerhormone noch mit Unsicherheiten behaftet ist, ist der Ort, an denen die Axone der steuerhormonbildenden Zellen enden, besser bekannt, nämlich die Kapillarkonvolute der Eminentia mediana und des Hypophysenstiels. In diesem Gebiet werden die Hormone bis zu einem gewissen Grade gesammelt, um bei Bedarf zum Weitertransport in den Hypophysenvorderlappen in die Kapillaren abgegeben zu werden.

Die Kapillaren der Eminentia mediana und des Hypophysenstiels haben ein gefenstertes Endothel und es besteht keine Blut-Hirn-Schranke. Hinzu kommen perivaskuläre Bindegeweberäume, die örtliche Gliazellen vom übrigen Gehirn abgrenzen. Insgesamt gehören diese Gebiete zu den neurohämalen Regionen des Gehirns.

Auf die Freisetzung der Steuerhormone an den Kapillaren nehmen u. a. dopaminerge Fasern aus dem Nucleus infundibularis und Nucleus ventromedialis, noradrenerge Fasern aus dem Hirnstamm sowie GABAerge und serotoninerge Fasern Einfluß, ohne daß deren genauer Wirkungsmechanismus bekannt ist.

### Effektorhormonbildende Nervenzellen

Effektorhormone des Hypothalamus sind
- **Oxytocin** und
- **Adiuretin** *(Vasopressin)*

**Oxytocin**. Zielorgane des Oxytocins sind das Myometrium (glatte Uterusmuskulatur, S. 598) und das Myoepithel der Brustdrüse.

**Adiuretin** wirkt auf die Niere und hat einen antidiuretischen Effekt (S. 574). In hoher Konzentration hat es auch vasopressorische Eigenschaften (deswegen wird es auch als Vasopressin bezeichnet).

**Gemeinsam** ist beiden Hormonen, daß sie aus 9 Aminosäuren bestehen (2 davon sind Cysteine, die über eine Disulfidbrücke verbunden sind), von denen 8 identisch sind (s. Lehrbücher der Biochemie).

**Bildungsort.** Beide Hormone werden sowohl im Nucleus supraopticus als auch im Nucleus paraventricularis gebildet, jedoch nie gleichzeitig in denselben Perikarya. Die Nervenzellen, die Oxytocin hervorbringen, liegen in der Peripherie des Nucleus paraventricularis und im dorsalen Teil des Nucleus supraopticus. In den übrigen Teilen beider Areale liegen die Nervenzellen, die Adiuretin bzw. ihre Vorstufen synthetisieren. Wenn auch keine Kolokalisation von Oxytocin und Adiuretin vorkommt, so weisen doch die Nervenzellen, die Oxytocin bilden, gleichzeitig Proenkephalin, met-Enkephalin sowie Cholezystokinin, und die Nervenzellen, die Adiuretin bilden, Substanz P und Dynorphin auf.

**Hinweis.** Auf die Zeit der Entdeckung einer Hormonbildung in Nervenzellen geht die Bezeichnung *neurosekretorische Zellen* für die effektorhormonbildenden Nervenzellen der Nuclei supraopticus und paraventricularis bzw. *Neurosekret* für ihr Produkt zurück (E. und B. Scharrer 1936, Bargmann 1949). Obleich diese Bezeichnungen aus heutiger Sicht unscharf sind, werden sie weiter gebraucht.

Die Perikarya der effektorhormonbildenden Nervenzellen verfügen über alle typischen Zellorganellen (S. 53) in überdurchschnittlicher Entfaltung. So sind z. B. Nissl-Schollen (bestehend aus RER) sehr groß, der Golgi-Apparat

sehr auffällig, die Mitochondrien und Lysosomen sehr zahlreich usw. Hinzu kommen spezifische Granula mit einem Durchmesser zwischen 100 und 300 nm (sog. neurosekretorische Granula, Elementargranula). Ihr Bestand hängt vom Funktionszustand der jeweiligen neurosekretorischen Zellen ab. Bei dem Inhalt der neurosekretorischen Granula handelt es sich um hochmolekulare Vorläufer der Effektorhormone des Hypothalamus (Prä-Pro-Oxytocin bzw. -Adiuretin). An der Bildung dieser Substanzen sind das RER und der Golgi-Apparat beteiligt, von dem sich die spezifischen Granula abschnüren.

Die neurosekretorischen Granula werden in den Axonen der neurosekretorischen Zellen von den Perikarya zur Neurohypophyse transportiert. Dabei vereinigen sich die Axone zum Tractus hypothalamohypophysialis, der in der Eminentia mediana unter dem Ependym liegt. In unregelmäßigen Abständen weisen die Axone Verdickungen, **Herring-Körper**, auf, in denen es zur zwischenzeitlichen Ablagerung von neurosekretorischen Granula kommt. Außerdem werden hier vermutlich überschüssig gebildete neurosekretorische Granula durch Lysosomen abgebaut.

Bereits im Perikaryon, v. a. aber auf dem Weg in die Neurohypophyse, werden die Vorläufermoleküle der Hormone enzymatisch zerlegt. Dabei werden die Hormone freigesetzt. Es verbleiben hochmolekulare Proteine, die als Neurophysine bezeichnet werden, und andere Peptidbruchstücke. Die Neurophysine werden auch als Trägerproteine der Effektorhormone aufgefaßt. Dabei sind **Neurophysin I** dem Oxytocin und **Neurophysin II** sowie ein Glykoprotein dem Adiuretin zugeordnet.

Am Ende der jeweiligen Axone werden alle Substanzen durch Exozytose freigesetzt. Diese erfolgt durch Depolarisation der Membranen des Axonendes nach Eintreffen von Aktionspotentialen aus den proximalen Zellabschnitten.

**Hinweis.** Die Entdeckung der neurosekretorischen Nervenzellen des Hypothalamus geht auf die lichtmikroskopisch-färberische Darstellung des Neurosekrets mit speziellen Methoden zurück, z.B. der Chromalaun-Hämatoxylin-Färbung. Das wirksame Prinzip ist dabei eine Oxidation des neurosekretorischen Materials. Es ist jedoch nicht möglich, mit dieser Methode oder mit üblichen elektronenmikroskopischen Verfahren die Nervenzellen mit Oxytocin von denen mit Adiuretin zu unterscheiden. Diese Unterscheidung kann jedoch immunhistochemisch erfolgen.

## 17.2.2 Hypophyse

### Anatomie

Die Hypophyse wiegt ungefähr 0,5 g. Ihre Maße betragen etwa $10 \cdot 13 \cdot 6$ mm. Die Hypophyse liegt unter dem Hypothalamus in der Sella turcica des Os sphenoidale (Keilbein). Umgeben wird die Hypophyse von einer Bindegewebekapsel, die mit dem Periost des Keilbeins durch lockeres Bindegewebe verbunden ist. Hier kommen zahlreiche Venen vor. Abgedeckt wird die Sella turcica durch ein horizontal gestelltes Durablatt (Diaphragma sellae), durch das der Hypophysenstiel zur Verbindung von Hypophyse und Hypothalamus hindurchtritt.

Die Hypophyse (Abb. 17.4) gliedert sich in
- **Lobus anterior**, **Hypophysenvorderlappen** (**HVL**), **Adenohypophyse**,
- **Lobus posterior**, **Hypophysenhinterlappen** (**HHL**), **Neurohypophyse**.

Die beiden Teile stammen aus entwicklungsgeschichtlich unterschiedlichem Material (s. unten). Außerdem unterscheiden sie sich prinzipiell in ihrem Aufbau: Das Parenchym des Lobus anterior besteht aus endokrinen Zellen, der Hauptanteil des Lobus posterior dagegen aus Nervenfasern, die aus dem Hypothalamus stammen. Der Lobus posterior ist über den Hypophysenstiel in dauerhafter Verbindung mit dem Hypothalamus. Direkte Verbindungen zwischen den beiden Hypophysenlappen bestehen nur insofern, als wenige Nervenfasern vom Hinterlappen in die Pars intermedia eindringen und Gefäßanastomosen zwischen den Kapillargebieten des Vorder-und Hinterlappens vorkommen (s. unten).

### Entwicklung

Die Hypophyse entwickelt sich teilweise aus dem Ektoderm der Mundhöhle (Lobus anterior), teilweise aus dem Zwischenhirn (Lobus posterior). Die Entwicklung der Adenohypophyse (Abb 17.5) beginnt damit, daß sich um den 24. Embryonaltag das Ektoderm am Dach der primitiven Mundhöhle nach kranial ausstülpt und eine als Rathke-Tasche bezeichnete Ausbuchtung entsteht. Diese wächst auf eine Vorwölbung des Bodens des Zwischenhirns, das Infundibulum, zu. Später (8. Embryonalwoche) schnürt sich die Rathke-Tasche von der Mundhöhle ab und tritt an das Infundibu-

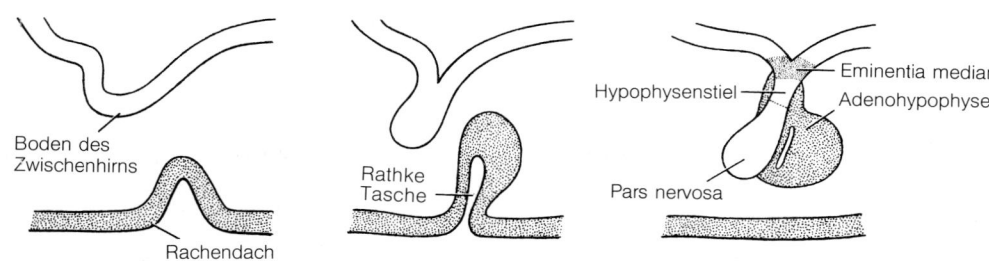

**Abb. 17.5.** Schemata zur Entwicklung von Adenohypophyse und Neurohypophyse. Das Ektoderm des Rachendachs und seine Abkömmlinge sind *gepunk-* *tet* (unterer Teil). Im *oberen Teil* sind die Abschnitte dargestellt, die sich vom Boden des Zwischenhirns, also vom neuralen Ektoderm ableiten

lum heran. Durch Verdickung der vorderen Wand der Rathke-Tasche entsteht die Pars distalis der Hypophyse, von der ein kleiner Fortsatz als Pars tuberalis am Hypophysenstiel nach oben wächst und diesen umgreift. Die Rückwand der Rathke-Tasche wird zur Pars intermedia; sie legt sich dem zum Lobus posterior vergrößerten Ende des Infundibulums an. Das Lumen der Rathke-Tasche verschwindet, oder es bleiben gelegentlich enge Spalten bzw. Rathke-Zysten übrig. Wann genau beim Menschen die Hypophyse ihre Tätigkeit aufnimmt, ist unbekannt. Nachgewiesen ist bisher lediglich, daß die ersten Sekretgranula in den Hypophysenvorderlappenzellen am Ende der 12. Embryonalwoche auftreten.

## Blutversorgung, Nerven

Die **Blutversorgung der Hypophyse** und des unteren Hypothalamus (Abb. 17.6) erfolgt beiderseits jeweils durch
– **Aa. hypophysiales superiores** und
– **Aa. hypophysiales inferiores**.
Sie gehören zum intrakranialen Strömungsgebiet der A. carotis interna.
Die **Aa. hypophysiales superiores** geben Äste zum unteren Hypothalamus, Infundibulum und Hypophysenvorderlappen ab. Im Bereich der Eminentia mediana sowie des Infundibulums bilden sich auffällige Gefäßkonvolute, die als **Primärplexus** bezeichnet werden. Der Primärplexus besteht aus einem Arterienring (Mantelplexus) mit langen Gefäßschleifen sowie einem unter dem Ependym gelegenen Kapillarnetz. An die Kapillaren treten die Nervenfasern des Hypothalamus-Infundibulum-Systems heran. Das Blut aus dem Primärplexus wird von 1–2 Venen (Vv. portae hypophysis) gesammelt und zum Hypophysenvorderlappen

geleitet, wo eine erneute Kapillarisierung erfolgt. Die Kapillaren, hier teilweise mit fenestriertem Endothel, bilden den **Sekundärplexus**. Insgesamt entsteht auf diese Weise ein dem abdominalen Pfortaderkreislauf ähnelndes venöses System. Es wird als das **Portalsystem der Hypophyse** bezeichnet. Es hat große funktionelle Bedeutung für den Transport von Hypothalamushormonen zum Hypophysenvorderlappen (s. unten).
Die **Aa. hypophysiales inferiores**, aus der Pars cavernosa der A. carotis interna, versorgen den Hypophysenhinterlappen mit Blut. Sie bilden mit den Endästen der Aa. hypophysiales superiores Anastomosen, so daß also zwischen den Gefäßen des Hypophysenvorder- und -hinterlappens Verbindungen bestehen, über die Effektorhormone des Hypothalamus den Hypophysenvorderlappen erreichen können.
Abgeleitet wird das Blut aus der Hypophyse durch **Vv. hypophysiales.**
Die **Nervenversorgung des Vorderlappens** geht vom Plexus caroticus aus, der die Arterien und ihre Äste begleitet. Diese Nerven scheinen nur vasomotorische Funktion zu haben; sie nehmen keinen direkten Einfluß auf die Zellen des Vorderlappens.

## Histologie

Nicht nur entwicklungsgeschichtlich, sondern auch morphologisch und funktionell unterscheiden sich Vorder- und Hinterlappen der Hypophyse deutlich voneinander. Die Adenohypophyse ist eine eigenständige endokrine Drüse, in der zahlreiche Hormone gebildet werden, und zwar sowohl Effektor- als auch Steuerhormone. Demgegenüber ist die Neurohypophyse lediglich der Ort für Stapelung und Freisetzung hypothalamischer Effektorhormone; eigene Hormone bildet sie nicht.

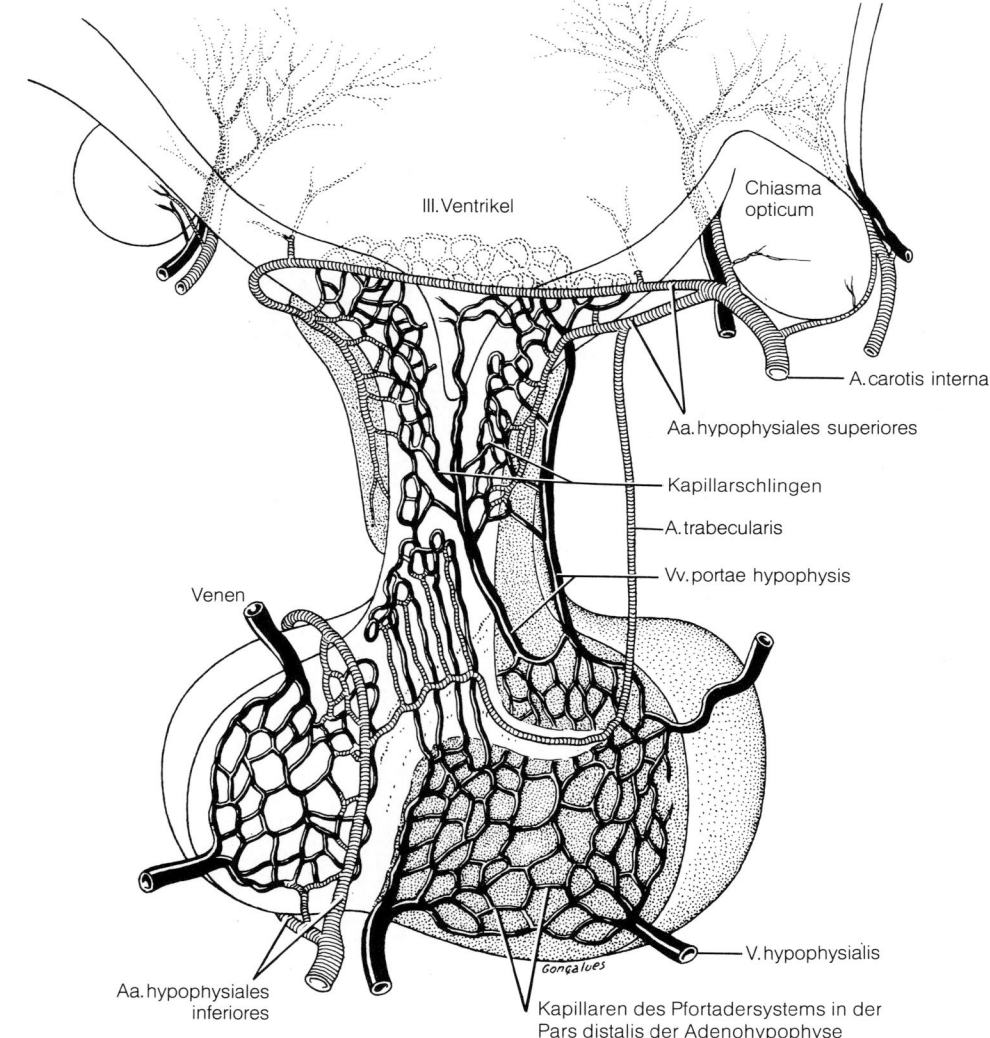

III. Ventrikel

Chiasma opticum

A. carotis interna

Aa. hypophysiales superiores

Kapillarschlingen

A. trabecularis

Vv. portae hypophysis

Venen

V. hypophysialis

Aa. hypophysiales inferiores

Gonçalves

Kapillaren des Pfortadersystems in der Pars distalis der Adenohypophyse

**Abb. 17.6.** Schematische Darstellung der Blutversorgung von unterem Hypothalamus und Hypophyse. Besondere Aufmerksamkeit ist auf das Portalsystem der Hypophyse zu richten. [Neu gezeichnet und wiedergegeben mit Erlaubnis der Ciba Collection of Medical Illustrations. Frank H, Netter MD (eds)]

### Adenohypophyse

Die Adenohypophyse gliedert sich in
- **Pars distalis,**
- **Pars tuberalis,**
- **Pars intermedia.**

Die Pars distalis ist der vordere größte Abschnitt des Vorderlappens. Die Pars tuberalis zieht aufwärts und umgreift das Infundibulum. Die Pars intermedia liegt zwischen Lobus posterior und Pars distalis.

### Pars distalis

Die Drüsenzellen der Pars distalis sind in Strängen oder Follikeln angeordnet. Sie stehen in enger Nachbarschaft zu sinusoidalen Kapillaren, die die Endstrecken des Portalsystems der Hypophyse bilden (s. oben).

Färberisch-histologisch lassen sich mit den üblichen Verfahren (z. B. Azanfärbung, Abb. 17.7, Mallory-Goldner-Färbung) 2 Zelltypen unterscheiden, nämlich zu je etwa 50%

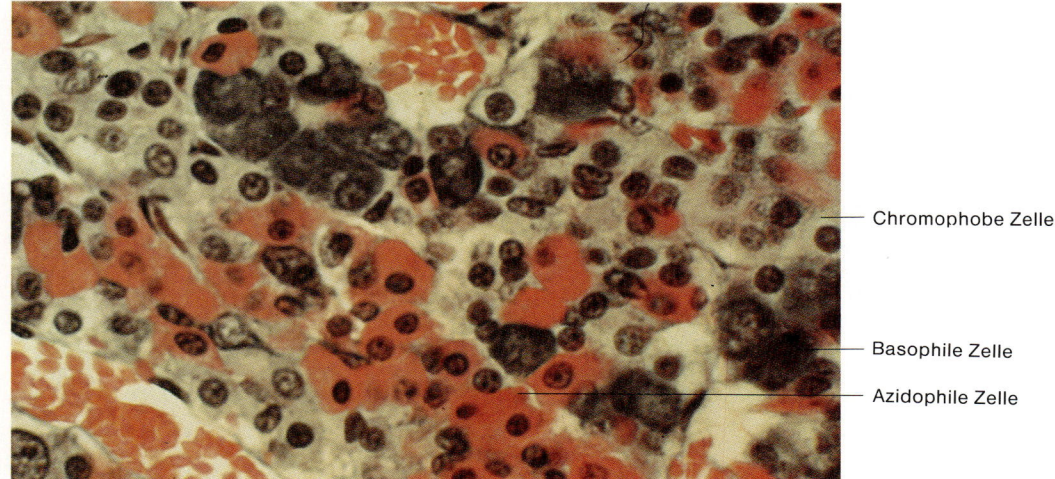

Chromophobe Zelle

Basophile Zelle

Azidophile Zelle

**Abb. 17.7.** Pars distalis einer Hypophyse. Anordnung der Zellen in Strängen und Follikeln. Die *roten Zellen* sind **azidophil**; sie färben sich mit Orange-rot an. Die *blauen Zellen* sind **basophil** und die ungefärbten Zellen **chromophob**. Modifizierte Azanfärbung. Vergr. 400 fach. (Freundlichst überlassen vom Institut für medizinische und pharmazeutische Prüfungsfragen)

– **chromophobe Zellen** und
– **chromophile Zellen**.

**Chromophobe Zellen** werden so bezeichnet, weil sie keine Affinität zu den gewöhnlich in der Histologie gebrauchten Farbstoffen haben (Abb. 17.7). Lichtmikroskopisch fehlen in ihrem Zytoplasma Sekretgranula, die für chromophile Zellen charakteristisch sind. Chromophobe Zellen wurden deswegen früher als Zellen ohne sekretorische Aktivität aufgefaßt. Elektronenmikroskopisch zeigt sich jedoch, daß die meisten Chromophoben sehr wohl Sekretgranula enthalten. Deswegen gelten heute die meisten Chromophoben als teilweise degranulierte chromophile Zellen. Die Chromophoben stellen möglicherweise eine Art Reserve aus undifferenzierten bzw. relativ undifferenzierten Zellen dar, die sich bei Bedarf in die verschiedenen chromophilen Zellen umwandeln können. Dies würde den relativ hohen Anteil an chromophoben Zellen im Hypophysenvorderlappen erklären und die funktionelle Flexibilität des Organs verständlich machen, obgleich Hypophysenvorderlappenzellen wegen geringer mitotischer Aktivität kaum neugebildet werden. – Die chromophoben Zellen haben keine bevorzugte Lage im Hypophysenvorderlappen.

**Sternzelle, Follikelzelle.** Außer den chromophoben Drüsenzellen kommt in der Adenohypophyse noch eine weitere kaum anfärbbare Zellart vor; ihr Zytoplasma ist hell und organellenarm. Es handelt sich um kleine, sternförmig verzweigte Zellen, deren lange Fortsätze Drüsenzellgruppen umgreifen und den Hypophysenvorderlappen unvollständig unterteilen. Die Fortsätze stehen auch untereinander und mit den Kapillaren in Verbindung.

Die Sternzellen werden heute als Stützzellen aufgefaßt und zum retikulo-histiozytären System (RHS, S. 148) gerechnet. Sie sind wahrscheinlich Makrophagen und befähigt, von den Drüsenzellen ausgeschiedenes, überschüssiges Material aufzunehmen und abzubauen.

**Chromophile Zellen** (Abb. 17.7) liegen je nach Affinität ihrer Granula zu sauren oder basischen Farbstoffen vor als

– *azidophile Zellen* oder
– *basophile Zellen*.

Azidophile und basophile Zellen unterscheiden sich hinsichtlich ihrer Lage im Hypophysenvorderlappen und ihrer Menge. Während die Azidophilen vor allem in der Peripherie des Organs vorkommen, treten Basophile vor allem im Zentrum auf. Annähernd 40% der Hypophysenvorderlappenzellen sind azidophil und 10% basophil. Jedoch sind diese Zahlen und die der Chromophoben (50%) nicht konstant; sie schwanken u. a. in Abhängigkeit von Alter, Schwangerschaft, Funktionszustand der Gonaden und anderer endokriner Drüsen.

Zytologisch zeigen alle chromophilen Zellen des Hypophysenvorderlappens die Charakteristika von Drüsenzellen, die mit der Bildung von Proteinen bzw. Glykoproteinen befaßt sind (S. 129, 131); die meisten der Hormone des Hypophysenvorderlappens sind nämlich Proteohormone oder Glykoproteohormone. Ge-

**Tabelle 17.1.** Hormon-sezernierende Zellen des Hypophysenvorderlappens. *PAS* Perjodsäure-Schiff-Reaktion [Wiedergegeben mit Erlaubnis von Ganong WF (1979) Review of medical physiology, 9th edn. Lang]

| Zelltyp | Hormon | Färbung | | |
|---------|--------|---------|----------|-----|
| | | allgemein | Orange G | PAS |
| Somatotrop | GH | Azidophil | + | - |
| Mammotrop | PRL | Azidophil | + | - |
| Kortikotrop | ACTH | Basophil | – | + |
| FSH-gonadotrop | FSH | Basophil | – | + |
| LH-gonadotrop | LH | Basophil | – | + |
| Thyrotrop | TSH | Basophil | – | + |

speichert werden die gebildeten Hormone in Sekretgranula. Substanzabgabe erfolgt durch Exozytose.

Mit Spezialfärbungen, histochemisch und aufgrund funktioneller Kriterien lassen sich sowohl die Azidophilen als auch Basophilen weiter untergliedern (Tabelle 17.1). Funktionell lassen sich unterscheiden

- **somatotrope Zellen,**
- **mammotrope Zellen,**
- **gonadotrope Zellen,**
- **thyrotrope Zellen,**
- **kortikotrope Zellen.**

**Somatotrope Zellen.** Das Auftreten von Hypophysentumoren mit azidophilen Zellen bei Patienten mit Akromegalie und Gigantismus hat dazu geführt, die *Azidophilen* der normalen Hypophyse mit der Bildung und Abgabe von **Somatotropin** (Wachstumshormon: STH, Human Growth Hormone: HGH) in Zusammenhang zu bringen. Immunhistochemische Untersuchungen, auch an menschlichen Hypophysen, sowie Experimente haben diese Annahme bestätigt. Elektronenmikroskopisch sind die somatotropen Zellen leicht an ihren zahlreichen dichten Sekretgranula (Durchmesser 300–350 nm) zu erkennen. Die Zellen haben einen zentral gelegenen Zellkern mit benachbartem großem Golgi-Apparat. Die somatotropinbildenden azidophilen Zellen liegen bevorzugt in den hinteren und seitlichen Teilen des HVL.

**Mammotrope Zellen.** Auch diese Zellen gehören zu den *Azidophilen*. Sie unterscheiden sich von den somatotropen Zellen durch ihre besondere Affinität zu Erythrosin oder Karminfarbstoffen. Elektronenmikroskopisch fallen sie durch große, dichte, ungleichmäßig geformte Sekretgranula (Durchmesser 550–600 nm) auf. Die mammotropen Zellen liegen einzeln in Zellsträngen am Hypophysenrand. Sie sezernieren **Prolaktin** (PRL, auch als laktotro-

phes Hormon, LTH, bezeichnet). Während der Schwangerschaft und Laktation nehmen die mammotropen Zellen zu und werden größer. Wird die Milchsekretion unterbrochen, kommt es zu einer starken Vermehrung von Lysosomen in diesen Zellen. Offenbar spielen Lysosomen durch Abbau nicht gebrauchter Sekretgranula bei der Regulation der Sekretion dieser Zellen eine wichtige Rolle.

**Gonadotrope Zellen** gehören zu den *basophilen Zellen.* Sie produzieren **Gonadotropin** und **Cardiodilatin** (S. 238). Zu unterscheiden sind 2 verschiedene gonadotropinbildende Zelltypen. Der eine bildet **Follitropin** (follikelstimulierendes Hormon, FSH), der andere **Lutropin** (luteinisierendes Hormon, LH). Die *follitropinbildenden Zellen* sind groß und rund und sie enthalten dichte Sekretgranula mit Durchmessern um 200 nm. Der Golgi-Apparat ist gut entwickelt. Das RER hat bläschenförmige Anteile. *Die lutropinbildenden Zellen* sind klein und rund; beim Mann produzieren sie ein Hormon, das auf die interstitiellen Hodenzellen (Leydig-Zellen) wirkt (interstitialzellenstimulierendes Hormon: ICSH). Die Sekretgranula dieser Zellen sind dicht und mit einem Durchmesser um 250 nm größer als die der follitropinbildenden Zellen. Der Golgi-Apparat ist nicht so ausgedehnt wie bei den follitropinbildenden Zellen, das RER besteht aus wenigen abgeflachten Profilen. Beide Arten von gonadotropen Zellen liegen einzeln und sind prinzipiell überall in der Hypophyse zu finden, vielleicht bevorzugt im Zentrum. Die *kardiodilatinbildenden Zellen* liegen dagegen mehr in den seitlichen Teilen des HVL.

**Thyrotrope Zellen** bilden ein die Schilddrüse stimulierendes Hormon (**Thyrotropin,** schilddrüsenstimulierendes Hormon: TSH). Sie liegen hauptsächlich gruppenweise im Zentrum der Adenohypophyse. Thyrotrope Zellen sind groß, vielgestaltig und elektronenmikrosko-

pisch leicht an ihren kleinen, hellen, in der Zellperipherie gelegenen Granula (Durchmesser 120–200 nm) zu erkennen. Färberisch-histologisch gehören sie zu den **basophilen Zellen**.

**Hinweis.** Follitropin-, lutropin- und thyrotropinbildende Zellen gemeinsam zeichnen sich durch eine positive Perjodsäure-Schiff-(PAS-)Reaktion aus. Dies steht mit der Tatsache in Zusammenhang, daß die Hormone dieser 3 Zellarten Glykoproteine sind.

**Kortikotrope Zellen.** Die kortikotropen Zellen bilden das auf die Nebennierenrinde wirkende adrenokortikotrope Hormon (**Kortikotropin**, adrenokortikotropes Hormon: ACTH) sowie **Melanotropin** (MSH, s. unten). Die kortikotropen Zellen liegen hauptsächlich im Zentrum der Hypophyse, einige auch am Hypophysenrand und in der Pars tuberalis. Die Zellen enthalten verhältnismäßig wenig Granula mit Durchmessern von 100–200 nm. Die kortikotropen Zellen sind beim Menschen **basophil** (bei der Ratte (!) chromophob).

*Pars tuberalis*

Dieser trichterförmige Anteil des Hypophysenvorderlappens umgreift das Infundibulum (Abb. 17.4). Sein Bereich ist stark vaskulari-siert, da hier Kapillarkonvolute der A. hypophysialis superior liegen (s. oben), mit denen das Portalsystem der Hypophyse beginnt. Die Zellen der Pars tuberalis bilden Stränge längs der Blutgefäße oder gelegentlich kleine Follikel mit amorphem Inhalt. Sie unterscheiden sich in vieler Hinsicht von denen der Pars distalis; ihre Funktion ist nicht bekannt.

*Pars intermedia*

Beim Menschen ist die Pars intermedia nur rudimentär entwickelt; sie nimmt etwa 2% der Adenohypophyse ein. Die Pars intermedia (Abb. 17.8) besteht aus Strängen schwach basophiler Zellen mit wenigen, kleinen Sekretgranula (200–300 nm). Die Zellen sind polygonal, haben runde, randständige Kerne, einen gut entwickelten Golgi-Apparat und unter der Zelloberfläche gelegenes RER mit länglichen Profilen. Beim Erwachsenen kommen selten Spalten vor, die sich von der Rathke-Tasche ableiten (s. oben). Häufiger sind Follikel, die mit einem kubischen Epithel ausgekleidet sind und Kolloid enthalten. Sie werden als Rathke-Zysten bezeichnet (Abb. 17.5).

In den Zellen der Pars intermedia wird **Melanotropin** (melanozytenstimulierendes Hormon: MSH) gebildet, das bei Amphibien Ein-

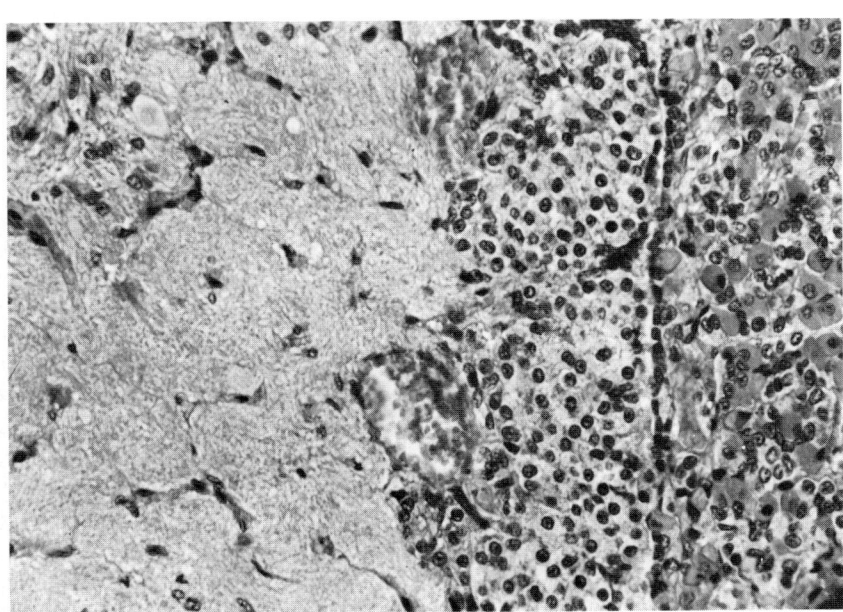

**Abb. 17.8.** Schnitt durch eine Hypophyse. **Links** Neurohypophyse, **rechts von der Mitte** Pars intermedia, **rechts** Adenohypophyse. In der Neurohypophyse überwiegen Nervenfasern. Die Pars intermedia besteht aus Strängen eines Zelltyps. In der Pars distalis sind chromophile und chromophobe Zellen zu erkennen. Färbung nach Mallory. Vergr. 340fach

fluß auf die Verteilung der Melaningranula in den Melanophoren nimmt. Es ist dort für die Mimikry, d. h. die Anpassung der Hautfarbe an den Hintergrund, verantwortlich. Beim Menschen wirkt es vermutlich vielseitig auf das Wachstum. Obgleich MSH ein Proteohormon ist, reagieren die Zellen PAS-positiv.

Mit Antisera gegen MSH kommt es nicht nur zu Reaktionen in Intermediazellen, sondern auch in kortikotropen Zellen der Pars distalis (s. oben). Dies hängt damit zusammen, daß Melanotropin ein Fragment von ACTH ist. Beide Hormone haben nämlich das gleiche Muttermolekül, aus dem sie enzymatisch „herausgeschnitten" werden. Dadurch können auch beide Hormone gleichzeitig in einer Zelle vorkommen. Dies erklärt, warum es bei Erkrankungen der Nebennierenrinde häufig auch zu Störungen in der Pigmentierung der Haut kommt.

Schließlich werden in der Pars intermedia Lipotropin (LPH) und dessen Fragment Endorphin (END) nachgewiesen, deren Muttermolekül Proopiomelanocortin ist. Somit bestehen enge biochemische Zusammenhänge zwischen ACTH, MSH, LPH und END. Lipotropin ist ein Hormon, das bei manchen Spezies (nicht beim Menschen) lipolytisch wirkt.

### Neurohypophyse

In der Neurohypophyse (Abb. 17.8) endet der Tractus hypothalamohypophysialis. Seine **marklosen Nervenfasern** – etwa 100.000 – beherrschen das histologische Bild des Organs. Bei Anwendung von Methoden zur Neurosekretdarstellung (z. B. Färbung mit Chromalaun-Hämatoxylin) und elektronenmikroskopisch zeigt sich, daß die Nervenfaserenden in großer Menge neurosekretorische Granula enthalten; sie werden hier gespeichert. Die Nervenfaserenden selbst treten fußförmig an die Kapillaren bzw. perivaskulären Räume des Hypophysenhinterlappens heran. Beim Eintreffen von Aktionspotentialen wird der Inhalt der neurosekretorischen Granula durch Exozytose an den Axonenden in die Umgebung abgegeben und gelangt ins Blut. Die Neurohypophyse ist daher Speicher- und Abgabeort der hypothalamischen Effektorhormone **Oxytocin** und **Adiuretin**.

Außer marklosen Nervenfasern kommen in der Neurohypophyse spezielle Zellen vor, die **Pituizyten**. Es handelt sich um eine nur im Hypophysenhinterlappen vorhandene Gliazellart mit stark verzweigten Fortsätzen. Charakteristisch für Pituizyten sind Fetttropfen und Pigment. Während der Entwicklung kommen in Pituizyten vereinzelte Sekretgranula vor. An die Pituizyten treten neurosekretorische Nervenfasern mit synapsenähnlichen Kontakten heran. Fortsätze von Pituizyten erreichen den perivaskulären Raum.

Gelegentlich sind in der Neurohypophyse im Grenzgebiet zur Pars intermedia der Adenohypophyse Gruppen basophiler Zellen zu finden, die möglicherweise während der Entwicklung aus der Pars distalis eingewandert sind **(Basophileninvasion)**.

## 17.2.3 Histophysiologie

### Hypothalamus und Adenohypophyse

Hypothalamus und Adenohypophyse sind funktionell eng miteinander verknüpft. Zum einen werden im Hypothalamus Steuerhormone für die Adenohypophyse gebildet, zum anderen stehen Hypothalamus und Adenohypophyse gemeinsam unter dem Einfluß der Hormone peripherer endokriner Drüsen (Rückkopplung). Zusätzlich wird das endokrine System des Hypothalamus nerval gesteuert.

**Steuerhormone des Hypothalamus.** Diese werden in der Eminentia mediana bzw. im Hypophysenstiel in die Pfortadergefäße der Hypophyse abgegeben. Von dort gelangen sie mit dem Blut zur Adenohypophyse, wo sie ihre Wirkung entfalten. Zwischen Hypothalamus und Hypophysenvorderlappen besteht eine neurovaskuläre Kette.

Die Entdeckung, Isolierung, Analyse und Synthese von Hypothalamushormonen gehört zu den spannendsten Kapiteln der modernen Medizingeschichte. Mehrfach wurden Nobelpreise für erfolgreiche Arbeiten auf diesem Gebiet vergeben, z. B. an Guillemin, Yallow und Schalley 1977 für die Analyse (Radioimmunoassay) und Synthese verschiedener Peptidhormone (Thyroliberin, Somatostatin). Weitere chemisch charakterisierte Steuerhormone des Hypothalamus sind Kortikoliberin, Melanoliberin und Somatoliberin. Hierbei handelt es sich stets um Polypeptide. Sie werden wegen ihrer Wirkung auch als **regulatorische Polypeptide** bezeichnet. Insgesamt ist die Entdeckung biologisch aktiver Substanzen im Hypothalamus jedoch noch nicht abgeschlossen. So wurden z. B. in den letzten Jahren Polypeptide gefunden, die morphinähnliche Wirkungen haben, die Enkephaline und Endorphine. Als

Vorläufer dieser Substanzen gilt ein als lipotropes Hormon (LPH) bezeichnetes Polypeptid (Einzelheiten s. Lehrbücher der Physiologie und Biochemie).

**Bildung und Freigabe der Steuerhormone** des Hypothalamus stehen unter zahlreichen Einflüssen. Humorale und nervale Mechanismen spielen eine gleichermaßen wichtige Rolle. Dabei wirkt die Konzentration der von den innersekretorischen Drüsen abgegebenen Hormone im Sinne einer negativen Rückkopplung. Weiterhin ist z.B. bekannt, daß Hypoglykämie, Glukagon, Adiuretin, tiefer Schlaf und Dopamin eine stark stimulierende Wirkung auf die Somatoliberin-sekretion haben, während Hyperglykämie die Abgabe hemmt. Die Abgabe von Somatostatin steht dagegen v. a. unter dem Einfluß nervaler Reize aus höheren Zentren. – Für Bildung und Freisetzung der die Prolaktinbildung regulierenden Hypothalamushormone dürften v. a. nervale Reize eine Rolle spielen. Diese kommen durch das Saugen des Säuglings an der Brustwarze zustande. – Von besonderer Bedeutung für die Fortpflanzung ist die Gonadoliberinsekretion, die sowohl nerval als auch hormonal (durch Geschlechtshormone) beeinflußt wird. Beide Faktoren können fördernd, aber auch hemmend wirken. Bei der Frau steht die Gonadoliberinsekretion im Zusammenhang mit der Steuerung des Zyklus (S. 590). Auch die Thyroliberinproduktion wird sowohl nerval als auch hormonell geregelt. Fördernd wirken auf die Thyroliberinbildung und -freisetzung nervale Reize (z.B. ausgelöst durch Kälte), hemmend dagegen metabolische Reize (z.B. Fasten). – Von der Kortikoliberinsekretion im Hypothalamus wird angenommen, daß sie über nervale Impulse in Gang gesetzt wird. Dies ermöglicht dem Organismus eine relativ rasche Reaktion auf Streß durch Stimulierung von Hypophyse und Nebenniere. Gehemmt wird die Sekretion von Kortikoliberin durch Glukokortikoide der Nebennierenrinde (S. 409).

**Die Hormone der Adenohypophyse** (Abb. 17.9) haben sehr unterschiedliche Wirkung. Die eine Gruppe greift unmittelbar *ohne Zwischenschaltung weiterer endokriner Drüsen* **(nicht-glandotrope Hormone)** in die Regulation des Stoffwechsels und die Morphogenese ein; es sind dies

- **Somatotropin** (STH), synonym mit Wachstumshormon (Growth Hormon, GH bzw. Human Growth Hormon, HGH),
- **Prolaktin** (PRL) und

- **melanozytenstimulierendes Hormon** (MSH), dessen Funktion beim Menschen unklar ist.

Die größere Gruppe der Hypophysenhormone hat dagegen *als Zielorgane andere endokrine Drüsen*; sie werden deswegen auch als **glandotrope** Hormone bezeichnet. Es handelt sich um

- **Follitropin** (follikelstimulierendes Hormon: FSH),
- **Lutropin** (luteinisierendes Hormon, LH, bzw. beim Mann interstititalzellenstimulierendes Hormon, ICSH),
- **Thyrotropin** (TSH),
- **Kortikotropin** (adrenokórtikotropes Hormon: ACTH).

FSH, LH und ICSH werden unter der Bezeichnung *Gonadotropin* zusammengefaßt, weil sie auf die primären und sekundären Geschlechtsorgane wirken. TSH und ACTH sind nicht gonadotrope Hypophysenhormone.

**Somatotropin** ist ein Proteohormon mit einer relativen Molekülmasse von ca 21.500, das aus einer Kette von 191 Aminosäuren besteht. Es ist streng artspezifisch (HGH), beeinflußt viele Stoffwechselvorgänge – insbesondere den der Kohlenhydrate und Fette – und stimuliert das Wachstum langer Knochen durch Förderung der enchondralen Verknöcherung. Die Wirkung auf das Knochenwachstum erfolgt allerdings nicht direkt, sondern vielmehr über **Somatomedine**, Polypeptide, die unter dem Einfluß von Somatotropin in Leber und Niere gebildet werden und auf Epiphysenknorpel stimulierend wirken. Außerdem haben Somatomedine insulinartige Aktivitäten.

**Klinischer Hinweis**. Eine übermäßige Bildung von Somatotropin bei Kindern und Heranwachsenden führt zum *Gigantismus (Riesenwuchs)*. Bei Unterproduktion kommt es dagegen infolge mangelhaften Knochenwachstums zum *hypophysären Zwergwuchs*. Hierbei sind die Proportionen des Körpers nicht gestört. Wird beim Erwachsenen zu viel Somatotropin freigesetzt, entsteht das Krankheitsbild der *Akromegalie*, d. h. ein verstärktes Wachstum der Körperenden (z.B. Unterkiefer, Nase, Finger, Füße).

**Prolaktin** ist ein Proteohormon mit einer relativen Molekülmassevon 22.000. Die chemische Struktur ist dem STH ähnlich. Prolaktin setzt in der Schwangerschaft die Entwicklung und später die Sekretion der Milchdrüse in Gang. Zusammen mit anderen Hormonen sorgt Prolaktin nach der Geburt für den Fortbestand der Milchbildung. Da während der Stillzeit der Prolaktinspiegel erhöht und gleichzeitig der

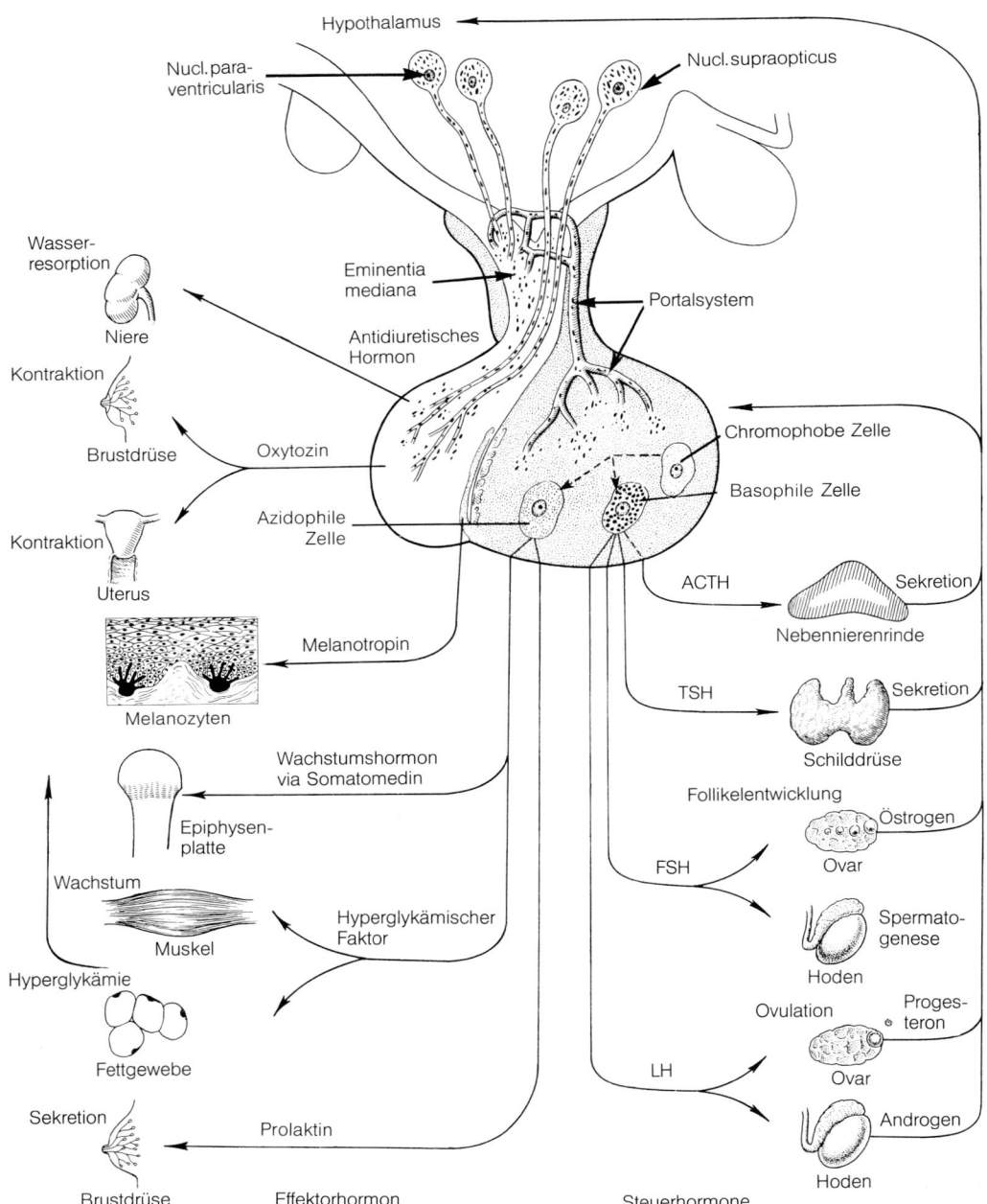

**Abb. 17.9.** Wirkung verschiedener Hypophysenhormone auf Zielorgane. Von peripheren (Ziel-)Organen gebildete Hormone wirken auf Hypothalamus und Hypophyse zurück und regulieren deren Aktivitäten

Gonadotropinspiegel erniedrigt ist, unterbleibt während des Stillens in der Regel die Ovulation, so daß in dieser Zeit meist keine neue Schwangerschaft eintritt. Prolaktin hat auch zerebrale Wirkung und stimuliert mütterliches Verhalten. – Die Plasmaprolaktinspiegel sind bei Mann und Frau etwa gleich hoch; eine spezifische Prolaktinwirkung ist beim Mann jedoch unbekannt.

**Follitropin, Lutropin.** In beiden Fällen handelt es sich um Glykoproteine mit einer relativen Molekülmasse um 30.000. Sie wirken auf die

männlichen und weiblichen Keimdrüsen. Follitropin stimuliert die Follikelentwicklung im Ovar und die Gametogenese im Hoden. Lutropin ist für die Reifung und den Sprung des Graaf- Follikels mit folgender Ovulation sowie für die Entwicklung des Gelbkörpers im Ovar und damit für die Aufrechterhaltung der Progesteronbildung verantwortlich. Beim Mann stimuliert es die Leydig-Zwischenzellen des Hodens, die für die Androgenbildung verantwortlich sind. Einzelheiten über das Zusammenwirken von Hypophysen- und Geschlechtshormonen werden im Zusammenhang mit der Tätigkeit der Gonaden besprochen (S. 590 und 634).

**Thyrotropin**. Es handelt sich um ein Glykoprotein mit einer relativen Molekülmasse um 30.000. Thyrotropin stimuliert die Synthese und Freisetzung von Schilddrüsenhormon.

**Kortikotropin** (ACTH) und **melanozytenstimulierendes** Hormon (MSH). ACTH hat eine relative Molekülmasse von 4.500 und besteht aus 39 Aminosäuren. Es stimuliert die Bildung von Kortikosteroiden (Glukokortikoide, Mineralokortikoide, Androgene) in der Nebennierenrinde. Synthese und Sekretion von ACTH scheinen mit der von MSH und $\beta$-Endorphinen eng gekoppelt zu sein. Gemeinsam haben diese 3 Hormone ein Vorläuferprotein (Proopiomelanocortin), so daß daraus alle 3 Hormone in einer Zelle gebildet werden können.

**Regelmechanismen**. Die Tätigkeit der endokrinen Zellen der Adenohypophyse unterliegt einer doppelten Kontrolle, nämlich einerseits durch Hypothalamushormone, andererseits durch die Hormone der peripheren endokrinen Drüsen, die rückkoppelnd Einfluß auf die Bildung und Freisetzung der Hypophysenvorderlappenhormone nehmen (Abb. 17.9). Für die Wirkung der Hypothalamushormone gilt verallgemeinernd, daß für die Freigabe nichtglandotroper Hormone des Hypophysenvorderlappens sekretionsfördernde und -hemmende hypothalamische Hormone zur Verfügung stehen. Für die Freigabe glandotroper Hormone der Hypophyse sind dagegen nur sekretionsfördernde Hypothalamushormone bekannt. Die Hormone der peripheren endokrinen Drüsen haben eine hemmende Wirkung auf die endokrinen Zellen der Hypophyse. Kompliziert wird die Regelung im Hypothalamus-Adenohypophysen-System dadurch, daß Hormone peripherer endokriner Drüsen auch in der Lage sind, direkt oder indirekt Einfluß auf die Bildung und Freisetzung von Hypotha

lamushormonen zu nehmen und daß schließlich noch nervale Einflüsse die Tätigkeit der neurohormonalen Zellen des Hypothalamus mitbestimmen. So entsteht insgesamt ein außerordentlich komplexes – in vielen Einzelheiten noch unbekanntes –, sehr effektives System. Letztlich dienen die verschiedenen Wechselwirkungen dazu, einerseits bei basalen Lebensvorgängen ein Gleichgewicht aufrechtzuerhalten, andererseits den Organismus für plötzlich eintretende Situationen reaktionsbereit zu machen bzw. den Sollwert des Hormonspiegels im Blut zu verändern (Einzelheiten s. Lehrbücher der Physiologie und Biochemie).

## Hypothalamus und Neurohypophyse

Hypothalamus und Neurohypophyse sind eine morphologische und funktionelle Einheit. Sie sind durch das hypothalamo-neurohypophysäre System fest miteinander verknüpft. Das System beginnt mit Perikarya im Nucleus supraopticus und Nucleus paraventricularis und endet in der Neurohypophyse. Ihre Hormone sind die beiden Nonapeptide

– **Adiuretin** *(Vasopressin)* und
– **Oxytocin** (Abb. 17.9).

Chemisch unterscheiden sich die beiden Hormone lediglich in 2 Aminosäuren voneinander. Die Synthese der Hormone und ihrer Carrier (Neurophysine) erfolgt als Prohormon in den Perikarya der Nervenzellen, von dort wird das Material in neurosekretorische Granula durch die Axone zu den Nervenfaserenden in der Neurohypophyse transportiert und dort freigesetzt. Die Neurohypophyse ist also lediglich Speicher und Abgabeort für die Hormone.

**Adiuretin** dient v. a. der Regulation des osmotischen Druckes und der intravasalen Blutmenge.

Zur Osmoregulation greift Adiuretin an den distalen Tubuli und den Sammelrohren der Niere an und ermöglicht dort eine Wasserresorption. Dies vermindert die Menge des Blasenharns. Bei Anstieg des osmotischen Druckes des Blutes kommt es zu vermehrter Adiuretinfreisetzung. In diesen Fällen werden Osmorezeptoren im Bereich des Nucleus supraopticus und des Nucleus paraventricularis erregt und dadurch die Sekretion von Adiuretin gesteigert. Ob Rezeptorzellen und sezernierende Zellen identisch sind, ist noch nicht endgültig geklärt. Weitere Osmorezeptoren befinden sich im Stromgebiet der V. portae der Leber. Im Tierexperiment bewirkt die Injek

tion hypertonischer Lösungen, daß die Neurohypophyse wesentlich weniger anfärbbares neurosekretorisches Material enthält als in Kontrolltieren. Weiterhin steigt die Adiuretinsekretion an, wenn das intravasale Flüssigkeitsvolumen gering ist, und sinkt, wenn es groß ist. Rezeptoren hierfür liegen im linken Vorhof des Herzens; sie sind Ausgangspunkte des sog. Diuresereflexes nach Gauer und Henry. Im linken und rechten Vorhof wird ebenfalls ein Hormon gebildet, das auf die Volumenhomöostase wirkt (S. 238).

**Klinischer Hinweis**. Da dieser Mechanismus eine übermäßige Zunahme des intrathorakalen Blutvolumens (Gefahr des Lungenödems) durch vermehrte Wasserausscheidung verhindern soll, ist für eine Linksherzinsuffizienz eine Steigerung der Diurese typisch.

Viele zusätzliche Reize sind in der Lage, die Adiuretinsekretion zu vermehren, z. B. Schmerz, Traumen, emotionale Erregung und Drogen, z. B. Morphium und Nikotin. Mit erhöhtem Adiuretinspiegel ist in den Zielorganen eine Zunahme von cAMP verbunden, die über die Adenylatzyklase der Zellmembran gesteuert wird. Zirkulierendes Adiuretin wird schnell inaktiviert – seine Halbwertszeit beträgt beim Menschen ungefähr 18 min. Der Abbau erfolgt v. a. in Leber und Nieren.

**Klinischer Hinweis**. Kommt es bei Schädigungen von Hypothalamus und Neurohypophyse zu einer verminderten Ausschüttung von Adiuretin, tritt Diabetes insipidus auf, eine Erkrankung, bei der die Nieren ihre Fähigkeit verlieren, Harn zu konzentrieren. Menschen, die an dieser Erkrankung leiden, können bis zu 20 l Harn pro Tag ausscheiden (Polyurie) und nehmen gleichzeitig enorme Wassermengen zu sich.

In großen Dosen bewirkt Adiuretin die Kontraktion der glatten Gefäßmuskulatur und steigert dadurch den Blutdruck (vasopressorische Wirkung des Adiuretins). Es greift hauptsächlich an kleinen Arterien und Arteriolen an. Zweifelhaft ist allerdings, ob die intravasale Konzentration hoch genug werden kann, um die Blutdruckhöhe zu beeinflussen.

**Oxytocin** regt die Kontraktion der glatten Muskulatur in der Wand des Uterus während der Kohabitation und bei der Geburt an. Außerdem bewirkt es eine Kontraktion der Myoepithelzellen in den Alveolen und Ausführungsgängen der Milchdrüse. Auslösende Reize sind die Erweiterung der Vagina oder der Cervix uteri sowie das Stillen. Ausschütten von Oxytocin und Steigerung der Tätigkeit der oxytocinbildenden Nervenzellen wird nervös

durch Faserverbindungen im Hypothalamus veranlaßt. Der neurohormonale Reflex, der durch Saugen in Gang gesetzt wird, wird als Oxytocinreflex der Milchabgabe bezeichnet (S. 437).

## 17.3 Epiphyse, Corpus pineale

Die Epiphyse, Corpus pineale, ist ein flaches, konusförmiges Organ (5–8 mm lang, 3–5 mm dick, etwa 150 mg schwer). Sie liegt am hinteren Ende des 3. Ventrikels (Abb. 17.2) und steht mit dem Zwischenhirn durch kurze stielförmige Faserzüge, Habenulae, in Verbindung. Vom 3. Ventrikel ragt ein kurzer Recessus pinealis in das Organ hinein.

### 17.3.1 Histologie

Bedeckt wird die Epiphyse von Pia mater. Von hier aus dringen Bindegewebesepten ins Epiphysengewebe ein. Sie führen Blutgefäße und marklose Nervenfasern. Die Bindegewebesepten unterteilen die Epiphyse in unregelmäßige Lappen.
Das Parenchym der Epiphyse (Abb. 17.10) besteht v. a. aus
– **Pinealozyten** und
– **interstitiellen Zellen** (5%).
Die **Pinealozyten** bilden strangförmige und kugelige Zellgruppen. Zu erkennen sind Pinealzellen an ihrem großen, unregelmäßig geformten oder gelappten Zellkern mit deutlichem Nukleolus. Charakteristisch für ihr Zytoplasma sind ein ausgedehntes, glattes endoplasmatisches Retikulum und viele Mikrovilli. Außerdem kommen viele freie Ribosomen vor, aber nur wenig granuläres endoplasmatisches Retikulum; die Zellen sind schwach basophil. Golgi-Apparat und Mitochondrien sind spärlich entwickelt. Kleine Vesikel (Durchmesser 100 nm) mit und ohne Inhalt kommen vor. Zusätzlich treten Fetttropfen und lipochrome Pigmente auf, sowie Synaptic ribbons, spezielle Strukturen, die der interzellulären Kommunikation dienen sollen. Bei Imprägnationen mit Silbersalzen zeigt sich, daß Pinealozyten lange, gewundene Fortsätze haben, die an Gefäße herantreten und bis in die Bindegewebesepten reichen können. Die Fortsätze enden mit Auftreibungen. Insgesamt werden Pinealozyten zu

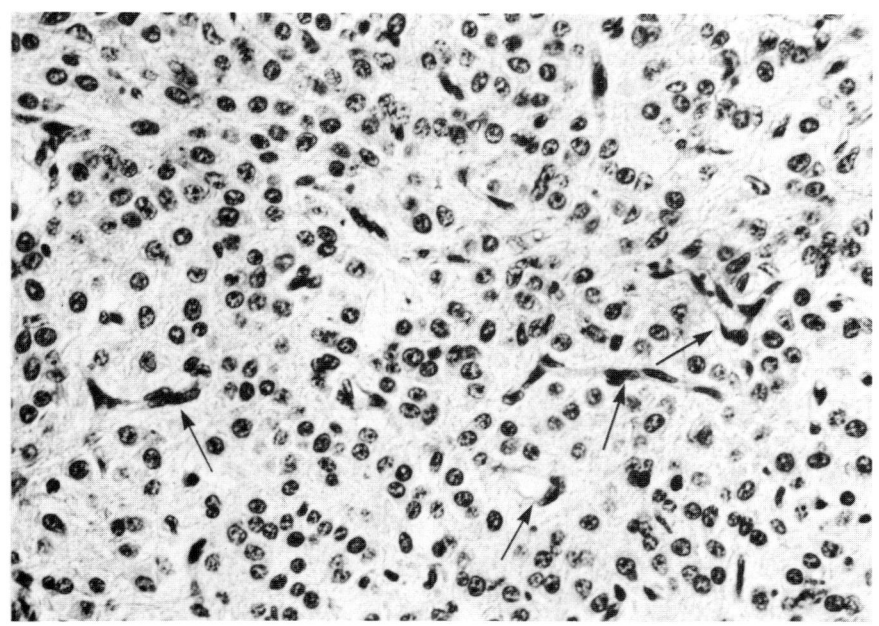

**Abb. 17.10.** Epiphyse. Die *Pfeile* zeigen auf Blutgefäße, die die Zellstränge umgeben

den parakrinen Zellen (S. 373) gerechnet; ihre Produkte sind Gewebehormone.

Die **interstitiellen Zellen** liegen zwischen den Pinealozytensträngen und perivaskulär. Sie färben sich intensiver als die Pinealozyten. Charakteristisch sind längliche Kerne und lange Zytoplasmafortsätze mit vielen feinen Filamenten (Durchmesser 5 –6 nm). Sie ähneln in ihrer Feinstruktur Astrozyten und werden als eine Art Glia aufgefaßt.

Zusätzlich kommen in der Epiphyse typische **Glia-** und **Mastzellen** vor. Mastzellen sind wahrscheinlich für den hohen Histamingehalt der Epiphyse verantwortlich.

Die **Nervenfasern** der Epiphyse verlieren ihre Markscheiden beim Eintritt in das Organ. Sie kommen in großer Zahl vor und bilden mit Pinealozyten Synapsen. Die Nervenendigungen führen viele kleine, noradrenalinhaltige, synaptische Bläschen (Durchmesser 40 nm). Wahrscheinlich handelt es sich bei den Nerven der Epiphyse überwiegend um postganglionäre, sympathische Fasern, die aus dem oberen Halsganglion stammen. Sie enthalten außer Noradrenalin noch Serotonin, das auch in Pinealozyten vorkommt. Bei Primaten werden in der Epiphyse auch parasympathische Fasern gefunden.

Im **Alter** vermehrt sich das Bindegewebe der Epiphyse und es bilden sich extrazelluläre

Kalkkörper, *Acervulus*, Hirnsand. Diese Kalkkörper sind in Röntgenbildern deutlich zu erkennen und sie werden häufig zur röntgenologischen Orientierung benutzt.

## 17.3.2  Histophysiologie

Die Epiphyse hat sich während der Phylogenie stark verändert. Ursprünglich war sie Sinnesorgan und endokrine Drüse. So besitzen Epiphysen bei niederen Vertebraten (Amphibien) Photorezeptoren, die den Stäbchen und Zapfen der Retina weitgehend ähneln. Beide Strukturen ragen apikal in ein Epiphysenlumen vor; basal bilden die Rezeptoren mit Nervenfasern Synapsen. Die Zellen sprechen auf Belichtung an (Parietalauge). Im Laufe der stammesgeschichtlichen Entwicklung hat das Pinealorgan dann schrittweise seine Funktion als Sinnesorgan verloren und ist zu einer ausschließlich endokrinen Drüse geworden.

Das Hormon der Epiphyse ist das **Melatonin**. Es entsteht aus Serotonin unter Mitwirkung des Enzyms Hydroxyindol-O-Methyltransferase, das nur in der Epiphyse vorkommt. Bei Amphibien ruft Melatonin eine Aggregation von Melaningranula in den Melanozyten hervor, so daß es zu einer Abblassung der Hautfarbe kommt; Melatonin ist bei Amphibien

also ein Antagonist zum Melanotropin des Hypophysenvorderlappens. Bei Säugern und Menschen dürfte Melatonin vielseitiger wirken. Insbesondere hat es einen antigonadotropen Einfluß auf die Hypothalamus-Hypophysen-Gonaden-Achse (S. 591).

**Klinischer Hinweis.** Der erste Hinweis auf die Bedeutung der Epiphyse für die Funktion der Keimdrüsen kam von jugendlichen Patienten, deren Epiphysen durch Tumoren zerstört waren. Bei diesen Kindern trat eine vorgezogene Pubertät (Pubertas praecox) und Keimdrüsenhypertrophie auf.

Nach heutiger Auffassung nimmt die Epiphyse auf alle endokrinen Organe Einfluß. Dabei hat das Melatonin stets hemmende Wirkung. Auch reguliert die Epiphyse die Aktivität des Sympathikus. Unter diesem Aspekt ist die Epiphyse ein Zentrum der neurovegetativen Regulation. Der Regelkreis soll damit beginnen, daß die Epiphyse auf Reize aus dem Sympathikus durch vermehrte Melatoninbildung und -freisetzung antwortet, das dann die Funktion verschiedener endokriner Drüsen modifiziert. Rückkoppelnd werden wieder die Zentren des Sympathikus beeinflußt.
Dann wird die Epiphyse mit der Steuerung der endogenen Rhythmik des Körpers in Verbindung gebracht (biologische Uhr). In Abhängigkeit von der Hell- und Dunkelperiode unterliegen die in der Epiphyse gebildeten Melatonin- und Serotoninmengen tagesrhythmischen Veränderungen. Offenbar vermag Belichtung die Aktivität der Hydroxyindol-O-Methyltransferase zu mindern und dadurch die Melatoninsynthese zu senken.

## 17.4 Schilddrüse, Glandula thyroidea

Die Schilddrüse ist U-förmig, wiegt etwa 25–30 g und besteht aus 2 seitlich des Kehlkopfes angeordneten Lappen, Lobi, die über ein Mittelteil (Isthmus) miteinander verbunden sind (Abb. 17.11). Der Isthmus liegt vor dem 2. bis 4. Trachealknorpel. Entwicklungsgeschichtlich stammt die Schilddrüse aus dem Entoderm des Bodens des Kiemendarms. Hierauf weist der gelegentlich vorhandene Lobus pyramidalis der Schilddrüse hin. Umgeben wird die Schilddrüse von einer doppelten Organkapsel, von denen die äußere derber ist (Capsula fibrosa) als die innere.

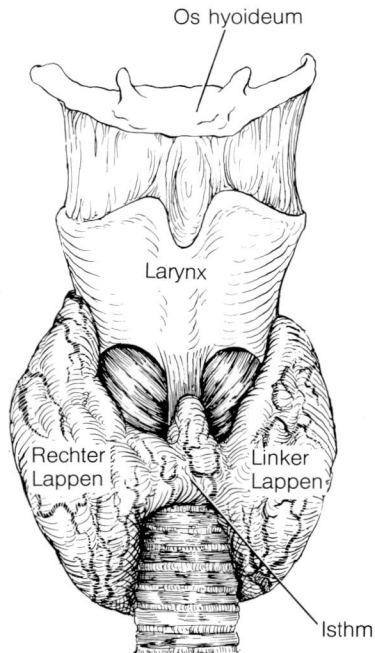

**Abb. 17.11.** Menschliche Schilddrüse [Wiedergegeben mit Erlaubnis von Ganong WF (1979) Review of Medical Physiology, 9th edn. Lange]

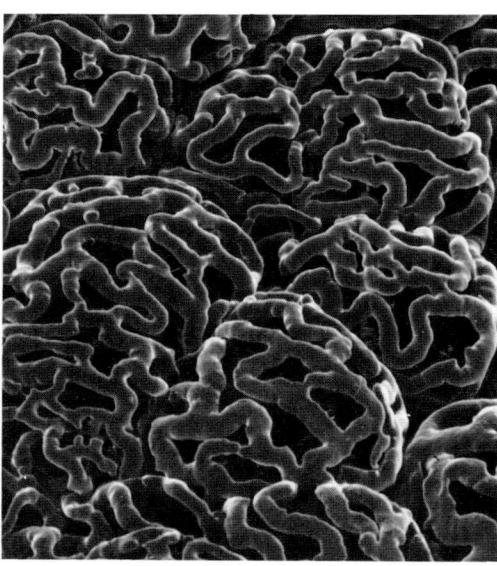

**Abb. 17.12.** Jeder Schilddrüsenfollikel ist korbartig von Blutkapillaren umgeben. Korrosionspräparat. Rasterelektronenmikroskopische Aufnahme. Vergr. 450fach. (Freundlichst überlassen von Fujita H., Osaka)

## 17.4.1 Histologie

Von der inneren Organkapsel aus ziehen Bindegewebezüge (Septen) ins Organinnere und unterteilen die Schilddrüse in Läppchen, Lobuli. Schließlich umgibt ein aufgelockertes, hauptsächlich aus retikulären Fasern bestehendes Bindegewebe die einzelnen *Schilddrüsenfollikel*, Folliculi, die in ihrer Gesamtheit das Parenchym der Schilddrüse ausmachen. Das Bindegewebe ist sehr blut- und lymphgefäßreich. Um die Follikel herum liegt ein dichtes Netzwerk aus Blut- und Lymphkapillaren (Abb. 17.12). Die Endothelzellen der Blutkapillaren sind, wie in anderen endokrinen Organen, gefenstert. Dies dürfte wesentlich den Stoffaustausch zwischen Blut und Umgebung sowie die Hormonaufnahme ins Blut erleichtern. Im Bindegewebe kommen zahlreiche Nerven vor.

Die **Schilddrüsenfollikel** sind die charakteristischen Baueinheiten der Schilddrüsen. Ihr Durchmesser beträgt 0,1–0,5 mm (bis zu 0,9 mm). Sie bestehen aus einem einschichtigen Epithel, das einen mit Kolloid gefüllten Innenraum umschließt (Abb. 17.13). Die Schilddrüsenfollikel sind in der Regel rund (bläschenförmig) oder oval, können aber auch gestreckt (schlauchförmig) sein. Im Extremfall können Schilddrüsenfollikel zusammengefallen sternförmig aussehen. Im einzelnen bestehen zwischen den Follikeln große, funktionell bedingte Unterschiede in bezug auf ihren Durchmesser, die Höhe des Follikelepithels und die Dichte des Kolloids.

### Follikelepithelzellen

Die Follikelepithelzellen liegen überall einer Basalmembran auf. Ihre Höhe schwankt zwischen platt bis kubisch und hochprismatisch (Abb. 17.13). Liegt ein Plattenepithel vor, findet in diesen Zellen eine Hormonbildung statt, die den normalen Nachschub an Schilddrüsenhormonen deckt. Wird jedoch die Synthese von Schilddrüsenhormonen stimuliert, wird das Follikelepithel bemerkenswert höher. Begleitet wird dies von einer Abnahme der Kolloidmenge und einer Verringerung der Follikelgröße.

Der **Feinbau** der Follikelepithelzellen (Abb. 17.14) zeigt Charakteristika von Zellen, die gleichzeitig synthetisieren, sezernieren, reabsorbieren und Proteine abbauen. Basal ist das Plasmalemm eingefaltet und trägt Thyrotropinrezeptoren. Es folgt, gleichfalls basal, relativ viel RER. Der Zellkern ist i. allg. rund und liegt in der Mitte der Zelle. Apikal finden sich ein deutlich erkennbarer Golgi-Apparat

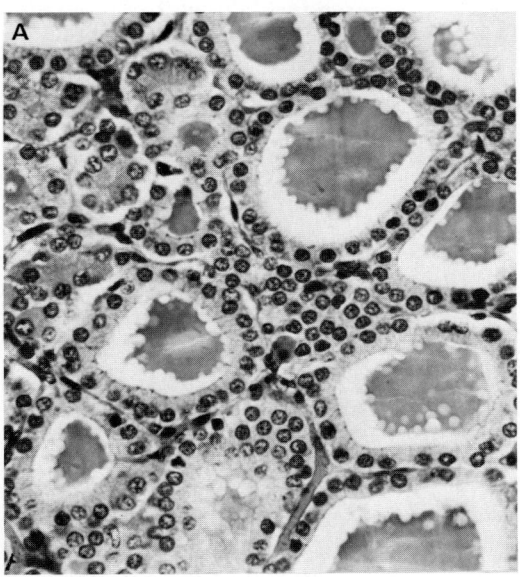
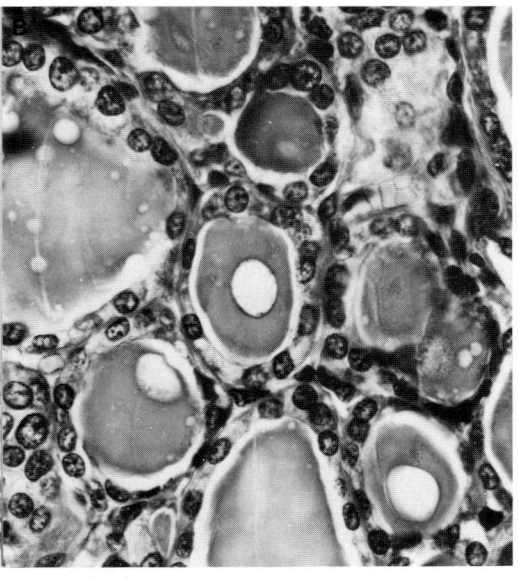

**Abb. 17.13 A, B.** Schilddrüse. Die Höhe der Follikelepithelzellen und das Aussehen des Kolloids weisen darauf hin, daß der links (**A**) abgebildete Schnitt (Vergr. 200fach) von einer aktiven Schilddrüse höherer Aktivität stammt als der rechte (**B**) (Vergr. 400fach). HE.

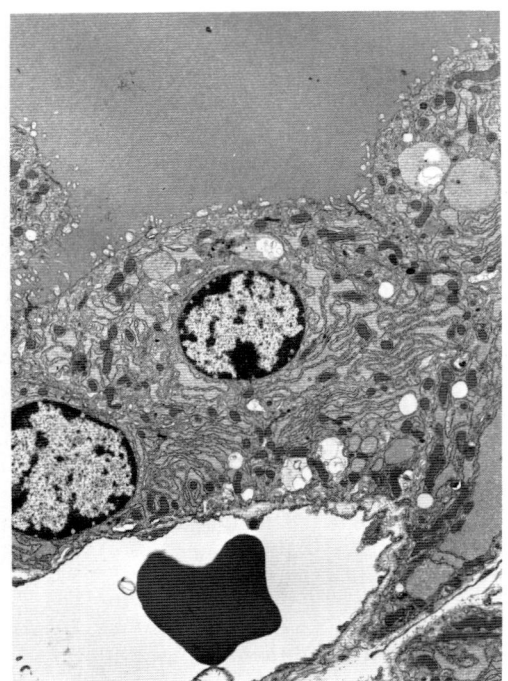

**Abb. 17.14.** Follikelepithelzellen der Maus. Vergr. 4000 fach. (Freundlichst überlassen von Fujita H., Osaka)

und Sekretgranula, deren Inhalt dieselben Färbeeigenschaften hat, wie das Follikelkolloid. Außerdem liegen im oberen Teil der Zelle viele Lysosomen (Durchmesser 0,5–0,6 mm) und in der Regel große, helle Phagosomen. Mitochondrien und einzeln gelegene gestreckte Zisternen des RER und Ribosomen sind im ganzen Zytoplasma verteilt; deswegen sind Follikelepithelzellen leicht basophil. An der apikalen Zelloberfläche treten in geringer Zahl Mikrovilli auf und in der Resorptionsphase größere Protrusionen. Untereinander sind die Follikelepithelzellen durch ein Schlußleistennetz aus Haftkomplexen verbunden, die nahe der Follikellichtung liegen.

Das **Kolloid** in den Schilddrüsenfollikeln ist gelatinös homogen. Es besteht aus *Thyroglobulin* (s. unten, relative Molekülmasse 660.000), einem Glykoprotein. Deshalb läßt sich das Kolloid mit der PAS-Reaktion kräftig rot darstellen. Färberisch-histologisch ist das Kolloid – funktionsbedingt (s. unten) – teils basophil, teils azidophil. Häufig ist es – als Fixierungsartefakt – von den Follikelepithelzellen abgelöst. Unabhängig davon kommen sog. Randvakuolen vor, bei denen es sich um Aussparungen durch Protrusionen der Follikelepithelzellen handelt (s. oben).

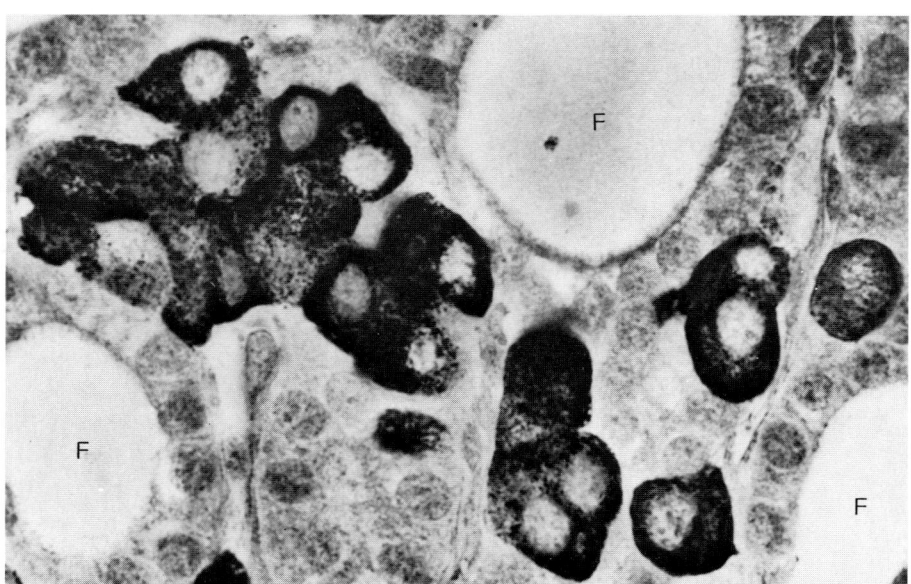

**Abb. 17.15.** Schilddrüse vom Hund. Bei den intensiv reagierenden Zellen handelt es sich um C-Zellen. Silberimprägnation; *F* Lumen eines Schilddrüsenfollikels. Die Silberimprägnation ist eine Art Negativ zur HE-Färbung, insofern bei Silberimprägnation die parafollikulären Zellen intensiv, bei der HE-Färbung aber hell gefärbt werden. Vergr. 800 fach (Freundlichst überlassen von Kameda F.)

## C-Zellen

In der Follikelwand, noch innerhalb der Basalmembran des Follikels, ohne Kontakt zum Kolloid, kommen bei Routinefärbungen (z. B. HE) hell aussehende sog. **parafollikuläre** oder **C-Zellen** vor. Sie sind größer als die Follikelepithelzellen, haben Keulenform und bilden häufig kleine Gruppen. Je Schilddrüsenfollikel ist mit 3–5 C-Zellen zu rechnen. C-Zellen werden auch einzeln oder zu mehreren im interfollikulären Bindegewebe gefunden (Abb. 17.15). C-Zellen treten v. a. in den dorsolateralen Anteilen der beiden Schilddrüsenlappen auf. Ihre färberische Darstellung gelingt mit Spezialmethoden, z. B. durch Silberimprägnation oder histochemisch mittels Katecholaminfluoreszenz bzw. immunhistochemisch. In ihrem Feinbau fallen C-Zellen durch Sekretgranula (Durchmesser 200–300 nm) mit elektronendichtem Inhalt und parallel geschichtetem Ergastoplasma mit schmalen Zisternen auf (Abb. 17.16). Sie gehören zu den APUD-Zellen (S. 136) und sind aus dem Ultimobranchialkörper in die Schilddrüse eingewandert. Die Granula der C-Zellen enthalten **Kalzitonin, Somatostatin, Serotonin** und **Dopamin.**

## 17.4.2 Histophysiologie

Die Hormone der Schilddrüse sind
– **Thyroxin** (T$_4$) und **Trijodthyronin** (T$_3$) sowie
– **Kalzitonin.**
**Thyroxin** und **Trijodthyronin** sind Aminosäurederivate. Ihre Synthese erfolgt aus dem im Thyroglobulin gebundenen Tyrosin z. T. in den Follikelepithelzellen und weiter extrazellulär im Kolloid der Follikelhöhle. Das Außergewöhnliche an diesem Organ ist, daß es Hormone in großer Menge extrazellulär speichert (Stapel- oder Speicherdrüse). Die Hormone liegen dort in inaktiver Form vor. Beim Menschen enthalten die Follikel genug Thyroxin und Trijodthyronin, um den Organismus damit für 10 Monate zu versorgen.
**Kalzitonin** ist ein Polypeptid mit 32 Aminosäuren. Es wird in den kalzitoninbildenden Zellen produziert und bei Bedarf – ohne vorherige Speicherung – ausgeschüttet.

### Thyroxin und Trijodthyronin

**Synthese und Speicherung.** Die Vorgänge bei Synthese und Speicherung von Thyroxin und

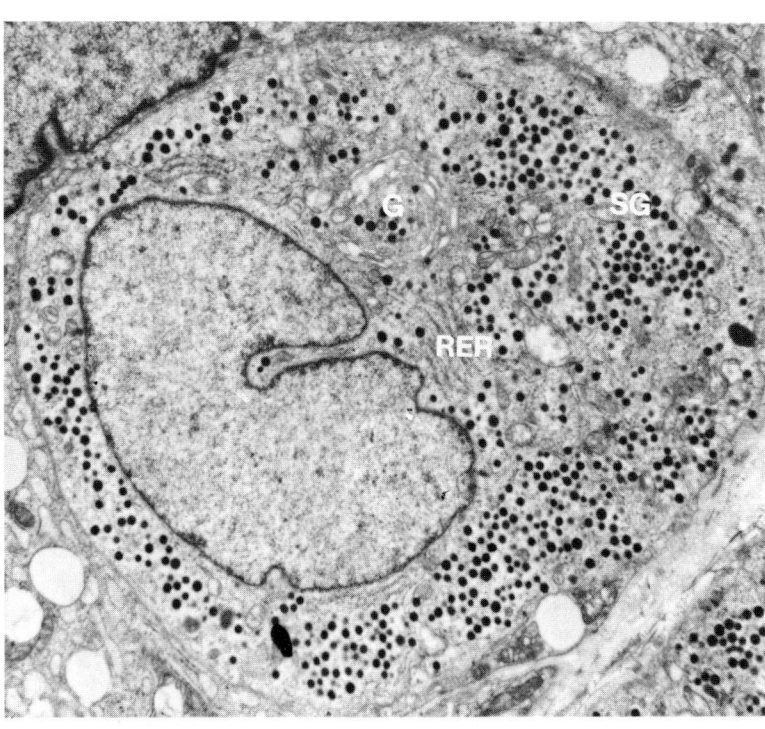

**Abb. 17.16.** Elektronenmikroskopische Aufnahme einer kalzitoninbildenden (C-)Zelle. *SG* Sekretgranula, *G* Golgi-Region, *RER* rauhes endoplasmatisches Retikulum. Vergr. 5.000fach

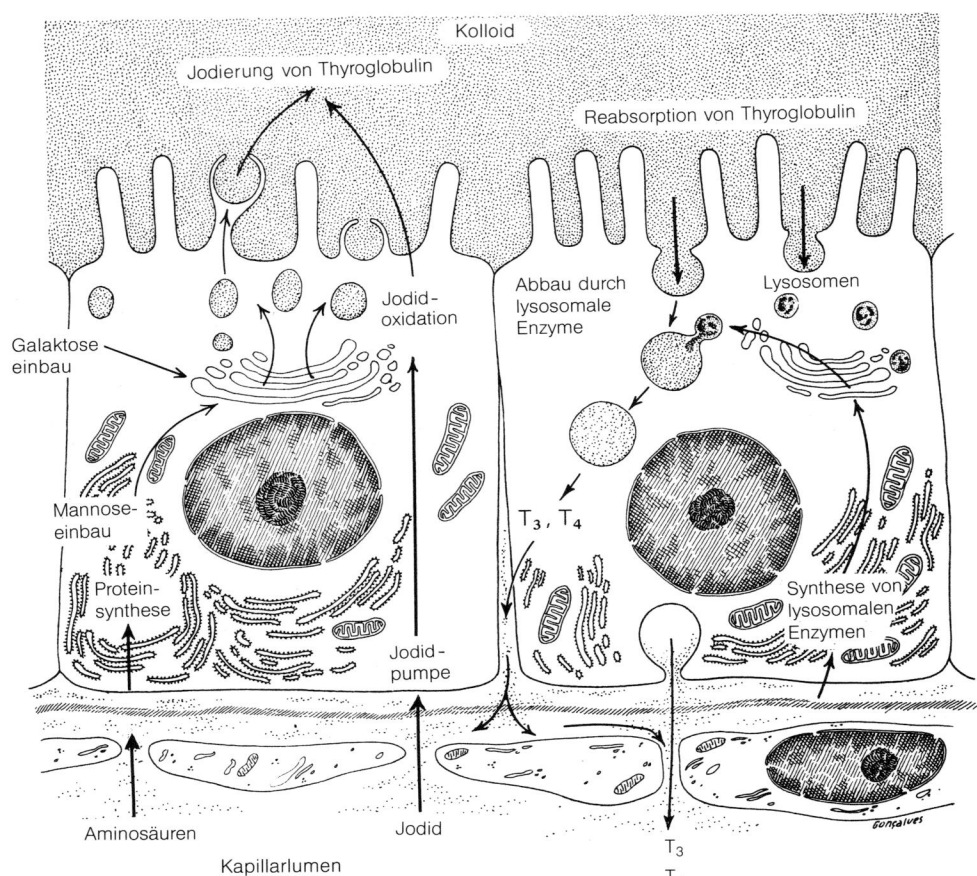

**Abb. 17.17.** Schematische Darstellung von Synthese und Jodierung von Thyroglobulin *(links)* sowie dessen Reabsorption und Verdauung *(rechts)*. Beide Vorgänge spielen sich in vivo in jeder Follikelepithelzelle ab

Trijodthyronin lassen sich aufgliedern in (Abb. 17.17)
– *Synthese von Thyroglobulin,*
– *Aufnahme von Jodid aus dem Blut,*
– *Aktivierung von Jodid,*
– *Jodierung der Tyrosinreste des Thyroglobulins.*

**Synthese des Thyroglobulins.** Sie erfolgt in einer für Exportproteine typischen Weise (S. 129). Die Vorgänge lassen sich autoradiographisch unter Verwendung von tritiertem Leuzin erfassen, einer Aminosäure, die im Thyroglobulin reichlich vorkommt (Abb. 17.18). Im endoplasmatischen Retikulum erfolgt die Proteinsynthese, wo gleichzeitig Mannose als ein Kohlenhydratanteil des Thyroglobulins an das Protein gebunden wird. Nach Transport in den Golgi-Apparat wird dort Galaktose eingebaut. Anschließend wird das Thyroglobulin in größere Bläschen verpackt und

gelangt zur Freisetzung durch Exozytose an die apikale Oberfläche der Zelle.
**Aufnahme von Jod.** Jod stammt aus der Nahrung und wird, sofern es nicht ausgeschieden wird (2/3), überwiegend von den Follikelepithelzellen der Schilddrüse als Jodid aus dem Blut aufgenommen. Andere Organe, die Jodid in geringer Menge aufnehmen, sind Speicheldrüsen, Magen, Brustdrüse. Die Jodidaufnahme erfolgt aktiv an der basalen Zytoplasmamembran durch eine Jodidpumpe. Diese wird durch Thyrotropin (TSH) der Adenohypophyse stimuliert. Sie kann durch Perchlorat, Rhodanid und Thiozyanat gehemmt werden, Verbindungen, die mit Jodid konkurrieren.

**Klinischer Hinweis.** Es gibt Schilddrüsenerkrankungen auf genetischer Grundlage, bei denen die Jodidpumpe nicht funktioniert, so daß die Aufnahme von Jod in die Follikelepithelzellen unterbleibt.

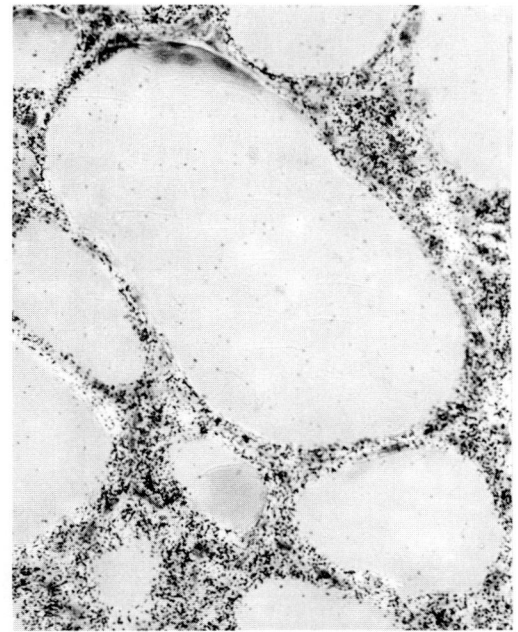

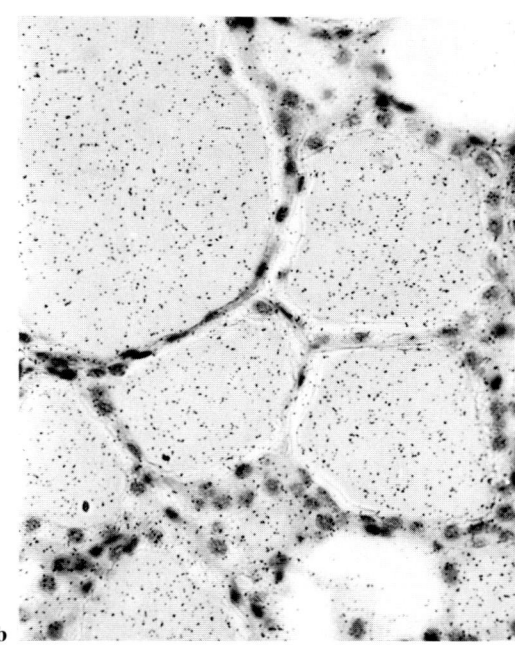

**Abb. 17.18a,b.** Autoradiographie der Schilddrüsen von Ratten, die markiertes Leuzin erhalten haben. **a** Der Tracer wurde 30 min vor der Untersuchung injiziert. Die Radioaktivität (Silberkörnchen) liegt hauptsächlich über den Schilddrüsenzellen. **b** Die Untersuchung wurde 45 Tage nach Gabe der markierten Aminosäure durchgeführt. Die gesamte Radioaktivität befindet sich im Kolloid (Thyroglobulin). Vergr. 385fach

*Aktivierung von Jod.* In dieser Phase wird Jodid in Jod (elementares Jod oder $J_2$) überführt. Für die Oxidation des Jodids ist das Enzym Peroxidase verantwortlich, das histochemisch im endoplasmatischen Retikulum nachgewiesen werden kann. Jod wird an eine Jodtransferase gebunden und in das Follikellumen abgegeben.

**Klinischer Hinweis.** Es gibt Formen der genetischen Dysfunktion der Schilddrüse, die auf Mangel an Peroxidase beruhen. Andererseits ist es möglich, Peroxidase bei Überfunktion der Schilddrüse pharmakologisch zu hemmen, z.B. durch Derivate von Thioharnstoff und Merkaptoimidazol. Diese Pharmaka verhindern gleichzeitig den Einbau von Jod in Tyrosin (s. unten).

*Jodierung der Tyrosinreste des Thyroglobulins.* Die sich hierbei abspielenden Vorgänge finden extrazellulär statt, wohl an der äußeren, dem Follikellumen zugewandten Oberfläche der Follikelepithelzellen, sie erfolgen nichtenzymatisch. Morphologisch können sie autoradiographisch unter Verwendung von [125]J erfaßt werden. Prinzipiell reagiert bei der Jodierung Jod mit Tyrosinresten des Thyroglobulins. Voraussetzung ist, daß Thyroglobulin in der richtigen Konformation vorliegt. Zunächst entsteht eine Monojodkomponente, das Monojodtyrosin (MIT); es folgt die Bildung einer Dijodkomponente, das Dijodtyrosin (DIT). 2 Dijodtyrosinmoleküle reagieren im Peptidverband unter Übertragung eines Dijodphenylrestes zum Tetrajodthyronin *(T₄)*, das ist das Schilddrüsenhormon *Thyroxin.* Gleichzeitig entsteht als weiteres Schilddrüsenhormon, wenn auch in geringer Menge, *Trijodthyronin (T₃)*; wahrscheinlich kommt es durch Kondensation von Monojodtyrosin mit Dijodtyrosin zustande (s. Lehrbücher der physiologischen Chemie). Die Kondensationsreaktion findet anaerob unter Energieverbrauch statt.

**Klinischer Hinweis.** Wird bei einer Erkrankung abnormes Thyroglobulin gebildet, ist die Synthese von Schilddrüsenhormon ungenügend.

*Freisetzung von Thyroxin und Trijodthyronin.* Die Schilddrüsenhormone bleiben, bis sie benötigt werden, im Innenraum der Follikel im Thyroglobulin gebunden. Dort sind sie inaktiv. Bei Bedarf nehmen Schilddrüsenzellen Kolloid durch Endozytose auf, nachdem an der Oberfläche pseudopodienartige Zytoplasmaausstülpungen entstanden sind. Im Zytoplasma

verschmelzen die kolloidhaltigen Bläschen mit Lysosomen; es entstehen Phagolysosomen. Dort werden die Peptidbindungen zwischen jodierten Resten und dem Thyroglobulin durch Proteasen gelöst und Monojodtyrosin, Dijodtyrosin, Trijodthyronin und Thyroxin ins Zytoplasma freigesetzt. Allerdings scheinen einige Bläschen mit Thyroglobulin dem Abbau zu entgehen, denn es kann in Lymphgefäßen etwas Thyroglobulin nachgewiesen werden. Monojodtyrosin und Dijodtyrosin werden im Zytoplasma enzymatisch durch Jodtyrosindehalogenase zerlegt; das dabei freigesetzte Jodid und das Tyrosin werden wieder verwendet. Demgegenüber gelangen Thyroxin und Trijodthyronin durch die Zellmembran und den Extrazellularraum in die Kapillaren, und zwar pro Tag etwa 100 µg Thyroxin und 40 µg Trijodthyronin. Im Blut werden die Hormone sofort an (verschiedene) Transportproteine gebunden. Dort beträgt ihre Halbwertszeit 7 Tage ($T_4$) bzw. 1 Tag ($T_3$); damit gehören die Schilddrüsenhormone zu den langlebigsten Hormonen im Blutkreislauf.

Im Blut bestehen etwa 90% der zirkulierenden Schilddrüsenhormone aus Thyroxin. Erheblich wirksamer ist jedoch von den beiden Schilddrüsenhormonen Trijodthyronin. Es wird angenommen, daß Tetrajodthyronin (Thyroxin) an den Zielzellen durch Abspaltung von Jod in Trijodthyronin überführt wird; demnach wäre *Thyroxin ein Vorhormon* für das wirksamere Trijodthyronin. – Der Abbau von Schilddrüsenhormon erfolgt in Leber, Milz und Niere.

**Regulierung der Schilddrüsentätigkeit** (Abb. 17.19). Die Aktivität der Follikelepithelzellen der Schilddrüse wird durch Thyrotropin (TSH) der Adenohypophyse und nervös kontrolliert. Thyrotropin aktiviert praktisch alle Stufen der Hormonbiosynthese und Sekretion: Synthese von Thyroglobulin, Aufnahme und Oxidation von Jodid, Synthese von thyroglobulingebundenem Tri- und Tetrajodthyronin, Endozytose von Schilddrüsenkolloid, proteolytische Freisetzung und Abgabe der fertigen Hormone ins Blut. Die Wirkung dürfte über das Adenylatzyklasesystem der Follikelepithelzelle zustande kommen. Außerdem hat TSH auch eine trophische Wirkung auf das Follikelepithel, so daß funktionsbedingte Unterschiede im Erscheinungsbild der Follikel zustande kommen.

Zu unterscheiden sind
– *Follikel in Ruhe.* Sie sind relativ groß, ihre Follikelepithelzellen sind platt oder kubisch, das Kolloid ist azidophil.

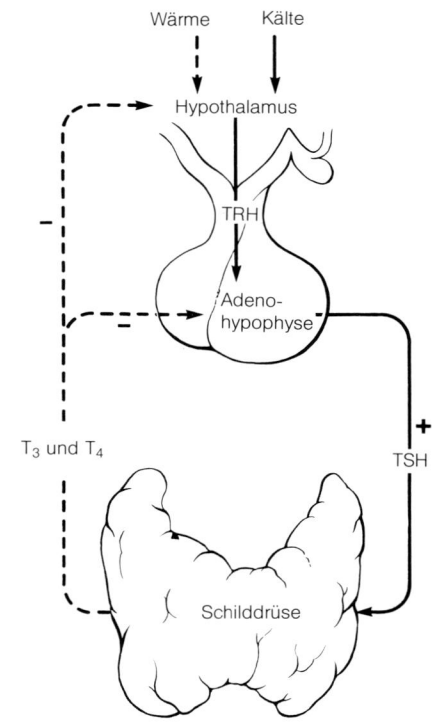

**Abb. 17.19.** Regelvorgänge bei der Steuerung der Schilddrüsenfunktion. Die *ausgezogenen Linien* geben Stimulierung, die *unterbrochenen Linien* Hemmung an. Thyrotropin-Releasing-Hormon (TRH) des Hypothalamus setzt die Sekretion von Thyrotropin (TSH) im Hypophysenvorderlappen in Gang. TSH stimuliert Synthese und Abgabe der Hormone $T_3$ und $T_4$ in der Schilddrüse. Die Schilddrüsenhormone wirken einerseits auf periphere Gewebe, regulieren andererseits die Abgabe von TRH und TSH durch Hypothalamus und Hypophysenvorderlappen durch eine negative Rückkopplung mit. Außerdem wird die Tätigkeit der TRH-bildenden Neurone des Hypothalamus nervös beeinflußt, z. B. durch Erregung von Wärme- und Kälterezeptoren

– *aktivierte Follikel.* Sie haben einen geringeren Durchmesser, das Follikelepithel ist hoch, das Kolloid ist basophil, es treten vermehrt Randvakuolen auf.
– *Zwischenphasen.* Zwischen den beiden Extremen gibt es alle Übergangsstadien, die mit einer Steigerung der Kolloidproduktion eingeleitet werden.

Zwischen Schilddrüsentätigkeit und ihren zentralen Steuerorganen (Hypothalamus und Adenohypophyse, S. 378, 383) besteht eine enge Rückkopplung. Thyroxin und Trijodthyronin wirken auf Hypothalamus und Adenohypophyse hemmend. Nimmt die Kon-

zentration der zirkulierenden Schilddrüsenhormone zu, wird die hypothalamische TRH-Sekretion gesenkt und gleichzeitig die Ansprechbarkeit der Thyrotropin-bildenden Zellen der Adenohypophyse für TRH vermindert. Bei niedrigem Thyroxinspiegel wird die negative Rückkopplung in Hypothalamus und Adenohypophyse unwirksam und es kommt wieder zu vermehrter Ausschüttung von TRH und TSH. Gesteigert wird die TSH-Sekretion auch durch Kälte, die auf nervösem Wege die Bildung von TRH im Hypothalamus stimuliert. Schließlich wirken noch die Geschlechtshormone über das Hypothalamus- Hypophysen-System auf die Schilddrüse ein.

**Klinischer Hinweis.** Plasmazellen bzw. Lymphozyten können ein Immunglobulin bilden, das eine dem TSH ähnliche Wirkung hat. Diese Long Acting Thyrotropic Substance (LATS) wird aber nicht über einen Rückkoppelungsmechanismus gesteuert, so daß eine Überfunktion der Schilddrüse (*Hyperthyreose*, Morbus Basedow) entsteht.

Auf lokaler Ebene kontrolliert die Jodkonzentration die Schilddrüsenfunktion. Je größer der organische Jodpool ist, um so geringer ist der Jodtransport; je höher die Jodidkonzentration in den Follikelzellen ist, um so weniger Jod wird ins Kolloid freigesetzt. Die Jodidkonzentration beeinflußt auch die Ansprechbarkeit der Follikelzellen auf TSH.

Auch nervöse Reize können die Schilddrüsenfunktion direkt beeinflussen. Die zahlreichen sympathischen und parasympathischen Nerven der Schilddrüse haben einerseits vasomotorische Funktion, andererseits treten adrenerge Nerven direkt an Follikelzellen heran. Offenbar wirken sie insbesondere auf den Jodstoffwechsel der Schilddrüsenzellen.

**Wirkungen von Thyroxin und Trijodthyronin.** Thyroxin und Trijodthyronin wirken bei der Regulation des Stoffwechsels mit. Sie steigern die $O_2$-Aufnahme und den $O_2$-Verbrauch bei stoffwechselaktiven Organen. Morphologisch äußert sich dies dadurch, daß unter dem Einfluß von Schilddrüsenhormonen die Zahl der Mitochondrien und deren Cristae in den Zielorganen zunehmen. Gleichzeitig wird die mitochondriale Proteinsynthese gesteigert und der Proteinabbau vermindert. Insgesamt wird durch diese beiden Schilddrüsenhormone der Energieumsatz und die Wärmeproduktion auf einem bestimmten Niveau gehalten; Thyroxin und Trijodthyronin haben eine sog. kalorigene Wirkung. Mangel an Thyroxin (Hypothyreose, s. unten) senkt den Stoffwechsel bis auf etwa 50%, eine Überproduktion steigert ihn be-

trächtlich. In diesem Zusammenhang sekundäre Effekte sind die Einflüsse der Schilddrüsenhormone auf die Kohlenhydrataufnahme aus dem Dünndarm und auf die Steuerung des Körpergewichts. Schilddrüsenhormone beeinflussen aber auch die Wirksamkeit anderer Hormone durch Stimulierung des Adenylatzyklasesystems. Während der prä- und postnatalen Entwicklung spielen die Schilddrüsenhormone eine große Rolle bei der Reifung des Gehirns und beim Knochenwachstum. – Offen ist bisher der zelluläre Wirkungsmechanismus von Thyroxin und Trijodthyronin. Es wird diskutiert, daß sie über Rezeptorproteine im Zytosol wirken und direkt an der DNA angreifen.

**Klinische Hinweise.** Es gibt zahlreiche Erkrankungen, die auf Überfunktion (*Hyperthyreose*) und Unterfunktion (*Hypothyreose*) der Schilddrüse zurückgehen. In beiden Fällen kann es zu einer Schilddrüsenvergrößerung (*Struma*, Schilddrüsengewicht über 60 g) kommen. Erkrankungen der Schilddrüse können ihre Ursachen in Störungen der Schilddrüse selbst, der Hypophyse oder des Hypothalamus haben. Die bekannteste Hyperthyreose ist der *Morbus Basedow* der mit einer enormen Steigerung der Synthese und Sekretion von Thyroxin und Trijodthyronin verbunden ist. Hervorstechende Symptome sind Struma, Exophthalmus (Glotzauge) sowie Stoffwechselstörungen (u.a. Gewichtsabnahme, leichte Ermüdbarkeit, Nervosität). – Hypothyreosen sind Erkrankungen infolge ungenügender Synthese von Schilddrüsenhormonen. Es gibt zahlreiche Erscheinungsformen. Häufig ohne klinische Beschwerden verläuft der *Jodmangel-* oder *endemische Kropf*. Durch ungenügende Jodzufuhr in der Nahrung kommt es zunächst zu einer verminderten Synthese von Schilddrüsenhormonen. Dies ruft vermehrte Sekretion von TSH aus der Hypophyse hervor, dessen trophischer Effekt eine starke Vergrößerung des Schilddrüsengewebes verursacht. Erhebliche Folgen hat dagegen eine Hypothyreose, die zum *Myxödem* führt: Erniedrigung des Grundumsatzes, ungewöhnliche Kälteempfindlichkeit, teigige Schwellung der Haut sowie körperliche und geistige Trägheit. Besteht während der Entwicklung ein Mangel an Schilddrüsenhormon, kommt es zum *Kretinismus* (Minderwuchs, Intelligenzdefekt).

## Kalzitonin

Kalzitonin ist ein phylogenetisch sehr altes Hormon. Bei niederen Wirbeltieren ist es für die Regulation des Mineralstoffwechsels lebensnotwendig. Bei Wirbeltieren wirkt es antagonistisch zum Parathyrin, dem Hormon der Nebenschilddrüse (s. unten). Kalzitonin ist ein Polypeptidhormon mit 32 Aminosäuren. Es senkt die Kalziumkonzentration im Blut (pri-

mär durch Hemmung der Knochenresorption); es hat hypokalzämische Wirkung. Experimentell wurde dies dadurch nachgewiesen, daß Hyperkalzämie zu zytologischen Veränderungen in den C-Zellen führt. Daß die C-Zellen der Ort der Kalzitoninbildung sind, ist aber v. a. durch den Nachweis ihrer selektiven Bindungsfähigkeit für einen fluoreszierenden Antikalzitoninantikörper gesichert. Geregelt wird die Sekretion der C-Zellen ausschließlich vom Blutkalziumspiegel, obgleich bisher unklar ist, wie Kalzitonin aus den C-Zellen abgegeben wird. Die Tätigkeit der C-Zellen ist unabhängig von der Funktion der Schilddrüse, der Nebenschilddrüsen und der Hypophyse. Erkrankungen beim Menschen, die ursächlich durch Fehlen oder Überschuß von Kalzitonin bedingt sind, sind bisher nicht bekannt.

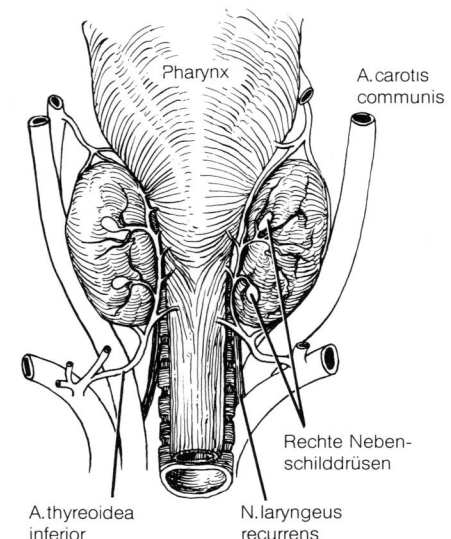

**Abb. 17.20.** Beim Menschen liegen die Nebenschilddrüsen an der Rückseite der Schilddrüse. [Neu gezeichnet und wiedergegeben mit Erlaubnis von Nordland (1930) The larynx as related to surgery of the thyreoid based on an anatomical study. Surg Gynecol Obstet 51: 449; Grays Anatomy of the Human Body, 29th edn. Goss CM (ed). (1973). Lea & Febiger]

# 17.5 Epithelkörperchen, Nebenschilddrüsen, Glandulae parathyroideae

Die Nebenschilddrüsen liegen in der Regel auf der Rückseite der Schilddrüse (Abb. 17.20). Es handelt sich um 4, etwa linsengroße Organe (Durchmesser 3–6 mm), die zusammen 3–5 g wiegen. Ihre Lage im einzelnen ist sehr variabel. Häufig befinden sie sich in der Nähe der oberen und unteren Pole der Schilddrüsenlappen. Immer, wenn die Epithelkörperchen der Schilddrüse aufliegen, befinden sie sich in einem schmalen Spalt zwischen der äußeren (grobfasrigen) und der inneren (zarten) Schilddrüsenkapsel. Nebenschilddrüsen können aber auch in die Schilddrüse hinein verlagert sein.

**Medizinhistorischer Hinweis.** Als die funktionelle Bedeutung der Epithelkörperchen noch nicht bekannt war, kam es vor, daß bei Strumaoperationen zusammen mit Schilddrüsengewebe auch die Nebenschilddrüsen teilweise oder ganz entfernt wurden. Als Folge traten tetanische Krämpfe (Tetanie) und andere Veränderungen auf, häufig mit Todesfolge.

*Entwicklungsgeschichtlich* stammen die Epithelkörperchen aus der 3. (untere Epithelkörperchen) und aus der 4. Schlundtasche (obere Epithelkörperchen). Von daher ist erklärlich, daß Epithelkörperchen auch hinter dem Thymus angetroffen werden, der gleichfalls aus der 3. und 4. Schlundtasche hervorgeht. Ektopische Epithelkörperchen kommen im Mediastinum vor.

## 17.5.1 Histologie

Jede Nebenschilddrüse wird von einer eigenen Organkapsel aus lockerem Bindegewebe umgeben. Von hier aus treten Septen ins Organinnere und bilden ein aus retikulären Fasern bestehendes Gerüstwerk um Stränge, Nester oder Läppchen von Nebenschilddrüsenzellen. Manche dieser Nester bestehen aus kleinen, kolloidhaltigen Follikeln. Das Bindegewebe ist sehr gefäßreich. Die Gefäße haben ein fenestriertes Endothel.

Das Parenchym der Nebenschilddrüsen besteht aus

– **Hauptzellen**
– **oxyphilen Zellen**.

Außerdem kommen häufig Fettzellen vor.

**Hauptzellen** (Abb. 17.21). Die Hauptzellen überwiegen gegenüber den anderen Zellen. Bei den meisten Säugern kommen nur sie allein in den Nebenschilddrüsen vor. Zu unterscheiden sind kleine dunkle Hauptzellen, die v. a. in normalen, funktionstüchtigen Nebenschilddrüsen nachweisbar sind, und große helle Hauptzellen. Die *dunklen Hauptzellen* sind vielgestaltig, haben einen heterochromatinrei-

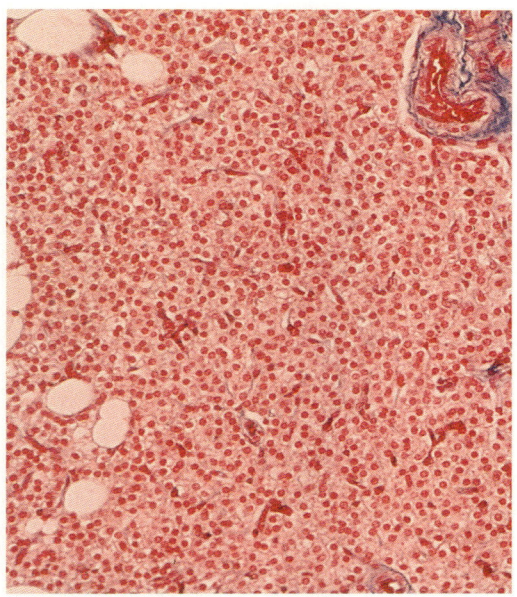

**Abb. 17.21.** Nebenschilddrüse. Hauptzellen. Vergr. 100fach

chen Zellkern mit scholligem Chromatin und ein leicht azidophiles Zytoplasma. Elektronenmikroskopisch finden sich zahlreiche, unregelmäßig geformte Granula (Durchmesser 200–400 nm), die gleichmäßig im Zytoplasma verteilt und gelegentlich an der den Gefäßen zugewandten Seite angehäuft sind. Das Zytoplasma ist organellenreich. Die *größeren, etwas helleren Hauptzellen* haben einen bläschenförmigen Zellkern, weniger Zellorganellen, Lipofuszineinschlüsse und relativ viel Glykogen. Dunkle und helle Hauptzellen sind Zellen gleicher Art in verschiedenen Funktionszuständen: aktiv (dunkel) bzw. weniger aktiv (hell).

**Oxyphile Zellen.** Sie treten beim Menschen ungefähr vom 7. Lebensjahr an auf und nehmen mit der Zeit an Zahl zu. Nie werden es mehr als 3% der Gesamtzahl der Zellen dieser Drüse. Oxyphile Zellen sind polygonal und größer als die Hauptzellen, und ihr Zytoplasma enthält sehr viele, lange, sehr cristareiche Mitochondrien, die lichtmikroskopisch als azidophile Granula erscheinen. Die Bedeutung dieser Zellen ist bisher unbekannt. – Beschrieben werden auch Zellen, die in ihrem Feinbau zwischen Hauptzellen und oxyphilen Zellen stehen und möglicherweise Zwischenformen sind.

Mit zunehmendem Alter nimmt die Zahl der Fettzellen zu. Sie ersetzen sezernierende Zellen, so daß beim alten Menschen die Hälfte des Organs aus Fettzellen besteht.

## 17.5.2 Histophysiologie

Die Nebenschilddrüsen produzieren **Parathyrin** (Parathormon), ein Polypeptid aus 84 Aminosäuren (relative Molekülmasse 9500). Die Synthese erfolgt in der für Proteohormone üblichen Weise am RER und Golgi-Apparat unter Ausbildung einer langkettigen Vorstufe. Nach proteolytischer Spaltung wird das Hormon in Granula verpackt und schließlich durch Exozytose abgegeben.

Parathyrin kontrolliert den Kalzium- und Phosphatspiegel im Blut. Es wirkt v.a. auf Knochen, Nieren und die Mukosa des Dünndarms.

In Knochen aktiviert Parathyrin die Osteoklasten und mobilisiert Kalzium (S. 194). Gleichzeitig wirkt es auf die organische Knochenmatrix. In den Nieren wirkt durch Parathyrin die tubuläre Reabsorption von Kalzium gesteigert und die von Phosphat gehemmt. Dadurch wird der Phosphatspiegel im Blut gesenkt und im Harn erhöht. Im Dünndarm stimuliert Parathyrin die Resorption von Kalzium und Magnesium. In allen Fällen entfaltet das Parathyrin seine Wirkung, soweit bekannt, durch Aktivierung des Adenylatzyklasesystems.

Geregelt wird die Sekretion von Parathyrin durch die Konzentration des Blutkalziums. Ein sichtbarer direkter Effekt anderer endokriner Drüsen oder des Nervensystems auf die Nebenschilddrüse ist nicht bekannt. Die Abnahme des Blutkalziums (Hypokalzämie) stimuliert die Nebenschilddrüse zu vermehrter Hormonsekretion; die Zunahme hemmt die Bildung von Hormon. Eine Speicherung von Parathyrin erfolgt in der Nebenschilddrüse nicht, vielmehr wird Hormon nach Bedarf gebildet und freigesetzt. Das Kalzitonin der Schilddrüse (S. 398) wirkt gegenregulatorisch.

**Klinischer Hinweis.** Bei *Überfunktion* der Nebenschilddrüsen *(Hyperparathyroidismus)* kommt es zu verstärkter Mobilisierung von Kalzium aus dem Knochen. Dadurch entkalken die Knochen und brechen leichter. Häufig kommt es auch zu Knochenzysten (Ostitis fibrosa cystica). Durch die Kalziummobilisierung bei Hyperparathyroidismus ist die Blutkalziumkonzentration erhöht und es treten pathologische Kalziumablagerungen in verschiedenen Organen auf.

Die *Unterfunktion* der Nebenschilddrüsen *(Hypoparathyroidismus)* bewirkt eine Abnahme der Kalziumkonzentration im Blut und eine Zunahme der Phosphationenkonzentration. Die Knochen werden dichter und stärker mineralisiert. Die Verminderung der Kalziumkonzentration führt zu übersteigerter Erregbarkeit des Nervensystems. Es kann zu spasti-

schen Kontraktionen der Skelettmuskulatur und allgemeinen Krämpfen *(Tetanie)* kommen. Die Gabe
von Kalzium oder Nebenschilddrüsenhormon beendet die Krämpfe; Kalzium wirkt allerdings viel
schneller.

# 17.6 Nebenniere,
## Glandula suprarenalis

### 17.6.1 Anatomie
### und Entwicklungsgeschichte

Die Nebennieren sind paarige Organe. Sie liegen am oberen Nierenpol, sind abgeplattet,
halbmondförmig und beim Menschen ungefähr 4–6 cm lang, 1–2 cm breit und 4–6 mm dick
(Abb. 17.22). Sie wiegen zusammen etwa 15 g.
Größe und Gewicht schwanken allerdings in
Abhängigkeit von Alter und Funktionszustand. An der Oberfläche jeder Nebenniere
liegt eine Organkapsel aus kollagenem Bindegewebe, von der aus dünne Bindegewebesep-

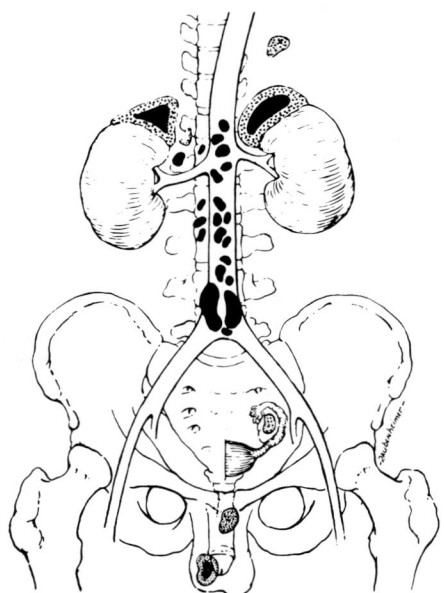

**Abb. 17.22.** Menschliche Nebenniere. Das Gewebe
der Nebennierenrinde ist *gepunktet,* das des Nebennierenmarks *schwarz.* Die Nebennieren liegen an
den beiden oberen Nierenpolen. Gelegentlich
kommt ektopisches Nebennierenrinden- und -mark-
gewebe vor. [Wiedergegeben mit Erlaubnis von
Forsham (1968) Textbook of endocrinology, 4th
edn. Williams RH (ed). Saunders]

ten ins Organinnere ziehen. Das Organparen-
chym selbst besteht aus endokrinen Zellen.
Bereits makroskopisch sind
– **Nebennierenrinde** und
– **Nebennierenmark**
zu unterscheiden.
Unfixiert sieht die Nebennierenrinde gelblich,
das Nebennierenmark rötlich-bräunlich aus.
Das Nebennierenmark unterliegt einer sehr
schnellen Autolyse; es verflüssigt sich schon
kurze Zeit nach dem Tode und erscheint dann
schwärzlich. – Gelegentlich tritt ektopisches
Rinden- und Markgewebe auf (Abb. 17.22).
Nebennierenrinde und -mark können morphologisch und funktionell als unterschiedliche
Organe aufgefaßt werden, die sich während
der Entwicklung vereinigt haben. Bei Fischen
sind beide Anteile noch voneinander getrennt
(*Interrenalorgan:* Rinde; *Adrenalorgan:* Mark).
Die Nebennierenrinde geht aus dem Mesoderm des Zöloms hervor und ist deswegen
mesodermaler Herkunft. Das Mark leitet sich
dagegen von der Neuralleiste ab, ist also ektodermaler Herkunft. Wesentlicher Bestandteil
der Neuralleiste sind sympathische Ganglienzellen. Das Nebennierenmark kann daher als
ein modifiziertes sympathisches Ganglion
aufgefaßt werden, dessen postganglionäre
Neurone während der Entwicklung ihre Äste
verloren haben und zu sezernierenden
(Nebennierenmark)Zellen geworden sind.

## 17.6.2 Blutversorgung

Die Blutversorgung der Nebenniere (Abb.
17.23) erfolgt durch die
– **A. suprarenalis superior** aus der A. phrenica
  inferior,
– **A. suprarenalis media,** einem Aortenast,
– **A. suprarenalis inferior** aus der A. renalis.
Die Arterien treten an verschiedenen Stellen
in die Nebenniere ein, verzweigen sich und bilden einen *subkapsulären Plexus.* Von hier aus
ziehen feine Arterienäste in den dünnen Septen ins Organinnere und verzweigen sich in der
Nebennierenrinde. Sie bilden Kapillaren mit
relativ großem Durchmesser (*Sinusoide der
Rinde*) und Endothel, das intrazelluläre Poren
mit Diaphragmen aufweist. Unter dem Endothel befindet sich eine Basalmembran, die jedoch teilweise unterbrochen ist. Zwischen Kapillaren und Drüsenzellen befindet sich ein
perikapillärer Spalt, in den Mikrovilli der Drüsenzellen hineinragen. Im Perikapillarraum
kommen außerdem Makrophagen vor. An der

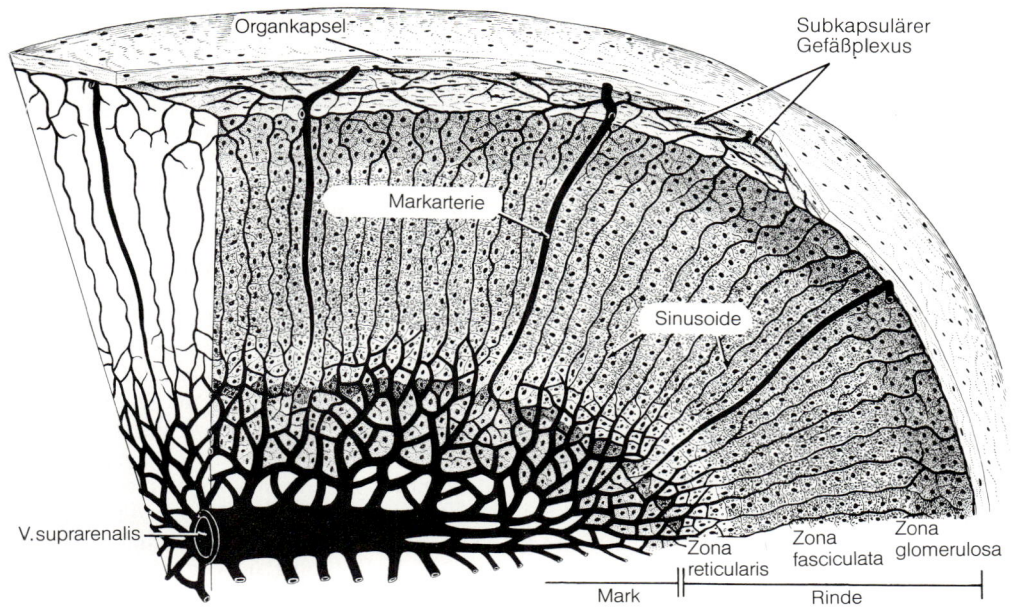

**Abb. 17.23.** Gliederung und Gefäßversorgung der Nebenniere

Rinden-Mark-Grenze gehen die Sinusoide der Rinde in *venöse Sinusoide des Nebennierenmarks* über. Spezielle Venen hat die Nebennierenrinde nicht.

Einige der in die Nebenniere eintretenden Arterienäste ziehen, ohne sich aufzuteilen, durch die Nebennierenrinde hindurch. Sie gelangen ins Nebennierenmark und gehen hier in ein stark verzweigtes Netzwerk sinusoidaler Kapillaren über. Auf diese Weise erhält das *Nebennierenmark eine doppelte Gefäßversorgung,* nämlich durch Venen, die aus Rindenarterien hervorgegangen sind, und Arterien (Markarterien). Diese doppelte Blutversorgung der Nebenniere ist funktionell wichtig, da das Nebennierenmark durch das Blut aus den Sinusoiden der Nebennierenrinde unter den Einfluß der Hormone der Nebennierenrinde kommt. Der Blutabfluß aus der Nebenniere erfolgt durch größere muskelreiche Markvenen (Drosselvenen?), die schließlich ableitende Vv. suprarenales bilden.

## 17.6.3 Histologie

### Nebennierenrinde

Die Nebennierenrinde gliedert sich in 3 gewöhnlich nicht scharf begrenzte Schichten (Abb. 17.24 und 17.25):

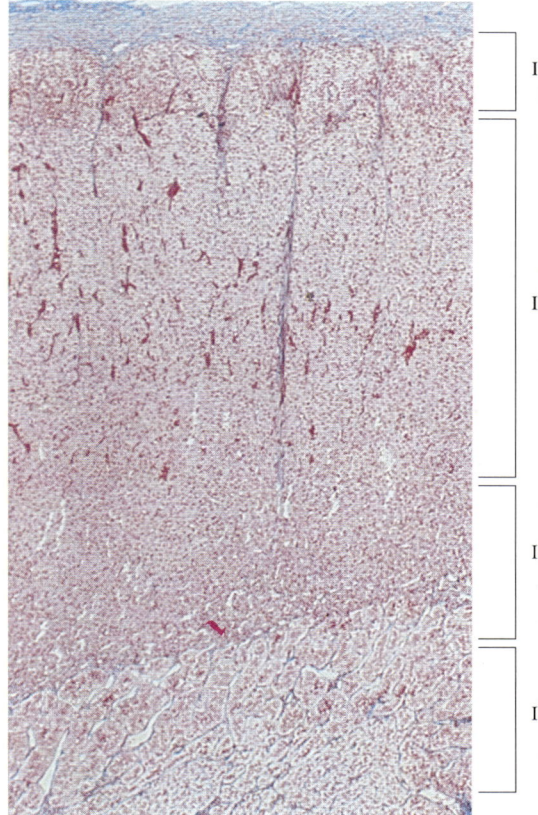

**Abb. 17.24.** Übersicht über die Nebenniere. Azanfärbung. Vergr. 50fach, Erläuterung s. Abb. 17.25. (Freundlichst überlassen vom Institut für medizinische und pharmazeutische Prüfungsfragen)

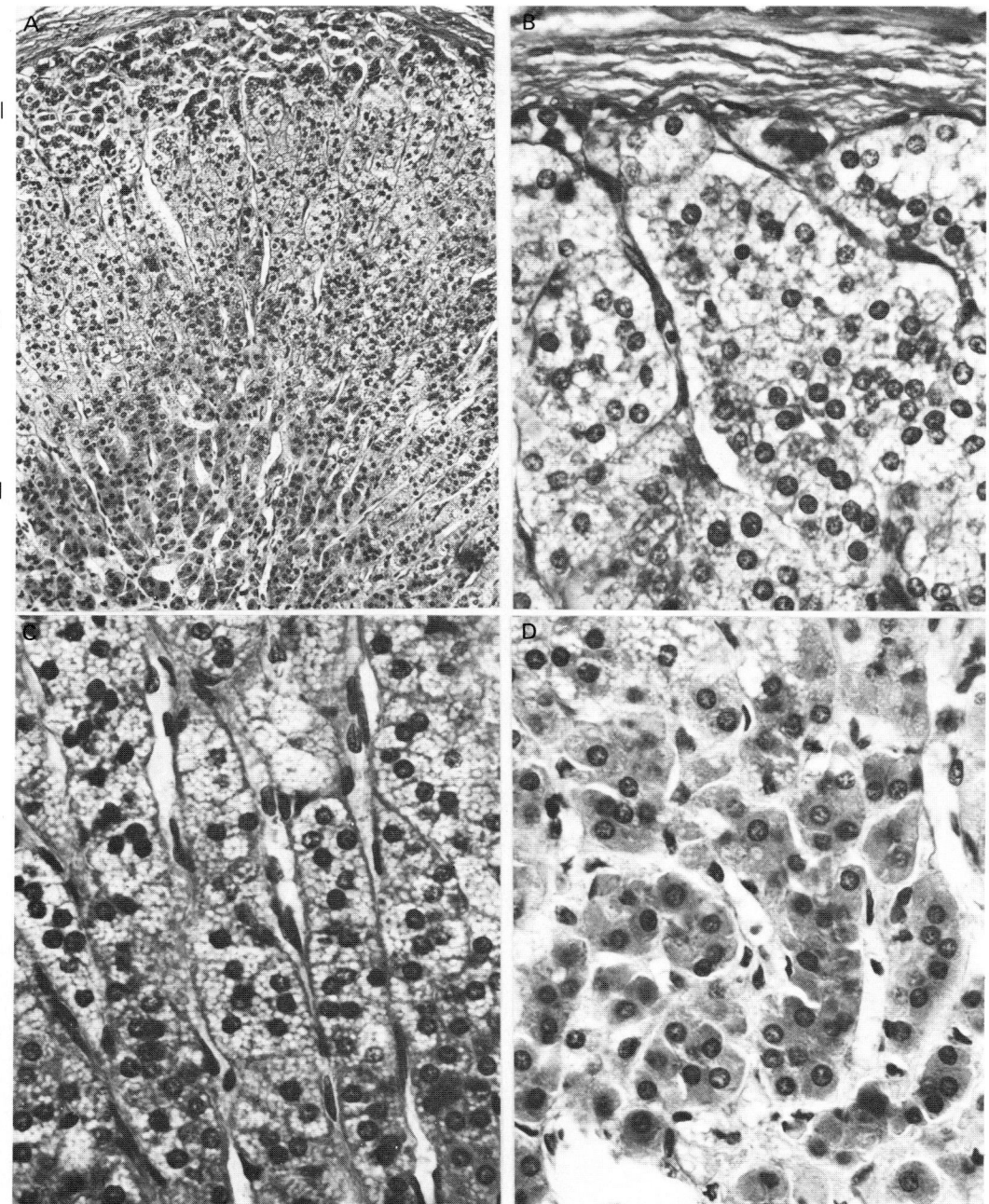

**Abb. 17.25 A–D.** Verschiedene Aufnahmen der Nebennierenrinde (HE-Färbung). **A** Übersicht mit schwacher Vergrößerung. **I** Zona glomerulosa, **II** Zona fasciculata, **III** Zona reticularis. Vergr. 80fach.

**B** Nebennierenkapsel und Zona glomerulosa. Vergr. 380fach. **C** Zona fasciculata. Vergr. 330fach. **D** Zona reticularis. Vergr. 330fach

- **Zona glomerulosa**,
- **Zona fasciculata**,
- **Zona reticularis**.

Während der Geschlechtsreife nimmt die Zona glomerulosa ca. 15%, die Zona fasciculata ca. 50% und die Zona reticularis ca. 7% des Gesamtvolumens der Nebenniere ein. Den Rest machen Gefäße und Bindegewebe aus. Alle Parenchymzellen der Nebennierenrinde synthetisieren Steroide (Abb. 6.10 und 17.26).

**Zona glomerulosa.** Sie liegt unmittelbar unter der Organkapsel und besteht aus zylindrischen oder pyramidenförmigen Zellen, die von retikulären Fasern und Kapillaren umgebene kompakte runde Nester oder Arkaden bilden (Abb. 17.25 A). Glomerulosazellen haben einen runden Kern mit deutlichem Nukleolus und azidophiles Zytoplasma, das Fetttropfen und basophile Granula enthält (Abb. 17.25 B).

Herausstechende Kennzeichen sind jedoch ein ausgedehntes glattes endoplasmatisches Retikulum aus anastomosierenden Tubuli und viele runde oder ovale tubuläre Mitochondrien. Gelegentlich bestehen enge Beziehungen zwischen glattem endoplasmatischem Retikulum und Fetttropfen. Auch der Golgi-Apparat ist kräftig entwickelt. Es ist bei geeigneten Färbungen auch leicht mikroskopisch zu erkennen. Demgegenüber kommen nur wenig RER und wenige freie Ribosomen vor. Die Oberfläche der Glomerulosazellen ist glatt, lediglich zum perikapillären Raum hin treten Falten und Mikrovilli auf.

In der Zona glomerulosa werden hauptsächlich Mineralokortikoide (besonders Aldosteron) gebildet, die an der Regulation des Elektrolyt- und Wasserhaushalts mitwirken.

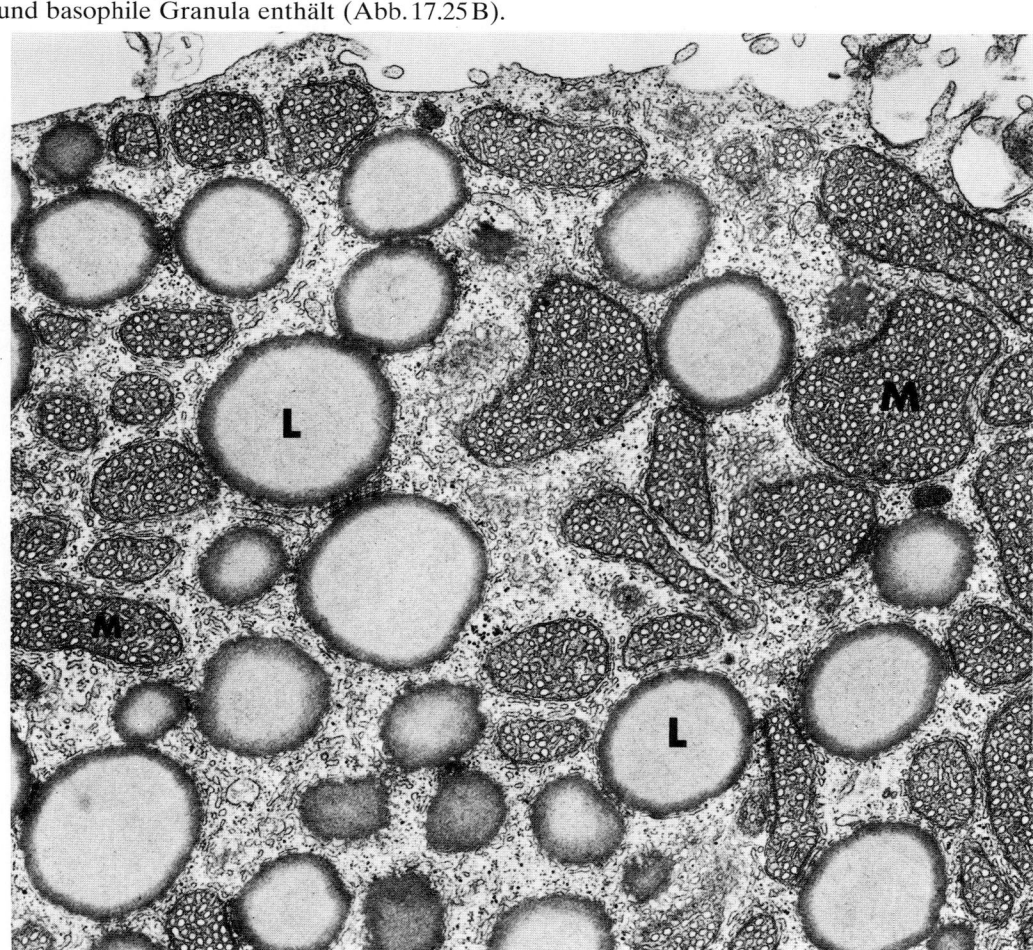

**Abb. 17.26.** Feinstruktur einer steroidbildenden Nebennierenrindenzelle. Zu beachten sind die tubulären Mitochondrien *(M)*, das glatte endoplasmatische Retikulum und die Lipidtropfen (L). Vergr. 21.000fach (Freundlichst überlassen von Neiss W.)

**Zona fasciculata.** Die Zona fasciculata ist die breiteste Rindenschicht. Ihr Name geht darauf zurück, daß ihre Zellen gerade, 1 oder 2 Zellen breite Stränge bilden, die im rechten Winkel zur Oberfläche des Organs verlaufen; sie fassen Kapillaren zwischen sich. Die Zellen der Zona fasciculata sind vielgestaltig, haben einen zentral gelegenen Kern und ihr Zytoplasma ist leicht basophil. Es enthält viele Fetttropfen. Deswegen erscheinen die Fasciculatazellen in Paraffinschnitten, zu deren Vorbereitung fettlösende Substanzen verwendet werden müssen (S. 15), stark vakuolisiert, d. h. wabig (Abb. 17.25 C). Das glatte endoplasmatische Retikulum und tubuläre Mitochondrien sind in den Zellen der Zona fasciculata noch auffälliger als in denen der Zona glomerulosa. Auch kommt mehr RER vor, das für die leichte Basophilie verantwortlich ist. Die Oberfläche der Fasciculata-zellen hat zum perikapillären Raum hin Mikrovilli.

Die Zona fasciculata ist der Ort der Glukokortikoidbildung. Es werden Kortison und Kortisol (Hydrokortison) sowie bei manchen Tieren Kortikosteron synthetisiert, die an der Regulation des Kohlenhydrat-, Protein- und Fettstoffwechsels beteiligt sind. Ferner werden in der Zona fasciculata und in der Zona reticularis (s. unten) geringe Mengen männlicher und weiblicher Geschlechtshormone gebildet (Abb. 17.29).

**Zona reticularis.** Die innerste Rindenschicht der Nebenniere zwischen der Zona fasciculata und dem Nebennierenmark besteht aus Zellen, die sich zu einem anastomosierenden Netzwerk irregulärer Stränge zusammenfügen

(Abb. 17.25 D). Die Zellen der Zona reticularis sind kleiner als die der anderen Schichten. Sie haben Ähnlichkeit mit Fasciculatazellen, unterscheiden sich aber doch von diesen. So haben Reticulariszellen ein azidophiles Zytoplasma, oft sehr langgestreckte tubuläre Mitochondrien, nur wenige Fetttropfen und gelegentlich Glykogen. Zusätzlich haben sie viele, große Pigmentgranula aus Lipofuszin. Oft werden in dieser Schicht unregelmäßig geformte, zugrunde gehende Zellen mit pyknotischen Kernen gefunden.

### Lebensgeschichte

Die Nebennierenrinde unterliegt während des Lebens starken Veränderungen (Abb. 17.27); es kommt zu Transformationen, die sich insbesondere im Grenzgebiet zwischen der Zona glomerulosa und der Zona fasciculata *(äußeres Transformationsfeld)*, sowie zwischen der Zona fasciculata und der Zona reticularis *(inneres Transformationsfeld)* abspielen.

*Beim Neugeborenen* ist die Nebennierenrinde in der Regel relativ größer als beim Erwachsenen. Zwischen der Anlage der bleibenden Rinde und dem Nebennierenmark befindet sich eine Schicht, die als fetale oder vorläufige Rinde bezeichnet wird. Diese Schicht ist relativ breit und ihre Zellen sind in Strängen angeordnet. Nach der Geburt bildet sich die vorläufige Rinde zurück, während die anfänglich dünne bleibende Rinde breiter wird und sich die charakteristische Dreischichtung entwickelt. In der fetalen Nebennierenrinde werden sulfatierte Vorläufer von Androgenen gebildet, die in der

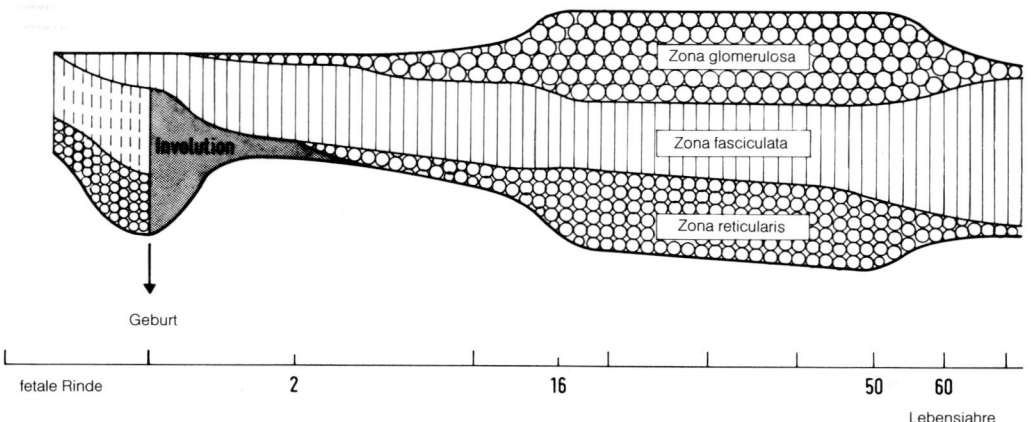

**Abb. 17.27.** Veränderungen der Nebennierenrinde während des Lebens. [Aus Rotter W (1949) Die Entwicklung der fetalen und kindlichen Nebennierenrinde. Virchows Arch Pathol Anat. 317: 590]

Plazenta zu aktiven Androgenen und Östrogenen umgewandelt und in die mütterliche Zirkulation abgegeben werden.

*Bis zur Pubertät* überwiegt die Zona fasciculata stark gegenüber den beiden anderen Zonen. *Nach der Pubertät* werden dann aber gerade die innere und äußere Zone breiter, ohne daß die Zona fasciculata wesentlich schmäler wird. Wird der Organismus durch Streß stark belastet, kommt es zu einer Verbreiterung aller 3 Zonen der Nebennierenrinde. Insbesondere in der Zona fasciculata werden vermehrt Lipide eingelagert. Die Verbreiterungen stehen mit der vermehrten Bildung von CRH im Hypothalamus und von ACTH in der Hypophyse in Zusammenhang. Die Volumenzunahme der Nebennierenrinde geht beim Nachlassen des Stresses wieder zurück (Abb. 17.28).

Ein erneuter, vom Lebensalter abhängiger Umbau erfolgt im *Klimakterium*, es kommt zu einer regressiven Transformation. Dabei verschmälern sich die Zonae glomerulosa und reticularis bei gleichzeitiger absoluter und relativer Verbreiterung der Zona fasciculata.

### Histophysiologie

In der Nebennierenrinde werden Steroidhormone gebildet, die in ihrer Gesamtheit dazu dienen, die Homöostase im Organismus aufrechtzuerhalten. Die Nebennierenrinde wirkt eng mit Hypothalamus und Adenohypophyse zusammen; es wird deswegen von einer funktionellen *Hypothalamus-Nebennieren-Achse* gesprochen. Sie wird wirksam, wenn es darum geht, den zahlreichen Reizen, die den Organismus laufend treffen, entgegenzuwirken oder sie zu unterstützen.

Alle Nebennierenrindenhormone haben als gemeinsame Grundstruktur ein Zyklopentan-perhydrophenanthren-Ringsystem und leiten sich von Cholesterin ab. Cholesterin wird der Nebenniere sowohl auf dem Blutweg zugeführt als auch am glatten endoplasmatischen Retikulum der Nebennierenrindenzellen gebildet. Es kann in größerer Menge in den Lipidtröpfchen der Rindenzellen nachgewiesen werden. Cholesterin wird in den Mitochondrien der Nebennierenrinde in Pregnenolon umgewandelt und dient allen Steroidhormonen der Nebennierenrinde als gemeinsame Vorstufe. Durch weitere Veränderungen der Seitenketten des Grundgerüstes entstehen über Zwischenstufen zahlreiche Substanzen mit sehr unterschiedlicher Wirkung. Bei der Synthese der Hormone wirken Enzyme des endoplasmatischen Retikulums und der Mitochondrien wesentlich mit: die des endoplasmatischen Retikulums z. B. bei der Dehydrierung von Pregnenolon, die der Mitochondrien bei der Synthese von Kortisol bzw. Kortikosteron.

Nach ihrer Wirkung gliedern sich die Hormone der Nebennierenrinde in
– **Mineralokortikoide,**
– **Glukokortikoide,**
– **Androgene** und **Östrogene.**

Die Wirkungen der Hormone überlappen sich teilweise, wie auch keine Ausschließlichkeit bestimmter Rindenschichten für die Bildung einzelner Hormone besteht. Unter Berücksichtigung dieser Einschränkungen gilt, daß Mineralokortikoide bevorzugt in der Zona glomerulosa, Glukokortikoide in der Zona fasciculata und Geschlechtshormone in den Zonae fasciculata und reticularis gebildet werden (Abb. 17.29).

**Mineralokortikoide** *(Aldosteron, Desoxykortikosteron)* dienen der Regelung des Elektrolyt- und Wasserhaushalts.

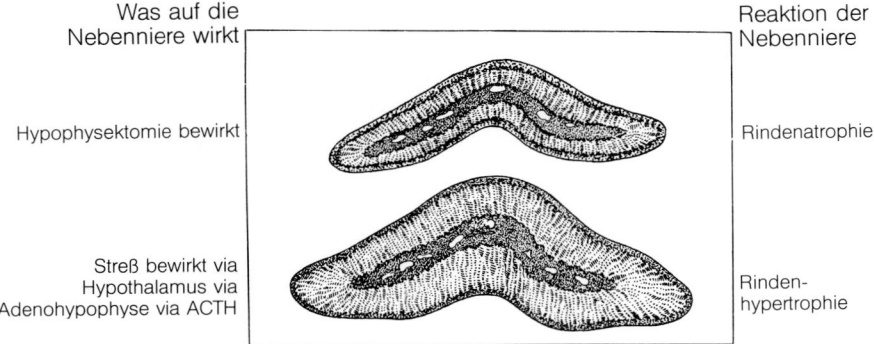

Was auf die Nebenniere wirkt

Reaktion der Nebenniere

Hypophysektomie bewirkt

Rindenatrophie

Streß bewirkt via Hypothalamus via Adenohypophyse via ACTH

Rinden-hypertrophie

**Abb. 17.28.** Nebennierenveränderungen durch abnehmende oder zunehmende Stimulierung

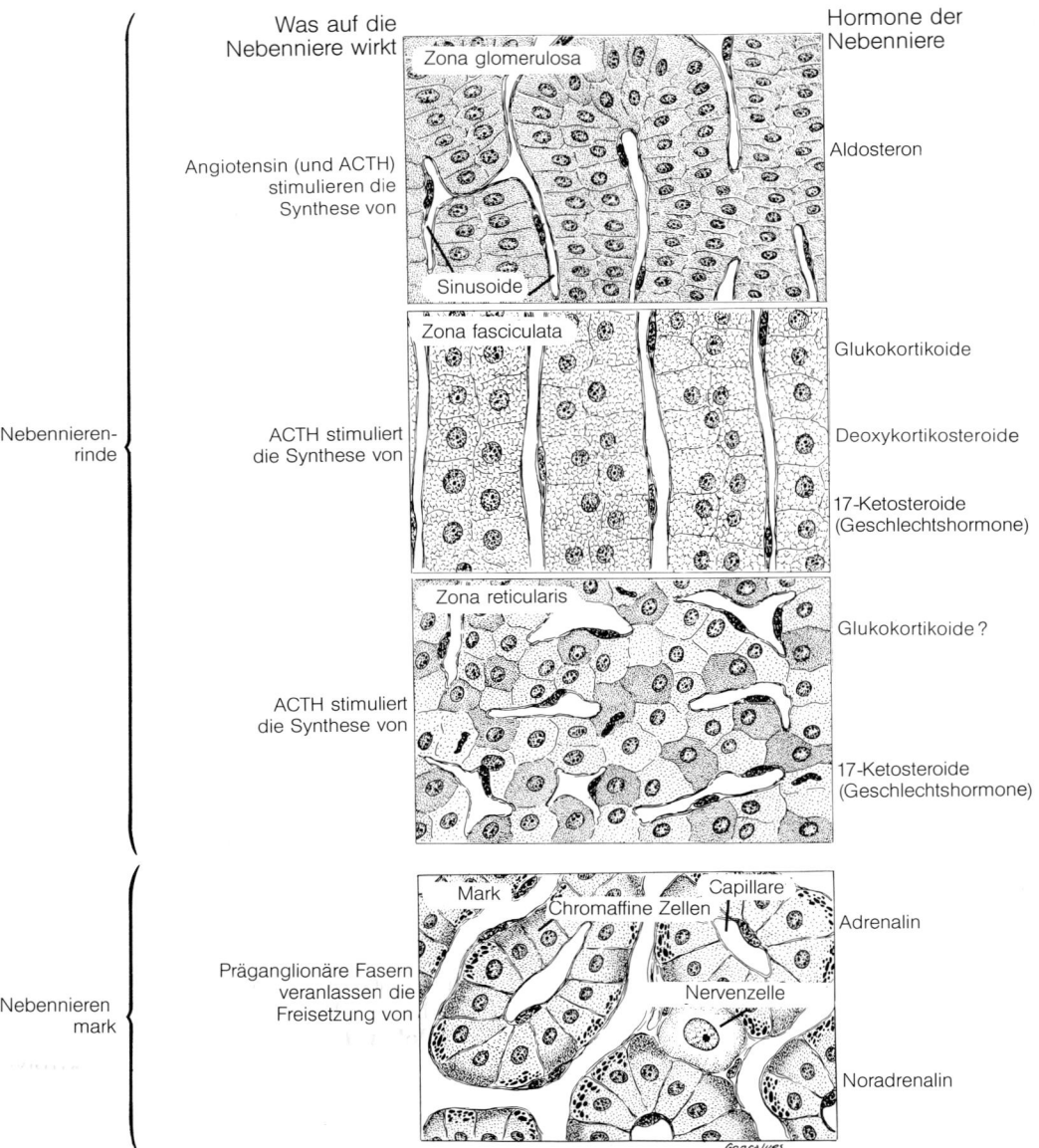

**Abb. 17.29.** Schema zur Struktur und Histophysiologie der Nebenniere. **Links** Wirkungen auf die Nebenniere, **rechts** Nebennierenhormone

Hinweise, daß Mineralokortikoide bevorzugt in der Zona glomerulosa gebildet werden, sind:

– Eine Hypophysektomie bei Versuchstieren hat eine Atrophie der Zonae fasciculata und reticularis – infolge ausfallender ACTH-Bildung –, aber keine wesentlichen Veränderungen der Zona glomerulosa, die sogar eher hypertrophiert, zur Folge. Bei hypophysektomierten Tieren treten alle Symptome eines Glukokortikoidmangels auf, während das Ionengleichgewicht im wesentlichen normal bleibt.

– Natriummangel führt zu einer bemerkenswerten Hypertrophie der Zona glomerulosa und gleichzeitig erfolgt eine starke Zunahme der Aldosteronproduktion.

– Die für die Synthese von Aldosteron erforderlichen Hydroxylierungsenzyme kommen nur in der Zona glomerulosa vor.

Das wichtigste Mineralokortikoid für den Menschen ist das *Aldosteron*, das hauptsächlich auf die distalen, evtl. auch proximalen Nierentubuli sowie auf die Magenschleimhaut, Speichel-und Schweißdrüsen wirkt. Insgesamt sorgen Mineralokortikoide für eine angemessene Reabsorption von Natrium- und Chlorionen.

**Klinischer Hinweis**. Erhöhte Natriumretention kann Ödembildung zur Folge haben.

Mineralokortikoide steuern die Ausscheidung von Kalium- und Wasserstoffionen. Mineralokortikoide nehmen auch Einfluß auf andere Stoffwechselvorgänge, so tragen sie z.B. zur Bildung von Glykogen in der Leber bei oder beteiligen sich an der Regulierung der Anzahl eosinophiler Leukozyten im Blut. Wegen seiner Vielseitigkeit ist Aldosteron das wirksamste Nebennierenrindenhormon, um Versuchstiere nach beidseitiger Adrenalektomie am Leben zu erhalten.

Die Steuerung der Synthese und Freigabe der Mineralokortikoide erfolgt durch das Renin-Angiotensin-System (S.575).

**Glukokortikoide**. Ihr wichtigster Vertreter ist *Kortisol (Hydrokortison)*. Glukokortikoide nehmen tiefgreifenden Einfluß auf den Stoffwechsel der Kohlenhydrate, Proteine und Lipide. Sie haben insgesamt eine katabole Wirkung auf den Organismus und führen zu Veränderungen des Stoffwechsels in Muskulatur, Fettgewebe, Haut und Leber. Die katabole Wirkung besteht in einer Steigerung der Proteolyse und Lipolyse bei Verlangsamung der Biosynthese von Proteinen und Lipiden, sowie in einer Minderung der Glukoseaufnahme und Glykolyse in peripheren Geweben. Im Knochen wirken sie in Richtung einer Demineralisierung. Die Abbauprodukte aus katabolen Vorgängen, nämlich Amino- und Fettsäuren, werden der Leber für Synthesevorgänge und Energiegewinnung zugeführt. Die anabole Wirkung des Kortisols auf die Leber besteht v.a. in einer Stimulierung der Proteinsynthese und einer Steigerung der Glukoneogenese sowie Glykogensynthese durch Aktivierung der zugehörigen Enzymsysteme durch Induktion. Die Glukokortikoide wirken langsam; sie spielen für die Streßbereitschaft des Organismus eine Rolle (s. unten).

**Klinischer Hinweis**. Längere Behandlungen mit Kortisol können zu einer Hyperglykämie führen und auf diese Weise dem Diabetes mellitus ähnliche Zustände herbeiführen (Steroiddiabetes).

Pharmakologische Dosen von Glukokortikoiden haben auch eine entzündungshemmende und immunsuppressive Wirkung. Sie hemmen zelluläre Abwehrreaktionen. In diesem Zusammenhang wirken sie bei Entzündungen fiebersenkend. Eine Immunantwort unterdrücken sie dadurch, daß sie eine Abnahme der zirkulierenden Eosinophilen durch beschleunigten Abbau in Lunge und Milz herbeiführen. Außerdem hemmt Kortisol die RNA-Synthese und die mitotische Aktivität von Lymphozyten. Deswegen werden nach Organtransplantationen große Dosen von Kortisol gegeben, um eine Abstoßungsreaktion gegen das übertragene Organ zu unterdrücken.

*Synthese und Freisetzung* von Kortisol stehen unter dem Einfluß von ACTH (adrenokortikotropes Hormon des Hypophysenvorderlappens, S.384). Die Abb.17.30 zeigt Regelkreise,

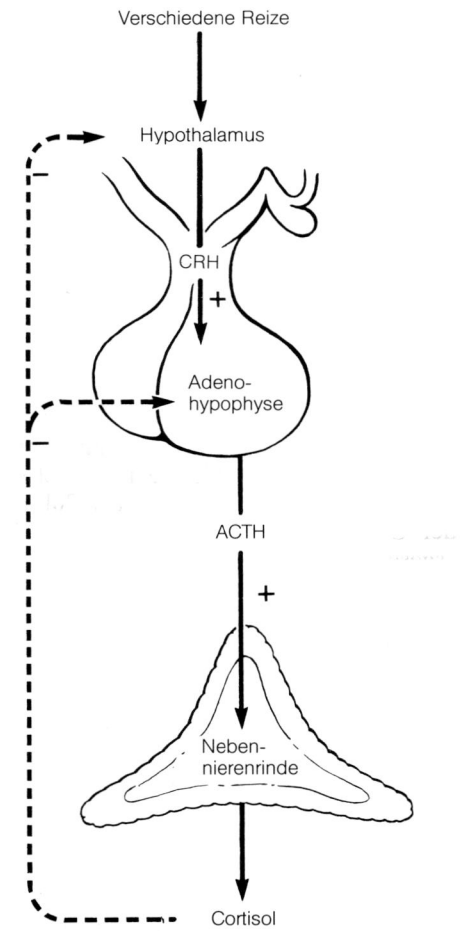

**Abb.17.30.** Steuerung der Nebennierenrindenfunktion. Die *ausgezogenen Linien* bedeuten Stimulierung, die *unterbrochenen* Hemmung

die hierbei eine Rolle spielen. Übergeordnet ist der Hypothalamus mit seinen kortiko-liberinbildenden Nervenzellen (CRH, S.376). Diese stehen unter dem Einfluß nervaler Reize, z.B. durch Streß, Hunger, Temperaturveränderungen oder Infektionen. CRH bewirkt vermehrte ACTH-Produktion und Ausschüttung, und ACTH ruft in der Nebenniere Glukokortikoidbildung hervor. ACTH wirkt über das cAMP-System und steigert die Aufnahme von Cholesterin und dessen mitochondriengebundene Umwandlung in Pregnenolon. Der Regelkreis wird durch eine negative Rückkopplung geschlossen, also durch eine hemmende Wirkung von Glukokortikoiden auf Hypothalamus und Hypophysenvorderlappen. Unterbrochen werden kann der Regelkreis z.B. durch Hypophysektomie (Abb. 17.28); dadurch kommt es zu Glukokortikoidmangel.

Dieser Regelkreis ist dauernd in Tätigkeit, da der Organismus laufend von zahlreichen inneren und äußeren Reizen getroffen wird. Hierzu gehört auch der Schlaf-Wach-Rhythmus. Deshalb werden die höchsten Kortisolwerte im Blut in den frühen Morgenstunden, die niedrigsten gegen 16.00 Uhr gefunden. Ändert sich der Schlaf-Wach-Rhythmus, ändern sich auch die Zeiten für Maximum und Minimum der Kortisolwerte.

Der Transport der Glukokortikoide im Blut zum Ort ihrer Wirksamkeit erfolgt durch Bindung an ein Trägerprotein (Transkortin). Wie alle Steroidhormone wirken Glukokortikoide über intrazelluläre Rezeptorproteine auf Zellen (S.139). Inaktiviert und chemisch verändert werden Glukokortikoide in der Leber, die inaktiven Metabolite werden als Sulfatester oder Glukuronide über die Niere und Galle ausgeschieden.

**Androgene und Östrogene.** Die wichtigsten Androgene der Nebennierenrinde sind *Dehydroepiandrosteron (DEA)* und *Androstenedion*. Es handelt sich hierbei um Zwischenstufen bei der Synthese von Testosteron und den Östrogenen Östradiol und Östron. Das einzige Geschlechtshormon der Nebennierenrinde, das in physiologisch wirksamer Menge abgegeben wird, ist das Dehydroepiandrosteron. Es hat einen maskulinisierenden und anabolen Effekt, ist aber weniger als 1/5 so wirksam wie die Androgene des Hodens. Aus diesem Grund und weil es nur in geringen Mengen freigesetzt wird – etwa 21 mg/Tag beim Mann und etwa 16 mg/Tag bei der Frau –, hat es unter normalen Bedingungen einen zu vernachläs-

genden physiologischen Effekt. Die Sekretion von Geschlechtshormonen durch die Nebennierenrinde wird auch von ACTH kontrolliert.

**Klinischer Hinweis.** Es gibt zahlreiche Erkrankungen, die durch Über- bzw. Unterfunktion der Nebennierenrinde hervorgerufen werden. Sie sind in der Regel komplex, wenn auch bald die eine oder andere Wirkung im Vordergrund steht. Zur *Überfunktion* der Nebennierenrinde kann es z.B. bei einem Nebennierenrindentumor (primärer Hyperkortizismus) oder bei vermehrter ACTH-Abgabe, z.B. infolge eines Hypophysentumors, kommen (sekundärer Hyperkortizismus). Ein Beispiel für eine gesteigerte Nebennierenrindenfunktion bei einem Tumor ist der primäre Aldosteronismus *(Conn-Syndrom)*, bei dem durch Hypernatriämie und Hypokaliämie Ödembildungen, Blutdrucksteigerung, Skelettmuskelschwäche und andere Symptome hervorgerufen werden. Ein Hyperkortisolismus liegt beim *Morbus Cushing* vor. Als *adrenogenitales Syndrom* wird eine Erkrankung bezeichnet, bei der eine Überproduktion der Nebennierenandrogene vorliegt, z.B. aufgrund eines kongenitalen Enzymdefektes. Beim männlichen Geschlecht kann es zu vorzeitiger Pubertät, beim weiblichen Geschlecht zum Virilismus (Vermännlichung) kommen. Ein Beispiel für eine *Nebennierenrindenunterfunktion* ist der *Morbus Addison*. Dabei liegt eine generalisierte Nebennierenrindeninsuffizienz mit geringer oder fehlender Abgabe aller Nebennierenrindenhormone vor und es bestehen vielgestaltige und bedrohliche Krankheitserscheinungen.

## Nebennierenmark

Das Nebennierenmark setzt sich im wesentlichen aus vielgestaltigen, epitheloiden Zellen zusammen, die in Gruppen oder kurzen, netzwerkbildenden Strängen angeordnet sind (Abb.17.31). Alle Zellen des Nebennierenmarks haben enge Beziehungen zu Kapillaren und Venolen. Außerdem kommen im Nebennierenmark einzelne sympathische Ganglienzellen vor.

Unter Berücksichtigung der Entwicklungsgeschichte (s. oben) können die Nebennierenmarkzellen als modifizierte postganglionäre Neurone aufgefaßt werden. Entsprechend sind im Nebennierenmark zahlreiche cholinerge, präganglionäre Nervenfasern enthalten, die in der Umgebung der Kapillaren liegen und mit Synapsen an die Markzellen herantreten.

Hervorstechendes morphologisches Kennzeichen der Nebennierenmarkzellen sind große Mengen *Sekretgranula* (Durchmesser um 200 nm, 30.000 pro Zelle), die an der den Kapillaren zugewandten Seite angereichert sind. Die Granula enthalten die Hormone des

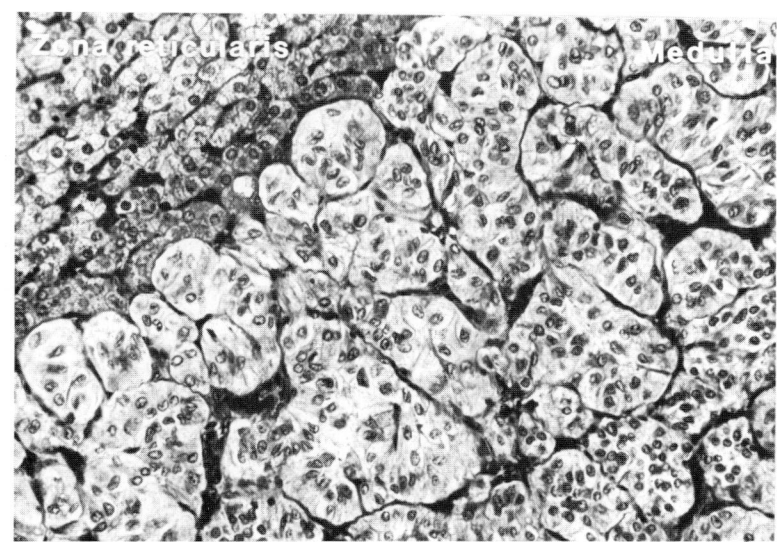

**Abb. 17.31.** Grenzgebiete zwischen Zona reticularis und Nebennierenmark. HE-Färbung. Vergr. 200fach

Nebennierenmarks (80% **Adrenalin**, 20% **Noradrenalin**) sowie ATP, verschiedene Enzyme, die die letzten Schritte der Noradrenalin- bzw. Adrenalinsynthese katalysieren (Dopamin-ß-Hydroxylase, Phenyläthanolamin-N-Methyltransferase) und als spezifisches Protein Chromogranin. In den Nebennierenmarkzellen werden außerdem zahlreiche Peptide nachgewiesen, z.B. $\beta$-Endorphin, Enkephaline, Melanotropin, Somatotropin und Substanz P.

*Färberisch-histologisch* zeichnen sich die Zellen des Nebennierenmarks durch *chromaffine Reaktionen* aus. Diese Bezeichnung geht darauf zurück, daß sich bei Fixierung des Nebennierenmarks mit Lösungen, die Kaliumbichromat enthalten, die sekretorischen Granula braun färben. Diese Farbe kommt dadurch zustande, daß durch Oxidation und Polymerisation von Adrenalin und Noradrenalin ein gefärbtes Reaktionsprodukt entsteht. Vergleichbare Reaktionen finden mit $FeCl_2$ statt, wobei sich eine grüne Farbe bildet. – Von anderen chromaffinen Zellen des Organismus, z.B. Mastzellen und argentaffinen Zellen des Magen-Darm-Kanals, unterscheiden sich die chromaffinen Zellen des Nebennierenmarkes dadurch, daß sie vom Neuroektoderm stammen, Katecholamine (Noradrenalin, Adrenalin) sezernieren und von präganglionären cholinergen Neuronen innerviert werden.

Die *chromaffinen Zellen* des Nebennierenmarks sind keine einheitliche Population. Vielmehr kommen 2 verschiedene Arten von Nebennierenmarkzellen vor, von denen *die einen Adrenalin, die anderen Noradrenalin* produzieren. Ihre Unterscheidung ist färberisch, histo-

chemisch und elektronenmikroskopisch (bei Fixierung mit Glutaraldehyd und Osmiumsäure) möglich. Die noradrenalinbildenden Zellen besitzen Autofluoreszenz und Granula mit sehr dichtem Inhalt; zwischen Granulamembran und Inhalt befindet sich ein schmaler, heller Hof. Die adrenalinbildenden Zellen dagegen zeigen saure Phosphatasereaktion und haben Granula mit homogenem, weniger dichtem Inhalt.

### Histophysiologie

Anders als in der Nebennierenrinde sind die Zellen des Nebennierenmarks in der Lage, bis zu einem gewissen Grad Hormone zu speichern. Die Ablagerung erfolgt in den Sekretgranula, die durch aktiven Transport durch ihre Membran als Hormonvorstufe Dopamin aufnehmen. In den Granula wird unter Mitwirkung des Enzyms Dopamin-ß-Hydroxylase *Noradrenalin* gebildet, das mit Hilfe von Phenyläthanolamin-N-Methyltransferase zu *Adrenalin* umgewandelt wird. Einfluß auf die Umwandlung von Noradrenalin zu Adrenalin nehmen durch Steigerung der Aktivität der Phenyläthanolamin-N-Methyltransferase Glukokortikoide der Nebennierenrinde, die auf dem Blutweg dem Nebennierenmark zugeführt werden. Die Katecholaminbiosynthese wird in den Nebennierenzellen dadurch geregelt, daß Noradrenalin und Adrenalin hemmend wirken.

Die Hormonabgabe aus den Nebennierenmarkzellen erfolgt durch Exozytose. Unter normalen Umständen werden laufend nur geringe Hormonmengen freigesetzt. Zur Abgabe großer Mengen kommt es als Antwort auf plötzliche, den Organismus treffende emotionale Reize, z.B. Schreck. Veranlaßt wird die Freisetzung der Hormone aus dem Nebennierenmark nervös durch Erregung der präganglionären Neurone. Das an den Synapsen mit den Nebennierenmarkzellen freigesetzte Acetylcholin bewirkt eine rasch einsetzende Steigerung der Exozytose. Die Erregungsübertragung von präganglionären sympathischen Nerven auf Zellen des Nebennierenmarks mittels Acetylcholin entspricht der in sympathischen vegetativen Ganglien.

Die Wirkung von Adrenalin und Noradrenalin auf die Zielzellen geht über verschiedene Zellmembranrezeptoren, die nach ihrer Beeinflussung durch Pharmaka in $\alpha$- und $\beta$-Rezeptoren unterteilt werden. Jede Klasse hat 2 Untergruppen: $\alpha_1$ und $\alpha_2$, ß$_1$ und ß$_2$. Welche Wirkungen Adrenalin und Noradrenalin im einzelnen ausüben, hängt von der Rezeptorklasse ab, die angesprochen wird. So hat z.B. Adrenalin starke Herz-, Kreislauf- und Stoffwechseleffekte. Die Herzfrequenz nimmt zu (Aktivierung der ß$_1$-Rezeptoren), die Koronargefäße und die Gefäße der Skelettmuskulatur dilatieren (Aktivierung der ß$_2$-Rezeptoren), die Blutgefäße der Baucheingeweide, Lungen, Nieren und der Haut kontrahieren sich (Aktivierung der $\alpha$-Rezeptoren). In Leber und Muskel kommt es zur Glykogenolyse und im Fettgewebe zur Lipolyse. Alle Wirkungen gehören zu den Notfallreaktionen des Organismus.

Nicht benötigtes Adrenalin und Noradrenalin wird in der Leber enzymatisch abgebaut. Der Abbau verläuft relativ langsam, so daß die Wirkung der Hormone des Nebennierenmarks verhältnismäßig lange andauert.

**Klinischer Hinweis**. Ein typischer Tumor des Nebennierenmarks ist das *Phäochromozytom*. Hierbei kommt es zu einer Überproduktion von Nebennierenmarkkatecholaminen. Typische Symptome sind der Anstieg des Blutdrucks und der des Energieumsatzes.

## 17.7 Paraganglien

Paraganglien sind Zellgruppen, die in der Nähe der thorakalen und abdominalen sympathischen Ganglien liegen. Hinzu kommen als große Paraganglien das Glomus caroticum und das Glomus aorticum (S.657). Die Paraganglien haben den gleichen entwicklungsgeschichtlichen Ursprung wie die Zellen des Nebennierenmarks. Sie zeigen chromaffine Reaktionen und bilden deswegen zusammen mit den Zellen des Nebennierenmarks das *chromaffine System*. In Paraganglien kommt *Noradrenalin* sowie *Dopamin* vor. Ob sie allerdings endokrine Funktion haben, ist eine offene Frage. – Einzeln gelegene oder kleine Gruppen von chromaffinen Zellen kommen auch in Nieren, Ovarien, Hoden, Leber, Herz und Magen-Darm-Kanal vor (s. dort).

# 18  Haut, Integumentum commune

## 18.1  Allgemeines

Das Integumentum commune bedeckt die äußere Körperoberfläche. Es dient dem Schutz des Körperinneren, steht im Dienst von Regulationssystemen (Temperatur-, Elektrolyt- und Wasserhaushalt), beherbergt Sinnesorgane und spielt eine wesentliche Rolle bei zahlreichen immunologischen Prozessen. In Abhängigkeit von der Körpergröße nimmt die Haut eine Fläche von 1,5–1,8 m² ein. Gleichzeitig ist sie das schwerste Einzelorgan des Körpers; ihr Gewicht beträgt ungefähr 16% des Körpergewichtes.

An den Körperöffnungen (Lippen, Nasenlöcher, Augenlider, Harnröhrenmündung, Scheideneingang, After) geht die (äußere) Haut kontinuierlich in Schleimhaut über, die die innere Körperoberfläche auskleidet.

Das Integumentum commune (Abb. 18.1) gliedert sich in die

– **Kutis**, Haut im engeren Sinne,
– **Tela subcutanea**, Subkutis, Unterhaut,
– **Hautanhangsgebilde** (Haare, Nägel, Drüsen).

Die **Kutis** besteht aus mehreren Schichten, die in der Regel gut gegeneinander abgesetzt sind, nämlich aus

– **Epidermis**, Oberhaut, ein mehrschichtiges verhorntes Plattenepithel,
– **Dermis**, Corium, Lederhaut, ein straffes, faserreiches Bindegewebe mit
  • einem *Stratum papillare* und
  • einem *Stratum reticulare*.

Die *Epidermis* ist ektodermaler, die Bindegewebeschichten der *Dermis* sind mesodermaler Herkunft. Epidermis und Dermis sind miteinander verzahnt, und zwar ragen Vorwölbungen der Dermis, *Papillen*, in entsprechende Vertiefungen der Epidermis. Dadurch werden die Berührungsflächen zwischen beiden Schichten vergrößert und die Ernährung der Epidermis verbessert. Außerdem nimmt die Verzapfung, insbesondere Tiefe und Anordnung der Papillen, Einfluß auf die Oberflächengestaltung der Haut.

*Tela subcutanea.* Die unter der Dermis gelegene Tela subcutanea (Subkutis) besteht aus gefäßreichem, lockerem Bindegewebe und enthält viele Fettzellen, die eine mehr oder weniger zusammenhängende Schicht bilden, *Panniculus adiposus.* Die Subkutis gehört entwicklungsgeschichtlich nicht zur Haut, verbindet aber die Haut locker mit dem darunter gelegenen Gewebe.

Die **Hautanhangsgebilde** sind Differenzierungsgebilde der Haut, v.a. der Epidermis. Haare und Drüsen erstrecken sich in die Dermis, teilweise in die Subkutis.

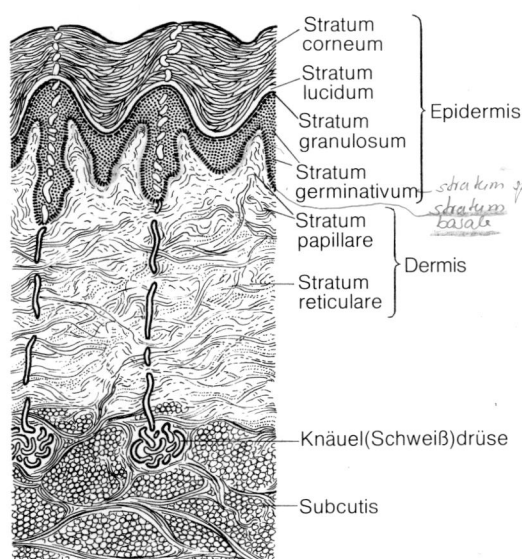

**Abb. 18.1.** Schichtenfolge in Haut und Unterhaut

# 18.2 Kutis

## 18.2.1 Epidermis

### Schichten und Keratinozyten

Die Epidermis besteht aus mehrschichtigem, verhorntem (keratinisiertem) Plattenepithel. Sie läßt mehrere deutlich unterscheidbare Schichten erkennen. Dies geht darauf zurück, daß in den basalen Lagen der Epidermis laufend Zellen neu gebildet werden, die in etwa 3 Wochen an die Oberfläche wandern und dabei eine Umwandlung erfahren. Schließlich liegen sie als Hornschuppen vor, die abgestoßen werden. Jede Schicht enthält Zellen, die sich im gleichen Stadium der Umgestaltung befinden. Insgesamt überwiegen in der Epidermis die Zellen, die im Laufe der Zeit keratinisieren; sie werden deswegen auch als

– **Keratinozyten**

bezeichnet. Außerdem kommen im basalen Bereich der Epidermis noch 3 weitere Zellarten vor (ca. 15 %), nämlich

– **Melanozyten** (Pigmentzellen),
– **Langerhans-Zellen** (Makrophagozyten),
– **Merkel-Zellen** (Tastzellen).

Die Melanozyten bilden das Pigment Melanin; sie stammen entwicklungsgeschichtlich aus der Neuralleiste, von der aus sie beim Menschen zwischen der 12. und 14. Embryonalwoche in die Epidermis einwandern.

Die **Dicke der Epidermis** ist uneinheitlich (0,04–1,5 mm); relativ dünn ist sie an der Stirn, am dicksten in der Hohlhand und an der Fußsohle; in Schwielen kann sie 3 mm erreichen (Abb. 18.2 und 18.3). Nicht zu verwechseln mit der Dicke der Epidermis ist die Dicke der Haut (1–4 mm); am dünnsten ist die Haut am Augenlid, besonders dick am Rücken, noch dicker an Fuß- und Handflächen.

Von basal nach apikal lassen sich in der Epidermis 5 Schichten unterscheiden, die jedoch hinsichtlich Dicke und Aufbau regionale Unterschiede aufweisen:

– **Stratum basale**,
– **Stratum spinosum**,
– **Stratum granulosum**,
– **Stratum lucidum**,
– **Stratum corneum**.

Im folgenden werden die einzelnen Schichten und damit die Keratinozyten in ihren verschiedenen Erscheinungsformen besprochen.

**Stratum basale.** Das Stratum basale besteht aus basophilen, kubisch bis hochprismatischen Zellen, deren Längsachsen senkrecht zur Hautoberfläche stehen. Ihr Zytoplasma ist reich an intermediären Filamenten (S. 72, Keratinfilamente, deren molekulare Bausteine Keratinproteine mit einem Molekulargewicht von 40.000 – 67.000 sind). Die Filamente bilden lockere Bündel. Ferner verfügen die Zellen über alle synthetisierenden Organellen, allerdings sind RER und Golgi-Apparat relativ dürftig ausgebildet. Hingegen finden sich viele freie Ribosomen und Polysomen zur Synthese von zytoplasmatischen Proteinen, z. B. Keratinen.

Basal ruhen die Zellen des Stratum basale auf einer Basalmembran, die von den Epithelzellen gebildet wurde (S. 106) und Epidermis und Dermis fest miteinander verbindet. Der Befestigung der Epithelzellen an der Basalmembran dienen in manchen Gebieten der Epidermis Hemidesmosomen, in anderen Gebieten haben die basalen Epithelzellen feine, knöpfchenartige Fortsätze *(Wurzelfüßchen)*, die umschlossen von Basalmembran in die Dermis vorragen. Lateral und apikal weisen die basalen Zellen zahlreiche Desmosomen zur Verknüpfung mit den Nachbarzellen auf.

**Stratum spinosum.** Im Stratum spinosum sind die Keratinozyten polygonal. Kennzeichnend sind die vielen Zytoplasmaausläufer, die an der gesamten Oberfläche der Zellen vorkommen. An ihrer Spitze tragen die Ausläufer *Desmosomen*, durch die sie mit entsprechenden Fortsätzen von Nachbarzellen verknüpft sind. Auf diese Weise kommt ein auch lichtmikroskopisch erkennbares stacheliges Aussehen der Zellen dieser Schicht zustande (daher die Bezeichnung Stratum spinosum, *Stachelzellschicht*, Abb. 18.4). Verstärkt wird dieses Aussehen dadurch, daß sich die Interzellularräume zwischen den aneinanderhaftenden Zellfortsätzen leicht erweitern können. In die Fortsätze der Stachelzellen ziehen Bündel intermediärer Filamente *(Tonofibrillen)* hinein, die sich an den Desmosomen befestigen, aber nicht die Interzellularspalten kreuzen. Die Tonofibrillen sind für Stachelzellen sehr charakteristisch. Sie sind trajektoriell angeordnet und stabilisieren die Haut, insbesondere gegen Scherwirkungen (z. B. bei Abschürfungen). Deshalb ist auch dort, wo die Epidermis dauerndem Zug und Druck unterworfen ist, z. B. an Hand- und Fußflächen, das Stratum spinosum dicker als in anderen Hautgebieten und weist mehr Tonofibrillen auf. – In den oberen Lagen des Stratum spinosum treten membranumschlossene Granula auf (s. unten).

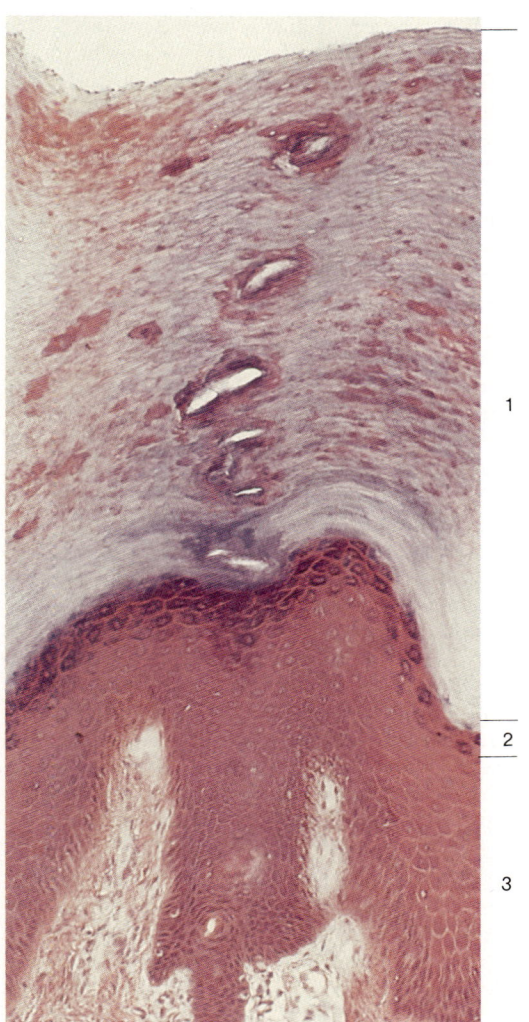

**Abb. 18.2.** Haut der Fußsohle. Das Stratum corneum ist sehr dick und die Dermis besitzt breite Papillen. Im Stratum corneum ist der Ausführungsgang
einer Schweißdrüse zu sehen. HE-Färbung. Vergr.
100- bzw. 600 fach

1

2

3

**Abb. 18.3.** Abdominalhaut. Im Vergleich zu Abb.
18.2 ist die Epidermis und besonders das Stratum
corneum dünner. Die einzelnen Schichten sind weniger klar als in Abb. 18.2 zu erkennen. HE-Färbung.
Vergr. 310 fach

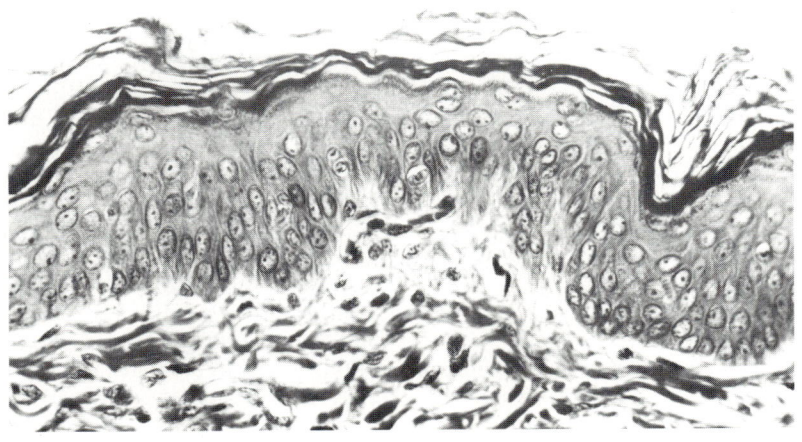

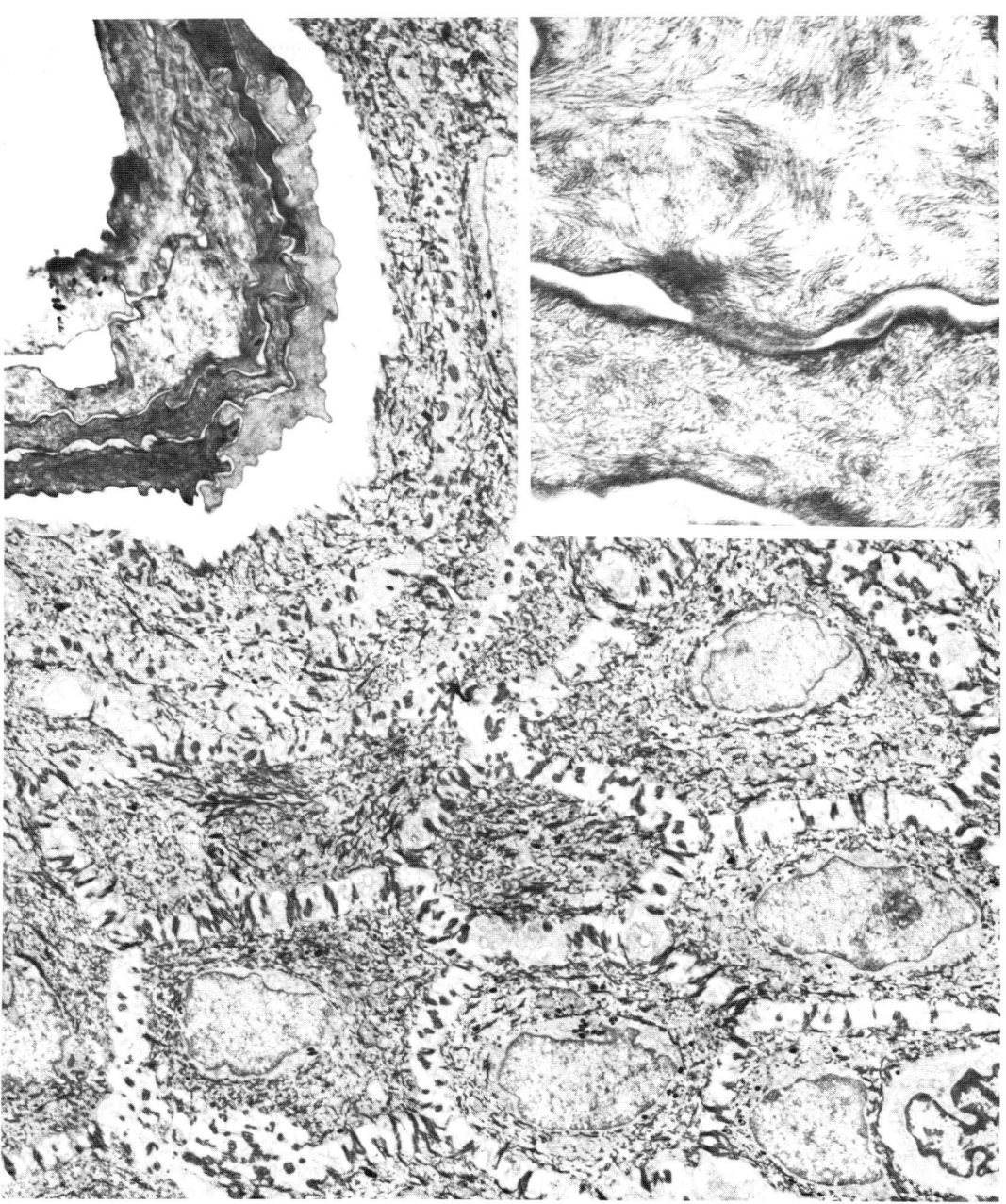

**Abb. 18.4.** Elektronenmikroskopische Aufnahme der menschlichen Haut mit Stratum spinosum und Stratum corneum. Die Zellen des Stratum spinosum haben feine zytoplasmatische Fortsätze, die mit denen der Nachbarzellen in desmosomalem Kontakt stehen, interzelluläre Brücken. Dazwischen weite Interzellularräume. *Oben links*: Stratum corneum. *Insert* Stratum-corneum-Zellen, die mit 10 nm dicken intermediären Filamenten ausgefüllt sind. Vergr. 5.500- bzw. 36.000fach. (Freundlichst überlassen von Barros C.)

**Stratum granulosum** (Abb. 18.5). Das Stratum granulosum wird von den Keratinozyten während ihrer transepithelialen Wanderung durchschnittlich nach 10–4 Tagen erreicht. Die Zellen sind stark abgeflacht und bilden in der Regel 1–5 Schichten.

Die Keratinozyten des Stratum granulosum sind gekennzeichnet durch:
– viele, stark verdichtete *Tonofibrillen*; einzelne Filamente können nicht mehr erkannt werden,
– *Keratohyalin*,
– *membranumschlossene lamelläre Granula*.

*Keratohyalin* ist eine Mischung verschiedener Proteine, unter denen das histidinreiche Filaggrin besonders gut charakterisiert ist. Diese Proteine werden an den freien Polysomen synthetisiert. Färberisch-lichtmikroskopisch ist Keratohyalin stark basophil und erscheint in Paraffinschnitten trotz ganz unregelmäßiger Formen granulär (deswegen Stratum granulosum). Es kann die Zellen des Stratum granulosum ganz ausfüllen. Zur Unterscheidung von anderen Zelleinschlüssen ist wichtig, daß Keratohyalingranula keine Membran haben. Häufig lagert sich Keratohyalin Tonofibrillen an, ohne daß jedoch alle Tonofibrillen mit Keratohyalin in Beziehung stehen.

*Membranumschlossene Lamellengranula* haben Durchmesser von 0,1–0,3 μm. Sie zeigen einen lamellären Feinbau und enthalten Glukosylceramide, Cholesterin, freie Fettsäuren und möglicherweise Phospholipide in einer membranähnlichen Doppelschichtanordnung. Sie werden wahrscheinlich im Golgi-Apparat gebildet und wandern von dort unter das Plasmalemm. Vieles spricht dafür, daß sie ihren Inhalt in den Interzellularraum abgeben, der dort wesentlich zur Abdichtung parazellulärer Transportwege beiträgt.

**Stratum lucidum**. Ein Stratum lucidum wird gewöhnlich *nur in dicker Epidermis* gefunden. Die Schicht ist dünn und erscheint lichtmikroskopisch homogen eosinophil. Die Zellkerne werden pyknotisch und verschwinden dann vollständig. Die Zellorganellen werden lysosomal degradiert, und das Zytoplasma besteht hauptsächlich aus dicht gepackten Filamenten, die in einer elektronendichten Matrix liegen. Das Stratum lucidum enthält die Zellen, die sich nach Abschluß ihrer Syntheseleistungen in tote Hornschüppchen umwandeln.

**Stratum corneum**. Das Stratum corneum besteht aus etwa 30 mm langen, 0,5–0,8 μm dicken Hornzellen, die je nach Körperregion eine unterschiedliche Anzahl von Schichten bilden (15–20 an der Bauchhaut, 45 am Arm, mehrere Hundert an Handfläche und Fußsohle). Durch die Abflachung der Keratinozyten während der Wanderung an die Oberfläche kommt es dazu, daß 1 Stratum-corneum-Zelle etwa 25 Zellen des Stratum basale überdeckt.

**Hinweis**. In histologischen Routinepräparaten der Haut fehlt häufig das Stratum corneum; es ist bei der Vorbehandlung (Fixierung, Einbettung) ganz oder teilweise verlorengegangen. Dennoch kann die Diagnose verhorntes Epithel gestellt werden, weil das Stratum granulosum in der Regel unbeschädigt bleibt.

Die Hornschicht ist in sich uneinheitlich. Sie besteht aus einer inneren Zone, in der die Zellen noch etwa denen des Stratum lucidum gleichen, allerdings ohne daß noch Zellorganellen vorkommen, und einer äußeren Zone mit total verhornten, zu Hornschuppen umgestalteten Zellen. Außerdem gibt es mehrere Typen von Hornzellen. Im Stratum corneum kommen alle Vorgänge, die zur Verhornung der Epithelzellen führen, zum Abschluß. Morphologisch nachweisbar sind
– Veränderungen an der Zellmembran,
– Abbau praktisch aller evtl. noch vorhandener Zellbestandteile,
– Bildung von Keratin.

Der Zellmembran der Hornzellen fehlt die übliche Dreierschichtung. Ihrer Innenseite legt sich eine Hülle an, die aus dem bereits im Stratum spinosum nachweisbaren und im Stratum lucidum unter dem Einfluß von Transglutaminase vernetzten Protein Involucrin hervorgeht. Diese Hülle stellt den chemisch widerstandsfähigsten Teil der verhornten Keratinozyten dar. Was den Abbau aller noch vorhandener Zellbestandteile angeht, so wirken hierbei Hydrolasen mit, die in hoher Aktivität, v. a. in den oberen Schichten des Stratum spinosum, vorkommen. Die Keratinisierung schließlich steht in Zusammenhang mit den aus den basalen Schichten mitgebrachten intermediären (Tono-)Filamenten und möglicherweise mit dem Keratohyalin. Elektronenmikroskopisch erscheint das Keratin als ein dichtes, homogenes Material, in das weniger dichte Filamente eingebaut sind. Insgesamt wird der Inhalt der Hornzellen um so homogener, je mehr sie sich der freien Oberfläche nähern.

Chemisch handelt es sich bei den *Keratinen* um zysteinreiche Skleroproteine, deren helikale Polypeptidketten durch intramolekulare Wasserstoffbrückenbindungen und interhelikale Disulfidbrücken Elastizität und Festigkeit erhalten. Keratin zeigt hohen Widerstand gegen

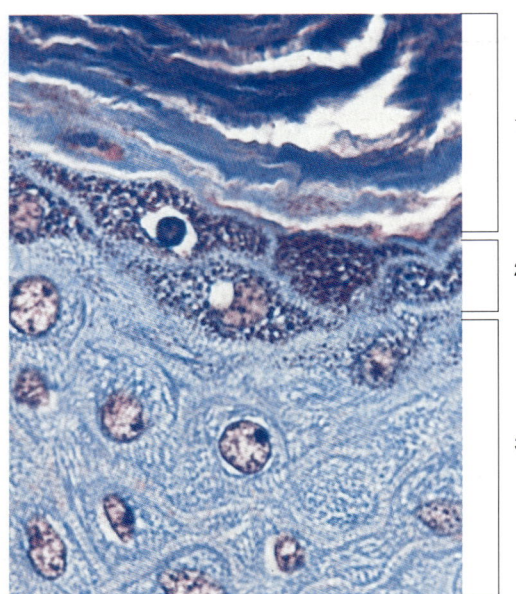

1

2

3

**Abb. 18.5.** Stratum granulosum mit angrenzendem Stratum spinosum *(unten)* und Stratum corneum *(oben)*. Im Stratum granulosum sind deutlich basophile Keratohyalingranula zu erkennen. Vergr. 400fach

enzymatischen Abbau, ist in Wasser nahezu unlöslich und widerstandsfähig gegen Säuren; in starken Laugen dagegen ist es löslich. Keratin zeigt bei Untersuchungen mit Röntgenstrahlen in der Epidermis aller Wirbeltiere ein $\alpha$-helix-typisches Diffraktionsmuster. Die Schuppen von Reptilien und die Federn von Vögeln enthalten dagegen ein anderes Skleroprotein mit einem $\beta$-Diffraktionsmuster.

### Histophysiologie

**Permeabilitätsbarriere/Interzellularspalten.** Von großem funktionellem Interesse sind die Interzellularspalten der Epidermis. Sie sind im Stratum basale und Stratum spinosum ähnlich entwickelt wie in jedem Epithel. Vorhanden sind v. a. Desmosomen. Insgesamt sind die Interzellularspalten in den unteren Schichten der Epidermis relativ weit und durchgängig. Anders sieht es in den oberen Schichten aus, obgleich auch hier einschließlich des Stratum corneum Interzellularräume und Desmosomen vorhanden sind. Im Interzellularraum dieser Schichten kommen nämlich, beginnend im oberen Stratum granulosum, abdichtende Substanzen vor. Es handelt sich um interzelluläre

Lipidlamellen, die von den Lamellengranula (s. oben) exozytiert werden. Die interzellulären Lamellen sind das morphologische Äquivalent der Permeabilitätsbarriere. Sie bestehen v. a. aus Ceramiden, Cholesterin und Fettsäuren und umgeben jeden einzelnen Keratinozyten.

**Hinweis.** Interessant ist in diesem Zusammenhang, daß bei Wirbeltieren derartige Zementsubstanzen im Interzellularraum erstmalig bei Reptilien vorkommen und damit möglicherweise Bedeutung für die Entwicklung des Lebens auf dem Land haben.

Vergleicht man die Interzellularräume der verschiedenen Epidermisschichten miteinander, so zeigt sich, daß eine *Abdichtung v. a. im Stratum granulosum, Stratum lucidum und dem unteren Teil des Stratum corneum* vorzuliegen scheint. Offen ist, wie sich diesbezüglich die oberen Schichten des Stratum corneum verhalten.

**Hinweis.** Histophysiologisch wichtig ist, daß die Dicke des Stratum corneum und die Anzahl der Zellschichten keinen Einfluß auf die Permeabilitätsrate der Epidermis haben. So hat z. B. die stark verhornte Epidermis der Fußsohle und der Handfläche die höchste Permeabilität. Andererseits beeinflussen die Lipidzusammensetzung und das relative Lipidgewicht die Diffusionsrate stark.

**Regeneration.** Jeden Tag werden in der Regel die obersten 2–3 Hornschichten abgestoßen. Sie werden aus den daruntergelegenen Lagen ersetzt. Insgesamt wird die Epidermis unter normalen Bedingungen *innerhalb von 30 Tagen* erneuert, und zwar kommt es v. a. im Stratum basale und in geringerem Umfang im Stratum spinosum zu Mitosen; deswegen werden diese beiden Schichten häufig auch zusammen als *Stratum germinativum* bezeichnet. Bis etwa zur 4. Zellgeneration handelt es sich um differentielle Zellteilungen. Dies bedeutet, daß von den beiden Tochterzellen einer Stammzelle jeweils wieder eine als Stammzelle fungiert. Nach der 4. Zellgeneration reifen dann alle neugebildeten Zellen aus. Vom Standpunkt der Zellerneuerung aus gliedert sich die Epidermis in diskrete, hexagonale Proliferationseinheiten. Dies bedeutet, daß über einen Bezirk von 10–15 Basalzellen Zellsäulen stehen, die bis ins Stratum corneum hinein reichen; dort überlappen sie sich und sind verzahnt. Proliferation und Reifung der Hautzellen unterliegen zahlreichen *inneren und äußeren Einflüssen.* Hierzu gehören tageszeitliche und saisonale Rhythmen. Der Zellteilungsindex der Haut ist z. B. morgens zwischen 8.00 und 10.00

Uhr am größten, abends zwischen 20.00 und 22.00 Uhr am niedrigsten. Einfluß auf die Mitoserate soll u. a. Noradrenalin (Hormon des Nebennierenmarks, S. 409), ein leistungsfähiger Mitosehemmer, haben, der während der aktiven Tageszeit im Blut in größerer Menge vorkommt. Dann spielen aber auch mechanische Einflüsse oder Vitamine eine Rolle; z. B. kommt es bei Vitamin-A-Mangel zu vermehrter Hornbildung.

## Melanozyten

Die Melanozyten gehören zu den Zellen, die in geringerer Zahl in der Epidermis vorkommen. Dennoch sind sie von großer Bedeutung, da sie das Pigment **Melanin** bilden und damit Einfluß auf die Farbe der Haut nehmen. Das Pigment selbst dient dem Schutz des Organismus vor ultraviolettem Licht (Sonnenschirm der Haut).

Die **Melanozyten** (Abb. 18.6) liegen im Stratum basale der Epidermis, kommen aber auch in Haarfollikeln vor (s. unten). Sie berühren die Basalmembran, mit der sie durch Halbdesmosomen verbunden sind. Melanozyten sind etwas größer als Keratinozyten, haben einen runden Zelleib und lange, unregelmäßige Fortsätze, die sich zwischen den Zellen des Stratum basale und Stratum spinosum verzweigen. Die Enden dieser Fortsätze invaginieren in Keratinozyten, ohne mit diesen (desmosomale) Verbindungen einzugehen. Das Zytoplasma der Melanozyten ist relativ hell, hat nur wenige

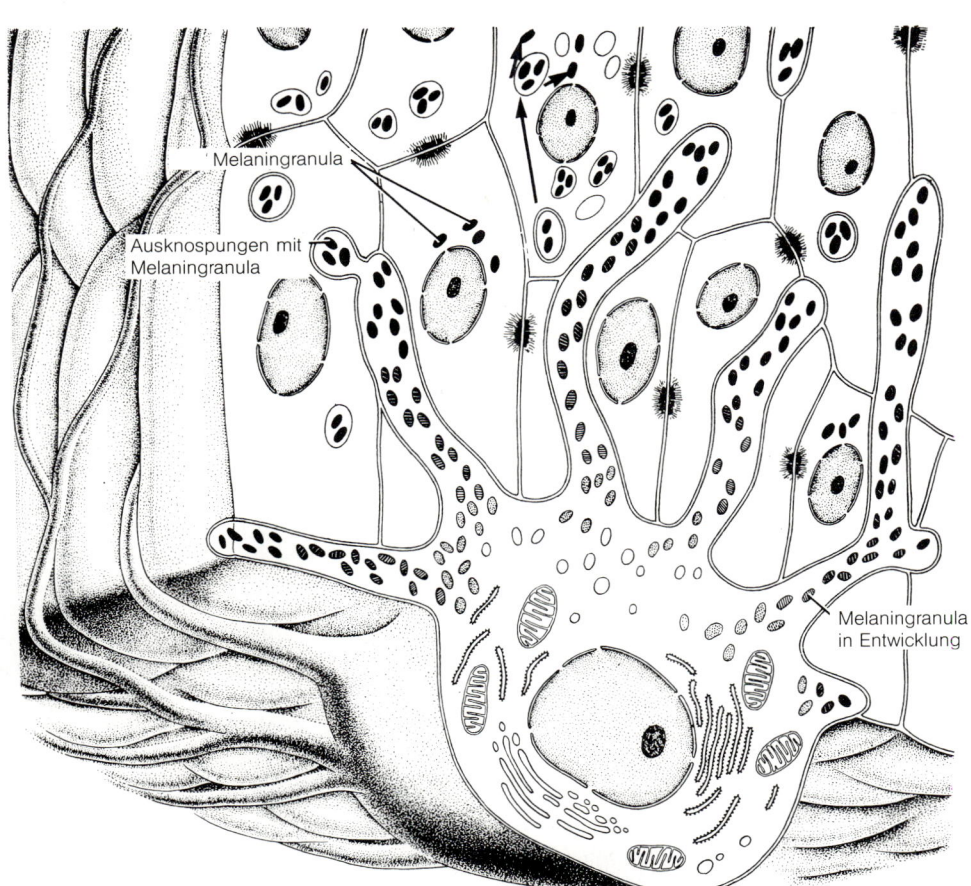

Melaningranula

Ausknospungen mit Melaningranula

Melaningranula in Entwicklung

**Abb. 18.6.** Schema eines Melanozyten. Die Zelle liegt im Stratum basale und wölbt die Basalmembran basalwärts vor. Zahlreiche Fortsätze erstrecken sich aufwärts zwischen Keratinozyten, in die sie teilweise invaginieren. In den Melanzellen werden Melaningranula gebildet, die in die Zellfortsätze wandern und dann ins Zytoplasma der benachbarten Keratinozyten übertragen werden. Melanozyten sind reich an Ribosomen, Golgi-Apparat, RER und Mitochondrien. [Gezeichnet aufgrund der Arbeiten von Fitzpatrick und Szabo (1959)]

Filamente, aber zahlreiche Mitochondrien, ein gut entwickeltes RER und einen deutlichen Golgi-Apparat. Spezifische Strukturen der Melanozyten sind Prämelanosomen und Melanosomen.

Im Zytoplasma der Melanozyten erfolgt die Bildung von Melanin. Folgende Stadien lassen sich unterscheiden (Abb. 18.7):

- **Stadium I.** Es kommt an den Ribosomen des RER der Melanozyten zur *Synthese des Enzyms Tyrosinase*. Das Enzymprotein sammelt sich im Lumen des RER und gelangt in die Golgi-Zone, in der kleine Bläschen mit feingranulärer Matrix (Proteine und Phospholipide) entstehen. In ihrer Peripherie zeigen die Bläschen Verdichtungen aus regelmäßig angeordneten Tyrosinasemolekülen. Die Tyrosinase ist zunächst inaktiv, kann dann aber durch ultraviolettes Licht (auch durch Röntgenstrahlen) aktiviert werden.
- **Stadium II.** Die Bläschen sind größer geworden und oval. Sie zeigen eine kristalline Innenstruktur mit einer deutlichen Periodizität bzw. Querstreifung von ungefähr 10 nm. Diese Granula werden als *Prämelanosomen* bezeichnet. Sie enthalten Tyrosinase und bereits gebildetes Melanin.

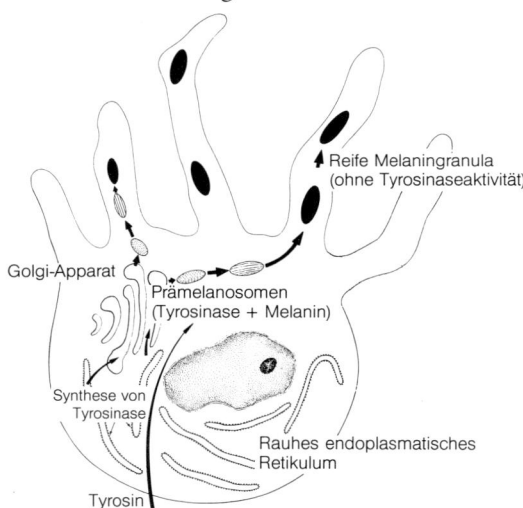

**Abb. 18.7.** Schema zur Melaninbildung in Melanozyten. Am RER wird Tyrosinase synthetisiert und in Bläschen des Golgi-Apparates angesammelt. Als Prämelanosomen werden ovale Bläschen bezeichnet, die Tyrosinase und bereits gebildetes Melanin enthalten. Später verlieren die Melanosomen ihre Tyrosinaseaktivität und es entstehen reife Melaningranula. Diese wandern zu den Spitzen der Melanozytenfortsätze und werden in umgebende Keratinozyten übertragen

Die *Melaninbildung* beginnt damit, daß in den Prämelanosomen die aromatische Aminosäure L-Tyrosin, die aus der Zellumgebung aufgenommen wird, unter Mitwirkung von Tyrosinase in 3,4-Dihydroxyphenylalanin (DOPA) und weiter in Dopachinon überführt wird. Über weitere Syntheseschritte entsteht schließlich Melanin.

**Technischer Hinweis.** Zum histologischen Nachweis von Melanozyten wird frisch entnommene Haut in eine DOPA-Lösung gebracht. In den Melanozyten bildet sich dann unter Einfluß von in den Melanozyten vorhandener Tyrosinase ein unlöslicher Niederschlag aus dunkelbraunem Melanin, der bei der folgenden histologischen Aufarbeitung erhalten bleibt; daran sind die Melanozyten zu erkennen.

- **Stadium III und IV.** Mit fortschreitender Melaninsynthese gehen die Innenstruktur der Prämelanosomen und die Tyrosinaseaktivität verloren. Es entstehen *reife, dichte Melaningranula* (Durchmesser 0,3–0,7 µm), die keine Ultrastruktur erkennen lassen.

**Klinischer Hinweis.** Es gibt Erkrankungen, z.B. durch genetische Defekte, bei denen Melanozyten keine Tyrosinaseaktivität besitzen. Dadurch unterbleibt die Bildung von Melanin. Die Haut dieser Patienten ist weiß und stark sonnenempfindlich, das Haar weißblond und die Iris der Augen (ein weiterer Ort des Melaninvorkommens, S.665) wegen durchscheinender Choroidea rot. Diese Erkrankung wird als *Albinismus* bezeichnet.

Die reifen Melaningranula wandern in die Fortsätze der Melanozyten. Von dort gelangen sie in die angrenzenden Keratinozyten des Stratum basale und Stratum spinosum. Die sich hierbei abspielenden Vorgänge lassen sich in Gewebekulturen der Haut kinematographisch verfolgen. Es handelt sich um eine Übertragung (Inokulation) von Melaningranula von der einen Zelle in die andere, auch als zytokrine Sekretion bezeichnet. In den Keratinozyten werden die Melaningranula an Lysosomen gebunden. Sie können in größeren Gruppen zusammenliegen. Werden alle Vorgänge der Melaninbildung und -ablagerung zusammengenommen, so zeigt sich, daß die Pigmentierung der Haut durch eine Symbiose zwischen Melanozyten und Keratinozyten zustande kommt.

**Hinweis.** Melanosomen können auch in Langerhans- und Merkel-Zellen der Epidermis sowie extraepidermal in Makrophagen und andere Zellen der Dermis gelangen.

Durchschnittlich kommt 1 Melanozyt auf 5–8 Keratinozyten des Stratum basale und Stratum

spinosum. Diese Zahlen variieren allerdings erheblich. Es gibt Hautgebiete, die deutlich mehr Melanozyten besitzen als andere, z. B. der Hautbezirk um den Anus, die Brustwarze oder die Achselhöhle. Im übrigen sind die Melanozyten nicht zufällig zwischen den Keratinozyten verteilt, sondern nach einem festgelegten Verteilungsmuster, das für jede Körperregion charakteristisch ist. Dabei ist die Zahl der Melanozyten pro Gebiet unabhängig von Geschlecht und Rasse. So gehen Unterschiede in der Hautfarbe auch weniger auf Unterschiede in der Zahl der Melanozyten als vielmehr der Melaningranula in den Keratinozyten zurück.

*Regulation.* Die Melaninbildung unterliegt zahlreichen Einflüssen. So führt z. B. der ultraviolette Anteil des *Sonnenlichtes* zum Dunkeln der Haut (Bräunung). Dabei kommt es zunächst zu einer Umwandlung von vorhandenen Prämelanosomen in Melanosomen sowie zu deren beschleunigter Übertragung in Keratinozyten. Danach setzt eine Steigerung der Melaninsynthese ein, und die Pigmentierung nimmt zu. Geht die Sonnenbestrahlung zurück, vermindert sich die Melaninsynthese und das Melanin in den Keratinozyten wird abgebaut.

Aber auch *Hormone* beeinflussen die Tätigkeit der Melanozyten, besonders das melanozytenstimulierende Hormon (MSH) der Adenohypophyse und das antagonistisch wirkende Melatonin der Epiphyse (Corpus pineale, S. 390). Eindrucksvoll ist die Wirkung von MSH auf die Melanozyten der Haut von Amphibien. Es bewirkt dort einen sehr schnellen Farbwechsel (Mimikry). Die Wirkung des MSH soll durch $\alpha$-adrenergische Rezeptoren vermittelt werden. Beim Menschen sind diese Vorgänge weniger dramatisch.

**Klinischer Hinweis.** Eine Überpigmentierung tritt bei der Addison-Erkrankung auf. Hierbei besteht Mangel an Hormonen der Nebennierenrinde, der eine Überproduktion von ACTH und wahrscheinlich von MSH hervorruft, die beide die Pigmentierung der Haut steigern.

Es gibt *zahlreiche Substanzen*, die Einfluß auf die Hautpigmentierung nehmen. So kommt es z. B. zu einer Dunklung der Haut durch Hydroxyaceton, das mit dem Protein der Keratinschicht reagiert. Andere Substanzen wieder führen zu einer Depigmentierung, z. B. Hydrochinon und seine Derivate, die die Melaninsynthese hemmen. Ferner kommt es zur Aufhellung der Haut durch ammoniakalische Quecksilberlösung, die einen milden Schälungseffekt hat.

**Langerhans-Zellen**

Ähnlich den Melanozyten sind die Langerhans-Zellen dendritisch verzweigt, haben ein helles, fibrillenarmes Zytoplasma, ein gut ausgebildetes glattes endoplasmatisches Retikulum und einen deutlichen Golgi-Apparat sowie viele Lysosomen. Charakteristisch sind stäbchenförmige Einschlüsse im Zytoplasma. Desmosomen zur Verbindung mit Nachbarzellen fehlen. Langerhans-Zellen liegen vorwiegend im tieferen Stratum spinosum und sind mit Goldimprägnationen gut darstellbar. Es dürfte sich um aus dem Knochenmark eingewanderte Zellen des Immunsystems handeln, die bei der antigenspezifischen Aktivierung von zytotoxischen T-Lymphozyten mitwirken.

**Merkel-Zellen**

Merkel-Zellen gelten als *Tastzellen* (Mechanorezeptoren). Sie liegen im Stratum basale, sind abgeflacht, hell und zeigen als Charakteristikum in ihrem Zytoplasma kleine, dichte Granula, die denen katecholaminhaltiger Zellen ähneln. Sie kommen v. a. in der Haut von Hand- und Fußflächen sowie in Haarscheiden vor. An die etwas verdickte Basis der Merkel-Zellen treten freie Nervenendigungen heran.

## 18.2.2 Dermis

Die Dermis besteht aus *Bindegewebe*. Auf der einen Seite hat sie Verbindung mit der Epidermis, auf der anderen mit der Tela subcutanea. Während der Entwicklung determiniert sie die Art der darübergelegenen Epidermis; so ruft z. B. die Dermis der Fußsohle immer die Bildung einer intensiv keratinisierenden Epidermis hervor. Später stabilisiert die Dermis die Haut; sie hat u. a. eine große Zerreißfestigkeit – bekanntlich ist Leder gegerbte Dermis tierischer Haut. Gleichzeitig spielt die Dermis eine wichtige Rolle bei der Regulierung des Hautturgors und bei der immunologischen Abwehr. Ferner ist die Dermis gefäßreich und wirkt bei der Thermo- und Kreislaufregulation mit. Schließlich liegen in der Dermis zahlreiche nervöse Rezeptororgane und Nerven, die die Haut zu einem wichtigen Sinnesorgan machen. Die Dicke der Dermis ist regionenweise sehr unterschiedlich, maximal beträgt sie 3 mm an den Fußsohlen.

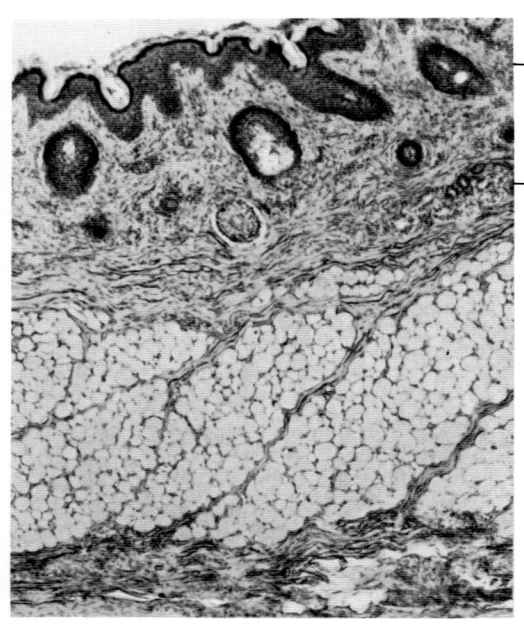

Dermis
—— Stratum papillare

—— Stratum reticulare

Tela subcutanea

**Abb. 18.8.**  Schichten der Dermis. Vergr. 50 fach

Die Dermis gliedert sich in 2 Schichten (Abb. 18.8), und zwar in
- **Stratum papillare**,
- **Stratum reticulare**.

Die beiden Schichten unterscheiden sich durch Dichte und Anordnung ihrer Bindegewebefasern. Deutliche Grenzen bestehen zwischen den Schichten jedoch nicht. – Beide Schichten sind reich an wasserbindenden Glykosaminoglykanen, v.a. Dermatansulfat und Hyaluronat, ferner Chondroitinsulfat A und C.

**Stratum papillare**

Das Stratum papillare liegt unmittelbar unter der Epidermis. Es ist in der Regel dünner als das Stratum reticulare und besteht aus lockerem Bindegewebe. Die Papillarschicht weist immer in großer Zahl *Zellen der Immunabwehr* auf (Lymphozyten, Plasmazellen, S. 387) und enthält außerdem viele Monozyten, Makrophagen und Mastzellen (S. 148). Ferner kommen im Stratum papillare viele Nervenendkörperchen (S. 646), Nerven und *Kapillaren* vor. Der Name dieser Schicht geht auf das Vorkommen von *Papillen* zurück. Hierbei handelt es sich um Bindegewebezapfen, die in Vertiefungen der Epidermis ragen. Sie vergrößern die Kontaktfläche zwischen Dermis und Epidermis und dienen v.a. der Verbesserung der Ernährung der Epidermis. Dagegen sind die Papillen keine spezielle Einrichtung zur Befestigung der Epidermis an der Dermis.

**Dermoepidermale Verbindungen**. Der Befestigung der Epidermis an der Dermis dient v.a. die Basalmembran, die unmittelbar unter den basalen Epithelzellen liegt. An der Basalmembran sind einerseits die Basalzellen der Epidermis, u.a. durch *Wurzelfüßchen*, befestigt (s. oben), andererseits inserieren von unten her Kollagenfasern vom Typ III an der Basalmembran. Diese Kollagenfasern steigen senkrecht aus dem Stratum papillare zur Basalmembran auf und werden deswegen als *Ankerfasern* bezeichnet. Insgesamt ist die Verbindung der Epidermiszellen mit ihrer Unterlage so fest, daß es bei Abhebungsversuchen eher zu Zerreißungen innerhalb des Epithels kommt, als daß sich die Zellen des Stratum basale von ihrer Unterlage lösen.

**Felder- und Leistenhaut**. Die Verzapfungen zwischen Dermis und Epidermis wechseln regional stark. Dadurch bilden sich typische Muster, die an der Oberfläche der Haut in Form von Aufwerfungen bzw. Einsenkungen der Epidermis in Erscheinung treten. Unterschieden werden Felderhaut und Leistenhaut.

Die **Felderhaut** nimmt den größten Teil der Körperoberfläche ein. Sie besteht aus polygonalen Feldern, die von feinen Furchen begrenzt sind. Die Verzahnung zwischen Epidermis und Dermis erfolgt im Bereich der Felder durch zahlreiche Bindegewebepapillen. Hin-

sichtlich Höhe und Anzahl der Bindegewebe-papillen bestehen zwischen den verschiedenen Gebieten der Felderhaut große Unterschiede. Besonders ausgeprägt ist die Epithelverzapfung an der Haut über Knie und Ellenbogen, gering in der Haut des Augenlides. Mit der Felderhaut stehen Hautanhangsgebilde in enger Verbindung: Schweiß- und Duftdrüsen münden auf der Höhe der Felder, Haare und Talgdrüsen in den Furchen.

Bei der **Leistenhaut** ragen jeweils 2 Reihen hoher Bindegewebepapillen in eine Epidermisleiste hinein. Auf jeder 2. Leiste münden Ausführungsgänge von Schweißdrüsen (s. unten). Haare, Talg- und Duftdrüsen fehlen der Leistenhaut. Besonders deutliche Leisten kommen an den Finger- und Zehenspitzen vor sowie an Handflächen und Fußsohlen. Sie bilden Schleifen, Bögen, Wirbel oder Kombinationen davon. Sie sind genetisch festgelegt und so typisch, daß jedes Individuum hieran erkannt werden kann **(Fingerabdruck)**. In ihrer Gesamtheit bilden die Leisten ein Muster, das als **Dermatoglyphe** bezeichnet wird. Dermatoglyphen sind u. a. von großem anthropologischem Interesse. Sie treten während der Entwicklung erstmalig in der 13. Embryonalwoche in Erscheinung.

## Stratum reticulare

Das Stratum reticulare ist die *tiefere und dickere der beiden Dermisschichten*. Es besteht aus kräftigen Kollagenfaserbündeln in charakteristischer Anordnung. Das Kollagen des Stratum reticulare gehört zum Typ I. Der Verlauf der Kollagenfaserbündel ist regional unterschiedlich. Prinzipiell überkreuzen sich die Faserbündel in bestimmten Winkeln. Durch Veränderung der Winkeleinstellung kann es zur Dehnung der Haut ohne Minderung der Zerreißfestigkeit kommen. Große Bedeutung für die Geschmeidigkeit der Haut haben aber auch die zahlreichen *elastischen Fasern*, die für die Rückstellung der Kollagenfaserbündel nach Dehnung sorgen. Die elastischen Fasern bilden im Stratum reticulare ein zusammenhängendes Netzwerk aus dicken Fasern. Zur Epidermis steigen dann aber nur dünne elastische Fasern auf, die ihre amorphen Elastinanteile verlieren und schließlich mit ihrer fibrotubulären Komponente an der Basalmembran ansetzen.

**Klinischer Hinweis**. Einstiche in die Haut rufen kein rundes Loch, sondern einen Spalt hervor. Grund-

sätzlich verlaufen sog. *Spaltlinien* in Richtung der geringsten Dehnbarkeit der Haut. Bei (kosmetischen) Operationen werden deswegen die Hautschnitte in Richtung der Spaltlinien gelegt. Bei Schnitten senkrecht zur Verlaufsrichtung der Spaltlinien klafft dagegen die Haut.

**Gefäße, Nerven**. Die Dermis ist reich vaskularisiert und besitzt viele Nerven. An der Grenze zwischen Tela subcutanea und Dermis liegt ein weitmaschiger (subkutaner) **Arterien- und Venenplexus**. Von hier aus steigen kleine Arterien kandelaberartig in die Dermis auf, sie stehen untereinander bogenförmig in Verbindung. An der Grenze zwischen Stratum papillare und reticulare folgt ein *subpapillärer Plexus*, von dem aus Arteriolen und Kapillarschlingen in die Bindegewebepapillen eintreten. Von hier aus ziehen Venolen in den subpapillären venösen Plexus zurück. Zusätzlich zu dem den Venen und Arterien gemeinsamen subpapillären und subkutanen Plexus kommt in der Mitte der Dermis ein weiterer venöser Plexus vor.

Zusätzlich weisen einige Hautgebiete, z. B. die Fingerspitzen, *arteriovenöse Anastomosen* auf. Das Gefäßsystem der Haut spielt bei der Thermo- und Blutdruckregulation eine wichtige Rolle.

Die Dichte der Kapillaren – sie schwankt zwischen 20 und 60/mm$^2$ –, ihre Durchblutung, die Farbe des Blutes und die Dicke der Epidermis nehmen zusammen mit dem Melanin Einfluß auf die *Hautfarbe*. Das Lippenrot z. B. bekommt seine typische Farbe dadurch, daß tief in eine relativ dünne Epidermis vorragende Papillen sehr kapillarreich sind.

**Klinischer Hinweis**. Verletzungen von Blutgefäßen in der Haut können zu blauen Flecken führen. Hierbei handelt es sich um Blutergüsse **(Hämatome)** in der Dermis und in der Subkutis. Dort, wo diese Schichten lockerer sind, können Hämatome und Ansammlungen von interstitieller Flüssigkeit **(Ödeme)** ein stärkeres Ausmaß annehmen als dort, wo das Gewebe straff ist. – In stark kapillarisierten Hautgebieten können Veränderungen der Blutfarbe zu Veränderungen der Hautfarbe führen: So wird z. B. bei Vergiftungen mit Kohlenmonoxid die kirschrote Blutfarbe an der Haut sichtbar, oder die Lippen bekommen bei ungenügender Oxygenierung des Blutes bläuliche Farbe **(Zyanose)**.

In der Dermis kommen auch zahlreiche *Lymphgefäße* vor, die dichte Netze bilden. Die Lymphe fließt größtenteils über subkutane Lymphbahnen ab.

Bei den **Nerven** der Dermis handelt es sich um afferente und efferente Nervenfasern. *Afferen-*

te *Nervenfasern* stehen mit zahlreichen, v. a. im Stratum papillare gelegenen Nervenendkörperchen (S. 647) in Verbindung, bilden aber auch Netzwerke um die Haarfollikel. Einzelne Nervenfasern dringen in die Epidermis ein, wo sie frei bzw. an Merkel-Zellen enden. *Efferente Nerven* sind postganglionäre Fasern des autonomen Nervensystems. Sie innervieren die Blutgefäße, Drüsen und Mm. arrectores pilorum. In der Dermis liegen zahlreiche Hautanhangsorgane (s. unten).

**Alterung.** Altersveränderungen der Haut betreffen v. a. das Bindegewebe der Dermis. Die Kollagensynthese nimmt fortschreitend ab und die Kollagenfasern werden dicker. Zwischen den Kollagenfasern bilden sich Querverbindungen. Ferner vermindert sich die Zahl der elastischen Fasern; gleichzeitig büßen sie teilweise, ähnlich wie in anderen Organen (Lunge), ihre Dehnbarkeit ein. Außerdem kommt es durch Abnahme der Glykosaminoglykane zur Flüssigkeitsverarmung der Haut. Als Folge verliert die Haut ihre Geschmeidigkeit, und es treten Falten und Runzeln auf. Durch Abflachung der Papillarkörper bekommt die Haut im Alter ein papierartiges Aussehen.

## 18.3  Tela subcutanea

Die Tela subcutanea (Abb. 18.8) besteht aus lockerem Bindegewebe, das die Haut verschieblich mit daruntergelegenen Strukturen (z. B. Faszien, Knochenhaut, Muskulatur) verbindet. Sie kann spezielle Bindegewebezüge (Retinacula) enthalten. In der Subkutis kommt in der Regel Fettgewebe vor, das den *Panniculus adiposus* bildet. Das Fettgewebe kann durch Bindegewebezüge steppkissenartig unterteilt sein. Beim subkutanen Fettgewebe handelt es sich teils um *Baufett* (z. B. Fußsohle), teils um *Depotfett* (z. B. Bauchhaut). Der Umfang des Fettpolsters hängt vom Ernährungszustand ab, ist jedoch nie in allen Körpergebieten gleich. Bevorzugter Ort für Fettablagerungen bei der Frau sind Hüften, Gesäß und Brustbereich, beim Mann die Bauchhaut. Offenbar nehmen Hormone Einfluß auf die Fetteinlagerungen. Funktionell wirkt die Fettschicht in der Tela subcutanea als Druckpolster und als Wärmeisolator. Manche Hautgebiete bleiben fettarm, z. B. Augenlid, Lippe, Penis, Skrotum. Hier kann es dagegen leicht zu Flüssigkeitsansammlungen (Ödemen)

und bei Verletzungen zu Hämatomen kommen. Schließlich besitzt die Subkutis stellenweise *glatte Muskelzellen* (Tunica dartos des Skrotums, große Schamlippen, Brustwarze), Drüsen und Haarwurzeln sowie Vater-Pacini-Körperchen; außerdem verlaufen in der Subkutis die zur Haut ziehenden *Nerven* und *Gefäße*.

## 18.4  Anhangsgebilde

### 18.4.1  Haare

Haare sind dünne, keratinisierte Strukturen, die aus Einstülpungen der Epidermis (Epidermiszapfen) hervorgehen. Sie stecken in trichterförmigen Einsenkungen der Haut *(Haartrichter)*. Haare fehlen nur an wenigen Stellen des Körpers (Handtellern, Fußsohlen, Teilen der äußeren Genitalien). Ihre Verteilung im einzelnen ist jedoch regional sehr unterschiedlich. Außerdem nehmen u. a. Geschlecht, Rasse und Alter Einfluß auf die Behaarung. Auch unterscheiden sich die Haare der verschiedenen Körpergebiete und Individuen u. a. in Farbe, Länge, Durchmesser und Geschwindigkeit ihres Wachstums voneinander. In der Fetalzeit bilden sich zunächst kurze, dünne und nichtpigmentierte Haare *(Lanugo)*, die nach der Geburt im Laufe der Zeit durch *Terminalhaare* ersetzt werden. Während die Wurzeln der Lanugohaare in die Dermis reichen, gelangen die der Terminalhaare bis in die obere Subkutis.
Haare (Abb. 18.9) gliedern sich in:
- **Haarwurzel**, den unter der Oberfläche der Epidermis gelegenen Teil, der mit einem Bulbus (Bulbus pili) endet (Abb. 18.10), und
- **Haarschaft**, den die Epidermis überragenden Teil, der in die Haarspitze ausläuft.

Das Haar selbst besteht aus:
- **Mark** (Medulla),
- **Rinde** (Kortex),
- **Cuticula**.

**Haarwurzel.** Im Bereich der Haarwurzel wird das Haar von Teilen der eingestülpten und modifizierten Epidermis sowie der Dermis umschlossen. Dementsprechend lassen sich prinzipiell im Bereich der Haarwurzel
- eine *epitheliale Wurzelscheide*, die dem Haar zugewandt ist, und
- eine *bindegewebige Wurzelscheide*, der Haarbalg, unterscheiden.

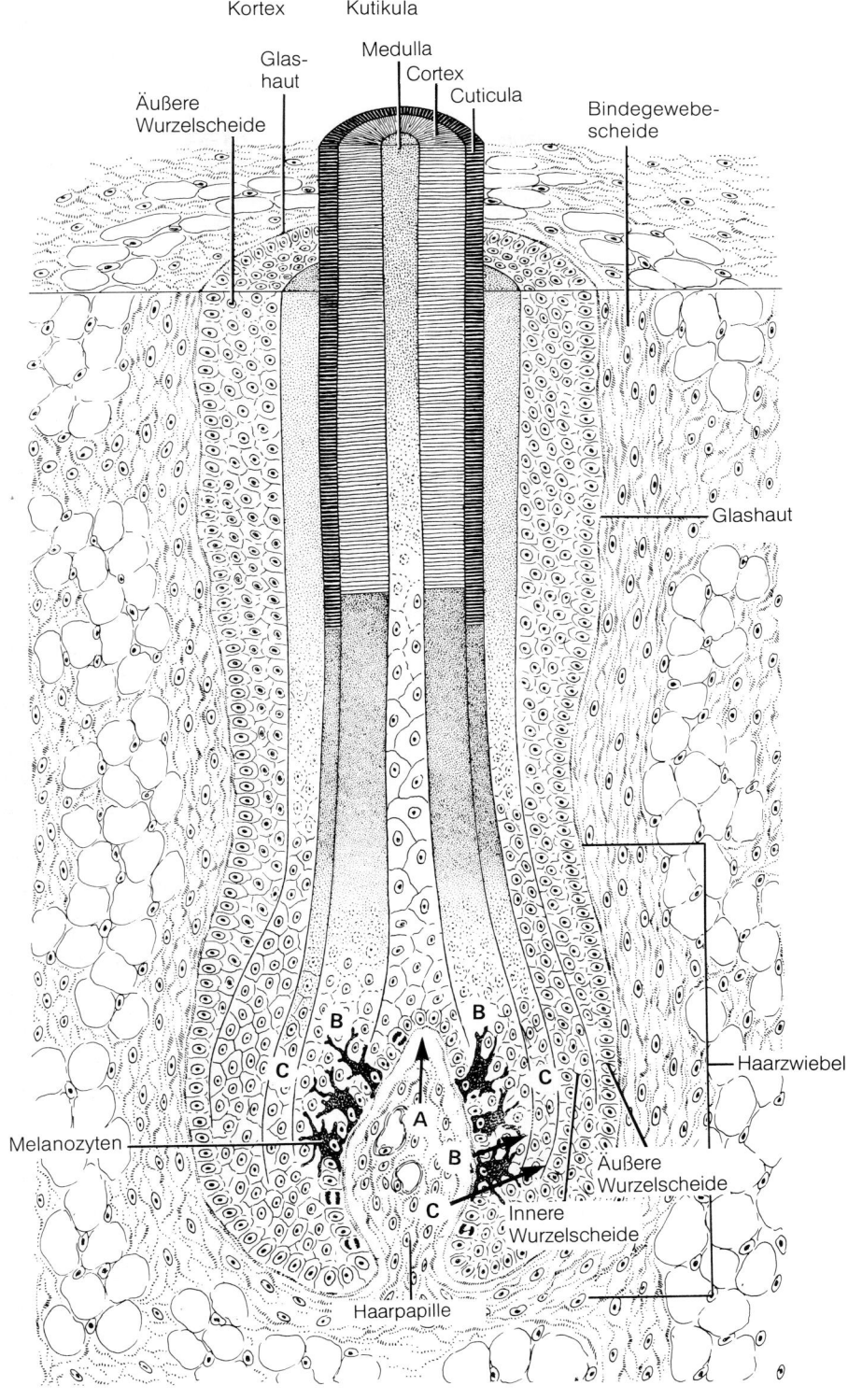

Kortex    Kutikula

Glas-    Medulla
haut    Cortex

Äußere    Cuticula
Wurzelscheide

Bindegewebe-
scheide

Glashaut

Haarzwiebel

Melanozyten

Äußere
Wurzelscheide

Innere
Wurzelscheide

Haarpapille

Die Wurzelscheiden enden dort, wo der Haartrichter beginnt. An dieser Stelle münden die jedem Haar zugehörigen Talgdrüsen (s. unten).

Der *epitheliale Anteil der Wurzelscheide* bildet basal eine zwiebelförmige Auftreibung, den Bulbus. In diesen stülpt sich ein Epidermiszapfen, die Haarpapille, ein. Haarpapillen enthalten viele Kapillaren, die für die Ernährung der Haarfollikel lebensnotwendig sind. Wird die Blutzuführung in die Haarpapille unterbrochen oder leidet die Vitalität der desmalen Haarpapille aus anderen Gründen, geht der Haarfollikel und damit das Haar zugrunde.

Die bindegewebige Wurzelscheide gehört zum Kapillarkörper der Dermis und umgibt die epitheliale Wurzelscheide.

Der Haarschaft ist unterschiedlich lang und beweglich.

**Entwicklung und Feingliederung des Haares.** Zur Grobgliederung des Haares gehört eine Feingliederung. Ihr Verständnis ergibt sich am besten aus der Kenntnis der Haarbildung. Diese geht von Epithelzellen aus, die die Haarpapille bedecken (Abb. 18.9). Diese Schicht ist dem Stratum basale der Haut äquivalent. Die Epithelzellen um die Haarpapille teilen sich lebhaft und differenzieren sich abschnittsweise unterschiedlich:

– Die Zellen über der Spitze der Haarpapille sind relativ groß, vakuolisiert und mäßig keratinisiert (Abb. 18.9, A). Sie bilden das Mark **(Medulla)** des Haares, das allerdings nur in dicken Haaren deutlich ausgebildet ist.
– Die Zellen seitlich der Spitze der Haarpapille (Abb. 18.9, B) differenzieren sich zu stark keratinisierten, dicht liegenden, fusiformen Zellen. Sie fassen Melanozyten zwischen sich, die ihr Pigment – wie üblich – an ihre Nachbarzellen abgeben und damit die Haarfarbe bestimmen. Die Epithelzellen dieses Abschnitts bilden, wenn sie weiter nach oben geschoben werden und dabei ihre Struktur verlieren, die Rinde **(Kortex)** des Haares.
– Weiter peripher um die Haarpapille herum liegen Bulbuszellen, die die Cuticula des Haares bilden (Abb. 18.9, C). Hierbei handelt es sich um eine Schicht von Zellen, die etwa bis zur Mitte des Bulbus kubisch sind, sich dann aber zu einer Schicht senkrecht stehender Hornschuppen abflachen. Diese sind dachziegelartig angeordnet. Die **Cuticula pili** ist die letzte zum eigentlichen Haar gehörende Schicht.
– Nun folgen die innere und äußere Wurzelscheide. Die **innere Wurzelscheide** umfaßt den Haarschaft unmittelbar. Sie besteht aus mehreren (3) Schichten, von denen die dem Haar anliegende Schicht als **Cuticula vaginalis** bezeichnet wird. Sie setzt sich aus verhornten Zellen zusammen, die so angeordnet sind, daß sie sich mit den verhornten Zellen der Haarcuticula verzahnen; dadurch ist das Haar in der Wurzelscheide befestigt. Die innere Wurzelscheide ist bis zur Einmündung der Talgdrüsen in den Haartrichter nachweisbar. Oberhalb verhornt sie und wird durch Desquamation in den Haartrichter abgegeben. Die **äußere Wurzelscheide** besteht aus nach unten gewachsenen Epidermiszellen. Nahe der Hautoberfläche verfügt sie über alle Schichten der Epidermis, nahe der Dermispapille ist sie nur noch einschichtig und besteht aus Zellen, die denen des Stratum basale entsprechen.

Der epitheliale Anteil der Haarwurzel ist vom dermalen Anteil **(bindegewebige Wurzelscheide, Haarbalg)** durch eine kräftige Basalmembran **(Glashaut,** Abb. 18.9) getrennt. Die Dermis, die den Haarbulbus umgibt, ist besonders dicht und bildet eine spezielle Bindegewebescheide. Die Einheit aus Bulbus, Haarpapille und umgebender Bindegewebescheide wird auch als **Haarfollikel** bezeichnet (Abb. 18.10).

**Mm. arrectores pili.** Die Terminalhaare stecken in der Regel schräg zur Hautoberfläche in

---

**Abb. 18.9.** Schema einer Haarwurzel. Die Enden bilden der Bulbus pili (Haarzwiebel), in den eine Papille der Dermis eingestülpt ist. Hier kommen zahlreiche Kapillaren vor. Die Papillen sind von Epithelzellen bedeckt, die sich teilen und deren Tochterzellen in Richtung Haarschaft wandern. Die zentral gelegenen Zellen *(A)* der Medulla des Haares *(Pfeil)* sind groß, vakuolisiert und schwach verhornt. Die Zellen, die den Kortex des Haares ausmachen, liegen seitlich *(B)*. Noch weiter seitlich befinden sich Zellen, die die Cuticula bilden *(C)*. Die peripher gelegenen Epithelzellen entwickeln sich zu der inneren und äußeren Wurzelscheide. Die Zellen der inneren Wurzelscheide sind nur bis zur Einmündung der Talgdrüsen in den Haartrichter zu verfolgen. Die Zellen der äußeren Wurzelscheide setzen sich in die Epidermis fort. Umgeben ist die Haarwurzel von einer bindegewebigen Wurzelscheide (Haarbalg)

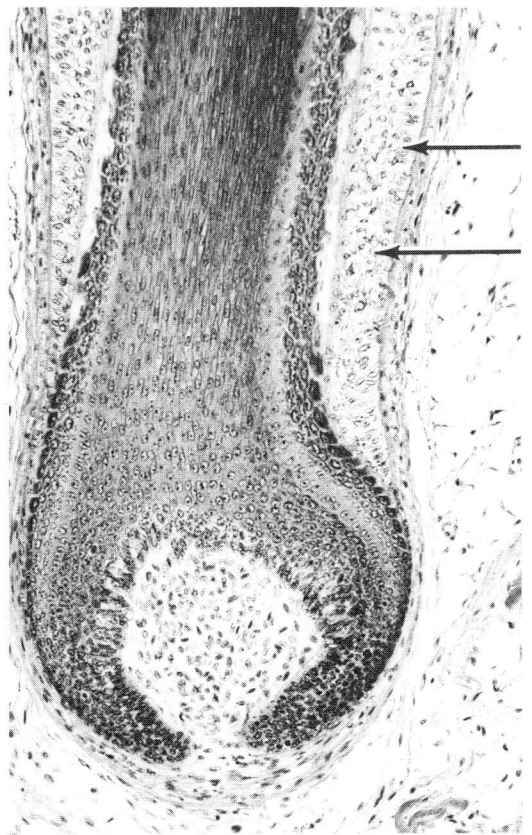

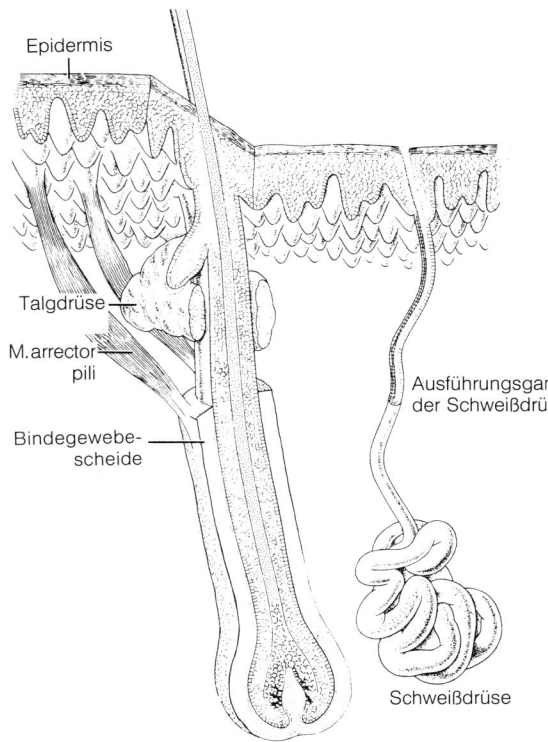

Epidermis

Talgdrüse

M.arrector
pili

Bindegewebe-
scheide

Ausführungsgar
der Schweißdrüs

Schweißdrüse

**Abb. 18.11.** Schema der Haut mit Haarfollikel, M. arrector pili, Talg- und Schweißdrüsen. Der M. arrector pili ist am Stratum papillare der Haut und an der Bindegewebescheide der Haarfollikel befestigt

**Abb. 18.10.** Bulbus pili aus einer menschlichen Lippe. Die Haarpapille und die äußere Wurzelscheide *(Pfeile)* werden von einer Bindegewebescheide (Haarbalg) umgeben. HE-Färbung. Vergr. 118fach

der Wurzelscheide. Auf der Seite des größeren (stumpfen) Winkels setzen an der Bindegewebescheide des Haares Bündel von schräg aufwärts unter die Epidermis ziehenden Muskelzellen epithelialer Herkunft an, die die *Mm. arrectores pili* bilden (Abb. 18.11). Bei Kontraktion dieser Muskeln richten sich die Haare auf und bekommen eine mehr senkrechte Stellung; sie sträuben sich. Gleichzeitig ziehen die Muskeln die Haut dort, wo sie sich an ihr befestigen, etwas ein und es kommt zur Gänsehaut. Zwischen Haarmuskeln und Wurzelscheide liegen die Talgdrüsen; sie werden bei Kontraktion der Mm. arrectores pili komprimiert. Die Mm. arrectores pili werden von Anteilen des vegetativen Nervensystems innerviert.

**Keratinisierung**. Die Keratinisierung von Epidermis und Haar ist nicht ganz identisch und unterscheidet sich in folgenden Punkten:

– Die Oberfläche der Epidermis besteht aus Schichten abgestorbener Zellen mit relativ weichem Keratin. Die Hornschuppen haften locker an und werden dauernd abgestoßen. Beim Haar besteht die Oberfläche aus hartem Keratin und ist geschlossen.

– In der Epidermis erfolgt die Keratinisierung kontinuierlich und überall; beim Haar dagegen nur im Wurzelbereich. Dort hat die Haarpapille eine induzierende Wirkung auf die sie überdeckenden Epithelzellen, die proliferieren und sich weiter differenzieren. Schäden an der Dermis der Haarpapille führen deshalb zum Verlust des Haares.

– In der Epidermis differenzieren sich alle Zellen in gleicher Weise, um schließlich die Hornschichten zu bilden. In der Haarwurzel dagegen differenzieren sich verschiedene Zelltypen, die sich vielfach voneinander unterscheiden. Die mitotische Aktivität der Haarfollikel (und Talgdrüsen) unterliegt dem Einfluß von Androgenen.

**Innervation**. Die bindegewebige Wurzelscheide enthält ein Netz feiner, sensorischer Ner-

venfasern, von denen einzelne in die äußere Epithelscheide eindringen. Sie werden auch bei feinsten Bewegungen des Haars erregt. *Haare sind deswegen auch Tastorgane.*

**Behaarungsmuster.** Haare sind in der Regel gruppenweise angeordnet. Dort, wo die Schrägstellung der Haare gleich ist, bildet sich ein Haarstrich, dort, wo sie sich ändert, entstehen Wirbel; im übrigen ist das Haarkleid individuell (genetisch festgelegt) und geschlechtsspezifisch. Die Behaarung mit Terminalhaaren fängt postnatal am Kopf an. In der Pubertät beginnt sich die geschlechtsspezifische Behaarung auszubilden. Beim Mann sind dies die Bartbehaarung, die rautenförmige, zum Nabel aufsteigende Schambehaarung, die Behaarung der Brust sowie an der Innenfläche der Oberschenkel, bei der Frau die dreieckige Schambehaarung bei geringer Terminalbehaarung des Rumpfes.

**Klinischer Hinweis.** Der Aufrechterhaltung des normalen Haarkleides dienen zahlreiche Regelvorgänge. Störungen im Hormonhaushalt oder Organerkrankungen können daher zu Veränderungen in der Behaarung führen.

**Haarfarbe.** Die Haarfarbe wird mit Ausnahme der roten Haare vom Melaningehalt des Haares bestimmt. Grauen Haaren fehlt das Pigment, weil die Melaninproduktion erloschen ist oder die Melanozyten zugrunde gegangen sind. Meistens besteht eine Erbanlage hierfür. Ergrauen dicker Haare kann auch durch Einlagerung von Luftbläschen ins Haarmark zustande kommen.

**Haarwachstum, Haarwechsel.** Haare haben eine begrenzte Lebensdauer (Kopfhaare 2–6 Jahre, Wimpern 3–6 Monate). Durchschnittlich wachsen Kopfhaare 1 cm pro Monat. Jedoch ist das Wachstum der Haare diskontinuierlich; es erfolgt weder in allen Gebieten des Körpers noch in demselben Gebiet gleichzeitig. Einer Wachstumsperiode folgt eine Ruheperiode. Die Dauer dieser Perioden ist in den einzelnen Körperregionen sehr unterschiedlich. Bei Kopfhaaren dauert die Wachstumsperiode in der Regel mehrere Jahre, während die Ruheperiode durchschnittlich 3 Monate beträgt. – Der Haarwechsel erfolgt dadurch, daß ein neugebildetes Haar das von der ernährenden bindegewebigen Papille abgelöste alte *Kolbenhaar* – so benannt wegen eines besenförmigen Wurzelkolbens – hinausschiebt. Haar- und Bartwachstum sind unabhängig von der Häufigkeit des Schneidens der Haare bzw. Rasierens.

## 18.4.2 Nagel (Unguis)

Nägel sind Hornplatten *(Nagelplatten)* an der dorsalen Oberfläche der Endphalangen von Finger und Zehen (Abb. 18.12). Sie sind etwa 0,5 mm dick und bestehen aus einer kompakten Schicht aneinanderhaftender Hornschuppen. An ihrer Festigkeit haben Tonofilamente Anteil, die die Hornschuppen versteifen. Die Nagelplatte gliedert sich in

– **Nagelkörper** und
– **Nagelwurzel**.

Der Nagelkörper ist der freiliegende Teil der Nagelplatte.

Die **Nagelwurzel** befindet sich in einer *Nageltasche*, die etwa 0,5 cm tief ist und den hinteren Teil des Nagels aufnimmt. Als *Nagelbett* (Lectulus) wird das epitheliale Gewebe bezeichnet, das unter der Nagelwurzel liegt. Zum Nagelbett gehört auch das weißliche Feld *(Lunula)* am Hinterrand des sichtbaren Teils des Nagels. Vom Epithel des Nagelbetts geht die Neubildung der Nagelplatte aus (tägliches Wachstum 0,2–0,4 mm). Das Epithel, dem der Nagelkörper aufliegt, wird als *Hyponychium* bezeichnet. Es schimmert rötlich durch den Nagel durch. Das Hyponychium beteiligt sich nicht an der Nagelbildung; seine Hauptaufgabe ist es, den Nagel zu tragen. Seitlich steckt der Nagel in einer Epithelfalte, dem *Nagelfalz*. Überdeckt wird die Nagelplatte von einem epithelialen Häutchen (Eponychium), das vom freien Rand der Nageltasche aus vorwächst.

Nägel sind Schutzeinrichtungen für die Endglieder der Finger und Zehen. Sie bilden gleichzeitig ein Widerlager für den Druck auf die Tastrezeptoren dieser Gebiete. Geht ein Nagel verloren, ist die Tastempfindung an entsprechender Stelle beeinträchtigt.

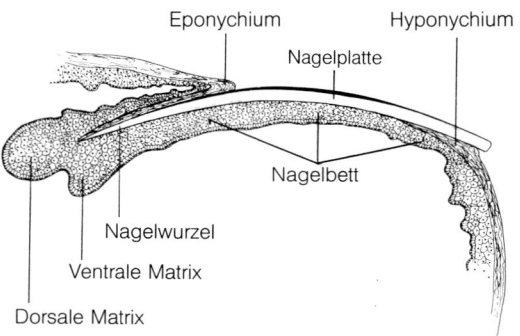

**Abb. 18.12.** Schema eines menschlichen Nagels

**Klinischer Hinweis.** Bei jeder Untersuchung ist auf Finger- und Zehennägel zu achten, da sich zahlreiche Erkrankungen an Veränderungen der Nagelplatte bemerkbar machen.

## 18.4.3 Drüsen

In der Haut kommen folgende Drüsen vor:
- **Talgdrüsen**, *Glandulae sebaceae*,
- **Schweißdrüsen**, *Glandulae sudoriferae merocrinae*,
- **Duftdrüsen**, *Glandulae sudoriferae apocrinae*.

Eine Sonderstellung unter den Hautdrüsen nimmt die
- **Brustdrüse**, *Glandula mammaria*,

ein, da sie keinen Beitrag zur Funktion der Haut liefert. Sie wird deswegen erst auf S. 432 besprochen.

Alle diese Drüsen (einschließlich der Brustdrüse) sind Abkömmlinge der Epidermis. Die Endstücke der Drüsen liegen jeweils in der Dermis, z. T. auch in der Subkutis. Die Ausführungsgänge leiten das Produkt dieser Drüsen an die äußere Oberfläche der Haut bzw. bei den Talg- und Duftdrüsen in den Haartrichter. Die Sekrete der Talg- und Schweißdrüsen bilden auf der Hautoberfläche einen dünnen Film, der der Geschmeidigkeit der Haut und ihrem Schutz dient.

### Talgdrüsen

Überall dort, wo Haare vorkommen, sind Talgdrüsen vorhanden *(Glandulae sebaceae pilorum)*. Sie münden in der Tiefe der Haartrichter (Abb. 18.13). Außerdem weisen einige Gebiete des Körpers freie Talgdrüsen auf *(Glandulae sebaceae liberae)*, die keine Beziehungen zu Haaren haben, d.h. Augenlider, Lippenrot und seitlich der Mundspalte gelegene Wangenschleimhaut, Brustwarzen, Labia minora, Glans penis, Glans clitoridis.

Talgdrüsen haben einen Durchmesser von etwa 1 mm, sind viellappig und bestehen aus mehreren alveolären Einzeldrüsen mit z. T. gemeinsamem Ausführungsgang. Ihre Acini liegen in der Dermis.

Talgdrüsen sind *holokrine Drüsen*, d.h. Drüsen, die bei der Freisetzung des von ihnen synthetisierten Sekrets zugrunde gehen. Aus diesem Grund ist jede Drüsenzelle in einer Talgdrüse nur zu *einem* Sekretionsvorgang fähig. Zur Fortsetzung der Sekretion müssen lau-

fend neue Drüsenzellen gebildet werden. Dies erfolgt basal in einer Schicht undifferenzierter, abgeflachter Epithelzellen, die einer Basalmembran aufliegen. Die neugebildeten Zellen lagern als Sekret eine komplizierte Mischung aus freien Fettsäuren, Cholesterin, Triacylglycerinen und anderen Estern in Form zahlreicher Tropfen ins Zytoplasma ein. Im Laufe der Zeit rücken die Zellen zum Drüsenzentrum vor. Dabei werden die Kerne pyknotisch und schließlich platzen die Zellen unter Freigabe ihrer Produkte. Das Sekret der Talgdrüsen ist der Talg, *Sebum*. Er enthält außer dem freigesetzten Sekret abgestorbene Zellen bzw. Zellreste. Infolge dieser Art der Sekretproduktion haben die Endstücke der Talgdrüsen im eigentlichen Sinne kein Lumen.

Das Produkt der Talgdrüsen gelangt aus dem Haartrichter auf die Oberfläche der Haare und der Epidermis. Talg macht Haut und Haare geschmeidig und widerstandsfähig gegen Wasser.

**Hinweis.** Vergleichbar den Talgdrüsen der Säuger sind die *Bürzeldrüsen* an der Schwanzwurzel der Vögel. Die Tiere verteilen das Produkt dieser Drüsen mit ihrem Schnabel auf ihre Federn und machen sie auf diese Weise wasserabstoßend.

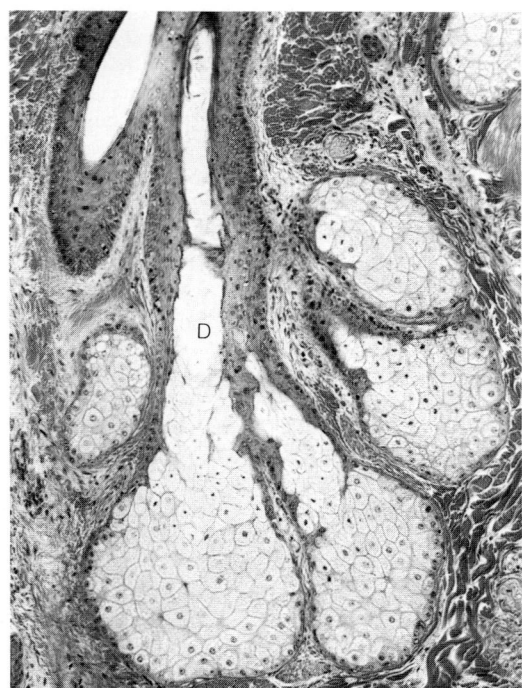

**Abb. 18.13.** Talgdrüse. Sie besteht aus verschiedenen Alveoli mit einem äußeren, abgeflachten, stark proliferierenden Epithel, von dem aus mit Fett gefüllte runde Zellen zum Drüsenzentrum vorrücken (*D* Ausführungsgang). HE-Färbung. Vergr. 100fach

Die Ausscheidung der Talgdrüsen erfolgt kontinuierlich. Geregelt wird die Tätigkeit der Talgdrüsen v. a. hormonal und nervös. Aktivierend wirken Androgene bzw. Progesteron und Kortison, hemmend Östrogene.

**Klinischer Hinweis.** Beschleunigt wird die Talgproduktion durch Wärme, verlangsamt und vermindert wird sie durch Kälte; dadurch kommt es im Winter zu *„rauher Haut"*. – Es gibt zahlreiche Hauterkrankungen, die mit einer verminderten Talgsekretion *(Sebostase)* oder vermehrter Talgsekretion *(Seborrhö)* einhergehen. Bei Störungen der Talgabscheidung entstehen durch Talgstase Mitesser *(Komedonen)* und es kann zur Akne kommen.

### Schweißdrüsen

Schweißdrüsen kommen nahezu überall in der Haut vor (Ausnahmen: Lippenrot, Glans penis). Besonders reichlich treten sie in der Haut der Stirn, der Handteller und der Fußsohlen auf.

Schweißdrüsen sind *unverzweigte gewundene tubuläre Drüsen* (Abb. 18.14). Wegen der starken Spiralisierung ihrer Endstücke werden sie auch als **Knäueldrüsen** bezeichnet. Die Endstücke liegen an der Grenze zwischen Kutis und Subkutis. Sie haben einen Durchmesser von etwa 0,4 mm und sind von einer dicken Basalmembran umgeben. Zwischen Basalmembran und Drüsenzellen treten zahlreiche Myoepithelzellen auf, deren Kontraktion zur Abgabe des Sekrets beitragen dürfte.

Die Endstücke besitzen 2 Arten von Zellen:
– **Dunkle Zellen** mit einem reich entwickelten RER und sekretorischen Granula, die Gly-

koproteine enthalten. Die Sekretabgabe aus diesen Zellen erfolgt nach Art der **merokrinen** Sekretion.
– **Helle Zellen** ohne Sekretgranula mit relativ wenigen Ribosomen und wenig endoplasmatischem Retikulum. Ihre basale Zellmembran ist stark gefaltet – charakteristisch für Zellen, die dem Transport von Ionen und Wasser dienen (S. 113). Es wird angenommen, daß die hellen Zellen ein wäßriges Produkt mit vielen gelösten Substanzen abscheiden. Zwischen den hellen Zellen kommen interzelluläre Canaliculi vor.

Der Ausführungsgang ist bis in den Eintritt in die Epidermis mehr oder weniger gestreckt und besteht aus zweischichtigem, kubischem Epithel (Abb. 18.14). Der letzte Teil des Ausführungsganges verläuft durch die Epidermis und ist geschlängelt; ihm fehlt eine spezielle Epithelauskleidung, d. h. die Ableitung des Sekrets erfolgt durch erweiterte Interzellularspalten zwischen Keratinozyten. Die Ausmündungen der Schweißdrüsen liegt auf Kuppen von Leisten und Feldern der Haut. Beziehungen zu Haaren haben Schweißdrüsen nicht.

Die Schweißbereitung beginnt in den Drüsenendstücken. Dort liegt eine Flüssigkeit vor, die ein Filtrat (Ultrafiltrat) des Blutes ist. Die Filtration erfolgt in einem weitmaschigen Kapillarnetzwerk, das die Drüsenendstücke umgibt. Im Ausführungsgang der Schweißdrüsen erfolgt Natriumreabsorption, so daß Schweiß einen deutlich geringeren Natriumgehalt hat als Blut.

**Hinweis.** Bei starker Schweißsekretion steigt allerdings der Na-Gehalt des Schweißes, weil die Reabsorption von Na nicht mehr Schritt hält.

Das *Sekret der Schweißdrüsen ist dünnflüssig, sauer (pH 4,5)*, enthält wenig Protein (Ultrafiltrat, s. oben) und ist stets hypoton. Wichtigste Bestandteile sind Wasser, Natriumchlorid, Harnstoff, Ammoniak und Harnsäure. Schweißdrüsen können aber auch andere Katabroliten enthalten, sie haben also auch exkretorische Funktionen.

An der Hautoberfläche trägt Schweiß zur Ausbildung eines *Säureschutzmantels* bei; außerdem führt er durch Verdunstung zur Abkühlung der Hautoberfläche, die andererseits von den in den Papillen der Dermis reichlich vorhandenen Kapillaren aufgeheizt wird. – Die Innervation der Schweißdrüsen erfolgt durch cholinerge *sympathische* Nerven.

Bei starker Hitze beginnt die Schweißsekretion im Gesicht (Stirn, Oberlippe), breitet sich dann

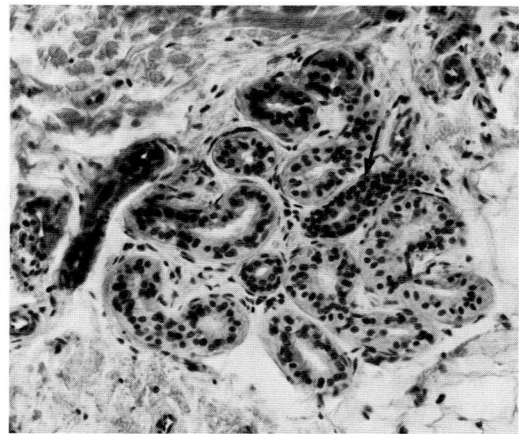

**Abb. 18.14.** Menschliche Schweißdrüse. Der *Pfeil* weist auf einen Ausführungsgang. HE-Färbung. Vergr. 120fach

über den Körper aus, um schließlich auch Handteller und Fußsohle zu ergreifen. Bei nervöser Erregung (Streß) beginnt dagegen die Schweißsekretion an Handteller und Fußsohle. Grenzwerte der Schweißsekretion sind 1 l/h bzw. 18 l/Tag.

### Duftdrüsen

Duftdrüsen sind *verzweigt, alveolär*, haben **apokrine** Sekretion und kommen nur in bestimmten Hautgebieten vor (Axilla, Brustwarze, Mons pubis, Labia majora, Analregion). Ihre Drüsenkörper haben einen Durchmesser von 3–5 mm. Sie liegen in der Subkutis und stehen in enger Beziehung zu den Haaren, aus deren Anlagen sie in der Fetalzeit hervorgegangen sind. Ihre *Myoepithelzellen* sind besonders gut entwickelt. Das Sekret der Duftdrüsen ist alkalisch und viskös. Die Duftdrüsen nehmen ihre Tätigkeit während der Pubertät auf und unterliegen bei der Frau zyklusparallelen Veränderungen. Die Innervation der apokrinen Drüsen erfolgt durch adrenerge Nerven.

**Klinischer Hinweis.** Sogenannte *Schweißdrüsenabszesse* gehen von Duftdrüsen aus und kommen deshalb nur dort vor, wo Duftdrüsen vorhanden sind (bevorzugt in der Axilla). Ihre Entstehung geht darauf zurück, daß Duftdrüsen ein alkalisches Sekret produzieren, das keinen Schutz gegen Infektionen aus der Umgebung bietet.

Modifizierte Schweißdrüsen sind die **Glandulae ceruminosae** des äußeren Gehörganges und die **Glandulae ciliares** (Moll-Drüsen) des äußeren Augenlides. Glandulae ceruminosae münden zusammen mit Talgdrüsen in die Follikel der Haare des äußeren Gehörganges. Sie bilden ein an Pigmentgranula reiches fetthaltiges Sekret. (Moll-Drüsen S. 680.)

## 18.5  Histophysiologie

### 18.5.1  Schutzfunktion

Die Haut schützt den Organismus vor unkontrollierten Wärme- und Wasserverlusten, bis zu einem gewissen Grad vor Verletzungen, vor dem Eindringen von Krankheitserregern und schädigenden Stoffen sowie vor Strahlen. Der Schutz kommt u. a. durch die Epidermis mit ihrem *Oberflächenfilm* zustande. Bei diesem Oberflächenfilm handelt es sich um die Sekrete der Talg- und Schweißdrüsen. Diese bilden eine dünne Fettschicht und einen *Säureschutzmantel* (pH 4–6). Die Fettschicht *weist wäßrige Flüssigkeiten und Lösungen ab* und der Säureschutzmantel stellt eine *Barriere für Bakterien* dar. Überwunden wird der Oberflächenfilm von Flüssigkeiten dann, wenn sie längere Zeit auf die Haut einwirken und dabei mit dem Oberflächenfett Emulsionen bilden oder wenn sie in die Haartrichter eindringen. Lösungen sind v. a. in höherer Konzentration wirksam. Mikroorganismen schließlich schädigen die Haut, wenn ein alkalisches Milieu an der Hautoberfläche vorherrscht, z. B. an den Ausmündungen apokriner Drüsen (Schweißdrüsenabzesse, s. oben).

Als Schutz wirkt aber nicht nur der Oberflächenfilm, sondern auch die *Epidermis selbst*. Besondere Bedeutung kommt der Hornschicht zu. Hier entfällt nämlich jeder transzelluläre Transport; die Zellen sind zu Hornschuppen umgestaltet und weder zu aktivem noch zu passivem Transport befähigt. Aber auch der parazelluläre Weg steht kaum zur Verfügung. Insbesondere in den tiefen Lagen der Hornschicht sowie im Stratum lucidum und Stratum granulosum kommen zementartige Interzellularsubstanzen vor. Trotzdem ist ein gewisser Substanztransport möglich, sonst wäre eine perkutane Wirkung mancher Pharmaka und Gifte unverständlich. Transportvorgänge durch die Epidermis sind nicht nur von der Oberfläche her, sondern auch zur Oberfläche hin stark eingeschränkt. Dadurch ist ein extremer Flüssigkeitsverlust des Organismus unterbunden; nur dadurch ist terrestrisches Leben möglich.

Die tiefen Schichten der Epidermis, nämlich Stratum basale und Stratum spinosum, schützen v. a. gegen *Strahlen*. In diesen Schichten befinden sich die Melanozyten, die Melanin zum Strahlenschutz bilden und die Keratinozyten damit versorgen. Schädigend wirken auf die Haut v. a. kurzwellige Strahlen (UV-, Röntgenstrahlen), wobei die Strahlenwirkung (Schädigung) um so stärker ist, je kurzwelliger die elektromagnetischen Wellen sind. Außer der Melaninbildung kommt es unter chronischer UV-Bestrahlung zur Verdickung der Haut (Lichtschwiele), wodurch der Schutz verstärkt wird. Strahlen, die die Epidermis durchdringen, führen zur Histaminfreisetzung in der Dermis und zur Erythembildung (Rötung).

**Mechanischen Schutz** gewährt die Haut dadurch, daß sie in der Lage ist, in gewissen

Grenzen Druck- und Zugspannungen zu mindern. Hierbei wirken alle Hautschichten zusammen, Epidermis, Dermis und Subkutis. Die gröbsten Einwirkungen werden vom Stratum corneum abgefangen. Das Stratum lucidum bzw. granulosum läßt eine gewisse Verschiebung zwischen Stratum corneum und tieferen Epidermisschichten zu. In den daruntergelegenen Schichten der Epidermis sind Tonofibrillen vorhanden, die durch ihre trajektorielle Anordnung entsprechenden Spannungen entgegenwirken; Desmosomen verbinden die Zellen untereinander zu einem festen, wenn auch in gewissen Grenzen nachgiebigen Gefüge. In der Dermis spielen die scherengitterartige Anordnung der Kollagenfasern sowie elastische Fasern und in der Subkutis das Fettgewebe und die Retinacula eine wichtige Rolle. Alle Bindegewebestrukturen zusammen ermöglichen eine Verschiebung der Haut gegen die Unterlage und, sobald die einwirkenden Kräfte nachlassen, eine Rückstellung. Das subkutane Fettgewebe ist ein elastisches Polster gegen Druck und Stoß. Schließlich wird Schutz auch dadurch gewährt, daß durch Erregung der Hautrezeptoren Fluchtreflexe ausgelöst werden, die eine Wegbewegung der gefährdeten Hautpartien bewirken.

## 18.5.2 Thermoregulation und Regulation des Wasserhaushalts

Beide Aufgaben sind miteinander verknüpft und stehen zur Schutzfunktion der Haut gegen Wasserverlust in Beziehung. Die Schlüsselposition nimmt das Gefäßsystem der Haut ein. Die Hautdurchblutung kann z.B. als Antwort auf thermoregulatorische Stimuli in Bereichen von 1–150 ml/100 g Haut/min variieren. Ermöglicht wird dies durch die Gefäßplexus der Haut und ihre Endäste sowie durch Gefäßkurzschlüsse durch Anastomosen.

Die **Regulation der Hautdurchblutung** kann örtlich und überörtlich erfolgen. Hierbei spielen Gefäßnerven und gefäßwirksame Substanzen, z.B. Histamin, eine entscheidende Rolle. Einfluß auf die Gesamtdurchblutung der Haut nehmen adrenerge Nerven sowie im Blut zirkulierende Katecholamine; sie bewirken über $\alpha$-adrenerge Mechanismen Konstriktion der Hautgefäße. Vasodilatatorische Nervenfasern an den Hautgefäßen sind dagegen nicht bekannt; eine Erweiterung der Hautgefäße auf nervösem Wege dürfte durch Verminderung des Vasokonstriktorentonus zustande kommen bzw. durch Freisetzung von Bradykinin durch Erregung cholinerger sudomotorischer Fasern. Zuführende Arteriolen und die Kapillaren in der Haut können sich hinsichtlich ihrer Weite sowohl gleichsinnig als auch gegensinnig verhalten: so ist z.B. die Haut kalt und blaß, wenn die Arteriolen kontrahiert und die Kapillaren blutleer sind; kalt und grau, wenn die Arteriolen kontrahiert, die Kapillaren aber trotzdem mit Blut gefüllt sind; warm, aber blaß, wenn die Arteriolen erweitert, die Kapillaren dilatiert sind. Eine Dilatation v.a. auch des subkapillären Plexus kann ein nicht unbedeutendes Blutreservoir in den Hautgefäßen (bis zu 1,5 l) bilden.

Nicht in jedem Fall erfolgt die Durchblutung der Haut überall gleichsinnig; es gibt auch *lokale Regulationen* der Hautdurchblutung. So kommt es z.B. bei leichter Berührung der Haut mit einem spitzen Gegenstand an umschriebener Stelle zu einer reflektorisch bedingten Minderdurchblutung der Kapillaren (Axonreflexe); dort wird die Haut dann weißlich. Bei stärkerer Berührung der Haut entwickelt sich dagegen eine lokale Rötung durch Kapillardilatation, der eine Schwellung durch Ausbildung eines Ödems und eine diffuse Rötung in der Umgebung durch Arteriolendilatation folgen können. Hierbei spielen die Freisetzung von Histamin aus Mastzellen der Dermis, das zur Steigerung der Kapillarpermeabilität führt, und nervöse Regelmechanismen – Axonreflexe, die über Aktivierung von Enzymsystemen Vasodilatation hervorrufen (s. Lehrbücher der Physiologie) – in gleicher Weise eine Rolle.

Zur **Thermoregulation** des Organismus steht die Hauttemperatur in enger Beziehung. Tatsächlich treten thermoregulatorische Reaktionen auf, sobald die mittlere Hauttemperatur absinkt. Auf diese Weise wird bestimmt, wieviel Wärme vom Körper abgegeben oder aufgenommen wird. Bei dilatierten Hautgefäßen strömt warmes Blut in die Haut ein, während bei maximaler Konstriktion die Wärme im Körperinneren festgehalten wird. Dementsprechend bestehen auch Unterschiede zwischen der Temperatur im Körperinneren (Kerntemperatur) und der der Haut (Schalentemperatur). Grundsätzlich gilt, daß Hitzebelastung in Ruhe zu einer Mehrdurchblutung der Haut führt – bei gleichzeitiger Steigerung des Herzzeitvolumens. Es kommt zur Eröffnung

zahlreicher arterio-venöser Anastomosen. Durch die große Wärmeleitfähigkeit des Gewebes wird dann durch die Steigerung des Blutdurchflusses der Haut vermehrt Wärme abgegeben. Bei körperlicher Arbeit dagegen kommt es zu einer generellen Vasokonstriktion der Hautarteriolen; dadurch wird der Strömungswiderstand in den Hautgefäßen gesteigert und der arterielle Blutdruck aufrechterhalten.

**Klinischer Hinweis.** Bei gleichzeitiger Wärmebelastung und schwerer körperlicher Arbeit haben die Mechanismen der Thermoregulation Priorität und bedingen eine Kollapsneigung des Menschen infolge des großen Blutbedarfes für die Hautdurchblutung.

Bei der Regelung der Körpertemperatur und damit der Durchblutung der Haut spielen auch zentrale, im Hypothalamus ablaufende Mechanismen eine Rolle.
Ein weiterer für die Wärmeabgabe sowie für den Wasser- und Mineralhaushalt des Körpers wichtiger Vorgang ist die *Wasserverdampfung an der Hautoberfläche.* Diese hängt mit der Schweißbildung zusammen. Eine gewisse Wassermenge verdampft ständig an der Hautoberfläche (Perspiratio insensibilis); sie beträgt etwa 50 ml/h (1 l Wasser entzieht dem Körper 2400 kJ). Dies macht unter Normaltemperaturbedingungen 20% der Wärmeabgabe des Körpers aus (evaporative Wärmeabgabe). Die Hauttemperatur liegt dabei etwa bei 33° – 34°C. Bei Muskelarbeit in heißer Umgebung kann die Schweißsekretion 1,6 l/h erreichen. Bei trockener heißer Außenluft kann diese Menge durch Verdampfungswärme dem Organismus 3840 kJ/h entziehen. Dadurch wird die Oberflächentemperatur der Haut gesenkt. – Diese Regelmechanismen ermöglichen menschliches Leben erst bei einer Umgebungstemperatur oberhalb von 37°C.
Zusammen mit dem Schweiß werden Salze und andere Substanzen durch die Haut ausgeschieden. Dies kann zu einer Verarmung an entsprechenden Ionen im Körper führen.

**Klinische Hinweise.** Wasserverlust zusammen mit NaCl-Verlust rufen im Extremfall lebensbedrohende Zustände hervor. Ferner kann es bei länger andauerndem Schwitzen, z. B. in den Tropen, zu Störungen im Gastrointestinalbereich durch Verarmung des Organismus an Chloridionen kommen, die zur Herstellung der Magensalzsäure benötigt werden. Vorgebeugt werden kann dem durch stärkeres Salzen der Speisen und Aufnahme von Säften von Zitrusfrüchten, die einer Anacidität des Magensaftes entgegenwirken.

### 18.5.3  Immunologische Reaktionen

In der Dermis kommen alle Zellpopulationen des Abwehrsystems, z. T. in großer Zahl, vor. Dazu gehören B- und T-Lymphozyten sowie Makrophagen, Histiozyten und Mastzellen. Dadurch ist die Haut in der Lage, z. B. von der Oberfläche eingedrungene schädigende Stoffe abzuwehren. Andererseits reagiert die Haut auch auf schädigende Stoffe, die ihr auf dem Blutwege zugeführt werden. Dies führt dazu, daß es zahlreiche Erscheinungsbilder und Erkrankungen an der Haut gibt, die auf eine Aktivierung des Abwehrsystems zurückgehen. Auch machen sich viele Allergien an der Haut bemerkbar.

### 18.5.4  Haut als Sinnesorgan

In der Haut kommen zahlreiche Rezeptoren vor, die auf Berührungsreize, thermische Reize, Kältereize, Schmerzreize u. a. reagieren. So ist es Blinden z. B. möglich, Gegenstände durch Betasten zu erkennen. Für wahrnehmende Funktionen durch die Haut haben auch die freien Nervenendigungen in der Epidermis Bedeutung. Eine eingehende Darstellung der Hautrezeptoren erfolgt in Kap. 25.

## 18.6  Brustdrüse (Glandula mammaria)

Jede Glandula mammaria (Abb. 18.15) besteht aus *15–25 einzelnen tubuloalveolären Drüsen* mit jeweils eigenem Ausführungsgang. Zwischen den Drüsen befindet sich dichtes Binde- und viel Fettgewebe, das die Brustdrüse in eine den Drüsen entsprechende Zahl irregulärer Lappen, *Lobi,* aufteilt. Eine weitere Unterteilung in Drüsenläppchen, *Lobuli,* kommt durch bindegewebige *Septa interlobularia* zustande, die von den gröberen Bindegewebezügen ausgehen. Letztlich entstehen in der Brustdrüse sekretorische Einheiten, die von Bindegewebe umgeben sind und von diesem gestützt werden. Brustdrüse und Bindegewebeapparat zusammen bilden die Mamma. Diese ist mit der Fascia pectoralis durch straffe Kollagenfaserzüge, *Retinacula,* verbunden und in gewissen Grenzen gegenüber ihrer Unterlage (Musculus et fascia pectoralis) verschieblich.

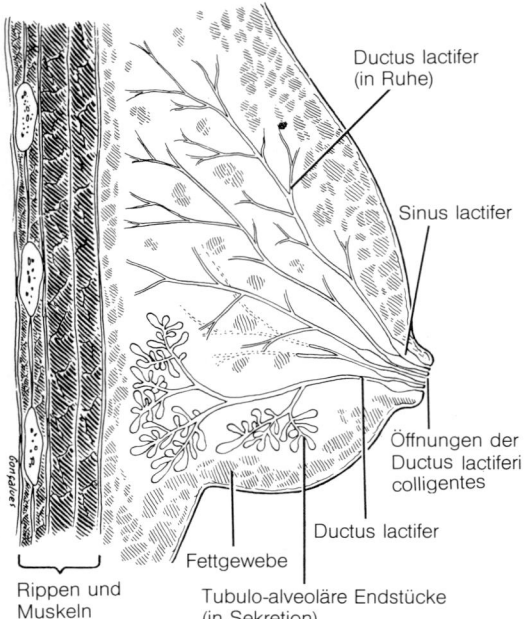

Ductus lactifer
(in Ruhe)

Sinus lactifer

Öffnungen der
Ductus lactiferi
colligentes

Ductus lactifer

Fettgewebe

Rippen und
Muskeln

Tubulo-alveoläre Endstücke
(in Sekretion)

**Abb. 18.15.** Schema einer weiblichen Brust. Glandulae mammariae und deren Ausführungsgänge, die sich an der Brustwarze öffnen

Jede tubuloalveoläre Einzeldrüse der Glandula mammaria besteht aus
- **Ductus lactiferi** (Einzahl: Ductus lactifer) (Milchgängen),
- **Ductus lactifer colligens** (Ausführungsgang),
- **Sinus lactifer** (Milchsäckchen).

In den Ductus lactifer colligens münden viele, unterschiedlich gestaltete, verzweigte Ductus lactiferi ein. Teile der Ductus lactiferi und sich bei Bedarf bildende alveoläre Endstücke sind zu gegebener Zeit Orte der Sekretbildung. Jeder Ductus lactifer colligens ist 2–4,5 cm lang und hat einen Durchmesser von etwa 2 mm. Kurz vor der Mündung erweitert sich der Ausführungsgang zum Milchsäckchen (Sinus lactifer, Durchmesser bis 8 mm). Schließlich öffnen sich die Ausführungsgänge an der Spitze der Papilla mammae (Brustwarze). Entsprechend der Anzahl der Einzeldrüsen bestehen hier 15–25 Öffnungen, die jeweils einen Durchmesser von ungefähr 0,5 mm haben.

Beim Mann sind die Brustdrüsen nur rudimentär entwickelt, bei der Frau dagegen erfahren sie in der Pubertät eine starke Vergrößerung und Entfaltung. Das Sekret der Brustdrüse ist die Milch, die jeweils nach einer Niederkunft gebildet wird und zur Ernährung des Neugeborenen dient.

## 18.6.1 Entwicklung

**Prä- und postnatal.** Beim Embryo von 8 mm verdickt sich ventral am Rumpf die Epidermis im Gebiet sog. *Milchleisten.* Hierbei handelt es sich um 2 Streifen vorgewölbten Epithels, die an jeder Seite von der Axilla bis zur Regio inguinalis verlaufen. Eine Weiterentwicklung erfolgt im Regelfall nur im kranialen Teil. Die äußere Vorwölbung flacht sich ab, und es kommt zur Epitheleinsenkung in das daruntergelegene Mesenchym. In der Folgezeit bilden sich an umschriebenen Stellen, nämlich im Bereich der späteren Brustdrüse, Vorläufer der Ductus lactiferi aus, die als zylindrische Sprossen von der Epithelanlage in die Tiefe wachsen. Die übrigen Teile der Milchleiste bilden sich zurück.

**Klinischer Hinweis.** Es kann vorkommen, daß auch noch an anderen umschriebenen Stellen der Milchleiste – aber auch in weiteren Gebieten – Brustdrüsenanlagen entstehen. Dort treten dann später akzessorische Mamillen auf.

Beim Neugeborenen beider Geschlechter haben die Milchdrüsen einen Durchmesser von 3,5–9 mm. Sie weisen bereits alle Abschnitte der späteren Brustdrüse auf und haben auch stellenweise Alveolen. Es kann sogar zu einer Sekretion kommen *(Hexenmilch)*, die durch noch im kindlichen Organismus vorhandene plazentare und materne Östrogene hervorgerufen wird.

**Pubertät.** Die geschlechtsspezifische Entwicklung der Brustdrüse beginnt in der Pubertät. Beim Mädchen verlängern und vergrößern sich die Ductus lactiferi durch Zellproliferation und an ihren Enden entstehen vermehrt kleine tubuloalveoläre Strukturen. Gleichzeitig vermehrt sich das interlobäre und interlobuläre Bindegewebe sowie das Fettgewebe. Dadurch vergrößert sich die Mamma. In dieser Zeit entwickelt sich auch eine vorstehende Papilla mammae. Ausgelöst werden diese Vorgänge durch Ovarialhormone, die nun vermehrt zur Verfügung stehen. – Bei Knaben unterbleibt eine Weiterentwicklung der Brustdrüsen und die Brustwarzen bleiben flach.

## 18.6.2 Reife Mamma

Nun weisen die verzweigten tubuloalveolären Drüsen der Glandula mammaria ihre typische Gliederung in mehr oder weniger deutlich ausgeprägte *Alveolen, Ductus lactiferi, Ductus*

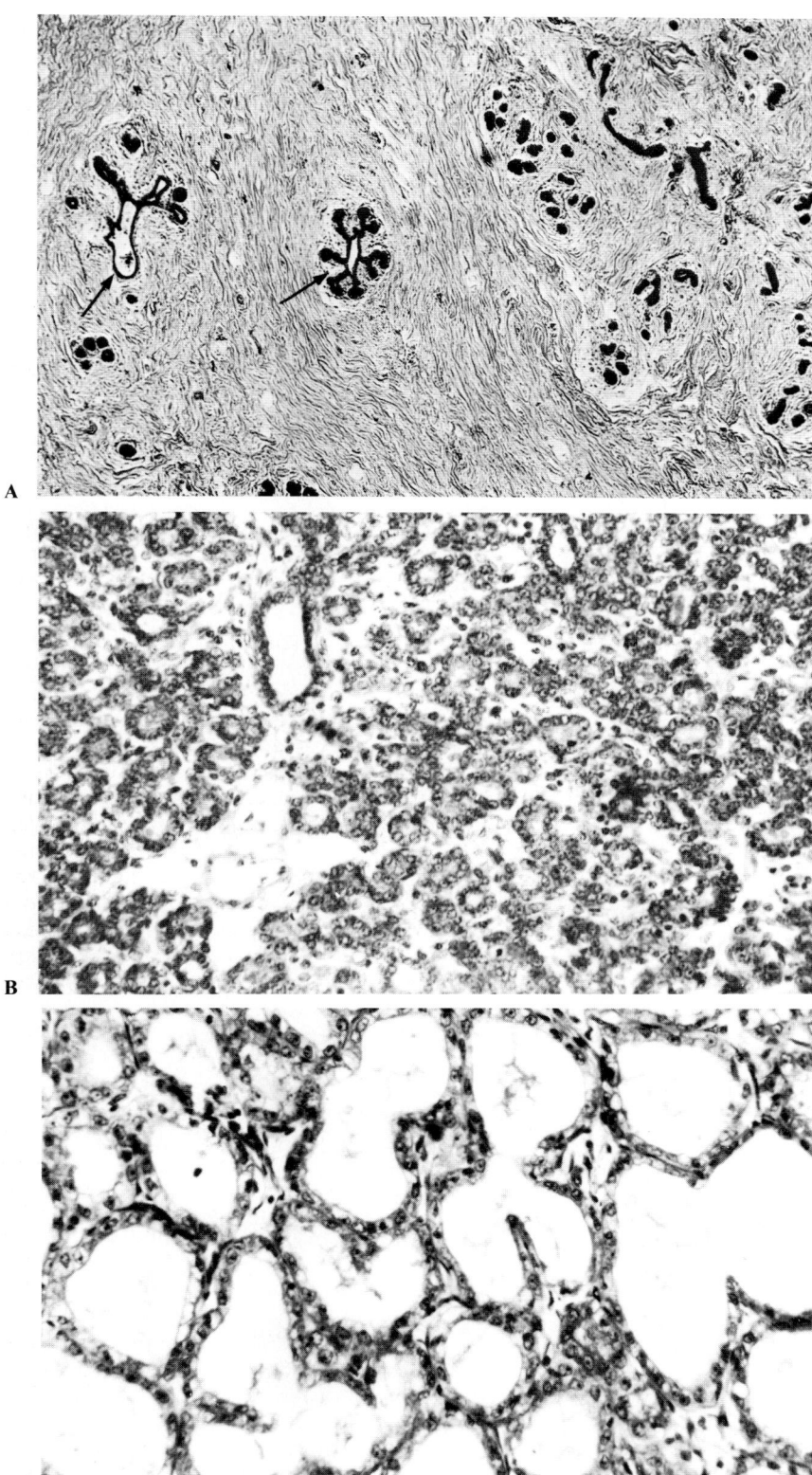

*lactifer colligens* und *Sinus lactifer* auf (Abb. 18.16A). Nahe an ihren Öffnungen besitzen die Ausführungsgänge mehrreihiges Plattenepithel. Zur Drüsentiefe hin nehmen die Zellagen fortschreitend ab, bis schließlich nur noch 2 Schichten kubischen oder hochprismatischen Epithels vorliegen. In den sekretorischen Anteilen der Drüse, den Alveolen und Anfangsteilen der Ductus lactiferi, ist das Epithel einfach kubisch. Es steht mit einer Basalmembran bzw. einer nicht zusammenhängenden Schicht kräftig entwickelter *Myoepithelzellen* in Verbindung.

Das Bindegewebe, das die Drüsen bzw. Drüsenendstücke umgibt, sowie das eingelagerte Fettgewebe sind kräftig entwickelt. Die prallelastische Konsistenz der jugendlichen Brust geht auf die Unterkammerung des Fettgewebes durch Bindegewebezüge und straffe bindegewebige Retinacula zurück, die die Mamma mit der Fascia pectoralis verbinden.

Im Bereich der *Brustwarze* kommen im Bindegewebe zahlreiche *glatte Muskelzellbündel* vor. Sie sind zirkulär angeordnet; außerdem verlaufen glatte Muskelfasern parallel zu den Ausführungsgängen und setzen am Epithel der Papillae mammae an.

Die Brustwarze, **Papilla mammae**, hat zylindrisch-konische Form. Ihre Farbe kann hellbraun, dunkelbraun oder schwarz sein. An ihrer Oberfläche ist sie von keratinisiertem Plattenepithel bedeckt, das sich kontinuierlich in die Umgebung fortsetzt. Die Haut um die Papille bildet den Warzenhof, *Areola*. Die Farbe des Warzenhofes ist hellbräunlich, dunkelt jedoch während der Schwangerschaft durch lokale Ansammlungen von Melanin. Nach der Geburt hellt sich die Haut des Warzenhofes wieder auf, ohne jedoch ihre ursprüngliche Farbe zurückzugewinnen. In der Haut des Warzenhofes kommen *freie Talgdrüsen, Schweißdrüsen*, sehr feine *Härchen* und einige *apokrine Glandulae areolares* vor, die bei Kontraktion der glatten Muskulatur knötchenförmig vorspringen *(Tubercula Montgomery)*.

**Die Mamma unterliegt zyklischen Veränderungen.** Zur Zeit der Ovulation, wenn die zir-

kulierende Östrogenmenge ansteigt, kommt es zu einer *Vergrößerung der Milchgänge* durch Proliferation der Ductus lactiferi und der alveolären Endstücke. Außerdem werden die *Adipozyten* durch Vermehrung ihres Lipoidbestandes *größer*. Schließlich kommt es zu einer *prämenstruellen Gewebeauflockerung* durch Hydratation des Bindegewebes sowie zur Hyperämie. Alles zusammen führt zu einer begrenzten Vergrößerung der Mamma bei gleichzeitiger Verdeutlichung der Aufgliederung der Brustdrüse in Läppchen.

Nach erfolgter Menstruation und Rückgang der Menge zirkulierender Ovarialhormone bilden sich die Ductus lactiferi sowie die Veränderungen des Binde- und Fettgewebes wieder zurück.

**Klinischer Hinweis**. Bei Dysregulation der zyklischen Veränderungen der Brustdrüse kann es zu vielfachen Gewebeveränderungen und stechenden Schmerzen in der Mamma kommen *(Mastopathie)*. Als Ursache gilt eine Dysfunktion der Ovarialhormone.

### 18.6.3 Schwangerschaft

Die Brustdrüse vergrößert sich während der Schwangerschaft. Es kommt zu starker Proliferation und Ausbildung weiterer Verzweigungen der Ductus lactiferi sowie zur Entstehung neuer sekretorischer Tubuli und Alveolen (Abb. 18.16B). Demgegenüber nehmen Bindegewebestroma und Fettgewebe der Mamma relativ ab. Die Drüsenzellen enthalten zunehmend Fetttropfen. In den Drüsengängen, die sich ausdrücken lassen, finden sich Sekrettropfen, abgestoßene Epithelzellen und Kolostrumkörper.

### 18.6.4 Laktation

Die Laktation beginnt unmittelbar nach der Geburt. Sobald sich die Plazenta gelöst hat, sinken die Östrogen- und Progesteronwerte im mütterlichen Blut stark ab, dadurch kann Prolaktin wirksam werden (s. unten). In den Milchdrüsen kommt es zu einer starken Steigerung der Syntheserate der Milchproteine, -fette und -kohlenhydrate. Gleichzeitig werden die Mammae hyperämisch und ödematös. Etwa am 3. bis 4. Wochenbettstag kommt es zum *Milcheinschuß*. Zunächst wird eine Vormilch, **Kolostrum**, dann etwa ab 15. Tag nach der Geburt **reife Frauenmilch** gebildet. Die Milchmenge beträgt nun etwa 500 g/Tag. Der Fettge-

---

**Abb. 18.16. A** Ruhende Mamma. Ductus lactiferi (Pfeile) mit Alveolen. Vergr. 50fach. **B** Mamma während der Schwangerschaft. Drüsenalveolen proliferieren stark. Keine Sekretion. **C** Laktierende Mamma. Die Lumina der Alveolen sind stark erweitert und beinhalten Sekret (Milch). HE-Färbung. Vergr. 200fach (B, C)

halt der reifen Muttermilch liegt bei etwa 4,5%, der Gehalt an Kohlenhydraten bei 7–8%, der Proteine bei 0,9% und der Mineralstoffe bei 0,2%. Außerdem enthält Muttermilch spezifische Polyamine, Laktoferrin, Lysozym, Komplementfaktoren und spezifische Immunglobuline (v. a. IgA).

Histologisch zeichnet sich eine laktierende Mamma durch stark vergrößerte Drüsenendstücke mit weitem Lumen und *apokrinen Drüsenzellen* aus (Abb. 18.16C). Elektronenmikroskopisch können besonders deutlich verschiedene Stadien der Fett- und Proteinsekretion in den Drüsenepithelzellen erfaßt werden. *Fett* liegt in den Drüsenzellen zunächst in Form feiner apikaler Tröpfchen vor. Diese konfluieren, und es bildet sich schließlich ein großer Fetttropfen, der die Oberfläche der jeweiligen Zelle vorwölbt. Nach Art der apokrinen Sekretion wird nun der Fetttropfen zusammen mit umgebendem Zytoplasma einschließlich Zellmembran von der Zelloberfläche abgeschnürt (Abb. 18.17). Die Fetttropfen rufen die weiße Farbe der Milch hervor.

Die Synthese der *Milchproteine* erfolgt in den basalen Abschnitten der Drüsenzellen am RER. Es folgen weitere Schritte nach Art der zellulären Proteinsynthese (S. 129), bis schließlich apikal gelegene von einer Membran umgebene Proteingranula vorliegen. Diese geben ihren Inhalt, die Milchproteine, durch *Exozytose* an die Umgebung ab (Abb. 18.17).

Zur Zeit der Laktation nehmen im Bindegewebe der Mammae die Plasmazellen signifikant zu. Es kommt zu vermehrter Synthese und anschließender Freisetzung von Immunglobulin A (IgA), das spezifisch an einen IgA-Rezeptor in der basolateralen Membran der Drüsenzelle bindet, transzytotisch in die Milch gelangt und für die passive Immunität des Neugeborenen sorgt.

Die Drüsenalveolen und ihre Zellen weisen unterschiedliche Stadien der Sekretion auf. Neben großen sekretgefüllten Zellen kommen kleine, kubische, fast sekretfreie Zellen vor, die sich dann jedoch zu sezernierenden Zellen umwandeln können.

**Hormonale Regulation.** Beginn und Aufrechterhaltung der Laktation werden hormonal gesteuert. Eingeleitet werden die Vorgänge dadurch, daß durch die endokrine Tätigkeit der Plazenta während der Schwangerschaft ver-

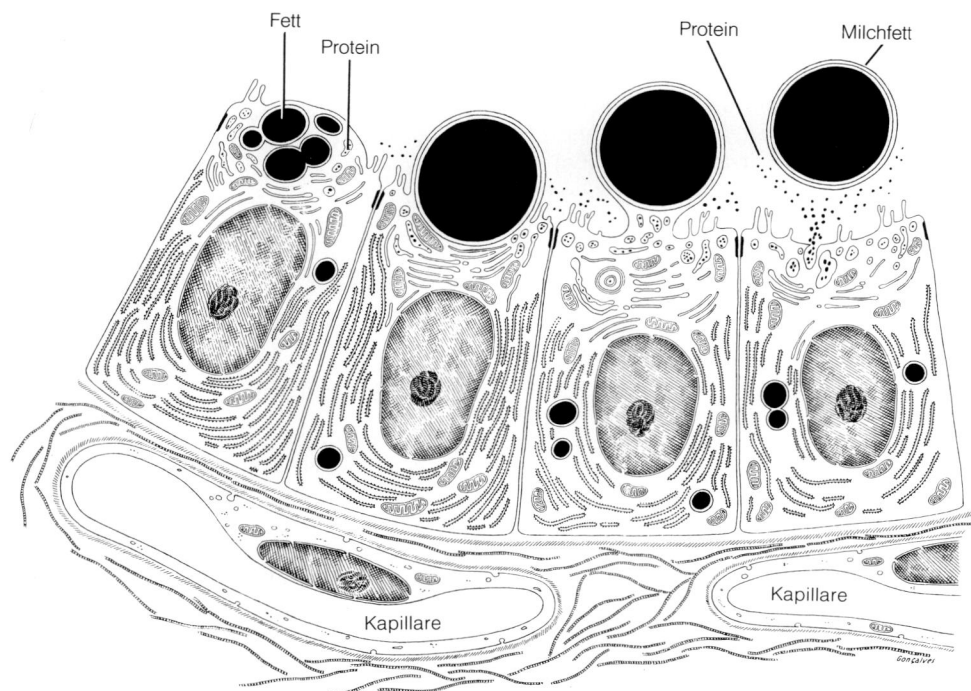

**Abb. 18.17.** Schematische Darstellung der Vorgänge, die sich bei der Fett- und Proteinsekretion im Epithel der laktierenden Mamma abspielen (von *links* nach *rechts*). Bei der Abgabe von Fett werden apikale Zellteile abgeschnürt (apokrine Sekretion), die den Fetttropfen enthalten. Die Abgabe von Milcheiweiß erfolgt durch Exozytose (merokrine Sekretion)

mehrt *Östrogene* und *Progesteron* zur Verfügung stehen. Östrogene unterdrücken die Abgabe des Prolaktins aus der Adenohypophyse und hemmen damit die Milchproduktion. Östrogene und Progesteron, die zusätzlich in der Plazenta gebildet werden, rufen eine Vergrößerung und Entfaltung der Ductus lactiferi bzw. die Ausbildung und das Wachstum der sezernierenden Abschnitte der Brustdrüse hervor. Die entsprechenden Zellen der weiblichen Brust verfügen über die erforderlichen Hormonrezeptoren. Sobald der Spiegel an Östrogenen und Progesteron im mütterlichen Blut nach Lösung der Placenta stark abnimmt, wird von der Adenohypophyse vermehrt Prolaktin freigesetzt und damit die Laktation der Brustdrüse ausgelöst.

Für die Milchabgabe schließlich spielt das *Oxytocin* des Zwischenhirns eine große Rolle. Es führt zur Kontraktion der Myoepithelzellen an den Drüsenendstücken und der glatten Muskulatur in der Brust. Dadurch kommt es zur Beförderung der Milch in die Brustgänge und zur Erektion der Brustwarze. – An weiteren Hormonen spielen für die Tätigkeit der Brustdrüse Thyroxin, Kortikosteroide und Wachstumshormon eine Rolle.

*Erektionsreflex der Brustwarze* und *Oxytocinreflex für die glatte Muskulatur* werden durch Berührungsreize – in der Brustwarze kommen viele nervöse Endkörperchen vor –, aber auch psychisch hervorgerufen. – Die Milchsekretion wird über längere Zeit aufrechterhalten, auch wenn die Prolaktinmenge bereits wieder abgenommen hat.

## 18.6.5 Involution und Altersveränderungen

Zur Rückbildung der Brustdrüse am Ende der Stillzeit kommt es dadurch, daß die Brust nicht mehr vollständig entleert wird. Durch aufgestaute Milch zerreißen sezernierende Endstücke und bilden sich zurück. Einwandernde Makrophagen bauen Sekret und Drüsenepithel ab und werden auf dem Lymphweg abtransportiert. Gleichzeitig verändert sich der Hormonhaushalt der Frau und gewinnt wieder den Status der Zeit vor der Schwangerschaft zurück. Die Brustdrüsen werden kleiner und das Binde- und Fettgewebe nehmen relativ zu. Die Durchblutung wird geringer und die Mammae werden insgesamt wieder kleiner.

Nach der Menopause nimmt die Produktion der Ovarialhormone ab und in der Brustdrüse vermindern sich die sekretorischen Anteile sowie die Ausführungsgänge stark. Gleichzeitig kommt es zu atrophischen Veränderungen am interstitiellen Bindegewebe.

# 19 Atmungsorgane

Die Atmungsorgane bilden ein Konvektionssystem, durch das ein Gasgemisch rasch, in großer Menge und über größere Strecken transportiert werden kann. Der Anfangsteil steht mit der Umgebungsluft, das Ende (Alveolarraum) über Diffusion mit dem Blut in Verbindung. Die Tätigkeit der Atmungsorgane reguliert direkt die Gaskonzentration im Blut für Sauerstoff und Kohlendioxid; außerdem wird der pH-Wert des Blutes stabilisiert. Die Atmungsorgane sind ferner ein wichtiges Abwehrorgan; schließlich erfolgt im Atmungssystem die Tonbildung.

Die Atmungsorgane gliedern sich (Abb. 19.1) in

– **luftleitende Abschnitte:** Nasenhöhle, Nasopharynx (Pars nasalis pharyngis), Larynx, Trachea, Bronchi, Bronchioli und Bronchioli terminales, die zusammen den sog. *Totraum* bilden, d.h. einen Raum, der sich nicht am Austausch von Atemgasen beteiligt,
– **respiratorische Abschnitte:** Bronchioli respiratorii und alle Teile des Alveolarbaums. In den Alveolen findet der Gasaustausch zwischen Luft und Blut statt. Der Alveolarraum macht volumenmäßig den größten Teil der Atmungsorgane aus.

## 19.1 Luftleitende Abschnitte

### 19.1.1 Allgemeiner Wandbau

Die luftleitenden Abschnitte verfügen in ihren Wänden über Strukturen, die allen Teilabschnitten gemeinsam sind. Dazu gehört ein
– **respiratorisches Epithel**
  sowie eine abschnittsweise unterschiedliche Kombination (Tabelle 19.1) aus
– **glatter Muskulatur,**
– **elastischen Fasern,**
– **Knorpel.**

Durch den Wandbau ist gesichert, daß die einströmende Luft *gereinigt, angefeuchtet, angewärmt* und *kontrolliert* sowie die luftleitenden Abschnitte der Atmungsorgane offengehalten werden – also nicht kollabieren. Insbesondere geben glatte Muskelzellen, elastische Fasern und Knorpel den Wänden sowohl Festigkeit als auch Flexibilität und Dehnbarkeit.

Das **respiratorische Epithel** (s. unten) ist in Funktionseinheit mit den vielen *mukösen und*

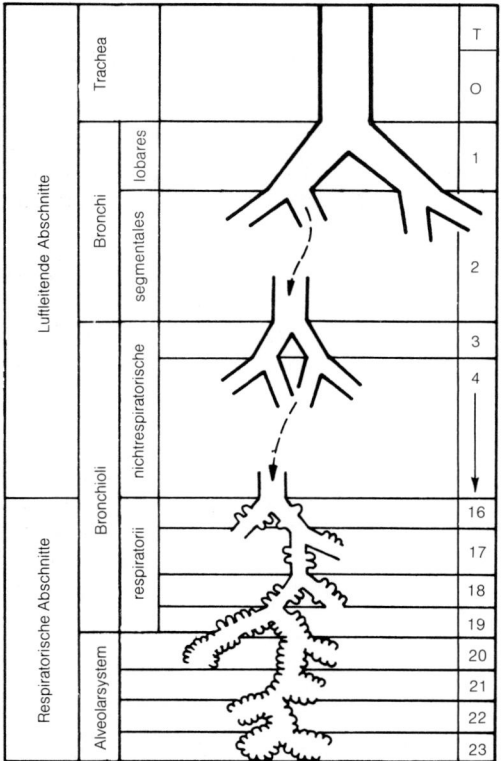

**Abb. 19.1.** Schematische Darstellung der Aufzweigungen des Atmungssystems (*T* Teilungsgenerationen). Die stärkste Aufteilung erfolgt in den Bronchioli terminales. Die natürlichen Proportionen sind nicht berücksichtigt

**Tabelle 19.1.**  Wandbau in den verschiedenen Abschnitten der Luftwege

| | Nasenhöhlen | Nasopharynx | Larynx | Trachea | Bronchi | | Bronchioli | | |
|---|---|---|---|---|---|---|---|---|---|
| | | | | | groß | klein | Bronchioli | terminales | respiratorii |
| Epithel | Mehrreihiges hochprismatisches Flimmerepithel[a] | | | | | | Mehrreihiges hochprismatisches Flimmerepithel | Einschichtiges hochprismatisches Flimmerepithel | Einschichtiges kubisches kinozilienfreies Epithel |
| Becherzellen | Viele | | | | Vorhanden | Wenige | Einzelne | Keine | |
| Drüsen | Viele | | | Vorhanden | | Wenige | Keine | | |
| Knorpel | | | Kehlkopfskelett (überwiegend hyalin, z.T. elastisch) | C-förmig | Platten | Platten und einzelne Stücke | Keine | | |
| Glatte Muskulatur | Keine (aber Skelettmuskulatur | | | Überdecken offener Enden der C-förmigen Ringe | Zum Teil ringförmig, überwiegend sich kreuzende Spiralbündel | | | | |
| Elastische Fasern | Keine | Vorhanden | | Sehr viele | | | | | |

[a] Mehrschichtiges Plattenepithel in Gebieten, die von Luft getroffen werden oder Scherkräften ausgesetzt sind. Im Nasenvorhof geht das verhornte mehrschichtige Plattenepithel in mehrreihiges Flimmerepithel über.

*serösen Drüsen* sowie dem dichten *Gefäßnetz* der Schleimhaut der luftleitenden Abschnitte der Atmungsorgane zu sehen. Diese Strukturen wirken zusammen und sind gemeinsam in der Lage, die Beschaffenheit der Atemluft zu beeinflussen (s. unten).

**Hinweis.** Die Bezeichnung respiratorisches Epithel ist zwar üblich, aber insofern irreführend, als am respiratorischen Epithel keine Respiration (Atmung) stattfindet. Gemeint ist mit respiratorischem Epithel das spezielle Epithel der luftleitenden Abschnitte der Atmungsorgane.

Die **glatte Muskulatur** bildet Bündel, die die luftleitenden und teilweise die respiratorischen Abschnitte (Bronchioli respiratorii, Ductus alveolares) ringförmig bzw. in Spiralen umgeben. Die Kontraktion der glatten Muskulatur kann den Durchmesser der Luftwege verändern und damit den Luftwiderstand regulieren. **Elastische Fasern** machen die Wände flexibel und ermöglichen nach Dehnung die Rückkehr zur Ausgangslage. In den luftleitenden Abschnitten liegen die elastischen Fasern in der Lamina propria (s. unten) sie sind hauptsächlich längs orientiert. Ihr Anteil ist umgekehrt proportional zum Durchmesser der luftleitenden Röhren; so haben die kleinsten Abschnitte (Bronchiolen) den größten Anteil an elastischen Fasern.

Die **Knorpel** befinden sich am äußeren Rand der Wände der luftleitenden Abschnitte. Von wenigen Ausnahmen abgesehen (u. a. Epiglottis, kleine Knorpel des Kehlkopfskeletts, S. 446), handelt es sich um hyaline Knorpel. Die Knorpel liegen als Platten, Spangen oder unvollständige Ringe vor.

## Respiratorisches Epithel

Das respiratorische Epithel ist ein *mehrreihiges Flimmerepithel mit Becherzellen* (Abb 19.2). Dort, wo es typisch ausgebildet ist (z.B. Trachea, Bronchien), weist es 6 verschiedene elektronenmikroskopisch unterscheidbare Zellarten auf:

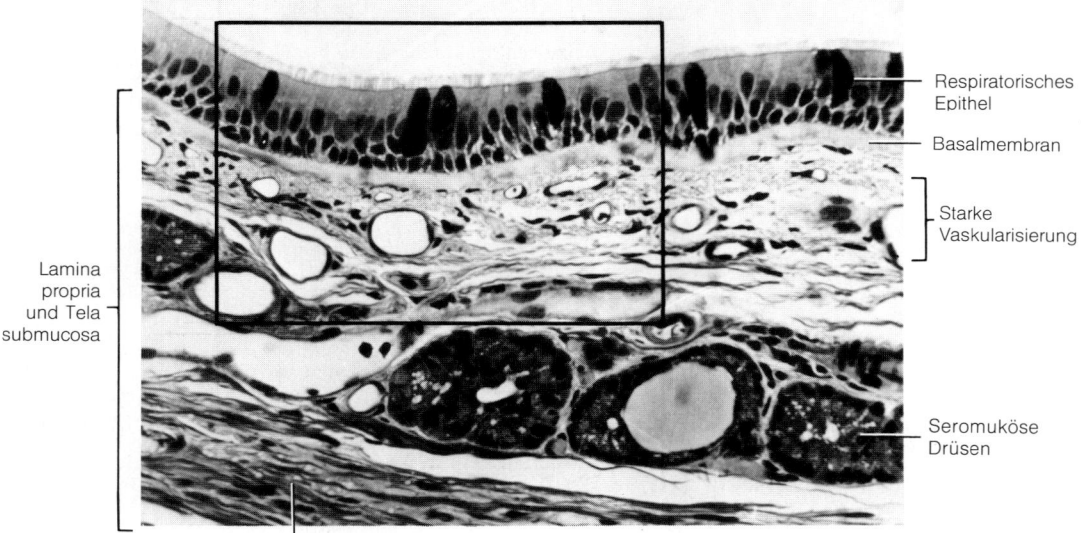

**a**

Respiratorisches
Epithel

Basalmembran

Starke
Vaskularisierung

Lamina
propria
und Tela
submucosa

Seromuköse
Drüsen

Perichondrium

**b**

G

X

G G

G

X

BM

E

**Abb. 19.2 a, b.** Trachea vom Affen. **a** Typisches respiratorisches Epithel (mehrreihiges hochprismatisches Flimmerepithel mit Becherzellen). Zu beachten sind eine dicke Basalmembran, die starke Vaskularisierung der Lamina propria und große seromuköse Drüsen. Unter den Drüsen liegt das dichte Bindegewebe des Perichondriums des hyalinen Trachealknorpels (nicht sichtbar). **b** Vergrößerte Ausschnitte aus **a** (dort *schwarz umrahmt*). Im respiratorischen Epithel sind hochprismatische Flimmerzellen *(X)* mit Zilien *(Pfeile)*, Becherzellen *(G)*, Bürstenzellen (ohne Zilien, *b*) und Basalzellen *(Pfeilköpfe)* zu erkennen. Unter der dicken Basalmembran *(BM)* liegt die Lamina propria, deren reiche Vaskularisierung zur Erwärmung der einströmenden Luft beiträgt *(E* Endothelzellen von Venolen)

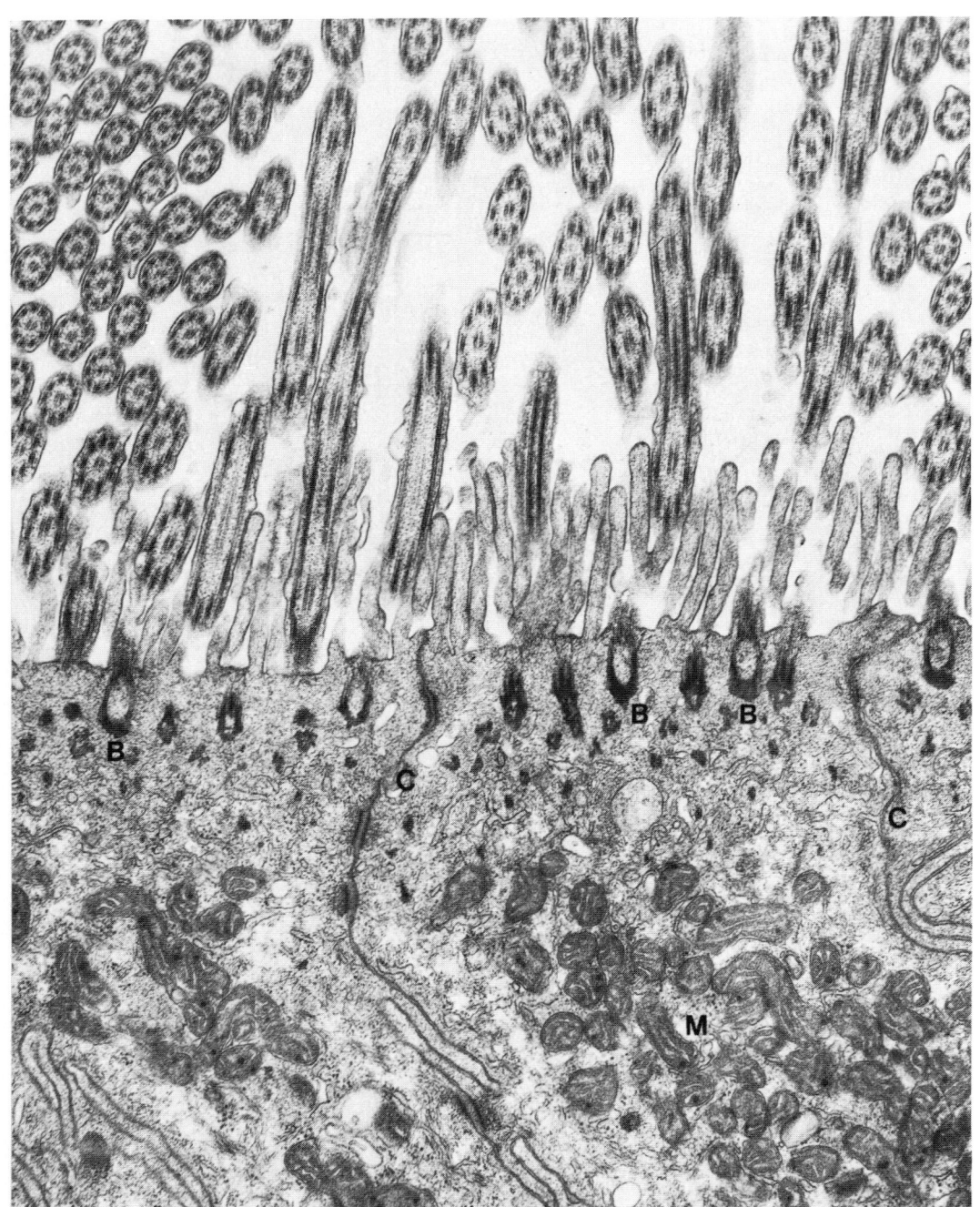

**Abb. 19.3.** Hochprismatisches Flimmerepithel. Stellenweise sind die Zilien quergeschnitten. Apikal finden sich in den Zellen U-förmige Basalkörperchen *(B)*, die Ursprung und Ansatz der Axonemata der Zilien sind. Mitochondrien *(M)* bilden lokale An- sammlungen und dienen wahrscheinlich der Energiebildung für die Zilienbewegung. [*C* Verbindungs- komplexe (tight junctions)]. Zwischen den Zilien liegen Mikrovilli. Verkleinert von 10.000fach

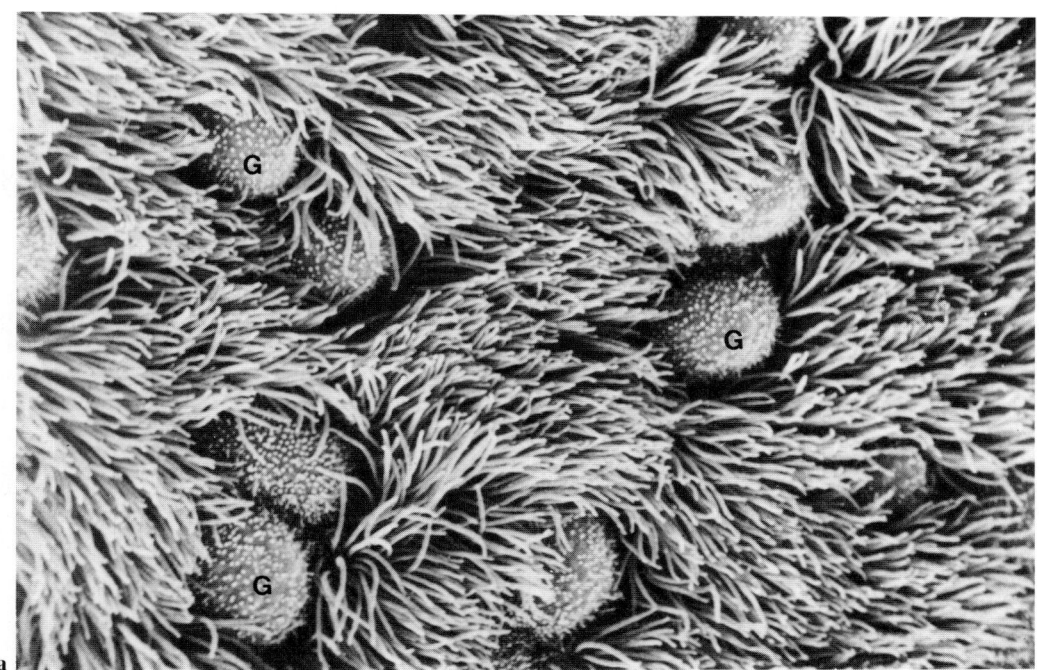

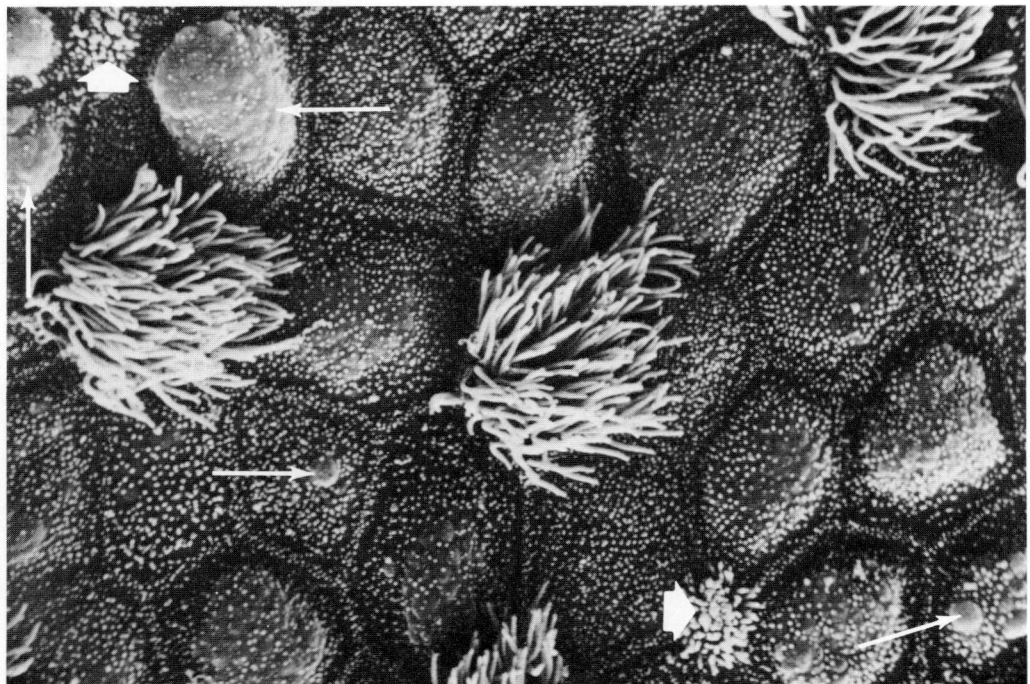

**Abb. 19.4 a, b.** Rasterelektronenmikroskopische Aufnahmen von Oberflächen respiratorischer Schleimhaut. **a** Der größte Teil der Oberfläche ist mit Kinozilien bedeckt (*G* Becherzellen). **b** Es überwiegen Becherzellen. Die *dünnen Pfeile* weisen auf Schleimansammlungen, die auf der Oberfläche liegen. Bürstensaumzellen sind durch *dicke Pfeile* gekennzeichnet. [Wiedergegeben mit Erlaubnis von Andrews P (1974) A scanning electron microscopic study of the extrapulmonary respiratory tract. Am J Anat 139: 421]

- **kinozilientragende Zellen,**
- **Becherzellen,**
- **Epithelzellen mit Mikrovilli,**
- **Sinneszellen,**
- **Basalzellen,**
- **endokrine Zellen.**

Alle Zellen stehen mit der auffallend dicken Basalmembran in Verbindung (Abb. 19.2, unten).

**Kinozilientragende Zellen** kommen am häufigsten vor. Sie sind hochprismatisch bis kubisch (Abb. 19.2–19.4). Pro Zelle ist mit ungefähr 300 Zilien zu rechnen. Die Zilien sind an Basalknötchen verankert (S. 69), in deren Nähe zahlreiche kleine, der Energielieferung dienende Mitochondrien liegen. Für die Bewegung der Zilien ist ein als Dynein bezeichnetes Protein essentiell, das u. a. über die Fähigkeit verfügt, ATP zu spalten und somit eine ATPase wirkt (S. 69). Der Flimmerschlag ist stets in Richtung auf den Pharynx gerichtet, wo der dorthin transportierte Schleim verschluckt oder ausgespuckt werden kann.

**Klinischer Hinweis.** Es gibt eine Erkrankung, Kartagener-Syndrom, die u. a. mit Dyneinmangel einhergeht. In diesem Fall sind Zilien und Geißeln unbeweglich. Verbunden ist die Erkrankung mit chronischer Infektion der Atmungsorgane und Sterilität (infolge Unbeweglichkeit der Spermien, S. 628).

**Becherzellen** sind im respiratorischen Epithel zahlreich vorhanden (Abb. 19.2 und 19.4). Im Oberflächenepithel der großen Bronchien beträgt das Verhältnis von Flimmerzellen zu Becherzellen etwa 4:1. Apikal enthalten diese Zellen viele polysaccharidhaltige Schleimtröpfchen (S. 125), die nach Abgabe einen zusammenhängenden Film auf der Epitheloberfläche bilden.

**Klinischer Hinweis.** Bei Rauchern kommt es zu einer Vermehrung der Becherzellen und zu einer Verminderung der kinozilientragenden Zellen. Dadurch ist die Schleimbildung erhöht und die partikulären und gasförmigen Verunreinigungen (z. B. CO, $SO_2$) des Tabakrauchs können besser entfernt werden. Andererseits ist durch die Abnahme von Flimmerzellen der Schleimtransport verschlechtert. Dadurch kann es in den Abschnitten mit geringerer Lumenweite, d. h. in der Tiefe der Luftwege, zu Schleimansammlungen kommen.

**Epithelzellen mit Mikrovilli** (Bürstensaumzellen). Es handelt sich um unreife Zellen, die wohl überwiegend dem Ersatz von zugrundegegangenen Flimmerzellen und Becherzellen dienen. Die Mikrovilli liegen an der dem Lumen zugewandten Seite (Abb. 19.3 und 19.4).

**Sinneszellen.** Auch diese Zellen haben an ihrer apikalen Oberfläche Mikrovilli. Basal bilden sie mit dendritischen Axonen Synapsen.

**Basalzellen** (Abb. 19.2, unten). Zwischen den bisher geschilderten Epithelzellen des respiratorischen Epithels liegen basal kleine, runde Zellen, die nie die freie Oberfläche des Epithels erreichen. Von diesen Zellen wird angenommen, daß sie Reservezellen sind; sie teilen sich und können sich in jeden anderen Zelltyp differenzieren.

**Endokrine Zellen** gehören zum disseminierten neuroendokrinen System (S. 374). Sie liegen teilweise einzeln, teilweise bilden sie Gruppen *(neuroepitheliale Körperchen)*. In größerer Zahl kommen diese Zellen in distalen Abschnitten der Atemwege des Neugeborenen vor. Die endokrinen Zellen der Atemwege sind in der Regel schmal und reichen von der Basalmembran bis zum Lumen. Dort tragen sie Mikrovilli. Basal und in neuroepithelialen Körperchen interzellulär können sie von afferenten Nervenfasern erreicht werden. Diese enden an der Oberfläche der endokrinen Zellen breit, haben dort viele Bläschen, viele Mitochondrien und eine Rezeptormatrix (Abb. 19.5). Das Zytoplasma der neuroendokrinen Zellen ist reich an Granula (Durchmesser 100–300 nm) mit dichtem Inhalt. Immunhistochemisch weisen die Zellen zahlreiche Peptide auf – teilweise in Kolokalisation –, wie z. B. Bombesin, Kalzitonin, Leu-Enkephalin, Substanz P. Die Abgabe dieser Peptide kann endokrin oder parakrin erfolgen. Die Bedeutung der endokrinen Zellen der Atemwege ist noch nicht vollständig geklärt, möglicherweise handelt es sich um Rezeptorkomplexe zur chemorezeptiven Kontrolle der Atemgase. Die Produkte der endokrinen Zellen könnten aber auch die Sekretion der mukösen und serösen Drüsen der luftleitenden Abschnitte der Atemwege integrieren oder Einfluß auf die Lungendurchblutung nehmen. Bombesin und andere Peptide sollen v. a. prä- und postnatal wachstumsfördernd wirken.

**Mehrschichtiges unverhorntes Plattenepithel.** Zwischen Nasenhöhle und Pharynxende gibt es Gebiete, in denen statt eines respiratorischen Epithels mehrschichtiges unverhorntes Plattenepithel vorkommt. Es tritt überall dort auf, wo das Epithel direkt vom Luftstrom getroffen wird, z. B. in der Carina, oder einer mechanischen Beanspruchung ausgesetzt ist, z. B. im Oropharynx, teilweise an der Epiglottis (s. unten) und an den Stimmfalten – dort ist es stellenweise verhornt. Das mehrschichtige

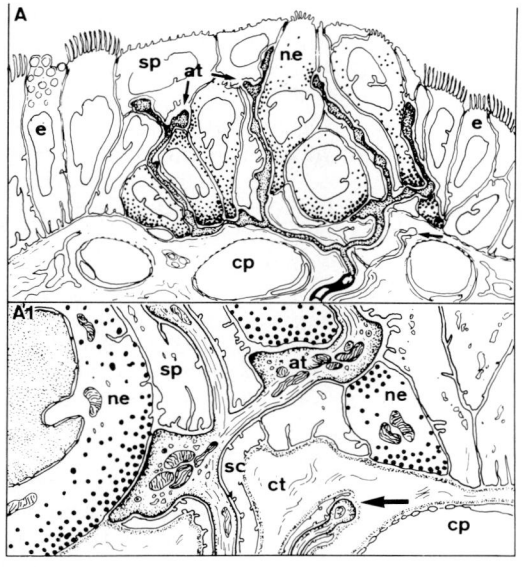

**Abb.19.5. A** Schematische Darstellung eines neuroepithelialen Körperchens. Der Rezeptorkomplex besteht aus basalgekörnten Zellen *(ne)*, verzweigten Nervenendigungen *(at)* aus einer markhaltigen Afferenz und einer tragenden Stützzellformation *(sp)*. Hinzu kommen Bronchialepithel *(e)*, Kapillare mit Fensterung *(cp)* und marklose Axone *(Pfeil)*. **A1** Der elektronenmikroskopische Ausschnitt zeigt eine Konzentration der Sekretgranula in der basalgekörnten Zelle sowohl über Abschnitten der Rezeptorendigung *(at)* sowie zum Bindegewebe *(ct)*. Schwann-Zelle *(sc)*, Endformationen freier markloser Axone *(Pfeil)*. (Freundlichst überlassen von Andres K. H., Bochum)

Plattenepithel hat v.a. Schutzfunktionen. Ändert sich der Luftstrom oder werden Stellen stärker beansprucht, wandelt sich dort das typische mehrreihige Flimmerepithel in mehrschichtiges Plattenepithel um (Metaplasie, S.100). Der Vorgang ist reversibel.

**Distale Abschnitte.** Nach distal hin, in den Verzweigungen der Luftwege, ändert sich das Epithel. Aus dem mehrreihigen Flimmerepithel wird in den Bronchioli und Bronchioli terminales ein einschichtig hochprismatisches Flimmerepithel und schließlich in den Bronchioli respiratorii ein einschichtiges kubisches kinozilienfreies Epithel. Es kommt v. a. zur Abnahme der Becherzellen, die schließlich in den Bronchioli terminales fehlen.

## 19.1.2 Nasenhöhle

Jede der beiden Nasenhöhlen besitzt eine
– **Regio cutanea,**
– **Regio respiratoria,**
– **Regio olfactoria.**
Außerdem münden in die Nasenhöhle die Nasennebenhöhlen, **Sinus paranasales**.
Die Besprechung der Regio olfactoria erfolgt bei den Sinnesorganen (S. 655).

### Regio cutanea

Die Regio cutanea nimmt den größeren Teil des Vestibulum nasi ein. Das Vestibulum liegt vor der eigentlichen Nasenhöhle und ist erweitert. An den Nasenlöchern (Nares) setzt sich die äußere Haut ein Stück weit in das Vestibulum fort. In der Haut des Vestibulums kommt eine besondere Art von dicken Haaren, *Vibrissae*, vor. In ihrer Umgebung liegen zahlreiche Talg- und apokrine Knäueldrüsen (große Schweißdrüsen, *Glandulae vestibularis nasi*). Die Vibrissae dienen dazu, gröbere Partikel aus der eingeatmeten Luft abzufiltern. Im hinteren Teil des Vestibulums verliert das Epithel seine Keratinschicht und geht in ein mehrschichtiges hochprismatisches und schließlich in typisches respiratorisches Epithel über, das sich in die Nasenhöhle fortsetzt.

### Regio respiratoria

Die Regio respiratoria nimmt den größten Teil der Nasenhöhle ein. Sie bedeckt v. a. die mittlere und untere Nasenmuschel und die entsprechenden Abschnitte der Nasenscheidewand. Die Oberfläche der oberen Nasenmuschel, des Nasendaches und des oberen Teils der Nasenscheidewand besteht aus olfaktorischem Epithel (S. 655). Das respiratorische Epithel der Nasenhöhle ist ein mehrreihiges Flimmerepithel mit besonders vielen Becherzellen und einer auffallend dicken Basalmembran. Außerdem kommen mehrzellige endo(intra)epitheliale Drüsen vor. Der Flimmerschlag ist pharynxwärts gerichtet. Unter dem Epithel sind viele Lymphozyten vorhanden, die stel-

lenweise eine zusammenhängende Schicht bilden können. Darunter liegen dichte Komplexe tubuloalveolärer seromuköser Drüsen *(Glandulae nasales)*.

**Klinischer Hinweis**. Bei Infektionen mit Viren und aus anderen Gründen (z.B. Prodrom bei Infektionskrankheiten) kann es zu gesteigerter Absonderung eines zunächst dünnflüssigen Nasensekretes kommen (Rhinitis acuta, *Schnupfen*).

**Gefäße.** Die Nasenschleimhaut besitzt ein reich entfaltetes und komplex organisiertes Gefäßsystem. In unmittelbarer Nähe des Periosts der die Nasenhöhle begrenzenden Knochen liegt ein engmaschiges Netzwerk größerer Gefäße. Von hier aus steigen arkadenartige Äste zum Epithel auf, von denen sich kleine Äste abzweigen und senkrecht zum Epithel ziehen. Die kleinen Gefäße bilden unter dem Epithel ein dichtes Kapillarbett. Die Strömungsrichtung des Blutes ist dabei im wesentlichen von der Schädelbasis aus nach vorn und damit dem Luftstrom entgegengerichtet.

In einigen Gebieten der Regio respiratoria, insbesondere in der Schleimhaut der mittleren und unteren Muschel und an der Nasenscheidewand (Locus Kieselbachi am vorderen knorpligen Anteil in Höhe der mittleren Muschel), kommen **Schwellkörper** vor. Es handelt sich um Gefäßkomplexe mit weiten Lakunen, in deren Wänden sich Sphinkteren aus glatten Muskelfasern befinden. Die Lakunen werden von den Venen des oberflächlichen Kapillarnetzes gespeist.

## Histophysiologie

Für die Funktion der Nasenhöhle ist wichtig, daß die Oberfläche der seitlichen Nasenwände durch die Nasenmuscheln stark vergrößert ist, und daß die Luft durch schmale Spalten – zwischen seitlicher und mittlerer Nasenwand – strömen muß. Dadurch kommt die ein- und ausströmende Luft in engen Kontakt mit der Schleimhaut. Vergrößert wird der Kontakt noch durch Turbulenzen der Luft an den Engstellen der Nasenhöhle.

Einfluß auf den Luftdurchlaß nehmen die **Schwellkörper** der Nasenschleimhaut. Sie werden periodisch (alle 20–30 min) bald in der einen Nasenhöhle, bald in der anderen gefüllt und wieder entleert. Dies geschieht reflektorisch durch Kontraktion und Erschlaffung der Ringmuskulatur der Abflußvenen. Bei Einströmen von Blut in die Schwellkörper der einen Seite kommt es dort zur Verdickung der Schleimhaut; der Luftstrom geht nun bevorzugt durch die andere Nasenhöhle. Das An- und Abschwellen erfolgt auf beiden Seiten alternierend.

**Klinischer Hinweis**. Allergische Reaktionen können zu übernormaler Füllung der Schwellkörper in der Schleimhaut beider Nasenhöhlen führen. Häufig ist dies mit vermehrter Sekretion der Nasendrüsen und der Becherzellen des respiratorischen Epithels verbunden. Der erhöhte Strömungswiderstand bedingt eine starke Einschränkung der Luftzuführung durch die Nase.

In der Nasenhöhle wird die eingeatmete Luft *geprüft, gereinigt, angefeuchtet und angewärmt.* Zur Entfernung gröberer Partikel dienen die großen, kräftigen Nasenhaare (Vibrissae) im Nasenvorhof. Kleinere Teilchen und gasförmige Verunreinigungen der Luft, die wasserlöslich sind, wie z.B. $CO$, Ozon, $SO_2$, werden vom Oberflächenschleim festgehalten. Gleichzeitig dienen Schleim und dünnflüssiges Sekret dazu, die eingeatmete Luft anzufeuchten. Dadurch werden in den Alveolen die sehr empfindlichen Austauschflächen für Gase vor Austrocknung geschützt. Zusätzlich wird die eintretende Luft angewärmt. Dies geschieht durch Wärmezufuhr zur Nasenschleimhaut durch Blut. Wirksam ist die Temperierung v.a. durch den Gegenstrom zwischen Luft und Blut.

**Hinweis**. Es wird aber nicht nur die Luft erwärmt, sondern auch das Blut gekühlt. Dies spielt bei manchen Säugetieren (z.B. Hund, Schaf) eine große Rolle.

## 19.1.3 Nasennebenhöhlen

Nasennebenhöhlen sind Hohlräume im Os frontale, Os maxillare, Os ethmoidale und Os sphenoidale. Sie sind von einem dünnen respiratorischen Epithel mit nur relativ wenigen Becherzellen ausgekleidet. Die Lamina propria der Schleimhaut ist fest mit dem darunterliegenden Periost verbunden und enthält nur wenige seromuköse Drüsen. Der Schleim, der in der Schleimhaut der Nasennebenhöhlen gebildet wird, fließt, unterstützt vom Flimmerschlag der Kinozilien des respiratorischen Epithels, in die Nasenhöhle ab.

## 19.1.4 Nasopharynx, Pars nasalis pharyngis

Die Pars nasalis pharyngis ist der am weitesten kranial gelegene Abschnitt des Pharynx. Er ist mit respiratorischem Epithel ausgekleidet und enthält außerdem die Tonsilla pharyngealis (S. 360). In Höhe des Gaumensegels geht die Pars nasalis in die Pars oralis und schließlich weiter unten in die Pars laryngea pharyngis über. Die Pars oralis und Pars laryngea pharyngis sind gleichzeitig Teile des Speiseweges und von einem mehrschichtigen unverhornten Plattenepithel ausgekleidet.

## 19.1.5 Larynx

Der Larynx verbindet den Pharynx mit der Trachea. Das Lumen des Larynx ist ungleichmäßig weit und stellenweise durch weit vorspringende Falten eingeengt (Plicae vestibulares, Plicae vocales). Charakteristisch für die Larynxwand ist das knorpelige *Kehlkopfskelett*. Die großen Kehlkopfknorpel (Cartilago thyroidea, Cartilago cricoidea, der größere Teil der Cartilagines arytaenoideae) bestehen aus *hyalinem Knorpel*, der bei älteren Menschen verkalkt. Die kleineren Kehlkopfknorpel (Epiglottis, Cartilago cuneiformis, Cartilago corniculata und die Spitzen der Cartilagines arytaenoideae) sind *elastisch*. Die Knorpel artikulieren teilweise miteinander und werden durch Binnenmuskulatur des Larynx bewegt. Außerdem sind sie durch elastische Bänder verbunden. Die Kehlkopfmuskulatur besteht – ungewöhnlich für die Wandmuskulatur der Atmungsorgane – aus *Skelettmuskulatur*.

Die Knorpel in der Larynxwand verhindern in ihrem Bereich das Kollabieren des Luftweges. Andererseits ist die Epiglottis in der Lage, den Eingang in den Larynx zu verschließen und damit die Trachea und die folgenden Abschnitte der Luftwege vor dem Eindringen von Nahrung oder Flüssigkeit zu schützen. In gleichem Sinne wirken die Schleimhautfalten des Larynx, die in der Lage sind, den Luftstrom ggf. vollständig zu unterbrechen und den Luftweg zu verschließen. Dabei ist es möglich, bei kräftiger Aktivierung der Ein- bzw. Ausatmungsmuskulatur, im Innern der Lunge einen Überdruck von maximal + 100 mm Hg (Pressen, Valsalva-Versuch) bzw. – 80 mm Hg (Johannes-Müller-Versuch) zu erzeugen. Schließlich nehmen die Bewegungen des Kehlkopfskeletts Einfluß auf die Tonbildung.

Die **Epiglottis** ist durch Bänder an der Innenfläche des Schildknorpels befestigt und ragt in den Pharynx vor. Entsprechend hat sie eine der Zunge und eine dem Larynx zugewandte Oberfläche. Die der Zunge zugewandte Oberfläche und die apikalen Gebiete auf der Larynxseite werden von einem mehrschichtigen unverhornten Plattenepithel mit einzelnen Geschmacksknospen bedeckt, die basalen Anteile der Epiglottis auf der laryngealen Seite von einem mehrreihigen Flimmerepithel (respiratorisches Epithel). In der Lamina propria unter dem respiratorischen Epithel befinden sich zahlreiche tubuloalveoläre mukoseröse Drüsen *(Glandulae epiglotticae)*, deren Ausläufer in tiefen Gruben oder in Löchern des daruntergelegenen Epiglottisknorpels liegen.

Distal der Epiglottis befinden sich die beiden Faltenpaare der Schleimhaut, die sich ins Larynxlumen vorwölben. Das obere Paar sind die **Plicae vestibulares** (falsche Stimmlippen) mit typischem respiratorischem Epithel und zahlreichen seromukösen Drüsen in der Lamina propria *(Glandulae arytenoideae)*. Das untere Faltenpaar sind die **Plicae vocales**, Stimmlippen. Die Plicae vocales sind von einem mehrschichtigen stellenweise verhornten Plattenepithel bedeckt. In den Plicae vocales liegen grobe Bündel parallel verlaufender elastischer Fasern, die *Ligg. vocalia*. Jedes Lig. vocale bildet den oberen freien Rand des *Conus elasticus* seiner Seite, eine verstärkte Membrana fibroelastica zwischen Ringknorpel und Lig. vocale. Parallel zum Lig. vocale verlaufen Bündel von Skelettmuskeln, **Mm. vocales**. Diese Muskeln regulieren die Spannung jedes Lig. vocale und nehmen dadurch Einfluß auf die Tonbildung. Mit Ausnahme der Plicae vocales ist das Schleimhautbindegewebe des Larynx locker gebaut. Es enthält zahlreiche Lymphknötchen (insbesondere unterhalb der Stimmlippen).

**Klinischer Hinweis.** In dem lockeren Bindegewebe der Schleimhaut des Kehlkopfes kann es unter pathologischen Umständen zu Flüssigkeitseinlagerungen kommen, *Glottisödem*. Dadurch kann der Luftweg lebensbedrohlich eingeengt werden. Auch ein „Stimmritzenkrampf" *(Laryngospasmus)* kann die Atmung außerordentlich stark mechanisch behindern.

## 19.1.6 Trachea (Abb. 19.6)

Bei der Trachea handelt es sich um eine ca. 12 cm lange, ca. 12 mm weite, dünnwandige Röhre zwischen Larynxende (Ringknorpel)

und Bifurcatio tracheae. Dort teilt sich die Trachea in 2 Hauptbronchien.

Die Trachea weist einen für die Luftwege typischen Bau auf. Sie besteht aus

- **Tunica mucosa respiratoria** (Epithel und Lamina propria),
- **Tunica fibromusculocartilaginea,**
- **Tunica adventitia.**

**Tunica mucosa respiratoria.** Die Oberfläche der Mukosa bildet ein typisches **respiratorisches Epithel** (s. oben). Besonders zu erwähnen sind intraepitheliale Nervenfasern, die sich unterhalb des Schlußleistennetzes der Epithelzellen oder im Paries membranaceus (s. unten) im basalen Epithel befinden. Möglicherweise handelt es sich um Dehnungsrezeptoren. Die Lamina propria enthält zahlreiche längs orientierte elastische Fasernetze, vereinzelt Lymphozyten und viele seromuköse **Glandulae tracheales** (Abb. 19.6), die ihr Sekret an die Epitheloberfläche abgeben. Besonders zahlreich sind die Glandulae tracheales in den dorsalen Wandabschnitten (Paries membranaceus). Die elastischen Fasernetze sind von Kollagenfasern und -faserbündeln durchwirkt und stehen in direkter Verbindung sowohl mit der Basalmembran des Epithels als auch mit dem Perichondrium der Knorpelspangen. Dadurch ist die Schleimhaut an den Knorpelspangen glatt und unverschieblich.

**Tunica fibromusculocartilaginea.** Sie besteht aus

- *Knorpelspangen,*
- *Ligg. anularia,*
- *Paries membranaceus.*

*Knorpelspangen.* Charakteristisch für die Trachealwand sind 16–20 C-förmige **Spangen aus hyalinem Knorpel,** die das Lumen der Trachea offenhalten.

*Ligg. anularia.* Die Knorpelspangen sind untereinander durch straffe kollagene Bindegewebezüge mit elastischen Fasernetzen verbunden, die zusammen als Ligg. anularia bezeichnet werden.

*Paries membranaceus.* Die offenen Enden der C-förmigen Spangen liegen an der hinteren Seite der Trachea. Sie werden durch fibroelastische Bänder und Bündel glatter Muskelzellen (*M. trachealis)* überbrückt, die auch am Perichondrium ansetzen. Sie bilden die knorpelfreie Rückwand der Trachea, **Paries membranaceus.**

**Histophysiologischer Hinweis.** Das Bindegewebe der Trachea, insbesondere das des Paries membranaceus, verhindert eine Überdehnung des Lumens (z. B. bei Druckanstieg bis auf 100 mm Hg während des Pressens). Die Muskulatur dagegen verengt das Tracheallumen durch Kontraktion und nähert die Enden der Knorpelspangen einander. Dies wird insbesondere beim Husten wirksam. Dadurch, daß beim Husten die Atemluft ruckweise ausgestoßen wird, wird die Oberfläche des Epithels z. B. von eingedrungenen Partikeln oder überschüssigem Schleim gereinigt. Auch dient die Kontraktion der Trachealmuskulatur der Verkleinerung des Totraums.

## 19.1.7 Bronchialbaum, Lunge

Die Trachea teilt sich in 2 **Hauptbronchien** (Durchmesser rechts 14 mm, links 12,5 mm), die jeweils am Hilum in die Lunge eintreten. Außerdem gelangen an jedem Hilum Arterien, Venen und Lymphgefäße in die Lunge. Diese Strukturen werden von dichtem Bindegewebe umgeben und bilden gemeinsam die Lungenwurzel, *Radix pulmonis.*

Nach kurzem Verlauf teilen sich die Hauptbronchien (Abb. 19.1), rechts in 3, links in 2 **Bronchi lobares,** die jeweils einen Lungenlappen versorgen. Die Lappenbronchi teilen sich ihrerseits wiederholt in **Bronchi segmentales,** deren Durchmesser immer kleiner werden (schließlich 1 mm) und die sich dann in **Bronchioli** fortsetzen. Jeder Bronchiolus tritt in ein Lungenläppchen ein und teilt sich gleichmäßig 3- bis 4 mal in 6–8 **Bronchioli terminales.** Der Übergang zwischen den verschiedenen Abschnitten des Bronchialbaums ist auch histologisch kontinuierlich, so daß die Unterteilung in die verschiedenen Abschnitte v. a. didaktische und praktische Gründe hat.

Die Lungenläppchen haben Pyramidenform, deren Spitze gegen das Lungenhilum gerichtet ist. Die Läppchen sind von dünnen Bindegewebesepten begrenzt; dies ist allerdings nur in der fetalen Lunge deutlich zu beobachten. Beim Erwachsenen sind die Septen häufig unvollständig, so daß viele Läppchen nur mäßig gut begrenzt sind. Deutliche Septen haben die Läppchen, die der Pleura – das ist die äußere Bedeckung der Lunge – am nächsten liegen (im Lungenmantel). Hier finden sich im Bindegewebe Ansammlungen von Kohle- und Staubpartikelchen.

### Bronchi

Der Wandbau der Bronchien (Abb. 19.7 und 19.8) gleicht weitgehend dem der Trachea. Unterschiedlich ist jedoch die Form der Bronchi-

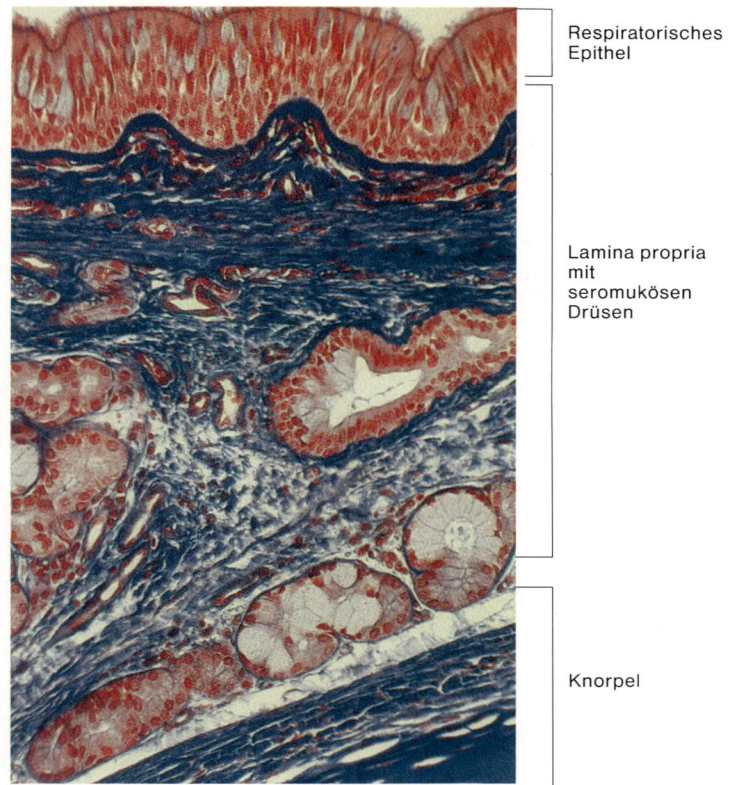

Respiratorisches
Epithel

Lamina propria
mit
seromukösen
Drüsen

Knorpel

**Abb. 19.6.** Trachea vom Menschen. Azanfärbung. Vergr. 400 fach

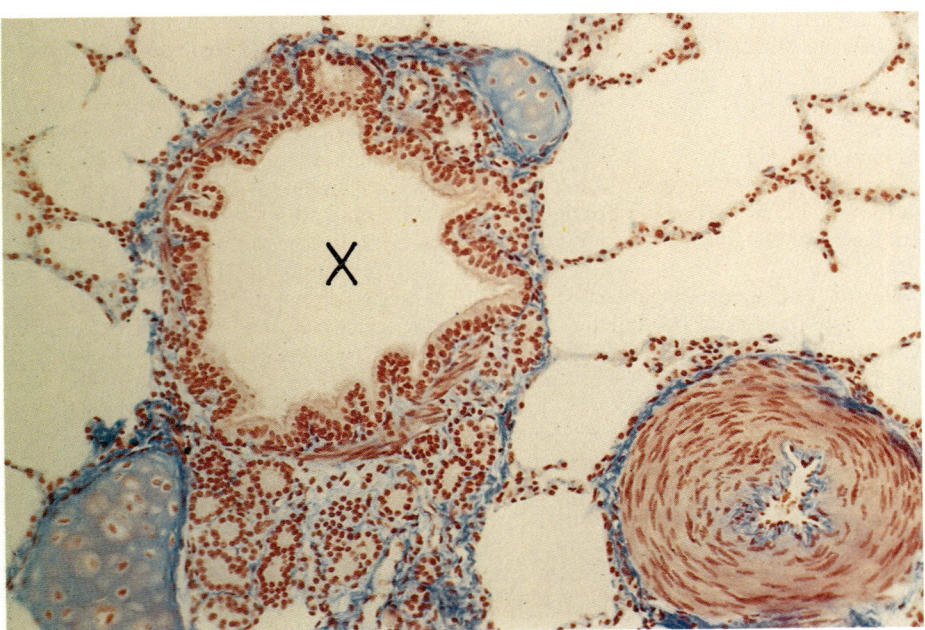

X

**Abb. 19.7.** Querschnitt durch einen kleineren Bronchus *(X)* vom Menschen. Zu beachten sind Knorpel-anschnitte, subepitheliale glatte Muskulatur, Glandulae bronchiales und der Querschnitt durch einen Ast der A. pulmonalis. Azanfärbung. Vergr. 200 fach. (Freundlichst überlassen vom Institut für medizinische und pharmazeutische Prüfungsfragen)

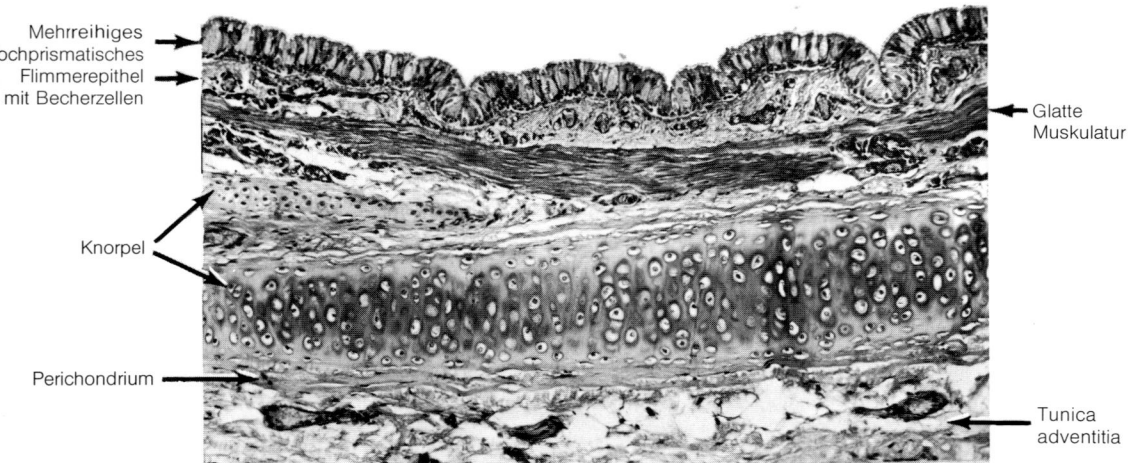

Mehrreihiges
hochprismatisches
Flimmerepithel
mit Becherzellen

Glatte
Muskulatur

Knorpel

Perichondrium

Tunica
adventitia

**Abb. 19.8.** Ausschnitt aus der Wand eines großen Bronchus. Zu beachten sind das mehrreihige Flimmer-epithel mit Becherzellen, die dicke Muskelschicht und 2 Knorpelplatten mit Perichondrium. HE-Färbung. Vergr. 200 fach

alknorpel und die Anordnung der Muskulatur. Die Knorpel liegen nur noch als einzelne Knorpelplatten oder -stückchen vor, die in den kleinsten Bronchien aus elastischem Knorpel bestehen.

Die Muskulatur bildet eine eigene **Tunica muscularis**, die den gesamten Bronchus um-schließt. In größeren Bronchien verläuft sie ringförmig, in kleineren schraubenförmig, wo-bei sich die Faserzüge kreuzen (Abb. 19.9). Nach distal, zum Ende des Bronchialbaums hin, lockert sich die Muskulatur auf; in histo-logischen Schnitten entsteht dann der Eindruck, als ob die Muskulatur nicht mehr zusammen-hinge. – Reich ist die Schleimhaut der Bron-chien schließlich noch an elastischen Fasern und seromukösen **Glandulae bronchiales.** Au-ßerdem kommen vereinzelt Lymphfollikel vor.

**Hinweis.** Für mittlere und kleinere Bronchien sowie für Bronchioli (s. unten) ist bei Verstorbenen eine Faltung der Schleimhaut charakteristisch. Sie geht auf eine postmortale Kontrakion der glatten Musku-latur zurück. Daher sehen Querschnitte durch ent-sprechende Bronchien und Bronchioli histologisch in der Regel sternförmig aus (Abb. 19.7).

## Bronchioli, Bronchioli terminales

**Bronchioli.** Abschnitte des Bronchialbaums, deren Durchmesser weniger als 1 mm betra-gen, werden als Bronchioli bezeichnet. In der Wand der Bronchioli kommen *weder Knorpel noch Drüsen* vor (Abb. 19.10). Auch Becher-zellen treten nur noch vereinzelt in den proxi-

malen Abschnitten der Bronchioli auf, fehlen distalwärts aber vollständig. Das mehrreihige hochprismatische Flimmerepithel nimmt im Verlauf der Bronchioli an Höhe ab und wird einschichtig, bleibt aber hochprismatisch und behält Kinozilien. Demgegenüber nimmt die glatte Muskulatur zu; sie bildet einen Ringmus-kelschlauch. Ferner ist die Schleimhaut der Bronchioli reich an elastischen Fasern, die in der Lamina propria liegen (Fibrae elasticae longitudinales). In der Lamina propria befin-det sich außerdem ein dichter Venenplexus der Vv. bronchiales. Umgeben werden die Bron-chioli von Adventitia.

Die Muskulatur der Bronchi und Bronchioli, aber auch der Trachea, steht unter der Kon-trolle des vegetativen Nervensystems. Entspre-chende nervöse Rezeptoren stehen mit den kollagenen Bauelementen der glatten Musku-latur in Verbindung. Sie kontrollieren deren Spannungszustand.

Zu einer (örtlichen) Kontraktion der glatten Muskulatur der Bronchioli und damit zu einer Verminderung des Lumendurchmessers kommt es, wenn der N. vagus aktiviert wird. Eine Reizung des Sympathikus aktiviert dage-gen adrenerge ß2-Rezeptoren und bewirkt durch Erschlaffung der Muskulatur eine Dila-tation des Lumens.

**Klinischer Hinweis.** Beim Asthma kontrahiert sich die glatte Muskulatur sowohl in den Bronchioli als auch in den Bronchi. Dadurch kann der Strömungs-widerstand der Luft erhöht werden. Sympathiko-mimetika bringen während eines Asthmaanfalls die glatte Muskulatur zur Erschlaffung.

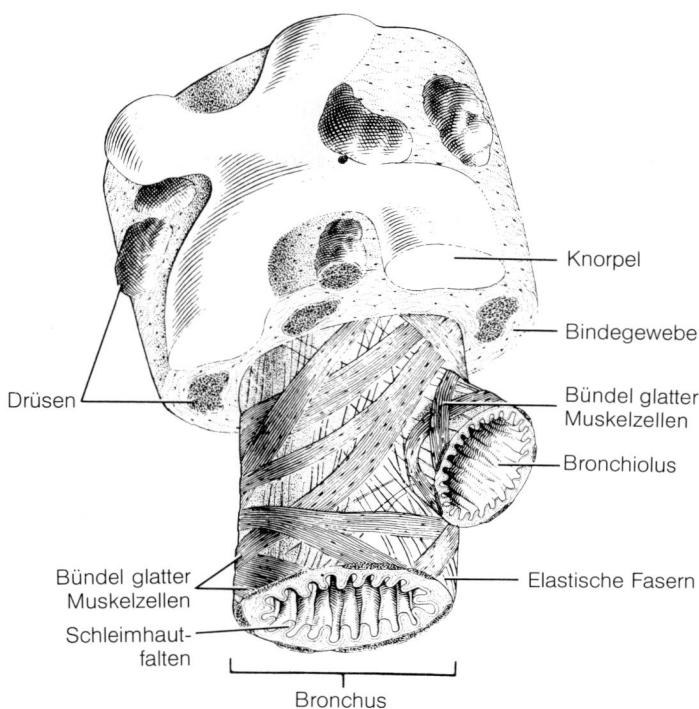

Knorpel

Bindegewebe

Bündel glatter
Muskelzellen

Bronchiolus

Drüsen

Bündel glatter
Muskelzellen

Elastische Fasern

Schleimhaut-
falten

Bronchus

**Abb. 19.9.** Schematische Darstellung eines Bronchus mit Abzweigungen eines Bronchiolus.
Die Schleimhautfalten kommen
durch Kontraktion der glatten
Muskulatur zustande, die in allen
Abschnitten des Bronchialbaums bis zu den Bronchioli respiratorii zu finden ist. Elastische
Fasern bilden unter dem Epithel
ein dichtes Fasernetz. Im *oberen
Teil* sind Knorpelplatten und
Bronchialdrüsen in der Lamina
musculocartilaginea eingezeichnet

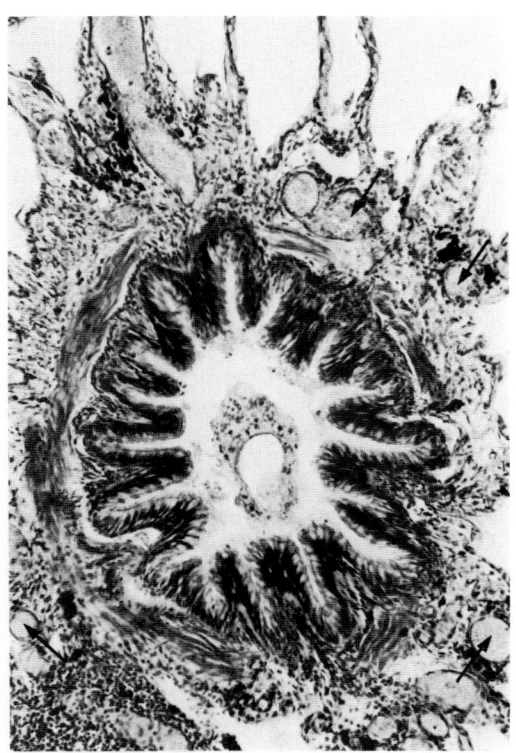

**Abb. 19.10.** Bronchiolus vom Menschen. Die
Schleimhaut ist infolge der postmortalen Kontrak-
tion der kräftig entwickelten Muskulatur stark gefal-
tet. Im peribronchialen Bindegewebe sind zahlreiche
Gefäßanschnitte vorhanden (Arteriolen, *Pfeile*).
HE-Färbung. Vergr. 100 fach

**Bronchioli terminales.** Es handelt sich um die Endabschnitte des v. a. der Luftleitung dienenden Bronchialbaums. Ihr mittlerer Durchmesser liegt bei 0,4 mm, ihre Anzahl beträgt in der menschlichen Lunge etwa 65 000. Der Wandbau der Bronchioli terminales ähnelt weitgehend den Endabschnitten der Bronchioli (Abb. 19.11).

**Clara-Zellen.** Als Besonderheit treten im Bronchiolarepithel Zellen auf, die durch eine starke Vorwölbung der apikalen Region auffallen (Abb. 19.11). Sie werden als *Clara-Zellen* bezeichnet. Funktionell handelt es sich um Sekretzellen. Sie fallen durch einen prominenten Golgi-Apparat, Mitochondrien und apikal durch Sekretgranula bzw. sekretorische Bläschen auf. Das Sekret der Clara-Zellen besteht aus Lipiden, Lipo- und Glykoproteinen, und es enthält viele Enzyme. Möglicherweise stehen die Clara-Zellen zum Auf- bzw. Abbau des Surfactant in Beziehung (s. unten).

## 19.2 Respiratorische Abschnitte

### 19.2.1 Bronchioli respiratorii

Jeder Bronchiolus terminalis teilt sich in 2 oder mehr Bronchioli respiratorii , die sich ihrerseits wieder bis zu 3 mal dichotomisch, d. h. jeweils 2 mal verzweigen. Dadurch entstehen Bronchioli respiratorii I. bis III. Ordnung. Bronchioli respiratorii dienen gleichzeitig der *Luftleitung* und dem *Gasaustausch*. Ihr Durchmesser beträgt etwa 0,15 – 0,2 mm, ihre Länge 1–3 mm. Im Wandbau ähneln sie den Bronchioli terminales, jedoch ist das Epithel der Bronchioli respiratorii einschichtig kubisch und kinozilienfrei. Vereinzelt kommen Clara-Zellen vor. Unter dem Epithel liegen längsverlaufende elastische Fasern und Bündel glatter Muskelzellen, die in Spiralen angeordnet sind. Charakteristisch für Bronchioli respiratorii

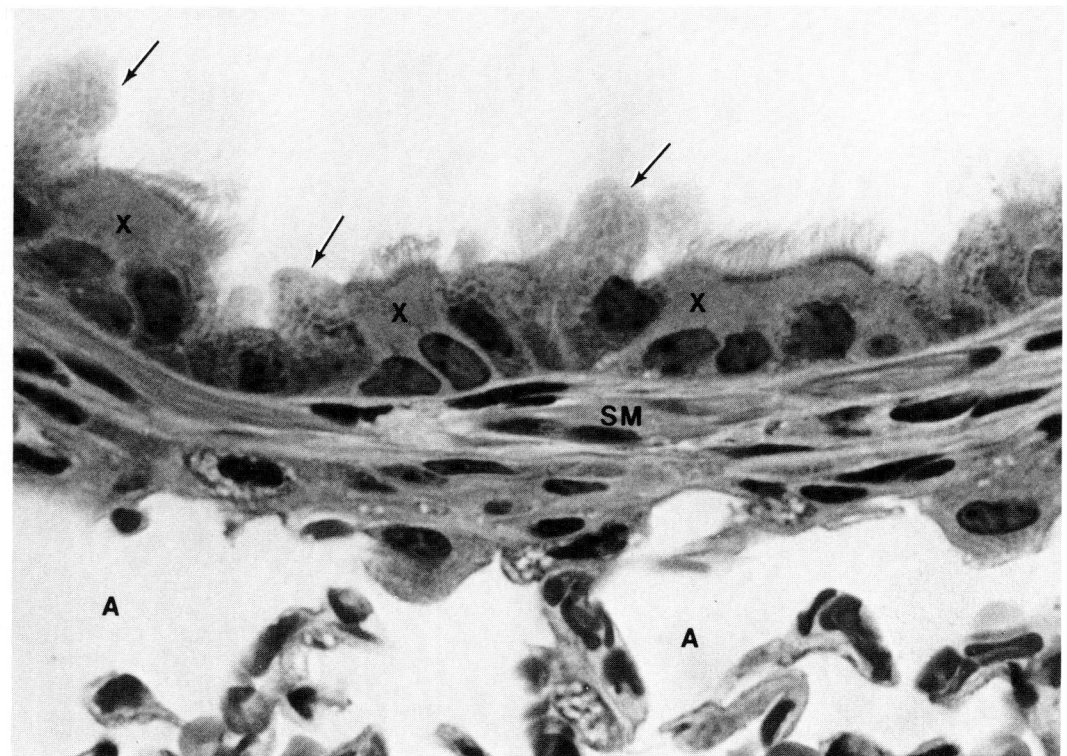

**Abb. 19.11.** Bronchiolus terminalis einer Maus. (*X* kubische Flimmerepithelzellen; *Pfeile* große sezernierende Clara-Zellen). Unter dem Epithel liegen glatte Muskelzellen *(SM)*. Umgeben wird der Bronchiolus von Alveolen *(A)*

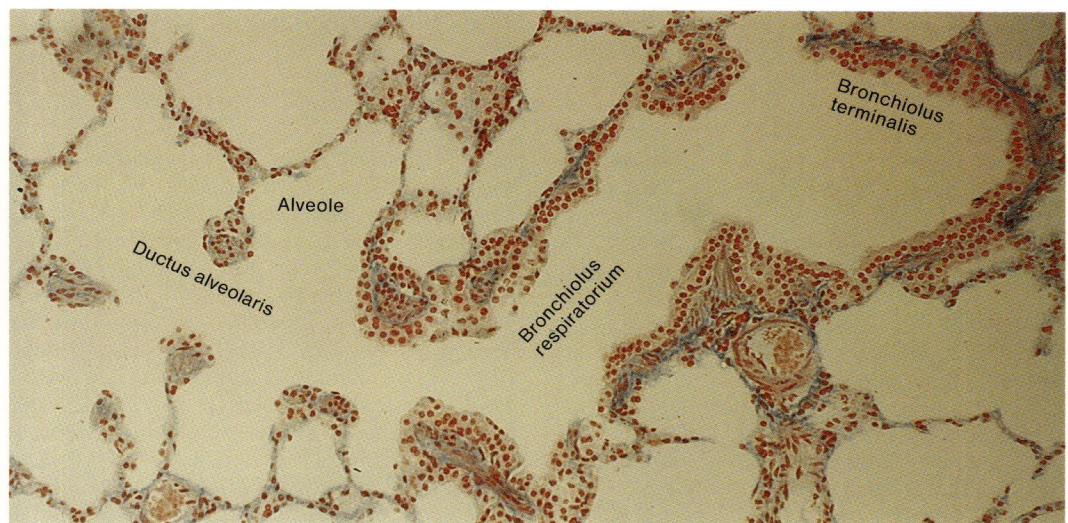

**Abb. 19.12.** Endaufzweigung des Bronchialbaums in Bronchiolus terminalis, Bronchiolus respiratorius, Ductus alveolaris und Alveolen. Zu beachten sind die Anschnitte der Alveolarringe. Azanfärbung. Vergr. 200 fach. (Freundlichst überlassen vom Institut für medizinische und pharmazeutische Prüfungsfragen)

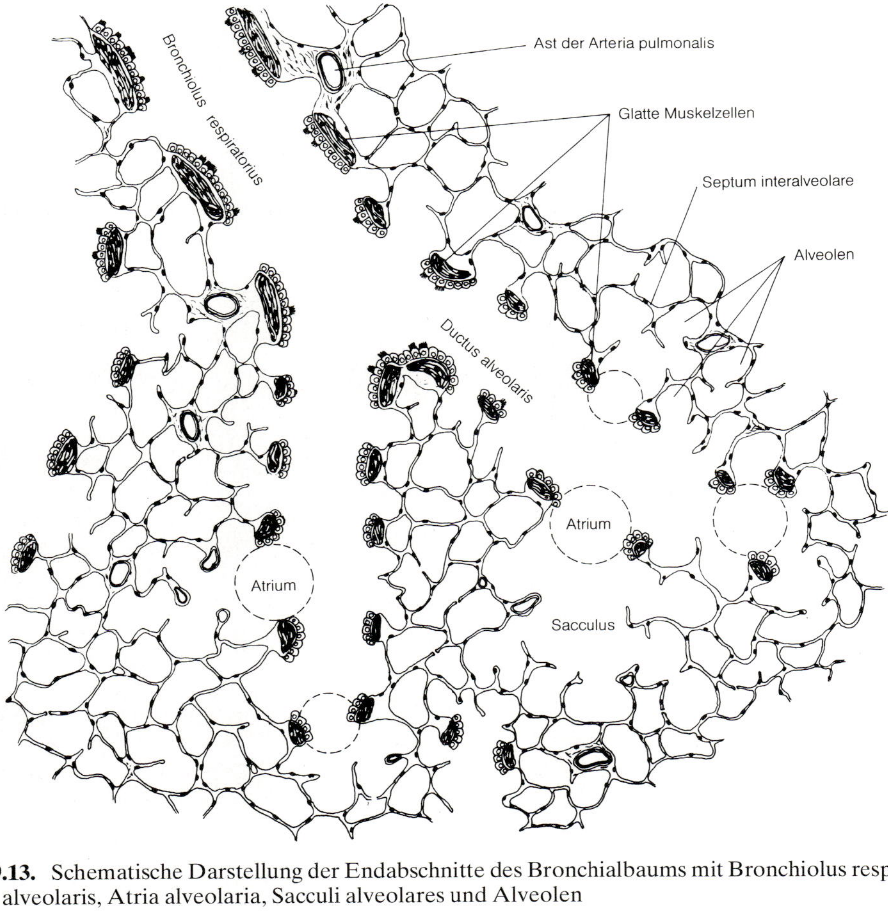

**Abb. 19.13.** Schematische Darstellung der Endabschnitte des Bronchialbaums mit Bronchiolus respiratorius, Ductus alveolaris, Atria alveolaria, Sacculi alveolares und Alveolen

sind jedoch seitliche Vorwölbungen der Bronchiolenwand, die mit Alveolarepithel (s. unten) ausgekleidet sind und dem Gasaustausch dienen. Es handelt sich um Alveolen, die zunächst einzeln, dann immer häufiger auftreten (s. unten). Am Eingang in die Alveolen geht das einschichtige kubische Epithel der Bronchioli respiratorii kontinuierlich in plattes Alveolarepithel (s. unten) über.

## 19.2.2 Ductus alveolares, Atria alveolaria, Sacculi alveolares

Nach distal nimmt die Zahl der Alveolen immer mehr zu und gleichzeitig teilt sich jeder Bronchiolus respiratorius in 2–11 Ductus alveolares.

**Hinweis.** Alle Ductus alveolares (mit ihren Alveolen), die aus *einem* Bronchiolus terminalis hervorgehen, bilden zusammmen einen **Acinus**. Ein Acinus umfaßt zwischen 200 und 300 Alveolen.

Bei den **Ductus alveolares** handelt es sich um Gänge, deren Wände von dicht nebeneinander liegenden Ausstülpungen, **Alveolen**, bzw. Eingängen, **Atria**, in Alveolengruppen, **Sacculi alveolares**, unterbrochen sind (Abb. 19.12 und 19.13). Die wenigen verbleibenden Wandabschnitte der Ductus alveolares sind – wie die der Bronchioli respiratorii – von einschichtigem kubischem Epithel bedeckt. Unterlagert

wird das Epithel von einem Netzwerk aus Kollagenfasern, retikulären und sehr auffälligen elastischen Fasern sowie von glatten Muskelzellen, die sphinkterartig die Eingänge in Alveolen bzw. Sacculi alveolares umgreifen. Die Eingänge in die Alveolen haben Ringform (**Alveolarringe**, Abb. 19.16). Die Wände der Ductus alveolares entsprechen den verbreiterten Spitzen der Septa interalveolaria.

**Hinweis.** Die Muskulatur der Alveolarringe kann sich kontrahieren, so daß die zugehörigen Alveolen nicht mehr ausreichend mit Luft versorgt werden. Dies kann bei allergischen Reaktionen (Asthma) lebensbedrohlich werden.

## 19.2.3 Alveolen

Alveolen sind kleine, sackförmige Ausstülpungen der Bronchioli respiratorii, Ductus und Sacculi alveolares. Sie sind die Endabschnitte des Bronchialbaums und rufen das schwammartige Aussehen der Lungen hervor (Abb. 19.14). Alveolen gleichen Waben eines Bienenstocks oder Taschen, die auf einer Seite offen sind. Ihre Form entspricht sechskantigen Pyramidenstümpfen; im Querschnitt erscheinen sie deswegen hexagonal. Der mittlere *Durchmesser der Alveolen beträgt 250–290 μm.* Jede Lunge enthält annähernd *300 Mio. Alveoli.* Dadurch wird die innere Oberfläche der Lunge beträchtlich vergrößert. Sie nimmt bei

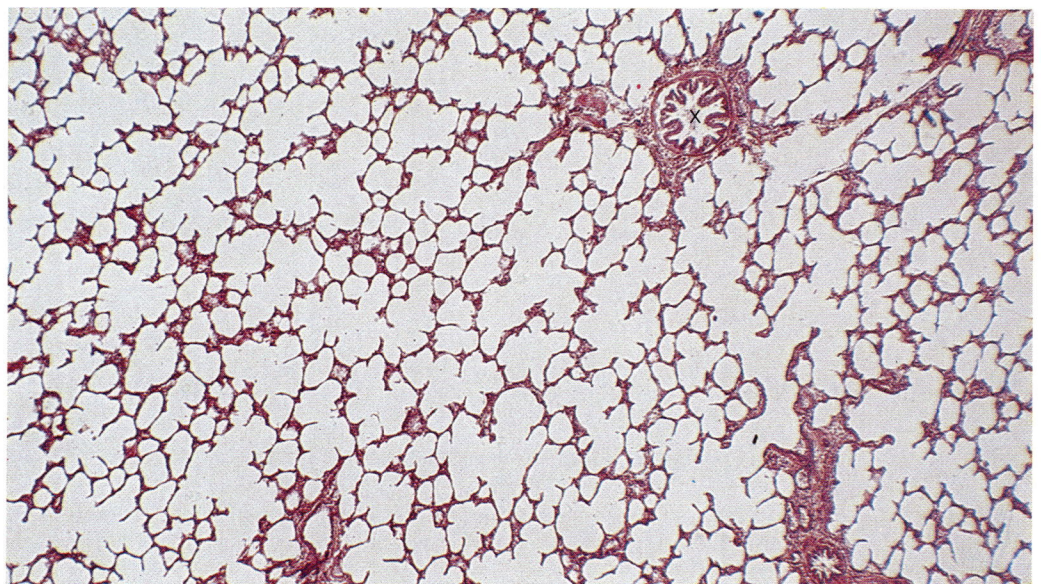

**Abb. 19.14.** Übersicht über das Alveolensystem einer menschlichen Lunge (*X* Bronchiolus). HEfärbung. Vergr. 50fach. (Freundlichst überlassen vom Institut für medizinische und pharmazeutische Prüfungsfragen)

mittlerer Respirationslage eine *Fläche von 100–140 m²* ein.

**Septum interalveolare.** Benachbarte Alveolen sind einander so genähert, daß sie nur durch dünne Septa interalveolaria voneinander getrennt sind. Zu unterscheiden sind *schmale* interalveoläre Septen zwischen Alveolen desselben Ductus alveolaris und *breitere* basale

Septen zwischen Alveolen benachbarter Ductus alveolares. Zwischen den Alveolen bestehen Poren (s. unten). Alle Septen sind so gebaut, *daß ein Austausch von O₂ und CO₂* zwischen Alveolarluft und Blut durch Diffusion möglich ist.

Ein Septum interalveolare (Abb. 19.15 und 19.16) weist auf beiden Oberflächen flaches

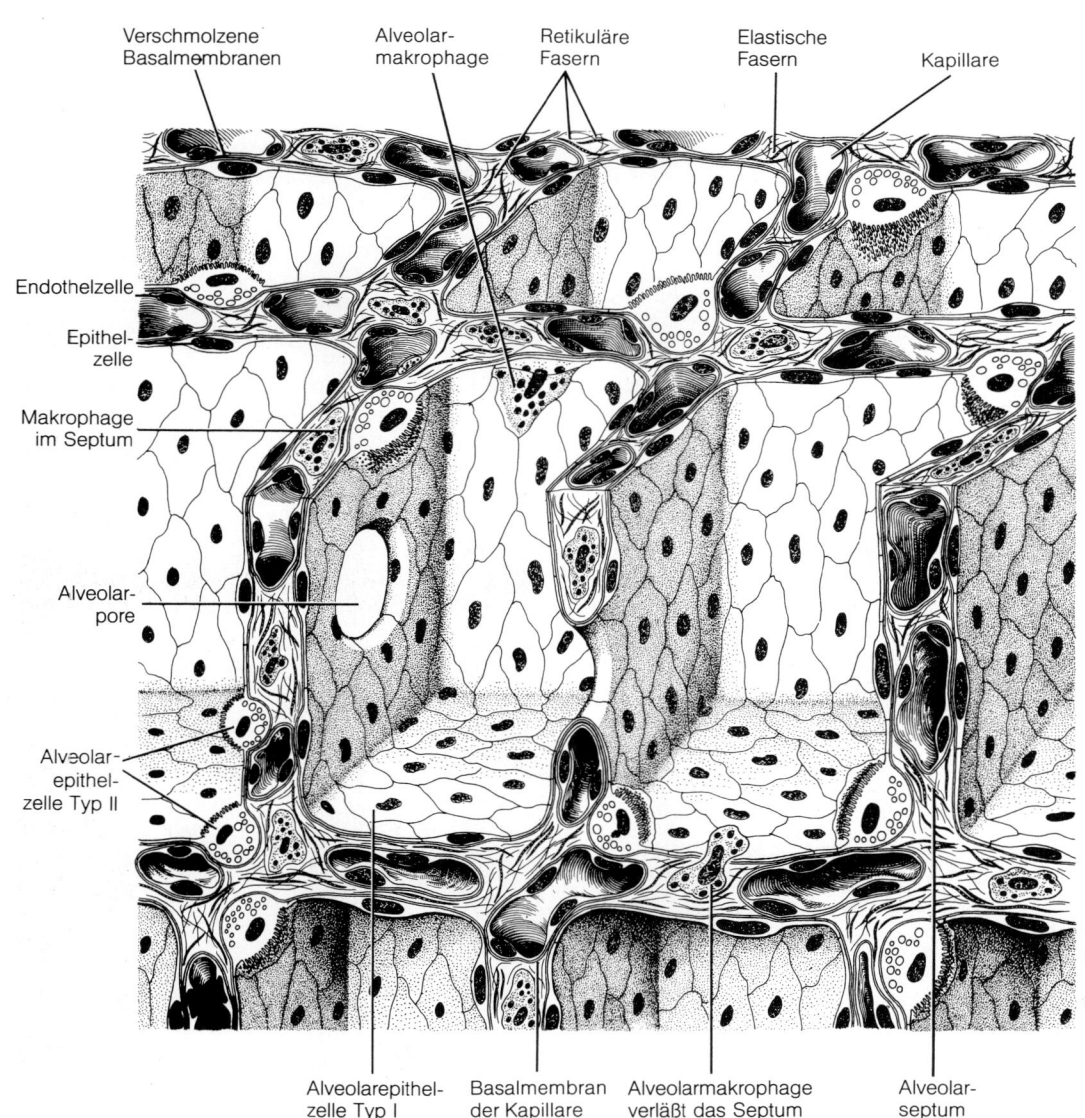

Verschmolzene Basalmembranen — Alveolarmakrophage — Retikuläre Fasern — Elastische Fasern — Kapillare

Endothelzelle

Epithelzelle

Makrophage im Septum

Alveolarpore

Alveolarepithelzelle Typ II

Alveolarepithelzelle Typ I — Basalmembran der Kapillare — Alveolarmakrophage verläßt das Septum — Alveolarseptum

**Abb. 19.15.** Dreidimensionales Schema von Lungenalveolen mit Interalveolarsepten. Die Oberfläche der Alveolarwände wird von einem zusammenhängenden Alveolarepithel bedeckt (Alveolarepithelzellen Typ I). Außerdem kommen Zellen mit Mikrovilli vor, die sich ins Lumen vorwölben (Alveolarepi-

thelzellen Typ II). In den Alveolarwänden liegen viele Kapillaren, Bindegewebe und Makrophagen. Die Makrophagen können durch die Oberfläche hindurch ins Alveolarlumen wandern und liegen dort als Alveolarmakrophagen vor. Die Alveolarwände haben Poren

*Alveolarepithel* auf und enthält zahlreiche *Kapillaren* – nirgends im Körper ist das Kapillarnetzwerk so dicht wie hier – sowie elastische, retikuläre und kollagene *Fasern, Fibrozyten, Leukozyten, Makrophagen, Mastzellen* sowie vereinzelt *kontraktile Zellen* und *Nervenfasern.* Alle Strukturen gemeinsam stützen die Alveolarwand und verhindern in Zusammenwirken mit dem relativen Unterdruck im Pleuraspalt ihr Kollabieren.

***Die elastischen Fasern*** (Abb. 19.17) sind so angeordnet (korbgeflechtartig), daß nach Erweiterung der Alveolen (bei Einatmung) eine Rückführung auf die Ausgangsgröße (bei der Ausatmung) möglich ist.

**Klinischer Hinweis.** Im Alter kann es durch Reduktion sowie Abbau elastischer Fasern (infolge verminderter Hemmung der Elastase) und Verminderung der kontraktilen Zellen (s. unten) zu einem Schwund von Alveolarsepten kommen. Dadurch entstehen

vergrößerte Alveolen mit verkleinerter Gasaustauschfläche. Die Folge kann ein Altersemphysem und Atemnot sein.

***Kollagen*** macht ungefähr 15–20% des Interstitiums aus. Es besteht hauptsächlich aus Typ I- und Typ III-Kollagen (etwa im Verhältnis 2,5:1). Typ-I-Kollagen kommt v.a. in den Alveolarsepten, in der Adventitia des Bronchialbaums und in dem mit der Pleura in Verbindung stehenden Bindegewebe vor. Typ-III-Kollagen entspricht wahrscheinlich den retikulären Fasern.

**Klinischer Hinweis.** Es gibt zahlreiche Erkrankungen, bei denen es zur Kollagenvermehrung, *Fibrose,* kommt. Hierbei werden die Fibroblasten aktiviert und vermehrt Kollagenfasern neugebildet. Die Aktivierung von Fibroblasten steht häufig mit dem Untergang von Makrophagen in Verbindung. Klinisch treten bei Lungenfibrosen erhebliche Ventilationsstörungen auf, da der Diffusionsweg vergrößert wird.

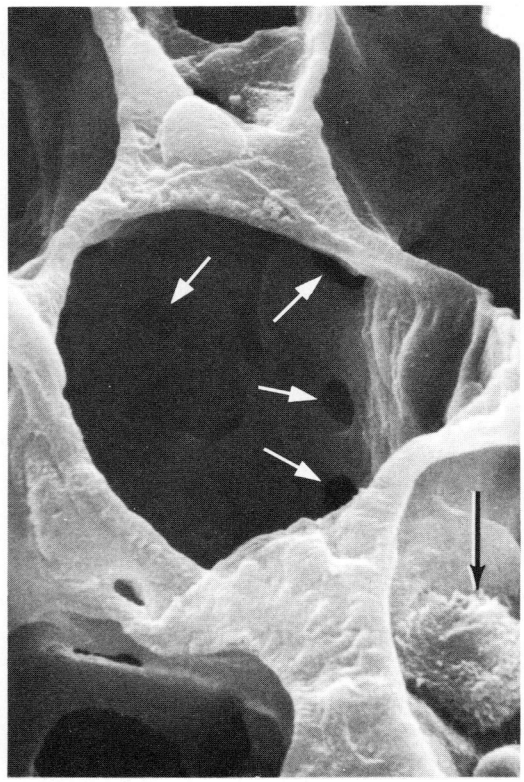
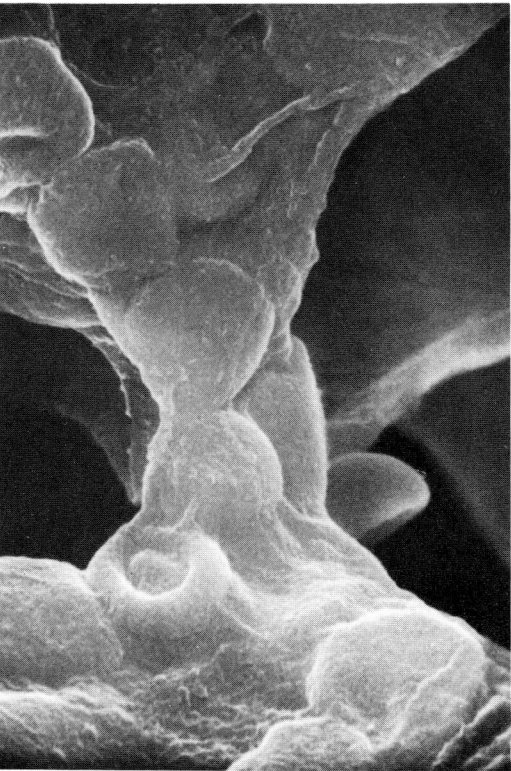

A    B

**Abb. 19.16 A, B.** Rasterelektronenmikroskopische Aufnahme einer Lunge der Maus. **A** Eingang in Alveolen. Die *weißen Pfeile* weisen auf Alveolarsepten und die dort vorhandenen Poren. Der *schwarze Pfeil* zeigt auf einen Alveolarmakrophagen mit einer typischen zottigen Oberfläche. Vergr. 3.200fach. **B** Die Alveolarwand ist so dünn, daß ein Erythrozyt, der sich in einer Alveolarkapillare befindet, durch die Oberfläche zu erkennen ist. Vergr. 6.700fach. [Freundlichst überlassen von Greenwood MF, Holland P (1972) Lab Invest 27: 296]

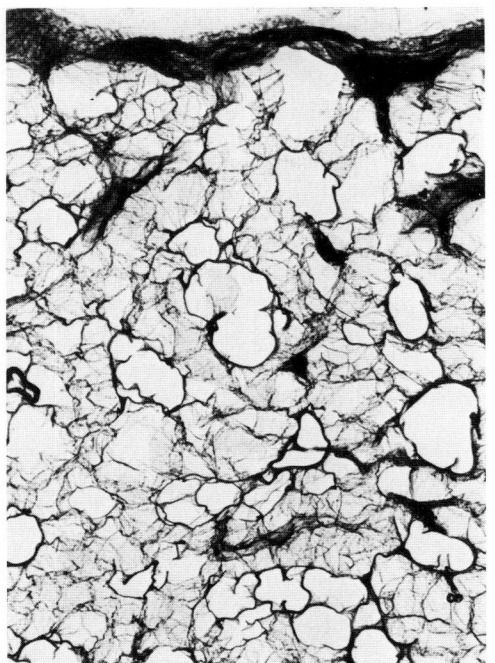

**Abb. 19.17.** Elastische Fasern in einer menschlichen Lunge. Dargestellt sind nur gröbere Fasern. Resorcinfuchsin. Vergr. 100fach

Die **Makrophagen** in den interalveolären Septen stammen letztlich aus dem Knochenmark und sind umgewandelte, aus dem Blut in die Lungengewebematrix eingewanderte Monozyten. Ein Teil verbleibt in den interalveolären Septen, andere gelangen ins Alveolarlumen (Alveolarmakrophagen, s. unten). Die in den Alveolarsepten verbleibenden Makrophagen dienen wohl v. a. der Abwehr von Blutantigenen. Sie können sich aber auch mit verschiedensten, aus dem Alveolarlumen aufgenommenen Substanzen beladen. Besonders auffällig werden sie, wenn sie Kohlenpartikel oder Steinstaub phagozytiert haben.

**Klinischer Hinweis.** Ablagerungen von reinem Kohlenstaub in der Lunge sind apathogen. Andere Schwebestäube (Partikeldurchmesser um 5 μm) dagegen können, wenn sie im Lungeninterstitium festgehalten werden, zu akuten und chronischen Schädigungen des Lungengewebes, Pneumokoniosen, führen, z. B. Silikose, Asbestose (Berufserkrankungen).

Die **kontraktilen Zellen** schließlich – gekennzeichnet durch Vorkommen von Aktin und Myosin – stehen mit den basalen Oberflächen des Alveolarepithels in Verbindung. Sie sind

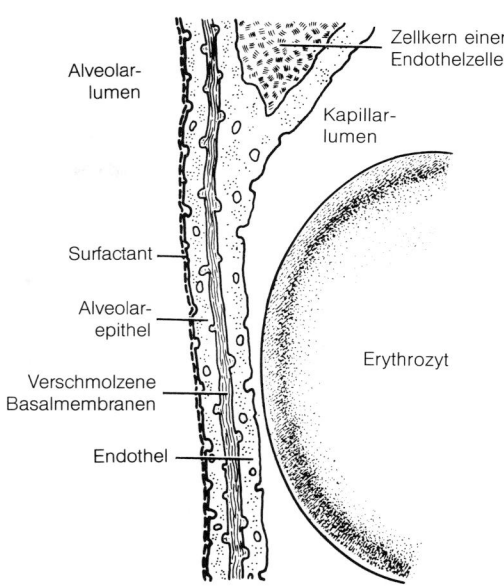

**Abb. 19.18.** Schema der Blut-Luft-Schranke. Der Abstand zwischen Alveolarlichtung und Kapillarlumen beträgt im Mittel 2,2 μm. Gebildet wird die Blut-Luft-Schranke von Kapillarendothel, den miteinander verschmolzenen Basalmembranen der Kapillaren und des Alveolarepithels, sowie den Alveolarepithelzellen. Gelegentlich kommt im Bereich der Basalmembranen lockeres interstitielles Bindegewebe vor. [Die Zeichnung entspricht einer Vergrößerung von ungefähr 20.000fach; modifiziert und wiedergegeben mit Erlaubnis von Ganong WF (1977) Review of medical physiology, 8th edn., Lange]

offenbar in der Lage, das Volumen der Alveolen zu verkleinern.

**Poren.** Unterbrochen wird jedes Alveolarseptum durch 1 oder 2 Poren (Durchmesser 10–15 μm, Abb. 19.15). Dadurch werden benachbarte Alveolen verbunden. Bei Verschluß des zuführenden Bronchiolus wird durch Poren zwischen benachbarten Alveolen ein Druckausgleich und eine kollaterale Luftzirkulation ermöglicht.

**Blut-Luft-Schranke.** Für den Gasaustausch zwischen Alveolarluft und Blut sind möglichst kurze Diffusionsstrecken erforderlich. Erreicht wird dies dadurch, daß sich die Kapillaren dem Alveolarepithel – nur von einer gemeinsamen Basalmembran getrennt – anlagern. Die Wandschichten zusammen bilden die Blut-Luft-Schranke (Abb. 19.18 und 19.19). Die Diffusionsstrecke, d. h. die Entfernung zwischen Alveolarlichtung und Kapillarlumen, beträgt im Mittel 2,2 (±0,19) μm. Im einzelnen besteht die Blut-Luft-Schranke aus

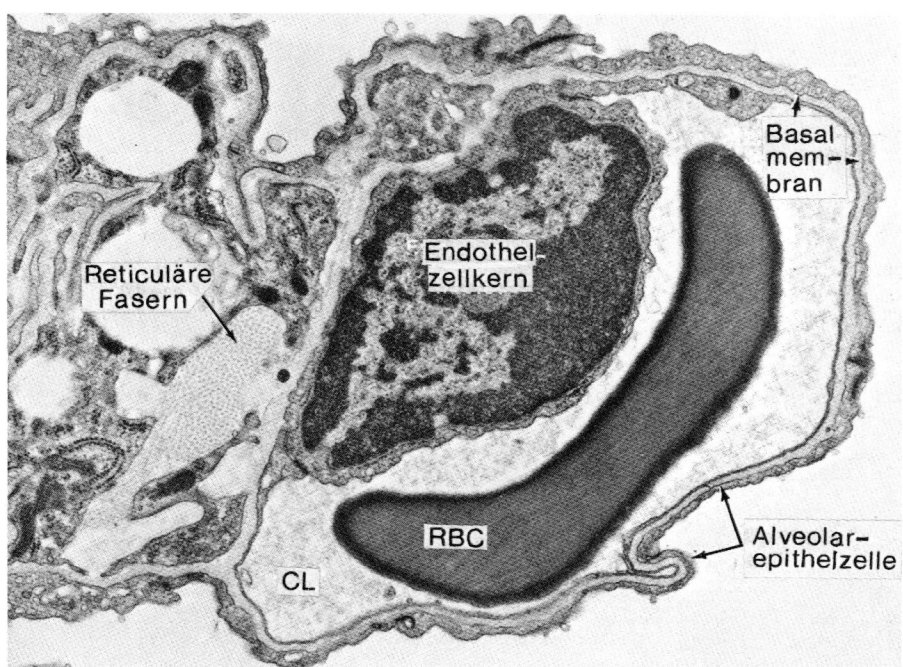

**Abb. 19.19.** Alveolarwand. Elektronenmikroskopische Aufnahme. Oberflächlich wird die Alveole von einer dünn ausgezogenen Alveolarepithelzelle Typ I bekleidet. Die Basalmembran des Alveolarepithels ist mit der Basalmembran der Kapillare verschmolzen. In der Kapillare *(CL)* befindet sich ein rotes Blutkörperchen *(RBC)*. In das Innere der Kapillare wölbt sich der Zellkern mit einer Endothelzelle vor. In der Umgebung der Kapillare befinden sich zahlreiche retikuläre Fasern. Vergr. 17.000fach [Wiedergegeben mit Erlaubnis von Schneeberger EE (1976) Lung liquids. Ciba Foundation Symposium No. 38. Elsevier]

– **Zytoplasma der dünn ausgezogenen Endothelzellen,**
– *miteinander verschmolzenen Basalmembranen* der Kapillarwand und des Alveolarepithels,
– *Zytoplasma der Alveolarepithelzellen,*
– *Surfactant.*

**Kapillarendothel.** Die Kapillaren der Lunge werden von einem zusammenhängenden, nichtfenestrierten Endothel ausgekleidet (Abb. 19.19). Die Zellkerne der Endothelzellen sind klein und länger als die der Alveolarepithelzellen, mit denen sie lichtmikroskopisch leicht verwechselt werden können. Alle Zellorganellen liegen in Kernnähe. Das übrige Zytoplasma der Endothelzellen ist dagegen außerordentlich dünn, im Bereich der Blut-Luft-Schranke nur etwa 0,1–0,2 µm dick. Dort kommen viele Pinozytosebläschen als Zeichen transzellulärer Transportvorgänge vor.

**Basalmembranen.** Die Basalmembranen der Lungenkapillaren sind sehr dünn (25 nm).

Dort, wo sich die Kapillaren dem Alveolarepithel anlagern, verschmelzen die Basalmembranen der Kapillaren mit denen des Alveolarepithels.

*Alveolarepithel.* Das Alveolarepithel besteht aus 2 Zellarten, nämlich

– *Alveolarepithelzellen* (Pneumozyten), *Typ I,*
– *Alveolarepithelzellen* (Pneumozyten), *Typ II.*

*Alveolarepithelzellen Typ I* sind außerordentlich zarte Zellen. Sie sind flach ausgezogen, platt und bekleiden den größten Teil der Alveolenoberfläche (95%); deswegen werden sie auch als *Deckzellen* bezeichnet. Stellenweise sind die Alveolarepithelzellen Typ-I so dünn (Durchmesser 25 nm), daß sie nur elektronenmikroskopisch wahrgenommen werden können. Dort überdecken sie Kapillaren und sind Teile der Blut-Luft-Schranke (s. oben, Abb. 19.15, 19.18 und 19.19). In diesen Abschnitten kommen viele Pinozytosebläschen

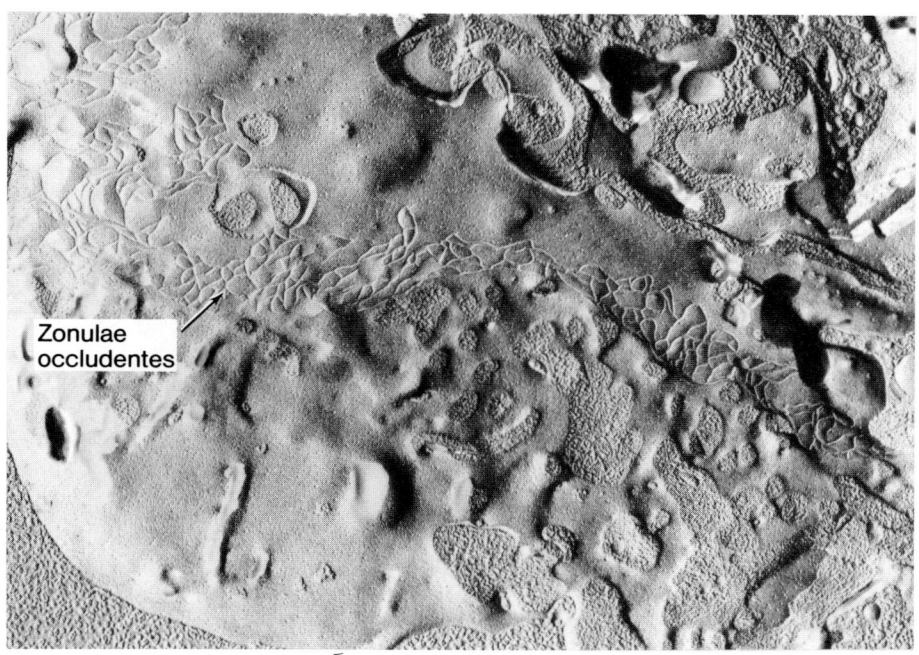

**Abb. 19.20.** Seitliche Oberfläche einer Alveolarepithelzelle Typ I. Zu erkennen sind leistenförmige Verbindungskomplexe zur Verknüpfung mit einer Nachbarzelle gleichen Typs. Gefrierbruch. Vergr. 25.000 fach

vor, die in der Lage sind, kleine partikuläre Verunreinigungen der Alveolenoberfläche aufzunehmen. Außerdem spielen sie eine wichtige Rolle beim Umsatz des Surfactant (s. unten). Etwas verdickt sind die kernhaltigen Abschnitte der platten Alveolarepithelzellen; hier finden sich wenige Zellorganellen. Die großflächige Ausdehnung der Alveolarepithelzellen Typ I und ihre Organellenarmut erklärt ihre hohe *Vulnerabilität*. Untereinander sind die Alveolarepithelzellen durch zahlreiche Haftkomplexe verbunden (S. 104; Abb. 19.20). Dadurch ist der parazelluläre Transportweg verschlossen und es kann v. a. keine Gewebeflüssigkeit in das Alveolarlumen gelangen. Die Alveolarepithelzellen Typ I gehen aus den Alveolarepithelzellen Typ II hervor.

*Alveolarepithelzellen Typ II* (Abb. 19.20) werden auch große Alveolarepithelzellen oder *Nischenzellen* genannt. Obgleich sie nur einen kleinen Teil der Alveolenoberfläche bedecken, überwiegen sie zahlenmäßig gegenüber den Alveolarepithelzellen Typ I. Die Alveolarepithelzellen Typ II liegen zwischen den flachen Alveolarepithelzellen Typ I (Abb. 19.15), mit denen sie durch Desmosomen und Tight junctions verbunden sind. Die großen Alveo-

larepithelzellen sind etwa kubisch und wölben sich oft ins Alveolarlumen vor. Häufig bilden sie kleine Gruppen (2–3 Zellen) und befinden sich in Ecken (Nischen) der Alveolarwände, die durch die Aufwerfung der Alveolenoberfläche durch die Kapillaren der Alveolarsepten entstehen. Alveolarepithelzellen Typ II können proliferieren. Funktionell handelt es sich bei ihnen um *sezernierende Zellen*. Sie haben einen gut entwickelten Golgi-Apparat, reichlich RER, freie Ribosomen, multivesikuläre Körper, Lysosomen und größere Mitochondrien sowie an ihrer freien apikalen Oberfläche Mikrovilli. Lichtmikroskopisch fallen sie durch ein bläschenförmiges oder schaumiges Zytoplasma auf. Dies geht v. a. auf das Vorkommen von *multilamellären Körperchen* (Durchmesser 0,2–1 μm, Abb. 19.21) zurück. Die multilamellären Körperchen sind von einer Membran umschlossen und enthalten osmiophile Lamellen. Sie zeichnen sich durch das Vorkommen von Phospholipiden (deswegen auch als Phospholipidkörperchen bezeichnet), Glykosaminoglykanen und Proteinen sowie durch hohe saure Phosphataseaktivität aus. Die multilamellären Körperchen erhalten ihr Material vermutlich direkt oder unter Zwi-

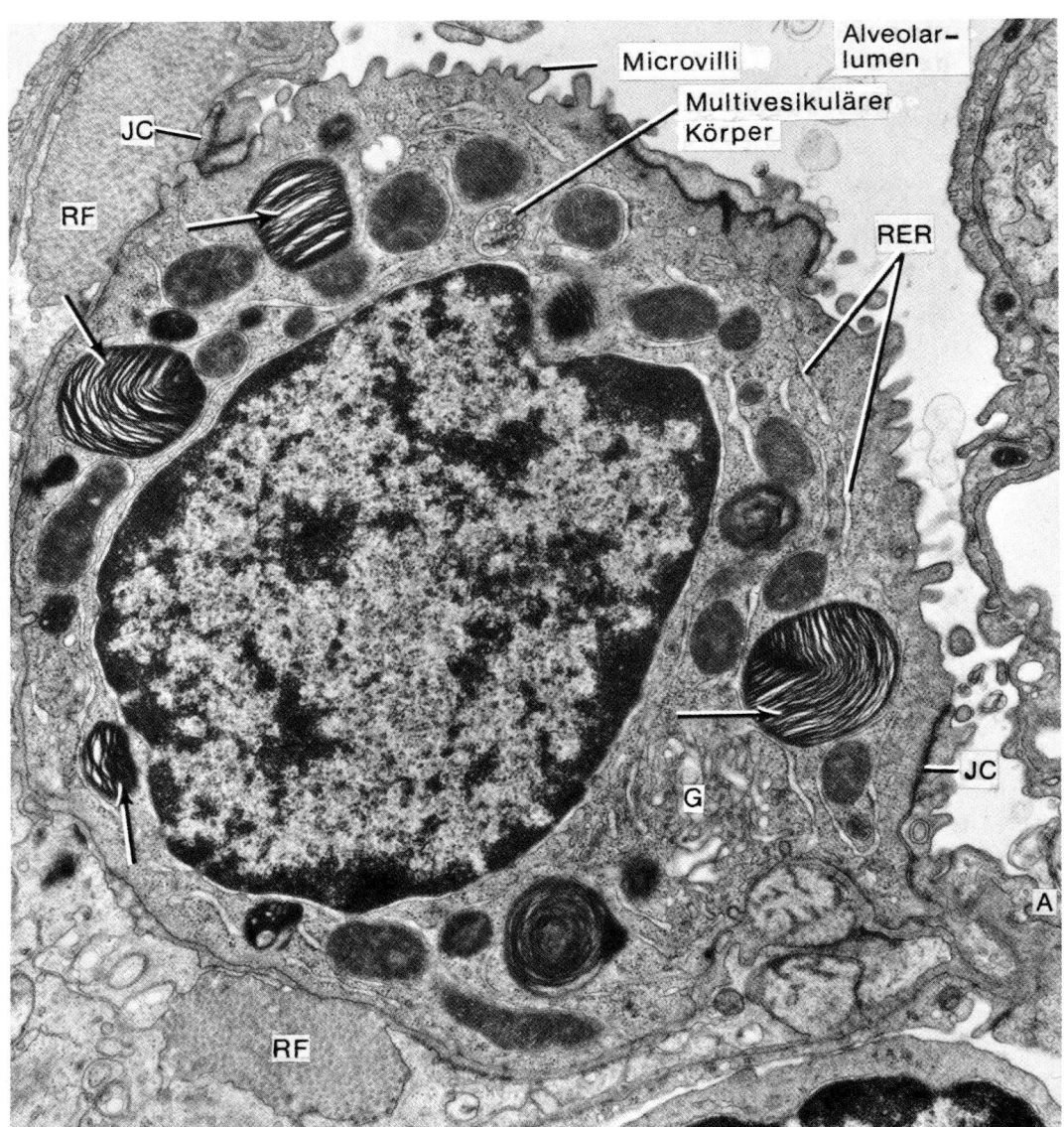

Microvilli

Alveolar-
lumen

Multivesikulärer
Körper

JC

RF

RER

G

JC

A

RF

**Abb. 19.21.** Alveolarepithelzelle Typ II aus einer Rattenlunge. Die Zelle wölbt sich über die Oberfläche des Alveolarepithels vor. Sie weist an der Oberfläche Mikrovilli auf. Die *Pfeile* weisen auf multilamelläre Körperchen, die neu synthetisiertes, oberflächenaktives Material enthalten. (*RER* rauhes endoplasmatisches Retikulum, *G* Golgi-Apparat, *JC* Verbindungskomplexe zwischen den Alveolarepithelzellen, *A* Alveolarepithelzelle Typ I, *RF* retikuläre Fasern im interstitiellen Bindegewebe des Alveolarseptums). 17.000fach (Freundlichst überlassen von M. Williams)

schenschaltung von multivesikulären Körperchen aus dem Golgi-Apparat (Abb. 19.22). Bei den multilamellären Körperchen handelt es sich um Sekretgranula.

***Surfactant.*** Die Sekretgranula geben ihren Inhalt an die Zelloberfläche ab. Dort breitet sich dieser auf einem Flüssigkeitsfilm, Hypophase,

über die gesamte Oberfläche der Alveole aus und bildet einen Proteinphospholipidfilm (Surfactant), der hauptsächlich aus Lecithin besteht. In voll entfalteten Alveolen ist der Surfactant monomolekular, in kontrahierten mehrschichtig. Surfactant trägt wesentlich zur *Herabsetzung der Oberflächenspannung* der

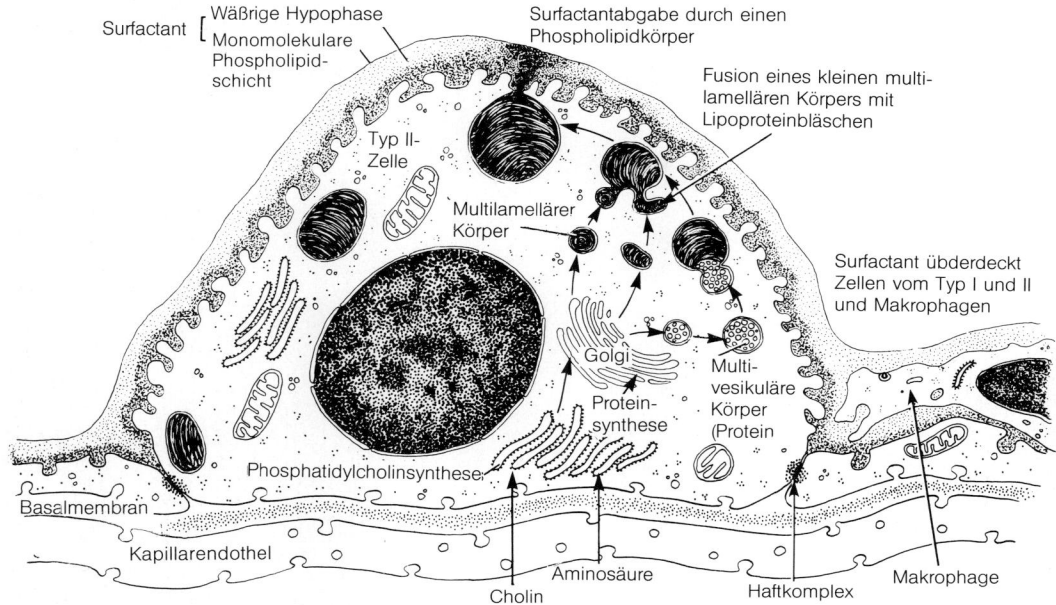

**Abb. 19.22.** Alveolarepithelzellen Typ II sind Sekretzellen. Sie sezernieren den Surfactant. Dieser besteht aus einer oberflächlichen, monomolekularen Phospholipidschicht (Lecithin) und einer darunter- liegenden wäßrigen Phase. In diesem Beispiel überdeckt der Surfactant auch einen Alveolarmakrophagen

Lungenalveolen bei (s. unten). Der Surfactant wird dauernd umgesetzt; er hat eine Halbwertszeit von 14–24 h. Während die Neubildung der oberflächenaktiven Substanz durch Alveolarepithelzellen Typ II erfolgt, sorgen die Alveolarepithelzellen Typ I für Entfernung des Surfactant durch Pinozytose. Das aufgenommene Surfactantmaterial gelangt schließlich ins Interstitium der Alveolarsepten und von dort offenbar in Lymphgefäße, die es abtransportieren.

**Alveolarmakrophagen**

Obgleich mit der Atemluft zahlreiche Keime (Bakterien, Viren) in die Lunge gelangen können, treten nur selten Entzündungen in der Lunge auf. Es besteht Infektionsschutz u. a. durch Makrophagen. Hierbei handelt es sich ursprünglich um Blutmonozyten (aus dem Knochenmark), die die Kapillaren verlassen haben und aus den Alveolarsepten durch Basalmembran und Alveolarepithel hindurch ins Alveolenlumen gelangt sind. Sie werden auch als *Alveolarmakrophagen* bezeichnet und zeichnen sich durch tentakelartige Zytoplasmafortsätze, zahlreiche Lysosomen und leere Vakuolen aus. Sie nehmen Verunreinigungen des Alveolarlumens, einschließlich Resten des Surfactant, auf und tragen damit wesentlich zur Selbstreinigung der Lunge bei. Wenn sie sich mit staubförmigen Bestandteilen der Alveolarluft beladen haben, werden sie als *Staubzellen* bezeichnet. Den Namen *Herzfehlerzellen* tragen sie, wenn sie Erythrozyten, die unter pathologischen Bedingungen aus den Lungenkapillaren ins Alveolarlumen gelangt sind, phagozytieren und abgebaut haben. Herzfehlerzellen zeichnen sich durch das Vorkommen von Hämosiderin und Hämoglobinabbauprodukten aus.

Früher wurde angenommen, daß Alveolarmakrophagen in der Lage sind, in die Alveolarsepten zurückzutreten. Diese Annahme basierte auf der Beobachtung, daß in den Alveolarsepten mit Staub und anderen Luftverunreinigungen beladene Makrophagen vorkommen (s. oben). Heute gilt jedoch als gesichert, daß die Alveolarmakrophagen ausgehustet werden.

## 19.2.4 Histophysiologie

Die respiratorischen Abschnitte der Atmungsorgane erfüllen

- **respiratorische** und
- **nichtrespiratorische Aufgaben.**

**Respiratorische Aufgaben.** Hierbei handelt es sich um den **Gasaustausch** zwischen Blut und Luftraum. Voraussetzung hierfür ist die Ventilation der Alveolen. Hierzu kommt es durch Druckdifferenzen zwischen der Luft im Alveolarraum und der Umgebung des Körpers. Ist der Luftdruck im Alveolarraum größer als in der Umgebung (positiver transthorakaler Druck), erfolgt bei offener Stimmritze Ausatmung, sind die Druckverhältnisse umgekehrt, erfolgt Einatmung. Diese Druckdifferenzen werden durch Verkleinerung bzw. Vergrößerung des Lungenvolumens erreicht. Entscheidend hierfür sind Bewegungen der Thoraxwand und des Zwerchfells, die unter Vermittlung des Pleuraraums an die Lunge weitergegeben werden.

Der Vergrößerung des Thoraxraumes (Einatmung) stehen elastische Kräfte entgegen. Diese setzen sich zusammen aus

- **elastischen Kräften** des Lungengewebes und der Thoraxwand,
- **Oberflächenspannungen** in den Alveolen an der Grenzfläche zwischen Luft und Flüssigkeitsfilm.

Kräftemäßig sind beide Anteile etwa gleich groß anzusetzen.

Die **Oberflächenspannung** kommt dadurch zustande, daß intermolekulare Anziehungskräfte versuchen, die Oberfläche der Alveole zu verkleinern (Retraktion des Lungengewebes). Diese Kräfte sind um so größer, je kleiner der Durchmesser der Alveole ist (Laplace-Gesetz). Dadurch müßten kleinere Alveolen zugunsten größerer zusammenfallen (kollabieren). Der Oberflächenspannung wirken jedoch die oberflächenaktiven Substanzen (Surfactant, s. oben) wie folgt entgegen:

- sie senken die Oberflächenspannung auf 1/10,
- sie setzen in kleineren Alveolen die Oberflächenspannung stärker herab als in größeren; die oberflächenaktiven Substanzen sind an der Oberfläche kleiner Alveolen dichter gepackt als an der größeren. Unter dem Einfluß der oberflächenaktiven Substanzen wird der Alveolarraum – unabhängig von der Größe der Alveolen – stabilisiert, so daß ein Kollabieren größerer Lungenabschnitte (Atelektase) verhindert wird,
- sie wirken bakterizid.

**Klinischer Hinweis.** Surfactant wird intraembryonal von der 23. Entwicklungswoche an gebildet. Bis zur 32. Woche ist die Konzentration aber noch so gering, daß die Lunge zum Kollabieren neigt. Frühgeborene Kinder können daher häufig die Lunge nicht richtig entfalten und es kann zu Störungen beim Gasaustausch kommen (Atemnotsyndrom der Neugeborenen). Besonders bedrohlich ist die Atemnot dann, wenn die Alveolenoberflächen von hyalinen Membranen (Fibrinniederschlägen) bedeckt sind. Dies wird auf einen Mangel an Surfactant zurückgeführt. Der Schaden kann durch Aktivierung der Synthese von Surfactant behoben werden. – Da atelektatische Lungenabschnitte schlecht belüftet werden, werden sie von der Zirkulation ausgeschaltet; es kann zur pulmonalen Hypertonie kommen.

Durch die Aufteilung des Bronchialbaums in zahlreiche Äste nimmt die Gesamtquerschnittsfläche des Luftweges nach distal hin zu. Dadurch wird die Geschwindigkeit des Luftstroms zum Ende hin immer langsamer. Für Verunreinigungen der Luft bedeutet dies, daß sie spätestens in den Bronchien abgelagert und vom Oberflächenschleim gefangen werden. Entfernt werden die Verunreinigungen schließlich durch den Flimmerschlag der Zilien oder durch Phagozytose vor Ort. Es handelt sich hierbei um Vorgänge, die der *Selbstreinigung der Lunge* dienen. Hinzu kommt, daß Bronchialflüssigkeit verschiedene lytische Enzyme, wie z.B. Lysozym, Kollagenase und $\beta$-Glukuronidase enthält, die möglicherweise von Makrophagen stammen, die regelmäßig in den Luftwegen gefunden werden. Kommen aber doch kleine Partikel (unter 5 µm), Viren oder Bakterien in den Alveolarraum, stehen dort Alveolarmakrophagen zur Phagozytose und zum Abbau dieser Substanzen zur Verfügung. Der Selbstreinigung der Lunge dient auch das Abschilfern von Alveolarepithelzellen, besonders wenn sie Fremdmaterial aufgenommen haben.

*Regeneration der Alveolaroberfläche.* Alveolarepithelzellen Typ I sind außerordentlich empfindlich. Sie werden leicht beschädigt und gehen zugrunde, unter normalen Umständen täglich etwa 1%. Sie werden durch Umwandlung von Alveolarepithelzellen II in Alveolarepithelzellen Typ-I ersetzt. Diese sind nämlich Endzellen, während Alveolarepithelzellen Typ II teilungsfähig sind.

**Nichtrespiratorische Aufgaben der Lunge.**
- Bildung von Surfactant (s. oben),
- Festhalten und Abbau von Zellen aus anderen Organen,
- immunologische Aufgaben,
- metabolische Aufgaben.

*Festhalten und Abbau von Zellen aus anderen Organen.* Abgestoßene Kupffer-Zellen aus der Leber oder bei Schwangeren Teile von Synzy-

tiotrophoblast können auf dem Blutweg in die Lunge gelangen und werden dort festgehalten, abgebaut oder auf dem Luftweg entfernt.

*Immunologische Aufgaben.* Die Lunge beteiligt sich an der immunologischen Abwehr. So kommen z.B. schon in der gesunden Bronchialschleimhaut intraepithelial Lymphozyten und Plasmazellen vor, die bei Erkrankungen spezifische Antikörper bilden können. Ferner weist der Schleim der Luftwege IgA auf, das unter Mitwirkung des Bronchialepithels entsteht. Gleichfalls der Abwehr dient die Tätigkeit der Makrophagen in der Lunge (s. oben). Bei allergischen Reaktionen spielen Mastzellen in den Lungen eine Rolle.

*Metabolische Aufgaben.* Hierfür haben die Endothelzellen der Alveolarkapillaren besondere Bedeutung. Sie können offenbar Serotonin, Noradrenalin, Histamin und Bradykinin aus dem Blut aufnehmen und abbauen sowie enzymatisch Angiotensin I in vasokonstriktorisches Angiotensin II umwandeln. Auch sollen in der Lunge Kortison in Kortisol überführt und Prostaglandine synthetisiert, freigesetzt und abgebaut werden können. Weitere (metabolische) Funktionen des Lungengewebes sind in Diskussion.

**Klinischer Hinweis.** Sehr empfindlich reagiert die Lunge beim Schock. Hierbei ist zunächst die Funktion der Endothelzellen und anschließend die der Alveolarepithelzellen Typ I gestört. Während die Endothelzellen durch Mitose relativ schnell ersetzt werden können, ist dies bei den Alveolarepithelzellen Typ I nicht der Fall (s. oben). Dadurch kann es zum Austritt von Flüssigkeit in den Alveolarraum und damit zu einer evtl. lebensbedrohenden Beeinträchtigung des Gasaustausches kommen. Wird diese Phase überstanden, werden die Alveolarepithelzellen Typ I durch Umwandlung von neu gebildeten Alveolarepithelzellen Typ II ersetzt.

## 19.3  Blutgefäße

Die Blutgefäße der Lunge gehören teilweise zu einem
- **funktionellen Kreislauf** (Vasa publica), teilweise zu einem
- **ernährenden Kreislauf** (Vasa privata).

Im **funktionellen Blutkreislauf** der Lunge wird Blut oxygeniert und $CO_2$ aus dem Blut abgegeben. Die zuleitenden Gefäße sind die Aa. pulmonales, die ableitenden die Vv. pulmonales.

Die ***Aa. pulmonales*** haben im Vergleich zu gleichkalibrigen Körperarterien eine geringe Wandstärke mit einem relativ niedrigen elastischen Faseranteil und viel glatter Muskulatur. Dies ist verständlich, weil der Lungenkreislauf – im Gegensatz zum Körperkreislauf – ein Niederdrucksystem ist. In der Lunge *begleiten ihre Äste den Bronchialbaum* (Abb. 19.23). An den Bronchioli und Ductus alveolares gehen sie in Arteriolen über, um sich schließlich in ein dichtes kapilläres Netzwerk in den Septa interalveolaria fortzusetzen, das hexagonale Maschen bildet. Die Alveolarringe (s. oben) enthalten einen Kapillarring.

Die ***Kapillaren*** sind der für den Gasaustausch entscheidende Gefäßabschnitt. Zu unterscheiden sind *Ruhekapillaren*, die ständig, und *Arbeitskapillaren*, die nur bei erhöhter Beanspruchung tätig werden. Das Kapillarendothel ist wesentlicher Bestandteil der Blut-Luft-Schranke (s. oben). Es hat aber auch metabolische Aufgaben; so ist es z.B. in der Lage, zirkulierende vasoaktive Stoffe während einer einzigen Blutpassage abzubauen (s. oben). Morphologisch zeichnet sich das Endothel der Lungenkapillaren durch viele Mikropinozytosebläschen aus.

Die ***Venolen***, die aus dem Kapillarnetzwerk hervorgehen, und die *Venen verlaufen im Lungengewebe einzeln* (Abb. 19.23). Sie liegen zunächst im interlobulären Bindegewebe, gelangen dann ins intersegmentale Bindegewebe und folgen schließlich dem Bronchialbaum bis zum Lungenhilum, wo die Vv. pulmonales entstehen.

Die **ernährenden Gefäße** der Lunge (Rr. und Vv. bronchiales; Vasa privata) sind kleiner als die Aa. und Vv. pulmonales. Sie dienen der Ernährung der Wände des Bronchialbaums (bis zu den Bronchioli respiratorii) und der größeren Äste der Aa. pulmonales. Die Äste der Aa. bronchiales verlaufen *in enger Nachbarschaft zu Bronchien und Bronchioli*, jedoch nur bis zu den Bronchioli respiratorii, wo sie mit den Aa. pulmonales anastomosieren. Durch den nutritiven Kreislauf kommt venöses Blut in das arterialisierte Blut der Lungenstrombahn.

## 19.4  Lymphgefäße

Das Lymphgefäßsystem der Lunge beginnt mit feinsten Lymphkapillaren in der Wand der Bronchioli respiratorii. Große Lymphgefäße verlaufen dann mit den Bronchien und den Lungengefäßen (Abb. 19.23). Abgeleitet wird

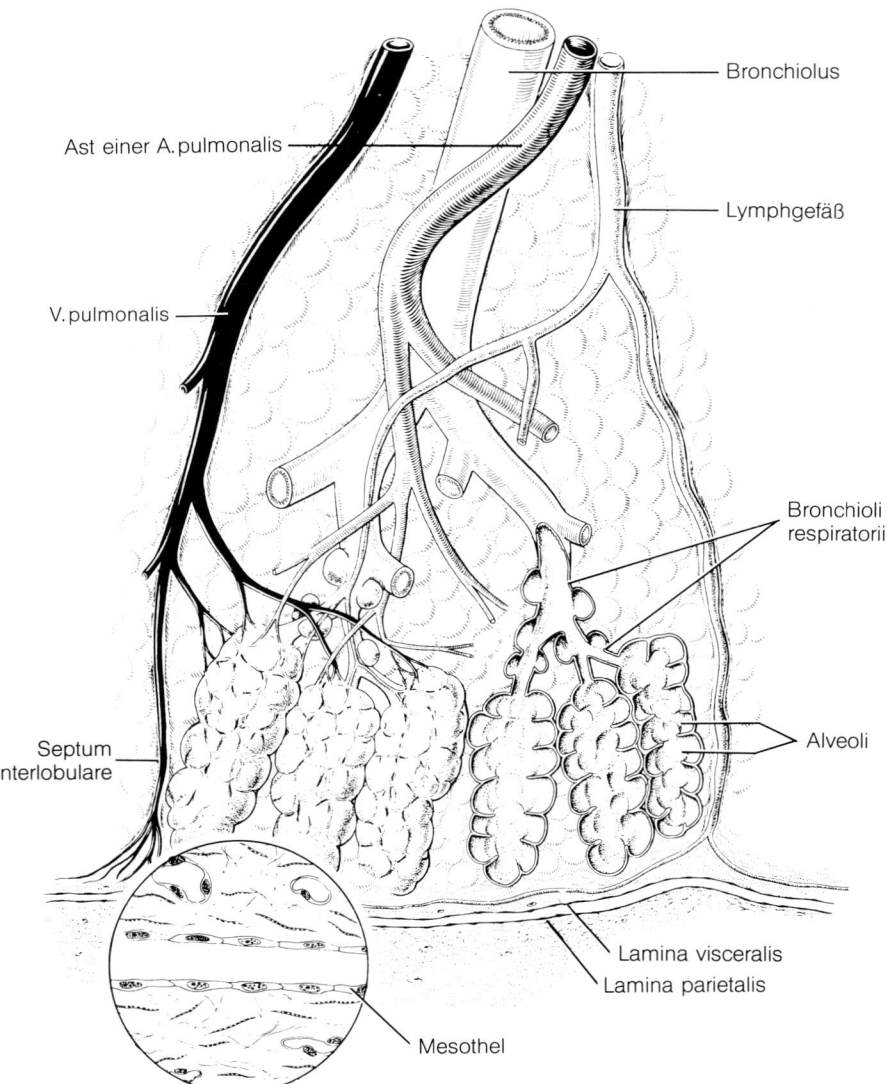

Ast einer A. pulmonalis

V. pulmonalis

Bronchiolus

Lymphgefäß

Bronchioli respiratorii

Septum interlobulare

Alveoli

Lamina visceralis
Lamina parietalis

Mesothel

**Abb. 19.23.** Blut- und Lymphgefäße in einem Lungenläppchen. Die Proportionen von Gefäßen und Bronchi sind nicht berücksichtigt. Im Septum interlobulare sind Lymphgefäße *(rechts)* und Äste der V. pulmonalis *(links)* getrennt gezeichnet, obgleich sie parallel miteinander, aber abgesondert von den Bronchien verlaufen. Dagegen legen sich die Äste der A. pulmonalis dem Bronchialbaum an. *Unten links* ist bei stärkerer Vergrößerung ein Ausschnitt aus der Pleura mit oberflächlichem Mesothel dargestellt. [Teilweise unter Bezug auf Ham AW (1969) Histology, 6th edn. Lippincott]

die Lymphe schließlich zu *Lymphknoten im Hilumgebiet.* Außer in der Lunge selbst besteht ein oberflächliches Lymphgefäßnetzwerk in der Pleura visceralis. Diese Lymphgefäße treten von hier in die Interlobularsepten des Lungengewebes ein und gelangen schließlich auch zu den Hilumlymphknoten.

## 19.5 Innervation

Die Lungeninnervation entspricht im wesentlichen der Innervation des Bronchialbaums. Sie geht vom Plexus pulmonalis an den beiden Hauptbronchi aus. Von hier bilden sich in den

Wänden der Bronchi 2 Nervenplexus, nämlich der
- **Plexus peribronchialis** und der
- **Plexus intramuralis.**

Von diesen Plexus ziehen Fasern zu den Pulmonalarterien und ins Lungengewebe.

Beide Plexus führen Fasern
- *vom N. vagus,*
- *vom Grenzstrang* aus den oberen Brustganglien,
- *von intrapulmonalen Neuronen.* Die Perikarya der intrapulmonalen Neurone befinden sich im Plexus peribronchialis, und zwar zwischen den Knorpeln der großen Bronchien. Offenbar werden die intrapulmonalen Neurone vom Sympathikus innerviert; sie sind autonom, so daß sie auch nach einer Lungentransplantation funktionstüchtig bleiben.

Bei den Nerven in der Lunge handelt es sich um
- **afferente Fasern** und
- **efferente Fasern**.

Die afferenten Fasern stammen offenbar von
- *Pressorezeptoren*; ein entsprechendes Rezeptorfeld soll in der Dorsalwand der Teilungsstelle der A. pulmonalis liegen,
- *Chemorezeptoren*, möglicherweise die Sinneszellen der Bronchialschleimhaut (S. 443),
- *Dehnungsrezeptoren*, möglicherweise die Fasern in der Lamina propria der Bronchien (bronchiopulmonale Dehnungsrezeptoren), in den Alveolarsepten und in der Pleura pulmonalis (extrapulmonale Rezeptoren). Die afferenten Fasern der Dehnungsrezeptoren verlaufen im N. vagus zum medullären Atemzentrum und bewirken eine Hemmung der Inspiration.

**Efferente Fasern** dienen der Regulation der Weite des Bronchialbaums und der Drüsentätigkeit. Sie ziehen zur glatten Muskulatur und zu den Bronchialdrüsen. Dagegen spielt eine neurogene, vasomotorische Versorgung der Lungenstrombahn keine wesentliche Rolle. Die Blutverteilung bzw. Durchblutungsregulation der Lunge wird vielmehr lokal geregelt.

**Hinweis**. Viele der Nervenfasern der Luftwege sind peptiderg, d.h. sie führen immunhistochemisch nachweisbare Polypeptide, z.B. vasoaktives intestinales Polypeptid (VIP), Substanz P (SP) oder Neuropeptid Y (NPY).
VIP wirkt vasodilatorisch und relaxierend auf die glatte Muskulatur der Atmungsorgane.
SP ist Bestandteil vieler afferenter Nervenfasern, die Beziehungen zu den Blutgefäßen der Atmungsorgane sowie zum Bronchialepithel haben.

NPY wird v. a. in Nervenfasern der oberen Luftwege gefunden und ist dort mit Noradrenalin kolokalisiert.

## 19.6 Pleura

Die Pleura (Abb. 19.23) ist eine seröse Haut, die aus 2 Blättern, der **Pleura parietalis** und der **Pleura visceralis** besteht. Beide gehen am Lungenhilum ineinander über. Auf den einander zugewandten Oberflächen sind beide Pleurablätter mit **Mesothel** bedeckt, das jeweils auf einer Bindegewebeschicht aus kollagenen und elastischen Fasern ruht.

Bei der Pleura parietalis ist diese Bindegewebeschicht breit, in der Pleura visceralis dagegen zart.

Die breite Bindegewebeschicht der Pleura visceralis ist mehrschichtig. Eine submesotheliale Schicht ist gefäßarm und besteht aus einem oberflächlichen elastischen Fasernetz und 2 Lagen kollagener Fasern. Diese Schicht insgesamt leistet den mechanischen Beanspruchungen der Pleura Widerstand. Die tiefere Bindegewebeschicht der Pleura visceralis ist gefäßreich und setzt sich in das intrapulmonale Bindegewebe fort.

Zwischen den beiden Pleurablättern befindet sich ein feiner **(kapillärer) Spalt** mit einem Flüssigkeitsfilm, der tangentiale Bewegungen (Gleiten) der beiden Oberflächen gegeneinander -beim Ein- und Ausatmen – zuläßt, jedoch infolge der geringen Flüssigkeitsmenge keine radiäre. Wie alle serösen Häute sind auch die Pleurablätter für Wasser und andere Substanzen leicht durchgängig. Dabei erfolgt eine Flüssigkeitsabgabe – als Exsudat aus dem Blutplasma – in beiden Pleurablättern, die Resorption v. a. in der Pleura parietalis.

**Klinischer Hinweis**. Unter pathologischen Umständen kann es zu Ansammlungen von vermehrt ausgeschiedener Flüssigkeit (*Pleuraerguß*), oder bei Verletzungen der Thoraxwand von Luft zwischen den Pleurablättern (*Pneumothorax*) kommen. Dann ist der Pleuraspalt zu einer Pleurahöhle erweitert. – Flüssigkeiten und Gase können, wenn sie in nicht zu großen Mengen in den Pleuraraum gelangt sind, resorbiert werden. – Sind die beiden Pleurablätter, z.B. nach Entzündungen, miteinander verwachsen, ist die Bewegungsmöglichkeit der Lunge eingeschränkt und damit die Lungenventilation vermindert.

# 20 Verdauungsorgane

Die Verdauungsorgane
- dienen der *Aufarbeitung der Nahrung* und der *Resorption* ihrer verwertbaren Anteile,
- sind die größte *endokrine Drüse* des Menschen und
- ein hochwirksames *Abwehrorgan.*

*Aufarbeitung der Nahrung und Resorption.* Hierzu werden die Nahrungsmittel in der Mundhöhle mechanisch zerkleinert, eingespeichelt und damit transportfähig gemacht. Gleichzeitig beginnt in der Mundhöhle die Kohlenhydratverdauung. Es folgt der Transport durch den Ösophagus (Speiseröhre) in den Magen, wo der Speisebrei zeitweise gespeichert und enzymatisch weiterbearbeitet wird. Im anschließenden Dünndarm wird die Verdauung aller Nahrungsmittel fortgesetzt, bis schließlich resorbierbare Grundbestandteile vorliegen, u.a. Monosaccharide, Aminosäuren, Fettsäuren und β-Monoacylglycerine. Die vom Oberflächenepithel des Darms aufgenommenen Bestandteile der Nahrung dienen u.a. dem Aufbau körpereigener Substanzen, nehmen am Stoffwechsel der Zellen und Gewebe teil (Energiestoffwechsel) und dienen dem Ersatz abgebauter Zellbestandteile (Baustoffwechsel). Nicht zur Resorption geeignete Nahrungsanteile gelangen in den Dickdarm und werden schließlich ausgeschieden. Parallel zur Resorption der Bau- und Spurenstoffe erfolgt die Flüssigkeitsresorption. Normal resorbiert der Dünndarm 6 - 8 l Wasser/Tag, also etwa so viel wie mit den Verdauungssäften hinzukam. Der Dickdarm dickt den im Dünndarm noch flüssigen Darminhalt durch Entzug von weiteren 1 - 1,5 l Wasser/Tag auf halbfeste Konsistenz ein, so daß der Stuhl schließlich nur noch höchstens 150 ml Wasser/Tag enthält.

*Endokrines Organ.* In der Schleimhaut von Magen und Darm befinden sich zahlreiche endokrine Zellen, gastrointestinale endokrine Zellen. Sie liegen einzeln (disseminiert) und gehören zum diffusen endokrinen System (S.246). Gemeinsam mit den endokrinen Zellen des Pankreas (S.526), mit denen sie auch funktionell zusammengehören, bilden sie das gastroenteropankreatische endokrine System (GEP). Es steuert die Tätigkeit zahlreicher Verdauungsvorgänge und wirkt insbesondere mit dem intramuralen Nervensystem von Magen und Darm zusammen. Dabei ist bemerkenswert, daß in den Nervenfasern des intramuralen Systems Peptide vorkommen, die auch in den endokrinen Zellen von Magen und Darm gebildet werden, z.B. Substanz P, vasointestinales Polypeptid (VIP), Enkephalin (S.500).

*Abwehrorgan.* Als großes Immunorgan üben die Verdauungsorgane Schutzfunktionen gegenüber den mit der Nahrung oder aus der Umgebung aufgenommenen Keimen aus. Praktisch alle Teile der Verdauungsorgane weisen Anteile des lymphatischen Systems auf. Es werden die Tonsillen (S.355), das lymphatische Gewebe des Rachens (Waldeyer Rachenring) und das darmassoziierte lymphatische Gewebe (Gut associated lymphoid tissue, GALT) unterschieden.

## 20.1 Mundhöhle

Die Mundhöhle gliedert sich in *Vestibulum oris* und *Cavum oris proprium.* Getrennt werden beide Räume unvollständig durch die *Alveolarfortsätze* und die *Zahnreihen* des Ober- und Unterkiefers. Die vordere Öffnung der Mundhöhle ist der Mund, hinten leitet die Rachenenge, *Isthmus faucium,* in den Pharynx über. Wesentliche Bestandteile der Mundhöhle sind *Zunge* und *Zähne.*

### 20.1.1 Schleimhaut

Die Mundhöhle wird von Schleimhaut ausgekleidet, die in ihrem Aufbau regionale Unterschiede aufweist. Besonders differenziert ist

die Schleimhaut an der dorsalen Zungenoberfläche.

**Epithel**. Das Epithel der Mundschleimhaut ist
überall mehrschichtig. Ein Stratum corneum,
also eine Verhornung, besitzt nur das *orale
Gingivaepithel*, d.h. das dem Cavum oris zugewandte Zahnfleischepithel, und das Epithel des
harten Gaumens. Während das orale Gingivaepithel an seiner Oberfläche überwiegend flache Hornschuppen mit stark pyknotischen Kernen und Resten zytoplasmatischer Organellen
aufweist (Parakeratinisation), hat das *Epithel
am harten Gaumen* ein gleichmäßig dickes,
kernfreies Stratum corneum (Orthokera-
tinisation, S.416). Die übrige Mundschleimhaut hat ein unverhorntes mehrschichtiges
Plattenepithel, das an den Lippen und Wangen
dick ($490 \pm 90$ µm), und am Mundboden außerordentlich dünn ($86 \pm 13$ µm) ist. Lippen- und
Wangenepithel enthalten große Mengen *Glykogen*, besonders in den oberen Schichten (3%
des Zytoplasmavolumens). Überall kommen
im Epithel Melanozyten, Langerhans-Zellen,
Merkel-Zellen (S.646) sowie kleine Lymphozyten vor. Auffällig ist die schnelle Regeneration der Mundschleimhaut; Gingivaepithel
wird in 8–10 Tagen ersetzt, Oberhautepithel
dagegen erst in 30 Tagen (S.417).

**Diagnostischer Hinweis**. Abgeschilferte Epithelzellen der Wangenschleimhaut eignen sich zur Bestimmung des genetischen Geschlechts durch Nachweis
des Vorkommens oder Fehlens von Sexchromatin
(S.81).

**Bindegewebe.** Weitere regionale Unterschiede
der Mundschleimhaut betreffen die Bindegewebepapillen und die Lamina propria.
Die *Bindegewebepapillen* der Gingiva (Zahnfleisch) und des harten Gaumens sind sehr
hoch und stehen eng. Besonders fest ist die
Verzahnung zwischen Epithel und Bindegewebe am mechanisch stark beanspruchten Oberrand der Gingiva (äußeres Saumepithel, vgl.
S.481). In der Lippen- und Wangenschleimhaut dagegen liegen die Bindegewebepapillen
weiter auseinander und sind flacher.
Die *Lamina propria* ist an der Gingiva und am
harten Gaumen derb, sehr zell- und kollagen-
faserreich und direkt mit dem Periost der angrenzenden Knochen verbunden. An Lippen
und Wangen, am Mundboden und am weichen
Gaumen einschließlich der Uvula (Abb.20.1)
sind die subepithelialen Schichten dagegen lok-
ker und mit reichlich elastischen Fasern ausgestattet – besonders im Übergangsgebiet zwi-

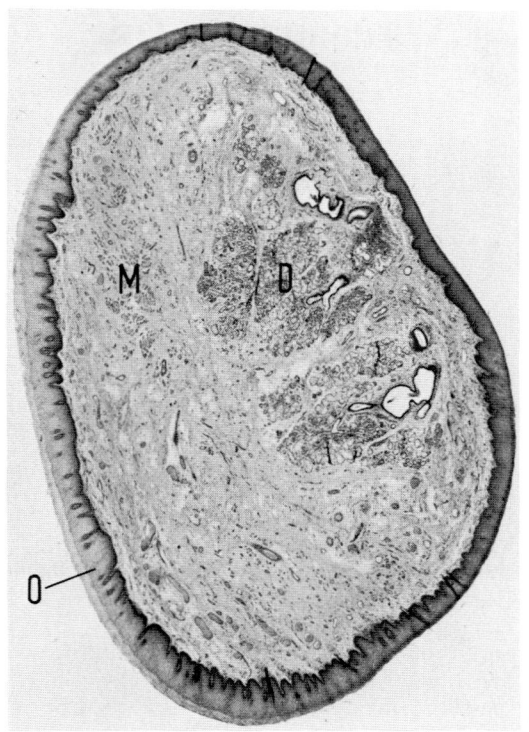

**Abb.20.1.** Querschnitt durch die Uvula. Bei der
Uvula handelt es sich um einen schmalen, konischen
Fortsatz am hinteren Ende des weichen Gaumens.
Sie ist von mehrschichtigem unverhorntem Plattenepithel umgeben, das auf der oralen Seite *(O)* dicker
ist als auf der aboralen. Subepithelial liegt aufgelok-
kertes Bindegewebe mit elastischen Fasern. *D* seromuköse Drüsen, *M* M. uvulae. HE. Vergr. 50fach

schen Gingiva und Wangenschleimhaut.
Trotzdem ist die Schleimhaut überall unverschieblich.

**Klinischer Hinweis**. Die Mundschleimhaut kann bis
zu einem gewissen Grad resorbieren. Hiervon wird
gelegentlich in der Therapie Gebrauch gemacht, z.B.
zur Behandlung von Angina-pectoris-Anfällen mit
Nitroglycerin; die Wirkung tritt nach 1–2 min ein.

**Drüsen.** An vielen Stellen kommen in der
Mundschleimhaut seromuköse Drüsen vor:
*Glandulae labiales, buccales, sublinguales,
palatiniae* (am harten und weichen Gaumen).
Dort, wo während der Entwicklung Ober- und
Unterkieferwülste verschmolzen sind – in seit-
licher Fortsetzung der Mundspalte –, befinden
sich einige freie *Talgdrüsen*.
**Nerven, Gefäße.** Überall in der Mundschleim-
haut treten Meißner-Körperchen auf sowie

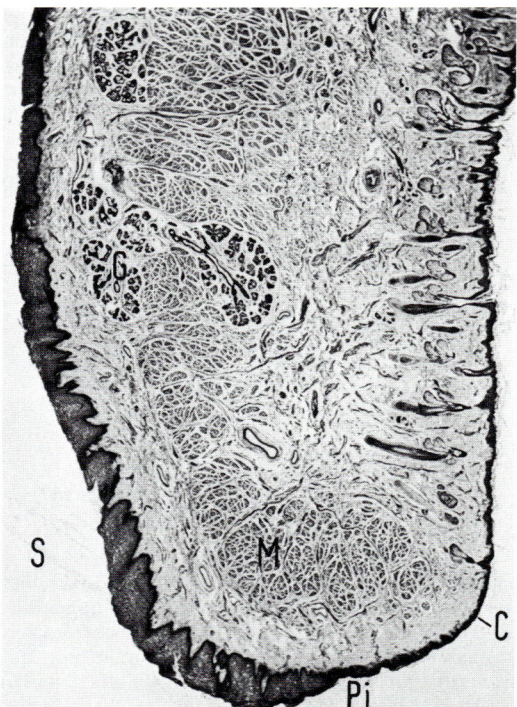

**Abb. 20.2.** Längsschnitt durch eine Oberlippe. Innen- und Außenseite sind dadurch zu unterscheiden, daß auf der Innen(Schleimhaut)seite *(S)* ein mehrschichtiges unverhorntes, auf der Außen-(kutanen)seite *(C)* mehrschichtiges verhorntes Plattenepithel vorkommt. Das Stratum corneum der kutanen Seite ist bei histotechnischer Aufarbeitung des Gewebes weitgehend verlorengegangen. Das Übergangsgebiet zwischen Ober- und Schleimhaut (Pars intermedia, *Pi*) bildet das Lippenrot. Hier kommen besonders tiefe und eng stehende Bindegewebepapillen vor. Sie sind kapillarreich. Verhornung und Pigmentierung nehmen im Lippenrot zur Schleimhautseite hin ab. Im Gebiet des Lippenrots treten freie Talgdrüsen auf. Gestützt wird die Lippe durch den quergestreiften M. orbicularis oris *(M)*, der nach außen abknickt und dort verdickt ist. Auf der oralen Seite liegen im lockeren Bindegewebe unter dem Epithel zahlreiche Glandulae labiales *(G)* mit Ausführungsgängen, Nerven und Gefäßen. Auf der kutanen Seite sind Hautanhangsgebilde zu beachten. HE. Vergr. 50fach

freie z. T. intraepitheliale Nervenfaserendigungen. Die Mundschleimhaut ist stark durchblutet.

**Lippenrot.** Ein Sondergebiet ist das Lippenrot (Abb. 20.2). Es handelt sich um eine Pars intermedia zwischen äußerer Haut und Schleimhaut. Besonders auffällig sind in diesem Gebiet

hohe Bindegewebepapillen mit vielen Blutkapillaren sowie freie Talgdrüsen. Da im Lippenrot Verhornung und Pigmentierung des Epithels gering sind, schimmert die Farbe des Blutes durch das Epithel durch.

Bei Säuglingen finden sich am Lippenrot Zotten, die beim Saugen den Verschluß um die Brustwarze abdichten.

**Klinischer Hinweis.** Ungenügende Oxygenierung des Blutes kann sich in einer Verfärbung des Lippenrots bemerkbar machen (blaue Lippen, Zyanose).

## 20.1.2 Zunge

Die Zunge besteht aus Skelettmuskulatur und wird von Schleimhaut mit zahlreichen regionalen Unterschieden bedeckt.

**Muskulatur, Aponeurosis linguae.** Die Muskelfasern kreuzen in allen Ebenen des Raumes. Sie bilden Bündel, die gewöhnlich durch Bindegewebe voneinander getrennt sind. In der Zungenmitte befindet sich ein senkrecht stehendes *Septum linguae*. Am Zungenrücken und am Zungenrand liegt unter der Schleimhaut eine horizontale Bindegewebeplatte, *Aponeurosis linguae*, die mit zahlreichen Ausläufern zwischen die Muskelbündel dringt. Epithel und Aponeurosis linguae sind unverschieblich miteinander verbunden.

**Schleimhaut.** Die Zungenoberfläche wird im Bereich des Zungenkörpers von einer Schleimhaut mit zahlreichen **Papillen** bedeckt (Abb. 20.3) und ist deswegen uneben (s. unten). Die Grenze zur Zungenwurzel bildet die V-förmige *Linea terminalis*. Dahinter zeigt die Zungenoberfläche zahlreiche Vorwölbungen, die hauptsächlich durch Ansammlungen von lymphatischem Gewebe *(Folliculi linguales)* in der Lamina propria zustande kommen. In ihrer Gesamtheit bildet das lymphatische Gewebe in der Zungenwurzel die **Zungentonsille** (S. 360). – Auf der Unterseite der Zunge ist das Epithel glatt, relativ hoch, und das Bindegewebe der Schleimhaut ist relativ locker mit den Zungenfaszien verbunden.

**Drüsen.** In der Lamina propria und zwischen der Muskulatur der Zunge kommen zahlreiche Drüsen vor:

– seromuköse Drüsen in der Zungenspitze *(Glandulae linguales apicales)* an der Unterfläche der Zunge,
– seröse Drüsen an den Papillae vallatae, s. unten *(Glandulae gustatoriae,* v. Ebner-Spüldrüsen),

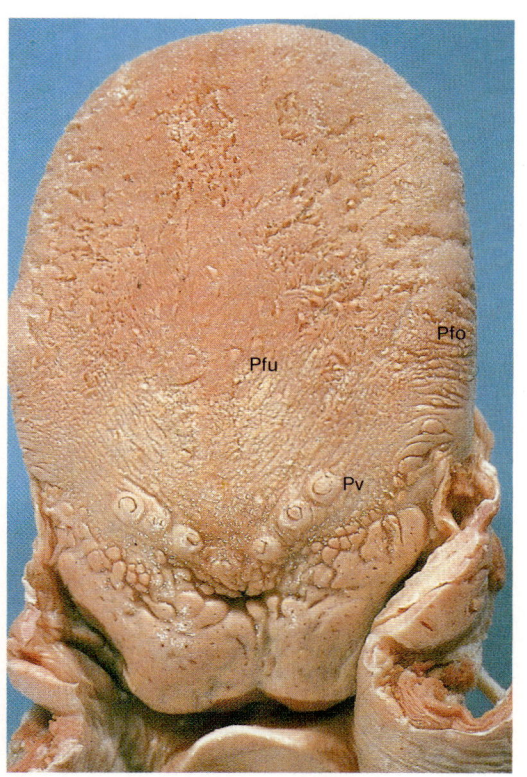

**Abb. 20.3.** Makroskopisches Präparat einer menschlichen Zunge. Zu erkennen sind Papillae fungiformes *(Pfu)*, Papillea foliatae *(Pfo)*, Papillae vallatae *(Pv)* sowie am Zungengrund die Oberfläche der Zungentonsille. (Freundlichst überlassen vom Institut für medizinische und pharmazeutische Prüfungsfragen)

◄

**Abb. 20.4.** Schema der Zungenoberfläche im Gebiet der Linea terminalis. **Links** Gebiet des Zungenrükkens, **rechts** Zungengrund. Zu beachten sind die verschiedenen Zungenpapillen, serösen Spüldrüsen, deren Ausführungsgänge in die Gräben der Papillae vallatae münden, die mukösen Drüsen des Zungengrundes sowie das lymphatische Gewebe der Tonsilla lingualis. (Nach Braus)

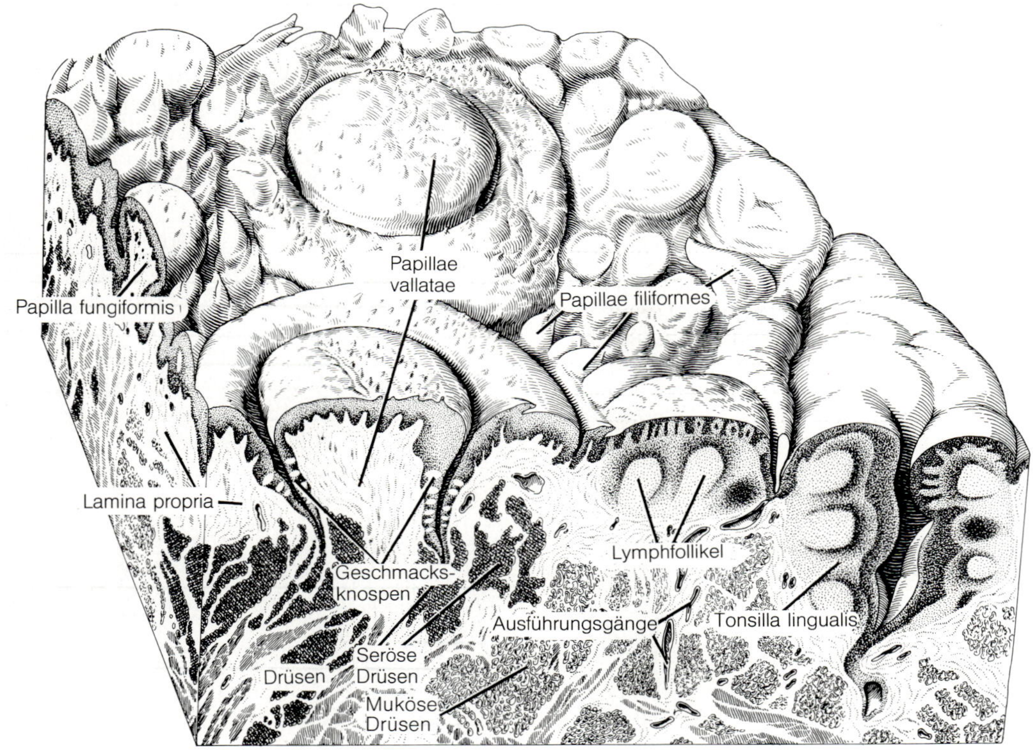

▼

Papilla fungiformis

Papillae vallatae

Papillae filiformes

Lamina propria

Lymphfollikel

Geschmacks-knospen

Ausführungsgänge

Tonsilla lingualis

Seröse Drüsen

Muköse Drüsen

– muköse Drüsen an der Zungenwurzel und
am Zungenrand *(Glandulae radicis linguae).*

### Zungenpapillen

Die Papillen der Zunge sind Schleimhauterhe-
bungen des Zungenrückens und seitlich davon
(Abb. 20.4). Epithel und Lamina propria bilden im wesentlichen 4 nach Form und Funktion zu unterscheidende Papillen:
– **Papillae filiformes,** *fadenförmig*
– **Papillae fungiformes,**
– **Papillae foliatae,**
– **Papillae vallatae.**
**Papillae filiformes** (Abb. 20.5 A). Die Papillae
filiformes – ihr Name beschreibt ihre Form –
sind sehr zahlreich. Sie kommen auf der gesamten Oberfläche der Pars anterior des Zungenrückens vor und sind in Linien angeordnet.
Ihre Spitzen sind rückwärts gerichtet, auf-
gesplittert und häufig verhornt. Besonders ausgeprägt ist dies bei Katze und Rind, die deswegen eine sehr rauhe Zungenoberfläche
haben. Geschmacksknospen kommen im Epithel der Papillae filiformes nicht vor.

**Klinischer Hinweis.** Vermehrte Abschilferung der
oberflächlichen Hornschichten führt zu einem weißlichen Zungenbelag.

Getragen wird jede Papilla filiformis von einem Bindegewebestock. Dieser besteht aus
einem breiten Sockel *(Primärpapille,* Basis
$0,3 \times 0,5 \mu m$), der in 10–30 *Sekundärpapillen*
ausläuft. Im Bereich des Bindegewebes der
Primärpapille kommen zahlreiche Nervenendigungen und Endkörperchen *(Mechanorezeptoren)* vor, die durch jede Bewegung der Papillenspitze erregt werden. Papillae filiformes
sind einerseits die wichtigsten **Mechanopa-
pillen** der Zunge, andererseits Träger und
Vermittler von **Tastempfindungen.** Ihr Ner-
venapparat hat ein stereognostisches Auflö-
sungsvermögen, und alle ertasteten Objekte
werden mit einem Faktor von etwa 1,6 vergrößert wahrgenommen.

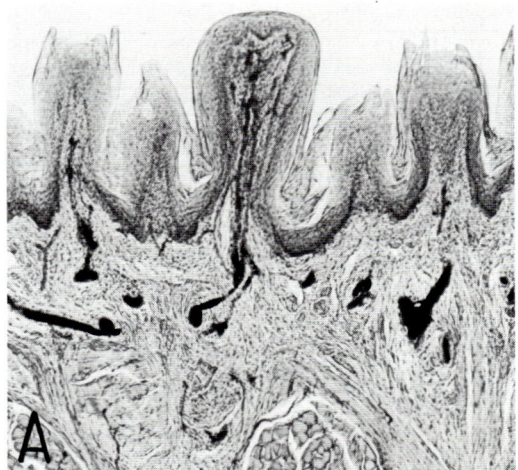

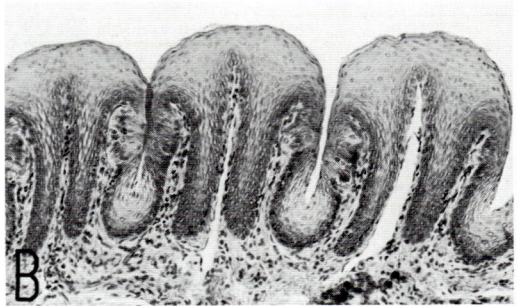

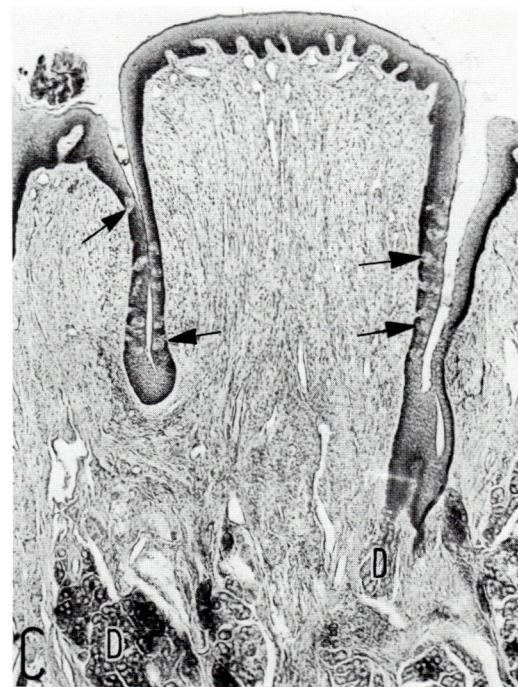

**Abb. 20.5 A–C.** Verschiedene    Zungenpapillen.
**A** In der Mitte eine Papilla fungiformis, seitlich davon jeweils Papillae filiformes. **B** Papillae foliatae
vom Kaninchen. **C** Papilla vallata. Die *Pfeile* zeigen
auf Geschmacksknospen. Am *unteren Bildrand* angeschnittene seröse Spüldrüsen *(D),* z. T. in Beziehung zum Graben der Papilla vallata. HE. Vergr.
100 fach

**Papillae fungiformes** (Abb. 20.5 A) haben Pilzform und sind bereits makroskopisch als helle rote Punkte auf der Zungenoberfläche zu erkennen (Abb. 20.3). Sie sind weniger zahlreich als die Papillae filiformes, kommen verstreut auf dem ganzen Zungenrücken vor, wenn auch vermehrt an Zungenspitze und Zungenrand. Das Epithel der Papillae fungiformes ist nur andeutungsweise verhornt. Es enthält **Geschmacksknospen**, beim Erwachsenen jedoch relativ wenige. Papillae fungiformes haben eine breite sich vorwölbende Primärpapille mit nur wenigen kurzen Sekundärpapillen. Manche Papillae fungiformes – nach ihrer Form als Papillae conicae bezeichnet – sind offenbar zur **Thermozeption** befähigt.

**Papillae foliatae** liegen am hinteren seitlichen Rand der Zunge und bilden mehrere dicht zusammenliegende Falten. Beim Menschen sind sie undeutlich ausgebildet. Am Grund der epithelialen Einfaltungen münden Ausführungsgänge von mukösen Drüsen.

**Hinweis.** Sehr deutlich sind Papillae foliatae beim Kaninchen zu erkennen (Abb. 20.5 B); von dort stammen auch die meisten in histologischen Kursen verwendeten Präparate. Beim Kaninchen werden die Schleimhautfalten der Papillae foliatae von mehreren nebeneinander liegenden Bindegewebeleisten getragen. Das Epithel zeigt beim Kaninchen zahlreiche Geschmacksknospen.

**Papillae vallatae** (Abb. 20.5 C). Dies sind die größten Zungenpapillen und können bereits deutlich makroskopisch erkannt werden (Durchmesser 2–3 mm, Abb. 20.3). Die Zunge verfügt über 7–12 Papillae vallatae, die in Form eines nach vorne offenen „V" angeordnet sind und die hintere Grenze des Zungenrückens bilden. Die Papillae vallatae überragen nur wenig die Zungenoberfläche, werden aber von einem auffälligen Graben und Wall umgeben (Abb. 20.4). Besonders seitlich liegen im Epithel jeder Wallpapille 80–100 **Geschmacksknospen**. In der Tiefe des Grabens münden (bis zu 35) Ausführungsgänge seröser (Spül)Drüsen, die mit ihrem Sekretfluß ständig die Oberfläche der Geschmacksknospen freihalten. Dadurch können laufend neue Geschmacksreize wahrgenommen werden. Die Form der Papillae vallatae kommt durch breite Primärpapillen zustande, die nur wenige und niedrige Sekundärpapillen haben, die auch fehlen können.

**Geschmacksknospen** kommen nicht nur auf der Zunge sondern auch in der Schleimhaut von Gaumen, Pharynx und Epiglottis vor; dort jedoch sind sie weniger zahlreich. Zu Einzelheiten über Geschmacksknospen s. S. 653.

**Histophysiologie.** Mundschleimhaut und Zunge wirken bei der Prüfung des aufgenommenen Mundinhaltes zusammen. Es handelt sich im wesentlichen um

– *Temperaturprüfung*,
– *Abtasten*,
– *Schmecken*.

Weitere wichtige Vorgänge, die im Rahmen der Verdauung in der Mundhöhle durchgeführt werden, sind

– das *Zerkleinern* von Nahrung durch den Kauapparat (Zähne und Kaumuskulatur),
– das *Einspeicheln* der Nahrung mit dem Ziel, einen Bissen schluckfähig zu machen. Zu Einzelheiten über Speichel s. S. 653.

### 20.1.3 Zähne

Die Zähne sind in 2 Zahnbögen angeordnet. Getragen werden sie oben vom Os maxillare, unten von der Mandibula. Das Gebiß des Erwachsenen besteht aus 32 Zähnen (*Dentes permanentes*), das des Kindes aus 20 Milchzähnen (*Dentes decidui*). Die Zähne bilden Gruppen unterschiedlicher Formen (Dentes incisivi (8), canini (4), praemolares (8), molares (12), s. Lehrbücher der Anatomie). Im prinzipiellen Aufbau sind jedoch alle Zähne gleich.

An jedem Zahn sind zu unterscheiden (Abb. 20.6):

– **Zahnkrone**, *Corona dentis*,
– **Zahnhals**, *Cervix dentis*,
– **Zahnwurzel**, *Radix dentis*.

Die *Zahnkrone* ist der sichtbare Teil des Zahnes oberhalb der Gingiva (Zahnfleisch). Dort, wo sich die Gingiva am Zahn befestigt, liegt der *Zahnhals*. Die *Zahnwurzel* ist der Teil des Zahnes, der in der Alveole (Alveolus dentalis), einer Vertiefung im Processus alveolaris des Ober- bzw. des Unterkiefers, steckt. Der tiefste Punkt der Zahnwurzel ist die *Wurzelspitze*, Apex dentis.

Befestigt werden die Zähne durch den

– **Zahnhalteapparat**, *Parodontium* (S. 480).

Jeder Zahn weist 3 mineralisierte Anteile auf:

– **Schmelz**, *Enamelum*,
– **Dentin**, *Dentinum*,
– **Zement**, *Cementum*.

*Dentin* kommt in allen Zahnabschnitten (Krone, Hals, Wurzel) vor. Es wird an der Zahnkrone und am Zahnhals von *Schmelz*, an der Zahnwurzel von *Zement* bedeckt.

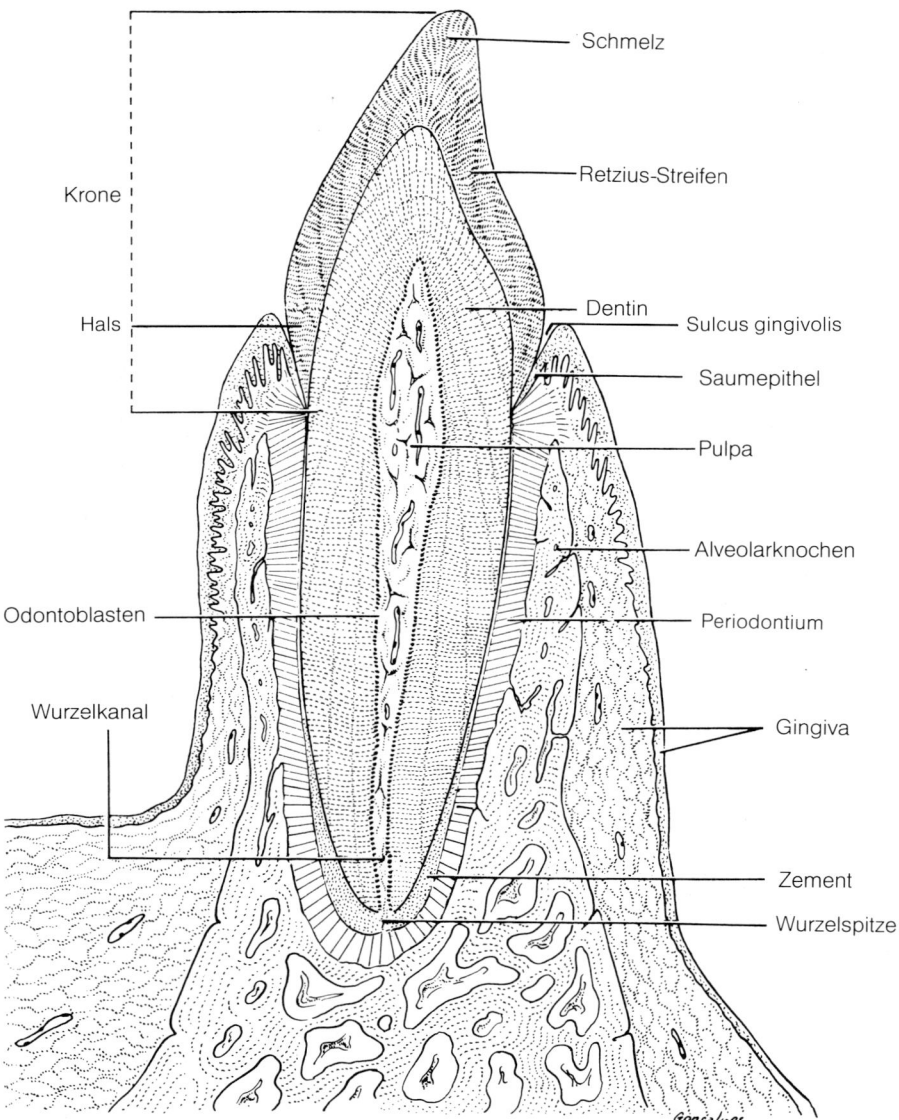

**Abb. 20.6.** Sagittalschnitt durch einen unteren Schneidezahn. (Neu gezeichnet und wiedergegeben mit Erlaubnis von Leeson TS, Leeson CR: (1970) Histology, 2nd edn., Saunders, Philadelphia)

Die mineralisierten Anteile des Zahnes umschließen eine zentrale Höhle, die
– **Pulpahöhle**, Cavitas dentis,
die die **Zahnpulpa**, *Pulpa dentis*, enthält. Die Form der Pulpahöhle entspricht etwa der der Zahnoberfläche. An der Wurzelspitze hat jeder Zahn eine Öffnung, **Foramen apicis dentis**, durch das Nerven, Blut- und Lymphgefäße in die Pulpa eintreten bzw. sie verlassen.

**Hinweis.** Der geschilderte prinzipielle Aufbau gilt sowohl für die bleibenden Zähne, als auch für die Milchzähne. Zur Zeit des Zahnwechsels fehlt den Milchzähnen allerdings weitgehend eine Zahnwurzel, da diese vorher durch Resorption abgebaut wurde. Beim Zahnwechsel wird also lediglich eine Zahnscherbe durch den nachrückenden bleibenden Zahn herausgeschoben.

**Entwicklung**

Die Zahnentwicklung beginnt etwa in der Mitte des 2. Embryonalmonats. Zunächst werden

die Milchzähne angelegt, fast alle gleichzeitig. Anders verhalten sich die bleibenden Zähne. Ihr Entwicklungsbeginn liegt zwischen der 14. Embryonalwoche (1. Molar) und dem 5. Lebens*jahr* (3. Molar).

*3,2 Monate*

Prinzipiell verläuft die Entwicklung bei Milchzähnen und bleibenden Zähnen gleich. In beiden Fällen entstehen die Zähne aus ektodermalem und mesenchymalem Ursprungsgewebe.

**Eingeleitet** wird die Entwicklung durch Ausbildung einer bogenförmigen, generellen **Zahnleiste** (Abb. 20.7). Hierbei handelt es sich um eine Epithelplatte, die an festgelegter Stelle vom Oberflächenepithel der Mundbucht nahezu senkrecht in das daruntergelegene Mesenchym wächst. An der labialen Seite der Epithelleiste entstehen, entsprechend der Anzahl der Milchzähne, knopfförmige Epithelverdickungen, **Zahnknospen**. Es handelt sich um die **Anlage der Schmelzorgane**, die später Schmelz bilden werden. Bald vergrößern sich die Zahnknospen und bekommen *Kappenform* (Abb. 20.8 A); mit der generellen Zahnleiste sind sie durch laterale Zahnleisten verbunden.

In die Bucht der Schmelzorgane wächst Mesenchym hinein und bildet die **Zahnpapille,** aus der später Dentin und Zahnpulpa hervorgehen. Zwischen dem Mesenchym der Zahnpapille und der Innenseite des Schmelzorgans entsteht eine dicke Basalmembran, die von einem dichten Netz aus feinen Mikrofibrillen unterlagert ist. Sie wird als **Membrana praeformativa** bezeichnet. Die Basalmembran umgreift das ganze Schmelzorgan.

In der Folgezeit bekommen die Zahnanlagen *Glockenform* (Abb. 20.8 B) und orientieren sich mit ihren Längsachsen parallel zur Zahnleiste; dadurch weist die spätere Kaufläche des Zahnes in Richtung auf das Mundhöhlenepithel.

**Klinischer Hinweis**. Kommt es zu Störungen bei der Orientierung der Zahnanlagen, können die Zähne in falscher Richtung durchbrechen oder im Kiefer stekkenbleiben.

Jede Zahnanlage wird von einem zellreichen mesenchymalen Bindegewebe umgeben, dem **Zahnsäckchen**, *Saccus dentis*, aus dem sich der Zahnhalteapparat entwickelt.

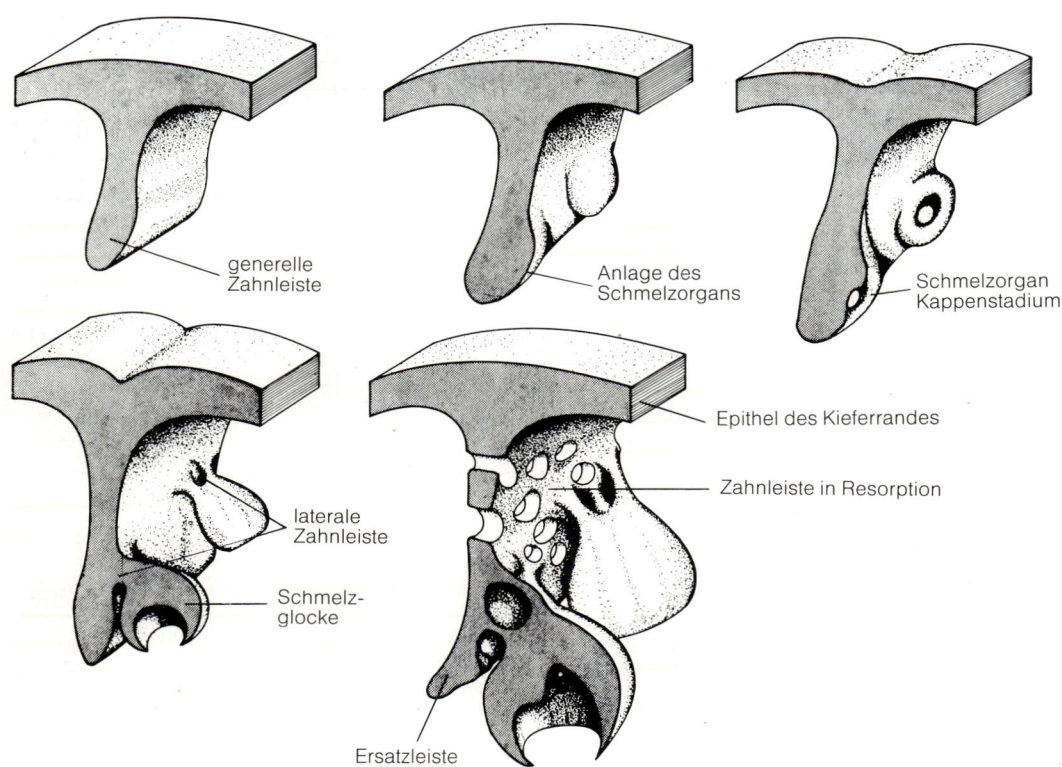

generelle Zahnleiste

Anlage des Schmelzorgans

Schmelzorgan Kappenstadium

laterale Zahnleiste

Schmelzglocke

Epithel des Kieferrandes

Zahnleiste in Resorption

Ersatzleiste

**Abb. 20.7.** Schema zur Zahnentwicklung, insbesondere zur Entwicklung des Schmelzorgans. [In Anlehnung an: Bargmann W (1977) Histologie und mikroskopische Anatomie des Menschen. Thieme, Stuttgart]

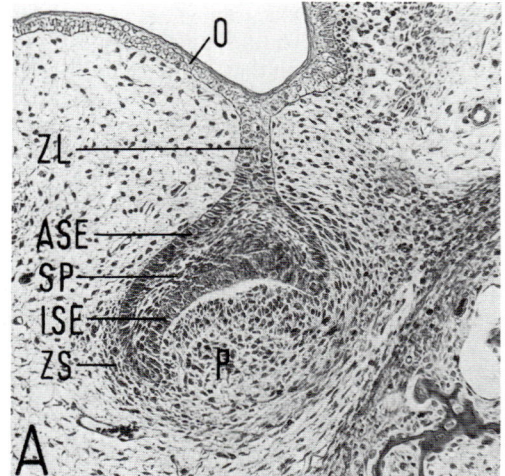

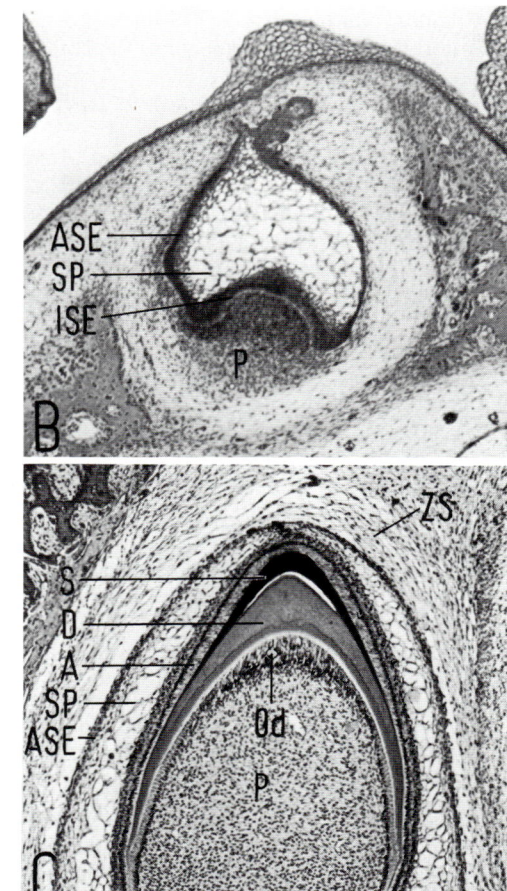

**Abb. 20.8 A–C.** Zahnentwicklung. **A** Frühes Stadium; das Schmelzorgan hat Kappenform. (Vergr. 200 fach). **B** Späteres Stadium; das Schmelzorgan hat Glockenform (Vergr. 150 fach). **C** Die Hartsubstanzbildung hat begonnen. (Vergr. 100 fach). *O* Oberflächenepithel der Mundbucht, *Zl* Zahnleiste, *ASE* äußeres Schmelzepithel, *SP* Schmelzpulpa, *ISE* inneres Schmelzepithel, *ZS* Zahnsäckchen, *P* Zahnpapille, aus der die Zahnpulpa hervorgeht, *A* Ameloblastenschicht, *S* Schmelzmatrix, *D* Prädentin, *Od* Odontoblasten. HE

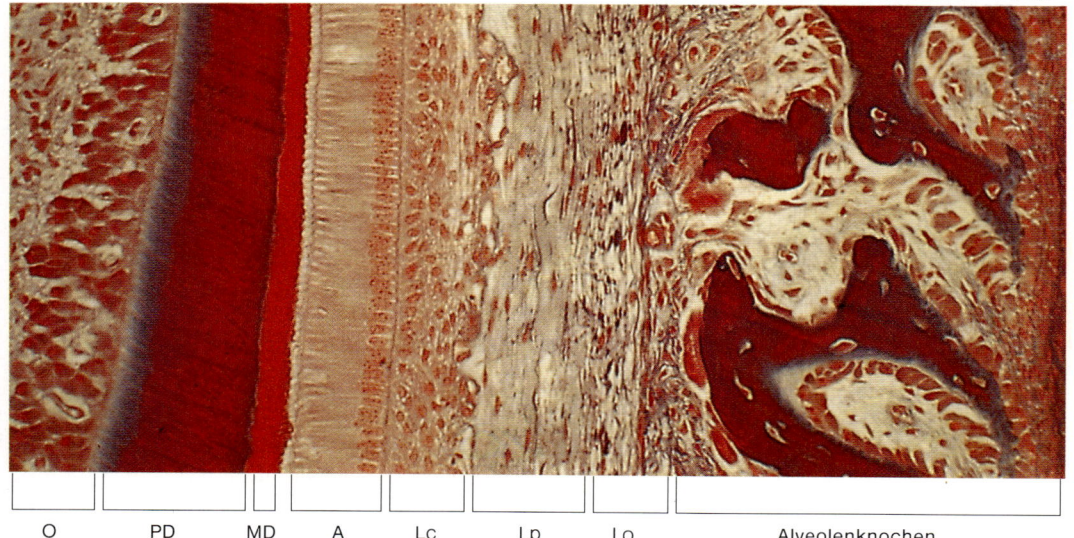

**Abb. 20.9.** Hartsubstanzbildung. *O* Odontoblasten, *PD* Prädentin, *M* Manteldentin, *A* Ameloblasten, *Lc* Lamina cementoblastica, *Lp* Lamina periodontoblastica, *Lo* Lamina osteoblastica. HE. Vergr. 400 fach. (Feundlichst überlassen vom Institut für medizinische und pharmazeutiosch Prufungsfragen)

**Im 4. Embryonalmonat**
- verlieren die Zahnanlagen ihre Verbindungen mit der Zahnleiste und
- es beginnt (für die Milchzähne) die Hartsubstanzbildung.

Der Verlust der Verbindungen zwischen Zahnanlage und Zahnleiste geht auf die Rückbildung der Zahnleisten zurück. Von den Zahnleisten verbleiben Reste, die beim Erwachsenen als Epithelinseln im Kiefer nachweisbar sind (Serres-Körper, Malassez-Epithelreste), und ein als **Ersatzleiste** bezeichneter Teil des unteren Zahnleistenrandes, von dem die Bildung der bleibenden Zähne ausgeht.

*Dentinbildung*

Die Bildung der Hartsubstanzen (Abb. 20.8 C: Schmelz, Dentin, Zement) geht in sich überlappenden, gegenseitig beeinflussenden Schritten vonstatten. Obwohl gleichzeitig die Dentinbildung der Schmelzbildung etwas vorausläuft, ist ein Vorgang nicht ohne den anderen denkbar (s. unten). Gleiches gilt für die später einsetzende Zementenstehung.
Der Dentinbildung (Abb. 20.9) geht eine Umorientierung der zunächst ungeordneten, relativ dicht beieinanderliegenden sternförmigen Mesenchymzellen in der Zahnpapille voraus. Vor allem ändern die randständigen Mesenchymzellen, die unter dem Schmelzorgan gelegen sind, ihr Aussehen: Sie strecken sich, werden säulenartig und fangen an, sich palisadenförmig gegenüber dem inneren Schmelzepithel aufzustellen. Gleichzeitig wachsen in die Zahnpapille Gefäße ein, die ein kapilläres Netzwerk bilden, und, wenn die Hartsubstanzbildung beginnt, Nerven. Aus den aufgereihten Mesenchymzellen werden Vorläufer der Dentinbildner, *Präodontoblasten*.
**Präodontoblasten** stehen eng nebeneinander, sind durch Verbindungskomplexe miteinander verbunden und zeigen die Charakteristika sezernierender Zellen. Unter Zunahme und Vergrößerung der der Sekretbildung dienenden Zellorganellen werden aus Präodontoblasten **junge Odontoblasten**, die an ihrem apikalen, dem inneren Schmelzepithel zugewandten Pol mit der Absonderung einer **Dentingrundsubstanz** beginnen. Die Zelldifferenzierung setzt sich fort und apikal entsteht ein kräftiger, stammartiger, zytoplasmareicher Fortsatz **(Tomes-Faser)**, der dünne, relativ kurze Seitenäste bekommt. Schließlich erreicht der Zellkörper der Odontoblasten eine Größe von 40–50 μm in der Länge und 7 μm in der Breite **(reife**

**Odontoblasten)**. Odontoblasten sondern zunächst ein Primärprodukt aus Glykoproteinen und Glykosaminoglykanen **(Prädentin)** ab. Außerdem bilden sie Tropokollagen, das sich extrazellulär zu *Kollagenfibrillen* zusammenfügt.
Grundsätzlich sezernieren Odontoblasten nur in eine Richtung, d. h. an der dem Schmelzepithel zugewandten Seite. Der Zelleib bleibt stets außerhalb des Dentins. Wohl aber sind die Odontoblastenfortsätze von Dentin umgeben; sie liegen auch später in **Dentinkanälchen** (s. unten).
Die **Dentinogenese** beginnt mit der Bildung eines **Manteldentins** (Abb. 20.9). Diese Schicht ist bis zu 0,5 μm dick und zeichnet sich durch besonders dicke Kollagenfaserbündel aus *(v. Korff-Fasern)*. Diese Schicht entsteht zu einer Zeit, zu der die Tätigkeit der Odontoblasten noch nicht abschließend koordiniert ist. Sobald dies geschehen ist, bildet sich die Hauptmasse des Prädentins, das **zirkumpulpäre Prädentin**. In diesem Bereich gibt es zwar auch Kollagenfibrillen, die jedoch zart und fein sind.
Färberisch und histochemisch lassen sich zirkumpulpär ein *jüngeres* odontoblastennahes und ein etwas *älteres* odontoblastenfernes *Prädentin* unterscheiden. Das junge Prädentin färbt sich mit Alzianblau an, ist nicht eosinophil, und erscheint hellblau bei der Mallory-Färbung. Das ältere Prädentin ist eosinophil, PAS-positiv und färbt sich bei der Mallory-Färbung dunkelblau.
Die **Mineralisation** des Dentins beginnt im Bereich des Manteldentins. Später rückt die Mineralisationsfront (Grenze zwischen mineralisiertem Dentin und Prädentin) immer näher an die Odontoblasten heran, ohne sie jedoch zunächst ganz zu erreichen.
Der Mineralisationsprozeß beginnt innerhalb membranumgebener Granula, die von den Odontoblasten ins Prädentin abgegeben werden und wahrscheinlich in hoher Konzentration Kalzium und Phosphat enthalten. Innerhalb der Granula entstehen die ersten *Dentinkristalle aus Hydroxylapatit*. Mit fortschreitender Mineralisation vergrößern sich die Apatitkristalle, orientieren sich an den Kollagenfibrillen und bilden *globuläre Mineralisationszentren*. Der Ablauf der Mineralisation ähnelt dem bei der Knochenbildung (S. 208).
Zwischen den globulären Mineralisationszentren, die miteinander verschmelzen, können unverkalkte Bezirke übrigbleiben, **Interglobulardentin,** die auch bei ausgewachsenen Zäh-

nen zu finden sind (s. unten, Abb. 20.11). Insgesamt bleibt der Anteil des organischen Materials beim Dentin größer als beim Schmelz.

Die Mineralisation des Dentins erfolgt rhythmisch. Dadurch entstehen den Wachstumsprozeß wiedergebende *Wachstumslinien* (Owen-Linien). Die Dentinbildung ist im Bereich der Wurzel sowohl beim Durchbruch der Milch- als auch der bleibenden Zähne erst teilweise (etwa zur Hälfte) abgeschlossen.

### Schmelzbildung

Die Schmelzbildung und die Formgebung der Zahnkrone sind an das *Schmelzorgan* (s. oben) gebunden.

**Schmelzorgan** (Abb. 20.8). Das Schmelzorgan besteht aus

- **innerem Schmelzepithel,**
- **Schmelzpulpa,**
- **äußerem Schmelzepithel.**

*Inneres Schmelzepithel.* Das innere Schmelzepithel ist ein im wesentlichen einschichtiges hochprismatisches Epithel. Es liegt dem Mesenchym der Zahnpapille gegenüber und produziert den Schmelz.

*Schmelzpulpa.* Sie besteht aus verzweigten retikulär angeordneten Epithelzellen. Unter dem inneren Schmelzepithel ist die Schmelzpulpa verdichtet (*Stratum intermedium*).

*Äußeres Schmelzepithel.* Es ist einschichtig kubisch und ist die äußere Begrenzung des Schmelzorgans.

**Eingeleitet** wird die Schmelzbildung durch Differenzierung der Zellen des inneren Schmelzepithels zu *Präameloblasten.*

**Hinweis.** Die Umwandlung der Zellen des inneren Schmelzepithels in Präameloblasten wird von Mesenchymzellen der Zahnpapille induziert. Die Präameloblasten ihrerseits veranlassen dann die Differenzierung der ihnen gegenüberliegenden Mesenchymzellen zu Präodonto- und Odontoblasten. Wenn dann später Prädentin entsteht, werden aus Präameloblasten Ameloblasten, die bald mineralisierende Schmelzmatrix bilden. Die weitere Schmelz- und Dentinbildung erfolgt parallel.

**Präameloblasten** sind Zellen, die alle für Sekretzellen typischen Zellorganellen aufweisen und außerdem an dem gegen die Zahnpapille gerichteten Pol unterschiedlich große Granula haben. Präameloblasten sind nicht mehr teilungsfähig. Durch Vergrößerung und Sekretionsbeginn werden sie zu **Ameloblasten** (auch als *Adamantoblasten* bezeichnet). Ameloblasten (Abb. 20.9) sind etwa 60–70 μm hoch,

7 μm breit, haben einen hexagonalen Querschnitt und verfügen über viel RER, große Golgi-Felder, zahlreiche Mitochondrien und Sekretgranula. Sie sezernieren nach ekkrinem Modus (*sezernierende Ameloblasten*). Ihr Produkt ist die **Schmelzmatrix**. Diese besteht vorwiegend aus nichtkollagenen Proteinen (hohe Konzentration von Prolin und Glutaminsäure sowie viel Glycin, Leucin und Histidin, aber kein Hydroxylysin und Hydroxyprolin), und 1–2% Glykoproteinen und Glykosaminoglykanen. Schon bald werden anschließend in die organische Schmelzmatrix Kalzium und Phosphat eingelagert, die via Ameloblasten dorthin gelangen; es kommt an der Schmelz-Dentin-Grenze zur Ausbildung von **Hydroxylapatitkristallen**.

Bis zu diesem Zeitpunkt haben die Ameloblasten an ihrer Oberfläche lediglich Mikrovilli. Dann jedoch entsteht ein langer, auch lichtmikroskopisch erkennbarer Fortsatz (**Tomes-Fortsatz**), der in Richtung auf die Dentingrenze hin wächst. Die Ameloblastenfortsätze nehmen wesentlichen Einfluß auf die Kristallbildung des Zahnschmelzes.

**Mineralisation** und Kristallisation des Zahnschmelzes sind außerordentlich dynamische Vorgänge. Die Mineralisation verläuft in 2 Phasen und in rhythmischen Schüben. In der ersten Phase der Mineralisation bekommt der Schmelz etwa 25% seines späteren anorganischen Bestandes. Es entstehen Schmelzkristalle. In der zweiten, relativ rasch folgenden Phase vergrößern sich die Schmelzkristalle und werden zu Schmelzprismen zusammengefaßt (Endgröße 5–9 μm, S. 477). Die Lage der Schmelzprismen wird weitgehend von Ameloblastenbewegungen bestimmt, die sich beim Wachstum der Zahnanlage abspielen. Dabei wandern die Ameloblasten in komplizierten Bögen. Während dieser Lageveränderungen winkeln die Tomes-Fortsätze ab, was die Verlaufsrichtung der Schmelzprismen bestimmt. Letztlich ist der Prismenverlauf das „versteinerte Abbild der Ameloblastenbewegungen".

Wenn eine bestimmte Schmelzdicke erreicht ist, verschwindet der Tomes-Fortsatz, und die letzte oberflächliche, sehr dünne Schmelzschicht hat kein Prismenmuster mehr. Dann wandeln sich die sezernierenden Ameloblasten zu reduzierten *resorbierenden Ameloblasten* um, die dem reifenden Schmelz überschüssige Schmelzmatrix und Wasser entziehen. Dadurch kommt es zur Schmelzreifung. Stets bleibt zwischen den Prismen unverkalkte Matrix (Kittsubstanz) erhalten.

*Formgebung.* Die innere Kontur des Schmelz-
organs gegenüber der Zahnpapille gewinnt im
Laufe der Entwicklung immer mehr die Form
der späteren Zahnkrone. Definitiv wird die
Form der Zahnkrone jedoch dadurch, daß die
Hartsubstanzbildung im Bereich der späteren
Schmelzkanten und Höckerspitzen beginnt.
Von hier aus breitet sie sich in die verschiede-
nen Richtungen aus.

Die zeitliche Verzögerung der Schmelzbildung
in den seitlichen Abschnitten gegenüber den
apikalen der späteren Zahnkrone geht auf das
seitlich lang anhaltende Wachstum (Zuwachs-
zone) des Schmelzorgans mit Zellteilungen zurück. Seitlich wird der Schmelzmantel auch weniger dick werden als apikal.

### Bildung der Zahnwurzel

Die Randbezirke des Schmelzorgans wachsen
über die Region der späteren Zahnkrone hinaus. Sie bilden epitheliale Röhren, deren Anzahl der der Wurzeln entspricht (*Vagina radi-
calis epithelialis*, Hertwig-Epithelscheide). In
der Epithelscheide fehlt Schmelzpulpa, so daß
das Schmelzorgan dort 2 schichtig ist. Im Bereich der späteren Wurzelspitze knickt das Ende der Scheide nach zentral um und es entsteht
ein die Zahnpapille begrenzendes Diaphragma (*Diaphragma vaginae radicis*) mit einer
Öffnung (*Porus*) zur Verbindung zwischen
dem Mesenchym der Zahnpapille und der
Umgebung. Auch der Epithelscheide legen
sich von innen her zu Odontoblasten umgestal-
tete Mesenchymzellen an und beginnen mit
der Dentinbildung. Später wird die Epithelscheide im Bereich der späteren Zahnwurzel
abgebaut.

**Zement, Periodontium und Alveolarknochen.**
Hierbei handelt es sich um Strukturen im Gebiet der Zahnwurzel. Ihre Entwicklung erstreckt sich über längere Zeit und kommt erst
spät nach dem Zahndurchbruch zum Abschluß, bei den Milchzähnen zwischen der Mitte des 3. und dem Ende des 4. Lebens*jahres*, bei
den bleibenden Zähnen zwischen 8. und 20.
Lebens*jahr*.

Gemeinsam gehen Zement, Periodontium und
Alveolarknochen aus dem **Zahnsäckchen** (*Saccus dentalis*) hervor. Hierbei handelt es sich um
eine faser- und zellreiche Mesenchymschicht,
die die Zahnanlage bereits im Glockenstadium
umgibt (s. oben). Die Differenzierung des
Zahnsäckchens im Wurzelbereich beginnt, sobald dort die Epithelscheide anfängt, sich zu-

rückzubilden. In der der Zahnanlage zugewandten Schicht (*Lamina cementoblastica*) des
Zahnsäckchens beginnen die Zellen stark zu
proliferieren und Strukturen zur Protein- und
Kohlenhydratsynthese zu entwickeln. Aus diesen Zellen gehen **Zementoblasten** hervor, die
Tropokollagen und eine mineralisierende
Grundsubstanz abscheiden. Adäquater Reiz
für ihre Tätigkeitsaufnahme scheint der unmittelbare Kontakt zwischen Zahnsäckchen und
Dentinoberfläche zu sein, denn nur dort, wo
sich diese beiden Strukturen berühren, kommt
es zur Zementbildung. Zementoblasten entsprechen strukturell und funktionell Osteoblasten. Sie werden von der von ihnen gebildeten
Grundsubstanz eingeschlossen. Es entsteht
schließlich eine Hartsubstanz, **Zement**, die in
ihrem Aufbau Geflechtknochen entspricht. Allerdings bilden sich auch Zementzonen ohne
Zementzellen und teilweise ohne Kollagenfibrillen (s. unten).

Auf der den Zementoblasten gegenüberliegenden Seite des Zahnsäckchens (*Lamina osteoblastica*) wandeln sich die Mesenchymzellen in
**Osteoblasten** um. Sie bilden die **Processus alveolares** des Os maxillare bzw. Os mandibulare. Bei Milch- und Zusatzzähnen – Zusatzzäh-
ne (Molaren) sind bleibende Zähne ohne
Vorläufer – erfolgt die Bildung der Alveolarfortsätze erst kurz vor Beginn ihres Durch-
bruchs.

Schließlich verbleibt die mittlere Zone des
Zahnsäckchens (*Lamina periodontoblastica*).
Hieraus entsteht das **Periodontium** (Desmo-
dont). Von besonderem Interesse ist die Ausbildung von Kollagen- faserbündeln, die den
Zahn in der Alveole befestigen. Die Enden der
Kollagenfasern werden in das neugebildete
Wurzelzement bzw. in die knöchernen Alveolarfortsätze einbezogen. Zu Anfang sind die
Kollagenfaserbündel kurz und ragen nur wenig
über die Zement-bzw. Knochenoberfläche hinaus. Später werden sie größer, länger, stärker
und zahlreicher. Dann verflechten sie sich in
der Mitte des periodontalen Raumes und bilden ein zunächst nicht streng orientiertes Kol-
lagenfasergeflecht. Hier erfolgen während des
Zahnwachstums durch Lösen und Wiederver-
flechten der Kollagenfasern zahlreiche Umbauvorgänge. Ihren endgültigen Verlauf erhalten die Kollagenfasern erst dann, wenn der
Zahn nach dem Durchbruch seine endgültige
Position erreicht hat. Dann werden die Kollagenfasern dicker und die Fasergeflechte dichter.

## Zahndurchbruch, Zahnwechsel

Dem **Zahndurchbruch** geht der Umbau des Schmelzorgans voraus. Anfangs ist das Schmelzorgan gefäßfrei und seine Ernährung erfolgt durch Diffusion teils von den Gefäßen der Papille, teils von außen her. Sehr bald reicht dies jedoch nicht mehr aus, und das äußere Schmelzepithel wird durch vorwachsendes Bindegewebe mit Kapillaren eingebuchtet. Es folgt der Abbau des äußeren Schmelzepithels und von Teilen der Schmelzpulpa. Erhalten bleiben dagegen die Zellen des Stratum intermedium und die reduzierten Ameloblasten als reduziertes Schmelzepithel.

Hinweis.Die Ursachen des Zahndurchbruchs sind bis heute unklar. Es dürfte sich um ein multifaktorielles Geschehen handeln, an dem die Bildung der Zahnwurzel und ihres Halteapparates, insbesondere der Zug von Kollagenfibrillen, genauso beteiligt ist wie das Knochenwachstum.

Der Zahndurchbruch wird dadurch eingeleitet, daß sich im Durchbruchsgebiet das reduzierte Schmelzepithel mit den Basalzellen des Mundhöhlenepithels vereint. Beim Durchbruch selbst öffnet sich die orale Epitheldecke zunächst über den Schneidekanten bzw. Höckerspitzen der sich herausschiebenden Zähne. *Eine Wunde entsteht nicht.*
Der Abschluß der Zahnoberfläche gegenüber der Umgebung wird dadurch erreicht, daß sich das reduzierte Schmelzepithel in ein 2schichtiges *Grenzepithel* umwandelt. Zwischen diesem Grenzepithel und der Schmelzoberfläche liegt eine *innere Basalmembran*, an der die ehemaligen Ameloblasten mit Halbdesmosomen befestigt bleiben. Seitlich setzt sich das Grenzepithel in das Epithel des Sulcus gingivalis fort (S. 481).
Während oder nach dem Zahndurchbruch entsteht als letztes die *Cuticula dentis* (sekundäres Schmelz- und Zahnoberhäutchen). Es handelt sich um eine nichtmineralisierte, elektronendichte Schicht aus Proteinen und Proteoglykanen, die dem Schmelz und dem Wurzelzement aufgelagert ist. Ihre Dicke beträgt 0,5–1 μm.
Der **Zahnwechsel** wird dadurch eingeleitet, daß die Zahnwurzeln der Milchzähne resorbiert werden, so daß die bleibenden Zähne die Kronen der Milchzähne herausschieben. Dadurch verläuft der Zahnwechsel beschwerdefrei.

## Bau des Zahns und des Zahnhalteapparates

### Schmelz

Schmelz bedeckt die Zahnkrone. Er ist das härteste Gewebe des Körpers und besteht zu 97% aus anorganischem und zu 3% aus organischem Material. Unter den anorganischen Bestandteilen überwiegen Kalzium (ca. 37% des Trockengewichtes) und Phosphat (ca. 18% des Trockengewichtes), bei den organischen lösliche und unlösliche Proteine.

Hinweis. Histologisch kann Schmelz nur an Schliffpräparaten untersucht werden, denn einerseits ist es nicht möglich, von nichtentkalkten Zähnen mit üblichen Mikrotommessern histologische Schnitte anzufertigen, und andererseits geht bei Entkalkung Schmelz verloren. Anders sieht es bei in Entwicklung begriffenen Zähnen aus. Dort ist Schmelz noch unvollständig verkalkt und deswegen der histologischen Technik zugänglich.

Schmelz ist ein sehr statisches Gewebe und besteht im wesentlichen aus
– **Schmelzprismen**,
– **zwischenprismatischem Schmelz**,
– **Prismenscheiden**.
Diese Anteile sind so gebaut und angeordnet, daß sie sich gegenseitig stabilisieren und der Kaubelastung widerstehen können.
Die **Schmelzprismen** sind so lang, wie der Schmelz dick ist, sie reichen von der Schmelz-Dentin-Grenze bis unter die Schmelzoberfläche. Sie sind radiär orientiert, bestehen aus Hydroxylapatitkristallen und haben Durchmesser zwischen 5 und 9 μm. Ihre Form ist kompliziert; nach ihren Querschnittsbildern werden u. a. Pferdehuftyp und Schlüssellochtyp unterschieden. Die Schmelzoberfläche selbst wird bei 70% der Zähne von prismenfreiem Schmelz gebildet.
**Zwischenprismatischer Schmelz.** Umgeben sind die Schmelzprismen von Hydroxylapatitkristallen, die *nicht* zu den Prismen gehören, dem zwischenprismatischen Schmelz. Die Hydroxylapatitkristalle des zwischenprismatischen Schmelzes verlaufen senkrecht zu denen der Schmelzprismen.
**Prismenscheiden.** Jedes Schmelzprisma wird dreiseitig von einer 0,1–0,2 μm dicken nichtmineralisierten Grundsubstanz umfaßt, den Prismenscheiden.
**Prismenverlauf.** Die Schmelzprismen verlaufen nur an ihren Enden gestreckt, dazwischen wellenförmig. Amplitude und Länge der wellenförmigen Verlaufsstrecke ändern sich von

Prismenreihe zu Prismenreihe. Dies führt dazu, daß auf entsprechenden Quer- bzw. Längsschliffen
– *Diazonien* und *Parazonien* sowie
– *Schreger-Hunter-Streifen*
zu erkennen sind
*Diazonien* sind Gebiete, in denen Bündel von Schmelzprismen quer, und *Parazonien*, in denen diese schräg oder längs geschnitten sind.
*Die Schreger-Hunter-Linien* sind nur polarisationsoptisch deutlich zu erfassen, v.a. auf Schliffen durch die innere Hälfte des Schmelzmantels. Es handelt sich um dunkle und helle Linien, senkrecht zur Schmelzoberfläche. Sie beruhen auf Interferenzerscheinungen an der Grenze von Dia- und Parazonien.
**Verkalkung.** Nicht überall ist Schmelz gleichmäßig verkalkt. Es gibt auch unvollständig mineralisierte und daher matrixreichere Prismenreihen. Sie bilden *Schmelzbüschel*, wenn sie nur das innere Drittel des Schmelzmantels durchziehen, oder *Schmelzlamellen*, wenn sie durch den gesamten Schmelz reichen. In diesen Gebieten können sich bei Karies Bakterien ansiedeln und damit Ausgangsorte für weitere Zahnschäden sein.
Schließlich lassen sich im Schmelzmantel bei der Untersuchung von Schmelzschliffen im durchfallenden Licht periodische Streifen nachweisen, die nach ihrem Entdecker als *Retzius-Streifen* bezeichnet werden. Diese Linien verlaufen von der Schmelz-Dentin-Grenze in schräger Richtung zur Kaufläche. Sie sind dadurch zustande gekommen, daß die Verkalkung des Schmelzes während der Entwicklung rhythmisch erfolgt ist (s. oben).

**Klinischer Hinweis.** Karies an der Zahnkrone beginnt mit einer Schädigung des Schmelzes. Von mechanischen Läsionen abgesehen, handelt es sich v.a. um Entkalkungsvorgänge an der Schmelzoberfläche durch Säuren (Milchsäure), die beim Saccharidabbau durch Bakterienenzyme entstehen.

### Dentin

Dentin, Zahnbein, ist härter als Knochen, aber weniger hart als Schmelz. Von seinem Feuchtgewicht machen etwa 70% anorganische Bestandteile, 20% die organische Matrix, und 10% Wasser aus. Unter den Mineralien überwiegen Kalzium und Phosphat (zusammen bis annähernd 50%), die in Form von Hydroxylapatitkristallen vorliegen (3–4 nm breit, 60–70 nm lang, 20–35 nm dick). Von der organischen Matrix bestehen ca. 90% aus Kollagen, der Rest aus nichtkollagener Grundsubstanz.

Charakteristisch für den histologischen Aufbau des Dentins sind **Dentinkanälchen** (Abb. 20.10). Sie verlaufen radiär, im Kronendentin S-förmig, im Wurzeldentin eher geradlinig. Die Dentinkanälchen enthalten **Odontoblastenfortsätze** *(Tomes-Fasern)* – der Zelleib der Odontoblasten liegt außerhalb des Dentins an der Pulpa-Dentin-Grenze (s. unten). Die Odontoblastenfortsätze können bis zu 5 µm lang sein; ihr Durchmesser nimmt in ihrem Verlauf ab, von 4–5 µm am Zelleib bis auf 0,5–1 µm am distalen Ende. Odontoblastenfortsätze haben Seitenäste, die mit denen von Nachbarfortsätzen in Kontakt stehen können. Im Manteldentin (unter dem Schmelz, s. unten) gabeln sich die Odontoblastenfortsätze und können die Schmelz-Dentin-Grenze überschreiten, so daß sie ein kurzes Stück in den Schmelz hineinragen. Odontoblastenfortsätze füllen die Dentinkanälchen nicht vollständig aus; vielmehr enthalten die Kanälchen noch etwas *Gewebeflüssigkeit* und *organische Strukturanteile* (Kollagenfibrillen, peritubuläre Dentinmatrix) und im inneren Drittel des Kronendentins vereinzelt Endäste sensibler Nerven.

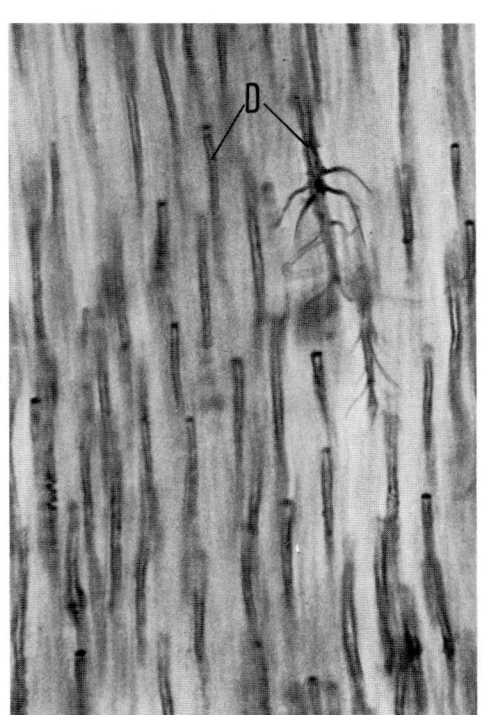

**Abb. 20.10.** Dentin mit Dentinkanälchen *(D)*, die stellenweise verzweigt sind. Entkalkter Zahn. HE. Vergr. 800fach

Das Dentin gliedert sich in
- **peritubuläres Dentin,**
- **intertubuläres Dentin,**
- **Manteldentin.**

Das **peritubuläre Dentin** umgibt die Dentinkanälchen. Es ist sehr dicht und homogen mineralisiert und es besitzt nur wenig organische Matrix und keine Kollagenfibrillen.

**Hinweis.** Bei der Entkalkung von Zähnen für histologische Zwecke geht das peritubuläre Dentin nahezu verloren, und die Dentinkanälchen erscheinen breiter, als sie in Wirklichkeit sind. Früher wurde dieser artifizielle Raum als *Neumann-Scheide* bezeichnet.

Das **intertubuläre Dentin** ist weniger dicht mineralisiert als das peritubuläre. Etwa je zur Hälfte seines Volumens besteht das intertubuläre Dentin aus Kollagenfasern (50%), die quer zu den Dentinkanälchen verlaufen, und Hydroxylapatitkristallen. Im intertubulären Dentin, insbesondere der Zahnwurzel, kommen unregelmäßig begrenzte, ungenügend verkalkte Bezirke vor. Es handelt sich um *Interglobulardentin* (s. oben, Abb. 20.11).

Das **Manteldentin** ist eine etwa 0,5 mm dicke Dentinschicht unter dem Schmelz bzw dem Zement. Es ist weniger dicht mineralisiert als das übrige Dentin, fällt aber sonst nur durch zahlreiche Gabelungen der Odontoblastenfortsätze auf (s. oben). Im Wurzelbereich treten im Manteldentin kleine, ungenügend mineralisierte Bezirke mit kollagenfibrillenreicher Matrix auf. Sie haben die Gestalt stark verkleinerten Interglobulardentins. Sie bilden die *Tomes-Körnerschicht.*

**Histophysiologischer Hinweis.** Dentin ist gegen viele Reize empfindlich, z.B. gegen Temperatur, Säure und Vibration. Möglicherweise wirken die Odontoblastenfortsätze als Rezeptoren. Außerdem lassen sich im Dentinbereich Schmerzempfindungen auslösen.

Bei Zähnen von Erwachsenen führt der Abbau von Schmelz oder Zement, z.B. durch Abnutzung (Alterung) oder Karies, zu einem reaktiven Wiederbeginn der Dentinbildung. Dabei kann es zur Einengung oder Obliteration der Dentinkanälchen kommen *(Sklerosierung).* Oder es bildet sich an der Dentin-Pulpa-Grenze (besonders bei Schneide- und Eckzähnen) zusätzliches Dentin, sog. *Sekundärdentin.* Dadurch verkleinert sich die Pulpahöhle, wobei insbesondere Wurzelkanäle enger werden können.

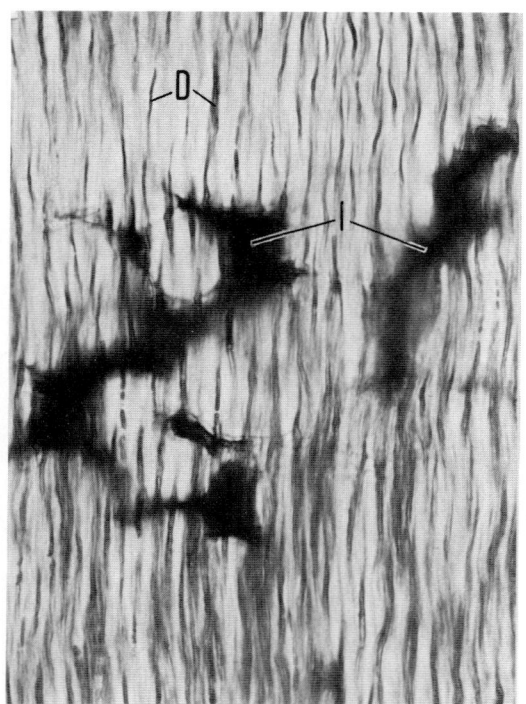

**Abb. 20.11.** Interglobulardentin *(I)*. *D* Dentinkanälchen. Entkalkter Zahn. HE. Vergr. 400fach

## Pulpa

Die Zahnpulpa besteht aus lockerem Bindegewebe. Hauptbestandteile sind dünne Kollagenfasern, die kein spezielles Muster bilden, und amorphe gelatinöse Interzellularsubstanz, v.a. Glykosaminoglykane. Es handelt sich um *gallertiges Bindegewebe* (S. 167).

Die wichtigsten Zellen der Pulpa sind *Odontoblasten, Fibroblasten, Ersatzzellen* und *Abwehrzellen.*

**Odontoblasten** bilden eine palisadenförmige Zellschicht an der Dentingrenze (Abb. 20.12; S. 474). Ihre Zellkörper sind unterschiedlich lang und so ineinander geschachtelt, daß eine scheinbare Mehrschichtigkeit entsteht. Untereinander stehen die Odontoblasten durch Desmosomen und Tight junctions in Verbindung. Ihr Zellkern liegt stets basal. Jeder Odontoblast besitzt apikal einen kräftigen **Fortsatz** *(Tomes-Faser,* s. oben), der in eines der benachbarten Dentinkanälchen eintritt.

Die größte Zellpopulation der Pulpa sind *Fibroblasten.* Außerdem kommen noch *undifferenzierte Mesenchymzellen* (Ersatzzellen) vor. Schließlich treten in der Pulpa *freie Bindegewebezellen* (Histiozyten, Monozyten, Lymphozy-

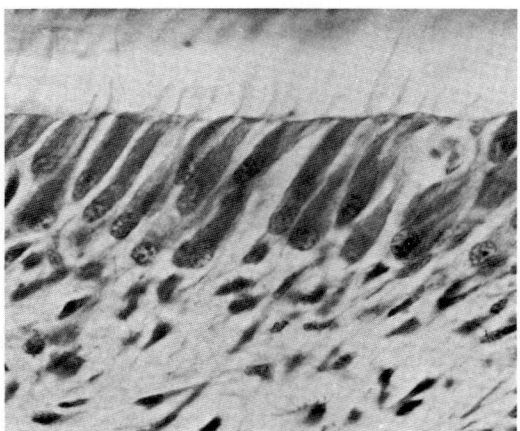

**Abb. 20.12.** Zahnpulpa. Unter dem Dentin (*oberer Bildteil*) liegen Odontoblasten, von denen Tomes-Fasern ausgehen. HE. Vergr. 400 fach

ten) auf, die der immunologischen Abwehr dienen.

**Gefäße, Nerven.** Die Pulpa ist reich vaskularisiert und inerviert. Die *Gefäße* bilden subodontoblastische Kapillarplexus.

*Nervenfasern* sind teils markhaltig, teils marklos. In der Kronenpulpa fächern sich die Nervenfasern stark auf, erreichen mit freien Nervenendigungen die Odontoblasten und können vereinzelt in Dentinkanälchen eintreten (s. oben). Die Zahnpulpa ist sehr schmerzempfindlich.

### Zahnhalteapparat

Zum Zahnhalteapparat, Parodontium, gehören (Abb. 20.6)
– **Zement,**
– **Periodontium,** Desmodontium,
– **Alveolarknochen.**

**Zement.** Das Zement bedeckt das Dentin der Zahnwurzel. Bei etwa 60% aller Zähne überlappt das Zement mit Zementzungen den Schmelz, wogegen bei 30% der Zähne Schmelz und Zement ohne Überlappung in Berührung stehen; bei etwa 10% der Zähne besteht zwischen Krone und Wurzel eine zement- und schmelzfreie Zwischenzone. An der Wurzelspitze reicht das Zement bis zu den Eingängen der Wurzelkanälchen. Zement kann sogar durch die Foramina apicalia dentis in die Pulpahöhle gelangen und Teile der Wände der apikalen Wurzelkanäle bedecken.

Zement ähnelt in seinem Aufbau dem Knochen. Seine wichtigsten Bestandteile sind *Zementzellen* (**Zementozyten**), *Kollagenfibrillen*

und *verkalkte Grundsubstanz*. Gefäße fehlen stets. Zwischen den Zementzonen gibt es jedoch Unterschiede. Es kommen vor
– *azelluläres-afibrilläres Zement,*
– *azelluläres-fibrilläres Zement,*
– *zelluläres-fibrilläres Zement.*

*Azelluläres-afibrilläres Zement* enthält weder Zementozyten noch Kollagenfasern. Es tritt lediglich am Schmelzrand auf.

*Azelluläres-fibrilläres Zement* ist ein Zement ohne Zementozyten, aber mit Kollagenfasern. Es überkleidet als dünne, 3–8 µm breite Schicht das gesamte Wurzeldentin von der Schmelz-ZementGrenze bis zur Wurzelspitze. Überlagert wird es in der apikalen Hälfte der Wurzel, manchmal auch im gesamten Wurzelbereich, von zellulärem-fibrillärem Zement.

*Zelluläres-fibrilläres Zement* ist besonders kräftig am apikalen Wurzelende sowie bei mehrwurzeligen Zähnen auf der Wurzelinnenseite entwickelt. Dieses Zement gleicht Geflechtknochen. Die Zementzellen, die morphologisch wie Osteozyten aussehen, liegen in Lakunen, die durch feine Kanälchen miteinander in Verbindung stehen. Die meisten Kanälchen sind desmodontal, d. h. auf das Periodontium hin gerichtet. Sie können aber auch mit Dentinkanälchen kommunizieren. Das Kollagen des Zements, das einen großen Volumenanteil des Zements einnimmt, bildet auf der periodontalen Seite ein Netzwerk oberflächenparalleler Fasern. Diese sind homogen mineralisiert und verflechten sich mit senkrecht zur Zahnoberfläche orientierten dicken Kollagenfasern (**Sharpey-Fasern**, s. unten), die aus dem Periodontium eintreten und im Zement befestigt sind.

Zement unterliegt einem dauernden Umbau. Es reagiert empfindlich auf Druck und Zug. Wenn das Periodontium zerstört ist, geht Zement zugrunde und wird resorbiert.

**Periodontium.** Das Periodontium (Desmodontium) füllt den Raum zwischen der Oberfläche des Zements und den umgebenden Alveolarfortsätzen. Es besteht aus dichtem, straffem Bindegewebe sowie verschiedenen Zellen. Außerdem kommen Nerven und Gefäße vor.

Bei dem Bindegewebe handelt es sich vorwiegend um Kollagen. Die Fasern – auch als **Sharpey-Fasern** bezeichnet – sind einerseits im Zement, andererseits im Alveolarknochen befestigt. Sie bilden im periodontalen Raum ein Geflecht sich kreuzender und untereinander verbundener Faserbündel.

Die *Kollagenfasern sind charakteristisch angeordnet.* Sie befestigen die Zähne und fangen

den Druck auf, dem die Zähne während des Kauens ausgesetzt sind. Dadurch wird vermieden, daß der Druck direkt auf den Knochen übertragen wird und es zur Knochenresorption kommt. Der Bindegewebeapparat des Periodontiums läßt eine geringe Beweglichkeit des Zahns in der Alveole zu, verhindert aber größere Verschiebungen.

*Die Bindegewebefasern verlaufen* im wesentlichen

- im oberen Abschnitt der Alveole horizontal; sie wirken Tangentialschüben entgegen,
- im Alveolarbecher von der Alveolarwand schräg, schließlich steil zum Zement hin absteigend; sie fangen im wesentlichen den Kaudruck auf und wirken dem Einpressen des Zahns in die Alveole entgegen,
- vom Alveolarrand zum Zahnhals aufsteigend; sie wirken Zugkräften nach außen entgegen.

Alle Fasern ziehen tangential (nicht radiär) zur Wurzeloberfläche und verhindern dadurch Rotationen der Zähne.

Schließlich gibt es Faserzüge

- von einem Zahn zum anderen über den Alveolarrand hinweg,
- vom Zement in die Gingiva, die ein kompliziertes System bilden.

Das Kollagen des Periodontiums hat viele lösliche Bestandteile – es ist bis zu einem gewissen Grade unreif – und hat, wie autoradiographisch nachgewiesen wurde, einen hohen Eiweißumsatz. Das Kollagen des Periodontiums wird laufend erneuert.

Bei den Zellen des Periodontiums handelt es sich um *Fibroblasten* -für den Kollagenersatz –, d.h. Zellen, aus denen Zementoblasten und Zementozyten bzw. Osteoblasten und Osteoklasten hervorgehen können, sowie um einzelne Epithelzellen als Reste der ehemaligen Epithelscheide (s. oben).

*Nerven, Gefäße.* Die *Nerven* des Periodontiums sind teilweise markhaltig, teils markfrei. Sie enden z.T. frei und sind durch Schmerzreize und Druck erregbar. – Das *Kapillarnetz* im Periodontium ist dicht. Seine Füllung unterliegt Schwankungen. Es wirkt als „Flüssigkeitskissen" beim Abfangen des Kaudrucks mit.

**Klinischer Hinweis**. Wegen des hohen Kollagenumsatzes ist das Periodontium sehr empfindlich gegen alle Umstände, die Einfluß auf die Eiweiß- bzw. Kollagensynthese nehmen. Hierzu gehören entzündliche Erkrankungen, aber auch Mangelzustände; chronischer Vitamin C-Mangel führt zum *Skorbut*. Nach ernsthaften Schädigungen des Periodontiums lockern sich die Zähne und können u. U. ausfallen.

**Alveolarknochen.** Hierbei handelt es sich um Teile des Os maxillare bzw. Os mandibulare. Alveolarknochen bilden keine geschlossene Wand, sondern sind feinlöchrig. Unter der Spitze der Zahnwurzel kommen außerdem feine Knochenkanälchen vor, durch die die zu den Zähnen hin bzw. von den Zähnen weg ziehenden Nerven und Gefäße verlaufen. Bei den Alveolarknochen handelt es sich um Lamellenknochen mit Osteonen und interstitiellen Lamellen. Etwa senkrecht zur Oberfläche treten in den Alveolarknochen Bündel von Sharpey-Fasern ein und befestigen sich dort.

**Klinischer Hinweis**. Der Zahnhalteapparat zeichnet sich insgesamt durch große Plastizität aus. Hiervon wird in der Kieferorthopädie Gebrauch gemacht, um Lage und Stellung der Zähne zu verändern.

**Zervikaler Gingivalsaum.** Zwischen Zahnoberfläche und Gingivalsaum befindet sich ein schmaler, häufig rinnenförmiger Spalt, *Sulcus gingivalis*. Seine Tiefe (bis zu 5 mm) und seine Gestaltung wechseln von Zahn zu Zahn. Begrenzt wird der Sulcus gingivalis von einem mehrschichtigen unverhornten Plattenepithel ohne Bindegewebepapillen. Das Sulcusepithel setzt sich in der Tiefe als Grenzepithel bis zum Oberrand des Zements fort und haftet dabei unmittelbar am Schmelz. Sulcusepithel und Grenzepithel zusammen bilden das *innere Saumepithel*, das seitlich in das *äußere Saumepithel* der Gingiva übergeht (S. 466).

**Klinischer Hinweis**. Im Sulcus gingivalis sammeln sich häufig Speisereste und Bakterien an. Es kann hier leicht zu Entzündungen und zur Ausbildung von *Zahnfleischtaschen* kommen.


## 20.2 Pharynx

Im Pharynx kreuzen sich Luft- und Speiseweg. Er verbindet Nasenhöhle und Larynx sowie Mundhöhle und Ösophagus. Der Abschnitt des Pharynx, der im Dienst der Atmung steht *(Pars nasalis pharyngis)*, wird von einem mehrreihigen unverhornten Flimmerepithel (respiratorisches Epithel, S. 439) ausgekleidet. Dort, wo gleichzeitig Nahrung durchgeleitet wird und damit die Oberfläche des Pharynx erhöhter mechanischer Beanspruchung ausgesetzt ist *(Pars oralis pharyngis, Pars laryngea pharyngis)*, liegt ein mehrschichtiges unverhorntes Plattenepithel vor. Unter dem Epithel befindet sich eine Schicht aus lockerem Bindegewebe

und besonders in den mittleren und unteren Abschnitten des Pharynx eine Schicht aus dichten, elastischen Fasern. In der Schleimhaut kommen fast rein *muköse Drüsen* vor und außerdem viel *lymphatisches Gewebe*, das in seiner Gesamtheit den lymphatischen Rachenring bildet (Einzelheiten zu den Tonsillen s. S. 355). Die Muskulatur des Pharynx ist quergestreift und wirkt insbesondere beim Schluckakt mit.

## 20.3 Allgemeines zum Wandbau und zur Histophysiologie des Verdauungskanals

Alle Abschnitte des Verdauungskanals – Ösophagus, Magen, Duodenum, Jejunum, Ileum, Kolon, Analkanal – haben im Prinzip einen gleichartigen Wandbau (Abb. 20.13). Dieser ist allerdings von Abschnitt zu Abschnitt modifiziert.
Gemeinsam sind folgende Schichten und Unterschichten:
- **Tunica mucosa**
  - *Epithelium mucosae,*
  - *Lamina propria mucosae,*
  - *Lamina muscularis mucosae,*
- **Tela submucosa,**
- **Tunica muscularis**
  - *Stratum circulare,*
  - *Stratum longitudinale,*
- **Tunica adventitia** bzw. **Tela subserosa,**
- **Tunica serosa**
  - *Lamina propria serosae,*
  - *Lamina epithelialis.*

**Tunica mucosa.** Das *Epithel* zeigt auffällige regionale Unterschiede; es ist den jeweiligen Anforderungen angepaßt. Im Ösophagus handelt es sich um ein mehrschichtiges unverhorntes Plattenepithel, das u.a. dem mechanischen Schutz dient. In allen folgenden Abschnitten ist das Epithel einschichtig hochprismatisch. Auch hier hat das Epithel Schutzfunktionen, die durch Schleimstoffe aus den exokrinen Drüsenzellen der Wände des Verdauungskanals unterstützt werden. Hinzu kommen im Darm und Dünndarm aus den Darmepithelzellen freigesetzte Verdauungsenzyme, die bei der Aufarbeitung der Speisen mitwirken. Im Dünn- bzw. Dickdarm überwiegt aber die Fähigkeit der meisten Darmepithelzellen, die enzymatisch abgebauten Grundbestandteile der Nahrung sowie Wasser und Mineralstoffe zu resorbieren. Insgesamt bilden die Darmepithelzellen ein transportierendes Epithel (S. 118). Eingestreut sind in das Epithel von Magen und Darm enteroendokrine Zellen, deren Hormone an der Regelung der Tätigkeit

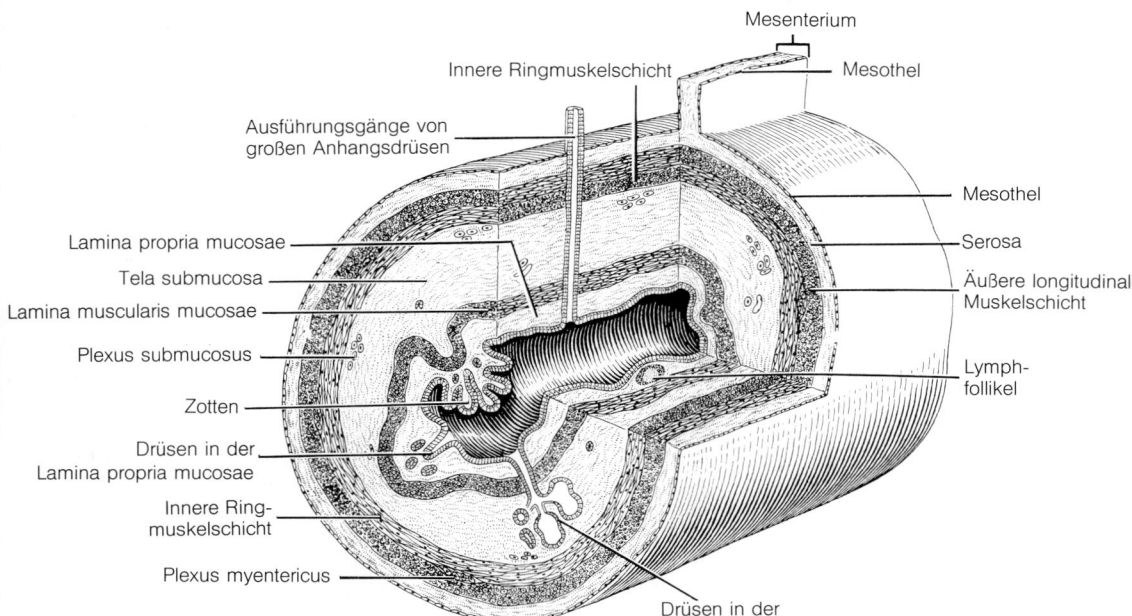

**Abb. 20.13.** Schema zum prinzipiellen Aufbau des Verdauungskanals. [Neu gezeichnet und wiedergegeben mit Erlaubnis von Bevelander G (1971) Outline of histology, 7th edn. Mosby, St. Louis]

der Darmwand und der großen Anhangsdrüsen der Verdauungsorgane (Kap. 21) beteiligt sind. Schließlich kommen im Epithel intraepitheliale Lymphozyten vor. Diese Zellen des darmassoziierten lymphatischen Systems wirken bei der Abwehr mit.

Die *Lamina propria mucosae* besteht aus lockerem Bindegewebe, enthält Drüsen und verfügt über zahlreiche Abwehrzellen – Lymphozyten kommen stellenweise in solitären Lymphfollikeln vor – sowie viele Blut- und Lymphgefäße. Außerdem kommen Nerven sowie vereinzelt glatte Muskelzellen vor. Wichtige Aufgaben der Lamina propria mucosae sind ihre Mitwirkung bei mechanischen Vorgängen in der Darmwand (z. B. Zottenpumpe, Gewebeverschiebungen) sowie durch ihre Anteile am darmassoziierten lymphatischen System bei der Abwehr.

Die *Lamina muscularis mucosae* ist eine zusammenhängende Schicht von in Spiralen verlaufenden glatten Muskelzellen, die die Tunica mucosa von der Tela submucosa trennt. Ihre Kontraktionen nehmen Einfluß auf Darmbewegungen.

**Tela submucosa.** Sie besteht aus lockerem Bindegewebe, das reich vaskularisiert und mit einem vegetativen Nervenplexus *(Plexus submucosus,* Meißner-Plexus) sowie einzelnen Nervenzellen ausgestattet ist. Ferner kommen in der Tela submucosa lymphatisches Gewebe und stellenweise Drüsen vor. Funktionell ist die Tela submucosa die wichtigste Verschiebeschicht der Darmwand. Im Dünndarm enthalten Lamina propia und Tela submucosa aggregierte Lymphozyten (Peyer Plaques) die ein

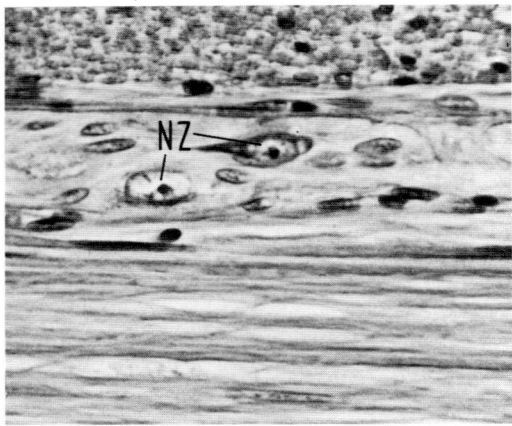

**Abb. 20.14.** Plexus myentericus mit Nervenzellen *(NZ).* Im *oberen* Bildteil quergeschnittene, im *unteren* longitudinal geschnittene Muskulatur. Vergr. 200 fach

wichtiger Ort des darmassoziierten lymphatischen Gewebes sind.

**Tunica muscularis.** Mit Ausnahme des oberen Drittels des Ösophagus (mit quergestreifter Muskulatur) besteht die Tunica muscularis aus glatten Muskelzellen. Die Muskelbündel bilden Spiralen mit zirkulären Verlaufsstrecken auf der der Tela submucosa zugewandten (inneren) Seite und longitudinalen Verlaufsstrecken auf der äußeren. In Querschnitten durch die Wand des Verdauungskanals entsteht der Eindruck von 2 gesonderten Schichten: innen ein *Stratum circulare,* außen ein *Stratum longitudinale.* Zwischen den Muskelschichten befindet sich eine schmale Bindegewebezone mit zahlreichen Blut- und Lymphgefäßen sowie dem nervösen *Plexus myentericus* (Auerbach Plexus) mit deutlich erkennbaren Nervenzellen (Abb. 20.14). Die Kontraktion der Muskelzellen der Tunica muscularis führt zu ausgiebigen Bewegungen der Verdauungsorgane. Diese dienen dem Transport ihres Inhalts und erhöhen die Effektivität der Verdauung.

**Tunica serosa, Tela subserosa, Tunica adventitia.** Eine *Tunica serosa* ist nur dort vorhanden, wo eine Abgrenzung gegenüber einer Leibeshöhle, praktisch gegenüber der Bauchhöhle (Abdomen), besteht. Die Tunica serosa weist an ihrer Oberfläche eine *Lamina epithelialis* aus einem einschichtigen Plattenepithel auf, das aus Mesenchym hervorgeht und als *Mesothel* bezeichnet wird (S. 144). Unter dem Mesothel liegt eine *Lamina propria serosa,* mit einem Netz längs- und querverlaufender elastischer Fasern. Die Tunica serosa verbindet sich durch subseröses Bindegewebe, *Tela subserosa,* mit der Tunica muscularis.

Dort, wo eine Serosa an der Oberfläche des Verdauungskanals fehlt, liegt lediglich eine *Tunica adventitia* vor, die für den Einbau des betreffenden Teilabschnitts des Verdauungskanals in die Umgebung sorgt (s. unten). Tela subserosa bzw. Tunica adventitia bestehen aus lockerem Bindegewebe, das zahlreiche größere Blut- und Lymphgefäße sowie Fettgewebe enthält; die beiden Schichten sind kaum voneinander zu trennen.

**Blutgefäße und Nerven.** Den Leitungsbahnen in den Wänden der Verdauungsorgane kommt große funktionelle Bedeutung für die geregelte Tätigkeit aller ihrer Abschnitte zu. Die Blutgefäße versorgen die Wände der Verdauungsorgane mit allen erforderlichen Stoffen, sind aber gleichzeitig zusammen mit den Lymphgefäßen die wichtigsten Wege für den Abtransport resorbierter Nährstoffe. Die Wände der Verdauungsorgane haben ein dichtes Gefäßnetz.

Gleichzeitig sind die Wände des Verdauungskanals reich innerviert. Die Nerven, zu denen der *Plexus submucosus* in der Tela submucosa und der *Plexus myentericus* im Bindegewebe der Tunica muscularis gehören, dienen v. a. der Koordination der Tätigkeit der Darmmuskulatur; sie nehmen aber auch auf die Sekretion exokriner und endokriner Drüsenzellen der Darmwand Einfluß.

## 20.4 Ösophagus

Dieser Teil des Verdauungskanals dient in erster Linie dem Transport von Mundinhalt zum Magen.

**Tunica mucosa.** Der Ösophagus wird von einem unverhornten mehrschichtigen *Plattenepithel* mit hohen Bindegewebepapillen ausgekleidet (Abb. 20.15). – In der **Lamina propria mucosae** kommen zusätzlich zu den üblichen Strukturen in der Nähe des Magens muköse *Glandulae oesophageae cardiacae* vor, die den Drüsen des Mageneinganges (Glandulae cardiacae, s. unten) ähneln. – Die *Lamina muscularis mucosae* ist relativ dick, besonders proximal (diagnostisch verwendbar). Ihre Muskelfasern verlaufen überwiegend in Längsrichtung.

Die **Tela submucosa** besteht v. a. aus lockerem Bindegewebe, das in den proximalen Ösophagusabschnitten zahlreiche muköse *Glandulae oesophageae propriae* enthält, die ihren Inhalt an die Oberfläche des Ösophagusepithels abgeben. Typisch sind außerdem viele Gefäße, v. a. Venen, die zusammen mit denen der Lamina propria Teile einer portokavalen Anastomose sind. Schließlich bildet die Tela submucosa zusammen mit der Tunica mucosa im ruhenden Ösophagus bis zu 10 Längsfalten, die beim Transport großer Bissen ausgeglichen werden.

Die **Tunica muscularis** besteht im oberen Drittel des Ösophagus aus quergestreifter, im mittleren Drittel sowohl aus quergestreifter als auch aus glatter, und im distalen Drittel nur aus glatter Muskulatur. Die Muskelfasern verlaufen in auf- und absteigenden Schrauben, teils im Uhrzeigersinn, teils entgegengerichtet. Dabei überkreuzen sie sich.

Magennahe wird der Ösophagus außen von einer **Serosa** bekleidet. Die übrigen Teile des Ösophagus sind über eine *Adventitia* mit dem umgebenden Gewebe verbunden.

**Histophysiologie.** Im Vordergrund steht die Tätigkeit der Muskulatur. Einerseits sorgt sie für einen Verschluß des Ösophagus, andererseits bei der Nahrungsaufnahme für einen Transport zerkleinerter und eingespeichelter Bissen aus dem Mund und dem Pharynx in den Magen. Proximal wird der Verschluß durch eine andauernde Kontraktion der Muskulatur der Ösophaguswand erreicht. Dadurch beträgt der Druck im Ösophagus hier 50–60 mm Hg. Mit Beginn des Schluckaktes erschlafft dann die (quergestreifte) Ösophagusmuskulatur des Ösophaguseinganges, so daß die Bissen ihre Wanderung in den Magen beginnen können. Für den Transport kommt es zu peristaltischen Wellen, die nach dem Schlucken über die Ösophaguswand ablaufen. Sie werden vom N. vagus gesteuert. Erleichtert wird der Ablauf der

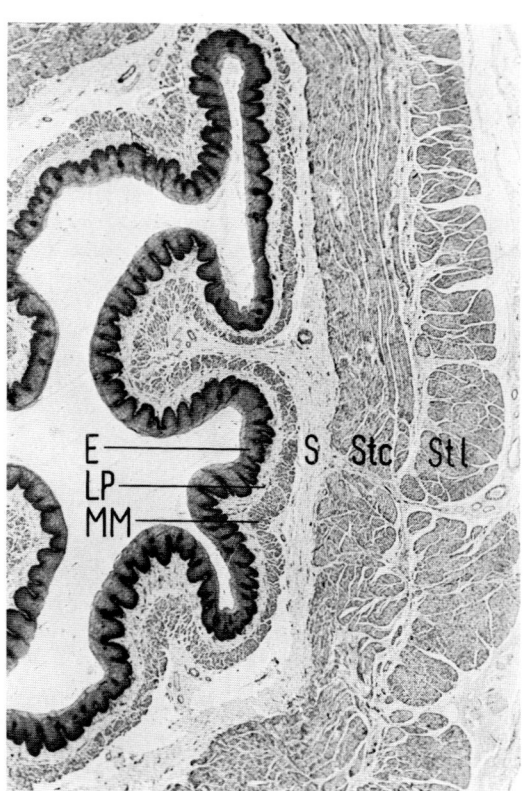

**Abb. 20.15.** Querschnitt durch einen Ösophagus. *E* Mehrschichtiges unverhorntes Plattenepithel, *LP* Lamina propria mucosae, *MM* Lamina muscularis mucosae, *S* Tela submucosa, *Stc* Stratum circulare (die zirkulär verlaufenden Fasern sind hier in Längsrichtung geschnitten); *Stl* Stratum longitudinale (die längsverlaufenden Fasern sind quer geschnitten). HE. Vergr. 100fach

Kontraktionswellen dadurch, daß die Muskulatur im mittleren Abschnitt des Ösophagus in der Regel nicht tonisiert ist. Der intraluminale Druck des Ösophagus entspricht hier dem intrathorakalen Druck, der dadurch mit einem Ballonkatheter im Ösophagus gemessen werden kann. – Am Übergang zum Magen liegt der *untere Ösophagussphinkter* (Kardiasphinkter). Er ist morphologisch nicht abgrenzbar, aber funktionell wirksam. Seine tonische Kontraktion sorgt hier für die Aufrechterhaltung eines intraluminalen Drucks, der höher ist als der des Magens. Dadurch wird ein Reflux von Mageninhalt in den Ösophagus verhindert.

**Klinischer Hinweis**. Für die Erschlaffung der Muskulatur spielen auch die intramuralen Ganglienzellen des Plexus myentericus eine wesentliche Rolle. Bei degenerativen Veränderungen und völligem Fehlen dieser Zellen im Bereich der Kardia fehlt die reflektorische Erschlaffung des unteren Ösophagussphinkter beim Schluckakt, so daß die Nahrung den Ösophagus nicht mehr verlassen kann *(Achalasie)*. Die Folge ist, daß rostrale Abschnitte des Ösophagus stark erweitert werden und die Muskulatur dort hypertrophiert.

# 20.5 Magen

Der Magen (Abb. 20.16) ist ein erweiterter Abschnitt des Verdauungskanals. Er ist in der Lage, bis zu einem gewissen Grad Nahrung *anzusammeln* und dient der *Verdauung*. In den Magen gelangte Nahrung wird vom Magensaft in eine visköse, breiige Masse *(Chymus)* verwandelt, die durch die Magensäure einen niedrigen pH-Wert erhält. Die Verdauungsenzyme des Magens bauen v. a. Proteine ab. Fette werden durch partielle Hydrolyse verflüssigt („Ölphase").
Gegenüber anderen Abschnitten des Verdauungskanals zeichnet sich der Magen durch eine 0,6–0,9 mm dicke, in Falten gelegte Schleimhaut, die ein die ganze Magenoberfläche bedeckendes Drüsenfeld bildet, und durch Dreischichtung der Muskulatur der Tunica muscularis aus. Im einzelnen sind folgende Besonderheiten zu beobachten:
**Mukosa. *Epithel.*** Gemeinsam ist allen Abschnitten des Magens ein *einschichtiges hochprismatisches Oberflächenepithel* aus *schleimsezernierenden, PAS-positiven Zellen*. Sie unterscheiden sich von Becherzellen dadurch, daß ihre Kerne nicht abgeflacht an der Zellbasis liegen, sondern rund sind und sich in der Zellmitte befinden. Der Feinbau der Oberflächenepithelzellen des Magens entspricht dem von Drüsenzellen. Ihr Sekret ist ein hochvisköser, nicht in Salzsäure löslicher Schleim. Er bedeckt die Magenoberfläche. Überlagert wird er von löslichem Schleim aus Isthmus- und Nebenzellen (s. unten). Untereinander sind die Oberflächenepithelzellen des Magens durch Verbindungskomplexe (Tight junctions, Desmosomen) fest verknüpft. Insgesamt bilden Schleim und Epithel eine wirksame Barriere gegenüber dem Mageninhalt.
Die Oberfläche des Magens ist reliefartig uneben. Dies kommt durch zahlreiche gröbere und feinere *Falten* und *Furchen* zustande (Einzelheiten s. Lehrbücher der Anatomie). Die feinsten Falten sind die *Plicae villosae*. Zwischen ihnen öffnen sich feine Magengruben, **Foveolae gastricae**, die in die **Magendrüsen** führen (etwa 100 Drüsenmündungen pro mm$^2$ Schleimhautoberfläche). Die Magendrüsen unterscheiden sich in den verschiedenen Magenabschnitten sowohl morphologisch als auch funktionell erheblich voneinander (s. unten). Gemeinsam ist ihnen jedoch, daß sie tubuläre Einzeldrüsen sind, in der Lamina propria liegen und nirgends die Lamina muscularis mucosae überschreiten.
Die *Lamina propria mucosae* besteht aus dicht gewirktem Bindegewebe und ist zellreich. Sie enthält viele kollagene und elastische Fasern und außerdem in größerer Zahl Lymphozyten, häufig Lymphfollikel, Plasmazellen, eosinophile Granulozyten und Mastzellen. Ferner ist sie gefäßreich und besitzt Nerven.
Die *Lamina muscularis mucosae* setzt sich aus 2–3 Muskelschichten zusammen, von der einzelne senkrecht verlaufende Fasern in die Lamina propria eindringen. Die Muskulatur der Lamina muscularis mucosae nimmt Einfluß auf das Faltenrelief der Magenoberfläche.
Die **Tela submucosa** ist die eigentliche Verschiebeschicht des Magens. Sie besteht aus lockerem Bindegewebe und enthält zahlreiche Blut- und Lymphgefäße. Außerdem kommen Lymphozyten und Mastzellen vor. Stellenweise treten auch hier, besonders nach Reizung der Magenschleimhaut, Lymphfollikel auf.
Die **Tunica muscularis** besteht aus Bündeln glatter Muskelfasern, die in 3 Hauptrichtungen verlaufen; sie bilden ein äußeres *Stratum longitudinale*, ein mittleres *Stratum circulare* und innere *Fibrae obliquae*.
**Serosa**. Außen wird der Magen von einer dünnen *Serosa mit Mesothel* bedeckt.

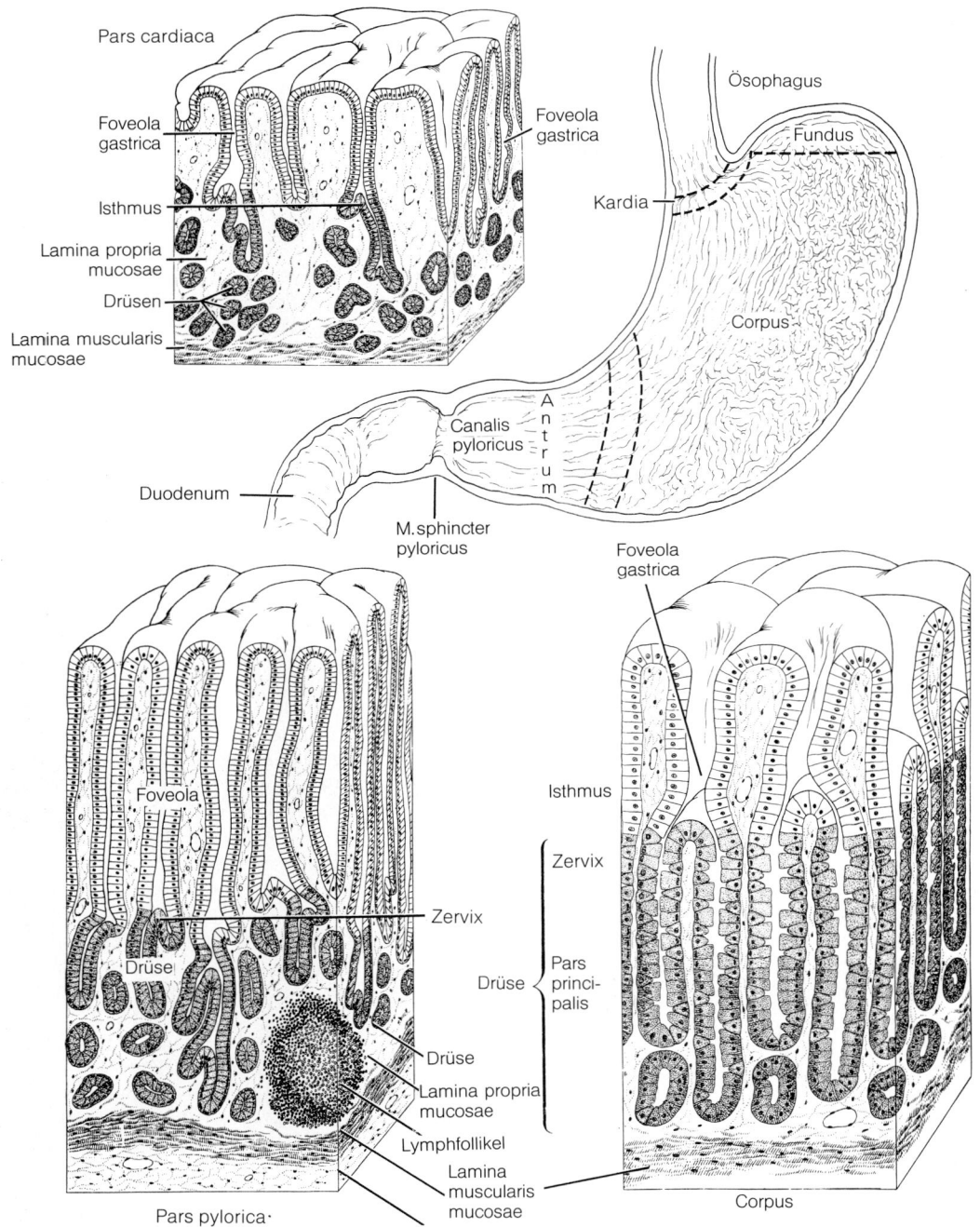

**Abb. 20.16.**  Schema zur Histologie des Magens

## 20.5.1 Pars cardiaca

Der Magen gliedert sich aufgrund feinerer histologischer Unterschiede in (Abb. 20.16)
- **Pars cardiaca,**
- **Fundus gastricus** und **Corpus gastricum,**
- **Pars pylorica.**

Die **Pars cardiaca** (Abb. 20.16 und 20.17) ist ein schmaler, ringförmiger, 1–2 cm breiter Schleimhautstreifen am Mageneingang. Ihre Lamina propria mucosae enthält in der Regel locker gelagerte, stark verzweigte, tubuläre Drüsen **(Glandulae cardiacae)**, die von unregelmäßig gestalteten Foveolae gastricae ausgehen. Die Endabschnitte der Drüsen sind häufig gewunden und haben oft ein größeres Lumen. Die Drüsenzellen der Glandulae cardiacae produzieren *Schleim* und wahrscheinlich das Enzym *Lysozym*.

## 20.5.2 Fundus gastricus und Corpus gastricum

Charakteristisch für Fundus und Corpus des Magens sind **Glandulae gastricae propriae** *(Hauptdrüsen;* Abb. 20.16 und 20.18). Sie bestehen aus langen, gestreckten, nur am Ende geringgradig gewundenen, wenig verzweigten Tubuli mit engem Lumen (2–6 μm). Sie liegen dicht gedrängt nebeneinander und münden häufig zu mehreren unter Zwischenschaltung einer Zervix in Foveolae gastricae. Die Tubuli der Magendrüsen lassen sich in 3 Abschnitte unterteilen und verfügen insgesamt über 5 Zellarten, von denen einige in bestimmten Drüsenabschnitten vorherrschen:

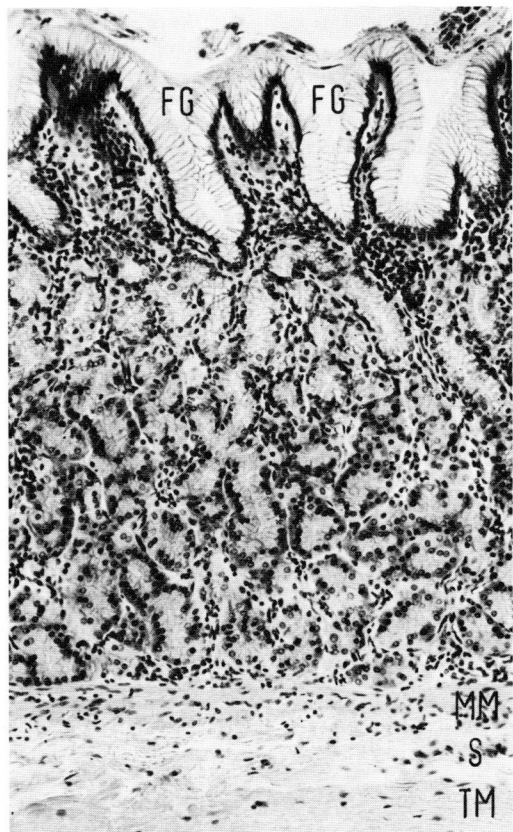

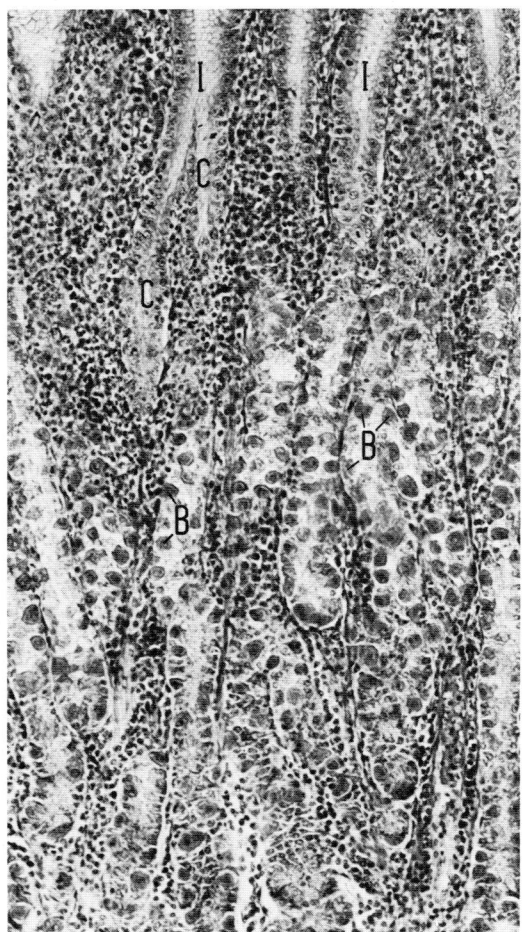

**Abb. 20.17.** Pars cardiaca. Von unregelmäßig gestalteten Foveolae gastricae *(FG)* gehen stark verzweigte tubuläre Schleimdrüsen, Glandulae cardiacae, aus. *MM* Lamina muscularis mucosae. *S* Tela submucosa, *TM* Tunica muscularis. HE. Vergr. 50 fach

**Abb. 20.18.** Corpus gastricum. Glandulae gastricae propriae, Hauptdrüsen. Die Drüsen bestehen aus langen, gestreckten, nur am Ende geringgradig gewundenen Tubuli, die dicht gedrängt nebeneinander liegen. *I* Isthmus, *C* Zervix, *B* Belegzellen. Azan. Vergr. 100 fach

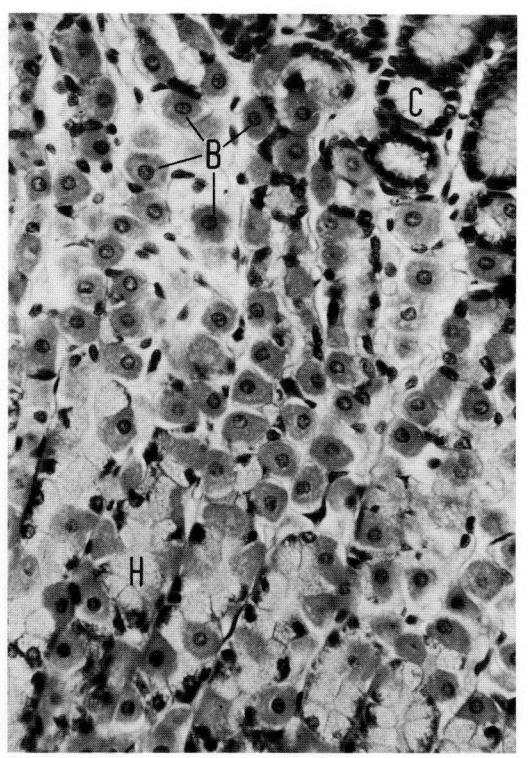

**Abb. 20.19.** Glandulae gastricae propriae, Pars principalis mit Hauptzellen *(H)* und Belegzellen *(B)*. *C* Anschnitt einer Zervix. Azan. Vergr. 200fach

◄ ─────────────────────

**Abb. 20.20.** Belegzelle. Das Schema zeigt verschiedene Funktionsstadien. **Links** Ruhephase, **rechts** Aktive Phase. *IC* intrazelluläre Canaliculi, *TV* tubulovesikuläre Strukturen im Zytoplasma der ruhenden Belegzelle. Bei Aktivierung der Zelle entstehen daraus Mikrovilli *(MV)*, die in die intrazellulären Canaliculi hineinragen. *G* Golgi-Apparat, *M* Mitochondrien. [Die Zeichnung wurde zusammengestellt aufgrund der Arbeit von Ito S, Schofield GC (1974) Studies on the depletion and accumulation of microvilli and changes in the tubovesicular compartment of mouse parietal cells in relation to gastric acid secretion. J Cell Biol 63: 364]

▼

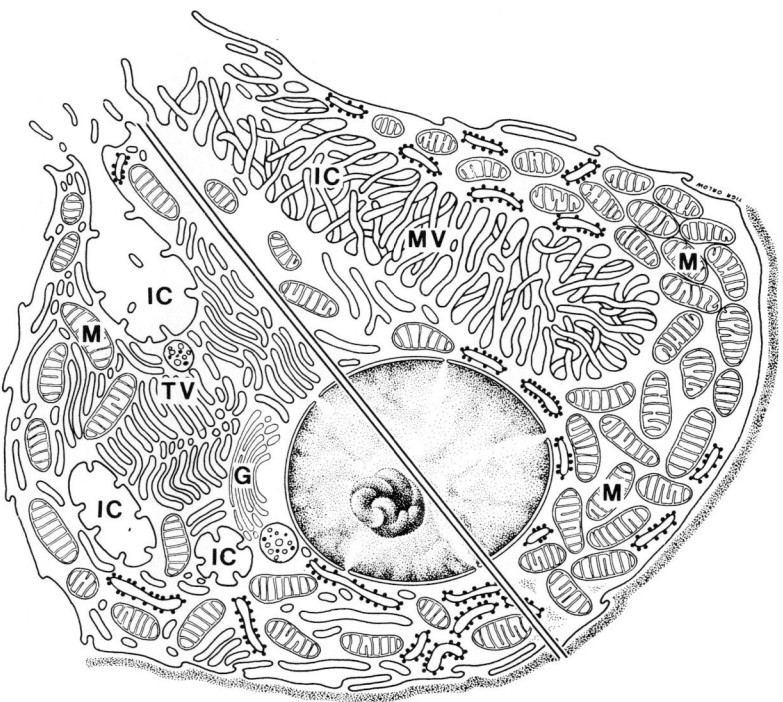

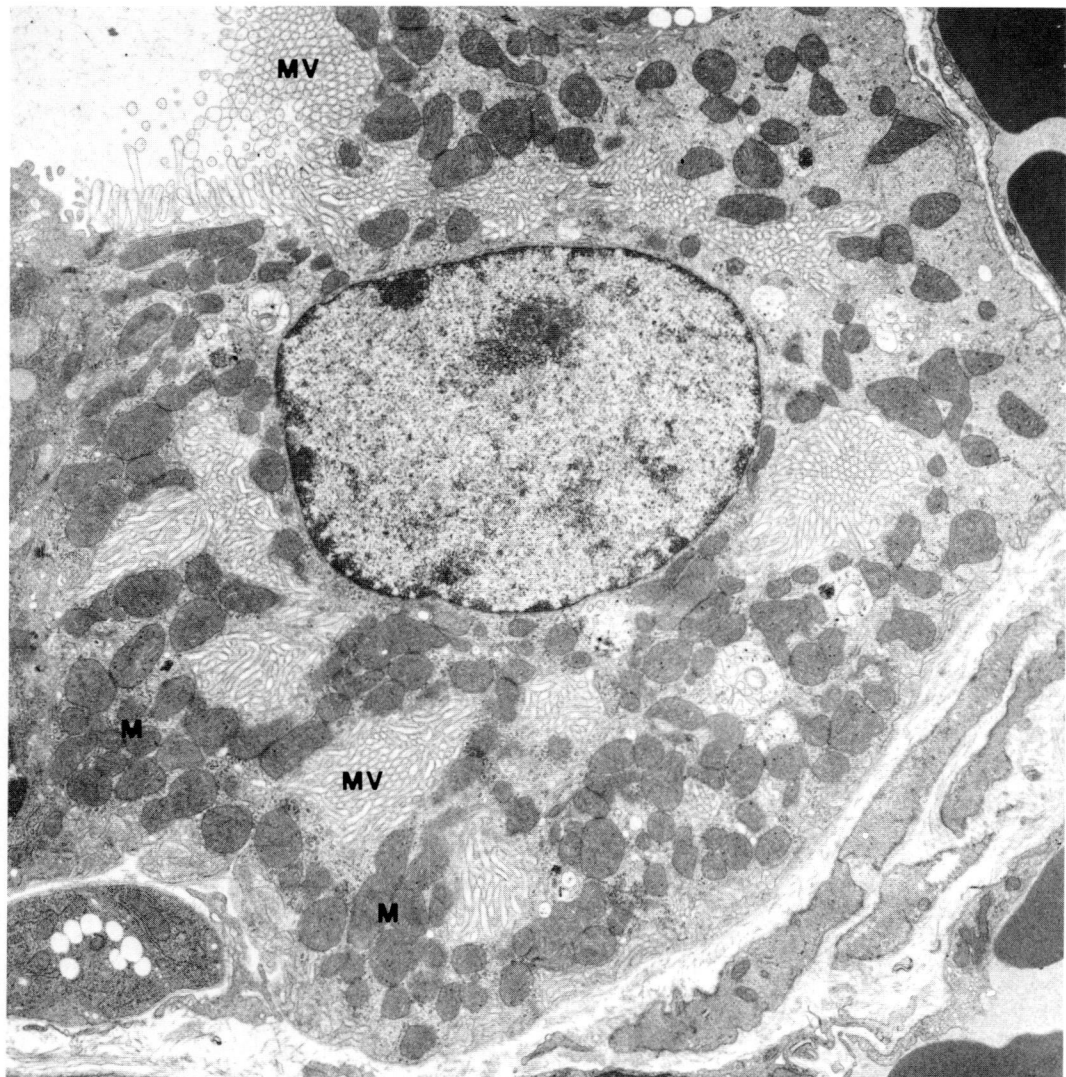

**Abb. 20.21.** Elektronenmikroskopische Aufnahme einer aktiven Belegzelle. Die Mikrovilli *(MV)* ragen in die intrazellulären Canaliculi hinein. (*M* Mitochondrien). Vergr. 10.000 fach (Freundlichst überlassen von Ito S.)

– **Isthmus**
  • *Schleimzellen,*
– **Zervix,** *Hals,*
  • *Nebenzellen,*
– **Pars principalis** (*Mittelstück* und *Drüsengrund*)
  • *Belegzellen,*
  • *Hauptzellen,*
  • *endokrine Zellen.*

**Schleimzellen des Isthmus.** Der Isthmus der Magendrüsen ist der Abschnitt, der in der Tiefe der Foveolae gastricae den Übergang in den eigentlichen Drüsentubulus bildet (Abb. 20.16 und 20.18). Die Isthmuszellen gehen kontinuierlich in die Zellen des Oberflächenepithels über, sind jedoch niedriger als diese. Gemeinsam produzieren Isthmus- und Oberflächenepithelzellen einen neutralen Schleim, der die „Schleimbarriere" an der Magenoberfläche bildet (s. oben). Die Isthmuszellen gehen wahrscheinlich durch Mitose aus schmalen, undifferenzierten Zellen der Halsregion hervor, die langsam zum Oberflächenepithel hin wandern.

**Nebenzellen.** Die Zellen liegen einzeln oder in Gruppen zwischen Belegzellen, die bereits im Halsteil der Magendrüsen vorkommen, einem Abschnitt kurz vor Einmündung des Tubulus in eine Foveola gastrica (Abb. 20.16 und 20.18). Obgleich die Nebenzellen ähnlich den Isthmus- und Oberflächenepithelzellen Schleim bilden, unterscheiden sie sich doch morphologisch und histochemisch von diesen. Die Nebenzellen haben eine unregelmäßige Form und ihre *Kerne liegen basal*. Lateral kommen zahlreiche Interdigitationen mit Nachbarzellen und Desmosomen vor. Unter der apikalen Oberfläche liegen zahlreiche ovale und runde Granula. Die Nebenzellen färben sich intensiv mit PAS und Muzikarmin. Ihr Schleim ist sauer und leichter löslich als der der Isthmus- und Oberflächenepithelzellen.

**Belegzellen.** Die Belegzellen dominieren im mittleren gestreckten Teil der Magendrüsen (Abb. 20.18). Bei entsprechenden Färbungen tritt dadurch eine belegzellreiche Zone in der Magenschleimhaut deutlich hervor. Außerdem kommen Belegzellen in geringer Zahl in der Zervix und im Grund der Magendrüsen vor.

Belegzellen sind rund oder pyramidenförmig, haben einen zentral gelegenen, runden Zellkern und intensiv anfärbbares eosinophiles Zytoplasma (Abb. 20.19). Sie liegen stets breit der Basalmembran der Drüsenschläuche an. Elektronenmikroskopisch zeichnen sich Belegzellen aus durch (Abb. 20.20–20.22):

– *intrazelluläre Canaliculi*, die tiefe Einstülpungen in das apikale Zytoplasma bilden,
– auffällig viele *cristaereiche Mitochondrien* und an der Zellbasis einen großen Golgi-Apparat (Sekretgranula kommen nicht vor),
– *tubulovesikuläre Strukturen* unter dem apikalen Plasmalemm bei ruhenden Belegzellen. Nach Aktivierung der Belegzellen verschmelzen die tubulovesikulären Strukturen mit der Zellmembran und bilden *Mikrovilli* (Abb. 20.20). Bei diesen Umbauvorgängen dürften *Aktinfilamente*, die zwischen den tubulovesikulären Strukturen verlaufen, eine wichtige Rolle spielen.

Belegzellen bilden *Salzsäure* und *Intrinsicfactor* (s. unten).

**Hauptzellen** (Abb. 20.19 und 20.22) herrschen in den unteren Abschnitten der Hauptdrüsen vor. Sie sind *basophil* und haben den Feinbau von proteinsynthetisierenden Zellen, z.B. besitzen sie viel RER, einen deutlichen Golgi-Apparat, apikale Sekretgranula usw. Die Hauptzellen des Magens bilden *Pepsinogen* (Vorstufe des Enzyms Pepsin) und *Lipase*.

**Endokrine Zellen.** In der Schleimhaut des Magenfundus kommen verschiedene Typen endokriner Zellen vor, die alle auch in der Dünndarmschleimhaut auftreten. Die wichtigsten sind *enterochromaffine (EC) Zellen* (Abb. 20.22) und *D-Zellen*. Hinzu kommen *enteroglukagonbildende A-Zellen*, *vasoaktives intestinales Polypeptid (VIP) bildende D$_2$-Zellen* und Zellen, die eine gewisse Ähnlichkeit mit EC-Zellen aufweisen: *enterochromaffin like cells, ECL-Zellen*. EC-Zellen kommen etwas vermehrt in den basalen Drüsenabschnitten zwischen Hauptzellen gelegen vor; in den Mittelstücken sind sie selten (weitere Einzelheiten S. 503).

### 20.5.3 Pars pylorica

Die Pars pylorica befindet sich am Magenausgang, am Übergang zum Duodenum. Zu ihr gehören das *Antrum pyloricum* und der *Canalis pyloricus*. Die Pars pylorica beginnt etwa 10 cm vor dem Pylorus und nimmt etwa 15% der Magenoberfläche ein.

Die Schleimhaut der Pars pylorica zeigt besonders tiefe Foveolae gastricae, in die sich kurze, gewundene Drüsentubuli mit verzweigten Endteilen und weitem Lumen (20–80 μm) öffnen (Abb. 20.23). Sie liegen relativ locker. Ihre Drüsenzellen produzieren Schleim, der in größerer Menge das Enzym Lysozym enthält.

Zwischen den schleimbildenden Zellen liegen **Gastrin-(G-)Zellen**. Hierbei handelt es sich um enterohormonale Zellen, die *Gastrin* produzieren, ein Hormon, das die Säuresekretion der Belegzellen des Magens stimuliert. Die Zellen fallen durch einen elliptischen Zellkern mit deutlichem Nukleolus auf. Sie haben einen großen Golgi-Apparat, relativ viele Ribosomen und v.a. zahlreiche Sekretgranula (Durchmesser etwa 0,3 μm), die ihren Inhalt nach basal in die Lamina propria abgeben.

**Hinweis.** Gastrinzellen sind kaum mit üblichen färberisch-histologischen Methoden zu erfassen, wohl aber enzymhistochemisch und v.a. immunhistochemisch.

Im Übergangsgebiet zum Duodenum können in der Schleimhaut der Pars pylorica vereinzelt Becherzellen vorkommen.

**Abb. 20.22.** Querschnitt durch eine Glandula gastrica propria (elektronenmikroskopische Aufnahme). Zu erkennen sind Hauptzellen (mit viel RER), Belegzellen (mit vielen Mitochondrien) und eine chromaffine Zelle (mit Sekretgranula). Vergr. 5.300fach

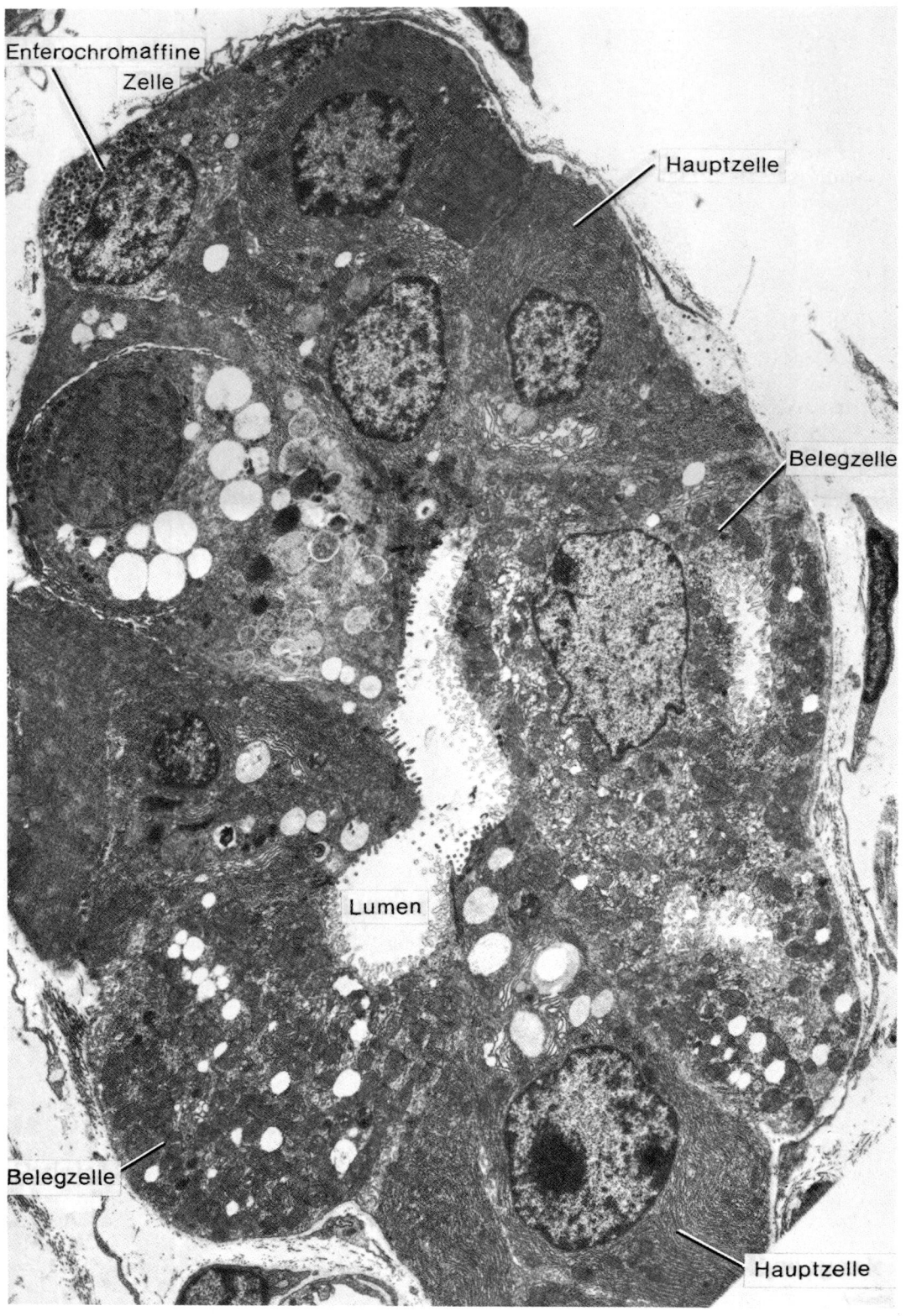

Enterochromaffine Zelle

Hauptzelle

Belegzelle

Belegzelle

Lumen

Hauptzelle

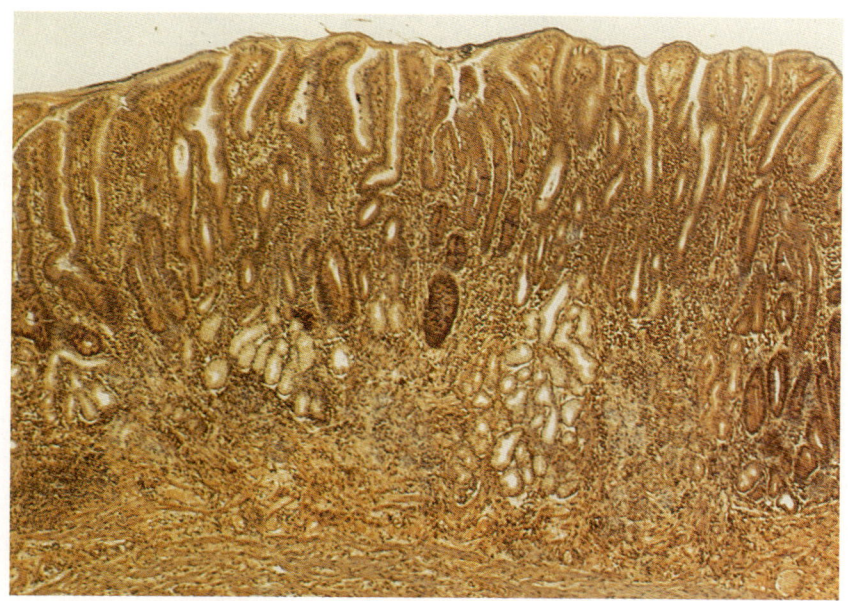

**Abb. 20.23.** Pars pylorica. Von tiefen Foveolae gastricae gehen kurze, gewundene Tubuli mit verzweigten Endabschnitten aus. Färbung: Hämatoxylin-Benzopurpurin. Vergr. 50 fach

## 20.5.4 Differentialdiagnose

Die Drüsen der **Pars cardiaca**
– gehen von unregelmäßig gestalteten Foveolae gastricae aus,
– liegen locker,
– sind häufig gewunden,
– haben ein großes Lumen,
– produzieren v. a. Schleim.

Die Drüsen des **Corpus gastricum**
– stehen eng,
– sind langgestreckt,
– sind am Ende geringgradig gewunden,
– sind wenig verzweigt,
– haben ein enges Lumen,
– haben Schleimzellen, Nebenzellen, Belegzellen, Hauptzellen, endokrine Zellen (u. a. EC-, D-Zellen),
– produzieren v. a. Schleim, Salzsäure, Intrinsicfactor, Pepsinogen, Serotonin.

Die Drüsen der **Pars pylorica**
– liegen locker,
– gehen von tiefen Foveolae gastricae aus,
– haben kurze, gewundene Tubuli,
– sind am Ende verzweigt,
– haben ein weites Lumen,
– führen Schleimzellen, endokrine Zellen (u. a. G-, EC-, D-Zellen),
– bilden v. a. Schleim, Gastrin, Serotonin.

## 20.5.5 Histophysiologie

Im Magen beginnt die eigentliche Verdauung. Hier wird die im Mund zerkleinerte und eingespeichelte Nahrung weiter verdünnt, chemisch homogenisiert, und mit den Magenenzymen vermischt. Die von den Belegzellen in der Magenschleimhaut gebildete Salzsäure schafft ein für die eiweißabbauenden Enzyme geeignetes Reaktionsmilieu und wirkt außerdem bakterizid. Zu unterscheiden sind *Ruhephasen*, in denen die Schleimsekretion überwiegt, und *aktive Phasen*, in denen die Bildung von Salzsäure und Enzymen im Vordergrund steht.

**Magenschleim.** Der Magenschleim besteht hauptsächlich aus hochmolekularen Glykoproteinen mit einem hohen Bestand an Aminozuckern und Hexosen sowie mit Sialinsäure. Durch negative Ladungsverteilung an der Oberfläche der Moleküle wirken die Schleimstoffe als Polyanionen. An der Oberfläche der Epithelzellen des Magens bildet der Schleim eine hochvisköse festhaftende Schicht, die von einer leichter löslichen Schleimschicht überlagert wird (s. oben). Der Magenschleim selbst ist in der aktiven Phase der Magentätigkeit dünnflüssig und dient als Lösungsmittel für Nahrung und Drüsenprodukte. Die Schutzwirkung des Schleims an der Epitheloberfläche

gegenüber dem sauren Mageninhalt kommt u.a. dadurch zustande, daß zur Pufferung der $H^+$-Ionen des Magensaftes von der Mukosa aktiv $HCO_3^-$ sezerniert wird.

**Klinischer Hinweis.** Ist der Bikarbonatschutz der Mukosa gestört, kann die Schleimbarriere durchbrochen und die Epithelzellen können angegriffen werden. Es kann zum Magengeschwür kommen. Zur Schädigung der Schleimbarriere können auch manche Pharmaka beitragen (z.B. Salizylate, Kortikoide).

**Salzsäurebildung.** Die Salzsäurebildung ist an die Tätigkeit der Belegzellen gebunden. Sie erfolgt jedoch nicht innerhalb der Belegzellen, sondern *an deren Oberfläche.* Während der HCl-Sekretion entfalten sich die Canaliculi (S. 490) stark. Dadurch vergrößert sich die Oberfläche der Belegzellen beträchtlich. Der Magensaft bekommt bei maximaler HCl-Sekretion einen pH-Wert um 1,0, der jedoch durch den Speisebrei auf 1,8–3,5 gepuffert wird. Das Zytoplasma der Belegzellen hat – wie das jeder anderen Zelle auch – einen neutralen pH-Wert; deswegen ist die Eosinophilie der Belegzellen *nicht* Ausdruck erhöhter Azidität des Zytoplasmas. Die Belegzellen sind jedoch in der Lage, durch aktiven Transport entgegen einem hohen Konzentrationsgefälle $H^+$ und $Cl^-$ durch die Zellmembran ins Drüsenlumen abzugeben. Hierbei handelt es sich um energieverbrauchende Vorgänge, die den hohen Mitochondrienbestand der Belegzellen erklären. Die Chloridionen stammen aus dem Blut, wogegen die Wasserstoffionen in den Belegzellen selbst freigesetzt werden. Für jedes ins Drüsenlumen abgegebene $H^+$-Ion verläßt ein $HCO_3^-$-Ion die Zelle auf der entgegengesetzten Seite. Histochemisch kann in Belegzellen das Enzym *Karboanhydrase* in hoher Aktivität nachgewiesen werden, das die Bildung von $HCO_3^-$ katalysiert. Die gebildete Salzsäure denaturiert die Eiweißkörper der aufgenommenen Nahrung und optimiert den pH-Wert für die Aktivität des Pepsins (pH 1–3). Sie wirkt außerdem bakterizid.

**Intrinsicfactor.** Die Bildung des Intrinsicfactors ist gleichfalls eine Aufgabe der Belegzellen. Der Intrinsicfactor ist ein speziesspezifisches Glykoprotein mit einem Molekulargewicht von etwa 50.000. Er ist für die Resorption von lebenswichtigem Vitamin $B_{12}$ durch die Enterozyten des Ileums unerläßlich. Hierzu wird der Intrinsicfactor an spezifische Rezeptoren der Enterozyten gebunden. Vitamin $B_{12}$ ist u.a. für die Erythropoese essentiell.

**Klinischer Hinweis.** Fehlt Intrinsicfactor, kommt es infolge der Unfähigkeit der Darmschleimhaut, Vitamin $B_{12}$ ohne Intrinsicfactor zu resorbieren, zu Störungen bei der Erythrozytenbildung. Die Erkrankung, die dabei entsteht, ist die *perniziöse Anämie.* Sie kann die Folge einer atrophischen Gastritis sein. Perniziöse Anämie tritt aber auch auf, wenn im Organismus Antikörper gegen Proteine der Belegzellen gebildet werden; dann handelt es sich um eine Autoimmunerkrankung.

**Pepsin.** Pepsin ist eine Endoprotease, die ihr pH-Optimum zwischen 1,8 und 3,5 besitzt. In den Granula der **Hauptzellen** der Glandulae propriae gastricae kommt das Proenzym *Pepsinogen* vor, das, nachdem es ins Magenlumen gelangt ist, im sauren Milieu des Mageninhalts durch Abspaltung mehrerer Peptide in Pepsin umgewandelt wird. Pepsin baut Proteine zu Polypeptiden mit Molekulargewichten zwischen 600 und 3.000 ab und leitet damit den Abbau der Nahrungsproteine ein.

Außer Pepsin treten im Magensaft *Gastricsin*, das beim Abbau von Milcheiweiß mitwirkt, und das Glykoprotein *Gastroferrin* auf, das eine Menge Eisen-II-Ionen binden kann. Schließlich kommt noch eine *Magenlipase* vor, die jedoch beim Erwachsenen keine Rolle spielt.

**Magensaftsekretion.** Die Magensaftsekretion (bis zu 2 l/Tag) wird reflektorisch-nerval und hormonal gesteuert.

Die *nervale Steuerung* der Magensaftsekretion erfolgt über den N. vagus (nervöse Phase der Verdauung). Letztlich kommt es – möglicherweise unter Mitwirkung von Interneuronen, die als lokale Rezeptorzellen tätig sind – zur Freisetzung von *Acetylcholin,* das direkt alle Drüsenzellen des Magens – einschließlich der Gastrinzellen – aktiviert. Offenbar wird die Wirkung des Acetylcholins durch verschiedene Neuropeptide moduliert.

Die *hormonale Steuerung* geht auf **Gastrin** zurück, das in den G-Zellen der Antrumschleimhaut gebildet wird. Es wirkt auf dem Blutweg auf die Belegzellen und lenkt die gastrische Phase der Verdauung ein. Die Gastrinzellen ihrerseits stehen unter dem Einfluß von *Acetylcholin,* das die Sekretion anregt. Gefördert wird die Freisetzung von Gastrin aber auch mechanisch (Dehnung) und chemisch (Alkohol, Peptide, Aminosäuren u.a.).

Zu einer Hemmung der Magensaftsekretion (und -motorik) durch die G-Zellen kommt es durch einen pH-Wert des Mageninhalts unter 2,5 im Antrum sowie durch die Wirkung verschiedener *Enterohormone,* die teilweise im

Magen *und* Dünndarm (*Somatostatin, vaso-aktives intestinales Polypeptid*), teilweise nur im Dünndarm gebildet werden (*Sekretin, Cholezystokinin-Pankreozymin*).

Die Freisetzung der Enterohormone im Duodenum löst ein niedriger pH-Wert und Fett im duodenalen Speisebrei aus. Damit paßt das Duodenum Menge und Zusammensetzung des vom Magen kommenden Speisebreis seinen Bedürfnissen an.

Außer Gastrin wirkt auch *Histamin* auf die HCl-Sekretion. Es wird von den Mastzellen der Mukosa der Magenwand freigesetzt und fördert die HCl-Bildung. Die Tätigkeit der Mastzellen wird durch Acetylcholin aktiviert.

**Magenmotorik**. Sie geht auf die Tätigkeit der Magenmuskulatur zurück und dient der Durchmischung und dem Transport der Nahrung. Im mittleren Teil des Corpus gastricum liegen sog. *Schrittmacherzellen*, von denen, ähnlich wie beim Herzen, die Erregung für peristaltische Kontraktionen ausgeht. Die Amplitude der Einschnürungen (Ringmuskulatur) ist sehr gering; die Kontraktionswellen starten etwa alle 20 s und dienen der Vermischung der epithelnahen Nahrungsschichten mit dem Magensaft. Die Entleerung des Magens beginnt im Pyloruskanal mit einer kräftigen Kontraktion der Ringmuskulatur an der Grenze zwischen Fundus und Corpus des Magens. Kreuzende Muskelfaserbündel verkürzen dann den Canalis pyloricus und der Speisebrei gelangt ins Duodenum.

Ausgelöst und gesteuert wird die Magenmotorik durch Dehnung der Magenwand über *Dehnungsrezeptoren* (bipolare Nervenzellen im Plexus submucosus?) und *Afferenzen des N. vagus* aus der Duodenalschleimhaut. Zusätzlich wird die Magenentleerung *hormonell* beeinflußt [Gastrin, Motilin, gastric inhibitory peptide (GIP), Somatostatin]. Hieran ist auch das von den EC-Zellen gebildete Serotonin durch Steigerung der Motilität der Magenmuskulatur beteiligt. – Für die Magenmotorik spielt neben rhythmischen Kontraktionen auch eine vagal unterhaltene Grundtonisierung der Magenwand eine wesentliche Rolle. Die vagale Innervation des Magens ist für die Regulation des Tonus und die Peristaltik unbedingt erforderlich (Einzelheiten s. Lehrbücher der Physiologie).

**Zellersatz**. Die Oberflächenepithelzellen des Magens sind kurzlebig und werden laufend ins Lumen abgestoßen. Ersetzt werden sie von *Zellen aus dem Drüsenhals*. Hier finden zahl-reiche Mitosen statt. Von diesem Mitosezentrum gehen offenbar 2 Zellinien aus. Die eine Zellinie führt zum Oberflächenepithel. Die Wanderung der Zellen dorthin ist schnell und erfolgt kontinuierlich; während der Wanderung differenzieren sich die Zellen. Die Erneuerungsrate des Oberflächenepithels des Magens beträgt ungefähr 5 Tage. Die andere Zellinie ist entgegengesetzt gerichtet und führt zum Ersatz von Beleg- und Hauptzellen. Die Differenzierung erfolgt sehr viel langsamer. Die Erneuerungsrate der sezernierenden Anteile der Drüsen beträgt ein bis mehrere Jahre.

# 20.6 Dünndarm, Intestinum tenue

Der Dünndarm ist der längste Abschnitt des Verdauungskanals (in relaxiertem Zustand ca. 5 m). In seinem Lumen verweilt die Nahrung viele Stunden und bekommt dadurch engen Kontakt mit den Verdauungsenzymen und der resorbierenden Darmoberfläche. Im Dünndarm werden alle *Verdauungsvorgänge zu Ende geführt* und die abgebauten Produkte *resorbiert*. Gleichzeitig ist der Dünndarm reich an *endokrinen Zellen*, die gastrointestinale Hormone bilden, und verfügt über ein *darmassoziiertes lymphatisches Gewebe* zur Abwehr von Viren, Bakterien und schädlichen Fremdstoffen.

Der Dünndarm besteht aus 3 Abschnitten:
– **Duodenum** (Länge etwa 20 cm),
– **Jejunum** (Länge etwa 2 m),
– **Ileum** (Länge etwa 3 m).

Der Wandbau aller Dünndarmabschnitte entspricht im Prinzip dem der übrigen Teile des Verdauungskanals, zeigt aber ihm eigene Besonderheiten (Abb. 20.24). Im folgenden werden alle 3 Abschnitte gemeinsam besprochen, jedoch die jeweiligen Besonderheiten berücksichtigt.

## 20.6.1 Oberflächenrelief

Bereits bei der Betrachtung mit bloßem Auge zeigt die Oberfläche des Dünndarms quer zur Verlaufsrichtung stehende Falten,
– **Plicae circulares**, *Kerckring-Falten* (Abb. 20.25).

Diese Falten bestehen aus Mukosa (einschließlich Lamina muscularis mucosae, die in die Fal-

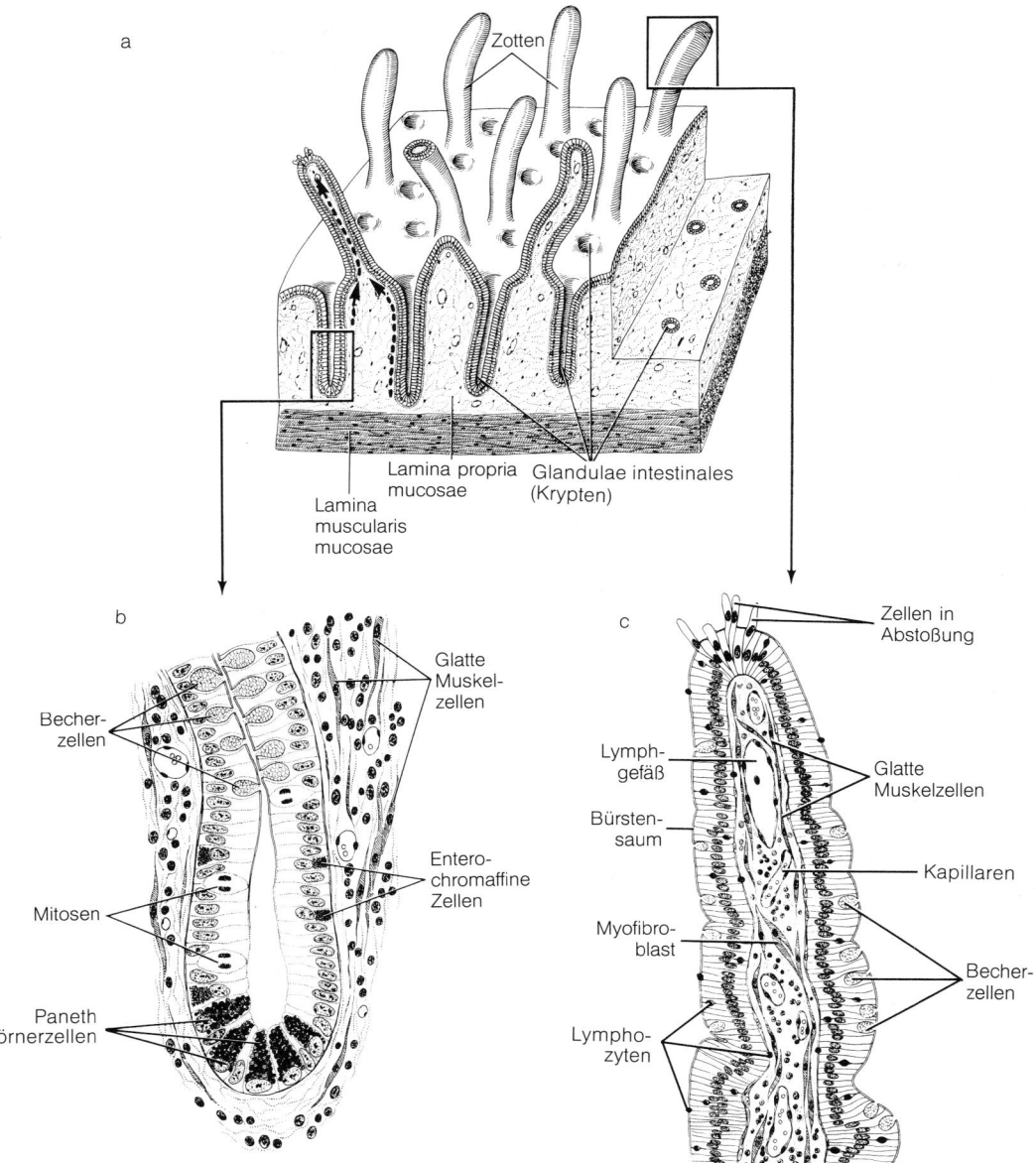

a

Zotten

Lamina propria    Glandulae intestinales
mucosae          (Krypten)
Lamina
muscularis
mucosae

b

Glatte
Muskel-
zellen

Becher-
zellen

Entero-
chromaffine
Zellen

Mitosen

Paneth
Körnerzellen

c

Zellen in
Abstoßung

Lymph-
gefäß

Glatte
Muskelzellen

Bürsten-
saum

Kapillaren

Myofibro-
blast

Becher-
zellen

Lympho-
zyten

**Abb. 20.24 a–c.** Schema zur Struktur des Dünndarms. **a** Dünndarm bei schwacher Vergrößerung.
In der Zotte *links* deuten die *Pfeile* die Wanderung
von in der Kryptentiefe neugebildeten Epithelzellen
zur Zottenspitze an, wo laufend Zellen abgestoßen
werden. **b** Kryptenregion (Glandulae intestinales).
Krypten werden von einem Dünndarmepithel ausgekleidet, das Paneth-Körnerzellen, enterochromaffine Zellen und Becherzellen (*oberer* Bildteil) enthält.
Ferner kommen in der Tiefe der Krypten unreife

Zellen vor, die sich teilen und auf ihrer Wanderung
zur Zottenspitze unter Ausbildung eines Bürstensaums differenzieren. **c** Zottenspitze. Das Epithel ist
einschichtig hochprismatisch und besteht aus Enterozyten (Saumzellen) und relativ wenigen Becherzellen. Im Zottenbindegewebe liegen Kapillaren,
Lymphgefäße, Lymphozyten, die ins Epithel gelangen können, glatte Muskelzellen, Myofibroblasten.
[Neu gezeichnet und wiedergegeben mit Erlaubnis
von Ham AW (1969) Histology, 6th edn. Lippincott]

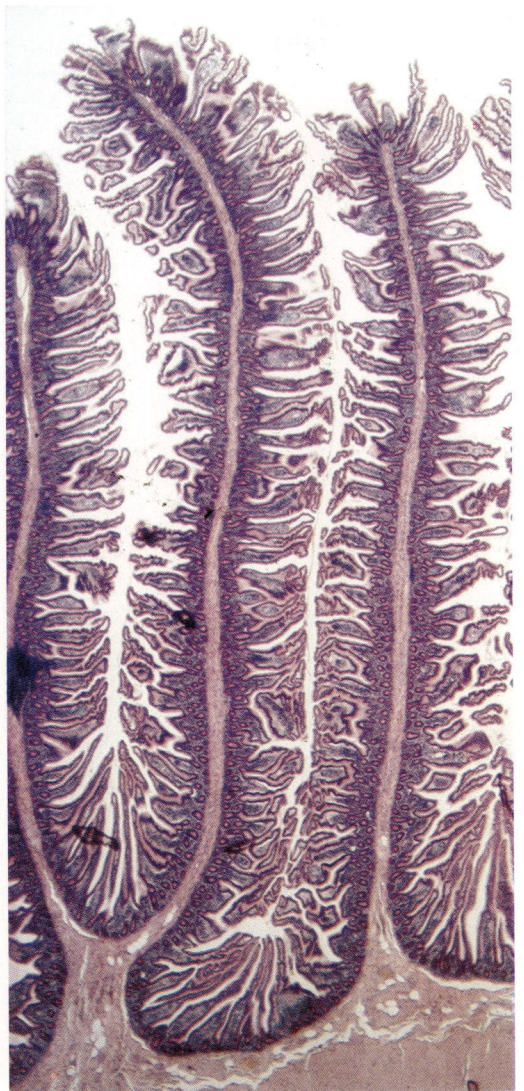

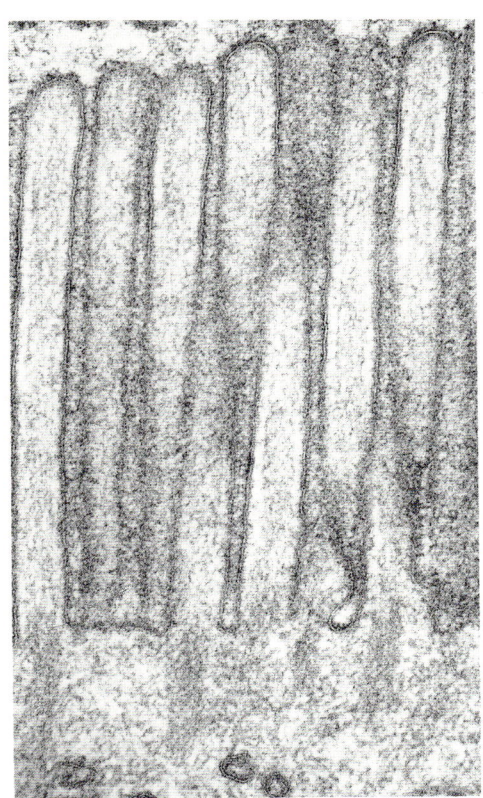

**Abb. 20.26.** Mikrovilli aus dem Bürstensaum eines Enterozyten des Jejunums einer Ratte. Vergr. 74.000 fach (Freundlichst überlassen von Neiss W.)

**Abb. 20.25.** Längsschnitt durch einen Dünndarm mit Plicae circulares und Villi intestinales. In die Plicae circulares zieht die Lamina muscularis mucosae mit hinein, während die Villi intestinales allein von Lamina propria mucosae getragen werden. HE. Vergr. 10 fach (Freundlichst überlassen vom Institut für medizinische und pharmazeutische Prüfungsfragen)

ten hineinzieht) und Tela submucosa. Sie sind etwa 1 cm hoch, halbmondförmig, zirkulär oder spiralig.

*Die Aufeinanderfolge und damit die Dichte der Falten* ist im Duodenum am größten; gleichzeitig sind die Falten hier am höchsten. Nach distal nehmen ihre Folge und ihre Höhe ab, um am Ende des Ileums kaum noch aufzufallen. Die Falten führen zu einer Vergrößerung der Darmoberfläche etwa um das 1,5 fache.

Eine weitere Vergrößerung der Darmoberfläche erfolgt durch

– **Villi intestinales**, *Dünndarmzotten* (Abb. 20.24 und 20.25).

Die Dünndarmzotten sind 0,5–1,5 mm hoch und Aufwerfungen der Mukosa; sie bestehen deswegen nur aus Oberflächenepithel des Darms und Lamina propria mucosae. Die Dünndarmzotten geben der Darmoberfläche ein samtartiges Aussehen. Sie vergrößern die Darmoberfläche etwa um das 5 fache.

Im Duodenum sind die Dünndarmzotten blattförmig, nach distal werden sie fingerförmig.

Über größeren Lymphozytenaggregaten (Peyer Plaques, s. unten) schließlich ist die Dünndarmoberfläche zottenfrei (bzw. -arm) und das Epithel ist abgeflacht.

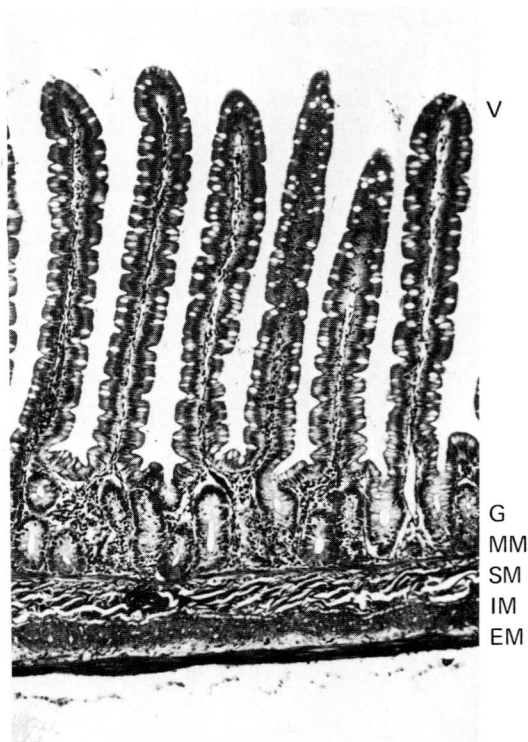

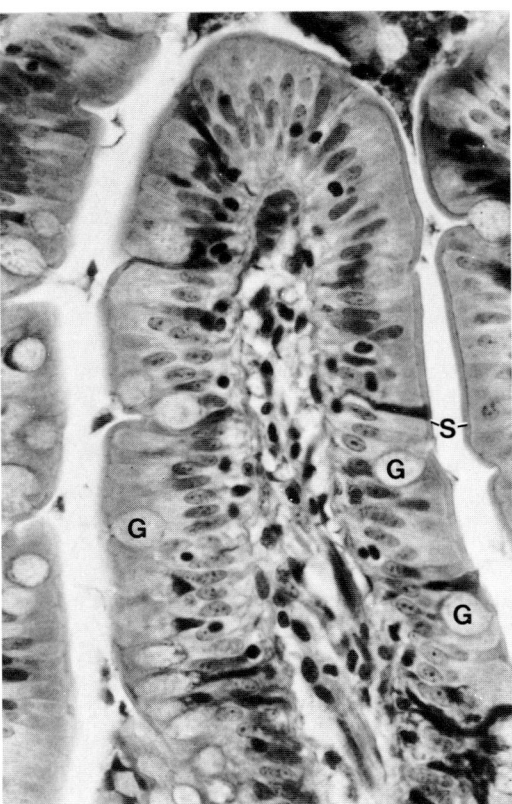

**Abb. 20.27.** Dünndarm. *V* Zotten, *G* Glandulae intestinales, *MM* Lamina muscularis mucosae, *SM* Tela submucosa, *IM* Stratum circulare der Tunica muscularis, *EM* Stratum longitudinale der Tunica muscularis. HE. Vergr. 50fach

**Abb. 20.28.** Zotte aus einem menschlichen Ileum im Längsschnitt. Bedeckt wird die Zotte von einschichtigem hochprismatischem Epithel mit Becherzellen *(G)*. *S* Bürstensaum an der Epitheloberfläche. Der bindegewebige Kern der Zotte enthält Blut- und Lymphgefäße. HE. Vergr. 450fach

Schließlich kommt es zu einer Oberflächenvergrößerung durch
– **Mikrovilli** der Darmepithelzellen (Abb. 20.26).
Mikrovilli vergrößern die Darmoberfläche etwa um das 30fache, so daß durch Falten, Zotten und Mikrovilli zusammen die Darmoberfläche etwa um das 200- bis 250fache vergrößert wird. Insgesamt hat der Dünndarm mehr als 100 m² resorbierende Oberfläche.
Zwischen den Zotten befinden sich Öffnungen von nur selten verzweigten, meist unverzweigten, geraden, tubulären Drüsen, den **Glandulae intestinales** (*Lieberkühn-Drüsen*, *Krypten*, Abb. 20.24 und 20.27). Die Kryptentiefe beträgt 0,2–0,4 mm. Sie nimmt nach distal zu.

## 20.6.2 Epithel

Die Oberfläche des Dünndarms wird von einem einschichtigen hochprismatischen Epithel bedeckt (Abb. 20.28). Es besteht aus
– **Enterozyten**, *Saumzellen*,
– **Becherzellen**,
– **Paneth-Körnerzellen**,
– **endokrinen Zellen**,
– **intraepithelialen Lymphozyten**,
– **M-Zellen**, membranösen Zellen.
Enterozyten sind im Oberflächenepithel des Dünndarms die häufigste Zellart.
**Zellersatz.** Die Überlebenszeit der Darmepithelzellen des Dünndarms ist begrenzt, da dauernd Zellen an der Zottenspitze ins Darmlumen abgestoßen werden, dort zerfallen und mit ihren Enzymen einen Beitrag zur Verdauung liefern. Der Zellersatz geht v. a. vom Oberrand der Krypten aus, wo die Mitoserate hoch ist. Ihre endgültige Struktur und Enzymausstattung bekommen die Zellen dann in Höhe der

Zottenbasis; hier liegt ihr Reifungsgebiet. Von hier aus werden die neugebildeten Zellen im Darmepithel kontinuierlich zur Zottenspitze hochgeschoben. Für den Weg aus der Krypte bis zur Zottenspitze sind etwa 36 h erforderlich. Pro Tag schilfern pro Zotte ungefähr 250 Epithelzellen ab (zusammen täglich im Darm 250 g). In Abhängigkeit von der Zahl der abgestoßenen und der neugebildeten Zellen kann sich die Länge der Zotten verändern.

**Klinischer Hinweis.** Wegen der hohen Proliferationsrate reagiert die Darmschleimhaut extrem empfindlich gegen die Verwendung von antimitotischen Präparaten, die z.B. bei der Karzinombehandlung verwendet werden.

**Enterozyten, Saumzellen** (Abb. 20.28–20.30). Hierbei handelt es sich um schlanke, hochprismatische, resorbierende Darmepithelzellen (Höhe 20–25 µm, Breite 8 µm) mit polygonalem Querschnitt. Untereinander stehen sie durch Haftkomplexe (S. 104) und mehr oder weniger komplizierte gegenseitige Verzahnungen in Verbindung. Die Interzellularspalten zwischen den Zellen können je nach Funktionszustand, besonders in der unteren Zellhälfte, erweitert sein. Basal ruhen die Enterozyten auf einer Basalmembran.
Enterozyten sind typische Zellen eines transportierenden Epithels (S. 118) Sie zeichnen sich durch eine spezialisierte, apikale Zelloberflä-

che aus. Dort befinden sich zahlreiche dichtstehende **Mikrovilli** (Abb. 20.26 und Abb. 20.30), die im Gegensatz zu Mikrovilli vieler anderer Zellen konstante Strukturen sind. Die Mikrovilli der Enterozyten bilden in ihrer Gesamtheit einen **Bürstensaum** (Abb. 20.28 und 20.30). Die Mikrovilli der Enterozyten sind 1–2 µm lang und haben einen Durchmesser von etwa 0,1 µm. Jeder Enterozyt hat durchschnittlich 3.000 Mikrovilli (das sind 200 Mio./mm$^2$ Schleimhautfläche). Bedeckt werden die Mikrovilli von einer 0,3 µm dicken Glykocalix (S. 51, Abb. 3.7), die enzymreich und resistent gegen proteolytische und mukolytische Enzyme ist. Darüber befindet sich eine wenig durchmischte Schleim-, Saft- und Stoffschicht, die eine präepitheliale Barriere aufbaut.
Mikrovilli vergrößern die Darmoberfläche und damit den Kontakt zum Darminhalt wesentlich (s. oben). Sie tragen durch ihren Enzymbestand (Bürstensaumenzyme) zur Verdauung bei und dienen der Resorption. Histochemisch lassen sich im Bürstensaum zahlreiche Enzyme in hoher Aktivität nachweisen. Dazu gehören v.a. Disaccharidasen und Peptidasen. Die Disaccharidasen hydrolysieren Disaccharide zu Monosacchariden, die dann resorbiert werden, und Peptidasen bauen Peptide zu Aminosäuren ab (S. 512, Abb. 5.12). Weitere charakteristische Bürstensaumenzyme des Dünndarms sind alkalische Phosphatase und ATPase.

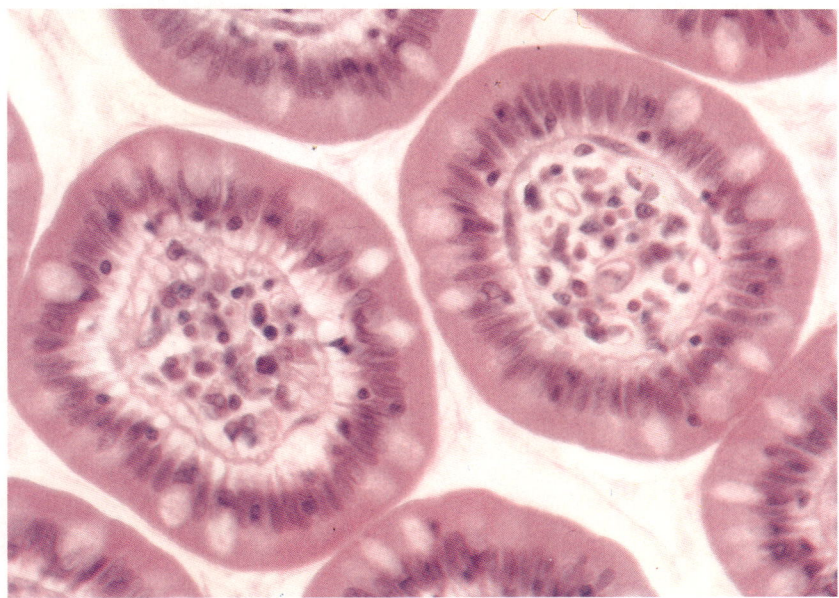

**Abb. 20.29.** Zotte im Querschnitt. Besonders deutlich sind die Becherzellen im Darmepithel zu erkennen. HE. Vergr. 660 fach (Freundlichst überlassen vom Institut für medizinische und pharmazeutische Prüfungsfragen)

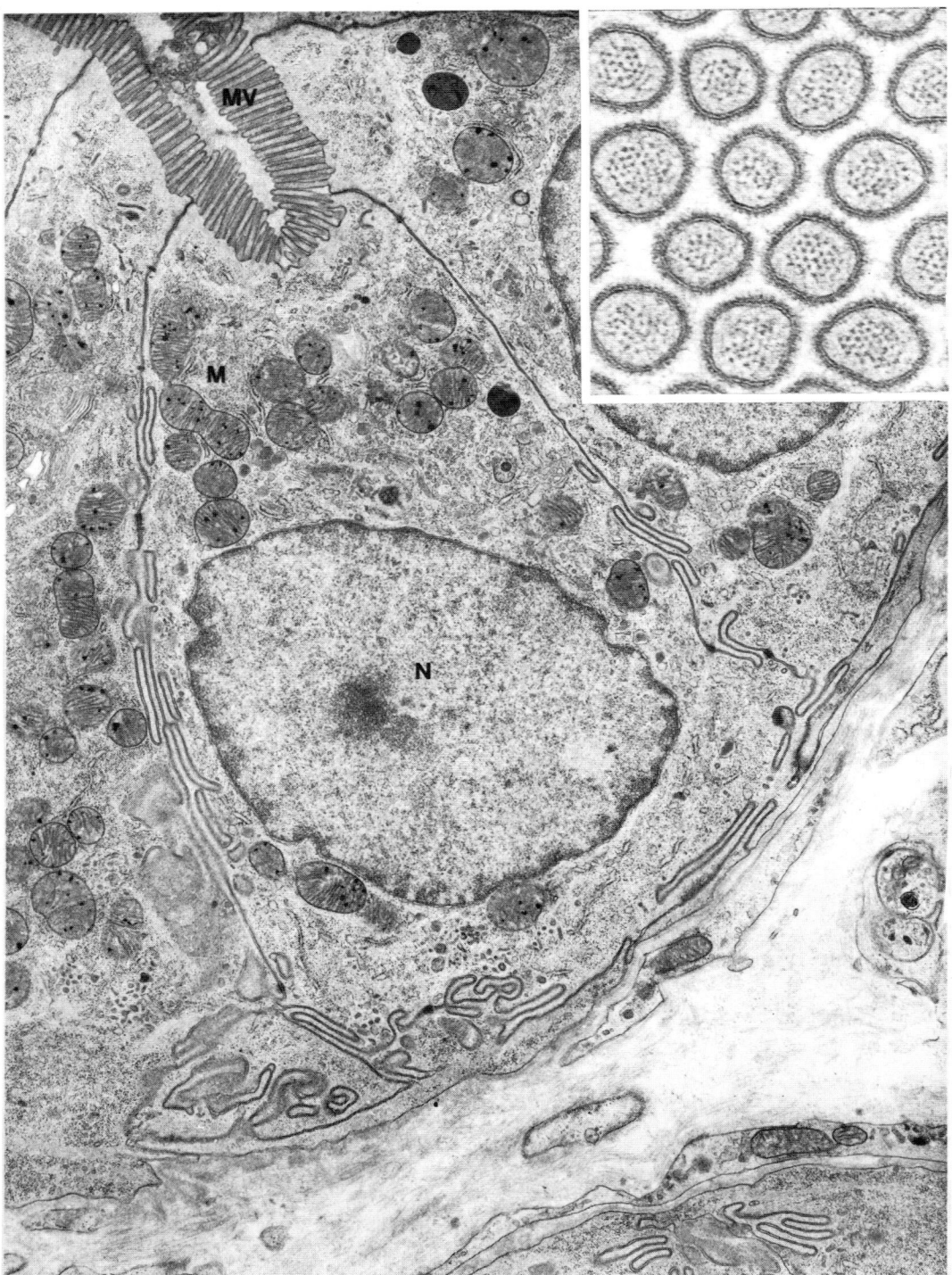

**Abb. 20.30.** Enterozyt (elektronenmikroskopische Aufnahme). An der dem Lumen zugewandten Oberfläche Mikrovilli *(MV)*. Apikal kommen in der Zelle zahlreiche Mitochondrien *(M)* vor. *N* Zellkern. *Insert:* Quergeschnittene Mikrovilli mit Aktinfilamenten. (Freundlichst überlassen von Porter K. R.)

**Klinischer Hinweis.** Mangel an Bürstensaumen-zymen, der genetisch bedingt sein kann, kann zu Resorptionsinsuffizienzen führen. Besonders das Krankheitsbild der *Malabsorption* ist mit Disaccharidasemangel verbunden.

Die Mikrovilli enthalten Bündel längsgerichteter Aktinfilamente, die durch verschiedene Proteine am Plasmalemm der Mikrovilli befestigt sind (S. 111). Nach basal verankern sich die Aktinfilamente in horizontal verlaufenden Anteilen des Zytoskeletts des Enterozyten, dem Terminal web, das seinerseits an den Zonulae occludentes befestigt ist. Dadurch, daß das Terminal web außer Aktin auch Myosin enthält, kann es hier zu Kontraktionen kommen, die sich auf die Mikrovilli übertragen und deren Verkürzung herbeiführen.

Unter dem Terminal web finden sich viele Bläschen und Tubuli sowie glattes endoplasmatisches Retikulum. Das übrige supranukleäre Zytoplasma ist reich an RER, freien Ribosomen und enthält senkrecht stehende

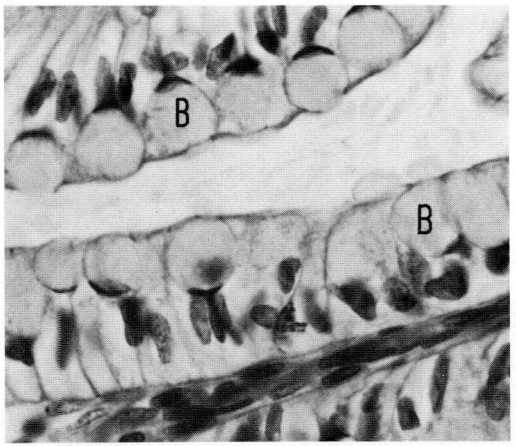

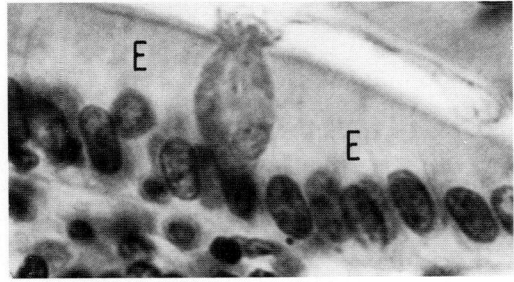

**Abb. 20.31 a, b.** Becherzellen *(B)* in Dünndarmzotten. **a** Becherzellen sind an ihrem großen Kelch und den basal gelegenen dreieckigen Zellkernen zu erkennen. HE. Vergr. 600fach. **b** Eine in der *Bildmitte* gelegene Becherzelle gibt apikal Schleim ab. *E* Enterozyten. PAS. Vergr. 800fach

Golgi-Zisternen. Endoplasmatisches Retikulum und Golgi-Apparat spielen bei der Fettresorption eine wichtige Rolle (s. unten). Schließlich sind Enterozyten mitochondrienreich. Die basolateralen Zellmembranen besitzen hohe $Na^+$, $K^+$-ATPase-Aktivität, die im Dienst des Ionen- und Wassertransports steht.

**Becherzellen** (Abb. 20.31 und 20.32, S. 124) liegen zwischen den resorbierenden Zellen und produzieren Schleim, der aus Glykoproteinen besteht. Von proximal nach distal nimmt die Anzahl der Becherzellen zu und gleichzeitig wird der Schleim saurer. Becherzellen fehlen lediglich in den „domartigen" Epithelabschnitten über Peyer Plaques (s. . unten).

**Paneth-Körnerzellen** (Abb. 20.33) liegen an der Basis der Glandulae intestinales – vermehrt im unteren Ileum. Paneth-Körnerzellen fallen v. a. durch eine apikale, azidophile Granulierung auf; deswegen wurden sie früher auch als apikalgekörnte Zellen bezeichnet. Die Granulierung kommt durch Sekretgranula zustande. Paneth-Körnerzellen sind nämlich exokrine seröse Drüsenzellen, die ein glykoprotein-reiches Produkt synthetisieren. Sie haben ein gut entwickeltes RER, viele freie Ribosomen und einen deutlichen Golgi-Apparat. Paneth-Körnerzellen zeichnen sich durch hohen Zinkgehalt aus. Enzymhistochemisch läßt sich in den Paneth-Körnerzellen Lysozym nachweisen, ein Enzym, das die Wand mancher Bakterien abbaut, so daß Paneth-Körnerzellsekret möglicherweise antibakteriell wirkt und zur Kontrolle der Darmflora beiträgt. – Im Gegensatz zu den Enterozyten (36 h) haben die Panet-Körnerzellen eine Erneuerungszeit von 30 Tagen.

**Endokrine Zellen.** Hierbei handelt es sich um hormonbildende Epithelzellen des Dünndarms, die mit entsprechenden Zellen des Magens (S. 490) und der Langerhans-Inseln (S. 526) das **gastroentero-pankreatische (GEP) endokrine System** bilden. Die Hormone wirken bei der Regulierung der Verdauung mit und beteiligen sich teilweise an der Steuerung des Kohlenhydratstoffwechsels, da einige auf die Langerhans-Inseln wirken (z. B. Gastric inhibitory polypeptid: GIP), andere sowohl in enteroendokrinen als auch in Zellen der Langerhans-Inseln vorkommen (z. B. Glukagon). Die wichtigsten Zelltypen und die von ihnen gebildeten Hormone sind in Tabelle 20.1 und ihre Verteilung in Abb. 20.34 zusammengestellt. Dabei zeigt sich, daß endokrine Zellen besonders zahlreich in der Schleimhaut von Magen und Duodenum auftreten, wo ihr Anteil auf 1–3% aller Epithelzellen geschätzt

**Tabelle 20.1**  Enteroendokrine Zellen des Magen-Darm-Kanals

| Lokalisation | Zelltyp | Hormon | Funktion |
|---|---|---|---|
| Magen | EC | Serotonin, Substanz P | Steigerung der Motilität der Wandmuskulatur |
| | G | Gastrin | Anregung der Sekretion von Magensäure |
| | D | Somatostatin | Lokale Hemmung anderer endokriner Zellen |
| | $D_1$ | Vasoaktives intestinales Polypeptid (VIP) | Hemmung der HCL- und Pepsinproduktion |
| | A | Enteroglukagon | Glykogenolyse in der Leber |
| Dünndarm | EC | Serotonin, Substanz P | s. oben |
| | G | Gastrin | s. oben |
| | I | Cholezystokinin | Anregung der Enzymsekretion des Pankreas, Kontraktion der Gallenblase |
| | S | Sekretin | Anregung der Bikarbonat- und Wassersekretion im Pankreas und in der Leberzelle |
| | K | Gastroinhibitorisches Peptid (GIP) | Hemmung der Magensäuresekretion |
| | D | Somatostatin | s. oben |
| | $D_1$ | Vasoaktives intestinales Polypeptid (VIP) | Steigerung der Darmsekretion |
| | A | Enteroglukagon | s. oben |
| Dickdarm | EC | Serotonin, Substanz P | s. oben |
| | $D_1$ | Vasoaktives intestinales Polypeptid (VIP) | s. Dünndarm |
| | A | Enteroglukagon | s. oben |

wird. Zu den aufgeführten Hormonen kommen noch solche hinzu, die gegenwärtig noch nicht bestimmten Darmepithelzellen zugeordnet werden können.

Gemeinsames morphologisches Kennzeichen der enteroendokrinen Zellen sind
– ihre *isolierte Lage* und
– die *basale Anreicherung ihrer Sekretgranula.*
*Lage.* Die enteroendokrinen Zellen liegen stets einzeln zwischen den Darmepithelzellen. Manche erreichen mit ihrer Zellspitze das Darmlumen und tragen dort Mikrovilli, alle

haben jedoch Verbindung mit der Basalmembran. Enteroendokrine Zellen, die mit dem Darmlumen in Verbindung stehen, werden *als offener Typ*, die nur der Basalmembran aufsitzen, als *geschlossener Typ* bezeichnet.

*Granula.* Wegen der basalen Lage ihrer Granula werden die Zellen auch als basalgekörnte Zellen bezeichnet – im Gegensatz zu den apikalgekörnten Paneth-Körnerzellen. Die Granula der enteroendokrinen Zellen sind Hormonspeicher und unterscheiden sich elektronenmikroskopisch von Zellart zu Zell-

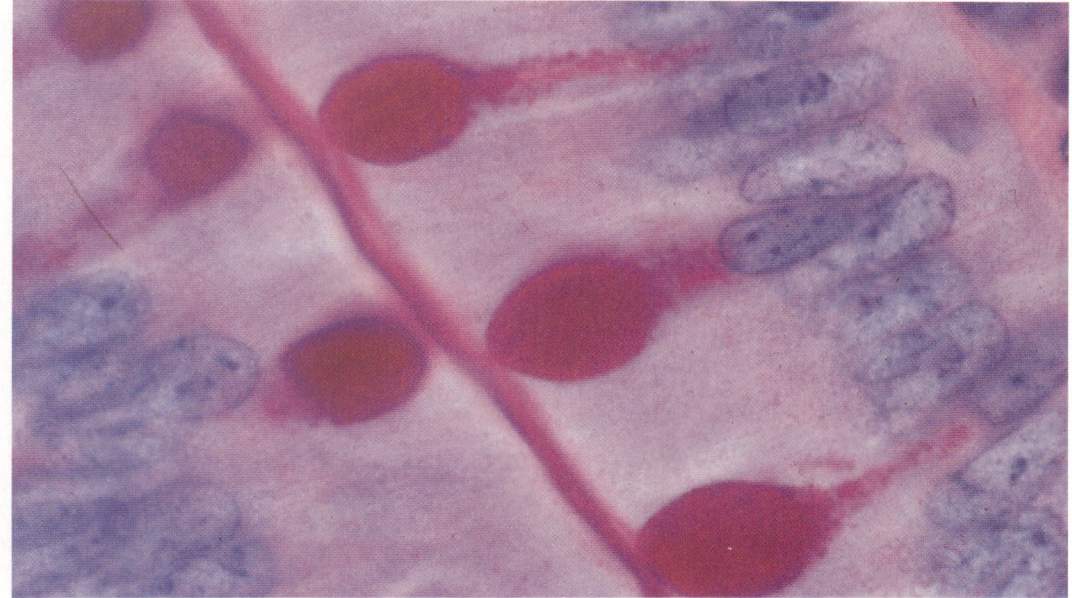

**Abb. 20.32.** Darstellung der schleimproduzierenden Becherzellen im Epithel des Jejunums einer Ratte mit der PAS-Reaktion. Vergr. 800 fach (Freundlichst überlassen vom Institut für medizinische und pharmazeutische Prüfungsfragen)

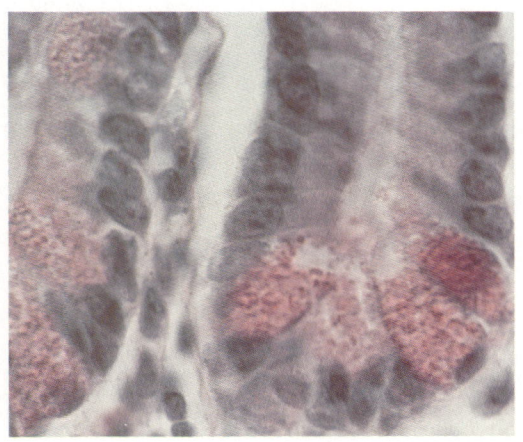

**Abb. 20.33.** Querschnitt durch eine Glandula intestinalis des Dünndarms. Die Paneth Körnerzellen sind an ihren apikalen Sekretgranula zu erkennen. Vergr. 400 fach

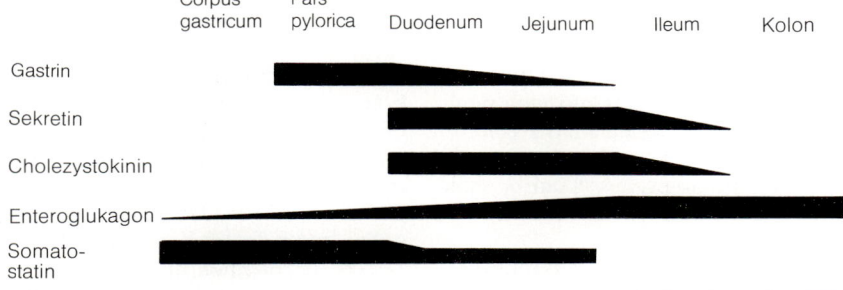

**Abb. 20.34.** Verteilung einiger Peptide enteroendokriner Zellen des Verdauungskanals. Die Stärke der *Balken* gibt einen Eindruck von der Konzentration der Hormone in den verschiedenen Abschnitten des Magen-Darm-Kanals. [Basierend auf Grossman MI (1967) Distribution of gastrointestinal APUD cells along the digestive tract. Proc Int Cong Endocrinol 2: 1]

art, u.a. in Größe und Form. Stets geben die Granula der enteroendokrinen Zellen ihren Inhalt basal ab. Dieser gelangt dann in benachbarte Gefäße (endokrine Sekretion), kann aber auch (oder nur) im Bindegewebe weiter transportiert werden (parakrine Sekretion). Die parakrin sezernierten Hormone wirken nur auf kurze Strecken, d.h. auf Zellen der Umgebung oder auf die produzierende Zelle selbst (S.373).

**Hinweis.** Das Erkennen der enteroendokrinen Zellen im histologischen Präparat bereitet oft Schwierigkeiten, da sie in Größe und Form häufig ihren Nachbarzellen ähneln. Hilfreich sind jedoch immunhistochemische Verfahren, mit denen die Hormone selbst erfaßt werden können. Hinzu kommen einige enzymhistochemische Nachweise, z.B. von DOPA-Dekarboxylase und Monoaminooxidase, Enzyme, die mit dem APUD-Konzept in Zusammenhang stehen (S.136, s. unten).

**Enterochromaffine Zellen (Abb. 20.35).** Unter den verschiedenen endokrinen Zellen des Dünndarms nehmen die enterochromaffinen (EC) Zellen durch die Anfärbbarkeit ihrer Granula mit Silber- oder Chromsalzen eine Sonderstellung ein. Sie sind identisch mit gleichartigen Zellen des Magens (S.490), kommen aber auch vereinzelt in der Bauchspeicheldrüse und in den Bronchien vor. Enterochromaffine Zellen zeichnen sich elektronenmikroskopisch durch Sekretgranula (Durchmesser 300–350 nm) aus, die zwischen ihrer Membran und ihrem dichteren Inhalt einen hellen Hof haben. Das Sekret der enterochromaffinen Zellen enthält *Serotonin* (5-Hydroxytryptamin), das die Aktiviät der Dünndarmmuskulatur steigert und damit zur Motilität des Darms beiträgt, sowie vielfach *Substanz P* oder *Motilin,* die gleichfalls die Darmbewegung steigern.

**G-Zellen.** Hierbei handelt es sich um *gastrinbildende Zellen* (s. auch S.490). Sie kommen v.a. in der Schleimhaut der Pars pylorica des Magens und des oberen Duodenum sowie weniger zahlreich im unteren Duodenums und Jejunum vor. Gastrin wirkt fördernd auf die Sekretion der Magen- und Duodenalschleimhaut, sowie auf die der Bauchspeicheldrüse. Es wirkt hemmend auf die Wasserresorption im Dünndarm.

**D-Zellen** gleichen morphologisch den D-Zellen der Langerhans-Inseln (S.528). Das von ihnen gebildete Hormon ist das *Somatostatin,* dem eine lokal inhibitorische Wirkung praktisch aller gastrointestinaler Hormone zuge-

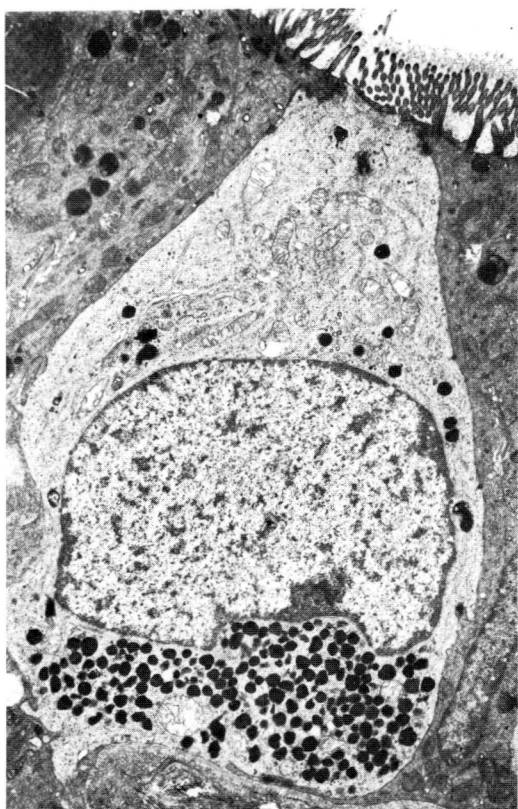

**Abb. 20.35.** Enterochromaffine Zelle in der Schleimhaut eines menschlichen Duodenums. Zu beachten sind die basal gelegenen Granula. Vergr. 6.900fach (Freundlichst überlassen von Pearse A.G.E.)

schrieben wird. D-Zellen kommen im Epithel von Magen und Dünndarm sowie im Pankreas vor.

**I-Zellen** treten im Dünndarm und Jejunum auf und bilden Cholezystokinin, das mit Pankreozymin identisch ist. Deswegen wird das Hormon auch als ***Cholezystokinin-Pankreozymin (CCK-PZ)*** bezeichnet. Es stimuliert die rhythmische Kontraktion der Gallenblase. Im Pankreas stimuliert es die Sekretion eines stark enzymhaltigen Pankreassaftes.

**K-Zellen** bilden *gastroinhibitorisches Peptid (GIP)* und kommen im Duodenum, Jejunum und oberen Ileum vor. GIP wirkt hemmend auf Motilität und Sekretion des Magens (S.494). Gleichzeitig gilt es als insulotrop, d.h es verstärkt die Wirkung des Glucosesignals auf die Insulinsekretion.

**S-Zellen** kommen v.a. im Duodenum, aber auch im Jejunum vor. Das von ihnen gebildete

Hormon ist das *Sekretin*. Es gelangt auf dem Blutweg zum Pankreas und fördert die Ausscheidung großer Mengen von Pankreassaft mit geringer Enzymkonzentration. Sekretin stimuliert aber auch die Abgabe von Pepsin und Gallensekret.

**Weitere Enterohormone** sind *vasoaktives intestinales Polypeptid* (VIP,$D_1$-Zellen), *Bombesin, pankreatisches Polypeptid* (PP-Zellen, vgl. S.528; Einzelheiten s. Lehrbücher der physiologischen Chemie).

**Intraepitheliale Lymphozyten** (epithelassoziierte nichtepitheliale Zellen) gehören zum darmassoziierten lymphatischen Gewebe (S.510). Die intraepithelialen Lymphozyten stammen aus den subepithelialen Schichten. Die Anzahl der epithelassoziierten, nichtepithelialen Zellen ist groß; durchschnittlich kommen auf 100 Epithelzellen des Jejunums 10 - 40 intraepitheliale Lymphozyten. Zu 85–95% sind diese Zellen T-Lymphozyten, von denen 70% dem Suppressortyp angehören. Funktion und Schicksal der intraepithelialen Lymphozyten ist bisher nicht eindeutig geklärt.

**M-Zellen** (membranöse Zellen) gehören ebenfalls zum darmassoziierten lymphatischen System, sind aber – im Gegensatz zu den intraepithelialen Lymphozyten – Darmepithelzellen. Es handelt sich um antigentransportierende Zellen, die im Darm nur im Epithel über solitären und aggregierten Lymphozyten (Peyer Plaques, s. unten) vorkommen. Sie fallen gegenüber den benachbarten Enterozyten durch eine geringe Anzahl von Mikrovilli, zahlreiche Grübchen und eine verdünnte Glykocalix und v. a. dadurch auf, daß in ihrer Nähe, z. T. in sie invaginiert, viele intraepitheliale Lymphozyten und Makrophagen vorkommen. Das Zytoplasma der M-Zellen ist reich an pinozytotischen Bläschen und hat einen gut entwickelten Golgi-Apparat, aber wenig Lysosomen.

## 20.6.3 Bindegewebeschichten

Es handelt sich um die
– Lamina propria mucosae und die
– Tela submucosa.
Beide Schichten bestehen aus lockerem Bindegewebe und sind deswegen für Darmbewegungen wichtig. Sie sind reich an Blut- und Lymphgefäßen (s. unten), und führen Anteile des intramuralen Nervensystems (S.506) sowie des darmassoziierten lymphatischen Systems. Eine Besonderheit der Bindegewebeschichten des Duodenums sind die Brunner-Drüsen.

**Lamina propria mucosae.** Sie beteiligen sich am Aufbau der Zotten und zusammen mit der Lamina muscularis mucosae an dem der Dünndarmfalten (s. oben). Zusätzlich zu den aufgeführten Bestandteilen führen sie Myofibroblasten und glatte Muskelzellen. Letztere ermöglichen eine von der Tunica muscularis (Peristaltik) unabhängige Bewegung der Schleimhaut. Dadurch kommt es zu rhythmischen Zottenbewegungen, die bei der Resorption eine wichtige Rolle spielen.

Als wichtige immunkompetente Zellen treten in der Lamina propria T-Lymphozyten und B-Lymphozyten sowie Makrophagen auf. Unter den T-Lymphozyten der Lamina propria überwiegen die T-Helferzellen. Aus der Entwicklungsreihe der B-Lymphozyten kommen am häufigsten Plasmazellen vor, die ganz bevorzugt Antikörper der Immunglobulinklasse A (IgA) bilden.

**Tela submucosa.** Wie beim Magen ist die Tela submucosa auch im Dünndarm die eigentliche Verschiebeschicht bei Darmbewegungen (S.483). Charakteristisch sind Lymphozytenaggregate, Peyer Plaques, die mehrere hundert Follikel zusammenfassen können. Die Lymphozytenaggregate durchbrechen in der Regel die Lamina muscularis mucosae und werden an ihrer Oberfläche von einem kuppelförmigen abgeflachten Darmepithel mit M-Zellen bedeckt.

Peyer Plaques kommen in *allen* Abschnitten des Dünndarms vor, sind jedoch im Ileum angehäuft. Beim Erwachsenen ist durchschnittlich mit 150–200 Peyer Plaques im Verlauf des Dünndarms zu rechnen. In den Peyer Plaques überwiegen B-Lymphozyten.

**Brunner-Drüsen**, *Glandulae duodenales* (Abb. 20.36) sind typisch für das Duodenum, v. a. für das proximale Drittel. Gelegentlich treten einzelne Brunner-Drüsen bereits im Bereich des Pylorus auf. Die Brunner-Drüsen sind exokrine Drüsen, enthalten aber auch (wenige) enteroendokrine Zellen. Die Drüsenkörper der Brunner-Drüsen befinden sich überwiegend in der Tela submucosa, können aber auch die Lamina muscularis mucosae und die Lamina propria mucosae erreichen. Ihre Ausführungsgänge münden in der Tiefe der Glandulae intestinales.

Bei den Brunner-Drüsen handelt es sich um verzweigte, gewundene, tubuloalveoläre Drüsen. Ihre Endstückzellen sind kubisch bis niedrig-zylindrisch. Der Zellkern liegt basal und ist abgeflacht. Supranukleär liegen viele stäbchenförmige Mitochondrien, RER, ein deutli-

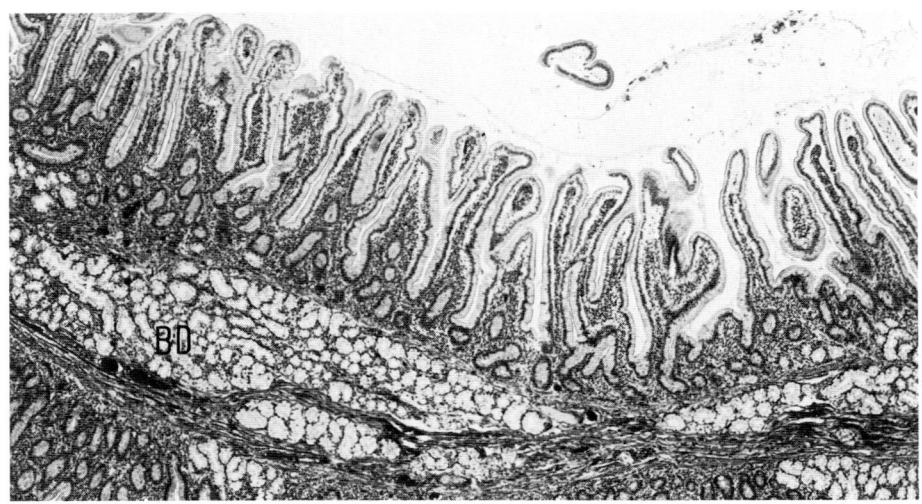

**Abb. 20.36.** Menschliches Duodenum mit Brunner-Drüsen *(BD)*. HE. Vergr. 40 fach

cher Golgi-Apparat sowie apikal zahlreiche Sekretgranula.

Bei den eingestreuten enteroendokrinen Zellen handelt es sich um Somatostatin-bildende D-Zellen, Sekretin-bildende S-Zellen, Cholezystokinin-bildende I-Zellen, wenige Serotonin-bildende EC-Zellen und Neurotensin-bildende N-Zellen. Abgegeben wird u. a. Urogastrin, das bei der Hemmung der Salzsäureproduktion des Magens mitwirkt.

In den exokrinen Anteilen der Brunner-Drüsen wird ein hochvisköser Schleim aus neutralen Glykoproteinen gebildet. Er ist alkalisch (pH 8,1–9,3) und trägt wahrscheinlich dazu bei, die Duodenalschleimhaut gegen den sauren Magensaft zu schützen. Außerdem schafft das Sekret der Brunner-Drüsen einen geeigneten pH-Wert für die Wirkung der Verdauungsenzyme der Bauchspeicheldrüse. Zusätzlich enthält das Sekret der Brunner-Drüsen proteolytische Enzyme, die durch Magensäure aktiviert werden, z. B. eine Enterokinase, die Trypsinogen in Trypsin überführt.

## 20.6.4 Muskelschichten

Anordnung und Verlauf der Dünndarmmuskulatur entsprechen den beim allgemeinen Wandbau des Verdauungskanals besprochenen Prinzipien (S. 483).

**Lamina muscularis mucosae.** Ihre Muskelbündel sind im wesentlichen längsorientiert. Sie verlaufen in langen sich gegenseitig überkreuzenden Spiralen und können das Mikrorelief der Schleimhaut verändern, z. B. durch Beeinflussung der Höhe der Schleimhautfalten. Insofern paßt die Lamina muscularis mucosae die Gestaltung der Darmoberfläche den vom Darminhalt geforderten Bedürfnissen an.

Die **Tunica muscularis** besteht aus einer schwachen äußeren Längs- und einer stärkeren inneren Ringmuskelschicht, die durch spärliches Bindegewebe voneinander getrennt sind. Ausgelöst wird die Kontraktion der Muskelschichten des Dünndarms v. a. durch Dehnung der Darmwand, also reflektorisch. Dabei ist das intramurale Nervensystem des Darms führend, da eine Denervierung der afferenten und efferenten Nervenfasern zum Darm nur wenig Einfluß auf die Motorik des Dünndarms hat. Bei den Darmbewegungen kontrahiert sich die Längsmuskulatur vor der Ringmuskulatur. Der Ablauf der Kontraktionswelle ist polarisiert und analwärts gerichtet.

## 20.6.5 Gefäße (Abb. 20.37)

Die Blutgefäße des Dünndarms dienen der Ernährung der Darmwand und dem Abtransport resorbierter Verdauungsprodukte. Sie treten durch die Muskulatur der Tunica muscularis hindurch und bilden in der Tela submucosa einen größeren Plexus. Von hier aus ziehen Äste durch die Lamina muscularis mucosae in die Lamina propria mucosae und weiter in die Zotten. Jede Zotte erhält je nach ihrer Größe 1 oder mehrere Arterienäste, die unter dem Epithel ein Kapillarnetzwerk mit fenestriertem

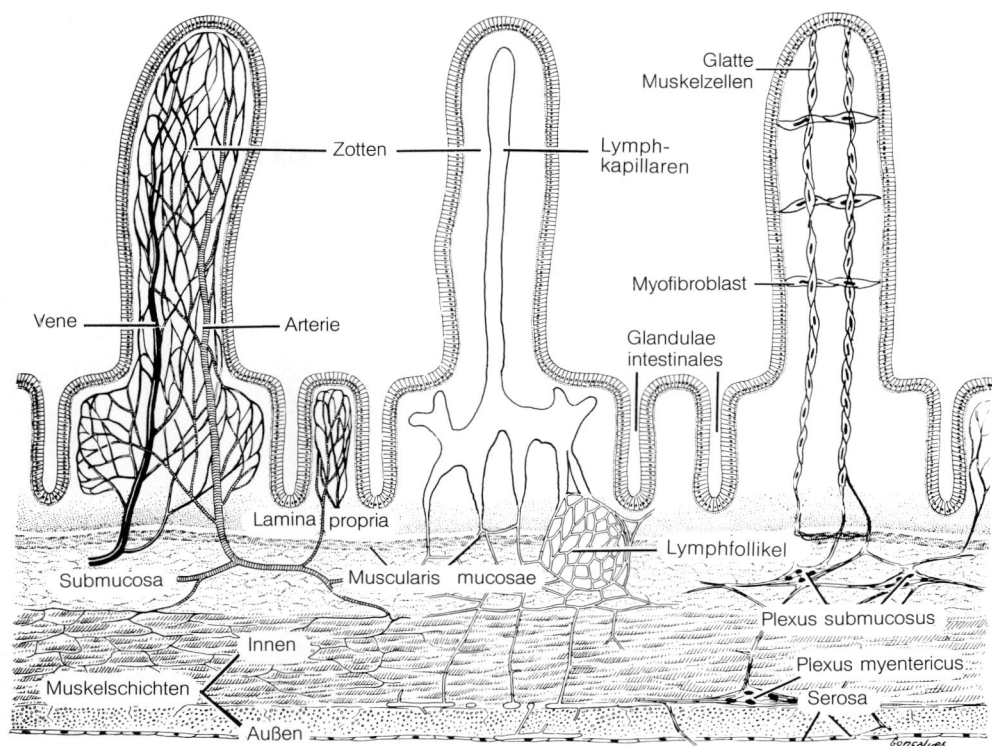

**Abb. 20.37.** Schema zur Blutzirkulation *(links)*, zum Lymphabfluß *(Mitte)*, zur Innervation und über die Muskulatur des Dünndarms. In der *rechten* Zotte ist das System aus glatten Muskelzellen und Myofibroblasten dargestellt, die für Zottenbewegungen verantwortlich sind

Endothel bilden. Aus diesen gehen an der Zottenspitze 1 oder mehrere Venolen hervor, die das Blut in Venen des submukösen Plexus ableiten. Durch arteriovenöse Randschlingen kann in Ruhezeiten das Kapillarnetz ausgeschaltet sein.

Im Zentrum der Zotten beginnen blind endende Lymphgefäße, die, obgleich sie in vivo ein größeres Lumen als Blutkapillaren haben, im histologischen Präparat schwierig zu erkennen sind, weil ihre Wände in der Regel kollabieren. Die Lymphgefäße bilden in der Lamina propria mucosae einen Plexus, der zur Tela submucosa abfließt, wo die Lymphgefäße von einem Lymphozytenwall umgeben werden. Die Lymphgefäße anastomosieren wiederholt untereinander und verlassen schließlich den Darm mit den Blutgefäßen. Intravital fallen Lymphgefäße durch eine weißliche Farbe auf, weil sie resorbiertes Fett ableiten, das als Emulsion vorliegt. Früher wurden die Lymphgefäße des Darms fälschlich als Milchgefäße bezeichnet.

### 20.6.6 Intramurales Nervensystem

Die Wand des Dünndarms ist reich innerviert. Wie in den Wänden der anderen Abschnitte der Verdauungsorgane handelt es sich um ein
– **intrinsisches, d. h. darmeigenes Nervensystem**, und Anteile eines
– **extrinsischen Nervensystems** (*Sympathikus* und *Parasympathikus*).

**Intrinsisches Nervensystem.** Das intrinsische Nervensystem ist dem extrinsischen Nervensystem nachgeordnet. In Grenzen arbeitet das intrinsische Nervensystem der Verdauungsorgane jedoch autonom, wenn es auch von Anteilen des extrinsischen Nervensystems, mit dem es sich teilweise in der Darmwand vermischt, beeinflußt wird.

Topographisch lassen sich in der Darmwand unterscheiden ein
– **Plexus submucosus** (*Meißner Plexus*) in der Tunica submucosa und ein
– **Plexus myentericus** (*Auerbach Plexus*) im Bindegewebe der Tunica muscularis.

Beim **Plexus submucosus** handelt es sich um ein Maschenwerk reich verzweigter Nervenzellfortsätze sowie Perikarya, die einzeln liegen oder Ansammlungen bilden. Die Nervenzellen sind in der Regel multipolar und entsprechen den Typ I Zellen vegetativer sympathischer Ganglien (S. 724). Ihre Boutons führen Noradrenalinhaltige Dense-core Vesikel. Die Nervenzellfortsätze sind untereinander und mit denen des Plexus myentericus vermascht. In den Plexus submucosus strahlen sympathische Nervenfasern aus dem Truncus sympathicus ein.

Funktionell kann ein Teil der Nervenzellen des Plexus submucosus als 1. Neuron eines autonomen Reflexsystems aufgefaßt werden. Das zugehörige 2. Neuron befindet sich entweder im Plexus myentericus oder auch im Plexus submucosus selbst.

**Plexus myentericus.** Auch der Plexus myentericus bildet ein dichtes Maschenwerk vielfach verknüpfter Neurone, deren Perikarya Nervenzellansammlungen (Ganglien) bilden. Bei den Nervenzellen handelt es sich um relativ große motorische Neurone mit sehr kurzen Dendriten und Axonen, die in die umgebende Muskulatur eindringen, sowie um kleinere serotoninerge Interneurone, die Verknüpfungen innerhalb des Plexus myentericus, aber auch zum Plexus submucosus herstellen. Zu den Nervenzellen des Plexus myentericus gehören ferner inhibitorische GABAerge Neurone sowie Anteile des extrinsischen Nervensystems (s. unten), und interstitielle Zellen, die möglicherweise eine Schrittmacherfunktion ausüben.

Unter den Nervenzellen beider Plexus zeichnen sich einige durch das Vorkommen spezieller Neuropeptide aus. Diese Nervenzellen lassen sich zu eigenen Gruppen zusammenfassen. *Substanz P* kommt in zahlreichen Nervenzellen aller Schichten und aller Abschnitte des Magen-Darm-Kanals vor, besonders reichlich im Duodenum und Jejunum. Substanz P ist oft mit Serotonin kolokalisiert und findet sich in Neuronen, die eine Kontraktion der Lamina muscularis mucosae bewirken.

*Vasoaktives intestinales Polypeptid (VIP)* tritt in Nervenzellen und deren Fortsätzen im Stratum circulare der Tunica muscularis und der Schleimhaut auf; es ruft eine langsame Entspannung der Darmmuskulatur hervor.

*Angiotensin und Neurotensin* kommen u.a. in den Perikarya des Plexus myentericus der Dickdarmwand vor, die mit Darmbewegungen zur Defäkation in Zusammenhang stehen.

*Pankreatisches Polypeptid* (verwandt mit Neuropeptid Y) findet sich in einer geringeren Anzahl von Neuronen beider Plexus und wirkt vasokonstriktiv.

*Somatostatin, Cholezystokinin, Endomorphin und Enkephalin* treten jeweils in wenigen, offenbar inhibierenden Neuronen auf.

Erregt wird das intramurale System durch chemische Reize, die vom Darminhalt ausgehen, oder durch die Dehnung der Darmwand. Die Effektoren sind die glatten Muskelzellen in den Muskelschichten und Drüsenzellen. Außerdem gehen vom intramuralen Nervensystem afferente Nerven aus, die zentrale Reflexe auslösen.

**Klinischer Hinweis.** Bei Erkrankungen, bei denen die Nervenplexus der Darmwand beschädigt oder zerstört sind *(Hirschsprung-Erkrankung, Chagas-Erkrankung)*, kommt es zur erheblichen Beeinträchtigung der Darmmotorik. Als Folge können in den betroffenen Darmabschnitten mehr oder weniger starke Erweiterungen auftreten.

**Extrinsisches Nervensystem.** *Sympathikus* und *Parasympathikus* leiten den Wänden des Verdauungskanals Erregungen von außen zu (efferente Nerven). Der **Sympathikus** endet mit postganglionären, überwiegend adrenergen Nervenfasern, die auch Somatostatin führen, in den Plexus. Er wirkt v.a. hemmend auf den Plexus myentericus, wodurch die Darmmuskulatur zur Erschlaffung kommt. Eine Zunahme des Sympathikustonus bewirkt die Vasokonstriktion der Blutgefäße des Verdauungskanals. – Zum **Parasympathikus** gehören teils prä-, teils postganglionäre cholinerge Fasern sowie zahlreiche Nervenzellen, die v.a. im Plexus myentericus (Abb. 20.14) kleine Ganglien bilden. Die präganglionären parasympathischen Fasern werden im Plexus myentericus von prä- auf postganglionär umgeschaltet. Der Parasympathikus wirkt überwiegend fördernd sowohl auf die Muskulatur – deswegen ist die Anzahl der Nervenzellen in den Abschnitten mit erhöhter Motorik gesteigert – als auch auf die Drüsen.

**Klinischer Hinweis.** Psychische Erregungen wirken sich über das vegetative Nervensystem häufig an Motorik und Sekretion der Verdauungsdrüsen aus, und zwar teils fördernd, teils hemmend.

## 20.6.7 Differentialdiagnose

**Duodenum.** Kennzeichnend für das Duodenum sind

– Glandulae duodenales, Brunner-Drüsen,
– hohe Plicae circulares,
– blattförmige Zotten,
– flache Krypten,
– Noduli lymphatici solitarii sowie einzelne
  Follikelaggregate.

**Jejunum.** Das Jejunum ist charakterisiert durch
– hohe, dicht stehende Plicae circulares,
– fingerförmige Zotten,
– Noduli lymphatici solitarii sowie einzelne
  Follikelaggregate.

**Ileum.** Ein Ileum ist zu erkennen an
– Noduli lymphatici aggregati, Peyer-Plaques,
– niedrige, in großen Abständen auftretende
  Plicae circulares,
– niedrige Zotten in größeren Abständen,
– tiefe Krypten.

## 20.6.8 Histophysiologie

**Verdauung und Resorption.** Für die Verdauung und Resorption ist der Dünndarm ein besonders wichtiger Abschnitt des Magen-Darm-Kanals. Im Dünndarm wird der Abbau der Nahrungsbestandteile, der in den vorausgehenden Teilen der Verdauungsorgane begonnen hatte, so weit fortgesetzt, daß resorbierbare Grundbestandteile entstehen:
– **Monosaccharide**,
– **Aminosäuren**,
– **Fettsäuren** und **Monoacylglycerine**.
Hinzu kommen
– **Wasser** und **Mineralstoffe**.

**Klinischer Hinweis.** Erkrankungen, die mit einer Atrophie der Darmschleimhaut einhergehen, führen infolge ungenügender Resorption *(Malabsorption)* zu Mangelernährung und Darminfektion.

**Monosaccharide** stammen aus dem Kohlenhydratabbau, der in der Mundhöhle beginnt und im Dünndarm zu Ende geführt wird. Die Absorption der Monosaccharide durch die Enterozyten erfolgt ohne sichtbares morphologisches Korrelat, wenn man vom histochemisch möglichen Nachweis der Disaccharidasen des Bürstensaums absieht (S. 119). Für Glukose und Galaktose besteht in der Darmwand eine selektiv hohe Resorptionsrate und ein aktiver Transport, die bei Störungen des Gewebestoffwechsels verlorengehen.

**Aminosäuren.** Die Proteinverdauung beginnt im Magen durch Pepsin und wird im Duodenum durch die Proteasen und Exopeptidasen des Pankreassaftes bis zu den Aminosäuren

fortgesetzt. Abgebaut werden im Dünndarm jedoch nicht nur die mit der Nahrung aufgenommenen Proteine, sondern auch die der Verdauungssäfte und die der in den Verdauungsorganen abgeschilferten Zellen. Resorbiert werden außer Aminosäuren auch Di- und Tripeptide, sowie in sehr geringer Menge Proteine. Die sich bei der Resorption dieser Baustoffe abspielenden Vorgänge sind morphologisch nicht zu verfolgen.

**Hinweis.** Eine besondere Situation liegt bei Neugeborenen vor, die offenbar in der Lage sind, zusammen mit der Muttermilch abgegebene Antikörper zu resorbieren. Bei neugeborenen Tieren sind entsprechende Endozytosevorgänge bei Enterozyten nachzuweisen. Die Aufnahme von Antikörpern bei Neugeborenen ist für die Immunabwehr von großer Bedeutung. Allerdings geht die Fähigkeit des Dünndarms, Proteine aufzunehmen, sehr bald verloren. Kommt es jedoch zur Zerstörung von Oberflächenepithelzellen z. B., durch Erkrankungen, können unverdaute Proteine im Blut nachgewiesen werden.

**Fettsäuren und Glyceride** (Abb. 20.38). Nahrungsfett – vorwiegend handelt es sich um Triacylglycerine – wird während der Verdauung zu Fettsäuren, Glycerin und Monoacylglycerinen abgebaut. *Kurzkettige Fettsäuren*, die relativ gut wasserlöslich sind, können leicht von Enterozyten aufgenommen und von dort zum Weitertransport in die Leber ins Blutgefäßsystem (Pfortader) abgegeben werden. Anders ist es mit *langkettigen Fettsäuren und Monoacylglycerinen*, die im Lumen des Dünndarms unter Mitwirkung von Gallensalzen 3–6 nm große *Mizellen* bilden. Diese werden nach vorheriger Abspaltung der Gallensalze im Jejunum durch Pinozytose von den Enterozyten aufgenommen. Die Gallensalze werden gesondert im Jejunum resorbiert.

In den Enterozyten des Jejunums gelangen die langkettigen Fettsäuren und Monoacylglycerine ins *glatte endoplasmatische Retikulum*. Hier werden sie wieder zu Triacylglycerinen zusammengefügt – elektronenmikroskopisch sieht man hier Fetttropfen – und in den Golgi-Apparat transportiert. Im Golgi-Apparat entstehen dann *Chylomikronen*, Lipoproteine mit einem Durchmesser von 1 μm, die zu 86% aus Triacylglycerinen bestehen und eine hydrophile Hülle aus Apolipoproteinen und polaren Lipiden besitzen. Die Apolipoproteine werden im RER synthetisiert. Die Kohlenhydratanteile der Chylomikronen stammen möglicherweise aus dem Golgi-Apparat. In die Chylomikronen werden auch Cholesterin, Cholesterinester und fettlösliche Vitamine aufgenommen. Schließ-

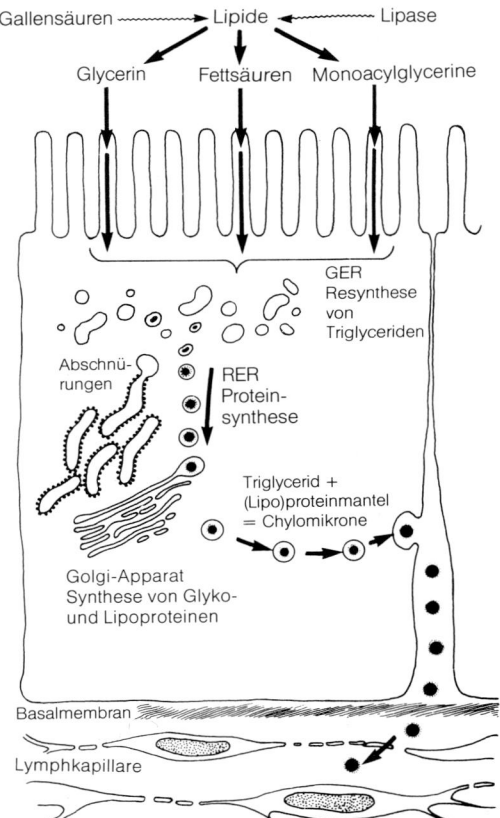

**Abb. 20.38.** Schema zur Fettresorption. Im Darmlumen bewirkt Lipase Hydrolyse der Lipide. Monoacylglycerine und langkettige Fettsäuren werden unter dem Einfluß von Gallensäuren zunächst zu Mizellen zusammengefaßt. Später werden die Hydrolyseprodukte durch Pinozytose von Enterozyten aufgenommen und dort in Zisternen des glatten endoplasmatischen Retikulum *(GER)* gesammelt. Im GER erfolgt Resynthese zu Triacylglycerinen. Diese gelangen in den Golgi-Apparat. Auf dem Wege dorthin oder im Golgi-Apparat entstehen Chylomikronen (Durchmesser 0,2–1 μm), dadurch, daß Triacylglycerine von einer dünnen Proteinschicht umgeben werden. Die Proteine werden im RER gebildet. Schließlich wandern Golgi-Bläschen mit Chylomikronen zur lateralen Zelloberfläche, wo sie durch Exozytose abgegeben werden. Dadurch kommen die Chylomikronen in den Extrazellularraum, von wo aus sie überwiegend von Lymphe, weniger häufig von Blutgefäßen aufgenommen werden. [Zeichnung nach Ergebnissen von: Friedman HI, Cardell RR Jr (1977) Alterations in the endoplasmic reticulum and Golgi complex of intestinal epithelial cells during fat absorption and after termination of this process: A morphological and morphometric study. Anat Rec 188: 77]

lich gelangen die Chylomikronen in sekretorische Bläschen und werden an den lateralen Zelloberflächen in den Extrazellularraum abgegeben. Nachdem sie die Basalmembran durchwandert haben, werden sie von den Lymphgefäßen aufgenommen und abtransportiert. Über das weitere Schicksal der Chylomikronen (S. 176).

Die Fettresorption ist in der ersten Jejunumhälfte nahezu abgeschlossen.

**Wasser und Mineralstoffe.** Insbesondere Wasser fällt in großer Menge an, da die Verdauungssäfte aus den Anhangsdrüsen und den Wänden der Verdauungsorgane zusammen mit der aufgenommenen Flüssigkeit (Getränke, Wassergehalt der Nahrungsmittel) täglich etwa 7,5 l ausmachen. Die Aufnahme von Flüssigkeit und Mineralstoffen im Darm spielt für die Aufrechterhaltung des inneren Milieus im Körper eine große Rolle. Sie erfolgt transzellulär, überwiegend jedoch interzellulär (S. 118).

**Darm- und Zottenbewegungen, Mikrovilli.** Unterstützt wird die Resorption durch rhythmische Darm- und Zottenbewegungen sowie durch Längenveränderungen der Mikrovilli. Für die **Darmbewegungen** sind die Muskelschichten verantwortlich. Ihre Kontraktionen führen zu Misch- und Pendelbewegungen, die die Effektivität der Verdauung erhöhen und für den Weitertransport des Inhalts im Dünndarm sorgen. Die Bewegungen verlaufen teilweise über kurze Strecken *(nichtpropulsive Peristaltik, Segmentationsbewegungen)*, teilweise über lange Strecken *(propulsive Peristaltik, Transportbewegungen)*. Bei der propulsiven Peristaltik wird zunächst die Längsmuskulatur *(Erweiterung des Darmlumens)* und dann die Ringmuskulatur *(Einengung des Darmlumens)* der Tunica muscularis zur Kontraktion gebracht. Dies führt zu *peristaltischen Wellen* (Einzelheiten s. Lehrbücher der Physiologie). Zusätzlich zu den großen Bewegungen der Darmwand sorgt die Muskulatur der Lamina muscularis mucosae in den jeweiligen Abschnitten für eine feinere Einstellung der Wände hinsichtlich der Faltung und Entfaltung des Darmrohrs.

Die **Zottenbewegungen** ermöglichen 2 sich ergänzende, kontraktile Systeme im Zottenbindegewebe, und zwar glatte Muskelzellen, die senkrecht von der Lamina muscularis mucosae zur Zottenspitze verlaufen, und kontraktile Myofibrillen, die quer zur Zottenachse von einer Seite zur anderen ziehen (Abb. 20.37, rechts). Kontrahieren sich die glatten Muskelzellen, werden die Zotten kürzer und breiter,

kontrahieren sich die Myofibroblasten (bei gleichzeitiger Erschlaffung der längsorientierten, glatten Muskelzellen), gewinnt die Zotte ihre ursprüngliche Höhe und schlanke Form wieder. Die Bewegungen erfolgen asynchron und mehrmals in der Minute. Während der Verdauung nimmt die Kontraktionsrate zu, beim Hunger ist sie besonders niedrig. Durch Zottenkontraktionen kommt es zur Entleerung der Lymphgefäße. Ihr Inhalt, Lymphe mit resorbierten Stoffen, wird den mesenterialen Lymphgefäßen zugeleitet.

**Mikrovilli.** Die Längenveränderungen der Mikrovilli kommen v. a. durch Verschiebungen im Zytoskelett der Enterozyten zustande (S. 500). Die Bewegungen der Mikrovilli spielen bei der Durchmischung der Mikroumgebung an der Oberfläche des Darmepithels und bei der Resorption eine wichtige Rolle.

**Endokrine Zellen.** Die endokrinen Zellen des Dünndarms gehören zum gastroenteropankreatischen System und damit zum hormonalen Regelsystem der Verdauungsorgane und ihrer großen Anhangsdrüsen (S. 515). Bemerkenswert ist, daß ein Teil der Hormone der enteroendokrinen Zellen im Nervensystem als Neurohormone bzw. als Transmitter vorkommt. Die Hormone der enteroendokrinen Zellen des Dünndarms nehmen u. a. Einfluß auf die Säuresekretion des Magens (S. 493), die Tätigkeit der Gallenblase (S. 545), die exokrine und endokrine Funktion des Pankreas (S. 525), die Motilität und Durchblutung des Magen-Darm-Kanals, das Sekretionsverhalten der Darmdrüsen und die Nahrungsresorption sowie auf den Kohlenhydratstoffwechsel. Die physiologische Bedeutung mancher Hormone des Dünndarms ist noch unklar, wenn auch ihre Wirkung bekannt ist, z. B. Enteroglukagon, Motilin, vasoaktives intestinales Polypeptid. Stimuliert werden die endokrinen Zellen des Darms offenbar einerseits über den Blutweg und das Nervensystem, andererseits möglicherweise auch durch den Darminhalt, insbesondere bei den Zellen des offenen Typs, die apikal mit Mikrovilli ins Darmlumen ragen. Ihre Wirkung üben die endokrinen Zellen entweder durch Abgabe von Hormonen in das Gefäßsystem (Gastrin, Sekretin, Cholezystokinin) oder parakrin aus (Somatostatin). Einige der endokrinen Zellen des Dünndarms sollen auch eine exokrine Sekretion haben.

Ein besonderes Problem ist es, die Vielzahl der enteroendokrinen Zellen und der von ihnen gebildeten Polypeptide zu einem übergeordneten System zusammenzufassen. So wurde das APUD-Konzept (S. 136) entwickelt, das darauf beruht, daß diese Zellen biogene Amine enthalten oder diese aus exogen verabfolgten Aminosäurevorläufern synthetisieren können, gemeinsam bestimmte Enzyme besitzen, eine vergleichbare Ultrastruktur haben (Sekretgranula), immunhistochemisch nachweisbare Polypeptide und eine gemeinsame Abstammung besitzen. Nach einem anderen Konzept handelt es sich bei diesen Zellen um Paraneurone (S. 246). Dieses Konzept beruht darauf, daß zahlreiche der in den enteroendokrinen Zellen nachgewiesenen Polypeptide auch in Nervenzellen vorkommen und dort als Transmitter wirken können, z. B. Somatostatin, Gastrin. Enteroendokrine Zellen werden nach diesem Konzept als bipolar gegliedert, in der Funktionsweise also als rezeptorisch-effektorische Elemente aufgefaßt. Insgesamt geben die endokrinen Zellen des Darms noch viele Rätsel auf.

**Abwehr.** Mit der Nahrung gelangen zahlreiche Keime und Antigene in die Verdauungsorgane. Der Organismus schützt sich vor deren schädigender Wirkung durch seine Verdauungssäfte, die eine antibakterielle Wirkung haben, durch eine dem Darmepithel vorgelagerte Saft- und Stoffschicht (präepitheliale Barriere), aber auch durch Anteile des Abwehrsystems, die in den Wänden des Verdauungskanals untergebracht sind. Es handelt sich insbesondere um das *darmassoziierte lymphatische* Gewebe (gut associated lymphatic tissue, GALT).

Im einzelnen gehören zum GALT

- diffus verteilte *intraepitheliale* Lymphozyten sowie Lymphozyten und Makrophagen in der *Lamina propria* aller Magen-Darmabschnitte,
- *Ansammlungen von Lymphozyten (Lymphfollikel),* überwiegend im Dünn- und Dickdarm. Solitäre Lymphfollikel liegen meist in der Lamina propria, aggregierte Lymphfollikel (Peyer Plaques) reichen bis in die Submucosa,
- *das Epithel über solitären und aggregierten Lymphfollikeln,* das intraepitheliale Lymphozyten und M-Zellen enthält.

Das Zusammenwirken dieser Anteile erfolgt vielfältig. Ausgangspunkt ist, daß Antigene aus dem Darmlumen Zugang zu den Zellen des lymphatischen Systems in der Lamina propria bekommen: An den Zottenspitzen können Antigene eventuell direkt die Lamina propria erreichen. Die entscheidende Rolle für den transepithelialen Transport von Antigenen

spielen jedoch die für großmolekulare Substanzen durchlässigen M-Zellen im Epithel über den Follikeln (z.B. über den Peyer Plaques).

Die Funktion der intraepithelialen T-Lymphozyten, die im Oberflächenepithel des Darms bei weitem gegenüber den B-Lymphozyten überwiegen, ist noch nicht abschließend geklärt. Möglicherweise wandern diese T-Lymphozyten in die Lamina propria und interagieren dort mit lokalen Makrophagen, antigenpäsentierenden Zellen und B-Lymphozyten. Der hohe Anteil von T-Suppressorzellen im Epithel könnte darauf hinweisen, daß diese Zellen bei ihren Interaktionen vor allem eine lokale Abschwächung der Immunreaktion bewirken.

Nachdem lokal oder auch systemisch eine primäre Immunreaktion zustande gekommen ist, wird das Antigen in Form von Immunkomplexen (Antigen-Antikörperkomplexen) auf spezialisierten immunkomplex-bindenden verzweigten Zellen (sogenannten follikulären dendritischen Zellen) in den Follikeln – z.B. der Peyer Plaques – zurückgehalten. Vorläufer IgA-bildender B-Lymphozyten siedeln sich

zwischen diesen follikulären dendritischen Zellen im Keimzentrum an und beginnen, sich nach Kontakt mit dem Antigen zu teilen. Die B-Lymphozyten verlassen dann die Lymphfollikel u. a. als große stimulierte Zellen mit hoher Teilungsaktivität („Blasten"). Sie wandern mit dem Lymphstrom in die mesenterialen Lymphknoten und von dort über Lymphgefäße in den Ductus thoracicus. Nach Übertritt in das Blutgefäßsystem werden die stimulierten B-Zellen im Körper verteilt. Die größte Zahl der Zellen kehrt jedoch wieder in die Lamina propria der Darmwand zurück und reift dort zu Plasmazellen aus. Andere B-Lymphoblasten wandern in Organe mit einer Schleimhaut ein (z.B. Bronchialtrakt, weibliche Geschlechtsorgane) oder siedeln sich in der Nähe sezernierender Epithelien an (z.B. in der Milchdrüse, Tränen- und Speicheldrüse). Das lymphatische Gewebe solcher Organe, die von stimulierten oder rezirkulierenden B- und T-Zellen aus dem Darm erreicht werden, wird zusammenfassend als Schleimhaut-assoziiertes lymphatisches Gewebe (MALT = mucosa associated lymphoid tissue) bezeichnet.

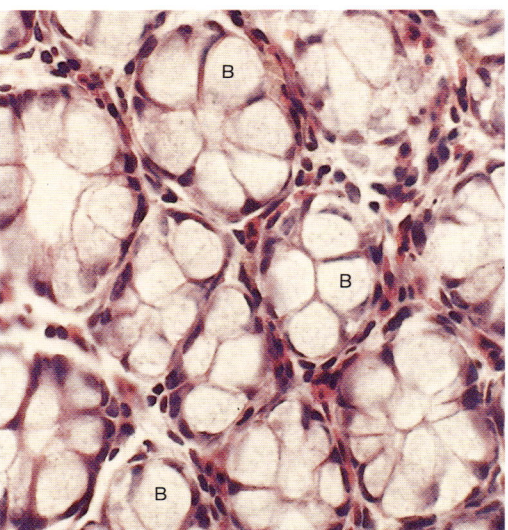

**Abb. 20.39 a, b.** Dickdarm. **a** Längsschnitt durch die Krypten (Glandulae intestinales). Im Epithel sind deutlich die *(hellen)* Becherzellen zu erkennen. In der Lamina propria mucosae kommen zahlreiche Lymphozyten und andere Zellen des lymphatischen Gewebes vor. Die Lamina muscularis mucosae trennt die Tunica mucosa scharf von der Tela submucosa (Vergr. 200 fach). **b** Querschnitte durch Glandulae intestinales mit zahlreichen Becherzellen *(B)*. HE. Vergr. 400 fach. (Freundlichst überlassen vom Institut für medizinische und pharmazeutische Prüfungsfragen)

Die in die Lamina propria des Darms zurück-
gekehrten B-Zellen proliferieren und wandeln
sich in Immunglobulin-sezernierende Plasmazellen um. Von diesen Zellen freigesetztes IgA
wird an der basolateralen Zellmembran der
Enterozyten an ein von den Epithelzellen synthetisiertes membranständiges Bindungspro-
tein, den Rezeptor für polymeres Immunglobulin (Poly-Ig-Rezeptor) gebunden. An diesen
Rezeptor gekoppelt wird das dimere IgA (und
auch IgM) durch Endozytose aufgenommen
und durch die Zelle transportiert. An der apikalen Zellmembran wird das IgA in das Darmlumen als sekretorisches Immunglobulin A
(SIgA) wieder abgegeben. Sekretorisches IgA
unterscheidet sich von dem in das Blut oder die
Lymphe übergetretenen IgA durch die sogenannte sekretorische Komponente, einen Teil
des Poly-Ig-Rezeptors, der nach Bindung des
Immunglobulins intrazellulär vom Gesamtre-
zeptormolekül abgespalten wird. Die sekretorische Komponente verbleibt am IgA und wird
als Teil des Immunglobulins von den Epithelzellen mitsezerniert. Das IgA gelangt in die
Schleimschicht an der Oberfläche der Darmepithelzellen und ins Darmlumen. Dort nimmt
es zusammen mit IgM u.a. Einfluß auf die Agglutination großmolekularer Antigene und beeinträchtigt die Adhärenz von Bakterien und
auch die Aufnahme antigener Nahrungsbestandteile. Dies führt zu einer ausgedehnten
Schutzwirkung.

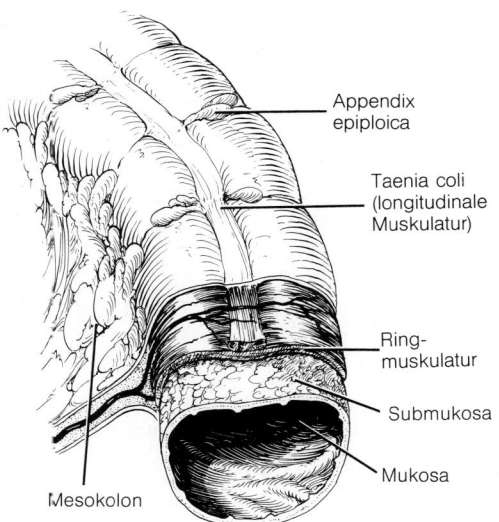

**Abb. 20.40.** Schema zum Wandbau des Kolon [Wie-
dergegeben mit Erlaubnis von Way LW (ed) (1983)
Current surgical diagnosis and treatment, 6th edn.
Lange]

## 20.7 Dickdarm

Der Dickdarm ist etwa 1,3 m lang und besteht
aus **Zäkum, Kolon** und **Rektum**, die gemeinsam eine Schleimhautoberfläche ohne Zotten
aufweisen. Im Kolon kommen halbmondförmige Falten, *Plicae semilunares*, vor, an deren
Aufbau – im Gegensatz zu den Plicae circulares des Dünndarms – auch die Tunica muscularis beteiligt ist.

*Tunica mucosa* (Abb. 20.39 a). Das Oberflächenepithel ist einschichtig hochprismatisch
und besteht aus resorbierenden *Saumzellen mit
Mikrovilli*. Das besondere Kennzeichen der
Mukosa des Dickdarms sind jedoch lange,
dicht nebeneinander stehende, unverzweigte
gerade *Glandulae intestinales*, Krypten
(Abb. 20.39 b). Sie sind etwa 0,5 mm tief und
haben ein einschichtiges Epithel, das neben
undifferenzierten und üblichen hochprismatischen Dickdarmzellen in großer Zahl
Becherzellen, sowie basal relativ viele enteroendokrine Zellen aufweist. – In der Lamina
propria kommen zahlreiche Lymphozyten und
stellenweise Lymphfollikel vor.

*Tela submucosa.* Das lymphatische Gewebe ist
stellenweise vermehrt und bildet Lymphfollikel.

*Tunica muscularis* (Abb. 20.40). Die zirkulär
verlaufenden Fasern bilden eine geschlossene
innere Muskelschicht. Die äußeren longitudinalen Muskelfasern sind dagegen zu 3 dicken
Längsbündeln zusammengefaßt, den *Taeniae
coli*.

*Tunica serosa.* Regelmäßig treten Fettan-
sammlungen auf, die von Mesothel bekleidete
Vorstülpungen bilden, Appendices epiploicae
(Abb. 20.40).

**Histophysiologie.** Im Dickdarm werden dem
Chymus Wasser und Elektrolyte entzogen. Dadurch wird der Darminhalt auf ca. 100–200 ml
pro Tag eingedickt. Prinzipiell kann das Dick-
darmepithel aber auch Monosaccharide, Aminosäuren, Fettsäuren und Triacylglycerine sowie Pharmaka resorbieren, z. B. nach rektaler
Zufuhr. Hinzu kommen sekretorische Funktionen. Insbesondere produzieren die Becherzellen Schleim, der als Schutz- und Gleitmittel
dient. Nach der Geburt wird das Kolon von der
Darmflora besiedelt. Diese bewirkt einen weiteren Abbau von Kohlenhydraten (durch Gä-
rung) und von Eiweißen (durch Fäulnis).

Labels in figure:
Appendix epiploica
Taenia coli (longitudinale Muskulatur)
Ring-muskulatur
Submukosa
Mukosa
Mesokolon

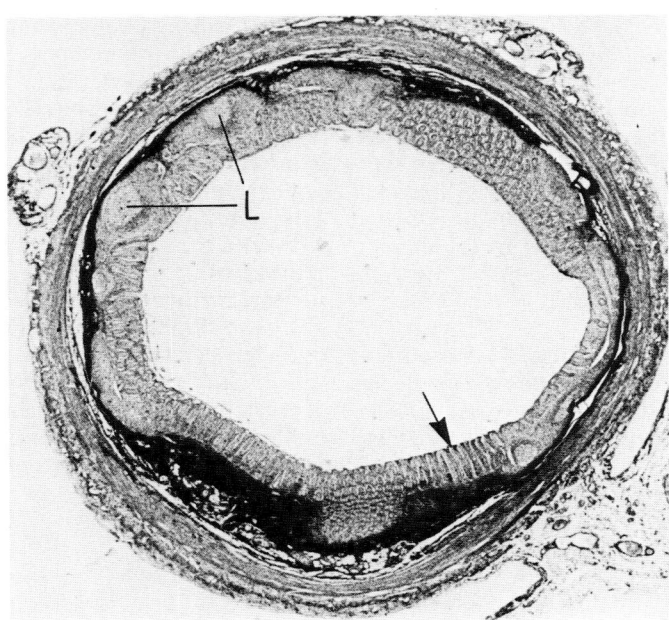

**Abb. 20.41.** Appendix vermiformis. Die Mukosa zeigt Glandulae intestinales *(Pfeil)* und viele Lymphfollikel *(L)*. Azan. Vergr. 10fach

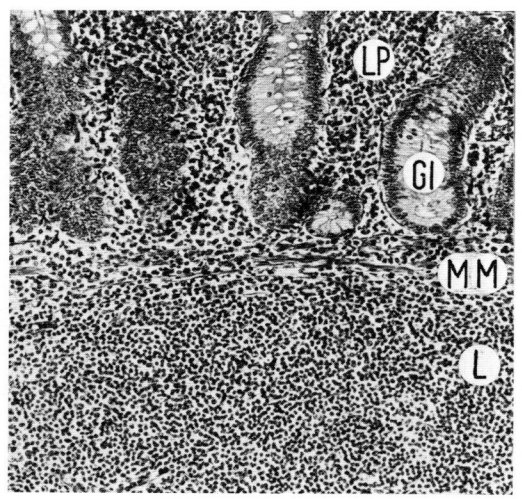

**Abb. 20.42.** Appendix vermiformis. Ausschnittsvergrößerung aus der Tunica mucosa und Tela submucosa. *GI* Glandulae intestinales, *LP* Lamina propria, *MM* Lamina muscularis mucosae, *L* Lymphfollikel in der Tela submucosa. HE. Vergr. 150fach

## 20.8 Wurmfortsatz, Appendix vermiformis
(Abb. 20.41 und 20.42)

Der Wurmfortsatz steht mit dem Zäkum in Verbindung. Er ist etwa 8 cm lang und hat einen Durchmesser von 0,5–1 cm. Sein Lumen ist relativ eng und ungleichmäßig. Der Wandbau des Wurmfortsatzes ähnelt dem des Dickdarms. Jedoch kommen weniger und kürzere **Krypten** vor und die äußere Längsmuskelschicht ist geschlossen. Charakteristisch sind jedoch für den Wurmfortsatz v. a. Ansammlungen von Lymphozyten und **ausgedehnte Lymphfollikel**, die die Lamina propria mucosae ausfüllen und weit in die Tela submucosa vordringen können.

## 20.9 Canalis analis

Der Analkanal gliedert sich in
– **Zona columnaris,**
– **Zona intermedia,**
– **Zona cutanea.**

**Zona columnaris.** Die Schleimhaut zeigt deutliche Längsfalten, *Columnae anales*, die von Bündeln glatter Muskulatur, Venen und Lymphgefäßen aufgeworfen werden. Zwischen den Columnae anales liegen Vertiefungen, *Sinus anales*, die kaudal von kleinen Falten, Valvulae anales, abgeschlossen werden. Hier gelegene Krypten werden als *Glandulae anales* bezeichnet. Während die Sinus anales ein einschichtiges hochprismatisches Epithel besitzen, tragen die Columnae anales bereits Plattenepithel.

**Zona intermedia.** Sie ist ungefähr 1 cm breit und wird zur Zona cutanea durch die *Linea anocutanea* begrenzt. Die Oberfläche der Zona intermedia wird von perianaler Haut bedeckt. An ihrer Oberfläche weist sie unverhorntes mehrschichtiges Plattenepithel auf. Sie ist sehr sensibel und bei Berührung äußerst schmerzempfindlich. In der perianalen Haut kommen große Talgdrüsen und kleinere ekkrine Schweißdrüsen sowie apokrine Drüsen vor.

**Zona cutanea.** Das Epithel zeigt eine geringe Verhornung, ist pigmentiert und sehr dehnbar.

**Muskulatur.** Die Tunica muscularis des Canalis analis besteht aus einem System von Ring- und Längsmuskulatur glatter und quergestreifter Muskelfasern. Auffällig ist der innere Schließmuskel (M. sphincter ani internus), der als glatter Muskel einen Dauertonus hat. Er wird vagal vom Sakralmark her innerviert. Im Rektum befinden sich Dehnungsrezeptoren, die reflektorisch eine Hemmung des sympathischen, konstriktorischen Einflusses auf diesen Schließmuskel bewirken. – Der M. sphincter ani externus ist quergestreift und gehört zur Beckenbodenmuskulatur (Lehrbücher der Anatomie).

# 21 Anhangdrüsen des Verdauungskanals

Große Anhangsdrüsen des Verdauungskanals sind die
- **großen Mundspeicheldrüsen,**
- **Bauchspeicheldrüse,**
- **Leber.**

Zusätzlich kommen in allen Abschnitten des Verdauungskanals zahlreiche kleinere Drüsen vor (einzellige und mehrzellige, intraepitheliale und extraepitheliale), die in Kap. 20 besprochen werden. Alle Drüsen bilden Sekrete, die der Verdauung dienen. Zusätzlich produziert die Bauchspeicheldrüse Hormone.

Die *Funktionen* der großen Anhangsdrüsen des Verdauungskanals lassen sich wie folgt zusammenfassen:

*Große Mundspeicheldrüsen, Glandulae salivariae majores.* Ihr Sekret ist der *Speichel.* Er dient dazu, die Schleimhaut der Mundhöhle und den Mundhöhleninhalt anzufeuchten und schlüpfrig zu machen. Ferner leitet Speichel die Verdauung ein, wirkt bakterizid und dient der immunologischen Abwehr. Schließlich haben die großen Mundspeicheldrüsen exkretorische Funktion, sie beteiligen sich u. a. an der Ausscheidung von Jod und Kalium. In den Ausführungsgängen wird Natrium aus dem Primärspeichel reabsorbiert.

*Bauchspeicheldrüse, Pankreas.* Im exokrinen Teil der Bauchspeicheldrüse werden Verdauungsenzyme gebildet, die in den Dünndarm gelangen und dort wirksam werden. Der endokrine Teil (Langerhans-Inseln) produziert Hormone, die v. a. Bedeutung für die Regulierung des Kohlenhydratstoffwechsels haben.

*Leber, Hepar.* Die Leber ist das wichtigste Stoffwechselorgan des Körpers. Sie beteiligt sich am Fett-, Kohlenhydrat- und Eiweißstoffwechsel und nimmt am Eisenstoffwechsel teil. Ferner synthetisiert die Leber Bluteiweißkörper und Faktoren, die für die Blutgerinnung notwendig sind. Dann ist sie in der Lage, viele exogene und endogen entstandene toxische Substanzen zu inaktivieren und zu metabolisieren. Zur Verdauung trägt die Leber durch Bildung von Galle bei, die im Duodenum der Emulgierung von Fetten dient (S. 508). Galle wird, bevor sie in den Verdauungskanal (ins Duodenum) gelangt, in der Gallenblase gespeichert und durch Wasserresorption eingedickt.

## 21.1 Große Mundspeicheldrüsen

Die großen Mundspeicheldrüsen sind paarige Organe. Es handelt sich um
- **Glandulae parotideae,**
- **Glandulae sublinguales,**
- **Glandulae submandibulares.**

Gemeinsam ist den großen Mundspeicheldrüsen, daß sie von einer Bindegewebekapsel umgeben werden, von der Bindegewebesepten ins Organinnere ziehen, und daß ihr Parenchym aus Drüsenendstücken und Ausführungsgängen besteht.

**Organkapsel, Bindegewebestrukturen.** Die Organkapsel setzt sich aus kollagenfaserreichem Bindegewebe zusammen *(Tunica fibrosa).* Von hier dringen Bindegewebesepten in die Drüse ein und unterteilen sie durch *Septa interlobaria* und *Septa interlobularia* in Lappen und Läppchen. Drüsenendstücke und Ausführungsgangsystem werden von Bindegewebefasern umhüllt, die das *Interstitium glandulae* bilden. Zwischen den Bindegewebestrukturen der Drüse *(Stroma glandulae)* und den sezernierenden bzw. ableitenden Abschnitten befindet sich eine deutliche Basalmembran. Im Bindegewebe verlaufen zahlreiche Blut- und Lymphgefäße sowie Nerven, die am *Ostium glandulae* in das Organ eintreten, sich stark verzweigen und schließlich um die Drüsenendstücke bzw. Ausführungsgänge dichte Netzwerke aus Kapillaren und Nervenfasern bilden.

**Drüsenendstücke und Ausführungsgangsystem** sind in jeder Drüse typisch aufgebaut (s. unten). Gemeinsam ist jedoch, daß Drüsen-

endstücke aus *sezernierenden* Zellen bestehen und zwischen Zellbasis und umgebender Basalmembran *Myoepithelzellen* vorkommen. Das Ausführungsgangsystem setzt sich prinzipiell aus *Schaltstücken* und *Streifenstücken*, die intralobulär liegen, sowie interlobulär bzw. interlobär aus sammelnden Abschnitten *(Ductus interlobulares, Ductus interlobares)* zusammen, die schließlich in einen Ductus excretorius münden (Einzelheiten S. 125).

## 21.1.1 Glandula parotidea

Die Glandula parotidea (kurz: **Parotis**) ist eine verzweigte, azinöse Drüse. Ihre Endstücke bestehen *ausschließlich aus serösen Drüsenzellen* (Abb. 21.1). Ihr Feinbau zeigt alle Charakteristika proteinbildender Zellen; insbesondere kommen basal freie und membrangebundene Ribosomen sowie apikal eiweißreiche Sekretgranula mit hoher Amylaseaktivität vor

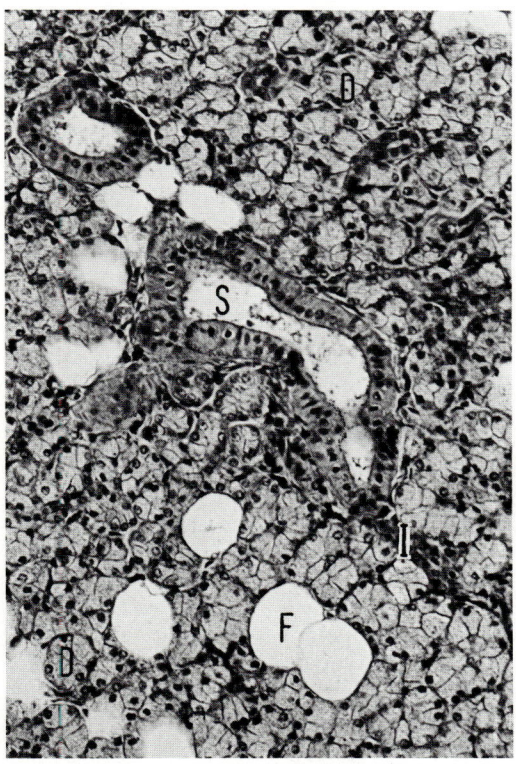

**Abb. 21.1.** Menschliche Glandula parotidea. Deutlich zu erkennen sind Drüsenendstücke *(D)*, und Azini und Streifenstücke *(S)*. *I* Schaltstück, das in ein Streifenstück einmündet; *F* Fettzelle. HE. Vergr. 300fach

(Abb. 21.2). Beim Menschen reagieren die Sekretgranula PAS-positiv, offenbar führen sie auch Glykoproteine (Sialomuzine) und Glykosaminoglykane (Sulfomuzine). – Das Ausführungsgangsystem besteht aus allen bekannten Abschnitten (s. oben). Die Schaltstücke sind lang und verzweigt. In den Streifenstücken sind die basalen Zellmembranen tief eingefaltet.

Im interstitiellen Bindegewebe kommen häufig Fettzellen sowie viele Plasmazellen und Lymphozyten vor. Die Plasmazellen sezernieren Immunglobulin IgA, das zusammen mit in den Drüsenzellen gebildeten Proteinen einen hochmolekularen IgA-Sekretkomplex bildet, der in den Speichel gelangt. Dieser Komplex widersteht enzymatischer Verdauung und beteiligt sich an der immunologischen Abwehr von Pathogenen, die in die Mundhöhle kommen. Außerdem können im Speichel Blutgruppenantigene nachgewiesen werden.

Insgesamt nehmen beim Menschen 90% des Drüsenvolumens Drüsenzellen, 5% Streifenstücke und der Rest Ausführungsgänge, Bindegewebe, Gefäße, Nerven usw. ein.

## 21.1.2 Glandula submandibularis

Die Glandula submandibularis ist eine verzweigte, tubuloazinöse Drüse. Die sezernierenden Abschnitte bestehen aus mukösen und serösen Drüsenzellen. Es handelt sich also um eine gemischte, *seromuköse Drüse* (Abb. 21.3 und 21.4). Es überwiegen dabei die serösen Anteile (80% des Drüsenvolumens). Zur Unterscheidung von serösen und mukösen Drü-

→

**Abb. 21.3.** Glandula submandibularis. Die sezernierenden Abschnitte bestehen aus Azini (Endstücke), die aus mukösen und diesen halbmondförmig aufgelagerten serösen Zellen bestehen. Außerdem kommen gestreckte Abschnitte mit mukösen Zellen vor (verschleimte Schaltstücke). Seröse Zellen haben einen runden, euchromatischen Zellkern und im basalen Drittel Ansammlungen von endoplasmatischem Retikulum (Ergastoplasma). Apikal liegen proteinreiche Sekretgranula. Die Zellkerne der mukösen Drüsen dagegen haben flache, nahe an der Zellbasis gelegene Kerne mit dichtem Chromatin. Die Zellen haben weder Ergastoplasma noch deutliche Sekretgranula. Die Schaltstücke sind kurz und werden von kubischem Epithel begrenzt. Die Streifenstücke bestehen aus hochprismatischen Zellen, die Charakteristika von ionentransportierenden Zellen zeigen (vgl. Abb. 21.7 und Kap. 5): z.B. Invaginationen von basalen Zellmembranen und basalen Mitochondrienansammlungen. (Schema nach Braus)

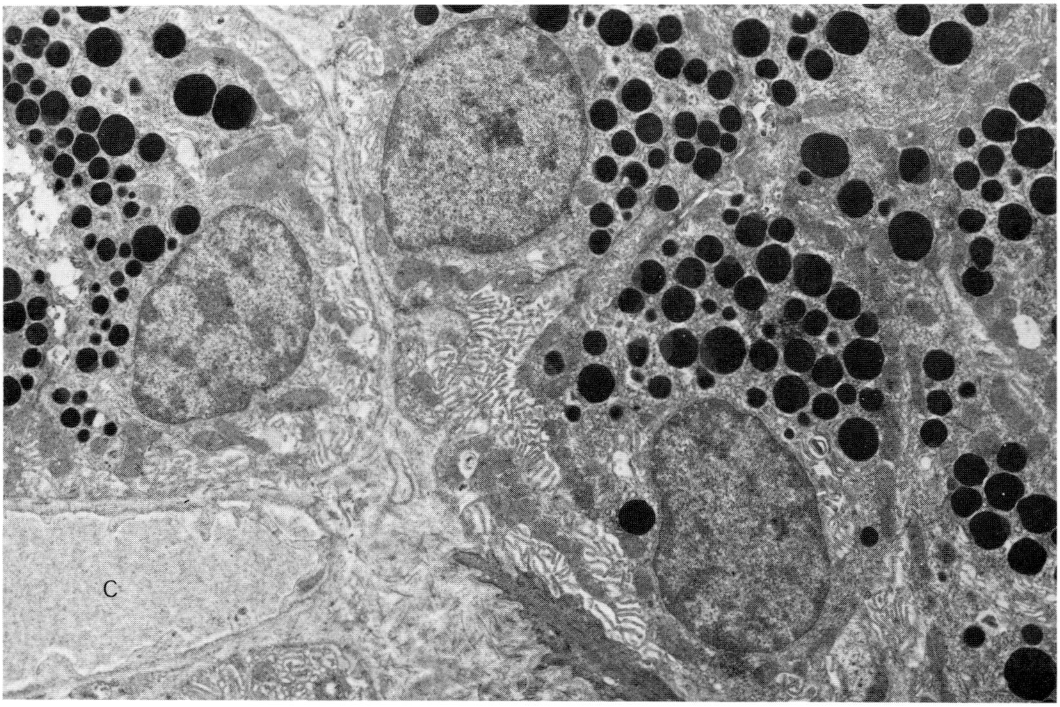

**Abb. 21.2.** Glandula parotidea. Elektronenmikroskopische Aufnahme. Auffällig sind die Sekretgranula. *C* Kapillare mit fenestriertem Endothel. (Freundlichst überlassen von L. L. George)

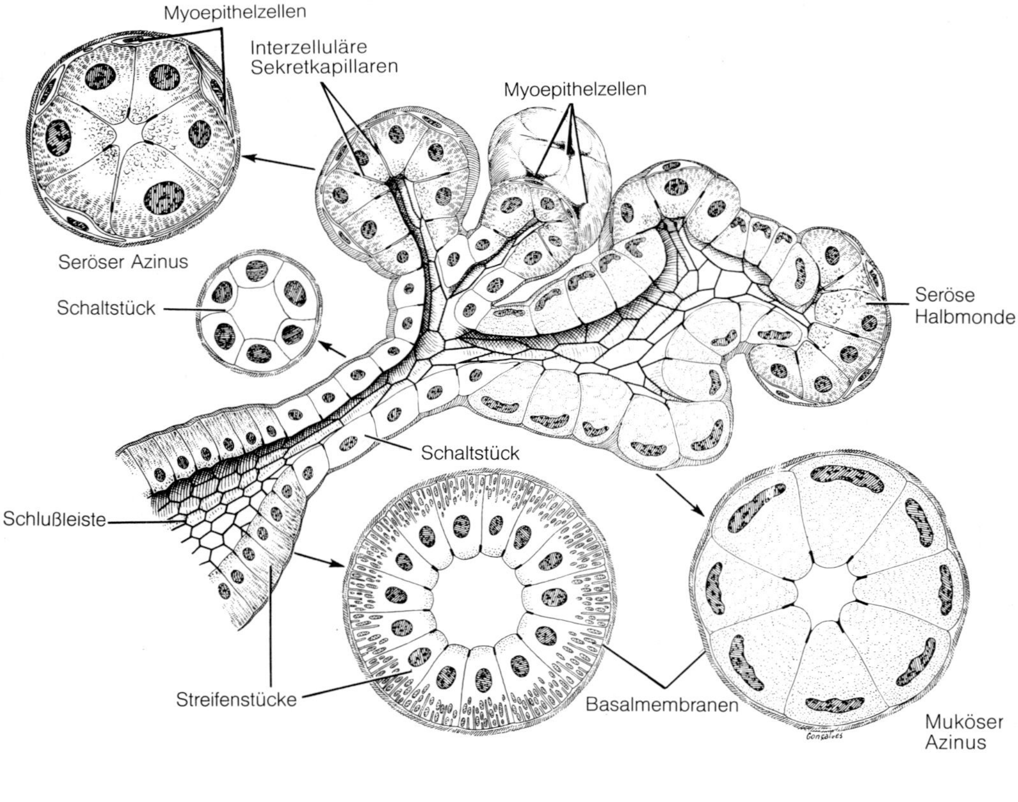

senzellen s. Abb. 21.3 und S. 127. Es kommt vor, daß in der Glandula submandibularis seröse Drüsenzellen eine schwache PAS-Reaktion aufweisen, die auf Anwesenheit von Glykoproteinen (Sialomuzinen) und Glykosaminoglykanen (Sulfomuzinen) schließen läßt. Ferner fallen die Drüsenzellen durch laterale Zellinterdigitationen und basale Einfaltungen der Zellmembran auf, die die Oberfläche um das 60fache vergrößern. Dadurch wird der Elektrolyt- und Wassertransport während der primären Sekretion erleichtert.

**Hinweis.** Die starken Einfaltungen haben zur Folge, daß lichtmikroskopisch Zellgrenzen zwischen den Drüsenzellen nur schwer zu erkennen sind.

In der Glandula submandibularis kommen vereinzelt muköse Tubuli vor, denen *halbmondförmige, seröse Endstücke* (Abb. 21.4, v. Ebner-Halbmonde, S. 127) aufsitzen.
Die Anzahl von Schalt- und Streifenstücken ist bei der Glandula submandibularis geringer als bei der Glandula parotidea.
Das Sekret der Glandula submandibularis besitzt eine schwache Amylaseaktivität und ent-

hält das Enzym *Lysozym*, das in der Lage ist, die Wand von Bakterien zu hydrolysieren.

### 21.1.3 Glandula sublingualis

Auch die Glandula sublingualis ist eine verzweigte, tubulo-azinöse Drüse. Es überwiegen Endstücke, die ausschließlich aus mukösen Zellen (60% des Drüsenvolumens) bestehen (Abb. 21.5). Seröse Zellen (30% des Drüsenvolumens) treten fast nur als seröse Halbmonde in mukösen Endstücken auf. Schalt- und Streifenstücke fehlen fast vollständig. Zum Teil handelt es sich bei den mukösen Endstücken um verschleimte Schaltstücke.

### 21.1.4 Histophysiologie

Die Speichelbildung beginnt mit der Sekretion eines *Primärspeichels* in den Endstücken. Je nach Aufbau der Endstücke wird ein mehr dünnflüssiges, protein- und enzymreiches Se-

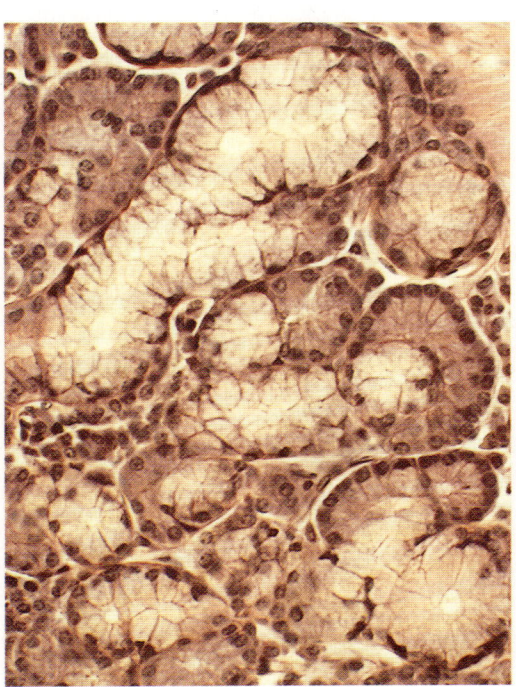

**Abb. 21.4.** Glandula submandibularis vom Menschen. Zu beachten sind seröse und helle muköse Zellen. Mehrfach bilden seröse Zellen Halbmonde *(X)*, die exzentrisch am Ende eines mukösen Endstücks liegen. HE. Vergr. 360fach

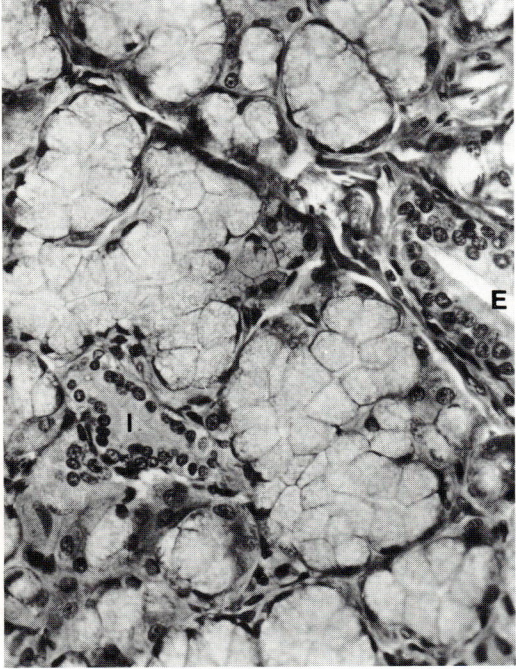

**Abb. 21.5.** Glandula sublingualis vom Menschen. Es überwiegen muköse Zellen. *I* Ductus interlobularis; *E* Ductus interlobaris, der von einer Bindegewebescheide umgeben ist. HE. Vergr. 600fach

kret – durch seröse Endstückzellen – oder ein schleimiges, enzymarmes Sekret — durch muköse Endstückzellen – gebildet. Zusätzlich spielt in den Endstücken die Flüssigkeitsabgabe und die Freisetzung von Elektrolyten eine große Rolle. Die Elektrolytzusammensetzung des Primärspeichels ist plasmaähnlich, er ist dem Blut isoosmotisch (eiweißfreies Ultrafiltrat).

Während des Transportes durch die Ausführungsgänge ändert sich die Elektrolytzusammensetzung des Speichels. Keine Rolle spielen dabei die Schaltstücke – einige Spezies allerdings weisen in ihren Schaltstückzellen Sekretgranula auf. Im *Streifenstück* werden *Natrium-* (und Chlorid-)Ionen bei relativ geringer Wasserdurchlässigkeit *reabsorbiert* und in geringerem Ausmaß *Kalium, Jod und andere abgegeben,* wodurch die Osmolalität des Speichels sinkt (s. Abb.21.6). Je geringer die Sekretionsrate ist, um so mehr Natrium- und Chloridionen können dem Primärspeichel entzogen werden. Ferner kommt es im Ausführungsgangsystem zu einer aktiven HCO₃⁻ Sekretion, die bei Stimulation ansteigt und den Mundspeichel bis auf einen pH-Wert von 7,8 alkalisiert und puffert. Mit steigender Sekretion wird der Speichel also immer weniger hypoton. Insgesamt werden 1,5 l/Tag sezerniert.

In engem Zusammenhang mit den Veränderungen, die der Speichel auf seinem Weg durch die Ausführungsgänge durchmacht, stehen die *basalen Einfaltungen mit Mitochondrienanreicherungen in den Streifenstücken* (Abb.21.7; S.118, transportierendes Epithel). Diese Zellen haben morphologische und funktionelle Ähnlichkeiten mit den Hauptstückzellen der Niere (S.561), die gleichfalls dem Elektrolytaustausch dienen.

Ferner ist für die Speichelbildung der Aufbau des Kapillarsystems in der Nachbarschaft der End- und Schaltstücke wichtig. Im Verlauf der terminalen Strombahn der Speicheldrüsen kommt es nämlich zu einer doppelten Kapillarisierung (Abb.21.8): einmal finden sich Kapillaren in der Umgebung der Ausführungsgänge und dann um die Endstücke. Im Bereich der Ausführungsgänge sind die Strömungsrichtungen von Blut und Speichel entgegengerichtet (Gegenstromprinzip).

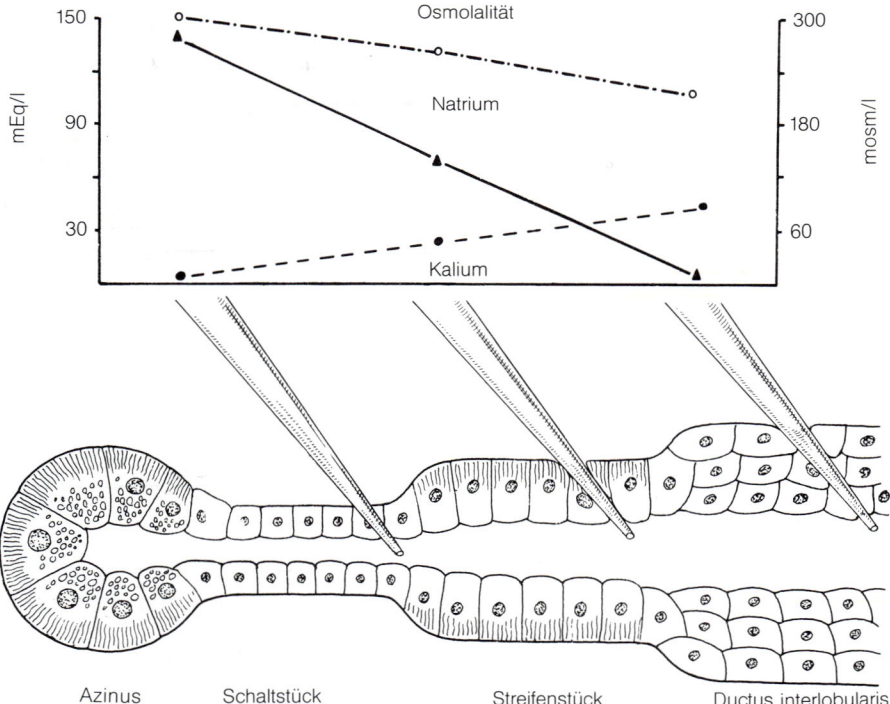

**Abb.21.6.** Schema zur Veränderung der Elektrolytzusammensetzung des Speichels im Streifenstück. Ergebnisse von Mikropunktionen. Azinuswärts sind im Streifenstück Natrium- und Kaliumkonzentration sowie Osmolalität des Speichels gleich der des Blutes. Im Verlauf des Streifenstücks nimmt die Kaliumkonzentration zu und die Natriumkonzentration ab; gleichzeitig wird die Osmolalität geringer

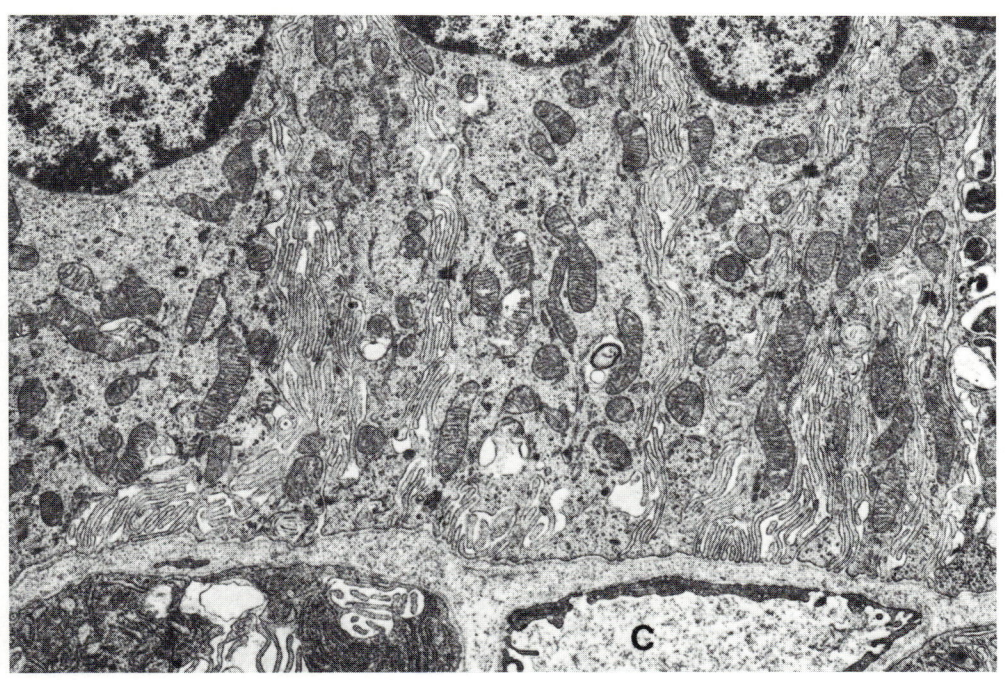

**Abb. 21.7.** Streifenstück, basale Zellabschnitte (elektronenmikroskopische Aufnahme). Zu erkennen sind Membraninvaginationen und palisadenförmig angeordnete Mitochondrien. Dies ist für ionentransportierende Zellen charakteristisch. C Kapillare mit fenestriertem Endothel. Vergr. 6.000 fach (Freundlichst überlassen von L. L. George)

Die **Sekretion** der Speicheldrüsen unterliegt sowohl hinsichtlich der Menge als auch der Zusammensetzung des Speichels großen Veränderungen. In Ruhe sezernieren die Glandulae submandibulares (und die zahlreichen kleinen in der Mundschleimhaut gelegenen Speicheldrüsen) 70%, die Glandulae parotideae 25% und die Glandulae sublinguales 5% des Speichels, der dünnflüssig ist und v.a. die Mundschleimhaut feucht hält. Angeregt wird die Speichelsekretion dann
– durch mechanische, thermische und chemische Reize an den Nervenendigungen in der Mundschleimhaut,
– durch olfaktorische Reize,
– psychisch („Das Wasser läuft im Mund zusammen").

Die *Regulation der Speichelsekretion* erfolgt nerval. Cholinerge und in geringem Umfang $\alpha_1$-adrenerge sowie peptiderge (Substanz P) Aktivierung der Speicheldrüsen führt zur Absonderung eines dünnflüssigen, wasserreichen Speichels mit wenig organischen Anteilen. Dabei kommt es gleichzeitig zu einer starken Vasodilatation, da bei cholinerger Reizung Kallikrein (s. unten) freigesetzt wird. $\beta$-adrenerge Aktivierung ruft dagegen bei nur geringerer

+Amylase↵

Steigerung der Speichelsekretion die Abgabe eines viskösen an organischen Substanzen reichen Speichels hervor, der aus den Glandulae submandibulares et sublinguales stammt.

**Pharmakologischer Hinweis.** Parasympathikomimetika fördern die Produktion von dünnflüssigem Speichel. Pharmakologische Hemmung des N. vagus durch Atropin ruft einen „trockenen Mund" hervor.

Für die Sekretion der Speicheldrüsen spielt aber auch die Wechselwirkung zwischen Drüsenzellen und Gefäßsystem eine Rolle. Hierfür ist das in Streifenstückzellen histochemisch nachweisbare Enzym *Kallikrein* wichtig, das für die Freisetzung von **Bradykinin** (aus Kininogen, einem in der Leber gebildeten $\alpha_2$ Globulin) sorgt. Bradykinin ist ein Nonapeptid, das stark gefäßdilatatorisch wirkt und die Durchblutung der Speicheldrüse steigert. Dadurch stehen den Azinuszellen vermehrt Flüssigkeit, Elektrolyte und alle weiteren Speichelbausteine zur Verfügung. Kallikrein gelangt auch in den Speichel und mit ihm in den Magen, wo es gleichfalls wirksam wird.

Im Rahmen der *Verdauung* dient Speichel dazu, die Nahrung anzufeuchten, schlüpfrig zu machen und den Abbau von Kohlenhydraten

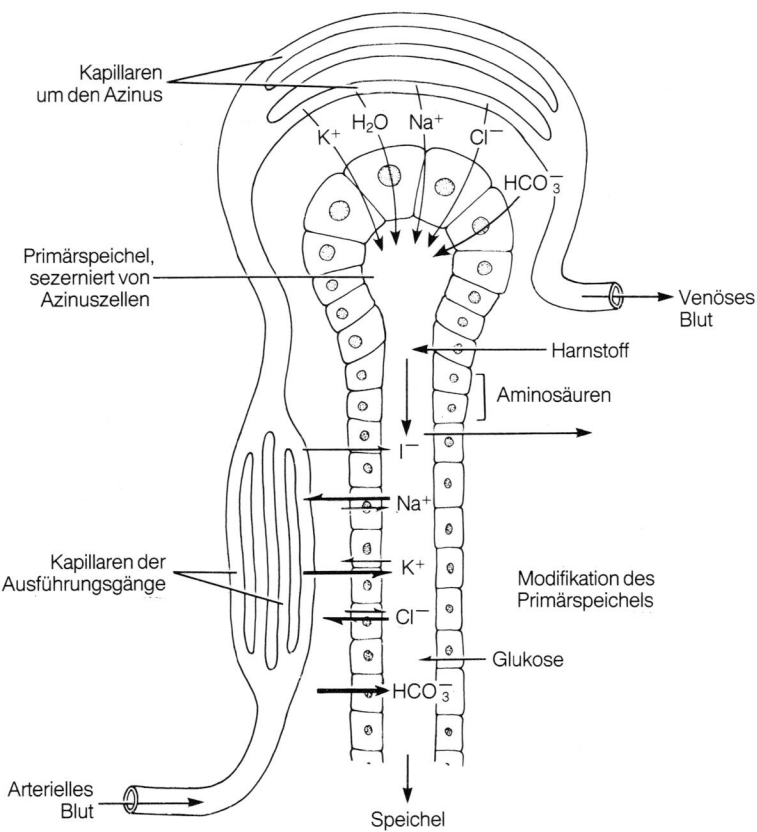

**Abb. 21.8.** Schema zur Blutversorgung von Ausführungsgängen und Endstücken einer Glandula parotidea. Es liegen 2 aufeinanderfolgende Kapillarnetzwerke vor. In den Azini erfolgt eine Sekretion von primärem Speichel, dessen Zusammensetzung in den Ausführungsgängen modifiziert wird. Zu beachten ist ein Gegenstromprinzip zwischen Blut und Speichelfluß im Ausführungsgangsystem. [Davenport HW (1977) Physiology of the digestive tract. Year Book]

einzuleiten. Ermöglicht wird dies dadurch, daß Speichel Schleimstoffe (Muzine) und $\alpha$-Amylase enthält. Der Abbau der Kohlenhydrate durch Amylase ist allerdings wegen der kurzen Verweildauer der Nahrung im Mund nur sehr begrenzt. Im Magen wird das Enzym durch die Magensäure inaktiviert.

Der **immunologischen Abwehr** dient das im Speichel enthaltene IgA.

**Bakterizid** wirkt das von Azinus- und Schaltstückzellen abgesonderte Laktoferrin und Lysozym. Laktoferrin bindet das für das Bakterienwachstum erforderliche Eisen und Lysozym hydrolisiert die Zellwände mancher Bakterien.

**Klinischer Hinweis.** Bei der Urämie, bei der harnpflichtige Substanzen nicht mehr in erforderlicher Menge durch die Nieren ausgeschieden werden, kommt es in den Speicheldrüsen zu einer vermehrten Abgabe dieser Stoffe, z. B. Uraten.

## 21.2 Bauchspeicheldrüse, Pankreas

Die Bauchspeicheldrüse liegt in enger Nachbarschaft zum Duodenum, in das ihr Ausführungsgang, *Ductus pancreaticus*, sowie häufig ein akzessorischer Ausführungsgang, *Ductus pancreaticus accessorius*, münden. Umgeben wird die Bauchspeicheldrüse von einer dünnen Bindegewebekapsel, von der Septen ins Organinnere ziehen und Läppchen abgrenzen. Schließlich umspinnen zarte Bindegewebefasern die verschiedenen Drüsenabschnitte.

Die Bauchspeicheldrüse hat
- **exokrine** und
- **endokrine Anteile**.

Die endokrinen Anteile sind die *Langerhans-Inseln*.

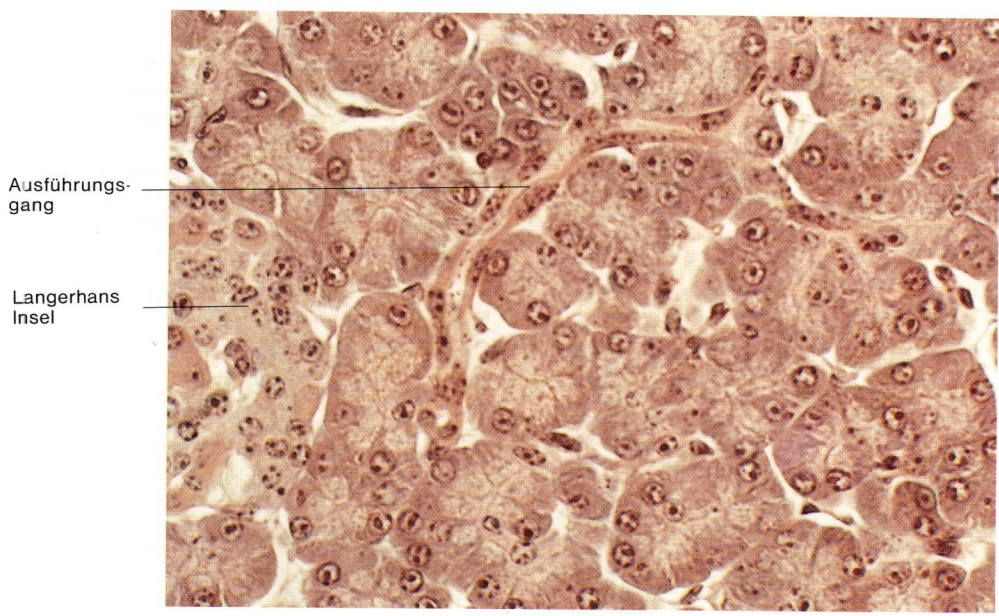

Ausführungs-
gang

Langerhans
Insel

**Abb. 21.9.** Bauchspeicheldrüse. Es überwiegen die exokrinen Anteile mit vielen Azini. *I* intralobuläre Abschnitte eines Ausführungsganges. Außerdem ist eine Langerhans-Insel *(L)* angeschnitten. H.E. Vergr. 600 fach

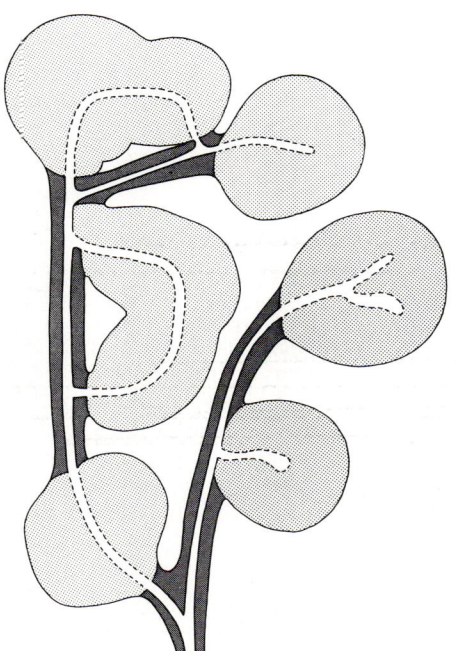

**Abb. 21.10.** Schematische Darstellung der Anordnung von Azini des exokrinen Anteils der Bauchspeicheldrüse. *Dunkles Raster* Abschnitte des Ausführungsgangsystems

## 21.2.1 Exokrine Anteile

Der exokrine Anteil der Bauchspeicheldrüse ist nach dem Prinzip einer verzweigten tubuloazinösen Drüse (S. 128) gebaut und besteht aus *Azini* und *Ausführungsgängen* (Abb. 21.9).

**Azini**

Die Azini liegen aufgereiht bzw. seitlich an sich verzweigenden, kompliziert verlaufenden Endabschnitten des Ausführungsganges, oder sie bilden Endstücke (Abb. 21.10). Sie bestehen aus **serösen Drüsenzellen** (S. 126), schließen aber vielfach – jedoch nicht immer – Zellen des folgenden Schaltstücks, sog. **zentroazinäre Zellen** ein (Abb. 21.11 c).

Die **serösen Azinuszellen** (Abb. 21.11 a) haben alle Charakteristika von proteinsynthetisierenden Zellen. Basal befindet sich ein reich entfaltetes RER mit vielen Ribosomen (die exokrinen Pankreaszellen gehören zu den RNA-reichsten Zellen des Körpers). Färberisch fallen diese Abschnitte durch starke Basophilie auf; aus früherer Zeit stammt hierfür die Bezeichnung *Ergastoplasma*. Es ist das Gebiet, in dem die Verdauungsenzyme der Bauchspeicheldrüse synthetisiert werden. Su-

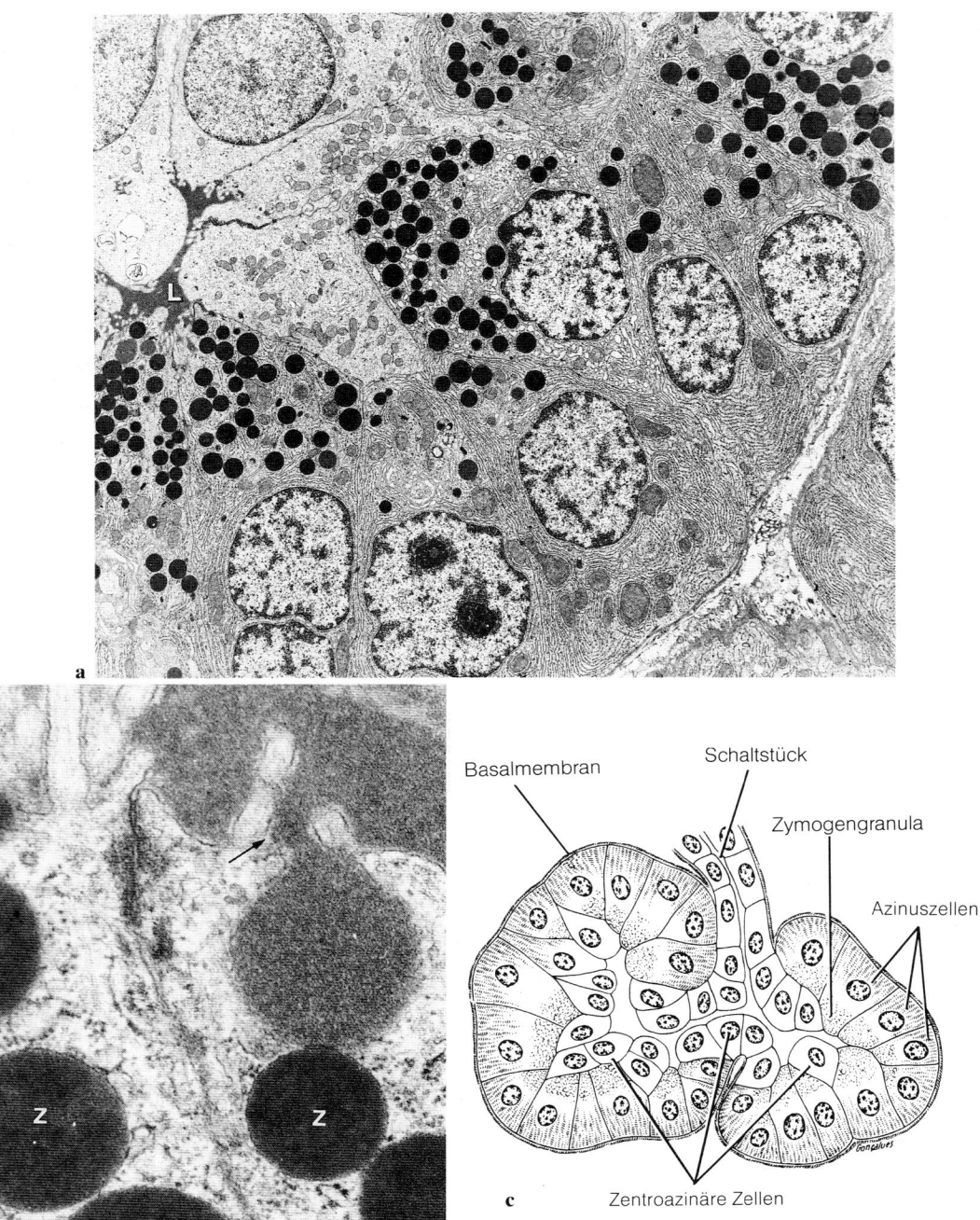

Basalmembran

Schaltstück

Zymogengranula

Azinuszellen

Zentroazinäre Zellen

**Abb. 21.11 a–c.** Exokriner Anteil der Bauchspeicheldrüse. **a** Elektronenmikroskopische Aufnahme vom Pankreas des Menschen. Azinus mit *(hellen)* zentroazinären Zellen; *L* Lumen des Azinus (Vergr. 3.300 fach). **b** Zymogengranula *(Z)* und Exozytose eines Granulums *(Pfeil)* (Vergr. 28.000 fach). **c** Schema eines Endstücks im exokrinen Pankreas.

Die Azinuszellen sind pyramidenförmig und zeigen basal Ergastoplasma und apikal Sekretgranula. Eingeschlossen sind in den Drüsenazinus zentroazinäre Zellen, bei denen es sich um Schaltstückzellen handelt (Abb. **a**, **b** freundlichst überlassen von Kern F., Marburg)

pranukleär ist dann ein großer Golgi-Apparat vorhanden, der die Sekretbildung fortführt, und apikal liegen die Sekretgranula, die im Golgi-Apparat gebildet wurden. Sie werden als *Zymogengranula* bezeichnet (Abb. 21.11 a,b). Ihre Menge steht in enger Beziehung zur aktueller Situation im Verdauungskanal: Sie ist während des Fastens hoch, aber niedrig, wenn sich viel Nahrung im Verdauungskanal befindet. Die Zymogengranula enthalten nämlich die Verdauungsenzyme z. T. in inaktiver Form. Bei Bedarf geben sie ihren Inhalt durch *Exozytose* in das Drüsenlumen ab (Abb. 21.11 b) Nach starker Sekretion vergrößert sich der Golgi-Apparat und es kommt zu einer Neubildung von Zymogengranula.

Untereinander sind die Azinuszellen durch Haftkomplexe (S. 104) verbunden, die die Interzellularräume gegen das Lumen der Azini abdichten. Außerdem bestehen Gap junctions, die einen Stoffaustausch zwischen den Azinuszellen ermöglichen. Dadurch werden bis zu 500 Drüsenzellen zu größeren Einheiten zusammengefaßt.

## Ausführungsgänge

Das Ausführungsgangsystem der Bauchspeicheldrüse besteht aus
- **intralobulären** und
- **interlobulären Abschnitten** sowie dem
- **Hauptausführungsgang.**

**Die intralobulären Abschnitte beginnen mit Schaltstücken,** deren Anfänge häufig noch innerhalb der Azini liegen (**zentroazinäre Zellen**, Abb. 21.11 a,c). Streifenstücke dagegen, wie sie in anderen Speicheldrüsen vorkommen, fehlen. Abgesehen vom Lumendurchmesser, der in den Schaltstücken gering ist, werden alle intralobulären Abschnitte von einem niedrigen, organellenarmen, nur wenig anfärbbaren Epithel begrenzt. Die Zellen der intralobulären Abschnitte zeigen auffällige laterale und basale Einfaltungen der Zellmembranen, wie sie an Orten erhöhten Flüssigkeits- und Ionentransports vorkommen (z.B. proximaler Nierentubulus). Außerdem tritt in diesen Abschnitten Karboanhydrase auf.

Die **interlobulären Abschnitte** der Ausführungsgänge haben stets ein hochprismatisches Epithel mit kurzen Mikrovilli und reichlich Sekretgranula im apikalen Zytoplasma. Gebildet wird ein neutraler sialomuzinreicher Schleim.

Vereinzelt kommen enterochromaffine Zellen vor.

**Hauptausführungsgang.** Sein Feinbau gleicht weitgehend dem der interlobulären Abschnitte. Er zeigt jedoch abschilfernde Zellen. Außerdem münden vereinzelt mukoide Drüsen ein.

**Differentialdiagnostischer Hinweis.** Differentialdiagnostisch muß zwischen Glandula parotidea und Pankreas unterschieden werden. Beides sind rein seröse Drüsen. Die Bauchspeicheldrüse ist an Langerhans-Inseln, zentroazinären Zellen in den Drüsenendstücken und am Fehlen von Streifenstücken zu erkennen. Die Glandula parotidea dagegen hat deutliche Streifenstücke und in der Regel in ihrem Bindegewebe Fettzellen.

## Gefäße, Nerven

**Gefäße.** Das der Bauchspeicheldrüse zugeführte (arterielle) Blut gelangt zu 80% in die Kapillaren des exokrinen Pankreas, zu 20% in die der Langerhans-Insel. Für das venöse Blut der Inseln gilt, daß es über Vasa efferentia das Kapillarsystem des exokrinen Pankreas erreicht. Dadurch werden die Azini des exokrinen Pankreas direkt mit den Wirkstoffen der (endokrinen) Inseln versorgt. Es hat sich eingebürgert, für die Gefäßverbindungen zwischen Inseln und exokrinem Pankreas von einem Pfortadersystem zu sprechen, um dadurch auszudrücken, daß hier Kapillargebiete hintereinander geschaltet sind. Physiologische Relevanz hat dies, da die Azinuszellen in der Umgebung der Inseln – möglicherweise unter dem Einfluß der in hoher Konzentration anflutenden Inselhormone – größer sind und mehr sekretorische Proteine bilden als in den übrigen Teilen der Bauchspeicheldrüse.

**Nerven.** Die Bauchspeicheldrüse ist reichlich innerviert. Sie weist perivaskuläre, periazinäre und periinsuläre Plexus sowie intrapankreatische Ganglien auf. Viele der marklosen intrapankreatischen Nervenfasern sind cholinerg, andere sind aminerg und führen unterschiedlichste Neuropeptide (z.B. Neuropeptid Y, Enkephaline, vasoaktives intestinales Polypeptid). Innerviert werden die exokrinen Sekretzellen über synaptische Felder, die jedoch keine Membranspezialisierung aufweisen. An den basolateralen Zellmembranen der Azinuszellen sind aber Rezeptoren für die verschiedensten Transmitter vorhanden.

## Histophysiologie

Zum Verständnis der Histophysiologie der Bauchspeicheldrüse als ganzes ist es wichtig, sie als einen Teil des gastroentero-pankreatischen Systems zu sehen (S. 500). Dies bedeutet, daß die Bauchspeicheldrüse zusammen mit Magen und Dünndarm einen Funktionskreis bildet. Die Regelung in diesem Funktionskreis erfolgt v. a. humoral, aber auch nerval. Die Konsequenz für die Bauchspeicheldrüse ist, daß sowohl ihre exokrinen als auch endokrinen Anteile von außerhalb des Organs gelegenen Zentren gesteuert werden. Hinzu kommen allerdings intrapankreatische Regelmechanismen, z. B. durch eine insuloazinäre Achse, die v. a. darin besteht, daß Inselhormone regulatorisch auf exokrine Anteile der Bauchspeicheldrüse wirken.

Der exokrine Anteil der Bauchspeicheldrüse bildet ein Sekret, das beim Menschen außer Wasser und Ionen verschiedene Proenzyme von Proteasen (Trypsinogen, Chymotrypsinogen, Prokarboxypeptidase), Nukleasen (Ribonuklease, Desoxyribonuklease), Lipasen und Amylasen enthält. Sie dienen dem Abbau von Proteinen, Kohlenhydraten, Fetten und Nukleinsäuren. Die proteolytischen Enzyme werden als inaktive Vorläufer abgegeben. Im Dünndarm wird dann durch das Enzym Enterokinase inaktives Trypsinogen in Trypsin umgewandelt. Trypsin seinerseits aktiviert dann die anderen Vorläufer der proteolytischen Enzyme.

**Klinischer Hinweis.** Bei akuter Pankreatitis können die Proenzyme bereits im Pankreas in ihre aktive Form überführt werden und dabei die Bauchspeicheldrüse selbst zerstören. Dies kann zu lebensbedrohlichen Zuständen führen.

Die Bauchspeicheldrüse sezerniert ständig, jedoch nur geringe Mengen, wenn kein auslösender Reiz vorliegt, nur geringe Mengen. Eine Pankreassekretion in nennenswertem Umfang erfolgt erst mit der Nahrungsaufnahme, insbesondere wenn Nahrung ins Duodenum gelangt. Insgesamt werden pro Tag 1,5–2,0 l Pankreassaft abgegeben.

Die stärksten Förderer der Pankreassekretion sind 2 Hormone, die in der Duodenalschleimhaut gebildet werden:
- **Cholezystokinin** (früher als Pankreozymin bezeichnet) und
- **Sekretin.**

Gemeinsam ist beiden Hormonen, daß sie besonders kräftig bei fettreicher Nahrung auf Bildung bzw. Abgabe von Galle wirken (s. unten). Außerdem wirken sie beide sowohl auf die Azinuszellen als auch auf die Gangepithelien der Bauchspeicheldrüse, jedoch mit unterschiedlichen Schwerpunkten und mit unterschiedlichen Mechanismen.

**Cholezystokinin.** Die Bindung von Cholezystokinin an Zellmembranrezeptoren v. a. der Drüsenazini fördert über eine Zunahme der zytosolischen freien Kalzium-Ionen-Konzentration hauptsächlich die Ausschleusung von Sekretgranula aus Azinuszellen, wodurch die Abgabe eines eiweiß- und enzymreichen Sekrets gesteigert wird.

**Sekretin** stimuliert v. a. die Zellen des Gangsystems. Es wird an den basolateralen Membranen der Gangzellen an hochaffine Rezeptoren gebunden und wirkt von dort über zyklisches AMP. Sekretin stimuliert die Bildung eines volumenreichen, überwiegend enzymarmen aber bikarbonatreichen Bauchspeichels. Es beschleunigt v. a. die aktiven Transportvorgänge. Das Bikarbonat dient der Neutralisierung des sauren Chymus im Duodenum und schafft dadurch einen pH-Wert um 7–8, bei dem die Pankreasenzyme optimal wirken können.

**Weitere Sekretogene.** Außer Cholezystokinin und Sekretin regen weitere Substanzen die Pankreassekretion an, z. B. das in der Magenschleimhaut gebildete Gastrin (strukturell dem Cholezystokinin ähnlich), Insulin und verschiedene Neurotransmitter (z. B. vasoaktives intestinales Polypeptid, das dem Sekretin strukturell ähnlich ist, und Acetylcholin).

**Hinweis.** Acetylcholin und vasoaktives intestinales Polypeptid können in denselben intrapankreatischen Nervenfasern koexistieren. Möglicherweise entfalten die beiden Neuropeptide ihre Transmitterwirkung an unterschiedlichen Stellen. Bei Vagusreiz kommt es nämlich gleichzeitig zu einer Steigerung der Sekretion der Azinuszellen – vermutlich durch Acetylcholin – und der Bikarbonatsekretion in den Ausführungsgängen – vermutlich durch vasoaktives intestinales Polypeptid.

**Hemmende Substanzen.** Den die Pankreassekretion fördernden Substanzen stehen hemmende Substanzen gegenüber, z. B. verschiedene Neuropeptide (Enkephaline und Neuropeptid Y) oder das in den Langerhans-Inseln gebildete Glukagon, Somatostatin und pankreatisches Polypeptid.

## 21.2.2 Endokrine Anteile, Langerhans-Inseln

Die Langerhans-Inseln (Insulae pancreaticae) bilden die endokrinen Anteile der Bauchspeicheldrüse. Es handelt sich um Zellnester im exokrinen Pankreasgewebe (Abb. 21.12). Sie liegen als *mäanderförmig verzweigte Zellbänder* – v. a. in der ehemalig ventralen Anlage des Pankreaskopfes – und als kompakte *ovale bis runde Zellgruppen* – v. a. in Corpus und Cauda pancreatis – vor und sind von wenig retikulärem Bindegewebe umgeben. Außerdem kommen *einzeln gelegene* endokrine Zellen vor. Beim Menschen rechnet man mit ungefähr 1–2 Mio. Inseln, die etwa 1,5% des Gesamtvolumens der Bauchspeicheldrüse einnehmen. Ihr Gewicht wird auf 1 g geschätzt. Der Durchmesser der einzelnen Inseln liegt zwischen 100 und 225 μm.

Entwicklungsgeschichtlich sind die Inseln aus Zellzapfen der embryonalen Drüsenausführungsgänge der exokrinen Anteile der Bauchspeicheldrüse hervorgegangen. Teilweise bleiben sie mit ihrem Ursprungsgewebe in Verbindung, haben selbst aber keine Ausführungsgänge. Statt dessen besitzen die Inseln ein reich entfaltetes Netzwerk aus sinusoidalen (gefensterten) Kapillaren, denen sich die endokrinen Zellen anlagern.

### Histologie

Bei Anwendung üblicher Färbemethoden (z. B. Hämatoxylin-Eosin) treten die Inseln gegenüber dem exokrinen Pankreas durch geringere Anfärbung hervor. Sie erscheinen heller (Abb. 21.12).

Die Inselzellen bilden eine kompakte Zellmasse, die von Kapillaren durchzogen wird. Mit speziellen Färbemethoden sowie histochemisch und elektronenmikroskopisch gelingt es, in den Inseln mindestens 4 verschiedene Zelltypen zu unterscheiden:

– **Alpha-Zellen** *(A-Zellen)*,
– **Beta-Zellen** *(B-Zellen)*,
– **Delta-Zellen** *(D-Zellen)*,
– **pankreatisches Polypeptid bildende Zellen** *(PP-Zellen)*.

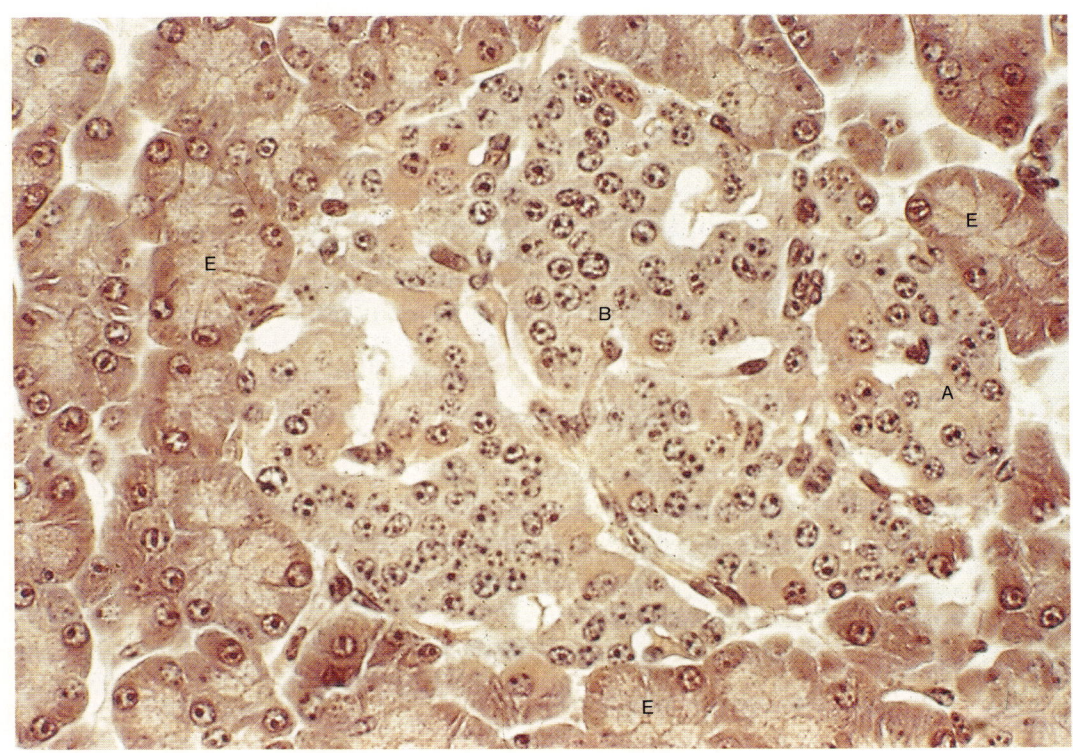

**Abb. 21.12.** Langerhans-Insel, die von exokrinen Anteilen *(E)* der Bauchspeichelsdrüse umgeben ist. Innerhalb der Insel sind α- Zellen *(A)* und β-Zellen *(B)* zu unterscheiden. H. E. Vergr. 600 fach. (Freundlichst überlassen vom Institut für medizinische und pharmazeutische Prüfungsfragen)

Die Lage und die Anzahl der Zellen in den Inseln ist ungleichmäßig.

Die färberischen und elektronenmikroskopischen Unterschiede zwischen den Inselzellen betreffen v.a. Größe, Form, Feinbau und Inhalt ihrer Sekretgranula (Abb. 21.13). Die Sekretgranula sind die Träger der Inselhormone ($\alpha$-Zellen: **Glukagon**, $\beta$-Zellen: **Insulin**, $\delta$-Zellen: **Somatostatin**, PP-Zellen: **pankreatisches Polypeptid**) sowie weiterer Peptide, die dann in jeweiligen Inselzellen kolokalisiert vorkommen (z.B. *Gastrin inhibitorisches Peptid* in den A-Zellen, *GABA* in B-Zellen, *Endorphin* in D-Zellen). Wenig auffällig sind dagegen bei allen Inselzellen das relativ diffus verteilte RER, freie Ribosomen und der Golgi-Apparat. Tatsächlich ist die Proteinsynthese in den Zellen der Langerhans-Inseln relativ gering. Dadurch

unterscheiden sich die Inselzellen deutlich von den Azinuszellen des exokrinen Pankreas, die eine hohe Syntheserate für Proteine haben und dementsprechend über ein kräftig entwickeltes RER verfügen.

**Alpha(A-)Zellen.** Die $\alpha$-Zellen liegen gewöhnlich in der *Inselperipherie.* Ihr Anteil beträgt ungefähr 20%. Die Kerne zeigen ein meist mehr oder weniger homogen verteiltes Chromatin. Die Sekretgranula sind azidophil und färben sich bei entsprechenden Färbungen, z.B. mit Mallory-Azan, rot. Außerdem lassen sie sich mit Silber imprägnieren. Elektronenmikroskopisch fallen die Granula nach Fixierung mit Glutaraldehyd durch dichten Inhalt und einen schmalen hellen Bezirk unter der Granulamembran auf. Sie sind relativ groß (200–300 nm) und zahlreich (Abb. 21.13). Die

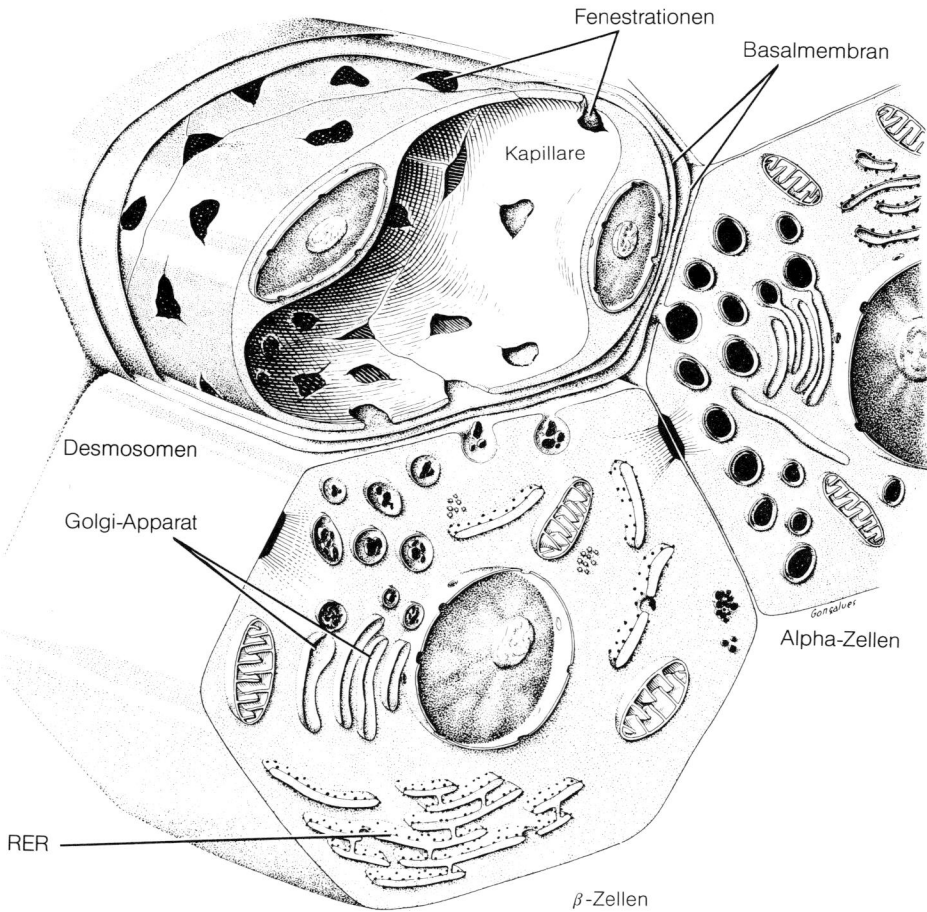

Fenestrationen

Basalmembran

Kapillare

Desmosomen

Golgi-Apparat

Alpha-Zellen

RER

$\beta$-Zellen

**Abb. 21.13.** Schematische Zeichnung von $\alpha$- und $\beta$-Zellen. Dargestellt ist die Morphologie der Sekretgranula und ihre Lagebeziehung zu Blutgefäßen. Die Granula der $\alpha$-Zellen sind rund und einheitlich. Die $\beta$-Zellen haben unregelmäßige Granula. RER = rauhes endoplasmatisches Retikulum

Granula sehen bei den verschiedenen Spezies annähernd gleich aus.

**Beta(B-)Zellen.** Beim Menschen sind ungefähr 60–80% der Inselzellen $\beta$-Zellen. Sie liegen überwiegend *im Inneren der Inseln*. Ihre Kerne sind locker strukturiert und haben feine und gröbere Chromatinschollen. Die Sekretgranula der $\beta$-Zellen lassen sich mit verschiedenen Spezialmethoden selektiv darstellen, z.B. mit Chromalaunhämatoxylin-Phloxin nach Gomori, mit Aldehydfuchsin oder histochemisch (Abb. 21.14). In diesen Fällen ist das wirksame Prinzip eine vorausgehende Oxidation des Gewebes. Außerdem kann Insulin als wichtigstes Protein der B-Zellen immunhistochemisch erfaßt werden. Elektronenmikroskopisch sind die Granula in der Regel etwas heller und kleiner als die der $\alpha$-Zellen. Charakteristisch ist jedoch ihre Feinstruktur. Je nach Spezies enthalten sie einen oder mehrere dichte Kristalle, die bei starker elektronenmikroskopischer Vergrößerung eine periodische Innenstruktur aufweisen. Zwischen Granulamembran und -inhalt besteht ein heller Hof (Abb. 21.13).

**Delta(D-)Zellen** kommen in den Inseln verstreut, in nur relativ kleiner Zahl vor (5–8%). Sie färben sich kaum an. Ihre Sekretgranula sind homogen, von nur geringer Elektronen-

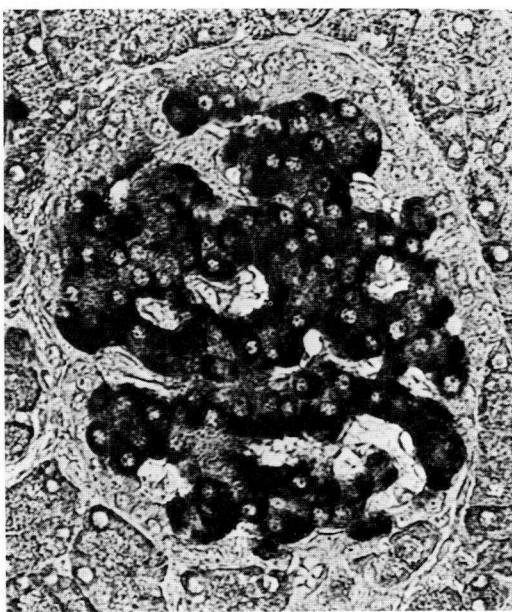

**Abb. 21.14.** Histochemische Darstellung der $\beta$-Zellen mit Pseudoisozyanin. Vergr. 400fach [Aus: Schiebler T H, und Schießler S (1959) Über den Nachweis von Insulin mit metachromatisch reagierenden Pseudoisozyaninen. Histochemie 1: 445]

dichte und haben keinen hellen Hof. Ihre Größe schwankt stark (150–400 nm).

**Pankreatisches Polypeptidbildende Zellen** sind nur durch kombinierte Anwendung von immunhistochemischen und elektronenmikroskopischen Methoden zu erfassen. In größerer Zahl kommen sie nur in mäanderförmigen Inseln vor. Die Granula der PP-Zellen sind klein, teils rund, teils oval, von unterschiedlicher Elektronendichte und ohne freien Hof.

Außer den geschilderten Zellen kommen bei verschiedenen Spezies noch weitere Zelltypen vor. Hierzu gehören **C-Zellen** mit einem organellenarmen Zytoplasma. Granula fehlen oder treten nur in sehr geringer Zahl auf. Möglicherweise handelt es sich um Varianten bzw. Funktionsstadien von $\alpha$- und/oder $\beta$-Zellen. Weiter wurden Zellen beschrieben, die vasoaktives intestinales Polypeptid (VIP) bilden (**$D_1$-Zellen**), die Kortikotropin-releasing-Faktoren enthalten, sowie im embryonalen Pankreas serotoninhaltige enterochromaffine Zellen.

### Histophysiologie

Die bisher in den Langerhans-Inseln der Bauchspeicheldrüse sicher nachgewiesenen Hormone sind

– **Insulin** *($\beta$-Zellen)*,
– **Glukagon** *($\alpha$-Zellen)*,
– **Somatostatin** *($\delta$-Zellen)*,
– **pankreatisches Polypeptid** *(PP-Zellen)*.

**Insulin.** Insulin ist ein Proteohormon (Molekulargewicht 5.734). Es besteht aus 51 Aminosäuren, die in 2 durch Disulfidbrücken miteinander verbundenen Ketten angeordnet sind. Die Biosynthese des Insulins (Abb. 21.15) beginnt am RER durch Ausbildung einer einkettigen Vorstufe von 104–109 Aminosäuren *(Prä-Proinsulin)*. Durch 2malige proteolytische Spaltung entsteht schließlich das Endprodukt Insulin. Die 1. Spaltung führt zu *Proinsulin* (81–86 Aminosäuren), die 2., die nach Ausbildung der für Insulin charakteristischen Disulfidbrücken stattfindet, zu *Insulin* und einem sog. *Verbindungspeptid* [C(onnecting)Peptid]. Die Aufspaltung von Proinsulin in Insulin erfolgt in Transportvakuolen auf dem Weg vom RER zum Golgi-Apparat, im Golgi-Apparat und in den Sekretgranula, nachdem die Produkte im Golgi-Apparat verpackt wurden. Für letzteres spricht, daß in den sekretorischen Granula zu gleichen Teilen Insulin und C-Peptid gefunden werden. Gespeichert wird Insulin in den Granula als Zinkkomplex.

Zur *Freisetzung* von Insulin verlagern sich die β-Granula zur Zellmembran. Sie wandern entlang von Mikrotubuli (S.68) dorthin. Der wichtigste physiologische Stimulus zur Insulinsekretion ist die Glukose. Aber auch andere Stoffe können die Insulinfreisetzung in Gegenwart von Glukose fördern, z.B. Glukagon, verschiedene Hormone (STH, ACTH, TSH, einige Steroidhormone, sowie Sekretin, Gastrin, Gastric inhibitory peptide aus dem Verdauungskanal) und einige Aminosäuren (Lysin, Arginin, Leuzin), ferner Fettsäuren.

*B-Zellen* erkennen den Glukosespiegel (Glukoserezeptoren?) und vermitteln das Sekretionssignal intrazellulär (nur in Gegenwart von extrazellulärem Kalzium). Sobald die Sekretgranula die Zellmembran erreicht haben, verschmelzen beide Membranen miteinander. Die Sekretabgabe erfolgt durch *Exozytose*. Die Granulamembranen werden dann in die Zellmembran integriert. Dadurch vergrößert sich die Zelloberfläche – durch Ausbildung von Mikrovilli als Zeichen der Freisetzung des Inhaltes von β-Granula. Durch nachfolgende Endozytose werden dann Membrananteile wieder

zurückgenommen und dem Golgi-Apparat zur Verfügung gestellt.

Außer fördernden Faktoren gibt es auch die Insulinausschüttung hemmende Substanzen, z.B. Katecholamine des Nebennierenmarks. Dann spielt bei der Regulierung der Tätigkeit der B-Zellen – aber auch der anderen Inselzellen – ihre Innervation durch adrenerge und cholinerge Nerven eine Rolle. Schließlich beeinflussen sich die Inselzellen gegenseitig sowohl fördernd (A-Zellen auf B- und D-Zellen) als auch hemmend (D-Zellen auf A- und B-Zellen sowie B-Zellen auf D-Zellen).

Die glukoseinduzierte *Insulinsekretion verläuft biphasisch*. Zunächst erfolgt eine rasche, verhältnismäßig geringe Freisetzung (Höhepunkt 3–4 min nach akuter Stimulierung), später eine vermehrte (Maximum nach 45 min). Möglicherweise entleeren zunächst die in der Zellperipherie gelegenen Granula ihr Insulin (2% des Gesamtinsulins), später werden dann Granula mit neugebildetem Insulin zur Abgabe an die Zellmembran herangeführt. Insgesamt werden beim Menschen pro Tag etwa 2 mg Insulin ausgeschüttet. Der Insulinbestand der Bauchspeicheldrüse beträgt ca. 6–10 mg.

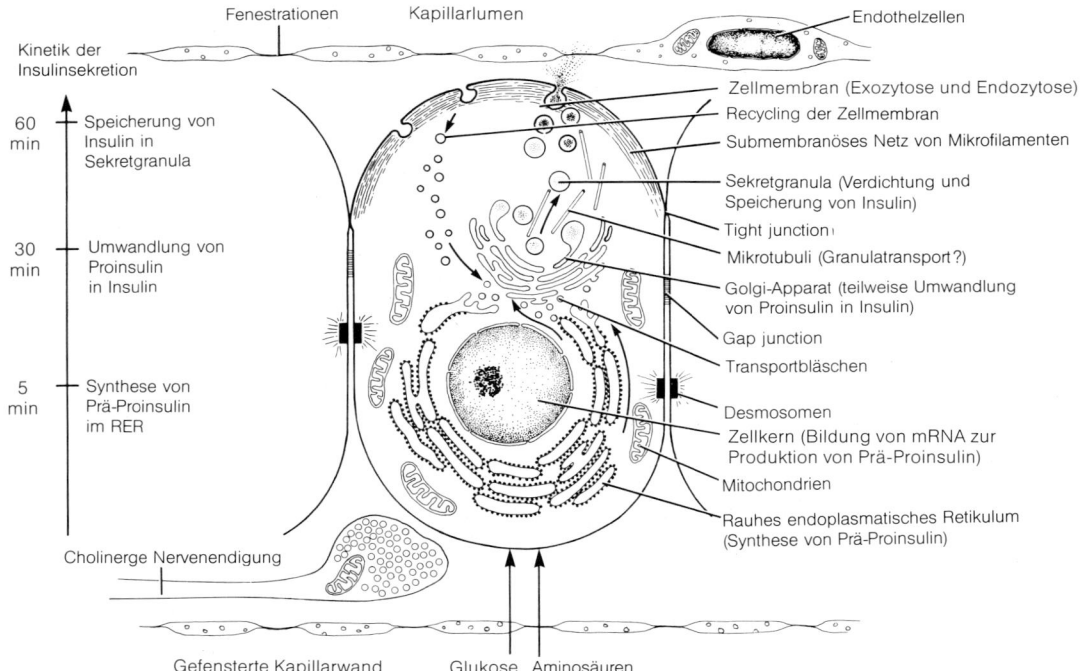

**Abb. 21.15.** Vereinfachte schematische Darstellung der Insulinbildung und Freisetzung in β-Zellen der Langerhans-Inseln. Die Vorgänge, die sich hierbei abspielen, sind *rechts* in Stichworten angegeben (s. auch Text). *Links* zeitliche Angaben zur Synthesedauer. Die Kontrolle der Sekretvorgänge in den β-Zellen erfolgt hauptsächlich durch die Konzentration der Blutglukose und teilweise nervös. [Die Zeichnung basiert auf Daten, die vorgelegt wurden von Orci L (1974) Diabetologica 10:163]

Insulin ist ein *anaboles Stoffwechselhormon.* Es wirkt v. a. auf den Stoffwechsel von Leberzellen, Muskelzellen und Fettzellen. Insulin fördert die Aufnahme von Glukose aus dem Blut, v. a. bei Muskel- und Fettzellen; dadurch wird der Blutzuckerspiegel gesenkt. Die aufgenommene Glukose wird in Glukose-6-Phosphat überführt und kann danach die Zelle nicht mehr verlassen. Insulin aktiviert ferner die Glykogensynthetase, die über Zwischenstufen die Bildung von Glykogen, der Speicherform von Glukose, katalysiert. Gleichzeitig inaktiviert Insulin die Enzyme des Glykogenabbaus und hemmt die Glukoneogenese. Auch in der Muskulatur fördert Insulin die Glukoseaufnahme durch Mobilisierung eines Membrancarriers und stimuliert den Aufbau von Glykogen. Schließlich hat Insulin an Fettzellen antilipolytische, lipogenetische und glyzerogenetische Wirkungen, so daß es unter dem Einfluß von Insulin zu einer Speicherung und Synthese von Fett in Fettzellen kommt. In allen Zellen wirkt Insulin über Membranrezeptoren. (Einzelheiten s. Lehrbücher der Physiologie und physiologischen Chemie.)

**Klinischer Hinweis.** Etwa 10% der Bevölkerung leiden an Störungen des Insulinsystems. Die häufigste Erkrankung, die hierbei entsteht, ist der **Diabetes mellitus**, Zuckerkrankheit. Die Ursachen können vielfältig sein, z. B.
- Insulinmangel durch Zerstörung der B-Zellen (Typ I, juveniler Diabetes),
- Störungen bei der Freisetzung oder Nutzung des Insulins, z. B. durch Verringerung oder strukturelle Veränderung der Insulinrezeptoren (Typ II),
- Vorherrschen blutzuckersteigernder Hormone (z. B. Glukokortikoide, STH, Glukagon).

Die Folge aller dieser Störungen ist eine erhöhte Glukose-konzentration im Blut, Hyperglykämie (nüchtern mehr als 100 mg Glukose pro 100 ml Blut bei enzymatischer Bestimmung), sowie gesteigerte Lipolyse und Proteolyse. Bei ausgeprägter Hyperglykämie ( > 9 mmol Glukose/100 ml) tritt Glukosurie auf (Zucker im Harn). Nimmt der akute Insulinmangel stärkere Formen an, kann es zum Coma diabeticum kommen. Bei chronischem Insulinmangel treten erhebliche Störungen und Schädigungen an zahlreichen Organen auf. -Das Absinken des Blutzuckerspiegels **(Hypoglykämie)** ruft Heißhunger und Schweißausbruch hervor; Glukosemangel im Gehirn kann zu einem hypoglykämischen Schock mit Todesfolge führen.

**Glukagon** ist ein Polypeptid (Molekulargewicht 3.485) und besteht aus 29 Aminosäuren. Strukturell ist es u. a. Sekretin, vasoaktivem intestinalem Polypeptid, gastrininhibitorischem Peptid ähnlich. Glukagon wird in den $\alpha$-Zellen der Langerhans-Inseln synthetisiert und freigesetzt (Abb. 21.13). Außerdem wird eine glukagonähnliche Substanz in einem Subtyp enteroendokriner Zellen (im Darmepithel) gebildet. Die Synthese von Glukagon läuft ähnlich wie die von Insulin ab: Zunächst wird eine höhermolekulare Vorstufe, *Proglukagon*, am endoplasmatischen Retikulum gebildet, dann entsteht durch Proteolyse ein sekretionsfähiges Produkt, das im Golgi-Apparat verpackt wird, und schließlich wird fertiges Glukagon in Sekretgranula gespeichert. Zur Glukagonausschüttung kommt es v. a. bei Hypoglykämie, aber auch bei Überangebot von Aminosäuren und Erniedrigung der Plasmakonzentration von freien Fettsäuren.

Glukagon wirkt in vieler Hinsicht *antagonistisch zum Insulin.* Durch Steigerung der Glykogenolyse und Gluconeogenese erhöht Glukagon den Blutzuckerspiegel. Das Zusammenspiel von Insulin und Glukagon trägt wesentlich zur Aufrechterhaltung einer konstanten Blutglukosekonzentration bei.

**Somatostatin.** Die Wirkung des in Langerhans-Inseln gebildeten Somatostatins besteht in einer Hemmung der Insulin- und Glukagonsekretion. Es wirkt dabei auf dem Blutweg und parakrin. Die Abgabe von Somatostatin wird durch Arginin und Glukagon stimuliert. – Somatostatin kommt noch an verschiedenen anderen Stellen vor, z. B. im Hypothalamus (S. 378).

**Pankreatisches Polypeptid** wird sowohl in Inseln als auch im Gastrointestinaltrakt gebildet. Es hemmt die sekretinstimulierte exokrine Pankreassekretion, die gastrinstimulierte Magensäureproduktion und relaxiert die Gallenblase. Seine Sekretion unterliegt adrenerg- und cholinerg-nervalen Einflüssen.

**Klinischer Hinweis.** Prinzipiell können alle Zellarten des endokrinen Pankreas adenomatös entarten. Außerdem können Pankreasadenome aus endokrinen Zelltypen bestehen, die normalerweise nicht im Pankreas vorkommen. Dann können im Pankreas Gastrin, vasoaktives intestinales Polypeptid und Neurotensin gebildet werden. Überschüssig gebildetes Gastrin führt zu einer vermehrten Säureproduktion im Magen, die beim *Zollinger-Ellison-Syndrom* die Hauptrolle spielt.

# 21.3 Leber

Leber, **Hepar**, 1.500–2000 g. Die Leber ist zentrales Stoffwechselorgan, an Abwehrvorgängen beteiligt, Blutspeicher und exokrine Drüse. Ihr Produkt ist Galle, die über Ausführungsgänge ins Duodenum gelangt. Die Leber liegt im rechten Oberbauch unter dem Zwerchfell. Der Leber wird das gesamte Blut aus den unpaaren Bauchorganen (Magen, Darm, Milz) mit resorbierten Nährstoffen durch die V. portae zugeleitet. In der Leber erfolgt eine erneute Kapillarisierung, bevor das Blut in die V. cava inferior gelangt. Zur Überwindung des Wider-

standes der Strombahn der Leber ist seitens der V. portae ein nur geringer Druckgradient (etwa 10 cm $H_2O$) erforderlich, der auch bei erheblicher Zunahme der portalen Stromstärke nur wenig ansteigt.

**Klinischer Hinweis.** Abflußbehinderungen in der Leber rufen die Gefahr von Flüssigkeitsaustritten in die Bauchhöhle (Aszites) hervor.

## 21.3.1 Aufbau

Der Aufbau der Leber ergibt sich aus den engen Beziehungen zwischen intrahepatischem Gefäßsystem und Leberzellen. Die 1 bis höch-

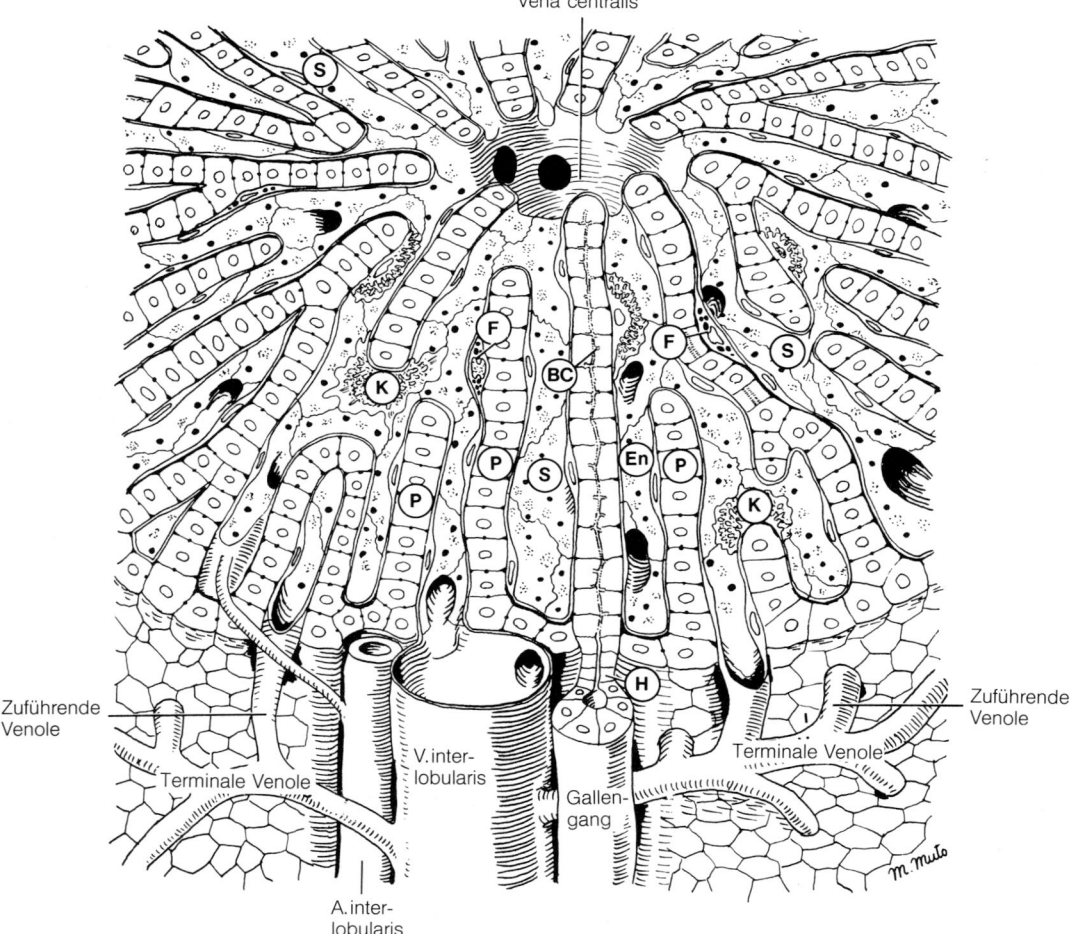

**Abb. 21.16.** Dreidimensionale Darstellung einer normalen Leber. Im unteren Bildteil sind die 3 wichtigsten Gebilde einer Lebertrias zu erkennen, und zwar je ein Ast der V. portae (V. interlobularis), der A. hepatica (A. interlobularis) und ein Ductus interlobularis bilifer (Gallengang). Im *oberen* Bildteil liegt eine V. centralis. Dazwischen: terminale Pfortadervenole, zuführende Venole, Sinusoide *(S)* mit Endothelzellen *(En)*. K Kupffer-Zelle, *F* fettspeichernde Zelle, *P* = Leberzellplatten, *BC* interzelluläre Gallenkanälchen, *H* Hering-Kanal. (Freundlichst überlassen von M. Muto)

stens 2 Zellen breiten, miteinander anastomosierenden, durchbrochenen Leberzellplatten
stehen in enger räumlicher Beziehung zu dünn-
wandigen Sinusoiden. Dadurch bekommen im
Blut befindliche Metabolite nahezu uneinge-
schränkten Zugang zu den Leberzellen. Leberzellplatten mit ihren begleitenden Sinusoiden
fügen sich zu mikroskopisch erkennbaren Leberläppchen zusammen.

**Intrahepatisches Gefäßsystem,
Bindegewebescheiden**

Gespeist wird das **intrahepatische Gefäß-
system** durch die
– **V. portae** *(Pfortader)*, die der Leber nähr-
  stoffreiches Blut aus Magen, Darm und Milz
  zuleitet, und die
– **A. hepatica**, die für die Sauerstoffversorgung
  der Leber zuständig ist und ihr Blut aus dem
  Truncus coeliacus erhält.
Abgeleitet wird das Blut durch die
– **Vv. hepaticae.**
**V. portae.** Vorherrschend im intrahepatischen
Gefäßsystem sind die Aufzweigungen der V.
portae, die ungefähr 70% des Leberblutes ent-
halten. Die V. portae teilt sich nach Eintritt in

die Leber vielfach. Sie bildet mit ihren Ästen,
den *Vv. interlobulares* (Abb. 21.16), die Vasa
publica der Leber.
**A. hepatica.** Die A. hepatica setzt sich in die A.
hepatica propria fort, die mit ihren intrahepatischen    Ästen,    den    *Aa.    interlobulares*
(Abb. 21.16) und den aus ihnen hervorgehenden *Terminalgefäßen*, die Vasa privata sind.
Die Äste der V. portae und der A. hepatica
verlaufen immer gemeinsam. Schließlich verzweigen sich die Terminalgefäße nach allen
Seiten und geben ihr Blut gemeinsam über zwi-
schengeschaltete Präkapillaren und Kapillaren
in sinusoidale Kapillaren **(Lebersinusoide,**
Abb. 21.16 und 21.17,) ab, die dadurch gemischtes Blut führen.
Das Blut aus den Lebersinusoiden wird in *Vv.
centrales* gesammelt. Dabei ergibt sich, daß die
Lebersinusoide radiär auf die jeweils zugehörige V. centralis hin verlaufen (Abb. 21.16 und
21.17).
**Vv. hepaticae.** Die Vv. centrales werden in ihrem Verlauf durch Zugang weiterer Lebersinusoide größer und vereinigen sich schließlich zu
*Vv. sublobulares*, die von wenig Bindegewebe
umgeben, schließlich in ableitende große Vv.
hepaticae einmünden. Die Vv. sublobulares

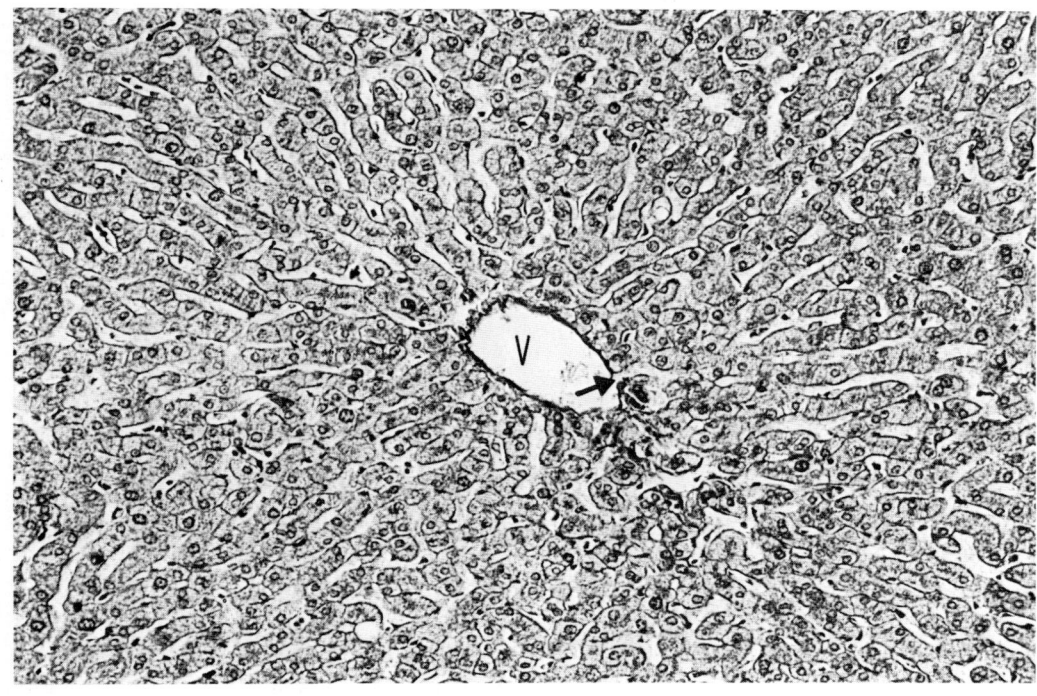

**Abb. 21.17.** Leberschnitt. In der Mitte eine V. centralis *(V)*, auf die miteinander anastomosierende Leberzellplatten hin verlaufen. Zwischen den Leberzellen Sinusoide. *Pfeil* Einmündung eines Sinusoids in die
V. centralis. HE. Vergr. 200fach

sind stark kontraktil, so daß sie als Drosselvenen funktionieren können. Die Leber kann dadurch auch zum Blutspeicher werden.

**Bindegewebescheide.** Aa. und Vv. interlobulares werden bei ihrem Verlauf durch die Leber überall von einer gemeinsamen breiten Bindegewebescheide umgeben, die jeweils von der derben bindegewebigen Organkapsel (Tunica fibrosa) ausgeht und ins Organinnere eindringt. Begleitet werden die Blutgefäße von Ästen des Gallenausführungsganges sowie von feinen Lymphgefäßen und Nervenfasern. Dadurch sind auf Querschnitten durch die intrahepatischen Bindegewebefelder **(Canales portales, periportale Felder)** stets gleichzeitig Äste der V. portae, A. hepatica und des Gallenganges (Ductus interlobulares) zu erkennen. Sie bilden eine **portale Trias** (*Glisson-Trias,* Abb. 21.18).

**Differentialdiagnose.** Die 3 Gebilde der Glisson-Trias werden dadurch unterschieden, daß
– **Gallengänge** ein kubisches bis hochprismatisches Epithel haben,
– **Äste der V. portae** (Vv. interlobulares) weitlumig und ihre Wände dünn und muskelarm sind,
– **Äste der A. hepatica** (Aa. interlobulares) englumig sind und ihre Wände eine kräftige Tunica muscularis besitzen.

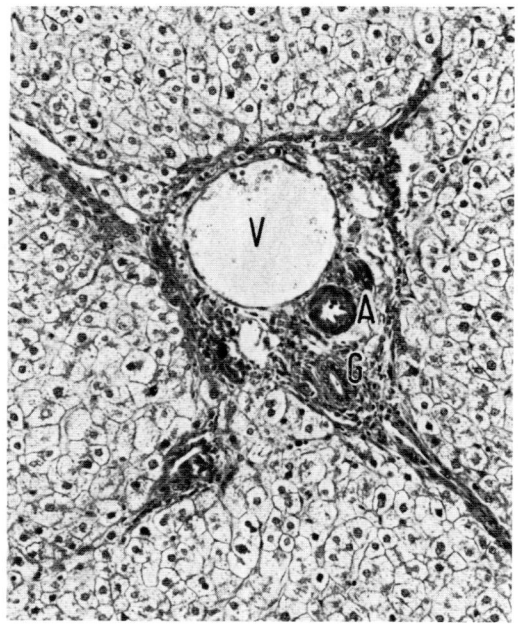

**Abb. 21.18.** Schnitt durch ein periportales Feld. *V* V. interlobularis, *A* A. interlobularis, *G* Gallengang. Azanfärbung. Vergr. 300 fach

Die Bindegewebefelder werden von Leberzellplatten umgeben, die eine periportale Scheide bilden. Die periportale Scheide wird in Abständen von gemeinsam verlaufenden Ästen aller 3 Gebilde der Trias durchbrochen (Abb. 21.16). Diese Äste – Anfangsteil des Gallenausführungsganges *(Hering-Kanal), terminale Pfortadervenole, terminale Leberarteriole* – verlassen die in der Bindegewebescheide gelegenen Stammgefäße im Prinzip rechtwinklig. Jedoch fehlt diesen Ästen begleitendes Bindegewebe.

## Leberläppchen

Charakteristisch für histologische Leberschnitte sind
– **periportale Felder** *(Canales centrales)* mit *einer Trias* aus mindestens je einer V. interlobularis, A. interlobularis und einem Gallengang (Ductus interlobularis; Abb. 21.18)
– **Vv. centrales** (Abb. 21.17),
– **Leberzellreihen**, die radiär auf die V. centralis hin orientiert sind, anastomosieren und zwischen sich blutgefäßführende Räume (mit sinusoidalen Kapillaren) fassen (Abb. 21.17)
– **Vv. sublobulares**, die einzeln verlaufen (Abb. 21.20).
Die sehr feinen terminalen Pfortadervenolen und Leberarteriolen sowie Hering-Kanäle sind schwerer zu erkennen.
Eine mikroanatomische Gliederung der Leber kann nach verschiedenen Gesichtspunkten erfolgen. Es können die V. centralis, das periportale Feld oder die terminalen Pfortadervenolen und Leberarteriolen als Zentren morphologischer Struktureinheiten angesehen werden. Daraus ergibt sich die Gliederung (Abb. 21.19) in
– **klassische Läppchen,**
– **periportale Läppchen,**
– **Leberazini.**
**Klassische Läppchen** sind *deskriptive Einheiten.* Beim klassischen Läppchen bildet die V. centralis den Mittelpunkt. Hierauf gehen radiär gestellte Leberzellplatten (im zweidimensionalen Schnitt: Leberzellreihen, Abb. 21.17) und Sinusoide zu. Die peripheren Ecken der klassischen Läppchen bilden periportale Felder, die in der menschlichen Leber nicht miteinander verbunden sind. Bei manchen Tieren dagegen, z. B. beim Schwein, findet sich zwischen den periportalen Feldern verknüpfendes Bindegewebe; in diesen Fällen sind die einzel-

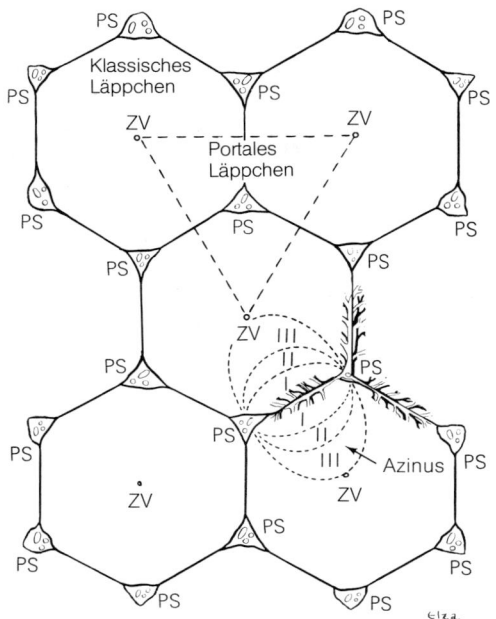

**Abb. 21.19.** Schema zur Lebergliederung in klassische Läppchen, portale Läppchen und Leberazini. Das klassische Läppchen hat eine V. centralis *(ZV)* im Mittelpunkt und wird von Linien begrenzt, die die periportalen Felder *(PS)* verbinden *(ausgezogene Linien)*. Beim periportalen Läppchen liegen die periportalen Felder in der Mitte und sind von Linien begrenzt, die die Vv. centrales miteinander verbinden *(unterbrochene Linie* im *oberen* Bilddrittel). Sie umschließen jeweils Teile der Leber, in denen die Galle zu einem periportalen Feld abfließt. Zu einem Leberazinus gehört das Gebiet, das von einem terminalen Gefäßbündel versorgt wird. Das Lebergewebe in der Umgebung einer terminalen Gefäßachse gliedert sich in die Zonen I, II und III. [Neu gezeichnet und wiedergegeben mit Erlaubnis von Leeson TS, Leeson CR (1970) Histology, 2 nd ed. Saunders]

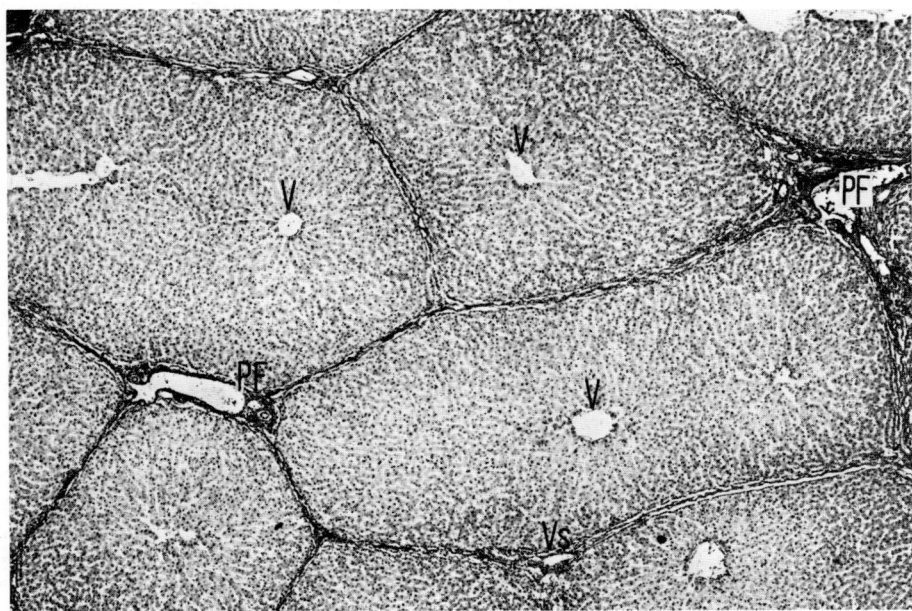

**Abb. 21.20.** Schweineleber. Die periportalen Felder *(PF)* werden untereinander durch Bindegewebe verbunden; dadurch sind die (klassischen) Läppchen deutlich gegeneinander abgegrenzt. *V* V. centralis, *Vs* V. sublobularis. van Giesson. Vergr. 150 fach

nen Leberläppchen sehr deutlich voneinander abgegrenzt (Abb. 21.20). In der Regel gehören zu einer Zentralvene 3–6 periportale Felder, so daß räumlich gesehen ein klassisches Läppchen (Durchmesser um 0,7 mm, Länge 1,5–2 mm) ein mehrflächiges, prismatisches Gebilde darstellt.

**Periportales Läppchen.** Bei dieser Betrachtungsweise steht das periportale Feld im Mittelpunkt, die 3 Ecken werden von den Vv. centrales gebildet. Als Konzept liegt dieser Betrachtungsweise die Tatsache zugrunde, daß die von den Leberzellen gebildete Galle in Gallenkapillaren zu den in den periportalen Feldern verlaufenden Gallengängen fließt. Das periportale Läppchen stellt den *Drüsencharakter der Leber* in den Vordergrund.

**Leberazinus** (nach Rappaport). Hierbei bilden die terminalen Pfortadervenolen und Leberarteriolen eine Achse, die von Leberzellen umgeben ist. In den Ecken der Leberazini befinden sich die benachbarten periportalen Felder und Vv. centrales. Dadurch sind am Aufbau eines Leberazinus Teile von 2 benachbarten klassischen Leberläppchen beteiligt. Im Schnitt zeigen die Leberazini einen diamantförmigen Umriß.

Für den Aufbau der Leber aus Azini steht eine *funktionelle Betrachtungsweise* im Vordergrund. Um die terminalen Lebergefäße herum bilden die Leberzellen nämlich 3 Zonen:
- *Zone I:* Sie umgibt die terminalen Lebergefäße unmittelbar. Die in der Zone I gelegenen Leberzellen kommen als erste mit dem der Leber zugeführten Blut in Berührung.
- *Zone II:* Die in dieser Zone gelegenen Leberzellen erhalten Blut, das bereits vorher mit den Zellen der Zone I Kontakt hatte.
- *Zone III:* Das Blut hat die beiden Vorzonen passiert und ist dort verändert worden.

Die Zonengliederung spielt bei zahlreichen Stoffwechselprozessen der Leber eine wichtige Rolle. In der periportalen (peripheren) Zone liegen die Zellen, die am besten für den Abbau von Aminosäuren und Fettsäuren zu Acetyl-CoA und für den endoxidativen Stoffwechsel ausgestattet sind und in denen der endergonische Prozeß der Glukoneogenese und die Harnstoffbildung aus Aminosäuren optimal ablaufen können. Dagegen treten die Enzyme des Glukosestoffwechsels, der Lipogenese sowie der Harnstoffbildung aus Ammoniak und der Biotransformation *(Entgiftungsprozesse)* v. a. perivenös (zentral) auf. Der Bereich zwischen diesen beiden Zonen gilt als nicht klar definierte Übergangszone.

Diese Gliederung darf nach dem Konzept der metabolischen Zoneneinteilung nicht statisch, sondern muß dynamisch verstanden werden. Jede Leberzelle ist durch ihre Enzymausstattung in der Lage, prinzipiell jede Stoffwechselleistung zu erbringen. Die heterogene Verteilung der Enzymaktivitäten deutet aber darauf hin, daß durch die bestehende funktionelle Gliederung bestimmte Stoffwechselschritte bevorzugt in einer Zone ablaufen. Die Übergänge der Enzymaktivitäten zwischen und innerhalb der Zonen erfolgen graduell.

**Klinischer Hinweis**. Die zonale Gliederung der Leber erklärt, warum Hepatozyten durch toxische Substanzen oder bei Erkrankungen unterschiedlich geschädigt werden.

### Lebersinusoide

Besondere Bedeutung für die Leberfunktion haben die sinusoiden Kapillaren (Lebersinusoide). Sie sind 350–500 µm lang und unregelmäßig weit (Durchmesser 4–15 µm). Dies bewirkt eine Blutstromverlangsamung und eine Verbeserung des Stoffaustausches mit der Umgebung.
Die Wände der Lebersinusoide (Abb. 21.21) werden gebildet von
- **Endothelzellen** und
- **Kupffer-Zellen.**

Ferner sind für die Wand der Lebersinusoide charakteristisch
- **Öffnungen** und **Poren** (Abb. 21.22),
- **retikuläre Fasern** an der äußeren Oberfläche,
- **das Fehlen einer Basalmembran.**

**Endothelzellen.** Die Endothelzellen sind flach und bilden den größten Teil der Wand der Lebersinusoide. Sie sind organellenarm. Zwischen den Endothelzellen kommen interzelluläre Öffnungen (Durchmesser 0,1–0,5 µm) vor, und außerdem besitzen die Endothelzellen Poren (Durchmesser 100 nm). Durch Öffnungen und Poren können Blutbestandteile, jedoch keine Blutzellen, die Strombahn verlassen und in den perisinusoidalen Raum (s. unten) gelangen. Den Endothelzellen der Lebersinusoide fehlt eine Basalmembran.

**Kupffer-Zellen** (nach v. Kupffer, 1829–1902, Anatom in Dorpat, Kiel, Königsberg, München). Es handelt sich um Zellen, die zur Phagozytose befähigt sind. Sie nehmen z. B. Zellbruchstücke (u. a. Erythrozyten oder Erythrozytenteile), Bakterien und Fremdkörper auf. Kupffer-Zellen sind teilweise Bestand-

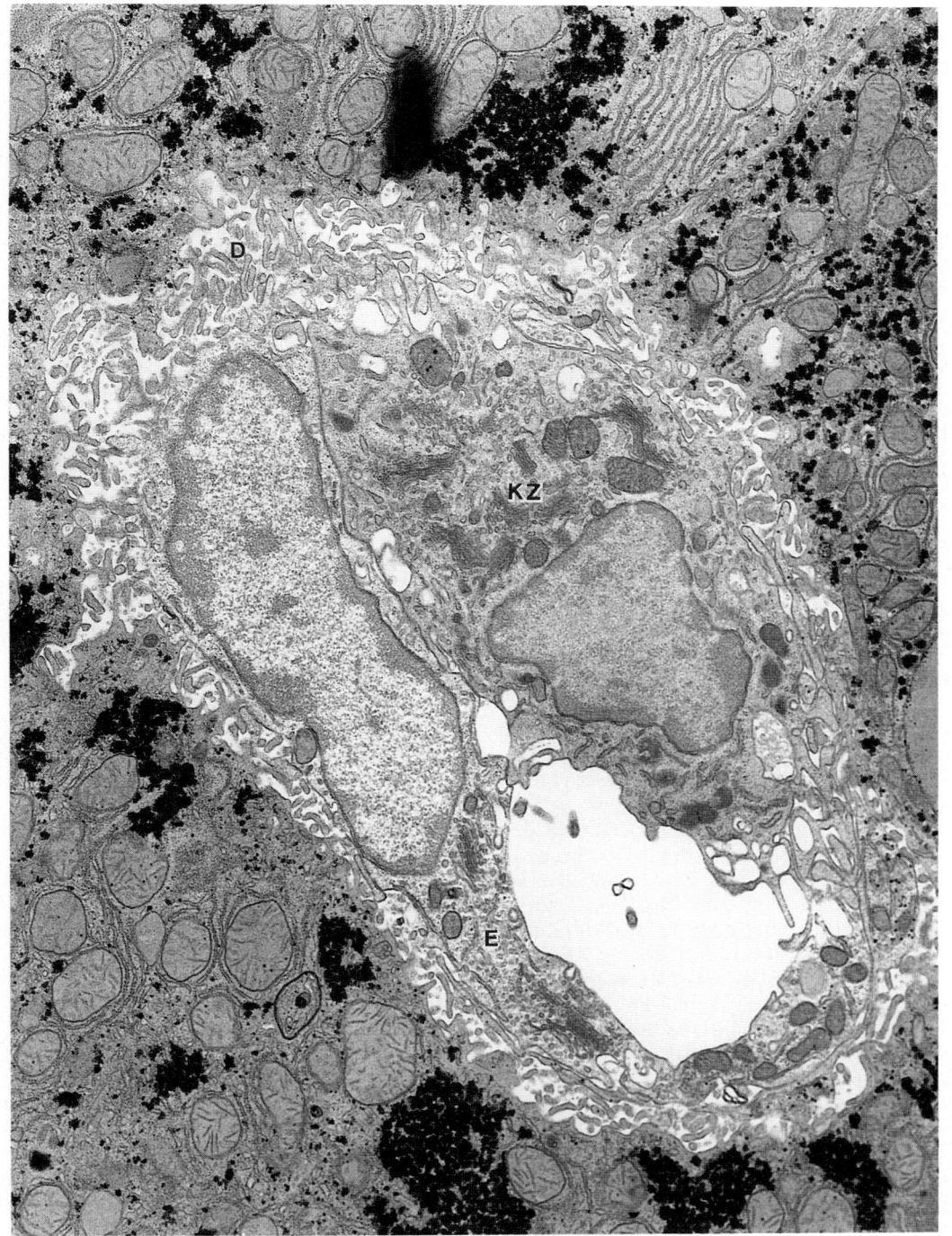

**Abb. 21.21.** Lebersinusoid (elektronenmikroskopische Aufnahme). *E* Endothelzelle, *KZ* Kupffer-Zelle, *D* Disse-Raum. Ratte. Vergr. 15.000fach. (Freundlichst überlassen von Volk H.)

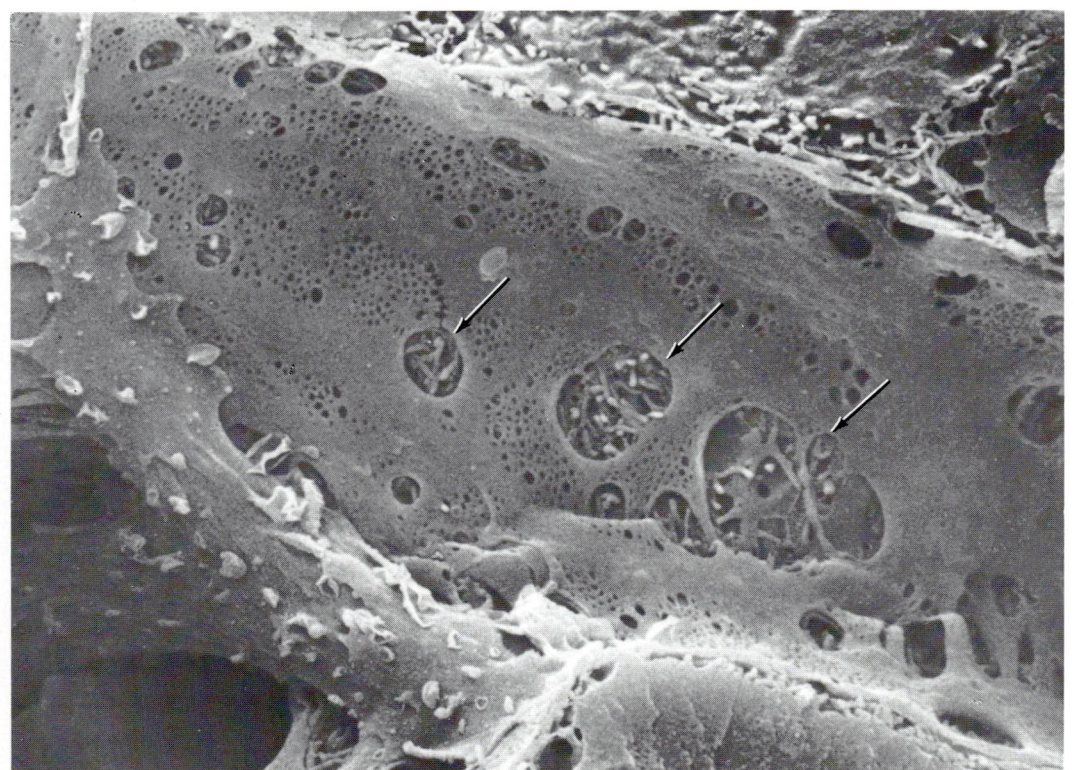

**Abb. 21.22.** Rasterelektronenmikroskopische Aufnahme eines Lebersinus. Zu beachten sind die unregelmäßigen Fenestrationen der Endothelzellen *(Pfeile)*, die den Blick auf die mit Mikrovilli bedeckte Oberfläche der Leberzelle freigeben. [Wiedergegeben mit Erlaubnis von Motta P, Andrews PM, Porter KR (1977) Microanatomy of cell and tissue surfaces. An atlas of scanning electron microscopy. Lea & Febiger]

teile der Wand der Lebersinusoide, teilweise liegen sie den Endothelzellen auf. Immer haben sie lange Fortsätze (deswegen früher: Kupffer-Sternzellen), die sie mit den Endothelzellen der gleichen, aber auch der gegenüberliegenden Seite der Kapillarwand verbinden. Dadurch kreuzen Fortsätze der Kupffer-Zellen die Strombahn. Kupffer-Zellen können sich aus dem Verband der Sinuswand lösen und mit dem Blut in die Lunge gelangen (S.461).
Zytologisch unterscheiden sich die Kupffer-Zellen von den Endothelzellen durch relativen Organellenreichtum (granuläres endoplasmatisches Retikulum, Golgi-Apparat, Lysosomen, helle Vakuolen), v. a. aber durch Peroxisomen und hohe Peroxidaseaktivität.
Die Kupffer-Zellen gehören zum retikuloendothelialen bzw. retikulohistiozytären bzw. mononukleären phagozytotischen System (S.147). Sie sind modifizierte Monozyten. Herkunftsmäßig stammen sie aus dem Knochenmark, das auch Ersatzzellen liefert, obgleich sich Kupffer-Zellen auch am Ort mitotisch vermehren können.

**Perisinusoidaler Raum, Disse-Raum**

Es handelt sich um einen 0,5–2 µm breiten Spaltraum zwischen Endothelzellen und umgebenden Leberzellen (Abb. 21.21 und 21.23). Er enthält wenige *retikuläre Fasern, wenige Bindegewebezellen* und vereinzelt *fettspeichernde Zellen* (Ito Zellen). Die physiologische Bedeutung der fettspeichernden Zellen ist gegenwärtig noch unklar. Bekannt ist, daß sie in der Lage sind, Vitamin A zu speichern und pathophysiologisch bei der Entstehung einer Leberzirrhose eine entscheidende Rolle spielen (s.unten.).
In den Disse-Raum (J. Disse 1852–1912, Anatom in Göttingen, Halle, Marburg) gelangen

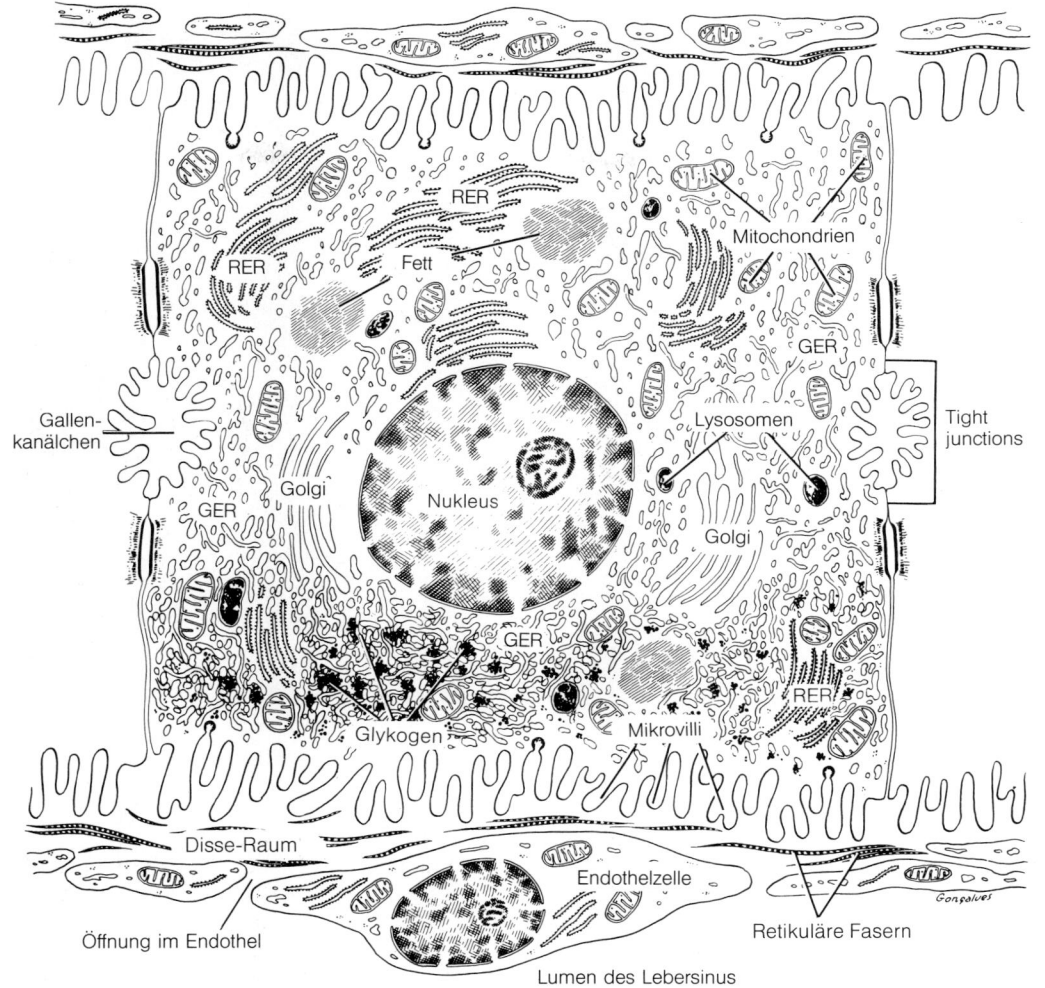

**Abb. 21.23.** Schema zur Ultrastruktur eines Hepatozyten. *RER* rauhes endoplasmatisches Retikulum. *GER* glattes endoplasmatisches Retikulum. Vergr. 10.000 fach

nichtzelluläre Anteile des Blutes; sie treten durch Öffnungen und Poren in der Wand der Sinusoide ein und aus. Der perisinusoidale Raum ist wichtig für den Stoffaustausch zwischen Leberzellen und Blut.

**Hepatozyten**

Leberzellen (Abb. 21.23) sind vielflächig. Ihr Durchmesser beträgt 20–30 μm. An der dem Disse-Raum zugewandten Seite besitzen sie viele Mikrovilli, die in den Spaltraum ragen. Untereinander sind Hepatozyten durch zahlreiche Haftkomplexe verbunden, insbesondere kommen viele Gap junctions vor (bis zu 4%

des Plasmalemms). Sie gelten als wichtige Orte der interzellulären Kommunikation und sollen der Koordination der Leberzellaktivitäten dienen.

In einem jeweils umgrenzten Gebiet ist der interzelluläre Raum zu einem tubulären Spaltensystem erweitert. Es handelt sich hierbei um *Gallenkanälchen* (Abb. 21.24, s. unten). Abgedichtet sind diese tubulären Spalträume gegenüber der Umgebung durch Tight junctions, so daß beim Gesunden keine Galle aus den Gallenkanälchen in die Disse-Räume gelangen kann.

Die *Zellkerne* der Leberzellen sind rund und haben 1–2 Nukleoli. Etwa 25% der Leberzellen haben 2 Zellkerne. Der Durchmesser der

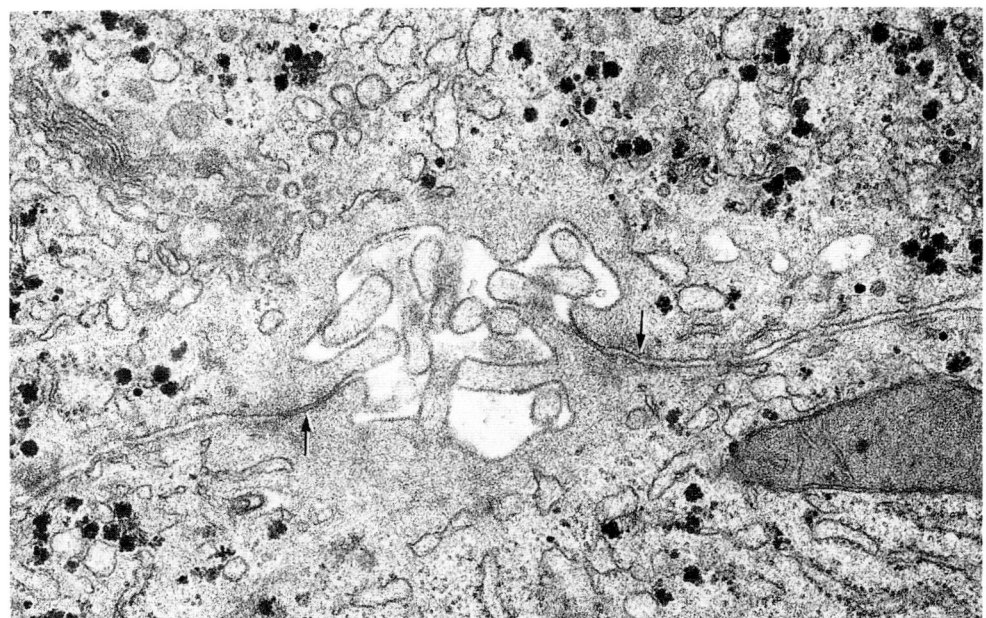

**Abb. 21.24.** Gallenkanälchen mit Mikrovilli. Die *Pfeile* weisen auf Haftkomplexe zur Begrenzung der Gallenkanälchen gegenüber den übrigen Abschnitten des Interzellularraums. Menschliche Leber. Vergr. 33.000 fach. (Freundlichst überlassen von H. Volk)

Leberzellkerne wird vom Grad ihrer Ploidie (S. 92) und der Zellfunktion beeinflußt. Etwa 70% (55–80%) der Leberzellkerne sind tetraploid (Durchmesser etwa 15 µm), 5–6% (1–12%) oktaploid (Durchmesser 25 µm). Die übrigen Leberzellkerne (10–44%) sind diploid (Durchmesser etwa 10 µm). Die Polyploidie nimmt im Laufe des Lebens zu.

Das *Zytoplasma* der Hepatozyten ist eosinophil. Dies geht auf das Vorkommen größerer Mengen von Mitochondrien und von viel glattem endoplasmatischem Retikulum zurück. Außerdem kommt RER vor, das im Zytoplasma stellenweise Ansammlungen bildet, sog. basophile Körper der klassischen Histologie.

Das *glatte endoplasmatische Retikulum* ist im Zytoplasma diffus verteilt. Es steht v. a. im Zusammenhang mit Biotransformationsprozessen *(Entgiftungsvorgängen,* s. unten) und der Cholesterinsynthese. Stellenweise enthält das glatte endoplasmatische Retikulum 30–40 nm große Einschlüsse, bei denen es sich um Lipoproteine sehr geringer Dichte (VLDL) handelt, die ins Blutplasma abgegeben werden.

*Das RER* und freie Ribosomen dienen der Synthese von Proteinen. Wie alle Zytoplasmabestandteile der Leberzellen unterliegt es starken funktionellen Veränderungen; so nimmt es z. B. bei Hunger stark ab, so daß dann färberisch-histologisch die Eosinophilie der Leberzellen deutlicher hervortritt.

Auffällig sind in Leberzellen die vielen *Mitochondrien* (bis zu 2000 pro Zelle). Sie sind rund oder oval, immer cristaereich und haben offenbar enge Beziehungen zum oxidativen Stoffwechsel der Leberzellen. Form und Anzahl der Mitochondrien hängen stark vom Funktionszustand der jeweiligen Leberzelle ab. Die Lebermitochondrien werden, wie die meisten Zellbestandteile, dauernd erneuert. Die durchschnittliche Umsatzrate der Strukturproteine der Mitochondrien wird auf 10 Tage geschätzt.

In enger Nachbarschaft zu den Gallenkapillaren liegen größere *Golgi-Felder.* Sie stehen zur Gallenbildung in Beziehung, haben aber auch Bedeutung für Synthese und Export von Blutproteinen sowie für die Lysosomenbildung.

Ferner kommen in Hepatozyten *viele Lysosomen* – vermehrt in der Nähe der Gallenkapillaren – und *Peroxisomen* vor, die zu Stoffwechselvorgängen der Leber in enger Beziehung stehen. Nach Gaben von Glukagon kommt es zu vermehrtem Auftreten von Autophagosomen in Leberzellen.

Ein weiterer typischer Bestandteil von Leberzellen ist *Glykogen* (Abb. 21.24). Es liegt in

Form von 20–30 nm großen, elektronendichten Granula vor, die häufig Rosetten bilden (Durchmesser 0,2 – 0,5 mm). Bevorzugt liegt Glykogen in der Nähe des glatten endoplasmatischen Retikulums. Die Glykogenmenge der Leber hängt von der Nahrungsaufnahme ab und unterliegt tagesrhythmischen Schwankungen (s. unten). Leberglykogen ist für den Körper ein Glukosedepot und wird zur Aufrechterhaltung des Glukosespiegels des Blutes mobilisiert, wenn dieser einen unteren Grenzwert unterschreitet.

**Hinweis.** Das Glykogen in Leberzellen unterliegt bei der Fixierung leicht Ortsveränderungen. Als Glykogenflucht bezeichnet man Verschiebungen des Glykogens unter dem Einfluß des eindringenden Fixierungsmittels zu einer Zellseite hin.

Ferner kommen in Leberzellen relativ wenige *Lipidtropfen* unterschiedlicher Größe sowie Pigmente u.a. paraplasmatische Einschlüsse vor.

**Klinischer Hinweis.** Unter dem Einfluß hepatotoxischer Substanzen und nach Alkoholabusus kommt es zu einer starken Vermehrung von Fetteinschlüssen in Leberzellen, was zur Ausbildung einer *Fettleber* führt, die in eine *Leberzirrhose* übergeht, wenn die Ito-Zellen zu Fibroblasten transformieren und exzessives Bindegewebe erzeugen, das völlig desorganisiert ist.

Leberzellen zeigen in ihrem Feinbau auffällige **regionale und funktionsbedingte Unterschiede.** Diese stehen zur Zonengliederung der Leber (s. oben) in Beziehung. So kommen z.B. in Zone I große, kräftig gefärbte, runde bzw. kurze stäbchenförmige Mitochondrien vor, die gleichmäßig im Plasma verteilt sind. Hier ist auch die Aktivität der Sukzinatdehydrogenase am höchsten (Abb. 21.25). Demgegenüber sind in Zone III die Mitochondrien dünn, langgestreckt und wenig anfärbbar. In der Zwischenzone haben die Mitochondrien Übergangsformen.

Leberzellen fügen sich zu ein-, selten zweireihigen Leberzellplatten zusammen, die frei miteinander anastomosieren. Dadurch entsteht ein dreidimensionales, labyrinthäres, schwammartiges System von Leberzellplatten. Erhalten bleibt jedoch eine radiäre Orientierung dieses Systems auf die V. centralis hin.

### Gallengänge

Die Gallengänge beginnen als tubuläres Spaltsystem zwischen den Hepatozyten (**Gallenkanälchen,** *Canaliculi biliferi*; s. oben). Der Durchmesser der Gallenkanälchen beträgt 0,5– 1 µm und unterliegt funktionellen Veränderun-

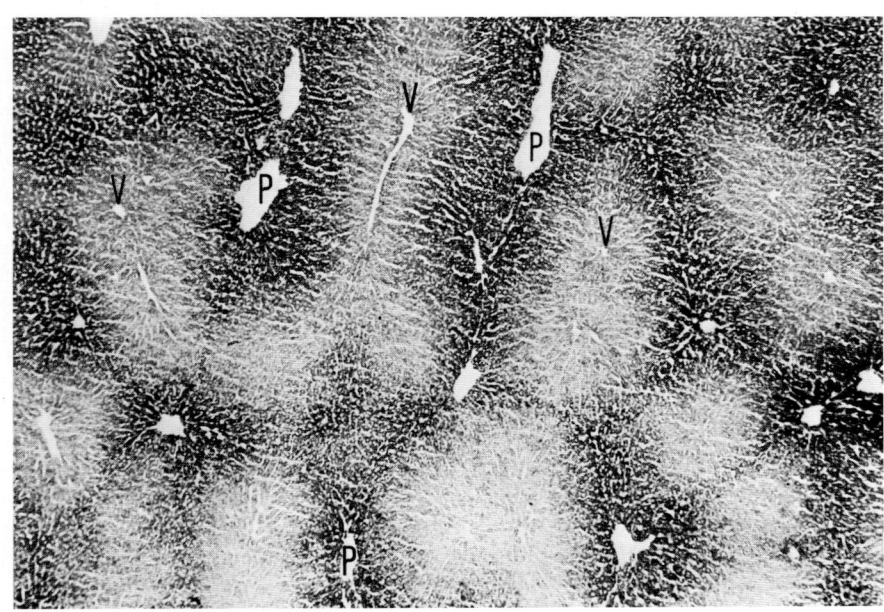

**Abb. 21.25.** Leber. Nachweis von Sukzinatdehydrogenase. Dieses Enzym zeigt seine höchste Aktivität in Zone I des Leberazinus. *P* periportales Feld, *V* V. centralis. Vergr. 100 fach

gen. Die Gallengänge stehen untereinander in Verbindung und bilden ein zusammenhängendes Netzwerk mit hexagonalen Maschen (Abb.21.26). Die Gallengänge sind auf die periportalen Felder hin gerichtet. Ihre Darstellung gelingt mit Versilberungsmethoden und histochemisch mit Hilfe der ATPase-Reaktion zum Nachweis aktiver Transportvorgänge an den die Gallenkanälchen begrenzenden Abschnitten der Leberzellmembranen.

Die in der Leberzelle gebildete und in die Gallengänge abgegebene Galle fließt in einer dem Blut entgegengesetzten Richtung. Pro Tag werden etwa 0,5–1,5 l Galle gebildet. Sie gelangt schließlich in Gallengänge, die noch außerhalb der periportalen Felder beginnen (**Hering-Kanälchen,** Durchmesser 15–20 µm, Abb.21.27). Die Gallengänge werden von einem kubischen Epithel ausgekleidet, das sich von den umgebenden Hepatozyten dadurch unterscheidet, daß das Zytoplasma hell und organellenarm ist. Nach kurzem Verlauf kreuzen diese Gallengänge die Leberzellplatten, die das periportale Feld umgeben (s. oben), und treten in das periportale Feld ein. Hier münden sie in einen **Ductus interlobularis bilifer**. Aus-

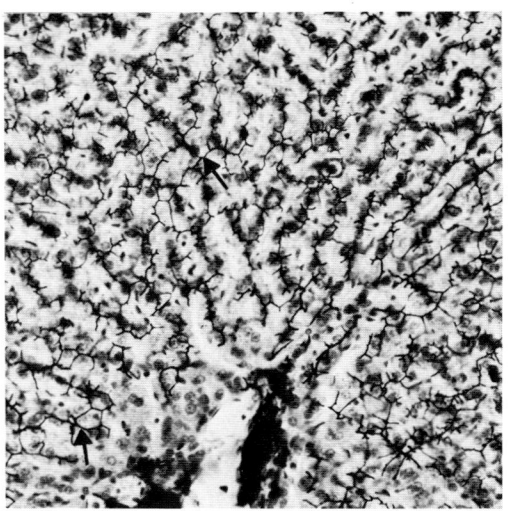

**Abb.21.26.** Die Gallenkanälchen *(Pfeile)* liegen zwischen den Leberzellen. Sie bilden hexagonale Maschen, die stellenweise zu erkennen sind. Versilberung. Vergr. 200 fach

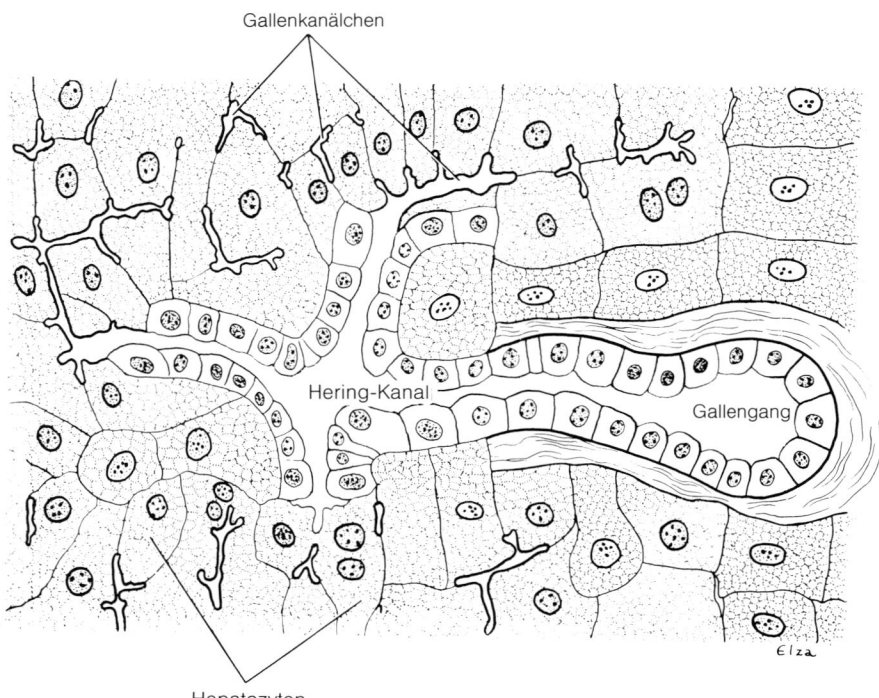

Gallenkanälchen

Hering-Kanal

Gallengang

Hepatozyten

Elza

**Abb.21.27.** Übergang von Gallenkanälchen in einen von kubischem Epithel begrenzten Hering-Kanal und von diesem in einen Gallengang im periportalen Feld

gekleidet werden die Ductus interlobulares bilifer von einem kubischen bis hochprismatischen Epithel (s. oben). Durch Zusammenfluß von Ductus interlobulares entstehen immer größere Gallengänge, die sich schließlich zum Hauptausführungsgang, **Ductus hepaticus**, vereinen.

## 21.3.2 Histophysiologie

Leberzellen gehören zu den funktionell vielseitigsten Zellen des Organismus. Sie sind befähigt
– **Stoffe zu bilden und abzugeben** (sekretorische Funktion),
– **Stoffe zu speichern und wieder freizusetzen** (z. B. Glykogen und Fett),
– **Stoffe zu metabolisieren und zu entgiften.**
Die in Leberzellen gebildeten Stoffe werden teilweise ins Blut (z. B. Plasmaproteine), teilweise in Ausführungsgänge (Galle) abgegeben.

Der Funktionszustand der Leberzellen unterliegt zahlreichen Einflüssen, so ist er z. B. vom Nährstoffangebot, von zirkadianen Rhythmen oder Hormonen abhängig.

**Sekretion**

Die wichtigsten von Leberzellen gebildeten und sezernierten Substanzen sind verschiedene
– **Plasmaproteine** und
– **Galle.**
**Proteine.** Hierbei handelt es sich v. a. um Serumalbumin, Globuline, Enzyme des Blutplasmas, Glykoproteine und Lipoproteine sowie Prothrombin, Fibrinogen und andere an der Blutgerinnung beteiligte Proteine. Diese Proteine werden im RER der Leberzellen synthetisiert (Abb. 21.28). Von hieraus gelangen sie zum Golgi-Apparat und werden schließlich ins Blut abgegeben. Die Stoffabgabe erfolgt an den Oberflächen zum perisinusoidalen Raum. Im Gegensatz zu anderen Drüsenzellen spei-

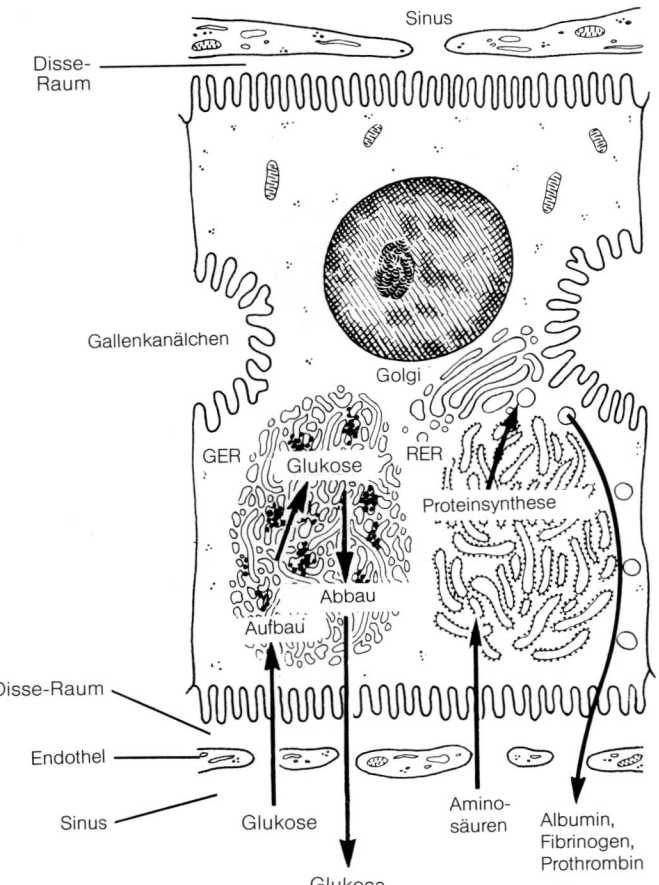

**Abb. 21.28.** Proteinsynthese und Kohlenhydratspeicherung in der Leber. Die Proteinsynthese erfolgt am *RER*. Abgegeben werden die Proteine ins Blut, z. B. Albumin, Fibrinogen und Prothrombin. Maßgeblich beteiligt an der Speicherung von Glukose als Glykogen und dessen Mobilisierung ist das glatte endoplasmatische Retikulum *(GER)*

chern Hepatozyten keine Proteine – deswegen fehlen in ihrem Zytoplasma Sekretgranula –, sondern setzen sie laufend frei.

**Klinischer Hinweis**. Bei zahlreichen Lebererkrankungen ist die Sekretionsleistung für Proteine vermindert. Dies kann z.B. zu erheblichen Störungen der Blutgerinnung führen.

Ungefähr 50% der von der Leber abgegebenen Proteine stammen aus den Kupfer-Zellen.

**Galle.** Die wichtigsten Bestandteile der Galle sind außer Wasser Gallensäuren und Bilirubin sowie Cholesterin, Lecithin und Steroidhormone. Ungefähr 90% dieser Substanzen stammen aus dem entero-hepatischen Kreislauf, d.h. sie werden, nachdem sie in den Darm gelangt sind und dort ihre Aufgaben erfüllt haben, im Ileum reabsorbiert und der Leber auf dem Blutweg (Portalvene) wieder zugeleitet und wieder verwendet. Daher brauchen nur ungefähr 10% der benötigten Substanzen in Leberzellen neu synthetisiert zu werden. Am glatten endoplas-matischen Retikulum der Hepatozyten werden aus Cholesterin *Gallensäuren* gebildet, aus denen durch Konjugation mit Taurin oder Glycin konjugierte Gallensalze entstehen (Abb.21.29). Diese werden durch aktiven Transport in die Gallenkanälchen abgegeben (deswegen gelingt es, histochemisch die Gallenkanälchen durch die ATPase-Reaktion darzustellen). Die Gallensäuren dienen im Verdauungskanal der Emulgierung von Fetten und ermöglichen die Fettverdauung durch Lipase sowie die anschließende Resorption (S.508). Über die Galle werden außerdem Fremdstoffe wie z.B. Medikamente und ihre Stoffwechselprodukte, Röntgenkontrastmittel und Schwermetalle (Hg, Pb) ausgeschieden.

**Bilirubin** stammt aus dem Erythrozytenabbau. Es wird von den Zellen des retikuloendothelialen Systems (z.B. Kupfer-Zellen, Retikulumzellen der Milz, S.372) ins Blut freigesetzt und an Albumin gebunden den Hepatozyten zugeleitet. Dort wird das hydrophobe, wasserunlös-

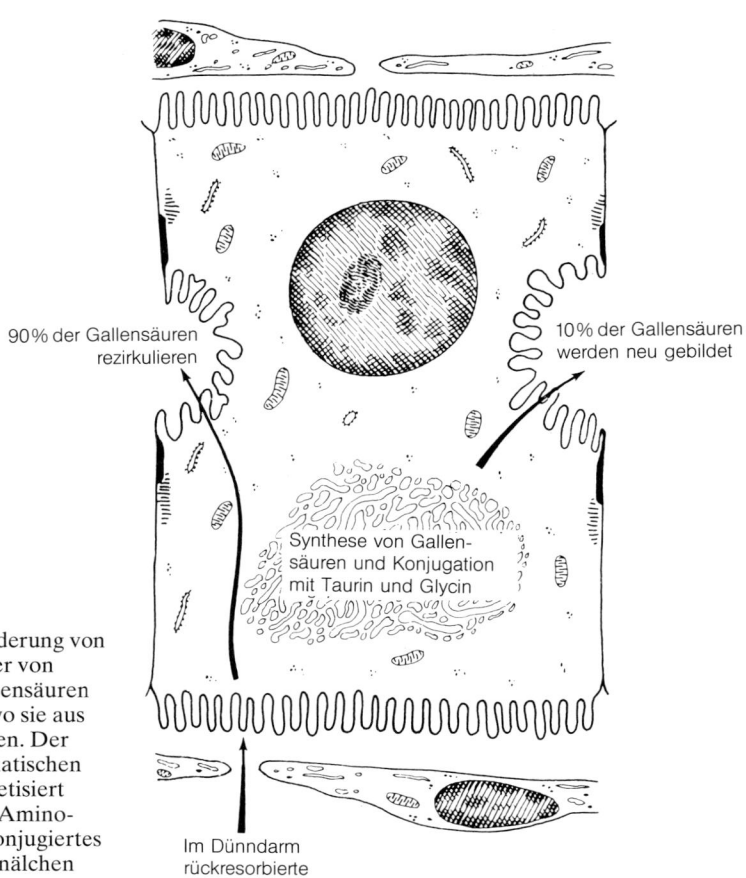

90% der Gallensäuren rezirkulieren

10% der Gallensäuren werden neu gebildet

Synthese von Gallensäuren und Konjugation mit Taurin und Glycin

Im Dünndarm rückresorbierte Gallensäuren

**Abb. 21.29.** Schema zur Absonderung von Gallensäuren. Ungefähr 90% der von Leberzellen abgesonderten Gallensäuren stammen aus dem Dünndarm, wo sie aus dem Chymus reabsorbiert werden. Der Rest wird am glatten endoplasmatischen Retikulum der Leberzelle synthetisiert und nach Verknüpfung mit den Aminosäuren Glycin bzw. Taurin als konjugiertes Gallensalz aktiv in die Gallenkanälchen sezerniert

liche Bilirubin mit Glukuronsäure zu einem wasserlöslichen Bilirubindiglukuronid verknüpft (Abb. 21.30). Als solches wird es in die Gallenkanälchen sezerniert. Im Darm wird Bilirubin durch anaerobe Bakterien schrittweise zu Stercobilinogen reduziert, das nach Dehydrierung zum größeren Teil als Stercobilin mit dem Kot ausgeschieden wird. Teilweise gelangen die im Darm aus Bilirubin gebildeten Produkte auf dem Blutweg wieder in die Leber und von dort in die Galle.

**Klinischer Hinweis.** Vermehrte Ansammlung von Bilirubin im Blut führt zur Gelbsucht *(Ikterus)*. Ursache ist immer, daß Bilirubin nicht auf dem üblichen Weg, d.h über die Galle die Leber verläßt, sondern ins Blut übertritt und dort vermehrt vorkommt. Im einzelnen kann es u. a. sein, daß die Leber nicht in der Lage ist, vermehrt anfallendes Bilirubin aufzunehmen, daß die Glukuronidbildung in der Leberzelle oder die Abgabe in die Galle gestört, oder der Abfluß der Galle durch Verlegung der Gallenwege behindert ist.

## Speicherung und Freisetzung

Hiervon sind v. a. Kohlenhydrate, aber auch Fette betroffen. In beiden Fällen handelt es sich um Substrate des Energiestoffwechsels; deswegen hat eine ungestörte Leberfunktion u. a. große Bedeutung für die Aufrechterhaltung einer gleichmäßigen Energieversorgung des Körpers. Die Leber ist in der Lage, Kohlenhydrat- und Fettbausteine zu resorbieren, begrenzte Zeit einzulagern und bei Bedarf wieder freizusetzen.

**Kohlenhydrate.** Leberzellen können Glukose aus dem Blut aufnehmen und in polymerisierter Form als Glykogen speichern (Abb. 21.28). Der Glykogenaufbau in der Leberzelle erfolgt über mehrere enzymkatalysierte Reaktionen. Die erforderlichen Enzyme sind nicht strukturgebunden. Bemerkenswert ist aber, daß Glykogengranula besonders häufig in der Nähe des glatten endoplasmatischen Retikulums

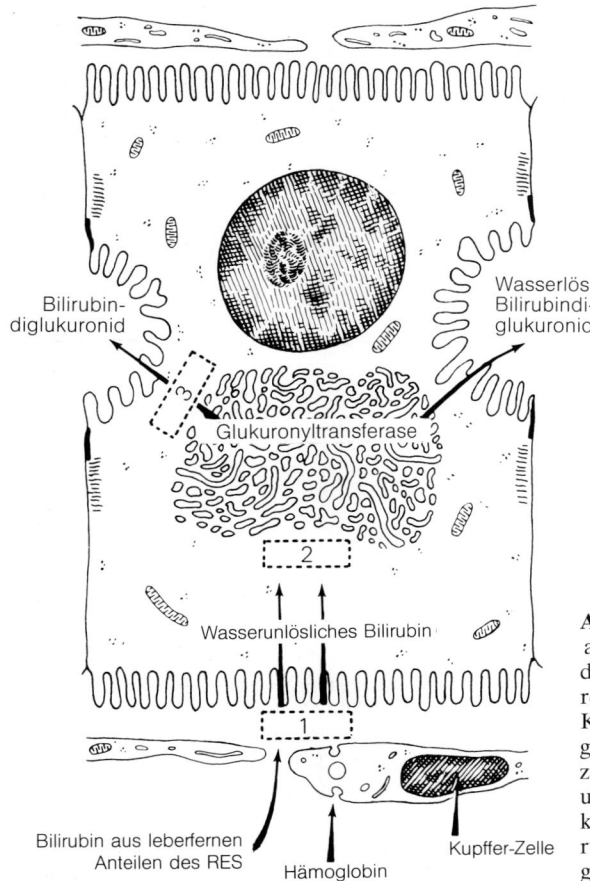

Bilirubindiglukuronid

Wasserlösliches Bilirubindiglukuronid

Glukuronyltransferase

2

Wasserunlösliches Bilirubin

1

Bilirubin aus leberfernen Anteilen des RES

Hämoglobin

Kupffer-Zelle

**Abb. 21.30.** Bilirubinsekretion. Bilirubin stammt aus dem Hämoglobinstoffwechsel der Makrophagen des mononukleären phagozytotischen Systems (oder retikuloendothelialen Systems *RES*), zu denen die Kupffer-Zellen der Lebersinusoide gehören. Im glatten endoplasmatischen Retikulum der Hepatozyten wird wasserunlösliches Bilirubin enzymatisch unter Katalyse von Glukuronyltransferase mit Glukuronsäure verbunden und als wasserlösliches Bilirubindiglukuronid in die Gallenkanälchen abgegeben

vorkommen. Für den Glykogenabbau ist histochemisch nachweisbare Phosphorylase erforderlich. Außerdem spielt Glukose-6-Phosphatase eine wichtige Rolle, die an die Membranen des glatten endoplasmatischen Retikulums gebunden ist. Glukoseverwertung und -freisetzung aus der Leber werden u. a. hormonal durch die Inselzellhormone Insulin und Glukagon gesteuert.

**Lipide.** Die Lipide, die hauptsächlich aus Triacylglycerinen bestehen, stammen aus der Nahrung bzw. aus den Fettspeichern. Ferner werden Triacylglycerine in der Leber, hauptsächlich aber im Fettgewebe, aus Kohlenhydraten synthetisiert. Abgegeben werden die Lipide von der Leber ans Blut in Form von Lipoproteinen (VLDL, S. 177), die im Blut in LDL (S. 177) umgebaut und von extrahepatischem Gewebe aufgenommen und verstoffwechselt werden. Die Bildung der Lipoproteine erfolgt in der Leberzelle im Golgi-Apparat. Dort werden Triacylglycerine, Phospolipide, Cholesterin und die am RER synthetisierten Apolipoproteine A, B und C zu VLDL zusammengesetzt. Diese erscheinen als 30–70 nm große Partikel mit einem Triacylglycerinkern, der von einem hydrophilen Mantel aus Proteinen, Phospholipiden und Cholesterin umgeben ist, in Vesikeln, die ihren Inhalt durch Exozytose in den perisinusoidalen Raum abgeben.

## Metabolismus und Biotransformation (Entgiftung)

Betroffen hiervon sind zahlreiche Verbindungen, die aus dem Körper selbst stammen oder ihm zugeführt werden, z. B. Arzneimittel und Xenobiotika. So ist die Leber der Hauptort der Desaminierung von Aminosäuren und damit das Organ, in dem es zur Bildung von Harnstoff kommt. Der Harnstoff wird dann mit dem Blut zur Niere transportiert und dort ausgeschieden.

Die wichtigste Organelle der Leberzelle für die Inaktivierung und Biotransformation *(Entgiftung)* von Substanzen ist das **glatte endoplasmatische Retikulum**. Dort kommt es in einer ersten Phase zu enzymatischen Oxidationen – seltener Reduktionen und Hydrolysen – der auszuscheidenden Substanzen, wodurch reaktive Gruppen (z. B. Hydroxyl-, Karboxyl- oder Aminogruppen) eingeführt werden. In einer zweiten Phase werden durch enzymatische Konjugation Glukuronyl-, Methyl-, Acetyloder Sulfatgruppen bzw. Aminosäuren (z. B. Cystein aus Glutathion) angekoppelt.

**Klinischer Hinweis**. Unter dem Einfluß bestimmter Substanzen, z. B. Barbituraten, kommt es zu einer Zunahme des glatten endoplasmatischen Retikulums der Leberzelle und zu einer damit verbundenen Aktivitätssteigerung, z. B. der Glukuronyltransferase. Deswegen werden Erkrankungen, die mit einem Mangel an Glukuronyltransferase einhergehen, mit Medikamenten behandelt, die stimulierend auf das glatte endoplasmatische Retikulum und seine Enzyme wirken.

## Regelung

Die metabolische Aktivität der Leber unterliegt zahlreichen exogenen und endogenen Einflüssen. Zu den exogenen Einflüssen gehört v. a. die Nahrungsaufnahme, in deren Folge der Leber nährstoffreiches Blut zur Verarbeitung angeboten wird. Wichtige körpereigene Faktoren zur Regelung der Lebertätigkeit sind Hormone, insbesondere Insulin und Glukagon, die die Glukoseverwertung, -freisetzung oder -neusynthese stark beeinflussen. Ferner spielen für die Gallensekretion Sekretin, Vagusreize und Rückkopplungsmechanismen über Gallensäure eine wichtige Rolle (s. Lehrbücher der Physiologie). Schließlich beeinflussen zirkadiane Rhythmen die Lebertätigkeit.

## Regeneration

Leberzellen sind langlebig (minimal 150 Tage) und werden nur langsam erneuert. Trotzdem sind Leberzellen außerordentlich regenerationsfreudig. Bei Verlust von Lebergewebe, z. B. nach Teilhepatektomie oder Zelluntergang, nach Erkrankungen oder Vergiftungen, beginnen sich Leberzellen mitotisch zu vermehren. So kann die Leber von Ratten innerhalb von 1 Monat einen Verlust von 75% ihres Gewichtes ersetzen. Die Neubildung wird fortgesetzt, bis die Ausgangsmenge wieder erreicht ist. Beim Menschen ist die Fähigkeit zur Regeneration der Leber deutlich geringer.

Gesteuert wird die Regeneration wahrscheinlich von Chalonen, Glykoproteinen, die ganz allgemein die mitotische Teilung von Zellen inhibieren. Sie befinden sich in der Glykocalix. Ist ein Gewebe geschädigt oder teilweise entfernt, enthält es weniger Chalone. Dadurch

entfällt die Mitosehemmung, und die mitotische Aktivität dieser Gewebe nimmt stark zu. Bei fortschreitender Regeneration nehmen die Chalone wieder zu, wodurch die mitotische Aktivität gehemmt wird. Es handelt sich um einen sich selbst regulierenden Vorgang.

**Klinischer Hinweis.** Das regenerierte Lebergewebe entspricht dem ursprünglich vorhandenen Gewebe. Wird die Leber jedoch kontinuierlich oder wiederholt geschädigt, insbesondere während der Neubildung von Lebergewebe, kommt es zu vermehrter Bindegewebebildung, zu einer Fibrose. Diese vermehrte Bindegewebebildung kann die Regeneration stören, so daß schließlich eine Leberzirrhose entsteht (s.oben.).

# 21.4  Extrahepatische Gallengänge

Die großen extrahepatischen Gallengänge sind der
– **Ductus hepaticus communis,**
– **Ductus cysticus** und
– **Ductus choledochus.**

**Tunica mucosa.** Die extrahepatischen Gallengänge werden von einer Schleimhaut (Tunica mucosa) mit einem einschichtigen hochprismatischen Epithel ausgekleidet. Im Epithel des Ductus choledochus kommen somatostatinhaltige Zellen, schleimbildende Zellen und kleine muköse Drüsen vor. Insgesamt bildet die Schleimhaut der Gallengänge Falten. Die Lamina propria ist dünn und reich an elastischen Fasern.

**Tunica muscularis.** Der Tunica mucosa folgt eine schmale Schicht aus glatten Muskelzellen (Tunica muscularis), die in der Nähe des Duodenums dicker wird und schließlich an der Papilla duodeni, wo der Ductus choledochus ins Duodenum einmündet, einen Sphinkter bildet *(M. sphincter ductus choledochi, Sphincter Oddi)*, der zur Regulierung des Gallenflusses beitragen kann.

# 21.5  Gallenblase

Die Gallenblase, **Vesica fellea**, liegt im Nebenschluß zu den großen Gallenausführungsgängen. Sie dient dazu, Galle zu speichern und diese durch Reabsorption von Wasser zu konzentrieren. Sie ist ein birnenförmiges Hohlorgan, das an der unteren Oberfläche der Leber angewachsen ist.

Die Schichten der Gallenblasenwand sind
– **Tunica mucosa,**
– **Tunica muscularis,**
– **Tunica serosa.**

**Tunica mucosa.** Bedeckt wird die innere Oberfläche der Gallenblase von einem einschichtigen hochprismatischen Epithel mit Mikrovilli und Schlußleisten (Abb. 21.31). Die Epithelzellen sind mitochondrienreich und ihre Zellkerne liegen im basalen Drittel der Zelle. Alle Epithelzellen der Gallenblase haben Zellorganellen, die der Schleimbildung und -sekretion dienen. Gleichzeitig ist das Gallenblasenepithel zur Resorption und zum Abbau von Gallenbestandteilen (durch Lysosomen) sowie zum transzellulären Wassertransport befähigt (Abb. 21.32). Vereinzelt kommen im Gallenblasenepithel enterochromaffine Zellen vor. –

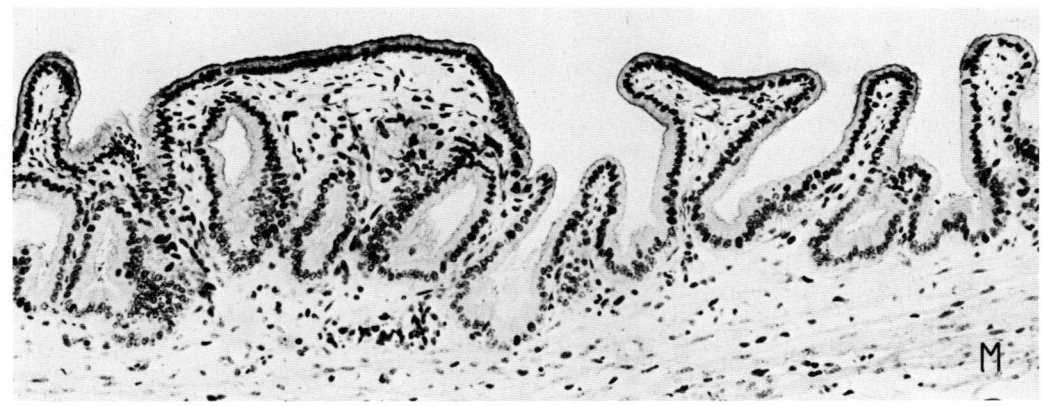

**Abb. 21.31.**  Gallenblase. Die Oberfläche wird von einem einschichtigen hochprismatischen Epithel bedeckt (*M* Tunica muscularis). HE. Vergr. 50fach

Die Lamina propria ist locker und zellreich. Sie enthält viele Blutgefäße und zahlreiche vegetative Nerven (vom Sympathikus und Parasympathikus).

**Klinischer Hinweis.** Erregungen sensorischer Nerven in der Gallenblasenwand, z.B. durch Überdehnung oder Spasmen der Muskulatur, führen zu extrem starken Schmerzen. Außerdem kann es auf diesem Wege zur reflektorischen Beeinträchtigung der Atmung und der Darmtätigkeit kommen.

Die Schleimhaut bildet besonders bei leerer Gallenblase viele Falten. Im Gallenblasenhals kommen Schleimdrüsen vor, während sich das Epithel des Gallenblasenkörpers tief in die Lamina propria einstülpt und Krypten mit weitem Lumen entstehen.

**Tunica muscularis.** Die Muskelschicht ist dünn und unregelmäßig.

**Tunica serosa.** Die Tunica serosa ist verhältnismäßig bindegewebereich und verbindet einerseits die Gallenblase mit der Oberfläche der Leber, andererseits wird sie an der der Bauchhöhle zugewandten Seite von Peritonealepithel (Mesothel) bedeckt.

**Histophysiologie.** Zur Wasserresorption aus der Galle kommt es durch einen aktiven Natrium- und Chloridionentransport vom Epithel ins Bindegewebe, dem Wasser und Ionen folgen, um schließlich ins Blut zu gelangen. Der hierbei gewählte Weg führt von den Epithelzellen durch die laterale Zelloberfläche zunächst in die Interzellularräume (Abb. 21.32), die während der Wasserresorption stark erwei-

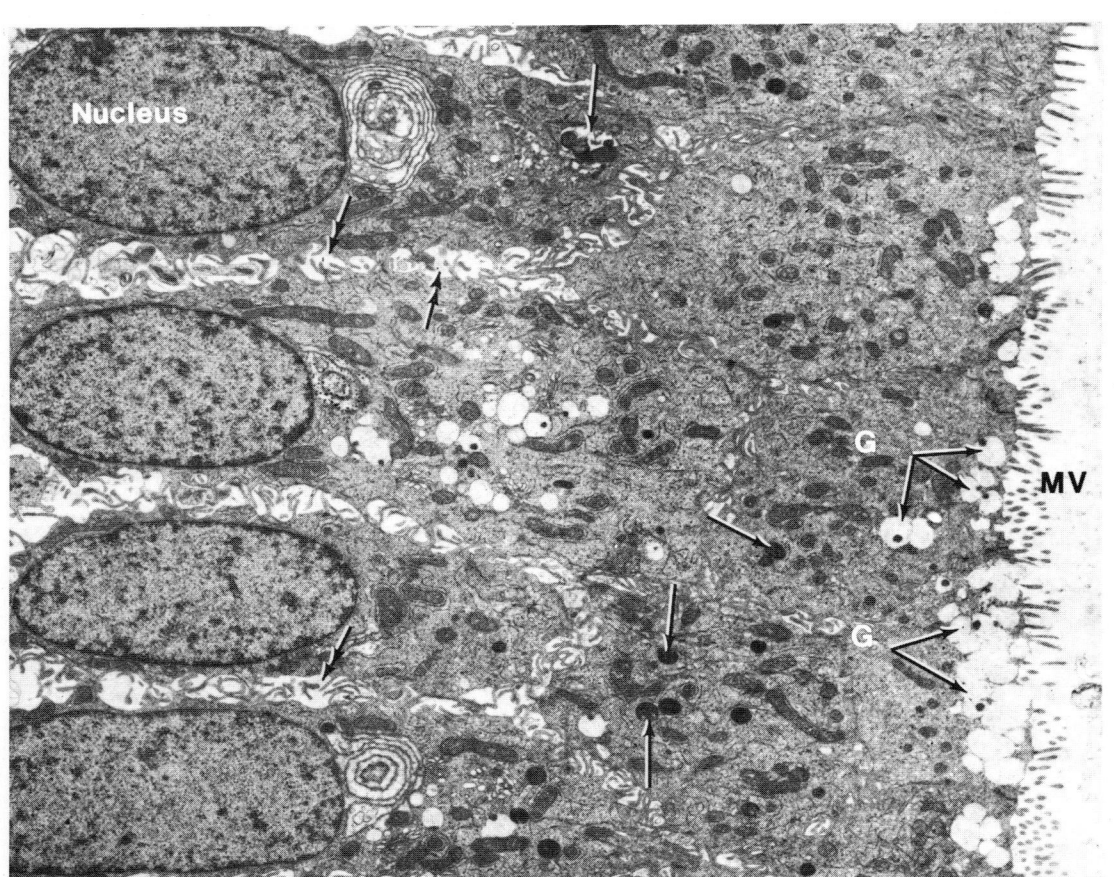

**Abb. 21.32.** Gallenblase vom Affen (elektronenmikroskopische Aufnahme). An der Oberfläche der Zellen kommen Mikrovilli *(MV)* vor. In den Zellen sind Sekretgranula *(G)* zu beobachten, die Glykoproteine enthalten. Die *Einzelpfeile* weisen auf Lysosomen, die *Doppelpfeile* auf erweiterte Interzellularräume. Die Epithelzellen sezernieren Schleimsubstanzen, bauen aus der Galle resorbiertes Material ab und leiten Wasser transzellulär in die Interzellularräume. Vergr. 6.500fach

tert sind. Apikal sind die Interzellularräume durch breite Tight junctions impermeabel.

**Klinischer Hinweis**. Durch Änderung des Mischungsverhältnisses von Cholesterin, Lecithin und Gallensäuren in der Gallenblase kann es zur Bildung von Gallensteinen kommen.

Die Entleerung der Gallenblase erfolgt durch Kontraktion der glatten Muskulatur ihrer Wand. Angeregt wird diese v. a. durch Cholezystokinin, das in der Schleimhaut des Dünn-darms gebildet wird (S. 503). Auslösender Reiz ist gewöhnlich die Anwesenheit von Fett im Dünndarm. Aber auch auf nervösem Weg (N. vagus) kann es zur Kontraktion der Gallenblasenmuskulatur kommen. Gleichzeitig erschlafft der Sphinkter Oddi, der in der Papilla duodeni die Abgabe durch den Ductus pancreaticus und Ductus choledochus (beide vereinigen sich kurz vor der Öffnung ins Duodenum) regelt.

# 22 Harnorgane

Zu den Harnorganen gehören:
- **Niere(n)**, *Ren(es)*,
- **Harnleiter**, *Ureter(i)*,
- **Harnblase**, *Vesica urinaria*,
- **Harnröhre**, *Urethra*.

In der Niere wird Harn gebildet, der durch den Harnleiter in die Harnblase gelangt und dort zeitweise gespeichert werden kann, um schließlich den Körper durch die Harnröhre zu verlassen. Mit dem Harn werden zahlreiche *Stoffwechselendprodukte ausgeschieden*. Außerdem *reguliert die Niere den Wasser- und Elektrolythaushalt* sowie das *Säure-Basen-Gleichgewicht* des Körpers. Schließlich werden in der Niere Wirkstoffe (Enzym und Hormon), wie Renin und Kallikrein, ferner Hormone, wie Erythropoetin und Prostaglandine, gebildet.

## 22.1 Niere

Nieren sind paarig angelegt. Sie haben Bohnenform und auf der medialen Seite eine große zentrale Einziehung, **Hilum renale**, die sich in eine tiefe Bucht, **Sinus renalis**, fortsetzt. Der Sinus renalis wird v. a. vom Nierenbecken, **Pelvis renalis**, mit dazugehörigen Kelchen, **Calices**, ausgefüllt (Abb. 22.1 a). Das Nierenbecken setzt sich in den Ureter fort. Außerdem enthält der Nierensinus Blut- und Lymphgefäße und Nerven, die gemeinsam am Nierenhilum ein- bzw. austreten, sowie Fettgewebe. Insgesamt wird die Niere von einer Nierenkapsel, **Capsula fibrosa**, aus dichtem kollagenem Bindegewebe bedeckt.

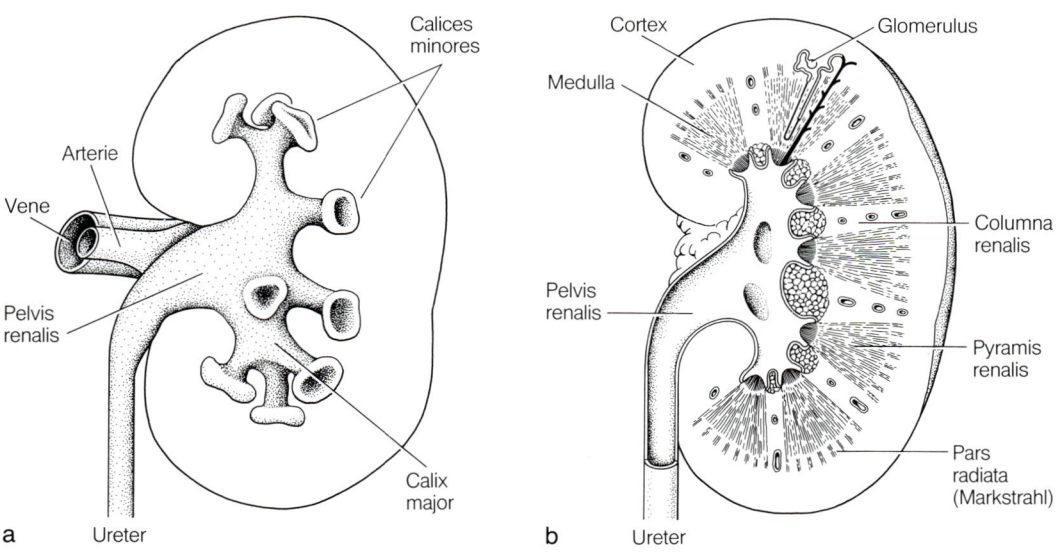

a Ureter    b Ureter

**Abb. 22.1.** **a** Schematische Darstellung des Nierenbeckens. **b** Schema der Nierengliederung

## 22.1.1 Gliederung

Das Nierenparenchym gliedert sich in
– **Medulla renalis**, *Nierenmark*,
– **Cortex renalis**, *Nierenrinde*.

**Nierenmark**. Das Nierenmark besteht beim Menschen aus durchschnittlich 7–9 konischen Pyramiden, **Pyrames renales**, deren Spitzen, **Papillae renales**, in die Calices renales vorragen und deren breite Basen der Nierenrinde zugewandt sind (Abb. 22.1 b). Manchmal haben 2 Pyramiden eine gemeinsame Papille, die dann leistenförmig sein kann. An der Spitze jeder Nierenpapille finden sich 10–20 Öffnungen, **Foramina papillaria**, von Sammelgängen, **Ductus papillares** (s. unten), die Harn ins Nierenbecken abgeben. Die Öffnungen bilden an jeder Papillenspitze eine **Area cribrosa**.

**Nierenrinde**. Von der Basis der Pyramiden dringen Markstrahlen, **Pars radiata**, in die Rinde (Abb. 22.1 b). Die Markstrahlen – 400–500 pro Pyramide – bestehen aus Bündeln von Sammelrohren und gestreckten Kanälchenabschnitten (s. unten). Den Raum zwischen den Markstrahlen füllt das **Labyrinth** der Nierenrinde, Rindenlabyrinth. Es setzt sich im wesentlichen aus Nierenkörperchen und gewundenen Kanälchenabschnitten (s. unten) zusammen.

Insgesamt ist die Nierenrinde 6–10 mm breit. Sie umgibt die Nierenpyramiden kappenförmig. Dabei wird jede Nierenpyramide auch seitlich von Nierenrinde umfaßt. Das Rindengewebe zwischen benachbarten Pyramiden bildet die **Columnae renales** (*Bertini-Säulen*, Abb. 22.1 b).

**Lobus renalis**. Als Nierenlappen, Lobus renalis, wird die Einheit bezeichnet, die aus einer Nierenpyramide mit dazugehöriger Nierenrinde besteht. Eine deutliche, morphologisch erkennbare Grenze zwischen benachbarten Lappen ist nicht auszumachen. Jedoch gehören zu einem Lappen alle die harnbereitenden Einheiten (Nephrone, s. unten), die den Harn über die zugehörige Pyramide ableiten.

**Hinweis**. Die Nieren mancher Säuger bestehen nur aus 1 Pyramide mit dazugehöriger Rinde (*unilobäre Niere*, z.B. Ratte). Andere Säuger wieder haben Nieren, die aus zahlreichen Lappen bestehen (*multilobäre Nieren*, z.B. Mensch). Dann gibt es Säuger, bei denen die Nierenlappen fast vollständig durch Bindegewebe voneinander getrennt sind (z.B. Bär), und andere wieder, bei denen die Lappentrennung nicht vollständig, aber doch sichtbar ist (z.B. Rind). Beim Menschen werden die Lappen zwar getrennt angelegt, und noch bei der Geburt ist die Nierenoberflä-

che entsprechend gekerbt, aber beim Erwachsenen sind die Nierenoberflächen in der Regel glatt.

**Lobulus corticalis**. Die Rinde kann in Nierenläppchen, Lobuli corticales, unterteilt werden. Zu jedem Läppchen gehört ein Markstrahl und umgebendes Rindenlabyrinth. Es ist Sache der Definition, ob als Achse eines Lobulus ein Markstrahl aufgefaßt wird, dem zugehörige Anteile des Rindenlabyrinths zugeordnet sind (*Markstrahlläppchen*), oder ein Gefäßbündel, das zwischen den Markstrahlen verläuft und das umgebende Rindenlabyrinth mit Blut versorgt (*Gefäßläppchen*).

## 22.1.2 Nephrone und Sammelrohrsystem

Die Niere besteht aus vielen im Prinzip gleichartigen, im Detail jedoch *heterogenen Kanälchensystemen* (s. unten), die sich aus
– **Nephronen** (1–2 Mio.) und
– **Sammelrohren**
zusammensetzen.

**Funktionell** gehören Nephrone und Sammelrohre zusammen, denn sie dienen gemeinsam – unter Mitwirkung des interstitiellen Raums und der Gefäße – der Harnbereitung. Der Harn, der schließlich ins Nierenbecken gelangt (Endharn), wird anschließend auf seinem Weg durch die ableitenden Harnwege nicht mehr verändert. Nephron und Sammelrohr sind zusammen 50–60 mm lang (Nephron 30–38 mm, Sammelrohr 20–23 mm).

**Entwicklungsgeschichtlich** jedoch sind Nephrone und Sammelrohre deutlich zu unterscheiden. Sie sind aus verschiedenem Ursprungsmaterial hervorgegangen. Nephrone entstehen aus mesodermalem Nierenblastem. Induziert wird ihre Entwicklung durch Derivate der Ureterknospe, die die ableitenden Harnwege einschließlich des Sammelrohrsystems bilden. Die Ureterknospe ist eine Aussprossung des Urnierenganges. Der Endabschnitt der Ureterknospe wird zur Anlage des Nierenbeckens, von der aus sich immer wieder dichotomisch (zweifach) und schließlich häufiger teilende Kanälchenanlagen ins Nierenblastem vorwachsen. Die ersten (3–4) Generationen der sich verzweigenden Kanälchen vereinigen sich zu Nierenkelchen, die folgenden werden zu Sammelrohren. Schließlich verbinden sich bereits in einem sehr frühen Entwicklungsstadium Nephronanlagen und aussprossendes Sammelrohrsystem zu einem zusammenhän-

genden Kanälchensystem (Einzelheiten s. Lehrbücher der Entwicklungsgeschichte).

**Einteilungen**

Sowohl Nephron als auch Sammelrohrsystem bestehen aus verschiedenen Abschnitten. Die Anordnung der Teilabschnitte und ihre Beziehungen zu den Blutgefäßen sind von großer physiologischer Bedeutung (s. unten). Außerdem kommen dadurch, daß gleichartige Teilabschnitte benachbarter Nephrone zusammenliegen, die feinere Architektur der Niere und eine Zonengliederung zustande.

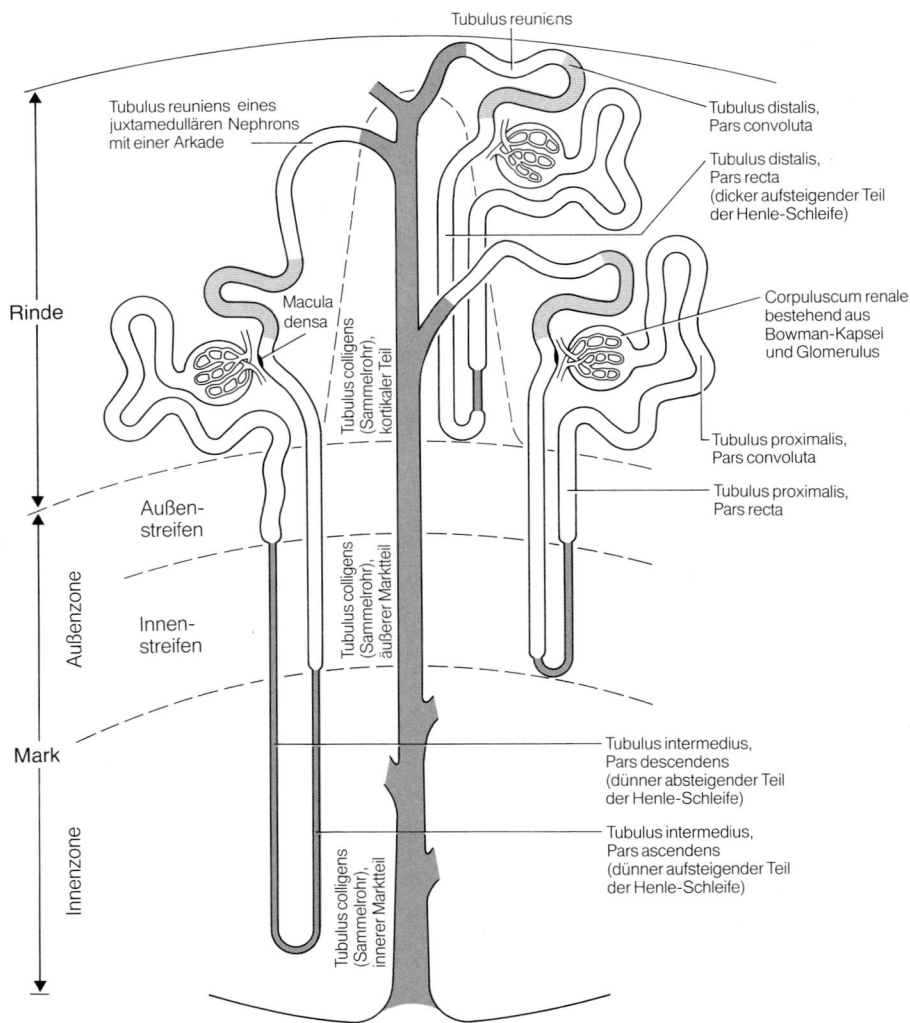

**Abb. 22.2.** Schema je eines subkortikalen, midkortikalen und juxtamedullären Nephrons. Zu unterscheiden ist zwischen Nephronen mit langen und kurzen Henle-Schleifen. *Lange Henle-Schleifen:* Hier als zugehörig zu einem juxtamedullären Nephron dargestellt. *Kurze Henle-Schleifen:* Hier dargestellt als zugehörig zu einem subkapsulären (oberflächlichen) Nephron mit dem Scheitel im Markstrahl der Rinde (der Markstrahl ist durch eine *gestrichelte Linie* begrenzt) und als zugehörig zu einem midkortikalen Nephron mit dem Scheitel im Innenstreifen des Marks. – In situ sind die hier dargestellten Zuordnungen weniger systematisch, so können z.B. oberflächliche und juxtamedulläre Nephrone lange oder kurze Henle-Schleifen haben. (In Anlehnung an: A standard nomenclature for structures of the kidney. The renal commission of the International Union of Physiological Sciences)

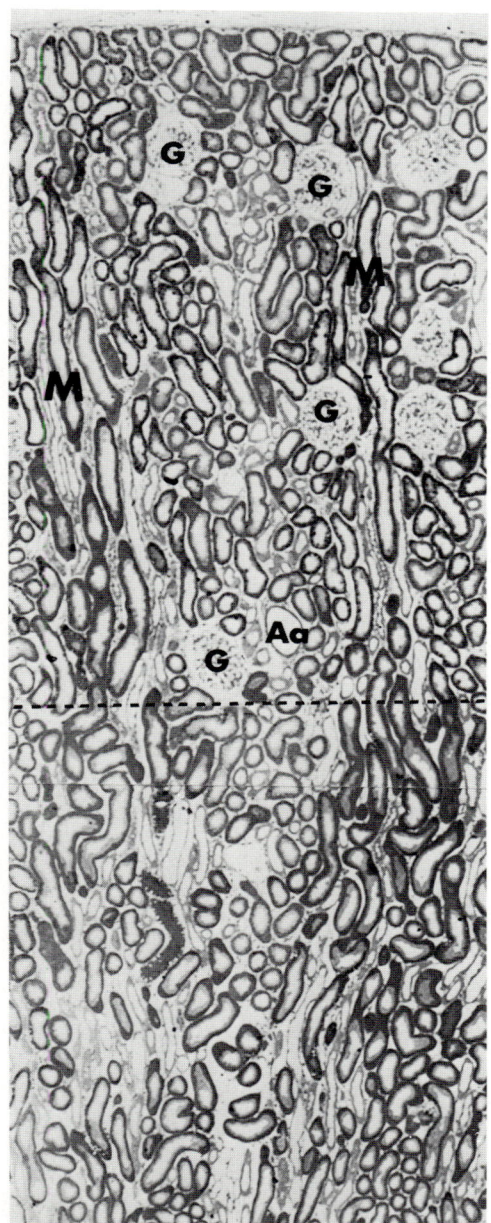

**Abb. 22.3.** Nierenrinde und Zona externa des Nierenmarks. Die *gestrichelte Linie* gibt die Rinden-Mark-Grenze an. *Rechts* und *links* sind 2 Markstrahlen *(M)* und dazwischen Rindenlabyrinth zu erkennen *(G* Glomeruli, *Aa* A. arcuata). Vergr. 40 fach (Aufnahme Kugler P.)

## Nephron

Teilabschnitte eines jeden Nephrons (Abb. 22.2) sind
1. **Corpusculum renale**, *Nierenkörperchen*,
2. **Tubulus**,
– **Tubulus proximalis**, *proximaler Tubulus, Hauptstück*, bestehend aus:
  • **Pars convoluta**, *proximales Konvolut*,
  • **Pars recta**, *dicker absteigender Teil der Henle-Schleife;*
– **Tubulus intermedius**, *intermediärer Tubulus, Überleitungsstück*, bestehend aus:
  • **Pars descendens**, *dünner absteigender Teil der Henle-Schleife*,
  • **Pars ascendens**, *dünner aufsteigender Teil der Henle-Schleife* (nicht bei allen Nephronen vorhanden);
– **Tubulus distalis**, *distaler Tubulus, Mittelstück*, bestehend aus:
  • **Pars recta**, *dicker aufsteigender Teil der Henle-Schleife*,
  • **Pars convoluta**, *distales Konvolut;*
– **Tubulus reuniens**, *Verbindungstubulus, Verbindungsstück*.

**Corpusculum renale** (Abb. 22.3 und 22.4). Nierenkörperchen haben in der Regel Kugelform. Ihr Durchmesser beträgt etwa 0,2 mm. Wichtigster Bestandteil des Nierenkörperchens ist ein Kapillarknäuel, **Glomerulus**. Im Nierenkörperchen wird das Blut filtriert (Ultrafiltration) und Primärharn gebildet. Kapselwärts sind die Nierenkörperchen in der Regel etwas kleiner und zahlreicher als marknahe. Deswegen werden nach ihrer Lage unterschieden:

**Abb. 22.4.** Nierenkörperchen. *Oben* befindet sich der Gefäßpol mit Arteriola afferens und Arteriola efferens sowie einer Macula densa. In der Wand der Arteriola afferens liegen juxtaglomeruläre Zellen. Das Nierenkörperchen besteht aus den Kapillaren des Glomerulus und einer Kapsel (Capsula glomeruli, Bowman-Kapsel) mit einem äußeren und einem inneren Blatt, die am Gefäßpol ineinander übergehen. Zwischen den beiden Kapselblättern befindet sich der Kapselraum. Das innere Blatt der Kapsel besteht aus Podozyten, die die äußere Oberfläche des Glomerulus bedecken. Die Kerngebiete der Podozyten wölben sich ins Kapsellumen vor; die Podozytenfortsätze umgreifen die Kapillaren. Die Lamina parietalis der Kapsel besteht aus flachen Zellen. *Unten* befinden sich der Harnpol und der Beginn des proximalen Tubulus

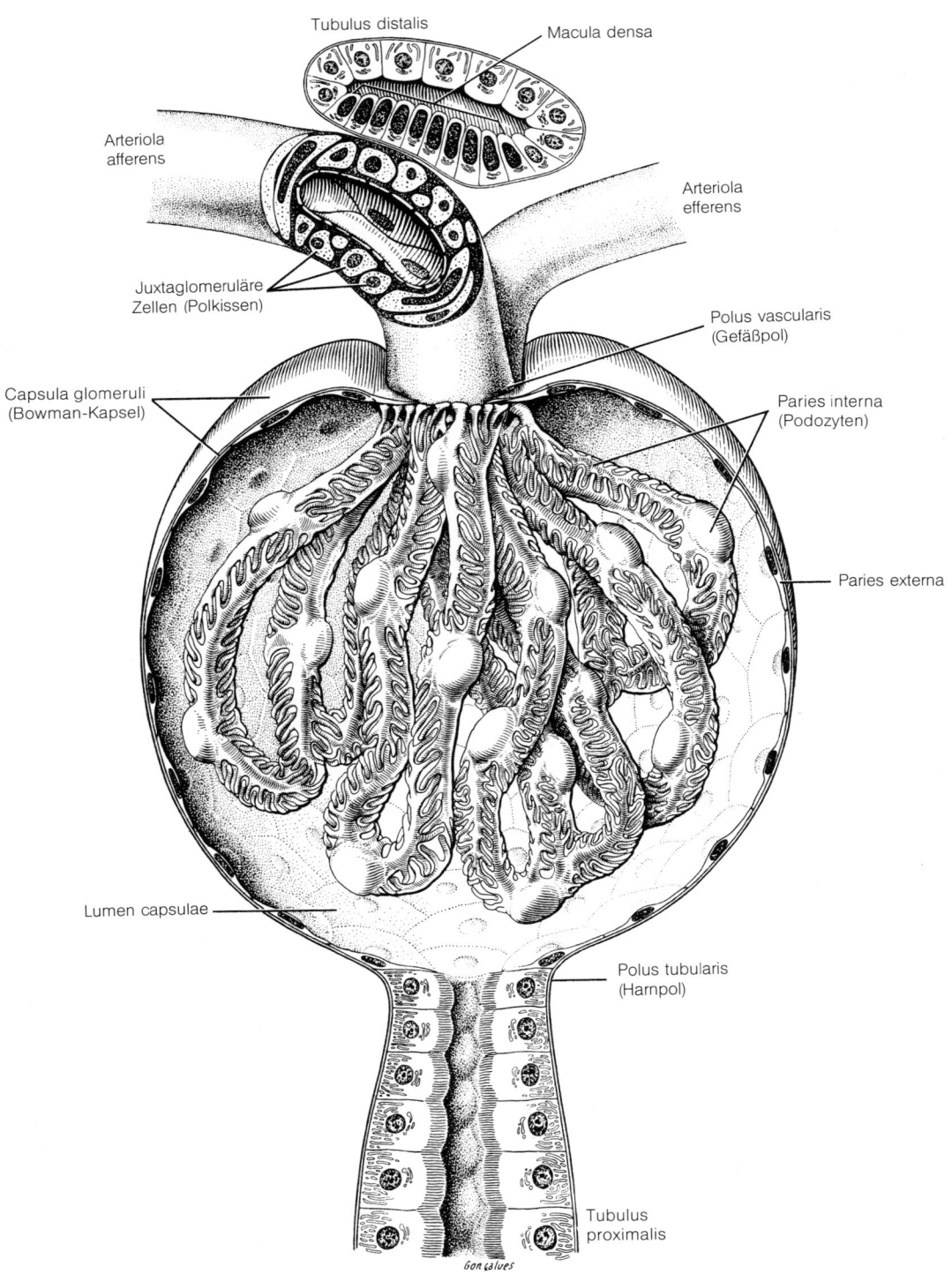

Tubulus distalis

Macula densa

Arteriola afferens

Arteriola efferens

Juxtaglomeruläre Zellen (Polkissen)

Polus vascularis (Gefäßpol)

Capsula glomeruli (Bowman-Kapsel)

Paries interna (Podozyten)

Paries externa

Lumen capsulae

Polus tubularis (Harnpol)

Tubulus proximalis

Gonçalves

– *subkapsuläre (oberflächliche) Nierenkörperchen*,
– *midkortikale Nierenkörperchen*,
– *juxtamedulläre Nierenkörperchen*.

**Tubulus proximalis**. Abgeleitet wird der Harn aus dem Nierenkörperchen durch den Tubulus proximalis. Der gewundene Teil befindet sich stets in der Nähe des zugehörigen Nierenkörperchens. Die proximalen Tubuli bilden zusammen mit den gewundenen Teilen des distalen Tubulus (s. unten) im wesentlichen das *Rindenlabyrinth* (s. oben). Sowohl von den proximalen als auch von den distalen Tubuli der in der Zona externa der Nierenrinde gelegenen Nephrone steigen einige Tubulusschlingen bis unter die Nierenkapsel auf, so daß subkapsulär eine schmale glomerulusfreie Zone entsteht *(Cortex corticis)*.

**Hinweis**. Große Fortschritte konnte die Nierenphysiologie dadurch erzielen, daß es gelang, subkapsuläre Nephrone mit feinsten Glaspipetten zu punktieren *(Mikropunktion* zur Untersuchung einzelner Harntropfen) bzw. Teile des Tubulus zu perfundieren *(Mikroperfusion)*. Das Lumen der Hauptstückkanälchen unter der Nierenkapsel hat bei Ratte und Kaninchen, den wichtigsten Versuchstieren für derartige Untersuchungen, einen Durchmesser von etwa 20 μm.

Dem gewundenen Abschnitt des proximalen Tubulus folgt eine gerade Pars recta. Die Tubuli verlaufen hier leicht geschlängelt. Die geraden Abschnitte der proximalen Tubuli der juxtamedullären Nephrone treten direkt ins Nierenmark, die der übrigen schließen sich den Markstrahlen an und gelangen teilweise auch ins Mark.

**Henle-Schleife**, *Ansa nephroni* (Abb. 22.2). Die Henle-Schleife ist U-förmig gebogen. Sie besteht aufeinanderfolgend aus:
– **Pars recta des Tubulus proximalis**,
– **Pars descendens des Tubulus intermedius**,
– **Pars ascendens des Tubulus intermedius**,
– **Pars recta des Tubulus distalis**.

Funktionell ist wichtig, daß die Henle-Schleife U-förmig gebogen ist und ab- und aufsteigender Schenkel sehr eng benachbart verlaufen. Dieser Verlauf ist die Grundlage für ein Haarnadel-Gegenstrom-Prinzip in der Henle-Schleife. Außerdem spielen die Beziehungen zum Gefäßsystem eine große Rolle (s. unten). Die Henle-Schleifen sind unterschiedlich lang und dringen unterschiedlich tief ins Nierenmark ein (Abb 22.2). Es werden unterschieden:
– **kurze Henle-Schleifen**,
– **lange Henle-Schleifen**.

Dies steht zur Lage der zugehörigen Glomeruli in der Nierenrinde in Beziehung.

**Kurze Henle-Schleifen** gehören zu den subkapsulär und midkortikal beginnenden Nephronen. Ihre Wendepunkte liegen entweder im Markstrahl oder im Innenstreifen. Die kurzen Henle-Schleifen haben sehr kurze dünne Segmente, so daß ihr Scheitel oft von einem dicken, zum Mittelstück gehörigen Abschnitt gebildet wird. Dem Tubulus intermedius der kurzen Henle-Schleifen fehlt also eine Pars ascendens. – Beim Menschen überwiegen Nephrone mit kurzen Henle-Schleifen gegenüber denen mit langen Henle-Schleifen.

**Lange Henle-Schleifen** werden von Nephronen gebildet, die juxtamedullär beginnen. Sie reichen unterschiedlich weit ins Nierenmark hinein. Dadurch gibt es – unregelmäßig verteilt – „kurze" lange Schleifen und „lange" lange Schleifen. Die Scheitel der langen Henle-Schleifen werden stets von dünnen Abschnitten gebildet. Dadurch haben die Tubuli intermedii langer Schleifen einen dünnen absteigenden und einen dünnen aufsteigenden Teil.

Zwischen den genannten Extremformen gibt es alle Übergangsformen, und zwar besonders bei den Nephronen, die aus einer mittleren Zone der Nierenrinde stammen.

**Tubulus distalis**. Der *gerade Teil* des distalen Tubulus erreicht schließlich wieder die Nierenrinde. Dort berührt das Mittelstück an umschriebener Stelle den Gefäßpol des zugehörigen Nierenkörperchens. An der Berührungsstelle bildet das Mittelstückepithel eine besonders gestaltete Epithelplatte, **Macula densa** (s. unten).

Unmittelbar nach der Macula densa geht der gerade Teil des Tubulus distalis in einen *gewundenen Teil, Pars convoluta*, über.

**Tubulus reuniens**. Das Ende des Tubulus nephroni ist ein (im Paraffinschnitt nur schwer erkennbarer) Verbindungstubulus, der in das Sammelrohr überleitet. Es ist eine immer wieder diskutierte Frage, ob die Verbindungstubuli aus der Anlage der Nephrone oder der Ureterknospe hervorgehen.

Die Verbindungstubuli der juxtamedullären Nephrone können *Arkaden* bilden, die aus einer Kette von ineinander mündenden Verbindungstubuli mehrerer Nephrone aufgebaut sind. Das letzte Verbindungsstück der Kette zieht in einem Bogen (Arkade) aus dem Rindenlabyrinth in den Markstrahl und mündet dort in das Sammelrohr (s. unten).

**Heterogenität der Nephrone**. Insgesamt ergibt sich eine deutliche Heterogenität der Nephrone. Sie betrifft die
- Lage der Nierenkörperchen: subkapsulär – midkortikal – juxtamedullär,
- Unterteilung des Tubulus in proximaler Tubulus – intermediärer Tubulus – distaler Tubulus – Verbindungstubulus,
- Länge der Henle-Schleifen: lange Schleifen – kurze Schleifen,
- Spitze der Henle-Schleifen: dicke Abschnitte bei subkortikalen Nephronen – dünne Abschnitte bei juxtamedullären Nephronen.

Hinzu kommen bei Säugetieren Geschlechtsunterschiede. Der morphologischen Heterogenität stehen funktionelle Unterschiede zur Seite (s. unten).

## Sammelrohrsystem

Das Sammelrohrsystem, *Tubulus renalis colligens*, setzt sich zusammen aus:
- *kortikalen Sammelrohrabschnitten* und
- *medullären Sammelrohrabschnitten.*

Ein Sammelrohr nimmt 8–10 Nephrone auf, und etwa 4–6 Sammelrohre liegen in der Nierenrinde in einem Markstrahl zusammen. Im Markstrahl und in den äußeren Abschnitten des Marks verlaufen die Sammelrohre zunächst parallel zueinander, ohne sich zu verbinden. In der inneren Zone des Marks jedoch vereinigen sich benachbarte Sammelrohre mehrfach (ca. 8 mal), bis schließlich in der Nierenpapille 10–20 **Ductus papillares** vorliegen.

## Zonengliederung

**Nierenrinde**. In der Nierenrinde kommt eine Zonenbildung v. a. durch Unterschiede in Größe und Häufigkeit der Nierenkörperchen zustande. Es liegen vor
- Zona externa
- Zona interna (Zona juxtamedullaris, Abb. 22.3).

In der Zona externa sind die Nierenkörperchen kleiner und häufiger als in der Zona interna.

**Grenze zwischen Nierenrinde und Nierenmark**. Die stets deutliche Grenze zwischen Nierenrinde und Nierenmark kommt dadurch zustande, daß in sehr vielen Nephronen gewundene Abschnitte von proximalen Tubuli in gleicher Höhe in gestreckte Abschnitte (absteigende Schenkel der Henle-Schleife) übergehen. Dadurch ist die Rinden-Mark-Grenze

gleichzeitig die untere Begrenzung des Rindenlabyrinths.

**Nierenmark** (Abb. 22.2). Die Zonengliederung im Mark steht in engem Zusammenhang mit der Gestaltung der Henle-Schleifen. Allerdings ist in der menschlichen Niere die Zonengliederung nicht sehr deutlich. Dies hängt damit zusammen, daß
- die kurzen Henle-Schleifen etwa 7 mal häufiger vorkommen als die langen,
- die kurzen Henle-Schleifen entweder das Mark gar nicht erreichen oder nur bis in die Außenzone (s. unten) reichen,
- bei den kurzen Henle-Schleifen die Grenzen zwischen den verschiedenen Abschnitten in unterschiedlicher Höhe liegen.

Trotzdem sind im Mark zu erkennen
- die **Außenzone**, die der Nierenrinde folgt,
- die **Innenzone**, die im wesentlichen der Nierenpapille entspricht.

**Die Grenze zwischen Außenzone und Innenzone** (Abb. 22.2) entsteht dadurch, daß in gleicher Höhe dünne aufsteigende Abschnitte von langen Henle-Schleifen in dicke (aufsteigende) gerade distale Tubulusabschnitte übergehen.

**Außenzone**. Außer der Gliederung des Nierenmarks in Innen- und Außenzone ist es – beim Menschen jedoch weniger deutlich – möglich, die Außenzone zu unterteilen in
- *Außenstreifen* (subkortikale Zone) und
- *Innenstreifen*.

Die *Grenze zwischen Innenstreifen und Außenstreifen* (Abb. 22.2) entspricht einer Linie, in der gerade Abschnitte proximaler Tubuli in dünne absteigende Abschnitte der Henle-Schleife übergehen.

**Hinweis**. Die Zuordnung der verschiedenen Nephronabschnitte zu den verschiedenen Zonen bzw. Streifen des Nierenmarks hat zur Folge, daß außer Gefäßen und Sammelrohranschnitten angetroffen werden (Abb. 22.2)
1. in Querschnitten durch den Außenstreifen
   - Querschnitte durch dicke absteigende Schleifenschenkel (Pars recta proximaler Tubuli),
   - Querschnitte durch dicke aufsteigende Schleifenschenkel (Pars recta distaler Tubuli);
2. in Querschnitten durch die Innenstreifen
   - Querschnitte durch dünne Schleifenschenkel:
   - absteigende dünne Schleifenschenkel, deren Nierenkörperchen midkortikal liegen,
   - aufsteigende dünne Schleifenschenkel, deren Nierenkörperchen juxtamedullär liegen,
   - Querschnitte durch dicke aufsteigende Schleifenschenkel;
3. in Querschnitten durch die Innenzone
   - nur Querschnitte durch dünne Abschnitte der Henle-Schleife (Pars descendens und Pars as-

cendens intermediärer Tubuli von Nephronen, deren Nierenkörperchen juxtamedullär liegen).

## Corpusculum renale, Nierenkörperchen

An jedem Nierenkörperchen (Abb. 22.4 und 22.5) sind zu unterscheiden:
– **Glomerulus**, *Kapillarknäuel*,
– **Capsula glomeruli**, *Bowman-Kapsel*,
– **Polus vascularis**, *Gefäßpol*,
– **Polus tubularis**, *Harnpol*.

Das Kapillarknäuel füllt das Nierenkörperchen weitgehend aus. Es verbleibt ein schmaler *Kapselraum*, der zwischen 2 Blättern der Capsula glomeruli liegt. Bei den beiden Blättern der Capsula glomeruli handelt sich um
– ein *inneres Blatt*, das als *Paries interna* oder viszerale Schicht den Kapillaren aufliegt, und
– ein *äußeres Blatt*, *Paries externa*, das als parietales Blatt das Nierenkörperchen nach außen begrenzt **(Bowman-Kapsel)**.

Beide Blätter gehen am Gefäßpol ineinander über.

Der **Gefäßpol** ist die Stelle des Nierenkörperchens, an dem das zuführende und das abführende Gefäß gemeinsam in das Nierenkörperchen eintreten. Gleichzeitig beginnen und enden hier aber auch die Kapillaren, die den Glomerulus bilden. Das zuführende Gefäß ist die **Arteriola afferens**, das ableitende Gefäß die **Arteriola efferens**.

Am **Harnpol** beginnt der proximale Tubulus. Hier wird der Kapselraum, in den der Primärharn als Ultrafiltrat des Blutes abgesondert wird, drainiert. Gefäßpol und Harnpol liegen sich i. allg. gegenüber.

**Glomerulus.** Ein Glomerulus ist ein **arterielles Kapillarnetzwerk**. In der Regel teilt sich die Arteriola afferens bei ihrem Eintritt in das Nierenkörperchen in 2–5 (primäre) Äste (Abb. 22.4). Von diesen gehen jeweils weitere Äste ab, so daß schließlich ein Kapillarknäuel mit etwa 30 Kapillarschlingen entsteht. Die Gesamtlänge aller Glomeruluskapillaren in der Niere eines Erwachsenen soll etwa 25 km betragen.

Zwischen den Kapillarästen kommen Anastomosen vor. Jedoch ist unklar, ob derartige Verbindungen nur zwischen den Kapillaren desselben primären Astes oder auch zwischen Kapillaren verschiedener Äste bestehen. In jedem Fall liegt jedoch eine Parallelschaltung der Glomeruluskapillaren vor, wodurch es zu einem nur geringen Druckabfall zwischen Arteriola afferens und Arteriola efferens kommt. Außerdem treten direkte Verbindungen zwischen Arteriola afferens und Arteriola efferens auf (shunts), durch die das Blut, ohne den Glomerulus durchströmt zu haben, abfließen kann. Der intravasale Druck in den Glomeruluskapillaren wird durch lokale Mechanismen (Autoregulation) innerhalb eines bestimmten Bereiches konstant gehalten. Wirksam ist hierbei die glatte Muskulatur in den Wänden der Arteriola afferens und der Arteriola efferens. Sie ist in der Lage, den Lumendurchmesser zu verändern; zum Anstieg des intravasalen Kapillardrucks kommt es bei Erschlaffung der Muskulatur der Arteriola afferens oder bei Kontraktion der Muskeln in der Arteriola efferens. Bemerkenswert ist, daß v. a. in der Wand der Arteriola afferens außer kontraktilen Zellen auch sekretorisch tätige Zellen (s. Reninbildung) vorkommen.

**Glomeruluskapillaren** unterscheiden sich durch ihren Wandbau von anderen Kapillaren. Sie bestehen aus:
– **Endothelzellen**,
– **Basalmembran**,
– **Mesangiumzellen**,
– **Podozyten**.

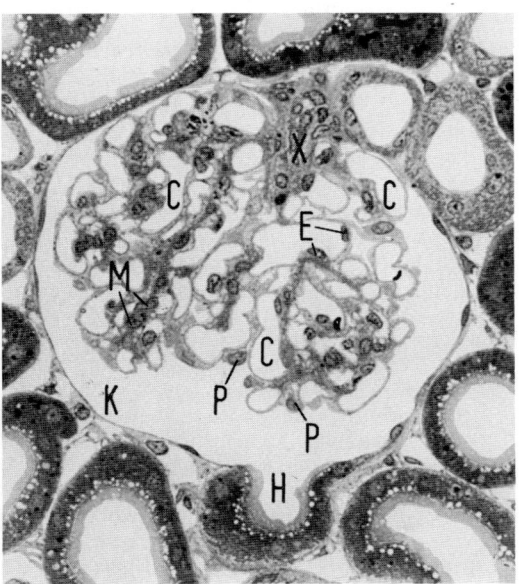

**Abb. 22.5.** Glomerulus. Perfundierte Niere (*X* juxtamedulläre Zellen, *C* Glomeruluskapillaren, *E* Endothelzellen, *P* Podozyten, *M* Mesangiumzellen, *K* Kapsellumen, *H* Harnpol). Semidünnschnitt. Vergr. 100fach

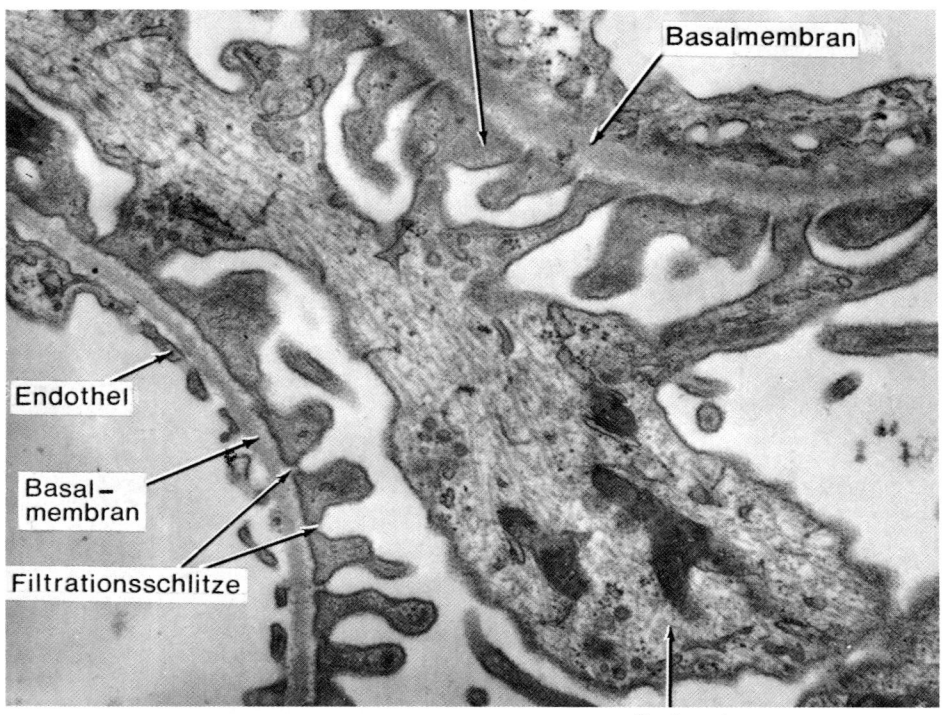

Podozyt
(sekundärer
Fortsatz)

Basalmembran

Endothel

Basal-
membran

Filtrationsschlitze

Podozyt
(primärer Fortsatz)

**Abb. 22.6.** Ausschnitt aus einem Glomerulus (elektronenmikroskopische Aufnahme). Zu erkennen sind die Wandschichten von Glomeruluskapillaren sowie primäre und sekundäre Fortsätze von Podozyten. Die Basalmembran besteht aus einer Lamina densa, die beidseitig von einer Lamina rara bedeckt wird. (Freundlichst überlassen von de Brito T.)

**Endothelzellen.** Das Endothel der Glomeruluskapillaren ist sehr dünn und gefenstert (Abb. 22.6). Ins Lumen wölben sich lediglich die Gebiete der Endothelzellkerne vor. Bei den Löchern im Endothel handelt es sich um große, runde Poren (70–90 nm), denen Diaphragmen fehlen. Die Poren werden offenbar von einer 12 nm dicken Glykocalix überbrückt, die auch die Endothelzellen bedeckt. Durch die Poren der Endothelzellen der Glomeruli können größere Moleküle die Blutbahn verlassen. Zurückgehalten werden dagegen stets zelluläre und partikuläre Bestandteile des Blutes; sie sind zu groß, um die Poren zu passieren.

**Basalmembran.** Die Basalmembran ist die einzige zusammenhängende Struktur in der Wand der Glomeruluskapillaren (Abb. 22.6). Sie unterbindet v.a. den Durchtritt hochmolekularer Plasmabestandteile (mit einer relativen Molekülmasse über 400.000). Diese sammeln sich auf der inneren Oberfläche bzw. in der Basalmembran an. Die Basalmembran der Glomeruluskapillaren ist relativ dick (0,2–0,3 µm) und dreischichtig. In der Mitte liegt eine elektronendichte Lamina densa, die beiderseits von helleren Laminae rarae begrenzt wird (S. 106). Die Lamina densa enthält eingebettet in eine Glykoproteinmatrix Typ-IV-Kollagen. In den helleren Zonen läßt sich Heparansulfat, ein polyanionisches Molekül, nachweisen. Nach heutiger Vorstellung wirken die Lamina densa v.a. als mechanischer Filter, die Laminae rarae dagegen durch elektrostatische Abstoßungskräfte.

**Mesangiumzellen** liegen eingebettet in einer mesangialen Matrix zwischen den Kapillaren (Abb. 22.7). Mesangiumzellen kommen insbesondere dort vor, wo 2 oder mehr Kapillaren

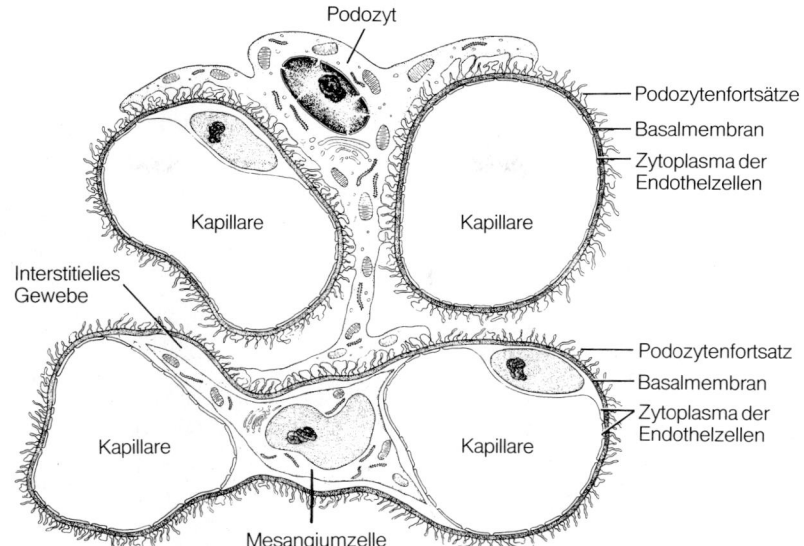

**Abb. 22.7.** Podozyten, Mesangiumzelle und Kapillaranschnitte eines Glomerulus. Die Mesangiumzelle befindet sich jeweils zwischen 2 Kapillaranschnitten und wird von der Basalmembran der Kapillaren miteingeschlossen

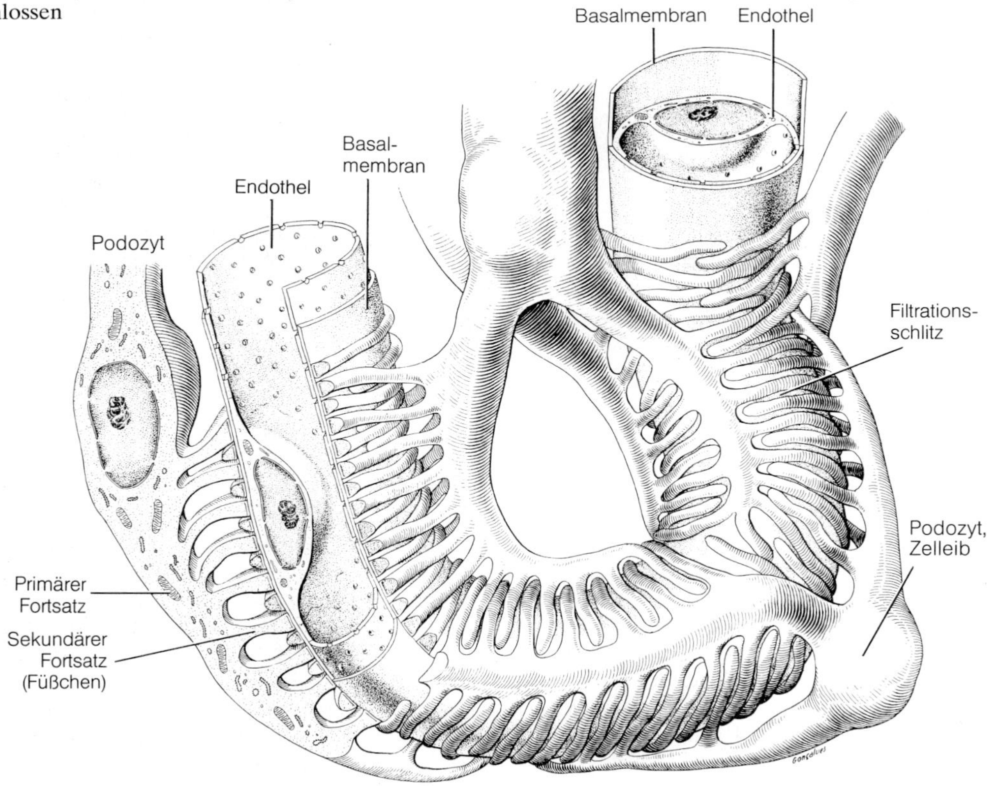

**Abb. 22.8.** Schema einer Glomerulusschlinge mit bedeckenden Podozyten (Lamina visceralis der Bowman-Kapsel). Das Lumen der Kapillaren wird von einem gefensterten Endothel ausgekleidet. Es folgt eine zusammenhängende Basalmembran. *Links* ist ein längsgeschnittener Podozyt mit primärem Fortsatz und zahlreichen sekundären Fortsätzen zu erkennen. Die sekundären Fortsätze treten mit Füßchen an die Basalmembran der Kapillarwand heran. [Neu gezeichnet und modifiziert nach Gordon. Wiedergegeben mit Erlaubnis von: Ham AW (1969) Histology, 6th edn. Lippincott]

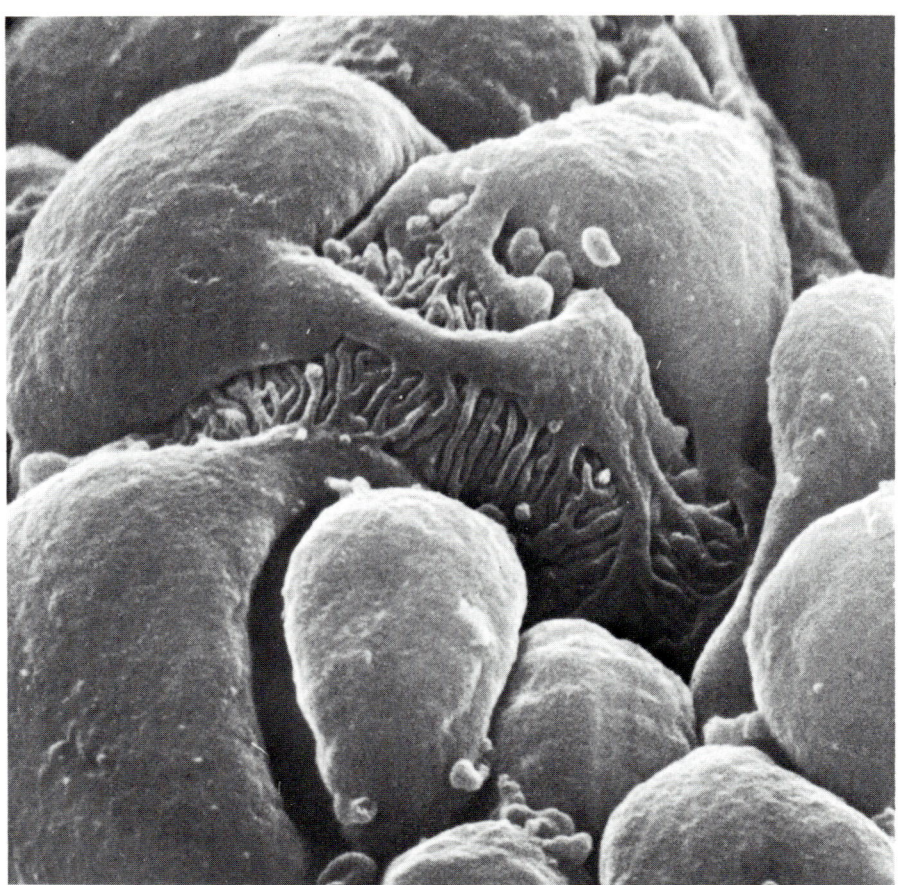

**Abb. 22.9.** Podozyten eines Glomerulus einer neugeborenen Ratte (rasterelektronenmikroskopische Aufnahme). Die Vorwölbung gehört zum Kernbezirk der Podozyten. Von hier gehen primäre Fortsätze und von diesen sekundäre Fortsätze aus. Vergr. 12.000 fach [Reproduziert mit Erlaubnis von: Miyoshi M, Fujita T, Tokunaga J (1971) The differentiation of renal podocytes: A combined scanning and transmission electron microscope study in rats. Arch Histol Jpn 33: 161]

benachbart sind. Mesangiumzellen haben viele kurze zytoplasmatische Fortsätze mit kontraktilen Filamenten und sind untereinander durch Nexus verbunden. Die Bedeutung der Mesangiumzellen ist noch nicht abschließend geklärt. Sicher haben sie Stützfunktion. Mesangiumzellen wirken aber wohl auch als Makrophagen und dienen dazu, die Basalmembran von Bestandteilen zu reinigen, die sich in deren Matrix während der Filtration des Blutes angesammelt haben. Möglicherweise bauen Mesangiumzellen laufend von Podozyten neu gebildete Basalmembran ab.

**Podozyten**, *viszerales Blatt der Bowman-Kapsel*. Die Paries interna des Corpusculum renale besteht aus Podozyten, die die äußere Schicht der Glomeruluskapillaren bilden.

Podozyten sind stark verzweigte fortsatzreiche Zellen (Abb. 22.6, 22.8 und 22.9). Von einem Zellkörper mit Zellkern gehen mehrere primäre und von diesen zahlreiche sekundäre Fortsätze aus. Die Fortsätze können mehrere Kapillarschlingen umgreifen. In der Regel kommen Zellkörper und *primäre Fortsätze* nicht mit der Basalmembran der Kapillaren in Berührung (Abstand 1–2 µm). Dagegen stehen die *sekundären Fortsätze* mit etwas verbreiterten Füßchen direkt auf der Basalmembran (deswegen Podozyten, Füßchenzellen). Sekundäre Fortsätze verzahnen sich untereinander, lassen aber stets zwischen sich Spalträume mit einem gleichmäßigen Abstand von 25 nm frei. Dieser Wert wurde vielfach bestätigt, bezieht sich aber immer auf fixiertes (geschrumpftes?)

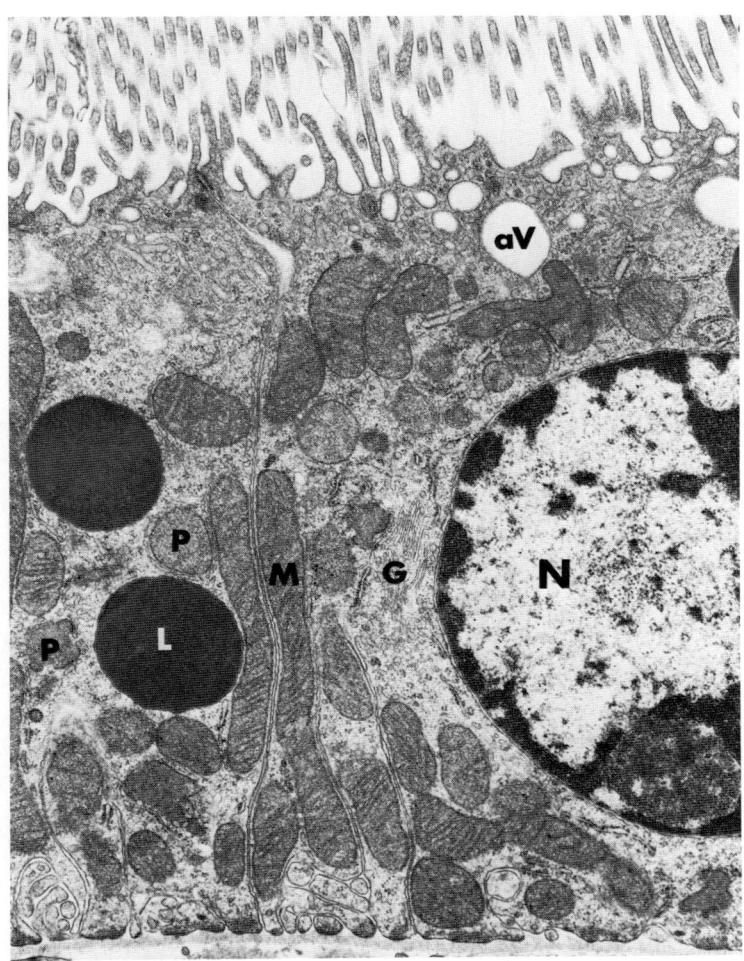

**Abb. 22.10.** Hauptstückzelle (elektronenmikroskopische Aufnahme). Apikal bilden Mikrovilli einen Bürstensaum (*aV* apikale Vakuolen, *P* Peroxisomen, *L* Lysosomen, *M* Mitochondrien, *G* Golgi-Apparat, *N* Nukleus). Basal sind Membranen des basalen Labyrinths und die Basalmembran zu erkennen. Vergr. 15.000 fach (Aufnahme Neiss W.)

Material. Rechnerisch ergibt sich dagegen aus physiologischen Untersuchungen ein Abstand von ca. 5 nm. In jedem Fall handelt es sich aber bei den **Filtrationsschlitzen** um die letzte Barriere für die Passage harnpflichtiger Substanzen aus dem Blut in den Kapselraum des Nierenkörperchens. Es ist damit zu rechnen, daß unter normalen Umständen Moleküle mit einer relativen Molekülmasse von 5.000–6.000 mühelos die Wand der Glomeruluskapillaren passieren, und solche, deren relative Molekülmasse über 70.000 liegt, nicht mehr in den Kapselraum gelangen können.

Überbrückt werden die Filtrationsschlitze von einer sehr dünnen **Schlitzmembran** (4 nm), die von der äußeren Lamelle des Füßchenplasmalems ausgeht. Schlitzmembranen gleichen den Diaphragmen von gefensterten Kapillaren. Überkleidet sind die Podozyten und auch die Filtrationsschlitze von einer dicken, negativ geladenen Glykocalix. Diese negativen Ladungen (zusammen mit denen der Basalmembran) hindern die ebenfalls negativ geladenen Plasmaproteine durch elektrostatische Abstoßung am Durchtritt.

Podozytenfortsätze enthalten zahlreiche Filamente und Mikrotubuli (Zytoskelett, S.65), jedoch keine weiteren Zellorganellen. In der Umgebung des Zellkerns der Podozyten kommen dagegen ein gut entwickelter Golgi-Apparat, rauhes endoplasmatisches Retikulum und freie Ribosomen vor. Podozyten sind zur Neu-

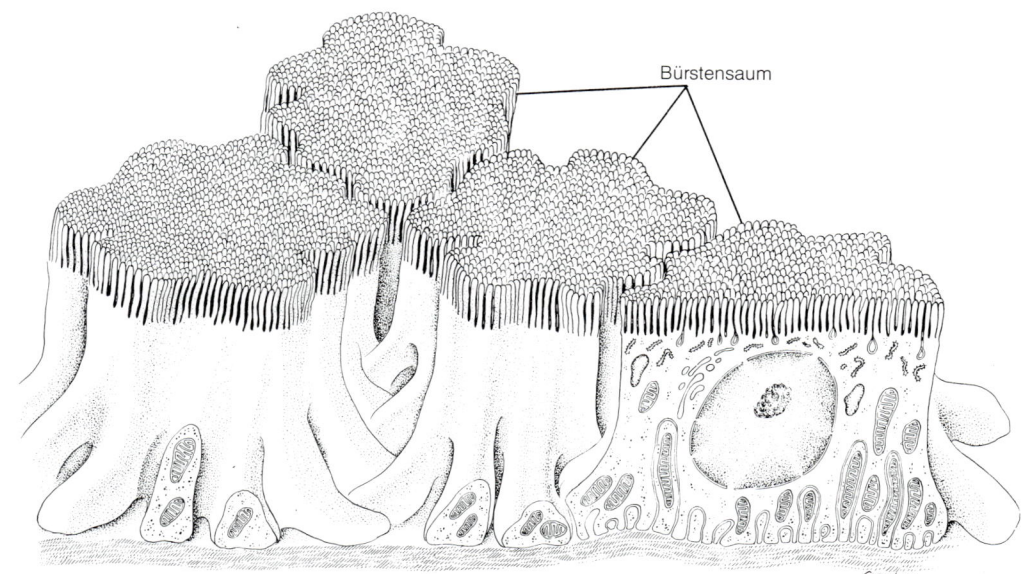

Bürstensaum

**Abb. 22.11.** Schema von Hauptstückzellen. Die Zellen sind an ihrer apikalen Oberfläche von einem Bürstensaum bedeckt. Basolateral kommen zahlreiche Fortsätze vor, die teilweise tief mit denen von Nachbarzellen verzahnt sind. Die Interzellularspalten sind unnatürlich verbreitert gezeichnet. [Modifiziert nach: Bulger R (1965) Am J Anat 116: 237]

bildung von Material für die Basalmembran befähigt.

**Parietales Blatt der Bowman-Kapsel.** Die Paries externa des Corpusculum renale besteht aus einem niedrigen einschichtigen Plattenepithel, das (außen) von einer Basalmembran und einer dünnen Schicht retikulärer Fasern getragen wird, die mit retikulären Fasern um die Tubuli renales in Verbindung stehen.

### Tubulus proximalis, proximaler Tubulus

Mit dem proximalen Tubulus (Durchmesser 60 µm, Länge ca. 14 mm) beginnt das Nierenkanälchen. Tubuli proximales werden von einem einschichtigen, in den verschiedenen Abschnitten unterschiedlich gestalteten hochdifferenzierten Epithel ausgekleidet, das starken Einfluß auf die Harnzusammensetzung nimmt. Nach dem Verlauf der proximalen Tubuli lassen sich unterscheiden:

– **Pars convoluta** und
– **Pars recta**.

Der gewundene Abschnitt befindet sich stets in der Nierenrinde in Nähe des zugehörigen Glomerulus. Der gestreckte Abschnitt ist Teil der Henle-Schleife (s. oben).

**Pars convoluta.** Die Epithelzellen sind hochprismatisch bis kubisch, relativ groß und fallen bereits lichtmikroskopisch durch einen hohen apikalen *Bürstensaum* auf. Die Zellkerne sind rund und liegen etwa in der Zellmitte. Das Zytoplasma ist azidophil und zeigt basal eine senkrechte Streifung, die v. a. durch die vielen, länglichen, längsorientierten Mitochondrien hervorgerufen wird. Die Zellgrenzen sind lichtmikroskopisch meist nur undeutlich zu erkennen. Häufig sind auf einem Querschnitt durch einen proximalen Tubulus nur wenige (2–3) Zellkerne zu erkennen. Unter den Epithelzellen liegt eine gut entwickelte, PAS-positive Basalmembran.

Wie differenziert Hauptstückzellen gebaut sind, ergibt sich jedoch erst histochemisch und elektronenmikroskopisch (Abb. 22.10). Die Oberfläche des Bürstensaums wird von einer PAS-positiven, an kohlenhydratseitenkettenreichen *Glykocalix* bedeckt, die zahlreiche Bürstensaumenzyme, u. a. für den Peptidabbau, enthält (z. B. Peptidasen, γ-Glutamyltranspeptidase). Ein weiteres typisches Leitenzym für den Bürstensaum der Niere ist die alkalische Phosphatase. Zwischen den 1 µm langen, dicht stehenden Mikrovilli (ca. 6.000–7.000 pro Zelle) befinden sich tiefe, *tubuläre Zellinvaginationen*, von deren Enden sich *pinozytotische Bläschen* abschnüren können. Diese haben häufig einen Clathrinmantel und erscheinen dann als *Coated vesicles* (S. 50). Der

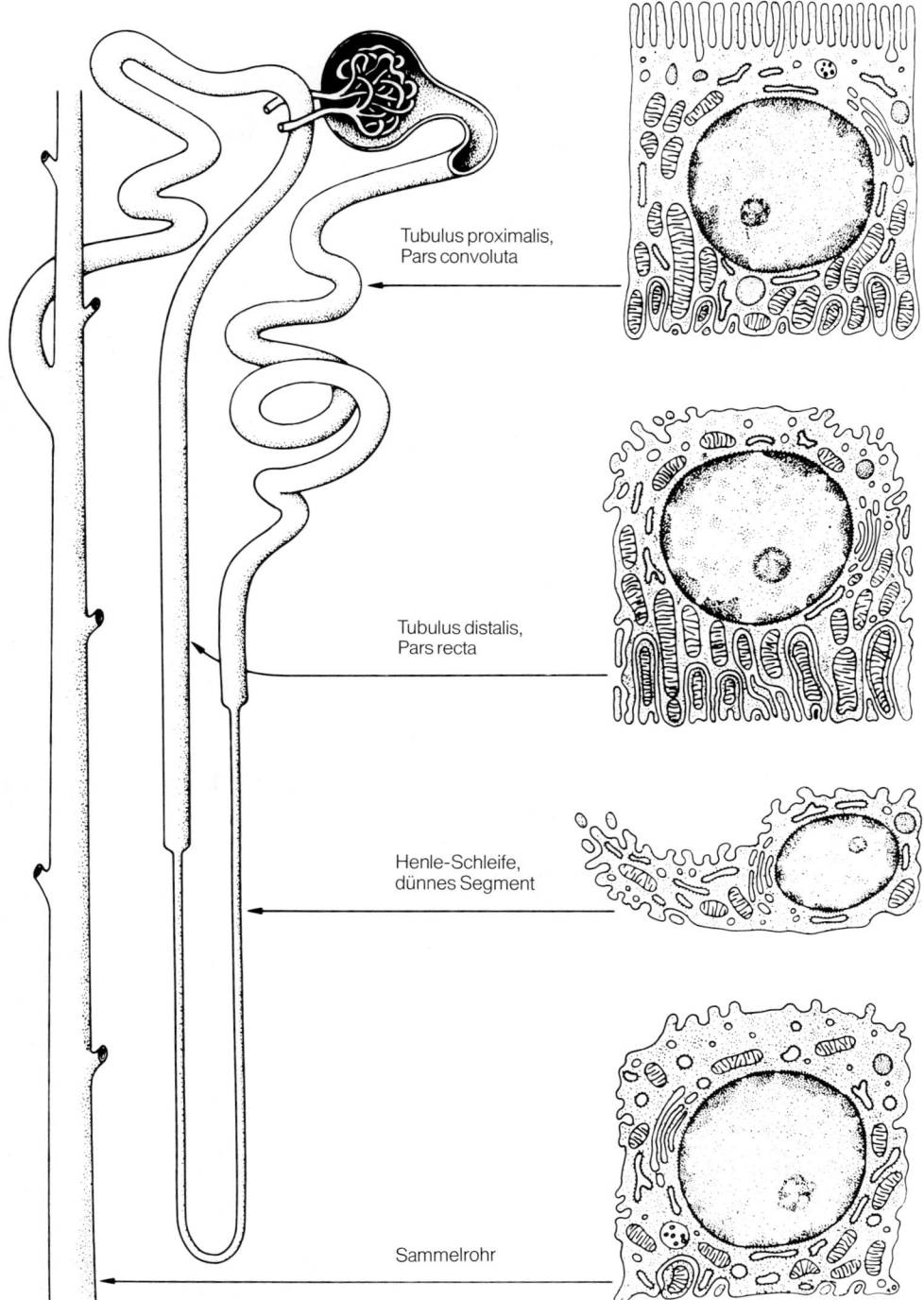

Tubulus proximalis,
Pars convoluta

Tubulus distalis,
Pars recta

Henle-Schleife,
dünnes Segment

Sammelrohr

**Abb. 22.12.** Schema zur Ultrastruktur der Epithelzellen der verschiedenen Nephronabschnitte und des Sammelrohrs. Die Zellen des dicken Teils der Henle-Schleife und des distalen gewundenen Tubulus gleichen sich in ihrer Ultrastruktur, unterscheiden sich aber funktionell

apikale Bereich der Hauptstückzelle beherbergt weiter größere und kleinere *apikale Vakuolen*. Hierbei handelt es sich um *Resorptionsvakuolen*, die mit von der oberflächlichen Zellmembran abgeschnürte Bläschen verschmelzen können. Ferner kommen oberhalb des Zellkerns zahlreiche *Lysosomen* vor, die sich aufgrund der Dichte ihrer Matrix voneinander unterscheiden. Die Lysosomen stehen im Dienst der Digestion von in die Zelle aufgenommenem Material. Auch Peroxisomen treten reichlich auf. Golgi-Apparat und RER sind dagegen relativ unauffällig.

Charakteristisch sind jedoch wieder zahlreiche *basolaterale Zellfortsätze*, die sich mehrfach unterteilen können (Abb. 22.11). Dadurch, daß sich die Fortsätze benachbarter Zellen miteinander verzahnen, entsteht der Eindruck eines basalen Labyrinths. Im einzelnen Schnitt äußert sich dies im Auftreten von Membraneinfaltungen. Durch die Fortsätze wird die basolaterale Zelloberfläche zum Interzellularraum hin stark vergrößert und der Kontakt zwischen Nachbarzellen vermehrt. An den basolateralen Oberflächen von Nierenhauptstückzellen kommen in hoher Aktivität *Natrium-Kalium-ATPase* sowie hauptsächlich in der Pars recta γ-Glutamyltransferase vor. Untereinander sind die Epithelzellen des proximalen Tubulus durch (durchlässige) Zonulae occludentes und Nexus (Gap junctions) verbunden.

**Pars recta.** Die Epithelzellen in den gestreckten Abschnitten des Nierentubulus sind etwas niedriger, die basalen Oberflächenvergrößerungen geringer, und es kommen weniger und kleinere Lysosomen, aber mehr Peroxisomen vor als in den gewundenen proximalen Abschnitten. Die Länge der Mikrovilli ist dagegen eher erhöht. Den morphologischen Unterschieden stehen funktionelle Unterschiede zur Seite.

## Tubulus intermedius, dünner Teil der Henle-Schleife

Der intermediäre Tubulus ist der dünne Teil der Henle-Schleife (Abb. 22.12). Die Grenze zum vorausgehenden proximalen Tubulus ist in der Regel scharf. Zu unterscheiden ist die dünne Pars descendens der kurzen Schleifen von der der langen Schleifen. Bei den kurzen Schleifen hat der dünne absteigende Teil ein sehr niedriges, abgeplattetes, organellenarmes Epithel (Höhe 0,9 μm, Abb. 22.13). Die Kernabschnitte wölben sich ins Lumen vor. Ein Bürstensaum fehlt. Bei den langen Schleifen sind die Epithelzellen zwar auch flach, aber seitlich stark miteinander verzahnt. Die Zellen des intermediären Tubulus weisen nur geringe aktive Transportleistung auf.

Aufsteigende Abschnitte haben nur Intermediärtubuli von langen Schleifen. Das Epithel ist flach, weist aber parazelluläre Transportwege auf, da sie nur von (durchlässigen) Zonae occludentes unterbrochen sind.

**Diagnostischer Hinweis.** Dünne Teile von Henle-Schleifen können mit Blutkapillaren verwechselt werden. Jedoch fehlen im Lumen von Henle-Schleifen stets Blutzellen, die Kerne wölben sich stärker vor, und das Zytoplasma ist relativ dicker als bei Endothelzellen der Blutkapillaren. Auch ist das Lumen der Kapillaren in der Regel enger als bei den dünnen Teilen der Henle-Schleifen.

## Tubulus distalis, distaler Tubulus

Der Tubulus distalis gliedert sich in:
– eine **Pars recta** und
– eine **Pars convoluta**.

Die Pars recta gehört noch zur Henle-Schleife (s. oben). Sie folgt dem dünnen Teil der Henle-

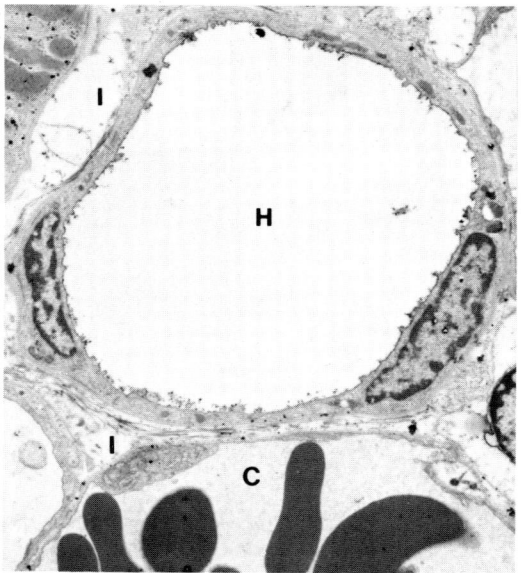

**Abb. 22.13.** Dünner Teil der Henle-Schleife *(H)*, elektronenmikroskopische Aufnahme. Die auskleidenden Epithelzellen sind flach *(C* Kapillare mit gefenstertem Endothel und roten Blutzellen, *I* Interstitium mit kollagenen Fasern). Verkleinert von 4.000 fach. (Freundlichst überlassen von: Rhodin J.)

Schleife und beginnt in der Regel abrupt. Eine deutliche Grenze zum gewundenen Teil des distalen Tubulus besteht kurz hinter der Macula densa.

Der Durchmesser der Pars recta beträgt etwa 35 μm. Das Lumen ist meist weiter, und die Zellen sind relativ hoch und intensiv miteinander verzahnt. Ein Bürstensaum fehlt, es kommen aber Mikrovilli vor. Die Glykocalix enthält ein spezifisches Protein (Tamm-Horsfall-Protein), das ständig in großer Menge gebildet und abgegeben wird. Wie bei den Zellen des proximalen Tubulus ist eine basale Streifung vorhanden – hervorgerufen durch ein basales Labyrinth sowie große Mitochondrien (s. oben). – Zur Rinde hin werden die Zellen der Pars recta des distalen Tubulus flach.

**Macula densa** (Abb. 22.16). Es handelt sich um eine schmale Zellplatte in der Pars recta des distalen Tubulus. Sie besteht aus etwa 40–50 relativ schmalen Zellen – dadurch liegen die Zellkerne nahe beieinander – und ist ca. 50 μm breit. Die Macula densa befindet sich dort, wo der distale Tubulus an den Gefäßpol seines Glomerulus herantritt. Die Zellen der Macula densa sind etwa 40–70 μm hoch, färben sich z.T. dunkler als die ihrer Umgebung und haben basal einen auffälligen Golgi-Apparat. Sie haben keine basale Streifung und sind nicht miteinander verzahnt. Enzymhistochemisch tritt die Macula densa durch hohe Aktivität an Glukose-6-phosphatdehydrogenase hervor. Funktionell gehört die Macula densa zum juxtaglomerulären Apparat (s. unten). Sie steht im Dienst der Regulierung der Osmolalität.

**Pars convoluta**. Die Zellen sind wieder höher als am Ende der Pars recta des distalen Tubulus, ähneln sonst aber den Zellen des medullären Teils der Pars recta. Vor allem sind sie stark miteinander verzahnt.

**Diagnostische Hinweise** (Abb. 22.14). In der Umgebung von Glomeruli kommen stets gleichzeitig Anschnitte von proximalen und distalen Tubuli vor. Eine Unterscheidung ist anhand folgender Kriterien möglich:

***Proximaler Tubulus***: Die Hauptstückzellen sind höher, haben Bürstensäume und sind wegen ihres reichen Mitochondrienbestandes azidophil.

***Distaler Tubulus***: Die Lumina sind weiter, die Mittelstückzellen jedoch flacher und schmäler. Es fehlt ein Bürstensaum, wenn auch Mikrovilli vorhanden sind. Ihr Zytoplasma ist weniger azidophil. Auf einem Querschnitt durch einen distalen Tubulus sind in der Regel mehr Zellen und mehr Kerne vorhanden als auf einem Querstück durch einen proximalen Tubulus.

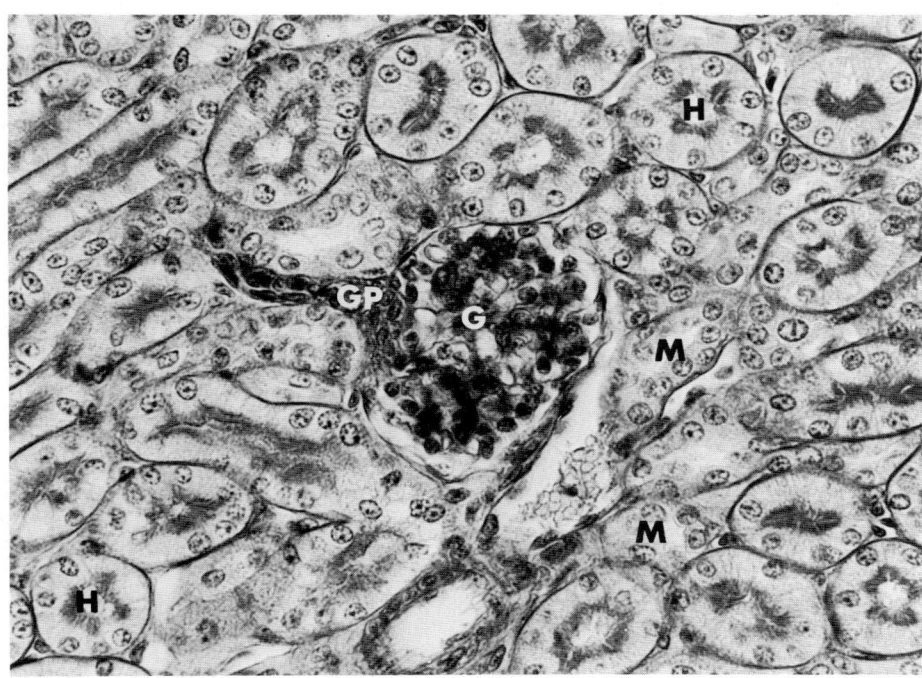

**Abb. 22.14.** Nierenkörperchen mit Glomerulus *(G)* sowie umgebenden Hauptstücken *(H)* und Mittelstücken *(M)*. *GP* Gefäßpol des Glomerulus. PAS-Hämatoxylin. Vergr. 200fach

**Gemeinsam** sind Haupt- und Mittelstückzellen eine basale Streifung – hervorgerufen durch basolaterale Fortsätze und Zellverzahnungen sowie Mitochondrien – und nicht sehr gut erkennbare Zellgrenzen.

### Tubulus reuniens, Verbindungstubulus

Der Verbindungstubulus ist der letzte Abschnitt des Nephrons. Er hat eine beträchtliche Länge und bildet häufiger eine vielfach geschlängelte dünne Arkade (s. unten). Charakterisiert ist er durch die Vielfalt seiner Zelltypen (z. B. distale Tubuluszellen, verschiedene

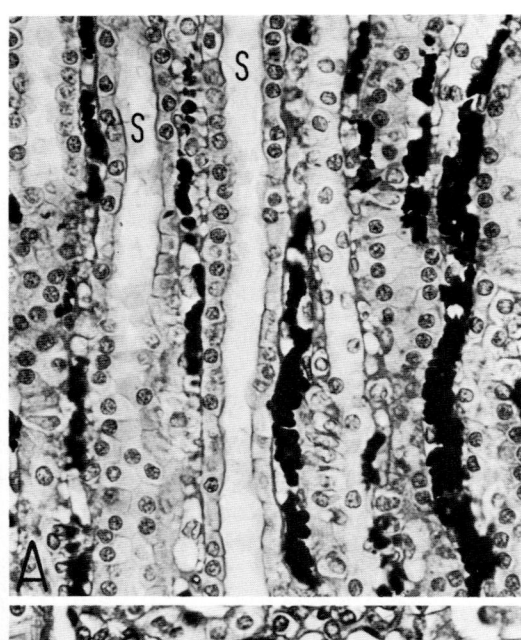

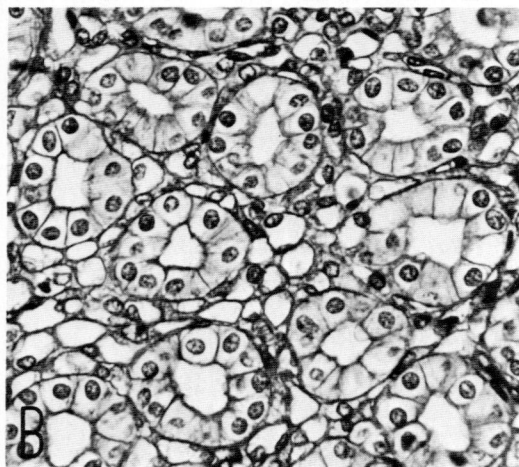

**Abb. 22.15 A, B.** Sammelrohre im Nierenmark. **A** Längsschnitte. **B** Querschnitte. Azan. Vergr. 100 fach

Typen von Sammelrohrzellen). Der Tubulus beginnt dort, wo zum ersten Mal helle Sammelrohrzellen auftreten, und endet dort, wo zum letzten Mal typische distale Tubuluszellen sichtbar sind. Außerdem kommen Zellen vor, die den Schaltzellen des Sammelrohrs entsprechen (s. unten). Insgesamt ist das Epithel des Verbindungsstücks heller als das des dicken gewundenen Mittelstücks. An der Einmündung des Verbindungsstücks ins Sammelrohr ist eine deutliche Einschnürung zu erkennen.

### Tubulus renalis colligens, Sammelrohr

Kleinere Sammelrohre haben einen Durchmesser von annähernd 40 µm. Sie werden von kubischem Epithel ausgekleidet und zeigen deutliche Zellgrenzen (Abb. 22.15 A). Ihr Zytoplasma ist organellenarm, insbesondere perinukleär, und färbt sich schwach an (*Hauptzellen,* helle Zellen). Die Zellkerne sind chromatinreich und dunkel. Die Zellen haben basale Einfaltungen. Zwischen den Hauptzellen kommen vereinzelt dunkle Zellen mit organellenreichem Zytoplasma vor *(Schaltzellen).* Die Zellen können sich weitgehend vom Lumen zurückziehen und werden dann bis auf einen kleinen Schopf von Mikrovilli an der Oberfläche von Hauptzellen bedeckt.

Nach distal nimmt der Sammelrohrdurchmesser zu (größere Sammelrohre) und erreicht in den Ductus papillares 200 µm. Gleichzeitig werden die Zellen höher (Abb. 22.15 B) und schließlich hochprismatisch. An der Öffnung der Ductus papillares setzt sich das Epithel der Sammelrohre in das Epithel an der Oberfläche der Nierenpapillen fort.

## 22.1.3 Juxtaglomerulärer Apparat

Am Gefäßpol der Glomeruli befinden sich Strukturen, die im Dienst renaler und extrarenaler Regulationsvorgänge stehen. Sie haben Bedeutung als Sensoren zur Ermittlung der Natriumkonzentration des Harns und für die Regulation des Blutdrucks. Diese Strukturen bilden zusammen den juxtaglomerulären Apparat (Abb. 22.16).

Der juxtaglomeruläre Apparat besteht aus:
– **Macula densa,**
– **granulierten, epitheloiden, juxtaglomerulären Zellen** des Vas afferens,
– **extraglomerulären Mesangiumzellen** (Goormaghtigh-Zellen).

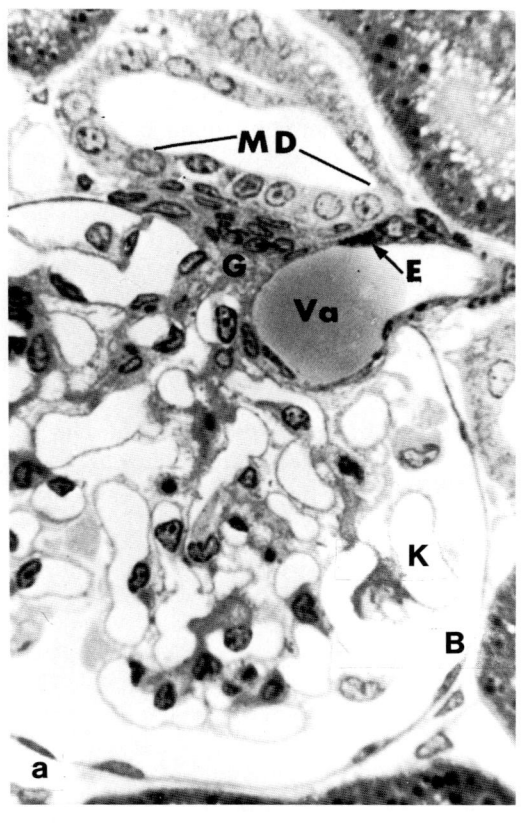

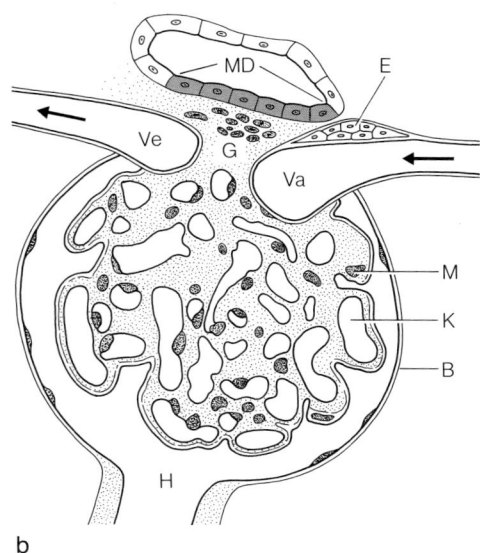

b

**Abb. 22.16 a, b.** Juxtaglomerulärer Apparat. **a** Semidünnschnitt. Vergr. 400 fach (Präparat und Aufnahme Kugler P.). **b** Ein dazugehöriges Schema (Pr Pars recta des distalen Tubulus, *MD* Macula densa, *G* extraglomeruläre Mesangiumzellen = Goormaghtigh-Zellen, *E* granulierte epitheloide, juxtaglomeruläre Zellen, *Va* Vas afferens, *Ve* Vas efferens, *K* Kapillare des Glomerulus, *M* glomeruläres Mesangium, *B* Bowman-Kapsel, *H* Harnpol)

**Macula densa.** Hierbei handelt es sich um eine Epithelzellplatte im Verlauf des gestreckten Teils des Mittelstücks, und zwar dort, wo dieser an den Gefäßpol seines Nierenkörperchens herantritt (Einzelheiten s. S. 575). Die Macula densa legt sich, nur durch eine dünne Basalmembran getrennt, hauptsächlich extraglomerulären Mesangiumzellen, z. T. auch granulierten epitheloiden Zellen des Vas afferens, an.

**Granulierte, epitheloide, juxtaglomeruläre Zellen** liegen in der Wand der Arteriola afferens – vereinzelt auch der Arteriola efferens – und kommen mit deren Endothel in Berührung. Es handelt sich um stark modifizierte glatte Myoepithelzellen. Wesentliches Kennzeichen der meisten juxtaglomerulären Zellen sind *Sekretgranula*, die *Renin* und gleichzeitig zahlreiche lysosomale Enzyme enthalten. Hieraus wird der Schluß gezogen, daß die Reningranula der juxtaglomerulären Zellen modifizierte Lysosomen sind. Außerdem kommen in diesen Zellen ein gut entwickelter Golgi-Apparat sowie reichlich RER vor.

**Extraglomeruläre Mesangiumzellen** haben lange, dünne, verästelte Fortsätze, aber nur wenig Zytoplasma mit intrazytoplasmatischen Filamenten. Sie stehen mit Endothelzellen der Arteriola afferens in Verbindung und setzen sich fließend ins Mesangium fort. Offenbar handelt es sich um modifizierte glatte Muskelzellen, deren Bedeutung gegenwärtig allerdings noch nicht aufgeklärt ist. Bei manchen Spezies enthalten sie Angiotensinase A.

Der juxtaglomeruläre Apparat ist reich *innerviert*. An die epitheloiden Zellen treten viele adrenerge Nervenfasern heran.

## 22.1.4 Gefäße (Abb. 22.17)

In jeder Minute werden beide Nieren zusammen von etwa 1,2 l Blut durchströmt. Entsprechend ausgedehnt ist das intrarenale Gefäßbett.

**Hinweis.** Der renale Plasmafluß kann beim Menschen durch Bestimmung der Clearance für para-

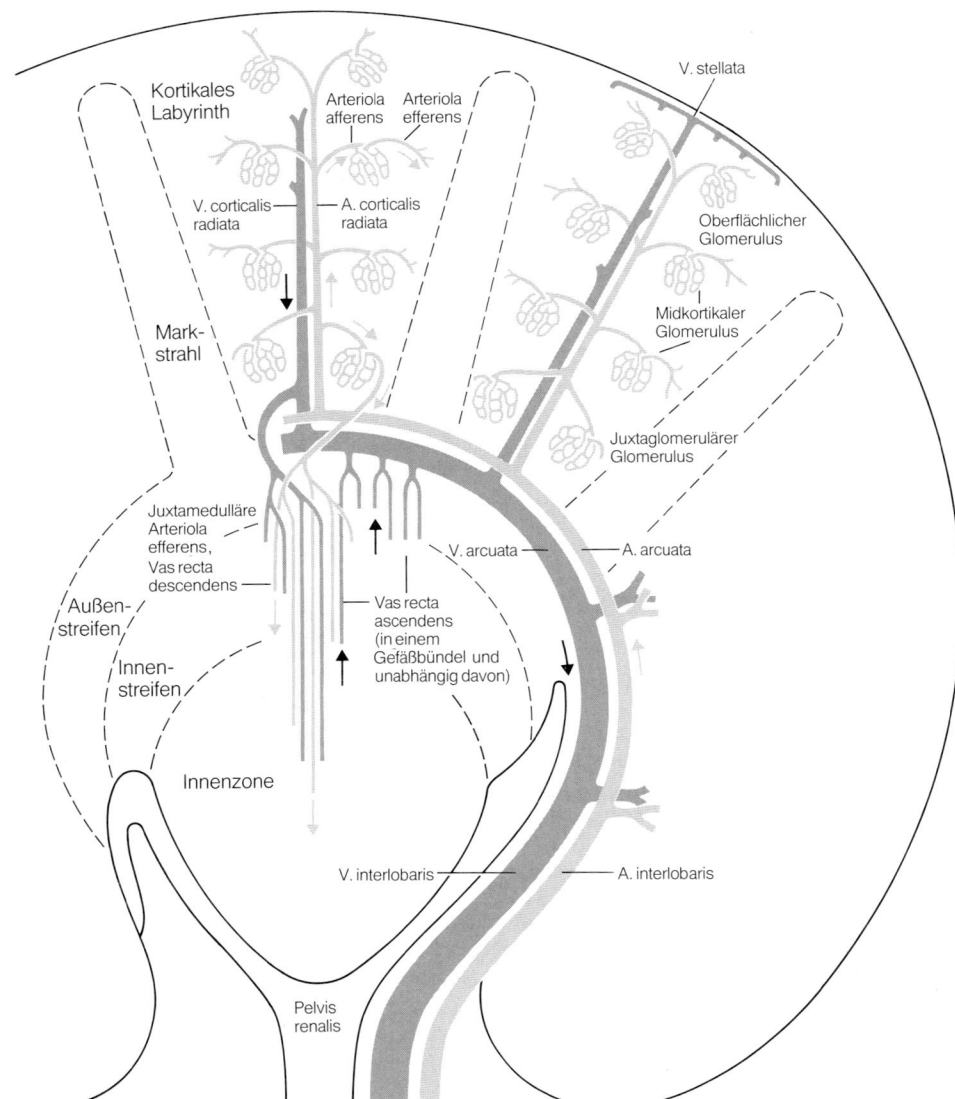

**Abb. 22.17.** Schema vom Blutgefäßsystem der Niere. Nicht berücksichtigt sind die peritubulären Kapillaren. (*MS* Markstrahl, *KL* kortikales Labyrinth, *AS* Außenstreifen, *IS* Innenstreifen, *IZ* Innenzone, *P*

Pelvis renalis). (Nach: A standard nomenclature for structures of kidney. The renal commission of the International Union of Physiological Sciences)

aminohippursäure (PAH) methodisch relativ einfach ermittelt werden: Normwert 600 ml/min.

Der Blutzufluß erfolgt zu jeder Niere durch eine
– **A. renalis**,
die sich am Hilum renale in 2 Äste aufteilt: Der eine Ast, R. anterior, versorgt den vorderen Teil, der andere, R. posterior, den hinteren

Teil der Niere mit Blut. Jeder dieser Äste teilt sich in Segmentarterien, aus denen die
– **Aa. interlobares**
hervorgehen. Diese dringen in das Nierenparenchym ein und steigen zwischen den Pyramiden in den Columnae renales rindenwärts auf. In Höhe der Nierenmarkgrenze gabeln sie sich in

– **2 Aa. arcuatae**,
von denen jeder Ast an der Rinden-Mark-
Grenze parallel zur Nierenoberfläche etwa bis
zur Mitte der Pyramidenbasis zu verfolgen ist.
Auf diese Weise streben an der Rinden-Mark-
Grenze von jeder Seite Aa. arcuatae aufeinander zu, ohne unmittelbar ineinander überzuge-
hen.

Von den Aa. arcuatae zweigen im rechten
Winkel in regelmäßigen Abständen die
– **Aa. corticales radiatae** (früher *Aa. interlobulares*)
ab. Diese verlaufen zwischen den Markstrahlen senkrecht auf die Nierenkapsel zu. Nur wenige erreichen diese und anastomosieren als
Aa. perforantes mit Arterien der Nierenkapsel. Zusammen mit dem sie umgebenden Nie-
rengewebe bilden die Aa. corticales radiatae
die Gefäßläppchen der Nierenrinde (s. oben).

Von den Aa. corticales radiatae gehen zahlreiche
– **Arteriolae afferentes** (Arteriolae glomerula-
res afferentes)
aus, die an die Nierenkörperchen herantreten
und dort das
– **Rete capillare glomerulare**
bilden. Einige der Arteriolae afferentes sind
auch Endäste der sich mit jeder Abzweigung
von Aa. corticales radiatae verkleinernden A.
arcuata. In den Glomeruli wird etwa 10% des
Flüssigkeitsvolumens abfiltriert. Dieses Filtrat-
volumen kann mit der Inulinclearance bestimmt werden (im Mittel 120 ml/min). Das
Blut gibt zahlreiche Metaboliten ab, bleibt
aber arteriell. Abgeleitet wird das Blut aus den
Glomeruli durch
– **Arteriolae efferentes** (Arteriolae glomerula-
res efferentes).

Die Arteriolae efferentes bilden
– **peritubuläre Kapillarnetzwerke**, und zwar
  • die der oberflächlichen und midkortikalen
    Glomeruli um die proximalen und dista-
    len Tubuli in der Nierenrinde und – weni-
    ger dichte – um die geraden Tubuli in den
    Markstrahlen,
  • die der juxtamedullären Glomeruli im
    Nierenmark.
Die peritubulären Kapillaren in Rinde und
Mark sind fenestriert mit Diaphragmen.

Die Arteriolae efferentes der juxtamedullären
Glomeruli sind dicker als alle anderen vergleichbaren Gefäße der Niere. Sie bilden zunächst lange gestreckte Verlaufsstrecken (absteigende Vasa recta), die im Außenstreifen
des Marks zu
– **Fasciculi vasculares** (Vasa recta) werden.

Einige der absteigenden Vasa recta gehen direkt aus der A. arcuata bzw. A. corticalis radiata hervor, wahrscheinlich infolge Degeneration
von Nierenkörperchen, denn im Prinzip gibt es
in der Niere keine aglomerulären arteriellen
Äste, d.h. das gesamte Kapillarblut der Niere
ist vorher durch Glomeruli geflossen.

Aus den gestreckten Gefäßen des Nierenmarks geht ein reiches Kapillarnetzwerk hervor, das im Innenstreifen am dichtesten ist.

**Histophysiologischer Hinweis.** Die tubulären Kapillarnetzwerke dienen der Sauerstoffversorgung und
Ernährung der Tubuli. Außerdem nehmen die aus
den Vasa recta hervorgegangenen Kapillaren aus
dem Tubulussystem resorbiertes Wasser zusammen
mit anderen Substanzen wieder zurück in den Kreislauf auf.

Aus den venösen Verlaufsstrecken der peri-
und intertubulären Kapillaren bilden sich
rückläufige venöse Verlaufsstrecken, die im
Nierenmark zu gestreckten
– **Venulae rectae** *(aufsteigende Vasa recta)*
werden. Die aufsteigenden Vasa recta (und die
Vv. interlobulares der Nierenrinde) gleichen
im Wandbau Kapillaren. Auf- und absteigende
Vasa recta legen sich zu Gefäßbündeln zusammen (primäre und sekundäre Bündel, die
durch Verschmelzung von 2 primären Bündeln
entstehen, bzw. Riesenbündel, die aus zahlreichen Bündeln zusammengesetzt sind). Durch
die Zusammenlagerung von auf- und absteigenden Gefäßen mit gegenläufiger Verlaufsrichtung des Blutes kann zwischen dem Inhalt
beider Gefäße ein Gegenstromaustausch erfolgen. Dies spielt für den Elektrolytaustausch
und für die Erhaltung einer hohen Osmolalität
im interstitiellen Gewebe der Medulla eine
große Rolle.

Zu erwähnen ist schließlich noch, daß sich den
Gefäßbündeln absteigende dünne Teile von
langen Henle-Schleifen anlegen – dann handelt es sich um einen komplexen Typ von Gefäßbündeln – und aufsteigende Vasa recta
unabhängig von Gefäßbündeln verlaufen können.

Insgesamt ist die Gefäßversorgung des Nierenmarks erheblich geringer als die der Nierenrinde. Das Nierenmark erhält nur 8% des der Niere zugeführten Blutes.

Schließlich gelangt das Blut in die ableitenden
– **Vv. corticales radiatae**, (früher *Vv. interlobu-
lares*),
– **Vv. arcuatae**,
– **Vv. interlobares**,
– **V. renalis**.

Zu beachten ist hierbei, daß die Vv. arcuatae anders als die Aa. arcuatae Anastomosen bilden und dadurch bogen- oder ringförmig an der Pyramidenbasis verlaufen. Ähnliche Anastomosenringe bilden Vv. interlobares in der Höhe der Papillenspitze.

Die Kapillaren des äußeren Teils der Nierenrinde und der Nierenkapsel verbinden sich miteinander und bilden die

– **Vv. stellatae**,

die aufgrund ihres Aussehens bei Betrachtung der Nierenoberfläche so benannt wurden. Sie entleeren sich in die Vv. interlobulares.

## 22.1.5 Interstitium

Das Interstitium in der Niere hat zwar einen nur begrenzten Umfang, ist aber dennoch funktionell wichtig, da es als interstitielles Kompartiment an allen Transportvorgängen zwischen den verschiedenen Anteilen der Niere beteiligt ist. Umfangreich ist das Interstitium im Innenstreifen, v. a. in der Innenzone, insgesamt nimmt es zur Papillenspitze hin zu. Dort sind die interstitiellen Räume reich an Proteoglykanen und Glykoproteinen.

Charakteristisch für das Interstitium sind außer Fibroblasten, kollagenen und retikulären Fasern,

– *lipidhaltige interstitielle Zellen*.

Die Zellen, die durch ihre Lipidgranula auffallen, sind wie Leitersprossen, also quer zwischen den längsverlaufenden Tubuli und Gefäßen angeordnet. Sie gelten als die Produzenten der Proteoglykane und Glykoproteine der Interzellularräume der Innenzone und als Prostaglandinbildner. Ihre sonstigen Funktionen (Behinderung der instititiellen Diffusion) sind zweifelhaft.

## 22.1.6 Histophysiologie

Die Nieren dienen
– der *Ausscheidung von Endprodukten des Stoffwechsels*,
– der *Aufrechterhaltung des inneren Milieus* (in Blutplasma und Extrazellularraum) hinsichtlich
  • ionaler Zusammensetzung,
  • Osmolalität,
  • pH-Wert,
– der *Entgiftung*,
– der *Wirkstoffbildung*.

Alle Aufgaben stehen in engem Zusammenhang mit den der Harnbereitung dienenden Strukturen.

An der **Harnbildung** sind beteiligt
– *Filtration*,
– *Sekretion*,
– *Reabsorption* aus dem Tubulussystem zurück in die Blutbahn.

### Filtration

Die Filtration des Blutes erfolgt in den *Glomeruli*. Die glomeruläre Filtrationsrate (GFR) beträgt etwa 120–125 ml/min aus 1,2–1,3 l Blut. Dies bedeutet, daß die gesamte zirkulierende Blutmenge alle 4–5 min, das Plasmavolumen (3,2 l) fast 60mal pro Tag die Nieren durchströmen. Insgesamt entstehen pro Tag etwa 180 l **Primärharn**. Von etwa 125 ml Primärharn/min werden etwa 124 ml/min wieder reabsorbiert und nur 1 ml/min als Endharn in die Nierenbecken abgegeben. Innerhalb von 24 h werden etwa 1.500 ml Endharn gebildet und ausgeschieden. – Beide Nieren zusammen, die diese gewaltige Leistung vollbringen, wiegen etwa 300 g.

Die **glomeruläre Filtrationsrate** des Glomerulus ist abhängig von
– der Durchlässigkeit der Gloeruluswände,
– dem hydrostatischen Druckunterschied zwischen intravasalem und extravasalem Raum,
– dem kolloidosmotischen Druckunterschied zwischen Plasma und Ultrafiltrat.

**Durchlässigkeit der Glomeruluswand.** Die Permeabilität der Glomerulusmembranen bestimmt die *Zusammensetzung* des Ultrafiltrates. Zunächst hält das Kapillarendothel alle zellulären und partikulären Blutbestandteile zurück. Durchlässig sind im Endothel nur die Poren (Durchmesser 70–90 nm). Es folgt als weiterer Filter die Basalmembran; diese unterbindet v. a. den Durchtritt hochmolekularer Plasmabestandteile mit einer relativen Molekülmasse über 400.000. Hierbei wirkt die Lamina densa als physikalischer Filter (Größenselektivität). Hinzu kommt eine Ladungsselektivität, die durch die Laminae rarae und die Glykocalix am Endothel und an den Podozyten (Schlitzmembran) hervorgerufen wird. Diese Strukturen sind negativ geladen und stoßen negativ geladene Teilchen (Plasmaproteine) an ihren anionischen Stellen elektrostatisch ab. Diese passieren dadurch die Glomeruluswand schlechter als neutrale Teilchen. Die Filtrationsschlitze zwischen den Podozyten-

fortsätzen schließlich lassen nur Substanzen durch, deren *relative Molekülmasse unter 70.000* liegt; einen Grenzwert haben Hämoglobinmoleküle (relative Molekülmasse 64.500), von denen etwa 3% in den Primärharn gelangen, wenn das Hämoglobin physikalisch gelöst im Plasma vorliegt (Hämolyse).

Für die Passage von Substanzen mit einer relativen Molekülmasse unter 5.000 ist die Kapillarwand leicht permeabel und normalerweise praktisch kein Hindernis. Die höchste Permeabilität hat Wasser. Begrenzender Faktor hierfür dürften die Schlitzmembranen sein, deren Oberfläche nur 2–4% der Innenfläche der Kapillarwand beträgt.

Bedeutung haben schließlich noch die Podozyten und Mesangiumzellen, die zur Phagozytose befähigt sind, und dadurch Makromoleküle vor und nach der endgültigen Passage entfernen können.

Letztlich hat das Glomerulusfiltrat eine Zusammensetzung, die der des Blutplasmas ähnlich ist, aber Eiweiß nur in Spuren enthält. Es ist zum Blutplasma isoosmotisch bzw. isoton.

**Druckverhältnisse.** Die *Menge* des Primärharns (glomeruläre Filtrationsrate) hängt vom effektiven Filtrationsdruck und dem Filtrationskoeffizienten ab. *Der effektive Filtrationsdruck bewirkt den Filtrationsprozeß.*

Die nach außen gerichtete Kraft in Richtung der Filtration ist
– der intravasale Druck. Dieser ist im Vergleich zu anderen Blutkapillaren relativ hoch und beträgt etwa 70% des aortalen Blutdruckes.

Entgegengesetzt wirken
– der hydrostatische Druck im Primärharn. Er wird durch den Gewebeturgor hervorgerufen, der infolge der straffen Bindegewebekapsel der Niere relativ hoch ist;
– der kolloidosmotische Druck des Blutplasmas (etwa 25 mm Hg). Da der Primärharn praktisch eiweißfrei ist, spielt dessen kolloidosmotischer Druck (< 1 mm Hg) keine wesentliche Rolle.

Der effektive (wirksame) Filtrationsdruck beträgt demnach etwa 75–10–25 = 40 mm Hg.


**Sekretion und Reabsorption** (Abb. 22.18)

Bei der Harnbildung werden manche mit dem Endharn ausgeschiedenen Substanzen
– *nur glomerulär filtriert* und passieren das Tubulus- und Sammelrohrsystem unverändert (z. B. Inulin),

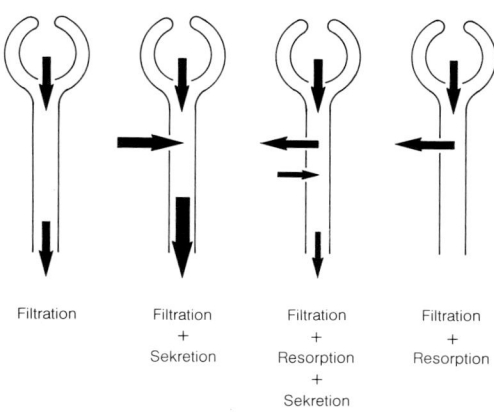

**Abb. 22.18.** Mechanismen, die an der Harnbildung beteiligt sind [Nach Schmidt RF, Thews G (1983) Physiologie des Menschen, 21. Aufl. Springer, Berlin Heidelberg New York Tokyo]

– *sowohl im Glomerulus filtriert* als auch *in die Tubuli sezerniert* (z. B. P-Aminohippursäure)
– *im Glomerulus filtriert, in die Tubuli sezerniert* sowie gleichzeitig wieder z. T. *aus den Tubuli reabsorbiert* (z. B. Kalium, Harnsäure).

Ferner gibt es Substanzen, die
– *im Glomerulus filtriert* und aus den Tubuli *weitgehend reabsorbiert* werden, so daß sie im Endharn fehlen bzw. nur in Spuren vorhanden sind (z. B. Glukose).

Nur für einen Teil der Vorgänge gibt es morphologische Äquivalente. Dies hängt damit zusammen, daß alle Austauschstoffe wasserlöslich sind und die meisten Ereignisse amikroskopisch stattfinden, insbesondere wenn sie passiv (z. B. durch Diffusion) erfolgen. Andererseits geben Feinbau und Histochemie der Nierenzellen Hinweise auf das Geschehen, z. B.
– Bürstensäume auf Reabsorption,
– Bürstensaumenzyme auf aktive Beteiligung der apikalen Zelloberfläche an Stoffumsätzen,
– Pinozytosebläschen auf Stoffaufnahme in die Zelle,
– Lysosomen auf intrazelluläre Digestion,
– Mitochondrien und Oxidoreduktasen auf Energiegewinnung,
– basolaterale Interdigitationen auf Austauschvorgänge zum Interzellularraum,
– Natrium-Kalium-ATPase auf aktive Membrantransporte,

– Gestaltung des Interzellularraums auf parazellulären Transport.

## Pars convoluta des Tubulus proximalis

**Sekretion** (Stoffabgabe). Eine Stoffabgabe im gewundenen Teil des proximalen Tubulus erfolgt transzellulär und – in geringem Maß – parazellulär. Außerdem werden Substanzen ins Lumen abgegeben, die erst im Stoffwechsel der Tubuluszellen entstanden sind. Die Abgabe erfolgt teils aktiv, d. h. gegen ein Konzentrationsgefälle unter Energieverbrauch, teils passiv. Aktiv werden z. B. im Körperstoffwechsel entstandene Harnsäure, Glukuronide und Sulfate, aber auch $H^+$-Ionen (v. a. für die Bikarbonatrückresorption) abgegeben. Passiv gelangen in der Tubuluszelle gebildetes $NH_3$ und parazellulär – trotz Tight junctions – Wasser und Salze, aber auch niedermolekulare Stoffe ins Tubuluslumen. Direkte morphologische Hinweise auf diese Vorgänge gibt es nicht.

**Hinweis**. In den proximalen Tubuli werden auch Fremdstoffe aktiv sezerniert, z. B. Arzneimittel, aber auch solche Verbindungen, die zur klinischen Funktionsprüfung der Nieren verwendet werden können, z. B. PAH (zur Bestimmung der Nierendurchblutung) oder jodhaltige Röntgenkontrastmittel (zur Darstellung der ableitenden Harnwege).

Hormonell wird v. a. die Phosphatausscheidung im proximalen Tubulus beeinflußt, und zwar hemmt das Parathyrin der Nebenschilddrüse die Phosphatresorption im proximalen Tubulus und fördert die Phosphatausscheidung im distalen. Daneben hat Parathyrin eine hemmende Wirkung auf die Reabsorption von $Na^+$-, $HCO_3^-$- und $H^+$-Ionen.

**Reabsorption und Transport** erfolgen transzellulär – teils aktiv, teils passiv –, aber auch parazellulär. Aktiv ist z. B. die Aufnahme von Natrium-, Kalzium- und Kaliumionen. Ferner erfolgt aktiver Transport bei der Aufnahme von Phosphat, Laktat, Sulfat sowie Glukose, Aminosäuren, Oligopeptiden und Proteinen. Passiv werden dagegen z. B. Harnstoff, Chloridionen und Wasser aus dem Tubuluslumen aufgenommen.

*Elektrolyt- und Wasserreabsorption.* Für viele dieser Vorgänge ist der Schlüssel der aktive Transport von $Na^+$. Dieser findet an den basolateralen Membranen der Tubuluszellen statt. Dort ist die Zelloberfläche durch primäre und sekundäre Fortsätze sowie durch Verzahnungen der Zellen untereinander stark vergrößert *(basales Labyrinth).* Außerdem läßt sich histochemisch in den basalen Zellmembranen als Ionenpumpe wirksame *Natrium-Kalium-ATPase* in hoher Aktivität nachweisen. Und schließlich stehen hiermit die Anhäufung von *cristareichen Mitochondrien* in den basalen Zellabschnitten und *hohe Aktivitäten von Oxidoreduktasen* in Zusammenhang; die Transportvorgänge sind nämlich mit hohem Energieverbrauch verbunden.

An den basalen Zellmembranen werden $Na^+$-Ionen aus den Zellen ins Interstitium gepumpt. Dem folgt ein Nachstrom von $Na^+$-Ionen aus dem Tubuluslumen ins Zytoplasma der Zelle, und gebundenes Wasser passiv nach. Harnstoff folgt, weil durch Wasserentzug seine Konzentration im Tubuluslumen erhöht ist und dadurch ein Konzentrationsgefälle entsteht. Ferner folgen, wenn $Na^+$-Ionen resorbiert werden, $Cl^-$-Ionen passiv nach. Insgesamt sind bis zum Ende des proximalen Tubulus etwa 70% sowohl des glomerulär filtrierten Wassers (obligatorische Wasserreabsorption) als auch von $Na^+$-Ionen resorbiert.

$H^+$-Ionen fallen im Körperstoffwechsel an und müssen ausgeschieden werden, und zwar durch Sekretion von $H^+$-Ionen in das Tubuluslumen (im Austausch gegen $Na^+$-Ionen). $H^+$-Ionen werden aber auch zur Resorption des filtrierten Bikarbonats benötigt. $H^+$- und $HCO_3^-$-Ionen reagieren im Tubulus zu $H_2CO_3$, das in $CO_2$ und $H_2O$ zerfällt. Das $CO_2$ wird in die Zellen aufgenommen und unter Katalyse durch Karboanhydrase wieder in $H_2CO_3$ überführt, das in $H^+$ und $HCO_3^-$ dissoziiert. Es entsteht so ein aus dem Tubuluslumen heraus gerichtetes Konzentrationsgefälle für $CO_2$ als treibende Kraft für eine Diffusion von $CO_2$ aus dem Tubuluslumen in die Zellen der Tubuluswand. Die $HCO_3^-$-Ionen werden weiter in die peritubulären Blutkapillaren transportiert („Basensparmechanismus"), und so die $HCO_3^-$-Konzentration im Plasma geregelt; die Protonen werden wieder in das Tubuluslumen sezerniert.

*Reabsorption organischer Stoffe.* Die Reabsorption von Glukose und Aminosäuren beruht auf einem $Na^+$-Kotransport. Für die Aufnahme von Glukose und Aminosäuren stehen verschiedene Transportsysteme zur Verfügung, ohne daß es möglich ist, diese Vorgänge morphologisch zu verfolgen. – Dieser aktive Transportmechanismus zeigt eine maximale

Transportkapazität, die unter normalen Bedingungen nicht benötigt wird. Daher sind Glukose und Aminosäuren bis zum Ende des proximalen Hauptstücks aus dem Harn weitgehend entfernt.

**Klinischer Hinweis.** Wenn die Glukosekonzentration im Primärharn sehr hoch ist, wird die Resorptionskapazität des proximalen Tubulus überschritten, der Harn enthält Glukose und osmotisch gebundenes Wasser (Zunahme der ausgeschiedenen Harnmenge). Dies ist z. B. beim *Diabetes mellitus* der Fall. – Zu *Aminoazidurien* (z. B. Fanconi-Syndrom, Zystinurie mit Auftreten von Nierensteinen) kommt es, wenn zelluläre Transportsysteme gestört sind.

Am Abbau von *Peptiden* sind histochemisch nachweisbare *Bürstensaumenzyme*, z. B. Aminopeptidase M, γ-Glutamyltranspeptidase beteiligt. Sie spalten Peptide zu resorbierbaren Aminosäuren. Proteine (Albumin, Lysozym) werden durch *Pinozytose* aufgenommen, die an der Basis zwischen den Mikrovilli beginnt. Die pinozytotischen Bläschen verbinden sich in den Tubuluszellen mit primären *Lysosomen*,

die zu sekundären Lysosomen werden. Dort werden die Proteine abgebaut. Die hierbei freigesetzten Aminosäuren werden entweder von den Tubuluszellen wieder verwendet oder ins Blut zur Verwendung an anderer Stelle abgegeben.

**Hinweis.** Der menschliche Harn ist praktisch eiweißfrei. Anders ist es bei Tieren. Bei zahlreichen Säugern bestehen außerdem große geschlechtsspezifische Unterschiede in der Proteinausscheidung mit dem Harn: Männchen scheiden bis zu 3mal mehr Proteine aus als Weibchen (Ratte). Offenbar spielen Geschlechtshormone für die Proteinbearbeitung im Hauptstück eine wichtige Rolle.

### Henle-Schleife

In der Henle-Schleife wird die Wasserreabsorption und Harnkonzentrierung fortgesetzt. Hierbei wirken ab- und aufsteigender Schenkel der Henle-Schleife, Interstitium, Sammelrohre und Gefäße eng zusammen. Insgesamt ermög-

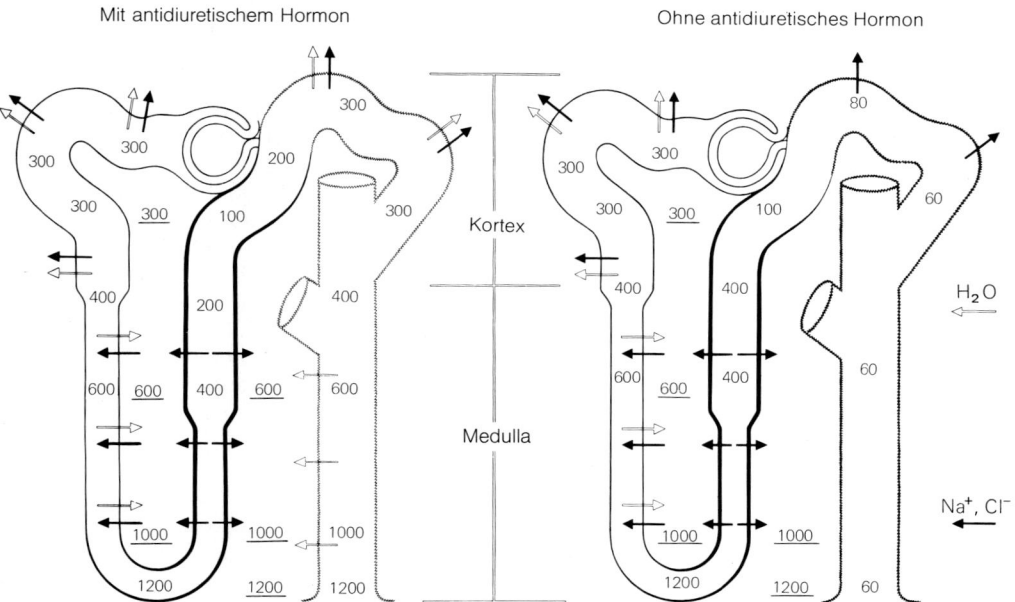

**Abb. 22.19.** Zwischen den verschiedenen Abschnitten der Henle-Schleife und dem Sammelrohr bestehen Gegenstromprinzipien. Die Abschnitte der Henle-Schleife, die für Wasser undurchlässig sind, sind durch *dicke Linien* gekennzeichnet. Die distalen Abschnitte des Mittelstücks und die Sammelrohre, die gegen antidiuretisches Hormon (ADH) empfindlich sind, sind durch eine *gezackte Linie* gekennzeichnet. *Links* Unter dem Einfluß von ADH entsteht ein hy-

pertoner Urin (Antidiurese). *Rechts* Wenn ADH fehlt oder in nur geringer Konzentration vorliegt, wird eine große Menge von hypotonem Urin gebildet (Wasserdiurese). Die *Zahlen* in den Tubuli und interstitiellen Räumen geben die lokale Konzentration in mosm/l an. [Neu gezeichnet und wiedergegeben mit Erlaubnis von: Pitts RF (1968) Physiology of the kidney and body fluids, 2 nd edn. Year Book]

lichen die Vorgänge in den Henle-Schleifen und in den Sammelrohren die Produktion eines hypertonen Harns.

**Hinweis**. Nur Lebewesen, deren Nieren Henle-Schleifen haben, sind zur Bildung eines hypertonen Harns fähig. Hierdurch können harnpflichtige Substanzen in nur geringer Wassermenge ausgeschieden werden.

Von großer funktioneller Bedeutung ist, daß
– ab- und aufsteigender Schenkel eng benachbart verlaufen,
– ein mehrfaches Gegenstromprinzip zwischen den beiden Schenkeln der Henle-Schleife, den Blutkapillaren und den Sammelrohren besteht,
– ein dicker und ein dünner Abschnitt mit sehr unterschiedlichen Fähigkeiten vorliegt,
– die Tubuluszellen im dicken Teil der Henle-Schleife ein basales Labyrinth und dort eine hohe    Natrium-Kalium-ATPase-Aktivität aufweisen.

Entscheidend für das Verständnis der Bedeutung der Henle-Schleife ist, daß im *dicken Teil* (Pars recta des distalen Tubulus) $Na^+$ und $Cl^-$-Ionen aktiv ins Interstitium transportiert werden und daß dieser Tubulusteil *kaum für Wasser durchgängig ist. Er vermag Salz von Wasser zu trennen*. Das aus dem aufsteigenden dicken Teil der Henle-Schleife heraustransportierte $Na^+$ und $Cl^-$ erhöht die Osmolarität des Interstitiums und saugt dadurch Wasser aus dem in Gegenrichtung verlaufenden dünnen absteigenden Teil der Henle-Schleife, denn dieser ist (im Gegensatz zum dünnen und dicken aufsteigenden Teil) für Wasser (und $Na^+$ bzw $Cl^-$) gut permeabel. In ihm erhöhen sich dadurch und durch passiv hineingelangendes $Na^+$ und Cl- deren Konzentrationen. Im aufsteigenden dicken Teil wird der größte Teil des $Na^+$ und $Cl^-$ wieder ins Interstitium gepumpt, so daß sich aufgrund des Gegenstromsystems die Osmolarität im Interstitium in Richtung Papillenspitze stark erhöht (Abb. 22.19). Zu den ganz überwiegend passiven Vorgängen im dünnen Teil der Henle-Schleife steht das niedrige, organellenarme Epithel und möglicherweise die Gestaltung des Interzellularraums in Beziehung.

Das ins Interstitium aus dem dünnen Teil der Henle-Schleife gelangte Wasser wird durch die ihnen benachbarte Vasa recta abtransportiert. Dabei ist zu beachten, daß zwischen dem distal gerichteten Harnfluß in den absteigenden Teilen der Henle-Schleife und dem proximal gerichteten Blutstrom in den aufsteigenden Vasa recta der Gefäßbündel ein Gegenstrom besteht und ebenso zwischen dem aufsteigenden und absteigenden Schenkel der Vasa recta selbst, so daß die Osmolaritätszunahme in Richtung Papillenspitze durch den Blutstrom normal nicht ausgewaschen wird (Abb. 22.20).

Durch die geschilderten Transportmechanismen wird der Tubulusharn nach dem Eintritt in die Henle-Schleife zunehmend konzentriert, erreicht höchste Werte an der Papillenspitze und wird als Folge der $Na^+$- und $Cl^-$-Resorption im dicken aufsteigenden Teil der Henle-Schleife bei gleichzeitiger Wasserundurchlässigkeit dieses Abschnitts hypoton ("Verdünnungssegment").

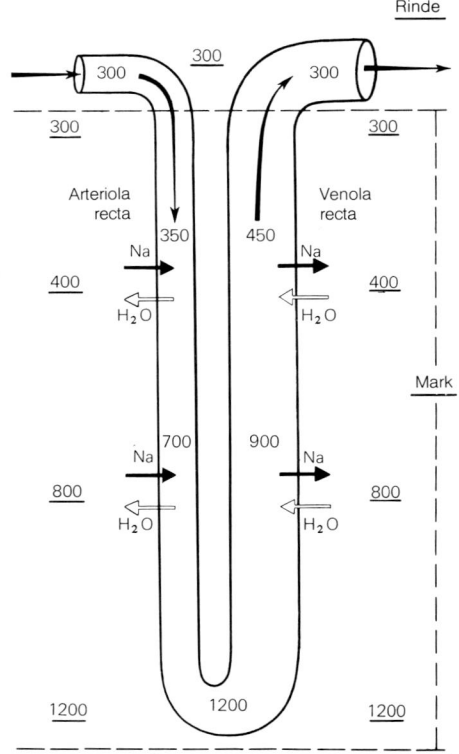

**Abb. 22.20.** Gegenstromsystem in den gestreckten Gefäßen des Nierenmarks. Die Zahl *300* im kortikalen Segment der Arteriole und der Venole gibt die Blutosmolalität wieder (genauer 285–295 mosm/l). Natrium- und Wasseraustausch zwischen diesen gestreckten Gefäßen und dem Interstitium erfolgen passiv und hängen vom osmotischen Gradienten ab, der von der Henle-Schleife gebildet wird

**Pars convoluta des Tubulus distalis**

Im gewundenen Teil des distalen Tubulus ist wieder ein Ausstrom von Wasser möglich, das z.T. den austretenden Natrium- und Chloridionen folgt. Wieder fallen morphologisch ein ausgeprägtes basales Labyrinth und histochemisch *sehr hohe Natrium-Kalium-ATPase-Aktivitäten* – die höchste aller Nephronabschnitte – auf. Das austretende Na$^+$ wird durch andere Kationen (z.B. Kalium- und Wasserstoffionen) ersetzt. Die vielen H$^+$-Ionen bedürfen der Pufferung durch NH$_3$. Der größte Teil des in den Zellen des proximalen Tubulus durch Desamidierung von Glutamin gebildeten NH$_4^+$/NH$_3$ gelangt per diffusionem durch das Interstitium (z.T. auch ein Stück auf dem Blutweg) und durch das Epithel der Pars convoluta des Tubulus distalis ins Lumen. Dadurch werden die im distalen Tubulus anfallenden Protonen unter Bildung von NH$_4^+$ neutralisiert. Ferner spielt die Pars convoluta des distalen Tubulus für die Aufrechterhaltung des Säure-Basen-Gleichgewichtes eine große Rolle; histochemisch weist eine kräftige *Karboanhydraseaktivität* darauf hin. Eine offene Frage ist hierbei, ob dunkle Zellen im distalen Tubulus und Sammelrohr, die durch ihre hohe Karboanhydraseaktivität auffallen, hierfür eine besondere Bedeutung haben.

*Hormonelle Regulation.* Verschiedene Teilfunktionen des gewundenen Teils des distalen Tubulus werden zusammen mit denen des Sammelrohrs hormonell kontrolliert durch:
– Aldosteron, ein Nebennierenrindenhormon (S. 406),
– Adiuretin (ADH), ein Hypothalamushormon (S. 378),
– Kalzitonin, ein Hormon der Schilddrüse (S. 394),
– Parathyrin, das Hormon der Nebenschilddrüse (S. 400).
Insbesondere handelt es sich um die Regulierung des Wasser- und Salzhaushaltes des Organismus.

Aldosteron, das seinerseits unter dem Einfluß des Renin-Angiotensin-Mechanismus steht (s. unten), steuert den Na$^+$- und K$^+$-Transport. Bei Hypovolämie kommt es zu einer Natriumretention, die sekundär osmotisch gebundenes Wasser zurückhält bei gleichzeitiger Sekretion von Kalium. Der Schwerpunkt der ADH-Wirkung liegt im Sammelrohr und wird deswegen dort besprochen (s. unten). Kalzitonin und Parathormon wirken am distalen Tubulus v.a. auf die Ca$^{++}$-Ausscheidung. Kalzitonin vermag sie zu steigern, Parathormon erhöht dagegen die Ca$^{++}$-Reabsorption.

**Sammelrohr**

Im Sammelrohr wird die Natriumresorption fortgesetzt. Darauf weisen die hohen Aktivitäten der Na-K-ATPase an den basalen Einfaltungen hin. Reguliert wird das Ausmaß der Rückresorption hier durch Aldosteron, ein Nebennierenrindenhormon.

Das Sammelrohr ist aber auch gleichzeitig der Ort der *fakultativen Wasserreabsorption*. Hier wird letztlich die Harnmenge bestimmt, die zur Ausscheidung gelangt. Während am Ende des distalen Tubulus noch etwa 7% des glomerulären Ultrafiltrates vorhanden sind, sind es am Sammelrohrende etwa 0,5%.

Die fakultative Wasserreabsorption steht unter dem Einfluß von antidiuretischem Hormon (Abb. 22.19). ADH steigert nämlich die Durchlässigkeit der Wand des Sammelrohrs für Wasser, zudem aber auch noch die für Harnstoff am inneren Markteil des Sammelrohrs. Da die dünnen Teile der Henle-Schleife ebenfalls für Harnstoff permeabel sind, wird aufgrund dieses weiteren Gegenstrommechanismus die Osmolarität im Interstitium in Richtung Papillenspitze noch weiter erhöht. Bedingt durch die hohe Osmolalität des Interstitiums des Nierenmarks wird Wasser dem Harn entzogen. Dies beginnt in den kortikalen Abschnitten der Sammelrohre, wo der Harn bereits isoton wird, und setzt sich nach distal fort, so daß der Endharn gegenüber dem Blutplasma hyperton ist. Fehlt antidiuretisches Hormon, sind das Ende des distalen Tubulus und das Sammelrohr praktisch wasserundurchlässig. Unter diesen Umständen bleibt der Urin unabhängig vom Konzentrationsgradienten des umgebenden Interstitiums hypoton.

**Hinweis**. Geregelt wird die ADH-Ausschüttung im Hypophysenhinterlappen über Osmorezeptoren im Hypothalamus (S. 388), die in der Lage sind, Veränderungen der Osmolalität des Blutes wahrzunehmen.

**Gefäße**

In den Glomeruli wird etwa 10% des Blutes zusammen mit kleinmolekularen Substanzen abfiltriert. Der Sauerstoffpartialdruck des Blutes wird dagegen nicht wesentlich verändert. Glomeruli sind daher arterielle Gefäßabschnitte.

Nach kürzerem oder längerem Verlauf gehen dann die Arteriolae efferentes in peritubuläre Kapillaren über, die für die Sauerstoffversorgung und Ernährung der Tubuli und Sammelrohre sorgen und gleichzeitig Wasser sowie von den Tubuli resorbierte Stoffe abtransportieren (Reabsorption). Hierbei dürfte der onkotische Druck in den peritubulären Kapillaren, insbesondere bei der Wasserresorption, mitwirken. Aus den Kapillaren werden aber auch noch Substanzen abgegeben, die über die Tubuluszellen in den Harn gelangen (Sekretion).

Das Nierenmark wird insgesamt viel weniger mit Blut versorgt als die Nierenrinde. Die Kapillaren des Nierenmarks dienen v.a. der Osmoregulation. Zwischen Blut und Interstitium findet ein osmotischer Austausch statt (Abb. 22.20). Das Blut, das durch die Vasa recta zum Mark fließt, gibt Wasser ab und nimmt Natrium auf, weil die interstitielle Flüssigkeit in den Pyramiden fortschreitend hyperton wird. Beim Rückfluß des Blutes in den aufsteigenden Anteilen der Vasa recta ist das Blut den gleichen Gradienten wie beim Einstrom ausgesetzt, jedoch in umgekehrter Richtung; es gibt deswegen Natrium ab und nimmt Wasser auf. Dadurch wird das Wasser, das in dem absteigenden Gefäßschenkel verlorengeht, im aufsteigenden wieder aufgenommen; umgekehrt wird das Natrium, das in den absteigenden Gefäßast eintritt, im aufsteigenden für das Interstitium zurückgewonnen. Dies hat zur Folge, daß wichtige Stoffe, die für die Regulation der Konzentration und Osmolalität des Harns im Mark benötigt werden, zur Verfügung stehen, aber nicht mit dem Blut abtransportiert werden und damit verloren gehen. Die Bewegung von Wasser und Natrium durch die Gefäßwände erfolgt passiv ohne Energieverbrauch.

**Hinweis.** Eine zu hohe Markdurchblutung senkt die Osmolalität im Interstitium und die maximal erreichbare Hypertonie des Endharns, weil der erforderliche Austausch zur Aufrechterhaltung des osmotischen Gradienten nicht schnell genug erfolgen kann.

## Wirkstoffbildung

In den granulierten epitheloiden Zellen des juxtaglomerulären Apparates wird **Renin** gebildet.

**Hinweis.** Renin kann immunhistochemisch direkt mikroskopisch sichtbar gemacht werden.

Renin ist eine Protease, die von den granulierten, juxtaglomerulären Zellen in der Wand des Vas afferens ins Blut abgegeben wird und dort Angiotensinogen, ein in der Leber gebildetes Plasmaprotein, spaltet. Es entsteht Angiotensin I, das durch ein „converting enzyme", das in hoher Aktivität z.B. in der Lunge vorhanden ist, unter Abspaltung von 2 Aminosäuren zu einem Octapeptid, dem Angiotensin II, wird. Converting enzyme ist aber auch in zahlreichen anderen Geweben einschließlich der Gefäßendothelien der Niere und im Bürstensaum des proximalen Hauptstücks vorhanden. Angiotensin II ist eine stark vasokonstriktorisch wirksame Substanz, die über eigene Rezeptoren verfügt. Letztlich bewirkt also eine Reninausschüttung eine kräftige Kontraktion der glatten Muskulatur in den Arteriolen und hält den Blutdruck hoch.

Angiotensin II führt außerdem in der Nebenniere zur Freisetzung von Katecholaminen und Aldosteron sowie in der Niere zur Herabsetzung der renalen Durchblutung und damit der glomerulären Filtrationsrate sowie der Natrium- und Wasserausscheidung. Außerdem verstärkt es die Natriumrückresorption im distalen Tubulus.

**Hinweis.** Angiotensin II hat eine sehr kurze Halbwertszeit, etwa von der Dauer einer Kreislaufzeit des Blutes. Abgebaut wird es durch Angiotensinasen, die im Blut und verschiedenen Geweben des Körpers sowie in den juxta- bzw. extraglomerulären Zellen vorkommen.

Regelung der Reninbildung. Die Reninbildung unterliegt zahlreichen regelnden Einflüssen:
- Durch die Macula densa: Die Macula densa im distalen Tubulus vermag die Natriumkonzentration im Tubuluslumen wahrzunehmen. Erhöhte NaCl-Konzentration führt zu einer vermehrten Freisetzung von Renin. Hierbei wirkt sich offenbar die enge topographische Nachbarschaft zwischen Macula densa und Epitheloidzellen aus;
- Über den Blutdruck: Blutdruckabfall führt zu einer vermehrten Freisetzung von Renin, Blutdruckanstieg zu einer Hemmung. Entsprechende Barorezeptoren befinden sich wohl in der Wand des Vas afferens;
- Nervös: An die epitheloiden Zellen treten adrenerge Nerven heran, die offenbar in der Lage sind, ihre Aktivität zu steigern.

Enge physiologische Beziehungen bestehen zwischen Angiotensin II, der Freisetzung des Nebennierenrindenhormons Aldosteron, der Regulierung des Blutdrucks und der Reab-

sorption von Natrium und Chlorid. Angiotensin II steigert die Freisetzung von Aldosteron, das die Natriumreabsorption im distalen Tubulus erhöht und damit die Harnausscheidung senkt. Dadurch führt eine Minderung der Natriumkonzentration im Tubulusharn über die Macula densa zu einer Verminderung der Reninfreisetzung.

## 22.2 Ableitende Harnwege

Zu den ableitenden Harnwegen gehören
– **Pelvis renalis**, *Nierenbecken*,
– **Ureter**, *Harnleiter*,
– **Vesica urinaria**, *Harnblase*,
– **Urethra**, *Harnröhre*.
Sie dienen dem Transport, und die Harnblase der zeitweisen Speicherung des Harns. Die Urethra des Mannes ist gleichzeitig ein Teil des Samenweges (Harn-Samen-Röhre).

### 22.2.1 Pelvis renalis, Ureter, Vesica urinaria

Pelvis renalis, Ureter und Vesica urinaria haben einen prinzipiell gleichen Wandbau, jedoch liegen regionale Unterschiede vor. Allgemein gilt, daß die Wandstärke von proximal nach distal zunimmt.
Die Wand der ableitenden Harnwege (Abb. 22.21) besteht aus
– **Tunica mucosa**,
  • *Übergangsepithel*,
  • *Lamina propria*,
– **Tunica muscularis**,
– **Tunica adventitia**.

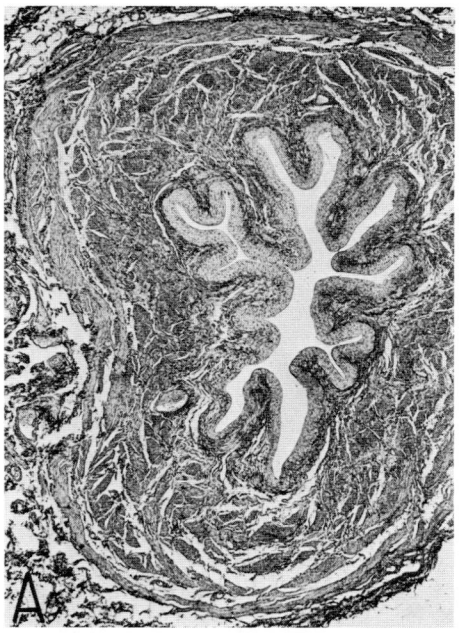

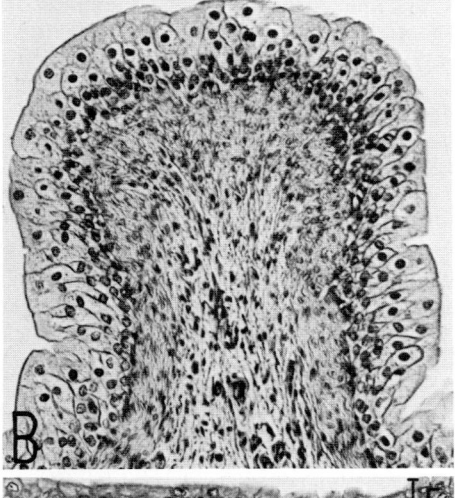

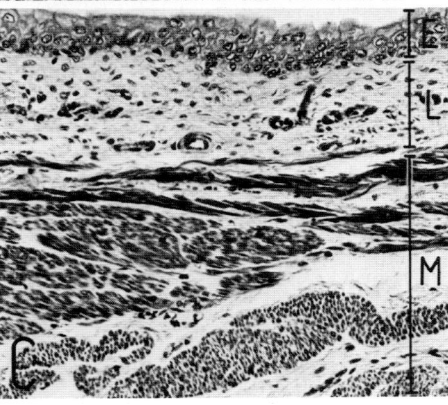

**Abb. 22.21 A–C.** Ureter. **A** Querschnitt, Übersichtsaufnahme. Zu beachten ist das sternförmige Lumen und die dicke Tunica muscularis (van Gieson. Vergr. 40fach). **B** Übergangsepithel mit Lamina propria (van Gieson. Vergr. 200fach). **C** Ureterwand. Dem Übergangsepithel *(E)* folgt eine Lamina propria *(L)* und dann eine dicke Tunica muscularis *(M)*, die aus schneckenförmig verlaufenden Bündeln glatter Muskulatur besteht; dadurch wird die Muskulatur teils quer (außen), teils schräg (mittlere Schicht), teils längs (innen) geschnitten (van Gieson. Vergr. 100fach)

**Übergangsepithel**. Das Übergangsepithel (Abb. 5.11 und 22.21) beginnt am Rand der Nierenkelche und endet im proximalen Teil der Urethra. Es bildet eine Barriere zwischen hypertonem Harn und Gewebe. Außerdem kann es durch Umordnung seiner Schichten gedehnt werden (S. 117). Dem Schutz des Epithels vor dem Harn dienen die besondere Bauweise der oberflächlichen Zellmembran und des angrenzenden Zytoplasmas der Deckzellen sowie sehr wirksame Tight junctions, die auch den Austritt von Wasser aus dem Gewebe in den Harn verhindern. Die oberflächliche Zellmembran ist asymmetrisch, da die äußere Lamelle sehr viel dicker (12 nm) ist als die innere (2–3 nm). Ungewöhnlich ist außerdem, daß die Membranen viel Zerebroside als Träger polarer Gruppen enthalten. Unter der Zellmembran wechseln dickere und dünnere Platten aus Filamentbündeln ab, die zusammen mit der Zellmembran die lichtmikroskopisch sichtbare Crusta der Deckzellen des Übergangsepithel bilden (S. 117). Wenn sich das Epithel entdehnt, faltet sich die Membran im Gebiet der dünneren Platten ein. Dabei entstehen durch Abschnürungen Bläschen, die zum Wiederaufbau der Membran verwendet werden können. Membranneubildung erfolgt im Golgi-Apparat.

**Lamina propria**. Die Lamina propria besteht aus lockerem Bindegewebe mit zahlreichen elastischen Fasern. Sie ist eine sehr bewegliche Verschiebeschicht, die ausgedehnte Faltenbildungen der Tunica mucosa zuläßt. In der Urethra liegen in der Regel 5- 7 Längsfalten vor, so daß diese auf Querschnitten in der Regel ein sternförmiges Lumen hat (Abb. 22.21). Eine Sonderstellung nimmt das *Trigonum vesicae* ein. Hierbei handelt es sich um ein Schleimhautdreieck in der Harnblase zwischen den beiden Einmündungsstellen der Ureteren und der Öffnung der Harnröhre (Ostium urethrae internum). Hier ist die Schleimhaut mit der Muskelschicht fest verwachsen und deswegen faltenfrei.

**Tunica muscularis**. Die Muskelschicht besteht aus lockeren, untereinander verbundenen, durch viel kollagenes Bindegewebe aufgelockerten glatten Muskelbündeln. Sie verlaufen in Spiralen, die am Übergang der Kelche in das Nierenbecken und am Harnleiterbeginn sphinkterartig verstärkt sind (Ureterenge). Auf Querschnitten durch den **Ureter** ist erst distal eine (undeutliche) Zweischichtung der Muskulatur auszumachen *(Stratum longitudi-*

*nale internum, Stratum circulare)*. Im letzten Drittel kommt eine äußere longitudinal verlaufende Muskelschicht *(Stratum longitudinale externum)* hinzu (Abb. 22.21), die dort, wo der Ureter schräg die Wand der Harnblase durchbricht, mit kollagenem Bindegewebe vermischt eine fibromuskuläre Scheide *(Waldeyer-Scheide)* bildet. Da gleichzeitig die Ringmuskelschicht verschwindet, hat der intramurale Teil des Ureters 2 getrennte Längsmuskelschichten, die sich in die Muskulatur des Trigonum vesicae der Harnblase fortsetzen und damit den Harnleiter in der Harnblasenwand einpflanzen.

Die **Harnblasenwand** hat eine kräftige Muskulatur, die, wie auch im Ureter, ein komplexes 3schichtiges Gefüge bildet. Am kräftigsten sind die Anteile ausgebildet, die auf Querschnitten als der mittlere Teil der Muskelschichten zu sehen sind. Im übrigen ist auf histologischen Präparaten eine deutliche Schichtenbildung erst im Bereich des Blasenhalses zu erkennen. Die innere Längsschicht setzt sich hier in die innere und die äußere Längsmuskulatur in zirkuläre Muskelfasern der Urethra fort. Die zirkulären Fasern der Harnblasenmuskulatur hören oberhalb des Blasenausgangs auf.

**Tunica adventitia**. Sie umgibt die ableitenden Harnwege und verbindet diese mit ihrer Umgebung. Der obere Teil der Harnblasenwand wird außerdem von einer Tunica serosa bedeckt.

**Gefäße und Nerven**. Die ableitenden Harnwege sind sehr gefäß- und nervenreich, leicht verletzlich und sehr schmerzempfindlich. In der Tiefe der Lamina propria liegt ein ausgedehnter Blutgefäßplexus, der ein dichtes subepitheliales Kapillarnetzwerk speist. Vegetative Nerven bilden in der Adventitia einen dichten Plexus (z. B. Plexus vesicalis) mit zahlreichen kleinen Ganglien (z. T. zwischen den Muskelbündeln). Von hier aus wird die glatte Muskulatur sympathisch und parasympathisch innerviert. Subepithelial und intraepithelial kommen zahlreiche sensible Nerven vor.

**Histophysiologie**. Über den Ureter laufen 1 bis 4mal min Kontraktionswellen, die den Harn schubweise (je 1–2 Tropfen) in die Harnblase transportieren.

**Klinischer Hinweis**. Harnsteine, die besonders an den Ureterengen hängenbleiben können, bereiten wegen der reichen Innervation des Harnleiters und wegen der Kontraktionswellen starke Schmerzen.

Die menschliche Harnblase ist in der Lage, bei maximaler, wenn auch selten erreichter Füllung bis zu 500 ml Harn aufzunehmen. Sie füllt sich, ohne daß nennenswerter Druck entsteht, weil die glatte Harnblasenmuskulatur dem Füllungszustand plastisch nachgibt. Harndrang entsteht durch Spannung der Harnblasenwand, die von Rezeptoren ermittelt wird. Da während des Schlafes der Tonus der Harnblasenwand sinkt, vermindert sich der Harndrang; beim Erwachen steigt er jedoch an.

**Klinischer Hinweis**. Entzündungen der Harnblase können selbst bei nahezu leerer Blase Harndrang hervorrufen.

Zur Entleerung der Harnblase kommt es reflektorisch. Hierbei wirken die Muskulatur der Harnblase, die des proximalen Teils der Urethra sowie die Beckenbodenmuskulatur zusammen (Einzelheiten s. Lehrbücher der Physiologie).

## 22.2.2 Urethra

Die Urethra, Harnröhre, dient der Ableitung des Harns nach außen. Bei der Frau ist die Urethra ausschließlich Harnröhre, beim Mann dient sie gleichzeitig der Ableitung des Samens (Harn-Samen-Röhre).

**Weibliche Harnröhre**. Sie ist 3–5 cm lang, hat innen longitudinale Falten und deswegen auf Querschnitten ein sternförmiges Lumen. Ausgekleidet wird die weibliche Harnröhre proximal von Übergangsepithel, überwiegend jedoch von mehrschichtigem unverhorntem Plattenepithel, das von Gebieten mit mehrreihigem hochprismatischem Epithel unterbrochen ist. Stellenweise kommen Schleimdrüsen vor *(Glandulae urethrales)*. Außerdem treten drüsenartige *Lakunen* (Lacunae urethrales) mit hellen Schleimzellen auf. Unter dem Epithel liegt eine Lamina propria mit vielen elastischen Fasern und einem ausgedehnten venösen Plexus.

*Lamina muscularis*. Diese besteht aus Muskelfasern, die innen längs und außen zirkulär verlaufen. Distal wird die weibliche Harnröhre von quergestreiften Muskelfasern des M. transversus perinei profundus ringförmig umgriffen.

**Männliche Harnröhre**. Die männliche Harnröhre ist 19–25 cm lang. Sie gliedert sich in:
– **Pars prostatica**,
– **Pars membranacea**,
– **Pars spongiosa**.

**Pars prostatica**. Die Pars prostatica der Harnröhre wird (noch) von Übergangsepithel ausgekleidet. Sie ist 3–4 cm lang und wird von der Prostata umgeben. Von dorsal wölbt sich der **Colliculus seminalis** vor, auf dem sich als blinder Gang der **Utriculus prostaticus**, der rudimentäre Rest der Uterusanlage, befindet. Beiderseits vom Colliculus seminalis münden in die **Sinus prostatici** der jeweilige Ductus ejaculatorius, aus dem der Samen in die Pars prostatica der Urethra gelangt, und zahlreiche Ausführungsgänge der Prostata.

**Pars membranacea, Pars spongiosa**. Die Pars membranacea (im Gebiet des Beckenbodens) ist nur etwa 1 cm lang, die anschließende Pars spongiosa ca. 15 cm. Die Schleimhaut besteht aus mehrreihigem und stellenweise mehrschichtigem unverhorntem hochprismatischem Epithel, in der **Fossa navicularis** – einer Erweiterung der Harnröhre in der Penisspitze – immer aus mehrschichtigem unverhorntem Plattenepithel. Stellenweise kommen im Epithel Zellen mit sehr hellem Zytoplasma und muköse Zellgruppen vor, die sich in das darunter gelegene Bindegewebe vorwölben. Die Vorwölbungen können ein Lumen aufweisen und dann zu Schleimhautbuchten, **Lacunae urethrales**, werden. In diese Lakunen münden häufig kleine Schleimdrüsen, **Glandulae urethrales**.

Unter dem Epithel befindet sich eine Lamina propria mit zahlreichen elastischen Fasern und Bündeln längsorientierter glatter Muskelzellen. Die Pars membranacea wird außerdem von quergestreiften Muskelfasern umgeben, die zum M. transversus perinei profundus, einem Beckenbodenmuskel, gehören. Dieser wird von den Endstücken der Glandula bulbourethralis durchsetzt. Einzelne Muskelfasern steigen bis in die Pars prostatica auf.

**Glandulae bulbourethrales**. Sie münden in den Beginn der Pars spongiosa, wo die Harnröhre zur Pars ampullaris erweitert ist. Es handelt sich um verzweigte tubulöse Drüsen mit mukösen Endstücken.

# 23 Weibliche Geschlechtsorgane

Die Geschlechtsorgane der Frau (Abb. 23.1) bestehen aus
- **paarigen Ovarien**, *Eierstöcken*,
- **paarigen Tubae uterinae**, *Eileitern*,
- **Uterus**, *Gebärmutter*,
- **Vagina**, *Scheide*,
- **Organa genitalia feminina externa**, äußeren Geschlechtsteilen.

Zu den sekundären Geschlechtsorganen gehören die
- **Glandulae mammariae**, Brustdrüsen.

Die Glandulae mammariae sind herkunftsgemäß Hautdrüsen und werden deswegen im Kapitel Haut besprochen (S. 432).

Zwischen der **Menarche**, der ersten Regelblutung, und der **Menopause**, der letzten Regelblutung, unterliegen alle weiblichen Geschlechtsorgane zyklischen Veränderungen. Dies betrifft Struktur und Funktion in gleicher Weise. Die Veränderungen werden weitgehend hormonell gesteuert.

Die Übergangsphase von der Geschlechtsreife zur Postmenopause wird als **Klimakterium** bezeichnet.

In der **Postmenopause** erfolgt eine langsame Involution aller weiblichen Geschlechtsorgane.

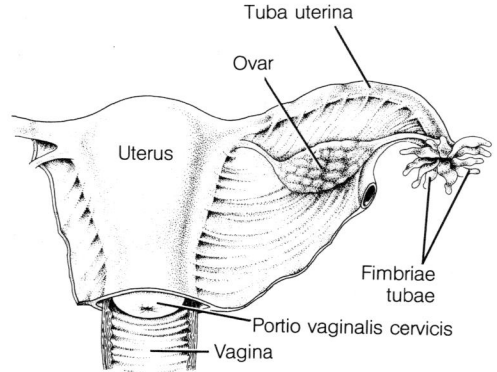

**Abb. 23.1.** Schema der inneren Geschlechtsorgane der Frau

## 23.1 Ovar

Das Ovar ist ein mandelförmiges Organ (ungefähr 3 cm lang, 1,5 cm breit und 1 cm dick). Es liegt intraperitoneal, an der seitlichen Wand des kleinen Beckens. Die Oberfläche des Ovars wird von einem einschichtigen platten bis kubischen Epithel mit Mikrovilli bedeckt. Es handelt sich um *Peritonealepithel*.

Unter dem Oberflächenepithel befindet sich eine *Tunica albuginea* aus straffem, dichtem Bindegewebe, das kontinuierlich in das *Stroma* des Ovars übergeht. Die Tunica albuginea ist für die weißliche Farbe des frischen Ovars verantwortlich.

Das Ovar selbst gliedert sich (Abb. 23.2) in
- einen **Cortex ovarii**, *Rinde*,
- eine **Medulla ovarii**, *Mark*.

Beide Zonen bestehen aus zellreichem Bindegewebe. In der Rinde liegt es als
- **Stroma ovarii**, ein dichtes *spinozelluläres Bindegewebe* (S. 164), vor.

Die Rinde beherbergt außerdem
- **Folliculi ovarici**, *Ovarialfollikel*,

und deren Folgestadien (u.a. atretische Follikel, Corpus luteum, Corpus albicans, s. unten). Die Folliculi ovarii enthalten die heranreifenden *Eizellen, Ovozyten*.

Das Bindegewebe im Mark ist locker und führt Nerven und zahlreiche Gefäße, die durch das Hilum ovarii ins Ovar eintreten, dort, wo ein kurzes Mesovar am Eierstock ansetzt.

### 23.1.1 Entwicklung

Jedes Ovar geht aus 2 verschiedenen Anteilen hervor:
- einem **ortsständigen Anteil** und
- einem **eingewanderten Anteil**.

Die **ortsständigen Anteile** bilden
- das *Follikelepithel* und
- das *Stroma ovarii*.

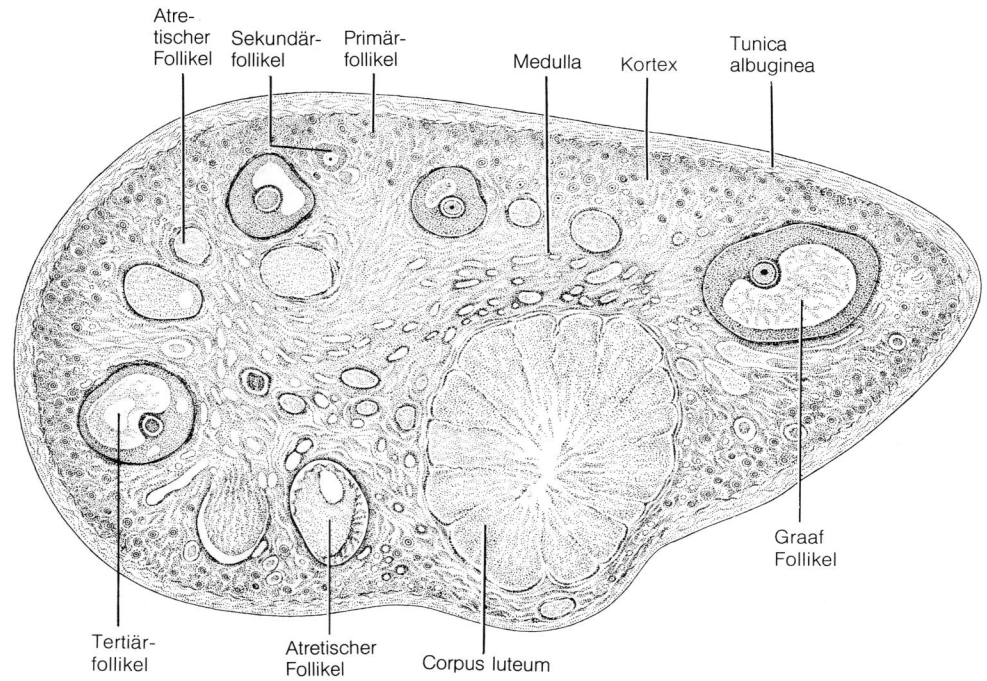

**Abb. 23.2.** Schema vom Ovar der erwachsenen Frau. [Neu gezeichnet und wiedergegeben mit Erlaubnis von: Copenhaver WM, Bunge RP, Bunge MTS (1972) Bailey's textbook of histology, 16 th edn, Williams & Wilkins]

Das *Follikelepithel* leitet sich vom Oberflächenepithel (Zölomepithel) und das *Stroma ovarii* vom Mesenchym der jeweiligen Genitalleiste ab. Die Genitalleisten sind paarig und befinden sich an der hinteren Bauchwand jeweils zwischen der Urnierenanlage und der unpaaren Anlage (Falte) des Mesenterium dorsale (s. Lehrbücher der Entwicklungsgeschichte).
Die **eingewanderten Anteile** liefern die
– *Geschlechtszellen.*
Die Geschlechtszellen beginnen ihre Entwicklung als *Urgeschlechtszellen (Gonozyten)*, die erstmalig im Entoderm der Dottersackwand, im Bereich der Allantois, sichtbar werden. Sie gelangen von hier aus auf vorgegebenem Weg in die ortsständigen Anteile der Ovarialanlage, die sie in der 5. bis 6. Embryonalwoche erreichen. Bereits während ihrer Wanderschaft, v. a. aber in der Ovarialanlage, vermehren sich die Urgeschlechtszellen stark durch Mitose *(Vermehrungsperiode).* Die neu entstandenen Zellen werden als *Ovogonien* bezeichnet. Sie können untereinander durch Zellbrücken verbunden sein und treten v. a. zwischen der 12. und 20. Embryonalwoche auf. Ihre Gesamtzahl wird auf 6 Mio. geschätzt. Die meisten Ovogonien gehen zugrunde (s. unten). Die verbleibenden Ovogonien bilden Tochterzellen, die über *Zytoplasmabrücken* (Fusome) miteinander in Verbindung stehen. Dadurch bilden sich *Zellklone.* Von diesen tritt nur 1 Zelle in die Ovogenese ein, die übrigen (evtl. Hilfszellen) gehen zugrunde. Ausnahmsweise können auch mehrere Zellen eines Klons überleben oder bei unvollständiger Separierung mehrkernige Zellen entstehen. Dies führt dann in der Folgezeit zu mehreiigen Follikeln oder mehrkernigen Eizellen; letztere degenerieren vor der Bildung eines sprungreifen Follikels.
Durch Wachstum gehen aus Ovogonien *primäre Ovozyten* (Ovocytus primarius) hervor. Beim Menschen ist die Vermehrungsperiode noch vor der Geburt abgeschlossen. *Eine Neubildung von primären Ovozyten erfolgt dann nicht mehr.*
Für die weitere Entwicklung des Ovars, als dem Träger der weiblichen Keimzellen, ist das enge Zusammenwirken zwischen Eizellentwicklung (Ovogenese) und Differenzierung der ortsständigen Anteile, insbesondere der Zölomabkömmlinge, kennzeichnend. Eins ist nicht ohne das andere möglich.

**Ovogenese**. Die Ovogenese dient der Vorbereitung der Eizelle auf eine mögliche Befruchtung *(Reifungsperiode)*. In ihrem Verlauf wird der ursprünglich diploide Chromosomensatz auf die Hälfte, den haploiden Chromosomensatz, reduziert (Meiose, S.93). Der Ablauf der Meiose erstreckt sich bei der Frau über eine Zeit bis zu 40 Jahren. *Eingeleitet wird die Meiose in der Embryonalzeit*, in der die Synthese(S)phase durchlaufen wird und der Ovozyt in die Prophase der 1. Reifeteilung eintritt. Erreicht wird schnell das Stadium der homologen Chromosomenpaarung (*Diktyotän*, ein Sonderstadium des Zygotän, S.93); es ist dadurch gekennzeichnet, daß die 4 Chromatiden als Paare und sog. Lampenbürstenchromosomen vorliegen, die untereinander an wenigen Punkten locker Verbindung halten. *In diesem Zustand verharren die Ovozyten* bis zu dem Zeitpunkt, zu dem sich der sprungreife Graaf Follikel (s. unten) gebildet hat. Die Meiose beginnt also embryonal und endet nach erfolgter Besamung (Imprägnation).

**Klinischer Hinweis**. Besteht die Chromosomenpaarung über Jahrzehnte fort, steigt die Zahl von Fehlverteilungen der Chromosomen. Die Folgen können chromosomenbedingte Mißbildungen sein, z.B. *Mongolismus* (bei Kindern von Müttern jenseits des 40. Lebensjahres mit einer Häufigkeit von etwa 1 auf 100 Geburten).

**Follikelentwicklung**. Vom Oberflächenepithel (Zölomepithel der Genitalleiste) wachsen Epithelstränge, *primäre Keimstränge*, in das daruntergelegene Mesenchym. Diese primären Keimstränge schließen einen großen Teil der in die Ovarialanlage gelangten Gonozyten ein; die Gonozyten teilen sich lebhaft und werden zu Ovogonien (s. oben). Die Keimstränge werden durch Mesenchym in unregelmäßige Zellhaufen unterteilt und liegen schließlich in der Anlage der Medulla ovarii. Hier werden sie einschließlich der in sie eingeschlossenen Geschlechtszellen abgebaut und verschwinden vollständig.

In der Fetalperiode wachsen dann erneut vom Oberflächenepithel Epithelstränge aus, *sekundäre Keimstränge*, Rindenstränge. Wieder werden Gonozyten vom auswachsenden Zölomepithel umschlossen, und wieder vermehren sich die Gonozyten in den Keimsträngen und werden zu Ovogonien. Am Ende dieser Entwicklungsphase liegen im Ovar über 1 Mio. Ovogonien vor.

Parallel zueinander spielen sich jetzt Veränderungen an Keim-strängen und Ovogonien ab.

Das Wesentliche ist, daß sich die Keimstränge aufgliedern und die Ovogonien zu primären Ovozyten werden. Das Endergebnis sind

– **Primordialfollikel**, *Folliculi ovarici primordiales*,

die aus einem im Diktyotänstadium arretierten primären Ovozyt und einem sie umgebenden platten, aus umgestaltetem Zölomepithel hervorgegangenen Follikelepithel bestehen (s. unten). Alle Gonozyten, die nicht von Keimsträngen aufgenommen werden, und Ovogonien, die nicht als Ovozyten Bestandteil eines Primordialfollikels werden, gehen zugrunde.

Ein Teil der Primordialfollikel wandelt sich bereits vor der Geburt in Primärfollikel (s. unten), und wenige wandeln sich unter dem Einfluß mütterlicher Gonadotropine in Sekundärfollikel (s. unten) um.

**Postnatale Entwicklung**. Nach der Geburt flacht sich das Epithel an der Oberfläche des Ovars ab und es bildet sich die ***Tunica albuginea*** aus, die Oberflächenepithel und Rindenzone voneinander trennt. Gleichzeitig gehen zahlreiche Follikelanlagen zugrunde (Follikelatresie, S.589). Es bleiben etwa 400.000–500.000 Follikel mit entwicklungsbereiten Ovozyten erhalten. Vor und nach der Pubertät werden erneut zahlreiche Follikel abgebaut, so daß kurz nach der Menarche von den ursprünglich 1 Mio. Ovogonien nur etwa 20.000 Eizellen (in Primordialfollikeln) übrigbleiben. Von diesen Eizellen werden etwa 400–450 befruchtungsfähig, so daß bezogen auf den Geburtstermin 1.000 mal mehr Ovozyten vorhanden sind als gebraucht werden.

## 23.1.2 Follikulogenese

Während der Reproduktionsphase der Frau, zwischen Menarche und Menopause, können Primärfollikel folgende Stadien durchlaufen, die alle gleichzeitig im Ovar angetroffen werden (Abb. 23.3):

– **Primordialfollikel**, *Folliculi ovarici primordiales*,
– **Primärfollikel**, *Folliculi ovarici primarii*,
– **Sekundärfollikel**, *Folliculi ovarici secundarii*,
– **Tertiärfollikel**, *Folliculi ovarici tertiarii, Bläschenfollikel*.

Tertiärfollikel können sich schließlich noch in

– **präovulatorische Follikel**, *reife Follikel*, ***Graaf-Follikel***,

umwandeln. Jedoch wird dieses Endstadium nur von wenigen Primordialfollikeln erreicht. Dies hängt damit zusammen, daß pro Zyklus

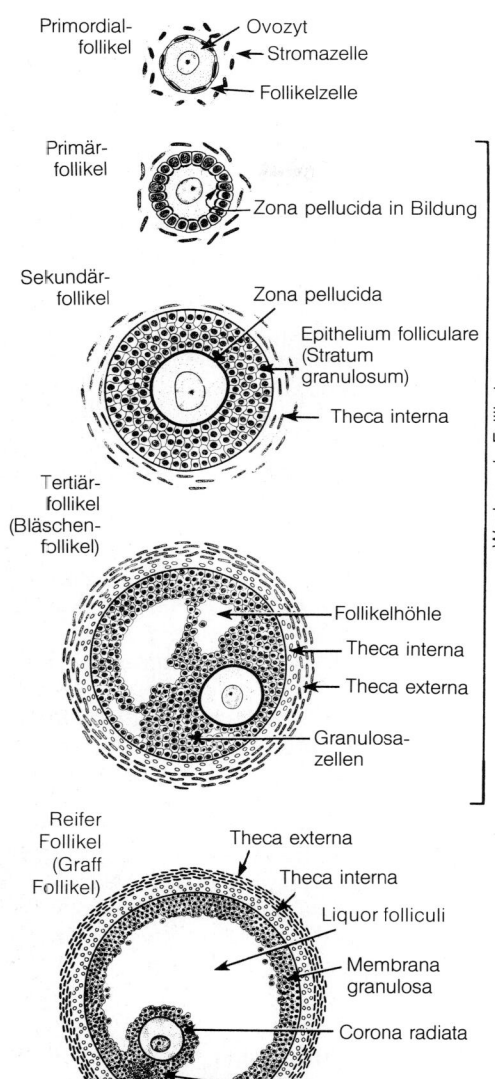

**Abb. 23.3.** Schema der Follikelentwicklung. Sie beginnt mit dem Primordialfollikel und endet mit dem reifen Follikel

meist nur 1 Follikel zur Ovulation kommt. Dementsprechend werden im Ovar der Frau zwar sehr viele Primär- und Sekundärfollikel gleichzeitig angetroffen, aber nur wenige Tertiärfollikel und in der Regel in jedem Ovar nur 1 für die Ovulation ausgewählter präovulatorischer Follikel. In allen Stadien der Follikelentwicklung kann es zur Follikelrückbildung kommen (Follikelatresie), so daß schließlich im

Laufe der Zeit alle nicht benötigten Follikel abgebaut werden.

Insgesamt stellt die Follikulogenese das dominierende Ereignis der 1. Zyklushälfte dar, die auch als *Follikelphase* bezeichnet wird.

### Primordialfollikel

Ein Primordialfollikel (Abb. 23.3) besteht aus einem (primären) Ovozyt, die von einer Schicht flacher Follikelepithelzellen umgeben ist. Die Ovozyten haben einen Durchmesser von 30–50 μm. Sie haben einen großen, exzentrisch gelegenen, bläschenförmigen Kern mit großem Nukleolus. Kernnahe kommt ein Komplex (Balbiani-Dotterkern) aus Golgi-Apparat, einem Stapel flacher Profile, vielen kleinen Bläschen, Lamellae annulatae (S. 58) und kurzen plumpen Mitochondrien vor. Weiter sind im Ovoplasma kurze Abschnitte von endoplasmatischem Retikulum, relativ wenige Ribosomen und multivesikuläre Körper verteilt.

### Primärfollikel (Abb. 23.3 und 23.4)

Der (primäre) Ovozyt hat sich gegenüber der des Primordialfollikels vergrößert. Das Follikelepithel ist einschichtig kubisch bis hochprismatisch geworden und setzt sich etwas von dem Ovozyt ab. Dadurch bildet sich ein Spaltraum, in den sich eine amorphe Substanz einzulagern beginnt.

### Sekundärfollikel (Abb. 23.3 und 23.4)

Sekundärfollikel (Durchmesser bis zu 250 μm) sind deutlich größer als Primärfollikel. Sie liegen in verschiedenen Entwicklungsstadien vor, die kontinuierlich an das Vorstadium (Primärfollikel) anschließen und in das Folgestadium (Tertiärfollikel) übergehen. Beim Sekundärfollikel kommt es zur

– **Vergrößerung des Ovozyt,**
– **Ausbildung einer Zona pellucida,**
– **Vermehrung des Follikelepithels,**
– **Entstehung einer Theca folliculi.**
**Ovozyte.** Die Größenzunahme des Ovozyt erfolgt teilweise aus eigener Kraft, teilweise durch Aufnahme von Substanzen aus dem Blut via Follikelepithel (s. unten). Der Ovozyt selbst besitzt unverändert einen bläschenför-

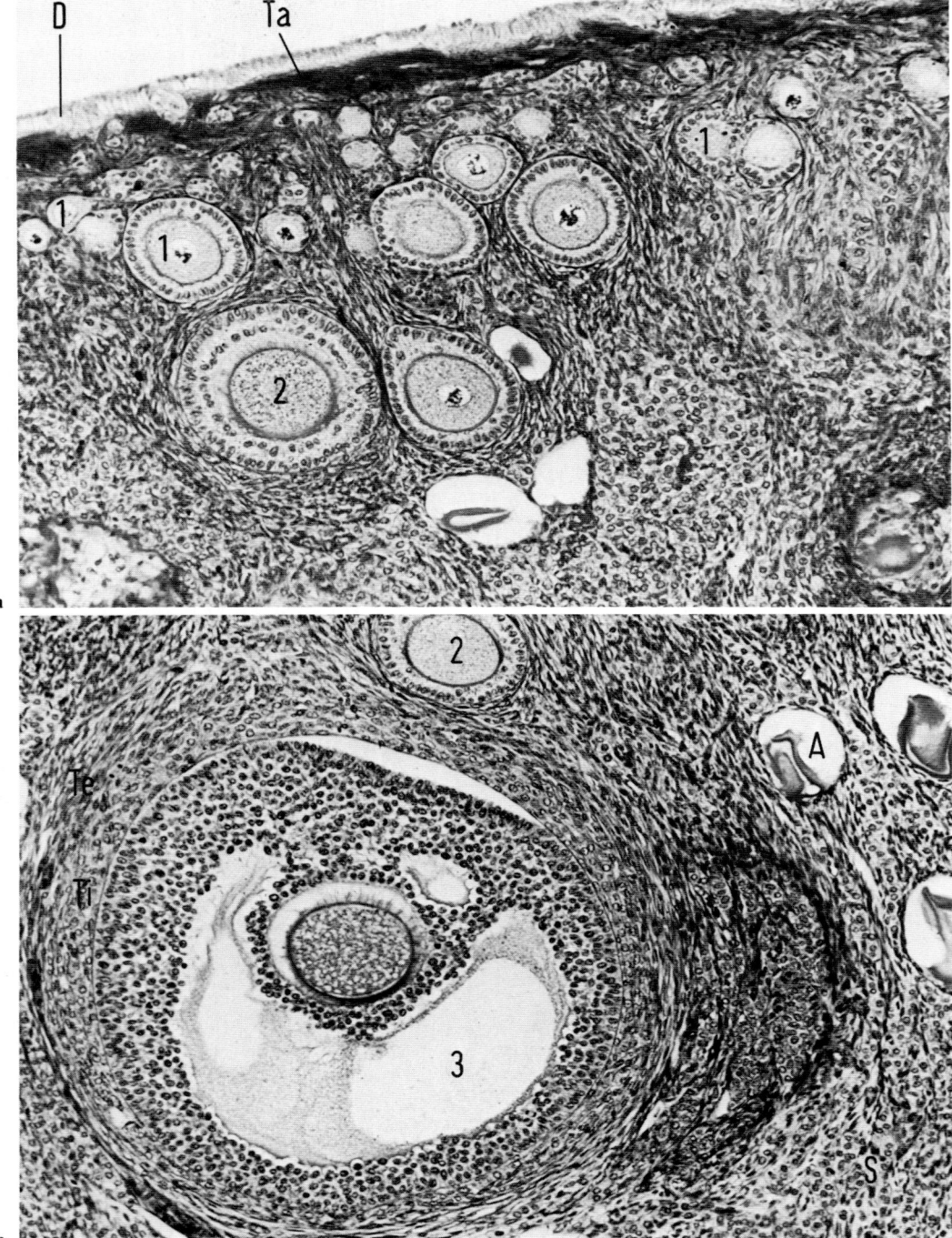

**Abb. 23.4 a, b.** Ovar einer 27 jährigen Frau. Aufnahmen aus verschiedenen Ovarialgebieten. **a** Rindengebiet mit Primär- und Sekundärfollikel. **b** Tertiärfollikel. *D* Oberflächenepithel, *Ta* Tunica albuginea, *1* Primärfollikel in verschiedenen Wachstumsphasen, *2* Sekundärfollikel, *3* Tertiärfollikel (Bläschenfollikel). *Te* Theca externa, *Ti* Theca interna, *S* Stroma ovarii, *A* atretischer Follikel. Azan-Färbung. Vergr. 200 fach

migen Zellkern mit deutlichem Nukleolus. Im Zytoplasma hat sich der Balbiani-Komplex aufgelöst, und es kommen zahlreiche, in der ganzen Zelle verteilte Golgi-Komplexe vor. Ferner finden sich überall kleine Bläschen und multivesikuläre Körper, sowie unter der Zellmembran sog. Rinden"vakuolen". Diese Vakuolen sind mit elektronendichtem Material gefüllt, das nach Anheftung eines Spermiums nach außen abgegeben wird, die Zona pellucida (s. unten) durchtränkt, und daran beteiligt ist, eine Polyspermie zu verhindern. Zugenommen haben aber auch das RER und freie Ribosomen. Schließlich werden dichte lipidreiche Granula und andere Reservestoffe sichtbar. An der Oberfläche weist der Ovozyt Mikrovilli auf.

**Zona pellucida** (Abb. 23.5). Der Spalt zwischen Ovozyt und umgebendem Follikelepithel verbreitert sich weiter. Er enthält Fortsätze, die von den umgebenden Follikelepithelzellen ausgehen (s. unten). Sobald der Ovozyt einen Durchmesser von 50–80 μm erreicht hat, wird das amorphe Material in dem Spalt histochemisch mit der PAS-Reaktion und färberisch-lichtmikroskopisch nachweisbar. Die Zona pellucida ist entstanden, die nach heutiger Auffassung ein Produkt sowohl der Eizelle als auch des Follikelepithels ist.

**Follikelepithel** (Abb. 23.5 und 23.6). Das Follikelepithel hat sich durch Mitosen erheblich vermehrt. Es entstehen bis zu 5 Schichten. Die Follikelepithelzellen selbst zeichnen sich durch zahlreiche Mitochondrien und freie Ribosomen, durch viel rauhes und sehr wenig glattes endoplasmatisches Retikulum sowie durch einen auffälligen Golgi-Apparat aus. Lichtmikroskopisch ist eine deutliche Granulierung zu erkennen; deswegen werden Follikelepithelzellen auch als Granulosazellen bezeichnet.

**Histophysiologischer Hinweis.** Granulosazellen sind an der Synthese von Steroiden (Östrogene, Progesteron) beteiligt. Zwischen ihnen existiert eine intensive interzelluläre Kommunikation, die über Gap junctions vermittelt wird. Diese Kommunikation ist in diesem avaskulären Epithel Voraussetzung für eine koordinierte Leistung der (Granulosa)Zellen z. B. im Rahmen der Ernährung des Ovozyt und der Steroidsynthese (s. 23.1.7). Eine Gap junction vermittelte Kommunikation existiert auch zwischen der Eizelle und den Follikelepithelzellen, die mit langen Fortsätzen die Zona pellucida penetrieren und dort auch lichtmikroskopisch sichtbar sind. Auf diesem Weg können z. B. Substanzen, die auf dem Blutweg an den Follikel herantransportiert und von den Granulosazellen aufgenommen worden sind, in die Eizelle abgegeben werden. Auch können so Signale der Granulosazellen weitergegeben werden, die z. B. zur Aufhebung der meiotischen Arretierung zur Eizelle führen.

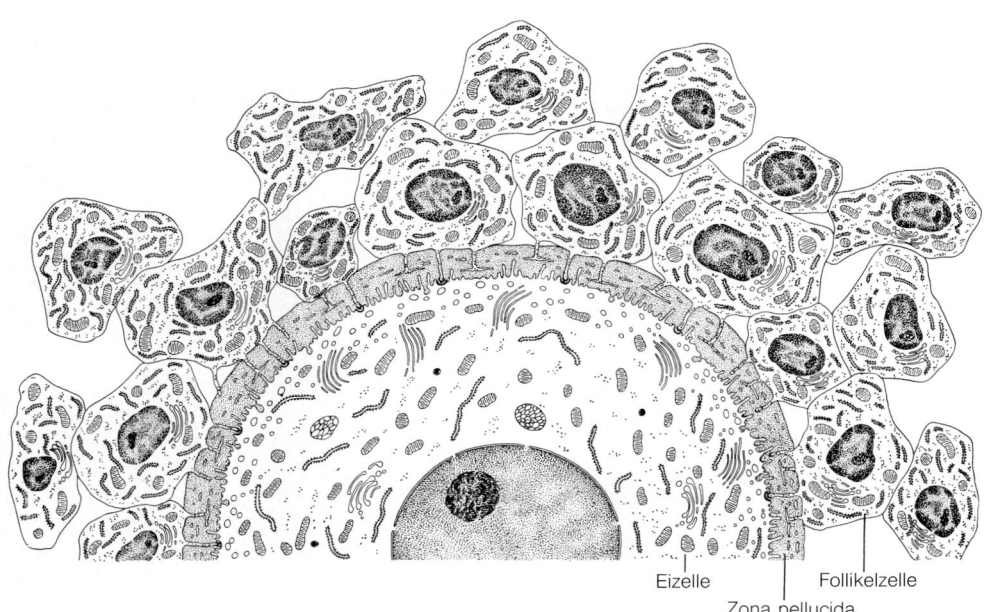

Eizelle   Follikelzelle
Zona pellucida

**Abb. 23.5.** Schema der Ultrastruktur von Eizelle, Zona pellucida und Follikelzellen. Die Zona pellucida besteht aus amorphem Material und wird von Mikrovilli des Ovozyt und langen Fortsätzen der Follikelzellen durchsetzt

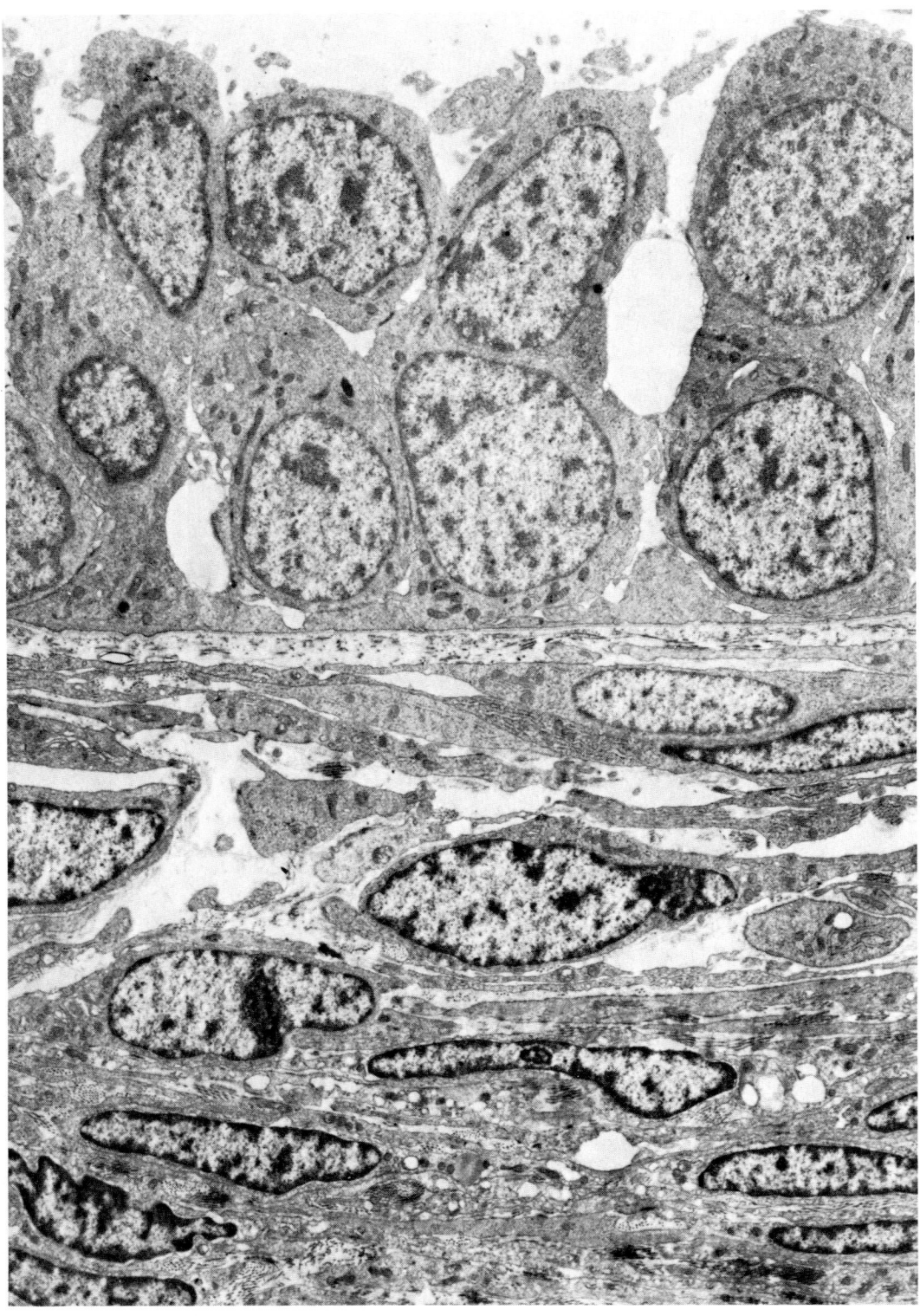

**Abb. 23.6.** Wand eines Ovarialfollikels. Elektronenmikroskopische Aufnahme. *Oben* sind verschiedene kubische Follikelzellen zu sehen. Es folgen eine Basalmembran und abgeflachte Zellen der Theca interna. Vergr. 6.400 fach

Zwischen den Granulosazellen – also interzellulär – treten vereinzelt sog. Call-Exner-Körperchen auf. Hierbei handelt es sich um kleine Lakunen, die mit einer Membran ausgekleidet sind. Gefüllt sind sie mit Glykosaminoglykanen, in der Hauptsache Hyaluronsäure, die vermutlich von den Granulosazellen sezerniert werden. Herkunft und Funktion der Call-Exner-Körperchen sind bisher unbekannt.

**Theca folliculi.** Es handelt sich um eine Schicht von Stromazellen in unmittelbarer Umgebung der Follikel. Sie sind zirkulär angeordnet und größer als die übrigen Stromazellen. Vom Follikelepithel sind die Thekazellen durch eine zarte Basalmembran getrennt. Sehr bald gliedert sich die Theca folliculi in eine gefäßreiche innere Schicht aus dichten, größeren, epithelartigen Zellen mit sekretorischen Eigenschaften und in eine äußere stromaartige Schicht.

**Tertiärfollikel** (Abb. 23.3 und 23.4)

Von einem Tertiärfollikel wird gesprochen, wenn
- die Schichtenzahl der Follikelepithelzellen weiter zugenommen hat,
- flüssigkeitsgefüllte Räume zwischen den Follikelepithelzellen lichtmikroskopisch sichtbar sind,
- die Theca folliculi sich gliedert in
  - *Theca folliculi interna* und
  - *Theca folliculi externa.*

Der Ovozyt wächst gleichfalls weiter, verharrt jedoch unverändert im Diktyotänstadium.

**Follikelepithel, Antrum folliculi.** Wenn der Follikel einen Durchmesser von etwa 0,2 mm und das Follikelepithel eine Schichtenfolge von 6–12 Lagen erreicht hat, werden an umschriebenen Stellen auch lichtmikroskopisch verbreiterte Interzellularspalten sichtbar. Die Follikelepithelzellen selbst sind sternförmig und hängen über Fortsätze miteinander zusammen. Mit fortschreitendem Follikelwachstum entstehen immer mehr und weiter vergrößerte Spalträume, die zusammenfließen und schließlich zu einer gemeinsamen großen Höhle, **Antrum folliculi,** werden. Spalträume und Antrum folliculi sind mit einer hyaluronsäurereichen Flüssigkeit, **Liquor folliculi,** gefüllt. Durch weitere Flüssigkeitszunahme wird das Follikelepithel zu einer mehrschichtigen randständigen Zellage, die an einer Stelle einen exzentrisch gelegenen, in die Follikelhöhle vorgewölbten, kleinen Zellhügel, **Cumulus oophorus,** bildet, der den Ovozyt enthält. Die

Follikelepithelzellen in unmittelbarer Umgebung des Ovozyt sind hochprismatisch, im übrigen aber verzweigt und flach. Der Durchmesser des voll ausgebildeten tertiären Follikels beträgt etwa 1 cm.

**Ovozyt.** Der Ovozyt hat zur Zeit der vollen Ausbildung des Antrum folliculi ihre volle Größe (100–120 μm) erreicht. In ihrem Feinbau hat sie sich gegenüber vorher kaum verändert. Sie befindet sich noch in der Prophase der 1. meiotischen Teilung.

**Theka.** Die **Theca interna** liegt dem Follikel – getrennt durch eine Basalmembran – unmittelbar an (Abb. 23.6). Ihre Zellen sind spindelförmig und epithelartig angeordnet. Ultrastrukturell haben sie die Eigentümlichkeiten von steroidbildenden Zellen (S. 135); in ihrem Zytoplasma kommen u. a. tubuläre Mitochondrien und viel glattes endoplasmatisches Retikulum vor. Abhängig vom Zyklusstadium (s. unten) stehen sie im Dienst der Steroidsynthese (Progesteron, Androgene). Die Theca interna ist wie alle Organe mit endokriner Funktion reich vaskularisiert.

Die **Theca externa** besteht hauptsächlich aus spindelförmigen Zellen (ohne wesentliche sekretorische Funktion). Einige Zellen der Theca externa gleichen ultrastrukturell (Mikrofilamente) und histochemisch (Vorkommen von Phosphorylase) glatten Muskelzellen. Ferner kommen zwischen den Zellen der Theca externa ein dichtes Netzwerk retikulärer Fasern und viele kleinere Blutgefäße vor, die den Kapillarplexus der Theca interna versorgen. In der Umgebung der Theca externa liegen zahlreiche Lymphgefäße. Die Grenzen zwischen Theca interna und externa sowie zum Stroma ovarii hin sind fließend.

**Präovulatorischer Follikel, reifer Follikel, Graaf-Follikel**

Reife Follikel können einen Durchmesser von 1 cm überschreiten. Sie wölben die Oberfläche des Ovars vor und erscheinen als durchsichtiges Bläschen. Da sich die Follikelzellen nicht mehr in dem Maße vermehren, wie die Follikelflüssigkeit zunimmt, wird die Follikelepithelschicht niedriger. Erhalten bleibt jedoch ein dichter mehrschichtiger Kranz von hochprismatischen Follikelzellen um den Ovozyt, der als **Corona radiata** bezeichnet wird. Im Laufe der Zeit lockert sich die Verbindung zwischen Ovozyt einschließlich Corona radiata und randständigem Follikelepithel und löst

sich schließlich, so daß sich der Ovozyt mit der Corona radiata zur Zeit der Ovulation (s. unten) frei in der Follikelhöhle befindet.

Präovulatorisch vollendet der Ovozyt seine 1. meiotische Teilung. Während das Chromatin gleichmäßig auf die Zellkerne beider Tochterzellen verteilt wird, ist die eine der beiden Zellen sehr zytoplasmaarm. Auf diese Weise entstehen eine sehr große und eine sehr kleine Zelle, nämlich

– **sekundärer Ovozyt**, *Ovocytus secundarius*,
– **1. Polkörperchen**, *Polocytus primarius*.

Beide Zellen liegen innerhalb der Zona pellucida. Das Polkörperchen geht meist vor der 1. Teilung zugrunde.

Unmittelbar nach Abstoßung des 1. Polkörperchens und noch im Follikel beginnt der Ovozyt mit der 2. meiotischen Teilung, die bis zur Metaphase fortschreitet, um dort erneut arretiert zu werden. In diesem Zustand ist der Ovozyt befruchtungsfähig und kann deswegen als **Ovum** bezeichnet werden. Vollendet wird der 2. Teilungsschritt der Meiose erst nach dem Eindringen von Spermien (Besamung) in das Ovum.

### 23.1.3 Ovulation

Die Ovulation ist das Ergebnis einer komplexen Kette morphologischer und biochemischer Ereignisse, die unter dem Einfluß neuroendokriner, endo- und parakriner sowie neurovaskulärer Mechanismen in der Mitte eines genitalen Zyklus stattfinden. Es kommt zur Ruptur des präovulatorischen Follikels, bei der das Ovum freigesetzt und von der Tuba uterina aufgefangen wird.

Meistens ovuliert während eines Zyklus nur 1 Follikel, so daß auch nur 1 befruchtungsfähige Eizelle zur gleichen Zeit zur Verfügung steht. Ausnahmsweise können auch 2 oder mehr Ovulationen gleichzeitig stattfinden. Werden mehrere gleichzeitig vorhandene Eizellen befruchtet, kann es zu Mehrlingsschwangerschaften kommen.

**Hinweis**. Im tierischen Ovar kommen fast regelmäßig Follikel mit mehreren Eizellen vor (Abb. 23.7). Beim Menschen ist dies ausgesprochen selten. Die Hamelner Siebenlinge sind so berühmt, daß ihnen eine Gedenktafel an der Stadtkirche gewidmet wurde.

Die Ovulation erfolgt annähernd in der Mitte des Zyklus, d. h. um den 14. Tag des Intermenstruums. Ein Anzeichen der bevorstehenden Ovulation ist eine lokale Farbänderung bzw.

Transparenzänderung an der Oberfläche des Follikels, *Stigma folliculi*. Dies geht auf eine lokale Unterbrechung der Durchblutung unter Druck des reifen Follikels zurück. Die Oberflächenschicht des Ovars wird in diesem Bereich ischämisch, das Stroma durch die Tätigkeit der Kollagenase dünner und das Oberflächenepithel diskontinuierlich. Schließlich rupturiert die Follikelwand und das Ovum mit umgebender Corona radiata wird zusammen mit Liquor folliculi und etwas Blut aus dem Ovar ausgestoßen. Es wird vom trichterförmigen Ende der Tuba uterina, das sich bei der Ovulation der Oberfläche des Ovars eng anlegt, aufgefangen. Ausgelöst wird die Ovulation durch Veränderungen im Gleichgewicht zwischen den verschiedenen Hormonen von Hypothalamus und Hypophysenvorderlappen (S. 592), die für die Regelung der Ovarialtätigkeit wichtig sind. Insbesondere kommt es in der Mitte des Zyklus zu einer kräftigen Zunahme von Luteinisierungshormon (LH, Lutropin).

**Klinischer Hinweis**. Durch pharmakologische Beeinflussung des hormonalen Gleichgewichts kann die Ovulation unterbunden werden (Ovulationshemmung, s. unten).

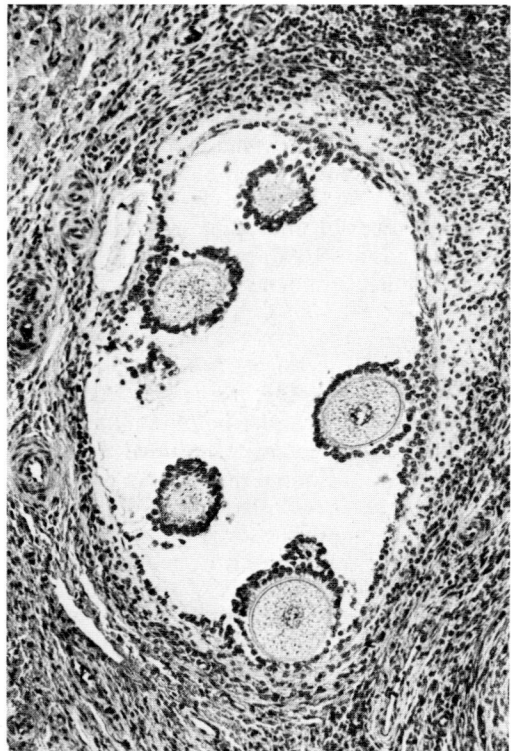

**Abb. 23.7.** Graaf-Follikel einer Katze mit 5 Eizellen. Azan. Vergr. 100 fach

Durch die Tätigkeit der Fimbrien am Ende der Tuba uterina (s. unten), der Flimmerzellen der Tubenschleimhaut und Muskelkontraktionen gelangt das Ei zusammen mit der umgebenden Corona radiata in das Infundibulum der Tube. Stehen hier innerhalb von 24 h Spermien zur Verfügung, kann es zur Befruchtung kommen. Nach Eindringen eines Spermienkopfes in die Eizelle wird die 2. meiotische Teilung vollendet und ein 2. Polkörperchen abgestoßen. Durch Vereinigung der haploiden Zellkerne der beiden Geschlechtszellen kommt es zur Befruchtung. Die neu entstandene Zelle, Zygote, ist wieder diploid. Sie beginnt sich zu teilen und gelangt innerhalb von 3–5 Tagen in das Cavum uteri. Wird eine Eizelle jedoch in den ersten 24 h nach der Ovulation nicht befruchtet, geht sie zugrunde.

### 23.1.4  Corpus luteum

Nach der Ovulation bilden die Follikelepithelzellen, die im Ovar verbleiben, und die Zellen der Theca interna eine temporäre endokrine Drüse, das **Corpus luteum, Gelbkörper** (Abb. 23.8).

Das Corpus luteum ist die charakteristische ovarielle Struktur der 2. Zyklushälfte, so daß diese Phase als *Lutealphase* bezeichnet wird.

Das Corpus luteum liegt in der Rinde des Ovars und sezerniert von den im Ovar synthetisierten Steroidhormonen hauptsächlich **Progesteron**, aber auch **Östrogene**. Die großen Mengen Progesteron verhindern in der 2. Zyklushälfte die Weiterentwicklung antraler Ovarialfollikel und damit eine erneute Ovulation.

Sobald der Follikel platzt und die Follikelflüssigkeit unter Druck ausgestoßen ist, kollabiert die Follikelwand und wird faltig. Außerdem gelangt etwas Blut in die Follikelhöhle, wo es gerinnt **(Corpus haemorrhagicum)**. Anschließend dringen aus dem Stroma des Ovars Bindegewebezellen in die ehemalige Follikelhöhle ein, die bindegewebig organisiert wird; das Bindegewebe verbleibt als organisierter Kern des Corpus luteum.

Funktionell von großer Bedeutung sind die Veränderungen, die postovulatorisch die Follikelepithelzellen und die Zellen der Theca interna durchmachen. Sie wandeln sich um in

– **Granulosaluteinzellen** bzw.
– **Thekaluteinzellen**.

**Granulosaluteinzellen** leiten sich vom Follikelepithel ab. Ihr Volumen nimmt erheblich zu

(Durchmesser bis zu 30 μm), und sie bekommen den Feinbau von Zellen, die Steroidhormone bilden (S. 135). In ihrem Zytoplasma treten außerdem zahlreiche Fetttropfen auf, die sich bei der Herstellung üblicher histologischer Präparate in den Entwässerungsmedien (Alkohol) herauslösen. Dadurch bekommen die Zellen ein vakuoliges (wabiges) Aussehen (Abb. 23.9). Außerdem enthält das Zytoplasma der Granulosaluteinzellen Lipochrom, ein Pigment, das in Fett löslich ist und die gelbe Farbe des Corpus luteum eines frisch gewonnenen Ovars hervorruft.

**Thekaluteinzellen** sind v. a. aus den Zellen der Theca interna und zu einem sehr geringen Teil aus denen der Zona externa sowie des umgebenden Stromas hervorgegangen. Sie haben sich gegenüber ihren Herkunftszellen vergrößert, sind jedoch kleiner (Durchmesser bis zu 15 μm) und dunkler gefärbt als die Granulosaluteinzellen. In ihrem Feinbau zeigen sie gleichfalls die für steroidbildende Zellen typische Ultrastruktur, nämlich tubuläre Mitochondrien und viel glattes endoplasmatisches Retikulum.

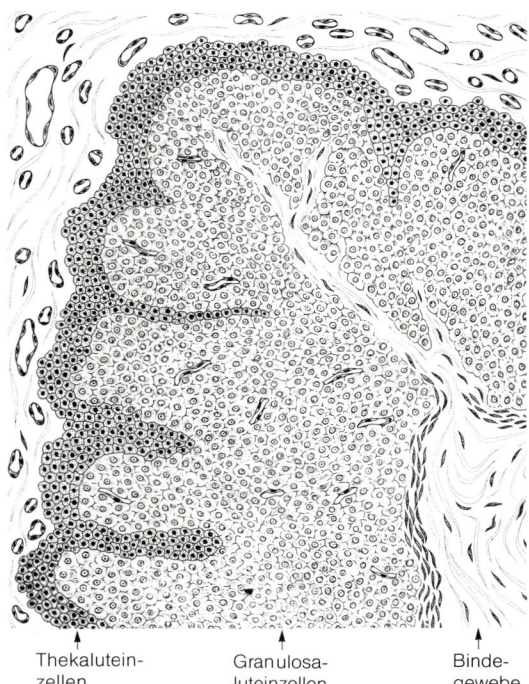

| Thekalutein-zellen | Granulosa-luteinzellen | Binde-gewebe |

**Abb. 23.8.** Corpus luteum (Zeichnung nach einem Präparat). Granulosaluteinzellen sind aus den Zellen der Zona granulosa des Follikels hervorgegangen. Sie sind größer und weniger dicht gefärbt als die Thekaluteinzellen, die aus Zellen der Theca interna hervorgegangen sind

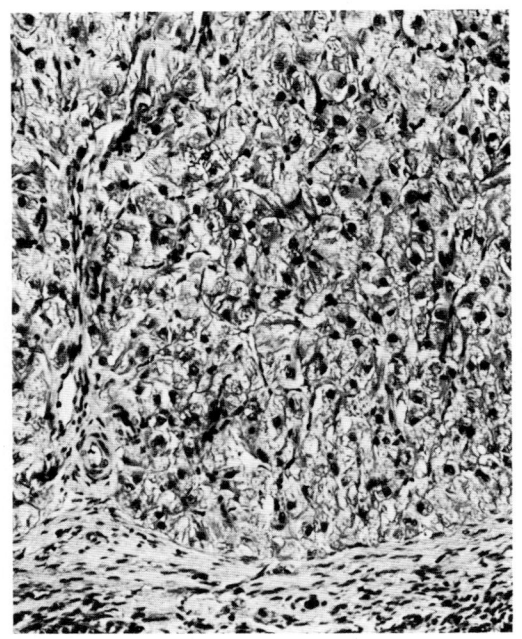

**Abb.23.9.** Corpus luteum. Granulosaluteinzellen. HE-Färbung. Vergr. 150fach

**Blutkapillaren und Lymphgefäße.** Aus der ehemaligen Theca interna wachsen zahlreiche Gefäße in das Corpus luteum ein und bilden dort ein dichtes Blut- und Lymphgefäßnetz.

**Corpus luteum graviditatis.** Tritt eine Schwangerschaft ein, bleibt das Corpus luteum ungefähr 6 Monate erhalten (Corpus luteum graviditatis). Für seinen Fortbestand in dieser Zeit ist von der Plazenta gebildetes Choriongonadotropin verantwortlich. Nach dieser Zeit verfällt das Corpus luteum langsam, ohne jedoch während der Schwangerschaft vollständig zu verschwinden; es setzt bis zur Niederkunft die Sekretion von Progesteron fort. Das Corpus luteum graviditatis erreicht gelegentlich einen Durchmesser von ungefähr 5 cm.

**Corpus luteum cyclicum.** Tritt keine Schwangerschaft ein, bleibt das Corpus luteum nur 10–14 Tage erhalten, d. h. bis zur nächsten Regelblutung (Corpus luteum cyclicum, Corpus luteum menstruationis). Es unterliegt dann einer Degeneration, wobei die Zellen durch Autolyse zerfallen und von Makrophagen abgeräumt werden. Das Corpus luteum wird durch eine Narbe aus dichtem Bindegewebe ersetzt, das

– **Corpus albicans**.

Das Corpus albicans bleibt unterschiedlich lange erhalten – je nach Größe des vorher vorhan-

denen Corpus luteum –, wird aber schließlich auch abgebaut und verschwindet langsam.

### 23.1.5 Follikelatresie

Nur wenige Primordial- und Primärfollikel durchlaufen die gesamte Follikelentwicklung bis zur Ovulation. Die meisten unterliegen einer Rückbildung; hierbei kommt es zu einer Follikelatresie. Follikelatresien spielen sich während des ganzen Lebens der Frau bis in die Postmenopause hinein ab und können jeden Follikeltyp vom Primordialfollikel bis zum reifen Follikel ergreifen. Zu bestimmten Zeiten allerdings werden vermehrt Follikel zurückgebildet, z.B. kurz nach der eigenen Geburt (wenn keine mütterlichen Hormone mehr zur Verfügung stehen), ferner vor der Pubertät, während der Schwangerschaft und ebenfalls nach den Ovulationen, also immer dann, wenn es zu auffälligen Hormonveränderungen kommt.

**Atresie beim Primärfollikel.** Sie beginnt mit Veränderungen an dem Ovozyt, die schrumpft und eine unregelmäßige Oberfläche bekommt. Dann werden die Follikelepithelzellen kleiner und trennen sich voneinander. Anschließend beginnen sich Ovozyt und Follikelepithelzellen aufzulösen. In das Abbaugebiet dringen sofort Bindegewebezellen aus dem Ovarialstroma ein und füllen es. Follikelreste verbleiben nicht. Alles wird abgebaut.

**Atresie beim Sekundärfollikel.** Der Vorgang ähnelt dem der Rückbildung beim Primärfollikel. Jedoch ist die Zona pellucida sehr widerstandsfähig; sie bildet als Folge des Follikelkollapses Wellen und Falten. Ihr Material bleibt länger erhalten als das der Follikelepithelzellen und Ovozyten (Abb. 23.4).

**Atresie beim Tertiärfollikel.** Die Rückbildung beginnt – anders als beim Primär- und Sekundärfollikel- mit Veränderungen am Follikelepithel. Insbesondere lösen sich im peripheren Follikelepithel antrumwärts gelegene Granulosazellen aus dem Zellverband, so daß im Liquor folliculi degenerierende Zellen und Zellbruchstücke auftreten. Dann kommt es zur Auflösung der Basalmembran und zum Einwachsen von gefäßführendem Bindegewebe ins Follikelepithel einschließlich des Cumulus oophorus. Es folgen Veränderungen an dem Ovozyt. Abgeräumt wird das Material von Makrophagen, die als Monozyten aus der Blutbahn eindringen. Schließlich ersetzt Bindegewebe diesen Teil des Tertiärfollikels.

Besondere Veränderungen durchläuft die The-ca interna. Ihre Zellen vergrößern sich, werden epitheloid und lagern Lipide ein. Gleichzeitig verdichtet sich die ehemals zarte Basalmem-bran zwischen Theca interna und Follikelepi-thel. Zwischenzeitlich ähnelt ein atretischer Tertiärfollikel einem Corpus luteum, jedoch mit dem Unterschied, daß im atretischen Folli-kel die Basalmembran verdichtet ist und dege-nerierende Follikelepithelzellen und Reste ei-ner Zona pellucida vorkommen. Schließlich wird der gesamte atretische Follikel von Binde-gewebe abgeräumt; dabei wird ein narbenarti-ges Stadium durchlaufen.

### 23.1.6  Interstitielle Zellen

Bei der Atresie von Sekundär- und v. a. von Tertiärfollikeln – besonders wenn sie nach ei-ner Ovulation eintritt – können Gruppen von Theca-interna-Zellen verbleiben, die vom Bin-degewebe umgeben sind. Sie werden als inter-stitielle Zellen bezeichnet und bilden in ihrer Gesamtheit die sog. *interstitielle Drüse* des Ovars.

Die interstitiellen Zellen, die im menschlichen Ovar nicht sehr häufig vorkommen und nach der Menopause verschwinden, haben einen elliptischen Kern, große tubuläre und cristarei-che Mitochondrien, rauhes und glattes endo-plasmatisches Retikulum sowie zahlreiche Fetttropfen. Sie bilden hauptsächlich Andro-gene.

### 23.1.7  Histophysiologie

Die zyklischen Veränderungen, die sich bei der Frau zwischen Menarche und Menopause im Ovar und abhängig davon in der Uterus-schleimhaut, der Vagina und in extragenitalen Organen abspielen, beruhen auf dem Zusam-menwirken mehrerer endokriner Zentren und deren Hormone mit dem Ovar. Alle Mechanis-men sind darauf gerichtet, in regelmäßigen Ab-ständen Voraussetzungen für eine Schwanger-schaft zu schaffen. Beteiligt sind (Abb. 23.10 und 23.11):

– **Hypothalamus** durch Bildung von *Gonado-liberin* (GnRH als Abkürzung für die früher verwendete Bezeichnung Gonadotropin-

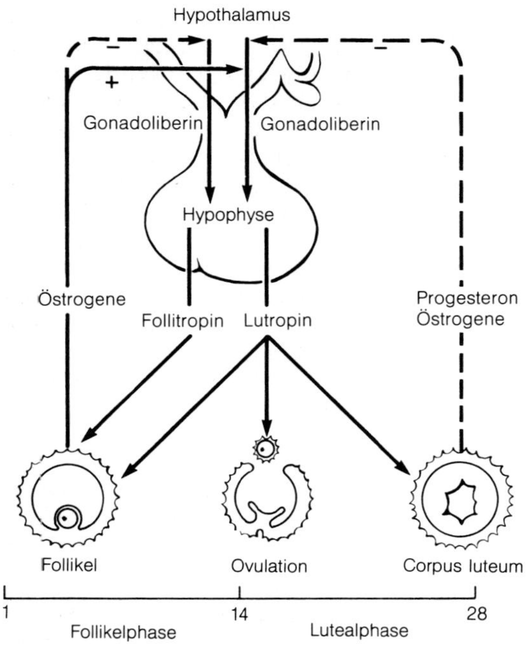

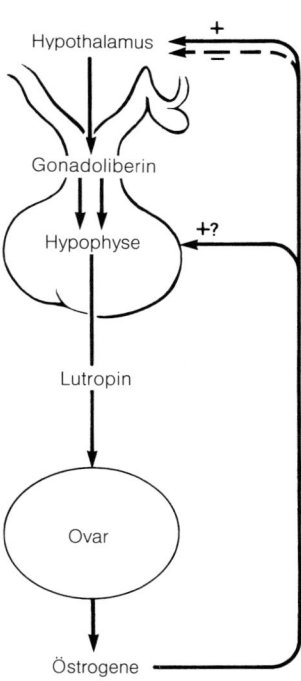

**Abb. 23.10.** Schema des hormonellen Regelkreises zwischen Hypothalamus, Hypophyse und Ovarien unter Berücksichtigung der Rückkopplung (Feed-back)

**Abb. 23.11.** Schema des Regelkreises zwischen Hy-pothalamus, Hypophyse und Ovarien mit Rück-kopplung zur Steuerung der Abgabe von Lutropin und Östrogenen

Releasinghormon), das sowohl die Freisetzung von Lutropin als auch von Follitropin aus der Adenohypophyse (S. 376) induziert,
- **Adenohypophyse** durch Bildung von *Lutropin* (luteinisierendes Hormon: LH) und *Follitropin* (follikelstimulierendes Hormon: FSH),
- **Ovar** durch Bildung von *Östradiol* und *Progesteron*.

Erreicht wird die Koordination der Tätigkeit der verschiedenen Hormonbildner durch Rückkopplungsvorgänge. Zeitgeber für die zyklischen Veränderungen dürfte (beim Menschen) das Ovar sein.

## Hypothalamus

Der Hypothalamus (S. 375) regelt durch Abgabe von Gonadoliberin die Tätigkeit der gonadotropen Teilfunktionen der Adenohypophyse. Dabei ist es eine offene Frage, wie dieses eine Steuerhormon die Ausschüttung der beiden einschlägigen Hormone der Adenohypophyse (Lutropin und Follitropin) stimulieren kann.

Im Hypothalamus der Frau dienen 2 Zentren der Regulation des Genitalzyklus, nämlich
- ein *tonisches Zentrum* und
- ein *zyklisches Zentrum*.

Das *tonische Zentrum* ist für eine gleichbleibende Basissekretion von Gonadotropinen aus der Hypophyse verantwortlich. Es liegt im Gebiet des Nucleus ventromedialis und Nucleus arcuatus (s. Lehrbücher der Anatomie).

Das *zyklische Zentrum* ist dem tonischen Zentrum vorgeschaltet. Es bewirkt im Hypophysenvorderlappen zur Zeit der Ovulation eine gesteigerte Freisetzung von Lutropin, aber auch Schwankungen der Follitropinausschüttung während des Zyklus. Zum zyklischen Zentrum gehören u. a. die Area praeoptica des Hypothalamus (für die Lutropingipfel), die Area hypothalamica anterior (für die Follitropingipfel) sowie der Nucleus suprachiasmaticus. Eine Ausschüttung von Gonadoliberin erfolgt pulsatorisch etwa alle 90 min.

*Regulation*. Die Tätigkeit der Sexualzentren im Hypothalamus wird dadurch gesteuert, daß in beiden Zentren der Spiegel der ovariellen Hormone (long loop feedback), im tonischen Zentrum außerdem der der Gonadotropine der Adenohypophyse (short loop feedback) registriert wird. Außerdem wird noch eine ultrakurze Rückkopplung vermutet, die im Hypothalamus selbst liegt. Eine positive Rückkopplung liegt vor, wenn durch die Geschlechtshormone die Aktivität der hypothalamischen Zentren – und damit auch die gonadotropen Teilfunktionen der Adenohypophyse – stimuliert wird, eine negative Rückkopplung, wenn sie inhibiert wird.

Verallgemeinernd läßt sich feststellen, daß Östrogene innerhalb des vorliegenden Regelkreises eine stimulierende Wirkung haben – so führt z. B. ein starker Östrogenanstieg kurz vor der Ovulation via Hypothalamus zu einer starken Erhöhung der Lutropinsekretion –, Progesteron hemmt dagegen. Letztlich entscheidend für die Wirkung der gleichzeitig vorhandenen Hormone ist das in der höheren Aktivität vorhandene Hormon. So führt z. B. ein hoher Östrogenspiegel bei beginnender Progesteronproduktion zu einer Hemmung; sie ist am 22. Zyklustag bei gleichzeitig hoher Progesteron- und Östrogenkonzentration besonders stark. Schließlich ist zu berücksichtigen, daß zyklisches und tonisches Zentrum von den Hormonen unterschiedlich beeinflußt werden können, so daß die eigentliche Führungsgröße für die Aktivität der gonadotropen Teilfunktionen der Adenohypophyse das Zusammenwirken beider Zentren ist.

Einfluß auf die Aktivität des Hypothalamus bei der Steuerung der Funktionen der Geschlechtsorgane nehmen aber auch Hirnrinde und andere Gebiete des Gehirns. Es handelt sich um Einflüsse seitens der Sinnesorgane (Auge, Ohr, Tastorgane) und deren Projektionen, sowie aus dem vegetativen Nervensystem und um psychische Einflüsse. Wahrscheinlich steht das zyklische Zentrum mehr unter der Kontrolle von Teilen des limbischen Systems, z. B. Corpus amygdaloideum und Hippocampusformation, das tonische Zentrum mehr unter der von Thalamus und Formatio reticularis. Andererseits wirken aber auch die hypothalamischen Zentren auf andere Gebiete des Gehirns zurück.

**Klinischer Hinweis**. Die sehr komplexen Vorgänge im Hypothalamus haben sehr konkrete klinische Auswirkungen. So können z. B. Angst und andere emotionale Einflüsse den normalen Ablauf von Ovarialtätigkeit und Menstruation beeinflussen. Bekannt sind z. B. Menstruationsstörungen (bis zum Ausbleiben der Regelblutung) bei internierten Mädchen und Frauen. Andererseits steht das Geschlechtsverhalten unter dem Einfluß des zyklischen Zentrums, und die Geschlechtshormone greifen in zahlreiche Funktionsabläufe des ZNS ein.

## Adenohypophyse

In der Adenohypophyse werden in jeweils speziellen Zelltypen
- **Follitropin** (FSH) und
- **Lutropin** (LH) gebildet (S. 386).

Von diesen Hormonen werden Wachstum und Reifung der Ovarialfollikel, die Ovulation und die Ausbildung eines Corpus luteum gesteuert. Wichtig ist, daß stets beide Hormone, wenn auch in unterschiedlicher Menge, von der Hypophyse abgesondert werden (Abb. 23.12).

*Follitropin* (Abb. 23.10 und 23.12) steigt während der follikulären Phase zunächst etwas an und fällt dann leicht ab, um zur Zyklusmitte einen geringen Anstieg zu erfahren. Follitropin ist maßgebend für die Reifung präantraler Follikel, hat aber auch Einfluß auf antrale Follikel. Follitropin stimuliert die Proliferation von Granulosazellen und fördert die Aromatisierung von Androgenen der Theka und des Stromas zu Östrogenen in der Granulosa. Allerdings reicht die alleinige Follitropinstimulierung des Ovars nicht aus, um die Granulosazellen zu einer für die Aufnahme inkretorischer Funktionen erforderlichen Differenzierung zu bringen; hierzu ist Lutropin erforderlich. In diesem Zusammenhang ist wichtig, daß Follitropin die Ausbildung von Lutropinrezeptoren im Follikelepithel antraler Follikel induziert.

*Lutropin* (Abb. 23.10–23.12) wird während der 1. Zyklushälfte in relativ geringer Menge sezerniert. Um die Zyklusmitte kommt es zu einem starken Anstieg der Lutropinsekretion (Lutropinpeak). 1–1,5 Tage nach Erreichen des Lutropinpeaks findet die **Ovulation** statt. Lutropin hemmt die Bildung von Androgenen, die in den Granulosazellen zu Östrogenen aromatisiert werden können, und fördert die Synthese von Progesteron in den Follikelepithelzellen. Die unmittelbare Folge des Anstiegs der Lutropinsekretion ist die Umwandlung des gesprungenen Follikels in ein Corpus luteum, das ebenfalls überwiegend Progesteron bildet und sezerniert. – Postovulatorisch nimmt die Lutropinsekretion stark, die Follitropinsekretion langsam ab.

**Hinweis**. Gesteuert wird die Tätigkeit der Follitropin- und Lutropinsekretion der Adenohypophyse einerseits durch Releasinghormone des Hypothalamus (s. oben), andererseits dadurch, daß die Plasmakonzentration beider Ovarialhormone direkt rückkoppelnd auf die Hypophyse wirkt (Abb. 23.10 und 23.11). Dabei hat präovulatorisch Östradiol eine fördernde Wirkung auf die Lutropinsekretion, aber eine hemmende auf die Follitropinsekretion. Postovulatorisch wirken beide Hormone hemmend.

**Klinischer Hinweis**. Die Ovulation kann unterdrückt werden, wenn der Lutropingipfel in der Zyklusmitte vermieden wird. Erreicht wird dies durch exogene Zufuhr von geeigneten Östrogenen und Gestagenen – die nicht in der Leber abgebaut werden – von Beginn des Zyklus an. Dies führt zu einer negativen Rückkopplung im Hypothalamus, dessen Gonadoliberinsekretion gehemmt wird. Zu einer menstruationsartigen Blutung (Abbruchblutung) kommt es dann, wenn die Verabfolgung des Ovulationshemmers („Pille") unterbrochen wird.

*Prolaktin* (LTH) ist das 3. in der Adenohypophyse gebildete Hormon, das einen Einfluß auf die weiblichen Geschlechtsorgane hat. Beim Menschen ist über die Wirkung dieses Hormons im Ovar wenig bekannt. Man weiß aber, daß Prolaktin auch beim Menschen die Steroidsynthese im Ovar hemmt, so daß entsprechend die Progesteron- und besonders die Östrogenkonzentrationen im Serum dadurch

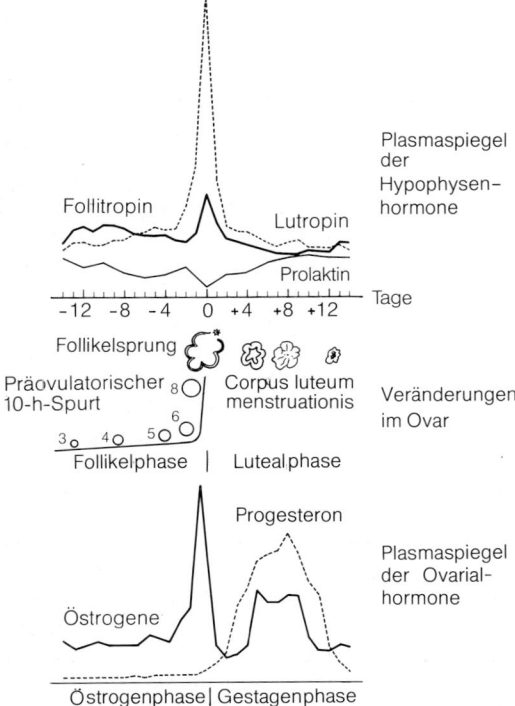

**Abb. 23.12.** Schema der Hormonsekretion während des Zyklus. Im zeitlichen Zusammenhang sind dargestellt: Hormonsekretion der Hypophyse, morphologische Veränderungen im Ovar, Sekretion der Ovarialhormone (Aus Schiebler TH, Schmidt W 1991 Lehrbuch der Gesamten Anatomie des Menschen, 5. Auflage. Springer, Berlin Heidelberg New York Tokyo)

verhindert sind. Prolaktin wirkt aber auch auf den Hypothalamus und führt dort zur Ausschüttung von Prolaktostatin (prolactin release inhibiting factor), der zu einer Senkung der Bildung von Gonadotropin und in weiterer Folge von Ovarialhormonen führt. Schließlich wirkt Prolaktin während der Schwangerschaft auf das Wachstum der Glandula mammaria und die Laktogenese (S.437).

## Ovar

Im Ovar werden gebildet
- **Steroidhormone**
  - **Androgene,**
  - **Östrogene,**
  - **Gestagene**
- **regulierend wirkende Proteine.**

**Androgene.** In den Thekazellen führt die Steroidsynthese teilweise nur bis zur Stufe der Androgene. Jedoch wird der größte Teil der Androgene, die die Basalmembran passieren können, in den Granulosazellen unter dem Einfluß von hypophysärem Follitropin in Östradiol umgewandelt.

*Östrogene.* An der Östrogenbildung sind während der Follikelphase in der Hauptsache Theka- und Follikelepithelzellen und während der Lutealphase Corpus luteum Zellen beteiligt.

**Hinweis.** Weitere Bildungsorte von Östrogenen sind die Plazenta (S.618) und die Leydig-Zellen des Hodens (S.631).

Noch während der Menstruation nimmt die Östrogenausschüttung durch das Ovar zu. Sie erreicht maximale Werte kurz vor der Ovulation und in der Mitte der 2. Zyklushälfte. Nach dem 22. Zyklustag kommt es dann aber zu einem starken Abfall (Abb. 23.12).

*Östrogenwirkung.* Während der Follikelphase ist die Östrogenwirkung darauf ausgerichtet, die Follikel zur Reifung zu bringen und auf die Ovulation vorzubereiten. Dabei wirken sie synergistisch mit Follitropin. Insgesamt haben *Östrogene in der Follikelphase* einen positiv regelnden Einfluß auf die Hypophyse und auf das Ovar selbst. In der Hypophyse fördern sie die Abgabe von Gonadotropin, örtlich erhöhen sie die Ansprechbarkeit der Granulosazellen auf Follitropin und Lutropin durch Ausbildung entsprechender Rezeptoren in diesen Zellen. Aber auch die Bildung und die Anzahl der eigenen Rezeptoren können die Östrogene erhöhen. Ferner haben Östrogene im Ovar einen antiatretischen Effekt und hemmen die Progesteronbildung in den Granulosazellen (z.T. autokrin, S.373). Schließlich sind hohe Östrogenkonzentrationen des präovulatorischen Follikels Voraussetzung für eine Ovulation und lösen den ovulatorischen Lutropinpeak aus.

*In der Lutealphase* bewirkt dagegen die Östrogensynthese der Corpus luteum Zellen über einen negativen Feedback eine Reduktion der Gonadotropinausschüttung aus der Hypophyse (s. unten).

*Östrogenwirkung außerhalb des Ovars.* Im Uterus sind Östrogene für die Proliferation des Endometriums verantwortlich (s. unten). Gleichzeitig veranlassen sie in der Vagina die Differenzierung des Oberflächenepithels (Auftreten von Superfizialzellen zur Zeit der Ovulation) und vermehrte Glykogenbildung (s. unten). Für die Befruchtung haben Östrogene insofern Bedeutung, als sie in den Zervikaldrüsen des Uterus zur Bildung eines flüssigen Schleims führen, der für Spermien leichter durchgängig ist (s. unten). Ferner fördern sie die Kapazitation der Spermien (S.642) und den Eitransport.

Östrogene nehmen auch auf Nicht-Geschlechtsorgane Einfluß, wie z.B. auf Knochen (S.214), Salz- und Wasserhaushalt, Fettstoffwechsel und Haut. Auf das ZNS wirken sie stimulierend in bezug auf psychische Reaktionsweisen, sowie auf das sexuelle und soziale Verhalten.

**Gestagene.** Das wirksamste Steroidhormon aus der Gruppe der Gestagene ist das **Progesteron**, dessen Ausgangssubstanz Cholesterin ist und das über das Pregnenolon entsteht. Der wichtigste Bildungsort für Progesteron ist der Gelbkörper. Hergestellt wird es aber auch in den Granulosazellen, der Plazenta und der Nebennierenrinde.

Progesteron ist das dominierende Steroidhormon der Lutealphase und die Ausschüttung erreicht ihr Maximum um den 22. Zyklustag (Abb.23.12). Zu dieser Zeit ist das Endometrium auf dem Höhepunkt der Sekretionsphase. Danach sinkt der Progesteronspiegel steil ab – sofern es nicht zur Befruchtung kommt – und bleibt bis zur nächsten Ovulation niedrig.

Im Ovar wirkt Progesteron synergistisch mit Lutropin, indem beide die Aromataseaktivität der Granulosazellen hemmen und damit die Endsynthese von Östrogenen im Follikelepithel unterdrücken. Rückkoppelnd bewirkt Progesteron zusammen mit Östrogenen über den Hypothalamus eine Verminderung der Lutropinsekretion. Wie Östrogene kann auch

Progesteron seine eigene Gonadotropin-induzierte Synthese und Sekretion im Ovar steigern.

Progesteron bereitet das weibliche Genitale zur Aufnahme und Reifung des Keims vor und erhält die Schwangerschaft. Vor allem wirken Gestagene auf die Uterusschleimhaut und sorgen für die Ausbildung der Sekretionsphase. Ferner reduziert es im Uterus die Aktivität des Myometriums und vermag dessen Wachstum zu fördern. Unter dem Einfluß des Progesterons produzieren die Zervixdrüsen einen hochviskösen, für Spermien kaum durchdringbaren Schleim (s. oben). In der Glandula mammaria führt Progesteron zu einer Entwicklung des Milchgangsystems. An extragenitalen Organen wirkt Progesteron u.a. auf die Niere und das ZNS. Außerdem verändert der Progesteronspiegel die Körpertemperatur der Frau; es kommt zum Anstieg der Basaltemperatur (Bestimmung des Ovulationstermins).

**Klinischer Hinweis**. Prämenstruell kann es unter dem Einfluß von Progesteron zu mancherlei körperlichen und psychischen Reaktionen kommen, wie z.B. Verhaltensstörungen (prämenstruelles Syndrom).

**Regulativ wirkende Proteine** sind z.B. Inhibin, Oocyte Maturation Inhibitor (OMI), Aktivin und Follistatin, deren Existenz zwar als gesichert angenommen werden kann, deren Struktur und Wirkungsweise jedoch gegenwärtig noch nicht hinreichend geklärt sind. Zusammen mit den Steroidhormonen stellen sie ein wichtiges Potential für intragonadale Regulationsmöglichkeiten dar. Sie sollen die Antwort der ovariellen Strukturen (z.B. Follikel) auf Follitropin und Lutropin modulieren können (parakrine Regulation).

## 23.2  Tuba uterina, Eileiter

Die Tuba uterina, Eileiter, ist ein bewegliches, schlauchförmiges, muskuläres Hohlorgan. Sie ist 10–20 cm lang und liegt am oberen Rand des Lig. latum uteri, einer Bauchfellduplikatur zwischen Uterus und seitlicher Beckenwand (Abb. 23.1). In der Nähe des Ovars kommuniziert das Lumen der Tuba uterina frei mit der Peritonealhöhle **(Ostium abdominale)** bzw. tritt mit der Oberfläche des Ovars in Verbindung, auf der anderen Seite durchbricht der Eileiter die Wand des Uterus und öffnet sich in das Cavum uteri **(Ostium uterinum tubae)**. Im

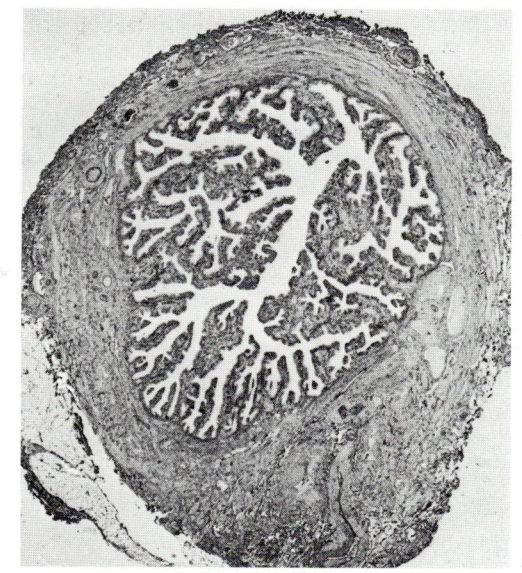

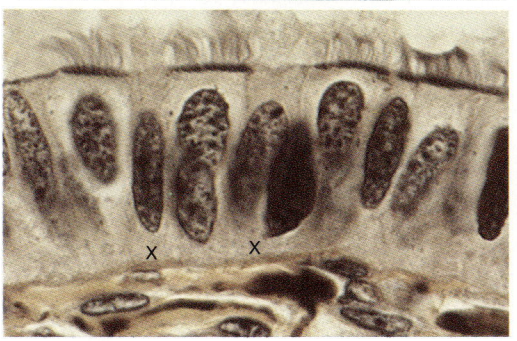

**Abb. 23.13. a** Querschnitt durch eine Ampulla tubae. Die Schleimhaut bildet zahlreiche Falten. HE-Färbung. Vergr. 30 fach. **b** Tubenepithel mit Flimmerzellen und sezernierenden Zellen *(X)*. Vergr. 800 fach

Eileiter erfolgen Transport, Reifung und Ernährung von Eizelle, Zygote und Spermien sowie ggf. die Befruchtung.

Die Tuba uterina gliedert sich in mehrere Abschnitte:

– **Infundibulum tubae uterinae**, das der Peritonealhöhle bzw. dem Ovar zugewandte trichterförmige Tubenende,
– **Ampulla tubae uterinae**, den längsten Tubenabschnitt,
– **Isthmus tubae uterinae**, einen kurzen, verengten Teil unmittelbar am Uterus,
– **Pars uterina**, den in die Uteruswand eingepflanzten Tubenabschnitt.

Charakteristisch für das Infundibulum sind fransenartige Fortsätze, **Fimbriae tubae**, die sich vor dem Follikelsprung der Oberfläche

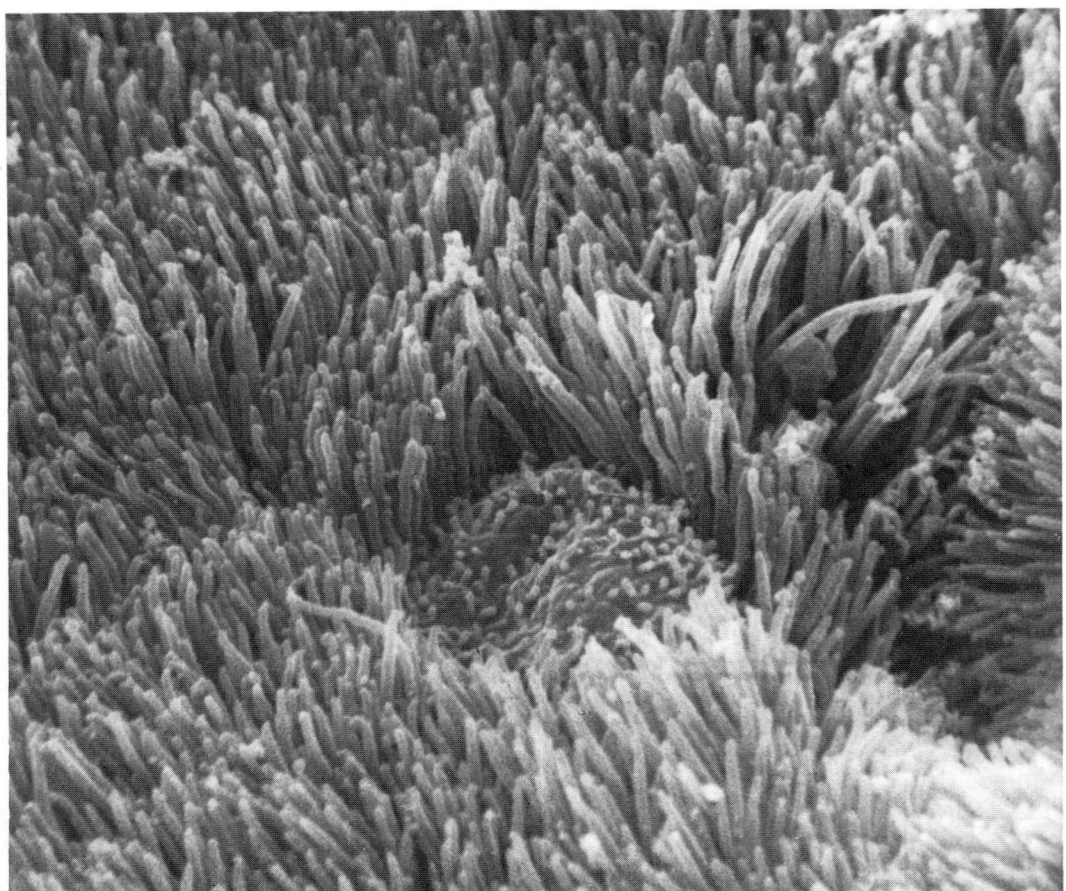

**Abb. 23.14.** Oberfläche der Tubenschleimhaut (rasterelektronenmikroskopische Aufnahme). Zu beachten sind die zahlreichen Zilien. In der Mitte ist die Oberfläche einer sezernierenden Zelle mit nur kurzen Mikrovilli zu erkennen. (Freundlichst überlassen von Porter KR)

des Ovars an der Stelle anlegen, an der die Ovulation erfolgt. Am Ovar ist eine besonders lange Fimbrie befestigt, die Fimbria ovarica.

## 23.2.1 Histologie

Die Wand der Tuba uterina gliedert sich in
- **Tunica mucosa,**
  - *Epithel,*
  - *Lamina propria mucosae,*
- **Tunica muscularis,**
- **Tela subserosa,**
- **Tunica serosa.**

**Tunica mucosa.** Die Tunica mucosa der Ampulle besitzt zahlreiche verzweigte longitudinale Falten, die das Lumen zu schmalen Spalten einengen und ihm auf Querschnitten das Aussehen eines Labyrinths geben (Abb. 23.13). Anzahl und Höhe der Falten nehmen uterus-

wärts ab, so daß in der Pars uterina nur noch niedrige Ausbuchtungen der Tubenwand vorliegen; das Tubenlumen ist hier mehr oder weniger glatt.

**Klinischer Hinweis.** Durch Verklebungen der Tubenfalten in der Ampulla tubae kann den Spermien der Weg zur befruchtungsfähigen Eizelle versperrt sein – dadurch kann es zur *Sterilität* kommen – oder der Transport der Zygote bzw. Morula kann behindert werden, so daß sich der Keim bereits in der Tube implantiert *(Tubargravidität).*

**Epithel.** Das Epithel der Mukosa ist einschichtig iso- bis hochprismatisch. Es ist in der Ampulle am höchsten und wird zum Uterus hin niedriger. Zu unterscheiden sind 2 Zelltypen (Abb. 23.13):
- **Flimmerzellen,**
- **sezernierende Zellen.**

Außerdem treten im 2. Teil des Intermenstruums im Epithel vermehrt

– **Stiftchenzellen**

auf, bei denen es sich vermutlich um erschöpfte sezernierende Zellen handelt.

Der Anteil der beiden Zellarten im Epithel der Tubenschleimhaut ist regional unterschiedlich: Im Infundibulum sind 80% der Epithelzellen Flimmerzellen, im Isthmus nur 50%. Umgekehrt ist der Anteil der sezernierenden Zellen im Infundibulum niedrig, im Isthmus aber hoch.

**Flimmerzellen** sind an ihren Kinozilien zu erkennen (Abb. 23.13 und 23.14). Der Flimmerschlag ist überwiegend uteruswärts gerichtet; er trägt dazu bei, die Tubenflüssigkeit und ggf. Eizelle oder Zygote uteruswärts voranzutreiben. Die Zilien einiger Zellen schlagen jedoch auch in Richtung auf das Ovar. Möglicherweise erleichtert dieser Zilienschlag die Wanderung der Spermien zum Ovozyt hin. Die Flimmerzellen unterliegen geringen zyklischen Veränderungen.

**Sezernierende Zellen** liegen einzeln oder in Gruppen zwischen den Flimmerzellen (Abb. 23.13 und 23.14). Sie zeichnen sich durch einen schlanken basalen, aber erweiterten apikalen Zellteil aus. Sie zeigen alle morphologischen Kennzeichen gesteigerter Proteinsynthese. Sie sezernieren merokrin und produzieren einen neutralen bis schwach sauren Schleim. Ferner enthält der Tubenschleim verschiedene Ionen, Zucker, Aminosäuren, Enzyme und aus dem Blut stammende $\gamma$-Globuline und Albumin, also Substanzen, die für die Eizell- und Spermienreifung (S. 642) sowie -ernährung Bedeutung haben. Die Sekretzellen der Tubenschleimhaut und die quantitative Zusammensetzung des Sekrets unterliegen starken zyklischen Veränderungen (s. unten).

**Lamina propria mucosae.** Sie besteht aus einem lockeren Bindegewebe mit zahlreichen freien und mobilen Bindegewebezellen. Im Fall einer (anomalen) Implantation verhält sich die Lamina propria wie das Endometrium des Uterus; die Bindegewebezellen bilden sich zu Deziduazellen (s. unten) um.

**Tunica muscularis.** Die Tunica muscularis besteht aus

– *innerer tubeneigener (autochthoner) Muskulatur* und
– *subperitonealer sowie peri- bzw. intervaskulärer Muskulatur.*

Immer handelt es sich um glatte Muskulatur. Während das Infundibulum muskelarm ist – es fehlt autochthone Muskulatur –, nimmt die Muskulatur zum Isthmus hin zu. Die tubeneigene Muskulatur liegt unter der Tunica mucosa und ist v. a. im Isthmus deutlich gegliedert. Ihre Fasern bilden gegenläufige Spiralsysteme mit geringem Steigungswinkel. Auf Querschnitten lassen sich im Isthmusbereich mehr oder weniger deutlich innen und außen je eine longitudinale und dazwischen eine ringförmige Schicht unterscheiden. Subperitoneale sowie peri- bzw. intervaskuläre Muskulatur ist im gesamten Eileiter vorhanden und hat verschiedene Verlaufsrichtungen (Scherengitteranordnung). Alle Muskelsysteme des Eileiters sind durch Faseraustausch miteinander verbunden.

**Tela subserosa, Tunica serosa.** An ihrer freien Oberfläche wird der Eileiter von Peritonealepithel (Mesothel) bedeckt, dem subseröses Bindegewebe unterlagert ist. Auf der Seite der peritonealen Befestigung (Mesosalpinx) verlaufen die ernährenden Gefäße, die Arkaden bilden, und zahlreiche vegetative Nerven. Ferner kommen hier entwicklungsgeschichtliche Residualstrukturen in Form epithelausgekleideter Zysten vor, nämlich das **Epoophoron** (Relikte des Wolff-Ganges) und **Paroophoron** (Gartner-Gang).

## 23.2.2 Histophysiologie

Der Eileiter hat für die Reproduktion zentrale Bedeutung. Hier kann es zur Befruchtung kommen, nachdem die Eizelle mit umgebender Corona radiata bei der Ovulation vom Infundibulum der Tuba uterina aufgefangen und in die Ampulla tubae gelangt ist, und wenn Spermien zur Verfügung stehen. Anschließend wird innerhalb von 3–4 Tagen die Zygote bzw. die aus der Zygote hervorgegangene Morula ins Uteruslumen transportiert. Durch die koordinierte Tätigkeit von Schleimhaut und Muskulatur der Tubenwand, insbesondere durch die Schaffung eines geeigneten Milieus im Tubenlumen, werden die Voraussetzungen für eine Befruchtung und für den Transport der Zygote bzw. Morula zum Uterus geschaffen. Hierzu gehören Ernährung und Transport von Ei- und Samenzellen genauso wie deren Reifung (Samenzellreifung, S. 642).

Zur Vorbereitung auf seine Aufgaben unterliegt der Eileiter zahlreichen zyklischen, hormonell gesteuerten Veränderungen. Betroffen sind alle Wandschichten und – in unterschiedlichem Ausmaß – die Tubenabschnitte. Veränderungen finden ihren Höhepunkt zur Zeit der Ovulation.

**Schleimhaut**. Sowohl Flimmerzellen als auch sekretorische Zellen sind in der Zyklusmitte auf dem Höhepunkt ihrer Entwicklung. In dieser Zeit ist das Epithel am höchsten, die Sekretion am stärksten und der Zilienschlag der Flimmerzellen am effektivsten. Während in der 1. Zyklushälfte in der Tube etwa 0,5 ml Sekret pro Tag gebildet wird, steigert sich die Sekretion um die Zyklusmitte auf etwa 1,5 ml/Tag. Gleichzeitig nimmt nach der Ovulation die Konzentration von Kalziumionen, Amylase und Albumin im Tubensekret zu, während die Konzentration von Trypsininhibitoren abnimmt. Dies schafft optimale Bedingungen für die Kapazitation der Spermien (S. 642) und für die Eizellbefruchtung. Der Zilienschlag dient dem Transport von Sekret und Eizelle sowie später dem der Zygote bzw. der aus der Zygote hervorgegangenen Morula. Er wird besonders wirksam, da sich das Lumen der Tube durch Zunahme des Gewebeturgors der Tubenwand verengt. Eine Rolle dürfte dabei auch die durch gesteigerte Erregbarkeit des Sympathikus hervorgerufene Tonuserhöhung der Tubenmuskulatur spielen. – In der Lutealphase kommt es dann zu einer Dedifferenzierung des Epithels, die u. a. darin besteht, daß sich Sekretzellen in Stiftchenzellen umwandeln und das Epithel insgesamt an Höhe verliert. Im 1. Teil des folgenden Zyklus (Follikelphase) vergrößern sich die Zellen wieder.

**Muskulatur und Gefäße**. Zur Zeit der Ovulation füllen sich speziell die im Gebiet der Fimbrien gelegenen Venen vermehrt mit Blut. Die umgreifenden glatten Muskelzellen steigern ihren Tonus, und Gefäße und Muskulatur wirken nach Art eines erektilen Gewebes zusammen. Insgesamt streckt sich die Tube und gewinnt eine gewisse Festigkeit. Es kommt zur Annäherung des Infundibulums ans Ovar. Ungeklärt ist die Bedeutung der Aktivität der Tubenmuskulatur für den Eitransport. Zwar finden rhythmische Kontraktionen statt, die immer wieder von der äußeren Muskelschicht ausgehen und zum Uterus hin gerichtet sind, aber es hat sich im Experiment beim Tier gezeigt, daß nach pharmakologischer Ausschaltung der Muskeltätigkeit der Tubenmuskulatur der Eitransport nicht beeinträchtigt ist. Einfluß auf den Eitransport scheint allerdings die Ringmuskulatur am Isthmus zu nehmen. Hier kommt es nach der Ovulation zu einer starken Kontraktion der Tubenmuskulatur und gleichzeitig stoppt der Transport der Zygote bzw. der Morula für etwa 2 Tage.

# 23.3 Uterus, Gebärmutter

Der Uterus (Abb. 23.1) ist ein unpaares, dorsoventral abgeflachtes, birnenförmiges Hohlorgan (etwa 6–7 cm lang, 3–4 cm breit, 2–3 cm dick). Er liegt – wie die Tuba uterina (s. oben) – in einer Bauchfellduplikatur, dem Lig. latum uteri. Der Uterus befindet sich etwa in der Körpermitte, ist nach vorne geneigt und abgewinkelt. Er gliedert sich in

– **Corpus uteri**, dessen oberer Abschnitt der Fundus uteri ist,
– **Isthmus uteri** und
– **Cervix uteri**, den zylindrischen Halsteil.

Ein Teil der Cervix uteri ragt in die Vagina vor und bildet dort die

– **Portio vaginalis**.

Das Lumen des Corpus uteri, **Cavitas uteri**, ist spaltförmig (Spaltbreite 3–5 mm) und bei Ansicht von vorne dreieckig. Nach unten setzt sich die Cavitas uteri in den runden **Canalis cervicis uteri** fort, der sich mit dem **Ostium uteri**, äußerer Muttermund, in die Vagina öffnet.

Der Uterus dient als Fruchthalter. Die Schleimhaut im Corpus uteri ist in der Lage, den Keim aufzunehmen und unter Ausbildung eines Versorgungsorgans, der *Plazenta*, bis zur Geburt zu beherbergen. In dieser Zeit vergrößert sich der Uterus und macht zahlreiche Veränderungen durch. Die Cervix uteri bleibt während der Schwangerschaft verschlossen und weitet sich erst unter der Geburt durch die Wehentätigkeit.

## 23.3.1 Histologie

Von außen nach innen lassen sich folgende Schichten unterscheiden

– *Tunica serosa*, **Perimetrium**,
– *Bindegewebeschichten*: **Tela subserosa, Parametrium, Tunica adventitia**,
– *Tunica muscularis*, **Myometrium**, und
– *Tunica mucosa*, **Endometrium**.

**Tunica serosa, Tela subserosa, Tunica adventitia, Parametrium**. Die Tunica serosa (Perimetrium) besteht aus Peritonealepithel (Mesothel). Die Tela subserosa ist eine dünne Bindegewebeschicht unter der Tunica serosa mit etwas glatter Muskulatur (Stratum subserosum), und die Tunica adventitia besteht aus Bindegewebe, das dem Myometrium unmittelbar aufliegt und mit dem myometralen Bindegewebe zusammenhängt. Das Parametrium ist

der Teil des Bindegewebes, der die Verbindungen zur seitlichen Beckenwand herstellt. Es besteht teilweise aus Faserbündeln mit gerichtetem Verlauf (Ligamenta), enthält glatte Muskelzellen und viele elastische Fasern (muskuloelastisches System). Außerdem leitet es dem Uterus Nerven und Gefäße zu.

**Myometrium.** Das Myometrium ist die dickste Schicht der Uteruswand (am Fundus bis zu 2 cm). Das Myometrium ist ein Gefüge aus glatten Muskelzellen, Bindegewebe und Gefäßen. Die glatte Muskulatur macht etwa 1/3 der Tunica muscularis aus, jedoch besteht auch das Bindegewebe teilweise aus kontraktilen Zellen (Myofibroblasten), die bald faserbildend-sekretorisch (1. Zyklushälfte), bald als Muskelzellen (2. Zyklushälfte, Schwangerschaft) tätig sind.

Im Myometrium lassen sich mehr oder weniger deutlich 3 Schichten unterscheiden, die durch viel Bindegewebe voneinander getrennt und unterteilt sind. Im Bereich des Corpus uteri verlaufen die Muskelbündel der inneren und äußeren Schicht hauptsächlich longitudinal, also parallel zur Längsachse des Organs. Die stärkste mittlere Schicht ist das *Stratum vasculosum*, das besonders gefäßreich ist und dessen Muskelbündel bevorzugt zirkulär orientiert sind. Insgesamt bildet die Muskulatur in der Uteruswand ein dreidimensionales, parallel zur Oberfläche gerichtetes Netzwerk, dessen Maschen während der Schwangerschaft weitergestellt werden (S.619). Zu Kontraktionen der Uterusmuskulatur kommt es bei sexueller Erregung (Orgasmus) und bei der Menstruation, was krampfartige Schmerzen hervorrufen kann. Das Bindegewebe besteht im wesentlichen aus kollagenen und argyrophilen Fasern, die teilweise die glatten Muskelfasern umgeben.

Im Bereich von Isthmus und Zervix überwiegen zirkulär verlaufende Muskelzüge. Die Zervix ist der relativ muskelschwächste Teil der Uteruswand, weil Kollagenfasern und elastische Fasern überwiegen, die diesem Teil des Uterus eine besonders feste Konsistenz geben.

**Klinischer Hinweis.** Bereits zu Beginn einer Schwangerschaft kommt es zu einer geringen Kollagenolyse in Isthmus und Cervix uteri. Dadurch fühlt sich dieser sonst so feste Uterusabschnitt etwas weicher an: Hegar-Schwangerschaftszeichen, etwa ab der 6. Schwangerschaftswoche. – Kurz vor der Geburt nimmt die Kollagenolyse zu, es kommt zu einer weiteren Auflockerung und damit zur Vorbereitung der Zervix auf die Geburt.

**Endometrium.** Das Endometrium gliedert sich in
- **Epithel,**
- **Stratum functionale endometrii** und
- **Stratum basale endometrii.**

**Epithel.** Das Oberflächenepithel des Uterus ist einschichtig hochprismatisch und besteht aus Zellen mit Kinozilien (Flimmerzellen) und sezernierenden Zellen mit Mikrovilli.

**Stratum functionale.** Hierbei handelt es sich um die Schicht des Endometriums, die während der geschlechtsreifen Zeit der Frau zyklischen Veränderungen unterliegt und während der Menstruation abgestoßen wird (s. unten). Das Stratum functionale (Abb.23.15) besteht aus zellreichem, faserarmem Bindegewebe, *Stroma endometrii*, und enthält Drüsen, *Glandulae uterinae*, sowie Gefäße und wohl auch vereinzelte Nervenfasern. Das Bindegewebe bildet die *Lamina propria mucosae*. Es ist mesenchymartig. Die Bindegewebezellen verzweigen sich sternförmig und haben ovale Kerne. Interzellulär kommen ein Netzwerk aus kollagenen und retikulären Fasern (Typ-I- bzw. -III-Kollagen), metachromatische Grundsubstanz aus Glykoproteinen sowie freie Nervenzellen vor. Die Glandulae uterinae sind tubulär; sie erreichen das Stratum basale (s. unten) und können sich dort verzweigen. Das Drüsenepithel besteht im wesentlichen aus sezernierenden Zellen, besitzt aber auch Flimmerzellen. Die Gefäße verlaufen stark gewunden und werden deswegen als *Spiralarterien* bezeichnet. Sie setzen sich über Arteriolen in ein oberflächliches Kapillarnetzwerk fort.

**Stratum basale.** Es ist etwa 1 mm hoch und wird während der Menstruation *nicht abgestoßen*. Von hier aus wird in der Proliferationsphase (s. unten) das Stratum functionale wieder aufgebaut. Das Stratum basale ist bindegewebereich und enthält die verzweigten Endabschnitte der Glandulae uterinae (s. oben). Außerdem kommen versorgende Basalarterien vor. Das Bindegewebe des Stratum basale geht kontinuierlich in das myometrale Bindegewebe über.

**Isthmus.** Der Isthmus ist ein nur 0,5 cm breiter Zwischenabschnitt an der Grenze von Corpus uteri zur Cervix uteri. Das Endometrium gleicht im Aufbau dem Stratum basale des Corpus uteri und verliert während der Menstruation lediglich sein Epithel.

**Cervix uteri.** Die Schleimhaut der Cervix uteri unterscheidet sich von der des übrigen Uterus sowohl in ihrem histologischen Aufbau als

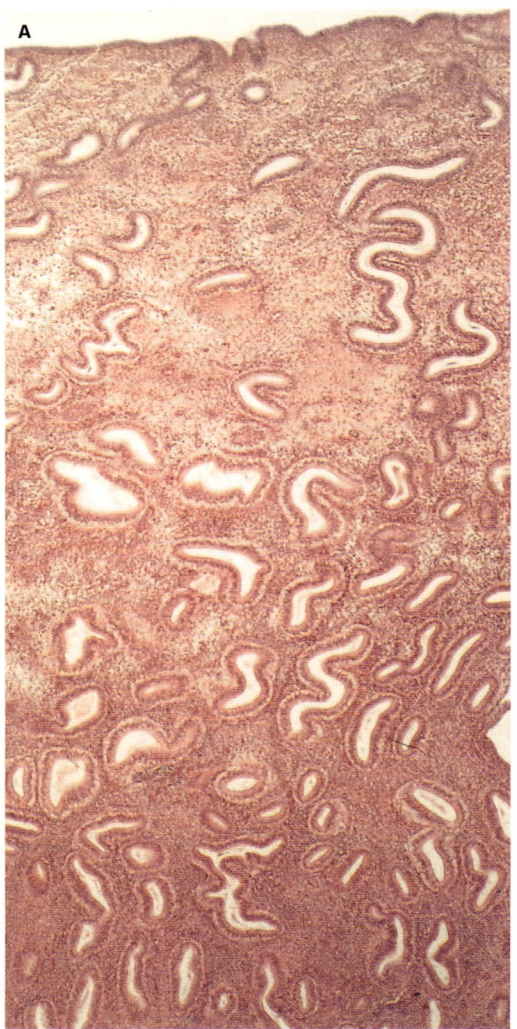

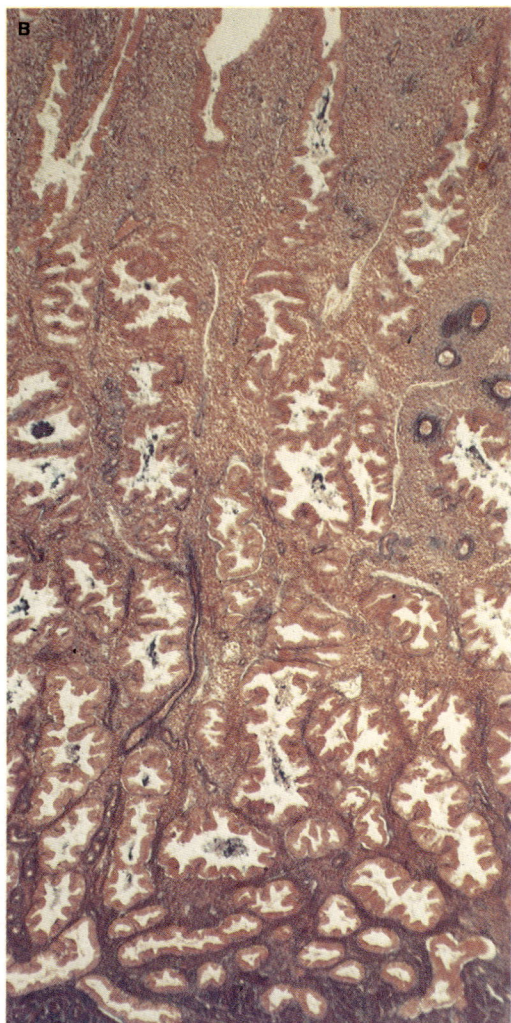

**Abb. 23.15 A, B.** Endometrium. **A** Proliferationsphase. Das Epithel ist in der Regel einschichtig hochprismatisch. HE-Färbung. Vergr. 300 fach. **B** Sekretionsphase (21. Tag des Intermenstruums). Die Uterindrüsen sind gewunden und haben sägeblattförmiges Aussehen. Die Lumina sind erweitert und mit sekretorischem Material gefüllt. Azan-Färbung. Vergr. 300 fach

auch dadurch, daß sie während der Menstruation *nicht abgestoßen* wird. Die zyklischen Veränderungen des Endometriums der Cervix uteri sind vergleichsweise gering.

Die Schleimhaut der Cervix uteri ist 2–3 mm dick. Sie beginnt abrupt. An ihrer Oberfläche kommen fächerförmige Falten, *Plicae palmatae*, vor. Charakteristisch für die Schleimhaut der Zervix sind v. a. stark verzweigte Schleimdrüsen, *Glandulae cervicales uteri*. Sie produzieren einen zähflüssigen, alkalischen Schleim, der den Canalis cervicis uteri mit einem *Schleimpfropf* verschließt *(Kristeller-Schleimpfropf)*. Die Viskosität des Schleims unterliegt zyklusabhängigen Veränderungen. Dies nimmt Einfluß auf die Durchgängigkeit des Zervikalkanals für Spermien, Bakterien u. a. In der Follikelphase läßt sich etwa ab dem 8. Tag nach Beginn der Menstruation der Schleim extrakorporal zu dünnen Fäden ausziehen; er wird spinnbar. Außerdem kristallisiert das Sekret in Form von „Farnkrautfiguren". Um die Zyklusmitte, zur Zeit der Ovulation, nimmt die Sekretion der Glandulae cervicales uteri etwa

um das 10fache zu, und der Schleim wird dünn-
flüssiger. Außerdem öffnet sich der Muttermund etwas. Verflüssigung des Schleims und
Erweiterung des Muttermundes erleichtern in
dieser Zeit das Eindringen von Spermien in
den Uterus. Gleichzeitig dient der Schleim zur
Befeuchtung der Vagina. In der 2. Zyklushälfte
(Lutealphase, s. unten) wird der Schleim wieder stark viskös und behindert das Eindringen
von Material in den Uterus. Während der
Schwangerschaft proliferieren die zervikalen
Schleimdrüsen und sezernieren vermehrt einen viskösen Schleim.

**Klinischer Hinweis**. Bei Verstopfung der Ausführ-
rungsgänge der Glandulae cervicales uteri kann es zu
einer Aufstauung von Sekret in den Drüsen und zur
*Zystenbildung* kommen (sog. *Ovula Nabothi*).

**Portio vaginalis.** Der äußere Muttermund, der
sich in die Vagina vorwölbt, wird von einem
mehrschichtigen unverhornten Plattenepithel
bedeckt (vgl. Vagina, S.603). Die Grenze zum
einschichtigen hochprismatischen Zervixepithel ist deutlich und bereits makroskopisch an
einer Farbveränderung zu erkennen. Sie unterliegt jedoch Fluktuationen. Hierbei spielen
hormonelle Einflüsse eine Rolle. Im Prinzip
führt ein erhöhter Östrogenspiegel zum Vorrücken des Zervixepithels auf die Portio, und
umgekehrt ein geringerer Östrogenspiegel zu
einer Verschiebung der Plattenepithelgrenze
in den unteren Abschnitt des Zervikalkanals.
Stationär wird die Grenze erst in der Menopause.

**Klinischer Hinweis**. Bei den Verlagerungen der
Grenze zwischen Zervixepithel und mehrschichtigem Plattenepithel besteht die Gefahr der Fehl-
steuerung. Insbesondere kann es zu Aufbau und
Ausreifungsstörungen des Plattenepithels kommen,
**Dysplasien**. Fleckförmige Verhornungen des unverhornten Plattenepithels erscheinen auf der Portio als
**Leukoplakien**, die häufig präkanzeröse Veränderungen sind.

## 23.3.2 Menstruationszyklus

Die zyklischen Veränderungen der Uterusschleimhaut während der geschlechtsreifen
Zeit der Frau unterliegen der direkten hormonellen Steuerung durch das Ovar (S.593,
Abb.23.16). Sie beginnen meist zwischen dem
12. und 15. Lebensjahr und dauern ungefähr
bis zum 45. bis 50. Lebensjahr. Sie wiederholen
sich in einem Rhythmus von durchschnittlich
28 Tagen (Menstruationszyklus) und dienen

dazu, immer wieder die Voraussetzungen für
die Implantation eines Keims (S.605) und die
Entwicklung eines lebensfähigen Kindes zu
schaffen. Unterbleibt die Befruchtung, wird
der größte Teil der Uterusschleimhaut abgestoßen, jedoch während des nächsten Zyklus
wieder aufgebaut. Wegen der engen Beziehungen zwischen Ovozytenentwicklung, Ovulation
und Schleimhautveränderungen im Uterus gilt
als Regel, daß eine Frau nur in den Jahren
fruchtbar ist, in denen Menstruationszyklen
stattfinden. Dies bedeutet jedoch nicht, daß die
sexuelle Aktivität mit der Menopause beendet
ist, sondern nur, daß dann keine Fertilität mehr
besteht.

Aus praktischen Gründen werden die zyklischen Veränderungen der Uterusschleimhaut
in mehrere Phasen unterteilt, die kontinuierlich ineinander übergehen. Die Dauer des
Menstruationszyklus als Ganzes und die der
einzelnen Phasen – besonders die der Reifungsphase – unterliegen starken Schwankun-
gen. Deswegen können nur durchschnittliche
Angaben über die Länge gemacht werden. Als
Bezug für die Bestimmung des Menstruations-
zyklus dient jeweils der 1. Tag der letzten
Regelblutung. Es werden unterschieden
(Abb.23.14).
– **Proliferationsphase** (ca. 10 Tage, vom 5. bis
  14. Tag des Zyklus),
– **Sekretionsphase** (ca. 14 Tage, vom 15. bis 28.
  Tag des Zyklus),
– **ischämische Phase** (einige Stunden),
– **Desquamationsphase** (4 Tage, vom 1. bis 4.
  Tag des Zyklus).

### Proliferationsphase

In der Proliferationsphase steht die Schleimhaut des Uterus v.a. unter dem Einfluß von
Östrogenen, die in den Zellen der Theca interna heranwachsender Tertiärfollikel gebildet
werden (S.586). Die Proliferationsphase wird
deswegen auch als **östrogene Phase** bezeichnet.

Die Proliferationsphase folgt der Desquamationsphase (s. unten). Sie dient dem Wiederaufbau des abgestoßenen Stratum functionale
und der Vorbereitung auf eine Implantation.
Während der Proliferationsphase verdickt sich
die Uterusschleimhaut von 1 mm zu Beginn
auf etwa 5 mm am Ende der Zeit.

Nach Abschluß der Desquamationsphase besteht die Uterusschleimhaut im wesentlichen
aus Stratum basale, ist aber bereits wieder von

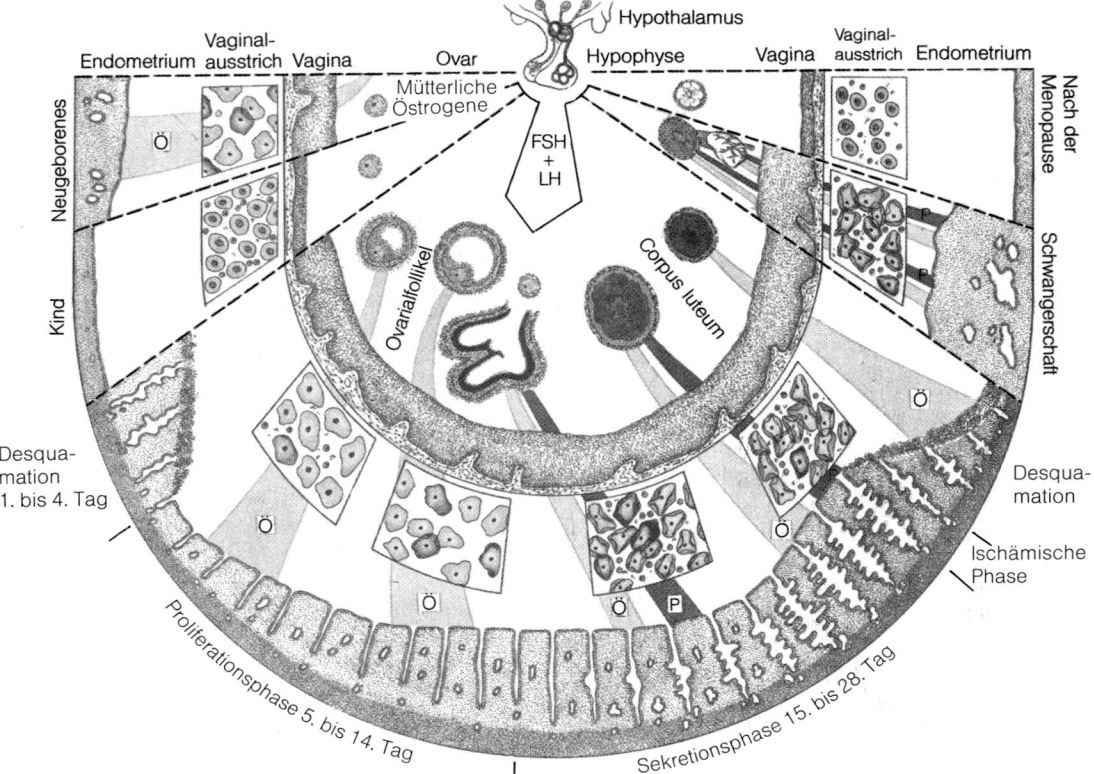

**Abb. 23.16.** Verschiedene Funktionsstadien von Uterusschleimhaut und Endometrium in Beziehung zur hormonellen Regulation durch Hypothalamus, Hypophyse und Ovar (*Ö* Östrogene, *P* Progesteron). (Modifiziert nach FH Netter)

Oberflächenepithel bedeckt. Die Proliferation betrifft das Oberflächenepithel, die Drüsen, die Bindegewebezellen der Lamina propria und die Gefäße. Die Epithelzellen vermehren sich, werden höher und vakuolisiert. Die Drüsen verlängern sich, behalten jedoch ihr enges Lumen und nehmen zunehmend einen gewundenen Verlauf (Abb. 23.15 A). Am Ende der Proliferationsphase werden durch die Schlängelung der Drüsentubuli in histologischen Präparaten der Uterusschleimhaut mehr Drüsenanschnitte gefunden als in den Tagen zuvor. Das Drüsenepithel ist zeitweise zweireihig, und in den Epithelzellen sammelt sich zwischenzeitlich Glykogen an. Die Bindegewebezellen vermehren sich stark und produzieren Kollagen und retikuläre Fibrillen sowie zunächst hochmolekulare metachromatische Interzellularsubstanzen. Gegen Ende der Proliferationszeit werden die hochmolekularen zu niedermolekularen Interzellularsubstanzen abgebaut und das Bindegewebe wird ödema-

tös. Die Gefäße, die in die sich verdickende Uterusschleimhaut einwachsen, nehmen einen gewundenen Verlauf *(Spiralarterien)*.

**Sekretionsphase**

Diese Phase beginnt zur Zeit der Ovulation und steht v. a. unter dem Einfluß der vom Corpus luteum gebildeten Gestagene. Sie wird deswegen auch als **gestagene Phase** (Lutealphase) bezeichnet. Die Sekretionsphase hat eine relativ konstante Länge von 14 Tagen. Im Vordergrund steht die Wirkung des Progesterons auf die unter dem Einfluß der Östrogene bereits entwickelten Glandulae uterinae. Es spielen sich aber auch Veränderungen am Stroma des Endometriums ab. Insgesamt erreicht die Schleimhaut eine Dicke von 5–8 mm.
Im Verlauf der Sekretionsphase vergrößern sich die Glandulae uterinae. Sie erweitern ihr Lumen, das sich mit Sekret füllt; ihre Wände bekommen einen gezackten Verlauf (**Säge-**

**blattform der Drüsen**, Abb. 23.15 B), und besonders im basalen Bereich des Stratum functionale nimmt die Schlängelung der Drüsen stark zu (Abb. 23.17). Das Drüsenepithel besitzt zeitweise viel Glykogen, das als retronukleäre Vakuole vorliegt und die Kerne apikalwärts verlagert. Die Oberfläche der Drüsenepithelzellen wölbt sich vor und bildet mukoide Sekretkugeln. Durch die Umgestaltungsvorgänge, insbesondere die starke Schlängelung der Drüsen im unteren Bereich, ergibt sich eine Unterteilung des Stratum functionale des Endometriums in ein
– *Stratum compactum endometrii*, subepithelial gelegen,
– *Stratum spongiosum endometrii*, basal gelegen.
Im Stratum compactum überwiegt das Bindegewebe, im Stratum spongiosum die Drüsen. Während der Sekretionsphase vergrößern sich die Bindegewebezellen im Stroma endometrii und beginnen Glykogen und Fett einzulagern; sie werden zu *Pseudodeziduazellen*. Interzellulär kommt es zu vermehrter Bildung von retikulären Fasern, zum Auftreten hochmolekularer Glykosaminoglykane und zu einem Schleimhautödem. Die Gefäße verlängern sich, ihre Windungen nehmen zu und sie dehnen sich bis unter die Oberfläche des Endometriums aus. – Die geschilderten Vorgänge, die der Aufnahme des Keims dienen, spielen sich jedoch nicht im ganzen Endometrium gleichzeitig, sondern regionenweise gestaffelt ab.

## Ischämische Phase

Im Gegensatz zu den anderen Phasen des Menstruationszyklus ist die ischämische Phase keine zusammenhängende Periode, sondern tritt etwa ab dem 25. Tag intermittierend auf. Durch Rückbildung des Corpus luteum sinkt der Progesteronspiegel. Die Drüsen hören auf zu sezernieren, und es kommt durch Rückbildung des Ödems zu einer prämenstruellen Schrumpfung der Schleimhaut. Die Tunica mucosa ist nur noch 3–4 mm dick. Zur Ischämie, Blutleere, kommt es durch kräftige Kontraktion der Muskulatur der Spiralgefäße. Die Gefäßverengung wird durch die Schleimhautschrumpfung unterstützt. Die Ischämie führt infolge mangelnder Sauerstoffversorgung zu einer Schädigung der Uterusschleimhaut. Gleichzeitig kommt es zu einer Leukozyteninfiltration ins Bindegewebe und zu einer Freisetzung von proteolytischen Enzymen.

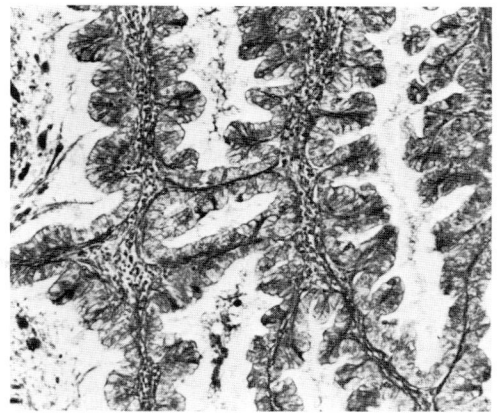

**Abb. 23.17.** Endometrium. Sekretionsphase, prämenstruell. Starke Faltung der Drüsenwände. HE-Färbung. Vergr. 400 fach

## Desquamationsphase

Die Desquamationsphase steht noch unter dem Einfluß der zurückgehenden Östrogen- und Gestagenbildung. Verursacht wird dies durch eine negative Rückkopplung von Östradiol und Progesteron auf Hypothalamus und Hypophyse in der 2. Zyklushälfte, in der beide Ovarialhormone einen hohen Plasmaspiegel aufweisen.
Eingeleitet wird die Desquamationsphase von einem weiteren Anstieg der Leukozyteninfiltration, die jetzt ihren Höhepunkt erreicht, und einer starken Erweiterung der Blutgefäße (hervorgerufen durch den Anstieg des Östrogenspiegels). Die Folge sind Blutungen ins (geschädigte) gefäßumgebende Gewebe und anschließend Desquamation (Abstoßung) des Stratum functionale. Ausgestoßen werden bei der Menstruation Gewebedetritus sowie nicht geronnenes arterielles und venöses Blut. Die Menge des Menstruats ist individuell und von Menstruation zu Menstruation verschieden. Der durchschnittliche Blutverlust beträgt 35–50 ml. Am Ende der Menstruation besteht das Endometrium nur noch aus Stratum basale, das außer Bindegewebe und Gefäßen Reste der Glandulae uterinae enthält. Es fehlt ein Oberflächenepithel.
Noch während der Menstruation beginnt jedoch die Regeneration. Die Drüsenepithelzellen vermehren sich und wachsen vom Drüsengrund aus auf die Oberfläche, die epithelialisiert wird. Beendet ist die Menstruation, wenn das Endometrium wieder eine geschlossene Oberfläche hat.

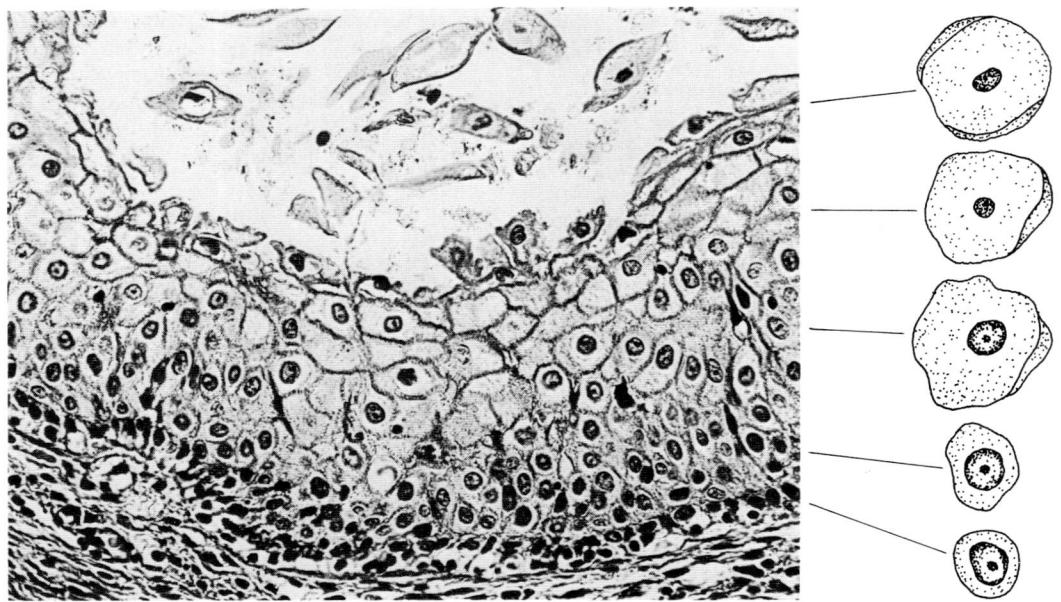

**Abb. 23.18.** Vaginalepithel. Seitlich sind die Zellen skizziert, die im Ausstrich den einzelnen Schichten zuzuordnen sind. van Giesson-Färbung. Vergr. 400fach

## 23.4 Vagina

Die Vagina, Scheide, ist ein 8–12 cm langes, relativ dünnwandiges, von zahlreichen elastischen Fasern umgebenes Rohr. Das obere Scheidenende umfaßt die Portio uteri mit dem äußeren Muttermund. Oberhalb befindet sich der blinde *Fornix vaginae*.
Die Wand der Vagina gliedert sich in
- **Tunica mucosa**,
  - **Epithel**,
  - **Lamina propria mucosae**,
- **Tunica muscularis**,
- **Tunica adventitia**.

**Vaginalepithel**. Es handelt sich um ein mehrschichtiges unverhorntes Plattenepithel, das sich auf die Portio vaginalis cervicis fortsetzt (S. 600).
Das Vaginalepithel ist durchschnittlich 150–200 µm dick. Während die Epithelzellen von den basalen Schichten zur Oberfläche wandern, verändern sie sich, wobei sie jeweils ein schichtenspezifisches Aussehen bekommen (Abb. 23.18). Je nach der Schichtenherkunft lassen sich in Ausstrichpräparaten unterscheiden
- *Basalzellen*,
- *Parabasalzellen*,

- *tiefe Intermediärzellen*,
- *oberflächliche Intermediärzellen*,
- *Superfizialzellen*.
Die Umwandlung und Reifung des Vaginalepithels steht unter dem Einfluß der Sexualhormone, v. a. der Östrogene. Fehlen Östrogene oder sind sie in zu geringer Menge vorhanden, bleibt die Reifung der Epithelzellen auf einer Zwischenstufe stehen, und oberflächlich liegen Zellen, die bei ausgereiftem Epithel in einer tieferen Schicht angetroffen werden.

**Klinischer Hinweis.** Eine sehr effektive klinische Untersuchungsmethode zur Erfassung des aktuellen Status der Geschlechtshormone ist der Vaginalausstrich. Es werden dort die vorherrschenden Zelltypen und das Mengenverhältnis der verschiedenen Zelltypen zueinander bestimmt. So kommen z. B. *am 6. Tag eines normalen Zyklus* überwiegend Zellen aus der Zwischenschicht vor; sie haben polygonale Form und enthalten basophiles Zytoplasma. *Zur Zeit der Ovulation*, dem Höhepunkt der Östrogenwirkung, überwiegen Superfizialzellen, die geschrumpfte (pyknotische) Zellkerne und durch Einlagerung von Keratin ein azidophiles Zytoplasma haben. *Am 20. Zyklustag* spielt der Einfluß des Progesterons eine Rolle, und es kommen wieder zunehmend Zellen vom Zwischentyp vor, die jedoch im Gegensatz zu denen aus der Proliferationsphase undeutlich begrenzt sind und zur Verklumpung neigen. Kleine runde Basalzellen mit großem Kern und basophilem Zytoplasma aus den tiefsten Schichten des

Vaginalepithels werden in der geschlechtsreifen Zeit nur *nach der Geburt* angetroffen. Sie treten jedoch nicht infolge einer mechanischen Schädigung des Vaginalepithels durch die Geburt auf – auch nach Kaiserschnitt-Entbindung kommen überwiegend Basalzellen vor –, sondern wegen des plötzlichen Hormonabfalls nach Ausstoßung der Plazenta und der noch nicht wiederbegonnenen Tätigkeit der Ovarien. Im *Klimakterium* ist das Vaginalepithel dünn; im Ausstrich liegen hauptsächlich basale und parabasale Zellen mit basophilem Zytoplasma vor, Zelltypen, die auch während der *Präpubertät* vorherrschen.

Vaginalausstriche lassen aber auch Rückschlüsse auf pathologische Epithelveränderungen zu, insbesondere von Cervix uteri, Portio und Vagina, und dienen – in erfahrener Hand mit 98%iger Sicherheit – der *Früherkennung von Kanzerosen*. Deswegen wurden durch die gesetzlichen Krankenkassen Vorsorgeuntersuchungen für Frauen ab dem 20. Lebensjahr eingeführt.

Unter dem Einfluß der Östrogene wird im Vaginalepithel Glykogen synthetisiert und gespeichert. Dies gelangt mit abgeschilferten und abgestreiften Vaginalepithelzellen in das Lumen der Scheide und wird hier von Bakterien metabolisiert und zu Milchsäure umgesetzt. Die Milchsäure ist für den i.allg. niedrigen pH-Wert der Vagina verantwortlich.

**Lamina propria.** Die Lamina propria der Vaginalschleimhaut ist mit dem Epithel durch unterschiedlich hohe Papillen verzapft. Sie besteht aus lockerem Bindegewebe, das reich an elastischen Fasern ist. Außerdem kommen in größerer Menge Lymphozyten und neutrophile Leukozyten vor, die prämenstruell durch das Epithel ins Lumen der Vagina wandern können. Außerdem ist die Lamina propria gefäßreich. Während der sexuellen Erregung sickert ein Flüssigkeitsexsudat durch das Vaginalepithel und sorgt für die *Lubrikation* der Scheide. Im übrigen wird die Vagina durch Uterussekrete feucht gehalten, da Drüsen in der Vaginalschleimhaut fehlen.

Die Vaginalschleimhaut enthält nur wenige markfreie Nervenendigungen; wahrscheinlich handelt es sich um Schmerzfasern. Sensorische Nervenendigungen fehlen.

**Tunica muscularis.** Sie ist schwach entwickelt. Es kommen nur einige zirkuläre Bündel unter der Mukosa, sonst aber v.a. longitudinale glatte Muskelfaserbündel v.a. in der Vorderwand der Scheide vor.

**Adventitia.** Der Muskelschicht folgt ein dichter Mantel aus Bindegewebe, der reich an elastischen Fasern ist – wichtig für die große Elastizität der Vagina – und der die Vagina mit der

Umgebung verbindet. Die Vagina ist v.a. mit der Urethra fest verknüpft, mit den übrigen Nachbarorganen dagegen nur locker. In der Adventitia der Vagina kommen ausgedehnte venöse Plexus, Nervenfaserbündel und Gruppen von Nervenzellen vor.

## 23.5 Äußere Geschlechtsteile

Die äußeren Geschlechtsteile der Frau (Vulva) bestehen aus
– **Labia majora pudendi**, *große Schamlippen*,
– **Labia minora pudendi**, *kleine Schamlippen*,
– **Clitoris**.
Die kleinen Schamlippen umschließen das
– **Vestibulum vaginae**.
In das Vestibulum vaginae öffnen sich
– *Urethra*,
– *Ostium vaginae*,
– *Glandulae vestibulares minores*,
– *Glandula vestibularis major, Bartholin-Drüse*.

**Große Schamlippen.** Die großen Schamlippen sind Hautfalten und enthalten in größerer Menge Fettgewebe und ein Geflecht glatter Muskelzellen. Die äußere Oberfläche ist von Oberhaut mit dicken gekräuselten Haaren und Talgdrüsen, Schweiß- und Duftdrüsen bedeckt, die Innenseite von haarloser Haut mit freien Talgdrüsen.

**Kleine Schamlippen.** Die kleinen Schamlippen sind fettgewebefreie Hautfalten mit kollagenem Bindegewebe und elastischen Fasern. Bedeckt werden die kleinen Schamlippen von unverhorntem mehrschichtigem Plattenepithel, das Melaninzellen und eine dünnere Schicht keratinisierter Zellen aufweist. Die Labia minora haben zahlreiche große Talgdrüsen ohne Haarbälge.

An der Wurzel der Schamlippen liegt in der Subkutis ein Venengeflecht, *Bulbus vestibuli*, das dem Corpus spongiosum penis (Schwellkörper) entspricht.

**Klitoris.** Klitoris und Penis (S.642) sind homologe Gebilde, gleichen embryonalen Ursprungs und vergleichbarer histologischer Struktur. Die Klitoris enthält 2 erektile *Corpora cavernosa clitoridis*, die in einer rudimentären *Glans clitoridis* und einem *Präputium* enden. Die Klitoris wird von einem unverhornten Plattenepithel bedeckt.

**Glandulae vestibulares minores et majores.** Es handelt sich um tubuloalveoläre, muköse Drü-

sen. Die Glandulae vestibulares majores legen sich dem Bulbus vestibuli hinten an und münden über einen 1 cm langen Ausführungsgang in das Vestibulum vaginae zwischen den kleinen Schamlippen. Die Glandulae vestibulares minores kommen in Vielzahl vor; sie sind v. a. um die Klitoris und die Öffnung der Urethra angehäuft.

**Nerven.** Die äußeren Genitalien der Frau sind reichlich mit sensorischen Tastkörperchen (Genitalnervenkörperchen) versehen, v. a. die Glans clitoridis. Es handelt sich u. a. um subepithelial gelegene Meißner- und Pacini-Körperchen, die zur Auslösung der sexuellen Erregung beitragen.

## 23.6 Schwangerschaft

Eine Schwangerschaft betrifft den ganzen Organismus der Frau; es kommt in allen Geweben und Organen zu Anpassungserscheinungen. Im Vordergrund stehen jedoch die Vorgänge in den Geschlechtsorganen. Im folgenden werden besprochen die
- **Entwicklung der Blastozyste**,
- **Implantation**,
- **Entwicklung der Plazenta**, des Ernährungsorgans des heranwachsenden Kindes,
- **reife Plazenta**,
- **Veränderungen am Myometrium**.

### 23.6.1 Entwicklung der Blastozyste

Am Anfang der Schwangerschaft steht die Befruchtung, die in der Tuba uterina stattfindet. Hier verweilt der Keim 2–3 Tage, bevor er das Uteruslumen erreicht. In dieser Zeit teilt sich die befruchtete Eizelle mehrfach (**Furchungen**), und es entsteht ein Zellhaufen, **Morula**, der von einer Zona pellucida umgeben nicht größer als die Eizelle vor der Befruchtung ist (ca. 150 μm). Die einzelnen Zellen verlieren jedoch bei jeder Furchung an Größe. Die Ernährung des Keims erfolgt durch Aufnahme von Flüssigkeit und Nährstoffen, u. a. von Sauerstoff, Ionen, Aminosäuren, Kohlenhydraten und Fetten aus dem Tubensekret; die Flüssigkeit sammelt sich zwischen den Zellen des Keims an. Gleichzeitig beginnen sich die Furchungszellen zu ordnen und zu differenzieren. Die außen unter der Zona pellucida gelegenen Zellen werden zu **Trophoblastzellen**, aus de-

nen in der Folgezeit die Plazenta entsteht. Die innen gelegenen Zellen, als **Embryoblast** bezeichnet, bilden den Embryo. Etwa bei Ankunft in der Uterushöhle löst sich die Zona pellucida auf, und die erweiterten Interzellularräume des Keims konfluieren zu einer flüssigkeitsgefüllten Höhle, der **Blastocoele**; aus der Morula ist die **Blastozyste** geworden (4. Tag). Sie hat am 5. Tag nach der Befruchtung einen Durchmesser von etwa 2–3 mm. Offenbar ist die Blastozyste bereits in der Lage, Choriongonadotropin (s. unten) abzusondern, das rückkoppelnd dem mütterlichen Organismus Mitteilung von der beginnenden Schwangerschaft macht.

**Klinischer Hinweis.** Auch Morulae vom Menschen können nach extrakorporaler Befruchtung in geeigneten Nährmedien gezüchtet werden. Werden diese dann ins Uteruslumen übertragen, kann es zu einer normalen Schwangerschaft kommen.

### 23.6.2 Implantation

Unter Implantation wird die Einnistung der Blastozyste in die Uterusschleimhaut verstanden. Implantationszeit und -ort sind durch Umgestaltungsvorgänge der Uterusschleimhaut und durch die Entwicklung des Keims vorgegeben. Die Implantation erfolgt, wenn der Keim 6 Tage alt ist und wenn sich das Endometrium auf dem Höhepunkt der Sekretionsphase befindet. In dieser Zeit ist das Erkennungsvermögen des Endometriums für Fremdgewebe herabgesetzt. Außerdem wirkt bei der Implantation ein vom Endometrium ins Uteruslumen sezerniertes Protein, *Uteroglobin*, mit, dessen Synthese durch Progesteron induziert wird. Der Ort der Implantation – meist im oberen Drittel der Hinterwand des Uterus – ergibt sich aus der schrittweisen Reifung des Endometriums (s. oben).

**Klinischer Hinweis.** Schutz vor Schwangerschaft kommt auch durch Implantationshemmung zustande. Erreicht wird dies durch Veränderungen des Östrogen-Progesteron-Blutspiegels, durch mechanische Maßnahmen oder durch intrauterin angewandte, evtl. kombiniert hormonal-mechanisch wirkende Pessare („Spirale").

Eingeleitet wird die Implantation dadurch, daß dort, wo der Keim mit der Oberfläche der Uterusschleimhaut Kontakt aufnimmt, Trophoblastzellen unter Verlust ihrer Zellgrenzen verschmelzen und einen zellkernreichen **Synzytiotrophoblast**en bilden. Die verbleibenden, sich lebhaft teilenden, nichtverschmelzen-

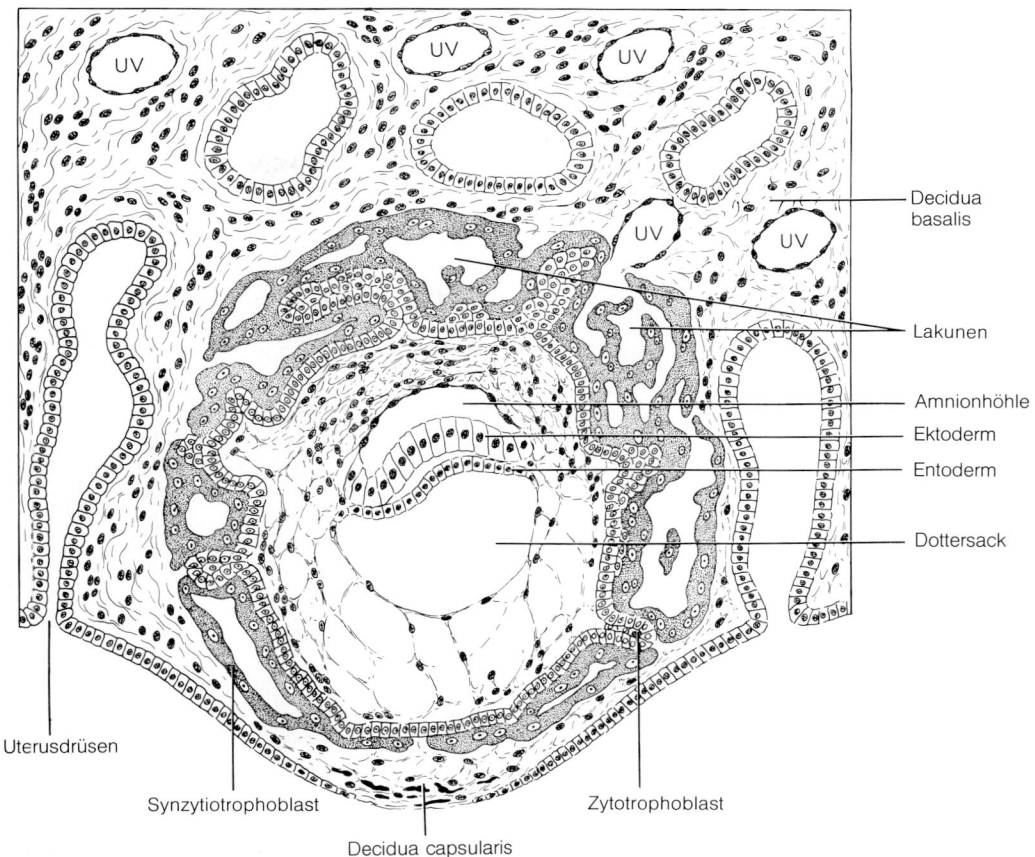

**Abb. 23.19.** Menschlicher Keim nach vollendeter Implantation, 12. Tag nach Befruchtung. Uteringefäße *(UV)* sind eröffnet und ergießen ihr Blut in die Lakunen der Trophoblastschale. Die Lakunen sind von Synzytiotrophoblast umgeben

den Trophoblastzellen werden als **Zytotrophoblast** bezeichnet.

Der Synzytiotrophoblast dringt mit Fortsätzen und Sprossen in das Oberflächenepithel der Uterusschleimhaut ein und beginnt, diese und in der Folgezeit subendotheliales Stroma des Endometriums proteolytisch aufzulösen. Hierbei verlagert sich der Keim unter ständiger Vergrößerung in die Uterusschleimhaut. Vollendet ist die Implantation mit vollständigem Eindringen des Keims in das Stroma am 11. Tag nach der Befruchtung. Der Epitheldefekt über der Blastozyste wird zunächst durch ein *Verschlußkoagulum* überbrückt, danach durch Epithelproliferation geschlossen.

**Klinischer Hinweis.** Implantationen können auch außerhalb des Uterus erfolgen, *Extrauteringravidität.* Überwiegend treten ektopische Schwangerschaften im Eileiter auf. In diesen Fällen hat der Keim den Uterus nicht erreicht, z. B. durch Behinderung oder Verzögerung des zeitlich streng terminierten Keim-

transports; die Entwicklung des Keims geht aber zunächst unbeeinträchtigt weiter. – Die Behandlung einer Extrauteringravidität ist nur chirurgisch möglich und zwingend, weil es bei Vergrößerung des Keims zu unstillbaren Blutungen, z. B. durch Tubenruptur, kommen kann.

### 23.6.3 Entwicklung der Plazenta

Bereits während der Implantation und unmittelbar danach spielen sich im Endometrium und in der Trophoblastschale, die den Keim umgibt, Veränderungen ab, die für Bau und Funktion der Plazenta bestimmend sind (Abb. 23.19). Sie betreffen

– das **Endometrium**, das zur **Dezidua** wird, und
– den **Trophoblasten**.

**Dezidua.** Mit der Implantation beginnen Veränderungen am Endometrium. Ergriffen wird

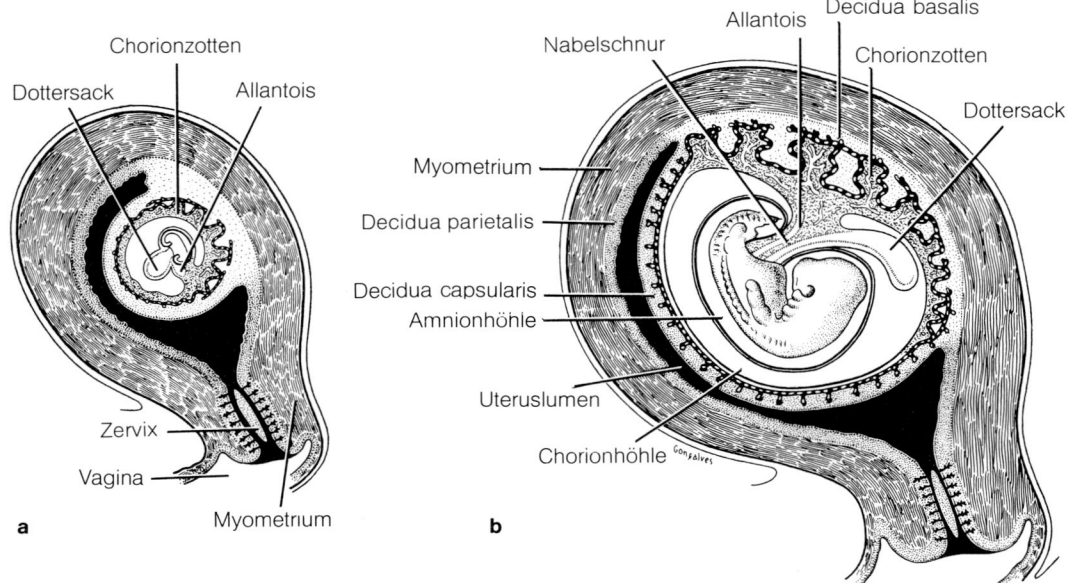

**Abb. 23.20 a, b.**  Schema zur Entwicklung der Dezidua.  **a** im 2. Graviditätsmonat,  **b** Ende des 3. Graviditätsmonats

v. a. das Stroma, insbesondere vergrößern sich die Stromazellen stark; sie lagern Fett und Glykogen ein. Die Zellen werden zu **Deziduazellen**, die während der gesamten Schwangerschaft erhalten bleiben. Im fetomaternen Grenzbereich entsteht durch Vermischung von Trophoblast und Dezidua eine *Durchdringungszone* (s. unten). Unverändert kommen auch während der Schwangerschaft im Endometrium Drüsen vor. Sie sind anfangs sekretorisch hoch aktiv und stark gewunden. Später werden sie nur noch in der von der Schwangerschaft wenig veränderten Zona basalis des Endometriums angetroffen. Insgesamt wird das Endometrium während der Schwangerschaft als **Decidua graviditatis** bezeichnet.

**Klinischer Hinweis.** Deziduazellen sind so charakteristisch, daß daran, z. B. rechtsmedizinisch, das Vorliegen einer Schwangerschaft erkannt werden kann.

Topographisch gliedert sich die Dezidua (Abb. 23.20) in eine
– **Decidua basalis**, im Bereich des Implantationspols des Keims, d. h. basal vom Keim,
– **Decidua capsularis**, die den Keim an der dem Uteruslumen zugewandten Seite bedeckt,
– **Decidua parietalis**, die den übrigen Teil des Uterus auskleidet.
**Trophoblast.** Im Anfang ist ein implantierter Keim an seiner gesamten Oberfläche mit Syn-

zytiotrophoblast bedeckt; unverändert bleibt unter dem Synzytiotrophoblast Zytotrophoblast erhalten. Am ehemaligen Implantationspol ist der Trophoblast dicker als an den später implantierten Abschnitten. Dieser Unterschied wird auch in der Folgezeit nicht mehr ausgeglichen. Alle Umbauvorgänge beginnen am ehemaligen Implantationspol, der später die Plazenta bildet. Die restlichen Abschnitte werden dagegen später zur sog. *Eihaut* zurückgebildet.
Bis etwa zum 12. Tag nach der Befruchtung ist der Synzytiotrophoblast proteolytisch aktiv und baut endometriales Gewebe ab. Das freigesetzte Material wird zur Ernährung des Keims verwendet, **histiotrophe Ernährung**.
Durch Veränderungen, die der Trophoblast im Bereich des ehemaligen Implantationspols durchmacht, entstehen
– **Lakunen** als Vorläufer des späteren *intervillösen Raums*,
– **Chorionplatte**,
– **Chorionzotten**,
– **Basalplatte**.
**Lakunen.** Bereits am 8. Tag nach der Befruchtung treten im verdickten Teil des Synzytiotrophoblasten *Einschmelzungsherde* auf, die schnell zu einem System kommunizierender Räume werden (Abb. 23.19); sie sind am 11. Tag an der gesamten Oberfläche des Keims voll ausgebildet. Zwischen den Lakunen ver-

bleiben Balken und Platten aus Synzytiotrophoblast, die als *Trabekel* bezeichnet werden. Etwa am 12. Tag werden durch fortschreitendes Eindringen des Synzytiotrophoblasten ins Endometrium mütterliche Gefäße arrodiert. Dies führt zu Blutungen (aus mütterlichen Gefäßen) in die Lakunen. Auch werden durch Synzytiotrophoblast endometriale Drüsen eröffnet.

Wichtig für Bau und Funktion der Plazenta (s. unten) ist, daß

– *Lakunen ringsum von Synzytiotrophoblast umgeben sind,*
– *vom Lakunenstadium an mütterliches Blut unmittelbar mit kindlichem Gewebe (Synzytiotrophoblast) in Berührung kommt;* das mütterliche Blut befindet sich vom Lakunenstadium an extravasal (kein Endothel).

Der Abfluß des in die Lakunen gelangten mütterlichen Blutes erfolgt durch Venen, die gleichzeitig eröffnet wurden. Durch (geringe) Druckdifferenzen zwischen arterieller und venöser Seite wird eine Blutzirkulation in den Lakunen unterhalten.

Mit dem Beginn der Durchblutung der Lakunen ändert sich die Ernährung des Keims. Sie erfolgt von jetzt an für die verbleibende Zeit der Schwangerschaft durch das mütterliche Blut, sie ist **hämatotroph**. Außerdem schafft die extravasale Durchblutung des Lakunensystems die Voraussetzung für die Entwicklung einer **hämo-chorialen Plazenta** (s. unten).

**Chorionplatte.** Zwischen Trabekelwerk und Blastozystenhöhle verbleibt eine massive Schicht aus Synzytiotrophoblast und Zytotrophoblast, die *primäre Chorionplatte.* Später (ab dem 12. Tag) bekommt sie einen bindegewebigen Anteil (s. Lehrbücher der Entwicklungsgeschichte) und wird zur *sekundären* (endgültigen) *Chorionplatte.*

**Chorionzotten** sind Differenzierungsprodukte der Trabekel und Abkömmlinge der Chorionplatte. Es werden die folgenden Zottengenerationen unterschieden

– **Primärzotten**, 13. bis 14. Tag nach der Befruchtung,
– **Sekundärzotten**, 15. bis 21. Tag nach der Befruchtung,
– **Tertiärzotten**, ab dem 19. Tag nach der Befruchtung.

**Primärzotten.** Etwa am 12. Tag dringt von der primären Chorionplatte aus Zytotrophoblast in die aus Synzytiotrophoblast bestehenden Trabekel ein, durchsetzt sie und erreicht am 13. Tag den äußeren Teil der Trophoblastschale. Die Zottenbildung beginnt damit, daß es im

Rahmen dieser Wachstumsvorgänge zu einer gesteigerten Proliferation und synzytialen Verschmelzung des aus der Chorionplatte in die Trabekel eingewachsenen Zytotrophoblasten kommt. Dabei schieben sich fingerförmige Trophoblastsporne von den Trabekeln in die Lakunen vor. Dies sind Primärzotten, die entweder rein synzytial sind oder einen Kern aus Zytotrophoblast enthalten. Sie enden frei in den von mütterlichem Blut durchflossenen Lakunen.

**Sekundärzotten.** Ab dem 15. Tag sprossen, beginnend am ehemaligen Implantationspol und von dort allmählich zum Antiimplantationspol fortschreitend, von der Chorionplatte aus Mesenchymzellen in die Zotten ein oder entstehen dort aus Zytotrophoblast. Dadurch bekommen die Zotten, die an ihrer Oberfläche von Synzytiotrophoblast und darunter von Zytotrophoblast bedeckt sind, einen *mesenchymalen Kern.* Sekundärzotten sind entstanden. Auch das Sekundärzottenstadium dauert nur wenige Tage (längstens bis zum 21. Tag).

An einigen Stellen wird der Zottenbaum jedoch nicht von Bindegewebe erschlossen. Dort verharren Zottenabschnitte, die auch in der reifen Plazenta nachzuweisen sind (s. unten), im *Primärzottenstadium.* Sie liegen vor als

– *Zellsäulen* und
– *Zellinseln.*

Zellsäulen befinden sich dort, wo Anteile von Stammzotten (aus Trabekeln hervorgegangen) an der Basalplatte befestigt sind (s. unten). Zellinseln (s. unten) sind Zytotrophoblastansammlungen, die ausgehend von Zottenspitzen frei in den intervillösen Raum hängen.

**Tertiärzotten.** Ab dem 19. Tag werden die Zotten am Implantationspol, später auch in den übrigen Gebieten, *vaskularisiert.* Die Zottengefäße entstehen entweder in den Zotten selbst aus Mesenchymzellen oder durch Aussprossung von Gefäßen, die von der Nabelschnur aus in die Chorionplatte eingewachsen sind. Mit dem Auftreten von Gefäßen in den Zotten beginnt das Tertiärzottenstadium, das bis zum Ende der Schwangerschaft besteht. Allerdings reifen die Zotten bis zum Geburtstermin erheblich (s. unten).

**Basalplatte.** Zeitgleich mit der Umstellung der Ernährung des Keims und der Bildung von Primärzotten beginnen Veränderungen sowohl in der äußeren Trophoblastschale des Keims als auch in der Grenzzone zwischen dem mütterlichen und dem kindlichen Gewebe. In der äußeren Trophoblastschale geht, sobald sie von Zytotrophoblast erreicht ist (13. Tag der Ent-

wicklung), ein großer Teil des Synzytiotrophoblast zugrunde und Zytotrophoblast kommt in direkten Kontakt mit mütterlichem Gewebe. Im fetomaternen Grenzbereich vermischt sich kindliches und mütterliches Gewebe *(Durchdringungszone)*, und auf beiden Seiten erfolgen degenerative Veränderungen; der dabei anfallende Detritus bildet einen Fibrinoidstreifen (**Nitabuch-Fibrinoid**, s. unten). Neuer Synzytiotrophoblast entsteht im äußeren Teil der Trophoblastschale nicht mehr, statt dessen können kleine Gruppen von Zytotrophoblasten zu *trophoblastischen Riesenzellen* verschmelzen, die auch in der reifen Plazenta noch nachweisbar sind (s. unten). Etwa am 22. Tag nach der Befruchtung ist der stark verzahnte Grenzbereich zwischen ehemaliger Trophoblastschale und mütterlichem Gewebe neu festgelegt. Es ist eine Basalplatte entstanden, die den Boden des intervillösen Raums (s. unten) bildet. Stellenweise kommt es an der Basalplatte chorionwärts zu Verwerfungen, den Septa placentae (s. unten).

**Zottenbaum, Chorion laeve, Chorion frondosum, Verödung des Uteruslumens.** Durch Wachstum und Zellproliferation sowie durch dichotome Verzweigungen der Chorionzotten entstehen Zottenbäume, die sich im Laufe der Zeit erheblich vergrößern. Es kommt dabei v. a. zur Ausbildung von **Endzotten**, die dem Stoffwechsel zwischen mütterlichem und kindlichem Blut dienen. Gleichzeitig konfluieren die Lakunen, die ursprünglich getrennte Räume bildeten. Es entsteht der **intervillöse Raum**, in dem die sich entfaltenden Zotten flottieren. In der reifen Plazenta hat der intervillöse Raum stellenweise nur Erythrozytenbreite.

Gegen Ende der 3. Woche beginnt sich die Zottenverteilung an der Oberfläche der Keimblase stark zu verändern. Während zu dieser Zeit die Zotten am ehemaligen Implantationspol vaskularisiert werden, fangen am gegenüberliegenden Pol die Zotten an, sich zurückzubilden. Die Zottenrückbildung schreitet seitwärts fort, so daß am Ende des 4. Monats ein großer Teil der Oberfläche des Keims zottenfrei ist, **Chorion laeve**. Der zottenfreie Abschnitt, Chorion laeve, unterscheidet sich deutlich vom zottentragenden Abschnitt, Chorion frondosum. Das **Chorion frondosum** entspricht dem Gebiet der späteren Plazenta. Die anfangs noch unscharfe Grenze zwischen Chorion laeve und Chorion frondosum ist am Ende des 4. Monats scharf.

Bis zum 4. Monat hat sich die Fruchtblase erheblich vergrößert und enthält einen Embryo von etwa 10 cm Scheitel-Steiß-Länge. Dadurch wölbt sich der Keim mit der bedeckenden **Decidua capsularis** weit ins Uteruslumen vor (Abb. 23.19). Dort bekommt die Decidua capsularis Kontakt mit der **Decidua parietalis** der gegenüberliegenden Uteruswand. Als Folge beginnt sich die Decidua capsularis zurückzubilden. Auch das Epithel der benachbarten Decidua parietalis zeigt Lücken. An einigen Stellen kommt der Trophoblast des Chorion laeve mit der Decidua parietalis in Verbindung. Schließlich ist im 5. Monat nach der Befruchtung der Verschmelzungsprozeß unter weitgehender Auflösung der Decidua capsularis so weit fortgeschritten, daß das Uteruslumen fast vollständig verschlossen ist und das Chorion laeve allseits direkt an die Decidua parietalis grenzt.

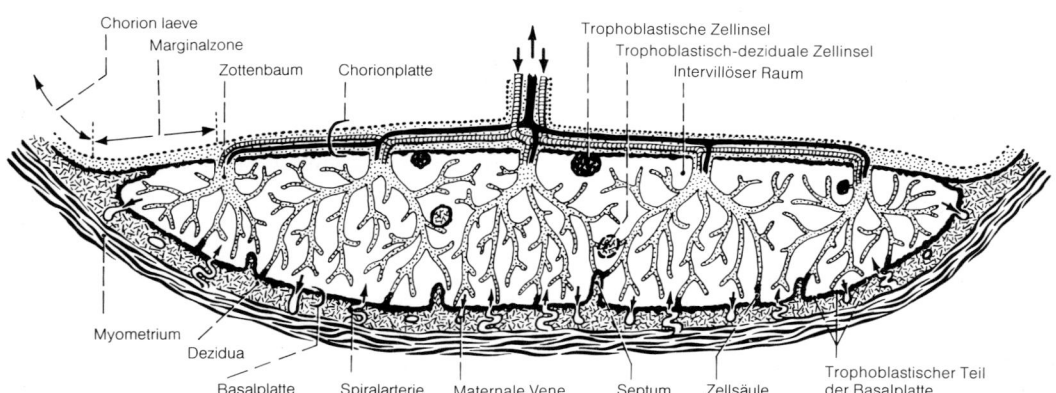

**Abb. 23.21.** Schema der reifen menschlichen Plazenta. *Die Pfeile* geben die Richtung des Blutstroms von den uteroplazentaren Arterien in den intervillösen Raum und zurück in uteroplazentaren Venen an.

[In: Schiebler TH, Kaufmann P (1981) Die Plazenta des Menschen. Becker V, Schiebler TH, Kubli F (Hrsg) Thieme, Stuttgart New York]

## 23.6.4 Reife Plazenta

Die reife Plazenta (Abb. 23.21) ist scheibenförmig, *discoidal*. Sie hat einen Durchmesser von
ungefähr 20 cm, ist nach der Geburt 3 cm dick
und ca. 500 g schwer. Die dem Kind zugewandte Seite wird von Amnionepithel bedeckt und
ist glatt. Meist leicht exzentrisch, gelegentlich
auch zentral oder marginal, setzt an der Oberfläche der Plazenta die Nabelschnur an.

Die Plazenta dient während der Schwangerschaft der Aufnahme aller für den wachsenden
kindlichen Organismus erforderlichen Nähr-
und Baustoffe (z.B. Aminosäuren, Kohlenhydrate, Fette, Mineralien) und von Sauerstoff,
sowie der Abgabe von Stoffwechselprodukten
und $CO_2$. Der Austausch hochmolekularer
Substanzen kann mit Ab- und Umbauvorgängen verbunden sein. Dabei können Produkte
entstehen, die der Ernährung des Kindes dienen oder bei Synthesevorgängen Verwendung
finden. Ferner dient die Plazenta dem immunologischen Schutz der fetoplazentaren Einheit und ist zur Bildung von Hormonen befähigt.

Die Plazenta gliedert sich in

– **Chorionplatte**,
– **Zottenbäume** (fetale Kotyledonen),
– **Basalplatte** und
– **Sonderstrukturen**.

Zwischen den Zotten befindet sich der von
mütterlichem Blut durchströmte

– **intervillöse Raum**.

Im intervillösen Raum tritt mütterliches Blut
unmittelbar an die aus kindlichem Gewebe bestehenden Zottenoberflächen (hervorgegangen aus dem Chorion) heran; deswegen ist die
menschliche Plazenta **hämochorial**.

**Hinweis**. Als Chorion wird die aus dem Trophoblasten und seinen Derivaten entstandene äußere Haut
der Blastozyste bezeichnet.

### Chorionplatte (Abb. 23.22 a)

Die Chorionplatte wird an ihrer Oberfläche
von einem einschichtigen hochprismatischen
bis kubischen *Amnionepithel* bedeckt, das von
Amnionflüssigkeit (Fruchtwasser) bespült
wird. Subamnial folgen mehrere, nicht deutlich
voneinander trennbare *Bindegewebeschichten*,
die sich während der Frühentwicklung aus ex-
traembryonalem Mesenchym des Amnions (s.
Lehrbücher der Entwicklungsgeschichte) und
des Chorions (s. oben) entwickelt haben. Dicht
unter dem Amnionepithel verlaufen im Bindegewebe der Chorionplatte zahlreiche Äste der

Nabelschnurgefäße, die der Blutversorgung
des Zottenbaums dienen (s. unten). Es folgt
eine aufgelockerte Schicht aus verschieden strukturierten Zytotrophoblastzellen, zwischen denen viel Fibrinoid **(Langhans-Fibrinoid)** und Bindegewebe liegen. Die Zelldichte
nimmt zur Plazentamitte hin ab. Zum intervillösen Raum hin wird die Chorionplatte von einem lückenhaften, von Fibrinoid unterbrochenen *Synzytiotrophoblast* bedeckt. Seitlich, am
Plazentarand, gehen die Trophoblastschichten
von Chorionplatte und Basalplatte ineinander
über (Abb. 23.21). Der Plazentarand wird von
Dezidua umfaßt. Die Chorionplatte hat überwiegend mechanische Aufgaben: Sie bildet die
apikale Begrenzung des intervillösen Raums,
dient der Verankerung der Nabelschnur und
ist Leitstruktur für Gefäße.

**Hinweis**. Das **Fibrinoid** der Plazenta ist ein relativ
fester, nicht zellig oder synzytial gegliederter, binde-
gewebefreier Niederschlag mit hohem Lichtbre-
chungsvermögen und mehr oder weniger starker
Azidophilie. Es besteht aus Fibrin, Immunglobulinen, Proteoglykanen, plazentaren Sekreten und
Degenerationsprodukten. Elektronenmikroskopisch
setzt es sich teils aus amorphem osmiophilem Material, teils aus 7,5 nm dicken Filamenten mit der für
Fibrin typischen 20 nm periodischen Querstreifung
zusammen.

Fibrinoid wird vorwiegend bei der Degeneration von
Trophoblast gebildet und kommt deswegen überall
dort vor, wo Trophoblast als die natürliche trennen-
de Gewebeschicht zwischen mütterlichen und kindlichen Geweben zugrunde gegangen ist.

Zu unterscheiden sind

– *subchoriales Langhans-Fibrinoid*,
– *perivillöses Fibrinoid*,
– *intravillöses Fibrinoid*,
– *Fibrinoid der Inseln und Septen*,
– *Rohr-Fibrinoid der Basalplatte*,
– *Nitabuch-Fibrinoid der Basalplatte*.

Dem Fibrinoid wird durch die räumliche Trennung mütterlicher und kindlicher Gewebe und
durch die Fähigkeit zur Absorption von Antigen-Antikörper-Komplexen eine immunologische Schutzfunktion zugeschrieben.

### Zottenbaum

Die reife menschliche Plazenta besitzt etwa
200 Zottenbäume, fetale Kotyledonen, von
denen 50–60 voll entfaltet sind. Alle Zottenbäume sind mit der Chorionplatte verbunden
und "hängen" in den plazentaren Blutraum
(Abb. 23.21). Zottenbäume haben ein strauch-
artiges Aussehen.

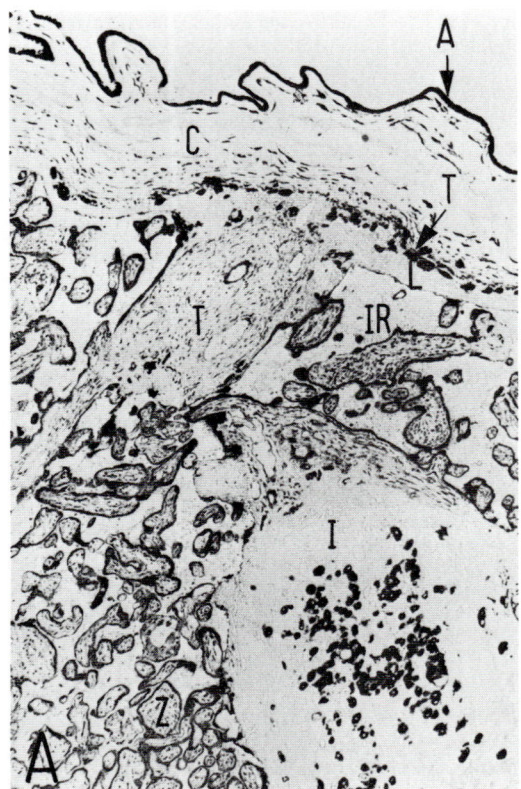

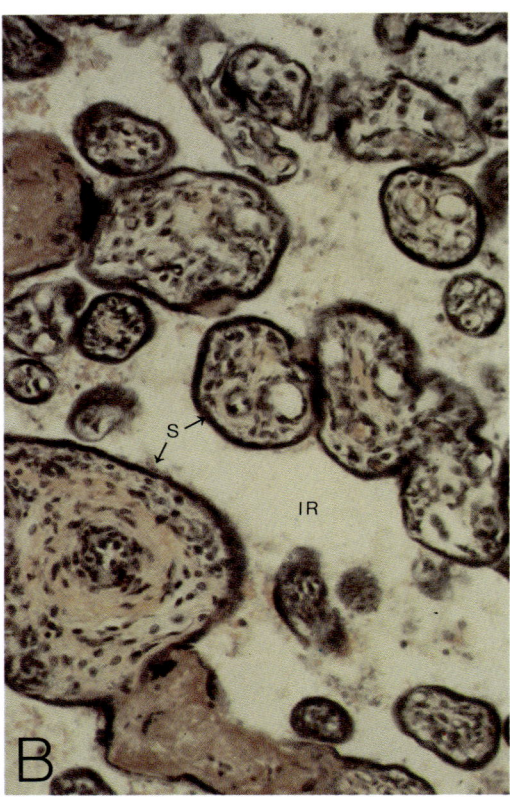

**Abb. 23.22 a, b.** Reife Plazenta. **a** Chorionplatte *(C)*, Truncus chorii *(T)*, Zotten *(Z)* und subchoriale Insel *(I)*. Weitere Einzelheiten: Amnionepithel *(A)*, Trophoblastzellen *(T)*, Langerhans-Fibrinoid (L). *IR* intervillöser Raum. HE-Färbung. Vergr. 100 fach

[In: Schiebler TH, Kaufmann P (1981) Die Plazenta des Menschen. Becker V, Schiebler TH, Kubli F (Hrsg) Thieme, Stuttgart New York] **b** Endzotten *(Z)* mit Synzytiotrophoblast *(S)*; *IR* intervillöser Raum. HE-Färbung. Vergr. 400 fach

Jeder Zottenbaum besteht aus
– **Stammzotten**
  • ***Trunci chorii*** (Durchmesser 1–2 mm),
  • ***Rami chorii*** (Durchmesser 0,5–1 mm),
  • ***Ramuli chorii*** (Durchmesser 60–500 µm),
– **Endverzweigungen** (Abb. 21.23)
  • ***Intermediärzotten*** (Durchmesser ca. 50–200 µm),
  • ***Endzotten*** (Durchmesser um 50 µm).
Der **Truncus chorii** (Zottenstamm, Abb. 23.21 a) ist etwa 1–5 mm lang und teilt sich wie jeder folgende Abschnitt – mit Ausnahme der Endzotten – mehrfach dichotomisch.
**Ramus chorii.** Abgesehen von einem geringeren Durchmesser entspricht der Aufbau der Rr. chorii dem des Truncus chorii. Beide sind von einem weitgehend uniformen, 10–20 µm dicken Synzytiotrophoblasten bedeckt und weisen ein zell- und faserreiches Stroma mit großen Arterien und Venen auf. Die Auftei-

lung des Zottenbaums schreitet im Truncus und Rr. chorii bis zur 4. Ordnung fort.
**Ramulus chorii.** Die Aufteilung des Zottenbaums erreicht bei den Ramuli chorii die 11. Ordnung. Verbunden ist damit eine fortschreitende Verminderung des Zottendurchmessers. Histologisch ist für alle Ramuli chorii das Überwiegen des Stromas gegenüber den anderen Strukturen charakteristisch.
**Intermediärzotten.** Sie treten auf als
– *unreife Intermediärzotten,*
– *reife Intermediärzotten.*
*Unreife Intermediärzotten* haben Durchmesser von 80–250 µm sowie ein typisches retikuläres Stroma (s. unten) mit zahlreichen Hofbauer-Zellen (s. unten). Sie kommen überwiegend in der unreifen Plazenta vor. Dort sind sie der Ort des Längenwachstums und der Ramifikation der Zotten; sie besitzen nur ganz vereinzelt Endzotten. In der reifen Plazenta treten unreife Intermediärzotten in kleinen Gruppen im

Zentrum der Plazentone (s. unten) auf und sind dort Wachstumszonen.

*Reife Intermediärzotten.* Ihr Durchmesser beträgt 40–80 µm. Das Stroma ist ähnlich locker und faserarm wie bei unreifen Intermediärzotten. Die Bindegewebezellen haben jedoch den charakteristischen retikulären Zusammenhalt verloren; Stromakanäle sowie Hofbauer-Zellen kommen kaum vor (s. unten). Diese Zottenform geht in den letzten 2 Schwangerschaftmonaten durch Ramifikation aus den unreifen Intermediärzotten hervor, und an ihrer Oberfläche entsteht die Hauptmasse der Endzotten.

**Klinischer Hinweis.** Gelegentlich werden abnorm große Plazenten (bis 1.000 g Gewicht) geboren, die überwiegend aus unreifen Intermediärzotten bestehen und kaum Endzotten aufweisen (persistierende Unreife der Plazenta). Als anderes Extrem kommen abnorm kleine Plazenten (Gewicht unter 400 g) vor, in denen unreife Intermediärzotten völlig fehlen und statt dessen reife Intermediärzotten mit übergroßen Mengen von Endzotten besetzt sind (Hypermaturität der Plazenta). Beide Abweichungen gehen häufig mit Austauschinsuffizienz einher (mangelernährte Neugeborene, small-for-date babies).

**Endzotten** (Abb. 23.23). Hierbei handelt es sich um die Endverzweigungen des Zottenbaums. Sie beherrschen das histologische Bild von Schnitten durch die Plazenta (Abb. 23.22 b).

**Hinweis.** Befestigt ist jeder Zottenbaum durch
– den *Truncus chorii* an der Chorionplatte;
– *Haftzotten* an der Basalplatte (s. unten). Bei Haftzotten handelt es sich um Ramuli chorii, die, zurückgehend auf die Trabekel der Frühzeit (s. oben), durch Zellsäulen (s. oben) mit der Basalplatte verbunden sind;
– sekundäre, d. h. nachträglich entstandene Verbindungen zwischen verschiedenen Zottenästen (Ramuli chorii, Endzotten), z. T. über Fibrinoid mit Chorionplatte, Inseln, Septen und Basalplatte,
– Verbindungen von Zotten untereinander und mit Zotten von Nachbarcotyledonen durch fibrinoide Verklebungen (perivillöses Fibrinoid) und Zottenbrücken.

Insgesamt ist jeder Zottenbaum fest im Gefüge der Plazenta verankert. Erhalten bleibt dabei eine gewisse Beweglichkeit der Endzotten. Eine zuverlässige präparatorische Trennung der Zottenbäume ist jedoch nicht möglich.

**Feinbau der Zotten.** Zotten sind die für Gas- und Stoffaustausch zwischen Mutter und Kind wichtigsten Strukturen der Plazenta. Sie bestehen aus

– **Synzytiotrophoblast,**
– **Zytotrophoblast,**
– **Bindegewebe,**
– **Gefäßen.**

**Synzytiotrophoblast.** Der Synzytiotrophoblast bildet einen zusammenhängenden, stellenweise kernreichen Zytoplasmaschlauch (ohne Zellgrenzen) an der Oberfläche aller Zotten. Kernteilungen kommen im Synzytiotrophoblasten nicht mehr vor. Eine Regeneration ist nicht möglich; hierzu bedarf es des Zytotrophoblasten (s. unten).

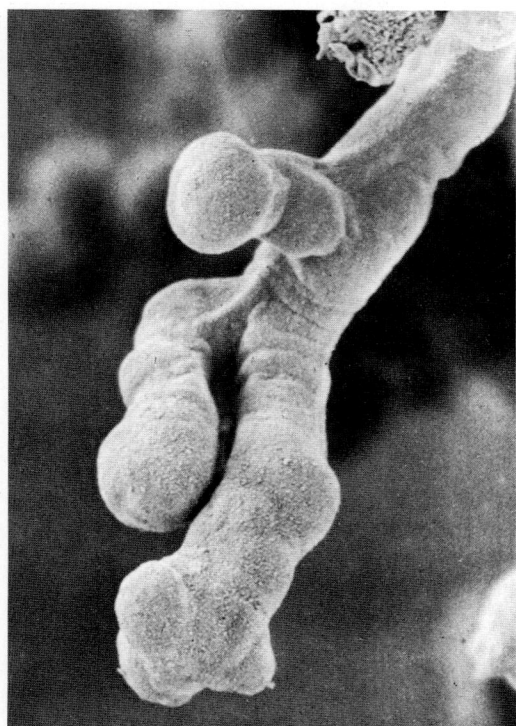

**Abb. 23.23.** Endzotten (rasterelektronenmikroskopische Aufnahme). Auf der Oberfläche Mikrovilli. Vergr. 500fach [In: Schiebler TH, Kaufmann P (1981) Die Plazenta des Menschen. Becker V, Schiebler TH, Kubli F (Hrsg) Thieme, Stuttgart New York]

**Hinweis.** Überall, wo Synzytiotrophoblast Kontakt zu mütterlichem Blut hat, ist sein apikales Plasmalemm von einer dichten *Glykocalix* besetzt. Während dieser extrazelluläre Polysaccharidfilz bei anderen Zellen im Zusammenhang mit der Zellerkennung (Identifizierung von Zellen der eigenen bzw. einer fremden Art) gesehen wird, scheint er beim Synzytiotrophoblasten vorwiegend eine dem Fibrinoid vergleichbare Schutzfunktion zu haben, indem er den direkten Kontakt zwischen trophoblastischen Antigenen mit dem mütterlichen Immunsystem verhindert.

Eingebettet in die Polysaccharidketten der Glykocalix sind die extrazellulären Domänen zahlreicher

Membranrezeptoren. Dieses sind z. T. selektive Bindungsstellen für Hormone und Wachstumsfaktoren (epidermal growth factor receptor, insulin-like growth factor receptor, oncogen protein products). Andere Rezeptoren sind Bindungsstellen für selektive Transportmechanismen (IgG-Rezeptor, Transferrinrezeptor, low density lipoprotein ( = Cholesterin) receptor). Schließlich gehen hier auch die extrazellulären Domänen zahlreicher für den transplazentaren Transport benötigter Enzyme ein.

Der Aufbau des Synzytiotrophoblasten zeigt erhebliche regionale morphologische und histophysiologische Unterschiede. Kriterien sind Dicke, Kernreichtum, Organellenbestand und die Beziehungen zum Zytotrophoblasten sowie zu den fetalen Terminalgefäßen. Die Unterschiede betreffen v. a. die Endzotten. An der Oberfläche der Stammzotten liegt dagegen ein mehr gleichförmiger Synzytiotrophoblast vor, dessen Dicke jedoch im Rahmen der Astfolge abnimmt (Truncus chorii 10–20 µm, Ramuli chorii 4–5 µm).

In den Endzotten kommen verschiedene Teilgebiete des Synzytiotrophoblasten gleichzeitig vor und gehen ohne scharfe Grenze ineinander über (Abb. 23.24); der Synzytiotrophoblast von Endzotten hat einen mosaikartigen Bau. Zu unterscheiden sind
– *Epithelplatten*,
– *kernloses Synzytium*,

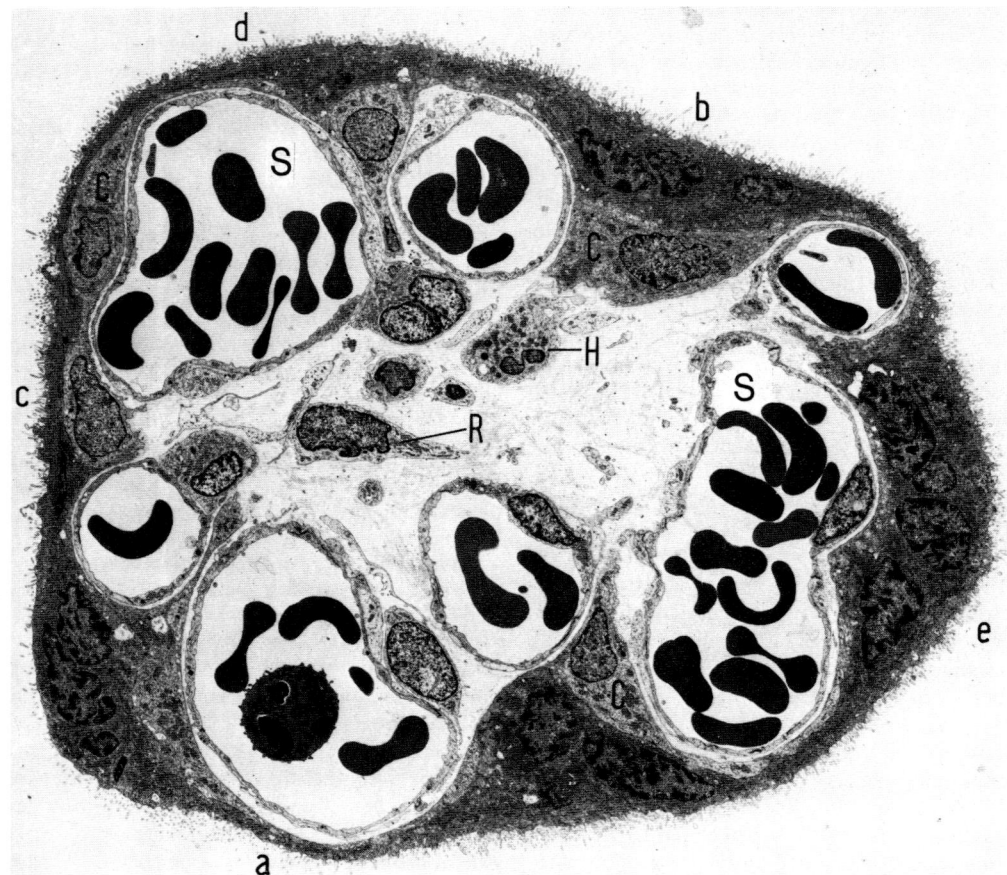

**Abb. 23.24.** Querschnitt durch eine Endzotte. Die Oberfläche besteht aus Synzytiotrophoblast. Zu erkennen sind kernhaltige und kernfreie Abschnitte (*a* dünne Epithelplatte, *b* dicke Epithelplatte, *c* Synzytiumlamelle über Langhans-Zelle, *d* kernloses Synzytium, *e* kernhaltiges Synzytium). Die Kapillaren legen sich dem Trophoblast eng an. In der Nachbarschaft der Kapillaren bzw. Sinusoide *(S)* finden sich Langhans-Zellen (Zytotrophoblast *C*), die ihre Ausläufer zwischen Kapillaroberfläche und Synzytium ausstrecken. Das Stroma ist locker und enthält Hofbauer-Zellen *(H)* und Retikulumzellen *(R)*. Vergr. 1.100fach [In: Schiebler TH, Kaufmann P (1981) Die Plazenta des Menschen. Becker V, Schiebler TH, Kubli F (Hrsg) Thieme, Stuttgart New York]

- *kernhaltiges Synzytium,*
- *Gebiete mit Kernansammlungen*
  - sog. *Proliferationsknoten,*
  - *Synzytialbrücken.*

**Epithelplatten.** Bei Endplatten der häufigste Synzytiumtyp (35–40% Oberflächenanteil); sonst kommen sie nur noch spärlich bei Ramuli chorii und Zwischenstücken vor. Die dünnsten Epithelplatten sind 0,5–1 µm dick, organellenarm und haben wenige pinozytotische Bläschen. Sie liegen in der Regel unmittelbar über fetalen Gefäßen, wobei stellenweise die Basalmembranen von Synzytium und Kapillaren verschmelzen. Sie dienen dem Transport niedermolekularer Substanzen und Gase.

**Kernloses Synzytium** ist in der Regel 2–6 µm dick. Es ist mikrovillusreich und enthält zahlreiche Zellorganellen. Die hohe Aktivität von Enzymen des Energiestoffwechsels sowie des Fett- und Eiweißstoffwechsels spricht dafür, daß es sich um Abschnitte energieverbrauchender Transportprozesse mit Ab- und Umbauvorgängen handelt.

**Kernhaltiges Synzytium.** Es zeichnet sich durch gleichmäßig verteilte Zellkerne aus und ist der Haupttyp an der Oberfläche der Stammzotten. Bei den Endzotten nimmt es etwa 20–30% der Oberfläche ein. Dort kann es bis zu 10 µm dick werden. Kennzeichnend sind ein dichter Mikrovillusrasen, Mitochondrienreichtum in Kernnähe, ein reich entwickeltes RER und stellenweise glattes endoplasmatisches Retikulum. Aufgrund histochemischer Untersuchungen gilt das kernhaltige Synzytium als der wichtigste Syntheseort für plazentare Proteo- und Steroidhormone (s. unten).

*Gebiete mit Kernansammlungen* nehmen mit dem Alter der Plazenta zu und zeichnen sich z. T. durch hohe Aktivität von Enzymen des Energiestoffwechsels, z. T. auch durch Kernpyknosen, aus. Sie liegen teilweise in Form auffälliger Vorwölbungen in den intervillösen Raum (sog. *Proliferationsknoten*), als Vorwölbungen gegen das Bindegewebe der Zotten und als *Synzytialbrücken* zur Verbindung von Zotten untereinander vor. Besonders auffällig sind die sog. Proliferationsknoten; ihr Name allerdings ist unzutreffend, denn sie dienen, wie wir heute wissen, keineswegs der Proliferation. Die Bezeichnung stammt aus früherer Zeit. Insgesamt ist die Bedeutung der kernreichen Synzytiumabschnitte unklar und sehr umstritten. Zu berücksichtigen ist, daß Tangentialschnitte durch kernhaltiges Synzytium oder Zottenkrümmungen kernreiche Gebiete vortäuschen können.

**Zytotrophoblast.** Unter dem Synzytiotrophoblasten, von diesem nicht durch Basalmembran getrennt, liegt der Zytotrophoblast. Er besteht aus einzeln oder in kleinen Gruppen gelegenen Zellen; die Zytotrophoblastzellen der Zotten werden nach ihrem Erstbeschreiber auch als **Langhans-Zellen** bezeichnet. Sie bedecken am Geburtstermin 20–25% der inneren Oberfläche des Synzytiotrophoblast.

**Hinweis.** Reifung und Vermehrung der Tertiärzotten stehen zur Abnahme des Zytotrophoblasten während der Plazentarentwicklung in Beziehung. Während im 3. und 4. Monat noch etwa 80% der Zottenoberfläche zweischichtig von Synzytium und Zytotrophoblasten bedeckt sind, sind es im 8. Monat nur noch 35% und zur Zeit der Geburt 20–25%.

Zytotrophoblast kommt in reifen Zotten fast ausschließlich in der Nachbarschaft von Kapillaren oder Sinusoiden (s. unten) vor. Die Zellen sind unterschiedlich organellenreich und werden im Zottentrophoblasten als Proliferationsorte angesehen. Der Synzytiotrophoblast ist nämlich nicht in der Lage, selbst zu wachsen und funktionsunfähige und verbrauchte Zellorganellen und deren Enzymsysteme zu ersetzen. Dies übernehmen Zytotrophoblastzellen, die unter Verlust ihrer Zellgrenzen in den Synzytiotrophoblast aufgenommen werden. Der Fortbestand des Synzytiotrophoblasten wird bis zum Geburtstermin durch Zytotrophoblasten gesichert.

**Hinweis.** Zytotrophoblast kommt jedoch nicht nur in Zotten vor, sondern ist als Abkömmling des Zytotrophoblasten der Blastozyste (s. oben) ubiquitär in der Plazenta nachzuweisen. Nach dem Ort des Vorkommens lassen sich unterscheiden
- *Chorionplattenzytotrophoblast* (s. oben),
- *Zottenzytotrophoblast, Langhans-Zellen,*
- *Zellsäulenzytotrophoblast* (s. unten),
- *Basalplattenzytotrophoblast* (s. unten).

Grundsätzlich handelt es sich beim Zytotrophoblasten um proliferierendes Gewebe. Der Differenzierungsgrad der Zytotrophoblastzellen ist allerdings unterschiedlich (undifferenziert bis hochdifferenziert). Die Teilungsbereitschaft des Zytotrophoblasten nimmt mit fortschreitender Plazentareife ab.

**Zottenbindegewebe.** Das Zottenbindegewebe besteht aus einem Netz ortsständiger Bindegewebezellen (Mesenchymzellen, Fibroblasten, kleine und große Retikulumzellen) sowie aus ungeformter und geformter Interzellularsubstanz, retikulären Fasern und Kollagenfasern. Getrennt ist das Zottenbindegewebe vom Trophoblasten durch eine Basalmembran. Die Maschen des Bindegewebes enthalten

fetale Gefäße und wenige *freie Bindegewebe-zellen: Plasmazellen, Mastzellen und Hofbauer-Zellen* (s. unten). Die Dichte des Bindegewebegerüstes sowie die Anordnung der ortsständigen Bindegewebezellen und Bindegewebefasern variieren zwischen den verschiedenen Zottenabschnitten erheblich.

Nach Anordnung des Bindegewebes lassen sich unterscheiden

– *fibröses Zottenstroma,*
– *retikuläres Zottenstroma,*
– *sinusoidales Zottenstroma.*

*Fibröses Stroma* kommt v. a. in den Stammzotten vor und besteht überwiegend aus Kollagenfaserbündeln mit eingelagerten Fibroblasten.

*Retikuläres Stroma* ist für Intermediärzotten charakteristisch. Die ortsständigen Bindegewebezellen umfassen große Stromahohlräume, die sich zu *Stromakanälen* vereinigen und von einer amorphen Interzellularsubstanz ausgefüllt sind. Die Stromakanäle sind Stoffwechselräume. Sie enthalten die meisten Hofbauer-Zellen (s. unten).

*Sinusoidales Stroma* liegt nur in den Endzotten vor, nämlich dort, wo sinusoidal erweiterte Kapillaren alle übrigen Stromabestandteile verdrängen. In den Zotten mit sinusoidalem Stroma haben die Sinusoide auf weiten Strecken direkten Kontakt mit der Basalmembran des Trophoblasten (s. unten).

*Hofbauer-Zellen* sind Makrophagen. Sie kommen in Endzotten nur ausnahmsweise, häufiger in Intermediärzotten vor. Es handelt sich um meist rundliche Zellen mit granuliertem oder vakuolisiertem Zytoplasma und Durchmessern zwischen 10 und 20 µm. Ihre Herkunft – aus dem Zottenmesenchym oder aus dem fetalen Blut – ist bis zur Gegenwart unklar. Funktionell werden sie aufgrund ihrer Fähigkeit zur Phagozytose als mobile Schranke zwischen mütterlichem und kindlichem Blut aufgefaßt, die den Eiweißaustausch zwischen beiden reduziert. Außerdem produzieren sie im Rahmen einer parakrinen Sekretion Faktoren, die die Entwicklung der Zotten stimulieren und steuern. Der Nachweis, daß sie $\alpha$-Interferon, Interleukin-1 und Prostaglandin-E2 sezernieren, spricht für eine wesentliche Rolle im Rahmen der Schwangerschaftsimmunologie.

**Zottengefäße.** Größere Gefäße treten nur in den Stammzotten auf: pro Stammzotte je eine Arterie und eine Vene. Es folgt das Mikrozirkulationssystem, das aus Arteriolen bzw. Venolen, Prä- und Postkapillaren sowie Kapillaren und venösen Kapillarabschnitten besteht.

Teile sind bereits in den Stammzotten vorhanden, denn auch dort treten Endzotten auf. Vor allem kommen die Gefäßstrecken des Mikrozirkulationssystems jedoch in den Endverzweigungen des Zottenbaums vor. Für die Endzotten sind sinusartig erweiterte Kapillaren charakteristisch, die in den Zottenspitzen Durchmesser von 20–40 µm erreichen können. Dort, wo sie sich dem Trophoblast unmittelbar anlegen, verschmelzen die Basalmembranen von Trophoblast und Kapillare miteinander. Dadurch entstehen kurze Diffusionsstrecken zwischen dem mütterlichen und dem kindlichen Blut (minimal 1–2 µm).

**Basalplatte**

Die Basalplatte (Abb. 23.25) bildet den Boden der Plazenta und besteht aus fetalem und maternem Gewebe. – Zum intervillösen Raum hin

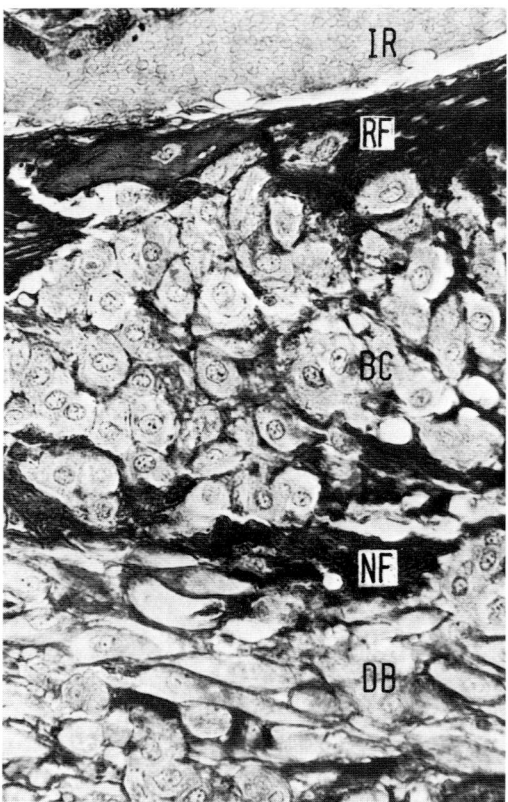

**Abb. 23.25.** Basalplatte. *IR* Intervillöser Raum, *RF* Rohr-Fibrinoid, *BC* basaler Zytotrophoblast, *NF* Nitabuch-Fibrinoid, *DB* Decidua basalis. Azan-Färbung. Vergr. 300fach

wird die Basalplatte von Synzytiotrophoblast bedeckt. Unmittelbar darunter befindet sich eine schmale Bindegewebeschicht, der ein unterschiedlich dickes Fibrinoid, **Rohr-Fibrinoid**, folgt. Jedoch kann stellenweise Rohr-Fibrinoid fehlen oder bis in den intervillösen Raum reichen. Unter dem Rohr-Fibrinoid liegt, jedoch nicht scharf abgegrenzt, eine Schicht mit wenigen hellen und vielen **sehr großen basophilen Zytotrophoblastzellen** (*X-Zellen*). Etwa der Grenze zum maternen Teil der Basalplatte entspricht das dann folgende **Nitabuch-Fibrinoid**. In diesem Gebiet und darunter kommen **vielkernige Riesenzellen** (s. oben) und Deziduazellen vor. Die Schichtenfolge der Basalplatte insgesamt ist jedoch sehr unregelmäßig und variiert stark.

Eine Trennung zwischen fetalem und maternem Teil der Basalplatte ist nicht möglich. Vielmehr verzahnen sich beide Teile und es kommt zu einer regelrechten Mischung von Zellen mütterlicher und kindlicher Herkunft (Durchdringungszone). Dabei können Trophoblastzellen bis ins Myometrium und Deziduazellen bis an den intervillösen Raum reichen. Jedoch treten in der Basalplatte die Zellen unterschiedlicher Herkunft nur selten in regelrechten Kontakt, sie bleiben vielmehr durch Interzellularsubstanzen, z.B. Fibrinoid, voneinander getrennt.

**Gefäße.** Schließlich kommen in der Basalplatte zahlreiche (mütterliche) Gefäße vor, die Blut zum intervillösen Raum hin- bzw. von dort ableiten. Die Arterien haben in der Basalplatte einen gewundenen Verlauf, *Spiralgefäße*. Arterien und Venen verlaufen gemeinsam und entsprechend liegen auch ihre Öffnungen an der Oberfläche der Basalplatte dicht benachbart. Über die Anzahl der Öffnungen sind die Angaben sehr widersprüchlich (50–200). Besondere Verhältnisse liegen in der Randzone der Plazenta vor, dort fallen die Venen durch sinusartige Erweiterungen ihrer Öffnungen auf *(Randsinus)*.

## Sonderstrukturen

Sonderstrukturen der Plazenta sind
- Inseln,
- Zellsäulen,
- Septa placentae.

**Inseln.** Unter Inseln (Abb. 23.22 a) werden kugelig bis bizarr geformte Trophoblastzellkomplexe verstanden, die mit dem Zottenbaum verbunden sind. Inseln bestehen aus modifizierten Zytotrophoblastnestern; im Inneren und an der Oberfläche weisen sie Fibrinoidmassen auf. Sie sind von einem diskontinuierlichen Synzytiotrophoblasten bedeckt und gefäßfrei. Ihre Herkunft ist offen: Möglicherweise handelt es sich um nicht weiterentwickelte Primärzotten (s. oben).

**Zellsäulen.** Sie verbinden die Haftzotten mit der Basalplatte und verankern sie dort (s. oben). Die Zellsäulen bestehen aus Zytotrophoblastzellen.

**Septa placentae.** Von der Basalplatte ragen Septen in den intervillösen Raum, Septa placentae. Hierbei handelt es sich um Verwerfungen der Basalplatte. Der Bau der Septa placentae entspricht dem der übrigen Abschnitte der Basalplatte. Häufig befinden sich in den Septen Spalten und Pseudozysten mit kolloidartigem Inhalt. Die Form der Septen ist bizarr. Teilweise ähneln sie durchbrochenen Platten, haben aber auch Säulen- und Segelform. Auf keinen Fall reichen sie aus, wie früher angenommen wurde, die Plazenta in topfartige Räume zu unterteilen.

## Lösung der Plazenta

Die Lösung der Plazenta erfolgt nach der Geburt. Sie findet im feto-maternen Grenzbereich statt und wird dadurch vorbereitet, daß die Deziduazellen auseinanderrücken und die Anzahl der Kollagenfasern abnimmt. Die gelöste Plazenta weist an ihrer Basalplatte stets auch Deziduazellen auf.

**Hinweis.** Eine Lösung der Plazenta ohne Anwesenheit von Dezidua ist nicht möglich. So kann sich z.B. eine Plazenta einer Extrauteringravidität nicht selbständig von der Unterlage trennen, weil eine Dezidua fehlt.

Unmittelbar nach der Lösung der Plazenta bildet sich im Wundgebiet eine netzartige extravasale Fibrintapete, die größere Blutungen verhindert.

Die geborene Plazenta weist an ihrer Basalfläche netzartige Furchen auf, die mehr oder weniger deutlich 10–40 leicht vorgewölbte *Läppchen (Lobuli, materne Kotyledonen)* abgrenzen. In das Innere der Plazenta setzen sich die Furchen großenteils in rudimentäre Septa placentae (s. oben) fort. Perfusionsstudien zeigten, daß jedes Läppchen räumlich mit dem Ausbreitungsgebiet eines Zottenbaums oder einer Gruppe von Zottenbäumen zusammenfällt. Sie korrespondieren damit z.T. auch mit den sog. Plazentonen (s. unten).

Wenig verändert wird während der Schwangerschaft die Zona basalis des Endometriums, von der aus postnatal die Regeneration der Uterusschleimhaut erfolgt.

## 23.6.5 Histophysiologie

Für die Funktion der Plazenta ist die
- **Gliederung der Plazenta in Strömungseinheiten,**
- **Plazentaschranke,**
- **Hormonbildung**

bedeutungsvoll.

**Strömungseinheiten.** Mütterliches Blut verläßt die Spiralarterien an der Oberfläche der Basalplatte und tritt in den (extravasalen) intervillösen Raum ein. Es nimmt seinen Weg durch die zahlreichen, z.T. sehr engen Spalten zwischen den Zotten und verteilt sich zwischen Basalplatte und Chorionplatte so, daß eine homogene Durchströmung aller Teile der Plazenta erfolgt. Strömungsrichtung und -stärke werden nach heutiger Anschauung dabei von den Strömungswiderständen bestimmt, die sich aus der Anordnung der Zotten ergeben. Ausgegangen wird dabei davon, daß die Zottendichte in der intravitalen Plazenta uneinheitlich ist. Dort, wo Blut aus den Öffnungen der Arterien der Basalplatte in breiter Front in den intervillösen Raum eintritt, liegt eine geringe Zottendichte vor, evtl. sogar eine etwa 0,5 cm breite, zentrale Kavität; der Druckabfall hier ist unmeßbar klein. Umgeben wird dieser Bereich von einer Zone dichtgepackter Zotten. Dieses Gebiet gleicht einer Widerstandszone, in der das Blut auf die einzelnen Abschnitte zwischen Chorionplatte und Basalplatte gleichmäßig verteilt wird. Zentrale Kavität mit zottendichter Widerstandszone wird nach diesem Konzept als **plazentare materno-fetale Strömungseinheit** aufgefaßt und als *fetales Läppchen*, Lobulus, bezeichnet. Ein Läppchen kann aus Zottenästen von einer oder mehreren Stammzotten bestehen. Zusammen mit der versorgenden mütterlichen Spiralarterie und dem sie umgebenden Dezidua- und Basalplattengewebe bildet es eine als Plazenton bezeichnete Einheit. Außen um die Widerstandszone folgt ein Bereich geringerer Zottendichte, der dem Abfluß des maternen Blutes dienen soll. Das Blut gelangt hier zur Basalplatte zurück und wird von Venen abgeleitet.

**Plazentaschranke.** Auf den transplazentaren Austausch nehmen die Grenzschichten zwischen dem mütterlichen und dem kindlichen Kreislauf entscheidenden Einfluß. Sie bilden die Plazentaschranke. Diese besteht bei der reifen Plazenta aus
- *Synzytiotrophoblast mit Basalmembran,*
- *dem Zottenbindegewebe,*
- *der Basalmembran und dem Endothel der Kapillaren.*

Als Austauschfläche stehen bei der reifen Plazenta 12–13 m$^2$ Zottenoberfläche zur Verfügung. Dieser Wert muß jedoch differenziert gesehen werden, denn der die Zottenoberfläche bildende Synzytiotrophoblast setzt sich aus einem Mosaik unterschiedlich gebauter Abschnitte zusammen (s. oben). Außerdem bestehen hinsichtlich der räumlichen Beziehungen zwischen Synzytiotrophoblasten und fetalen Kapillaren große Unterschiede. Beim Austausch der Atemgase dürfte die an Kapillaren angrenzende Zottenoberfläche die Hauptrolle spielen (s. oben, Epithelplatten). Dort fehlt Zottenbindegewebe und die Diffusionsstrecke ist auf ein Minimum reduziert. Die Oberfläche dieser Gebiete wird auf 2 m$^2$ geschätzt. Der Transfer der Atemgase erfolgt durch Diffusion.

**Hinweis.** Der Diffusionswiderstand für $CO_2$ und $O_2$ durch die Zottenmembran ist im Vergleich zur Diffusionsmembran der Lunge deutlich höher. Das fetale Hämoglobin wird nicht vollständig mit Sauerstoff gesättigt; ein ausreichender Sauerstofftransport im arterialisierten fetalen Blut wird durch gesteigerte Affinität zwischen $O_2$ und fetalem Hämoglobin sowie durch einen erhöhten Hämoglobingehalt gesichert.

Der größere Teil der Zottenoberfläche (70%) weist maternofetale Diffusionsstrecken von 2–10 µm auf. Der Hauptwiderstand für den Stoffaustausch dürfte hier im Synzytiotrophoblasten liegen. Der transepitheliale Transport spielt sich an dieser Stelle – teils aktiv, teils passiv – wie beim transportierenden Epithel ab (S. 118). Grundsätzlich erfolgt der Transport in beide Richtungen, sowohl vom als auch zum mütterlichen bzw. fetalen Blut. Transportiert werden alle Stoffe, die zur Ernährung des Kindes erforderlich sind, und Stoffwechselendprodukte. Für Aminosäuren kann es im Synzytiotrophoblasten zu einer Konzentrierung kommen. Wichtig ist, daß in maternofetaler Richtung auch Transfer von Makromolekülen möglich ist. Insbesondere besteht – wahrscheinlich durch Pinozytose – ein aktiver Transportmechanismus für Immunglobuline. Aber auch Hormone werden zwischen Mutter und Kind ausgetauscht.

Nur bis zu einem gewissen Grad entspricht der Mechanismus der Aufnahme von Proteinen durch die Plazenta aus mütterlichem Blut dem im Darmepithel von Neugeborenen. Überwiegend werden materne Proteine nach Aufnahme in den Synzytiotrophoblasten zu Aminosäuren abgebaut, und diese werden als solche weitergegeben oder zu fetalem Eiweiß resynthetisiert und dem fetalen Blut zugeführt. Wie weit auch das fetale Kapillarendothel in den maternofetalen Stoffwechsel eingreift, ist noch nicht abschließend geklärt. Wahrscheinlich ist es nicht aktiv tätig, sondern wirkt lediglich als großporiger Filter, der den Transport von Makromolekülen limitiert, aber nicht völlig verhindert.

Im Prinzip ist die Plazentaschranke für Blutzellen undurchlässig. Jedoch scheint im letzten Drittel der Schwangerschaft in sehr geringem Umfang ein Übertritt fetaler Erythrozyten und wohl auch von Leukozyten in den mütterlichen Blutkreislauf möglich zu sein. Auch kann kindliches Blut während der Geburt durch Einreißen der Zottenoberfläche in den mütterlichen Kreislauf gelangen.

**Klinischer Hinweis**. Die Mutter bildet gegen das in ihren Kreislauf gelangte kindliche Blut Antikörper, die bei einer erneuten Schwangerschaft durch die Plazentaschranke hindurch in das sich entwickelnde Kind kommen und dort bei entsprechender Blutgruppenkonstellation das Krankheitsbild der Erythroblastose hervorrufen können. Dies kann u. U. zum Absterben des Kindes führen.

**Hormon- und Antigenbildung**. In der Plazenta werden zahlreiche Hormone gebildet, und zwar
– **Proteohormone** und
– **Steroidhormone**.
**Proteohormone**. Das wichtigste Proteohormon der Plazenta ist das
– **humane Choriongonadotropin (HCG)**.
HCG ist ein Glykoprotein mit einem Molekulargewicht von 38.000. Es besteht aus 2 verschiedenen Peptidketten und enthält 30% Kohlenhydrate. Der Bildungsort ist der Synzytiotrophoblast. Die HCG-Bildung beginnt fast unmittelbar nach der Befruchtung und erreicht nach 8–9 Wochen ihren Höhepunkt. In der 12. Woche folgt ein rascher Abfall. Von der 18. Woche bis zum Schwangerschaftsende liegen gleichmäßig niedrige Werte vor. Im mütterlichen Blut verhindert HCG die Rückbildung des Corpus luteum. Ohne HCG würde sich der Gelbkörper zurückbilden, weil durch negative Rückkopplung die im Corpus luteum

gebildeten Östrogene und Gestagene die Sekretion der gonadotropen Hormone der mütterlichen Hypophyse hemmen. HCG sorgt auf dem Wege über das Corpus luteum somit für die Aufrechterhaltung der Decidua graviditatis, bis der Trophoblast selbst Progesteron bildet (s. unten). – Bei Knaben scheint HCG der primäre Stimulus für die Entwicklung von Hoden und äußeren Genitalien zu sein.

Weitere Proteohormone der Plazenta sind
– **humanes Chorionsomatotropin (HCS)**. Synonyma: Somatomammotropin, Plazentalaktogen (HPL),
– **humanes Chorionthyrotropin (HCT)**,
– **humanes Chorionkortikotropin (HCC)**,
– **uterotropes Plazentahormon**.
Mit der Entdeckung weiterer Plazentahormone ist zu rechnen.

**Humanes Chorionsomatotropin** stellt 5–10% der gesamten Proteinmenge dar, die die reife Plazenta produziert. Biochemisch hat HCS Ähnlichkeit mit dem hypophysären Wachstumhormon (HGH, S. 386) und auch mit dem während der Schwangerschaft vermehrt gebildeten hypophysären Prolaktin (HPRL, S. 386). HCS hat ein Molekulargewicht von 21.500 und besteht aus 191 Aminosäureresten. Als Bildungsort gilt der Synzytiotrophoblast. Nachweisbar ist HCS etwa ab der 4. Schwangerschaftswoche und steigt dann bis zum Ende der Schwangerschaft an. Seine physiologische Bedeutung ist spekulativ; es hat Prolaktin-Somatotropin ähnliche Aktivität und dient u. a. der Erhaltung des Corpus luteum während der Schwangerschaft; es besitzt überwiegend katabole Wirkung im Stoffwechsel des mütterlichen Organismus und könnte dadurch für eine kontinuierliche Versorgung des Fetus mit Energiesubstraten sorgen. – Die Bedeutung der anderen Proteohormone der Plazenta ist noch ungenügend bekannt.

**Steroidhormone**. Anders als Proteohormone können Steroidhormone nicht in der Plazenta allein synthetisiert werden. Sie entstehen vielmehr unter Verwendung mütterlicher und fetaler Vorstufen. Ferner fehlen der Plazenta wichtige Enzyme zum Umbau der Steroidhormone in biologisch aktive Körper. Soweit die Plazenta an den Syntheseschritten beteiligt ist, spielen Mitochondrien und Mikrosomen des Synzytiotrophoblasten dabei eine wichtige Rolle. Insgesamt werden aber als Ergebnis des Zusammenwirkens der Plazenta mit verschiedenen maternen und fetalen Geweben während der Schwangerschaft sowohl Östrogene als auch Progesteron vermehrt ausgeschieden.

Dabei wird die Synthese des Progesterons als plazentaspezifisch angesehen. Die Bildung von Progesteron im jungen Trophoblasten ist für die Erhaltung der Decidua graviditatis wichtig.

### 23.6.6 Myometrium

Während der Schwangerschaft vergrößert sich der Uterus und paßt sich dem Wachstum des Kindes an. Besonders betroffen ist das Myometrium. Beim ruhenden Uterus sind die glatten Muskelfasern etwa 50 µm lang, am Ende der Schwangerschaft mehr als 500 µm. Insgesamt nimmt während der Schwangerschaft die Masse des Myometriums um das 24fache zu. Erreicht wird dies sowohl durch Hypertrophie (Vergrößerung) als auch durch Hyperplasie (Zunahme der Zahl der glatten Muskelfasern). Wahrscheinlich wandeln sich auch im Myometrium noch vorhandene undifferenzierte Bindegewebezellen in Muskelzellen um, speziell in der inneren Schicht. Während der Schwangerschaft haben viele glatte Muskelzellen des Uterus den Feinbau von proteinsezernierenden Zellen. In diesem Zusammenhang ist autoradiographisch (mit $^3$H-Prolin) nachgewiesen, daß glatte Muskelzellen aktiv Kollagenvorläufer aufnehmen. Insgesamt nimmt das Kollagen im Uterus während der Schwangerschaft um das 5fache zu. Während die äußere Muskelschicht des Uterus im Verlauf der Schwangerschaft der Stabilisierung des Uterus dient, gehen von der mittleren Schicht während der Geburt die Wehen aus. Nach der Geburt verkleinern sich die glatten Muskelfasern des Uterus sehr schnell; außerdem dürften auch einige Muskelfasern zugrunde gehen. Zur Verminderung des Kollagens kommt es durch enzymatischen Abbau. Innerhalb von 6–8 Wochen nach der Geburt hat der Uterus wieder einen Zustand wie vor der Schwangerschaft erreicht.

# 24 Männliche Geschlechtsorgane

Männliche Geschlechtsorgane (Abb. 24.1) sind
- **Testis**, *Hoden*,
- **Epididymis**, *Nebenhoden*,
- **Ductus deferens**, *Samenleiter*,
- **Glandulae genitales accessoriae**,
  - *Vesicula seminalis*, *Samenbläschen, Bläs-chendrüse*,
  - *Prostata*, *Vorsteherdrüse*,
  - *Glandula bulbourethralis*, *Cowper-Drü-se*,
- **Penis**, *Glied*.

Mit Ausnahme von Prostata und Penis sind alle
aufgeführten Organe paarig angelegt.

## 24.1 Testis

### 24.1.1 Lage, Aufbau, Entwicklung

Die Hoden befinden sich im Skrotum. Sie haben die Aufgabe, Samenzellen und Geschlechtshormone zu bilden.
Der Hoden ist von einer **Tunica albuginea** umgeben, einer etwa 1 mm dicken, derben Kapsel
aus kollagenem Bindegewebe mit vielen glatten Muskelzellen. Nahe dem hinteren Rand
befindet sich das **Mediastinum testis**, ein gefäß-
reiches Bindegewebegebiet, das das Rete testis
(s. unten) enthält. Vom Mediastinum testis aus
ziehen Bindegewebesepten, **Septula testis**, radiär zur Tunica albuginea. Dadurch wird der
Hoden in etwa 250 pyramidenförmige Läppchen, **Lobuli testis**, unterteilt. Unter der Tunica
albuginea liegt eine zusammenhängende
Schicht lockeren Bindegewebes mit vielen Gefäßen, Tunica vasculosa.
Jedes Läppchen enthält 1–4 stark aufgeknäulte
**Samenkanälchen** (Hodenkanälchen), **Tubuli
seminiferi** (convoluti), die in ihrer Gesamtheit
das Hodenparenchym ausmachen. Umgeben
werden die Samenkanälchen von sehr lockerem Bindegewebe mit verschiedenen Bindege-

webezellen, interstitiellen Zellen (Leydig-Zwischenzellen) sowie Nerven und Gefäßen. Im
Hoden herrscht ein erhöhter Gewebedruck,
der für die Samenzellbildung unerläßlich ist.

**Hinweis**. Wird ein Hoden angeschnitten, quellen die
Tubuli seminiferi stark hervor.

Die Tubuli seminiferi (convoluti) gehen über
kurze **Tubuli recti** in ein Netzwerk feiner Kanälchen, Rete testis, über, das seinerseits mit
Ausführungsgängen, **Ductuli efferentes testis**,
mit dem Nebenhodengang verbunden ist.

**Hodenhüllen**. Vorne und seitlich wird der Hoden von der *Tunica vaginalis testis* umgeben,
einem serösen Sack, der sich vom Peritoneum
ableitet. Die Tunica vaginalis testis besteht aus
einem äußeren (parietalen) und einem inneren
(viszeralen) Blatt, *Lamina parietalis* (Periorchium), *Lamina visceralis* (Epiorchium), die einen spaltförmigen Raum mit seröser Flüssigkeit umgeben. Beide Blätter gehen am Rand
des Mediastinum testis ineinander über. Die
dem Lumen zugewandte Seite beider Blätter
der Tunica vaginalis testis besteht aus Mesothel, das von zartem subserösem Bindegewebe
unterlagert wird. Weitere Hodenhüllen sind
die *Fascia spermatica interna*, der *M. cremaster*,
die *Fascia spermatica externa* und schließlich
die *Skrotalhaut* mit *Tunica dartos* (s. Lehrbücher der Anatomie).

**Entwicklung**. Der Hoden geht wie das Ovar
aus der Genitalleiste hervor. Jedoch anders als
beim Ovar bleiben die primären Keimstränge
erhalten. Sie werden zu **Hodensträngen**, den
Anlagen der Samenkanälchen. Im Hilum der
Hodenanlage entwickelt sich ein Netz dünner
Zellstränge, aus denen später die Kanälchen
des Rete testis entstehen und die mit den Samenkanälchen Kontakt bekommen. Die Ho-
denstränge bleiben teilweise bis zur Präpubertät solide (etwa 12. Lebensjahr), jedoch
beginnen sich ihre Zellen bereits vorher zu differenzieren. Aus den vom Oberflächenepithel
stammenden Zellen gehen kleine runde **Vor-**

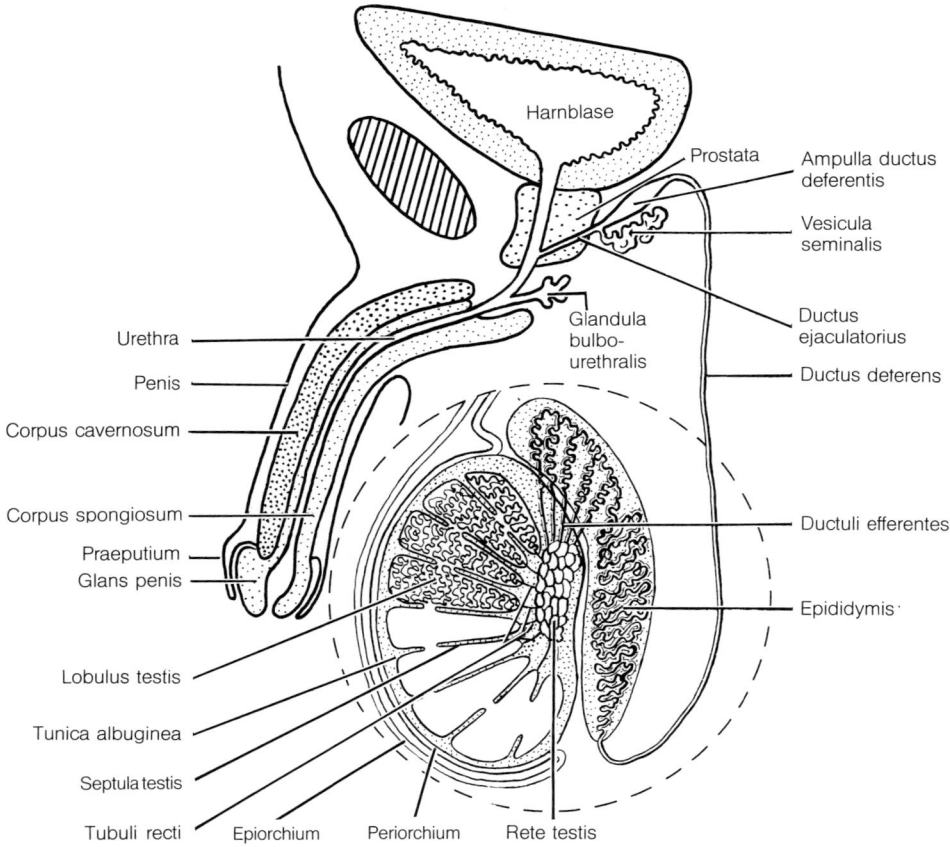

Harnblase

Prostata

Ampulla ductus deferentis

Vesicula seminalis

Glandula bulbo-urethralis

Ductus ejaculatorius

Urethra

Penis

Ductus deterens

Corpus cavernosum

Corpus spongiosum

Ductuli efferentes

Praeputium

Glans penis

Epididymis·

Lobulus testis

Tunica albuginea

Septula testis

Tubuli recti    Epiorchium    Periorchium    Rete testis

**Abb. 24.1.** Schema der männlichen Geschlechtsorgane. Hoden und Nebenhoden sind relativ größer gezeichnet als die übrigen Organe des Geschlechtsapparates. Zu beachten sind die Verbindungen zwischen den Hodenläppchen

läuferzellen der **Sertoli-Zellen** (s. unten), aus eingewanderten Gonozyten (S. 580) große runde fetale Spermatogonien **(Präspermatogonien)** mit hellem Zellkern hervor. Fetale Spermatogonien können bis zum 6. Lebensjahr nachgewiesen werden. Postnatal treten dann weitere Spermatogonientypen (s. unten) auf und später auch einzelne primäre Spermatozyten. Weiter geht die Keimzellentwicklung bis zur Pubertät jedoch nicht. Im Mesenchym zwischen den Hodensträngen werden zwischen dem 3. und 5. Fetalmonat interstitielle Zellen sichtbar, die bereits zu dieser Zeit mit der Testosteronbildung beginnen (s. unten).
Kennzeichnend für die Hodenentwicklung ist ein pränataler **Descensus testis**, der etwa zur Zeit der Geburt abgeschlossen ist. Dann sind die Hoden ins Skrotum verlagert (s. Lehrbücher der Entwicklungsgeschichte). Der Des-

zensus des Hodens ist wegen der für die Spermiogenese erforderlichen Temperatur wichtig (s. unten).

**Klinischer Hinweis.** Wird der Descensus testis nicht vollendet, kommt es zu einer als *Kryptorchismus* bezeichneten Hemmungsmißbildung; Kryptorchismus kommt häufig vor, und zwar bei 31% der zu früh bzw. bei 2,5% der termingerecht geborenen Knaben. Bei fortbestehendem beidseitigem Kryptorchismus tritt fast immer Sterilität ein.

## 24.1.2 Tubuli seminiferi

Die Tubuli seminiferi, Samenkanälchen oder Hodenkanälchen, sind 30–70 cm lang und haben einen Durchmesser von 180–280 µm. Sie sind stark gewunden, so daß sie in den Lobuli testis (Länge 2–3 cm) untergebracht werden

können. Jedes einzelne Samenkanälchen bildet eine Schleife, die beiderseits mit dem Rete testis in Verbindung steht. Die Kanälchen können sich aber auch verzweigen und blind enden. In den Tubuli seminiferi erfolgt die Samenzellbildung.

Die Wand der Tubuli seminiferi besteht aus
– **Lamina limitans** und
– **Epithelium spermatogenicum**, *Keimepithel*.

Die **Lamina limitans** ist eine insgesamt dünne Schicht aus mehreren Lagen von Myofibroblasten, Kollagenfasern und einer Basalmembran. Die Myofibroblasten haben Eigenschaften von glatten Muskelzellen und sind kontraktil. Sie rufen rhythmische Kontraktionen der Tubuli seminiferi hervor und dienen damit dem Transport der zunächst unbeweglichen Spermatozoen.

**Keimepithel.** Es handelt sich um eine mehrschichtige, sehr komplexe Zellformation, die im Prinzip aus 2 Zelltypen besteht:
– **Keimzellen** und
– **Sertoli- oder Stützzellen.**

### Keimzellen

Keimzellen sind alle in Samenkanälchen auftretenden Vor- und Endstufen der Samenzellen (Abb. 24.2). Sie bilden eine sehr differenzierte Zellpopulation. Die Vorgänge, die sich bei der Samenzellbildung abspielen, werden zusammenfassend als Spermatogenese bezeichnet.

#### Spermatogenese

Die Spermatogenese ist im reifen Hoden ein kontinuierlicher Vorgang, bei dem verschiedene Stadien durchlaufen werden:
– **Spermatozytogenese.** Im Verlauf der Spermatozytogenese teilen sich Spermatogonien, die Abkömmlinge der Urgeschlechtszellen (Gonozyten) sind, **mitotisch.** Sie bringen als nachfolgende Zellgeneration **Spermatozyten** hervor.
– **Meiose**, *Reifeteilung.* In dieser Phase durchlaufen die Spermatozyten 2 aufeinanderfolgende Teilungen. Dabei werden Chromosomenzahl und DNA-Menge pro Zelle auf die Hälfte reduziert. Es entstehen haploide **Spermatiden.** Sie erreichen mit ihrer Oberfläche das Lumen der Samenkanälchen.
– **Spermiogenese.** Während der Spermiogenese unterliegen die Spermatiden einer Zyto-

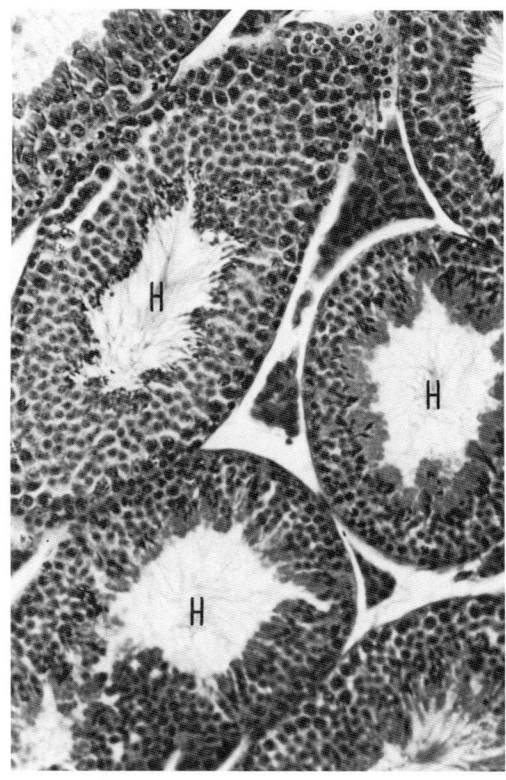

**Abb. 24.2.** Hodenkanälchen *(H)* vom Meerschweinchen. HE-Färbung. Vergr. 300fach

differenzierung; sie werden zu **Spermatozoen** *(Spermien, Samenzellen).*

**Spermatozytogenese.** Die Spermatozytogenese geht von **Spermatogonien** aus, die der Basalmembran der Hodenkanälchen breit anliegen. Spermatogonien (Abb. 24.3) sind proliferationsfreudig; sie teilen sich häufig und stets mitotisch. Dabei entstehen sowohl Zellen, die denen der Ausgangszellen gleichen, und damit für weitere Mitosen zur Verfügung stehen, als auch solche, die eine weitere Entwicklung zu Spermatiden durchlaufen.

Am Rand der Hodenkanälchen kommen vor:
– **Spermatogonien A** und
– **Spermatogonien B.**

**Spermatogonien A** liegen in verschiedenen Differenzierungsformen vor, nämlich als Ap (p: pale) mit in der Regel heller anfärbbarem Zellkern, und Ad (d: dark; dunkler anfärbbarer Zellkern). Charakteristisch für Spermatogonien A ist die relativ homogene Verteilung des Chromatins im Zellkern und ein Zytoplasma mit nur wenig endoplasmatischem Retikulum.

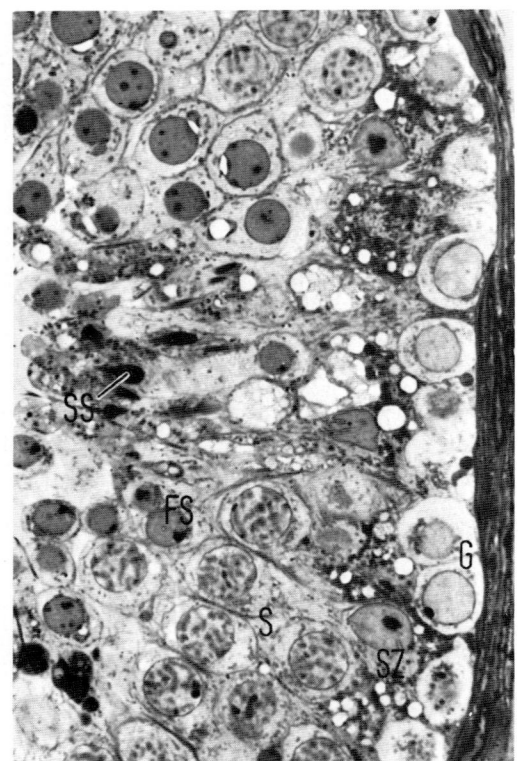

**Abb. 24.3.** Hoden. Mensch (*G* Spermatogonien, *S* Spermatozyten, *FS* frühe Spermatiden, *SS* späte Spermatiden, *SZ* Sertoli-Zelle). Semidünnschnitt. Vergr. 730fach. (Freundlichst überlassen von Schulze C.)

**Spermatogonien B** sind weiter entwickelte Spermatogonien; sie sind kleiner als Spermatogonien A und haben nur geringen Kontakt mit der Basalmembran. In Spermatogonien B liegt der Zellkern exzentrisch, und unter der Kernmembran befinden sich gröbere Chromatinbrocken. Im Zytoplasma kommt mehr endoplasmatisches Retikulum vor als bei den Spermatogonien A.

**Meiose.** Spermatogonien B treten nach ihrer Entstehung in die Reifeteilung ein. Damit werden sie zu

– **primären Spermatozyten**, *Spermatocytus primarius*.

Zu Beginn der Reifeteilung haben die Zellen 46 Chromosomen (44 + XY) sowie durch Verdopplung ihres DNA-Gehaltes in einer Präleptotänphase 4n DNA. Anschließend durchlaufen die primären Spermatozyten die verschiedenen Stadien der meiotischen Prophase (S. 93): Leptotän, Zygotän, Pachytän,

Diplotän und erreichen das Stadium der Diakinese. In dieser Zeit wird in jeder primären Spermatozyte väterliches und mütterliches genetisches Material neu kombiniert. Außerdem vergrößern sich die Zellen stark und rücken von der Basalmembran ab. Die Prophase der 1. Reifeteilung dauert sehr lange (bis zu 22 Tagen). Dadurch werden in histologischen Schnitten durch Samenkanälchen stets viele primäre Spermatozyten angetroffen (Abb. 24.3). Sie zeichnen sich durch ihre Größe, ihre stadienspezifische Chromosomenanordnung und einen großen Golgi-Komplex aus. In der Diakinese löst sich dann die Kernmembran auf, und es laufen dann in schneller Folge Metaphase, Anaphase und Telophase ab. Dabei rücken jeweils ganze Chromosomen an die Zellpole, weil die Längsspaltung der Chromosomen unvollendet bleibt (S. 94).

Das Ergebnis der 1. meiotischen Zellteilung sind kleine Zellen,

– die **sekundären Spermatozyten**, *Spermatocytus secundarius*.

Sekundäre Spermatozyten – jeweils 2 aus einer primären Spermatozyte – haben nur noch 23 Chromosomen (22 + X oder 22 + Y). Begleitet ist die Abnahme der Chromosomenzahl (von 46 auf 23) von einer Abnahme der DNA-Menge pro Zelle (von 4n auf 2n).

Sekundäre Spermatozyten sind in histologischen Präparaten des Hodens kaum zu finden, weil ihre Interphase sehr kurz ist. Die Zellen treten vielmehr sofort nach ihrer Entstehung in die 2. Reifeteilung ein. Dabei wird die Längsspaltung der Chromosomen vollendet, und es werden die beiden Chromatiden jedes Chromosoms auf die Tochterzellen verteilt. Dabei wird die DNA-Menge pro Zelle auf die Hälfte reduziert. Es bilden sich haploide Zellen mit je 22 Autosomen und 1 Heterosom (X oder Y). Die Zellen enthalten 1n DNA. Diese Reduktion der DNA kommt dadurch zustande, daß zwischen der 1. und 2. Reifeteilung die DNA-Verdopplung unterbleibt (keine Synthesephase).

Das Ergebnis der Teilung der sekundären Spermatozyten sind

– **Spermatiden**.

Spermatiden liegen am Lumen des Samenkanälchens, speziell ihre späteren Stadien (Abb. 24.3), da sich jede neu entstehende Zellgeneration weiter von der Basalmembran entfernt. Spermatiden sind kleine Zellen und fallen durch ihr dichtes Chromatin auf. Genetisch sind sie bereits auf die Befruchtung vorberei-

tet. Sie enthalten den Chromosomensatz, der ggf. in die Eizelle eingebracht werden kann, um dort mit dem gleichfalls haploiden Chromosomensatz der Mutter wieder einen diploiden Chromosomensatz zu bilden. Durch Meiose sowohl bei männlichen als auch bei weiblichen Geschlechtszellen wird sichergestellt, daß die für die jeweilige Art charakteristische Chromosomenzahl erhalten bleibt.

Ein bisher nicht erwähntes Charakteristikum der Geschlechtszellproliferation ist, daß weder die Zellteilung der Spermatogonien noch die Reifeteilungen vollständig durchgeführt werden. Vielmehr bleiben die Zellen durch *Zytoplasmabrücken* untereinander verbunden, was als Indiz für die Herkunft aus einer gemeinsamen Vorläuferzelle angesehen wird. Ein solcher Verband gleichweit entwickelter durch Zytoplasmabrücken (Interzellularbrücken) verknüpfter Keimzellen wird als **Keimzellklon** bezeichnet. Die Interzellularbrücken ermöglichen einen Informations- und Stoffaustausch zwischen den Zellen der gleichen Gruppe und spielen für die Koordination der Vorgänge eine wichtige Rolle. Im Laufe der Samenzellbildung rücken also breite Zellgruppen (Klone) schrittweise von der Basalmembran der Ho-

denkanälchen lumenwärts vor. Aufgehoben werden die Zellverbindungen erst während der Spermiogenese.

**Hinweis.** Im Ejakulat kommen regelmäßig verklumpte oder doppel- bzw. mehrkernige Spermien vor, die dadurch entstehen, daß die Zellen eines Klons Symplasmen gebildet haben.

**Spermiogenese.** Die Spermiogenese dient der Zytodifferenzierung der Spermatiden und damit der Ausbildung der Spermien. Von den Umbauvorgängen werden praktisch alle Zellbestandteile betroffen, jedoch in verschiedenem Ausmaß. Im folgenden werden die wichtigsten Veränderungen, die sich an den einzelnen Zellorganellen abspielen, getrennt besprochen, wenn sie auch koordiniert und teilweise gleichzeitig stattfinden (Abb. 24.4 und 24.5).

**Akrosomenbildung.** Akrosomen kommen nur in Spermatiden und Spermien vor; sie entsprechen Lysosomen. Die Akrosomenbildung durchläuft mehrere Phasen (Abb. 24.4):
– **Golgi-Phase**,
– **Kappenphase**,
– **Akrosomenphase**,
– **Reifungsphase**.

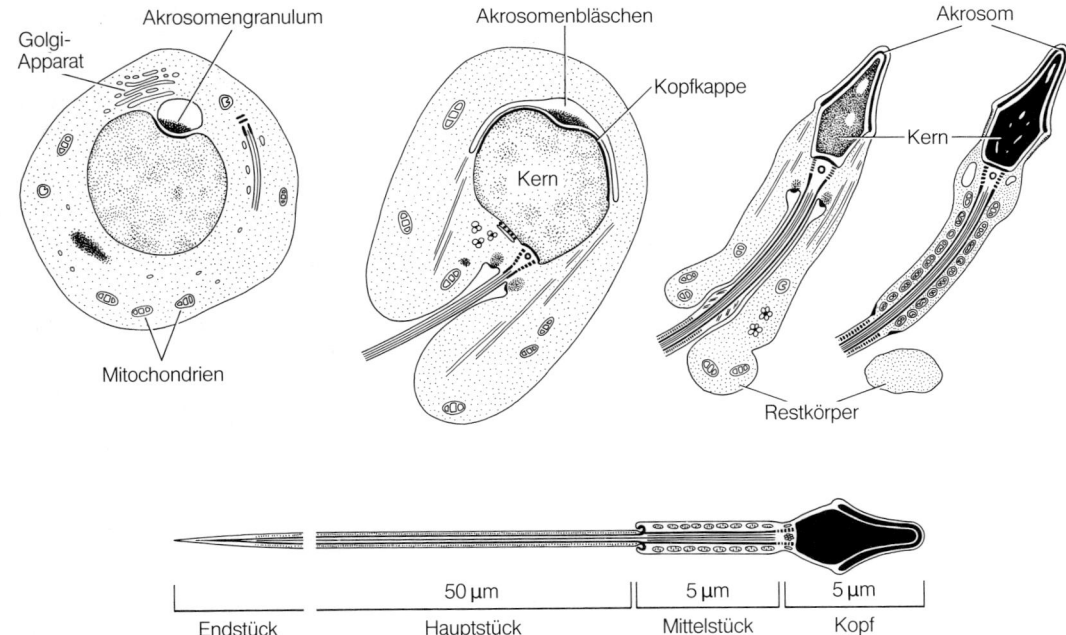

**Abb. 24.4.** *Oben* Umwandlung von Spermatiden in Spermatozoen. *Unten Spermatozoen.* Der Spermienkopf geht im wesentlichen aus dem verkleinerten und verdichteten Zellkern der Spermatide hervor. Er wird von einem schmalen Zytoplasmamantel umgeben, der apikal das Akrosom enthält. Der übrige Teil des Spermiums bildet den motorischen Apparat

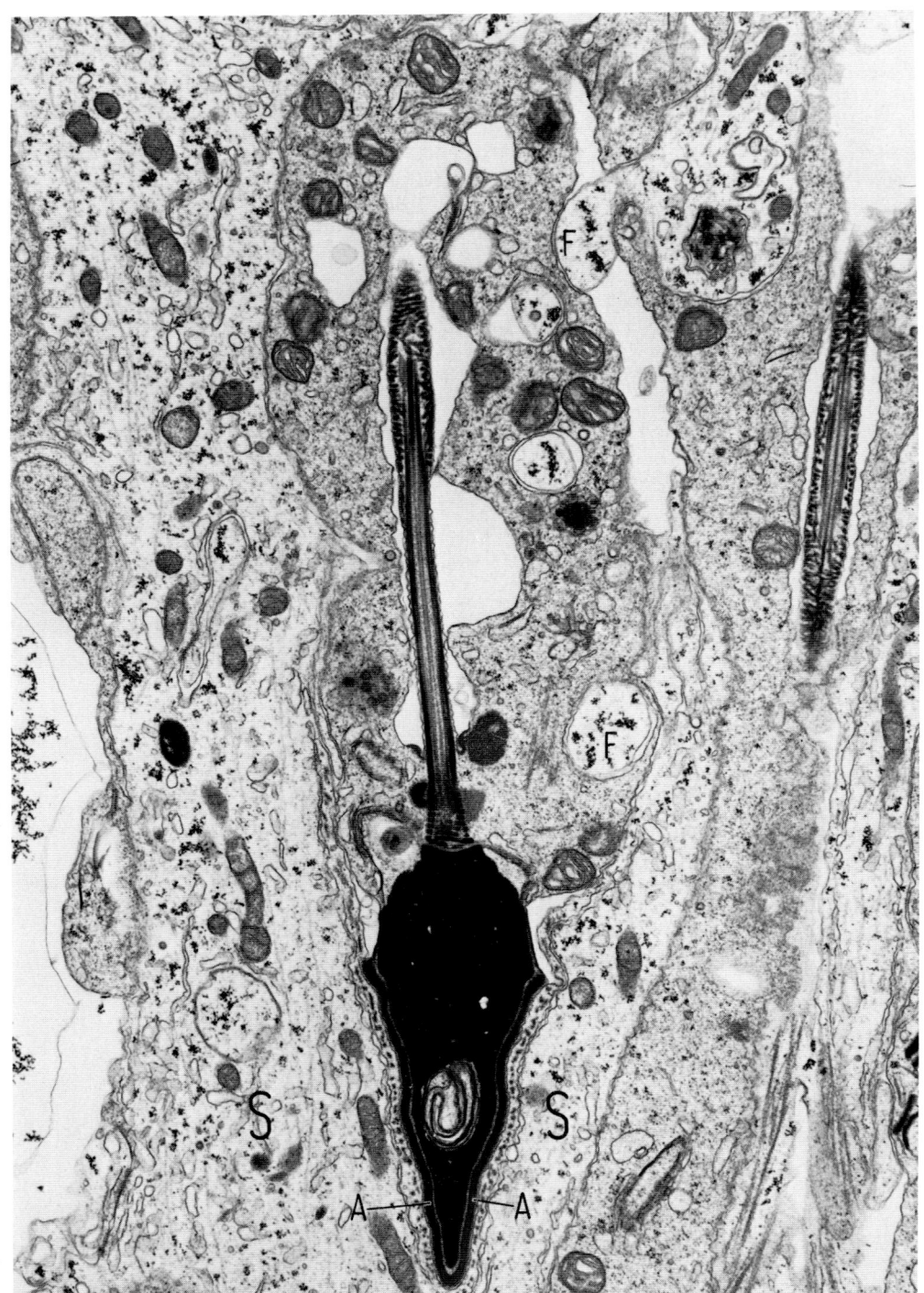

**Abb. 24.5.** Hodengewebe. Mensch. In einer Ein-buchtung des Zytoplasmas einer Sertoli-Zelle *(S)* be-findet sich eine reife Spermatide. Im Bereich des Akrosoms *(A)* weist das Zytoplasma der Sertoli-Zel-le submembranöse Spezialisierungen auf. Im Zyto-plasma der Spermatide kommen Anschnitte von fin-gerförmigen Fortsätzen der Sertoli-Zellen *(F)* vor. Vergr. 15.000 fach. (Freundlichst überlassen von Schulze C.)

**Golgi-Phase**. Der Golgi-Apparat der Spermatide schnürt nach der Art der Bildung primärer Lysosomen zahlreiche Bläschen mit dichtem, kohlenhydratreichem Inhalt ab. Der dichte Kern der Bläschen wird als *proakrosomales Granulum* bezeichnet. In der Folgezeit verschmelzen sowohl die Bläschen als auch ihre proakrosomalen Granula miteinander. Es entsteht ein größeres *akrosomales Bläschen* mit einem *akrosomalen Granulum*. Das akrosomale Bläschen bewegt sich auf den Zellkern zu und tritt dort zur äußeren Schicht der Kernmembran in Beziehung. Die Stelle, an der sich das proakrosomale Bläschen dem Zellkern anheftet, entwickelt sich dann zur Spitze des Spermiums.

**Kappenphase**. In dieser Phase flacht sich das akrosomale Bläschen ab und legt sich wie eine Kappe, *Kopfkappe*, dem Zellkern an, der zur Hälfte oder 2/3 umfaßt wird. Dabei bleibt das akrosomale Granulum noch am Kernpol lokalisiert. Die Kopfkappe erhält weiteres Material durch Zufluß von Abschnürungen des Golgi-Apparates.

**Akrosomenphase**. Das akrosomale Bläschen gestaltet sich um, so daß der Inhalt nun gleichmäßig verteilt über dem vorderen Kernpol liegt. Das Gebilde wird nun als **Akrosom** bezeichnet. Es enthält zahlreiche hydrolytische Enzyme, u.a. Hyaluronidase, Neuraminidase, saure Phosphatase und eine Protease (Akrosin) mit der Aktivität von Trypsin. Diese Enzyme spielen bei der Befruchtung eine große Rolle, da sie durch Proteolyse der Zona pellucida die Aufnahme des Spermatozoons in die Eizelle möglich machen.

**Reifungsphase**. In dieser Phase bekommt das Akrosom seine endgültige artspezifische Form und Reife.

**Zentriolen**. Die Zentriolen wandern an den dem Akrosom entgegengesetzten, später hinteren Pol der Spermatide. Von einem der Zentriolen *(distales Zentriol)* geht die Bildung der Geißel aus, die die Zelloberfläche senkrecht vorstülpt und in der Folgezeit den Spermienschwanz bilden wird (Abb.24.3 und 24.4). Das andere Zentriol *(proximales Zentriol)* bleibt im zukünftigen Halsstück des Spermiums erhalten (s. unten) und wird bei der Besamung in die Eizelle eingebracht.

**Mitochondrien**. Die Mitochondrien wandern im Laufe der Zeit in den Bereich des Zytoplasmas, der den Anfangsteil des sich entwickelnden Spermienschwanzes umgibt. Sie ordnen sich dort in Spiralen an und werden zu einem wichtigen Anteil des späteren Mittelstücks des Spermiums.

**Zellkern**. Im Zellkern verdichtet sich das Chromatin und wird homogen ohne sichtbare Ultrastruktur; gelegentlich treten aufgehellte Bezirke auf. Außerdem verändert der Kern seine Form; er wird länglich und flacht sich ab. Umgeben wird der Kern von einer Manschette aus Mikrotubuli, die mit dem unteren Rand der Akrosomenkappe verbunden sind. Möglicherweise wirken die Mikrotubuli bei der Formänderung des Zellkerns mit.

**Zytoplasma**. Mit der Formänderung des Zellkerns bekommt die Spermatide eine längliche Form und die Masse des Zytoplasmas verschiebt sich an den hinteren Teil der Zelle und umgibt den proximalen Abschnitt der Geißel. Wenn jedoch der Schwanz des Spermiums voll ausgebildet ist, schnürt sich ein Teil des Zytoplasmas als *Restkörper* ab; er wird für den weiteren Aufbau des Spermiums nicht mehr benötigt. Die Restkörper bestehen aus den Zytoplasmateilen der Spermatide, die untereinander durch Brücken in Verbindung stehen. Die Restkörper werden von den Sertoli-Zellen phagozytiert und abgebaut (s. unten, Abb.24.5 und 24.9).

### Spermatozoon, Spermium, Samenzelle

Das Endergebnis der Umgestaltungsvorgänge während der Spermiogenese sind Spermatozoen (Abb.24.4 und 24.6). Ein reifes menschliches Spermatozoon ist etwa 60 µm lang und besteht aus:
- **Kopf**, *Caput*,
- **Schwanz**, *Flagellum*,
  - *Hals*, *Pars conjugens*,
  - *Mittelstück*, *Pars intermedia*,
  - *Hauptstück*, *Pars principalis*,
  - *Endstück*, *Pars terminalis*.

Alle Teile des Spermiums sind von einer Zellmembran umgeben.

**Kopf**. Der Kopf ist 4–5 µm lang, 2–3 µm dick und abgeplattet. In der Aufsicht ist er oval (Tennisschlägerform), von der Seite keilförmig. Beherrschend ist der verdichtete Kern, der regelmäßig an seiner Spitze eine große Vakuole führt. Die vorderen 2/3 sind von der Kopfkappe, dem **Akrosom**, bedeckt. Das Akrosom besteht aus 2 Membranen, die am Äquator des Kopfes ineinander übergehen. Das Akrosom enthält granuläres Material und zahlreiche Enzyme (s. oben). Kaudal vom

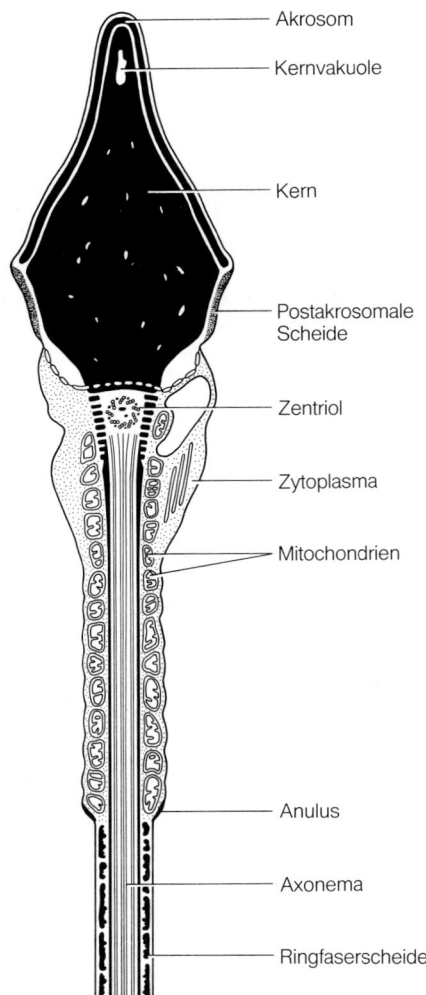

Akrosom

Kernvakuole

Kern

Postakrosomale
Scheide

Zentriol

Zytoplasma

Mitochondrien

Anulus

Axonema

Ringfaserscheide

**Abb. 24.6.** Schema eines reifen menschlichen Spermatozoons. [In Anlehnung an: Holstein A, Roosen-Runge E (1981) Atlas of human spermatogenesis. Grosse, Berlin]

Akrosom, postakrosomal, dort, wo bei der Besamung die Fusionierung von Spermien- und Ovozytenmembran beginnt, befindet sich unter der Zellmembran eine schmale, verdichtete Schicht unbekannter Natur (postakrosomale Scheide). Noch weiter kaudal verschmelzen Zell- und Kernmembran in einem ringförmigen Bereich (hinterer Ring) miteinander. Es folgt ein Bereich, in dem die Kernmembran vom Chromatin abgehoben und perforiert ist. Damit ist der Hals des Spermatozoons erreicht. Hier hat der Kern eine grubenförmige Vertie-

fung, die Implantationsgrube, die der Befestigung des Spermienschwanzes dient.

**Schwanz**. Der Spermienschwanz ist etwa 55 µm lang, im Anfangsteil (Hals) 1 µm, am Ende 0,1 µm dick. Er besteht aus 4 Abschnitten, die als gemeinsame Struktur einen zentral gelegenen Achsenfaden *(Axonema)* besitzen, der aus typischen Tubuli $(9 \cdot 2 + 2)$ besteht. Die übrigen Bestandteile sind in den jeweiligen Abschnitten unterschiedlich.

**Hals**. Der Hals (0,3 µm lang) ist das Verbindungsstück zwischen dem Kopf und den folgenden Schwanzabschnitten. In der Implantationsgrube des Kerns befindet sich in Verbindung mit der Kernmembran eine *Basalplatte*, der ein sog. *Gelenkkopf* eingepaßt ist. Bei dem Gelenkkopf handelt es sich um ein Gebilde aus elektronendichtem Material, das mit einem sog. *Streifenkörper* aus 9 Segmenten, Resten des abgebauten distalen Zentriols, in Verbindung steht. Im Inneren des Gelenkkopfes liegt das proximale Zentriol der Samenzelle, das nach Eindringen der Samenzelle in die Eizelle für die Entstehung der Teilungsspindel zur Verfügung steht. Schließlich beginnen im Halsteil des Spermiums das *Axonema*, das den Spermienschwanz in ganzer Länge durchzieht, und *Fibrae densae externae*, die sich als Außenfibrillen den äußeren Tubuli des Axonema anlegen und bis ins Hauptstück zu verfolgen sind.

**Mittelstück** (6 µm lang, 1 µm dick). Dem zentralen Axonema liegen 9 dickere Außenfibrillen (s. oben) an. Um die Fibrillen herum sind *Mitochondrien* in Form einer Helix (10–14 Windungen) angeordnet. Diese wirken hier bei der Energiegewinnung für die Geißelbewegungen mit. Am Übergang zum Hauptstück befindet sich der sog. *Schlußring*, Anulus, aus elektronendichtem Material.

**Hauptstück** (45 µm lang, 0,5 µm dick). Im Hauptstück enden in unterschiedlicher Höhe die Außenfibrillen. Charakteristisch für das Hauptstück ist die sog. *Ringfaserscheide*. Hierbei handelt es sich um ringförmig verlaufende, untereinander verbundene Fibrillen, die durch 2 längsverlaufende, sich gegenüberliegende *Leisten* miteinander in Kontakt stehen.

**Endstück** (5–7 µm). Es beginnt abrupt am Ende der Ringfaserscheide. Im Endstück besteht keine geregelte Anordnung der Mikrotubuli.

**Spermienbewegung**. Der Schwanz des reifen Spermiums führt geißelnde Bewegungen aus. Dadurch können Spermien gegen einen Flüssigkeitsstrom anschwimmen (3–5 mm/min). Die Bewegung der Geißel kommt dadurch zu-

stande, daß sich im Halsbereich der Schwanz gegen den Kopf abknicken kann und sich im Schwanz die Mikrotubuli des Axonema unter Mitwirkung von Dynein und ATP gegeneinander verschieben (S. 69).

**Klinischer Hinweis**. Bei Dyneinmangel werden die Spermien unbeweglich und es kommt zur Sterilität (Kartagener Syndrom, S. 443).

**Technischer Hinweis**. Spermien können bei tiefen Temperaturen lange aufbewahrt werden, ohne ihre Befruchtungsfähigkeit zu verlieren (Spermienbank). Das Einfrieren des Ejakulats erfolgt unter Verwendung eines Kyroprojektivums (Gemisch aus Glycerin und verdünntem Eidotter) mit flüssigem Stickstoff bei − 190°C.

**Terminplan der Spermatogenese**. Die Samenzellbildung, Spermatogenese, erfolgt in einem für die synchronisierten Keimzellklone genau festgelegten Zeittakt (Keimzellklon: über Interzellularbrücken verbundene Abkömmlinge einer gemeinsamen Vorläuferzelle, S. 624).

Alle Entwicklungsschritte, die ein Keimzellklon während seines Aufstiegs in die nächsthöhere Schicht des Keimepithels durchläuft, werden als *Zyklus des Keimepithels* bezeichnet. Die Zeit, die hierfür benötigt wird, ist die *Zyklusdauer*. Die Zyklusdauer ist im Tierreich variabel, innerhalb der einzelnen Spezies aber konstant. Beim Menschen soll die Spermatoge-

nese, beginnend mit der Spermatogonienteilung bis hin zur Abgabe der reifen Spermatiden in das Lumen des Samenkanälchen 4,6 Zyklen umfassen. Bei einer Zyklusdauer von 16 Tagen ( ± 1 Tag) errechnet sich daraus eine Gesamtdauer der menschlichen Spermatogenese von etwa 74 Tagen mit einer möglichen Variation von 4 oder 5 Tagen.

Die Verteilung der verschiedenen Keimzellklone im Samenkanälchen ist nicht dem Zufall überlassen, sondern läßt ein bestimmtes Ordnungsmuster erkennen (Abb. 24.7), das auf eine räumliche Koordination der zellkinetischen Vorgänge hinweist. So sind im menschlichen Samenkanälchen regelmäßig Sequenzen aufeinanderfolgender Zellentwicklungsstufen zu erkennen, die im Sinne einer sich konisch verjüngenden Spirale (Schraube) in den Längsverlauf des Samenkanälchens eingepaßt sind. Die Fußpunkte benachbarter Sequenzen sind gegeneinander versetzt. Da sich benachbarte Sequenzen außerdem noch über eine größere Distanz überlappen, läßt sich die Architektonik des Keimepithels mithin durch ein System ineinander gesteckter und gegeneinander verdrehter Spiralen (Schrauben) beschreiben (Abb. 24.8).

Die Produktion reifer Spermatiden beginnt zur Zeit der Pubertät und kann bis ins hohe Alter andauern. Meistens kommt es jedoch mit zu-

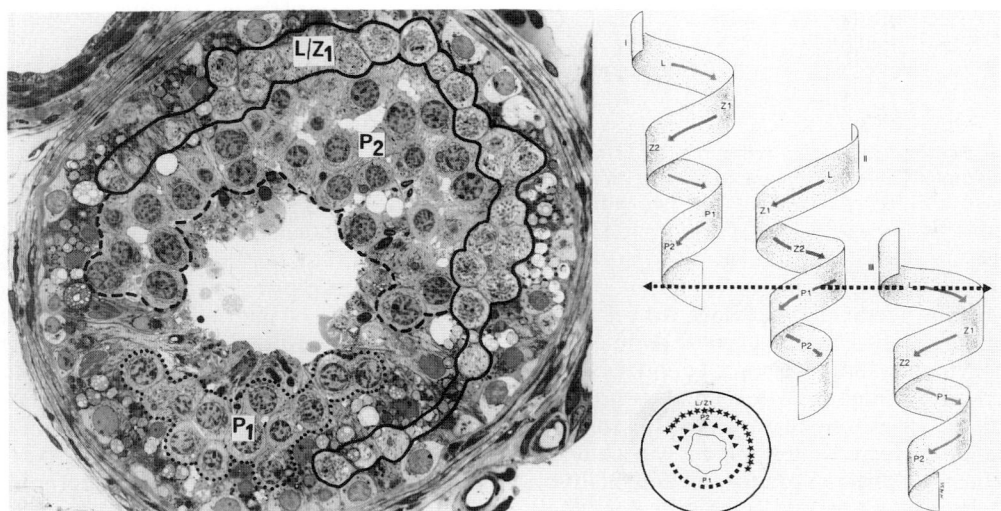

**Abb. 24.7.** Querschnitt eines Samenkanälchens beim Menschen. Man erkennt 3 Gruppen primärer Spermatozyten, die sich in unterschiedlichen Phasen der Meiose befinden. Die schalenförmige Anordnung der Zellgruppen läßt sich durch einen Quer-

schnitt des Schemas in Höhe des *gestrichelten Pfeils* erklären (*L/Z1* primäre Spermatozyten im Übergang vom Leptotän ins Zygotän, *P1* frühe Pachytänspermatozyten, *P2* späte Pachytänspermatozyten). (Freundlichst überlassen von Schulze W., Hamburg)

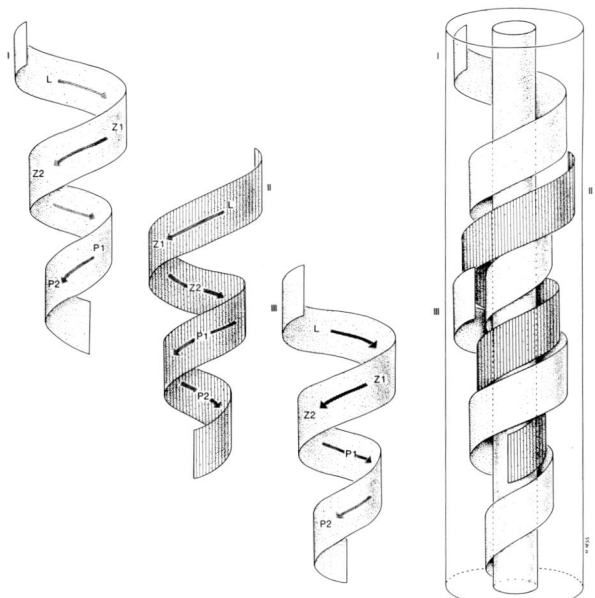

**Abb. 24.8.** Schema zur Organisation der Keimzellen im menschlichen Samenkanälchen. Aufeinander folgende Zellentwicklungsphasen sind zu spiralig gewundenen Sequenzen formiert (hier zur Verdeutlichung auf die sich in verschiedenen Entwicklungsphasen der Meiose befindlichen primären Spermatozyten beschränkt). In kurzen Abständen beginnen jeweils neue Sequenzen. Die Fußpunkte der sich überlappenden Sequenzen *(I, II, III)* sind gegeneinander versetzt (*L* Leptotänspermatozyten, *Z1* frühe Zygotänspermatozyten, *Z2* späte Zygotänspermatozyten, *P1* frühe Pachytänspermatozyten, *P2* späte Pachytänspermatozyten. (Freundlichst überlassen von Schulze W., Hamburg)

nehmendem Lebensalter zu regressiven Veränderungen, die sich u. a. in einem vermehrten Auftreten fehlgebildeter Keimzellen (insbesondere mannigfaltige Mißbildungen der Spermatidenköpfe; mehrkernige Keimzellen) äußern.

### Sertoli-Zellen

Die **Sertoli-Zellen** kleiden die Samenkanälchen aus (Abb. 24.9). Sie bilden zwar eine zusammenhängende Schicht, fassen aber in lokal erweiterten Interzellularräumen die verschiedenen, langsam zum Lumen der Samenkanälchen vorrückenden Zellen bzw. Klone der Samenzellbildung zwischen sich. Sertoli-Zellen dienen der Ernährung und dem Schutz der Samenzellen, sezernieren und sind zur Phagozytose befähigt (Abb. 24.10). Im reifen Hoden teilen sich Sertoli-Zellen nicht mehr.
Die Sertoli-Zellen sind bis zu 50 µm hoch und pyramidenförmig. Basal sind sie mit der Basalmembran der Hodenkanälchen verbunden. Apikal erreichen sie häufig das Lumen der Tubuli seminiferi. Ihre seitlichen Zellgrenzen sind

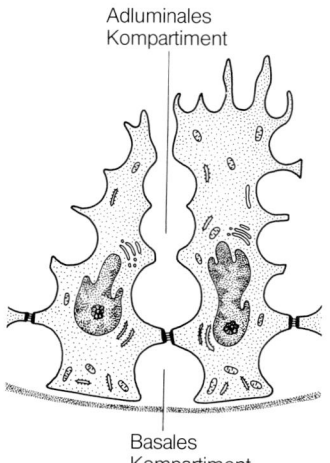

**Abb. 24.9.** Schema von 2 benachbarten Sertoli-Zellen, die durch ihre Tight junctions den tubulären Raum des Samenkanälchens in ein basales und ein adluminales Kompartiment unterteilen. Im basalen Kompartiment liegen Spermatogonien und präleptotäne Stadien der primären Spermatozyten, im adluminalen Kompartiment umfassen die Sertoli-Zellen alle Folgestadien der Keimzellentwicklung

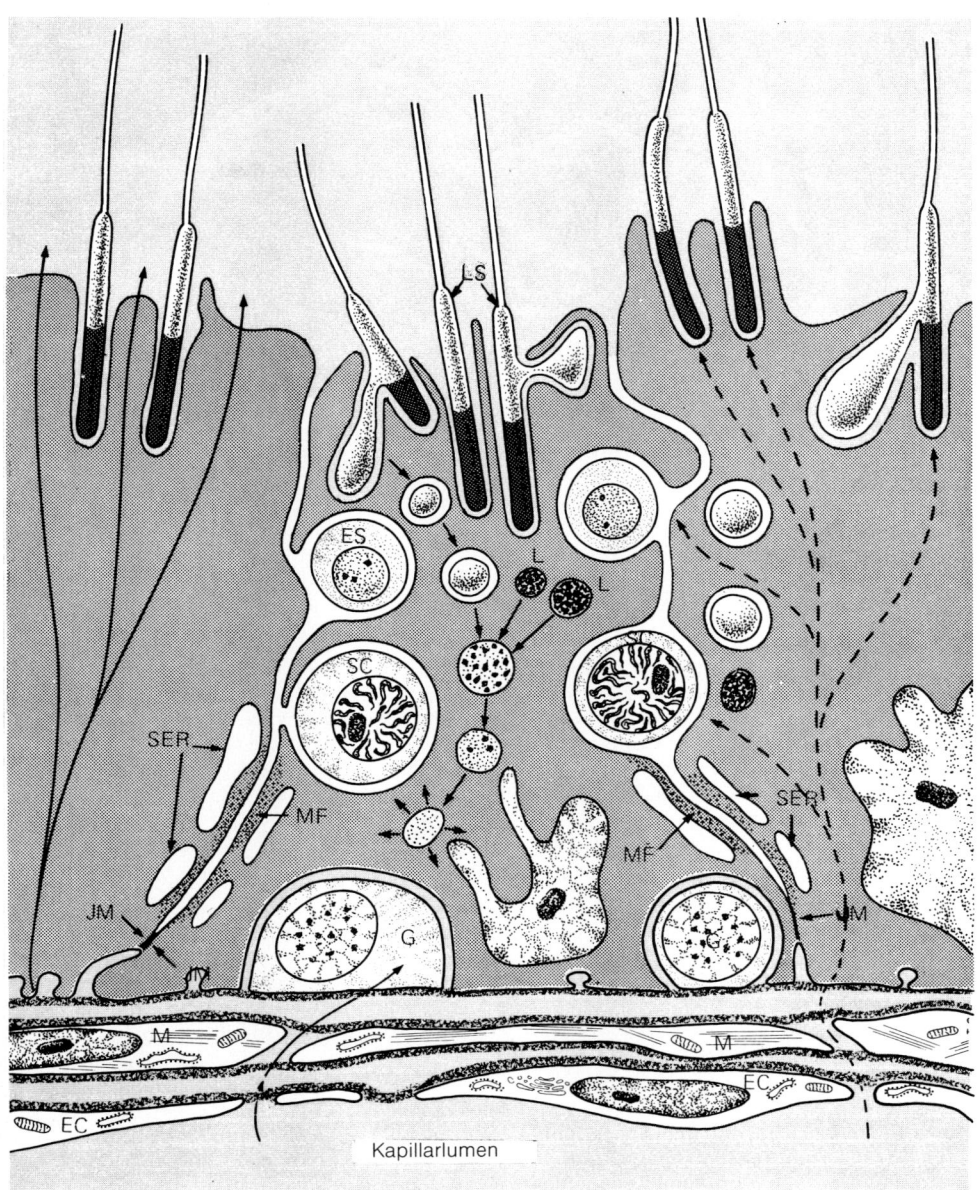

**Abb. 24.10.** Schema zur Lage und Funktion von Sertoli-Zellen. Diese bilden am Rand der Tubuli seminiferi eine zusammenhängende Schicht. Untereinander stehen sie durch Verbindungskomplexe (JM) in Verbindung, die einen parazellulären Stofftransport unterbinden. – Aufgrund der Lage der Sertoli-Zellen und der Verbindungskomplexe können ein basales Kompartiment (unterhalb einer Linie, die durch die Verbindungskomplexe geht und die Spermatogonien einschließt) und ein adluminales Kompartiment (oberhalb dieser Linie einschließlich der Spermatozyten und Spermatiden) unterschieden werden. *Oben* befindet sich das Hodenlumen (*EC*

Endothelzellen, *M* Myofibrozyten, *G* Spermatogonien, *SC* Spermatozyten, *ES* frühe Spermatiden, *LS* späte Spermatiden. – Zur Funktion: In der *linken Zelle* deuten die *Pfeile* den Sekretionsweg von Hodenflüssigkeit an. In der *mittleren Zelle* ist dargestellt, daß Sertoli-Zellen zytoplasmatische Residualkörper von sich bildenden Spermatiden aufgenommen haben und durch Lysosomen (*L*) abbauen. In der *rechten Zelle* weisen die *gepunkteten Pfeile* auf den Transport von Metaboliten durch die Sertoli-Zellen zu den verschiedenen Spermatogenesegenerationen hin (*MF* Mikrofilamente, *SER* glattes endoplasmatisches Retikulum)

lichtmikroskopisch wegen der vielen interzellulär gelegenen Spermatogenesezellen kaum zu erkennen. Insgesamt haben die Sertoli-Zellen eine unregelmäßige Form. Wichtigstes lichtmikroskopisches Erkennungszeichen ist ihr gelappter, in der Kontur häufig dreieckiger Zellkern mit wenig Chromatin und deutlichem Nukleolus.

Elektronenmikroskopisch zeigt sich, daß Sertoli-Zellen basolateral durch Verbindungskomplexe (Maculae adhaerentes, Zonulae occludentes) untereinander verknüpft sind (Abb. 24.9). Dadurch wird das Keimepithel in ein *basales* und ein *adluminales Kompartiment* gegliedert. Basal liegen die Spermatogonien und das präleptotäne Stadium der primären Spermatozyten, apikal in tiefen Buchten der Sertoli-Zellen Spermatiden in verschiedenen Differenzierungsstufen. Zum Lumen der Samenkanälchen hin ragen die geißelförmigen Schwänze der Spermatiden wie Büschel über den apikalen Zellpol der Sertoli-Zellen hinaus.

**Hinweis**. Die Passage der Keimzellen durch die Kontaktzone zwischen den Sertoli-Zellen erfolgt vermutlich wie durch eine Schleuse, da jeweils vor bzw. hinter den hindurchtretenden Zellen Zellverbindungen erhalten bleiben.

Das Zytoplasma der Sertoli-Zellen ist polar differenziert, wobei basal der Organellenbestand größer ist als apikal. Es kommen viel glattes endoplasmatisches Retikulum, ein gut entwickelter Golgi-Apparat und häufig viele Lipideinschlüsse vor. Außerdem werden viele Lysosomen, lange Mitochondrien und als Spezifikum organische Kristallnadeln *(Charcot-Beottcher-Kristalle)* angetroffen. Weniger reichlich ist RER vorhanden. Apikal herrschen zeitweise Mikrotubuli und Mikrofilamente vor, die den Bewegungen der Spitze der Sertoli-Zellen dienen, um Spermien freizusetzen.

### 24.1.3 Tubuli recti, Rete testis

Die **Tubuli recti** sind die Anfangsabschnitte der samenableitenden Kanälchen. Sie sind kurz und gehören zum Rete testis. In die Tubuli recti münden die Tubuli seminiferi ein, die sich allerdings auch direkt ins Rete testis öffnen können.

Der Übergang von Tubuli seminiferi in Tubuli recti ist scharf. Er wird durch trichterförmige Vorsprünge des hier hauptsächlich aus Sertoli-Zellen bestehenden Epithels ventilartig eingeengt. In den Tubuli recti herrscht kubisches Epithel vor, das von einer dichten Bindegewebescheide umgeben ist. Die gestreckten Kanälchen gehen in das Rete testis über, das im Mediastinum testis liegt (Abb. 24.11).

Beim **Rete testis** handelt es sich um ein labyrinthäres, engmaschiges Netzwerk aus Kanälchen, die von einem einschichtigen platten bis kubischen Epithel ausgekleidet sind. Vereinzelt kommen zilientragende Zellen sowie unter dem Epithel glatte Muskelzellen vor.

### 24.1.4 Interstitielle Zellen

Zwischen den Tubuli seminiferi convoluti befindet sich sehr lockeres Bindegewebe (mit Fibroblasten, undifferenzierten Bindegewebezellen, Mastzellen und Makrophagen), das Nerven sowie besonders peritubulär Blut- und (wenige) Lymphgefäße enthält. Außerdem kommen spezielle **interstitielle Zellen, Leydig-Zellen**, vor, die **Testosteron** bilden.

**Interstitielle Zellen, Leydig-Zellen**. Interstitielle Zellen treten bereits während der Em-

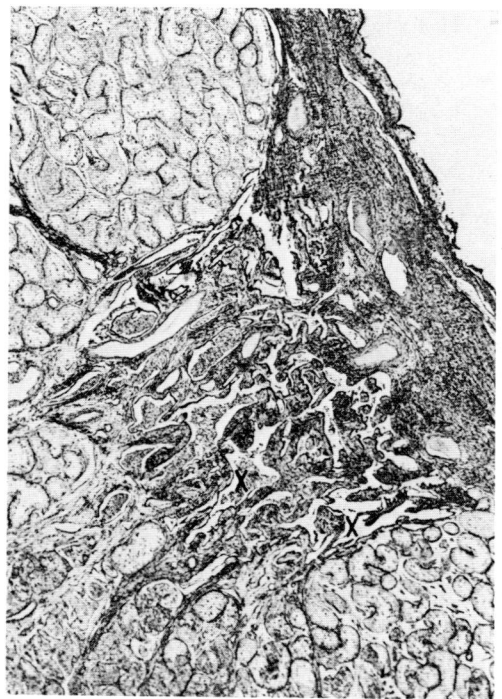

**Abb. 24.11.** Rete testis mit ableitenden anastomosierenden Gängen *(X)*, in die sich die Samenkanälchen öffnen. HE-Färbung. Vergr. 40 fach

bryonalzeit im sich entwickelnden Hoden auf. Sie sind bis zum 4. Monat der Embryonalentwicklung voll differenziert und synthetisieren in dieser Zeit Testosteron. Dann bilden sie sich zurück, wobei es gleichzeitig zu einer Abnahme der Testosteronsynthese kommt. In der Präpubertät werden die interstitiellen Zellen dann erneut sichtbar und bleiben anschließend während des gesamten Lebens erhalten.

Die interstitiellen Zellen nehmen etwa 12% des Hodenvolumens ein. Sie liegen meist in Gruppen zusammen und sind um Kapillaren angeordnet. Die einzelnen Leydig-Zellen sind rund oder vielgestaltig, haben oft einen exzentrisch gelegenen Kern mit prominenten Nukleolen und azidophiles Zytoplasma (Abb. 24.12). Sie zeigen alle Charakteristika von steroidsezernierenden Zellen: viel glattes endoplasmatisches Retikulum, tubuläre Mitochondrien, Lipoideinschlüsse. Außerdem treten in ihrem Zytoplasma häufig verschiedene Formen von Eiweißkristallen auf (z. B. *Reinke-Kristalle*, bis 3 µm dick, 20 µm lang) sowie viele Lysosomen und Peroxisomen. Bei Routinefärbungen bleiben die Kristalle meist ungefärbt. Histochemisch lassen sich in den Leydig-Zellen verschiedene Enzyme nachweisen, die bei der Testosteronsynthese mitwirken, z. B. 17ß-

Hydroxysteroiddehydrogenase bei der Umwandlung von Androstendion in Testosteron.

**Hinweis.** Das von den Leydig-Zellen abgegebene Testosteron wird im Interstitium vermutlich an ein Trägerprotein gebunden und gelangt in Blut- bzw. Lymphgefäße sowie durch die Lamina limitans in die Sertoli-Zellen, durch deren Vermittlung es die Samenzellbildung stimuliert (S. 635).

### 24.1.5  Gefäße

Insgesamt ist der Hoden blut- und lymphgefäßreich. Das zuführende Blutgefäß ist die A. testicularis. Ihre Endäste treten in das Hilum des Hodens ein und verlaufen dann unter der Tunica albuginea. Von hier aus gehen
- **zentripetale Gefäße** aus, die in den Septula testis bis zum Rete testis ziehen. Hier bilden die Gefäße Schlaufen, deren rückläufige Schenkel als
- **zentrifugale Gefäße**
wieder nach peripher ziehen. Dabei verzweigen sie sich im interstitiellen Bindegewebe und bilden ein strickleiterartiges Kapillarnetz um die Samenkanälchen und interstitiellen Zellen mit gefenstertem Endothel. Insgesamt überwiegen die zentrifugalen Gefäße gegenüber den zentripetalen.

### 24.1.6  Histophysiologie

Die ungestörte Funktion des Hodens bedarf u. a.
- einer *Temperaturregulation*,
- *exokriner Sekretionsvorgänge*,
- der *Blut-Hoden-Schranke*,
- *endokriner Regelvorgänge*.

**Temperaturregulation**

Die Spermatogenese erfordert Temperaturen, die unter der Kerntemperatur des menschlichen Körpers liegen. Dies ist durch Unterbringung des Hodens im Skrotum – also außerhalb der Leibeshöhle – gewährleistet.

**Klinischer Hinweis.** Beim *Kryptorchismus* unterbleibt die Spermatogenese, weil die Temperatur im Hoden zu hoch ist. Deswegen wird bei gestörtem Descensus testis versucht, die Hoden rechtzeitig (bis Ende des 2. Lebensjahres), evtl. chirurgisch ins Skrotum zu verlagern. Unbeeinträchtigt ist beim Kryptorchismus jedoch die Testosteronbildung, so daß Patienten mit Kryptorchismus zwar steril sind, aber

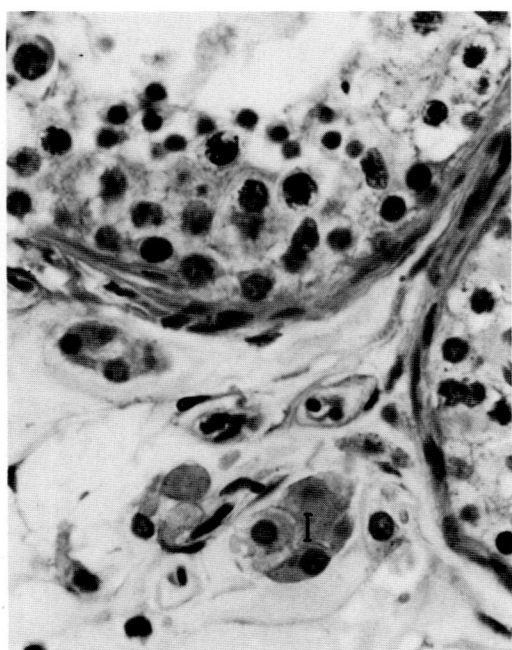

**Abb. 24.12.** Interstitielle (Leydig-)Zelle des Rattenhodens *(I)*. Zu beachten ist die Nachbarschaft zu Gefäßen. HE-Färbung. Vergr. 400fach

sekundäre Geschlechtsmerkmale aufweisen und Erektionen bekommen können.

Die Regulation der Hodentemperatur wird ermöglicht durch
– Temperierung des zufließenden Blutes,
– Schweißabsonderung der Skrotalhaut,
– Tätigkeit des M. cremaster.
Die Temperierung des Blutes erfolgt in den Gefäßplexus des Samenstranges. Diese gleichen einem wärmeaustauschenden System: Im Samenstrang wird wärmeres zuführendes arterielles Blut (A. testicularis) von dem abfließenden venösen Blut (Plexus pampiniformis) gekühlt. Unterstützt werden kann die Abkühlung durch Verdunstung von Schweiß, der von der Skrotalhaut gebildet wird. Gegenregulatorisch wirkt der M. cremaster, der bei Absenkung der Temperatur die Hoden hebt und dem wärmeren Körperkern nähert.


**Exokrine Sekretion**

Hierunter wird
– die *Bildung und Freisetzung von Samenzellen* sowie
– die *Bildung und Abgabe zahlreicher Stoffe sowie von Samenflüssigkeit*
verstanden. Beides ist eng mit der Tätigkeit der Sertoli-Zellen verknüpft.
**Sertoli-Zellen** dienen
– der **Ernährung und dem Schutz der sich entwickelnden Samenzellen**,
– der **Phagozytose der Restkörper**,
– der **Sekretion**.
**Ernährung und Schutz.** Die durch Zytoplasmabrücken verbundenen Klone der Spermatogenesezellen liegen in Buchten zwischen den Sertoli-Zellen. Dadurch werden die sich entwickelnden Samenzellen in ihrer Lage gehalten, also gestützt (deswegen werden Sertoli-Zellen auch als Stützzellen bezeichnet), geschützt und via Sertoli-Zellen mit den für ihre Ernährung und Entwicklung erforderlichen Substanzen versorgt. Ein Unterschied besteht zwischen den mit der Basalmembran in Verbindung stehenden Spermatogonien und den basalmembranfern liegenden Spermatozyten und Spermatiden. Zwischen den basal gelegenen und den folgenden Zellen liegt nämlich die Blut-Hoden-Schranke.
**Blut-Hoden-Schranke.** Die Blut-Hoden-Schranke wird von den Sertoli-Zellen gebildet, v. a. von den Verbindungskomplexen zwischen den Sertoli-Zellen (Abb. 24.9). Die Verbin-

dungskomplexe verschließen den Interzellularraum weitgehend und unterbinden damit einen parazellulären Transport. Wasser, Alkohol, Glycerin, Harnstoff und Bikarbonat können die Blut-Hoden-Schranke allerdings relativ leicht passieren.
In der Wand der Hodenkanälchen lassen sich daher unterscheiden:
– ein **basales Kompartiment** unterhalb der Verbindungskomplexe und
– ein **adluminales Kompartiment** oberhalb der Verbindungskomplexe.
Das **basale Kompartiment** ist durch die Lamina limitans mit dem extratubulären Raum verbunden. Es enthält die Spermatogonien und präleptotäne Spermatozyten. Die Zellen können – ohne Beteiligung der Sertoli-Zellen – direkt aus der Umgebung ernährt werden und ihre Metaboliten dorthin abgeben.
Im **adluminalen Kompartiment** befinden sich die Spermatozyten und Spermatiden. Der gesamte Stoffwechsel dieser Zellen wird über die Sertoli-Zellen abgewickelt, die sehr viel widerstandsfähiger gegen Schädigungen sind als die Spermatozyten und Spermatiden.
Der Schutz, den die Sertoli-Zellen gewähren, ist vielfältig. Sertoli-Zellen schützen die Samenzellen nicht nur gegen körperfremde sondern auch gegen körpereigene Stoffe. Dazu gehören auch Spermienantikörper. Die heranreifenden Samenzellen bilden nämlich spezifische Proteine, die im Organismus als Antigene wirken und zur Antikörperbildung führen. Da die Blut-Hoden-Schranke die Passage von $\gamma$-Globulinen unterbindet, wird das Samenepithel vor einer Autoimmunreaktion geschützt.

**Klinischer Hinweis.** Die Spermatogenese ist u.a. sehr empfindlich gegen Fehlernährung und Alkoholismus. In beiden Fällen kommt es durch Hemmung der Spermatogenese und durch Veränderungen der Spermatogenesezellen zu einer Minderung der Spermienbildung. Besonders Vitamin E soll für die Spermienbildung erforderlich sein. Vitamin-E-Mangel soll – was bisher allerdings nur bei Tieren nachgewiesen ist – zu totaler und irreversibler Zerstörung der Spermatogenesezellen mit fortdauernder Sterilität führen. Zur Schädigung der Spermatogenese kann es ferner durch Röntgenstrahlen, Kadmiumsalze und verschiedene Drogen kommen. Die Folge kann Infertilität sein.

Darüber hinaus bilden und sezernieren die Sertoli-Zellen viele spezifische Proteine, u.a
– Transportproteine
  • androgenbindendes Protein (ABP),
  • Transferrin;

– Hormone und Wachstumsfaktoren
  • Anti-Müller-Hormon,
  • Inhibin,
  • Wachstumsfaktoren für die Samenkanälchen,
– Enzyme,
– Bestandteile der Basalmembran
  • Typ-IV-Kollagen,
  • Laminin.

Unter diesen Substanzen fallen mengenmäßig v. a. die Transportproteine (80%) ins Gewicht. Das **androgenbindende Protein** (ABP, ein Glykoprotein mit einem Molekulargewicht von etwa 100.000) bindet das von den Sertoli-Zellen aufgenommene Testosteron und transportiert es durch das Lumen der Samenkanälchen zum Epithel der Ductuli efferentes und zu den Hauptzellen im Nebenhodenkopf, wo der Komplex resorbiert und das Testosteron zur zellulären Wirkform 5-$\alpha$-Dihydrotestosteron reduziert wird.

**Transferrin** ist ein an sich ubiquitär vorkommendes Transportprotein für Eisenionen. In den Sertoli-Zellen beteiligt es sich am Transport der Eisenionen aus der Umgebung in die Zelle hinein und von dort zu den Keimzellen im adluminalen Kompartiment.

Als weitere wichtige, von den Sertoli-Zellen gebildete Substanz wird während der Entwicklung das **Anti-Müller-Hormon** (AMH, s. Lehrbücher der Entwicklungsgeschichte) oder **Inhibin** postuliert, ein Polypeptid, das in der Hypophyse spezifisch die Bildung von Follitropin hemmen (s. unten) und von Interstitiale Zellen stimulierendes Hormon stimulieren soll.

Alles zusammengenommen zeigt sich, daß Sertoli-Zellen durch ihre resorptiven und sekretorischen Leistungen und auch zeitlich koordiniert mit den heranreifenden Keimzellen zusammenwirken. Gleichzeitig besteht aber auch eine Interaktion zwischen Sertoli-Zellen und Leydig-Zellen. Dadurch kommt es zu einer lokalen Regulation der Hodentätigkeit, der eine hypothalamo-hypophysäre Regulation übergeordnet ist.

**Phagozytose.** Das während der Spermatogenese als überschüssig abgestoßene Spermatidenzytoplasma wird von den Sertoli-Zellen phagozytiert und von deren Lysosomen abgebaut.

**Sekretion.** Die Sertoli-Zellen bilden fortlaufend eine ionen- und v. a. kaliumreiche Flüssigkeit, die dem Transport der noch unbeweglichen Spermatozyten zum Rete testis usw. dient.

**Endokrine Regulation**

Grundsätzlich stehen beim Mann die gleichen endokrinen Regelmechanismen zur Verfügung wie bei der Frau (S. 590). Wiederum wirken die Hormone von Hypothalamus, Hypophyse und Gonade zusammen (Abb. 24.13).

**Hypothalamus.** Anders als bei der Frau besteht beim Mann kein wirksames zyklisches Zen-

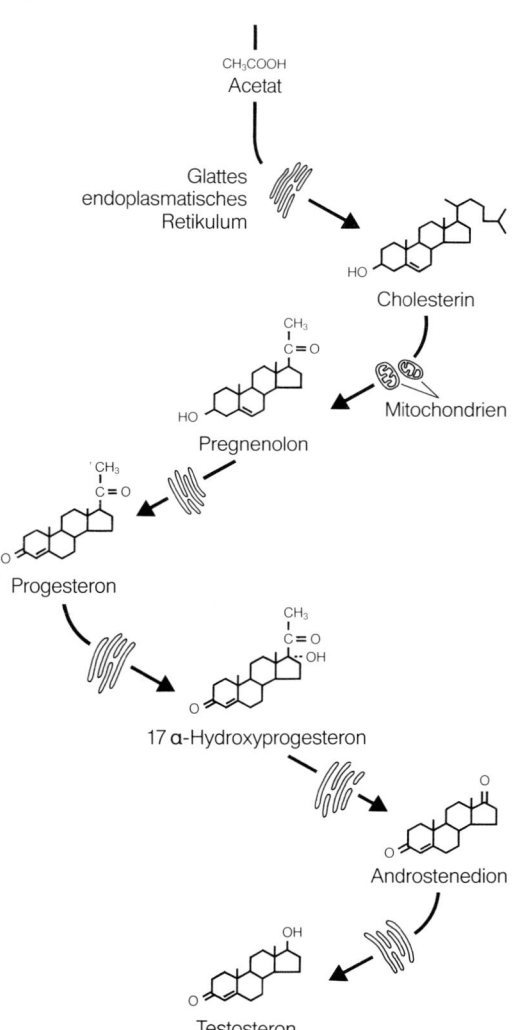

**Abb. 24.13.** Schematische Darstellung verschiedener Schritte bei der Testosteronbildung. Mit Ausnahme der Enzyme, die die Cholesterinseitenkette spalten – sie kommen in Mitochondrien vor –, befinden sich alle übrigen im glatten endoplasmatischen Retikulum. [Wiedergabe mit Genehmigung aus: Dym M (1983) The male reproductive system. In: Weiss L (ed) Histology: Cell and tissue biology, 5th edn Elsevier]

trum. Inhibiert wird die Ausbildung eines zyklischen Zentrums bereits in der Embryonalzeit durch Testosteron, das in den Leydig-Zellen des Hodens gebildet wird (s. unten). Nur wenn dieses vorhanden ist, entwickelt sich ein auch somatisch und psychisch männliches Individuum. Weil ohne Hemmung des zyklischen Zentrums ein Individuum weiblichen Geschlechts entsteht, gilt das weibliche Geschlecht als das konstitutive Geschlecht. – Das die Sekretion der Gonadotropine der Hypophyse fordernde Hormon des Hypothalamus ist das Gonadoliberin.

**Adenohypophyse.** Das Lutropin (LH) – beim Mann auch als interstitiale Zellen stimulierendes Hormon (ICSH) bezeichnet – wirkt auf die interstitiellen (Leydig-)Zellen des Hodens und stimuliert dort die Bildung von Testosteron. Verstärkt wird die Lutropin-Wirkung im Hoden vermutlich durch das in der Neurohypophyse gebildete Prolaktin. – Follitropin (FSH) dürfte dagegen bevorzugt Einfluß auf die Sertoli-Zellen nehmen. Es ist nachgewiesen, daß Follitropin die Bildung von Adenylatzyklase stimuliert und daß dadurch vermehrt cAMP auftritt. Follitropin bewirkt in den Sertoli-Zellen die Bildung von androgenbindendem Protein (ABP).

**Hoden.** In den Leydig-Zellen des Hodens wird v. a. Testosteron gebildet (etwa 7 mg/Tag). Ausgangsprodukt ist Cholesterin (Abb. 24.13), das in den Fetttropfen der interstitiellen Zellen gespeichert ist oder neu aus Acetat synthetisiert wird. Es folgt die enzymatische Abspaltung der Seitenkette, die in den Mitochondrien abläuft. Dabei wird Pregnenolon gebildet, aus dem über mehrere Zwischenstufen – die zugehörigen Enzyme sind am glatten endoplasmatischen Retikulum lokalisiert – Testosteron entsteht. Testosteron, dessen wirksame Form Dihydrotestosteron erst im Zielorgan entsteht, fördert die Spermatogenese, hat aber auch eine breite Wirkung auf die verschiedenen Gewebe und Organe des Körpers. Zur Wirkung jenseits der Blut-Hoden-Schranke kommt es, weil Testosteron in den Sertoli-Zellen an ABP gebunden wird, das als Transportprotein dient (s. oben). Außerhalb des Hodens wirkt das von den Blut- und Lymphgefäßen des Hodens aufgenommene Testosteron auf alle Teile des männlichen Geschlechtsapparates, insbesondere Samenblase und Prostata, sowie insgesamt anabol. In diesem Zusammenhang nimmt es u. a. Einfluß auf das Skelett, die Muskulatur, die Blutbildung und das ZNS (Beeinflussung des Verhaltens). Während der Pubertät ist

Testosteron für die Ausbildung der sekundären männlichen Geschlechtsmerkmale verantwortlich.

Im Hoden werden auch geringe Mengen Östrogene synthetisiert. Es ist ungeklärt, ob hierfür die Leydig-Zellen oder/und die Sertoli-Zellen verantwortlich sind.

**Regelnde Wirkungen** (Abb. 24.14). Der Plasmaspiegel des männlichen Geschlechtshormons ist vergleichsweise konstant. Negativ rückkoppelnd hemmt Testosteron die Lutropin-Ausschüttung und das in den Sertoli-Zellen gebildete Polypeptid Inhibin die Freiset-

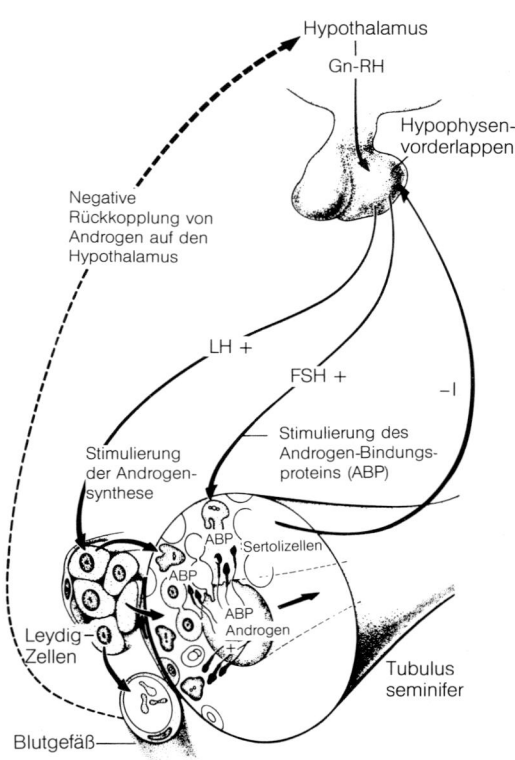

**Abb. 24.14.** Schema zur Regulation der Hodentätigkeit. Releasinghormone des Hypothalamus (Gonadoliberin) bewirken im Hypophysenvorderlappen die Freisetzung von Lutropin, das fördernd auf die Leydig-Zellen, und von Follitropin, das fördernd auf die Sertoli-Zellen Einfluß nimmt. Rückkoppelnd und hemmend wirken auf den Hypothalamus die Androgene des Hodens und auf die Follitropinsekretion des Hypophysenvorderlappens das Hodenhormon Inhibin (I). [Modifiziert und wiedergegeben mit Erlaubnis von: Bloom W, Fawcett DW (1975) A textbook of histology, 10th edn. Saunders]

zung von Follitropin. Wahrscheinlich erfolgt die Wirkung über den Hypothalamus. Gehemmt wird die Tätigkeit der Leydig-Zellen durch weibliche Geschlechtshormone (Östrogene, Progesteron).

## 24.2 Ductuli efferentes, Epididymis

**Ductuli efferentes**. Etwa 8–12 Ductuli efferentes verbinden das Rete testis mit dem Nebenhodenkopf. Jeder Ductulus efferens ist ein auf etwa 1 cm zusammengeknäuelter, 10–12 cm langer Gang, der von Bindegewebe und einer dünnen Schicht ringförmig verlaufender glatter Muskulatur umgeben ist. Durch die Ductuli efferentes gelangen die Spermien mit der Samenflüssigkeit in den Nebenhoden.

Die Ductuli efferentes werden von einem einschichtigen, stellenweise mehrschichtigen, unterschiedlich hohen Epithel ausgekleidet. Auf Querschnitten sind in unmittelbarer Folge Abschnitte mit hohen Zellen und Abschnitte mit niedrigen Zellen zu unterscheiden (Abb. 24.15). Dadurch hat die Lumenoberfläche im Schnitt einen wellenförmigen Verlauf mit Buchten. Die hohen Zellen haben apikal Mikrovilli und Kinozilien, die in Richtung auf den Nebenhoden schlagen; sie leisten einen Beitrag zum Spermientransport und Flüssigkeitsstrom. Die niedrigen Zellen sind kubisch und zeichnen sich durch Mikrovilli und Lysosomen aus. Sie sind wahrscheinlich resorptiv tätig.

**Epididymis** (Abb. 24.16). Der Nebenhoden besteht aus einem 5–6 m langen Gang, der auf etwa 7 cm aufgeknäuelt ist. Im Nebenhoden reifen die Spermien und werden in seinen Endabschnitten (Cauda epididymidis) sowie in der Pars epididymica des Samenleiters gespeichert; außerdem wird die Samenflüssigkeit verändert. Alle Vorgänge spielen sich während des Transportes der Samenzellen durch den Nebenhoden (8–16 Tage) ab.

Deskriptiv anatomisch gliedert sich der Nebenhoden in *Kopf, Körper* und *Schwanz*. Tatsächlich ist der Nebenhoden jedoch weit differenzierter gebaut; er besteht aus zahlreichen Abschnitten, die sich hinsichtlich ihres Epithels voneinander unterscheiden (verschiedene Zelltypen in unterschiedlicher Kombination und mit regionalen Differenzen im Feinbau). Trotzdem ist das Epithel überall zweireihig hochprismatisch und hat an der Oberfläche Stereozilien (Abb. 24.16), die untereinander verbunden sein können. Intraepithelial treten Lymphozyten und Makrophagen auf. Nach distal wird das Epithel niedriger.

Wichtige Zelltypen des Nebenhodens sind

- **Hauptzellen**,
- **helle Zellen**,
- **Basalzellen**.

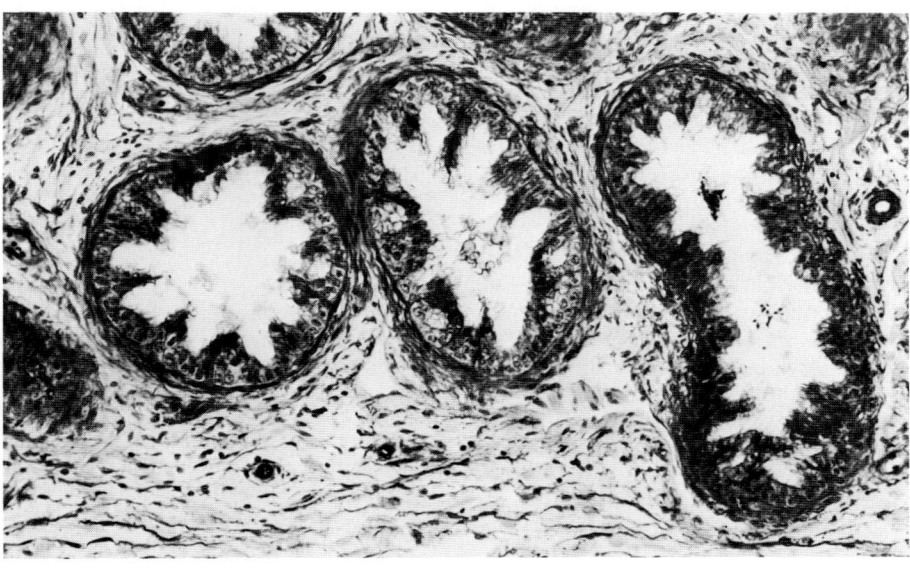

**Abb. 24.15.**  Ductuli efferentes. HE-Färbung. Vergr. 200fach

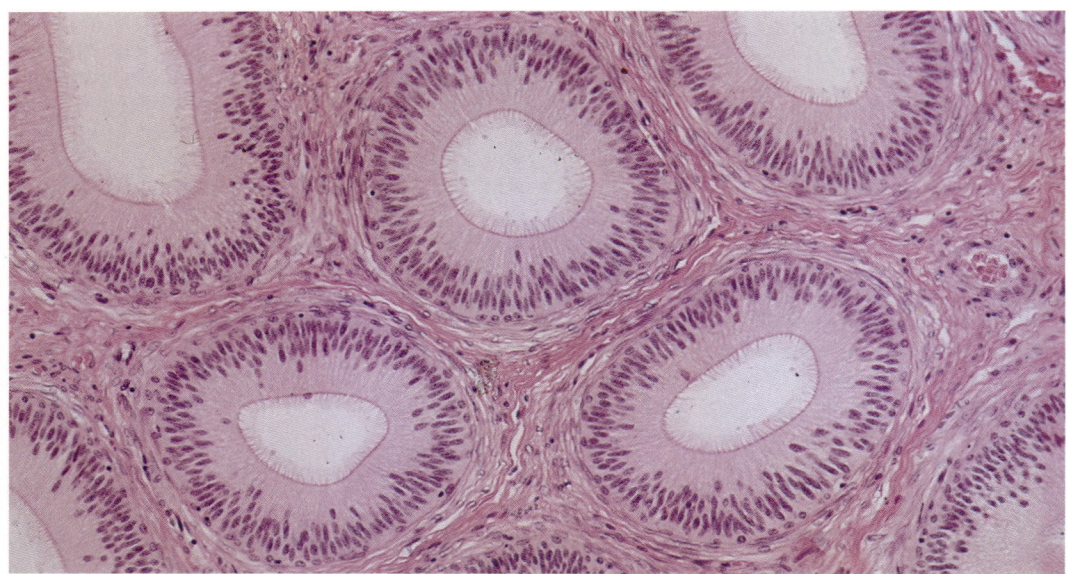

**Abb. 24.16.** Querschnitt durch den Nebenhoden. Der Nebenhodengang ist mehrfach getroffen. Zu beachten ist das zweireihige Epithel mit Stereozilien. HE-Färbung. Vergr. 250fach. (Freundlichst überlassen vom Institut für medizinische und pharmazeutische Prüfungsfragen)

Das Vorkommen weiterer Zelltypen ist möglich. Jeder Zelltyp hat mehrere Untertypen.

*Hauptzellen* sind überall vorhanden. Sie sind hochprismatisch und haben sehr hohe Mikrovilli (Stereozilien), die teilweise Büschel bilden. Der Feinbau der Hauptzellen weist v. a. auf resorptive, aber auch sekretorische Tätigkeit hin. Für resorptive Fähigkeiten sprechen die Mikrovilli sowie zahlreiche Pinozytosebläschen, Coated vesicles, multivesikuläre Körper und Lysosomen. Im Zusammenhang mit sekretorischen Funktionen wird v. a. das überwiegend basal gelegene, reichlich vorhandene granulierte endoplasmatische Retikulum und der supranukleäre Golgi-Komplex gesehen. Allerdings fehlen Sekretgranula und Hinweise auf Exozytosevorgänge.

*Helle Zellen* liegen in verschiedenen Variationen vor. Gemeinsam sind ihnen apikale Protrusionen und niedrige Mikrovilli, zahlreiche Vakuolen bzw. Fetteinschlüsse im Zytoplasma und ein Golgi-Apparat unterschiedlicher Größe. Insgesamt ist die Zahl der hellen Zellen proximal geringer als distal.

*Basalzellen* liegen der Basalmembran an und zwischen den Hauptzellen, mit denen sie verzahnt sind. Im wesentlichen sind die Basalzellen rund oder pyramidenförmig. Sie sind relativ organellenarm, haben aber regelmäßig Fetteinschlüsse, leere Vakuolen, verschiedene Lysosomentypen und autophagische Vakuolen.

Umgeben wird der Nebenhoden von glatter Muskulatur, die nach distal dicker wird. Das Bindegewebe des Nebenhodens ist gefäß- und nervenreich.

**Histophysiologie**. Resorption und Sekretion dienen der Veränderung der Samenflüssigkeit. Welche Substanzen im einzelnen betroffen sind, ist noch weitgehend unklar. Resorbiert werden können offenbar auch korpuskuläre Bestandteile, z. B. verbliebene Restkörper und evtl. auch Spermatozoen. Sezerniert wird, was im Nebenhodenepithel synthetisiert wird. Dazu gehören Proteine, Glykoproteine, Sialinsäure, aber auch Enzyme (saure Hydrolasen).

Die Tätigkeit des Nebenhodenepithels steht stark unter dem Einfluß der Geschlechtshormone. So konnten kürzlich in den Epithelzellen des Nebenhodens vom Tier Rezeptoren sowohl für Testosteron als auch für Östrogene nachgewiesen werden. Dabei bestehen zellspezifische und regionale Unterschiede.

Der Transport des Nebenhodeninhalts erfolgt durch spontane rhythmisch-peristaltische Kontraktionen der glatten Muskulatur, die vermutlich unabhängig vom Nervensystem erfolgen kann. Distal, im Gebiet der Samenspeicherung, sind die spontanen Kontraktionen geringer.

## 24.3 Ductus deferens

Der Ductus deferens ist 35–40 cm lang und liegt teilweise extraabdominal (im Samenstrang, Funiculus spermaticus), teilweise intraabdominal. Kurz vor seiner Mündung in die Pars prostatica der Urethra ist er erweitert, *Ampulla ductus deferentis*; sein Endabschnitt, *Ductus ejaculatorius*, ist dagegen verengt.

Kennzeichnend für den Ductus deferens (Abb. 24.17) ist ein enges Lumen (Durchmesser etwa 0,5 mm), eine stark gefaltete Tunica mucosa und – vor allem – eine kräftige Tunica muscularis (etwa 1 – 1,5 mm dick). Der Durchmesser des Ductus deferens insgesamt beträgt 3–4 mm. Von außen fühlt sich der Ductus deferens hart an. Das Epithel des Ductus deferens ist zweireihig hochprismatisch und ähnelt in seinem Aufbau anfangs dem des Ductus epididymidis. Bald jedoch verschwinden die Stereozilien und das Epithel wird niedriger. Unter dem Epithel liegt eine schmale Lamina propria.

Die Tunica muscularis erscheint auf Querschnitten dreigeschichtet (Abb. 24.17): Stratum longitudinale internum, Stratum circulare, Stratum longitudinale externum. Am Rand der Faserschichten gehen Muskelbündel ineinander über, so daß offenbar einige Muskelfasern mit wechselndem Steigungswinkel durch alle Schichten hindurch verlaufen. Spezielle funktionelle Bedeutung scheinen diese Spiralen – wie früher angenommen wurde – nicht zu haben. Nach dem gegenwärtigen Konzept kommt es bei der Ejakulation zu einer Verkürzung und Verengung des Ductus deferens und damit zu einer Steigerung des Innendrucks im Samenleiter. Dadurch wird der in den Anfangsteilen des Ductus deferens gespeicherte Samen in einer einzigen Kontraktion ruckartig entleert.

Die Muskulatur des Ductus deferens ist reich innerviert. Sowohl oberflächlich als auch intramural – besonders zwischen äußerer Längs- und mittlerer Ringschicht – kommen adrenerge als auch cholinerge Nervenfasernetze vor.

Umgeben wird der Ductus deferens von zahlreichen Arterien (A. testicularis und A. ductus deferentis einschließlich deren Ästen), Venen (Plexus pampiniformis) sowie zahlreichen Lymphgefäßen und Nervenfaserbündeln.

**Ampulla ductus deferentis** (Abb. 24.18). In der Ampulle ist das Lumen des Ductus deferens erweitert. Die Schleimhaut bildet zahlreiche Falten, zwischen denen verzweigte Gruben lie-

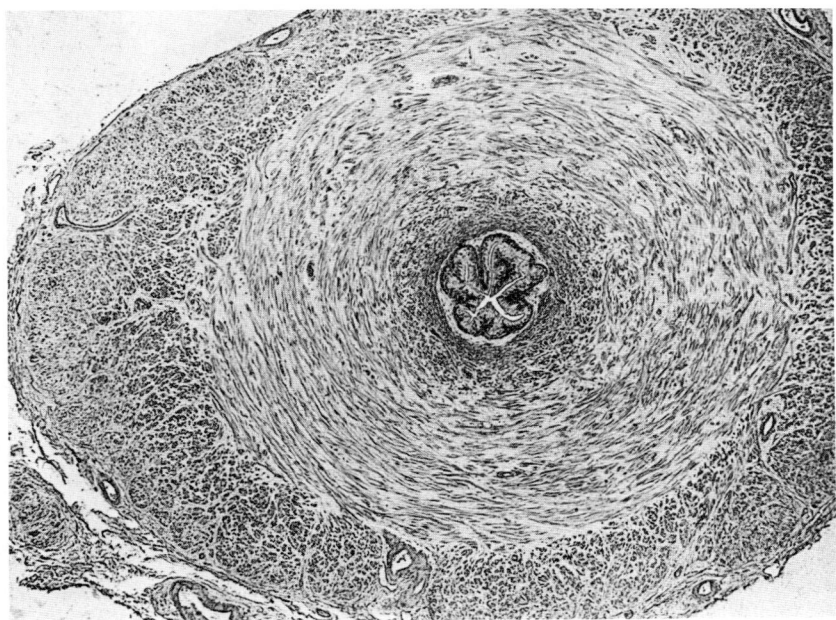

**Abb. 24.17.** Ductus deferens. Der Ductus deferens hat eine dicke Wand aus glatten Muskelzellen, die innen überwiegend quer, in der Mitte längs oder schräg, außen wieder meist quer geschnitten sind. Unter dem Epithel mit einem sternförmigen Lumen liegt eine dünne Tunica propria. HE-Färbung. Vergr. 10fach

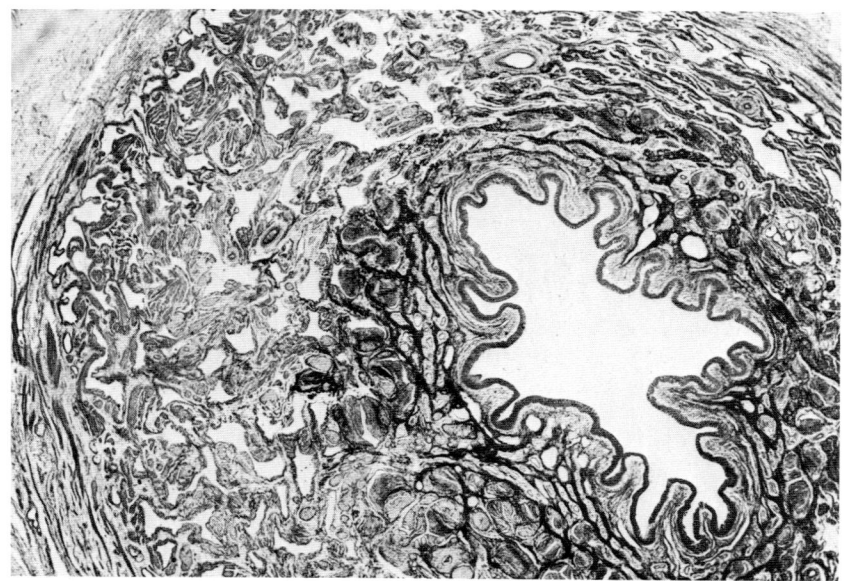

**Abb. 24.18.** Ampulla ductus deferentis. Azanfärbung. Vergr. 200fach

gen. Auf Querschnitten hat die Ampullenwand ein netzartiges Aussehen. Die Schleimhaut ist einschichtig hochprismatisch und sekretorisch aktiv. Die Tunica muscularis ist schwach. In die Ampulla ductus deferentis mündet die Vesicula seminalis.

**Ductus ejaculatorius.** Der Ductus ejaculatorius ist kurz und wird von Prostatagewebe umgeben. Sein Lumen hat einen geringen Durchmesser, die Schleimhaut bildet viele Falten. Eine eigene Muskulatur fehlt.

## 24.4 Glandulae genitales accessoriae

Es handelt sich um die
- **Vesicula seminalis,**
- **Prostata,**
- **Glandula bulbourethralis.**

### 24.4.1 Vesicula seminalis (Abb. 24.19)

Jede Vesicula seminalis, Samenblase, Bläschendrüse, besteht aus 2 je etwa 15 cm langen, stark gewundenen Kanälchen. In histologischen Präparaten der Glandula vesiculosa werden daher stets mehrere Anschnitte der Drüsenkanälchen angetroffen.

Kennzeichnend für das Organ sind ein weites Lumen und Schleimhautfalten, die sich aufzweigen und häufig untereinander in Verbindung stehen. Das Epithel ist ein- bis zweireihig, iso- bis hochprismatisch. Epithelzellen haben den Feinbau proteinbildender Zellen und sind reich an sekretorischen Granula. Die Wand der Bläschendrüse verfügt über viel glatte Muskulatur und elastische Fasern, sie ist nerven- und gefäßreich. Außerdem kommen häufig sympathische Nervenzellen vor.

**Histophysiologie.** Das Sekret der Samenblase macht etwa die Hälfte bis 3/4 der Flüssigkeit des Ejakulats aus. Es ist v. a. reich an Fruktose und enthält Globuline, Vitamin C und Metaboliten, die für die Ernährung und die Bewegungen der Spermien wichtig sind, und außerdem ein gelbliches, flavinreiches Pigment, das im ultravioletten Licht stark fluoresziert. Das Sekret ist schwach alkalisch (pH-Wert 7,2–7,5).

**Diagnostischer Hinweis.** Samenflecke können z. B. rechtsmedizinisch an ihrer starken Fluoreszenz nachgewiesen werden.
Jedoch kommen in der Vesicula seminalis keine Spermien vor (die Bezeichnung Samenblase ist irreführend).

Das Ausmaß der sekretorischen Aktivität der Glandula vesiculosa ist testosteronabhängig. Fehlt Testosteron, atrophiert das Epithel; dies kann durch Applikation von Testosteron rückgängig gemacht werden. Entleert wird die Drü-

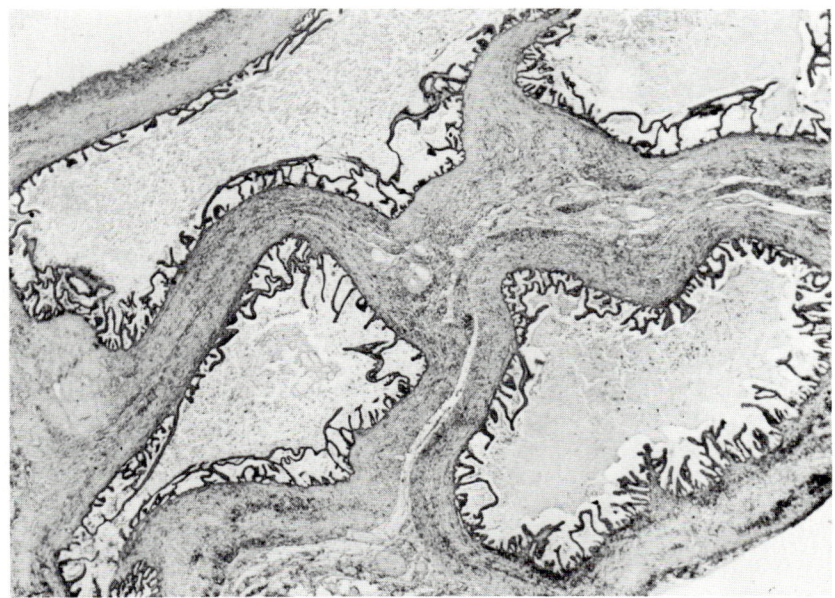

**Abb. 24.19.** Samenblase. HE-Färbung. Vergr. 40fach

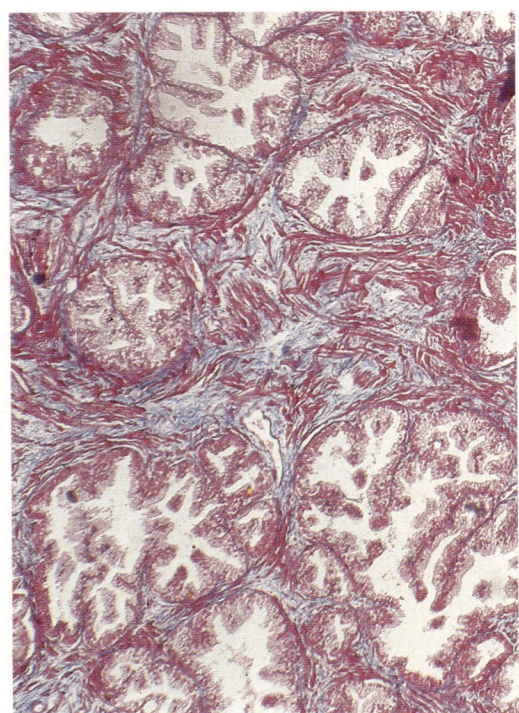

**Abb. 24.20.** Prostata. Die Prostata ist eine tubuloalveoläre Drüse. Im Bindegewebe zwischen den Tubuli kommen zahlreiche glatte Muskelzellen vor *(rot gefärbt)*. HE-Färbung. Vergr. 300fach

se v. a. vor bzw. während der Ejakulation durch Kontraktion der glatten Muskulatur.

## 24.4.2 Prostata

Die Prostata liegt dem Blasengrund an und oberhalb des Diaphragma urogenitale. Sie umgreift den Blasenhals und die Pars prostatica der Urethra. Die Prostata ist eine exokrine Drüse; sie bildet und speichert ein Sekret, das während der Ejakulation abgegeben wird.

Die Prostata (Abb. 24.20) besteht aus 30–50 verzweigten, tubuloalveolären Drüsen, deren Ausführungsgänge (15–30) beiderseits des Colliculus seminalis im Sinus prostaticus der Pars prostatica der Urethra münden. Die Prostata wird von einer derben fibroelastischen Kapsel umgeben, deren innere Schicht viele glatte Muskelzellen enthält. Von hier ziehen breite Bindegewebesepten ins Organinnere. Das Bindegewebe der Prostata ist dicht (Stroma) und enthält außer zahlreichen kollagenen Fasern und einem Netzwerk elastischer Fasern als besonderes morphologisches Kennzeichen viele **glatte Muskelzellen**. Außerdem kommen im Stroma zahlreiche Gefäße und Nerven vor; die Prostata ist sehr schmerzempfindlich. Sympathische Nerven steuern die Sekretabgabe während der Ejakulation.

Die Prostatadrüsen selbst sind vielgestaltig: teilweise weitlumig, teilweise eng, häufig verzweigt. Das Drüsenlumen ist durch kleine Schleimhautfalten unterkammert. Das Epithel ist uneinheitlich. Meist ist es einschichtig hochprismatisch, aber auch mehrschichtig oder mehrreihig sowie in Gebieten mit weitem Lumen platt oder kubisch; es zeigt verschiedene Zelltypen, v. a. sekretorische Hauptzellen sowie deren Vorläufer (Basalzellen), aber auch – in geringer Zahl – enterochromaffine Zellen, kleine granulierte und sialomuzinbildende Zellen. Die Hauptzellen liegen in verschiedenen Funktionsstadien vor, zeigen aber stets alle Charakteristika von proteinbildenden Zellen: viel RER, einen deutlichen Golgi-Apparat, viele Mitochondrien und Sekretvakuolen. Außerdem sind sie sehr lysosomenreich und zeichnen sich histochemisch durch hohe Enzymaktivitäten aus. Ein Leitenzym ist die saure Phosphatase.

Im Drüsenlumen kommen häufig sog. **Prostatasteine** vor. Hierbei handelt es sich um lamelläre Körper, die wahrscheinlich durch Eindickung des Sekretes entstanden sind. Sie können Durchmesser von 1–2 mm erreichen.

Systematisch-anatomisch wird die Prostata in 3 Lappen unterteilt: Lobus dexter und sinister, die ventral der Urethra durch den Isthmus prostatae verbunden sind, Lobus medius, der dorsal der Urethra zwischen den beiden seitlichen Lappen liegt. Gebräuchlicher ist die Unterteilung des Drüsengewebes der Prostata (Abb. 24.21) aufgrund histologischer und funktioneller Kriterien in

– eine **periurethrale Zone**,
– eine **zentrale Zone, Innenzone**,
– eine **periphere Zone, Außenzone**.

Die **periurethrale** Zone besteht aus periurethralen Drüsen, die aus Divertikeln der Urethra hervorgegangen sind und im periurethralen Bindegewebe sowie zwischen der die Urethra umgebenden glatten Muskulatur liegen. Sie gehört im eigentlichen Sinne nicht zur Prostata.

Die **zentrale Zone** nimmt 25% der Drüse ein. Sie stellt die Innenzone der Drüse dar und umgreift die Urethra und die beiden Ductus ejaculatorii unmittelbar. In dieser Zone sind die Drüsen deutlich verzweigt, haben große, sackförmige Ausstülpungen und viel Epithel. Das Drüsenstroma ist sehr dicht und enthält viele glatte Muskelzellen (s. oben). Zur zentralen Zone gehört im wesentlichen der Lobus medius.

In der **peripheren Zone** (75% der Prostata) sind die Drüsen gestreckt, weniger verzweigt

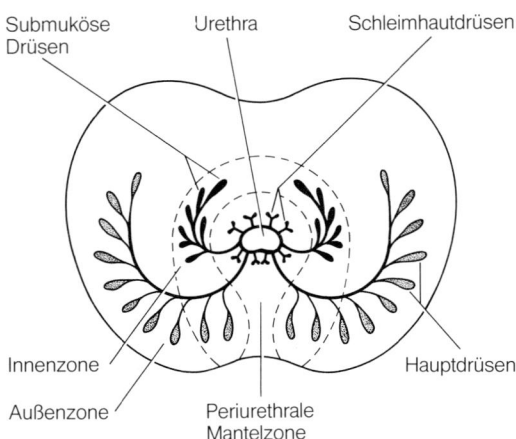

**Abb. 24.21.** Schema zur Gliederung der Prostata

und haben wenige und kleine Ausstülpungen. Das Drüsenstroma ist lockerer. Zur peripheren Zone gehören im wesentlichen die beiden seitlichen Lappen.

**Histophysiologie.** Die Tätigkeit der Prostata steht stark unter dem Einfluß der Geschlechtshormone. Dabei reguliert Testosteron die Sekretion und Proliferation der Drüse. Entsprechende Testosteronrezeptoren sind autoradiographisch nachgewiesen. Östrogenempfindliche Zellen kommen dagegen v. a. im Stroma der Nachbarschaft der Urethra sowie den Basalzellen der großen Ausführungsgänge der Prostata vor. Schließlich weist die Prostata noch verschiedene Wachstumsfaktoren auf.

Das Prostatasekret ist dünnflüssig und schwach sauer (pH-Wert 6,4). Es ist reich an Zinkionen und niedermolekularen Proteinen, enthält u. a. Diastase, $\beta$-Glukuronidase, verschiedene proteolytische Enzyme, ferner viel saure Phosphatase, Plasmin und Zitrat.

**Klinischer Hinweis.** Die submukösen Abschnitte und die zentrale Zone der Prostata beginnen sich aus unbekannten Gründen – vermutlich durch Verschiebung des Hormongleichgewichtes, oft bereits um das 40. Lebensjahr herum – zu vergrößern. Etwa 80% der männlichen Bevölkerung sind hiervon betroffen. Es kommt zu einer benignen Prostatahyperplasie, die aber doch zum teilweisen oder sogar vollständigen Verschluß der Urethra führen kann. Die periphere Zone ist bevorzugter Ort bösartiger Tumoren (Prostatakarzinom). Hiervon werden häufiger ältere Männer betroffen. Wegen der Häufigkeit des Prostatakarzinoms haben die gesetzlichen Krankenkassen Vorsorgeuntersuchungen der Prostata ab dem 40. Lebensjahr eingeführt.

### 24.4.3 Glandulae bulbourethrales

Glandulae bulbourethrales sind paarig und liegen im M. transversus perinei profundus. Ihre Ausführungsgänge münden in den Anfangsteil der Pars spongiosa urethrae. Es handelt sich um tubuloalveoläre Drüsen mit sehr unterschiedlich hohem Epithel. Sie ähneln mukösen Drüsen und bilden ein schleimiges, fadenziehendes Sekret.

## 24.5 Sperma

Unter Sperma, Samen, wird das Ejakulat verstanden. Es besteht aus
- **Spermatozoen**, weniger als 10% des Ejakulatvolumens,
- **Samenflüssigkeit**, die sich zusammensetzt aus Sekreten der
  • *Nebenhoden*,
  • *Vesicula seminalis*,
  • *Prostata*,
  • *Glandulae bulbourethrales* und *Anhangsdrüsen der Urethra* (s. oben).

Pro Ejakulation werden etwa 3 ml Sperma abgegeben. Es enthält ca. 300 Mio. Spermien. Nach 3–4 Ejakulationen innerhalb von 12 Stunden ist der Samenspeicher (Nebenhodengang) entleert.

**Hinweis**. Wieviel Spermien in einer Zeiteinheit im Hoden gebildet werden, ist unbekannt. Es sind sehr viele, denn es stehen in beiden Hoden zusammen etwa 1.000 Hodenkanälchen zu je 30–70 cm Länge zur Verfügung.

Der Hauptanteil der Samenflüssigkeit entstammt der Vesicula seminalis (50–80%) und Prostata (15 – 30%). Nur wenig entfällt auf andere Bildungsorte. Eingeleitet wird die Ejakulation allerdings durch Sekretabgabe aus den Glandulae bulbourethrales und den Anhangsdrüsen der Urethra. Es folgen dann – kaum voneinander zu trennen – die Sekrete der Prostata, die Masse der Spermien und die Sekrete der Vesicula seminalis. Das Sekret der Vesicula seminalis gibt dem Sperma die zunächst schleimig-klebrige Konsistenz; wenig später verflüssigt sich das Sperma unter der Einwirkung des Fibrolysins der Prostata.

Spermien haben im Sperma ein ihnen angepaßtes Milieu. Sperma ist reich an Fruktose (350 mg/ml) und Lipiden (13%), die den Spermien als Energiequelle dienen, und enthält Proteine, Amine (*Spermin*, das für den typischen Geruch des Spermas verantwortlich ist sowie bei der Motilität und Befruchtungstätigkeit der Spermien mitwirkt, und *Spermidin*) und andere Substanzen. Außerdem ist im Sperma die Konzentration der Prostaglandine (Gruppe A, E und F) besonders hoch. Diese stammen aus Samenblase und Prostata. Hauptwirkungsort dieser Stoffgruppe ist die glatte Muskulatur. Über die physiologische Bedeutung der Prostaglandine des Spermas ist bisher wenig bekannt (evtl. Uterus?).

Das pH des Sperma beträgt 7,2–7,4. Die leichte Alkalität fördert die Motilität der Spermien, so daß sie sich – bei der Kohabitation in die Scheide gebracht – von dort rheotaktisch gegen den Fluß der Tuben- und Uterussekrete fortbewegen können. Sie erfahren bei ihrer Wanderung im weiblichen Genitaltrakt eine abschließende Reifung, **Kapazitation**, und außerdem kommt es zur sog. **Akrosomenreaktion**. Diese besteht darin, daß die Akrosomenmembran mit der äußeren Zellmembran des Spermienkopfes verschmilzt und so der Akrosomeninhalt austreten kann. Zur Oberflächenmembran des Spermiums wird dadurch die innere Akrosomenmembran.

Spermien sind im weiblichen Genitaltrakt 24–72 h befruchtungsfähig. Sie können tiefgefroren ( – 190°C) aufbewahrt und befruchtungsfähig gehalten werden.

## 24.6 Penis

Wichtigste Bestandteile des Penis (Abb. 24.22) sind
- **Schwellkörper**,
  • *Corpus cavernosum*,
  • *Corpus spongiosum*,
- **Urethra**.

**Corpus cavernosum**. Die Corpora cavernosa sind paarig. Jedes wird von einer dicken, fibrösen Kapsel, *Tunica albuginea*, umschlossen, die von elastischen Fasern umgeben wird. Die beiden Corpora cavernosa sind durch ein Septum penis voneinander getrennt. Die Corpora cavernosa penis beinhalten große *kavernöse Spalträume*, die durch Trabekel aus dichtem kollagenem Fasermaterial sowie elastischen Fasern, Fibroblasten und zahlreichen Zügen glatter Muskulatur unvollständig septiert sind.

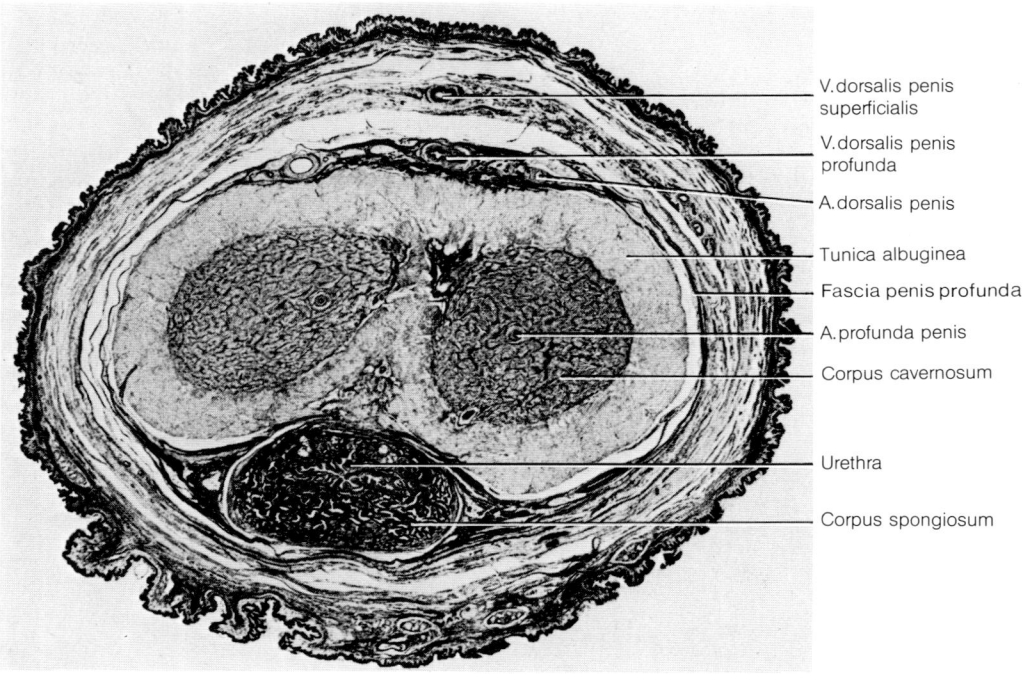

V.dorsalis penis
superficialis

V.dorsalis penis
profunda

A.dorsalis penis

Tunica albuginea

Fascia penis profunda

A.profunda penis

Corpus cavernosum

Urethra

Corpus spongiosum

**Abb. 24.22.**  Querschnitt durch den Penis

Ausgekleidet werden die Kavernen von Endothel. Jeder Schwellkörper wird in seiner
Längsachse von den Endstrecken der A. profunda penis, von der aus bei Erektion die
Kavernen mit arteriellem Blut gefüllt werden
(s. unten), durchzogen.

**Corpus spongiosum**. Das Corpus spongiosum
ist unpaar. Es umgibt die Urethra und endet
mit der Glans penis. Die Tunica albuginea des
Corpus spongiosum ist dünner als die des Corpus cavernosum. Auch enthält das Corpus
spongiosum weniger glatte Muskulatur und ein
geringer ausgebildetes Bindegewebegerüst als
das Corpus cavernosum. Aufgebaut ist das
Corpus spongiosum aus dicht aufgeknäulten
*venösen Gefäßabschnitten*. Die Blutversorgung
des Corpus spongiosum erfolgt durch die A.
dorsalis penis.

Die **Haut des Penis** hat kein subkutanes Fettgewebe und ist leicht verschieblich. Die Glans
penis wird von einer Hautfalte, Präputium, umfaßt, deren innere Oberfläche wie die der
Glans penis aus mehrschichtigem verhorntem
Plattenepithel besteht. Es kommen freie
Talgdrüsen vor. Das Sekret der Talgdrüsen sowie abgeschilfertes Oberflächenepithel bilden
zusammen das Smegma.

**Erektion**. Sie wird durch die besondere Bauweise des Gefäßsystems des Penis ermöglicht.
Die Gefäßäste der Aa. profunda penis und
dorsalis penis sind durch eine Intima mit stark
verdickter glatter Muskulatur gekennzeichnet.
Die Äste, die von der A. profunda penis ausgehen und zu den Kavernen des Corpus cavernosum ziehen, werden wegen ihres gewundenen
Verlaufs im erschlafften Penis als Aa. helicinae
bezeichnet. Die Erektion beginnt mit einem
Nachlassen des Tonus der glatten Muskulatur
in den Arterien, die die Schwellkörper mit Blut
versorgen; damit wird der Einstrom des Blutes
in die Kavernen bzw. Venengeflechte eingeleitet. Die Füllung mit Blut spannt die Tunica albuginea und komprimiert gleichzeitig dünnwandige Venen unter der Tunica albuginea,
die dem Blutabfluß dienen. Außerdem verschließen sich hier vorhandene Drosselvenen
und arteriovenöse Anastomosen. Die folgende
Erschlaffung des Penis wird durch Steigerung
des Muskeltonus in den Gefäßwänden bei
gleichzeitiger Freigabe des Blutabflusses aus
den Kavernen bzw. den venösen Gefäßschlin-
gen ermöglicht.

**Klinischer Hinweis**. Bei andauernder Abflußbehinderung des Blutes aus dem Corpus cavernosum

kommt es zur äußerst schmerzhaften Dauererektion, Priapismus.

**Nerven**. Die Haut der Glans penis enthält zahlreiche freie Nervenendigungen, Meißner-Körperchen, in den tieferen Schichten des Stratum papillare Genitalkörperchen und Vater-Pacini-Körperchen. Von hier kann die sexuelle Erregung eingeleitet werden.

# 25 Sinnesorgane

Sinnesorgane nehmen Reize von außen oder aus dem Inneren des Körpers auf und geben Informationen hierüber an das ZNS weiter. Als Reize wirken Änderungen im Energiegehalt der Umwelt. Sie können sehr verschiedener Art sein; im wesentlichen unterscheidet man
– *physikalische Reize* und
– *chemische Reize.*
*Physikalische Reize* sind z.B. Druck und Berührung (mechanische Reize), Licht und Schall.
*Chemische Reize* (z.B. Säuren) spielen für die Geschmacksrezeptoren oder die Steuerung des $CO_2$-Gehaltes im Blut eine Rolle.
Prinzipiell sind Sinnesorgane so gebaut, daß *adäquate Reize ohne größeren Energieverlust zu den Rezeptorzellen gelangen.* Dort führen Reize, soweit heute bekannt, zu einer Veränderung der Membranpermeabilität für Ionen und damit zu einer Änderung des Membranpotentials; es entsteht ein Rezeptorpotential. Die Umwandlung des Reizes in ein Rezeptorpotential wird als Reiztransformation *(Transduktion)* bezeichnet. Das Rezeptorpotential löst bei genügender Amplitude ein Aktionspotential aus, das über afferente Nerven zum ZNS geleitet wird (s. Lehrbücher der Physiologie).

## 25.1 Allgemeines

Morphologisch und physiologisch können unterschieden werden
– *primäre Rezeptoren* und
– *sekundäre Rezeptoren.*
**Primäre Rezeptoren** sind selbst Anteile des Nervensystems. Am häufigsten handelt es sich um die Endigungen dendritischer Axone von Nervenzellen, deren Perikarya in den zerebrospinalen Ganglien zu finden sind. Die Nervenendigungen liegen entweder

– *frei im Gewebe*, z.B. in der Epidermis der Haut, oder
– in *Endkörperchen* (s. unten).
Von diesen Rezeptoren werden u.a. Schmerz, Temperatur und Berührungsreize aufgenommen.
Zu den primären Rezeptoren gehören ferner
– *periphere Rezeptorzellen*, die, aus Neuroepithelzellen hervorgegangen, umgewandelte Nervenzellen sind. Derartige Rezeptorzellen gibt es z.B. in der Riechschleimhaut. Sie besitzen eigene Axone, die die Signale direkt zum Gehirn leiten.
In primären Rezeptoren erfolgt die Umformung des Rezeptorpotentials in Aktionspotentiale im Rezeptor selbst.
**Sekundäre Rezeptoren** sind keine Nervenzellen, sondern bestehen aus spezialisierten Sinneszellen, die mit dendritischen Axonen in synaptischem Kontakt stehen. Hier erfolgt die Transformation des Rezeptorpotentials in Aktionspotentiale der Endigung der afferenten Nervenzelle. Beispiele sind die Zellen der Geschmacksorgane, die Hörzellen im Corti-Organ oder die Sehzellen.

## 25.1.1 Klassifizierung

Vom funktionellen Standpunkt aus lassen sich die wichtigsten Rezeptoren klassifizieren in
– *Rezeptoren der Oberflächen-, Eingeweide- und Tiefensensibilität,*
– *Chemorezeptoren,*
– *Photorezeptoren,*
– *Audiorezeptoren.*
**Rezeptoren der Oberflächen-, Eingeweide- und Tiefensensibilität** reagieren u.a. auf mechanische Reize (Berührung, Druck, Vibration: Mechanozeption), Temperatur (Thermozeption) und Schmerz (Nozizeption). Zu dieser Gruppe werden auch die Dehnungsrezeptoren der Eingeweide (z.B. in der Lunge und im Verdauungskanal) und in umschriebenen Gefäß-

abschnitten (z. B. im Sinus caroticus, in Herzvorhöfen und in der linken Herzkammer) gerechnet. Einige Rezeptoren dienen der Tiefensensibilität und vermitteln Informationen über die Lage der Körperteile im Raum. Sie werden als **Propriozeptoren** bezeichnet und kommen in Muskeln, Sehnen und Gelenken vor. Der Lageempfindung im Raum dient außerdem der Vestibularapparat des Innenohrs (S. 684), so daß dessen Rezeptoren auch zu den Propriozeptoren rechnen.

Besonders für die Mechanorezeption in der Haut ist es weitgehend gelungen, physiologische Funktion und histologische Struktur zu korrelieren. Allerdings kann für die alltäglichen mechanischen Hautreize davon ausgegangen werden, daß mehrere Rezeptortypen gleichzeitig gereizt werden, wenn auch in Abhängigkeit vom Reiz in unterschiedlichem Ausmaß. Sehr unvollkommen ist bisher die Zuordnung histologischer Strukuren zur Thermo- und Schmerzrezeption sowie zur Eingeweidesensibilität.

**Chemorezeptoren** nehmen u. a. Geschmacks- und Geruchsreize auf. Ferner gehören in diese Gruppe Rezeptoren, die gegen $CO_2$- und $O_2$-Partialdruck sowie den pH des Blutes empfindlich sind und in den Wänden der Blutgefäße liegen (Glomus caroticum, Glomus aorticum, S. 657), sowie solche, die im Verdauungskanal auf chemische Nahrungsreize reagieren.

**Photorezeptoren** für das Sehen (S. 672).
**Audiorezeptoren** für das Hören (S. 691).

## 25.2 Rezeptoren für die Oberflächensensibilität

Rezeptoren für die Oberflächensensibilität erfassen die 3 Parameter
– *Druck*,
– *Geschwindigkeit* (Berührung),
– *Beschleunigung* (Vibration).
*Druck*rezeptoren zeigen bei gleichmäßiger Reizstärke eine fast konstante Erregungsgröße, die der Reizstärke proportional ist.
Geschwindigkeitsrezeptoren registrieren die *Berührung*; hier nimmt die Erregungsgröße bei gleichmäßigem Reiz rasch ab (Adaption), es wird nur die Reizänderung registriert (Differentialquotientenempfindlichkeit).
Beschleunigungsrezeptoren adaptieren außerordentlich rasch; sie übermitteln die *Vibra*tionsempfindung.

Alle genannten Rezeptoren sind Mechanorezeptoren.

### 25.2.1 Druck

Mechanorezeptoren für Druckempfindungen sind
– **Merkel-Nervenendigungen** und
– **Ruffini-Körperchen**.
**Merkel-Nervenendigungen** (Abb. 25.1) bestehen aus einer Merkel-Zelle und der zugehörigen Axonterminale. Merkel-Zellen sind spezielle taktile Epidermiszellen (Durchmesser 9–19 μm). Sie kommen bei Säugern ausschließlich in der Haut und in Schleimhäuten mit mehrschichtigem Plattenepithel vor, und zwar v. a. in den basalen Schichten. Häufig bilden Merkel-Zellen Zellgruppen, die dann als „*Tastscheiben*" bezeichnet werden. Merkel-Zellen besitzen fingerförmige Ausläufer, die in benachbarte Keratinozyten des Stratum basale bzw. spinosum invaginiert sind. Färberisch un-

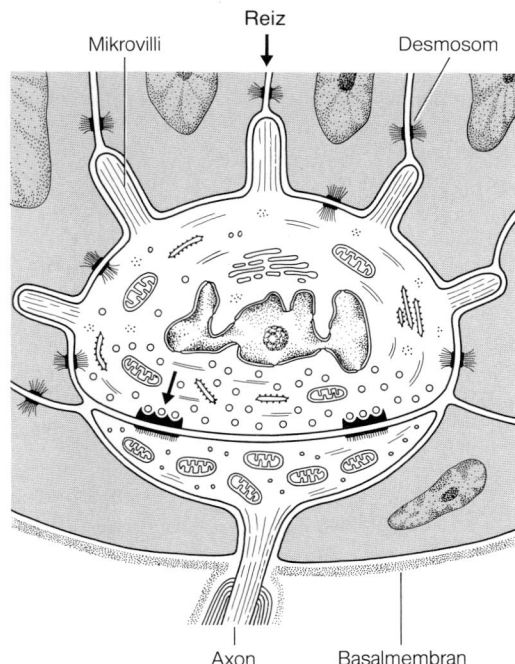

**Abb. 25.1.** Merkel-Zellen aus der basalen Schicht eines mehrschichtigen Plattenepithels. Der Zellkern ist stark gelappt. Basal kommen zahlreiche dichte Vesikel (Durchmesser 100 nm) vor. Die Zelle ist durch Desmosomen und Protrusionen mit benachbarten Epidermiszellen verbunden. An die Zelle tritt eine Nervenendigung einer markhaltigen Aß-Faser heran

terscheiden sich Merkel-Zellen von den übrigen Epithelzellen durch ihr helles Zytoplasma. An die basale Oberfläche der Merkel-Zellen treten Nervenendigungen synapsenartig heran. Vielfach werden die Merkel-Zellen zu den Paraneuronen (S. 246) gerechnet.

***Ruffini-Endkörperchen*** (Abb. 25.2) kommen in der behaarten und unbehaarten Haut sowie in Gelenkkapseln vor.

In der Haut liegen sie im Stratum reticulare der Dermis (S. 422), in der Gelenkkapsel im Stratum fibrosum (S. 215). Ruffini-Körperchen sind flach und etwa 0,5–2 mm lang. Sie haben eine perineurale Kapsel, die einen offenen Zylinder bildet. Die beiden Enden des Zylinders sind abgerundet oder zugespitzt. Durch die Öffnungen treten Bündel von Kollagenfasern der Dermis ein bzw. aus. Im Körperchen sind zwischen den Kollagenfaserbündeln Nerventerminale verankert. Das afferente Axon ist myelinisiert, hat einen Durchmesser von ca. 5 µm und tritt in den Zylinder entweder an einem der Enden oder an seiner Längsseite ein. Ihre Markscheide verlieren die Nervenfasern vor Eintritt in das Endkörperchen, behalten aber eine Hülle aus Schwann-Zellen. Unbedeckt bleiben kolbenförmige Endauftreibungen. Ein perineuraler Zylinder eines Ruffini-Körperchens wird meistens von einem markhaltigen Axon innerviert.

**Histophysiologischer Hinweis.** Die Ruffini-Körperchen haben die Funktion eines langsam adaptierenden Dehnungsrezeptors.

## 25.2.2 Berührung

Rezeptoren für Berührungsreize sind
– ***Meißner-Tastkörperchen***,
– ***Genitalkörperchen***,
– ***Nervenendigungen*** der Haarfollikel.

***Meißner-Tastkörperchen*** (Abb. 25.3) kommen im Bindegewebe der Papillen des Stratum papillare der Leistenhaut, der Schleimhaut der Mundhöhle, ferner der Stimmritze und im Bindegewebe des Afters vor. Darüber hinaus werden sie in den Papillen der unbehaarten Haut der Lippe, des Augenlides und der Haut der Glans und des Praeputium penis angetroffen.

**Hinweis.** Die Anzahl der Meißner-Körperchen pro mm$^2$ der Leistenhaut ist regional unterschiedlich und altersabhängig. So beträgt z. B. die Anzahl der Meißner-Körperchen in der Leistenhaut der großen Zehe die Hälfte der Anzahl der Fingerhaut. Zwischen dem 11. und 30. Lebensjahr sind in der Fingerhaut des Menschen durchschnittlich pro mm$^2$ 24 Meißner-Körperchen nachweisbar. Mit dem Alter verringert sich die Anzahl, so daß an gleicher Stelle bei 70- bis 84jährigen Menschen nur ca. 6/mm$^2$ vorkommen.

Die typischen Meißner-Körperchen haben eine länglich-ovale Form und stehen senkrecht zur Hautoberfläche. Sie sind 40–70 µm breit und 100–150 µm lang.

Die Meißner-Körperchen bestehen aus:
– **markhaltigen Nervenfasern mit ihren Nerventerminalen**,
– **terminalen Schwann-Zellen**, auch als Lamellarzellen bezeichnet,
– einer **Bindegewebekapsel**.

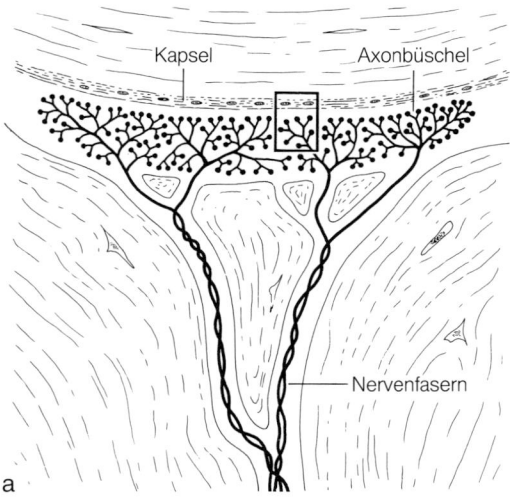

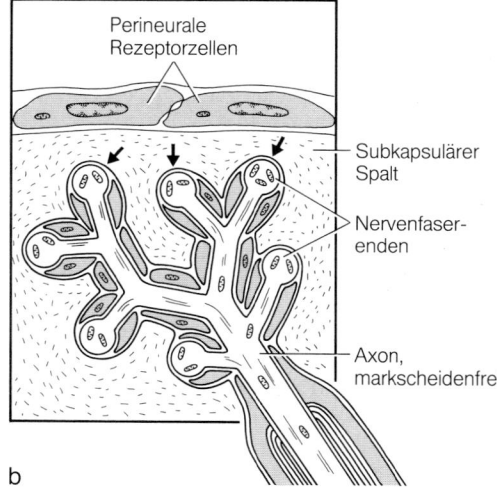

**Abb. 25.2 a, b.** Ruffini-Körperchen. Die Aufzweigungen mehrerer Nervenfasern werden von einer Bindegewebekapsel zu einem Ruffini-Körperchen zusammengefaßt. **a** Gezeichnet nach lichtmikroskopischer Beobachtung. **b** Gezeichnet nach elektronenmikroskopischer Beobachtung. Die Faserenden sind kolbenförmig aufgetrieben und „nackt" (*Pfeile*), d. h. frei von Schwann-Zellen

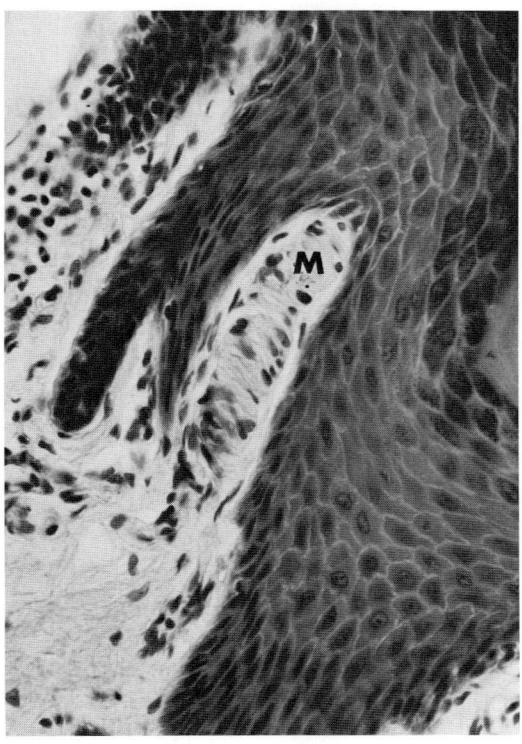

a

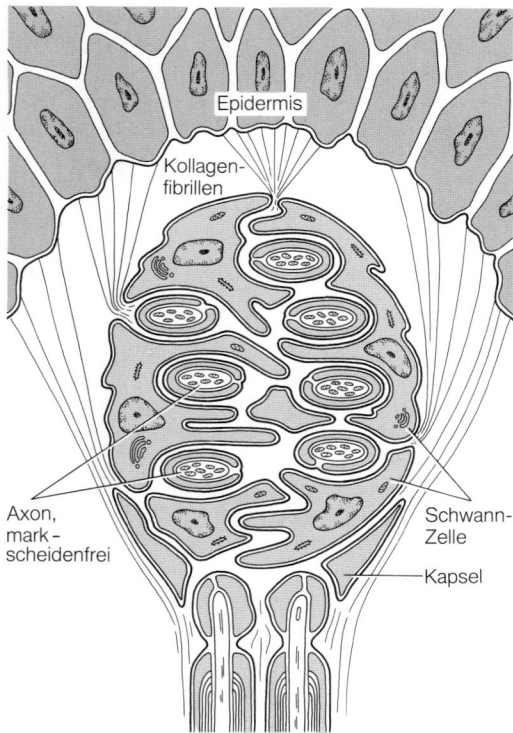

b

**Abb. 25.3 a, b.** Meißner-Tastkörperchen bestehen aus mehreren Nervenfasern, die ihre Markscheide vor Eintritt in das Körperchen verloren haben. Im Tastkörperchen werden Nervenfasern von taktilen Zellen (modifizierte Schwann-Zellen) umgeben. Das Bindegewebe des Tastkörperchens steht durch Kollagenfasern mit der Basalmembran der Epidermis in Verbindung. **a** Lichtmikroskopische Aufnahme (*M* Meißner-Tastkörperchen), Vergr. 200 fach. **b** Zeichnung nach elektronenmikroskopischen Aufnahmen

Die **afferenten Axone** (bis 7 pro Körperchen) haben einen Durchmesser von 3–5 μm und sind bis in die Basis des Körperchens hinein mit einer Markscheide ausgestattet. Innerhalb des Körperchens verzweigen sie sich als marklose Axone mehrfach, verlaufen spiralförmig und weisen plattenförmige Auftreibungen auf.
**Schwann-Zellen.** Die kerntragenden Abschnitte befinden sich in der Peripherie des Körperchens und erscheinen – fälschlich – im Lichtmikroskop als eine Kapsel. Im Inneren der Meißner-Körperchen bilden kernfreie Abschnitte der Schwann-Zellen Lamellen, die miteinander verzahnt sind. Sie umhüllen die Nerventerminale.
Zwischen den zytoplasmatischen Lamellen verlaufen feine Kollagenfasern, die kontinuierlich in die Bindegewebefasern der Papillarschicht der Dermis übergehen. Durch diese Fasern ist das Körperchen in der Bindegewebepapille befestigt.

**Kapsel.** Lediglich im basalen Drittel der Meißner-Körperchen kommt ein Perineurium vor. Die übrigen Teile der Körperchen haben keine Bindegewebekapsel.

**Histophysiologischer Hinweis.** Die Meißner-Körperchen sind schnell adaptierende Mechanorezeptoren, die auf Druck reagieren. Durch den mechanischen Druck, zum Beispiel auf die Oberfläche der Leistenhaut, wird die Drüsenleiste in die Dermis hineingedrückt und der obere Pol des Meißner-Köperchens gegen den unteren Pol gedehnt. Gleichzeitig werden die Kollagenfasern und dadurch die Nerventerminale gezerrt; auf diese Weise entsteht ein Aktionspotential. Die Bandbreite liegt zwischen 10 und 400 Hz mit einem Maximum der Sensibilität zwischen 100 und 200 Hz.

*Genitalkörperchen* sind rund oder spindelförmig (Durchmesser 100 – 200 μm) und liegen unter der Epidermis der äußeren Geschlechtsorgane. Gebildet werden sie aus Wickeln markloser Nervenfasern, die von Lamellen modifi-

zierter Schwann-Zellen umgeben sind. Sie werden von einer perineuralen Kapsel umhüllt.

*Freie Nervenendigungen* sind dendritische Endigungen des 1. Neurons der afferenten Leitung, die beim Eintritt in die basalen Schichten der Epidermis ihre Schwann-Zellen verloren haben. Die nackten Nervenendigungen verlaufen in tiefen Einstülpungen der Epidermiszellen und können bis zum Stratum corneum ziehen.

**Histophysiologischer Hinweis.** Inwieweit jede einzelne freie Nervenendigung an der Wahrnehmung von Berührungsreizen beteiligt ist, ist eine offene Frage. Freie Nervenendigungen sind teilweise auch *Nozizeptoren* (Schmerzempfindung, Jucken usw.; s. unten).

*Haarfollikelrezeptoren.* Hierbei handelt es sich um Komplexe von Nervenendigungen, die zusammengesetzt sind aus
- **Merkel-Nervenendigungen**,
- **freien Nervenendigungen**,
- **lanzettförmigen Nervenendigungen**, die morphologisch und funktionell Meißner-Körperchen ähneln.

Die Haarfollikelrezeptoren liegen unterhalb der Talgdrüsen von Kontur- und vielen Lanugohaaren, die die Funktion von Tastorganen haben.

## 25.2.3 Vibration

Für die Wahrnehmung von Vibrationen sind die **Vater-Pacini-Lamellenkörperchen** (Abb. 25.4) verantwortlich. Sie sind die größten Mechanorezeptoren der Säugetiere. Kleinere Vater-Pacini-Lamellenkörperchen werden auch als Krause-Körperchen bezeichnet.

*Vorkommen und Größe.* Die Pacini-Körperchen sind im Organismus der Säugetiere und des Menschen weit verbreitet. Sie kommen v. a. in der Tiefe der Dermis oder in der Tela subcutanea vor. Außerdem treten sie im Peritoneum parietale, im Mesenterium, in der Pleura parietalis, im Pankreas, in der Harnblase, in der Adventitia der Urethra, in der Tunica dartos des Hodens, unter der Kapsel der Prostata, in der Wand der Tuba uterina und in der Wand der Vagina sowie in der Glandula suprarenalis an der Grenze zwischen Kortex und Medulla auf. Im Bewegungsapparat befinden sich die Pacini-Körperchen in den Muskelsepten, an der Membrana interossea cruris, im Periost und im periartikulären Bindegewebe.
– Die Größe der Pacini-Körperchen ist von ihrer Lokalisation abhängig. Die größten Körperchen werden im Mesenterium der Hauskatze beobachtet (mehrere Millimeter lang und breit).

Vater-Pacini-Körperchen (Abb. 25.4) bestehen aus
- einem **afferenten Axon**,
- einem **Bulbus internus** *(Innenkolben)*, der sich aus terminalen Schwann-Zellen zusammensetzt,
- einem **Bulbus externus** *(Außenkolben)*, einer perineuralen Kapsel,
- einer **Bindegewebekapsel**.

**Afferentes Axon.** Das afferente Axon eines Vater-Pacini-Körperchens hat einen Durchmesser von 6–10 µm und ist markhaltig. In typischen Pacini-Körperchen kommt nur 1 afferentes Axon vor.

**Hinweis.** Körperchen mit 2 oder mehreren Axonen und dementsprechend mehreren Innenkolben werden auch als Golgi-Mazzoni-Körperchen bezeichnet.

**Innenkolben.** Der Innenkolben besteht aus verzahnten terminalen Schwann-Zellen, die um das afferente Axon herum ein symmetrisch orientiertes System von zytoplasmatischen Lamellen bilden. Die Zellkerne der terminalen Schwann-Zellen sind in der Peripherie des Innenkolbens kettenförmig angeordnet. Die zytoplasmatischen Lamellen bilden ein System, das aus Lamellen mit bedeckenden Basalmembranen und dazwischen befindlichen Spalten besteht. Im Querschnitt wird deutlich, daß die Lamellensysteme das Axon halbmondförmig umfassen. In den Längsspalten und in den Spalten zwischen den Lamellen verlaufen spiralförmig Kollagenfasern.

**Außenkolben.** Es handelt sich als Verlängerung des Perineuriums des afferenten Axons um eine perineurale Kapsel. Sie besteht aus vielen Schichten (bis zu 70) flacher (perineuraler) Zellen.

**Subkapsularspalt.** Zwischen dem Innenkolben und der Kapsel besteht ein Subkapsularspalt, dessen proximaler Abschnitt Blutgefäße, Fibroblasten und Makrophagen enthält.

**Histophysiologischer Hinweis.** Die Kapselschichten der Vater-Pacini-Körperchen und die Lamellen des Innenkolbens wirken bei Vibrationen wie eine Reihe von Stoßdämpfern, durch die die Energie langsamer Bewegungen aufgefangen wird. Nur eine schnelle Verformung kann die beiden Lamellensysteme (Kapsel und Innenkolben) überwinden und sich bis zum Nerventerminal des Innenkolbens fortpflanzen. Die Pacini-Körperchen können mechanische Schwingungen zwischen 40 und mehr als 1.000 Hz wahrnehmen.

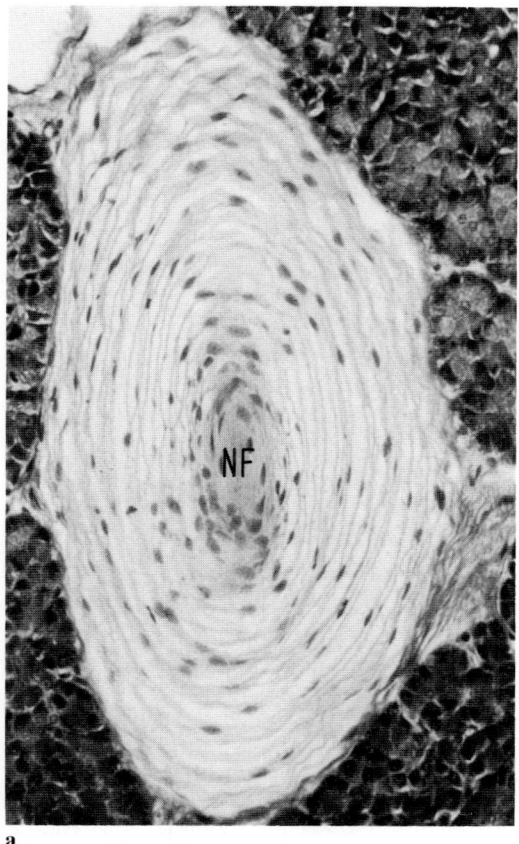

a

b

Perineurale    Subkapsulärer    Nerven-    Terminale
Kapsel         Raum             faser      Schwann-Zelle

c

**Abb. 25.4a–c.** Vater-Pacini-Körperchen. **a** Querschnitt, menschliches Präparat. HE-Färbung. Vergr.
320fach. **b** Schema eines Längsschnitts. **c** Schema eines Querschnitts (b, c nach elektronenmikroskopischen Aufnahmen, in Anlehnung an Halata Z.). Die
*Pfeile* weisen auf die Spalträume zwischen den Lamellen des Innenkolbens

## 25.2.4 Temperatur

Die Sinnesmodalität „Thermozeption" läßt 2
Qualitäten unterscheiden: warm und kalt. Beiden sind spezifische Temperaturrezeptoren zugeordnet, und zwar
- *Kaltrezeptoren* mit einem Erregungsmaxi-
  mum zwischen 17 und 36°C,
- *Warmrezeptoren* mit einem Maximum zwischen 40 und 47°C.

In beiden Fällen handelt es sich um feine
Nervenendigungen: bei den Kaltrezeptoren
um markarme (Typ A) oder marklose (Typ C)
Nervenfasern, bei Warmrezeptoren ausschließlich um marklose (Typ C) Fasern. Die
Kaltrezeptoren liegen dicht unter der Epidermis, Warmrezeptoren im Corium.

**Histophysiologischer Hinweis.** Die Rezeptoren können auch chemisch gereizt werden: Kaltrezeptoren
z. B. durch Menthol, Warmrezeptoren z. B. durch

Gewürze (u.a. Pfeffer und Paprika). In allen Fällen reagieren die Temperaturrezeptoren auf einen Temperaturanstieg proportional; initial überschießende Antwortreaktionen weisen aber auf eine ausgeprägte Adaptationsfähigkeit hin.

### 25.2.5 Schmerz

Rezeptoren des Schmerzsinnes (Nozizeptoren) sind *freie Nervenendigungen* von markarmen (Typ A) bzw. marklosen (Typ C) Fasern. Sie sind u.a. in Haut, Schleimhaut, Muskulatur, Bindegewebe, Gelenkkapseln, Periost, Gefäßwänden, serösen Häuten und Hirnhäuten lokalisiert. Andere Organe wieder nehmen keine Schmerzreize auf, z.B. Teile des Gehirns (Großhirnrinde) oder Knochengewebe. Als Reiz wirken Gewebeveränderungen bzw. -zerstörungen, die mechanisch, chemisch oder thermisch entstanden sind. Möglicherweise erfolgt die Erregung der Rezeptoren durch Freisetzung körpereigener Substanzen (Peptide, Serotonin, Histamin usw.). Die Rezeptoren zeigen praktisch keine Adaptation.

## 25.3 Rezeptoren für Eingeweidesensibilität

Rezeptorfelder in den Eingeweiden dienen der Interozeption und der reflektorischen Organsteuerung. Morphologisch handelt es sich meist um Nervengeflechte als Endaufzweigungen von sympathischen und v.a. parasympathischen Fasern. Sie dienen in erster Linie der Regulation des Kreislaufs, der Atmung und der Tätigkeit des Magen-Darm-Kanals.

Im *arteriellen Gefäßsystem* sind die Pressorezeptoren im Karotissinus bzw. im Aortenbogen besonders wichtig. Der *Karotissinus* ist eine kleine Ausweitung der A. carotis interna unmittelbar nach der Aufteilung der A. carotis communis. Das reflexogene Feld im *Aortenbogen* befindet sich auf der vorderen und hinteren Seite des Bogens. Im Grenzbereich zwischen Media und Adventitia liegen zahlreiche buschartig verzweigte Nervenfasern mit knötchenförmigen und spiralig gewundenen Endigungen in Form ovaler lamellierter Endorgane, die den Golgi-Organen der Sehnen (s. unten) ähneln. Die Fasern haben innigen Kontakt mit den konzentrisch angeordneten elastischen Fasern der äußeren Lage der Media. Die

Rezeptoren werden durch Wanddehnung (Dehnungsrezeptoren, Barorezeptoren) – nicht durch den Blutdruck – erregt. Sie zeigen den Blutdruck proportional an, Blutdruckänderungen sind jedoch besonders wirksam (Differentialquotientenempfindlichkeit, unvollständige Adaptation der Rezeptoren).

Im *Herzen* finden sich in den Vorhöfen Rezeptortypen, die v.a. während der Vorhofkontraktion (Typ A) oder in der späten Füllungszeit (Typ B) erregt werden. Typ A sind Spannungsrezeptoren, Typ B Dehnungsrezeptoren. Es handelt sich um subendothelial gelegene feine netzförmig verzweigte Nervenendigungen parasympathischer Fasern. Sie bilden teilweise auch perimuskuläre Netze.

Rezeptoren im linken Ventrikel werden gleichfalls durch Dehnung erregt. Ihre Empfindlichkeit ist jedoch geringer. Von diesen kardialen Rezeptorfeldern gehen depressorische Reaktionen aus (Verbindung zum dorsalen Vaguskern in der Medulla oblongata).

Die als Dehnungsrezeptoren des *Lungenparenchyms* bezeichneten Rezeptoren liegen v.a. in der Trachea, in den Bronchien und Bronchiolen. Es handelt sich um plexusartige Geflechte mit Ganglienzellen in der Wand der Atmungsorgane; sie erinnern an den Auerbach Plexus der Darmwand. Die Nervenendigungen der Vagusfasern bilden einen autonomen Grundplexus, der alle Teile umspinnt. Diese Rezeptorfelder zeigen eine langsame und unvollständige Adaptation.

Dehnungsrezeptoren der *Magen*- und *Darm*wand sind bipolare Ganglienzellen des Plexus submucosus. Im Darm senden diese einen Fortsatz zum Plexus myentericus. Als Reiz soll über eine Dehnung der Mukosa die Dehnung dieser Ganglienzellen wirken.

Ferner kommen in den Eingeweiden in geringer Zahl *Schmerzrezeptoren* vor (aber nicht im Lungengewebe, Schmerzafferenzen stammen hier von der Pleura). Der viszerale Schmerz ist schlecht lokalisierbar, kann aber sehr heftig sein (Vernichtungsschmerz bei Herzerkrankung).

## 25.4 Rezeptoren für Tiefensensibilität

Die Organe der Tiefensensibilität werden auch als Propriozeptoren bezeichnet. Zu ihnen gehören die sensorischen Nervenendigungen an

Muskeln (Muskelspindeln), Sehnen (Sehnenorgane) und Gelenken (Gelenkrezeptoren) sowie die Rezeptoren im Vestibularapparat des Innenohrs (S. 685). Insgesamt sind die Propriozeptoren Ausgangspunkte propriozeptiver Modalbezirke. Es werden Lage- und Bewegungsempfindungen übermittelt. Außerdem regulieren sie das Ausmaß der Kraftanwendung, die erforderlich ist, um Bewegungen auszuführen. Ihre Funktion ist für die Feinabstufung der Bewegung unerläßlich.

### 25.4.1 Muskelspindeln

Als Muskelspindeln (Abb. 25.5) bezeichnet man die von einer Kapsel (Fortsetzung des Perineuriums und eine Schicht aus abgeplatteten Fibrozyten) umgebenen Propriozeptoren der quergestreiften Muskulatur. Es handelt sich um 5–10 mm lange und etwa 0,2 mm dicke Gebilde, die 2 Typen von intrafusalen Muskelfasern enthalten. Beide sind an ihren Enden an das intramuskuläre Bindegewebe der Muskelspindelumgebung angeschlossen.

Die intrafusalen Fasern sind leicht von den extrafusalen Muskelfasern zu unterscheiden. Die intrafusalen Muskelfasern haben nur an ihren Enden quergestreifte Myofibrillen. Im mittleren Faserbereich fehlen dagegen Myofibrillen; er ist deswegen nicht kontraktil.

Unter den intrafusalen Fasern werden
– **Kernsackfasern** und
– **Kernkettenfasern**
unterschieden.

**Kernsackfasern.** Jede Muskelspindel enthält etwa 1–2 dieser Fasern. Sie weisen etwa im Zentrum der Spindel eine sackartige Erweiterung auf, in der bis zu 50 Zellkerne angesammelt sind.

**Kernkettenfasern.** Es handelt sich um 1–10 äußerst dünne Muskelfasern, deren Zellkerne in der Fasermitte reihenförmig hintereinander angeordnet über die ganze Faser verteilt sind.

Beide Typen von intrafusalen Fasern weisen enge Beziehungen zum Nervensystem auf. Die mittleren, nicht kontrahierbaren Abschnitte beider Fasertypen werden von **anulospiraligen Endigungen** dicker Aα-Fasern (auch als Ia-Fasern bezeichnet) umgeben. Die Nervenfasern verlieren kurz nach Eintritt in die Muskelspindel ihre Schwann-Zellscheide. Unmittelbar neben den anulospiraligen Endigungen treten dünnere Aß-Nervenfasern (Typ-II-Fasern) an die intrafusalen Fasern – v. a. an Kernkettenfasern – heran; sie bilden **blütendoldenförmige Endigungen**. Sowohl bei den Aα- als auch bei den Aß-Fasern handelt es sich um axonale Dendriten afferenter Neurone. Außerdem wird jede intrafusale Faser von motorischen (efferenten) Aγ-Nervenfasern (γ-Fasern) innerviert. Diese Nervenendigungen befinden sich an den kontraktilen Enden der intrafusalen Fasern. Vorwiegend an Kernsackfasern kommen **motorische Endplatten**, an den Kernkettenfasern **Endnetze** vor.

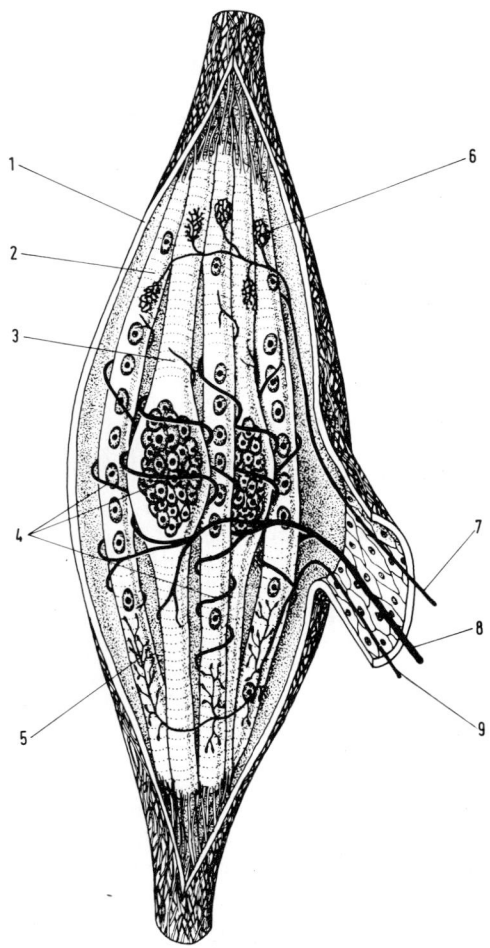

**Abb. 25.5.** Schematische Darstellung einer Muskelspindel. 1 Kapsel, 2 Kernkettenfaser, 3 Kernsackfaser, 4 anulospiralige Endigung. 5 blütendoldenförmige Endigung, 6 motorische Endplatte, 7 efferente Aγ-Faser, 8 afferente Aα-Faser, 9 afferente Aß-Fasern. [In Anlehnung an: Bucher O (1980) Cytologie, Histologie und mikroskopische Anatomie des Menschen, 10. Aufl. Huber, Bern Stuttgart Wien]

*Histophysiologie. Muskelspindeln sind Dehnungsrezeptoren.* Sie ermitteln vorwiegend die Länge eines Muskels.

Die intrafusalen Muskelfasern folgen zunächst passiv jeder Kontraktion und Dehnung des Muskels, in dem sie liegen. Die dadurch hervorgerufene Längenänderung der intrafusalen Fasern führt zu Aktionspotentialen in den zugehörigen afferenten Nervenfasern. Bei Dehnung des Muskels werden die anulospiralen Endigungen der $A\alpha$-Fasern verformt und damit erregt. Die Aß-Fasern ermitteln nur konstante Dehnungen der intrafusalen Fasern; es kommt praktisch zu keiner Adaptation der entsprechenden Rezeptoren (dagegen können afferente $A\alpha$-Fasern auch über die Dehnungsgeschwindigkeit informieren). Die motorischen $A\gamma$-Fasern sorgen für eine Kontraktion der intrafusalen Fasern, wodurch die Spannung in den zentralen (sensorischen) Faserabschnitten geregelt wird. Kontraktion an den Faserenden führt zu einer Dehnung und damit zu einer Erregung der in der Fasermitte gelegenen Dehnungsrezeptoren. Dies ermöglicht ein Nachstellen der Empfindlichkeit der Spindelrezeptoren bei Verkürzung der extrafusalen Fasern und Stauchung der Spindel. Insgesamt geben die Muskelspindeln Informationen über Ausmaß und Wechsel des Dehnungszustandes der Muskulatur an das ZNS weiter, das diese Informationen verarbeitet. Muskeln, die sehr differenzierte Bewegungen ausführen, z.B. die Muskulatur der Augen, der Hände und des Nackens, haben relativ mehr Muskelspindeln als andere (M. rectus inferior bulbi: 130 Spindeln/g Muskelgewebe, M. teres major: 0,36 Spindeln/g Muskelgewebe).

## 25.4.2 Sehnenorgane

Die Sehnenorgane (Tendorezeptoren, Golgi-Organe, Abb. 25.1) *registrieren v. a. den Spannungszustand im Muskel-Sehnen-System.* Sie sind bis zu 1 mm lang und bestehen aus einer Bindegewebehülle, die Kollagenfaserbündel und sensorische Nerven umschließt. Die Nervenfasern (afferente Aß-Fasern, auch als 1 b-Fasern bezeichnet) verlieren bei ihrem Eintritt in die Sehnenorgane ihre Schwann-Zellscheide und bilden zwischen den Kollagenfasern ein ausgedehntes Netzwerk mit kolbenförmigen Endigungen. Sehnenorgane werden durch mechanischen Druck aktiviert, z.B. durch Veränderungen, die sich bei der Muskelkontraktion in der Sehne ergeben.

## 25.4.3 Gelenkkapselorgane

Gelenkkapselorgane liegen im Bindegewebe der Gelenke. Es handelt sich um freie Nervenendigungen, Ruffini-Körperchen und einige Vater-Pacini-Körperchen. Diese Rezeptoren geben *Informationen über die Gelenkstellung.*

## 25.5 Chemorezeptoren

### 25.5.1 Exterozeptoren

**Geschmack**

Geschmacksrezeptoren befinden sich in den **Geschmacksknospen**, die v.a. auf der Zunge vorkommen, in kleiner Zahl aber auch am weichen Gaumen und auf der dem Larynx zugewandten Seite der Epiglottis. Nicht geschmacksempfindlich sind die Unterseite der Zunge, das Zahnfleisch und die Wangenschleimhaut. Die Geschmacksknospen der Zunge (S. 469), liegen im mehrschichtigen Epithel der Gräben und Furchen der Papillae vallatae und foliatae sowie der freien Oberfläche der Papillae fungiformes. Sie sind oval, 50–70 µm groß und reichen von der Basallamina bis knapp unter die Oberfläche des Epithels (Abb. 25.6). Zur Mundhöhle hin haben sie eine kleine Öffnung **(Porus gustatorius)**, die in eine enge Bucht führt. In das Lumen ragen Mikrovilli („Geschmacksstiftchen"). Die Zellen der Geschmacksknospen sind so angeordnet, daß sie nicht wie das übrige Oberflächenepithel abschilfern. Der Mensch besitzt bis zu 9.000 Geschmacksknospen. Ihre Zahl nimmt jedoch im Laufe des Lebens ab. Der greise Mensch hat nur noch 1/3 der ursprünglich vorhandenen; dadurch geht die Geschmacksempfindlichkeit im Alter zurück.

Die Geschmacksknospen verfügen über mehrere Zelltypen (Abb. 25.6):
– *Sinneszellen*,
– *Stützzellen*,
– *Basalzellen*,
– *Randzellen*.

Autoradiographische Untersuchungen mit markierten DNA-Vorläufern haben gezeigt, daß die Sinneszellen nur eine kurze Lebensdauer haben (ungefähr 10–12 Tage) und damit oft ausgewechselt werden. Neue Sinneszellen entstehen durch Mitose aus den Basalzellen. Die Stützzellen werden als ein Zwischenstadi-

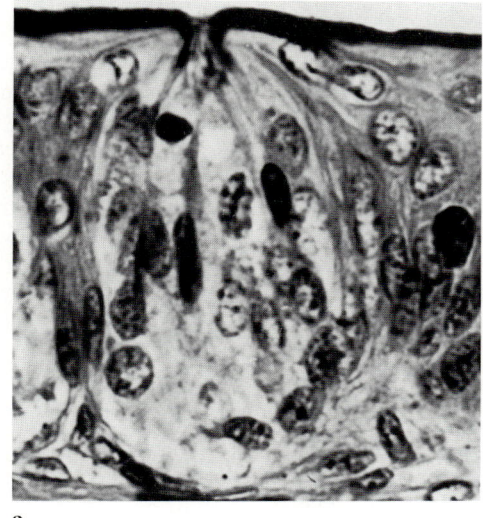

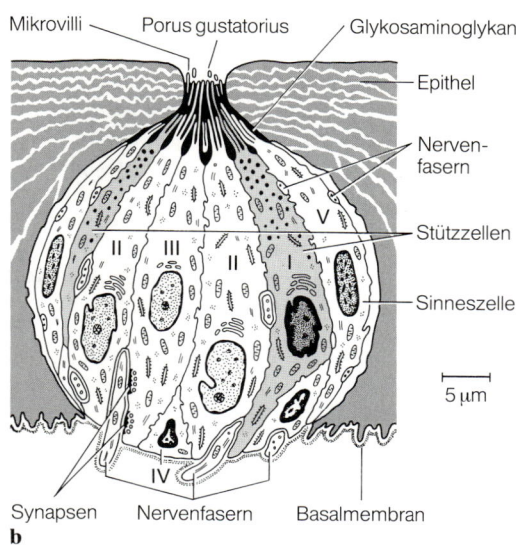

a

b

**Abb. 25.6 a, b.** Geschmacksknospe. **a** Lichtmikroskopische Aufnahme. HE-Färbung. Vergr. 800fach. **b** Zeichnung nach elektronenmikroskopischen Aufnahmen. *I* Stützzelle *(dunkel),* *II, III* Sinneszellen in verschiedenen Reifestadien, *IV* Basalzelle, *V* Randzelle. [Nach: Krstić RV (1984) Illustrated encyclopedia of human histology. Springer, Berlin Heidelberg New York Tokyo]

um der Zelldifferenzierung zu Geschmackszellen aufgefaßt. Sie zeichnen sich durch ein dichteres Zytoplasma (dunkle Zellen) und glykosaminhaltige Granula aus, die ihren Inhalt in den Geschmacksporus sezernieren. Sowohl die Sinneszellen als auch die Stützzellen sind hochprismatisch und weisen an ihrer Oberfläche z. T. längere Mikrovilli auf.

Die Geschmacksstoffe müssen durch Konvektion an den Porus gustatorius herangebracht werden, treten durch den Porus gustatorius in die Geschmacksknospe ein und gelangen dann durch Diffusion zu den Mikrovilli der Sinneszellen. Unlösliche Stoffe sind geschmacklos (Metallegierung als Zahnersatz).

Die Rezeptorzellen sind sekundäre Sinneszellen. An ihrer Oberfläche befinden sich zahlreiche Synapsen mit afferenten Nerven des N. facialis bzw. des N. glossopharyngeus und N. vagus. Es bestehen viele Konvergenzen und Divergenzen der Leitungsbahnen: An einer Knospe können bis zu 50 Fasern enden, andererseits inverviert eine afferente Nervenfaser stets mehrere Knospen. Kommt es zu einer Durchtrennung der afferenten Nerven, degenerieren die zugehörigen Geschmacksknospen. Es entstehen jedoch wieder neue, wenn der Nerv regeneriert. Offenbar haben die regenerierenden Nervenfasern eine induktive Wirkung auf das Epithel.

*Histophysiologie.* Innerhalb der Sinnesmodalität „Geschmack" lassen sich 4 Sinnesqualitäten unterscheiden: süß, salzig, sauer, bitter. Bisher sind keine morphologischen Unterschiede zwischen Geschmacksknospen bekannt. Einige Geschmacksknospen können spezifisch nur durch Geschmacksstoffe einer Qualität erregt werden, einige reagieren auf mehrere Qualitäten (bis zu 3). Der Geschmack ist immer ein Geschmacksprofil mit einem bestimmten Erregungsmuster der Geschmacksknospen. Diese zeigen eine sehr deutlich ausgeprägte Adaptation. Die Empfindlichkeit gegen Bitterstoffe ist besonders ausgeprägt. Einige die Geschmacksknospen erregende Substanzen können auch gleichzeitig Temperaturrezeptoren erregen, wie z. B. Menthol die Kaltrezeptoren, Alkohol die Warmrezeptoren.

Die Geschmacksrezeptoren für die 4 Geschmacksempfindungen sind nicht gleichmäßig auf der Zunge verteilt; einige Regionen sind mehr für die eine Geschmacksempfindung, andere für eine andere empfindlich. Die Verteilung der Geschmacksknospen, ihre Innervation und ihre Zuordnung zu den Geschmacksempfindungen sind in Abb. 25.7 dargestellt.

**Klinischer Hinweis.** Ist die Chorda tympani durchtrennt (z. B. im Mittelohr), können v. a. süß, salzig

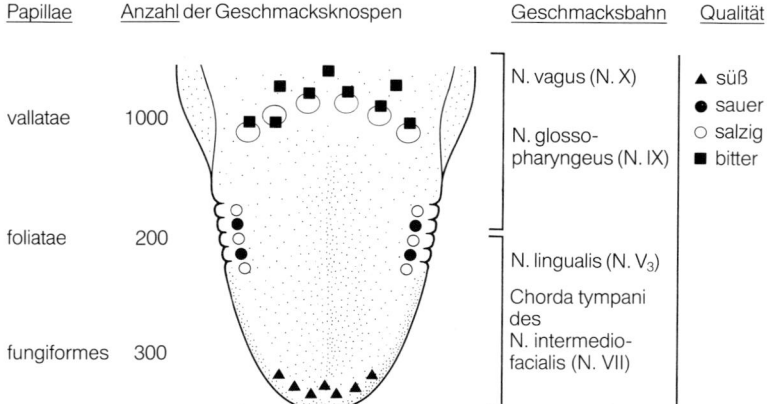

| Papillae | Anzahl der Geschmacksknospen | Geschmacksbahn | Qualität |
|---|---|---|---|

vallatae    1000

N. vagus (N. X)

N. glosso-
pharyngeus (N. IX)

▲ süß
● sauer
○ salzig
■ bitter

foliatae    200

N. lingualis (N. V₃)

Chorda tympani
des
N. intermedio-
facialis (N. VII)

fungiformes    300

**Abb. 25.7.** Das Schema faßt die Verteilung der Geschmacksknospen, ihre Innervation und die Gebiete der wichtigsten Geschmacksempfindungen der menschlichen Zunge zusammen. [Aus Schiebler TH, Schmidt W (1987) Lehrbuch der gesamten Anatomie, 4. Aufl. Springer, Berlin Heidelberg New York Tokyo]

und sauer nicht mehr registiert werden. Die Sinnesqualität bitter bleibt aber auch dann noch erhalten.

## Geruch

Die Chemorezeptoren für die Geruchsempfindung liegen in einem umschriebenen Gebiet der Nasenschleimhaut am Dach der Nasenhöhle, dem olfaktorischen Epithel. Außerdem kommen in der Nasenschleimhaut freie Endigungen des N. trigeminus vor, die auf Geruchsreize antworten, sowie im Rachenraum Fasern des N. glossopharyngeus und N. vagus. Daher können Geruchsempfindungen auch nach Ausfall der Regio olfactoria aufgenommen werden. Die Geruchsempfindlichkeit ist dann gering (Hyposmie); erhalten ist jedoch das Unterscheidungsvermögen von Gerüchen.
Die **Regio olfactoria** nimmt beim Menschen etwa 5 cm² (Hund etwa 100 cm²) ein und besteht aus pigmentiertem, mehrreihigem hochprismatischem Epithel mit den folgenden 3 Zelltypen (Abb. 25.8):
– *Stützzellen*,
– *Basalzellen*,
– *Sinneszellen*.
*Stützzellen*. Die Stützzellen sind apikal breit und zylindrisch, basal schmal. Sie haben ein gut entwickeltes RER und können sezernieren. An ihrer freien Oberfläche haben sie Mikrovilli. Gut entwickelte Verbindungskomplexe verknüpfen die Stützzellen mit den benachbarten Geruchszellen. Stützzellen haben ein rötlichbraunes Pigment, das für die dunkelgraue Farbe der Riechschleimhaut verantwortlich ist.

*Basalzellen*. Die Basalzellen sind klein, rund oder kegelförmig und liegen einschichtig an der Basis des Epithels. Sie haben verzweigte Fortsätze, die sich zwischen den anderen Zellen des Epithels ausbreiten. Vermutlich dienen die Basalzellen dem Ersatz von Stützzellen.
*Sinneszellen*. Zwischen den Basal- und den Stützzellen liegen die Sinneszellen. Es handelt sich um bipolare Nervenzellen. Ihre Kerne liegen weiter basal als die der Stützzellen. Die Spitzen der Riechzellen sind verbreitert, ragen etwas über die Epitheloberfläche heraus (Riechkolben) und tragen an ihrer Oberfläche 6 – 8 Zilien, die parallel zur Oberfläche orientiert sind (Abb. 25.8). Diese Zilien (Riechhärchen) sind lang und passiv beweglich; sie werden als eigentliche Rezeptoren angesehen, d. h. als die Strukturen, an denen die geruchserzeugenden Stoffe ein Rezeptorpotential hervorrufen. Ihr Vorkommen vergrößert die Rezeptoroberfläche bemerkenswert (Abb. 25.9). Das proximale Segment der Zilien zeigt gewöhnlich Mikrotubuli in typischer 9 + 2-Anordnung. Distal, d. h. im äußeren Teil der Zilien (70% ihrer Länge), liegen die tubulären Filamente einzeln und nicht wie in anderen Zilien zu 9 Doppelmikrotubuli vereinigt. Basal gehen aus den Sinneszellen marklose Nervenfasern hervor, die in den Fila olfactoria durch Schwann-Zellen zu Bündeln zusammengefaßt werden.

**Klinischer Hinweis**. Bei Schädelfrakturen, bei denen das Siebbein beschädigt wird, besteht die Gefahr einer Verletzung der Riechnerven an ihrer Durchtrittsstelle durch die Lamina cribrosa. Dadurch kann

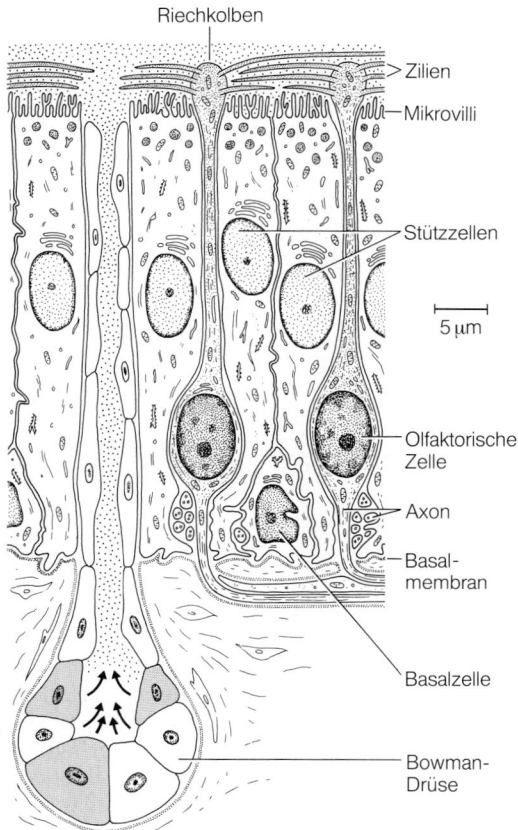

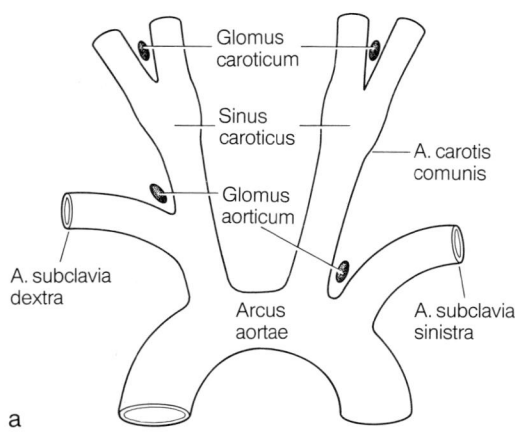

a

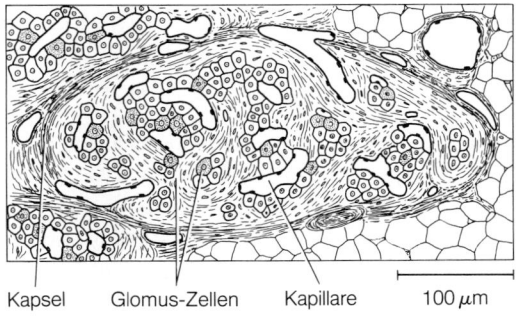

b

**Abb. 25.8.** Die Riechschleimhaut weist 3 Zelltypen auf: Basalzellen, Stützzellen, olfaktorische Zellen. Auf der Zeichnung ist außerdem eine Bowman-Drüse dargestellt

**Abb. 25.9 a, b.** Glomus caroticum und Glomus aorticum. **a** Lage der Organe. **b** Zeichnung des Glomus caroticum nach lichtmikroskopischen Beobachtungen. Die hellen, den Kapillaren unmittelbar anliegenden Zellen sind Stützzellen. Es folgen die eigentlichen Sinneszellen, dunklere, granulierte Zellen. [In Anlehnung an Krstić RV (1984) Illustrated encyclopedia of human histology. Springer, Berlin Heidelberg New York Tokyo]

die afferente Leitung von Erregungen aus der Regio olfactoria beeinträchtigt werden.

**Glandula olfactoria.** In der Lamina propria unter dem Epithel der Regio olfactoria kommen viele Gefäße und Nerven sowie tubulo-alveoläre Drüsen (Bowman-Drüsen) mit PAS-positiven mukösen und lipofuszinhaltigen serösen Zellen vor. Die Ausführungsgänge dieser Drüsen öffnen sich an der Oberfläche der Regio olfactoria.

Für die Aufnahme von Gerüchen spielt der Schleim, der die ganze Oberfläche der Nasenschleimhaut bedeckt, eine wichtige Rolle. In dieser Schleimschicht müssen sich nämlich die Riechstoffe lösen und kommen hier mit den Riechhärchen in Kontakt. Dadurch wird an der Membran der Sinneszellen ein Rezeptorpotential ausgelöst. Die Strömungsgeschwindigkeit

des Schleims mit 0,5 mm/s bestimmt die Reaktionsträgheit des Systems.

Eine Spezifizierung von Sinneszellen im Sinne funktioneller Rezeptortypen gelingt nicht. Jeder Riechstoff wirkt jedoch auf ein anderes Rezeptorkollektiv, so daß sich bestimmte Geruchsprofile ausbilden. Die größte Empfindlichkeit besteht gegen Merkaptane. Andererseits liegen für bestimmte Duftklassen partielle Anosmien vor. Insgesamt zeigt der Geruchssinn eine stark ausgeprägte Adaptation.

Die molekularen Grundlagen der Umwandlung der Raumstruktur eines Duftstoffes in ei-

ne Geruchsempfindung ähneln in Teilschritten der durch Hormone ausgelösten Signalkaskade. So bewirkt der an einen Rezeptor gebundene Duftstoff über ein Signalübertragungsprotein (G-Protein) eine Aktivierung der Adenylatzyklase; das durch das Enzym synthetisierte cAMP öffnet direkt oder durch Aktivierung einer cAMP-abhängigen Proteinkinase durch Phosphorylierung eines Proteins Kationenkanäle, was über einen Einstrom von $Na^+$ und $Ca^{2+}$ zur Depolarisation der Sinneszellen und Abbildung des Geruches im ZNS führt. Als Botenstoffe werden außer cAMP auch cGMP oder $IP_3$ verwendet.

## 25.6 Interozeptoren, arterielle Chemorezeptoren

Interozeptoren, die auf chemische Reize ansprechen, sind
- das **Glomus caroticum** *(Karotiskörperchen)*, auf jeder Seite in der Karotisgabel gelegen, und
- das **Glomus aorticum** *(Aortenkörperchen)*, am Aortenbogen.

Sie werden als ***Glomusorgane*** zusammengefaßt und gehören zu den Paraganglien (Abb. 25.9).
Alle Gloma fallen durch besonders hohe Durchblutung auf (2.000 ml/min/100 g Gewebe im Vergleich zu 54 ml/min/100 g Gewebe im Gehirn). Dieser Tatsache entspricht ein hoher Sauerstoffverbrauch. Die inselförmigen Rezeptorzellen (granuläre chromaffine Glomuszellen vom Typ 1) sind von sinusartigen Gefäßen umgeben. Jedoch liegen zwischen Blut und den eigentlichen Sinneszellen, die durch Verminderung des Sauerstoffgehaltes des Blutes erregt werden, Stützzellen (nicht-granuläre Glomuszellen vom Typ 2, möglicherweise modifizierte SchwannZellen). An die Rezeptorzellen vom Typ 1 treten marklose afferente Nervenfasern heran (des N. glossopharyngeus im Glomus caroticum, des N. vagus im Glomus aorticum) und bilden Synapsen. Außerhalb der Organkapsel sind die Nervenfasern myelinisiert. Außerdem enden in jedem Glomus efferente vegetative Nervenfasern. Sympathikusreiz bewirkt eine Durchblutungsdrosselung, wodurch ein lokaler Sauerstoffmangel entsteht.

## 25.7 Auge

Das Auge ist ein komplexes, hochentwickeltes, photoempfindliches Organ, das im Zusammenwirken mit dem ZNS eine recht genaue Analyse der Form, reflektierten Lichtintensität und Farbe der beobachteten Objekte zuläßt.

### 25.7.1 Aufbau

Die Augen liegen in schützenden Knochenhöhlen (Orbitae) und haben im Prinzip Kugelform.
Jedes Auge besteht aus
- *mehreren konzentrisch angeordneten Schichten und Unterschichten* (Abb. 25.10) – die innerste ist mit Lichtrezeptoren ausgestattet – und dem
- *dioptrischen Apparat.*

Im einzelnen sind zu unterscheiden
- **Tunica fibrosa bulbi** *(äußere Augenhaut)*,
  • *Sklera (weiße, harte Augenhaut)*,
  • *Kornea (Hornhaut)*,
- **Tunica vasculosa bulbi, Uvea** *(mittlere Augenhaut)*,
  • *Choroidea (Aderhaut)*,
  • *Corpus ciliare (Ziliarkörper, Strahlenkörper)*,
  • *Iris (Regenbogenhaut)*,
- **Tunica interna bulbi, Retina, Netzhaut** *(innere Augenhaut)*,
  • *Pars optica*, die lichtempfindlich ist,
  • *Partes ciliaris et iridica retinae*, die lichtunempfindlich sind *(Pars caeca)*. Die Stelle, an der der lichtempfindliche in den lichtunempfindlichen Teil übergeht, wird als *Ora serrata* bezeichnet;
- **Augenkammern** (mit Kammerwasser, Humor aquosus)
  • *Camera anterior (vordere Augenkammer)*,
  • *Camera posterior (hintere Augenkammer)*;
- **Lens** *(Linse)*;
- **Corpus vitreum** *(Glaskörper)*.

### 25.7.2 Tunica fibrosa bulbi (äußere Augenhaut)

Der größte Teil (5/6) der äußeren Augenhaut wird von der undurchsichtigen, weißlichen Sklera (Lederhaut des Auges), gebildet, in die vorne die durchsichtige, farblose Kornea (Hornhaut) eingefügt ist.

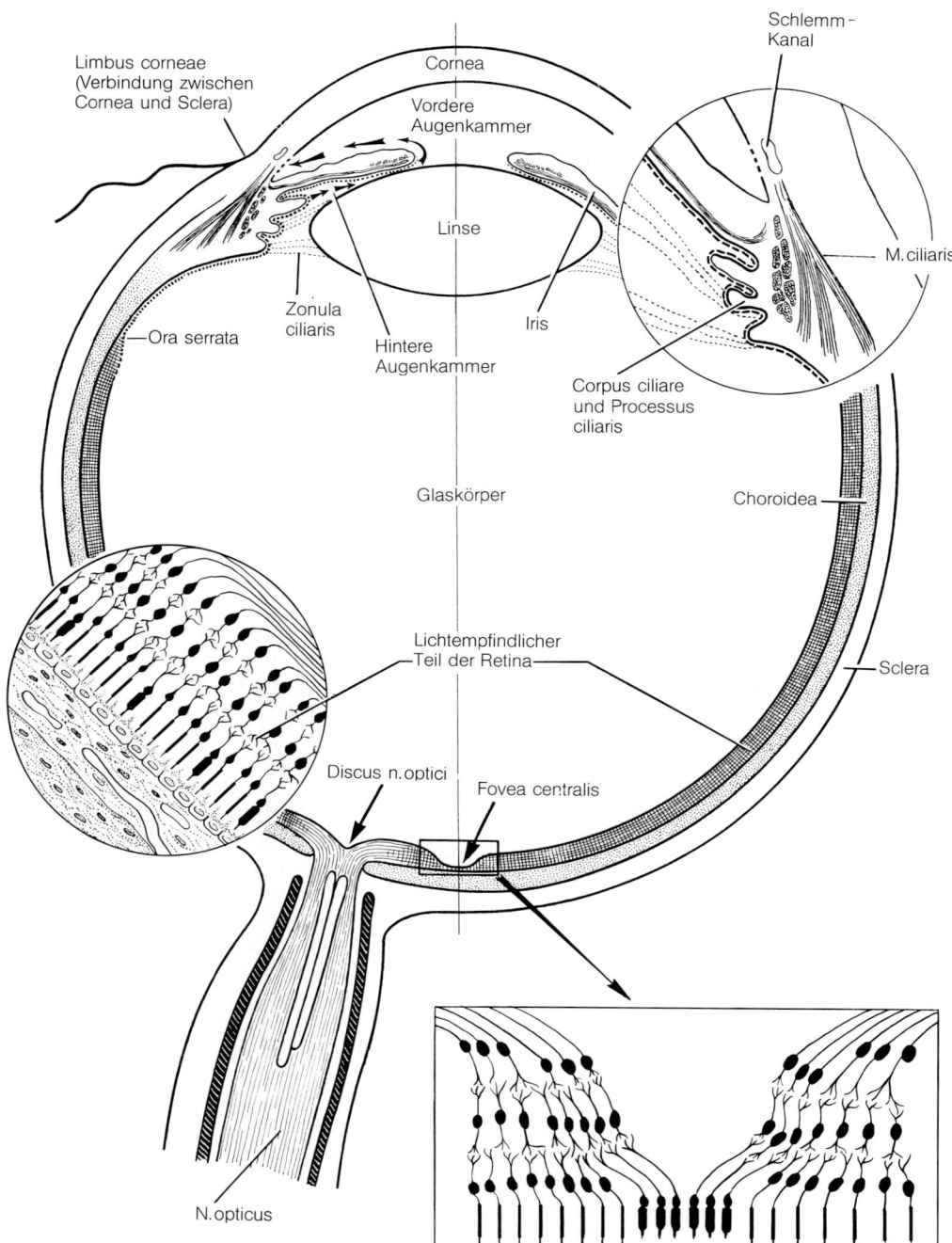

**Abb. 25.10.** Schematische Zeichnung eines Augen-
querschnitts mit Retina, Fovea centralis und Corpus
ciliare. Die *Pfeile* in den vorderen und hinteren
Kammern geben die Richtung an, in die das Kam- merwasser fließt. [Modifiziert und wiedergegeben
mit Erlaubnis von: Ham AW (1969) Histology, 6th
edn. Lippincott, Philadelphia]

## Sklera

Die Sklera hat beim Menschen die Form eines Kugelsegments mit einem Durchmesser von ungefähr 24 mm (Abb. 25.10). Sie ist durchschnittlich 0,5 mm dick (dünner dort, wo die geraden Augenmuskeln ansetzen). Die Sklera besteht aus Bündeln und Lamellen dichten (straffen) Bindegewebes, die sich in verschiedenen Richtungen kreuzen, insgesamt aber parallel zur Organoberfläche verlaufen. Außerdem enthält die Sklera in geringer Menge Grundsubstanz, wenig Fibroblasten und einige Chromatophoren.

**Hinweis.** Chromatophoren sind ektodermale, fortsatzreiche, formveränderliche Zellen mit Pigmenteinschlüssen.

In der Sklera kommen Gefäße vor – auch dieses unterscheidet sie von der Kornea, die gefäßfrei ist (s. unten). Die Anzahl der Gefäße ist in der Sklera allerdings relativ gering.

An der äußeren Oberfläche der Sklera befindet sich eine Gleitschicht aus locker angeordneten, zarten Kollagenfasern. Diese Schicht liegt unter einer festen Bindegewebekapsel, *Vagina bulbi (Tenon-Kapsel)*, die das Auge gegen das umgebende Orbitalfett abgrenzt. Diese Gleitschicht läßt Augenbewegungen in allen Richtungen zu.

An der inneren Oberfläche der Sklera verlaufen in Einsenkungen Nerven und Gefäße. Außerdem befindet sich hier, d. h. zwischen der Sklera und der darunter gelegenen mittleren Augenhaut (Choroidea), eine dünne Verschiebeschicht aus lockerem Bindegewebe, *Lamina suprachoroidea*. Außer Fibroblasten, Kollagenfasern und elastischen Fasern kommen hier viele Melanozyten vor, die der Innenfläche der Sklera eine braune Farbe verleihen.

Nach vorne setzen sich die Kollagenfaserlamellen der Sklera in die *Substantia propria der Kornea* (s. unten) fort. Der Übergang wird als *Limbus corneae* bezeichnet. An dieser Stelle geht an der Vorderseite außerdem das Epithel der Konjunktiva (Bindehaut) in das Epithel der Kornea über.

**Klinischer Hinweis.** Sklera und Kornea zusammen sind für den Augendurchmesser verantwortlich. Bei einer auch nur geringen Abweichung ändern sich die optischen Bedingungen des Auges. Beim Gesunden vereinigen sich parallel einfallende Lichtstrahlen auf der Netzhaut (Normalsichtigkeit oder *Emmetropie*). Ist der Längendurchmesser des Bulbus erhöht, besteht Kurzsichtigkeit *(Myopie)*: Die ins Auge einfallenden Lichtstrahlen schneiden sich bereits vor der Netzhaut. Ist der Längendurchmesser vermindert, ist

das Auge weitsichtig *(hyperop)*: die Lichtstrahlen würden sich erst hinter der Netzhaut schneiden.

## Kornea

Die Kornea (Abb. 25.10) ist durchschnittlich 0,7 mm dick und hat 5 Schichten (Abb. 25.11):
– **vorderes Korneaepithel** *(Epithelium anterius)*,
– **Lamina limitans anterior** *(Bowman-Membran)*,
– **Substantia propria** *(Stroma)*,
– **Lamina limitans posterior** *(Desçemet-Membran)*,
– **hinteres Korneaepithel** *(Endothel)*.

Das (vordere) Epithel der Kornea ist mehrschichtig (5–6 Zellagen), platt und unverhornt (Abb. 25.12). In den basalen Zellschichten kommen zahlreiche Mitosen vor, die auf die bemerkenswerte Regenerationsfähigkeit des

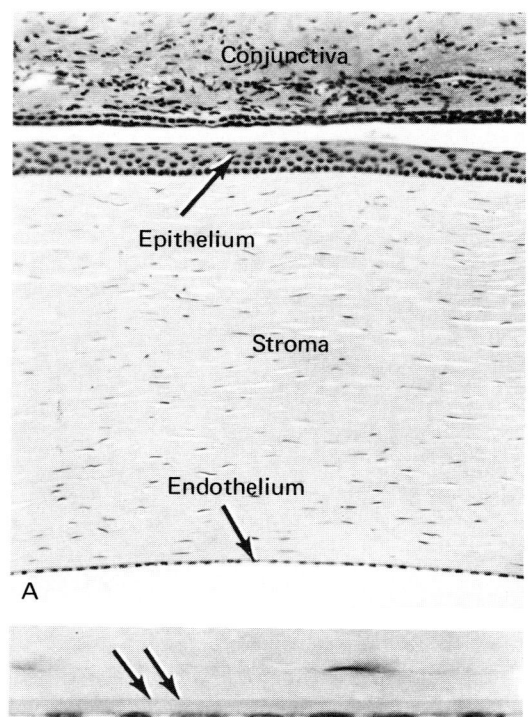

**Abb. 25.11 A, B.** Mikrophotographien von Querschnitten durch die Kornea. **A** Kornea und Konjunktiva bei kleiner Vergrößerung. Vergr. 80 fach. **B** Hinteres Epithel der Kornea *(Pfeile* zeigen auf die Desçemet-Membran). Vergr. 400 fach

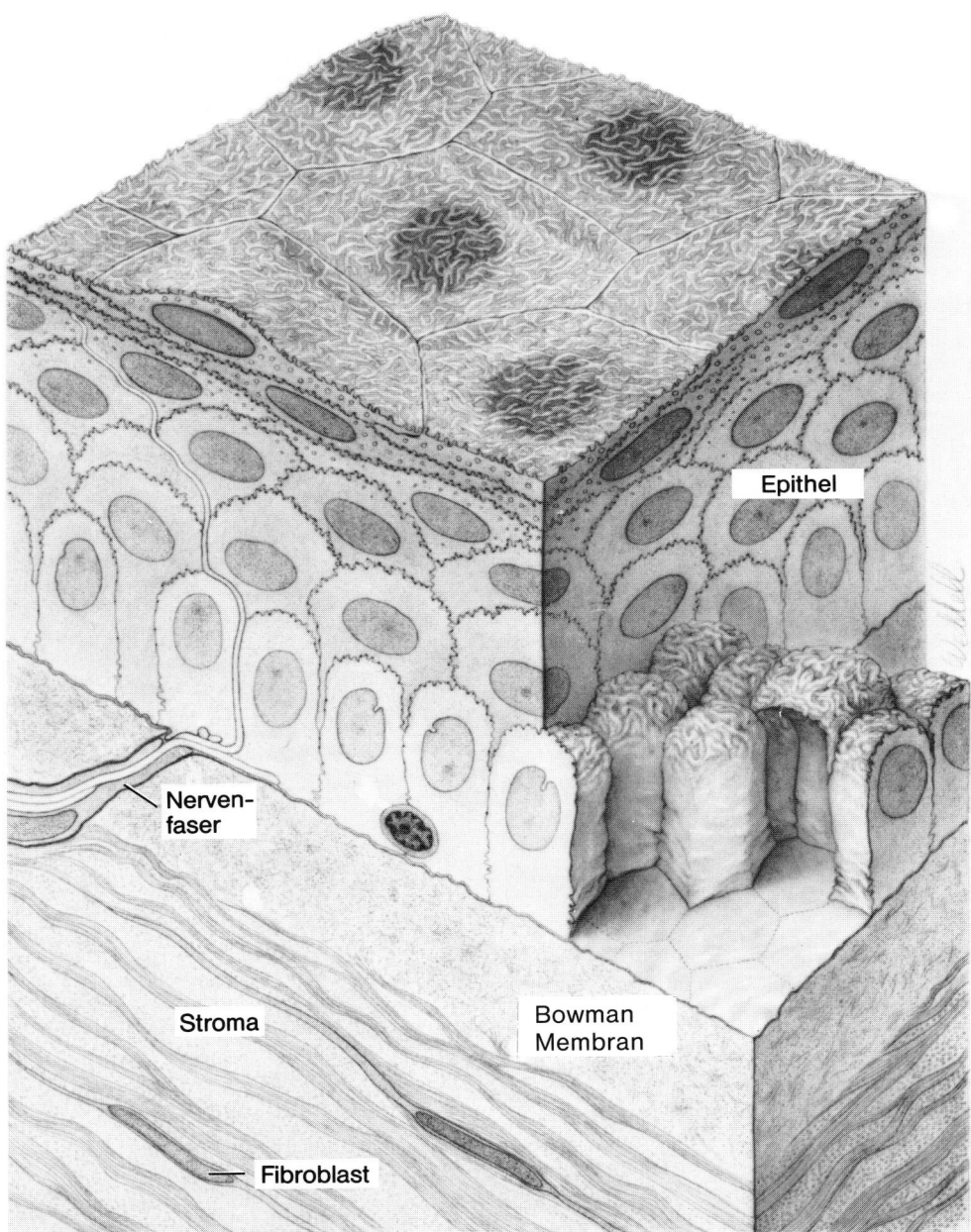

**Abb. 25.12.** Dreidimensionale Zeichnung des vorderen Teils der Kornea. [Wiedergegeben mit Erlaubnis von: Hogan MJ, Alvarado JA, Weddell JE (1971) Histology of the human eye. Saunders, Philadelphia]

Korneaepithels hinweisen. Die Umsatzzeiten betragen hier etwa 7 Tage. Die oberflächlichen Korneazellen haben Mikrovilli, die in den präkornealen Tränenfilm eintauchen, der eine Schutzschicht darstellt (Einzelheiten S. 666) und außerdem die optischen Eigenschaften der Grenzfläche zur Luft verbessert.

**Unter dem Epithel** der Kornea liegt eine etwa 30 μm dicke, homogene Schicht *(Lamina limitans anterior, Bowman-Membran)*. Sie besteht aus feinsten, sich wahllos kreuzenden kurzen Kollagenfasern und feinen Fibrillen sowie einer dichten Interzellularsubstanz; die Schicht ist zellfrei. Die Bowman-Membran

trägt wesentlich zur Stabilität und Festigkeit der Kornea bei.

**Darunter** befindet sich das etwa 0,5 mm dicke **Stroma der Kornea** *(Substantia propria corneae)*. Es wird von Lamellen paralleler Kollagenfaserbündel gebildet, die die ganze Länge der Kornea durchziehen und sich zweidimensional rechtwinklig kreuzen. Zwischen den Schichten kommen Stromazellen vor, deren Fortsätze wie Schmetterlingsflügel abgeplattet sind. Zellen und Fasern des Stromas sind in eine amorphe Grundsubstanz eingebettet, die sich vornehmlich aus sauren Keratoglykosaminoglykanen – im wesentlichen Keratansulfat und Chondroitinsulfat – zusammensetzt. Diese gewährleisten eine hohe Wasserbindungsfähigkeit und damit die Lichtdurchlässigkeit der Kornea. Das Stroma wird von einigen sensiblen Nervenfasern erreicht, die unter dem vorderen Hornhautepithel verlaufen. Gefäße kommen dagegen in der Kornea nicht vor; ihre Ernährung erfolgt durch Diffusion aus den Gefäßen der Umgebung und der Flüssigkeit der vorderen Augenkammer. Dennoch sind im Stroma Makrophagen und wandernde lymphatische Zellen nachweisbar.

Die **Lamina limitans posterior** *(Desçemet-Membran)* entspricht einer Basalmembran. Sie befindet sich zwischen dem Stroma der Kornea und dem Endothel. Ihre Dicke, die mit dem Alter zunimmt, beträgt durchschnittlich 10 µm. Die Membran besteht aus einer homogenen Grundsubstanz, die ein dreidimensionales Netzwerk zarter Kollagenfibrillen enthält.

Das **hintere Korneaepithel** *(Endothel)* ist ein typisches einschichtiges Plattenepithel. Die Zellen haben Organellen, die für den aktiven Transport und für die Synthese von Sekreteiweiß charakteristisch sind, das der Erhaltung der Descemet-Membran dient.

**Histophysiologischer Hinweis.** Wesentlich für die Aufrechterhaltung der Durchsichtigkeit der Kornea ist die Konstanz ihres Wassergehaltes. In der gesunden Hornhaut halten sich die Kräfte der Hydratation (passives Einströmen von Wasser in die Hornhaut) und der Dehydratation (aktiver Transport von Wasser nach außen) das Gleichgewicht. Von besonderer Bedeutung für dieses Gleichgewicht ist die im Korneaendothel lokalisierte $Na^+$-$K^+$-ATPase, die durch ihren aktiven Elektrolyttransport auch gegen den hohen Flüssigkeitsdruck in der vorderen Augenkammer aus dem Stroma Wasser eliminiert.

**Limbus corneae.** Der Limbus corneae ist das Übergangsgebiet zwischen dem lichtdurchlässigen Teil der äußeren Augenhaut (Kornea) und dem weißlich undurchsichtigen Teil (Sklera). Das Gebiet des Limbus corneae ist reich vaskularisiert. Auf der Außenseite besteht dort, wo das Konjunktivaepithel ins äußere Korneaepithel übergeht, ein Randschlingennetz der Konjunktivagefäße.

**Hinweis.** Von hier können bei Entzündungen Kapillaren in die gefäßlose Kornea einwachsen.

Innen liegt dem Übergang zwischen Kornea und Sklera ein bindegewebiges Maschenwerk **(Retinaculum trabeculare)** an, das den Winkel zwischen Hornhaut und Regenbogenhaut **(Angulus iridocornealis)** füllt. Hier wird das Kammerwasser von ringförmig angeordneten Venen aufgenommen und abgeleitet (S.666).

### 25.7.3 Tunica vasculosa bulbi, Uvea (mittlere Augenhaut)

Die mittlere Augenhaut (Abb.25.10) besteht aus

– **Choroidea,**
– **Corpus ciliare,**
– **Iris.**

#### Choroidea

Die **Choroidea** *(Aderhaut)* ist stark vaskularisiert. Sie überdeckt die Pars optica retinae (s. unten). Zwischen den Blutgefäßen liegt lockeres Bindegewebe, das viele Fibroblasten, Makrophagen, Lymphozyten, Mastzellen, Plasmazellen, Kollagenfasern und elastische Fasern enthält. Außerdem kommen viele Melanozyten vor, die der Choroidea ihre charakteristische schwarze Farbe geben.

Die Choroidea besteht aus mehreren Schichten. Es folgen von außen (Nachbarschaft zur Sklera) nach innen (Nachbarschaft zur Retina) aufeinander

– **Lamina vasculosa,**
– **Lamina choroidocapillaris,**
– **Complexus basalis,** *Bruch-Membran.*

**Lamina vasculosa.** Sie enthält größere Gefäße. Die Arterien gehören zum Stromgebiet der Aa. ciliares posteriores, die Venen bilden die Vv. vorticosae (Vv. choroideae oculi).

**Lamina choroidocapillaris.** Diese Schicht ist vergleichsweise dünn, aber sehr kapillarreich. Sie dient v.a. der Ernährung der Retina. Die Kapillaren haben fenestriertes Endothel.

**Bruch-Membran.** Hierbei handelt es sich um eine 3–4 µm dicke hyaline Membran, die die Choroidokapillaris von der Retina trennt. Sie

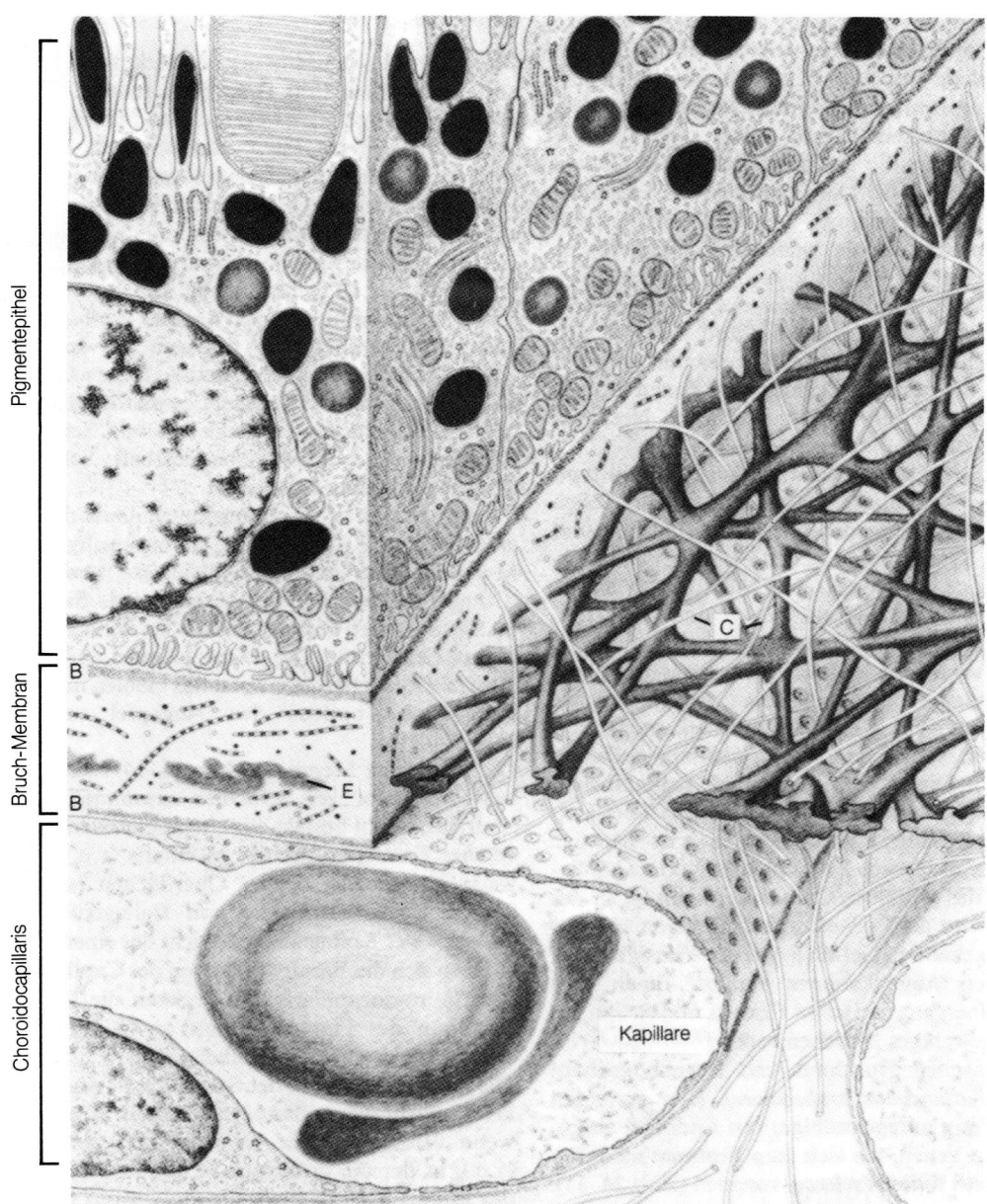

Pigmentepithel

Bruch-Membran

Choroidocapillaris

Kapillare

**Abb. 25.13.** Dreidimensionale Zeichnung der Bestandteile der Bruch Membran sowie deren Beziehung zum Pigmentepithel der Retina und zur Choroidokapillaris (*B* Basalmembran, *E* elastische
Fasern, *C* Kollagenfasern). [Gering modifiziert und
wiedergegeben mit Erlaubnis von: Hogan MJ, Alvar-
do JA, Weddell JE (1971) Histology of the human
eye, Saunders, Philadelphia]

ist PAS-positiv und reicht vom Discus n. optici
bis zur Ora serrata.

**Hinweis**. Der Discus n. optici, auch als Papilla n. op-
tici bezeichnet, ist das Gebiet, in dem die Axone der
Retinaganglienzellen den Augapfel verlassen
(Abb. 25.10).

Die Bruch-Membran (Abb. 25.13) setzt sich
aus 5 verschiedenen Schichten zusammen.
– *Die zentrale Schicht* besteht aus einem Netzwerk elastischer Fasern, an die der M. ciliaris
  (s. unten) teilweise ansetzt;

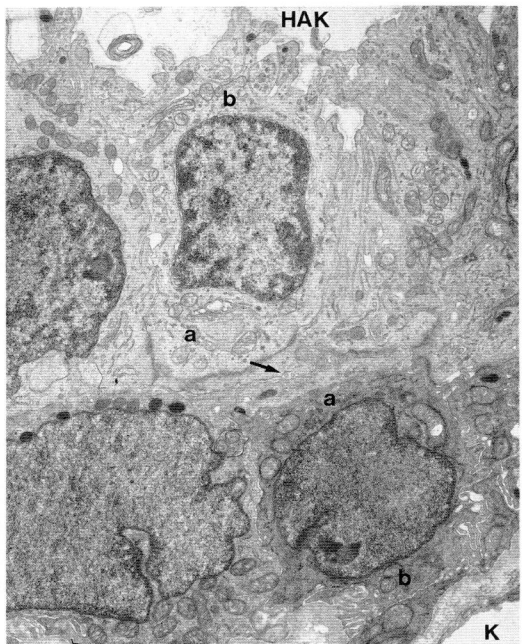

**Abb. 25.14.** Elektronenmikroskopische Aufnahme des Ziliarkörperepithels einer Albinoratte. Das Epithel ist zweischichtig. Die basale Seite **(b)** der inneren Schicht weist zur hinteren Augenkammer *(HAK)*, die basale Seite **(b)** der äußeren Schicht (hier bei der Albinoratte ohne Pigment) zu einer Kapillare *(K)*. Die apikalen Seiten **(a)** beider Schichten stehen sich gegenüber und bilden sog. ciliary channels, spaltförmige Interzellularräume mit wenigen rudimentären Mikrovilli *(Pfeil)*. Zu beachten sind die basolateralen Membraneinfaltungen beider Schichten. Vergr. 13.200 fach. (Aufnahme Gebhard R.)

– *an beiden Seiten* ist die elastische Schicht von *Kollagenfasern* bedeckt;
– *der Kollagenfaserschicht der einen Seite* legen sich die Basalmembranen der *Kapillaren der Choroidokapillaris,*
– *der anderen* die *Basalmembran des Pigmentepithels der Retina* an (s. unten).

## Corpus ciliare (Ziliarkörper)

Der **Ziliarkörper** *(Strahlenkörper)* liegt im vorderen Teil des Auges (Abb. 25.10 und 25.16). Er erstreckt sich von der Ora serrata bis zur Iris und bildet damit einen zusammenhängenden Ring, der der inneren Oberfläche des vorderen Teils der Sklera anliegt.

Das Corpus ciliare gliedert sich in eine
– **Pars plana** *(Orbiculus ciliaris)*, die an der Ora serrata beginnt, und einer anschließenden
– **Pars plicata** *(Corona ciliaris)*, die bis zur Iris reicht.
**Pars plana.** Die Pars plana ist verhältnismäßig dünn. Ihr liegt der Glaskörper an.
**Pars plicata.** Dieser Abschnitt ist der hinteren Augenkammer zugewandt und besitzt 70–80 Erhebungen, Ziliarfortsätze (Processus ciliares, Abb. 25.15). Zwischen den Fortsätzen befinden sich feine Einsenkungen, Falten, Plicae circulares. Am Epithel der Falten befestigen sich Fibrae zonulares, die zum Linsenäquator ziehen (s. unten).
**Epithel des Ziliarkörpers.** Beide Abschnitte des Corpus ciliare sind von einem zweischichtigen Epithel bedeckt (Abb. 25.14):
– *Die untere Zellschicht*, die dem Bindegewebe des Ziliarkörpers aufliegt und dem Pigmentepithel der Pars optica der Retina entspricht, setzt sich aus melaninreichen, hochprismatischen Zellen zusammen.
– *Die zweite Schicht*, die die erste bedeckt, leitet sich von der Sinneszellschicht der Retina ab und besteht aus nichtpigmentierten hochprismatischen Epithelzellen (Abb. 25.14).

**Hinweis.** Diese beiden Schichten sind so angeordnet, daß sich ihre Zellen Kopf gegen Kopf gegenüberliegen. Dies geht auf die Einstülpung des inneren Blattes des Augenbechers während der Entwicklung zurück. Inneres und äußeres Blatt kommen schließlich so aufeinander zu liegen, daß sich apikale Epitheldomänen gegenüberstehen. Die basalen Seiten beider Zellschichten sind dagegen „nach außen" gewandt: einerseits dem Bindegewebe des Ziliarkörpers, andererseits den Binnenräumen des Auges zu. Dort, wo die 2. Schicht an den Innenraum des Auges grenzt, haben die Zellen basale Einfaltungen (S. 113).

Untereinander sind die Epithelzellen der äußeren, nichtpigmentierten Schicht durch Tight junctions verbunden; dadurch ist der parazelluläre Transportweg durch das Epithel des Ziliarkörpers verschlossen. Die Zellen des Pigmentepithels verfügen nur über Gap junctions und Desmosomen. Zwischen den Zellen der beiden Schichten befinden sich dort, wo sie sich berühren, stellenweise erweiterte Interzellularräume (sog. ciliary channels, Durchmesser 0,5 µm).

**Histophysiologischer Hinweis.** Das Epithel des Ziliarkörpers ist für die Produktion des Kammerwassers (Humor aquosus) verantwortlich. Am intensivsten ist die Produktion im Bereich der Corona ciliaris.

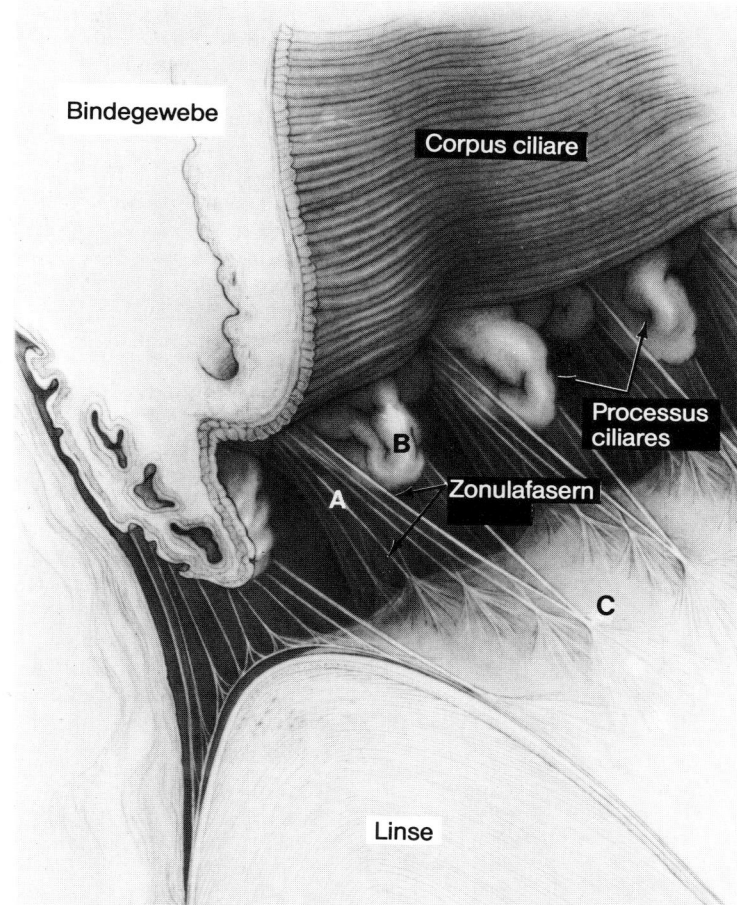

Bindegewebe

Corpus ciliare

Processus
ciliares

B

A    Zonulafasern

C

Linse

**Abb. 25.15.** Vorderansicht von Processus ciliares. Zu erkennen ist die Befestigung von Zonulafasern an der Linse. Die Zonulafasern bilden Bündel *(A)*, die seitlich der Ziliarfortsätze *(B)* verlaufen. Die Zonulafasern setzen jeweils an umschriebenen Stellen *(C)* der Linse an. [Wiedergegeben mit Erlaubnis von: Hogan MV, Alvarado JA, Weddell JE (1971) Histology of the human eye. Saunders, Philadelphia]

**Stroma des Ziliarkörpers**. Das Stroma des Ziliarkörpers besteht aus lockerem Bindegewebe, das reich an elastischen Fasern, Gefäßen und Melanozyten ist. Außerdem besitzt es viele markreiche, markarme und marklose vegetative Nervenfasern, die teils vom Ganglion ciliare (parasympathische Fasern, markarm) teils vom Ganglion cervicale superius (marklos, Sympathikus) kommen. Außerdem enthält der Ziliarkörper den M. ciliaris.

**M. ciliaris** (Abb. 25.10). Der M. ciliaris hat 3 Faserzüge glatter Muskelfasern, die vorne im Gebiet des Limbus corneae entspringen und in verschiedenen Gebieten des Ziliarkörpers sowie an der Bruch-Membran ansetzen. Außen befinden sich v. a. meridionale, d. h. *längsverlaufende* Fasern *(Brücke-Muskel)*, innen sind die Fasern v. a. *zirkulär* angeordnet *(Müller-Muskel)*. Beide Muskelzüge bilden zusammen mit *radiären Fasern* ein Netzwerk. Die meridionalen Fasern spannen die Choroidea, alle gemeinsam entspannen bei Kontraktion die Linse. Insgesamt spielt der M. ciliaris für die Akkommodation (Nahsehen) eine große Rolle (s. unten).

Innerviert wird der M. ciliaris von parasympathischen Fasern des N. oculomotorius. Daher lähmen Parasympathikolytika (Atropin) den M. ciliaris und machen eine Nahakkommodation des Auges unmöglich.

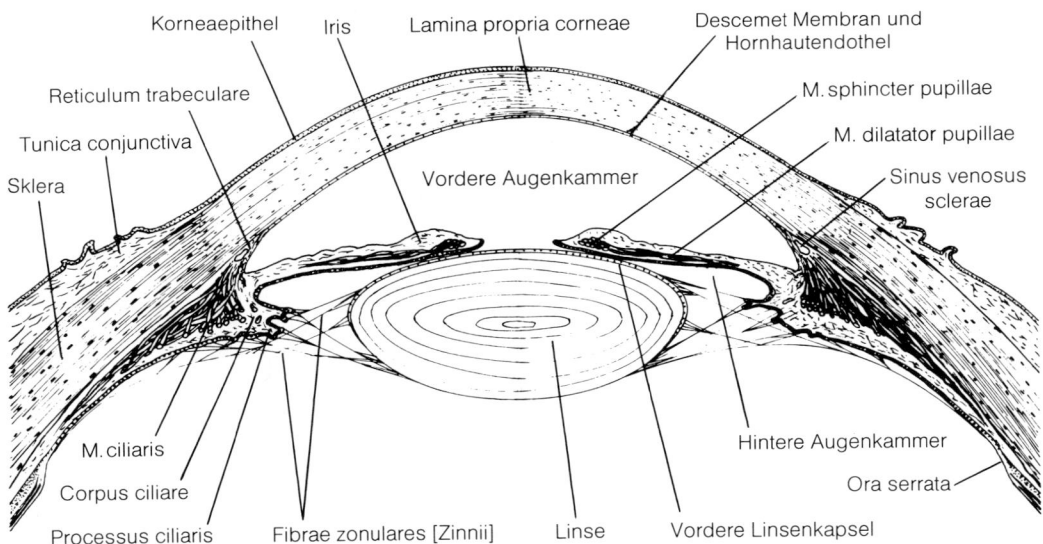

Korneaepithel    Iris    Lamina propria corneae    Descemet Membran und Hornhautendothel

Reticulum trabeculare

Tunica conjunctiva

Sklera

Vordere Augenkammer

M. sphincter pupillae

M. dilatator pupillae

Sinus venosus sclerae

M. ciliaris

Corpus ciliare

Processus ciliaris    Fibrae zonulares [Zinnii]    Linse    Vordere Linsenkapsel

Hintere Augenkammer

Ora serrata

**Abb. 25.16.** Schema des vorderen Augenteils mit vorderer und hinterer Augenkammer. [In Anlehnung an: Bargmann W (1977) Histologie und mikroskopische Anatomie des Menschen, 7. Aufl. Thieme, Stuttgart]

## Iris (Regenbogenhaut)

Die Iris folgt dem Ziliarkörper nach vorne und bedeckt teilweise die Linse. Sie läßt in der Mitte eine runde Öffnung frei, die **Pupille** (Abb. 25.10 und 25.16). Die Durchmesser der Pupillen schwanken zwischen 1,5 mm *(Miosis)* und 8 mm *(Mydriasis)*.

**Oberflächenbedeckung.** Die vordere Oberfläche der Iris ist uneben und rauh; sie weist Gruben und Kämme auf. Die hintere Oberfläche ist glatt.

Die Unebenheiten an der *Vorderfläche* der Iris kommen dadurch zustande, daß die Oberfläche hier von Pigmentzellen und Fibroblasten gebildet wird, also kein Epithel hat, sondern eine mesothelartige Bedeckung aufweist. Die *hintere Oberfläche* dagegen besitzt 2 Epithelschichten, wie sie auch am Ziliarkörper vorkommen. Allerdings ist bei der Iris auch das oberflächliche Epithel (das zur hinteren Augenkammer weist) stark pigmentiert; es besitzt viele *Melaningranula*. Das innere Epithel besteht aus Zellen, die zungenartige, myofilamentreiche Fortsätze haben und enge Beziehungen zur Irismuskulatur (s. unten) aufweisen.

**Irisstroma.** Im vorderen Bereich der Iris befindet sich ein faserarmes, lockeres, gering vaskularisiertes Bindegewebe mit vielen Fibrobla-

sten und Melanozyten. Es folgt eine blutgefäßreiche Schicht mit lockerem Bindegewebe, das viele mit Kammerwasser gefüllte Lücken hat und über glatte Muskelzellen verfügt. An der Iriswurzel schließlich liegen Gefäße, die einen ringförmigen Circulus arteriosus iridis major bilden, von dem radiäre Äste zum Pupillenrand ziehen und sich dort in einen unvollständigen Circulus arteriosus iridis minor fortsetzen.

Die *Pigmentzellen der Iris* halten Streulicht fern, das bei der Bildentstehung stören könnte. Die Iris wirkt daher wie die Blende beim Photoapparat. Die Pigmentzellen der Iris sind ferner für die Augenfarbe verantwortlich. Wenn nur wenige Pigmentzellen im Stroma der Iris vorhanden sind, ist die Irisfarbe blau; das Licht wird dann vom melaninhaltigen Epithel der hinteren Oberfläche der Iris reflektiert. Mit zunehmender Pigmentmenge im Irisstroma nimmt die Iris verschiedene Tönungen von Grün-Blau, zu Grau und schließlich zu Braun an. Fehlt Pigment auch im hinteren Oberflächenepithel der Iris, wird von einem *Albino* gesprochen. Dann reflektiert das Licht von den Blutgefäßen des Augenhintergrundes, und die Iris erscheint rötlich.

**Irismuskulatur.** Sie stammt vom Pigmentepithel der Iris ab, ist also neuroektodermaler Herkunft. Daher haben die Muskelzellen pig-

mentierte Abschnitte und solche mit Myofibrillen. Letztere sind lichtmikroskopisch häufig schwer zu erkennen. Zu unterscheiden sind
– der **M. sphincter pupillae**, der ringförmig um die Öffnung der Pupille verläuft und überwiegend parasympathisch innerviert wird, und
– der **M. dilatator pupillae**, dessen Muskelbündel radiär im Irisstroma angeordnet sind; sie werden überwiegend sympathisch (Centrum spinociliare im oberen Brustmark) innerviert.

**Klinischer Hinweis**. Zur Erweiterung der Pupille, z. B. zur Untersuchung des Augenhintergrundes, werden entweder Parasympatholytika oder Sympathikomimetika benutzt. Bei Verwendung von Parasympatholytika ist außerdem die Nahakkommodation beeinträchtigt (s. unten).

## 25.7.4  Der optische Apparat

Licht, das ins Auge eintritt, durchwandert mehrere Medien und wird dabei teilweise gebrochen. Ziel ist die Netzhaut mit ihren lichtempfindlichen Rezeptoren.
Das Licht durchdringt
– die **Kornea mit ihrer Tränenflüssigkeit**,
– das **Kammerwasser**,
– die **Linse** und
– den **Glaskörper**.

### Kornea mit ihrer Tränenflüssigkeit

Die Besprechung der Kornea erfolgt auf S. 659. Funktionell ist zusätzlich die Tränenflüssigkeit von Wichtigkeit. Sie bildet auf der Kornea einen mehrschichtigen Oberflächenfilm, der alle Unebenheiten ausgleicht und Schutz bietet.
Der **präkorneale Tränenfilm** hat eine Schichtenfolge aus
– einer *0,2 µm dicken Muzinphase* an der Oberfläche des Korneaepithels,
– einer *10 µm dicken mittleren wäßrigen Schicht* mit niedermolekularen Substanzen (Elektrolyte, Laktat usw.) und (Glyko-)Proteinen (Albumin, Lysozym, Immunglobuline, Enzyme usw.) und
– einer *0,1 µm dicken äußeren, vermutlich monomolekularen Lipidschicht*, die u. a. eine zu schnelle Verdunstung der Tränenflüssigkeit verhindert.
Optisch hat die Kornea mit ihrer Tränenschicht eine Brechkraft von 43 dpt (Dioptrie: reziproker Wert der Brennweite in m).

### Augenkammern und Kammerwasser

Die **Augenkammern** (Abb. 25.16) befinden sich im vorderen Teil des Auges und sind mit Kammerwasser gefüllt.
Die *hintere Augenkammer* wird nach hinten vom Glaskörper, nach vorne von der Rückseite der Iris und nach medial von der Linse begrenzt. Sie steht mit der vorderen Augenkammer durch die Pupille in offener Verbindung.
Die *vordere Augenkammer* liegt vor der Linse und vor der Iris. Ihre vordere Begrenzung bildet das Endothel der Kornea.
Das **Kammerwasser** wird von den Epithelien des Corpus ciliare sezerniert. Es gelangt in die hintere Augenkammer, d. h. in den Raum hinter der Iris, der sich zwischen den Linsenfasern und dem Glaskörper befindet. Das Kammerwasser ist in dauerndem Fluß, es gelangt aus der hinteren Kammer zwischen Linse und Iris in die vordere Augenkammer (Pfeile in Abb. 25.10). Am Pupillenrand ändert sich die Richtung des Flüssigkeitsstroms, so daß das Kammerwasser in den Winkel zwischen Kornea und basalem Teil der Iris gelangt (**Kammerwinkel**, *Angulus iridocornealis*). Hier, im Gebiet des Limbus corneae, dringt die Flüssigkeit in ein labyrinthäres Maschenwerk aus Bindegewebebälkchen (**Trabekelnetzwerk**, *Retinaculum trabeculare*) mit dazwischen liegenden *Fontana-Räumen* ein und wird schließlich von einem unregelmäßig gestalteten, von Endothelzellen ausgekleidetem, ringförmigem Venensystem aufgenommen, das sich zum **Sinus venosus sclerae** (*Schlemm-Kanal*) vereinigt (Abb. 25.16). Jedes Auge enthält 0,2–0,4 ml Kammerwasser; produziert wird pro Tag etwa die 10fache Menge, und etwa alle 1–2 h wird das Kammerwasser erneuert.

**Klinischer Hinweis**. Wird der Kammerwasserfluß behindert, z. B. durch Verschluß der ableitenden Venensysteme, kommt es zu einer Erhöhung des intraokularen Drucks (normal um 15 Torr), eine Erkrankung, die als Glaukom (grüner Star) bezeichnet wird und zur Erblindung führen kann.

### Lens (Linse)

Die Linse ist bikonvex – hinten ist sie stärker gekrümmt als vorne – und durch Zug von außen leicht verformbar. Die Linse hat im wesentlichen 3 Bauelemente:
– **Capsula lentis** (Linsenkapsel),
– **Epithelium lentale** (subkapsuläres Epithel),
– **Fibrae lentes** (Linsenfasern).

Hinzu kommt der Aufhängeapparat der Linse, die
– **Zonula ciliaris**.
**Linsenkapsel**. Die Linse wird von einer vorne 10–20 µm, hinten 5 µm dicken, homogenen, lichtbrechenden, kohlenhydratreichen Kapsel umgeben, die hauptsächlich aus dünnen Kollagenfaserlamellen und amorphem Glykoprotein besteht.

**Subkapsuläres Epithel**. Unter der Linsenkapsel befindet sich auf der *Vorderseite* ein einschichtiges isoprismatisches Epithel (Abb. 25.17). Das Epithel an der Rückseite der Linse hat sich während der Entwicklung zu Linsenfasern (s. unten) umgewandelt. Aus Zellen am Linsenäquator entstehen zeitlebens neue Fasern; dadurch vergrößert sich die Linse, wenn auch nach dem 30. Lebensjahr nur noch sehr gering. Das Linsenepithel zeigt viele Verzahnungen mit den Linsenfasern. Das Zytoplasma der Epithelzellen ist organellenarm und färbt sich hell. Gelegentlich sind die Zellen durch Gap junctions miteinander verbunden.

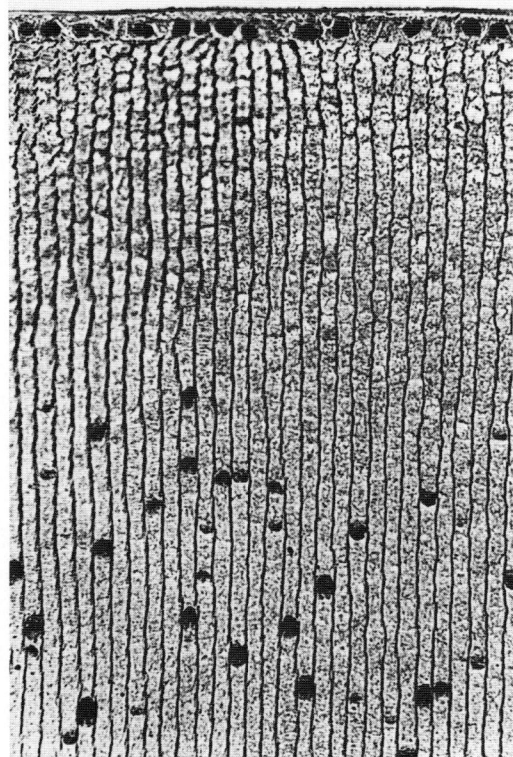

**Abb. 25.17.** Menschliche Linse mit vorderem Linsenepithel und Linsenfasern. HE-Färbung. Vergr. 400 fach

**Linsenfasern** sind lang und erscheinen als dünne hexagonale prismatische Strukturen (7-10 mm lang, 1–10 µm breit, 2 µm dick, Abb. 25.17). Es handelt sich um modifizierte Zellen. Zellkerne finden sich jedoch nur in den oberflächennahen vorderen Linsenfasern, nicht in den älteren, zentralgelegenen. Die Linsenfasern verlaufen überwiegend lamellenförmig und treffen zu *Linsensternen* zusammen. Die verschiedenen Schichten der Linse haben unterschiedliche Krümmungsradien und Brechungsindices. Die Brechung nimmt von der Linsenrinde zum Linsenkern (Nucleus lentis) zu (optische Inhomogenität der Linse).

**Fibrae zonulares**, Akkommodation. Die Linse wird durch radiär orientierte Fasern, Fibrae zonulares (s. oben), in ihrer Lage gehalten. Die Zonulafasern inserieren einerseits an der Linsenkapsel, andererseits am Ziliarkörper (S. 663, Abb. 25.15). Dieses Fasersystem, das die Zonula ciliaris bildet, ist für die Akkommodation wichtig.

**Histophysiologie**. In der Linse werden alle außerhalb der optischen Achse verlaufenden Lichtstrahlen gebrochen. Dabei ist durch Veränderung der Linsenkrümmung eine Fokussierung des Auges auf nahe bzw. ferne Gegenstände möglich. Befindet sich das Auge in Ruhe oder ist es auf entfernt gelegene Objekte gerichtet, ist der M. ciliaris erschlafft. Dadurch überträgt sich die Spannung des elastischen Gewebes der Choroidea über die Zonulafasern auf die Linse, deren Krümmung abnimmt. Um das Auge auf einen nahen Gegenstand zu fokussieren, kontrahiert sich ein Teil der Ziliarmuskulatur; dadurch werden die Choroidea und der Ziliarkörper nach vorne gezogen, und die elastische Spannung der Zonulafasern läßt nach. Als Folge ist die Linse weniger gedehnt und besonders die Vorderfläche stärker vorgewölbt. Die Linse wird dicker, und die Brechkraft des dioptrischen Apparates wird erhöht.

**Klinischer Hinweis**. Mit zunehmendem Alter wird die Linse infolge Wasserverlustes härter und die Fähigkeit zur passiven Formveränderung geringer: Es kommt zur Alterssichtigkeit (Presbyopie).

### Corpus vitreum (Glaskörper)

Der Glaskörper füllt den Raum hinter der Linse. Er besteht aus einem durchsichtigen Gel, das einen hohen Wassergehalt (ungefähr 99 %) hat und aus hochhydrophilen Glykosaminoglykanen – v. a. Hyaluronsäure – und zarten Kollagenfasern besteht.

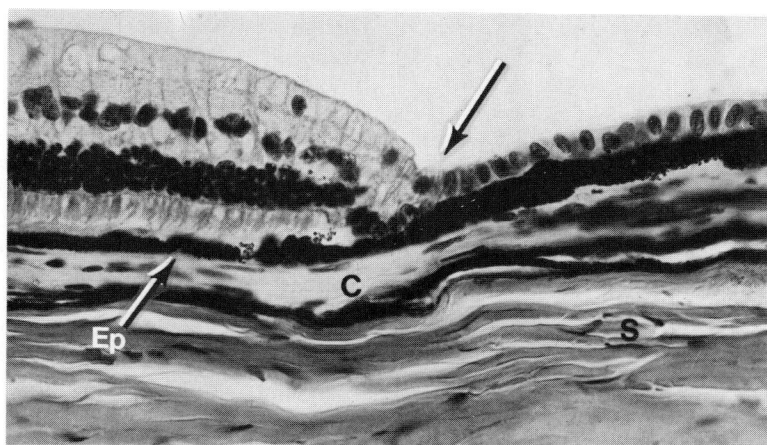

**Abb. 25.18.** Retina am Übergang *(Pfeil)* zwischen lichtempfindlichem *(links)* und blindem *(rechts)* An-teil (*Ep* Pigmentepithel, *C* Choroidea, *S* Sklera). HE-Färbung. Vergr. 200 fach

## 25.7.5  Tunica interna bulbi (Retina, innere Augenhaut)

Die Retina (Netzhaut, Abb. 25.10) gliedert sich in
- die vorderen **lichtunempfindlichen Abschnitte** (s. oben)
  - *Pars iridica retinae,*
  - *Pars ciliaris retinae,*
- die hintere **lichtempfindliche Pars optica retinae.**

Den Übergang zwischen dem lichtempfindlichen und dem lichtunempfindlichen Abschnitt bildet die *Ora serrata* (Abb. 25.18).

Die Pars optica retinae besteht aus 2 Schichten:
- dem **Stratum pigmentosum** und
- dem **Stratum nervosum.**

### Entwicklung

Die Retina entwickelt sich aus einer Ausstülpung des Vorderhirns, dem Prosenzephalon. Es entstehen *Augenbläschen*, die sich, wenn sie mit dem Ektoderm in Kontakt kommen und die Linsenanlage entsteht, eindellen und zu einem doppelwandigen Kelch, dem *Augenbecher*, umformen. Das äußere Blatt des Augenbechers bleibt einschichtig, lagert viel Melanin ein und wird als *Pigmentepithel* bezeichnet. Das innere Blatt wird zum *Stratum nervosum* der Retina.

### Stratum pigmentosum (Pigmentepithel)

Das Pigmentepithel ist einschichtig. Basal ist es fest mit der Bruch-Membran verbunden, apikal steht es mit den Fortsätzen der Sehepithelzellen in lockerer Verbindung. Feste Verbindungen zwischen Pigment- und Sehepithel bestehen jedoch am Eintritt des Sehnervs in den Bulbus oculi und an der Ora serrata.

**Klinischer Hinweis.** Im Erkrankungsfall können sich Pigmentepithel und Stratum nervosum der Retina leicht voneinander lösen; es liegt dann eine Netzhautablösung vor, die zur Erblindung führen kann.

Die **Pigmentepithelzellen** (Abb. 25.19) sind im wesentlichen isoprismatisch und hexagonal. In der Regel sind sie etwas breiter (15–20 µm) als hoch (10–15 µm). Untereinander sind die einzelnen Pigmentzellen durch Adhäsionen verbunden: apikal durch Verbindungskomplexe (mit Tight junctions), sonst durch Desmosomen und Gap junctions. Dadurch sind die Interzellularräume im Pigmentepithel versiegelt, ein parazellulärer Transport ist nicht möglich. Zwischen den Zellen bestehen aber interzelluläre Verbindungen; so wurden im Pigmentepithel elektrische Potentialdifferenzen nachgewiesen, die auf einen Ionentransport zwischen benachbarten Zellen hinweisen.

*Basal* (zur Bruch-Membran) haben Pigmentepithelzellen ein basales Labyrinth, in dessen Nähe viele Mitochondrien vorkommen. Offenbar erfolgt hier ein Ionentransport. Außerdem treten hier exozytotische Bläschen zur Abgabe

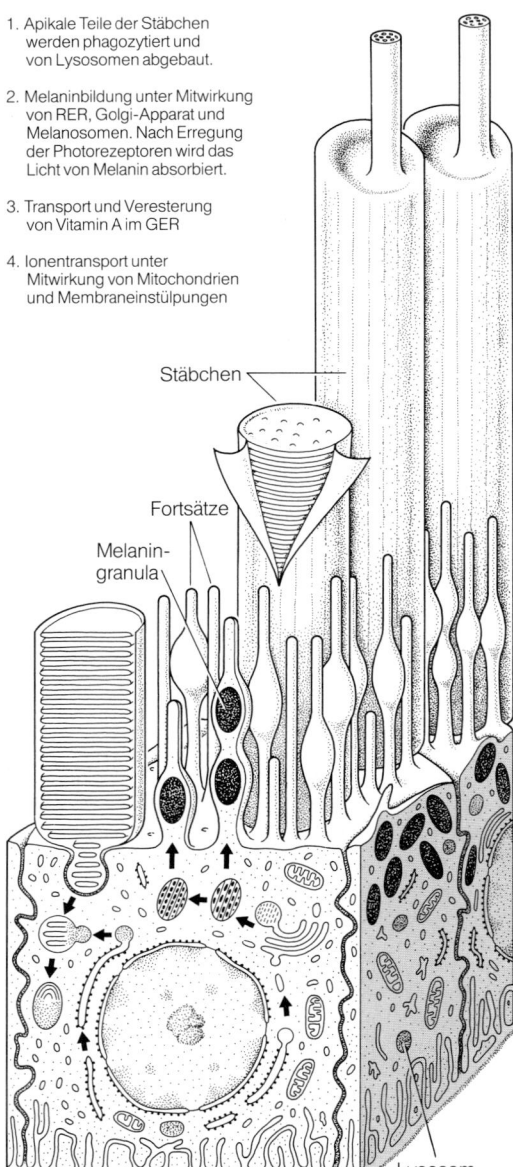

1. Apikale Teile der Stäbchen werden phagozytiert und von Lysosomen abgebaut.

2. Melaninbildung unter Mitwirkung von RER, Golgi-Apparat und Melanosomen. Nach Erregung der Photorezeptoren wird das Licht von Melanin absorbiert.

3. Transport und Veresterung von Vitamin A im GER

4. Ionentransport unter Mitwirkung von Mitochondrien und Membraneinstülpungen

Stäbchen

Fortsätze

Melanin-granula

Lysosom

**Abb. 25.19.** Dreidimensionale Zeichnung von Pigmentepithelzellen. Apikale Fortsätze liegen zwischen den Außengliedern der Photorezeptoren (hier: Stäbchen). Basal weist die Zellmembran der Pigmentepithelzellen ein basales Labyrinth auf. Insgesamt haben Pigmentzellen verschiedene Funktionen. Eine davon ist die Synthese von Melaningranula, die hier Streulicht absorbieren. Eine weitere Aufgabe ist die Aufnahme von abgestoßenen Spitzen der Stäbchen, die dann in Phagolysosomen abgebaut werden. [In Anlehnung an: Krstić RV (1978) Die Gewebe des Menschen und der Säugetiere. Springer, Berlin Heidelberg New York]

von Mukosubstanzen (für die Basalmembran und Bruch-Membran) auf.

Die den *Photorezeptoren zugewandte Oberfläche* der Pigmentepithelzellen weist als Charakteristikum breite, unregelmäßig gestaltete Ausstülpungen auf, die zwischen die Spitzen der Photorezeptoren (s. unten) reichen, ohne mit diesen Verbindungen einzugehen (Abb. 25.19). Zwischen diesen Fortsätzen, die in Abhängigkeit von der Belichtung länger oder kürzer sind, kommen schlanke Mikrovilli vor.

Charakteristisch für das Zytoplasma der Pigmentzellen sind *Melaningranula*, die apikal liegen und in die Fortsätze wandern können. Ihre Synthese erfolgt wie in den Melanozyten der Haut am RER und Golgi-Apparat (S. 418). Außerdem kommt im Zytoplasma der Pigmentzellen reichlich glattes endoplasmatisches Retikulum vor, an dem u. a. die Veresterung von Vitamin A stattfinden soll; das veresterte Vitamin gelangt von hier in die Photorezeptoren. Schließlich sind in den Pigmentzellen apikal zahlreiche, verschieden geformte Phagolysosomen zu beobachten, die durch Aufnahme abgestoßener äußerer Spitzen der Stäbchenzellen entstanden sind (s. unten). Nicht abgebaute Reste der Resorbate führen zur Entstehung von Lipofuszingranula im Zytoplasma der Pigmentzellen.

**Histophysiologie.** Das Pigmentepithel hat
– **metabolische Aufgaben** und ist am
– **Sehvorgang** beteiligt.

**Metabolische Aufgaben.** Das Pigmentepithel vermittelt den Stoffaustausch zwischen den Kapillaren der Choroidokapillaris und den Sinneszellen der Retina. Da der parazelluläre Weg verschlossen ist, werden alle Stoffwechselprodukte transzellulär transportiert. Dadurch nimmt das Pigmentepithel Einfluß auf die Ernährung der Retina. Eine weitere herausragende Stoffwechselaufgabe des Pigmentepithels ist die Phagozytose abgestoßener Partikel der Außenglieder der Sinneszellen, insbesondere der Stäbchen (s. oben). Pigmentepithelzellen sind aber auch zur Stoffabgabe durch Exozytose befähigt (s. oben).

**Für den Sehvorgang** spielt insbesondere das Melanin eine große Rolle. Durch das Pigment wird Streulicht aufgefangen und damit eine Lichtreflektion verhindert. Außerdem beeinflussen Bewegungen der apikalen Fortsätze und der Vor- und Rückwärtstransport von Melaningranula in die Fortsätze hinein die Bildauflösung und die Sehschärfe. Bei Dunkelheit

ragen die Fortsätze nur ein kurzes Stück zwischen die Photorezeptoren und enthalten keine Melaningranula. Dadurch ist die Empfindlichkeit der Photorezeptoren für das einfallende Licht hoch, die Bildauflösung aber gering. Bei Helligkeit schieben sich die Fortsätze weit zwischen die Photorezeptoren, und die Melaningranula wandern in sie hinein. Dadurch ist die Empfindlichkeit vermindert, aber die Bildschärfe wesentlich erhöht. Beim Wechsel von Dunkel nach Hell werden vermehrt apikale Spitzen von Photorezeptoren abgestoßen und von den Pigmentepithelzellen phagozytiert.

### Stratum nervosum

Das Stratum nervosum retinae ist sehr komplex gebaut. Es besteht aus mehreren Schichten (Tabelle 25.1, Abb. 25.20 und 25.21). Prinzipiell lassen sich
– **3 Zellschichten** und
– **mehrere Faserschichten**
unterscheiden.

Die Zellschichten enthalten v. a. die Perikarya nervöser Strukturen und zugehöriger gliöser Anteile, die Faserschichten entsprechen dem Neuropil des Nervensystems und bilden den Leitungsapparat der Retina. Funktionell sind die Schichten hintereinander geschaltet und dienen der Weitergabe, aber auch der Verarbeitung von Erregungen, die von den Lichtrezeptoren ihren Ausgang nehmen. Die Orientierung der Schichten wird als invers bezeichnet, da die Rezeptoren außen liegen, die weiterleitenden Schichten weiter innen. Das Licht muß alle Schichten der Retina durchdringen, bis es zu den Photorezeptoren gelangt.
Folgende Schichten lassen sich unterscheiden:
– **Stratum neuroepitheliale**, äußere (tiefe) Schicht mit den Photorezeptoren. Lichtempfindlich sind nach außen gerichtete Sinneszellfortsätze, die die Form von Stäbchen und Zapfen haben. Die zugehörigen kerntragenden Zellabschnitte bilden das
– **Stratum nucleare externum** (*äußere Körnerschicht*).

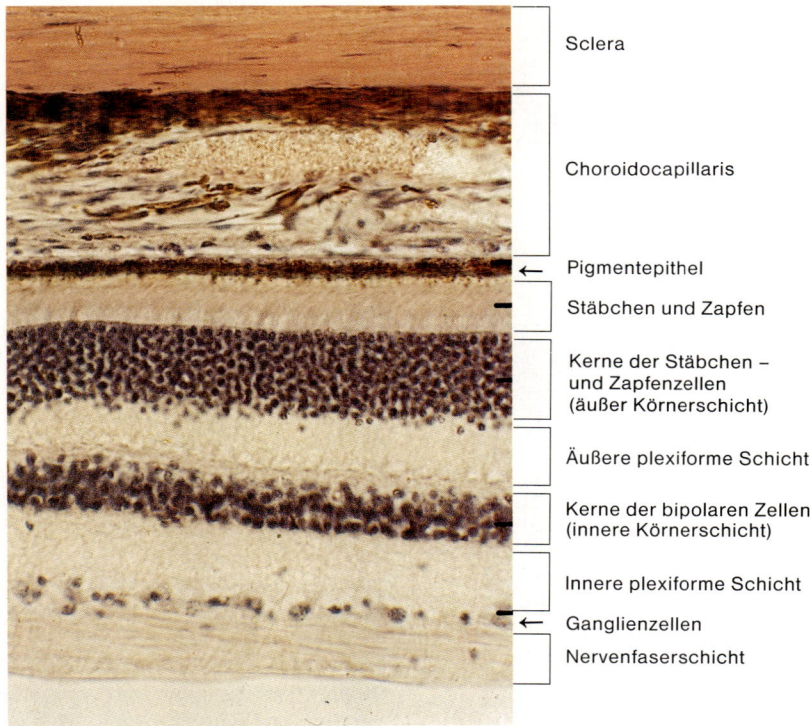

Sclera

Choroidocapillaris

← Pigmentepithel

Stäbchen und Zapfen

Kerne der Stäbchen – und Zapfenzellen (äußer Körnerschicht)

Äußere plexiforme Schicht

Kerne der bipolaren Zellen (innere Körnerschicht)

Innere plexiforme Schicht

← Ganglienzellen

Nervenfaserschicht

**Abb. 25.20.** Lichtempfindlicher Teil der Retina mit ihren verschiedenen Schichten. Die Rezeptoren weisen nach unten. HE-Färbung. Vergr. 200 fach. (Freundlichst überlassen vom Institut für medizinische und pharmazeutische Prüfungsfragen)

**Tabelle 25.1.** Schichten der Netzhaut von außen *(A)* nach innen *(I)*. Die Pfeile weisen auf Strukturen. die v. a. der Haftung und Begrenzung dienen

| | | | |
|---|---|---|---|
| A | → Basalkomplex [Bruch-Membran] | | |
| | Stratum pigmentosum | | |
| Stratum neuroepitheliale | Schicht der Stäbchen und Zapfen | | Stratum nervosus |
| Stratum neuroepitheliale | → Stratum limitans externum | | Stratum nervosus |
| Stratum neuroepitheliale | Stratum nucleare externum | (äußere Körnerschicht) | Stratum nervosus |
| | Stratum plexiforme externum | (äußere plexiforme Schicht) | Stratum nervosus |
| | Stratum nucleare internum | (innere Körnerschicht) | Stratum nervosus |
| | Stratum plexiforme internum | (innere plexiforme Schicht) | Stratum nervosus |
| | Stratum ganglionare | (Ganglienzellschicht) | Stratum nervosus |
| | Stratum neurofibrarum | (Nervenfaserschicht) | Stratum nervosus |
| I | → Stratum limitans internum | | Stratum nervosus |

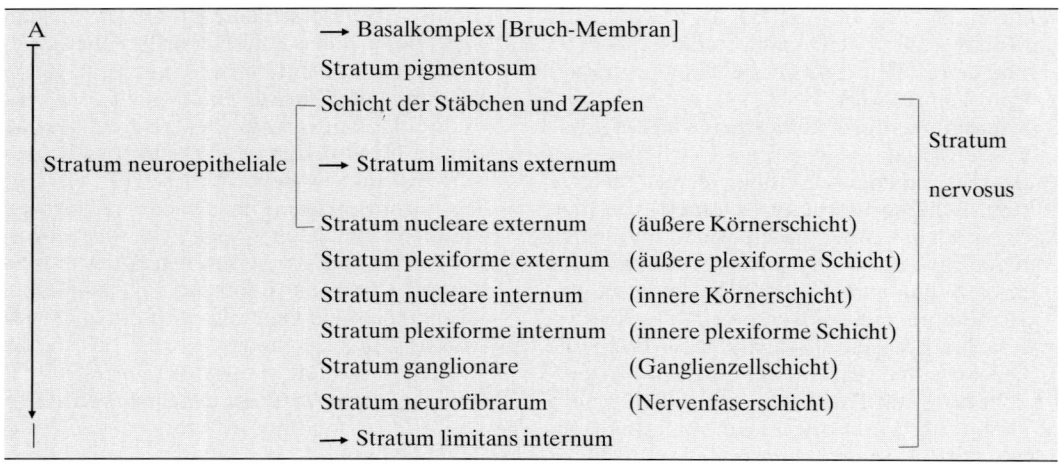

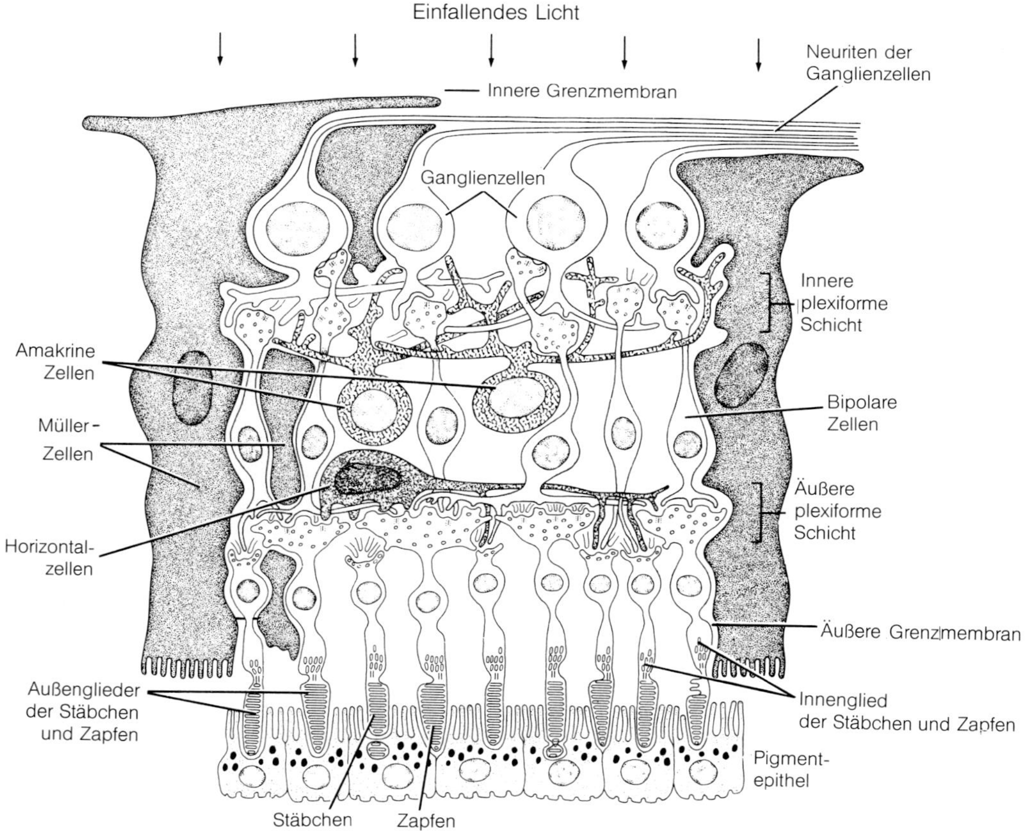

**Abb. 25.21.** Schematische Darstellung der Retinaschichten. Die *Pfeile* geben den Weg des einfallenden Lichtes an. Das Licht erregt die Stäbchen und Zapfen, die die Erregung in der dem einfallenden Licht entgegengesetzten Richtung weitergeben. [Neugezeichnet und wiedergegeben mit Erlaubnis von: Boycott, Dowling (1966) Proc R Soc London (Biol) 166: 80]

- **Stratum limitans externum**. So wird eine lichtmikroskopisch feine Linie bezeichnet, die durch Zellverbindungen zwischen den Müller-Zellen (Gliocytus radialis, S.676.) und den Zelleibern von Stäbchen- und Zapfenzellen zustande kommt.
- **Stratum plexiforme externum** *(äußere plexiforme Schicht)*. Sie befindet sich zwischen dem Stratum neuroepitheliale und dem Stratum nucleare internum (s. unten). Es handelt sich um eine Faserschicht mit vielen Synapsen (zwischen Photorezeptoren, bipolaren Zellen und Horizontalzellen, s. unten).
- **Stratum nucleare internum** *(innere Körnerschicht)*. In dieser Schicht überwiegen die Perikarya bipolarer Nervenzellen. Außerdem kommen Horizontalzellen (mehr nach außen) und amakrine Zellen (mehr nach innen) vor. Ferner liegen im Bereich dieser Schicht die kernhaltigen Abschnitte der Müller-Zellen.

- **Stratum plexiforme internum** *(innere plexiforme Schicht)*. In dieser Faserschicht liegen die Synapsen zwischen bipolaren Zellen, amakrinen Zellen und Dendriten der Ganglienzellen des Stratum ganglionare.
- **Stratum ganglionare**. Es besteht v.a. aus multipolaren Nervenzellen, deren Axone ohne Unterbrechung in die optischen Regionen des Gehirns ziehen.
- **Stratum neurofibrarum**. Diese Schicht wird von den marklosen Axonen der Nervenzellen des Stratum ganglionare gebildet.
- **Stratum limitans internum**. Die innerste Grenzschicht kommt durch „Füßchen" der Müller-Zellen zustande.

### Photorezeptoren (Stratum neuroepitheliale)

Sie liegen vor als
- **Stäbchenzellen** und
- **Zapfenzellen**.

Die beiden Zellarten unterscheiden sich morphologisch im Aussehen und Aufbau ihrer lichtempfindlichen Abschnitte: In einem Fall sind sie zylindrisch bzw. stäbchenförmig (Stäbchenzelle), im anderen nach apikal hin verschmälert und dadurch zapfenförmig (Zapfenzellen). Funktionell sind die *Stäbchenzellen v.a. für das Schwarzweißsehen* bei schwacher Beleuchtung, die *Zapfenzellen für das Farbensehen* bei heller Beleuchtung verantwortlich. Gemeinsam ist beiden Zellen (Abb.25.22) die schlanke Gestalt und ihre Gliederung in
- ein **Außenglied**,
- ein **Innenglied**,
- einen **kerntragenden Abschnitt** und
- einen **Endkolben**.

Die Verbindung zwischen Außen- und Innenglied erfolgt durch eine exzentrisch gelegene schmale zytoplasmatische Brücke.

Der morphologischen Gliederung der Photorezeptoren geht eine funktionelle parallel. Während das Außenglied der lichtempfindliche Teil ist, ist das Innenglied für die Energiebildung und für die Biosynthese verschiedener Substanzen verantwortlich. Der Endkolben schließlich bildet Synapsen mit Folgestrukturen und dient damit der Weiterleitung eines elektrischen Signals, das durch Umwandlungsprozesse aus dem Lichtreiz entstanden ist.

**Stäbchenzellen**. Stäbchenzellen sind dünne, lange Zellen (90 μm lang, 1–5 μm breit; Abb.25.22). Ihr stäbchenförmiges Außenglied besteht hauptsächlich aus 600–1.000 flachen, von einer Membran umgebenen Scheibchen

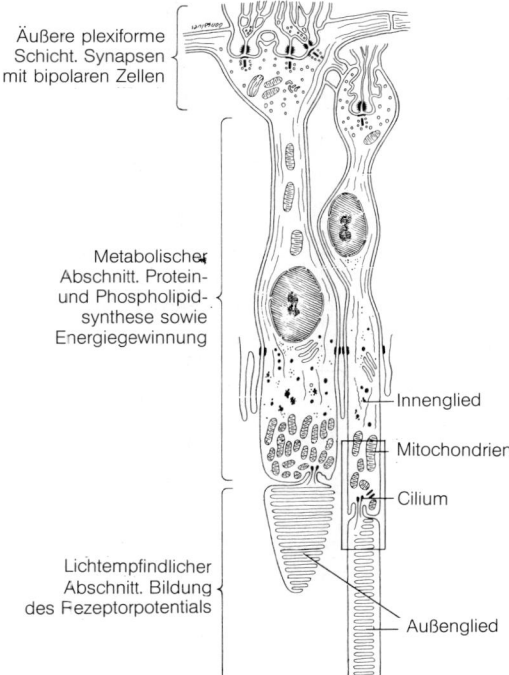

Äußere plexiforme Schicht. Synapsen mit bipolaren Zellen

Metabolischer Abschnitt. Protein- und Phospholipidsynthese sowie Energiegewinnung

Innenglied

Mitochondrien

Cilium

Lichtempfindlicher Abschnitt. Bildung des Rezeptorpotentials

Außenglied

**Abb.25.22.** Ultrastruktur von Stäbchen *(rechts)* und Zapfen *(links)*. Das umrahmte Gebiet ist als elektronenmikroskopische Aufnahme in Abb.25.23 wiedergegeben. [Neu gezeichnet und reproduziert mit Erlaubnis von: Chèvremont M (1966) Notions de cytologie et histologie. Desoer, Liège]

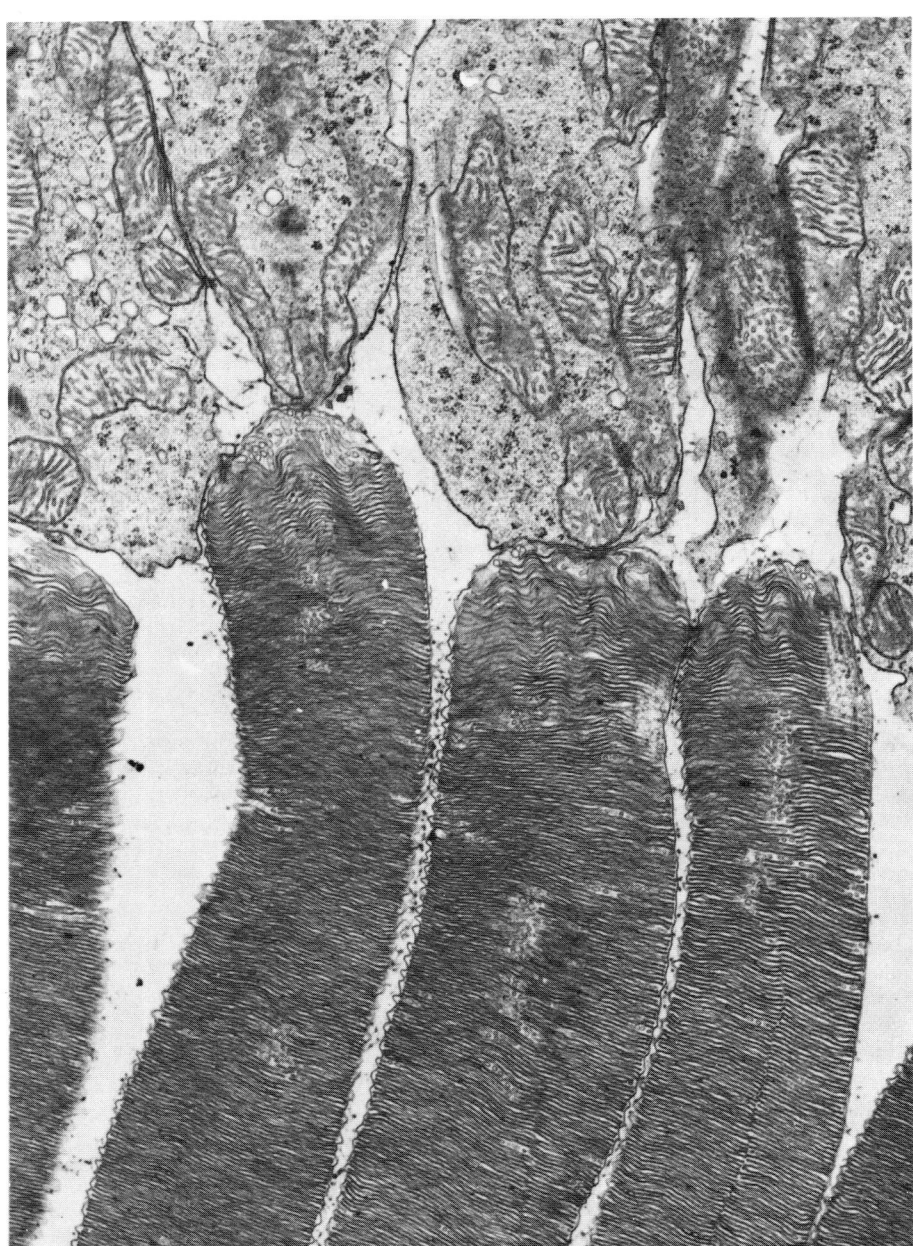

**Abb. 25.23.** Retina der Maus, Stäbchenzellen. Elektronenmikroskopische Aufnahme. Im *oberen* Teil des Bildes sind Abschnitte der Innenglieder (mit Ansammlungen von Mitochondrien), im *unteren* Teil der Außenglieder zu sehen. Die lichtempfindlichen Abschnitte bestehen aus parallel verlaufenden Membranen abgeflachter Bläschen. Vergr. 10.000 fach. (Freundlichst überlassen von Porter KR)

(abgeflachte Bläschen), die wie Münzen in einer Geldrolle übereinander liegen (Abb. 25.23). Zwischen Außenglied und Innenglied befindet sich eine exzentrisch gelegene *Einschnürung*, die wie eine Zilie aussieht. Sie beinhaltet 9 Tubuluspaare, die von einem Basalknötchen im Innenglied ausgehen, das mit quergestreiften Wurzelfüßchen verbunden ist. Zentrale Tubuli fehlen.

Das *Innenglied* der Stäbchenzellen ist glykogenreich und hat auffällig viele Mitochondrien, von denen die meisten in der Nähe der Einschnürung liegen. Hier wird die für den Sehprozeß erforderliche Energie bereitgestellt. Basal der Mitochondrienregion liegen glattes und rauhes endoplasmatisches Retikulum sowie viele Polysomen (Synthese des Opsins) und Mikrotubuli. Weiter basal verschmälert sich die Stäbchenzelle und gewinnt fortsatzartiges Aussehen. In einer Erweiterung liegt der Zellkern. Das Ende der Zelle wird von einem Endkolben mit Synapsen gebildet.

Die menschliche Retina hat schätzungsweise 120 Mio. Stäbchenzellen, die, bezogen auf die Zapfenzellen, peripher in der Retina angereichert sind. Sie stehen im Dienst des Helldunkelsehens.

**Histophysiologische Hinweise.** Die Membranen der abgeflachten Bläschen der Stäbchenzellen enthalten Sehpurpur (Rhodopsin), der etwa 30% des einfallenden Lichtes absorbiert; den Rest nehmen die Pigmentzellen der Pigmentschicht der Retina und die Choroidea auf. Rhodopsin ist ein Glykoprotein (Opsin) mit 11-cis-Retinal (Vitamin-A-Aldehyd) als chromophore Gruppe. Rhodopsin zerfällt bei Belichtung und wird farblos. Dieser photochemische Prozeß löst eine Reaktionskaskade aus; diese bewirkt über mehrere Zwischenstufen eine Hyperpolarisation der Zellmembran, die passiv auf die Synapsen an den Endkolben der Stäbchenzellen übertragen wird.

Ferner ist wichtig, daß die abgeflachten Bläschen von den basalen Abschnitten der Stäbchenaußenglieder nach apikal wandern und dort abgestoßen werden. Dort werden sie von den Zellen des Pigmentepithels phagozytiert und abgebaut (s. oben). Die verlorengegangenen Scheibchen werden laufend in den basalen Abschnitten der Stäbchen ersetzt. Die Synthese der erforderlichen Proteine erfolgt in den polysomenreichen Abschnitten der Innenglieder, von wo aus sie in die Außenglieder gelangen. Insgesamt sind die in den Stäbchenzellen gebildeten Proteinmengen und Bläschen bemerkenswert, so sollen es in der Retina des Affen täglich annähernd 90 Bläschen pro Stäbchenzelle sein. Die Wanderung der Proteine von der basalen Zellregion bis zur Abgabe an der Zellspitze dauert 9–13 Tage.

**Zapfenzellen.** Auch Zapfenzellen sind länglich (60 µm lang, 3 µm breit). Ihr Aufbau ähnelt dem der Stäbchenzellen; auch sie bestehen aus Außenglied und Innenglied, Verbindungsstück und basalem Zellausläufer mit Zellkern sowie Endkolben (Abb. 25.22). Unterschiedlich ist v. a. die Form der Außenglieder – sie ist bei den Zapfenzellen konisch – und deren Feinbau. Das Außenglied der Zapfenzellen enthält nämlich nur scheinbar gestapelte, abgeflachte Bläschen; in Wirklichkeit handelt es sich um schmale Invaginationen der Zellmembran. Dadurch haben die Lamellen der Zapfenzellen direkten Kontakt mit dem Extrazellularraum.

**Histophysiologische Hinweise.** In den Zapfenzellen kommen 3 lichtempfindliche Sehpigmente vor – mit gleichem Chromophor (11-cis-Retinal), aber verschiedenen Proteinen –, die sich hinsichtlich der Maxima des von ihnen absorbierten Lichtes unterscheiden. Daher sind Zapfen für das Farbensehen verantwortlich (photopisches Sehen). Allerdings findet sich in jedem Zapfen nur jeweils 1 der 3 Pigmente. Dadurch ist jeder Zapfen nur für 1 Farbe zuständig (rot, grün oder blau, 3-Farben-Theorie des Farbsehens). Zapfen sind im Gegensatz zu den Stäbchen nur gegen Licht höherer Intensität empfindlich.

Die menschliche Retina hat annähernd 6 Mio. Zapfen. Sie sind v. a. im zentralen Teil (Fovea centralis) angereichert. Da sie dort einzeln innerviert werden, sind die zugehörigen rezeptiven Felder klein, und es kommt zu einer hohen Auflösung (Scharfsehen).

### Stratum plexiforme externum und Stratum nucleare internum

Beide Schichten (Abb. 25.21) werden zusammen besprochen, weil das Stratum plexiforme externum im wesentlichen von den Fortsätzen der Zellen des Stratum nucleare internum eingenommen wird.

Folgende Zellen kommen im **Stratum nucleare internum** vor:
- **bipolare Zellen**,
- **Horizontalzellen**,
- **amakrine Zellen**,
- **Müller-Zellen** (Gliocytus radialis).

Bipolare Zellen, Horizontalzellen und amakrine Zellen sind Nervenzellen, Müller-Zellen gehören zur Glia (S. 676). Die bipolaren Zellen stellen die nervöse Verbindung zwischen den Photorezeptoren und den Ganglienzellen des Stratum ganglionare her. Sie sind vertikal zur Oberfläche der Retina orientiert. Die Horizontalzellen und amakrinen Zellen sind Interneu-

rone, wobei die Perikarya der Horizontalzellen v. a. im äußeren Teil des Stratum nucleare internum und die Fortsätze (Dendriten und Axone) im Stratum plexiforme externum liegen. Die amakrinen Zellen befinden sich v. a. im inneren Bereich des Stratum nucleare internum, ihre Dendriten verzweigen sich im Stratum plexiforme internum (s. unten).

**Bipolare Zellen**. Die bipolaren Zellen sind dadurch gekennzeichnet, daß ihr Perikaryon außer dem Axon nur einen Dendriten hat. Die Dendriten stehen mit den Photorezeptoren, die Axone mit den Ganglienzellen in Verbindung. Die bipolaren Zellen sind keine einheitliche Population. Zu unterscheiden sind mindestens *3 Typen*: stabförmige, zwergförmige (mit verschiedenen Untertypen) und flach konische. Die Unterschiede betreffen die Form der Zellen, aber v. a. den Kontakt mit den Photorezeptoren:

- Die *stabförmigen bipolaren Zellen* stehen nur mit Stäbchenzellen in Verbindung. Die Dendriten der stabförmigen bipolaren Zellen können verzweigt sein und mit zahlreichen Stäbchenzellen in Verbindung stehen.
- Die *zwergförmigen Zellen* stehen jeweils nur mit 1 Zapfenzelle in Verbindung.
- Die *abgeflachten bipolaren Zellen* stehen mit mehreren Zapfenzellen in Verbindung.

**Horizontalzellen**. Sie dienen v. a. der Quervernetzung innerhalb der Retina. Jede Horizontalzelle hat mit zahlreichen Photorezeptoren und außerdem mit Dendriten von bipolaren Zellen Verbindung.

*Synaptische Kontakte* zwischen Photorezeptoren einerseits und bipolaren Zellen sowie Horizontalzellen andererseits. Zu unterscheiden sind:

- *konventionelle Synapsen*, bei denen sich Photorezeptorzelle und bipolare Zelle in für Synapsen typischer Weise gegenüber stehen,
- *Triaden*.

*Triaden* entstehen dadurch, daß sich Fortsatzenden von 2 Horizontalzellen und 1 bipolaren Zelle zu einer postsynaptischen Gruppe zusammenschließen. Triaden liegen stets in Invaginationen des Endkolbens von Photorezeptoren. Bei den stäbchenförmigen Photorezeptoren besitzen die Endkolben jeweils nur 1 Triade, die Endkolben der zapfenförmigen Photorezeptoren dagegen sind füßchenförmig gestaltet und bilden in der Regel mit mehreren Triaden Synapsen.

Die geschilderte Auffächerung der Verknüpfungen zwischen Photorezeptoren, bipolaren Zellen und Horizontalzellen hat funktionelle Relevanz (s. Histophysiologie).

**Amakrine Zellen**. Diese Zellen haben zahlreiche Dendriten, aber kein Axon. Ihre Verzweigungen breiten sich in der inneren plexiformen Schicht aus (s. unten). Auch die amakrinen Zellen sind keine einheitliche Population. Offen ist, ob die den amakrinen Zellen sehr ähnlichen interplexiformen Zellen eine gesonderte Zellgruppe sind. Die Verzweigungen der interplexiformen Zellen breiten sich sowohl im Stratum plexiforme internum als auch im Stratum plexiforme externum aus. Die funktionelle Bedeutung der amakrinen und der interplexiformen Zellen ist noch recht unklar, wenn auch sicher ist, daß sie mit der Informationsverarbeitung in der Retina selbst etwas zu tun haben.

### Stratum plexiforme internum

Im Stratum plexiforme internum (Abb. 25.21) befinden sich die Synapsen zwischen den Fortsätzen der bipolaren Zellen, amakrinen Zellen und Ganglienzellen des Stratum ganglionare. Synapsen bestehen zwischen axonalen Endigungen der bipolaren Zellen und Dendriten der Ganglienzellen sowie mit Fortsätzen von amakrinen Zellen. Die Synapsen zwischen Axonen der bipolaren Zellen und der Dendriten amakriner Zellen können reziprok sein. Es stehen aber auch amakrine Zellen mit den Dendriten der Ganglienzellen in Verbindung. Schließlich kommen dendrodendritische Synapsen zwischen verschiedenen Fortsätzen amakriner Zellen vor. Über das funktionelle Zusammenspiel zwischen den verschiedenen Strukturen der inneren plexiformen Schicht ist bisher wenig bekannt.

### Stratum ganglionare

Diese Schicht besteht aus multipolaren Ganglienzellen (Abb. 25.20) unterschiedlicher Größe und Funktion, die ihre Axone via N. opticus zu den optischen Zentren des Gehirns entsenden.

Im Zentrum der Retina finden sich v. a. kleine Nervenzellen (Durchmesser der Perikarya weniger als 10 µm). Sie liegen sehr dicht. Ihre Dendriten enden baumartig in der inneren plexiformen Schicht. Sie werden als *W-Zellen* bezeichnet und sollen auf Bewegungen der Lichtreize reagieren. Die relativ häufigsten Ganglienzellen sind mittelgroß (Durchmesser der Perikarya: 10–15 µm); sie haben kleinere

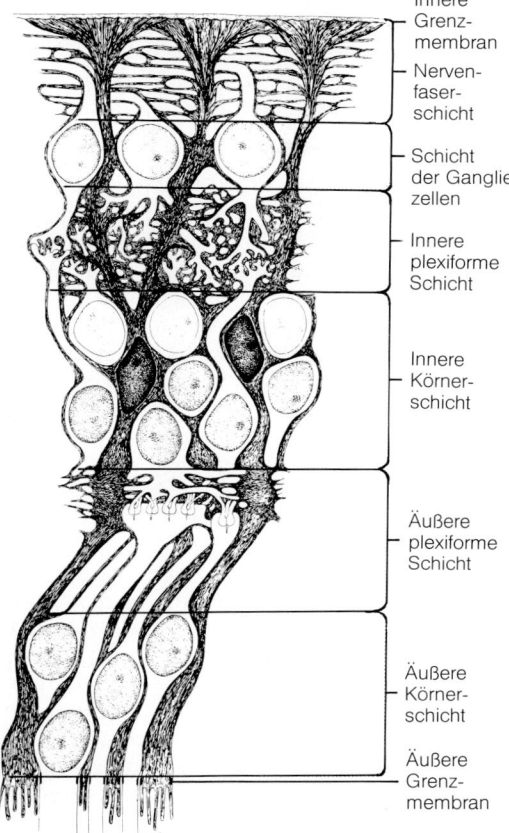

Innere Grenzmembran

Nervenfaserschicht

Schicht der Ganglienzellen

Innere plexiforme Schicht

Innere Körnerschicht

Äußere plexiforme Schicht

Äußere Körnerschicht

Äußere Grenzmembran

**Abb. 25.24.** Auf der Zeichnung sind die engen Beziehungen zwischen Müller-Stützzellen und nervösen Strukturen der Pars optica der Retina dargestellt. Die Müller Zellen (dunkle fibrillenreiche Zellen) dürften strukturell und funktionell den Astrozyten des ZNS entsprechen; sie umschließen und stützen die Nervenzellen und Nervenzellfortsätze der Retina. [Reproduziert mit Erlaubnis von: Hogan MJ, Alvarado JA, Weddell JE (1971) Histology of the human eye. Saunders, Philadelphia]

Dendritenbäume und werden als *X-Zellen* bezeichnet. Schließlich sind 5% der Gesamtpopulation der Ganglienzellen sehr groß (*Y-Zellen*, Durchmesser der Perikarya 30–40 μm). Ihr Dendritenbaum ist stark verzweigt und breit. Die Leitungsgeschwindigkeit in ihren Axonen ist größer als in denen der kleineren Ganglienzellen.

### Stratum neurofibrarum und Stratum limitans internum

Das Stratum neurofibrarum besteht aus gebündelten, marklosen Axonen der multipolaren

Ganglienzellen. In ihrer Umgebung kommen zytoplasmatische Astrozyten vor. – Das Stratum limitans internum entsteht durch Zusammenlagerung von „Füßchen" der Müller-Zellen und deren Basalmembran.

### Gliocytus radialis, Müller-Zellen
(Abb. 25.24)

Es handelt sich um große pyramidenförmige Zellen, deren Höhe annähernd der Dicke der Pars nervosa der Retina entspricht. Basal sind sie breit und bilden das Stratum limitans internum. Nach apikal verjüngen sie sich und gehen Zellverbindungen mit basalen Abschnitten von Photorezeptoren ein (Stratum limitans externum, s. oben). Die äußerste Spitze der Müller-Zellen schließlich bilden einige Mikrovilli, die zwischen den Innengliedern der Photorezeptoren liegen. Der kerntragende Bereich der Müller-Zellen befindet sich im Stratum nucleare internum. Seitlich haben die Müller-Zellen zahlreiche Protrusionen, mit denen sie die Neurone der Umgebung umgreifen und isolieren. Das Zytoplasma der Müller-Zellen ist v. a. basal reich an glattem endoplasmatischem Retikulum und Ribosomen. Außerdem kommen dort Gliafibrillen vor. Müller-Zellen enthalten viel Glykogen. Es wird angenommen, daß Müller-Zellen eine hohe Stoffwechselrate haben. Wahrscheinlich haben sie Stützfunktion und stehen mit den Nervenzellen der Retina in Stoffaustausch. Ihre Bedeutung für die Retina entspricht wohl der der Astrozyten für das ZNS.

### Örtliche Unterschiede im Aufbau der Retina

Zu besprechen sind der
- **Discus n. optici** (Papille, *blinder Fleck*), die
- **Macula lutea** *(gelber Fleck)* und die
- **Verteilung** der Photorezeptoren und Ganglienzellen.

**Discus n. optici.** Es handelt sich um das Gebiet der Retina, an dem sich alle Axone der Nervenzellen des Stratum ganglionare sammeln und den N. opticus bilden. Der Discus n. optici befindet sich 1 mm oberhalb und 3 mm nasal des hinteren Augenpols und hat einen Durchmesser von 1–1,5 mm. Die Mitte des Diskus ist eingesenkt und wird ringförmig von einer Erhebung umgeben, die durch Ansammlung von Axonen der Ganglienzellen entstanden ist. Im Discus n. optici fehlen Rezeptorzellen (deswegen auch als *blinder Fleck* bezeichnet, Abb. 25.10). In der Tiefe des Diskus durchlö-

chern die Nervenfasern die Sklera siebartig (Lamina cribrosa), dann beginnt der N. opticus (s. unten). Im Discus n. optici gelangen die Vasa centralia retinae aus dem Sehnerv in die Retina (s. unten).

**Klinischer Hinweis.** Der Untersuchung des Discus n. optici kommt besondere Bedeutung zu, weil es bei Behinderung des venösen Abflusses aus dem Auge, z.B. bei erhöhtem intrakraniellem Druck, zu einer Stauungspapille kommen kann.

**Macula lutea.** Am hinteren Pol der optischen Achse, etwa 3–4 mm temporal vom Discus n. optici, liegt die Macula lutea (*gelber Fleck*, Durchmesser etwa 2 mm). In ihrer Mitte befindet sich die Fovea centralis. Die Fovea centralis ist eine flache Einsenkung; in ihrem Zentrum ist die Retina sehr dünn. Zurückzuführen ist dies darauf, daß hier die bipolaren Zellen sowie die Ganglienzellen zur Seite verlagert sind und dort angehäuft vorkommen (Abb. 25.10). In der Macula werden die lichtempfindlichen Zellen nicht von Blutgefäßen überkreuzt. Die Macula enthält nur Zapfen, und im Zentrum der Fovea centralis fällt Licht direkt auf die Photorezeptoren. Die Macula lutea ist die Stelle des schärfsten Sehens, da hier die Photorezeptoren (Zapfen) einzeln innerviert werden (s. unten).

**Verteilung der Photorezeptoren und Ganglienzellen.** Die *Photorezeptoren* sind in der Retina ungleichmäßig verteilt. Photorezeptoren mit den Pigmenten für Rotgrünempfindungen kommen nur in näherer Umgebung des hinteren Pols der optischen Achse vor (kleines Gesichtsfeld für diese Farben). Die Farben Blau und Gelb werden noch in weiterem Abstand von der optischen Achse wahrgenommen. In der Peripherie fehlen dann Zapfen überhaupt. Dies bedingt eine entsprechende Lokalisation der Gesichtsfelder für die Bunt- und Nichtbuntempfindungen.

Weiterhin treten gebietsweise unterschiedlich viele *Ganglienzellen* auf. Am dichtesten liegen die Ganglienzellen in der Umgebung der Fovea centralis (Hunderte bis Tausende pro mm$^2$); in der Peripherie kommen nur einige Hunderte pro mm$^2$ vor. Deswegen ist das Sehen in der Fovea centralis viel schärfer (kleines rezeptives Feld) als in der Peripherie (großes rezeptives Feld).

*Gefäße*

Die Retina ist spärlich vaskularisiert; vorhanden sind außer der A. centralis retinae und ih-

ren Ästen nur wenige Kapillaren in der Schicht der Ganglienzellen und bipolaren Zellen. In der lichtempfindlichen Zellschicht fehlen Kapillaren meist. Diese relativ geringe Vaskularisierung steht zur hohen glykolytischen Aktivität der Netzhaut in Beziehung.

**Klinischer Hinweis.** Die oberflächliche Lage der A. centralis retinae ermöglicht es, sie und ihre Äste beim Augenspiegeln mit dem Ophthalmoskop zu beobachten. Diese Untersuchung hat große diagnostische Bedeutung, da an keiner anderen Stelle des Körpers kleinere Gefäße so leicht beobachtet werden können wie hier. Zu Veränderungen der Retinagefäße kann es z.B. beim Diabetes mellitus oder Hochdruck kommen.

## 25.7.6 Nervus opticus

Der N. opticus beginnt hinter der Lamina cribrosa des Augapfels (s. oben). An dieser Stelle bekommen die Axone der Ganglienzellen des Stratum ganglionare der Retina Markscheiden, die von Oligodendrozyten gebildet werden. Der orbitale Teil des N. opticus ist etwa 3 cm lang.

Der N. opticus ist ein *vorgeschobener Hirnteil*. Dem entspricht seine Organisation. Oberflächlich wird er von der Fortsetzung der Meningen umgeben: der Dura mater, die sich in die Sklera fortsetzt, sowie der Arachnoidea und der dem N. opticus unmittelbar aufliegenden Pia mater. Zwischen Arachnoidea und Pia befindet sich ein Spalt, der dem Subarachnoidalraum der Hirnhäute entspricht. Von der Pia aus ziehen zahlreiche Bindegewebesepten in den N. opticus, die jedoch durch Astrozytenausläufer vom Nervengewebe getrennt sind. Im Zentrum des N. opticus verlaufen die A. und V. centralis retinae.

Der N. opticus enthält ungefähr 1 Mio. myelinisierte Nervenfasern, die systematisch angeordnet sind. In die zentrale Lage gelangen die Nervenfasern aus der Macula lutea; sie bilden das papillomakuläre Bündel. Im oberen Teil des N. opticus liegen die Fasern, die aus den Abschnitten der Retina stammen; diese liegen oberhalb der Papilla n. optici, gegliedert in nasale und temporale Abschnitte; im unteren Teil des N. opticus liegen die Fasern aus dem unteren Teil der Retina, in gleicher Weise gegliedert in nasale und temporale Fasern. Diese Gliederung gilt jedoch nur für den orbitalen Teil des N. opticus. In den folgenden Abschnitten verändert sich die Anordnung (s. Lehrbücher der Anatomie).

## 25.7.7 Histophysiologie der Retina

### Umwandlung des Lichtreizes in elektrische Signale

Im dunkeladaptierten Auge werden durch eine ständige Depolarisation Transmitter an den Axonendigungen freigesetzt, wie bei anderen Rezeptoren nur während einer Stimulation. Dies beruht darauf, daß im Dunkeln in einem Teil der Rezeptorenmembran $Na^+$-Kanäle durch c-GMP (zyklisches Guanosinmonophosphat) offengehalten werden und positiv geladene Natriumionen schnell in die Zelle gelangen. Die Folge ist, daß das Zellinnere gegenüber außen weniger negativ ist, als wenn das Membranpotential allein durch das sehr gut permeable Kaliumion bestimmt würde.

Die Reizung mit Licht schaltet nun diesen „Dunkelstrom" durch eine Hyperpolarisation aus, die durch eine Kaskade von Ereignissen ausgelöst wird, nachdem ein Photon von einem Rezeptor absorbiert wurde und es zur Bildung eines „aktivierten" Rhodopsinmoleküls gekommen ist. Dieses photoaktivierte Rhodopsin aktiviert seinerseits zahlreiche Moleküle eines Transducin genannten Signalübertragungsproteins, das wiederum eine c-GMP-spaltende Phosphodiesterase aktiviert, wodurch die c-GMP-Konzentration rasch abnimmt und sich die Natriumkanäle schließen. Die Photoaktivierung eines einzigen Rhodopsinmoleküls bewirkt also, daß sich Millionen von Kanälen schließen und die Zelle hyperpolarisiert wird. Das photoaktivierte Rhodopsin zerfällt schließlich in Opsin und all-trans-Retinal. Stäbchen- und Zapfenzellen verhalten sich also genau umgekehrt wie andere Rezeptorzellen, bei denen Rezeptorpotentiale durch Depolarisation entstehen.

Die für die Resynthese des cGMP erforderliche Energie wird in den reichlich vorhandenen Mitochondrien produziert, die in der Nähe der lichtempfindlichen Abschnitte der Stäbchen und Zapfen liegen. Das dynamische Gleichgewicht zwischen der durch Lichteinfall induzierten Spaltung und der enzymatisch gesteuerten Regeneration des Sehfarbstoffes ist für die Lichtempfindlichkeit des Auges entscheidend (Hell-dunkel-Adaptation).

### Erregungsleitung in der Retina

Dabei ist folgendes zu beachten:
- Sind die an den Membranen der Rezeptorzellen entstandenen und zu den Synapsen weitergeleiteten Potentiale hoch genug, werden die Signale durch chemische Transmission auf bipolare Zellen und Horizontalzellen übertragen. Hierbei ist bemerkenswert, daß die Hyperpolarisation eine Verminderung (!) eines bei Dunkelheit ständigen Transmitterflusses an den Synapsen bewirkt (s. oben).
- Die Anzahl der an den neuronalen Verknüpfungen der Retina beteiligten Strukturen ist unterschiedlich:
  - In der Fovea centralis bekommt eine Zapfenzelle mit einer kleinen bipolaren Zelle und diese mit einer Ganglienzelle Kontakt. Diese direkte Verbindung führt zur höchsten Auflösung und Sehschärfe.
  - In anderen Gebieten sind jeweils mehrere Zapfenzellen bzw. mehrere Stäbchenzellen mit einer Bipolarzelle (Zapfenzelle mit flachen Bipolarzellen, Stäbchenzelle mit stabförmigen Bipolarzellen) und mehrere bipolare Zellen mit einer mittelgroßen bzw. einer großen Ganglienzelle verbunden. In diesen Fällen besteht eine starke Konvergenz in der Retina. Dies gilt besonders für die Randgebiete der Retina, wo dementsprechend die Auflösung und Sehschärfe geringer ist als zentral. Die starke Konvergenz macht erklärlich, daß auf die 126 Mio. Rezeptorzellen etwa 1,2 Mio. Optikusfasern kommen (Verhältnis 105:1).
- Eine Optikusganglienzelle erhält (sogar im Bereich des schärfsten Sehens) nicht nur Information von einem Photorezeptor, sondern von mehreren Photorezeptoren aus ihrem rezeptiven Feld auf der Retina. Physiologisch gliedert sich ein rezeptives Feld in ein Zentrum und eine ringförmige Peripherie. Wird die Optikusganglienzelle erregt, wenn Licht auf das Zentrum fällt, und gehemmt, wenn Licht auf die Peripherie fällt, spricht man von On-System, im umgekehrten Fall von Off-System.
- Voraussetzung für diese Struktur der rezeptiven Felder ist eine unterschiedliche Verschaltung der Rezeptorzellen mit den Bipolarzellen. Zwischen beiden Zellen gibt es exzitatorische und inhibitorische Synapsen. Im Zentrum eines On-Systems beispielsweise sind die Synapsen inhibitorisch (weil bei Dunkelheit Transmitter ausgeschüttet werden).
- Horizontalzellen stellen über weite Entfernungen Verbindungen mit Rezeptoren und Bipolaren her. Sie dienen der lateralen

Hemmung, indem sie beispielsweise bei Beleuchtung des Zentrums eines On-Systems die Hemmung der Peripherie vermitteln bzw. verstärken.

– Auf der zweiten Ebene der retinalen Verschaltung, d.h. von den Bipolaren zu den Optikusganglienzellen, wird das Prinzip der lateralen Hemmung wiederholt. Welche Rolle den amakrinen Zellen hierbei zukommt, ist noch wenig geklärt, jedoch modulieren sie sicherlich die Erregungen und Hemmungen.

– Die antagonistische Hell-dunkel-Organisation der rezeptiven Felder wird mit zunehmender Dunkeladaptation geringer, die Auswirkung der Peripherie wird zugunsten des Zentrums vermindert. Zusätzlich zur Hell-dunkel-Registrierung gibt es rezeptive Felder, die ausschließlich aus Zapfen bestehen und bei denen Zentrum und Peripherie bezüglich der Farben rot/grün bzw. blau/gelb antagonistisch aufgebaut sind.

– Eine Gruppe der Optikusganglienzellen reagiert also auf Helligkeit im Zentrum ihres rezeptiven Feldes mit vermehrter Erregung, eine andere mit verminderter. Eine 3. Gruppe reagiert auf blaues Licht einer gewissen Mindeststärke mit erhöhter Aktivität, eine 4. Gruppe mit verminderter Aktivität usw. Zusätzlich unterscheiden sich die Optikusganglienzellen noch im Zeitverlauf ihrer Erregung bei anhaltender Beleuchtung, so daß Ganglienzellen mit sehr rasch abklingender Aktionspotentialfrequenzsteigerung beispielsweise besonders gut auf Änderungen im Gesichtsfeld ansprechen (neu auftauchende oder sich bewegende Objekte).

– Letztlich integrieren und kodieren die neuronalen Systeme der Retina die Informationen, die sie erhalten, und geben eine Zusammenfassung der Daten zum ZNS. Dabei werden auch Informationen ausgesondert. Die Retina ist deswegen nicht nur ein Rezeptor-, sondern auch ein Integrationsorgan. Dies überrascht nicht, da die Retina embryologisch gesehen ein Teil des ZNS ist.

## 25.7.8 Anhangsorgane

### Konjunktiva (Bindehaut)

Die Konjunktiva ist eine dünne, durchsichtige Schleimhaut, die den vorderen Teil des Auges bis zur Kornea und die innere Oberfläche der Augenlider bedeckt. Sie besteht im wesentli-

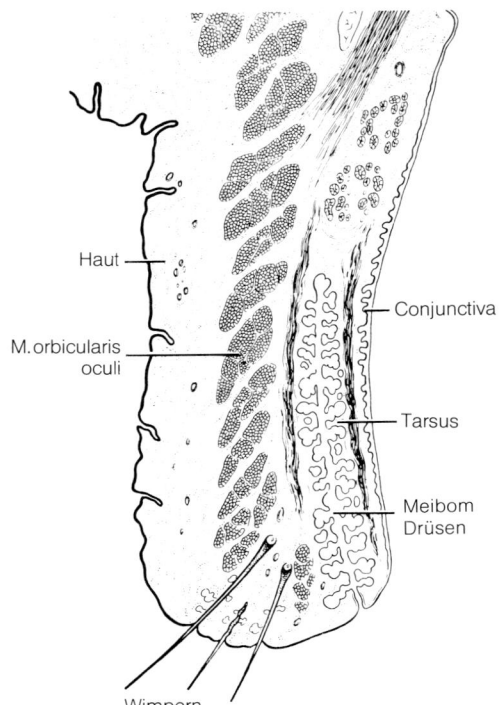

Haut — M.orbicularis oculi — Conjunctiva — Tarsus — Meibom Drüsen — Wimpern

**Abb. 25.25.** Zeichnung eines Augenlids

chen aus mehrschichtigem unverhorntem Plattenepithel und einer Lamina propria aus lockerem Bindegewebe.

### Augenlider (Abb. 25.25)

Augenlider sind bewegliche Gewebefalten zum Schutz des Auges. Die Haut der Lider ist locker und elastisch. Sie läßt extreme Schwellungen zu, die jedoch vollständig zurückgehen können. Gestützt wird jedes Augenlid durch einen **Tarsus**, d.h. eine dichte Faserplatte aus kollagenem und elastischem Gewebe. Auf der Innenseite der Augenlider befindet sich die Konjunktiva. Medial und lateral treffen oberes und unteres Augenlid an den *Ligg. palpebrale mediale et laterale* zusammen, die an der knöchernen Orbita ansetzen. Das *Septum orbitale* ist eine z.T. sehnig verstärkte Bindegewebeplatte, die hinter dem M. orbicularis oculi liegt und vom Orbitalrand zu den äußeren Rändern der Tarsi zieht. Sie grenzt die Orbita nach vorne ab.

Der **M. orbicularis oculi**, der vom N. facialis versorgt wird, verläuft ringförmig. Er dient dem Lidschluß. Die **Mm. tarsalis superior et**

*inferior* werden vom Halssympathikus inner-viert. Es handelt sich um glatte Muskeln, die von den Sehnen der äußeren Augenmuskeln entspringen. Der größere M. tarsalis superior setzt am Oberrand des Tarsus bzw. im Binde-gewebe davor an.

Im Augenlid kommen die folgenden Drüsen vor:
- *Glandulae tarsales (Meibom-Drüsen)*,
- *Glandulae ciliares (Moll-Drüsen)*,
- *Glandulae sebaceae (Zeis-Drüsen)*,
- *Glandulae lacrimales accessoriae (Krause-Drüsen)*.

Die *Meibom-Drüsen* sind lange Talgdrüsen, die im Filzwerk der Tarsalplatten liegen. Sie stehen nicht mit Haarfollikeln in Verbindung. Im Oberlid kommen etwa 25, im Unterlid etwa 20 Glandulae tarsales vor. Sie sind als gelbe senkrechte Streifen in der Konjunktiva zu er-kennen. Ihre Ausführungsgänge münden punktförmig nahe der hinteren Lidkante. Die Meibom-Drüsen bilden eine talgartige Sub-stanz, die an der Oberfläche des Tränenfilms eine ölige Schicht entstehen läßt und dadurch ein schnelles Austrocknen der Tränenflüssig-keit verhindert.

Die *Zeis-Drüsen* sind kleiner; es handelt sich um modifizierte Talgdrüsen, die in den Haar-bälgen der Augenwimpern einmünden. – Die *Moll-Drüsen* entsprechen Schweißdrüsen; sie sind unverzweigt, apokrin, beginnen spiralför-mig, enden jedoch nicht wie normale Schweiß-drüsen mit einem Knäuel. Die Moll-Drüsen münden entweder in den Haarbälgen der Wimpern oder auf dem Lidrand. – Schließlich kommen im Augenlid kleine akzessorische Tränendrüsen vor *(Krause-Drüsen)*.

An den Rändern der oberen und unteren Au-genlider kennzeichnet eine grau getönte Linie die Grenze zwischen Schleimhaut und Haut. Wird längs dieser Linie eingeschnitten, kann das Lid sauber in einen hinteren Anteil, der die Tarsalplatte und Konjunktiva enthält, und ei-nen vorderen mit M. orbicularis oculi, Haut und Haarfollikeln getrennt werden.

Die *Blutversorgung* der Lider erfolgt haupt-sächlich durch Äste der A. ophthalmica und A. lacrimalis. Lymphe fließt zu präaurikulären Lymphknoten sowie zu denen der Glandulae parotidea und submaxillaris ab.

## Tränenapparat

Der Tränenapparat (Abb 25.26) besteht aus
- *Tränendrüse (Glandula lacrimalis)*,
- *akzessorischen Tränendrüsen* in den Augen-lidern (s. oben, *Krause-Drüsen*),
- *Tränenkanälchen (Canaliculi lacrimales)*,
- *Tränensack (Saccus lacrimalis)*,
- *Ductus nasolacrimalis*.

Die *Tränendrüse* sezerniert die Tränenflüssig-keit und liegt im vorderen oberen lateralen (temporalen) Teil der Orbita. Sie besteht aus

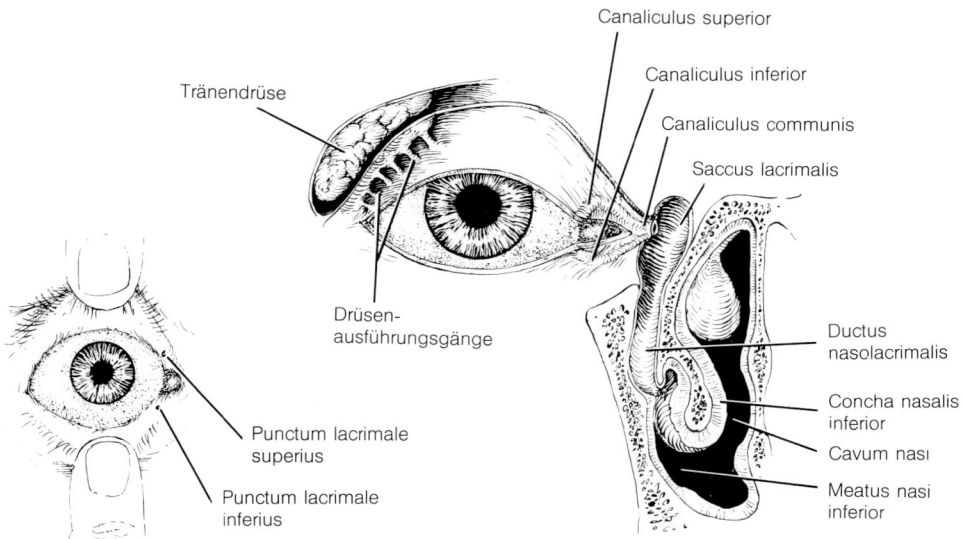

**Abb. 25.26.** Tränenapparat. [Verändert, neugezeichnet und reproduziert mit Erlaubnis von: Thompson (1949) Radioautograph of the nasolacrimal passageway. Med Radioautogr Photogr 25: 66]

einzelnen, durch Bindegewebesepten getrennten Drüsenläppchen und ist durch die Aponeurose des M. levator palpebrae superioris in einen oberen und unteren Teil gegliedert. Die Ausführungsgänge münden im Fornix conjunctivae superior. Unter *Fornices conjunctivae* versteht man von Konjunktiva ausgekleidete Recessus zwischen den Lidern und dem Augapfel.

Die Tränendrüse ist eine tubuloalveoläre Drüse (Abb. 25.27). Ihre Endstücke haben in der Regel weite Lumina und bestehen aus hochprismatischen *serösen Drüsenzellen*, die denen der Glandula parotis ähneln. Bei üblichen Färbungen werden die Sekretgranula nur schwach angefärbt. Die Endstücke werden von gut entwickelten Myoepithelzellen umgeben und durch eine Basallamina vom umgebenden Bindegewebe getrennt. Die verzweigten Endstücke münden direkt in weitlumige intralobuläre Ausführungsgänge, da *Schaltstücke und Sekretrohre fehlen*. Das Sekret der Tränendrüse, die Tränenflüssigkeit, bespült die Kornea sowie die Konjunktiva des Augapfels und der Augenlider und hält die Oberfläche dieser Strukturen feucht.

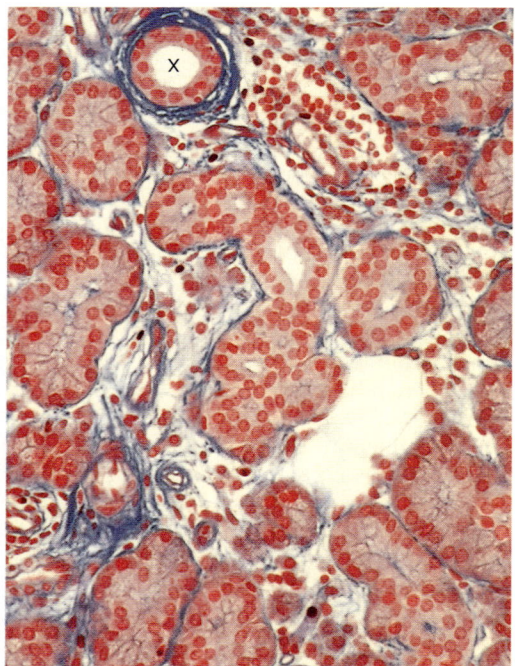

**Abb. 25.27.** Schnitt durch eine menschliche Tränendrüse. In der *Bildmitte* Teile des Ausführungsganges. HE-Färbung. Vergr. 350fach

*Ableitende Tränenwege* (Abb. 25.26). Der Abfluß der Tränenflüssigkeit erfolgt durch Tränenkanälchen, die an 2 Tränenpünktchen, *Punctum lacrimale superius et inferius*, beginnen. Es handelt sich um runde Öffnungen mit einem Durchmesser von 0,5 mm, die medial am oberen und unteren Lidrand liegen. Die *Tränenkanälchen, Canaliculi lacrimales*, haben einen Durchmesser von ungefähr 1 mm, sind 8 mm lang und vereinigen sich unmittelbar vor Einmündung in den Tränensack, Saccus lacrimalis, zu einem gemeinsamen Endabschnitt. Häufig ist der gemeinsame Abschnitt erweitert und empfindlich für Pilzinfektionen.

Der *Tränensack* ist ein erweiterter Teil der ableitenden Tränenwege und liegt in der knöchernen Fossa lacrimalis.

Der *Ductus nasolacrimalis* ist die abwärts gerichtete Fortsetzung des Saccus lacrimalis. Er mündet im unteren Nasengang.

Der Canaliculus lacrimalis wird von mehrschichtigem unverhorntem Plattenepithel, der Saccus lacrimalis und der Ductus nasolacrimalis werden von zweireihigem hochprismatischem Epithel ausgekleidet.

**Histophysiologischer Hinweis.** Die Tränenflüssigkeit wird durch das Zusammenwirken von Kapillarkräften in den Tränenkanälchen und Schwerkraft aus dem Tränensee abgesaugt, der sich im medialen Lidwinkel befindet. Die Kontraktion des M. orbicularis oculi (Pumpfunktion) sorgt für einen kontinuierlichen Abfluß der Tränenflüssigkeit durch den Ductus nasolacrimalis in die Nase. Die Tränenflüssigkeit enthält das Enzym Lysozym, das die Zellwände bestimmter Bakterienarten zu hydrolysieren vermag.

## 25.8 Ohr

Im Ohr sind Gleichgewichts- und Gehörorgan zum Organum vestibulocochleare zusammengefaßt (Abb. 25.28). Beide Organe gehen entwicklungsgeschichtlich aus *einer* Anlage hervor.

Im einzelnen ist das Ohr zusammengesetzt aus
– dem **äußeren Ohr**, das Schall auffängt,
– dem **Mittelohr**, das Schallenergie vom Trommelfell über die Gehörknöchelchen zum Innenohr überträgt,
– dem **Innenohr** mit seinen beiden Anteilen,
  • dem Gleichgewichtsorgan (Labyrinthus vestibularis, Vestibularapparat), dem Rezeptororgan für den Gleichgewichtssinn,
  • dem Hörorgan (Labyrinthus cochlearis, Cochlea, Schnecke), das die durch Schall-

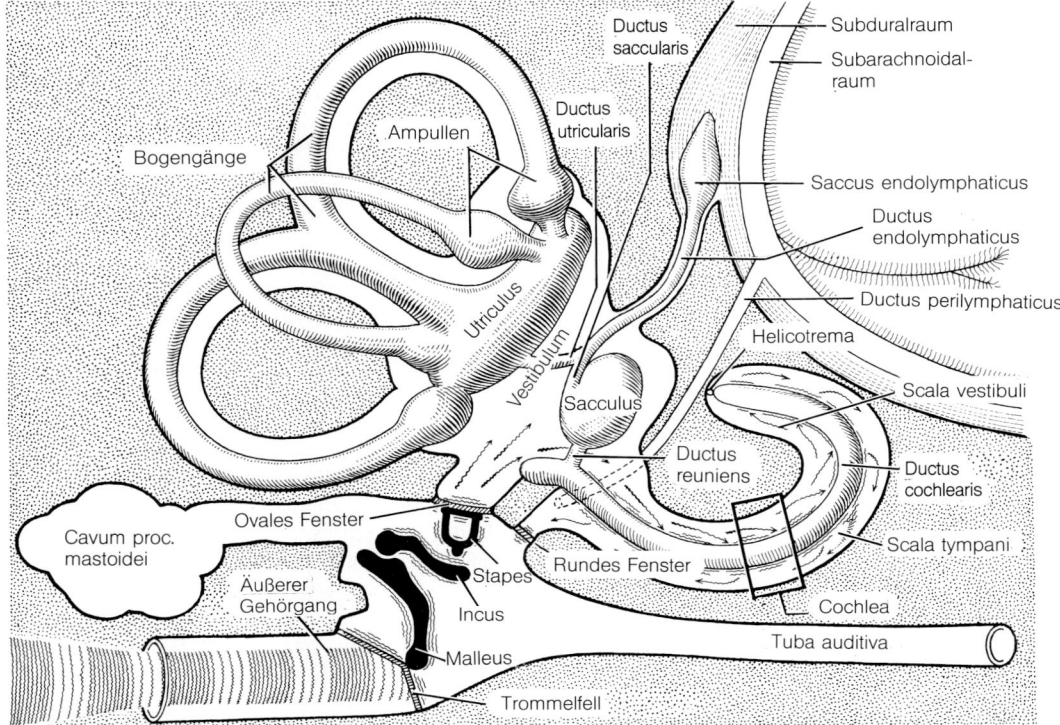

**Abb. 25.28.** Zeichnung des Vestibulocochlearorgans und des Schallwellenweges im äußeren, mittleren und inneren Ohr. Das eingezeichnete Quadrat entspricht der Abb. 34. [Neu gezeichnet und reproduziert mit Erlaubnis von: Best CH, Taylor NB (1966) The physiological basis of medical practice, 8 th edn. Williams & Wilkins, Baltimore]

wellen hervorgerufenen Schwingungen in spezifische Nervenimpulse überführt, die über den N. cochlearis das ZNS erreichen.

## 25.8.1 Äußeres Ohr

Zum äußeren Ohr gehören
– die **Ohrmuschel** *(Auricula)* und
– der **äußere Gehörgang** *(Meatus acusticus externus).*
**Ohrmuschel.** Die Ohrmuschel hat eine charakteristische Form und besteht hauptsächlich aus einem Knorpelskelett, das allseitig von Haut bedeckt ist. Die Haut der Ohrmuschel enthält Talgdrüsen und wenige Schweißdrüsen.
**Äußerer Gehörgang.** Der äußere Gehörgang erstreckt sich von der Ohrmuschel bis zum Trommelfell. Er gleicht einem abgeflachten Kanal mit festen Wänden. Das äußere Drittel wird von elastischem Knorpel gestützt, der mit dem Knorpelskelett der Ohrmuschel in Verbindung steht. Der Rest des Gehörganges verläuft im Os temporale. Der äußere Gehörgang

wird von Haut mit zahlreichen Haaren, Talgdrüsen und modifizierten Schweißdrüsen, den Ohrschmalzdrüsen *(Glandulae ceruminosae)* ausgekleidet. Die Glandulae ceruminosae sind gewundene tubulöse apokrine Drüsen, die eine bräunliche, halbfeste Fettsubstanz absondern, das *Zerumen* (Ohrschmalz). Haare und Ohrschmalz haben wahrscheinlich Schutzfunktion.
**Trommelfell.** Der äußere Gehörgang endet an einer querstehenden ovalen Membran, dem Trommelfell *(Membrana tympani).* Dieses ist außen von einer dünnen Epidermis (mehrschichtiges, wenig verhorntes Plattenepithel) und an seiner inneren Oberfläche von einfachem isoprismatischem Epithel mit Mikrovilli bedeckt. Dazwischen befindet sich eine kräftige Bindegewebeschicht aus kollagenen und elastischen Fasern verschiedener Verlaufsrichtung sowie Fibroblasten. Im vorderen und hinteren oberen Quadranten *(Pars flaccida)* ist das Trommelfell dünner, weil weniger Bindegewebe vorhanden ist. Dieses Gebiet wird als Shrapnell-Membran bezeichnet. Das Trom-

melfell überträgt Schallenergie auf die Gehörknöchelchen des Mittelohrs (Abb. 25.28).

## 25.8.2 Mittelohr

Das Mittelohr liegt im Inneren des Os temporale. Es handelt sich um eine unregelmäßige
Höhle, die zwischen dem Trommelfell einerseits und dem Innenohr andererseits liegt.
Nach vorn steht das Mittelohr mit dem Pharynx durch die *Tuba auditiva* (Eustachi-Röhre)
und nach hinten mit den luftgefüllten Räumen
des *Processus mastoideus* des Os temporale in
Verbindung. (Weitere Einzelheiten s. Lehrbücher der Anatomie.)

**Hinweis**. Die Wände der Tuba auditiva sind i. allg.
kollabiert, öffnen sich aber während des Schluckens;
dadurch kommt es zum Luftdruckausgleich zwischen
Mittelohr und Atmosphäre.

In der medialen Knochenwand sind sich 2 durch
Membranen verschlossene Öffnungen, das ova-
le und das runde Fenster (Abb. 25.28), die das
Mittelohr mit dem Innenohr verknüpfen.
Das Mittelohr beinhaltet 3 kleine Knochen, die
**Gehörknöchelchen**: *Malleus (Hammer)*, *Incus
(Amboß)* und *Stapes* (*Steigbügel*, Abb. 25.28),
die die Membrana tympani mit dem ovalen
Fenster verbinden. Sie übertragen mechani-
sche Schwingungen, die an der Membrana tym-
pani entstehen, zum Innenohr. Der Malleus ist
an der Membrana tympani befestigt, der Sta-
pes an der Membran des ovalen Fensters. Die
Gehörknöchelchen sind durch Gelenke mit-
einander verbunden.
Außerdem kommen im Mittelohr 2 kleine
Muskeln vor, die am Malleus *(M. tensor tympani)* bzw. Stapes *(M. stapedius)* ansetzen.
Beide Muskeln erfüllen Aufgaben bei der
Übertragung der Schallenergie (s. unten).
Das Mittelohr wird von einem einschichtigen
isoprismatischen Plattenepithel ausgekleidet,
das auch die Gehörknöchelchen bedeckt. Mit
dem Periost ist das Epithel durch eine dünne
Lamina propria fest verbunden. An und in der
Tuba auditiva geht das einschichtige Epithel
des Mittelohrs in mehrreihiges hochprismatisches Flimmerepithel über.

## 25.8.3 Innenohr

**Anatomie**

Auch das Innenohr (Abb. 25.28), Labyrinth genannt, befindet sich im Os temporale. Zu unterscheiden sind:

– das **knöcherne Labyrinth**,
– das **häutige Labyrinth**,
– der **perilymphatische Spalt**.

**Knöchernes Labyrinth**. Das knöcherne Labyrinth ist der Raum, in dem die von Membranen
umschlossenen Säckchen und Kanälchen des
häutigen Labyrinths untergebracht sind. Zum
knöchernen Labyrinth gehören:
– das **Vestibulum**, in das auf der einen Seite
– die **Canales semicirculares** (knöcherne Bogengänge) und auf der anderen Seite
– die **Cochlea** (Schnecke) einmünden. Hinzu
  kommen
– der **Aquaeductus vestibuli** und der **Aquaeductus cochleae**.
**Häutiges Labyrinth**. Das häutige Labyrinth
setzt sich aus verschiedenen miteinander verbundenen Säcken und Kanälchen zusammen.

**Entwicklungsgeschichtlicher Hinweis**. Alle Anteile
des häutigen Labyrinths sind ektodermaler Herkunft. Sie stammen von einem Ohrbläschen ab, das
sich aus dem Ektoderm des lateralen Anteils des embryonalen Kopfes entwickelt hat. Während der Embryonalentwicklung stülpen sich die Bläschen in das
darunter liegende Mesenchym ein, verlieren den
Kontakt mit dem Kopfektoderm und verlagern sich
tief in die bruchstückhafte Anlage des zukünftigen
Os temporale. In der Folgezeit ändert das Ohrbläschen seine Form stark, bis schließlich das häutige Labyrinth mit seinen verschiedenen Abschnitten entsteht.

Zum häutigen Labyrinth (Abb. 25.28) gehören:
– **Sacculus** und **Utriculus**, die beide im Vestibulum des knöchernen Labyrinths untergebracht sind. Sacculus und Utriculus stehen
  durch den kurzen Ductus utriculosaccularis
  in Verbindung, dessen beide Abschnitte
  • *Ductus saccularis* und *Ductus utricularis*
    im Sinus ductus endolymphaticus zusam-
    mentreffen. Die Fortsetzung ist der
  • *Ductus endolymphaticus* (Abb. 25.28),
    der im Aquaeductus vestibuli auf der
    Rückseite der Felsenbeinpyramide liegt
    und mit einer Erweiterung, dem Saccus
    endolymphaticus, blind im Epiduralraum
    endet (Abb. 25.28).
– **Ductus semicirculares** (häutige Bogengänge), die mit dem Utriculus in Verbindung
  stehen. Jeder Bogengang hat kurz vor seiner
  Einmündungsstelle in den Utriculus eine Erweiterung, die Ampulle.
– **Ductus cochlearis**, der durch den Ductus
  reuniens mit dem Sacculus in Verbindung
  steht.
Die Säcke und Kanälchen des häutigen Labyrinths enthalten Endolymphe.

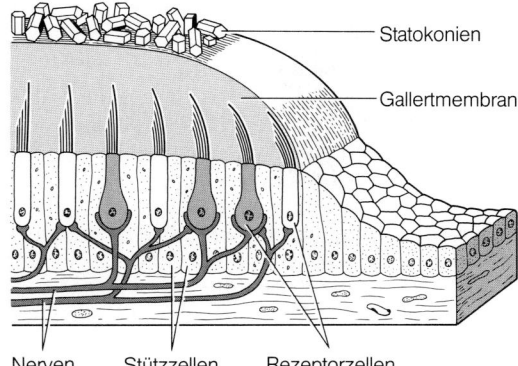

Statokonien

Gallertmembran

Nerven    Stützzellen    Rezeptorzellen

**Abb. 25.29.** Schematische Darstellung einer Macula

**Perilymphatischer Spalt**. Der perilymphatische Spalt befindet sich zwischen knöchernem und häutigem Labyrinth. Im Bereich der Bogengänge und des Utriculus sind häutiges und knöchernes Labyrinth teilweise durch dünne gefäßhaltige Bindegewebezüge verbunden. Die Verhältnisse im Bereich der Schnecke werden auf S. 688 geschildert.

Der perilymphatische Spalt ist eine Fortsetzung des Subarachnoidalraums der Meningen. Er enthält Perilymphe, die dieselbe Zusammensetzung hat wie der Liquor cerebrospinalis.

**Histophysiologischer Hinweis**. Zwischen Perilymphe und Endolymphe bestehen charakteristische Unterschiede. Perilymphe hat eine hohe Natriumionen- und eine niedrige Kaliumionenkonzentration (wie extrazelluläre Flüssigkeit). Die Endolymphe dagegen erinnert mit ihrer hohen Kaliumionen- und niedrigen Natriumionenkonzentration an die intrazelluläre Flüssigkeit (s. unten).

## Gleichgewichtsorgan

Die Rezeptorfelder der Gleichgewichtsorgane sind in den Wänden von Sacculus, Utriculus und den Ampullen der häutigen Bogengänge untergebracht.

**Hinweis**. Die übrigen Anteile von Sacculus, Utriculus und häutigen Bogengängen sowie der Ductus endolymphaticus haben einen relativ einheitlichen Bau. Die dem perilymphatischen Spalt zugewandte Oberfläche besteht aus einer dünnen bindegewebigen Membrana propria, die innere, zum endolymphatischen Raum gewandte Seite aus einschichtigem Plattenepithel. Zum Saccus endolymphaticus hin wird das Epithel jedoch schrittweise hochprismatisch; es besteht aus 2 Zellarten. Die eine hat an ihrer Oberfläche Mikrovilli und zeigt viele pinozytotische Bläschen und Vakuolen. Es wird angenommen, daß diese Zellen für die Resorption der Endolymphe und für den Abbau von Zellmaterial sowie Zellresten verantwortlich sind.

Zu unterscheiden sind folgende Sinnesfelder:
- **Maculae staticae**, plaqueartige Gebiete im Sacculus und im Utriculus,
- **Cristae ampullares** in den Ampullen der Bogengänge.

### Maculae staticae

Die Maculae staticae befinden sich im Sacculus und Utriculus. Sie haben beide den gleichen histologischen Aufbau (Abb. 25.29, 25.30). Räumlich gesehen stehen sie annähernd senkrecht zueinander. Bei vertikaler Kopfposition liegt die Macula utriculi waagerecht und die Macula sacculi steht senkrecht.

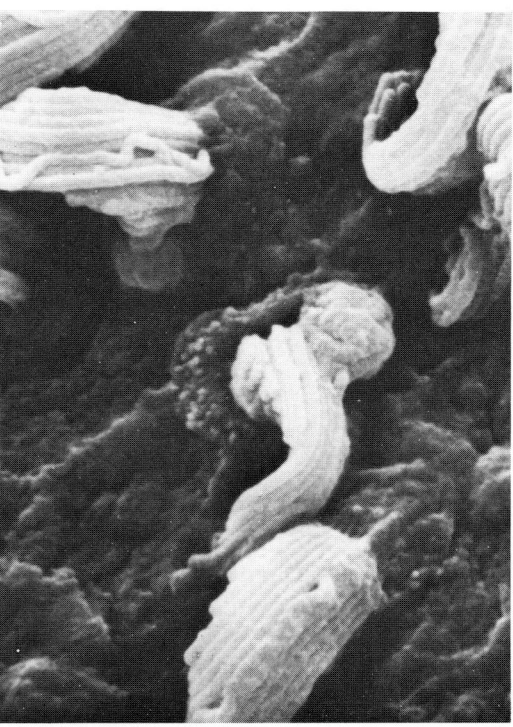

**Abb. 25.30.** Rasterelektronenmikroskopische Aufnahme der Oberfläche einer Macula im Sacculus eines Meerschweinchens. Die Stereozilien bilden Büschel, an denen randständig eine Kinozilie – gewöhnlich mit wellenförmigem Verlauf – herausragt. Vergr. 7.000fach. [Freundlichst überlassen von Lim DH, Lane WC (1969) Arch Otolaryngol 90: 283]

Die Maculae bestehen aus 2 Zellarten (Abb. 25.31):
- **Rezeptorzellen,**
- **Stützzellen** sowie einer bedeckenden
- **Otolithenmembran.**

**Rezeptorzellen** werden auch als *Haarzellen* bezeichnet. Es handelt sich entwicklungsgeschichtlich gesehen um ektodermale Neuroepithelzellen.

Zu unterscheiden sind:
- ein **Sinneszelltyp I** und
- ein **Sinneszelltyp II.**

Beide weisen an ihrer Oberfläche
- randständig *1 typisches Kinocilium* mit dazugehörigem Basalknötchen und
- *60–80 Stereozilien* (modifizierte Mikrovilli) auf. Die Stereozilien sind unterschiedlich lang und charakteristisch angeordnet. Die längsten (Länge 100 µm) sind dem Kinocilium benachbart, die kürzesten (Länge 1 µm) befinden sich an der entgegengesetzten Seite der Zelloberfläche. Die Anordnung ist *orgelpfeifenartig* (Abb. 25.31).

Die Stereozilien besitzen 6 nm dicke Aktinfilamente, die in ein Terminal wap (S. 75, Kutikularplatte) einstrahlen.

**Histophysiologischer Hinweis.** Für die Funktion der Sinnesepithelzellen ist die Bewegung der Zellfortsätze ausschlaggebend. Diese erfolgt passiv – auch beim Kinocilium –, da alle Fortsätze in die Otolithenmembran (s. unten) eingebettet sind. Ausschlaggebend ist die Bewegungsrichtung der Stereozilien. Abbiegen der Stereozilien in Richtung Kinocilium führt zu Membrandepolarisation der sekundären Sinneszelle und Steigerung der Aktionspotentialfrequenz in der zugehörigen afferenten Nervenfaser. Abbiegen vom Kinocilium weg führt zu Hyperpolarisation der Rezeptormembran und verminderter afferenter Aktivität.

Die Unterschiede zwischen den beiden Sinneszelltypen betreffen v. a. ihre Form und ihre Innervation.

**Sinneszelltyp I** ist *flaschenförmig* (Abb. 25.31 a). Er hat einen bauchigen Zellkörper und einen verengten Hals. Die Innervation erfolgt durch afferente Nervenfasern aus dem N. vestibularis. Die Nervenfasern verzweigen sich an ihrem Ende, so daß jeweils mehrere Sinneszellen von derselben Nervenfaser erreicht werden. Die Nervenfaserenden bilden jeweils um die Sinneszellen einen Kelch. Dabei kommt es, besonders basal, zwischen Sinneszellen und Nervenfaserenden zu Synapsen mit Synaptic

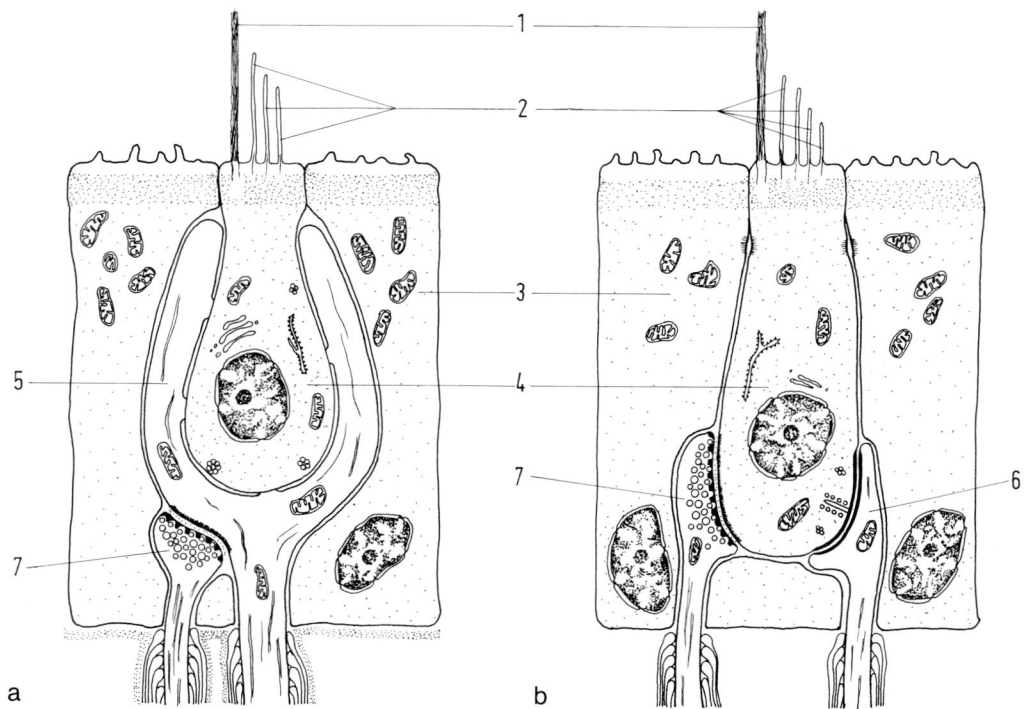

a          b

**Abb. 25.31 a, b.** Sinneszellen der Macula. **a** Typ-I-Zellen, **b** Typ-II-Zellen. *1* Kinozilie, *2* Stereozilien, *3* Stützzellen, *4* Sinneszellen, *5* Nervenkelch einer afferenten Nervenfaser, *6* Synapse einer afferenten Nervenfaser, *7* Synapse einer efferenten Nervenfaser. [Aus: Leonhardt H (1981) Histologie, Zytologie und Mikroanatomie des Menschen, 6. Aufl. Thieme, Stuttgart New York]

ribbons; außerdem gibt es Abschnitte, die das Aussehen von elektrischen Synapsen haben (Membranabstand 5 nm); den kelchförmigen Faserenden legen sich außen Axone efferenter, wahrscheinlich hemmend wirkender Nervenzellen des N. vestibularis lateralis mit synapsenüblicher Bauweise an.

**Sinneszelltyp II** ist *schlank und zylindrisch*. Er bildet Synapsen (mit synaptischen Bändern, synaptic ribbons) sowohl mit afferenten als auch mit efferenten Neuriten (Abb. 25.31 b). Es werden mehr Typ-II-Zellen von einem Nervenfaserende erreicht als Typ-I-Zellen.

**Stützzellen.** Die Stützzellen, die zwischen den Rezeptorzellen liegen, sind hochprismatisch und haben eine unregelmäßige Form. Ihre Zellkerne liegen basal. Sie weisen zahlreiche Sekretgranula auf. An ihrer Oberfläche kommen Mikrovilli vor.

**Hinweis.** Die beiden Sinnesepithelzelltypen sind in den Maculae staticae ungleichmäßig verteilt. In einem mittleren Bereich (Striola) überwiegen Typ-I-Zellen. Ferner ist zu erwähnen, daß die Polarisation des Kinociliums bei den Sinneszellen der Macula utriculi zu der der Macula sacculi entgegengesetzt ist: Bei den Zellen der Macula utriculi befindet sich das Kinocilium auf der zur Maculamitte hin gerichteten Zellseite, bei denen der Macula utriculi auf der zur Peripherie hin gelegenen. Durch diese Polarisation besteht in jeder Bewegungsrichtung eine Haarzellregion für Erregung und für Hemmung.

**Otolithenmembran.** Bedeckt werden die Maculae von einer dicken gelatinösen Glykoproteinschicht, die wahrscheinlich von den Stütz-

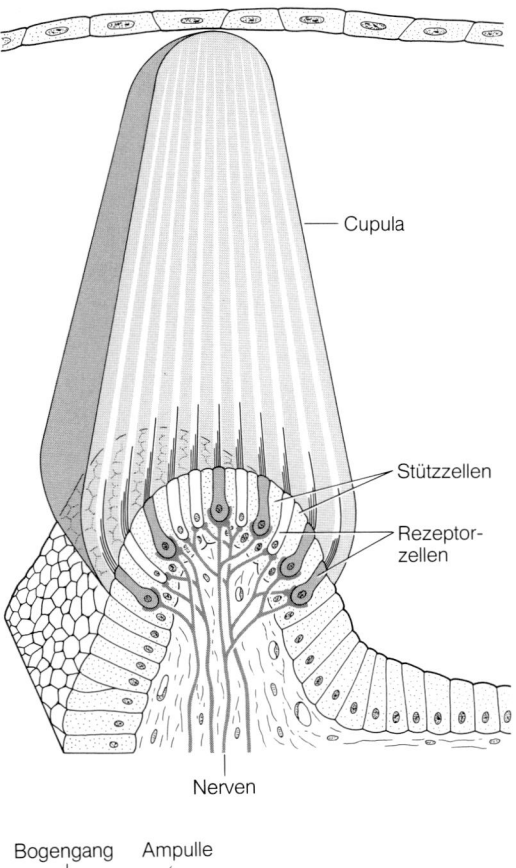

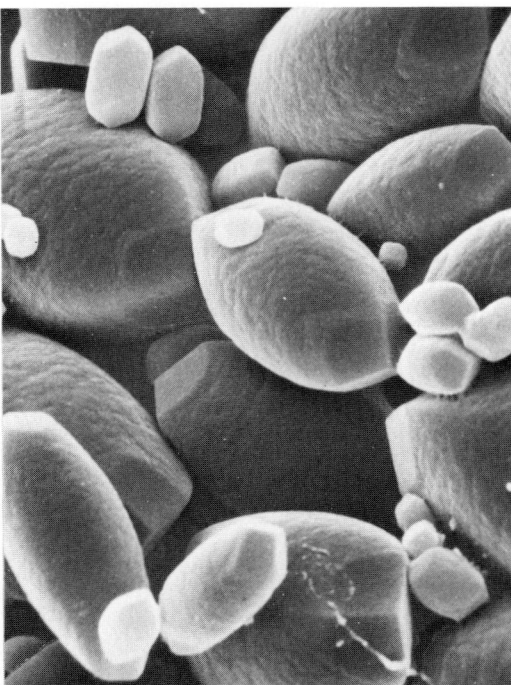

**Abb. 25.32.** Rasterelektronenmikroskopische Aufnahme der Oberfläche einer Macula einer Taube mit Statolithen. (Freundlichst überlassen von Lim DH)

**Abb. 25.33.** *Oben* Schema einer Crista ampullaris. *Unten* Bewegungen der Cupula einer Crista ampullaris während einer Drehbeschleunigung. Die *Pfeile* geben die Richtung der Flüssigkeitsbewegung an. [Neugezeichnet und reproduziert mit Genehmigung von: Wersäll J (1956) Studies of the structure and innervation of the sensory epithelium of the cristae ampullares in the guinea pig. Acta Otolaryngol (Stockh) Suppl 126: 1]

zellen abgesondert wird. In die Schicht ragen die Fortsätze der Sinneszellen hinein, und diese werden bewegt, wenn sich die Glykoproteinschicht verschiebt. Vor allem oberflächlich sind in diese Schicht Kristalle eingelagert, die hauptsächlich aus Kalziumkarbonat bestehen und als Statolithen (Otolithen) bezeichnet werden (Abb. 25.32).

**Histophysiologischer Hinweis.** Das spezifische Gewicht der Statolithen (2,7 g/ml) ist im Vergleich zur Endolymphe (1,02–1,04 g/ml) hoch. Dies hat Bedeutung für die Verschiebung der Otolithenmembran, z. B. bei Linearbeschleunigung oder bei der Änderung der Kopflage.

### Cristae ampullares

Die Cristae ampullares befinden sich in den Ampullen der Bogengänge. Es handelt sich um ovale, quer zur Längsachse der Bogengänge stehende leistenartige Verdickungen der Lamina propria. Sie ragen kammartig vor.
Der Aufbau der Cristae ampullares (Abb. 25.33) entspricht dem der Maculae, jedoch ist ihre Glykoproteinschicht dicker, hat konische Form – deswegen als Cupula bezeichnet – und hat keine Otolithen. Die **Cupula** erreicht die gegenüberliegende Wand der Ampulle.
Die Cupula hat das gleiche spezifische Gewicht wie die Endolymphe. Deswegen sind Linearbeschleunigungen hier nicht wirksam, wohl aber Drehbeschleunigungen (s. unten).

### Histophysiologie

**Cristae ampullares.** Nimmt bei einer Drehung die Geschwindigkeit zu oder ab *(Winkelbeschleunigung bzw. -abbremsung)*, kommt es infolge der Trägheit der Endolymphe zu einer Flüssigkeitsbewegung in den Bogengängen. Diese Flüssigkeitsbewegung führt zu einer Seitwärtsbewegung der gallertigen Cupulae ampullares der Cristae ampullares und damit zu einer Verbiegung der Sinneshaare. Dies ist der adäquate Reiz für die Rezeptoren. An den horizontalen Bogengängen erhöhen Flüssigkeitsbewegungen aus dem langen Abschnitt des Bogenganges in die Ampulle hinein die Aktivität von Nervenfasern des N. vestibularis, während die entgegengesetzte Strömungsrichtung die Aktivität vermindert. Denn in den horizontalen Bogengängen (rechts und links) befindet sich das Kinocilium jeder Haarzelle auf der zum Utriculus hin gerichteten Zellseite, so

daß Bewegung der Cupula in Richtung Utriculus die Stereozilien in Richtung Kinozilie verbiegt, was (wie an den Rezeptoren der Maculae staticae) zur Depolarisation des Membranpotentials der Rezeptorzelle führt, während Bewegung in die Gegenrichtung eine Hyperpolarisation bewirkt. In den vertikalen Bogengängen kommt es dagegen bei utrikulofugaler statt utrikulopetaler Cupulaauslenkung zur Erregungssteigerung.

**Klinischer Hinweis.** Infolge der spiegelbildlichen Anordnung in beiden Ohren bewirkt eine Rotationsbeschleunigung eine Asymmetrie der Impulsaussendung mit einer Impulssteigerung auf der einen, und einer -abnahme auf der anderen Seite. Einseitige Störungen der Signalübermittlung, z. B. bei Schädelfrakturen, lösen bei ruhiger Kopflage Rotationsempfindungen (Schwindel) aus.

Hört die Beschleunigung auf oder kommt es zu einer gleichförmigen Bewegung, kehrt die Cupula in ihre Ausgangslage zurück, und die Erregungsaussendung aus diesen Rezeptorfeldern wird wieder symmetrisch (Abb. 25.33). – Dadurch, daß auf jeder Körperseite die 3 Bogengänge in den 3 Hauptachsen des Raumes liegen, kann ermittelt werden, in welcher Richtung eine Drehbeschleunigung auf den Körper (Schädel) wirkt.

**Maculae staticae.** Anders verhalten sich die Maculae staticae in Sacculus und Utriculus. Sie dienen der Wahrnehmung einer *Linearbeschleunigung*. Wird der Kopf geneigt, verschiebt sich die Otolithenmembran durch ihre gegenüber der Endolymphe größere Dichte (der Schwerkraft folgend), so daß die Zilien abgebogen werden. Je nach Neigungsrichtung nimmt in verschiedenen zugehörigen afferenten Nervenfasern die Aktionspotentialfrequenz zu bzw. ab, d. h. es entsteht eine neue Erregungskonstellation in den Maculaafferenzen des N. vestibularis. Außer gegenüber der Erdbeschleunigung sind die Maculae auch gegenüber anderen Linearbeschleunigungen (z. B. beim Anfahren im Lift oder Auto) empfindlich.
Insgesamt führen die Erregungen des Gleichgewichtsorgans zu einer *bewußten Wahrnehmung der Stellung des Körpers* (Schädels) im Raum sowie von Bewegungen. Außerdem tragen sie zur Aufrechterhaltung des Gleichgewichts bei. Unberührt davon bleibt, daß neben dem Gleichgewichtsorgan die Organe der Tiefensensibilität (S. 651) mit ihren propriozeptiven Afferenzen für die Aufrechterhaltung des Körpergleichgewichts wichtig sind.

**Hörorgan**

Das Hörorgan besteht aus der **Schnecke (Cochlea)**, die als häutigen Anteil den **Ductus cochlearis** enthält. Im Ductus cochlearis befindet sich der Rezeptor für akustische Signale, das **Corti-Organ**.

*Cochlea (Schnecke)*

Die Cochlea ist ein spiralförmig verlaufender Knochenkanal, der etwa 35 mm lang ist. Beim Menschen weist die Schnecke 2,5 Windungen um eine konusförmige Längsachse aus spongiösem Knochen, den *Modiolus*, auf. Der Modiolus enthält feine Kanäle für Nervenfasern und Gefäße sowie das *Ganglion spirale* (Abb. 25.34 und 25.35). Seitlich befestigt sich am Modiolus ein dünner Knochenkamm, die

*Lamina spiralis ossea* (Abb. 25.34 und 25.35), die wie eine Wendel (spiralförmig) um den Modiolus verläuft.

Ausgekleidet ist die Cochlea mit einem platten endothelartigen Epithel, außerdem enthält sie als Anteil des häutigen Labyrinths den Ductus cochlearis. Dadurch sind die folgenden 3 Räume in der Schnecke zu unterscheiden:
– die **Scala vestibuli** (in entsprechend orientierten Schnitten, oben),
– der **Ductus cochlearis** (in der Mitte),
– die **Scala tympani** (unten).

**Scala vestibuli** und **Scala tympani**. Die Scala vestibuli öffnet sich auf der einen Seite ins Vestibulum (Abb. 25.28). Auf der anderen Seite, d. h. an der Schneckenspitze, steht sie durch ein kleines Loch, *Helicotrema*, mit der Scala tympani in Verbindung. Gemeinsam enthalten Scala tympani und Scala vestibuli Perilymphe.

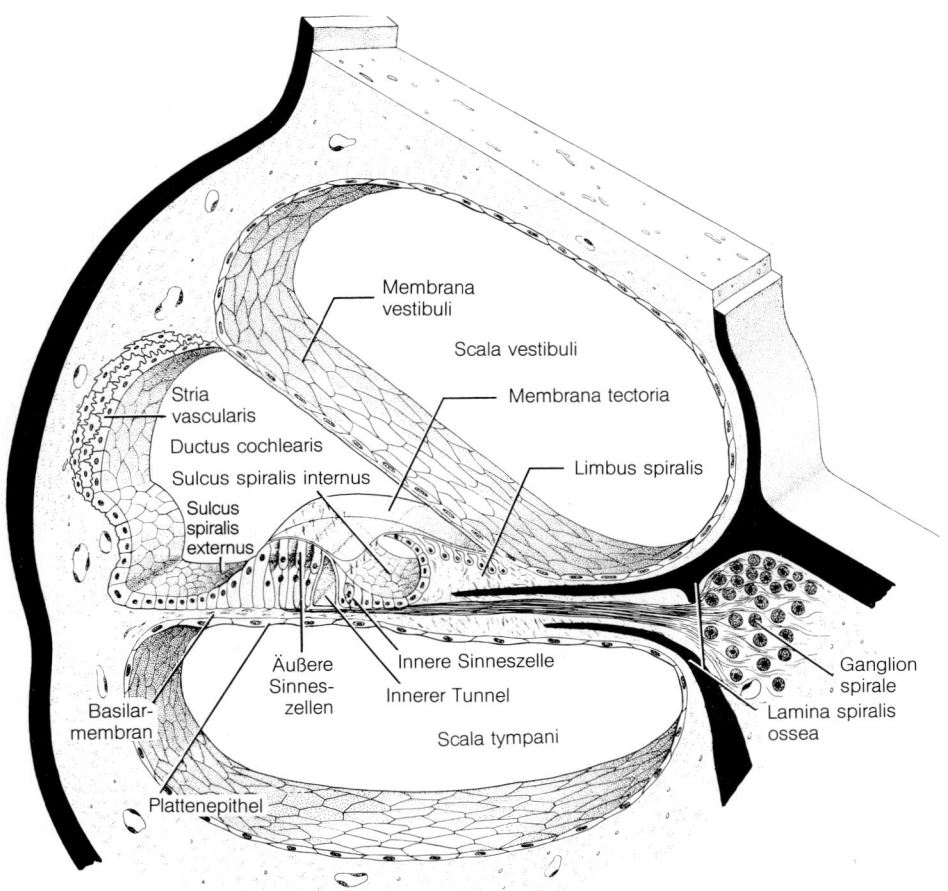

**Abb. 25.34** Schema der Cochlea. [Neu gezeichnet und reproduziert mit Erlaubnis von: Bloom W, Fawcett DW (1968) A textbook of histology, 9th edn. Saunders, Philadelphia]

**Histophysiologischer Hinweis**. Bewegungen der Perilymphe sind für den Hörvorgang ausschlaggebend. Sie entstehen durch Druckwellen, die vom Trommelfell über die Kette der Gehörknöchelchen mittels der im ovalen Fenster befestigten Steigbügelplatte auf die Perilymphe der Scala vestibuli übertragen werden. Der Druckausgleich erfolgt über die Scala tympani, die durch die Membrana tympani secundaria des ovalen Fensters abgeschlossen wird.

**Ductus cochlearis**. Der Ductus cochlearis steht auf der einen Seite durch den Ductus reuniens mit dem Sacculus in Verbindung, auf der anderen endet er blind (Abb. 25.28). Er enthält Endolymphe.
Der Querschnitt durch den Ductus cochlearis hat dreieckige Form (Abb. 25.34). Der kleinste Winkel ist zum Modiolus gerichtet und befindet sich an der Lamina spiralis ossea. Die Begrenzung des Dreiecks (und damit die des Ductus cochlearis) erfolgt
– **unten** durch die **Lamina basilaris** *(Basilarmembran)*,
– **oben** durch die **Vestibular-**(Reissner-)**Membran**,
– **lateral** durch die **Stria vascularis** (Oberfläche des Lig. spirale).

Die **Basilarmembran** ist die Fortsetzung der Lamina spiralis ossea und zieht nach lateral bis zum Lig. spirale, das mit der lateralen Wand des knöchernen Labyrinths verbunden ist (Abb. 25.34). Die Basalmembran trägt das Corti-Organ (s. unten), den funktionell wichtigsten Bestandteil der Cochlea.
Die **Membrana vestibuli** (Reissner-Membran) besteht aus einer sehr dünnen Bindegewebeschicht, die zum Ductus cochlearis hin von einschichtigem Plattenepithel, zur Scala vestibuli hin von Mesothel bedeckt ist (Abb. 25.34).
Die **Stria vascularis** hat ein mehrschichtiges prismatisches Epithel mit 2 bzw. 3 Zelltypen, von denen der oberflächliche mitochondrienreich ist und viele Einfaltungen der basalen Zellmembran aufweist – charakteristisch für ionen- uund wassertransportierende Zellen. Die Stria vascularis hat eines der wenigen Epithelien mit Blutgefäßen. Offenbar ist dieses Epithel an der Sekretion und Erhaltung der besonderen Ionenzusammensetzung der Endolymphe (viel Kalium-, wenig Natriumionen), beteiligt.

**Histophysiologischer Hinweis**. Für die besondere Zusammensetzung der Endolymphe dürften Ionen-

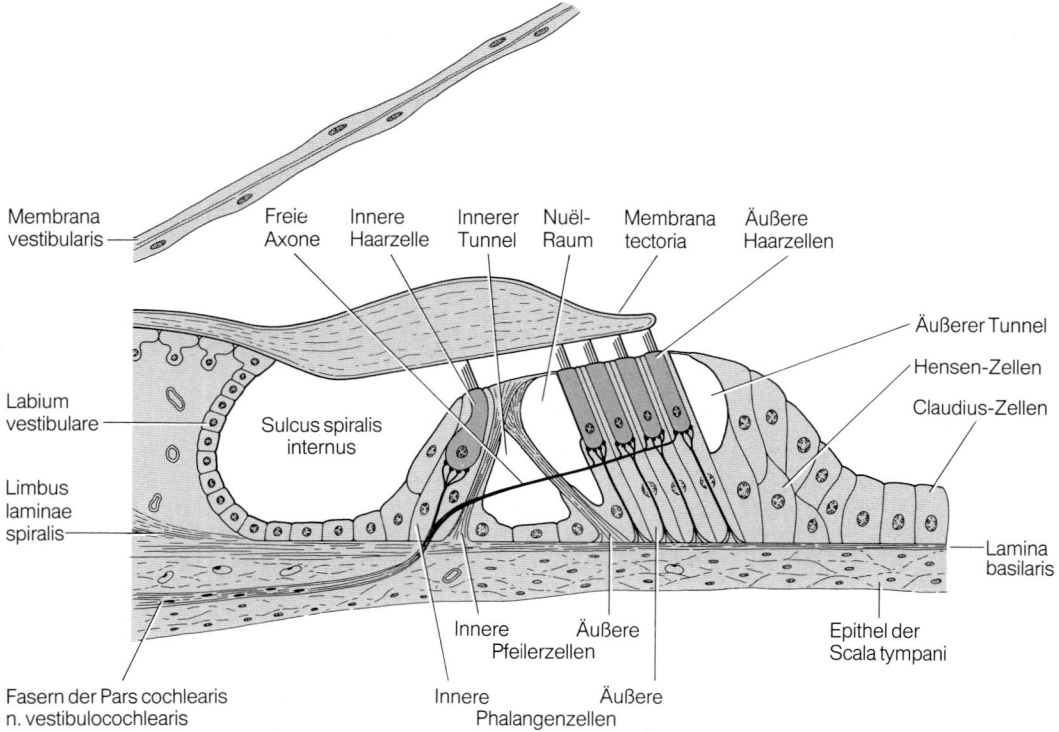

Membrana vestibularis

Freie Axone

Innere Haarzelle

Innerer Tunnel

Nuël-Raum

Membrana tectoria

Äußere Haarzellen

Äußerer Tunnel

Hensen-Zellen

Claudius-Zellen

Labium vestibulare

Sulcus spiralis internus

Limbus laminae spiralis

Lamina basilaris

Innere / Äußere Pfeilerzellen

Epithel der Scala tympani

Fasern der Pars cochlearis n. vestibulocochlearis

Innere / Äußere Phalangenzellen

**Abb. 25.35.** Schema des Corti-Organs

pumpen in den Membranen der Zellen der Stria vascularis verantwortlich sein. Die Wirksamkeit der Ionenpumpen scheint allerdings nicht in allen Abschnitten der Stria vascularis gleich zu sein; so ist z. B. das Membranpotential an den Epithelzellen des unteren Bereichs der Stria vascularis niedriger als im oberen Bereich.

### Organum spirale, Corti-Organ

Das Corti-Organ ist der Rezeptor für Schallwellen. Erregt wird es durch Ablenkung der Zilien seiner Rezeptorzellen.

Das Corti-Organ liegt wie ein Wulst auf der Basilarmembran. Entsprechend dem gewundenen Verlauf der Basilarmembran um den Modiolus bildet auch das Corti-Organ eine lange Spirale.

Die wesentlichen Bestandteile des Corti-Organs sind
- die **Stützzellen** und
- die **Sinneszellen**.

Zwischen Stütz- und Sinneszellen befinden sich
- **3 Kanäle**, die mit Corti-Lymphe gefüllt sind (die Zusammensetzung der Corti-Lymphe entspricht etwa der der Perilymphe):
  • *Cuniculus internus* (*innerer Tunnel, Corti-Kanal*),
  • *Cuniculus medius* (*mittlerer Tunnel, Nuël-Raum*),
  • *Cuniculus externus* (*äußerer Tunnel*).

Überdeckt wird das Corti-Organ durch die
- **Membrana tectoria**.

Für das Verständnis der Konstruktion und der Funktion des Corti-Organs ist es wichtig zu beachten, daß es sich um eine geschlossene Einheit handelt. Erreicht wird dies dadurch, daß alle am Aufbau des Organs beteiligten Zellen basal breit auf der Basilarmembran sitzen. Apikal sind alle Zellen des Corti-Organs durch Zellhaften (Tight junctions, aber auch Zonulae adhaerentes und Desmosomen) miteinander verbunden, die die Binnenräume des Corti-Organs gegenüber der umgebenden Endolymphe des Ductus cochlearis abschließen. Durch die Verknüpfung der apikalen Abschnitte der Zellen des Corti-Organs entsteht ein Bereich, der als Membrana reticularis bezeichnet wird und lediglich von den Stereozilien der Sinneszellen des Corti-Organs überragt wird.

**Histophysiologische Hinweise.** Da die Stereozilien der Sinneszellen von kaliumreicher Endolymphe des Ductus cochlearis, die übrigen Teile der Sinneszellen aber innerhalb des Corti-Organs von dort vorhandener, kaliumarmer Corti-Lymphe umgeben sind, besteht ohne Reiz über die apikalsten Teile der Zell-membran der inneren Haarzellen ein elektrischer Gradient von 140 mV. Dieser hohe Gradient treibt $K^+$ in die Haarzelle und depolarisiert diese rasch und kräftig, wenn durch Verbiegen der Stereozilien in eine bestimmte Richtung mechanisch kontrollierte Kationenkanäle geöffnet werden.

Wichtig ist ferner, daß die Schwingungen der Basilarmembran, die unter dem Einfluß der schallbedingten Druckwellen durch die Perilymphe zustande kommen, stets das Corti-Organ als Ganzes bewegen. Für die Stabilität des Corti-Organs sorgen Stützzellen, die ein ausgeprägtes Zytoskelett (Mikrotubuli, intermediäre Filamente) besitzen. Abgeschert werden durch die Bewegung des Corti-Organs gegenüber der Membrana tectoria die für die Erregung wichtigen Stereozilien der Sinneszellen (s. unten).

**Stützzellen** und **Cuniculi** (Abb. 25.35). Zu unterscheiden sind in der Reihenfolge des Vorkommens von medial (modioluswärts) nach lateral (in Richtung auf das Lig. spirale)
- **innere Grenzzellen**,
- **innere Phalangenzellen**,
- **innere Pfeilerzellen**,
- **äußere Pfeilerzellen**,
- **äußere Phalangenzellen**,
- **äußere Grenzzellen** (*Hensen-Zellen*)
- **äußere Stützzellen** (*Claudius-Zellen*).
- **Hensen-Zellen**, *Claudius-Zellen, Böttcher-Zellen*.

**Äußere Grenzzellen** folgen den Epithelzellen des Sulcus spiralis internus (Abb. 25.35) und begrenzen das Corti-Organ modioluswärts.

**Innere Phalangenzellen** sind Zellen ohne deutlich ausgeprägtes Zytoskelett. Die inneren Phalangenzellen liegen in einer einzigen Reihe. Sie tragen Sinneszellen (innere Haarzellen, s. unten und Abb. 25.35) und umfassen diese kelchförmig.

**Innere** und **äußere Pfeilerzellen** stehen in 2 Zellreihen, sind schlank, durch ein stark entwickeltes Zytoskelett sehr starr und mit ihren apikalen Abschnitten gegeneinander geneigt. Dadurch bilden sie den sog. inneren Stützbogen. Außerdem fassen sie einen dreieckigen, als **inneren Tunnel** (Cuniculus internus, Corti-Kanal) bezeichneten, feinen Kanal zwischen sich. Basal liegen die Pfeilerzellen mit breiter Basis, die den Zellkern enthält, der Basilarmembran auf. Die Zellspitzen bilden Kopfplatten, von denen die der inneren Pfeilerzellen die der äußeren überlagern.

**Äußere Phalangenzellen** liegen in 3–5 Reihen nebeneinander. Sie bestehen aus einem breiten, den Zellkern enthaltenden Abschnitt, der

auf der Basilarmembran sitzt, und einem fingerförmigen Fortsatz (Phalangenfortsatz), der in eine abgeflachte Phalangenplatte übergeht. Die breiten Abschnitte der äußeren Phalangenzellen tragen apikal Sinneszellen (äußere Haarzellen, s. unten), die dann seitlich von den dünnen Phalangenfortsätzen begleitet werden. Zwischen den äußeren Pfeilerzellen einerseits und der inneren Reihe der äußeren Phalangenzellen mit ihren äußeren Haarzellen andererseits befindet sich als erweiterter Raum der **Nuël-Raum** (Cuniculus medius), der tunnelförmig das Corti-Organ durchzieht. Der Nuël-Raum steht einerseits mit dem Corti-Tunnel (s. oben), andererseits mit relativ weiten Interzellularräumen um die inneren Haarzellen in Verbindung. Die äußeren Phalangenzellen sind zytoskelettreich und bilden den äußeren Stützbogen des Corti-Organs.

**Äußere Grenzzellen** (*Hensen-Zellen*) bilden die laterale Begrenzung des Corti-Organs. Apikal befindet sich zwischen den äußeren Grenzzellen und den Phalangen der äußeren Reihe der äußeren Haarzellen als erweiterter Kanal der *äußere Tunnel* (Cuniculus lateralis).

**Äußere Stützzellen** (*Claudius-Zellen*) folgen den äußeren Grenzzellen nach lateral und bilden den Boden des Sulcus spiralis externus. Sie setzen sich ins Epithel der Prominentia spiralis und schließlich in das der Stria vascularis fort.

**Sinneszellen.** Zu unterscheiden sind:
– **innere Haarzellen**,
– **äußere Haarzellen.**

*Gemeinsam* ist ihnen, daß sie keine direkte Verbindung mit der Basilarmembran haben, sondern in Verbreiterungen des oberen Teils der Phalangenzellen ruhen. An ihrer Oberfläche haben die Haarzellen 50–120 Stereozilien, die jeweils zur lateralen Zellseite hin größer werden. Die Stereozilien enthalten viele Aktinfilamente, die in einer Kutikularplatte (terminal wap) verwurzelt sind. Kinozilien fehlen an der Oberfläche der Haarzellen.

*Unterschiede* bestehen zwischen inneren und äußeren Haarzellen hinsichtlich ihrer Lage und Form sowie ihrer Mitochondrienverteilung und Innervation.

**Innere Haarzellen** (Abb. 25.35) werden von den inneren Phalangenzellen getragen und von diesen weitgehend umfaßt. Ihrer Form nach sind die inneren Haarzellen flaschenförmig, haben Mitochondrienansammlungen an der Zellbasis und stehen direkt nur mit afferent leitenden Neuronen in Verbindung. Efferente Fasern treten teils an afferente Boutons, teils an afferente Fasern heran. Die 50–60 Stereozilien sind in Reihen angeordnet. Bis zu einem gewissen Grade ähneln die inneren Haarzellen den Typ-I-Zellen der Maculae staticae und Cristae (S.685).

**Äußere Haarzellen** befinden sich zwischen den äußeren Phalangenzellen (s. oben), sind zylindrisch schlank und haben mehr Mitochondrien, besonders unter der seitlichen Zelloberfläche, wo auch Aktinfilamente vorkommen. Äußere Haarzellen sind kontraktil. Sie bilden sowohl mit afferenten als auch mit efferenten Neuronen Synapsen. Die 60–120 Stereozilien an der Oberfläche sind V- bzw. W-förmig angeordnet.

*Weitere Unterschiede* zwischen inneren und äußeren Haarzellen betreffen ihre Zahl und Anordnung. Die 3.500 inneren Haarzellen pro Ohr stehen in einer Reihe – von ihnen kommen 95% der cochlearen Afferenzen –, die etwa 12.000 äußeren Haarzellen pro Ohr stehen in 3 Reihen – von ihnen kommen jedoch nur 5% aller cochlearen Afferenzen.

Was die *Innervation* der Sinneszellen angeht, werden die inneren Haarzellen im wesentlichen von afferenten Neuriten großer Bipolarzellen aus dem Ganglion spirale nach dem Divergenzprinzip innerviert (jede innere Haarzelle wird von etwa 20 Nervenfasern erreicht). Anders verhält sich die Innervation der äußeren Haarzellen. Sie werden nach dem Konvergenzprinzip von kleineren bi-, pseudounipolaren oder unipolaren Zellen des Ganglion spirale innerviert.

**Ganglion spirale cochleae.** Es liegt im Modiolus (Abb. 25.34) (Nervenzelltypen s. oben). Die Fasern, die zu den Haarzellen ziehen, durchbrechen die Basilarmembran, und diejenigen, die zu den äußeren Haarzellen gelangen, ziehen frei durch den inneren Tunnel und Nuël-Raum bis zur Basis der Sinneszellen.

**Membrana tectoria.** Sie bedeckt als einseitig befestigte Platte das Corti-Organ. Die Lamina tectoria geht vom Labium limbi vestibulare (Abb. 25.35) aus, dem Rand einer verdickten, von Epithel bedeckten Bindegewebelage (Limbus laminae spiralis) auf der Lamina spiralis ossea. Die Epithelzellen dieser Regionen springen leistenartig über die Oberfläche hervor. Sie werden von im Querschnitt T-förmigen Interdentalzellen bedeckt, die vermutlich das Material für die Membrana tectoria abscheiden. Die Membrana tectoria selbst besteht aus einer gallertartigen Matrix mit Filamenten. Ihre Dicke beträgt 120–210 μm. Funktionell ist wichtig, daß die Lamina tectoria mit den längsten Zilien der Haarzellen in un-

mittelbarer Verbindung steht, nicht jedoch mit den kürzeren. Da aber die Zilien der Haarzellen untereinander durch Mukosubstanzen verbunden sind, erfolgt die Ablenkung aller Zilien stets gemeinsam.

**Histophysiologischer Hinweis.** Werden die Stereozilien nach lateral (in Richtung auf das Lig. spirale) abgebogen, werden die Haarzellen erregt, werden sie nach medial (modioluswärts) abgebogen, gehemmt.

## Histophysiologie des Hörens

Ankommende Schallwellen setzen das Trommelfell in Schwingungen. Die Schwingungen werden durch die Gehörknöchelchen auf die Stapesplatte im ovalen Fenster und von hier auf die Perilymphe im Innenohr übertragen. Dabei bewirken v. a. die unterschiedliche Länge der Hebelarme in der Gehörknöchelchenkette (Hebelverstärkung etwa 1,3) und das Verhältnis der Flächengrößen von Trommelfell zu Fenestra vestibuli (etwa 17:1) eine Verminderung der reflexionsbedingten Energieverluste beim Übergang von Luft zum schallhärteren Medium Perilymphe.

Eine Kontraktion der Mittelohrmuskeln (M. tensor tympani mit Ansatz am Steigbügelkopf) dämpft die Schwingungen der Gehörknöchelchen und schwächt damit die Übertragung des Schalls besonders im Tieftonbereich ab. Unmittelbar bevor man selbst spricht, beginnen sich die Mittelohrmuskeln zu kontrahieren. So können wir leichter die Sprache eines anderen verstehen, der gleichzeitig etwas sagt, oder relativ leise hochfrequente Töne der Umgebung noch wahrnehmen. Zudem könnte es unser Innenohr vor Ermüdung (und Verletzung?) durch unser eigenes Schreien schützen. Auch bei Geräuschen von außen kontrahiert sich reflektorisch der M. stapedius, allerdings erst, wenn der Schalldruckpegel eine Schwelle überschreitet. Der Reflex kann nicht vor einem Knall schützen, denn es dauert etwa 100–200 ms, bis sich der M. stapedius voll kontrahiert

hat. Ob er das Innenohr vor länger anhaltendem starkem Lärm schützen kann, ist umstritten. Sicherlich verbessert der Reflex jedoch das Sprachverständnis bei niederfrequenten Störgeräuschen.

Durch die Schwingungen der Steigbügelplatte entstehen in der Perilymphe Druckwellen, die die Scala vestibuli hinaufgeleitet werden und den Endolymphschlauch des Ductus cochlearis zur Auslenkung in Form von Wanderwellen bringen. Die Basilarmembran, auf der das Corti-Organ liegt, ist nicht straff gespannt, sondern wird zum Helicotrema hin lockerer. Da die Breite ihres membranösen Teils zum Helicotrema hin ebenfalls zunimmt, die Scala vestibuli sich jedoch verengt, nehmen die Amplituden der gegen das Helicotrema laufenden Wellen zunächst zu (bei fallender Wellengeschwindigkeit) und werden erheblich höher als in der Stapesregion. Aufgrund von Dämpfung verebben die Wellen dann allerdings völlig, und zwar i.allg. noch vor dem Helicotrema. Das Amplitudenmaximum liegt für hohe Frequenzen in der Nähe der Schneckenbasis, für niedrige in der Nähe der Spitze.

Der adäquate Reiz für die Haarzellen (Sinneszellen) des Corti-Organs ist die Verbiegung ihrer Stereozilien (Sinneshaare), die dadurch zustande kommt, daß sie mit der Membrana tectoria verbunden sind, und diese gegenüber der Basilarmembran eine Relativbewegung durchmacht. Abstandsänderungen zwischen der Membrana tectoria und der Basilarmembran kommen jedoch nicht vor. Die Abscherung der Zilien löst schließlich durch einen Transduktionsprozeß Aktionspotentiale im N. cochlearis aus.

Schließlich werden die Schwingungen der Perilymphe der Scala vestibuli auf die Scala tympani übertragen und führen zur Ausbauchung des runden Fensters. Wichtig ist, daß ankommende Schallwellen ovales und rundes Fenster nicht phasengleich erreichen (Schallschutz des runden Fensters durch das Trommelfell).

# 26 Nervensystem

Die vorliegenden Ausführungen über das Nervensystem beschränken sich auf kurze Beschreibungen der Organisationsprinzipien sowie der Mikromorphologie des Rückenmarks, des Gehirns, der Meningen sowie des peripheren und vegetativen Nervensystems. Unberücksichtigt müssen zahlreiche andere Aspekte bleiben – anatomische, physiologische, biochemische. Erst alles zusammen gibt Einblick in die komplexe Bau- und Funktionsweise des Nervensystems. Aber bereits Kenntnisse der histologischen Grundstrukturen des Nervensystems ermöglichen einen Zugang zum Verständnis neurobiologischer Zusammenhänge.

## 26.1 Aufbau und Gliederung

Das Nervensystem besteht aus **Neuronenketten**, d.h. aus Aufeinanderfolgen von Nervenzellen, die in synaptischem Kontakt stehen. Die einfachste Form einer Neuronenkette ist ein Leitungsbogen aus 2 Nervenzellen, d. h. aus einer afferenten und einer efferenten Nervenzelle (**einfacher Leitungsbogen**, Abb. 26.1). Afferent ist ein Neuron, wenn es Erregungen vom peripheren Rezeptor zum Zentralnervensystem (ZNS) leitet; efferent, wenn die Erregung vom Zentralorgan in die Peripherie zum Erfolgsorgan (Effektor) läuft. Ein einfacher Leitungsbogen hat im Prinzip nur 1 Synapse, nämlich zwischen dem afferenten und dem efferenten Neuron. Einfache Leitungsbögen dienen der Ausführung von **Eigenreflexen** der Muskulatur (monosynaptische Reflexe, z.B. Patellarsehnenreflex, Bizepsreflex); der Rezeptor befindet sich in dem Muskel, der auch Effektor ist.

Die meisten Leitungsbögen sind jedoch aus Neuronenketten zusammengesetzt (**zusammengesetzte Leitungsbögen**). Zwischen dem afferenten und dem efferenten Neuron befinden

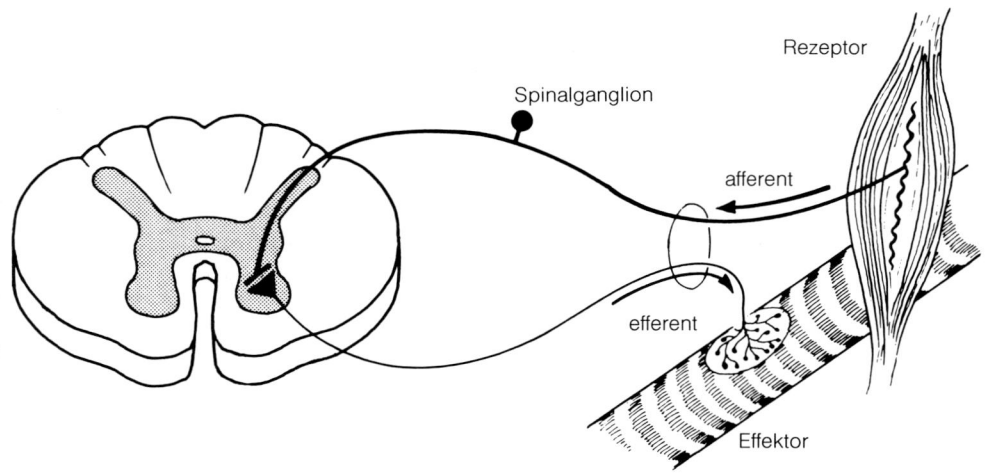

**Abb. 26.1.** Schematische Darstellung eines einfachen Leitungsbogens, der aus einem afferenten und einem efferenten Neuron besteht. Verbunden sind die beiden Anteile des Leitungsbogens durch eine Synapse im ZNS, hier Rückenmark. [Aus Schiebler TH, Schmidt W (1991) Lehrbuch der gesamten Anatomie des Menschen, 5. Aufl., Springer, Berlin Heidelberg New York Tokyo]

sich Interneurone. Ein Beispiel für Reflexe in zusammengesetzten Leitungsbögen sind die **Fremdreflexe** der Muskulatur (polysynaptische Reflexe, z.B. Bauchdeckenreflex); in diesen Fällen sind gereiztes Organ und Erfolgsorgan nicht identisch.

Leitungsbögen vermaschen untereinander. Dies kommt dadurch zustande, daß jede Nervenzelle durch Kollateralen und Aufzweigungen am Ende ihres Axons mit mehreren anderen Nervenzellen in Kontakt tritt *(Divergenz der Erregungsleitung)*, und daß jedes Neuron von Axonen zahlreicher anderer Nervenzellen erreicht wird *(Konvergenz der Erregungsleitung)*. Dies führt zu der komplizierten und in vielen Einzelheiten unverstandenen Bauweise des Nervensystems.

Das Nervensystem gliedert sich in
– **Zentralnervensystem (ZNS)** und
– **peripheres Nervensystem**.
Das ZNS besteht aus

– **Rückenmark** und
– **Gehirn**.
Unter peripherem Nervensystem werden alle Teile des Nervensystems außerhalb des ZNS verstanden; es setzt sich aus Nervenfasern und kleinen Ansammlungen von Nervenzellen, den Ganglien, zusammen.

Unter funktionellen Gesichtspunkten ist es möglich, zwischen
– **somatischem** (animalischem) **Nervensystem** und
– **vegetativem** (autonomem) **Nervensystem** zu unterscheiden.

Das **somatische Nervensystem** umfaßt alle Teile des Nervensystems (zentral und peripher), die der Verbindung zwischen dem Organismus und seiner Umwelt dienen.

Das **vegetative Nervensystem** innerviert v. a. die inneren Organe. Zwischen somatischem und vegetativem Nervensystem bestehen Bauunterschiede (S. 720).

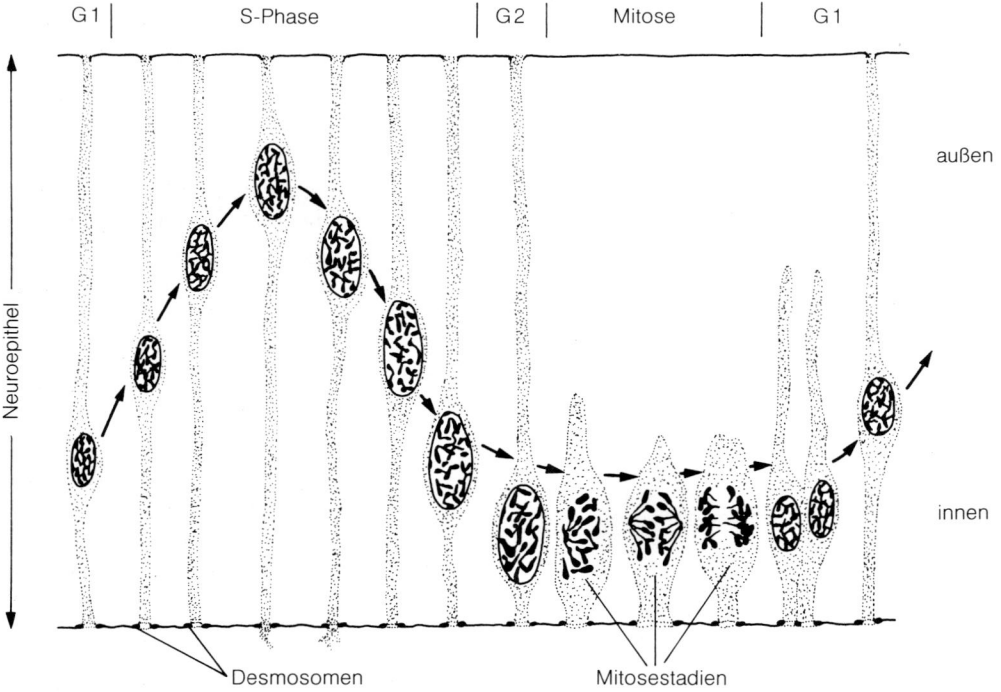

**Abb. 26.2.** Zellteilung von Neuroepithelzellen. In der Metaphase runden sich die Zellen ab und sitzen breitbasig der Innenfläche des Neuralrohres auf. Zu Beginn der Interphase wandert der Zellkern in der Neuroepithelzelle nach außen. Dabei bleiben die Zellen durch einen schmalen Zytoplasmafortsatz mit der Innenseite in Verbindung. Mit Hilfe der $^3$H-Thymidinmarkierung konnte autoradiographisch nachgewiesen werden, daß die Synthesephase (S-Phase) etwa 6 h dauert. Der gesamte Zellzyklus einschließlich einer Mitose beansprucht etwa 11 h. [Aus Schiebler TH, Schmidt W (1977) Lehrbuch der gesamten Anatomie des Menschen, 4. Aufl., Springer, Berlin Heidelberg New York Tokyo]

**Grundfunktionen des Nervensystems** sind
- *Informationen*, die durch sensorische bzw. sensible Reize (z.B. Licht, Wärme) oder durch mechanische oder chemische Veränderungen des inneren und äußeren Körpermilieus entstehen, *aufzunehmen, fortzuleiten*, zu *übertragen* und zu *analysieren*;
- die *Tätigkeiten* des Körpers – insbesondere motorische, viszerale, endokrine – und die des Nervensystems selbst, direkt oder indirekt, zu *integrieren* und zu *koordinieren*.

## 26.2 Zentralnervensystem

### 26.2.1 Histogenese

Nervenzellen und Glia entwickeln sich aus Neuroepithel. Die Zellvermehrung erfolgt durch Mitosen in einer Marginalzone (Abb. 26.2), die in der Anlage des Rückenmarks um den Zentralkanal liegt. Etwa am Ende der 4. Embryonalwoche bilden sich aus den Neuroepithelzellen die ersten primitiven Nervenzellen *(Neuroblasten)*, die einen großen hellen Kern mit deutlichem Nukleolus haben. Auch *Glioblasten* entstehen aus dem Neuroepithel, jedoch erst nachdem die Bildung von Neuroblasten aufgehört hat.

Die **Nervenzellen** durchlaufen verschiedene Entwicklungsstadien, und zwar die
- des *apolaren Neuroblasten* (Neuroblast ohne Fortsätze),
- des *bipolaren Neuroblasten* (Neuroblast mit 1 Dendrit und 1 Neurit) und
- des *jungen Neurons* mit mehreren Dendriten und 1 Neurit.

Schließlich entstehen die verschiedenen Nervenzellformen.

Eine junge Form der **Glia** ist die *radiäre Glia*. Die Zellen weisen zu dieser Zeit besonders lange Fortsätze auf, an denen entlang Nervenzellen aus der Bildungszone zu ihrem endgültigen Platz wandern können.

Während Nervenzellen ihre Teilungsfähigkeit verlieren, bewahrt sie die Glia zeitlebens, wenn auch für die verschiedenen Gliazellarten und die verschiedenen Gebiete des ZNS unterschiedlich.

### 26.2.2 Graue und weiße Substanz

Im Laufe der Entwicklung kommt es zu einer Verlagerung und Ansammlung von Nervenzellen in umschriebenen Gebieten sowie zur Bündelung v.a. von markreichen Nervenfasern. Dadurch entsteht eine Gliederung des ZNS in
- **graue nervenzellreiche Substanz** *(Substantia grisea)* und
- **weiße nervenfaserreiche Substanz** *(Substantia alba)*.

Die **graue nervenzellreiche Substanz** besteht aus
- *Perikarya*,
- *Neuropil*, dem zwischen den Nervenzellen gelegenen Gewirr aus Fortsätzen verschiedener Art (Neuriten, Dendriten, Gliafortsätze) und Kapillaren.

*Perikarya*. In der Regel legen sich gleich aussehende Perikarya zusammen. Sie bilden sog. Kerne (Nuclei) oder Areale.

**Hinweis.** Die Bezeichnung Kern (Nucleus) für eine Ansammlung von Nervenzellen ist nicht mit Nucleus = Zellkern zu verwechseln. Derselbe Begriff, Nucleus, hat also mehrere Bedeutungen.

Häufig sind Kerngebiete durch Unterschiede im Aussehen der Nervenzellen weiter unterteilt. Dadurch entsteht insgesamt in der grauen Substanz eine zytoarchitektonische Gliederung.

Vielfach entspricht dieser auch eine funktionelle Gliederung, da bestimmte Gebiete des Gehirns bestimmte Aufgaben erfüllen. Jedoch ist nicht von jedem zytoarchitektonischen Gebiet des ZNS die funktionelle Zugehörigkeit bekannt.

**Hinweis.** Auch die Anordnung der Glia, der Gefäße, der Markscheiden und die Verteilung der verschiedenen histo- und biochemisch nachweisbaren Stoffe usw. sind regional unterschiedlich. Es wird von verschiedenartigen „architektonischen" Gliederungen gesprochen: Gliaarchitektonik, Angioarchitektonik, Myeloarchitektonik, Chemoarchitektonik usw.

*Neuropil*. Die Entfaltung des Neuropils ist regional außerordentlich verschieden. Insbesondere dort ist das Neuropil reichlich vorhanden, wo viele Synapsen vorkommen, wo die Glia reichlich ist und viele Gefäße vorhanden sind.

**Hinweis.** Die Zahl der Nervenzellen entspricht bereits zur Zeit der Geburt der des späteren Lebens. Das Wachstum des Gehirns beruht daher in erster Linie auf der Vermehrung des Neuropils.

**Weiße nervenfaserreiche Substanz.** Hier verlaufen die Nervenfasern, die von den Perikarya eines bestimmten Gebietes ausgehen, oft in Bündeln. Sie bilden *Tractus* (Fasciculi, Nervenbahnen), die Nervenzellansammlungen miteinander verbinden können. Häufig verlaufen in

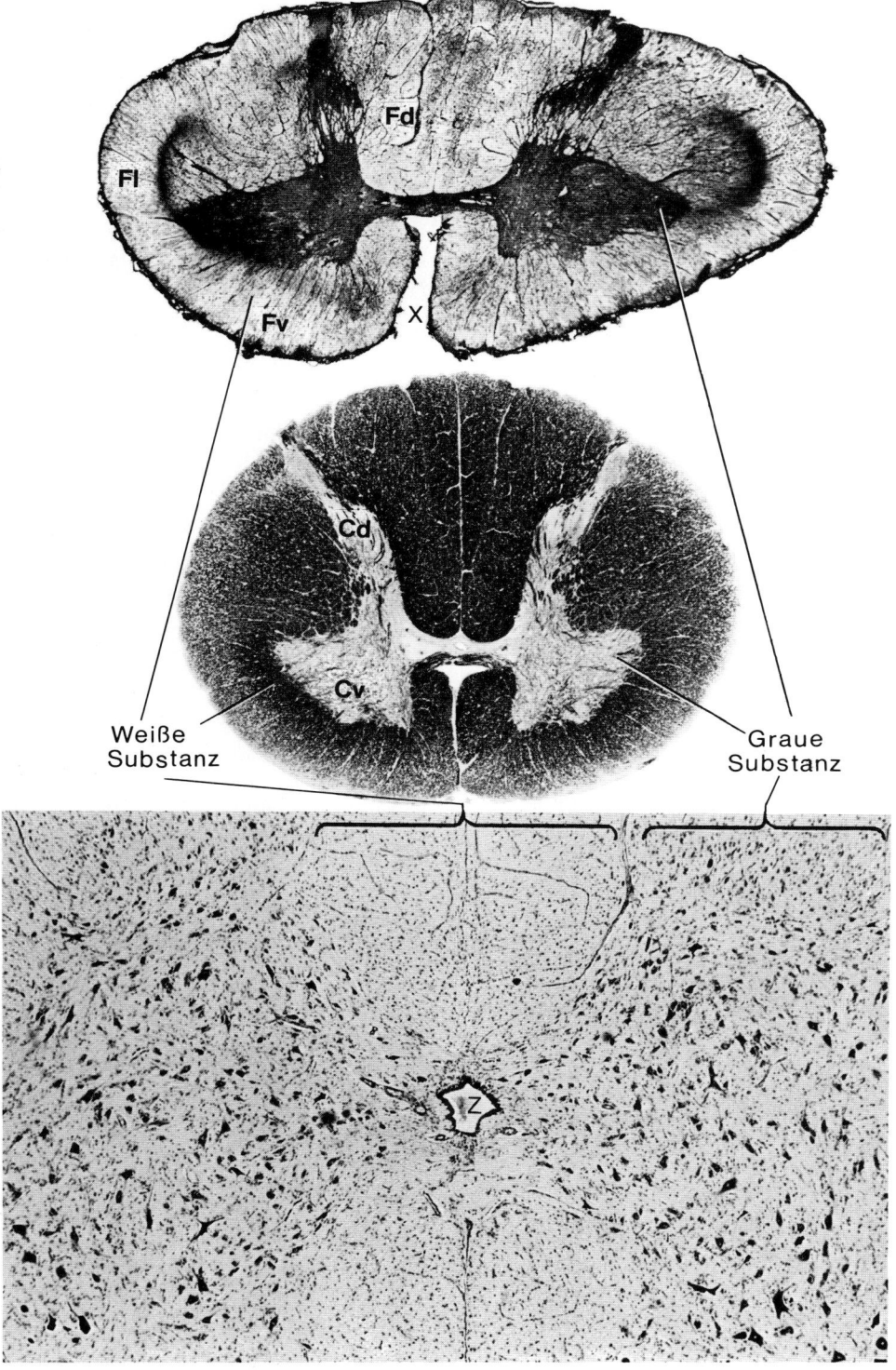

**Abb. 26.3.** Querschnitte durch das Rückenmark (Pars cervicalis). Ob die weiße Substanz *(außen)* hell und die graue Substanz *(innen)* dunkel erscheinen, hängt von der verwendeten Färbung ab. *Oben* und *unten*: Färbungen mit Toluidinblau. Angefärbt werden die Nervenzellen in der grauen Substanz. *Mitte*: Färbung nach Weigert. Angefärbt werden die Markscheiden der Nervenfasern in der weißen Substanz. *Fd* Fasciculus dorsalis, *Fl* Fasciculis lateralis, *Fv* Fasciculus ventralis, *Cd* Cornu dorsale, *Cv* Cornu ventrale, *Z* Zentralkanal. *X* Fissura mediana ventralis

einem Tractus aber auch Nervenfaserbündel aus mehreren Gebieten.

**Graue und weiße Substanz** sind in den verschiedenen Abschnitten des ZNS unterschiedlich verteilt. Im Groß- und Kleinhirn bildet die graue Substanz einen oberflächlichen Mantel, während im Rückenmark die graue Substanz zentral liegt und von weißer Substanz umgeben wird. In anderen Gebieten überwiegen Kerne, die im Querschnitt rund, sonst aber vielgestaltig sein können und oft mit bloßem Auge zu erkennen sind. Eine bevorzugte Lage zur Oberfläche besteht dann nicht.

Schließlich gibt es im ZNS Gebiete, in denen die Gliederung in weiße und graue Substanz unscharf ist, insbesondere im Stammhirn. Dort sind gleichzeitig in großer Zahl Nervenzellen und myelinhaltige Nervenfasern vorhanden. Diese Gebiete werden als Formatio reticularis bezeichnet.

## 26.2.3 Rückenmark

Das Rückenmark ist ca. 45 cm lang und befindet sich im Canalis vertebralis. Es gliedert sich in 31 Rückenmarksegmente (s. Lehrbücher der Anatomie).

Querschnitte durch das Rückenmark sind rund bis oval (Abb. 26.3 und 26.4). Sie weisen vorne eine schmale, tiefe Spalte (Fissura mediana

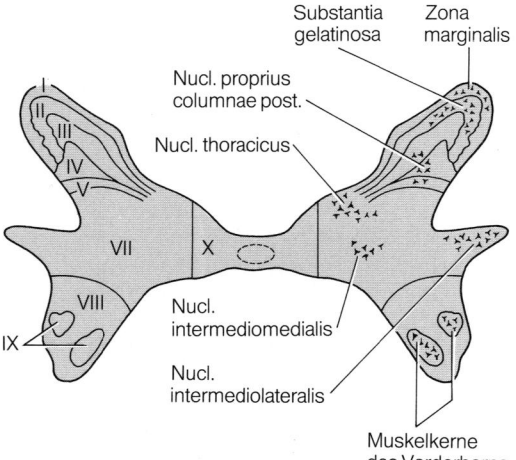

**Abb. 26.4.** Laminae und Zellgruppen des Rückenmarks im Segment Th10. Lamina VI ist in diesem Segment undeutlich und deswegen nicht eingetragen. [Aus Schiebler TH, Schmidt W (1991) Lehrbuch der gesamten Anatomie des Menschen, 5. Aufl., Springer, Berlin Heidelberg New York Tokyo]

ventralis) und hinten einen Sulcus medianus dorsalis auf, der sich in ein gliöses Septum medianum dorsale fortsetzt.

In seinem Inneren besteht das Rückenmark aus

– **grauer Substanz** *(Substantia grisea)*, die zentral liegt und die Form eines H hat (auch als Schmetterlingsfigur bezeichnet), und
– **weißer Substanz** *(Substantia alba)*, die die graue Substanz umgibt (Abb. 26.3).

Zentral befindet sich im Rückenmark der

– **Zentralkanal** *(Canalis centralis)*, der beim Erwachsenen auf weite Strecken obliteriert ist.

### Graue Substanz

Die graue Substanz des Rückenmarks (Abb. 26.3) besteht auf jeder Seite aus

– einem **Vorderhorn** *(Cornu ventrale)*; räumlich: **Vordersäule** *(Columna ventralis)*,
– einem **Hinterhorn** *(Cornu dorsale)*; räumlich **Hintersäule** *(Columna dorsalis)*, und
– einem **Seitenhorn** *(Cornu laterale)*; räumlich: **Seitensäule** *(Columna lateralis)*. Ein Seitenhorn/eine Seitensäule kommt jedoch nur im untersten Halsmark, im Brustmark und im oberen Lendenmark (C8–L2) vor.

Die Gestaltung der grauen Substanz im einzelnen ist in den verschiedenen Höhen des Rückenmarks unterschiedlich (s. unten).

### Nervenzellen des Rückenmarks

Diese kommen ausschließlich in der grauen Substanz vor und sind multipolar. Im einzelnen bestehen jedoch zwischen den Nervenzellen erhebliche Größen- und Formunterschiede, wie auch zwischen ihren Neuriten. Dadurch, daß häufig gleichartige Nervenzellen zusammenliegen, bekommt die graue Substanz ihre charakteristische Gliederung (Schichtenbau und Zytoarchitektonik).

Nach dem Verhalten ihrer Neuriten werden in der grauen Substanz des Rückenmarks unterschieden

– **Wurzelzellen**,
– **Binnenzellen**,
– **Strangzellen**.

**Wurzelzellen.** Wurzelzellen des Rückenmarks sind die Nervenzellen, die ihre Neuriten über die vordere Wurzel (Radix ventralis) zu den Spinalnerven entsenden (Abb. 26.1). Wurzelzellen werden v. a. im Vorderhorn und in den Seitenhörnern der grauen Substanz gefunden.

Folgende Wurzelzellen sind besonders herauszuheben:

– **Große Vorderhornzellen** ($\alpha$-Motoneurone, die größten Nervenzellen des Rückenmarks, Durchmesser 30–80 µm). Sie bilden im Vorderhorn des Rückenmarks mehrere „Kerne". Die Axone der Motoneurone geben noch in der grauen Substanz 1–5 Kollateralen ab, die sich z.T. mit Interneuronen (Renshaw-Zellen) verbinden, die ihre Axone zu den Vorderhornperikarya, von denen die Erregung ausgegangen ist, zurücksenden und sie hemmen. Extramedullär haben die Axone der Vorderhornzellen Durchmesser zwischen 12 und 20 µm und ziehen zu jeweils bestimmten Muskelgruppen des Bewegungsapparates. Dort enden sie mit motorischen Endplatten.

– **Kleine Vorderhornzellen** ($\gamma$-Motoneurone, Durchmesser 15 – 40 µm). Ihre Axone (Durchmesser extramedullär 2–15 µm) versorgen die intrafusalen Muskelfasern von Muskelspindeln und regeln deren Spannung (S.652).

– **Nervenzellen des Sympathikus** (S.721). Es handelt sich um multipolare Nervenzellen verschiedener Größe (15–50 µm). Sie liegen in den Seitenhörnern der Rückenmarksegmente C8 – L2. Ihre Axone enden in vegetativen Ganglien (s. unten). Sie haben viszeromotorische und viszerosekretorische Aufgaben (viszeromotorisch: Innervation der glatten Muskulatur der Eingeweide; viszerosekretorisch: Innervation von Drüsenzellen).

– **Nervenzellen des Parasympathikus** (S.723) haben mittlere Größe und sind verschieden geformte multipolare Nervenzellen. Sie befinden sich in den Rückenmarksegmenten S2 – S4 zwischen Vorder- und Hinterhorn. Auch die Axone dieser Zellen ziehen zu vegetativen Ganglien und stehen im Dienst der Viszeromotorik und Viszerosekretion.

**Binnenzellen**. Binnenzellen sind Interneurone (S.246).Ihre Axone bleiben in der grauen Substanz und verbinden Nervenzellen des gleichen Segments, aber auch verschiedener Segmente derselben oder der gegenüberliegenden Seite. Binnenzellen sind in der Regel diffus in der grauen Substanz des Rückenmarks verteilt und deswegen schwer zu identifizieren.

**Strangzellen**. Die Perikarya der Strangzellen liegen in den dorsalen Teilen der Zona intermedia (Lamina VII, Abb.26.4) oder im Hinterhorn. Ihre Neuriten verlaufen in der Regel in der weißen Substanz (auch über weite Strekken, z.B. als Tractus spinocerebellaris vom Rückenmark zum Kleinhirn).

## Schichtenbau und Zytoarchitektonik des Rückenmarks

Die graue Substanz gliedert sich in 9 Laminae, die von dorsal nach ventral durchnumeriert werden (I – IX, Abb.26.4). Hinzu kommt die Lamina X, das Gebiet um den Zentralkanal. Die Schichten unterscheiden sich morphologisch durch unterschiedlich gestaltete Nervenzellen und durch ihr Neuropil (S.695) sowie funktionell. Vielfach fügen sich innerhalb der Laminae oder auch übergreifend Nervenzellen zu Nervenzellgruppen, Nuclei, zusammen.

**Lamina I – IV**. Diese befinden sich in der *Hintersäule*. Die Perikarya ihrer Nervenzellen sind meist klein, höchstens mittelgroß. Überwiegend handelt es sich um Interneurone. Jedoch besitzt das Hinterhorn auch Strangzellen (s. oben): *große Hinterhornzellen* für den kontralateralen Tractus spinothalamicus (s. Lehrbücher der Anatomie). Erreicht werden die Hinterhornzellen von somatoafferenten oder viszeroafferenten Fasern, v.a. aus der Haut und den Eingeweiden, einschließlich Schmerzfasern. – Morphologisch auffällig ist im Hinterhorn die Lamina II.

**Lamina II, Substantia gelatinosa**. Sie liegt im Hinterhornkopf und zeigt auf Querschnitten durch unfixiertes Rückenmark einen dunkleren Farbton. Besonders deutlich ist sie im Lumbalmark. In der Substantia gelatinosa kommen überwiegend kleine, dicht gelagerte Nervenzellen vor, v.a. wohl Interneurone.

**Lamina VII, Zona intermedia**. Sie nimmt den mittleren Teil des Rückenmarkgraus ein und gliedert sich in ein laterales und ein mediales Feld. Zum lateralen Feld gehört zwischen C8 und L2 das Cornu laterale. Die Zona intermedia verfügt über viele Interneurone, außerdem über (viszeroefferente) Wurzelzellen und Strangzellen.

**Laterales Feld**. Auffälligster Bestandteil sind im Seitenhornbereich der *Nucleus intermediolateralis* bzw. in Höhe der Segmente S2 – S4 die Nuclei parasympathici sacrales. Die Neurone beider Kerne sind viszeroefferent: Wurzelzellen des Sympathikus im Thorakal- und Lumbalmark, des Parasympathikus im Sakralmark.

**Mediales Feld**. Es enthält den Zentralkanal, der von einer Substantia gelatinosa centralis (Lamina X) umgeben wird. Lateral davon liegt

der *Nucleus intermediomedialis*. Die Nuclei intermediolateralis und intermediomedialis des Thorakal- und Lumbalmarks sind untereinander und mit denen der Gegenseite durch strickleiterartig angeordnete cholinerge Faserbündel verknüpft. Die auffälligste Kerngruppe der Zona intermedia ist jedoch die *Columna thoracica (Nucleus thoracicus, Stilling-Clarke-Säule)*, die von C7 – L2 reicht. An ihren Perikarya enden v. a. Muskel- und Gelenkafferenzen. Die Neuriten der Nervenzellen der Columna thoracica bündeln sich und bilden den ipsilateralen Tractus spinocerebellaris dorsalis (s. Lehrbücher der Anatomie). Die Neuriten anderer Nervenzellen dieser Gegend bilden teils ipsi-, teils kontralateral den Tractus spinocerebellaris ventralis.

*Laminae VIII – IX*. Sie bilden das *Vorderhorn*. Dabei überwiegen in der Lamina VIII Interneurone für die motorischen Systeme. Die Lamina IX enthält v. a. somatoefferente Wurzelzellen ($\alpha$-Motoneurone und $\gamma$-Motoneurone), die somatotopisch gegliederte Zellgruppen bilden. Dies bedeutet, daß die Neuriten bestimmter Wurzelzellgruppen bestimmten Muskeln oder Muskelgruppen zugeordnet sind. Signale erhalten die Wurzelzellen aus der Peripherie und vom Gehirn sowohl direkt als auch über Interneurone.

## Weiße Substanz

Diese umgibt die graue Substanz mantelförmig und besteht im wesentlichen aus markhaltigen und marklosen Nervenfasern und Glia. Nervenzellen kommen dagegen nicht vor.
Die weiße Substanz gliedert sich in (Abb. 26.3):
– **Hinterstrang** *(Funiculus dorsalis)*, der zwischen den beiden Hinterhörnern liegt und sich im oberen Brust- und Halsmark unterteilt in
  • *Fasciculus cuneatus (lateralis, Burdach)*,
  • *Fasciculus gracilis (medialis, Goll)*;
– *Seitenstrang (Funiculus lateralis)*,
– *Vorderstrang (Funiculus ventralis)*.
Zwischen Hinter- und Vorderstrang befindet sich dorsal der Hinterhornspitze die *Zona terminalis* (Lissauer-Randzone, Tractus dorsolateralis). Demgegenüber sind Vorder- und Seitenstrang untrennbar. Sie werden auch gemeinsam als Vorderseitenstrang bezeichnet. Rechter und linker Vorderstrang sind durch die Commissura alba verbunden, die median und ventral der grauen Substanz liegt.

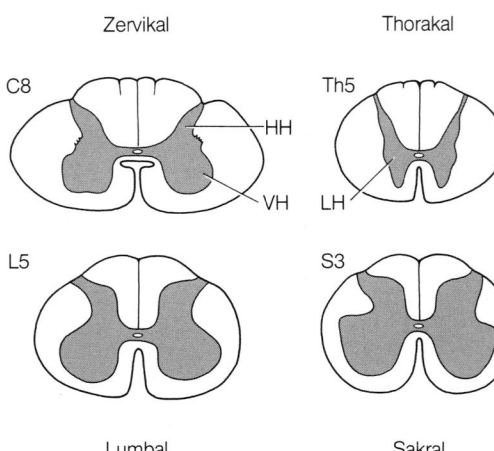

**Abb. 26.5.** Querschnitte durch das Rückenmark. Zu beachten sind die Formunterschiede und die unterschiedliche Verteilung der grauen und weißen Substanz in den verschiedenen Querschnittshöhen (*VH* Vorderhorn, *HH* Hinterhorn). [Aus: Krstić RV (1984) Illustrated encyclopedia of human histology. Springer, Berlin Heidelberg New York Tokyo]

Innerhalb der Stränge bilden die Nervenfasern überwiegend Bündel, von denen jedes eine andere Herkunft und ein anderes Ziel hat (s. Lehrbücher der Anatomie).

## Anordnung der grauen und weißen Substanz

Die Anordnung der grauen und weißen Substanz des Rückenmarks zeigt in verschiedener Höhe Unterschiede. In den unteren Teilen des Rückenmarks ist der Anteil der weißen Substanz geringer als in den oberen; die Vorderhörner sind im unteren Hals- und im Lendenbereich besonders breit (Einzelheiten s. Abb. 26.5).

## 26.2.4 Gehirn

Das Gehirn (Abb. 26.6) gliedert sich in
– **Rhombenzephalon** *(Hirnstamm)* mit
  • *Medulla oblongata (verlängertes Mark)*
  • *Metenzephalon (Nachhirn: Pons, Brücke, mit Cerebellum, Kleinhirn)*,
  • *Mesenzephalon (Mittelhirn)*;
– **Dienzephalon** *(Zwischenhirn)*,
– **Telenzephalon** *(Endhirn)*.
Von diesen Strukturen werden hier eingehender nur die Bauweisen von Kleinhirn und Endhirn besprochen. Für die anderen Abschnitte

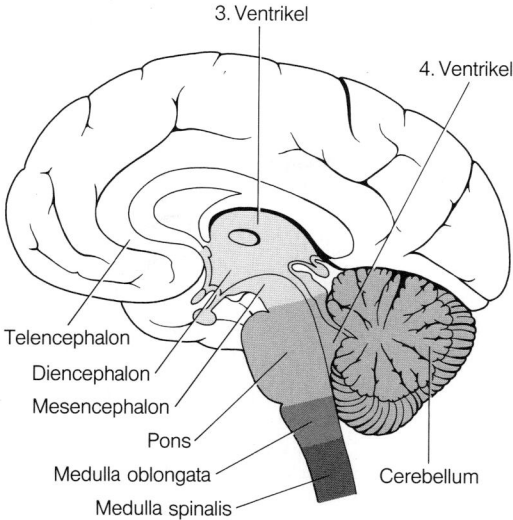

**Abb. 26.6.** Gliederung des ZNS in Medulla spinalis, Medulla oblongata, Pons, Cerebellum, Mesenzephalon, Dienzephalon, Telenzephalon

wird ein Überblick über die Verteilung der grauen und weißen Substanz gegeben. Weitere Einzelheiten s. Lehrbücher der Anatomie.

## Rhombenzephalon, Hirnstamm

Zur Gliederung des Hirnstamms in Medulla oblongata, Met- und Mesenzephalon kommt eine dorsoventrale Etagenbildung hinzu (Abb. 26.7), die v. a. auf Querschnitten zu erkennen ist. Es handelt sich um
– das dorsal gelegene **Tectum** *(Dach)*, das v. a. im Mesenzephalon deutlich zu erkennen ist,
– das basal befindliche **Tegmentum** *(Haube)* und
– den **ventralen Abschnitt**, mit neenzephalen Bahnen.

**Hinweis.** Grenzen bestehen zwischen den Etagen nicht, da sie sich verzahnen.

Jedes aufgeführte Gebiet verfügt über graue und weiße Substanz, die jedoch anders angeordnet ist als beim Rückenmark. Die graue Substanz bildet um den Aquaeductus mesencephali das zentrale Höhlengrau und tritt außerdem in allen Teilen des Hirnstamms in Form von Kerngebieten auf.
**Tectum.** Es besteht aus den Colliculi superiores et inferiores. Die Colliculi craniales sind

Reflexzentren für Augenbewegungen. Sie zeigen eine deutliche Schichtgliederung aus grauer und weißer Substanz (zusammen 7 Schichten). – Die Colliculi caudales sind in die zentrale Hörbahn eingeschaltet und enthalten ein akustisches Reflexzentrum. Sie weisen beiderseits jeweils einen deutlichen Nucleus colliculi caudalis auf.
**Tegmentum.** Die graue Substanz des Tegmentums wird v. a. gebildet von den
– *Hirnnervenkernen* und der
– *Formatio reticularis.*
*Hirnnervenkerne.* Die Hirnnervenkerne sind säulenförmige Nervenzellgruppen, die den Hirnnerven als Ursprung oder Umschaltstelle dienen. Die Kerne (Zellgruppen) liegen mehr oder weniger deutlich nebeneinander. Sie unterscheiden sich zytoarchitektonisch, aber auch in ihrer Größe und Form voneinander. Dadurch werden auf Querschnitten durch den Hirnstamm wechselnde Kernmuster gefunden. Dies ermöglicht es, die Lage von Querschnitten zu bestimmen.
*Formatio reticularis.* Es handelt sich um ein ausgedehntes Gebiet im Hirnstamm zwischen oberem Rückenmark und Dienzephalon, das durch eine lockere Anordnung von verschieden gestalteten Nervenzellen und Nervenzellgruppen sowie viel Neuropil gekennzeichnet ist. Funktionell gehört die Formatio reticularis zum Koordinationsapparat des Gehirns. Sie dient der Verknüpfung und Integration der Hirnnervenkerne untereinander und mit anderen Gebieten des Gehirns, sowie der Assoziation von Erregungen mit dem Ziel, Automatismen zu ermöglichen (Kreislaufzentrum, Atemzentrum).
Die Formatio reticularis ist in 3 parallel gelegene Zonen untergliedert, median die Zone der Raphekerne, seitlich davon die mediale Zone *(Formatio reticularis medialis)* und davon lateral die laterale Zone *(Formatio reticularis lateralis)*. Jede dieser Zonen weist verschiedene zytoarchitektonisch unterscheidbare Untergebiete auf, die jeweils spezifische Verknüpfungen besitzen.
Im *Mesenzephalon* gliedern sich in der Formatio reticularis als gesonderte Kerngebiete der *Nucleus ruber* und der *Nucleus niger* ab, deren Nervenzellpigment Einlagerungen aufweisen: kolloidales Eisen im Nucleus ruber, Melanin im Nucleus niger.
*Ventraler Abschnitt.* Dies ist das Gebiet der neenzephalen Bahnen und besteht überwiegend aus weißer Substanz. Im Mesenzephalon

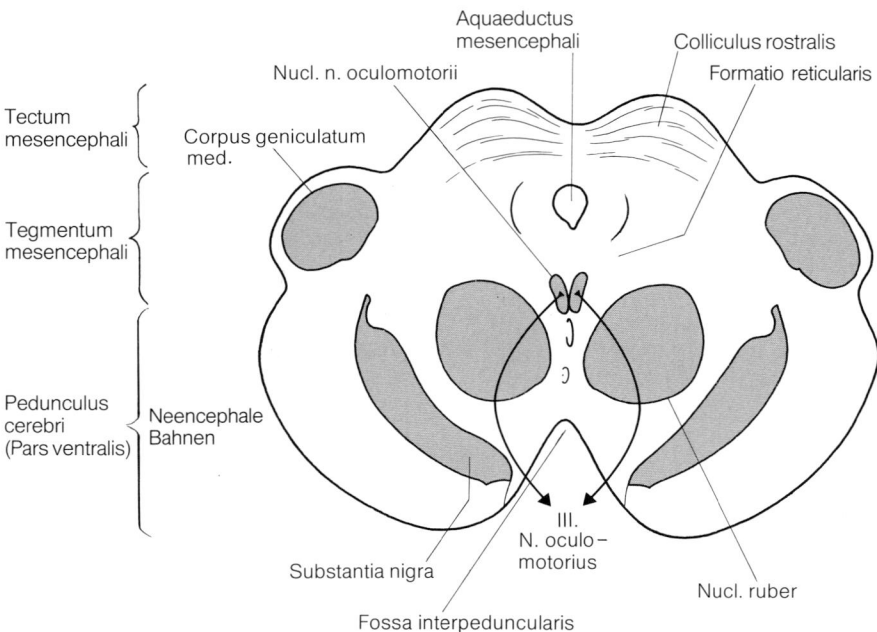

**Abb. 26.7.** Querschnitt durch das Mesenzephalon (Mittelhirn) als Beispiel für die Gliederung des Hirnstamms in graue und weiße Substanz und in Etagen

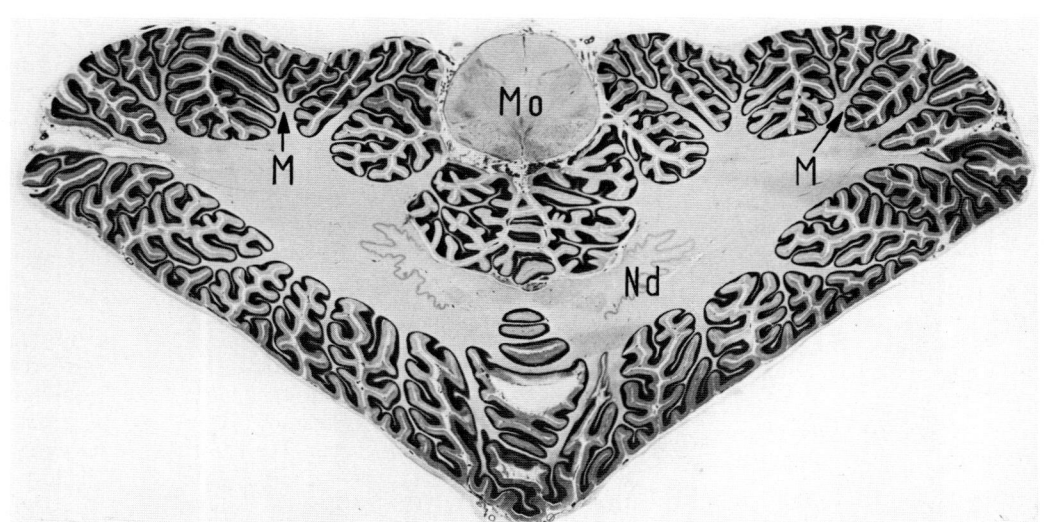

**Abb. 26.8.** Horizontalschnitt durch Kleinhirn und Medulla oblongata *(Mo)*. Zu beachten ist die typische Gliederung der Kleinhirnrinde mit dem „Arbor vitae" des Kleinhirnmarks *(M)*. Die dunkle Schicht der Kleinhirnrinde ist das zellreiche Stratum granulosum *(Nd* Nucleus dentatus)

(Abb. 26.7) bildet dieser Abschnitt den Pedunculus cerebri. Das größte graue Gebiet des ventralen Abschnitts sind die Nuclei olivares caudales (in der Medulla oblongata gelegen), die bei der Koordination von Präzisionsbewegungen der Extremitäten mitwirken.

*Weiße Substanz.* Sie ist v. a. durch große Tractus gekennzeichnet, die teilweise im Hirnstamm enden, teilweise hindurchziehen. Hinzu kommt die Masse der Nervenfasern, die die Verbindungen innerhalb des Hirnstamms selbst herstellen.

## Kleinhirn, Cerebellum

Das Kleinhirn ist aus den Rautenlippen des Metenzephalons hervorgegangen. Es liegt dem IV. Ventrikel dorsal auf und ist auf jeder Seite durch 3 Stiele mit dem Hirnstamm verbunden. Das Kleinhirn besteht aus *2 Hemisphären*, die durch den *Wurm* (Vermis) verbunden sind. Die Oberfläche des Kleinhirns hat viele Furchen, die senkrecht auf den Wurm zu orientiert sind. Einige dieser Furchen sind tiefer und unterteilen das Organ in Lappen.

Auf Querschnitten ist bereits mit bloßem Auge die Gliederung des Kleinhirns in
– **Rinde** (graue Substanz) und
– **Mark** (weiße Substanz) zu erkennen.

Dadurch, daß die Rinde Falten bildet und sich das Mark in die Falten hineinschiebt, entsteht ein Muster, das als Arbor vitae, Lebensbaum, bezeichnet wird (Abb. 26.8).

## *Kleinhirnrinde*

Die Kleinhirnrinde ist durchschnittlich 0,8 mm dick und praktisch an der ganzen Oberfläche des Organs gleichartig gebaut. Sie besteht aus 3 Schichten (Abb. 26.9 und 26.10):
– **Stratum granulosum** *(Körnerzellschicht)*, dem Mark benachbart,
– **Stratum ganglionare** *(Schicht der Purkinje-Zellen)*,
– **Stratum moleculare** *(Molekularschicht)*, unter der Oberfläche des Kleinhirns gelegen.

In diesen Schichten spielen sich komplizierte Integrationsvorgänge ab, die der Koordination und Feinabstimmung der Motorik sowie der Regulation des Muskeltonus dienen. Alle Afferenzen, die die Kleinhirnrinde erreichen, enden letztlich an den Purkinje-Zellen (Stratum ganglionare). Alle Efferenzen, die die Kleinhirnrinde verlassen, benutzen die Neuriten der

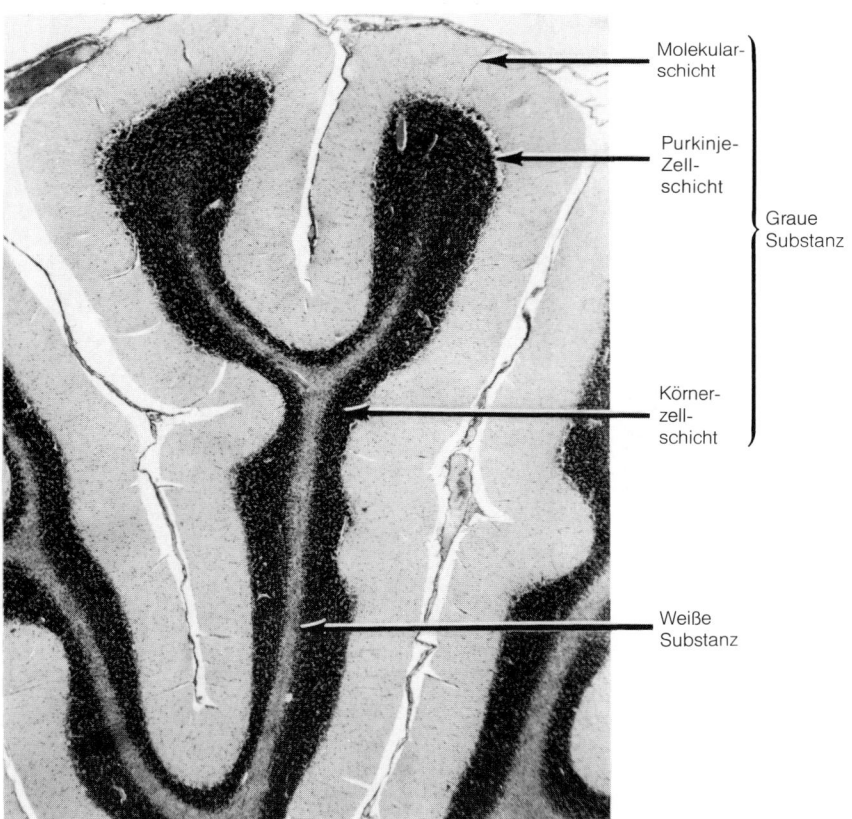

Molekular-schicht

Purkinje-Zell-schicht

Graue Substanz

Körner-zell-schicht

Weiße Substanz

**Abb. 26.9.** Ausschnitt aus der Kleinhirnrinde. Das Kleinhirn besteht aus Mark (weiße Substanz) und Rinde (graue Substanz). Die Rinde gliedert sich in Körnerzellschicht, Purkinje-Zellschicht und Molekularschicht. HE-Färbung. Vergr. 28fach

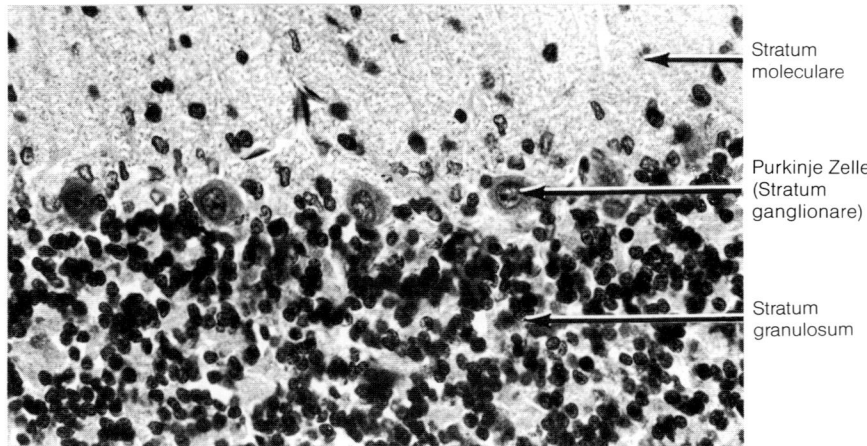

**Abb. 26.10.** Kleinhirnrinde bei starker Vergrößerung. Nicht zu erkennen sind die Verzweigungen der Dendriten der Purkinje-Zellen. Zu deren Darstellung würde es anderer Methoden bedürfen. Vergr. 250 fach

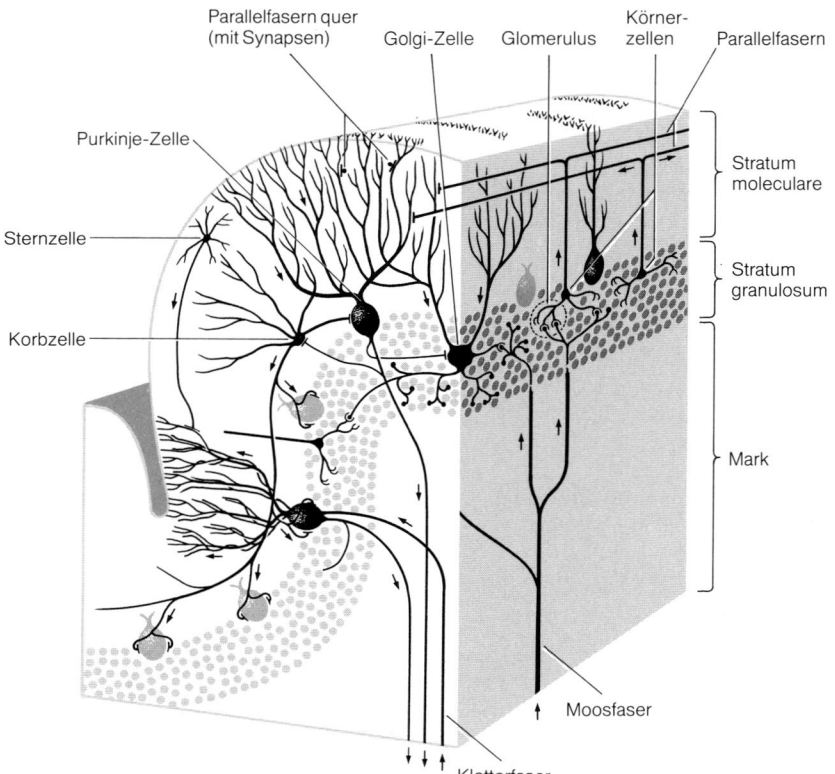

**Abb. 26.11.** Schema der Kleinhirnrinde. Erregungen werden der Kleinhirnrinde durch Kletterfasern und Moosfasern zugeleitet. Die Kletterfasern (im wesentlichen Neuriten aus dem unteren Olivenkern) verzweigen sich in der Molekularschicht, Moosfasern (Neuriten u. a. aus dem Rückenmark, den Brückenkernen, den Gleichgewichtsnerven) in der Körnerschicht. Alle Efferenzen verlassen die Kleinhirnrinde durch die Neuriten der Purkinje-Zellen. [Aus Schiebler TH, Schmidt W (1991) Lehrbuch der gesamten Anatomie des Menschen. 5. Aufl., Springer, Berlin Heidelberg New York Tokyo]

Purkinje-Zellen. Sie enden überwiegend in den grauen Kernen im Kleinhirnmark (s. unten). An den Kleinhirnkernen vorbei ziehen lediglich Fasern zu den Vestibulariskernen.

### Purkinje-Zellschicht

Die Purkinje-Zellschicht ist schmal (Abb. 26.10). Sie besteht aus etwa 15 Mio. Purkinje-Zellen, die in einem Abstand von ca. 100 μm nebeneinander liegen. Zwischen den Purkinje-Zellen kommen gelegentlich Korbzellen und Golgi-Zellen (s. unten) vor.
Die Purkinje-Zellen selbst sind die größten Zellen der Kleinhirnrinde (Durchmesser der Perikarya von 50 μm). Ihre Dendriten gehen in der Regel aus 2 kräftigen Dendritenästen hervor, die sich im Stratum moleculare vielfach, spalierobstartig verzweigen. Dies bedeutet, daß alle Dendritenäste in einer Ebene liegen, die etwa 20–30 μm tief ist und quer zur Längsachse der Kleinhirnwindungen steht (Abb. 26.11). Die Breite eines Dendritenspaliers beträgt etwa 200 μm. Diese Anordnung führt dazu, daß die Purkinje-Zellen mit ihren Dendriten in der Kleinhirnrinde quere „Scheiben" bilden (Abb. 26.11).
Die *Oberflächen der Perikarya* der Purkinje-Zellen und der dicken Dendritenabschnitte sind glatt, die der Dendriten von der 3. Ordnung an dornenreich.
Die *Neuriten der Purkinje-Zellen* ziehen in das Kleinhirnmark und enden überwiegend in den Kleinhirnkernen (s. oben). Über rekurrente Kollateralen nimmt jede Purkinje-Zelle Verbindung mit anderen Purkinje-Zellen auf.
*Funktionell* handelt es sich bei den Purkinje-Zellen um inhibitorische Neurone. Sie sind GABAerg.
**Synaptische Kontakte der Purkinje-Zellen**. An Purkinje-Zellen treten viele Axone heran, so daß sich Synapsen über die gesamte Oberfläche verteilen. Zu unterscheiden sind Synapsen an
– der **Oberfläche ihrer Perikarya** mit
  • *Neuriten von Korbzellen* (inhibitorische Wirkung) und mit
  • *Kollateralen des eigenen Neuriten oder anderer Purkinje-Zellen* (inhibitorische Wirkung);
– der **glatten Oberfläche ihrer Dendriten** mit
  • *Neuriten der Sternzellen* (inhibitorische Wirkung) und mit
  • *Kletterfasern* (exzitatorische Wirkung);
– den **Dornen der Dendriten** 3. und folgender Ordnung mit

• *Parallelfasern* (Axone der Körnerzellen, s. unten; exzitatorische Zuflüsse); die Zahl der Synapsen von Parallelfasern an Purkinje-Zelldendriten ist sehr groß, ca. 200.000 pro Purkinje-Zelle.
Über die aufgeführten Kontakte wird die Tätigkeit der Purkinje-Zellen gesteuert.

**Hinweis**. Korbzellen und Sternzellen sind Nervenzellen des Stratum moleculare (s. unten).

**Kletterfasern** sind afferente Fasern, deren Perikarya außerhalb des Kleinhirns liegen – wohl v. a. in den Nuclei olivares caudales des Hirnstamms. Wahrscheinlich tritt jede Kletterfaser nur an 1 Purkinje-Zelle heran.
Bei **Parallelfasern** handelt es sich um die T-förmig aufgeteilten Neuriten von Körnerzellen des Stratum granulosum (s. unten).

### Stratum granulosum

Das Stratum granulosum (Abb. 26.9) ist die zellreichste Schicht der Kleinhirnrinde (Dicke ca. 350 μm). Sie enthält
– viele **kleine Körnerzellen**,
– wenige **Golgi-Zellen** (*große Körnerzellen*),
– **Nervenfasern**, einige mit Markscheide,
– **Glomeruli cerebellares**,
– **Gliazellen**.
**Kleine Körnerzellen**. Sie gehören zu den kleinsten Nervenzellen des Körpers (Durchmesser der Perikarya etwa 5 μm); sie haben gewöhnlich 3–6 Dendriten und 1 Axon. Sie liegen dicht benachbart.
Die marklosen Axone der kleinen Körnerzellen steigen senkrecht in das Stratum moleculare auf, teilen sich hier T-förmig und verlaufen parallel zur Oberfläche (Parallelfasern, s. unten). Sie treten entweder direkt an Dendriten der Purkinje-Zellen heran oder an Korb- oder Sternzellen des Stratum moleculare (s. unten). Sie vermitteln exzitatorische synaptische Kontakte.
**Golgi-Zellen** (Abb. 26.11, große Körnerzellen, Durchmesser der Perikarya 8–10 μm). Ihre Zahl ist gering (ca. 10% der Körnerzellen). Sie liegen überwiegend unter der Purkinje-Zellschicht. Ihre Dendriten verzweigen sich buschartig im Stratum moleculare und werden von erregend wirkenden Parallelfasern der Körnerzellen sowie von Kollateralen der Purkinje-Zellneurite rreicht. Die Neuriten der Golgi-Zellen treten an Dendriten der Körnerzellen heran, u. a. in die Glomeruli cerebellares (s. unten).

Golgi-Zellen sind typische Interneurone, die rückkoppelnd hemmend auf die Körnerzellen wirken, von denen sie erregt werden. Ihr Neurotransmitter ist GABA. Sie dürften die synaptische Transmission der Kleinhirnrinde wesentlich modulieren.

**Moosfasern** (Abb. 26.11) sind afferente Fasern von Neuronen außerhalb des Kleinhirns (u.a. aus Rückenmark, Brückenkernen und Nn. vestibulares). Sie teilen sich im Stratum granulosum in zahlreiche Endäste auf, von denen jeder ein Glomerulus cerebellaris erreicht und dort mit Dendriten von Körnerzellen eine typische Glomerulussynapse bildet. Andere Moosfaseräste ziehen zu den Dendriten von Golgi-Zellen.

**Glomeruli cerebellares** (Abb. 26.12) sind Gebiete komplexer Synapsen zwischen Moosfasern und Dendriten der Körnerzellen. Außerdem enden Axone von Golgi-Zellen in den Glomeruli.

**Gliazellen.** In der Kleinhirnrinde kommen alle Arten von Gliazellen vor. Besonders zahlreich sind Astrozyten, die teilweise ein besonderes Aussehen haben: radiäre Glia (Bergmann-Glia, Abb. 26.13), die im Grenzbereich zwischen Körnerschicht und Purkinje-Zellschicht liegen und mit langen Fortsätzen die äußere Gliagrenzschicht bilden; sowie Fañanas-Glia, die zur protoplasmatischen Glia gehören dürfte.

*Stratum moleculare*

Das Stratum moleculare (Abb. 26.9) ist die relativ dickste Schicht der Kleinhirnrinde (um 450 µm). Sie ist verhältnismäßig zellarm, da sie überwiegend aus marklosen Nervenfasern und Dendritenverzweigungen besteht. Bei den Nervenzellen handelt es sich um

– **Korbzellen**, die im inneren Drittel der Molekularschicht liegen,
– **Sternzellen** in der äußeren Hälfte.

Von den Fasern bedürfen besonderer Besprechung die

– **Parallelfasern** und
– **Kletterfasern**.

**Korbzellen und Sternzellen** (Abb. 26.11). Gemeinsam ist beiden Zellarten die Verlaufsrichtung der Dendriten und Axone. Sie sind parallel zur Kleinhirnoberfläche und quer zur Längsachse der Windungen orientiert – also in Richtung der Purkinje-Zelldendriten. Die

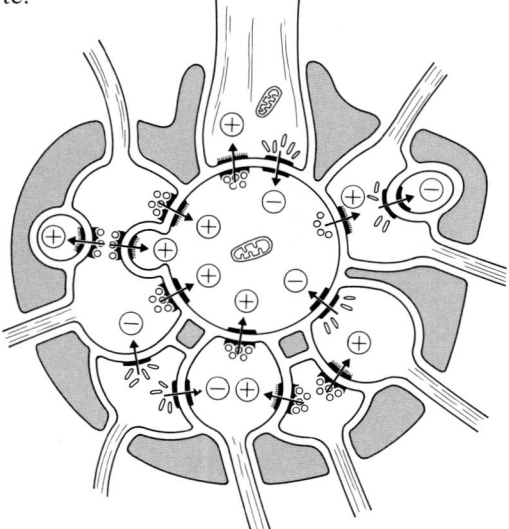

**Abb. 26.12.** Synaptischer Glomerulus des Kleinhirns. An einem zentral gelegenen dendritischen Fortsatz befinden sich verschiedene erregend ( + ) und hemmend ( – ) wirkende Synapsen. [Mit freundlicher Erlaubnis von Bedford HF (1986) Chemical neurobiology. Freeman, New York]

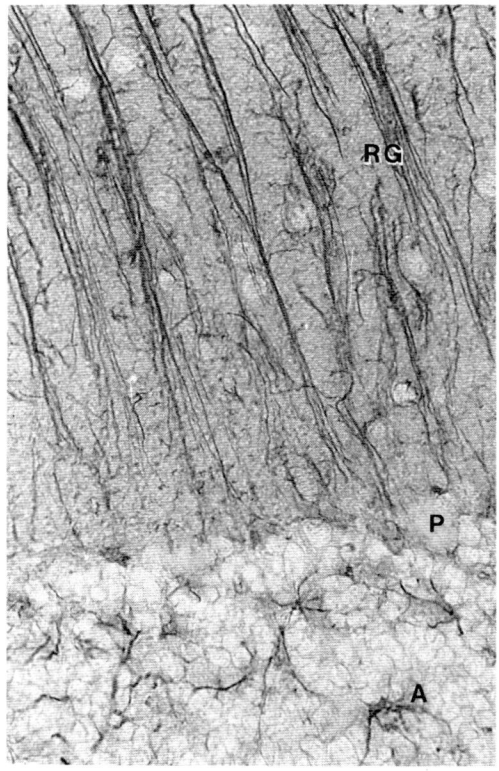

**Abb. 26.13.** Immunhistochemische Darstellung der Glia des Kleinhirns. Nachgewiesen wurde GFAP (glial fibrillary acidic protein). *A* Astrozyten, *RG* Fortsätze der radiären Glia, *P* Purkinje-Zellen (ohne Reaktion). Vergr. 200 fach. (Aufnahme Kugler P.)

Neuriten der Korbzellen sind lang und verlaufen oberhalb der Perikarya der Purkinje-Zellen, mit deren Dendriten sie axodendritische Synapsen bilden. Kollateralen ziehen in das Stratum ganglionare und bilden dort dichte Faserkörbe um die Purkinje-Zellkörper (deswegen Korbzellen). Korbzellen haben hemmende Wirkung auf Purkinje-Zellen.

Die Sternzellen bekommen über Parallelfasern (s. unten) und Kletterfaserkollateralen Erregungen zugeführt. Ihre Neuriten treten mit Dendriten der Purkinje-Zellen in deren glatten Bereich in inhibitorische Verbindungen.

**Parallelfasern** (Abb. 26.11) bilden die Hauptmasse der Fasern des Stratum moleculare. Parallelfasern sind Axone der Körnerzellen, die aus dem Stratum granulosum ins Stratum moleculare aufsteigen und sich dort T-förmig teilen. Die Parallelfasern verlaufen parallel zur Oberfläche und – anders als die Fasern der Stern- und Korbzellen sowie die Dendritenspaliere der Purkinje-Zellen – in Längsrichtung der Windungen. Die Parallelfasern treten mit den Dornen der Purkinje-Zelldendriten in synaptischen Kontakt und außerdem mit Korb- und Sternzellen. Für die Funktion der Kleinhirnrinde ist wichtig, daß sich jede Parallelfaser über eine Strecke von ca. 3 mm ausbreitet – nach der T-förmigen Teilung nach jeder Seite ca. 1,5 mm – und dabei mit ca. 450 Purkinje-Zellbäumen Kontakt aufnimmt.

**Kletterfasern** (Abb. 26.11) sind Axone von Nervenzellen der Olivenkerne der Medulla oblongata der Gegenseite. Ihre Markscheiden behalten sie bis einschließlich des Stratum granulosum bei. Im Stratum moleculare folgen die Kletterfasern dem Verlauf der Purkinje-Zelldendriten, mit denen sie zahlreiche Synapsen bilden. Dabei wird jedoch nur 1 Purkinje-Zelle von 1 Kletterfaser innerviert. Schließlich erreichen auch Kollateralen der Kletterfasern Korb- und Sternzellen.

**Musterbildung.** Durch die unterschiedlichen Verlaufsrichtungen der verschiedenen Dendriten und Neuriten entsteht im Stratum moleculare ein charakteristisches dreidimensionales Muster, das aus folgenden Anteilen besteht:
– **scheibenförmig** nebeneinander und quer zur Längsachse der Windungen verlaufen,
  • die *Dendritenspaliere* der Purkinje-Zellen und
  • die *Fortsätze der Korbzellen* (tiefere Schicht) und der Sternzellen (höhere Schicht) sowie
– **schichtförmig**, d.h. parallel zur Oberfläche und in Längsrichtung der Windungen sind

• die *Parallelfasern* (Axone der Körnerzellen) angeordnet.

### Weiße Substanz

Die weiße Substanz (Abb. 26.9) bildet in ihrer Gesamtheit das Marklager des Kleinhirns, Corpus medullare. Es besteht aus den zur Kleinhirnrinde ziehenden
– **afferenten Fasern** *(Kletterfasern, Moosfasern)* und den
– **efferenten Purkinje-Zellfasern.** Eingelagert sind
– **Kleinhirnkerne.**

Die **Kletterfasern** kommen im wesentlichen aus den Olivenkernen der Medulla oblongata der Gegenseite. Sie ziehen zu den Kleinhirnhemisphären und zum Wurm. Da jede Kletterfaser nur an 1 Purkinje-Zelle endet, sind Olivengebiete und Rindengebiete topisch zugeordnet.

Die **Moosfasern** stammen aus Kernen des Rückenmarks, der Medulla oblongata, der Brücke, der Vestibulariskerngebiete und der Vierhügelplatte. Sie projizieren in die verschiedensten Gebiete der Kleinhirnhemisphären. Insgesamt bilden Kletterfasern und Moosfasern auf jeder Seite 3 parallele, von der Herkunft bestimmte Endigungszonen.

Die **efferenten Purkinje-Zellfortsätze** ziehen – mit Ausnahme von Fasern, die direkt die Vestibulariskerne erreichen – zu den Kernen im Kleinhirnmark:
– *Nucleus dentatus,*
– *Nucleus emboliformis,*
– *Nucleus globosus,*
– *Nucleus fastigii.*
Einzelheiten s. Lehrbücher der Anatomie.

### Histophysiologie

Im Regelkreis des Kleinhirns wirken die Kleinhirnkerne als Stellglied. Sie erhalten nämlich einerseits
– *erregende Signale* durch Kollateralen der afferenten, zur Kleinhirnrinde ziehenden Neuriten (und sind dadurch in einem dauernden tonischen Erregungszustand) und andererseits
– *inhibitorisch wirkende Signale* durch die Neuriten der Purkinje-Zellen aus der Kleinhirnrinde.

Die Regelgröße, die die Größe der Erregung der Kleinhirnkerne festlegt, bestimmt in erster Linie die Größe der hemmenden Signale der Purkinje-Zellen. Dies bedeutet, daß die erre-

genden Signale der Kleinhirnkerne von den Purkinje-Zellen moduliert werden. Eine Rückinformation über die Größe der erregenden Signale, die die Kleinhirnkerne verlassen, erhält die Kleinhirnrinde über Kollateralen von Neuriten der Nervenzellen der Kleinhirnkerne, die rekurrent verlaufen.

Die **Regelung der inhibitorischen Wirkung der Purkinje-Zellen** erfolgt durch Neuronenkreise in der Kleinhirnrinde. Hierfür gilt folgendes:

– Signale, die die Kleinhirnrinde über Kletterfasern erreichen, bleiben streng lokalisiert, da jede Purkinje-Zelle nur von 1 Kletterfaser versorgt wird, wobei deren Stammfaser über Kollateralen mit höchstens 15 Purkinje-Zellen Kontakt hat.
– Signale, die über Moosfasern eintreffen, breiten sich in einem größeren Rindenbezirk aus. Dies geht darauf zurück,
  • daß sich jede Moosfaser in der Körnerzellschicht mehrfach aufteilt und
  • daß an jedes Moosfaserende Dendriten von zahlreichen Körnerzelldendriten herantreten, sowie
  • daß sich die Parallelfasern (Axone der Körnerzellen) in der Molekularschicht über eine Strecke von ca. 3 mm ausbreiten und dabei mit etwa 450 Purkinje-Zellen Synapsen bilden.
– Inwieweit Purkinje-Zellen von eintreffenden Signalen erregt werden, hängt vom Wechselspiel zwischen den Körnerzellen mit ihren Parallelfasern bzw. den Kletterfasern einerseits und den Interneuronen des Stratum moleculare (Korb- und Sternzellen) bzw. den Golgi-Zellen andererseits ab. Erregte Parallelfasern und Kletterfasern bewirken eine Vertiefung der hemmenden Wirkung der Purkinje-Zellen. Die Aufgabe der Interneurone, die selbst inhibitorisch wirken, ist es, die hemmende Wirkung der Purkinje-Zellen nach dem Prinzip der doppelten Hemmung zu mindern (Desinhibition). Die Korb- und Sternzellen bewirken dabei eine direkte Desinhibition, die Golgi-Zellen eine indirekte. Die Neuriten der Golgi-Zellen ziehen nämlich zu den Glomeruli cerebellares und üben dort ihre Wirkung über die Dendriten der Körnerzellen aus.
– Die Feinabstufung von Bewegungen basiert darauf, daß die Kleinhirnrinde, die zwar neuronal aus folienparallelen Streifen besteht, funktionell v. a. über Moosfaserparallelfaserketten zu Gruppen zusammengefaßt ist. Die Gruppenkombination fluktuiert in Abhängigkeit vom Impulszufluß sowie unter dem Einfluß der Golgi-Zellen dauernd. Die Golgi-Zellen, die einen breiten Dendritenbaum im Stratum moleculare haben, inhibieren nämlich über die Glomeruli cerebellares die Wirkung der Körnerzellen (mit ihren Parallelfasern), sobald das erregte Gebiet in der Rinde eine förderliche Breite überschritten hat.

– Jeder Impuls, der die Rinde erreicht, erlischt innerhalb kürzester Zeit, weil in der Kleinhirnrinde Verschaltungen fehlen, die ein Kreisen von Erregungen ermöglichen, denn spätestens das 2. Neuron der Erregungskette ist inhibitorisch. Dadurch steht die Kleinhirnrinde innerhalb kürzester Zeit für die Aufnahme neuer Informationen zur Verfügung.

## Zwischenhirn, Dienzephalon

Das Dienzephalon (Abb. 26.6 und 26.14) ist ein relativ kleiner Abschnitt des Gehirns, dabei aber funktionell u. a. als oberstes Steuerzentrum zahlreicher vegetativer Funktionen und als dem Großhirn vorgelagerte Umschalt- und Verarbeitungsstation fast aller Afferenzen (aus Sinnesorganen und aus anderen Hirnteilen) von großer Bedeutung. Im Dienzephalon überwiegt die graue Substanz (zentrales Höhlengrau), wenn auch lange Bahnen markhaltiger Nervenfasern das Dienzephalon erreichen bzw. durchqueren.

Das Dienzephalon weist eine typische Etagengliederung auf, wobei Teile in ventrodorsaler Richtung versetzt sind. Zu unterscheiden sind

– **Epithalamus**,
– **Thalamus**,
– **Subthalamus**,
– **Hypothalamus**.

Jedes dieser Gebiete gliedert sich in zahlreiche zytoarchitektonisch unterscheidbare Areale. Jedes Teilgebiet steht im Dienst bestimmter Aufgaben, sei es im Rahmen der vegetativen Steuerung, sei es kortikaler oder subkortikaler Verknüpfungen. Eine Besprechung dieser Gebiete erfolgt im Rahmen des vorliegenden Lehrbuchs nicht. Es sei auf die neuroanatomischen Kapitel der Lehrbücher der Anatomie verwiesen.

Eine Sonderstellung nimmt der Hypothalamus ein, der v. a. durch seine aminergen und peptidergen Neurone auffällt. Teilweise handelt es sich bei diesen Substanzen um Hormone. Deswegen ist der Hypothalamus eingehend in Kap. 17 (Endokrine Organe) besprochen.

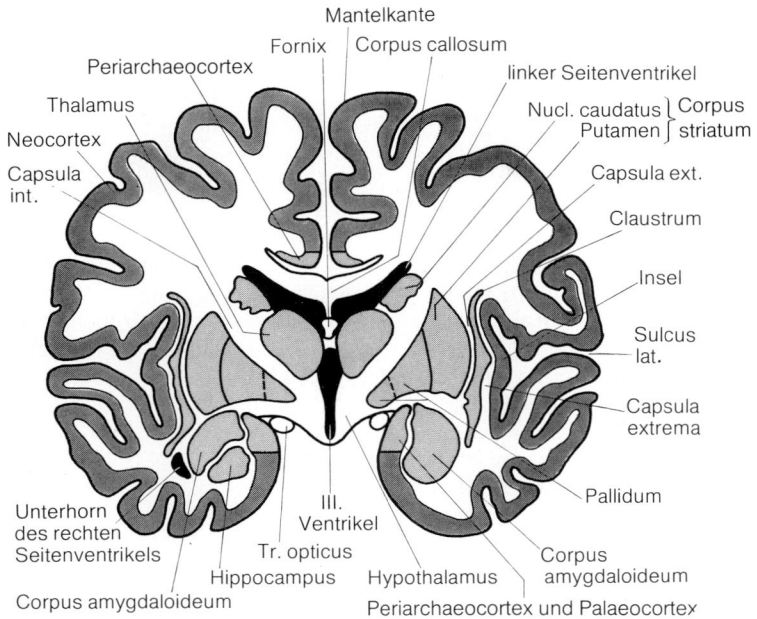

Mantelkante
Fornix | Corpus callosum
Periarchaeocortex
linker Seitenventrikel
Thalamus
Nucl. caudatus ⎰ Corpus
Putamen ⎱ striatum
Neocortex
Capsula ext.
Capsula int.
Claustrum
Insel
Sulcus lat.
Capsula extrema
Pallidum
Unterhorn des rechten Seitenventrikels
III. Ventrikel
Tr. opticus
Corpus amygdaloideum
Hippocampus   Hypothalamus
Corpus amygdaloideum
Periarchaeocortex und Palaeocortex

**Abb. 26.14.** Frontalschnitt durch das Endhirn und Zwischenhirn. Die Schnittebene liegt rechts weiter okzipital als links, daher ist nur das Unterhorn des rechten Seitenventrikels getroffen. Von der Groß- hirnrinde wurde der Neokortex *rot* hervorgehoben. [Aus Schiebler TH, Schmidt W (1991) Lehrbuch der gesamten Anatomie des Menschen. 5. Aufl., Sprin- ger, Berlin Heidelberg New York Tokyo]

## Endhirn, Telenzephalon

Das Endhirn (Abb. 26.6 und 26.14) ist der größte Abschnitt des menschlichen Gehirns (mehr als 80% des Gehirngewichtes). Es be- steht aus 2 Hemisphären, die durch eine tiefe Längsfurche, die Fissura longitudinalis cerebri, voneinander getrennt, aber durch Kommissu- ren miteinander verbunden sind. Die größte Kommissur ist der Balken, Corpus callosum. Die Oberfläche des Gehirns ist durch Furchen und Falten in Lappen und Gyri gegliedert (s. Lehrbücher der Anatomie).
Die innere Gliederung (Abb. 26.14) entspricht im Prinzip der der anderen Abschnitte des ZNS. Zu unterscheiden sind
– **graue Substanz** und
– **weiße Substanz**.

### Graue Substanz

Charakteristisch für das Großhirn ist die Ver- teilung der grauen, nervenzellreichen Sub- stanz, die sich deutlich von der der anderen Abschnitte des ZNS unterscheidet. Die graue Substanz bildet

– die **Endhirnkerne** und
– den **Cortex cerebri** *(Pallium, Großhirnrin- de)*.

Die **Endhirnkerne** (Abb. 26.14) liegen subkor- tikal und damit in der Tiefe des Endhirns. Sie fügen sich mit den großen Kerngebieten des Dienzephalons zu den funktionell zusammen- gehörigen Basalganglien, *Nuclei basales*, zu- sammen (Nucleus caudatus, Putamen, Nucleus accumbens septi, Globus pallidus, Claustrum, Substantia innomminata, Corpus amygdaloi- deum). Jeder dieser Kerne ist zytoarchitekto- nisch untergliedert und verschiedenartig mit der Umgebung verknüpft (s. Lehrbücher der Anatomie).

**Histophysiologischer Hinweis.** Funktionell sind die Basalganglien in die Regelkreise noch unbewußter, aber bereits auf hoher Ebene ablaufender Steue- rungsvorgänge motorischer, sensorischer und auch psychischer Art eingeschaltet.

**Cortex cerebri.** Der Cortex cerebri, der als Mantel, Pallium, die gesamte Oberfläche des Endhirns überdeckt, ist unter vielen Aspekten differenziert gebaut. Dementsprechend läßt sich die Großhirnrinde gliedern:

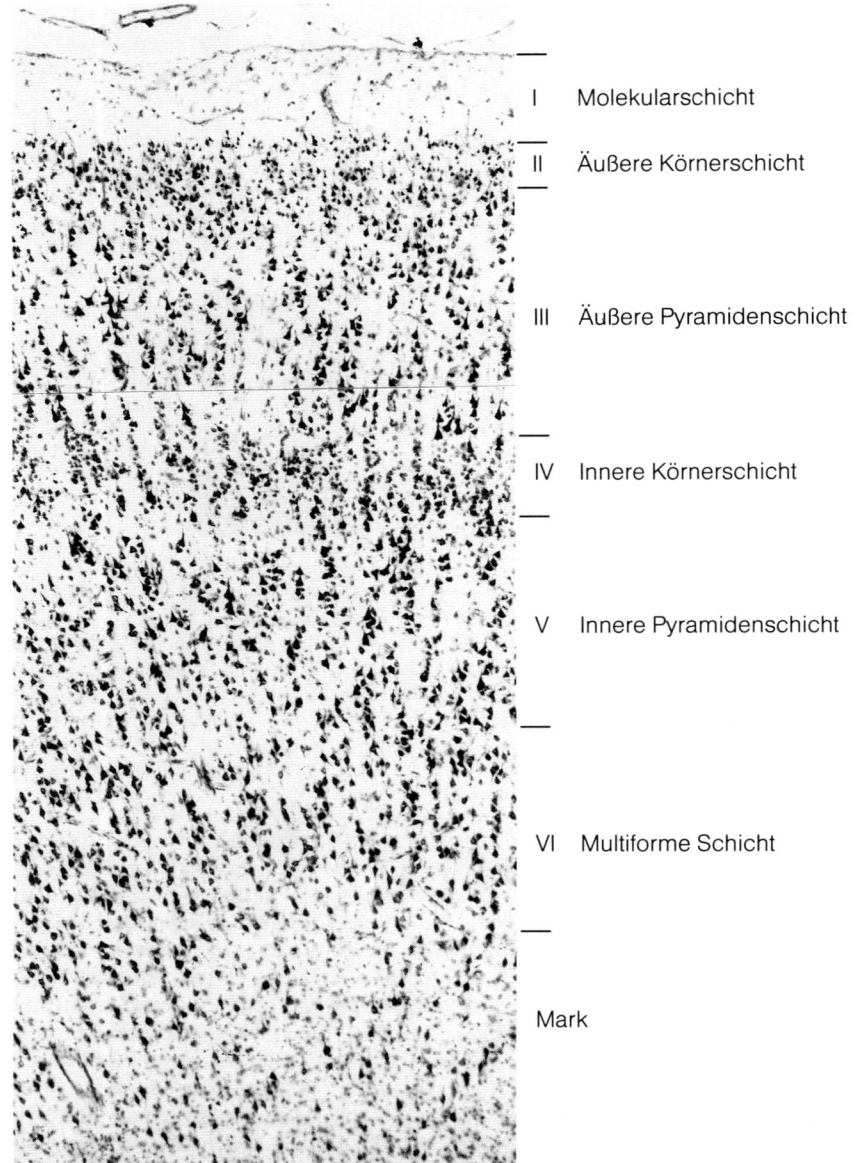

| | |
|---|---|
| I | Molekularschicht |
| II | Äußere Körnerschicht |
| III | Äußere Pyramidenschicht |
| IV | Innere Körnerschicht |
| V | Innere Pyramidenschicht |
| VI | Multiforme Schicht |
| | Mark |

**Abb. 26.15.** Großhirnrinde (Isokortex, Area 19) des Menschen. Versilberung der Nervenzellkörper, modifiziert nach Gallyas. Vergr. 60 fach. (Freundlichst überlassen von Zilles K.)

- *phylogenetisch* in *Palaeopallium, Archipallium* und *Neopallium,*
- *zytoarchitektonisch* in mehr als 200 Areale (nach Brodmann),
- *myeloarchitektonisch* in Gebiete unterschiedlicher Anordnung der markhaltigen Nervenfasern,

- *funktionell* in Gebiete mit bestimmten Aufgaben, z. B. Gyrus praecentralis für die Motorik, Gyrus postcentralis als somatosensibles Gebiet, Sprachzentren, Sehfelder usw.

In vorliegendem Zusammenhang wird allein der prinzipielle Bauplan des Isokortex unter zyto- und myeloarchitektonischen Gesichts-

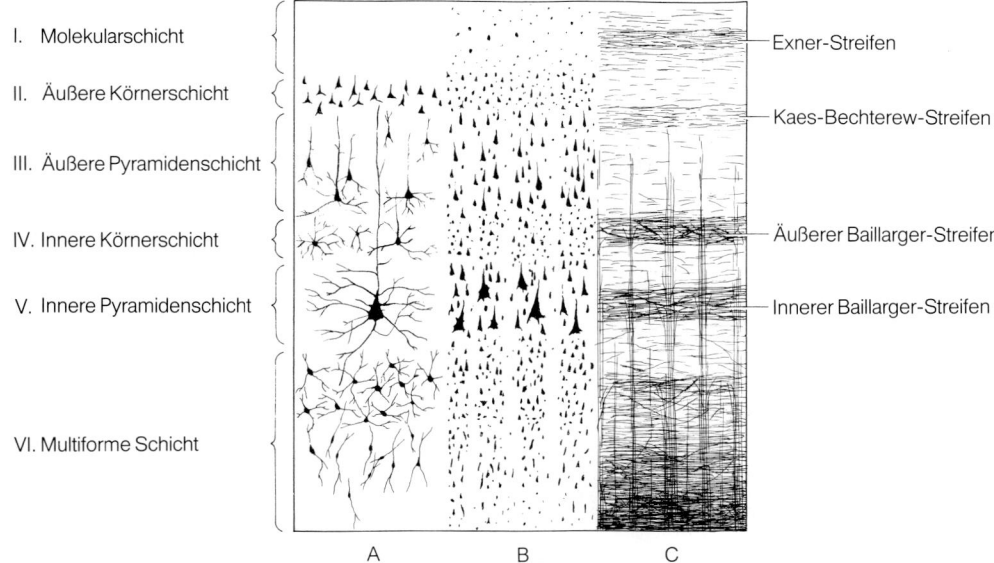

I. Molekularschicht

II. Äußere Körnerschicht

III. Äußere Pyramidenschicht

IV. Innere Körnerschicht

V. Innere Pyramidenschicht

VI. Multiforme Schicht

Exner-Streifen

Kaes-Bechterew-Streifen

Äußerer Baillarger-Streifen

Innerer Baillarger-Streifen

A     B     C

**Abb. 26.16 A–C.** Es gibt keine Färbemethode, mit der alle Strukturen des ZNS gleichzeitig dargestellt werden können. Dies gilt auch für die Großhirnrinde. Deswegen müssen, um eine Vorstellung vom Bau der Großhirnrinde zu bekommen, Präparate mit verschiedenen Färbungen untersucht werden. **A** Versilberung der Nervenzellen nach Golgi. Mit dieser Methode werden die Gestalt der Nervenzellen, also Perikaryon, Neurit und Dendriten, sowie die Zusammenhänge zwischen den Nervenzellen dargestellt. **B** Nissl-Färbung. Sie erfaßt die basophilen Substanzen in den Nervenzellen, also v. a. das Ergastoplasma im Perikaryon. Mit dieser Methode kann die zytoarchitektonische Gliederung der Großhirnrinde erfaßt werden. **C** Markscheidenfärbung. Hier kann die Myeloarchitektonik, d. h. die Anordnung der markhaltigen Nervenfasern und ihr Verlauf, untersucht werden

punkten besprochen, nicht jedoch der Bau der einzelnen Gebiete der Großhirnrinde.

**Bauplan.** Unterschieden wird zwischen

– **Isokortex** und
– **Allokortex**.

Der **Isokortex** umfaßt 11/12 der Hirnrinde und wird so bezeichnet, weil er überall in gleicher Weise aus 6 Schichten besteht, die in ihrer Einzelgestaltung allerdings erhebliche Unterschiede aufweisen können. Durchschnittlich ist die graue Rinde im Bereich des Isokortex 3 mm dick.

Der **Allokortex** (hier nicht besprochen) ist der phylogenetisch ältere Teil des Palliums. Vor allem ist aber die Schichtfolge anders als im Isokortex; sie variiert zwischen 3 und 5 Schichten. Der größte Teilabschnitt des Allokortex ist der *Hippocampus*; er gehört phylogenetisch zum Archikortex.

**Isokortex, Schichtenbau** (Abb. 26.15–26.17). Von außen nach innen folgen unter Berücksichtigung zytoarchitektonischer und myeloarchitektonischer Gesichtspunkte aufeinander:

– **Stratum moleculare** (*Molekularschicht, Lamina I*). Sie liegt oberflächlich und enthält relativ wenige Nervenzellen. Ihre markhaltigen Neuriten verlaufen im wesentlichen oberflächenparallel und bilden ein tangentiales Flechtwerk (*Stria laminae molecularis*, Exner-Streifen). Die Nervenzellen sind Schalt- und Assoziationszellen. Das Neuropil enthält Dendriten und Neuriten aus tieferen Schichten und außerdem viele Astrozyten, deren Fortsätze eine Gliafasergrenzschicht an der Hirnoberfläche bilden (*Membrana limitans gliae superficialis*).

– **Stratum granulare externum** (*äußere Körnerschicht, Lamina II*). Das Stratum granulare externum besteht aus dicht gelagerten, kleinen pyramidenförmigen bis multipolaren Nervenzellen, die im wesentlichen Schaltneurone sind. Außerdem kommen wenige horizontal verlaufende Nervenfasern vor (*Stria laminae granularis externa*).

– **Stratum pyramidale externum** (*äußere Pyramidenschicht, Lamina III*). Die Perikarya haben einen Längsdurchmesser von 10–40 μm. Der Dendrit, der die Spitze des Perikaryons verläßt und der Rindenoberfläche

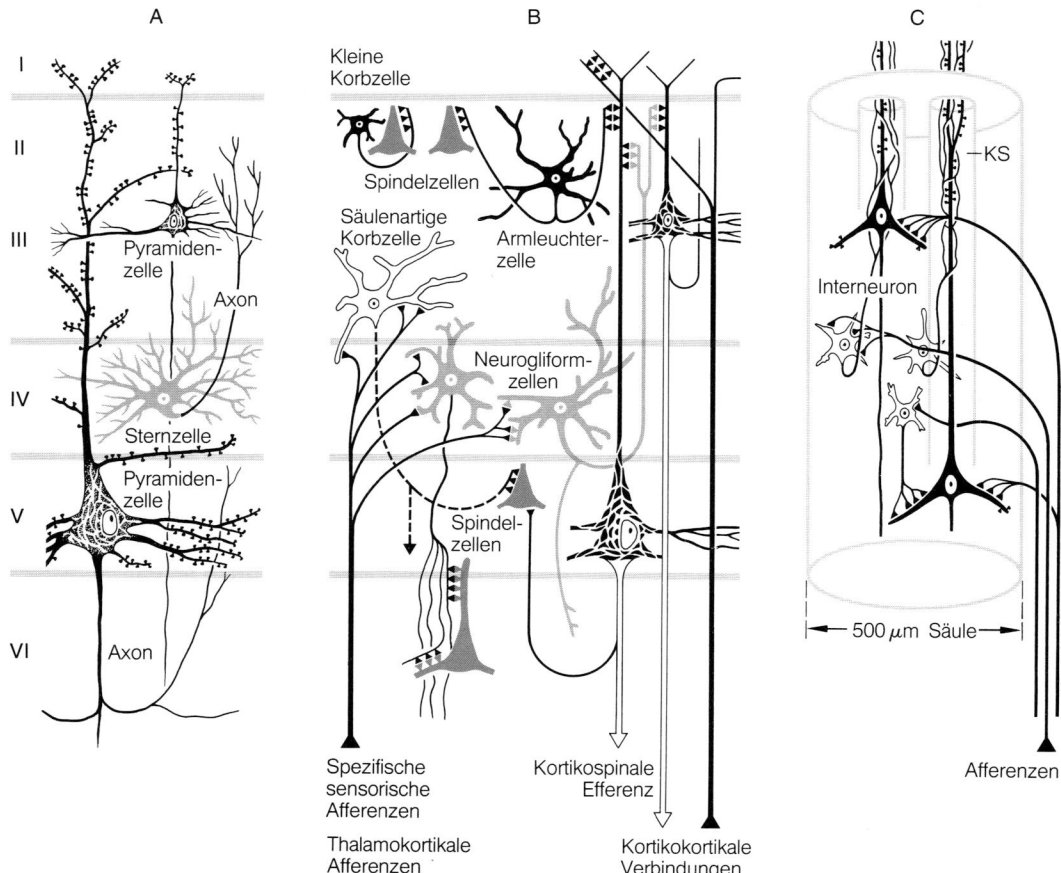

A

B

C

I

II

III

Kleine
Korbzelle

Spindelzellen

Pyramiden-
zelle

Säulenartige
Korbzelle

Armleuchter-
zelle

Axon

Neurogliform-
zellen

IV

Sternzelle

Pyramiden-
zelle

Spindel-
zellen

V

VI

Axon

Interneuron

KS

500 μm Säule

Spezifische
sensorische
Afferenzen

Kortikospinale
Efferenz

Afferenzen

Thalamokortikale
Afferenzen

Kortikokortikale
Verbindungen

**Abb. 26.17 A–C.** Schematische Darstellung der neuronalen Gliederung der Großhirnrinde. **A** Lage und Aussehen der 2 Haupttypen kortikaler Neurone. **B** Zusammenstellung von Verknüpfungen kortikaler Neurone: Verschiedene Typen von Interneuronen sind speziell bezeichnet. **C** Schema einer 500-μm-Zellsäule und kleiner Säulen *(KS)*. [A und B nach: Schmidt RF, Thews G (1987) Physiologie des Menschen, 23. Aufl., Springer, Berlin Heidelberg New York Tokyo; C nach: Krstić RV (1984) Illustrated encyclopedia of human histology. Springer, Berlin Heidelberg New York Tokyo]

zugewandt ist, zieht senkrecht nach oben und kann das Stratum moleculare erreichen. Weitere kurze Dendriten gehen seitlich vom Perikaryon ab. Basal entspringt der markhaltige Neurit, der als Assoziations- oder Kommissurfaser in die weiße Substanz zieht. Im oberen Drittel dieser Schicht liegen gröbere myelinisierte Faserbündel *(Kaes-Bechterew-Streifen)*.

– **Stratum granulare internum** *(innere Körnerschicht, Lamina IV)*. Diese Schicht ist regional sehr unterschiedlich ausgebildet; sie kann nahezu fehlen *(Gyrus praecentralis)*, gut entwickelt *(Gyrus postcentralis)* oder durch weitere Schichten unterteilt sein (Sehrinde). Es überwiegen kleine, in manchen

Regionen dicht gepackte Schaltneurone. Die markhaltigen Fasern, die parallel zur Oberfläche (tangential, horizontal) verlaufen *(Stria laminae granularis interna)*, können so stark entwickelt sein, daß sie mit bloßem Auge als weißer Streifen sichtbar sein können *(äußerer Baillarger-Streifen, Gennari-Streifen)* und ein ganzes Gebiet, z.B. die Sehrinde, kennzeichnen (deswegen *Area striata*).

– **Stratum pyramidale internum** *(innere Pyramidenschicht, Lamina V)*. In bestimmten Gebieten der Großhirnrinde (z.B. Gyrus praecentralis) kommen hier sehr große pyramidenförmige Nervenzellen vor (Längsdurchmesser 50–100 μm, *Betz-Riesenpyra-*

*midenzellen*). Ihre Neuriten bilden einen Teil der Pyramidenbahn. Andere Neuriten verlaufen innerhalb der Schicht horizontal und bilden die Stria laminae pyramidalis interna (innerer Baillarger-Streifen).

– **Stratum multiforme** (*multiforme Schicht, Lamina VI*). Diese Schicht enthält vielgestaltige, häufig spindelförmige Nervenzellen, deren Neuriten in die weiße Substanz oder rückläufig in die Rinde ziehen.

Sind alle aufgezählten Schichten etwa gleich stark entwickelt, wird von einem homotypischen Isokortex gesprochen (im wesentlichen in der Fetalzeit vorhanden), sind die Schichten unterschiedlich stark entwickelt, von einem heterotypischen Isokortex. Überwiegen im letzten Fall die Pyramidenschichten, liegt ein agranulärer Typ vor, überwiegen die Körnerzellschichten, ein granulärer Typ.

*Nervenzellen des Kortex*

Zu besprechen sind (Abb. 26.17)
– **Pyramidenzellen**,
– **Sternzellen** und
– **Interneurone**.

**Pyramidenzellen und ihre Varianten.** Pyramidenzellen sind die bei weitem am häufigsten vorkommenden Nervenzellen des Kortex (ca. 75%). Sie fallen durch ihr pyramidenförmiges Perikaryon auf (S.245). Ihre Längsdurchmesser variieren stark (zwischen 10 und 100 μm). Die Spitze des Perikaryons setzt sich in der Regel in einem apikalen Dendriten fort, der zur Oberfläche des Gehirns aufsteigt (Ausnahmen: umgekehrte Pyramidenzellen). Basal und lateral befinden sich weitere Dendriten sowie an der Basis der Neurit. Die Dendriten sind durch zahlreiche Dornen gekennzeichnet. Der Neurit gibt mehrere (bis zu 20) rekurrente Kollateralen ab. An der Oberfläche der Axone und an den dendritischen Dornen befinden sich v. a. Typ-I-Synapsen (S.255, erregend), am Perikaryon v. a. Typ-II-Synapsen (S.255, hemmend), die die überwiegend erregenden Funktionen der Pyramidenzellen modulieren. Die Neuriten der Pyramidenzellen verlassen den Kortex, um zu anderen Kortexgebieten oder zu nichtkortikalen Strukturen zu ziehen.

**Sternzellen.** Sie sind deutlich kleiner als die Pyramidenzellen und zeichnen sich durch eine allseitige starke Verzweigung ihrer dornenreichen Dendriten aus. Der Neurit endet innerhalb des Kortex und bildet dort an anderen Nervenzellen hemmende Synapsen. Erreicht werden die Dendriten und Perikarya der Sternzellen sowohl von hemmenden als auch von erregenden Axonen.

**Interneurone.** Sie sind zahlreich und vielgestaltig (Abb. 26.17). Mit Ausnahme der bipolaren Zellen haben sie inhibitorische Wirkung. Sie spielen für die Modulation der Erregungen, die den Kortex verlassen, eine große Rolle.

*Histophysiologie*

Hinter der geschilderten histologischen Gliederung der Großhirnrinde und ihrer Nervenzellen verbergen sich ihre komplizierten Funktionen. Eine abgeschlossene Vorstellung über die Informationsverarbeitung im Kortex gibt es allerdings noch nicht. Jedoch dürften folgende Strukturzusammenhänge funktionelle Bedeutung haben:

– Die Zahl der Zellen der Großhirnrinde ist größer als die Zahl der Fasern, die Informationen heranführen bzw. ableiten. Insbesondere kommen viele Interneurone vor, die offenbar der internen Signalverarbeitung dienen.

– In manchen Kortexgebieten (z.B. somatosensorischer Kortex, visueller Kortex) lassen sich morphologisch und funktionell senkrecht zur Oberfläche ausgerichtete Schaltkreise nachweisen. Sie bilden 300–500 μm breite, senkrecht stehende, alle 6 Schichten umfassende Säulen, die als funktionelle Einheit (*Modul*) aufgefaßt werden können. In diesen Gebieten erreichen afferente Impulse Interneurone (Golgi-Typ-II-Zellen) der Schicht IV, deren Axone gerichtet entweder an apikale oder basale Dendriten von Pyramidenzellen herantreten. Die Perikarya der erregten Pyramidenzellen liegen säulenförmig zusammen, und die Dendriten bilden Bündel. Dadurch breiten sich die Erregungen zunächst in einem begrenzten vertikalen Bereich aus. Moduliert wird die Erregung durch zahlreiche Interneurone, die mit hemmender Wirkung in den Regelkreis eingeschlossen sind.

– Die Mehrzahl der Synapsen sitzt auf dendritischen Dornen, die sich plastisch verändern können, so daß es zu einer Verstärkung oder Verringerung der Erregung kommen kann.

– Für die Ausbreitung der Erregung im Kortex sorgen die Axone der efferenten Kortexneurone (Pyramidenzellen, Sternzellen, s. oben). Dabei gilt, daß
  • die Verbindungen im Inneren der Großhirnrinde nach allen Seiten ungefähr gleich sind,

- jede Pyramidenzelle mit vielen anderen Pyramidenzellen in Kontakt tritt; jedoch wird eine Pyramidenzelle nur 1mal von einem Axon erreicht. Dies führt zu einer starken Divergenz der Erregung und dazu, daß der Kortex wie ein großer „Mischapparat" wirkt,
- Verbindungen zwischen benachbarten Pyramidenzellen vergleichsweise gering sind,
- die meisten Erregungen wieder zum Ausgangspunkt zurückgelangen,
- die Verbingungen zwischen Pyramidenzellen, die im Einzelfall benutzt werden, von Zufälligkeiten (z. B. der Erregungslage) bestimmt werden.
- Eingang und Ausgang von Erregungen kortikaler Neurone sind umschriebenen Gebieten des Kortex zugeordnet. Sofern es sich um Verbindungen in extrakortikale Gebiete des Gehirns handelt, werden die zugehörigen Rindenfelder als *Primärgebiete* bezeichnet; ihnen entsprechen zytoarchitektonisch definierbare Gebiete. *Sekundärfelder, Supplementärfelder* und *Assoziationsfelder*, die in vielen Fällen auch morphologisch definierbar sind, sind Gebiete mit intra- bzw. interkortikalen Verbindungen.

### Weiße Substanz

Die weiße Substanz des Endhirns besteht aus der Summe markhaltiger und markarmer bzw. markloser Nervenfasern, die der Verbindung des Kortex und der Endhirnkerne dienen. Sie legen sich zu umfangreichen Bündeln zusammen, die je nach Art der Verbindung bezeichnet werden als
- **Projektionsbahnen** (von und zu tiefen Kerngebieten),
- **Kommissurfasern** (zur gegenüberliegenden Hemisphäre) und
- **Assoziationsfasern** (zu Arealen der gleichen Hirnhälfte).
Die Faserbündel lassen sich im einzelnen nur nach Schädigung der jeweils zugehörigen Gebiete erfassen. Einzelheiten s. Lehrbücher der Anatomie.

### Systeme, Organe

Trotz starker Vermaschung aller Nervenzellen des ZNS lassen sich neurofunktionelle Systeme erkennen. Sie bestehen aus Neuronen gemeinsamer Aufgabenstellung. Einige Systeme heben sich durch das Vorkommen spezifischer, histochemisch nachweisbarer Substanzen heraus.
Zu unterscheiden sind:
- **afferente Systeme**, die dem ZNS Signale zuführen:
  - *sensible Systeme* aus der Haut oder dem Bewegungsapparat,
  - *sensorische Systeme* aus den Sinnesorganen,
- **efferente Systeme**, z. B.
  - das *Pyramidensystem*, dessen Perikarya z. T. im Kortex liegen,
  - das *okulomotorische System* für die Bewegung der äußeren Augenmuskeln,
  - das *motorische System* der Basalganglien;
- das **limbische System**, das v. a. im End- und Zwischenhirn ausgebreitet ist und der Selbst- und Arterhaltung dient,
- die **Transmittersysteme**, deren Neurone sich nur mit histochemischen Methoden darstellen lassen. Ihre Neurone verfügen über Substanzen, die an den Synapsen mit der Erregungsübertragung in Zusammenhang stehen.

**Zirkumventrikuläre Organe** (Abb. 26.18). Hierbei handelt es sich um Organe, die in der Wand der Hirnventrikel liegen. Gemeinsam befinden sie sich in der Medianebene des Ge-

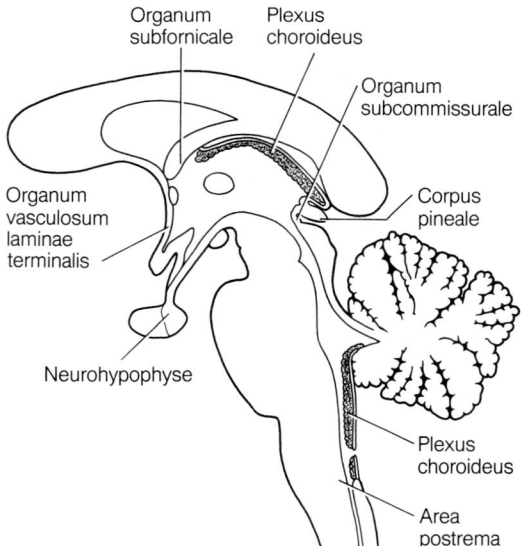

**Abb. 26.18.** Schematische Darstellung der zirkumventrikulären Organe: Neurohypophyse, Organum vasculosum laminae terminalis, Organum subfornicale, Plexus choroideus, Corpus pineale, Organum subcommissurale, Area postrema

hirns – und sind dann unpaar – oder sind von dort ausgewachsen. Strukturell ist ihnen eine besondere Gestaltung des Ependyms und der subependymalen Gewebeplatte gemeinsam. Vor allem liegen sie aber außerhalb der Blut-Hirn-Schranke (s. unten); deswegen handelt es sich um neurohämale Gebiete, in denen die Gefäße ein fenestriertes Endothel besitzen. Funktionell sind die zirkumventrikulären Organe uneinheitlich.

Zirkumventrikuläre Organe sind
– **im Bereich des III. Ventrikels**
  • die *Neurohypophyse* einschließlich der Eminentia mediana (S. 376),
  • das *Organum vasculosum laminae terminalis*,
  • das *Organum subfornicale*,
  • der *Plexus choroideus* (s. unten),
  • das *Corpus pineale* (S. 389),
  • das *Organum subcommissurale*;
– **im Bereich des IV. Ventrikels**
  • der *Plexus choroideus* (s. unten),
  • die *Area postrema*.

Die Besprechung der aufgeführten Organe erfolgt in anderen Zusammenhängen und nur dann, wenn Seitenhinweise angegeben sind.

## 26.2.5 Ventrikel, Meningen, Gefäße

Ventrikel, Meningen und Gefäße gehören funktionell zusammen. Sie bilden eine Einheit mit Schutz- und Ernährungsfunktionen. Ventrikel und Meningen (Hirn- und Rückenmarkshäute) tragen dazu bei, Gehirn und Rückenmark ein eigenes, vom übrigen Körper getrenntes Milieu zu schaffen. Die Gefäße dienen der Versorgung des ZNS mit allen erforderlichen Metaboliten, jedoch mit der Besonderheit einer begrenzten Permeabilität ihrer Wände (Blut-Hirn-Schranke).

Für das innere Milieu des ZNS spielt der Liquor cerebrospinalis eine entscheidende Rolle. Er füllt
– den **inneren Liquorraum**, zu dem
  • die *Ventrikel* und
  • die *Interzellularräume des ZNS* gehören, sowie
– den **äußeren Liquorraum**, der Gehirn und Rückenmark umgibt.

Innerer und äußerer Liquorraum stehen durch feine Öffnungen im IV. Ventrikel miteinander in Verbindung. Scharf getrennt sind dagegen Liquorraum und Blutraum.

**Innerer Liquorraum**

*Ventrikel*

Gehirn und Rückenmark beinhalten ein Hohlraumsystem, das zusammenhängt. Im Bereich des Gehirns wechseln erweiterte und schmale Abschnitte ab (I. bis IV. Ventrikel, Abb. 26.6), im Rückenmark besteht ein enger Zentralkanal *(Canalis centralis)*, der stellenweise obliteriert ist.

*Ependym*

Die Ventrikel des Gehirns und der Zentralkanal des Rückenmarks werden von Ependym ausgekleidet. Ependym besteht aus einer einschichtigen Lage von Zellen, die wie Gliazellen und Nervenzellen aus Neuroepithel hervorgegangen sind (S. 695).

Zwischen den Ependymzellen der verschiedenen Regionen bestehen jedoch Unterschiede; so sind z. B. die Ependymzellen in den Seitenventrikeln isoprismatisch, an anderen Stellen hochprismatisch.

In der Regel haben die Ependymzellen an ihrer Oberfläche Büschel von Kinozilien und außerdem Mikrovilli. Durch die Bewegung der Kinozilien kann der Liquor cerebrospinalis in Bewegung gehalten werden. Untereinander sind die Ependymzellen durch Gap junctions und Zonulae adhaerentes verbunden. Dies ermöglicht einen Flüssigkeitsaustausch zwischen dem Liquorraum und den Interzellularräumen im Gehirn.

**Hinweis.** Stellenweise liegen dem Ependym einzelne Nervenzellen auf (supraependymale Zellen), die synaptische Kontakte mit Ependymzellen (cave!, keine Nervenzellen) aufweisen.

Eine Sonderstellung nimmt der Boden des 3. Ventrikels ein. Hier wird das Ependym von **Tanizyten** gebildet. Dies sind schlanke, zylindrische Zellen mit langem Fortsatz (bis zu 0,5 mm), der mit seinem verbreiterten Ende an die in diesem Gehirnbereich gelegenen Gefäße herantreten oder die basale Oberfläche des Gehirns erreichen kann. An der dem Ventrikel zugewandten Oberfläche weisen Tanizyten Mikrovilli und nur vereinzelt Kinozilien auf. Im Gegensatz zu den benachbarten Ependymzonen sind Tanizyten durch Tight junctions miteinander verbunden, die einen Liquoraustausch ins Hirngewebe nicht zulassen. Es scheint aber auch in dieser Region eine Stoff-

aufnahme aus dem Liquor durch Zytopempsis möglich zu sein.

*Plexus choroideus*

Die Plexus choroidei sind starke Auffaltungen der Wandauskleidung der Hirnventrikel. Sie liegen am Dach des 3. und 4. Ventrikels (Abb. 26.18) und in einigen Abschnitten der Seitenventrikel. Entwickelt haben sie sich aus dorsalen Bezirken der Hirnanlage. Von den Plexus choroidei wird Liquor cerebrospinalis gebildet.

Die Oberflächen der Plexus choroidei bestehen aus einem einschichtigen kubischen bis hochprismatischen Epithel, das seitlich fast unvermittelt in das Ependym der Hirnventrikel übergeht. Das Epithel der Plexus choroidei weist typische Kennzeichen eines transportierenden Epithels auf. An der Oberfläche kommen zahlreiche unregelmäßige, an ihren freien Enden aufgetriebene Mikrovilli und Kinozilienbüschel vor. Ihr Zytoplasma ist mitochondrienreich. Die basale Zellmembran ist stark gefaltet (basale Einfaltungen, S. 113). Untereinander sind Plexuszellen durch Haftkomplexe verbunden, die relativ nahe der freien Oberfläche liegen.

Unter dem Plexusepithel befindet sich ein lockeres, zellreiches piales Bindegewebe mit vielen anastomosierenden Blutgefäßen. Die Kapillaren sind von Endothelzellen ausgekleidet, die eine durch Diaphragmen verschlossene Fenestrierung besitzen. Im Bindegewebe kommen zahlreiche Mastzellen, Plasmazellen und Histozyten vor.

**Hinweis.** Die Plexus choroidei gehören zu den paraventrikulären Organen (s. oben). In ihrem Bereich fehlt eine Blut-Hirn-Schranke.

**Histophysiologie.** Der Liquor cerebrospinalis ist eine dünne wäßrige Flüssigkeit (s. unten), die aktiv aus den Plexuszellen in die Ventrikel abgegeben wird. Dabei handelt es sich um ein Ultrafiltrat des Blutplasmas. Erreicht wird der Transport dadurch, daß an den apikalen Zellmembranen des Plexus choroideus ein $Na^+$-Gradient aufgebaut wird. Dies ermöglicht eine dort lokalisierte $Na^+$-$K^+$-ATPase, die aktiv $Na^+$ im Austausch gegen $K^+$ aus den Plexuszellen in den Liquorraum pumpt.

**Hinweis.** Außer in den Epithelzellen der Plexus choroidei kommt eine in der apikalen Zellmembran gelegene ATPase nur noch in den Epithelzellen des Ziliarkörpers vor, die das Kammerwasser des Auges produzieren (S. 663).

Plexusepithelzellen resorbieren aber auch. Ein interzellulärer Flüssigkeitsaustritt ist jedoch in keine Richtung möglich, da Haftkomplexe, insbesondere Tight junctions, das Plexusepithel abdichten.

*Interzellularraum*

Interzellularräume befinden sich zwischen allen Strukturen des ZNS. Sie haben eine durchschnittliche Breite von 20 nm und beinhalten außer zahlreichen Polyelektrolyten (Glykosaminoglykane, anionische Glykoproteine, Ganglioside), die teilweise mit den begrenzenden Membranen in Verbindung stehen, Interzellularflüssigkeit. Das Volumen des Interzellularraums beträgt etwa 15% des Gesamtvolumens des ZNS.

**Liquor cerebrospinalis**

Der Liquor cerebrospinalis ist die Flüssigkeit, die als
– **innerer Liquor,**
  • die *Ventrikel des Gehirns*,
  • den *Zentralkanal des Rückenmarks* und
  • die *Virchow-Robin-Räume* und als
– **äußerer Liquor**
  • den *subarachnoidalen Raum*
füllt.

Außerdem besteht zwischen Ventrikel und Subarachnoidalraum einerseits und Interzellularraum andererseits freie Kommunikation, so daß hier auch Flüssigkeitsaustausch erfolgt.

**Histophysiologischer Hinweis.** Liquor cerebrospinalis bildet eine Art Wasserkissen um das ZNS zum mechanischen Schutz gegen Erschütterungen und Traumen. Er ist aber auch als Interzellularflüssigkeit am Stoffwechsel aller Strukturen des Gehirns und Rückenmarks beteiligt.

Erwachsene Männer haben 100–150 ml Liquor cerebrospinalis. Die Flüssigkeit ist klar, hat eine geringe Dichte (1.004–1.008 $g/cm^3$) und sehr wenig Eiweiß (20–40 mg/100 ml). Relativ hoch ist ihre Natrium-Magnesium- und Chloridkonzentration. Sie enthält wenige abgestoßene Zellen und 2–5 Lymphozyten bzw. Granulozyten pro Mikroliter.

Liquor cerebrospinalis wird laufend, v. a. von den Plexus choroidei, gebildet; bei Schädelverletzungen, die die Arachnoidea durchdringen, können bis zu 700 ml/Tag abfließen. Resorbiert wird der Liquor cerebrospinalis in den Pacchioni Granulationen, Protrusionen der Arachnoidea (s. unten) und des Arachnoidea-

raums. Dann gelangt er in Venen bzw. über perivaskuläre und perineurale Bindegeweberäume in Lymphgefäße.

### Äußerer Liquorraum

#### Meningen

Gehirn und Rückenmark werden gemeinsam von Bindegewebehüllen (Meningen) umgeben. Im Bereich des Gehirns werden sie als Hirnhäute, beim Rückenmark als Rückenmarkshäute bezeichnet.

Die Meningen gliedern sich in 3 Schichten (Abb. 26.19 und 26.20), und zwar von außen nach innen in
- **Dura mater**,
- **Arachnoidea**,
- **Pia mater**.

Die Dura mater wird als *Pachymeninx* (harte Hirnhaut) bezeichnet, die Arachnoidea und die Pia zusammen als *Leptomeninx* (weiche Hirnhaut); Arachnoidea und Pia stehen durch feine „Fäden" miteinander in Verbindung und können auch als eine einzige Hülle aufgefaßt werden. Zwischen Arachnoidea und Pia befindet sich der äußere Liquorraum.

#### Dura mater

Die **Dura mater** ist der am weitesten außen gelegene Teil der Meningen. Sie besteht aus straffem, geflechtartig angeordnetem Bindegewebe. Im Schädel ist die Dura untrennbar mit dem Periost verbunden. Dort jedoch, wo die Blutleiter (Sinus venosi, s. Lehrbücher der Anatomie) verlaufen, weichen die beiden Schichten auseinander. Die Blutleiter selbst sind mit Endothel ausgekleidete starre Röhren, deren Wand eine Tunica media fehlt.

Im Gegensatz zum Schädel ist die Dura mater des Rückenmarks vom Periost der Wirbel durch einen Epiduralraum getrennt, der dünnwandige Venen, lockeres Bindegewebe und Fett enthält. – Die innere Oberfläche der gesamten Dura mater und außerdem die äußere Oberfläche im Bereich des Rückenmarks ist von einem einschichtigen Belag aus endothelartig angeordneten Bindegewebezellen (Mesothel) bedeckt.

**Klinischer Hinweis.** Im Bereich des Schädels bestehen zwischen Periost, Dura mater und Arachnoidea keine Zwischenräume. Sie können sich aber unter pathologischen Umständen bilden, z. B. bei Blutungen (epidurale Blutung, subdurale Blutung).

#### Arachnoidea

Die **Arachnoidea** *(Spinngewebshaut)* folgt der Dura mater. Sie ist gefäßlos und besteht aus mehreren Lagen platter Zellen (Meningealzellen), mit erweiterten Interzellularräumen. Auf der der Dura zugewandten Seite sind die Zellen durch Tight junctions verbunden. Sie bilden ein Neurothel, das keinen Durchtritt von

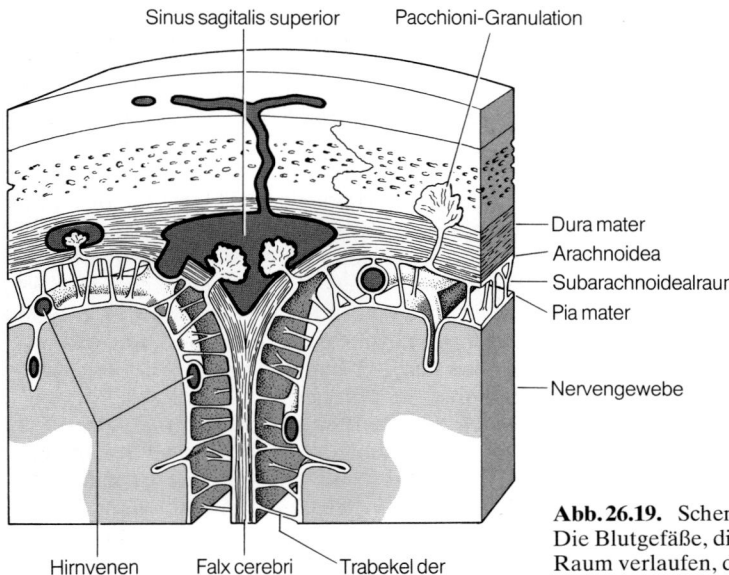

Sinus sagitalis superior    Pacchioni-Granulation

Dura mater
Arachnoidea
Subarachnoidealraum
Pia mater

Nervengewebe

Hirnvenen    Falx cerebri    Trabekel der Arachnoidea

**Abb. 26.19.** Schema zur Gliederung der Meningen. Die Blutgefäße, die zunächst im subarachnoidalen Raum verlaufen, dringen in das Nervengewebe ein und werden teilweise von Pia umhüllt

Liquor cerebrospinalis zuläßt (Blut-Liquor-Schranke).

Zwischen Arachnoidea und Pia befindet sich ein mit Liquor cerebrospinalis gefüllter Raum, **Subarachnoidalraum** (Abb. 26.19). Arachnoidea und Pia mater sind durch ein Trabekelwerk aus Bindegewebefasern, die den Subarachnoidalraum durchziehen, verbunden. Bedeckt sind die „Spinnenfasern" von flachen Meningealzellen, die somit den gesamten Subarachnoidalraum auskleiden.

Der Subarachnoidalraum ist unterschiedlich weit; im Bereich des Gehirns werden Erweiterungen als Zisternen bezeichnet.

In der Umgebung des Sinus sagittalis superior (s. Lehrbücher der Anatomie) bildet die Arachnoidea Ausstülpungen, die sich entweder in venöse Sinus oder in die Tabula externa des Schädelknochens (evtl. bis zur Diploe) vorstülpen. Es handelt sich um gefäßfreie Zotten, die als **Arachnoidalzotten** *(Pacchioni-Granulationen, Granulationes arachnoidales)* bezeichnet werden. Sie bestehen aus einer mehrschichtigen Zellage und besitzen oberflächlich Sinusendothel. Sie sollen einen trans- und interzellulären Flüssigkeitsdurchtritt zulassen

und damit im Dienst der Resorption von Liquor cerebrospinalis stehen.

*Pia mater*

Die **Pia mater** besteht aus mehreren Lamellen von Meningealzellen und enthält viele Blutgefäße. Sie folgt allen Unebenheiten der Oberfläche des ZNS und dringt mit den Blutgefäßen eine Strecke weit in das Organ ein. Mit Nervengewebe kommt Pia mater nirgends in Kontakt, da Gliafortsätze an der Oberfläche des ZNS eine Grenzmembran (S. 710) bilden, und weil ferner eine Basalmembran die Oberfläche von Gehirn und Rückenmark bedeckt.

Zwischen der innersten und den folgenden Lamellen bestehen erweiterte Interzellularräume, die sich mit den in die Oberfläche des ZNS eindringenden Blutgefäßen fortsetzen. Sie werden als **perivaskuläre Spalträume** *(Virchow-Robin-Räume)* bezeichnet. Dadurch verlaufen die Blutgefäße nach ihrem Eintritt ins ZNS wie in einem Tunnel.

Die *Meningeallamellen enden* etwa dort, wo die Gefäße sich in Kapillaren aufzweigen. Danach werden die Gefäße des ZNS nur noch von der Basalmembran der Kapillaren begrenzt, an die Astrozytenfortsätze herantreten.

### Gefäße

Die Blutversorgung des ZNS erfolgt dadurch, daß auf breiter Fläche die Gefäße jeden Kalibers durch die Oberfläche des Organs ein- und austreten. Dabei kommt es im Kortex insofern zu einer Gliederung, als großlumige Gefäße ohne weitere Verzweigungen in größere Tiefen eindringen als Gefäße mit mittlerem oder kleinerem Durchmesser. In allen Fällen folgt anschließend die Kapillarisierung.

Funktionell ist der Bau der Kapillarwände von besonderem Interesse, weil v. a. den Endothelzellen die Aufgabe einer Schrankenbildung zwischen Blut und Nervengewebe zugeschrieben wird *(Blut-Hirn-Schranke)*. Die Kapillaren im ZNS sind nicht-fenestriert. Ihre Endothelzellen zeichnen sich aus durch

- *Tight junctions*, also durch eine parazelluläre Impermeabilität, sowie durch
- eine *Enzymausstattung*, die die lumenwärtige Zellmembran zu einer enzymatischen Barriere werden läßt. Die Zellmembran verfügt jedoch über besondere Transportmechanismen für die vom ZNS benötigten Metaboliten (insbesondere Glukose).

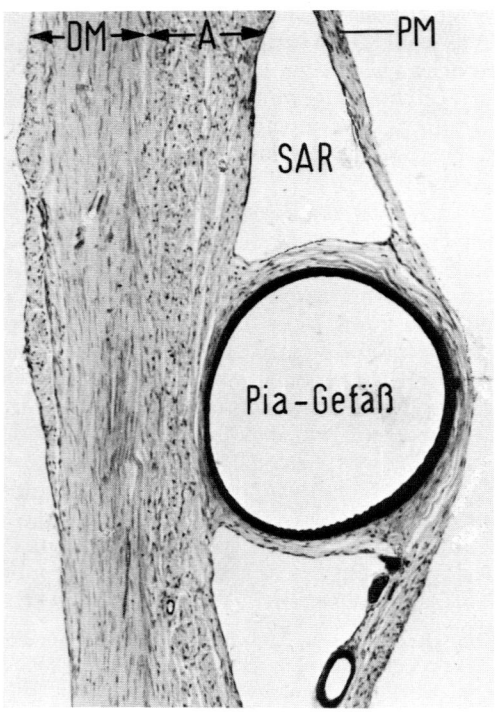

**Abb. 26.20.** Meningen mit Piagefäß. *DI* Dura, inneres Blatt, *DA* Dura, äußeres Blatt, *A* Arachnoidea, HE. Vergr. 200fach

Der Basalmembran der Kapillaren liegt eine fast nahtlose Bedeckung aus Astrozytenfüßchen an (S. 279).

## Histophysiologie

Das ZNS bildet ein eigenes, gegenüber dem Blutstrom abgeschlossenes Kompartiment. Dadurch kann für die Nervenzellen ein stabiles, von den Schwankungen der Blutzusammensetzung (z. B. durch Nahrungsaufnahme) unabhängiges inneres Milieu geschaffen werden. Zusätzlich zum Nervengewebe ist das Kompartiment ZNS mit Liquor cerebrospinalis bzw. einer Interzellularflüssigkeit gefüllt, die praktisch dem Liquor entspricht. Innerhalb des Kompartiments besteht ein freier Austausch des flüssigen Inhalts, auch durch die Oberflächen von Gehirn und Rückenmark hindurch. Das Kompartiment endet an den Blutgefäßen oder in deren Nachbarschaft.
Barrieren liegen vor als
- **Blut-Hirn-Schranke**,
- **Blut-Liquor-Schranke**,
- **Liquor-Blut-Schranke**.

**Blut-Hirn-Schranke**. Die Blut-Hirn-Schranke wird von den Endothelzellen der in der Substanz des ZNS gelegenen Gefäße, insbesondere den Kapillaren gebildet. Es handelt sich um eine Permeabilitätsschranke, die nur für bestimmte Stoffe durchgängig ist.

**Hinweis**. Keine Rolle spielen für die Blut-Hirn-Schranke die Astrozytenfortsätze an den Gefäßoberflächen. Sie schränken zwar den Flüssigkeitsstrom ein – möglicherweise regulieren sie ihn –, verhindern ihn aber nicht.

Da ein parazellulärer Transport durch das Gefäßendothel entfällt und auch der transzelluläre Transport wegen der nur wenigen zytoplasmatischen Vesikel keine Bedeutung hat, spielt für die Regulation des Durchtritts von Materialien v. a. die luminale Zellmembran der Endothelzellen eine große Rolle.
Eine Passage ist an dieser Stelle möglich durch
- *Diffusion*,
- *passive Transportsysteme*,
- *aktive Transportsysteme*.

*Diffusion*. Dieser Weg steht v. a. Gasen und fettlöslichen Molekülen frei. Hierzu gehören auch Stoffe wie Alkohol, Nikotin oder Heroin. Lipidunlösliche Stoffe diffundieren dagegen nur langsam oder gar nicht.

**Hinweis**. Dies gilt auch für die abluminale Zellmembran, so daß z. B. fettlösliche Stoffe, die innerhalb des Kompartiments Nervensystem zu fettunlöslichen Stoffen metabolisiert werden, von der abluminalen Zellmembran im Hirngewebe zurückgehalten werden können. Ein praktisches Beispiel ist Heroin, das sofort nach Aufnahme im Nervengewebe zu Morphin umgewandelt wird, das fettunlöslich ist und deswegen zurückgehalten wird.

*Spezifische Transportsysteme*. Nachgewiesen sind spezifische Transportsysteme für Glukose, Aminosäuren, Karbonsäuren, Cholin. Der Glukose kommt zentrale Bedeutung für den Stoffwechsel in den Nervenzellen zu, die ihre Energie im wesentlichen nur aus dem Glukoseabbau beziehen. Für die Gehirnfunktion nicht minder wichtig sind die Aminosäuren.

*Aktive Transportsysteme*. Hierbei handelt es sich um Transportsysteme, die gegen einen Konzentrationsgradienten arbeiten müssen und einen hohen Energiebedarf haben. Die geringe Pinozytose, die fehlende Fenestrierung und die zahlreichen Mitochondrien in den Endothelzellen weisen auf das Vorkommen aktiver Transportsysteme hin. Nachgewiesen sind solche Transportsysteme insbesondere für Kationen, Halogenidionen und schwache Säuren. Diese Transportsysteme spielen v. a. für den Transport aus dem Liquorraum heraus eine größere Rolle. So werden auf der luminalen Seite hohe Aktivitäten von $Na^+$-$K^+$-ATPase nachgewiesen.

**Hinweis**. Selbst für Ionen und Wasser ist die Durchlässigkeit der Zellmembranen der Endothelzellen der Hirnkapillaren 100–1.000 fach geringer als für die anderer Organe.

Zusätzlich zu den Barrieren, die die Zellmembranen schaffen, besteht eine enzymatische Barriere. Dies bedeutet, daß Endothelzellen in der Lage sind, aufgenommene Substanzen zu metabolisieren. Bekanntestes Beispiel ist, daß von Endothelzellen aufgenommenes L-DOPA in deren Zytoplasma zu Dopamin und Dihydroxyphenyolessigsäure umgewandelt wird. Hieraus ergibt sich, daß die Endothelzellen der Hirnkapillaren eine Enzymausstattung besitzen, die sich deutlich von der anderer Kapillaren unterscheidet. Als Markerenzyme für Hirnkapillaren gelten: $\gamma$-Glutamyltranspeptidase, alkalische Phosphatase, Peptidylpeptidasen, Cholinesterasen.

**Klinischer Hinweis**. Die Blut-Hirn-Schranke entwickelt sich erst im 1. Lebensjahr. Daher können beim Säugling mit pathologisch veränderten Blutwerten (z. B. *Gelbsucht*) wegen der noch fehlenden Blut-Hirn-Schranke schädigende Blutanteile ins Gehirngewebe gelangen und die Entwicklung des Gehirns stören (z. B. *Kernikterus*).

**Blut-Liquor-Schranke.** Einige Gebiete des Gehirns weisen eine Sondersituation auf. Dort besteht nämlich keine Blut-Hirn-Schranke. Es handelt sich um die neurohämalen Gebiete, z. B. die Eminentia mediana, die Epiphyse und andere zirkumventrikuläre Organe. In diesen Gebieten sind die Kapillarwände fenestriert. Dadurch ist hier ein freier Stoffaustausch zwischen Blut und Hirngewebe möglich. Dennoch wird der Blutraum vom Liquorraum abgedichtet, jedoch erst in einiger Entfernung von den Gefäßen. Dort bestehen nämlich Tight junctions zwischen den Strukturelementen der Glia, z. B. in der Eminentia mediana zwischen den Tanizyten – zur Abdichtung gegenüber dem Ventrikel – bzw. weiter seitlich gegenüber dem übrigen Hirngewebe.

**Liquor-Blut-Schranke.** Sie verhindert einen Stoffaustausch zwischen dem äußeren Liquorraum und den in der Dura gelegenen Gefäßen. Sie wird vom Neuroendothel an der Grenze zwischen Arachnoidea und Dura mater gebildet.

# 26.3 Peripheres Nervensystem

Das periphere Nervensystem besteht überwiegend aus Nervenfasern, die gebündelt in Nerven verlaufen (S. 276). Über Anordnung und Verlauf der Nerven s. Lehrbücher der Anatomie. Zusätzlich kommen im peripheren Nervensystem Nervenzellen vor. Deren Perikarya führen, wenn sie angehäuft sind, zu Verdickungen der Nerven oder – am Rückenmark – der Nervenwurzeln. Diese Ansammlungen von Perikarya außerhalb des ZNS werden als Ganglien bezeichnet.

## 26.3.1 Ganglien

Ganglien sind i. allg. oval und von einer dichten Bindegewebekapsel umhüllt, die mit dem Epi- und Perineurium der zu- und wegführenden Nerven verbunden ist. Außerdem durchsetzen Bindegewebefasern jedes Ganglion.

Charakteristisch für Ganglien ist, daß ihre Nervenzellen von einer Schicht flacher bis isoprismatischer Mantelzellen (Satellitenzellen) umgeben werden, denen außen Bindegewebefasern (Endoneurium) anliegen (Abb. 26.21).

Aufgrund morphologischer und funktioneller Kennzeichen können unterschieden werden:
- **kraniospinale Ganglien**, die zum somatischen Nervensystem gehören,
- **vegetative** (autonome) **Ganglien.**

**Kraniospinale Ganglien** liegen in der dorsalen Wurzel der Spinalnerven (Spinalganglien) und

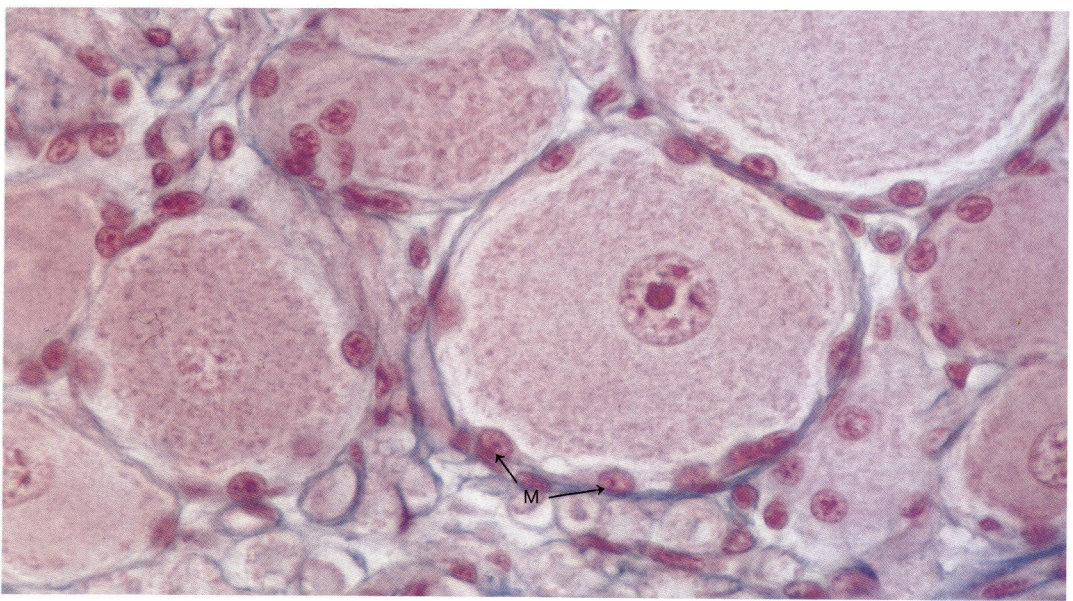

**Abb. 26.21.** Spinalganglion. Nervenzellen, Mantelzellen *(M)* und Nervenfasern. Azan-Färbung. Vergr. 300 fach. (Freundlichst überlassen vom Institut für medizinische und pharmazeutische Prüfungsfragen)

im Verlauf einiger Hirnnerven. Ihre Perikarya gehören ganz überwiegend zu afferenten Neuronen.

In kraniospinalen Ganglien finden sich v. a. *pseudounipolare Nervenzellen*, deren Perikarya beim Menschen zu den größten Zellen des Körpers gehören (Durchmesser 100–120 µm). Der Fortsatz dieser Zellen legt sich zunächst in verschiedenen, irregulären Schlingen um den Zellkörper. Außerhalb der Mantelzellhülle teilt er sich dann T-förmig in 2 Äste. Ein Ast steht mit der Peripherie, der andere mit dem ZNS in Verbindung. Beide besitzen die Bauweise und die Funktion von Axonen. Der mit der Peripherie verbundene Ast hat sich jedoch aus einem Dendriten entwickelt (dendritisches Axon) und weist an seinem Ende zahlreiche Verzweigungen auf. Der zum ZNS gelangende Fortsatz ist das eigentliche Axon (weitere Einzelheiten S. 251).

In kraniospinalen Ganglien kommen außer großen Perikarya auch kleinere (Durchmesser 15–30 µm) vor. Bei beiden Perikaryontypen findet man sowohl dunkler als auch heller gefärbte; allerdings überwiegen bei den kleineren die dunklen. In der Regel sind im histologischen Schnitt die Perikarya der kraniospinalen Ganglien rund (Abb. 26.19). Ihre Nissl-Substanz ist i. allg. fein verteilt (staubförmig), und es sind Lipofuszingranula vorhanden.

Außer pseudounipolaren Nervenzellen kommen in den kraniospinalen Ganglien einige multipolare Nervenzellen vor. – Bipolare Nervenzellen werden nur im Ganglion spirale cochleae und Ganglion vestibulare gefunden.

Insgesamt liegen die Perikarya überwiegend in der Peripherie der kraniospinalen Ganglien, in einer relativ nervenfaserarmen Randzone. Im Zentrum der Ganglien überwiegen Nervenfasern, die axial orientiert sind. Dazwischen liegen kleine Gruppen von Perikarya.

**Vegetative Ganglien** s. unten.

# 26.4 Vegetatives Nervensystem

## 26.4.1 Allgemeines

Unter dem Begriff „vegetatives Nervensystem" werden alle Anteile des zentralen und peripheren Nervensystems zusammengefaßt, die v. a. die inneren Organe innervieren. So reguliert das vegetative Nervensystem z. B. die Spannung der glatten Muskulatur und die Sekretion von Drüsen und moduliert die Herzfunktion. Es kann die Tätigkeit der Organe so einstellen, daß das innere Milieu des Körpers konstant gehalten wird (Homöostase).

Die Benennung „autonom" soll zum Ausdruck bringen, daß dieser Teil des Nervensystems unabhängig funktioniert; dies trifft jedoch im eigentlichen Sinne nicht zu, da autonomes (vegetatives) und somatisches Nervensystem eng miteinander verknüpft sind und sich gegenseitig beeinflussen. Allerdings bleibt die Tätigkeit des vegetativen Nervensystems überwiegend unbewußt.

Das Konzept des vegetativen Nervensystems ist hauptsächlich funktionell orientiert. Anatomisch unterscheidet man, wie beim somatischen Nervensystem, zentrale und periphere Anteile. Ferner weist es afferente und efferente Neurone auf.

Die Perikarya der afferenten Neurone liegen in den Spinalganglien – ihre Anzahl ist in den kaudalen Spinalganglien größer als kranial – bzw. in den Ganglien einiger Kranialnerven. Ins Rückenmark gelangen die afferenten vegetativen Fasern v. a. durch die hintere Wurzel, einige aber durch die vordere.

Eine wesentliche Besonderheit des vegetativen Nervensystems ist jedoch, daß peripher die efferente Strecke zwischen ZNS und Erfolgsorgan von mindestens 2 aufeinanderfolgenden Neuronen gebildet wird (Abb. 26.22) – beim somatischen Nervensystem nur aus 1 Neuron. Das Perikaryon des 1. Neurons liegt immer im ZNS. Sein Axon tritt zusammen mit Axonen somatoefferenter Neurone aus dem Gehirn bzw. Rückenmark aus und bildet mit dem 2. (multipolaren) Neuron, dessen Perikaryon häufig in einem vegetativen Ganglion (s. unten) liegt, eine Synapse. Das 1. Neuron wird als

– **präganglionäres Neuron**, das 2. Neuron, dessen Axon den Effektor (z. B. eine Muskelzelle oder eine Drüsezelle) erreicht, als
– **postganglionäres Neuron** bezeichnet. Der Transmitter, der bei der Erregung aus den synaptischen Bläschen aller präganglionären Endigungen freigesetzt wird, ist Acetylcholin; die postganglionären Neurone enthalten teils Acetylcholin, teils Noradrenalin (s. unten).

Das Nebennierenmark ist das einzige Organ, in das präganglionäre vegetative (sympathische, s. unten) Fasern eintreten. Es stammt entwicklungsgeschichtlich von der Anlage des sympathischen Nervensystems ab. Die Zellen sind jedoch nicht zu Nervenzellen, sondern zu Drüsenzellen geworden. In den Drüsenzellen

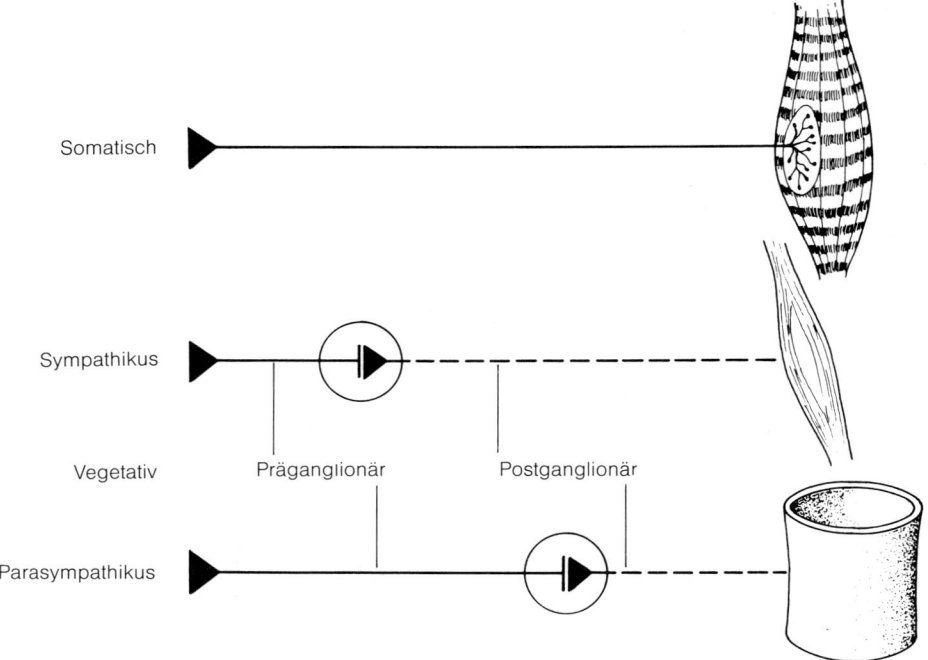

**Abb. 26.22.** Schema der efferenten Strecke somatischer und vegetativer Nerven. Bei den somatischen Nerven verbindet ein Neuron das Zentralorgan mit dem Effektor; beim vegetativen Nerven liegen überwiegend 2 Neurone vor. Im Fall des Sympathikus erfolgt in der Regel die Umschaltung nahe am Zentralorgan, beim Parasympathikus nahe am Erfolgsorgan. [Aus Schiebler TH, Schmidt W (1991) Lehrbuch der gesamten Anatomie des Menschen, 5. Aufl., Springer, Berlin Heidelberg New York]

des Nebennierenmarks werden Adrenalin, Noradrenalin und Neuropeptide gebildet (S. 410), die auch in postganglionären Fasern des Sympathikus vorkommen und dort als Transmitter wirken (s. unten).

Das vegetative Nervensystem besteht aus 2 Teilen, die sich sowohl anatomisch als auch funktionell voneinander unterscheiden (Abb. 26.22):
– **Sympathikus** und
– **Parasympathikus**.

## 26.4.2 Sympathikus

Die Perikarya der präganglionären sympathischen Nervenzellen liegen im wesentlichen in den thorakalen und lumbalen Segmenten des Rückenmarks (C8 – L3; Abb. 26.23). Deswegen wird der Sympathikus auch als **thorakolumbaler Teil** des vegetativen Nervensystems bezeichnet. Die Axone der präganglionären Neurone treten mit der vorderen Wurzel aus dem Rückenmark aus. Sie folgen zunächst ein kurzes Stück den thorakalen und lumbalen

Nerven, verlassen diese dann aber und gelangen durch *Rr. communicantes* zum Grenzstrang. Als **Grenzstrang** wird eine paravertebral gelegene, durch Nervenfasern verbundene Ganglienkette bezeichnet. In den Ganglien des Grenzstrangs liegen Perikarya postganglionärer Nervenzellen des Sympathikus. Deren Axone gelangen z. T. durch andere *Rr. communicantes* wieder zu den Nerven, die zu Gefäßen des Körpers und der Extremitäten sowie zu den Drüsen und den inneren Organen ziehen (z. B. Nn. splanchnici). Ein Teil der präganglionären Fasern wird bereits in Ganglien umgeschaltet, die in den Rr. communicantes liegen (Ganglia intermedia). Ganglia intermedia sind häufiger im Hals- und Lendenbereich vorhanden. Andere präganglionäre Fasern wiederum laufen ohne Umschaltung durch die Grenzstrangganglien hindurch und kommen erst in prävertebralen Ganglien (s. unten) in der Nähe der Eingeweide mit postganglionären Neuronen in Kontakt.

Zum Verständnis ist wichtig, daß alle sympathischen Ganglien (Grenzstrangganglien und prävertebrale Ganglien) sowie das Nebennie-

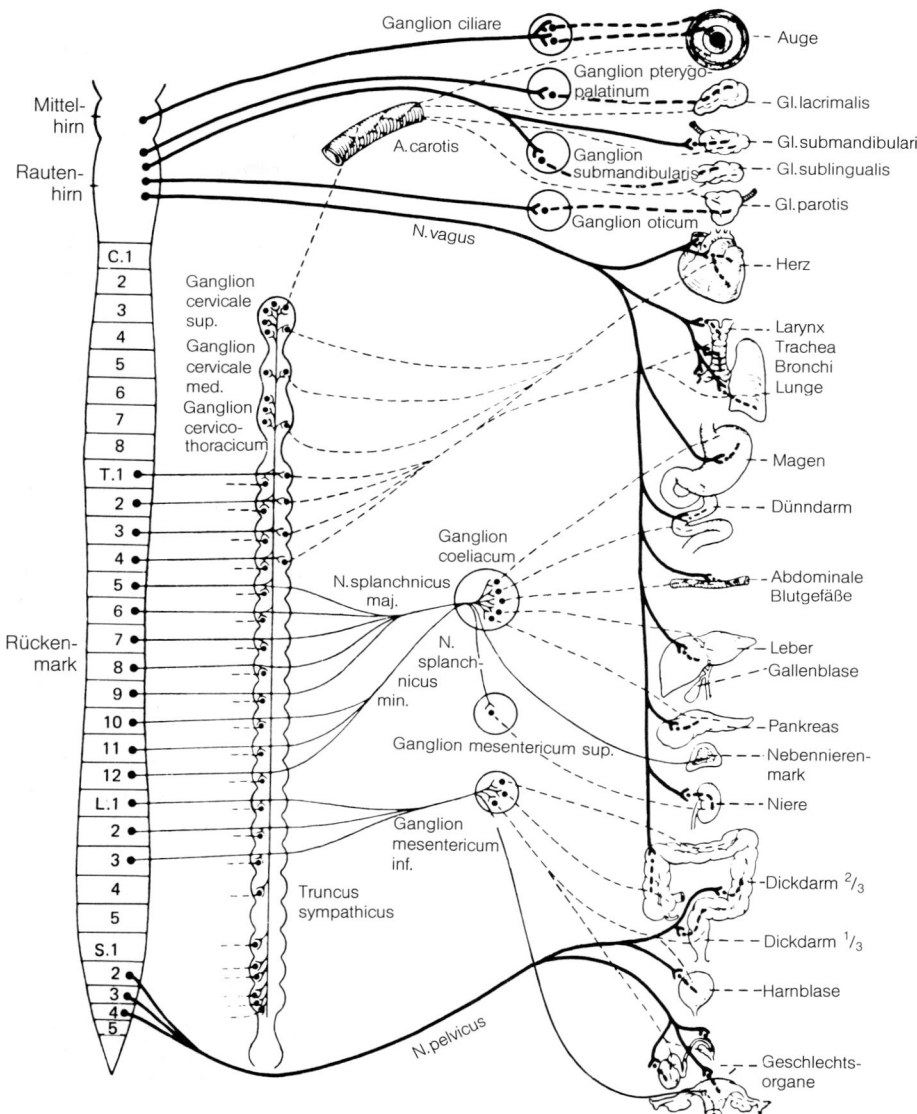

**Abb. 26.23.** Diagramm der efferenten Anteile des vegetativen Nervensystems. Alle präganglionären Neurone sind durch *ausgezogene schwarze* Linien, die postganglionären durch *gepunktete* Linien wiedergegeben. Die *kräftigen* Linien sind parasympathische Fasern, die *hellen* sympathische. [Wiedergegeben mit Erlaubnis von: Youmans W (1962) Fundamentals of human physiology, 2nd edn. Year Book Medical, Chicago]

renmark multisegmental innerviert werden. Allerdings überwiegt bei jedem Grenzstrangganglion ein Segment gegenüber anderen (z.B. beim Ganglion cervicale superius das Segment T2 bei gleichzeitiger Innervation durch C8 – T5).

Der Transmitter aller präganglionären Fasern des Sympathikus ist *Acetylcholin*, der Trans-

mitter der meisten postganglionären Fasern *Noradrenalin*. Einige postganglionäre sympathische Nervenfasern sind jedoch cholinerg, z.B. die zu Schweißdrüsen oder als vasodilatorische Fasern zu Gefäßen der Skelettmuskeln ziehen.

**Hinweis.** Der Zusammenhang zwischen Noradrenalin als Transmitter des Sympathikus und Hormon

des Nebennierenmarks wird auch daraus ersichtlich, daß eine Ausschüttung von Nebennierenmarkhormonen auf den Organismus wie eine Stimulierung des Sympathikus wirkt.

### 26.4.3 Parasympathikus

Die Perikarya der präganglionären Neurone des Parasympathikus liegen im Stammhirn, und zwar in den Kernen der Hirnnerven III (N. oculomotorius), VII (N. facialis), IX (N. glossopharyngeus) und X (N. vagus) sowie im 2. bis 4. Sakralsegment des Rückenmarks (Abb. 26.23). Aus diesem Grund wird das parasympathische System auch als der **kraniosakrale Teil** des vegetativen Nervensystems bezeichnet.
Die Perikarya des 2. Neurons des Parasympathikus befinden sich in Ganglien, die jeweils am oder im Effektororgan liegen. Oft werden Perikarya parasympathischer Nerven in der Wand von Organen (z.B. Magen, Dünndarm) gefunden; in diesen Fällen dringen präganglionäre parasympathische Fasern in das Organ ein und bilden hier mit postganglionären Neuronen Synapsen.
Im Parasympathikus wird sowohl an prä- als auch an postganglionären Nervenendigungen *Acetylcholin* freigesetzt. Acetylcholin wird vollständig und schnell von Acetylcholinesterase abgebaut, die in hoher Aktivität an cholinergen Synapsen vorkommt (S. 260). Dies trägt dazu bei, daß z.B. die vagale Tonisierung den Bedürfnissen des Organismus rasch angepaßt werden kann.

### 26.4.4 Ganglien, vegetative Plexus, intramurales Nervensystem

**Vegetative Ganglien**. Auch vegetative Ganglien erscheinen in der Regel als Verdickung im Verlauf von (vegetativen) Nerven. Ihre Größe schwankt stark, durchschnittlich sind die Ganglien des Parasympathikus kleiner als die des Sympathikus. Umgeben werden vegetative Ganglien von einer Kapsel aus dichtem Bindegewebe, die dem Epineurium und Perineurium entspricht und sich in die Bindegewebeschichten der zuführenden prä- und postganglionären Fasern fortsetzt. Es folgt eine Schicht epineuraler Epithelzellen. Gefüllt sind die Ganglien mit lockerem Bindegewebe, das multipolare Nervenzellen mit ihren *Mantelzellen* sowie die kurzen Dendriten umgibt, die Synapsen mit Axonen präganglionärer Neuronen bilden. Außerdem kommen zahlreiche markhaltige und markarme bzw. marklose Nervenfasern vor.

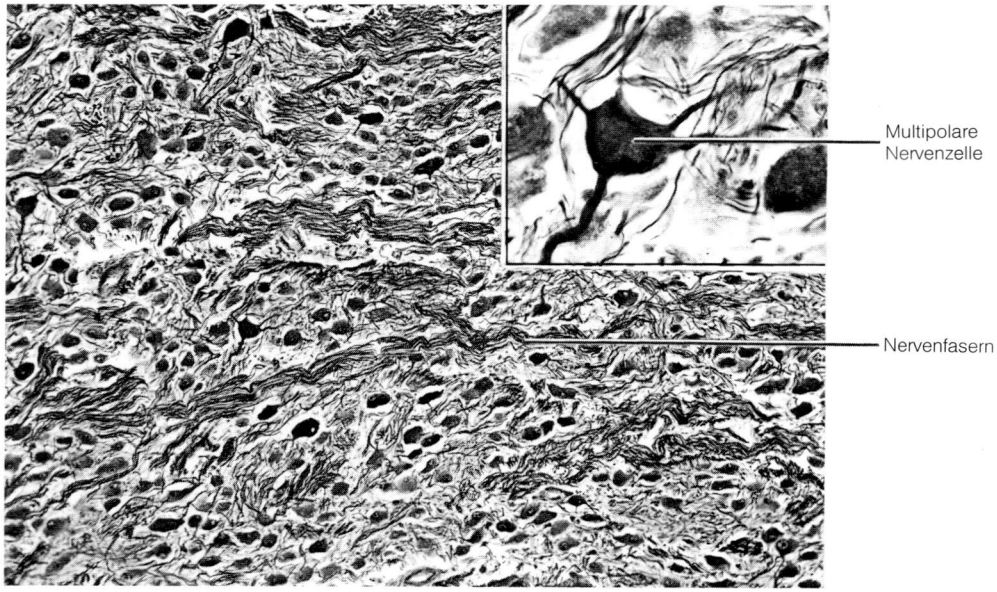

Multipolare
Nervenzelle

Nervenfasern

**Abb. 26.24.** Vegetatives Ganglion nach Versilberung. Neurone und Nervenfasern erscheinen schwarz. Vergr. 80 fach. *Insert* multipolare vegetative Nervenzelle. Vergr. 520 fach

Nach ihrer Lage werden unterschieden:
- **paravertebrale Ganglien**,
- **prävertebrale Ganglien**,
- **intramurale Ganglien**.

**Paravertebrale Ganglien**. Hierbei handelt es sich um Ganglien des Sympathikus, die durch interganglionäre Strecken zum Grenzstrang zusammengefaßt sind (s. Lehrbücher der Anatomie). Die Mehrzahl der Nervenzellen ist – zum Unterschied von denen in zerebrospinalen Ganglien – multipolar (Abb. 26.24); sie sehen im histologischen Präparat sternförmig aus.

Zu unterscheiden ist zwischen
- *Typ-I-Zellen* und
- *Typ-II-Zellen*.

*Typ-I-Zellen* haben einen Durchmesser von 20–35 µm und sind sehr variabel in der Form. Oft sind sie mehrkernig. Die Nissl-Substanz ist fein verteilt und die Mantelzellhülle gewöhnlich unvollständig, so daß sich axosomatische, in der Regel cholinerge Synapsen bilden können. Ihr Zytoplasma weist dense-core vesicles (50 nm) auf, die Noradrenalin enthalten.

*Typ-II-Zellen* sind kleiner (10–20 µm), und ihr Zellkern ist klein und oval. Vor allem fallen sie durch zahlreiche große „dense-core vesicles" (0,1–0,3 µm) auf, die Dopamin enthalten. Die Zellen zeichnen sich nach Behandlung mit Formalindampf durch starke Fluoreszenz aus (deswegen SIF-Zellen: small intensely fluorescent cells).

**Prävertebrale Ganglien** liegen häufig an Gefäßen (z. B. Ganglia coeliaca, Ganglia mesenterica). Im wesentlichen handelt es sich um Ganglien des Sympathikus, wenn auch in großer Zahl Perikarya des 2. parasympathischen Neurons vorkommen.

**Vegetative Plexus** umspinnen Gefäße und innere Organe. Sie bestehen aus Nervenfasern, die aus para- und prävertebralen Ganglien sowie als Begleitfasern aus parasympathischen Nerven stammen. Sie enthalten sowohl Fasern aus dem Sympathikus als auch aus dem Parasympathikus.

**Intramurales Nervensystem**. Es ist v. a. im Darm differenziert entwickelt (S. 506). Es handelt sich um einen bis zu einem gewissen Grad selbständigen Teil des vegetativen Nervensystems, das aus kurzen und langen Neuronenkreisen zusammengesetzt ist. Diese stehen mit den in den vegetativen Plexus herangeführten Nervenfasern in Verbindung, die als äußerer vegetativer Plexus Einfluß auf die Tätigkeit des intramuralen Systems nehmen. Das intramurale Nervensystem des Darms ist reich mit Katecholaminen und Peptiden ausgestattet.

Bei den intramuralen Ganglien handelt es sich teilweise um 2. Neurone des Parasympathikus.

**Parasympathische Ganglien**. Sofern Ganglien in parasympathische Nerven eingelagert sind, z. B. beim N. vagus, so entsprechen ihre Neurone weitgehend denen kraniospinaler Ganglien.

## 26.4.5 Histophysiologie

Das vegetative Nervensystem ist darauf ausgerichtet, für die Konstanz des inneren Milieus des Organismus zu sorgen. Zu diesem Zweck regelt es die Tätigkeit der Organe, die damit direkt (z. B. Gefäße, Verdauungsorgane, Muskulatur) oder indirekt (z. B. Geschlechtsorgane) etwas zu tun haben. Diese Aufgaben werden durch einen funktionellen Synergismus zwischen Sympathikus und Parasympathikus gelöst. Dieser besteht auch dann, wenn die Effektoren bei (experimenteller) Reizung der Systeme antagonistisch reagieren. Unter normalen Lebensbedingungen ist aber die Folge der Erregung des vegetativen Nervensystems stets die Summe der antagonistischen Effekte von Sympathikus und Parasympathikus.

Allerdings gibt es Organe, bei denen die parasympathische Regulation im Vordergrund steht, z. B. Harnblase, obgleich sie wie viele andere von beiden Anteilen des vegetativen Nervensystems innerviert werden. Schließlich werden manche Organe nur vom Sympathikus (z. B. Gefäßmuskulatur, Milz) oder nur vom Parasympathikus (M. sphincter pupillae, Tränendrüse) erreicht.

Als Überträgerstoffe werden
- **Acetylcholin** wahrscheinlich
  - an *allen präganglionären Nervenendigungen* (Sympathikus und Parasympathikus),
  - *den meisten postganglionären parasympathischen Neuronen* und
- **Noradrenalin**
  - an *postganglionären Neuronen des Sympathikus*

freigesetzt.

Aber es gibt auch *Ausnahmen*, z. B. schütten postganglionäre Neurone des Sympathikus an Schweißdrüsen und wohl auch postganglionäre sympathische Neurone für die Vasodilatation an Widerstandsgefäßen der Skelettmuskulatur Acetylcholin aus.

Außerdem scheinen auch weitere Transmitter an der Erregungsübertragung im vegetativen Nervensystem mitzuwirken. So ist z. B. das Neuropeptid VIP (vasoaktives intestinales Polypeptid) mit Acetylcholin in den Varikositä-

ten postganglionärer Neurone in Drüsen kolokalisiert und auch präganglionäre Neurone verfügen über eine Anzahl von Neuropeptiden.

Für die Freisetzung der Transmitter spielen bei adrenergen Neuronen v. a. Varikositäten im Verlauf der Nervenfasern eine Rolle. Hierbei handelt es sich um Auftreibungen in den Nervenfasern, in denen Synthese, Speicherung, Freisetzung und auch Inaktivierung von Noradrenalin erfolgen kann, so wie dies für noradrenerge Synapsen beschrieben wurde (Abb. 12.15). Varikositäten bilden mit den Effektoren in der Regel Synapsen en distance (S. 257). Was die Wirkung der Überträgerstoffe an den postsynaptischen Membranen angeht, so sind diese an das Vorhandensein verschiedener Rezeptoren gebunden. Dabei wird bei cholinergen Synapsen zwischen nikotinartigen (präganglionären) und muskarinartigen (postganglionären) unterschieden. Bei noradrenergen Nervenfasern handelt es sich präganglionär in gleicher Weise um nikotinartige cholinerge Rezeptoren; postganglionär treten an den Effektoren $\alpha$- und $\beta$-adrenerge Rezeptoren auf. Einzelheiten s. Lehrbücher der Physiologie.

**Sympathische Ganglien.** Die Zahl der postganglionären Neurone in einem Ganglion ist meistens erheblich höher als die Zahl der sie innervierenden präganglionären Axone. So kommen z. B. beim Menschen im Ganglion cervicale superius 1 Mio. postganglionäre Neurone auf 10.000 präganglionäre Axone. Dies bedeutet, daß ein präganglionäres Axon erheblich divergiert. Erreicht wird dies durch viele Kollateralen jedes präganglionären Axons. Kollaterale eines präganglionären Axons können gelegentlich auch zu unterschiedlichen Grenzstrangganglien ziehen. Im übrigen kommt es aber auch zu einer Konvergenz, insofern als postganglionäre Neurone von mehreren präganglionären Axonen erreicht werden können.

**Histophysiologischer Hinweis.** Nur durch die Summation postsynaptischer Potentiale kommt es zur Auslösung einer Erregung, weil ein Einzelimpuls nicht überschwellig wird.

# Sachregister

Die Zahlen ohne Zusatz geben die Seiten im Text an, auf denen Ausführungen (einschließlich zugehöriger Abbildungen) zu dem jeweiligen Stichwort stehen. Die zusätzliche Kennzeichnung mit f. bedeutet, daß auf der folgenden, bzw. ff. auf den folgenden Seiten über den betreffenden Gegenstand berichtet wird; meistens handelt es sich um die Textstellen, die in der Hauptsache das Jeweilige behandeln. Die Zahlen mit A verweisen auf Seiten mit Abbildungen zu dem jeweiligen Stichwort.

Sachverzeichnis

Sachverzeichnis

Sachverzeichnis

Sachverzeichnis

# Springer-Lehrbuch

**R.F. Schmidt**, **G. Thews** (Hrsg.)

# Physiologie des Menschen

25., korr. Aufl. XX, 880 S. 643 zum größten Teil farb. Abb. in 902
Einzeldarst. 94 Tab. Geb. DM 128,-; öS 998,40; sFr. 128,-
ISBN 3-540-57104-3

Durch die übersichtliche Gliederung, die intensive redaktionelle
Bearbeitung aller Beiträge und die hervorragenden zweifarbigen Abbildungen werden in diesem Lehrbuch auch komplexe Zusammenhänge
leicht verständlich dargestellt. Dabei wird der Pathophysiologie und
damit dem Bezug zur Klinik besondere Aufmerksamkeit gewidmet.
Ein umfangreiches Sachverzeichnis ermöglicht ein rasches und genaues
Auffinden jeder gewünschten Information.

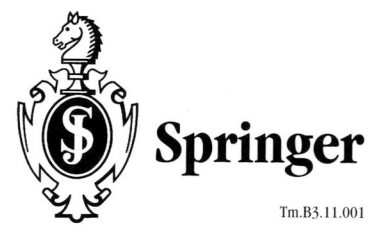

Preisänderungen vorbehalten

Tm.B3.11.001

# Springer-Lehrbuch

**R.F. Schmidt** (Hrsg.)

# Neuro- und Sinnesphysiologie

1993. XVI, 485 S. 159 vierfarb. Abb. 11 Tab. (Springer Lehrbuch)
Brosch. DM 36,-; öS 280,80; sFr. 40,-  ISBN 3-540-56238-9

Dieses Buch informiert über die gesicherten Grundlagen und die wesentlichsten neueren Ergebnisse der Erforschung des peripheren und zentralen Nervensystems und der Sinnesorgane des Menschen. Dabei wurde der Umfang so begrenzt, daß der Inhalt in angemessener Zeit aufgenommen werden kann.

Das Buch setzt praktisch keine anatomischen oder physiologischen Vorkenntnisse voraus. Alle Leser, die das Abitur oder diesem vergleichbare Kenntnisse der Naturwissenschaften besitzen, können sich den Inhalt somit ohne Verständnisschwierigkeiten aneignen.

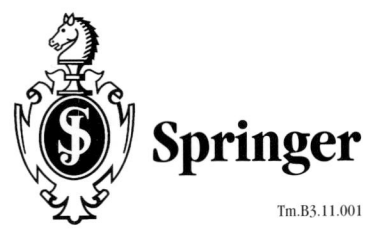

Tm.B3.11.001

# Springer-Lehrbuch

**K. Zilles**, **G. Rehkämper**

# Funktionelle Neuroanatomie

## Lehrbuch und Atlas

1993. X, 454 S. 157 überwiegend farb. Abb. 27 Tab.
Brosch. DM 32,-; öS 249.60; sFr 35.50.
ISBN 3-540-54690-1

Die Neuroanatomie ist so schwer zu begreifen, daß sie viele Medizin-
studenten zur Verzweiflung bringt. Zilles und Rehkämper lösen das
Problem, indem sie die komplexe Materie in funktionellen Zusammenhängen darstellen. Dabei wird mit den "Klinischen Hinweisen" immer
wieder der Bogen zur Neurologie geschlagen. Eine glasklare Didaktik
mit Kapiteleinleitungen, aussagekräftigen Überschriften, Merksätzen
und einer Fülle von vierfarbigen Diagrammen, "Schaltplänen" und
anatomischen Zeichnungen machen dieses Werk zu einem vorbild-
lichen Lehrbuch.

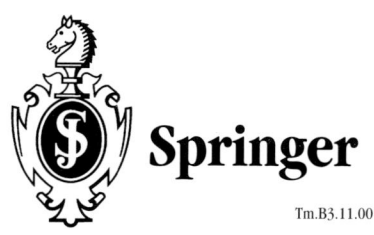

# Springer-Lehrbuch

H.-U. Harten

# Physik
# für Mediziner

## Eine Einführung

Unter Mitarbeit von H. Nägerl, J. Schmidt,
H.-D. Schulte

6., völlig überarb. u. aktual. Aufl. 1993. XV, 443 S. 441 z. Tl.
zweifarb. Abb. 2 Farbtafeln Brosch. DM 58,-; öS 452,40; sFr. 64,-
ISBN 3-540-56759-3

Die völlig neue im Dialog mit Studenten erarbeitete Didaktik dieses
beliebten Lehrbuchs wird durch ein modernes zweifarbiges Layout
unterstützt. Inhaltlich wurde das Werk komplett überarbeitet, teilweise
neu geschrieben und auf den aktuellen Gegenstandskatalog abgestimmt.
Nach wie vor überzeugt der unnachahmliche Stil des Autors - kurzweilig,
anschaulich und präzise - den Leser davon, daß die Physik keineswegs
ein "trockenes" Fach ist.

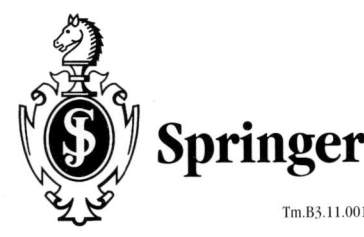

**Springer**

Springer-Lehrbuch

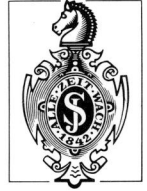